The 5-Minute Anesthesia Consult

麻醉科5分钟速查

主编 Nina Singh-Radcliff

板块主编 Alan J. Kover

副主编 Kris E. Radcliff

　　　　Emily J. Baird

　　　　Ellen Wang

主译 王祥瑞　张晓庆　俞卫锋　顾卫东

Wolters Kluwer　　上海科学技术出版社

图书在版编目(CIP)数据

麻醉科5分钟速查 / (美)尼娜 辛格-雷德克里(Nina Singh-Radcliff)
主编;王祥瑞等主译. —上海:上海科学技术出版社,2018.6
（5分钟速查）
ISBN 978-7-5478-3695-8

Ⅰ.①麻… Ⅱ.①尼…②王… Ⅲ.①麻醉学 Ⅳ.①R614

中国版本图书馆 CIP 数据核字(2017)第 212594 号

This is a translation of *The 5-Minute Anesthesia Consult* by Nina Singh-Radckiff
© 2013 by LIPPINCOTT WILLIAMS & WILKINS, a WOLTERS KLUWER business
CoPublished by arrangement with Lippincott Williams & Wilkins/Wolters Kluwer Health, Inc. , USA
本书提供了药物的适应证、不良反应以及剂量用法的准确资料,但这些信息可能会发生变化,故强烈建议读者查阅书中所提药物的制造商提供的产品说明书。本书力求提供准确的信息以及已被广泛接受的技术和方法。但是,作者、编辑和出版者不保证书中的信息完全没有任何错误,对于因使用本书中的资料而造成的直接或间接损害也不负有任何责任。

上海市版权局著作权合同登记号 图字:09-2015-414 号

麻醉科5分钟速查
主编　Nina Singh-Radcliff
主译　王祥瑞　张晓庆　俞卫锋　顾卫东

上海世纪出版(集团)有限公司　出版、发行
上 海 科 学 技 术 出 版 社
(上海钦州南路 71 号 邮政编码 200235 www.sstp.cn)
浙江新华印刷技术有限公司印刷
开本 889×1194 1/16 印张 55 插页 4
字数:2200 千字
2018 年 6 月第 1 版 2018 年 6 月第 1 次印刷
ISBN 978-7-5478-3695-8/R·1437
定价:398.00 元

内容提要

Wolters Kluwer 出版公司的"5 分钟速查"系列图书是广受欢迎的速查工具书,其编写颇有特色,采用词条式的编写方式,每个词条占用 2 页,阅读约需花"5 分钟"。每个词条的内容从基本概念到临床再到延伸阅读,采用精要式的编写方法。词条范围涵盖了该学科几乎所有的学科知识,内容包括了该临床学科内的疾病、症状、治疗等。在词条的编排方面,通过目录,读者既可以通过字典式的词序来查阅,也可以根据"话题"的类别和性质来查阅,非常适合临床速查使用;同时,由于其方便读者快速建立关于词条的"知识地图",有助于读者快速掌握问题的概貌,因此本书也非常适合于医学生及年轻医师,可作为学习记忆用书。

《麻醉科 5 分钟速查》由 400 余位美国麻醉专家编写,由 480 多个词条(章)组成,包括四个部分:生理、麻醉主要并存疾病和合并症、重要外科操作关键信息、麻醉实践中各类并发症的管理等,涵盖了麻醉科临床实践中的大多数问题,内容系统、全面、权威而实用。与目前图书市场上的图书相比较,本书有以下特点:第一,内容全面、系统,480 多个词条,几乎涵盖全部麻醉临床领域;第二,权威、先进,由美国多家医院高级专家撰写,反映了目前世界先进水平;第三,实用性强,独特的编写方式方便查阅与记忆,对提高麻醉医师的医疗水平有重要帮助作用。

本书的读者对象为麻醉科医师及医学生。

献　辞

◆

谨以此书献给我的父母 Dilip 和 Madhulika Singh，他们无条件地爱护和支持我的整个生命和事业，以身作则地教给我善良、诚实和奉献精神。孩子不能选择父母，但是如果让我选择的话，我会选择他们。我还需要特别感谢我的长子卡门，我编写这本书的时候他尚在腹内孕育。最后需要感谢我的丈夫 Kris Radcliff 博士，他是本书的副主编。对于他的付出和支持，用文字无法表达我的感激之情。我认识 Kris 的时间几乎占了我生命的三分之一，他是我所知道的最聪明、善良、有耐心、谦逊和优秀的人。每当我看到他时，他都能使我的心颤动。遇到他是我所经历过的最好的事情，我真的很幸运能够选他为我的丈夫并且与他共同生活。

译者名单

主　译

王祥瑞　张晓庆　俞卫锋　顾卫东

副主译

赵延华　苏殿三　田　婕

译者名单

（以姓氏笔画为序）

卫炯琳　王　飞　王　苑　王　洁　王若曦　王嘉兴　方　铮　冯　迪　冯羽敬
吕越昌　邬其玮　刘　洋　孙少潇　孙秀梅　孙佳昕　杜　芳　杨中伟　杨君君
杨博宇　杨瑜汀　李　悦　李东星　李佩盈　张　骁　张　凌　张　雪　张细学
张毓文　陆秉玮　陈蔡旸　邵甲云　范逸辰　林雨轩　郁　庆　周　玲　周姝婧
郝光伟　俞　颖　施芸岑　宣　伟　秦　懿　袁亚伟　奚　丰　高　浩　高　蕾
黄　丹　黄莉莉　崔　璀　盖晓冬　彭　生　彭成为　董　璐　程鑫宇　谢　律
解轶声　潘钱玲

总　校　对

（以姓氏笔画为序）

王祥瑞　田　婕　苏殿三　杨立群　张晓庆　赵延华　俞卫锋　顾卫东　梁　超

编写者名单

······· 主 编 ·······

Nina Singh-Radcliff, MD

······· 板块主编 ·······

Alan J. Kover, MD, PharmD
Clinical Assistant Professor
Department of Anesthesiology
The Ohio State University College of Medicine
The Ohio State University Wexner Medical Center
Columbus, Ohio

······· 副主编 ·······

Kris E. Radcliff, MD
Assistant Professor of Orthopedic Surgery and
    Neurological Surgery
Thomas Jefferson University
The Rothman Institute
Philadelphia, Pennsylvania

Emily J. Baird, MD, PhD
Assistant Clinical Professor
Department of Anesthesiology and Critical Care
Perelman School of Medicine at the University of
    Pennsylvania
Hospital of the University of Pennsylvania
Philadelphia, Pennsylvania

Ellen Wang, MD
Clinical Assistant Professor
Department of Anesthesiology
Stanford University
Lucile Packard Children's Hospital at Stanford
    University
Palo Alto, California

······· 编写者 ·······

Ali R. Abdullah, MBChB
Resident Physician
Department of Anesthesiology
University of Pittsburgh School of Medicine
University of Pittsburgh Medical Center
Pittsburgh, Pennsylvania

Erik E. Abel, PharmD, BCPS
Clinical Assistant Professor
Department of Anesthesiology
The Ohio State University College of Medicine
The Ohio State University Wexner Medical Center
Columbus, Ohio

Benjamin Abraham, MD
Department of Anesthesiology
The Cleveland Clinic
Cleveland, Ohio

Andaleeb Abrar Ahmed, MBBS, MD, MPH
Resident Physician
Department of Anesthesiology
Penn State College of Medicine
Penn State Milton S. Hershey Medical Center
Hershey, Pennsylvania

Moustafa Ahmed, MD
Assistant Clinical Professor
Department of Anesthesiology and Critical Care
Perelman School of Medicine at the University of
    Pennsylvania
Hospital of the University of Pennsylvania
Interim Chief, Philadelphia VA Medical Center
Philadelphia, Pennsylvania

Jane C. Ahn, MD
Assistant Professor
Department of Anesthesiology and Perioperative
    Care

University of California, Irvine School of Medicine
University of California, Irvine Douglas Hospital
Irvine, California

Arun Alagappan, MD
Resident Physician
Department of Anesthesiology
Mount Sinai School of Medicine
St. Joseph's Hospital and Regional Medical Center
Paterson, New Jersey

Brooke Albright, MD, MAJ, MC
Assistant Professor of Anesthesiology
Critical Care Air Transport Team
Physician
United States Air Force
Landstuhl, Germany

Tayab R. Andrabi
Associate Professor
Department of Anesthesiology & Perioperative
    Medicine
The University of Texas MD Anderson Cancer
    Center
Houston, Texas

Jonathan Anson, MD
Assistant Professor
Department of Anesthesiology
Penn State College of Medicine
Penn State Milton S. Hershey Medical Center
Hershey, Pennsylvania

John L. Ard Jr., MD
Assistant Professor
Department of Anesthesiology
New York University School of Medicine
NYU Langone Medical Center
New York, New York

Radha Arunkumar, MD
Associate Clinical Professor
Department of Anesthesiology and Perioperative
    Medicine
The University of Texas MD Anderson Cancer
    Center
Houston, Texas

Alan Ashworth, MBChB, FRCA, FFICM
Consultant in Cardiothoracic Anaesthesia and
    Intensive Care
University Hospital of South Manchester
Manchester, UK

Kalliopi Athanassiadi, MD, PhD
Senior Thoracic Surgeon
Department of Surgery
University of Athens Medical School
Athens, Greece

Joshua A. Atkins, MD, PhD
Assistant Professor
Department of Anesthesiology and Critical Care
Perelman School of Medicine at the University of
    Pennsylvania
Hospital of the University of Pennsylvania
Philadelphia, Pennsylvania

Ahmed Fikry Attaallah, MD, PhD
Assistant Professor
Department of Anesthesiology
West Virginia University School of Medicine
Robert C. Byrd Health Sciences Center
Morgantown, West Virginia

John G. T. Augoustides, MD, FASE, FAHA
Associate Professor

Department of Anesthesiology and Critical Care
Perelman School of Medicine at the University of
    Pennsylvania
Hospital of the University of Pennsylvania
Philadelphia, Pennsylvania

Naola Austin, MD
Resident Physician
Department of Anesthesiology and Pain Medicine
University of Washington Medical School
University of Washington Medical Center
Seattle, Washington

Stephen O. Bader, MD
Assistant Professor
Department of Anesthesiology
West Virginia University School of Medicine
Robert C. Byrd Health Sciences Center
Morgantown, West Virginia

Sean M. Bagshaw, MD, MSc, FRCPC
Assistant Professor
Division of Critical Care
University of Alberta
Edmonton, AB Canada

Timothy R. Ball, MD
Assistant Clinical Professor
Department of Anesthesiology
Texas A&M College of Medicine
Scott & White Memorial Hospital
Temple, Texas

Andrew L. Barker, MD
Resident Physician
Department of Anesthesiology
Texas A&M College of Medicine
Scott and White Hospital
Temple, Texas

Viachaslau Barodka, MD
Assistant Professor
Department of Anesthesiology
The Johns Hopkins University School of
    Medicine
The Johns Hopkins Hospital
Baltimore, Maryland

Amy Barulic, BS, MHS
Research Assistant
Department of Anesthesiology and Critical Care
Perelman School of Medicine at the University of
    Pennsylvania
Hospital of the University of Pennsylvania
Philadelphia, Pennsylvania

Colin Bauer, MD
Chief Resident
Department of Anesthesiology
David Geffen School of Medicine at UCLA
Ronald Reagan Medical Center
Los Angeles, California

Shawn T. Beaman, MD
Assistant Professor
Associate Residency Program Director
Department of Anesthesiology
University of Pittsburgh School of Medicine
University of Pittsburgh Medical Center
Pittsburgh, Pennsylvania

John F. Bebawy, MD
Assistant Professor of Anesthesiology and
    Neurological Surgery
Feinberg School of Medicine, Northwestern
    University
Northwestern Memorial Hospital

Chicago, Illinois

A. Katharina Beckmann, MD
Fellow, Cardiac Anesthesia
Department of Anesthesiology
Feinberg School of Medicine, Northwestern
    University
Northwestern Memorial Hospital
Chicago, Illinois

Sascha Beutler, MD, PhD
Assistant Professor
Assistant Program Director
Department of Anesthesiology, Perioperative
    and Pain Medicine
Harvard Medical School
Brigham and Women's Hospital
Boston, Massachusetts

Dmitri Bezinover, MD, PhD
Assistant Professor
Department of Anesthesiology
Penn State College of Medicine
Penn State Milton S. Hershey Medical Center
Hershey, Pennsylvania

Amar M. Bhatt, MD
Resident Physician
Department of Anesthesiology
The Ohio State University College of Medicine
The Ohio State University Wexner Medical
    Center
Columbus, Ohio

Shreyas Bhavsar, DO
Assistant Professor
Department of Anesthesiology and Perioperative
    Medicine
The University of Texas MD Anderson Cancer
    Center
Houston, Texas

Jeanna Blitz, MD
Assistant Professor
Department of Anesthesiology
New York University School of Medicine
NYU Langone Medical Center
New York, New York

J. Scott Bluth, BS
Medical Student
University of Texas Medical School at Houston
Houston, Texas

Michael L. Boisen, MD
Fellow, Cardiothoracic Anesthesiology
Department of Anesthesiology
University of Pittsburgh School of Medicine
University of Pittsburgh Medical Center
Pittsburgh, Pennsylvania

Eric Bolin, MD
Assistant Professor
Department of Anesthesia and Perioperative
    Medicine
The Medical University of South Carolina
MUSC Medical Center
Charleston, South Carolina

Mark R. Bombulie, BS
Medical Student
University of Texas School of Medicine at
    Houston
Houston, Texas

James D. Boone, MD
Instructor

Feinberg School of Medicine, Northwestern University
Northwestern Memorial Hospital
Chicago, Illinois

Mary Brady, MD, FASE
Assistant Professor
Medical Director, Post-Anesthesia Care Unit
Director, Intraoperative Transesophageal Echocardiography Program
Department of Anesthesiology and Critical Care Medicine
The Johns Hopkins University School of Medicine
The Johns Hopkins Hospital
Baltimore, Maryland

Michelle Braunfeld, MD
Clinical Professor
Department of Anesthesiology and Critical Care Medicine
David Geffen School of Medicine at UCLA
Chief, Department of Anesthesiology
Greater Los Angeles Veterans Affairs Hospital
Los Angeles, California

Tod A. Brown, MD
Assistant Professor
Department of Anesthesia and Perioperative Medicine
The Medical University of South Carolina
MUSC Medical Center
Charleston, South Carolina

Charles H. Brown IV, MD
Assistant Professor
Department of Anesthesiology
The Johns Hopkins University School of Medicine
The Johns Hopkins Hospital
Baltimore, Maryland

Kelly Bruno, BS, MD
Medical Student
University of North Carolina School of Medicine
Chapel Hill, North Carolina

Ethan O. Bryson, MD
Associate Professor
Department of Anesthesiology and Psychiatry
Mount Sinai School of Medicine
The Mount Sinai Hospital
New York, New York

Arne O. Budde, MD, DEAA
Assistant Professor
Department of Anesthesiology
Penn State College of Medicine
Penn State Milton S. Hershey Medical Center
Hershey, Pennsylvania

James Cain, MD
Department of Anesthesiology and Pediatrics
University of Pittsburgh School of Medicine
Children's Hospital of Pittsburgh of UPMC
Pittsburgh, Pennsylvania

James M. Callas, MD
Chief, Department of Radiology
King's Daughters Clinic
Temple, Texas

Neal Campbell, MD
Assistant Professor
Department of Anesthesiology & Pediatrics
University of Pittsburgh School of Medicine
Children's Hospital of Pittsburgh of UPMC
Pittsburgh, Pennsylvania

Elena C. Capello, MD
Universita di Torino
Dipartimento di Discipline Medico-Chirurgiche
Sezione di Anestesiologia e Rianimazione
Ospedale S. Giovanni Battista

John B. Carter, MD
Associate Professor
Department of Anesthesiology
Oklahoma University College of Medicine
Oklahoma University Health Sciences Center
Oklahoma City, Oklahoma

Michael Carter, MD, PhD
Resident Physician
Department of Anesthesiology and Pain Medicine
Washington University School of Medicine
Barnes-Jewish Hospital
St. Louis, Missouri

Daniel Castillo, MD
Assistant Professor
Department of Anesthesiology
University of Florida College of Medicine
Shands Jacksonville Medical Center
Jacksonville, Florida

Davide Cattano, MD, PhD
Associate Professor
Department of Anesthesiology
University of Texas Medical School at Houston
Memorial Hermann Hospital
Houston, Texas

Laura F. Cavallone, MD
Assistant Professor
Department of Anesthesiology and Pain Medicine
Washington University School of Medicine
Barnes-Jewish Hospital
St. Louis, Missouri

John T. Chalabi, MD
Assistant Clinical Professor
Department of Anesthesiology
David Geffen School of Medicine at UCLA
Ronald Reagan Medical Center
Los Angeles, California

Vinay Chandrasekhara, MD
Instructor
Division of Gastroenterology, Department of Medicine
Perelman School of Medicine at the University of Pennsylvania
Hospital of the University of Pennsylvania
Philadelphia, Pennsylvania

Jean Charchaflieh, MD, DrPH, FCCM, FCCP
Associate Professor
Department of Anesthesiology
Yale School of Medicine
Yale-New Haven Hospital
New Haven, Connecticut

Verghese T. Cherian, MBBS, MD, FFARCSI
Assistant Professor
Department of Anesthesiology
Penn State College of Medicine
Penn State Milton S. Hershey Medical Center
Hershey, Pennsylvania

Jason Choi, MD
Resident Physician
Department of Anesthesiology and Critical Care
Perelman School of Medicine at the University of Pennsylvania
Hospital of the University of Pennsylvania

Philadelphia, Pennsylvania

Christopher G. Choukalas, MD, MS
Assistant Professor
Department of Anesthesia and Perioperative Care
University of California, San Francisco
San Francisco VA Medical Center
San Francisco, California

Jason Han Chua, MD
Assistant Clinical Professor
Department of Anesthesiology
David Geffen School of Medicine at UCLA
Ronald Reagan Medical Center
Los Angeles, California

Theodore J. Cios, MD, MPH
Resident Physician
Department of Anesthesiology
Penn State College of Medicine
Penn State Milton S. Hershey Medical Center
Hershey, Pennsylvania

Carlee Clark, MD
Assistant Professor
Department of Anesthesia and Perioperative Medicine
The Medical University of South Carolina
MUSC Medical Center
Charleston, South Carolina

Matthew D. Cohen, DO
Assistant Professor
Chief, Division of Acute Pain and Regional Anesthesia
Department of Anesthesiology
University of Oklahoma
The University of Oklahoma Health Sciences Center
Oklahoma City, Oklahoma

Seth R. Cohen, DO
Resident Physician
Department of Anesthesiology
University of Pittsburgh School of Medicine
University of Pittsburgh Medical Center
Pittsburgh, Pennsylvania

John F. Coleman, MD
Clinical Fellow
Department of Anesthesiology
The Johns Hopkins University School of Medicine
The Johns Hopkins Hospital
Baltimore, Maryland

Lydia A. Conlay, MD, PhD
Russell D and Mary B Sheldon Professor
Vice Chairwoman for Academic Affairs
Department of Anesthesiology and Perioperative Medicine
University of Missouri School of Medicine
University of Missouri Health System
Columbia, Missouri

Craig R. Cook, MD, PhD
Resident Physician
Department of Anesthesiology and Pain Medicine
Washington University School of Medicine
Barnes-Jewish Hospital
St. Louis, Missouri

Daniel Cormican, MD
Resident Physician
Department of Anesthesiology
University of Pittsburgh School of Medicine
University of Pittsburgh Medical Center

Pittsburgh, Pennsylvania

Charles E. Cowles Jr., MD
Assistant Professor
Department of Anesthesiology and Perioperative
    Medicine
The University of Texas MD Anderson Cancer Center
Houston, Texas

Ryan Crowley, MD
Staff Physician
Department of Anesthesiology
Legacy Good Samaritan Hospital
Portland, Oregon

William C. Culp Jr., MD, FASE
Associate Professor
Department of Anesthesiology
Texas A&M University College of Medicine
Scott and White Hospital
Temple, Texas

Cristina Cunanan, MD
Resident Physician
Department of Anesthesiology and Critical Care
    Medicine
David Geffen School of Medicine at UCLA
Ronald Reagan Medical Center
Los Angeles, California

Priti G. Dalal, MD, FRCA
Associate Professor
Department of Anesthesiology
Penn State College of Medicine
Penn State Milton S. Hershey Medical Center
Hershey, Pennsylvania

Patricia Dalby, MD
Associate Professor
Department of Anesthesiology
University of Pittsburgh School of Medicine
Magee-Women's Hospital of UPMC
Pittsburgh, Pennsylvania

Lori Dangler, MD, MBA
Assistant Professor
Department of Anesthesiology and Perioperative
    Medicine
The University of Texas MD Anderson Cancer
    Center
Houston, Texas

Alberto J. de Armendi, MD, AM, MBA
Professor
Chief, Pediatric Anesthesia
Department of Anesthesiology
Oklahoma University College of Medicine
Children's Hospital of Oklahoma
Oklahoma City, Oklahoma

Stephen Dechter, DO

N. Matthew Decker, BS
Medical Student
Loyola University Chicago Stritch School of
    Medicine
Maywood, Illinois

Matthew Delph, MD
Resident Physician
Department of Anesthesiology
University of Pittsburgh School of Medicine
University of Pittsburgh Medical Center
Pittsburgh, Pennsylvania

Jagan Devarajan, MD, FRCA
Associate Staff

Department of Anesthesiology
The Cleveland Clinic
Cleveland, Ohio

Anahat Dhillon, MD
Assistant Clinical Professor
Department of Anesthesiology and Critical Care
    Medicine
David Geffen School of Medicine at UCLA
Ronald Reagan Medial Center
Los Angeles, California

Bradley T. Dollar, MD
Assistant Professor
Residency Program Director
Department of Radiology
Texas A&M College of Medicine
Scott and White Hospital
Temple, Texas

Kathleen S. Donahue, DO, FAAP
Associate Professor
Associate Vice Chair, OR Management
Department of Anesthesiology
Penn State College of Medicine
Penn State Milton S. Hershey Medical Center
Hershey, Pennsylvania

Shawna Dorman, MD
Instructor
Department of Anesthesiology
New York University School of Medicine
NYU Langone Medical Center
New York, New York

Corey C. Downs, MD
Staff Anesthesiologist
Surgical and Perioperative Careline
VA Greater Los Angeles Healthcare System
Los Angeles, California

Emily L. Drennan, MD
Assistant Professor
Department of Anesthesiology
University of Texas Medical School at Houston
Memorial Hermann Hospital
Houston, Texas

Rebecca A. Drinkaus, MD
Assistant Professor
Department of Anesthesiology
Oklahoma University College of Medicine
Oklahoma University Health Sciences Center
Oklahoma City, Oklahoma

Peter Drocton, MD
Department of Anesthesiology
Cedars-Sinai Medical Center
Los Angeles, California
Department of Anesthesiology
Olive View-UCLA Medical Center
Sylmar, California

Mirsad Dupanovic, MD
Assistant Professor
Department of Anesthesiology
Kansas University School of Medicine
Kansas University Medical Center
Kansas City, Kansas

Victor Duval, MD
Assistant Clinical Professor
Department of Anesthesiology and Critical Care
David Geffen School of Medicine at UCLA
Ronald Reagan Medical Center
Los Angeles, California

Ramana V. Duvvuri, MD
Assistant Clinical Professor
Department of Anesthesiology and Critical Care
David Geffen School of Medicine at UCLA
Ronald Reagan Medical Center
Los Angeles, California

J. Andrew Dziewit, MD
Attending Physician
Department of Anesthesia
Crozer Chester Medical Center
Upland, Pennsylvania

Jill Eckert, DO
Assistant Professor
Residency Program Director
Department of Anesthesiology
Penn State College of Medicine
Penn State Milton S. Hershey Medical Center
Hershey, Pennsylvania

Nabil Elkassabany, MD
Assistant Professor
Department of Anesthesiology and Critical Care
Perelman School of Medicine at the University of
    Pennsylvania
Hospital of the University of Pennsylvania
Philadelphia, Pennsylvania

Matthew Ellison, MD
Assistant Professor
Department of Anesthesiology
West Virginia University School of Medicine
Robert C. Byrd Health Sciences Center
Morgantown, West Virginia

Trent Emerick, MD
Resident Physician
Department of Anesthesiology
University of Pittsburgh School of Medicine
University of Pittsburgh Medical Center
Pittsburgh, Pennsylvania

Thomas I. Epperson III, MD
Assistant Professor
Department of Anesthesia and Perioperative
    Medicine
The Medical University of South Carolina
MUSC Medical Center
Charleston, South Carolina

Zhuang-Ting Fang, MD, MSPH
Associate Clinical Professor
Department of Anesthesiology
David Geffen School of Medicine at UCLA
Ronald Reagan Medical Center
Los Angeles, California

Jared Feinman, MD
Fellow, Cardiothoracic Anesthesia
Department of Anesthesia, Critical Care and
    Pain Medicine
Harvard Medical School
Massachusetts General Hospital
Boston, Massachusetts

Larry C. Field, MD
Assistant Professor
Medical Director, Medical/Surgical ICU
Department of Anesthesia and Perioperative
    Medicine
The Medical University of South Carolina
MUSC Medical Center
Charleston, South Carolina

Robert S. Fitzgerald, LittB, STB, MA, STM, PhD
Professor

Environmental Health Sciences, Physiology, Medicine
The Johns Hopkins University
Baltimore, Maryland

Linzy Fitzsimons, MD
Resident Physician
Department of Anesthesiology
David Geffen School of Medicine at UCLA
Ronald Reagan Medical Center
Los Angeles, California

Melissa Flanigan, DO
Assistant Professor
Department of Anesthesiology
West Virginia University School of Medicine
Robert C. Byrd Health Sciences Center
Morgantown, West Virginia

Andrew Fond, MD
Assistant Clinical Professor
Department of Anesthesiology and Pain Management
University of Southern California
Los Angeles, California

Siyavash Fooladian, MD, MPH
Fellow, Cardiothoracic Anesthesiology
Department of Anesthesiology
David Geffen School of Medicine at UCLA
Ronald Reagan Medical Center
Los Angeles, California

Caroline Fosnot, DO, MS
Clinical Instructor
Department of Anesthesiology and Critical Care
Perelman School of Medicine at the University of Pennsylvania
Hospital of the University of Pennsylvania
Philadelphia, Pennsylvania

John J. Freely Jr., MD
Assistant Professor
Department of Anesthesia and Perioperative Medicine
The Medical University of South Carolina
MUSC Medical Center
Charleston, South Carolina

Megan M. Freestone-Bernd, MD
Assistant Professor
Department of Anesthesiology
Penn State College of Medicine
Penn State Milton S. Hershey Medical Center
Hershey, Pennsylvania

Katy E. French-Bloom, MD
Assistant Professor
Department of Anesthesiology and Perioperative Medicine
The University of Texas MD Anderson Cancer Center
Houston, Texas

John C. Frenzel, MD
Professor
Department of Anesthesiology and Perioperative Medicine
The University of Texas MD Anderson Cancer Center
Houston, Texas

David P. Frey, DO
Resident Physician
Department of Anesthesiology and Pain Medicine
University of Washington Medical School
University of Washington Medical Center

Seattle, Washington

Elizabeth A.M. Frost, MD
Professor of Anesthesiology
Mount Sinai School of Medicine
The Mount Sinai Hospital
New York, New York

Kamilia S. Funder, MD
Physician
Department of Anesthesia
Copenhagen University Hospital, Rigshospitalet
Copenhagen, Denmark

Jorge A. Galvez, MD
Fellow, Pediatric Anesthesiology
Department of Anesthesiology and Critical Care
Perelman School of Medicine at the University of Pennsylvania
Children's Hospital of Philadelphia
Philadelphia, Pennsylvania

Wei Dong Gao, MD, PhD
Associate Professor
Department of Anesthesiology
The Johns Hopkins University School of Medicine
The Johns Hopkins Hospital
Baltimore, Maryland

Stephanie Gargani, MD
Resident Physician
Department of Anesthesiology
Mount Sinai School of Medicine
St. Joseph's Regional Medical Center
Paterson, New Jersey

Andrew Geller, MD
Resident Physician
Department of Anesthesiology
Charles Drew University of Medicine and Science
Cedars-Sinai Medical Center
Los Angeles, California

Matthew C. Gertsch, MD
Resident Physician
Department of Anesthesia, Critical Care and Pain Medicine
Harvard Medical School
Massachusetts General Hospital
Boston, Massachusetts

Ileana Gheorghiu, MD
Assistant Professor
Department of Anesthesiology
University of Maryland School of Medicine
University of Maryland Medical Center
Baltimore, Maryland

Brian Gierl, MD
Resident Physician
Department of Anesthesiology
University of Pittsburgh School of Medicine
University of Pittsburgh Medical Center
Pittsburgh, Pennsylvania

Lori Gilbert, MD
Assistant Clinical Professor
Department of Anesthesiology and Critical Care
Perelman School of Medicine at the University of Pennsylvania
Philadelphia VA Medical Center
Philadelphia, Pennsylvania

Ronnie J. Glavin, MB, ChB, MPhil, FRCA, FRCP (Glas)
Consultant Anesthetist

Victoria Infirmary
Glasgow, United Kingdom

Christine E. Goepfert, MD, PhD, DESA
Instructor and Visiting Professor
Department of Anesthesiology and Pain Medicine
Washington University School of Medicine
Barnes-Jewish Hospital
St. Louis, Missouri

Emily Gordon, MD
Instructor
Department of Anesthesiology and Critical Care
Perelman School of Medicine at the University of Pennsylvania
Hospital of the University of Pennsylvania
Philadelphia, Pennsylvania

Shannon M. Gossett-Popovich, MD
Assistant Professor
Department of Anesthesiology and Perioperative Medicine
The University of Texas MD Anderson Cancer Center
Houston, Texas

Amitabh Goswami, DO, MPH
Fellow, Pain Management
Department of Anesthesiology and Pain Medicine
University of California, Davis School of Medicine
UC Davis Medical Center
Sacramento, California

Ori Gottlieb, MD
Assistant Professor
Department of Anesthesia and Critical Care
Pritzker School of Medicine, University of Chicago
The University of Chicago Medicine
Chicago, Illinois

Vijaya Gottumukkala, MB, BS, MD, FRCA
Professor
Department of Anesthesiology and Perioperative Medicine
The University of Texas MD Anderson Cancer Center
Houston, Texas

Basavana G. Goudra, MD, FRCA, FCARCSI
Assistant Clinical Professor
Department of Anesthesiology and Critical Care
Perelman School of Medicine at the University of Pennsylvania
Hospital of the University of Pennsylvania
Philadelphia, Pennsylvania

Andreas Grabinsky, MD
Assistant Professor
Department of Anesthesiology
University of Washington School of Medicine
Harborview Medical Center
Seattle, Washington

Ashley Greene, DO
Resident Physician
Department of Anesthesiology
Penn State College of Medicine
Penn State Milton S. Hershey Medical Center
Hershey, Pennsylvania

Michael S. Green, DO
Assistant Professor
Interim Chair
Department of Anesthesiology and Perioperative Medicine

Drexel University College of Medicine
Hahnemann University Hospital
Philadelphia, Pennsylvania

Alina M. Grigoire, MD, MHS, FASE
Associate Professor
Director, Division of Cardiothoracic
　Anesthesiology
Department of Anesthesiology
University of Maryland School of Medicine
University of Maryland Medical Center
Baltimore, Maryland

Michael Grover, MD
Resident Physician
Department of Anesthesiology
University of Texas School of Medicine, San
　Antonio
University of Texas Health Science Center at San
　Antonio
San Antonio, Texas

Anthony H. Guarino, MD
Director, Pain Management
Department of Anesthesiology and Pain Medicine
Washington University School of Medicine
Barnes-Jewish Hospital
St. Louis, Missouri

Vadim Gudzenko, MD
Assistant Clinical Professor
Department of Anesthesiology and Critical Care
David Geffen School of Medicine at UCLA
Ronald Reagan Medical Center
Los Angeles, California

Maged N. Guirguis, MD
Department of Anesthesiology and Pain
　Management
The Cleveland Clinic
Cleveland, Ohio

Gregory MT Hare, MD, PhD
Associate Professor
Department of Anesthesia
St. Michael's Hospital
Toronto, Canada

Jagtar Singh Heir, DO
Clinical Assistant Professor
Department of Anesthesiology and Perioperative
　Medicine
The University of Texas MD Anderson Cancer
　Center
Houston, Texas

Rachel Helle, DO
Resident Physician
Department of Anesthesiology and Perioperative
　Medicine
University of Missouri School of Medicine
University of Missouri Health System
Columbia, Missouri

Laura B. Hemmer, MD
Assistant Professor
Feinberg School of Medicine, Northwestern
　University
Northwestern Memorial Hospital
Chicago, Illinois

John Henao, MD
Resident Physician
Department of Anesthesiology
University of Pittsburgh School of Medicine
University of Pittsburgh Medical Center
Pittsburgh, Pennsylvania

Andrew Herlich, DMD, MD, FAAP
Professor
Department of Anesthesiology
University of Pittsburgh School of Medicine
Chief, UPMC Mercy
Pittsburgh, Pennsylvania

Ibetsam Hilmi, MBChB, FRCA
Associate Professor
Department of Anesthesiology
Institute of Clinical and Translational Sciences
University of Pittsburgh School of Medicine
University of Pittsburgh Medical Center
Pittsburgh, Pennsylvania

Jonathan K. Ho, MD
Assistant Clinical Professor
Department of Anesthesiology and Critical Care
David Geffen School of Medicine at UCLA
Ronald Reagan Medical Center
Los Angeles, California

John W. Hoffman, Jr., DO, MS
Clinical Instructor
Department of Anesthesiology
University of Pittsburgh School of Medicine
University of Pittsburgh Medical Center
Pittsburgh, Pennsylvania

Michael P. Hofkamp, MD
Assistant Professor
Department of Anesthesiology
Texas A&M College of Medicine
Scott and White Hospital
Temple, Texas

Allen Alexander Holmes, MD, MS
Assistant Professor
Department of Anesthesiology and Perioperative
　Medicine
The University of Texas MD Anderson Cancer
　Center
Houston, Texas

Joe C. Hong, MD
Assistant Clinical Professor
Department of Anesthesiology
David Geffen School of Medicine at UCLA
Ronald Reagan Medical Center
Los Angeles, California

Kimberly Howard-Quijano, MD
Clinical Instructor
Department of Anesthesiology
David Geffen School of Medicine at UCLA
Ronald Reagan Medical Center
Los Angeles, California

Tyken C. Hsieh, MD
Staff Cardiac Anesthesiologist
Department of Anesthesiology
Mills-Peninsula Health Services
Burlingame, California

Angela T. Hsu, MD
Attending Physician
Department of Anesthesiology
Kaiser Permanente
Downey, California

Eric S. Hsu, MD
Clinical Professor
Department of Anesthesiology
David Geffen School of Medicine at UCLA
Ronald Reagan Medical Center
Los Angeles, California

Allen Hu, MD
T. Kate Huncke, MD
Clinical Associate Professor
Department of Anesthesiology
New York University School of Medicine
NYU Langone Medical Center
New York, New York

Catherine Ifune, MD, PhD
Associate Professor
Department of Anesthesiology and Pain Medicine
Washington University School of Medicine
Barnes-Jewish Hospital
St. Louis, Missouri

Mohamad Iravani, MD
Department of Anesthesiology
David Geffen School of Medicine at UCLA
Ronald Reagan Medical Center
Los Angeles, California

Selma Ishag, MB, BS, MD
Assistant Professor
Department of Anesthesiology and Pain Medicine
Washington University School of Medicine
Barnes-Jewish Hospital
St. Louis, Missouri

Jonathan S. Jahr, MD
Clinical Professor
Department of Anesthesiology
David Geffen School of Medicine at UCLA
Ronald Reagan Medical Center
Los Angeles, California

Ranu Jain, MD
Assistant Professor
Assistant Director, Pediatric Anesthesia
Department of Anesthesiology
The University of Texas School of Medicine at
　Houston
Children's Memorial Hermann Hospital-Texas
　Medical Center
Houston, Texas

Piotr K. Janicki, MD, PhD
Professor
Department of Anesthesiology
Penn State College of Medicine
Penn State Milton S. Hershey Medical Center
Hershey, Pennsylvania

Richard C. Jensen, MD
Resident Physician
Department of Anesthesiology
David Geffen School of Medicine at UCLA
Ronald Reagan Medical Center
Los Angeles, California

Rongjie Jiang, MB, MS
Resident Physician
Department of Anesthesiology
Yale School of Medicine
Yale-New Haven Hospital
New Haven, Connecticut

Quinn L. Johnson, MD
Assistant Clinical Professor
Department of Anesthesiology and Perioperative
　Medicine
University of Missouri School of Medicine
University of Missouri Health System
Columbia, Missouri

Praveen Kalra, MBBS, MD, FCCP
Assistant Professor
Department of Anesthesiology

Oklahoma University College of Medicine
Oklahoma University Health Sciences Center
Oklahoma City, Oklahoma

Mandip S. Kalsi, MD
Fellow, Regional Anesthesia
Hospital for Special Surgery
New York, New York

Valbona Kanarek, MD
Chief Resident
Department of Anesthesiology
Mt. Sinai School of Medicine
St. Joseph's Hospital and Regional Medical
    Center
Paterson, New Jersey

Revati Kanekar, MD
Resident Physician
Department of Anesthesiology
Penn State College of Medicine
Penn State Milton S. Hershey Medical Center
Hershey, Pennsylvania

Ivan M. Kangrga, MD, PhD
Associate Professor
Department of Anesthesiology and Pain Medicine
Washington University School of Medicine
Barnes-Jewish Hospital
St. Louis, Missouri

Susan Kaplan, MD
Clinical Associate
Department of Anesthesiology and Critical Care
University of Pennsylvania
Philadelphia, Pennsylvania

Menelaos Karanikolas, MD, MPH
Assistant Professor
Department of Anesthesiology
Washington University School of Medicine
Barnes-Jewish Hospital
St. Louis, Missouri

Keyvan Karkouti, MD, FRCPC, MSc
Associate Professor
Department of Anesthesia
University of Toronto
Toronto, Ontario

Jeffrey Katz, MD
Chief Resident
Department of Anesthesia and Critical Care
Pritzker School of Medicine, University of
    Chicago
The University of Chicago Medicine
Chicago, Illinois

Paul Kerby, MB, BS
Chief Resident
Department of Anesthesiology and Pain Medicine
Washington University School of Medicine
Barnes-Jewish Hospital
St. Louis, Missouri

Patrick Kim, MD
Resident Physician
Department of Anesthesiology and Pain Medicine
Washington University School of Medicine
Barnes-Jewish Hospital
St. Louis, Missouri

Peter H. Kim, MD

Andrew A. Klein, MD
Consultant
Anaesthesia and Intensive Care

Papworth Hospital
Cambridge, United Kingdom

Antoun Koht, MD
Professor of Anesthesiology, Neurological
    Surgery & Neurology
Feinberg School of Medicine, Northwestern
    University
Northwestern Memorial Hospital
Chicago, Illinois

Iosifina Kolliantzaki, MD
Department of Anesthesiology
Aghia Sophia Children's Hospital
Athens, Greece

James J. Konvicka, MD
Assistant Professor
Department of Anesthesiology
Texas A&M College of Medicine
Scott and White Healthcare
Temple, Texas

Edward Kosik, DO

John D. Kot, MD
Resident Physician
Department of Anesthesiology
David Geffen School of Medicine at UCLA
Ronald Reagan Medical Center
Los Angeles, California

Joseph Koveleskie, MD
Assistant Professor
Department of Anesthesiology
Tulane University School of Medicine
Tulane Medical Center
New Orleans, Louisiana

Alan J. Kover, MD, PharmD
Clinical Assistant Professor
Department of Anesthesiology
The Ohio State University College of Medicine
The Ohio State University Wexner Medical
    Center
Columbus, Ohio

Kenneth F. Kuchta, MD
Associate Clinical Professor
Chief, Vascular Anesthesiology
Department of Anesthesiology
David Geffen School of Medicine at UCLA
Ronald Reagan Medical Center
Los Angeles, California

Anand Lakshminarasimhachar, MBBS, FRCA
Assistant Professor
Department of Anesthesiology and Pain Medicine
Washington University School of Medicine
Barnes-Jewish Hospital
St. Louis, Missouri

Daniel A. Lazar, MD
Attending Anesthesiologist
North Shore Manhasset Hospital
Manhasset, New York

Stephane Ledot, MD
Hadassah Hebrew University School of Medicine
Jerusalem, Israel

Thomas Ledowski, MD, PD, DEAA, FANZCA
Professor of Anesthesiology
University of Western Australia
School of Medicine and Pharmacology
Perth, Australia

Annie D. Lee, MD
Resident Physician
Department of Anesthesiology
David Geffen School of Medicine at UCLA
Ronald Reagan Medical Center
Los Angeles, California

Jonathan D. Leff, MD
Assistant Professor
Chief, Cardiothoracic Anesthesiology
Department of Anesthesiology
Albert Einstein College of Medicine
Montefiore Medical Center
Bronx, New York

Philip Levin, MD
Clinical Professor
Department of Anesthesiology
David Geffen School of Medicine at UCLA
Ronald Reagan Medical Center
Los Angeles, California

Jinlei Li, MD, PhD
Assistant Professor
Department of Anesthesiology
Yale School of Medicine
Yale-New Haven Hospital
New Haven, Connecticut

Yun Rose Li, BS
Medical Student
Perelman School of Medicine at the University of
    Pennsylvania
Philadelphia, Pennsylvania

Jeffrey W. Lim, MD, PhD
Assistant Professor
Department of Anesthesiology
Yale School of Medicine
Yale-New Haven Hospital
New Haven, Connecticut

Sharon L. Lin, MD
Attending Physician
Department of Anesthesiology
Swedish Medical Center
Seattle, Washington

Keith E. Littlewood, MD
Associate Professor
Vice Chair for Education
Department of Anesthesiology
Assistant Dean for Clinical Skills Education
University of Virginia School of Medicine
University of Virginia Health System
Charlottesville, Virginia

Marc A. Logarta, MD, DABA, FANZCA
Consultant Anesthetist
Campbelltown Hospital
Canterbury Hospital
Sydney, Australia

David W. Lui, DMD, MD
Assistant Professor
Department of Oral and Maxillofacial Surgery
Virginia Commonwealth University School of
    Dentistry and School of Medicine
VCU Medical Center
Richmond, Virginia

Calvin Lyons, MD
Resident Physician
Department of Surgery
The Methodist Hospital
Houston, Texas

Edna Ma, MD
Attending Physician
Department of Anesthesiology
Olive View-UCLA Medical Center
Sylmar, California

Aman Mahajan, MD, PhD
Professor
Chief, Cardiothoracic Anesthesiology
Vice Chair of Anesthesiology
David Geffen School of Medicine at UCLA
Ronald Reagan Medical Center
Los Angeles, California

Victor L. Mandoff, MD
Associate Professor
Department of Anesthesiology and Critical Care
　Medicine
The University of Arkansas College of Medicine
The University of Arkansas for Medical Sciences
Little Rock, Arkansas

Gerard R. Manecke, Jr., MD
Professor and Chair
Department of Anesthesiology
University of California, San Diego School of
　Medicine
University of California, San Diego Medical Center
San Diego, California

Federica Manfroi, MD

Michael Mangione, MD
Associate Professor
Department of Anesthesiology
University of Pittsburgh School of Medicine
Chief of Anesthesiology
VA Pittsburgh Healthcare System
Pittsburgh, Pennsylvania

Natesan Manimekalai, MD
Assistant Professor
Department of Anesthesiology
University of Florida College of Medicine
Shands Jacksonville Medical Center
Jacksonville, Florida

Ana Maria Manrique-Espinel, MD
Resident Physician
Department of Anesthesiology
University of Pittsburgh School of Medicine
University of Pittsburgh Medical Center
Pittsburgh, Pennsylvania

Brian L. Marasigan, MD
Assistant Professor
Residency Program Director
Department of Anesthesiology University of
　Texas Medical School at Houston
Memorial Hermann Hospital
Houston, Texas

Julie Marshall, MD
Assistant Professor
Department of Anesthesiology and Perioperative
　Medicine
University of Missouri School of Medicine
University of Missouri Health System
Columbia, Missouri

Jayson T. Maynes, MD, PhD
Assistant Professor
Hospital for Sick Children/SickKids Research
　Institute
University of Toronto
Toronto, Canada

Richard McAffee, MD
Assistant Professor
Department of Anesthesiology
University of Pittsburgh School of Medicine
University of Pittsburgh Medical Center
Pittsburgh, Pennsylvania

Mary E. McAlevy, MD
Assistant Professor
Department of Anesthesiology
Penn State College of Medicine
Penn State Milton S. Hershey Medical Center
Hershey, Pennsylvania

Russell K. McAllister, MD
Associate Professor
Residency Program Director
Department of Anesthesiology
Assistant Dean of Quality and Patient Safety
Texas A&M College of Medicine
Scott & White Memorial Hospital
Temple, Texas

Dwayne E. McClerkin, MD
Assistant Professor
Department of Anesthesia and Perioperative
　Medicine
The Medical University of South Carolina
MUSC Medical Center
Charleston, South Carolina

Stephen M. McHugh, MD
Resident Physician
Department of Anesthesiology
University of Pittsburgh School of Medicine
University of Pittsburgh Medical Center
Pittsburgh, Pennsylvania

Julie McSwain, MD, MPH
Assistant Professor
Department of Anesthesia and Perioperative
　Medicine
The Medical University of South Carolina
MUSC Medical Center
Charleston, South Carolina

Li Meng, MD, MPH
Associate Professor
Department of Anesthesiology
University of Pittsburgh School of Medicine
University of Pittsburgh Medical Center
Pittsburgh, Pennsylvania

Spyros D. Mentzelopoulos, MD, PhD
Assistant Professor
Department of Critical Care
University of Athens Medical School
Athens, Greece

David G. Metro, MD
Associate Professor
Residency Program Director
Department of Anesthesiology
University of Pittsburgh School of Medicine
University of Pittsburgh Medical Center
Pittsburgh, Pennsylvania

Berend Mets, MB, ChB, PhD, FRCA, FFASA
Eric A. Walker Professor and Chair
Department of Anesthesiology
Penn State College of Medicine
Penn State Milton S. Hershey Medical Center
Hershey, Pennsylvania

Tricia A. Meyer, PharmD, MS, FASHP
Associate Professor
Department of Anesthesiology

Director, Department of Pharmacy
Texas A&M College of Medicine
Scott and White Hospital
Temple, Texas

Agnes Miller, MD
Director, Resident Education
Department of Anesthesiology
Maimonides Medical Center
New York, New York

Sara Miller, MD
Resident Physician
Department of Anesthesiology
Penn State College of Medicine
Penn State Milton S. Hershey Medical Center
Hershey, Pennsylvania

Brian Milne, MD, MSc, FRCPC
Professor
Department of Anesthesiology and Perioperative
　Medicine
Queen's University
Kingston General Hospital
Kingston, Ontario

Beth H. Minzter, MD, MS, FIPP
Department of Pain Management
Anesthesiology Institute
The Cleveland Clinic
Cleveland, Ohio

Nanhi Mitter, MD
Assistant Professor
Director, Adult Cardiothoracic Anesthesiology
　Fellowship
Department of Anesthesiology and Critical Care
　Medicine
The Johns Hopkins University School of Medicine
The Johns Hopkins Hospital
Baltimore, Maryland

Kanishka Monis, MD
Fellow, Pain Management
Department of Anesthesiology
University of Texas School of Medicine, San
　Antonio
University of Texas Health Science Center at San
　Antonio
San Antonio, Texas

Richard C. Month, MD
Assistant Clinical Professor
Department of Anesthesiology and Critical Care
Perelman School of Medicine at the University of
　Pennsylvania
Hospital of the University of Pennsylvania
Philadelphia, Pennsylvania

Teresa L. Moon, MD
Assistant Professor
Department of Anesthesiology and Perioperative
　Medicine
The University of Texas MD Anderson Cancer
　Center
Houston, Texas

Kenneth R. Moran, MD
Assistant Clinical Professor
Department of Anesthesiology
The Ohio State University College of Medicine
The Ohio State University Wexner Medical
　Center
Columbus, Ohio

Allyson J. A. Morman, MD
Resident Physician

Department of Anesthesiology
University of Virginia School of Medicine
University of Virginia Health System
Charlottesville, Virginia

Juan Moya-Amoroós, PhD
Professor of Surgery
Chief, Department of Thoracic Surgery
Hospital Universitari de Bellvitge
L'Hospitalet de Llobregat
Barcelona, Spain

Daniel Mulcrone, MD
Resident Physician
Department of Anesthesiology
University of Pittsburgh School of Medicine
University of Pittsburgh Medical Center
Pittsburgh, Pennsylvania

Eman Nada, MD, PhD
Fellow, Neuroanesthesia
The Cleveland Clinic
Cleveland, Ohio

Carsten Nadjat-Haiem, MD
Associate Clinical Professor
Department of Anesthesiology
David Geffen School of Medicine at UCLA
Ronald Reagan Medical Center
Los Angeles, California

Sharanya Nama, MD
Resident Physician
Department of Anesthesiology
University of Pittsburgh School of Medicine
University of Pittsburgh Medical Center
Pittsburgh, Pennsylvania

Gundappa Neelakanta, MD
Clinical Professor of Anesthesiology
Department of Anesthesiology
David Geffen School of Medicine at UCLA
Ronald Reagan Medical Center
Los Angeles, California

Jacques Prince Neelankavil, MD
Assistant Professor
Department of Anesthesiology
David Geffen School of Medicine at UCLA
Ronald Reagan Medical Center
Los Angeles, California

Eric W. Nelson, MD
Assistant Professor
Department of Anesthesia and Perioperative
  Medicine
The Medical University of South Carolina
MUSC Medical Center
Charleston, South Carolina

Sara C. Nelson, MD
Attending Physician
Department of Anesthesiology
Naval Medical Center San Diego
San Diego, California

Edward C. Nemergut, MD
Associate Professor of Anesthesiology and
  Neurosurgery
University of Virginia School of Medicine
University of Virginia Health System
Charlottesville, Virginia

Anh-Thuy Nguyen, MD
Associate Clinical Professor
Department of Anesthesiology and Perioperative
  Medicine

The University of Texas MD Anderson Cancer
  Center
Houston, Texas

Linh Trang Nguyen, MD
Assistant Professor
Department of Anesthesiology and Perioperative
  Medicine
The University of Texas MD Anderson Cancer
  Center
Houston, Texas

Teodora Orhideea Nicolescu, MD
Associate Professor
Chief, Division of Cardiothoracic Anesthesiology
Department of Anesthesiology
Oklahoma University College of Medicine
Oklahoma University Health Sciences Center
Oklahoma City, Oklahoma

Daniel R.C. Nieva, MD
Assistant Professor
Department of Anesthesiology
Washington University School of Medicine
St. Louis Children's Hospital
St. Louis, Missouri

Dave Nisha Davendra, PharmD, DO
Assistant Clinical Professor
Department of Anesthesiology
Mount Sinai School of Medicine
St. Joseph's Hospital and Regional Medical
  Center
Paterson, New Jersey

Mark E. Nunnally, MD, FCCM
Associate Professor
Department of Anesthesia and Critical Care
Pritzker School of Medicine, University of
  Chicago
The University of Chicago Medicine
Chicago, Illinois

Satoru Ogawa, MD
Department of Anesthesiology
Emory University School of Medicine
Emory University Hospital
Atlanta, Georgia

Olutoyosi Ogunkua, MD
Resident Physician
Department of Anesthesiology and Pain
  Management
University of Texas Southwestern School of
  Medicine
University of Texas Southwestern Medical
  Center at Dallas
Dallas, Texas

Erik Olness, MD
Assistant Professor
Department of Anesthesiology
West Virginia University School of Medicine
Robert C. Byrd Health Sciences Center
Morgantown, West Virginia

Onyi Onuoha, MD, MPH
Assistant Professor
Department of Anesthesiology and Critical Care
Perelman School of Medicine at the University of
  Pennsylvania
Hospital of the University of Pennsylvania
Philadelphia, Pennsylvania

Todd M. Oravitz, MD
Associate Professor
Chief, Liver Transplantation Anesthesiology

Department of Anesthesiology
The University o Pittsburgh School of Medicine
VA Pittsburgh Healthcare System
Pittsburgh, Pennsylvania

Pascal O. Owusu-Agyemang, MD
Assistant Professor
Department of Anesthesiology and Perioperative
  Medicine
The University of Texas MD Anderson Cancer Center
Houston, Texas

Nirvik Pal, MD
Clinical Instructor
Department of Anesthesiology and Pain Medicine
Washington University School of Medicine
Barnes-Jewish Hospital
St. Louis, Missouri

Edward Park, MD
Assistant Clinical Professor
Department of Anesthesiology
David Geffen School of Medicine at UCLA
Ronald Reagan Medical Center
Los Angeles, California

Dorothea Rosenberger Parravano, MD, PhD
Associate Professor
Department of Anesthesia and Perioperative
  Medicine
The Medical University of South Carolina
MUSC Medical Center
Charleston, South Carolina

Andrea Parsons, MD
Assistant Professor
Department of Anesthesiology and Pain Medicine
Washington University School of Medicine
Barnes-Jewish Hospital
St. Louis, Missouri

Parisa Partownavid, MD
Associate Clinical Professor
Associate Director, Ambulatory Surgery Center
Department of Anesthesiology
David Geffen School of Medicine at UCLA
Ronald Reagan Medical Center
Los Angeles, California

Mitesh Patel, MD
Chief Resident
Department of Anesthesiology and Perioperative
  Medicine
University of Missouri School of Medicine
University of Missouri Health System
Columbia, Missouri

Neesa Patel, MD
Assistant Clinical Professor
Department of Anesthesiology
David Geffen School of Medicine at UCLA
Ronald Reagan Medical Center
Los Angeles, California

Shetal H. Patel, MD
Fellow, Obstetric Anesthesiology
Department of Anesthesiology
Charles Drew University of Medicine and
  Science
Cedars-Sinai Medical Center
Los Angeles, California

Swati Patel, MD
Clinical Professor of Anesthesiology
Chief, Division of Pediatric Anesthesiology
David Geffen School of Medicine at UCLA
Ronald Reagan Medical Center

Los Angeles, California

Tara L. Paulose, MD
Department of Anesthesiology
Yale School of Medicine
Yale-New Haven Hospital
New Haven, Connecticut

Katerina Pavenski, MD, FRCPC
Department of Laboratory Medicine
St. Michael's Hospital, Toronto, Canada
Department of Laboratory Medicine and
  Pathobiology, University of Toronto
Toronto, Canada

Alison R. Perate, MD
Assistant Professor
Department of Anesthesiology
Perelman School of Medicine at the University of
  Pennsylvania
Children's Hospital of Philadelphia
Philadelphia, Pennsylvania

Lauren Mai Pieczynski, MD
Resident Physician
Department of Anesthesiology and Critical Care
Perelman School of Medicine at the University of
  Pennsylvania
Hospital of the University of Pennsylvania
Philadelphia, Pennsylvania

Raymond M. Planisic, MD
Professor of Anesthesiology
Director, Transplantation Anesthesiology
University of Pittsburgh School of Medicine
University of Pittsburgh Medical Center
Pittsburgh, Pennsylvania

Keyuri Popat, MD
Associate Professor
Department of Anesthesiology and Pain Medicine
The University of Texas MD Anderson Cancer
  Center
Houston, Texas

Wanda M. Popescu, MD
Associate Professor of Anesthesiology
Yale-New Haven Hospital
New Haven, Connecticut

Marek Postula, MD, PhD
Assistant Professor at the Department of
  Experimental and Clinical Pharmacology
Medical University of Warsaw
Senior Assistant at the Department of
  Noninvasive Cardiology and Hypertension
Central Clinical Hospital
The Ministry of the Interior
Warsaw, Poland

Debra Domino Pulley, MD
Associate Professor
Department of Anesthesiology and Pain Medicine
Washington University of School of Medicine
Barnes-Jewish Hospital
St. Louis, Missouri

Carlos A. Puyo, MD
Assistant Clinical Professor
Department of Anesthesiology and Pain Medicine
Washington University School of Medicine
Barnes-Jewish Hospital
St. Louis, Missouri

Farooq A. Qureshi, MD
Fellow, Pain Management
Department of Anesthesiology

David Geffen School of Medicine at UCLA
Ronald Reagan Medical Center
Los Angeles, California

Henry Ra, MD
Resident Physician
Department of Anesthesiology and Critical Care
  Medicine
David Geffen School of Medicine at UCLA
Ronald Reagan Hospital Center
Los Angeles, California

Fabrizio Racca, MD
S. C. Anestesia e Rianimazione Pediatrica
  Azienda Ospedaliera
SS Antonio Biagio e Cesare Arrigo
Alessandria, Italy

Siamak Rahman, MD
Associate Clinical Professor
Department of Anesthesiology
David Geffen School of Medicine at UCLA
Ronald Reagan Medical Center
Los Angeles, California

Niraja Rajan, MB, BS, FAAP
Assistant Professor
Medical Director, Hershey Outpatient Surgery
  Center
Department of Anesthesiology
Penn State College of Medicine
Penn State Milton S. Hershey Medical Center
Hershey, Pennsylvania

Sivam Ramanathan, MD
Associate Professor of Anesthesiology
Charles Drew University of Medicine and
  Science
Cedars-Sinai Medical Center
Los Angeles, California

Chitra Ramasubbu, MD
Fellow, Pain Management
Department of Anesthesiology
The Johns Hopkins University School of
  Medicine
The Johns Hopkins Hospital
Baltimore, Maryland

George J. Ranier, MD
Assistant Professor
Department of Anesthesiology
West Virginia University School of Medicine
Robert C. Byrd Health Sciences Center
Morgantown, West Virginia

V. Marco Ranieri, MD
Universita di Torino
Dipartimento di Discipline Medico-Chirurgiche
Sezione di Anesthesiologia e Rianimazione
Ospedale S. Giovanni Battista
Torino, Italy

Srikantha L. Rao, MBBS, MS
Associate Professor
Department of Anesthesiology
Penn State College of Medicine
Penn State Milton S. Hershey Medical Center
Hershey, Pennsylvania

Rashmi R. Rathor, MD
Fellow, Abdominal Organ Tranplant
Department of Anesthesiology and Pain Medicine
Washington University School of Medicine
Barnes-Jewish Hospital
St. Louis, Missouri

Elizabeth Rebello, MD
Assistant Professor
Department of Anesthesiology and Perioperative
  Medicine
The University of Texas MD Anderson Cancer
  Center
Houston, Texas

Venugopal S. Reddy, MD, EDIC, FFARCS
Associate Professor
Department of Anesthesiology
Penn State Milton S. Hershey Medical Center
Hershey, Pennsylvania

Rebecca L. Reeves, DO
Resident Physician
Department of Anesthesiology
The Johns Hopkins University School of
  Medicine
The Johns Hopkins Hospital
Baltimore, Maryland

Wendy HP Ren, MD, FAAP
Assistant Clinical Professor
Department of Anesthesiology
David Geffen School of Medicine at UCLA
Ronald Reagan UCLA Medical Center
Los Angeles, California

Joseph Resti, MD
Resident Physician
Department of Anesthesiology
University of Pittsburgh School of Medicine
University of Pittsburgh Medical Center
Pittsburgh, Pennsylvania

Cameron J. Ricks, MD
Assistant Professor
Department of Anesthesiology and Perioperative
  Care
University of California, Irvine School of
  Medicine
University of California, Irvine Douglas Hospital
Irvine, California

Horst Rieke, MD, PhD
Professor
Department of Anesthesia and Perioperative
  Medicine
The Medical University of South Carolina
MUSC Medical Center
Charleston, South Carolina

Francisco Rivas-Doyague, MD
Medical Doctor
Department of Thoracic Surgery
Hospital Universitari de Bellvitge
L'Hospitalet de Llobregat
Barcelona, Spain

Laura L. Roberts, MD
Assistant Professor
Department of Anesthesia and Perioperative
  Medicine
The Medical University of South Carolina
MUSC Medical Center
Charleston, South Carolina

Adam Romanovsky, MD
Assistant Clinical Professor
Divisions of Critical Care and Nephrology
University of Alberta
Edmonton, AB Canada

Harvey K. Rosenbaum, MD
Clinical Professor of Anesthesiology
David Geffen School of Medicine at UCLA

Ronald Reagan UCLA Medical Center
Los Angeles，California

Jay A. Roskoph，MD，MBA
Clinical Assistant Professor
Department of Anesthesiology
University of Pittsburgh School of Medicine
Chief Department of Anesthesiology
UPMC-St. Margaret Hospital
Pittsburgh，Pennsylvania

Marc A. Rozner，PhD，MD
Professor of Anesthesiology and Perioperative
    Medicine
Professor of Cardiology
University of Texas MD Anderson Cancer Center
Houston，Texas

Daniel M. Rusu，MD
Assistant Professor
Department of Anesthesia and Critical Care
University of Kentucky College of Medicine
University of Kentucky Healthcare
Lexington，Kentucky

Ali Salehi，MD
Assistant Clinical Professor
Department of Anesthesiology
David Geffen School of Medicine at UCLA
Ronald Reagan Medical Center
Los Angeles，California

Alain A. Salvacion，MD
Fellow，Cardiothoracic Anesthesia
Department of Anesthesiology
Feinberg School of Medicine，Northwestern
    University
Northwestern Memorial Hospital
Chicago，Illinois

Samuel Samuel，MD
Associate Fellowship Director of Pain
    Management
The Cleveland Clinic
Cleveland，Ohio

Mona G. Sarkiss，MD，PhD
Associate Professor
Department of Anesthesiology and Perioperative
    Medicine
Department of Pulmonary Medicine
The University of Texas MD Anderson Cancer
    Center
Houston，Texas

Poovendran Saththasivam，MD
Resident Physician
Department of Anesthesiology
Drexel University College of Medicine
Hahnemann University Hospital
Philadelphia，Pennsylvania

Matthew V. Satterly，MD
Fellow，Pain Management
Department of Anesthesia and Critical Care
Pritzker School of Medicine，University of
    Chicago
The University of Chicago Medicine
Chicago，Illinois

Shashank Saxena，MD
Clinical Assistant Professor
Department of Anesthesiology
University of Pittsburgh School of Medicine
Staff Anesthesiologist
VA Pittsburgh Health Care System
Pittsburgh，Pennsylvania

R. Alexander Schlichter，MD
Assistant Clinical Professor
Department of Anesthesiology and Critical Care
Perelman School of Medicine at the University of
    Pennsylvania
Hospital of the University of Pennsylvania
Philadelphia，Pennsylvania

Peter M. Schulman，MD
Assistant Professor
Department of Anesthesiology and Perioperative
    Medicine
Oregon School of Medicine
Oregon Health and Science University
Portland，Oregon

Jeffrey J. Schwartz，MD
Associate Professor
Department of Anesthesiology
Yale School of Medicine
Yale-New Haven Hospital
New Haven，Connecticut

Johanna C. Schwarzenberger，MD
Clinical Professor
Director，Pediatric Cardiac Anesthesiology
Department of Anesthesiology
David Geffen School of Medicine at UCLA
Ronald Reagan Medical Center
Los Angeles，California

Korrin Scott，MD
Resident Physician
Department of Anesthesiology
University of Virginia School of Medicine
University of Virginia Health System
Charlottesville，Virginia

Jennifer Scovotti，MA
Research Associate
Department of Anesthesiology
David Geffen School of Medicine at UCLA
Los Angeles，California

Khaled Sedeek，MD
Associate Professor
Department of Anesthesiology
Penn State College of Medicine
Penn State Milton S. Hershey Medical Center
Hershey，Pennsylvania

E. Gail Shaffer，MD，MPH
Resident Physician
Department of Anesthesiology
University of Pittsburgh School of Medicine
University of Pittsburgh Medical Center
Pittsburgh，Pennsylvania

Kirk H. Shelley，MD，PhD
Professor
Department of Anesthesiology
Yale School of Medicine
Yale-New Haven Hospital
New Haven，Connecticut

Justin C. Shields，MD
Resident Physician
Department of Anesthesiology
Washington University School of Medicine
Barnes-Jewish Hospital
St. Louis，Missouri

Shawn T. Simmons，MD
Associate Clinical Professor
Medical Director，Hyperbaric Medicine Service
Department of Anesthesia

University of Iowa Carver College of Medicine
University of Iowa Hospitals
Iowa City，Iowa

Amrik Singh，MD
Associate Professor
Residency Program Director
Department of Anesthesiology and Pain Medicine
University of California，Davis School of
    Medicine
UC Davis Medical Center
Sacramento，California

Davinder Singh，MD
Assistant Professor
Department of Anesthesiology and Perioperative
    Care
University of California，Irvine School of
    Medicine
University of California，Irvine Douglas Hospital
Irvine，California

Sukhdip Singh，MD
Resident Physician
Department of Anesthesiology
University of Pittsburgh School of Medicine
University of Pittsburgh Medical Center
Pittsburgh，Pennsylvania

Sumit Singh，MD
Assistant Clinical Professor
Department of Anesthesiology
David Geffen School of Medicine at UCLA
Ronald Reagan Medical Center
Los Angeles，California

Nina Singh-Radcliff，MD
Assistant Clinical Professor
Department of Anesthesiology and Critical Care
Perelman School of Medicine at the University of
    Pennsylvania
Hospital of the University of Pennsylvania
Philadelphia，Pennsylvania

Christopher A. Skorke
Assistant Professor
Medical Director，Medical/Surgical ICU
Department of Anesthesiology and Perioperative
    Medicine
The Medical University of South Carolina
MUSC Medical Center
Charleston，South Carolina

Jose M. Soliz，MD
Assistant Professor
Department of Anesthesiology and Perioperative
    Medicine
The University of Texas MD Anderson Cancer
    Center
Houston，Texas

Dmitri Souzdalnitski，MD，PhD
Pain Management Department
The Cleveland Clinic
Cleveland，Ohio

Martin M. Stechert，MD
Associate Clinical Professor
Department of Anesthesiology and Perioperative
    Care
University of California，San Francisco School of
    Medicine
UCSF Medical Center
San Francisco，California

Chris A. Steel，MD
Attending Physician

Director of Anesthesia Services
White River Health System
Batesville, Arizona

Jacob Steinmetz, MD, PhD
Consultant
Department of Anesthesia
Copenhagen University Hospital
Rigshospitalet, Copenhagen

Jochen Steppan, MD
Fellow, Cardiothoracic Anesthesia
Department of Anesthesiology
The Johns Hopkins University School of
Medicine
The Johns Hopkins Hospital
Baltimore, Maryland

Joel Stockman, MD
Assistant Clinical Professor
Department of Anesthesiology
David Geffen School of Medicine at UCLA
Ronald Reagan Medical Center
Los Angeles, California

William David Stoll, MD
Assistant Professor
Department of Anesthesia and Perioperative
Medicine
The Medical University of South Carolina
MUSC Medical Center
Charleston, South Carolina

Bradley A. Stone, MD
Attending Anesthesiologist
Mission Hospital
Asheville, North Carolina

Suzanne Strom, MD
Assistant Clinical Professor
Residency Program Director
Department of Anesthesiology and Perioperative
Care
University of California, Irvine School of
Medicine
University of California, Irvine Douglas Hospital
Irvine, California

Adam M. Stuart, MD
Medical Student
Virginia Commonwealth University School of
Medicine
Richmond, Virginia

Mariya Svilik, MD
Staff Physician
Department of Anesthesiology
David Geffen School of Medicine at UCLA
Ronald Reagan Medical Center
Los Angeles, California

Rajeshwary Swamidurai, MD
Attending Physician
Department of Anesthesiology
Lodi Memorial Hospital
Lodi, California

Kenichi A. Tanaka, MD, MSc
Associate Professor
Department of Anesthesiology
Emory University School of Medicine
Atlanta, Georgia

Rob C. Tanzola, MD, FRCPC
Assistant Professor
Department of Anesthesiology and Perioperative
Care

Queen's University
Kingston General Hospital
Kingston, Ontario

Vijay Tarnal, MBBS, FRCA
Clinical Assistant Professor
Department of Anesthesiology
The University of Texas Medical Branch School
of Medicine at Galveston
The University of Texas Medical Branch at
Galveston
Galveston, Texas

Adam Thaler, DO
Resident Physician
Department of Anesthesiology and Critical Care
Perelman School of Medicine at the University of
Pennsylvania
Hospital of the University of Pennsylvania
Philadelphia, Pennsylvania

Ilka Theruvath, MD, PhD
Assistant Professor
Department of Anesthesia and Perioperative
Medicine
The Medical University of South Carolina
MUSC Medical Center
Charleston, South Carolina

Svjetlana Tisma-Dupanovic, MD
Assistant Professor
Department of Cardiology
Kansas University School of Medicine
Kansas University Medical Center
Kansas City, Kansas

Catherine Dawson Tobin, MD
Assistant Professor
Department of Anesthesia and Perioperative
Medicine
The Medical University of South Carolina
MUSC Medical Center
Charleston, South Carolina

Lan Chi Tran, MD
Resident Physician
Department of Anesthesiology and Pain Medicine
Washington University School of Medicine
Barnes-Jewish Hospital
St. Louis, Missouri

Timothy T. Tran, MD
Resident Physician
Department of Anesthesiology and Pain Medicine
Washington University School of Medicine
Barnes-Jewish Hospital
St. Louis, Missouri

Ravi S. Tripathi, MD
Assistant Clinical Professor
Department of Anesthesiology
The Ohio State University College of Medicine
The Ohio State University Wexner Medical
Center
Columbus, Ohio

Angela Truong, MD
Associate Professor
Department of Anesthesiology and Perioperative
Medicine
The University of Texas MD Anderson Cancer
Center
Houston, Texas

Dam-Thuy Truong, MD
Professor
Department of Anesthesiology and Perioperative

Medicine
The University of Texas MD Anderson Cancer
Center
Houston, Texas

January Y. Tsai, MD
Assistant Clinical Professor
Department of Anesthesiology and Perioperative
Medicine
The University of Texas MD Anderson Cancer
Center
Houston, Texas

Judith A. Turner, MD, PhD
Assistant Clinical Professor
Residency Program Director
Department of Anesthesiology and Critical Care
David Geffen School of Medicine at UCLA
Ronald Reagan Medical Center
Los Angeles, California

Kalpana Tyagaraj, MD
Residency Program Director
Director, Obstetric Anesthesiology
Department of Anesthesiology
Maimonides Medical Center
New York, New York

Shital Vachhani, MD
Assistant Professor
Department of Anesthesiology and Perioperative
Medicine
The University of Texas MD Anderson Cancer
Center
Houston, Texas

Dierk A. Vagts, MSc, DEAA, EDIC
Professor
Department of Anesthesiology and Intensive
Care Medicine, Emergency Medicine, Pain
Therapy and Palliative Care
Academic Teaching Hospital of Johannes
Gutenberg University
Mainz, Neustadt Weinstrasse, Germay

Sonia Vaida, MD
Professor of Anesthesiology, Obstetrics and
Gynecology
Department of Anesthesiology
Penn State College of Medicine
Penn State Milton S. Hershey Medical Center
Hershey, Pennsylvania

Elizabeth Valentine, MD
Assistant Professor
Department of Anesthesiology and Critical Care
Perelman School of Medicine at the University of
Pennsylvania
Hospital of the University of Pennsylvania
Philadelphia, Pennsylvania

Andrea Vanucci, MD, DEAA
Assistant Professor
Department of Anesthesiology
Washington University School of Medicine
Barnes-Jewish Hospital
St. Louis, Missouri

Swarup S. Varaday, MBBS, FRCA, FCARSI
Assistant Professor
Department of Anesthesiology and Pain Medicine
Washington University School of Medicine
Barnes-Jewish Hospital
St. Louis, Missouri

Malina M. Varner, MD
Instructor

Department of Anesthesiology
Penn State College of Medicine
Penn State Milton S. Hershey Medical Center
Hershey, Pennsylvania

Aditya Venkataraman, MD
Chief Resident
Department of Anesthesiology and Pain Medicine
Washington University School of Medicine
Barnes-Jewish Hospital
St. Louis, Missouri

Thomas Verbeek, MBChB
Assistant Professor
Department of Anesthesiology
Penn State College of Medicine
Penn State Milton S. Hershey Medical Center
Hershey, Pennsylvania

Bruce Vrooman, MD
Department of Pain Management
Cleveland Clinic
Cleveland, Ohio

Samuel H. Wald, MD
Clinical Professor
Department of Anesthesiology and Critical Care
David Geffen School of Medicine at UCLA
Ronald Reagan Medical Center
Los Angeles, California

Cynthia Wang, MD
Assistant Clinical Professor
Department of Anesthesiology
David Geffen School of Medicine at UCLA
Ronald Reagan Medical Center
Los Angeles, California

Ellen Y. Wang, MD
Clinical Assistant Professor
Department of Anesthesiology
Stanford University
Lucile Packard Children's Hospital
Palo Alto, California

Steve Wang, MD
Assistant Professor
Department of Anesthesiology and Pain Medicine
University of Texas MD Anderson Cancer Center
Houston, Texas

Izabela M. Wasiluk, MD
Assistant Professor
Department of Anesthesiology
University of Florida College of Medicine
Shands Jacksonville Medical Center
Jacksonville, Florida

Huafeng Wei, MD, PhD
Assistant Professor
Department of Anesthesiology and Critical Care
Perelman School of Medicine at the University of
  Pennsylvania
Hospital of the University of Pennsylvania
Philadelphia, Pennsylvania

Jiadong Wei, MD

Yoram G. Weiss, MD, MBA, FCCM
Associate Professor in Anesthesiology and
  Critical Care Medicine
Hadassah Hebrew University School of Medicine
Jerusalem, Israel
Adjunct Associate Professor
Department of Anesthesiology and Critical Care

University of Pennsylvania
Philadelphia, Pennsylvania

Gregory E. R. Weller, MD, PhD
Assistant Professor
Department of Anesthesiology
Penn State College of Medicine
Penn State Milton S. Hershey Medical Center
Hershey, Pennsylvania

Joseph R. Whiteley, DO
Assistant Professor
Department of Anesthesia and Perioperative
  Medicine
The Medical University of South Carolina
MUSC Medical Center
Charleston, South Carolina

J. Aaron Williams, MD
Assistant Professor
Department of Anesthesiology and Perioperative
  Medicine
University of Missouri School of Medicine
University of Missouri Health System
Columbia, Missouri

Sylvia H. Wilson, MD
Assistant Professor
Department of Anesthesia and Perioperative
  Medicine
The Medical University of South Carolina
MUSC Medical Center
Charleston, South Carolina

Stephen P. Winikoff, MD
Professor
Department of Anesthesiology
Mount Sinai School of Medicine
St. Joseph's Hospital and Regional Medical
  Center
Paterson, New Jersey

Jeremy Wong, MD
Assistant Clinical Professor
Department of Anesthesiology
David Geffen School of Medicine at UCLA
Ronald Reagan Medical Center
Los Angeles, California

Christopher Wray, MD
Assistant Professor
Department of Anesthesiology
David Geffen School of Medicine at UCLA
Ronald Reagan Medical Center
Los Angeles, California

Jennifer Wu, MD, MBA
Assistant Professor
Department of Anesthesiology
University of Texas Medical School at Houston
Memorial Hermann Hospital
Houston, Texas

Sulin G. Yao, MD
Attending Physician
Department of Anesthesiology
Atlanticare Regional Medical Center
Pomona, New Jersey

Peter K. Yi, MD
Assistant Professor
Department of Anesthesiology and Critical Care
Perelman School of Medicine at the University of
  Pennsylvania

Hospital of the University of Pennsylvania
Philadelphia, Pennsylvania

Dirk Younker, MD
Russell D and Mary B Sheldon Professor of
  Anesthesiology
Vice Chairman for Clinical Affairs
Department of Anesthesiology and Perioperative
  Medicine
University of Missouri School of Medicine
University of Missouri Health System
Columbia, Missouri

Zdravka Zafirova, MD
Assistant Professor
Department of Anesthesia and Critical Care
Pritzker School of Medicine, University of
  Chicago
The University of Chicago Medicine
Chicago, Illinois

Alan P. Zaggy, MD
Assistant Professor
Department of Anesthesiology and Perioperative
  Medicine
University of Missouri School of Medicine
University of Missouri Health System
Columbia, Missouri

Mark Zakowski, MD
Associate Professor of Anesthesiology, Adjunct
Charles Drew University of Medicine and
  Science
Chief, Obstetric Anesthesiology
Cedars-Sinai Medical Center
Los Angeles, California

Sherif Zaky, MD, PhD
Assistant Professor of Anesthesiology
The Cleveland Clinic
Cleveland, Ohio

Sessunu M. Zemo, MD
Resident Physician
Department of Anesthesiology
Baylor College of Medicine
Ben Taub Hospital
Houston, Texas

Fei Zheng, MD, MPH, MS
Resident Physician
Department of Anesthesiology
The Johns Hopkins University School of
  Medicine
The Johns Hopkins Hospital
Baltimore, Maryland

Dayna Zimmerman, BS
Research Assistant
Department of Anesthesiology
David Geffen School of Medicine at UCLA
Los Angeles, California

Keren Ziv, MD
Associate Clinical Professor
Department of Anesthesiology
David Geffen School of Medicine at UCLA
Ronald Reagan Medical Center
Los Angeles, California

Zachary M. Zumbar, MD, MPH
Attending Physician
Midwest Pain Physicians
Uniontown, Ohio

编写助理主管

Matthew C. Gertsch, MD
Resident Physician

Department of Anesthesia, Critical Care and Pain Medicine Harvard Medical School

Massachusetts General Hospital
Boston, Massachusetts

编写助理

J. Scott Bluth
Medical Student
University of Texas Medical School at Houston
Houston, Texas

Mark R. Bombulie
Medical Student
University of Texas Medical School at Houston
Houston, Texas

Kelly A. Bruno
Medical Student
The University of North Carolina, School of Medicine
Chapel Hill, North Carolina

N. Matthew Decker, BS
Medical Student
Loyola University Chicago Stritch School of Medicine
Maywood, Illinois

David Frey, DO
Resident Physician
Department of Anesthesiology and Pain Medicine
University of Washington Medical School
University of Washington Medical Center
Seattle, Washington

Megan Dale Henley
Medical Student
The University of North Carolina, School of Medicine
Chapel Hill, North Carolina

Thomas J. Hopkins, MD, MMCi
Resident Physician
Department of Anesthesiology
Duke University School of Medicine
Duke University Medical Center
Durham, North Carolina

Rachel M. Little, MPH
Medical Student
The University of North Carolina, School of Medicine
Chapel Hill, North Carolina

Carolyn Mohr, MD
Resident Physician
Department of Anesthesiology
University of Colorado School of Medicine
Anschutz Medical Campus
Denver, Colorado

Olutoyosi Ogunkua, MD
Resident Physician
Department of Anesthesiology and Pain Management
University of Texas Southwestern School of Medicine
University of Texas Southwestern Medical Center at Dallas
Dallas, Texas

Michael J. Oleyar, DO
Resident Physician
Department of Anesthesiology

The Johns Hopkins University School of Medicine
The Johns Hopkins Hospital
Baltimore, Maryland

Blake W. Perkins
Medical Student
University of Illinois College of Medicine
Peoria, Illinois

Matthew M. Peterson
Medical Student
Tulane University School of Medicine
New Orleans, Louisiana

Lauren Mai Pieczynski, MD
Resident Physician
Department of Anesthesiology and Critical Care
Perelman School of Medicine at the University of Pennsylvania
Hospital of the University of Pennsylvania
Philadelphia, Pennsylvania

Adam M. Stuart
Medical Student
Virginia Commonwealth University School of Medicine
Richmond, Virginia

Lindsay Veit, MD
Resident Physician
Department of Anesthesiology
Rush Medical College
Rush University Medical Center
Chicago, Illinois

编写顾问

Anita Gupta

致　谢

没有诸多的编者们，不可能完成这本书。编者们利用自己的时间和专业知识来准备、编写和修改他们的章节，以达到这本教科书的总体设想。我很享受与这么多有才华和热情的医师和老师交谈（并且向他们学习）的机会，以及与许多亲密朋友、同事、以前的主治医师和导师共同工作的机会。我要对他们的写作表示极大的感谢，他们写出的书我相信是最好的麻醉科图书。

我的出版商 Brian Brown、高级产品经理 Nicole Dernoski 和 Lippincott Williams & Wilkins/Wolters Kluwer Health 提供了高水平专业团队的指导和宝贵的资源。我要感谢他们为我提供了这一极好的机会，使"5 分钟速查"系列丛书得以取得很大的成功。

感谢 Patricia A. Kapur、Randy Steadman、Sam Wald、Rima Matevosian、Susan Chan、Jordan Miller、Aman Mahajan、Barbara Van de Wiele、Phil Levin、Victor Duval、Nir Hoffman、Carsten Nadjat-Haiem、Keren Ziv、Eric Hsu、Kenneth Kuchta、Michael Ferrante、Michelle Braunfeld、Zhuang Fang、Swati Patel、Mitchell Lin、Michael Sopher、Ali Salehi、Siamak Rahman 和 Parisa Partownavid 博士以及加利福尼亚大学洛杉矶分校（UCLA）麻醉科，是你们教我批判性思考、要有耐心以及为他人树立榜样。你们的努力、奉献、对教学和患者的热爱对我产生了深远的影响。

中文版序

1540 年 Valerings 合成乙醚,1846 年 10 月 16 日 Morton 在麻省总医院成功地通过乙醚麻醉完成了一例大手术,标志着近代麻醉史的开始。从华佗时代至今,中国的麻醉史已有 1 800 多年,在麻醉、镇痛与急救复苏等方面的理论研究与实用技术均取得了很大成就,当代麻醉学不仅包括麻醉镇痛,也涉及麻醉前后整个围手术期的准备与治疗,以维护患者的生理功能,为手术提供良好的条件,为患者安全地度过手术和术后康复提供保障。其包括危重患者复苏急救、呼吸疗法、休克救治、疼痛治疗等领域。

在诸多的麻醉科参考书中,*The 5-Minute Anesthesia Consult* 特色鲜明,编者从大量信息中针对临床问题提炼出简单易懂的"5 分钟"梗概或会诊意见,每个主题都代表着多年的临床经验和长时间的研究。其中文版《麻醉科 5 分钟速查》编排方式新颖,非常便于麻醉科医师查询,内容以纲目式列出,简明扼要,重点突出,方便读者阅读,即使重大疾病也同样表述得言简意赅,条理清晰,非常实用,非常适合作为广大麻醉科医师的临床指导用书,同时也可供外科、急诊及重症医学医师参考用。以王祥瑞教授为首的上海市中青年麻醉学专家翻译团队为此书付出了巨大的努力。在翻译过程中遵循"信、雅、达"的原则,努力在文字上使其符合我国麻醉科医师常用的表达方法,力求措辞准确,易于理解;同时又经审校专家的精心雕琢,语言流畅,重点突出,完美地再现了原著,是一部临床麻醉科医师不可多得的参考书。

同济大学附属上海市东方医院院长

刘中民

2018 年 2 月

译者的话

    经过多位优秀青年麻醉科医师和麻醉专家历时 2 年的共同努力,《麻醉科 5 分钟速查》终于与广大读者见面了。

    我们很高兴能够获得向中国读者介绍这本书的机会。本书是不多见的以简要便捷的方式介绍现代麻醉学实践相关内容的图书,在当今临床工作紧张繁忙的环境下,这本词典式的参考书可为广大麻醉科医师和围手术期相关工作人员提供快速有益的帮助。可以想象的是,本书将会成为我们的麻醉科医师不可或缺的朋友。

    我们对本书的原主编 Nina Singh-Radcliff 教授及其优秀的编写团队致以崇高的敬意,对负责该书翻译、审校以及编辑的所有人员致以诚挚的谢意。

    在本书的翻译过程中,参译人员和审校专家秉持认真负责的态度,力求达到"信达雅"的目标,但是难免会有缺点和不妥之处,敬请广大读者和各位同道批评指正并不吝赐教。

王祥瑞

2018 年 2 月

英文版序

很高兴向广大读者介绍《麻醉科5分钟速查》这本书。本书简明扼要地介绍了现代麻醉学实践相关的内容，有助于工作繁忙的临床麻醉科医师、麻醉科住院医师、医学生和其他接受培训的人员、麻醉护士、麻醉助理、围手术期护理人员、术后重症监护治疗人员和其他专职医疗人员在麻醉管理前后快速参考，这些内容便于在任何临床环境、任何临床状况下随时使用。

编者将来自多家大学机构的专家学者编写的丰富内容整理为大约480章，每章有两页内容，以模板的格式呈现，便于检索信息。每章的内容包括生理学重要问题、主要并存疾病/并存情况的相关问题、重要外科手术的关键信息以及麻醉过程中各种并发症处理的指导。此外，《麻醉科5分钟速查》以简要便捷的方式介绍了麻醉药物及其辅助用药的最新信息，还包括患者围手术期可能会使用的长期用药以及治疗麻醉并发症需要使用的药物。

因为麻醉管理涉及的内容众多，包括早期评估、术前危险因素的优化/管理以及通过术后管理以减少并发症和（或）二次手术，每一位从事麻醉相关工作的人员在进行基于证据的麻醉实践过程中，都可以因及时获得这种"一站式"专业内容而受益。

我满怀热情地期待着《麻醉科5分钟速查》能得到广泛使用，并在国际范围内改善患者的预后。

PATRICIA A. KAPUR, MD
麻醉科教授和主席
加利福尼亚大学洛杉矶分校（UCLA）David Geffen 医学院
美国加利福尼亚州洛杉矶
2012 年 4 月

英文版前言

◆

当我还是一名高中生的时候，我就在母亲书架上的医学文献和参考资料中看到过
The 5-Minute Anesthesia Consult。这本书独特的风格使其"容易阅读"，吸引了当时还是
高中生的我。在医学参考资料中，这种主题特异性和高度模板化的格式尚属首创。令人
惊奇的是，数年以后我获得了修订"5 分钟速查"丛书的机会。

The 5-Minute Anesthesia Consult 的目标是通过编写一本循证、内容集中、实用的教
材来实现这种独特的风格，这本书将适用于医学生、实习生、麻醉科护士和麻醉科医师。
书中 480 个主题是按字母顺序排列的，但在第二份目录中按照四个部分：生理学、合并疾
病、外科手术和术中管理进行排列。每个主题采用两个页面的大纲格式，包括四个部分的
内容，容易阅读。此外，我们还介绍了重要的药物。

生理学部分的章节特意将复杂问题简单化，然后推断其病理生理过程，并将其应用到
相关的围手术期事项。

外科手术部分描述了关键的手术步骤，其次是术前准备、术中监护和术后注意事项方
面的麻醉考虑。该部分的目的是通过理解和熟悉外科同事的工作来让麻醉科医师"参与"
外科手术过程。

并存疾病部分的内容描述了基本的病理生理概念，然后是在整个围手术期对患者病
情进行优化和管理时需要重点考虑的因素。

术中管理部分的内容包括麻醉引发的诸多围手术期并发症。例如，过敏反应章节的作
者提到一位患者在使用麻醉药物后出现"衰竭"，尽管恰当地使用了肾上腺素，然后进行了高
级生命支持(ACLS)，但患者对治疗没有反应。作者通过给予胰高血糖素挽救了患者的生
命，她在这一章中指出该药物可能是 β 受体阻滞患者难治性过敏反应的治疗方法。

每个章节都提供了补充主题列表，这些补充主题的内容在书中可以找到，这为读者补
充某一主题的知识提供了机会。

麻醉领域日新月异，我真诚地希望本书的实用性和质量有助于读者的学习，从而使患
者受益。欢迎通过 fiveminuteanesthesia@aol.com 给予反馈和建议。

目录 1

目录 2

管理

12 导联心电图 12 Lead EKG

Elizabeth Valentine, MD · Nina Singh-Radcliff, MD 王苑 译 / 赵延华 校

 基础知识

概述

• 12 导联心电图(EKG,又称 ECG)是一种无创性检查,能提供心脏电生理活动的信息,用于辅助诊断病理生理过程。

• 它可以作为围手术期变化的基础,是心脏异常的筛查手段。

• 连续 3 导联或 5 导联心电图是美国麻醉医师协会(ASA)规定用于全身麻醉及监护性麻醉的标准监测方法。

生理

• P 波(80 ms):表示心房去极化。心脏去极化正常由窦房结自发去极化所激发。然后这个信号快速而有效地沿着一个特殊的传导通路传递下去。在心房,这个通路是通过房间束(前、中、后)传导的;信号始于右心房去极化,然后是左心房。传导细胞促使相邻的心肌细胞去极化,然而它们的组织学结构不相同。

• QRS 波群(80~120 ms):表示心室去极化的变化阶段。Q 波是起始处偏向负值的波形,来源于房间隔去极化。随后就是 R 波,是第一个正向波。它来源于含有更大更多心肌细胞的左心室;右心室去极化常常被掩盖。S 波是最后一个负向波,是侧壁去极化造成的。

• T 波:表示心室复极化。该波的起始部分代表绝对不应期,随后的去极化(无论多强)都不会引起异常的心脏节律。该波的后半部分是相对不应期,足够强的去极化会引发逸搏心律。

• PR 间期(120~200 ms):心房去极化开始到房室结传导信号到希氏-浦肯野系统的时间。

• QRS 宽值:代表心室去极化的时间。

• J 点:QRS 波群与 ST 段的交点。当心率增快,QRS 波群最末端的 J 点压低表示心房的复极化。

• ST 段:表示去极化结束,复极化开始,通常是等电位线。

• QT 间期(QTc<440 ms):心室去极化开始到心室复极化结束的时间。心室复极化时间根据心率而改变,所以 QT 经常根据心率而变化(QTc 为校正 QT 间期)。

• 心率:通常测量相邻的 R 波,RR 间期(0.6~0.12 s)波形明显易于检测。心率<60 次/分为心动过缓,心率>100 次/分为心动过速。

• 心律:P 波位置在 QRS 波群之前表明是心房心律。P 波和 QRS 波群的关系能提示潜在的传导异常或分离。

• 电轴:波群的平均方向决定了电轴方向。在前额面水平,正常 QRS 轴在 0 到 100°之间。电轴偏左或偏右提示有潜在的病理生理改变。

解剖

• 12 导联使得心脏各个角度的电生理活动"可视化"。这些导联的不同组合可以为临床诊断提供帮助。

• 标准肢体导联(Ⅰ、Ⅱ、Ⅲ):Einthoven 三角是一个等边三角形,顶点分别在左侧臂、右侧臂及耻骨区域,并且这个三角的中心与心脏电活动的矢量总和有关。

• 加压肢体导联(aVR、aVL、aVF):和标准肢体导联一起记录额面的电活动。

• 胸导联(V₁、V₂、V₃、V₄、V₅、V₆):记录水平面的电活动。

• 前壁导联(V₃ 和 V₄):记录和评估心前壁的电功能。心前壁通常是由心脏左前降支动脉供血。

• 下壁导联(Ⅱ、Ⅲ和 aVF):记录和评估心肌下壁的电功能。心下壁通常是右冠状动脉供血。

病因/病理生理

• ST 段:缺血或梗死会使 ST 段抬高或压低。如果患者没有活动性的心脏缺血症状,其术前心电图表现为正常。因此,对有冠状动脉缺血风险的患者要高度警惕。

• 电轴偏移:电轴左偏提示左束支传导阻滞或者左前分支传导阻滞,后壁心肌缺血,或者左心室肥大。电轴右偏常见于右心室肥大、慢性肺病、右束支传导阻滞或导联反接。

• 束支传导阻滞:QRS 延长提示右束支传导阻滞(RBBB)或者左束支传导阻滞(LBBB)。它们又分为部分(QRS<120 ms)束支传导阻滞和完全(QRS>120 ms)束支传导阻滞。尽管 RBBB 常常与肺或者右心疾病有关,但是它一般是良性的。但是,左束支传导阻滞通常和心脏病理疾病有关,如冠状动脉疾病(CAD、CMO、血管疾病)。左前束支和左后束支可以阻滞分离(成为分支传导阻滞)、新发的 LBBB 应做全面的心脏检查,左束支的前束支和后束支可被分离阻滞(称为半束支阻滞)。一些非特异性的室内差异性传导表现为非病理性的

QRS 波群增宽,其实不是 LBBB 或者 RBBB。

• 房室传导阻滞:心房和心室的传导障碍分为一度、二度和三度。一度房室传导阻滞是 PR 间期>0.2 s。二度房室传导阻滞分为:Ⅰ型(Mobiz Ⅰ型,Wenckebach),表现为进行性 PR 间期延长,最后 QRS 脱落;Ⅱ型(Mobitz Ⅱ型),PR 间期保持恒定,随后 P 波传导缺失,丢失一个心室搏动。三度房室传导阻滞的 P 波和 QRS 波群没有关系。一度房室传导阻滞和二度Ⅰ型房室传导阻滞通常是良性状态,二度Ⅱ型房室传导阻滞(可以发展为完全心脏阻滞)和三度房室传导阻滞通常提示心脏节律问题。

• P 波:形态不正常提示异常心房节律,而 P 波形态改变表示心房异位起搏点或者多源房性心动过速。节律不规律伴随不明确的 P 波表示是心房颤动。规律的锯齿状波形可能是心房扑动。

• 心律失常:窄的 QRS 表示室上性(心室上方)节律,而宽的 QRS 表明室性或者室上性传导差异。

• QT 间期延长:长 QTc 是室性心律失常(尖端扭转型室性心动过速)的危险因素,也是心脏停搏的独立危险因素之一。QT 间期延长的因素有基因(长 QT 综合征)、药物(氟哌啶醇、美沙酮)或疾病(甲状腺功能减退症)。

• δ波:是 QRS 波群前方小的隆起,常见于 Wolff-Parkinson-White(WPW)综合征的患者发现。WPW 是由房室节通过房室旁路-Kent 束的传导造成的。这个旁路不具有房室结慢速传导的特性,因此可以造成极快的心动过速和潜在的血流动力学不稳定。合并心律不齐和旁路传导可转化成室性颤动。

• R on T 现象:T 波起始阶段是完全不应期;波形的后段部分是相对不应期。非正常去极化信号(异位起搏点、PAC、PVC、心脏复律)在绝对不应期不能使整个心室去极化;但是可以在相对不应期去极化。这样可以造成恶性的室性心动过速或室颤。

• 人工起搏器:心电图或监护仪上表现为"起搏钉"。可以心房、心室或者两者相继起搏。当心室起搏的时候 QRS 波群表现为增宽。

• 药物毒性反应:

- 地高辛:ST 段下移。也可以是 PR 间期增加和 QT 间期降低。

- 三环类抗抑郁药(TCA):额面上 QRS 波

群的矢量偏右。TCA 中毒在 aVR 导联上比较敏感,表现为大的 R 波,也可以表现为增加的 QRS 波群和 QTc 间期。

• 电解质异常:

- 低血钾:心室复极化延迟造成心电图的变化。表现为 T 波低平和(或)倒置、ST 段降低、明显的 U 波,P 波振幅增加和 PR 间期延长。心肌细胞自律性增加使得心房或者心室的节律预激。

- 高血钾:延迟的去极化和快速的复极化造成心电图的变化。变化的过程按顺序为 T 波高尖→QRS 波群增宽→PR 间期延长→P 波丢失→ST 段压低→心电图类似于正弦波→室颤→心脏停搏。

- 低血钙:QTc 间期延长,心脏不稳定造成心律失常。

- 高血钙:ST 段缩短,QTc 间期延长。

- 低血镁:PR 间期和 QT 间期延长。

- 高血镁:PR 间期延长和 QRS 波群增宽。

■ 围手术期相关

• 术中电刀灼烧、电干扰、患者寒战、震颤或体位改变会造成术中类似于心律失常的图像。密切监测心电图可以发现 QRS 干扰的现象,另外可以区分真假心律失常。密切监测其他指标(包括血压、脉氧或者动脉血流量、外周血管搏动)能为此现象提供依据。

• 导联位置不正确可能造成 ST 段外观上的改变。因此,应该熟练地将导联放在正确的位置上以保证不干扰外科操作,并且不误导心电图的正确基线位置。

• 体态:胸部肥大或者肥胖可以造成心电图低电压。

• 肺动脉导管和中心静脉导管:对于左束支传导阻滞(LBBB)的患者来说,放置导管会造成完全性心脏阻滞的风险。在这种情况下,尽可能谨慎地放置导管。同样,对于预激综合征(WPW)的患者来说,放置肺动脉导管和中心静脉导管会诱发血流动力学不稳定性心动过速。

• 体外微波碎石术:在 R 波时期使用机器,防止 R on T 现象。

• 心脏复律:机器和 R 波同步,防止 R on T 现象。

■ 图/表

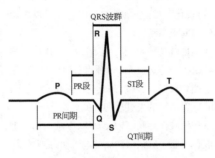

图 1　心电图的波、段和间期

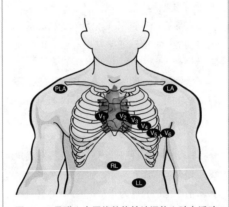

图 2　12 导联心电图能整体性地评估心脏电活动

 临床要点

• II 导联轴与心房去极化平行;P 波最大,因此可以帮助判断节律。它也代表了左心室的下壁,并且由右冠状动脉提供血供。这个区域心电图异常表明这一区域的疾病或者缺血。

• 只有单导联检测的话,V_5 导联对 ST 段改变比较敏感(检测到异常的概率为 75%)。术中联合使用 V_5 和 II 导联监测,可使 ST 改变敏感度增加到 80%。联合使用 V_5 和 V_4 导联监测,敏感度增加到 90%。

• 术前指南:ASA 强调术前麻醉评估并不是一成不变的术前检查,而是根据患者病史、检验和手术高危因素选择性检查。

- 一些重要的临床因素使得术前心电图很重要,如心血管疾病(CAD、充血性心力衰竭、明显的血管疾病)、呼吸系统疾病[慢性阻塞性肺疾病(COPD)、阻塞性睡眠呼吸暂停(OSA)、肺癌]或者高危有创操作。

- 患者年龄>65 岁是预示术前心电图异常的独立因素,对于无症状患者进行低风险手术或者低危患者的最低年龄目前还未达成共识。

• 术前心电图对于预计心血管死亡的中危因素和高危因素的危险分级有帮助。CAD 患者或者 CAD 高危患者行非心脏手术前心电图异常可预测长期的转归。

ACEI 和低血压　ACE Inhibitors and Hypotension

John B. Carter, MD　王苑 译 / 王祥瑞 校

基础知识

■ 概述

• 使用血管紧张素转化酶抑制剂(ACEI)或者血管紧张素受体阻滞剂(ARB)的患者在全身麻醉(简称全麻)诱导后发生显著的低血压。

• 与此同时,还没有建立关于 ACEI 和 ARB 的术前管理(撤药还是持续给药)指南。缺乏大量随机对照的试验,信息主要来自回顾性研究:

- 择期非心脏手术的服用 ACEI 或者 ARB 患者,手术过程中监测到有发生中度的低血压风险(收缩压<85 mmHg)和需要血管收缩药。

- 服用 ACEI 或者 ARB 的患者进行血管手术的时候发生极严重低血压的可能性增加。

- 术前停用 ACEI 的心脏手术患者,术中可维持较好的平均动脉压(MAP),对血管加压药物的需求量比较少。另外,他们术后可能需要更多的血管舒张剂,并且在麻醉诱导的时候不发生低血压。

■ 流行病学

发病率

• ACEI 和 ARB 通常用于降血压治疗,因为其有特别的优势:

- 糖尿病(DM)和高血压(HTN)患者的肾脏保护。

- 防止心脏梗死后的心肌重塑。
• 降低脑血管意外(CVA)和心肌梗死(MI)的风险。

患病率

美国大约有 5 000 万人患高血压。

发病情况

除了引起低血压,ACEI/ARB 还可以造成肾脏损害和高钾血症。肾动脉狭窄时禁忌使用,低容量时慎用。

▪ 病因/危险因素

ACEI/ARB 和利尿剂同时使用,麻醉中发生低血压的风险大大增加。

▪ 病理生理

• 生理上肾素-血管紧张素-醛固酮系统(RAAS)在短期调节血压、长期调节血管内容量中起着核心作用。
- 血管紧张素原是肝脏产生的无活性的糖蛋白。
- 当血压感受器感受到低血容量的时候肾脏分泌肾素。肾素高度特异性地裂解血管紧张素原,后者变为血管紧张素Ⅰ。
- 血管紧张素转化酶(ACE)是血管内皮细胞内非特异性的酶,可以将血管紧张素Ⅰ转化为血管紧张素Ⅱ。ACE 还可以激活缓激肽(一种强效的血管舒张剂)。
- 血管紧张素Ⅱ立即使动脉和静脉血管收缩,结果增加外周循环阻力和静脉回心血流。当灌注压中度降低时,它收缩出球小动脉以保持肾小球滤过率(GFR)。小量的不依赖于 ACE。
- 肾上腺产生醛固酮,可以引起血管紧张素Ⅱ和高血钾。它对保钠和增加血容量起作用,起效慢和持续时间长。
• 血压也可以被其他系统所调节。
- 交感神经系统维持血管紧张性、心率和收缩性,但是麻醉诱导会降低动脉和静脉的交感紧张性。结果造成较低的体循环阻力,降低有效血容量和心脏前负荷。

- 加压素(抗利尿激素)在容量低时是个很重要的代偿机制。
• 难治性低血压:ACEI 和 ARB 削弱 RAAS;全麻降低交感神经系统敏感性。这联合效应使得抗利尿激素系统是维持血压的最主要的机制。
• 其他:
- 患者对诱导后低血压敏感可能与遗传因素有关。
- 神经轴阻滞:ACEI 或 ARB 引起的难治性低血压是硬膜外还是脊髓麻醉引起的依旧未知。

▪ 预防措施

• 患者被要求在手术当天停用 ACEI/ARB 药物。
• 如果没有停药,取消手术也不必要。补充容量,诱导时使用其他药物,不用丙泊酚(或者降低剂量),使用血管收缩剂,如抗利尿激素。

诊断

• 术中低血压是术后第 1 年死亡率的独立因素,目前还没有标准的定义。
• 临床实践中通过血压多个读数建立基础值,并维持波动范围在 20%。
• 但是,"最低"的安全血压根据患者的合并症而不相同,如动脉狭窄或脑血管功能障碍。
• 足够的脑血管灌注的指标是 MAP＞70 mmHg,慢性高血压的 MAP 一般较高。高血压患者能承受短期的 MAP＜70 mmHg。这些研究未表明脑缺血是否会引起脑卒中。

▪ 鉴别诊断

总体来说,约 9% 的患者在全麻诱导后的前 10 min 会出现低血压。以下情况可以预期到低血压:
• ASA Ⅲ～Ⅴ级。
• 年龄＞50 岁。
• 基础 MAP＜70 mmHg。

• 诱导使用丙泊酚。
• 芬太尼的剂量增加。
• 慢性高血压。
• 低血容量。

治疗

• 液体输入。
• 拟交感药物如麻黄碱或去氧肾上腺素作为一线治疗药物。有研究表明,麻黄碱和去氧肾上腺素剂量分别不超过 20～25 mg 和 200 mcg(1 mcg＝1 μg)。
• 加压素对难治性低血压有效。通常用于舒张性休克治疗,治疗剂量无规范。其维持血压效果比其他缩血管药物好。
• 特利加压素(Telipressin),加压素激动剂,也有效。
• 亚甲基蓝被报道可以用来治疗难治性低血压。机制与抑制内皮细胞 cGMP 有关。

疾病编码

ICD9
• 458.8　其他类型的低血压。

ICD10
• I95.2　药物引起的低血压。

临床要点

• 高血压患者的血压不稳定。急剧下降的 MAP 可能引起发病率和死亡率增加。
• 服用 ACEI/ARB 使全麻诱导时低血压的发病率增加,这是因为血管紧张性降低,特别是静脉回流量减少。血管紧张素Ⅱ无法代偿低血压,为了维持前负荷,患者对容量需求的敏感性增加。
• 对于是否停用 ARB 和 ACEI 一直有争议:神经保护,增加血流动力学稳定性,降低缺血再灌注损伤和肾脏保护。

ACLS 麻醉管理　ACLS Anesthetic Management

Mark E. Nunnally, MD, FCCM　王苑　黄莉莉 译 / 王祥瑞 校

基础知识

▪ 概述

• 美国心脏协会高级心脏生命支持(ACLS)

课程是有理论依据地帮助执业医师处理紧急情况的方案,特别是对心脏停搏。这个在全球范围推广适用。
• 算法治疗区分症状和特殊病例,常常是心

律失常的病例(如心脏停搏对室性心动过速)。
• 但是 ACLS 指南并不适用于手术室(OR)所有的心脏停搏病例。

- ACLS 治疗的可能性,指南对手术环境下情况无特异性。
- 对已经有气道通气的患者无规定。
- 手术室的心脏停搏可以现场监测到,通常是停搏后几分钟之内,可以有大量资源来进行治疗抢救。

流行病学

发病率

• 手术室的心脏停搏或接近停搏的数据很难去评估。每 10 000 个成人麻醉中约有 4.3~19.7 例发生心脏停搏(大约有 10% 患者是麻醉直接造成的),每 10 000 个儿童中有 2.6~11 例患者(比婴儿发病率高)。
• 在椎管外麻醉中,每 10 000 个患者中约有 1.8 例发生心脏停搏,并且蛛网膜下腔阻滞的发病率比硬膜外阻滞高。
• 大部分术中心脏停搏数据来源于注册和非公开索赔数据库。这个对于研究稀有病例非常有用,但是数据的准确性未知。

患病率

• 心脏停搏是突发事件,但是在手术室有些许预期因素影响着停搏的风险和停搏的类型。
- 术中低血容量是常见和重要的引起休克的因素。
- 患者的合并症引起的心脏停搏包括心脏和血栓栓塞疾病。
- 麻醉药物效价强,如果过量可能造成心脏停搏。诱导药物和吸入性麻醉药物是强效的血管舒张剂和负性肌力药。
- 诱导时心脏停搏的发病率下降,但是维持期间或者紧急发生停搏的概率依旧无变化。自从二氧化碳监测和氧饱和度常规使用后,插入食管造成缺氧的事件已经鲜有发生。
- 经血管操作的并发症(如失血、气胸和心脏压塞)罕见,一旦发生后果严重。
• 麻醉下发生心律失常的情况不尽相同。最常见的心律失常包括:
- 心动过缓最后心脏停搏(45%)。
- 未知因素(33%)。
- 室性心动过速、心室颤动(14%)。
- 无脉性电活动(7%)。

发病情况

• 低氧性神经系统损伤是心脏停搏的显著并发症。它是非公开索赔数据中显著的因素,合并其他高代价的合并症。
• 胰腺炎、肝脏功能障碍、肾衰竭和多器官功能障碍综合征(MODS)发生于心搏骤停后的长时间的休克。

死亡率

• 术中心脏停搏死亡率为 20%~50%,与其相比院外的发生率是 84%~97%(美国数据)。
• 梅奥诊所的大样本数据中,院内麻醉直接引起的死亡率是 21%,其他的是 71%。其他小试验表明麻醉引起的心脏停搏致死很高(高至 80%)。
• 和死亡率相关的因素有:ASA 患者情况、急诊手术、糖尿病、终末期器官衰竭、持续的低血压和在停搏之前使用抗利尿激素、有创性监测、手术类型(极严重的心脏手术)。
• 和其他患者不同,心脏停搏通常有着良好的存活率(约 80%),这表明它是由自主神经或药物介导的,因此多数情况下是可逆的。
• 不同的病因学,有目击的心脏停搏,以及及时获得高级复苏技术使得术中心脏停搏的死亡率和院外的心脏停搏不相同。

病因/危险因素

• 手术室中的心脏停搏是多因素的。
• 手术室外的心脏停搏的主要原因是心脏缺血和传导异常。
• 患者的合并症是导致心脏停搏的主要原因,其次是手术和麻醉因素。
• 不同的急诊手术的麻醉准备不尽相同。心脏停搏管理的培训应当针对 4 个特殊方面:
- 麻醉操作的特殊事件(如气胸、高位脊髓麻醉)。
- 对特殊药物的反应(如局麻药中毒、恶性高热)。
- 频繁发生的因素,即使其造成心脏停搏的概率很低,如低血容量性休克和低血氧。
- 相对"常见"的罕见病因(10 000 例麻醉中有 0.1~1 例发病)。
• 直接操作引起手术室中心脏停搏的原因有:
- 低血氧。
- 出血。
- 迷走神经刺激。
- 栓塞(如静脉气栓)。
- 过度通气、自动- PEEP。
- 药物反应(过敏性反应、恶性高热)。

生理/病理生理

• 由于心脏停搏的数据来源于回顾性研究,只有相关的可以被确定。原因可以被推测为以下几点:
- 前负荷(出血,毛细血管破裂,低血氧)。
- 后负荷(血管麻痹,药物作用)。

- 心脏泵血功能(右心,左心,收缩力,节律紊乱)。
- 有害的填充(心脏压塞,自动- PEEP,腹腔间隔室综合征)。
• 回顾性调查表明心脏停搏与临床前期的信号相关:
- 低血压。
- 心动过速。
- 呼气末 CO_2 突然降低预示着不良事件发生的可能。

预防措施

• 麻醉科医师的操作可以避免心脏停搏的发生。训练有素的麻醉科医师可以防止危害性信号的发生从而避免灾难。
• 发现问题和发生心脏停搏的时间很短。
• 快速的处理有利于促进康复。

诊断

• 病情发展很迅速,因此快速诊断和抢救十分重要。
• 监测仪故障比心脏停搏常见,应当快速维修和首先排除心脏停搏的可能性。
• 心脏停搏的相关因素包括:
- 心电图的变化为无搏动的节律。
- 明显搏动或者动脉搏动波形消失。
- 呼气末 CO_2 消失(非常有特异性,<10 mmHg 就表明极严重的低心输出量需要胸外按压)。
- 体积描记仪的波形消失。
- 在胸外按压之前寻找搏动的时间不要超过 10 s。如果没有 CPR,用于维持心肌氧供张力的自主循环恢复系统(ROSC)很快会消耗殆尽。
• 特殊风险因素的筛选有助于识别心脏停搏(如过敏病史/药物副反应、阻塞性呼吸道疾病、动脉狭窄、长 QT 综合征)。
• 脉搏压力变异性 >15%、潮气量为 8~10 ml/kg,反映了容量的变化。在低血容量的高危因素人群中,上述方法十分有效。
• 如果允许,急救用的经食管超声心动图(TEE)用于辅助诊断(比较各室的大小、心室壁的运动异常和栓塞情况的信号)。
• X 线胸片用于排除中心静脉穿刺置管可能并发症(如出血、气胸)。

鉴别诊断

• 病理生理学机制对于病因学和治疗提供帮助。

- 麻醉因素:药物过量、高位神经阻滞、局麻药中毒、恶性高热、药物交叉反应和过敏反应。
- 呼吸系统因素:低血氧、自动-PEEP、支气管痉挛、张力性气胸。
- 心血管系统因素:出血、低血容量、急性冠状动脉综合征、肺动脉高压、右心衰竭、肺动脉栓塞(血栓、空气、脂肪等)、长 QT 综合征(Torsades de Pointes)、起搏器故障、眼心反射、心脏压塞、腹内压增加、下腔静脉压迫(如弯曲体位、妊娠子宫)。
- 代谢系统因素:电解质紊乱(高钾血症)、输血反应。

治疗

- 快速开展 CPR(对于疑似心脏停搏的情况检查脉搏的时间不超过 10 s)。
- 按压的速度必须为 100 次/分,按压的深度至少为 51 mm。
- 呼吸频率为不超过 10 次/分。
- 局麻药中毒:急救 Intralipid™ 和 ROSC,CPR 后 60 min 后好转。
- 液体反应应该尽快评估。大多病例使用液体治疗有效。
- 胺碘酮是治疗室性心动过速和心室颤动的一线药物。
- 对于严重影响血流动力学的心动过缓病例可以考虑使用起搏器。
- 对于右心衰竭,考虑生理学因素包括足够的容量、灌注压力(收缩压和舒张压)和心肌收缩力支持。

- 栓塞引起的心脏停搏,包括静脉气栓,和右心衰竭治疗原则相同。
- 宽波形的心动过缓和心脏停搏可以考虑高钾血症。早期治疗和静脉注射氯化钙有效。
- 急诊起搏器植入指征:
  - 心动过缓对变化无反应。
  - 逸搏心律、药物过量、酸中毒、电解质异常。
  - 显著的窦房结功能不全、二度Ⅱ型、三度房室传导阻滞、交替性束支阻滞或者双束支阻滞。
  - 起搏器超速起搏引起的心动过速(室上性心动过速或者室性心动过速)。

随访

- 在心脏停搏的后期治疗过程中,应当注意:目标体温管理(治疗性降温)和避免高氧血症($PaO_2 > 100$ mmHg)。
- 过敏、恶性高热或者困难气道的幸存者应当备案为今后的手术做参考。

■ 非公开索赔数据

- 1985—1992 年麻醉诱导中的死亡率和脑损伤是 62%,而到 1993—1999 年则为 35%。
- Caplan 等发现 14 例高位神经阻滞中心动过缓是早期重要的警戒信号,肾上腺素的使用和 ROSC 有关。

妊娠注意事项
- 子宫在妊娠 20 周之后压迫主动脉和下腔静脉。

- 母体的急救可能性小直到胎儿通过急诊剖宫产娩出。
- 在心脏停搏期间,剖宫产应该在床边进行,因为没有足够的时间运送产妇去手术室。

儿科注意事项
- 儿童 CRP 的建议因患儿年龄而异。
- 急救药物应该根据患儿的体重计算。
- 儿童患者的静脉通道的开放很困难。骨内给药能够快速有效地进入循环系统。
- 儿童心输出量依赖于心率(而非心肌收缩力),因此治疗心动过缓是儿童急救的重要部分。

疾病编码

ICD9
- 427.5 心脏停搏。

ICD10
- 146.9 心脏停搏,非特异性病因。

临床要点

- 麻醉相关的心脏停搏与院外不同,争分夺秒地治疗会预后良好。
- 低血容量是心脏停搏的常见因素。脉搏压力变异性>15%是容量变化的重要线索。
- 在胸外按压前检查脉搏,不超过 10 s。
- 心动过缓和心脏停搏通常与可逆因素相关。

BT 分流术 Blalock-Taussig(BT)Shunt

Alison R. Perate, MD 袁亚伟 黄莉莉 译 / 田婕 校

基础知识

■ 概述

一般情况
- 外科医师 Alfred Blalock 和心脏病专家 Helen Taussig 注意到发绀型动脉导管未闭(PDA)患儿要比没有 PDA 的患儿预后好,从而创造出该手术。第一例 Blalock-Taussig 分流术(BT 分流术)是在 1944 年用于治疗法洛四联症(TOF)的患者。
- BT 分流术是一种姑息性手术,用于治疗肺血流量有限、导管依赖性病变的先天性发绀型心脏缺陷。

- 单心室生理(最常见的指征)。
- 法洛四联症。
- 三尖瓣闭锁。
- Ebstein 畸形。
- 小型肺动脉。
- 肺动脉狭窄。
- 分流术将右锁骨下动脉与右肺动脉(PA)连接,有时也用左侧肺动脉。这样可以使流向肺的缺氧的血液增加。
  - 经典 BT 分流术:锁骨下动脉或颈总动脉直接与 PA 吻合。
  - 改良 BT 分流:使用直径 4~5 mm 的人造材料(GORTEX)使主动脉与肺动脉连接。

体位
仰卧位,如果需要的话,充分暴露颈部至腹股沟,为心肺转流术或体外膜式氧合(ECMO)做好准备。

切口
- 过去,该手术通过第 4 肋间水平的外侧切口实施。然而,这种方法很难很好地暴露新生儿的微小器官,使得外科医师的视野局限在手术入口侧,如果是右侧开胸则难以结扎 PDA,并有切开背阔肌后引发连枷肩胛骨的风险。
- 现在大多数的较大医院使用胸骨正中切口,这种方法可以使手术野暴露得更好,更

容易转换为心肺转流术,可将新生儿 PA 扩大化,且血管解剖失真较少。

手术时间
取决于外科医师的经验,一般为 2～3 h。

术中预计出血量
- 取决于外科医师的技术。
- 当只实施一个 BT 分流术时,通常只会损失极少量的血液(约 50 ml)。
- 可能需要输血以维持正常血容量。

住院时间
- 高度取决于需要行分流术的先天性心脏病种类。
- 如果实施的分流术比较先进,而且未发生任何并发症,通常术后 8～15 天即可出院。
- 因为存在分流闭塞风险,大多数外科医师要求患者在术后几周内尽可能住在离医院近的地方。

特殊手术器械
- 应该在房间里准备体外循环机,并做好随时使用的准备。
- ECMO 后备,待用。

流行病学

发病率
- 世界范围内的数据尚未知。
- 所有先天性心脏病(CHD):8/1 000。
- 发绀型大约占所有先天性心脏病的 25%,相当于 2/1 000。
- 大多数注册数据(在加拿大和欧洲)报告显示,活存婴儿的年发病率为 1.5/1 000。

患病率
总体患病率随着治疗方法的改善逐渐增加。

发病情况
- 发病率在很大程度上与外科医师和麻醉科医师的经验以及术后监护(ICU)有关。
- 手术带来的神经系统后遗症风险。

死亡率
- 取决于潜在的心脏缺陷,并发症的复杂性。
- Fontan 手术的 3 个阶段中死亡率最高。
- 与年龄较大儿童相比,新生儿手术死亡率更高。

麻醉目标/指导原则
- 患者存在"导管相关"损害,因此肺血流量较少。避免出现任何可能增加肺血管阻力(PVR)的情况,比如低体温、酸中毒、高碳酸血症或者缺氧。
- 为了防止分流旁路阻塞,维持充足的压力

是必不可少的。如果需要的话,通过维持充足的血容量和使用血管升压药完成。

术前评估

症状
在新生儿期的先天性心脏病患儿,常见的反映运动耐量下降的症状就是喂养不耐受。

病史
- 随着胎儿超声技术的改良,现在许多病变可以在母体子宫内检测。
- 那些出生后诊断的患儿往往在出生时或 PDA 闭塞时面色青紫。

体格检查
- 舒张期杂音。
- 当 FiO_2 为 100% 时,动脉血氧分压小于 150 mmHg。
- 呼吸急促、出汗、中心性发绀。
- 肝大。

用药史
患者就诊时往往已使用前列腺素类物质维持 PDA 通畅。大多数发绀型心脏病是由于肺血流量不足,如果动脉导管关闭,肺血流量将严重不足,出现心肺衰竭。

诊断检查与说明
- X 线胸片:寻找心力衰竭症状及肺充血、胸腔积液。
- 超声心动图:确定造成发绀病变的准确的心脏解剖及病变性质。
- CBC、化学制剂、血栓形成凝固操作板。
- 磁共振:现在越来越常用。

伴随的器官功能障碍
- 心力衰竭。
- 灌注不足、低氧血症导致的酸中毒。

治疗

术前准备

术前用药
对于年轻的患者,抗焦虑药通常是不必要的。如果患儿年龄较大,可考虑使用咪达唑仑或戊巴比妥钠。
- 继续前列腺素治疗。

知情同意的特殊情况
告知可能的并发症、死亡的风险。

抗生素/常见病原体
- 在应用人造血管植入的改良 BT 分流术

中尤其重要。
- 皮肤菌群。

术中监护

麻醉选择
选择气管内插管全身麻醉。

监测
- 标准 ASA 监测。
- 分流对侧的动脉血管通路可于诱导后放置。
- 开放两路通畅的静脉,如果在产后实施手术,开放脐静脉可以监测静脉压力。
- 外科医师可能在关胸前放置右心房导管以监测右侧压力。
- Foley 导尿管。

麻醉诱导/气道管理
- 面罩通气和气管插管时应避免缺氧、高碳酸血症或呛咳等,防止其增加肺血管阻力。
- 通常不需要积极补液,因为 TOF 修复往往是单次手术,不会再次需要 BT 分流术。部分 TOF 中,如果血容量不足,会有 RVOT 阻塞的顾虑。这种情况下补液需要维持足量,但不要过量。

维持
- 吸入麻醉药(通常为异氟烷)加上芬太尼或其他短效阿片类药物。
- 大多数患者手术结束后即可拔管,可以应用标准剂量的泮库溴铵或维库溴铵。
- 大血管的外科手术操作通常会造成低血压。
- 目前并不使用神经监测,但这是一个有待进一步研究的领域。
- 当 PA 被夹住,有一些患者(特别是新生儿)可能会因为无效腔的增加而使血氧饱和度显著下降。这也可以造成血二氧化碳分压的增加,导致 PVR 进一步上升及血液反向通过 PDA(肺部血流停止)。这就需要进行 CPB 完成手术。
- 良好的外科技术可以将对肺的牵引影响降至最低。
- 在经典的 BT 分流术中,流至同侧手臂的动脉血流减少,可能会导致缺血。改良后的 BT 分流术保证了手臂的血流,从而降低了这一风险。
- 当脱离体外循环时,经常使用正性肌力药(如肾上腺素)直至血压稳定。
- 利用肝素可以预防动脉被夹住时的血栓形成,但这会增加患者的出血风险。
- 如果分流太大,可能发生肺循环系统的血流过度,导致肺水肿、低氧。

拔管/苏醒

- 根据心脏疾病的不同而定,大多数患者可以在手术后立即拔管。
- 拔管前必须保证患者肌张力恢复、清醒、有气道反射。血流动力学应该是稳定的,应有允许范围内最低剂量的正性肌力药支持。ABG 结果应显示没有反映组织低灌注的酸中毒。

🔋 术后监护

▪ 床旁护理

心脏 ICU。

▪ 镇痛

- 静脉注射阿片类药物:吗啡是常用药物

(易于滴定),但是根据医师和医院的习惯,也可以用其他阿片类药物。如果患者心智较为成熟(心智能力＞7 岁),则可考虑使用PCA(患者自控镇痛)。
- 目前没有关于儿科领域的研究。

▪ 并发症

- 分流旁路闭塞:外科急症。
- 假性动脉瘤:可以压迫纵隔结构。
- 肺血流量过多导致胸腔积液。
- 舒张压下降。
- 充血性心力衰竭。
- 血管解剖变形。
- 肺动脉发育不全。
- 膈神经、迷走神经、喉返神经损伤。
- 心律失常。

▪ 预后

- 取决于潜在的心脏缺陷的复杂性。
- 它被认为是一种姑息性手术,不是治愈性手术。如果为单心室患者实施手术,这是完成 Fontan 手术的 3 个步骤中的第一步。

❓ 临床要点

- 术后分流血管血流通畅的维护是至关重要的。应维持足够的血压及血容量。分流旁路闭塞是一种威胁生命的外科急症。
- 患者会因为 PA 痉挛而感到严重缺氧。CPB 应备在一旁,并且管道均准备齐全。
- 分流的对侧需穿刺一路动脉通路。否则当动脉痉挛时,同侧的动脉通路将没有用处。

D-二聚体 D-Dimer

Mark R. Bombulie, BS 李佩盈 译 / 俞卫锋 校

🧬 基础知识

▪ 概述

- D-二聚体是由血纤维蛋白溶酶介导的富含纤维蛋白血栓降解产生的抗原。
- D-二聚体测定是一个有用的工具。
  - 排除深静脉血栓形成(DVT)和肺栓塞(PE)。
  - 诊断弥散性血管内凝血(DIC)。
- D-二聚体检测是一种辅助检查,不应该被孤立地用于诊断或排除诊断。

▪ 生理

- 在凝血的最后步骤,凝血酶使纤维蛋白原转变为纤维蛋白单体。这些纤维蛋白单体彼此聚合,形成原纤维,从而使凝血因子ⅩⅢ结合。
- 凝血酶也可激活凝血因子ⅩⅢ结合于纤维蛋白多聚体(形成因子ⅩⅢa)。
- ⅩⅢa 因子在相邻的聚合纤维蛋白中催化 D-结构域之间形成共价键(含 D-二聚体抗原序列的纤维蛋白片段)。
- 纤溶过程中,激活的纤溶酶降解交联纤维蛋白,释放出纤维蛋白降解产物,暴露 D-二聚体抗原,除非凝血系统被激活,这一过程通常不存在于体内。
- D-二聚体检测:

  - 血样为静脉血,置于淡蓝色管(与 PT、PTT 检测相同)。静脉血需完全充满此管。
  - 实验室血浆定量分析具有 95％ 的敏感性和 50％ 的特异性。酶联免疫吸附试验(ELISA)或酶联荧光免疫分析(ELFA)检测血浆 D-二聚体的含量。
  - 在床边用全血可行定性检测,与定量检测相比敏感性较低(85％),特异性较高(70％)。全血与试剂(D-二聚体单克隆抗体加入能够与红细胞表面结合的单克隆抗体)混合。当出现二聚体高于阈值时,血液凝集(连接抗体导致红细胞和血浆 D-二聚体聚集在一起)。这种技术的优点是无需先进的实验室设备,即可得到快速的结果,但其无法检测低水平的 D-二聚体。
  - 数值增加提示体内血栓形成增加或破裂。

▪ 病因/病理生理

- DVT 可栓塞和行经右心至肺血管,导致机械性血流阻塞(肺栓塞)和继发性免疫炎症反应。风险因素包括:
  - 既往栓塞史。
  - 遗传因素。
    - 抗凝血酶Ⅲ缺乏。
    - 蛋白 C 和蛋白 S 不足。
    - 凝血因子 V 突变。
    - 凝血酶原基因突变。

  - 获得性因素:
    - 流动性减少。
    - 肿瘤。
    - 妊娠/产后。
    - 肾病综合征。
    - 创伤。
    - 脊髓损伤。
  - 药物:
    - 激素替代疗法。
    - 口服避孕药。
    - 化疗。
    - 抗精神病药。
  - 外科因素:
    - 大手术。
    - 髋或下肢骨折。
    - 髋关节或膝关节置换术。
    - 与硬膜外/脊髓麻醉相比,全身麻醉更易形成血栓。
- 无效腔:肺栓塞导致肺泡无效腔增加,与右至左分流和 V/Q 失调相关。血液从阻塞的肺动脉分流可引起水肿、表面活性物质丢失和过度灌注的肺段肺泡出血。急性栓塞可引起右心负荷重或急性肺源性心脏病。
- DIC 的原因包括感染、恶性肿瘤、产科疾病、休克、肝疾病、体外循环、血管内溶血,它是许多疾病的终末过程,死亡率高。DIC 的特点是微循环中连续凝血酶生成和纤维素形

成,最终耗竭凝血因子及其抑制物,导致出血或血栓形成状态。这种情况下可见形成的纤维蛋白降解,导致 D-二聚体水平升高。

■ 围手术期相关

• 肺栓塞:

- 在行普外科手术的患者围手术期的肺栓塞在发生率为 1.6%。据报道,骨科手术的患者,特别是髋关节手术的患者,发生率高达 30%。

- ELISA D-二聚体检测的敏感性为 95%,特异性为 50%,因此有助于临床诊断可能性不大的患者在围手术期排除 PE。在临床高怀疑的患者,行 D-二聚体检测不改变处理

且不应延误治疗。

- >500 ng/ml 为阳性。

- 假阳性可见于其他 PE 无关的情形,包括感染、肿瘤、外伤、心脏病、类风湿关节炎、高胆红素血症、肝脏疾病、老年患者、手术本身、溶血或其他炎症状态。

• 弥散性血管内凝血(DIC):

- 孕妇患有微血管病性溶血性贫血、肝酶升高、血小板减少(HELLP)综合征者,15%~38%可发展为 DIC。

- 术中可依据血小板减少、PT、APTT 和 D-二聚体诊断 DIC。

- D-二聚体水平大于 200 ng/ml 为升高,

其水平与疾病的严重程度相关,可监测评估治疗的有效性。

❓ 临床要点

• D-二聚体阳性可能提示血栓形成或降解增加导致的纤维蛋白降解产物增加。其不能明确定位和病因。

• D-二聚体检测可用于排除临床诊断可能性不大患者的 PE。

• D-二聚体水平可以监测 DIC 患者治疗的有效性。

• D-二聚体检测不应用于排除诊断。

F-吸气 F-Inspiratory

Debra Domino Pulley, MD　林雨轩 译 / 高浩 校

基础知识

■ 概述

• F-吸气(Fi)的定义是吸入气体混合物中特殊气体所占的百分数或相对浓度。

- 0~100%。

- 通常是指氧气(FiO_2),但也适用于其他由呼吸系统吸入的气体,如氮气、氧化亚氮和任何挥发性麻醉气体。

- 吸入气体→肺泡→肺毛细血管→组织(大脑、脂肪、肌肉等)。

• F_A 是指该气体在肺泡中的浓度。

• 气体分压是指该气体在总气体中所占的比例乘以气压值。P_A 是指该气体在肺泡气体中的分压。

■ 生理

• 氧气:

- FiO_2:

○ 在海平面下,室内氧气分数是 21%。

○ 术中新鲜气体流量可以调节彼此之间的关系达到所需的 FiO_2。麻醉机显示新鲜气体流量的 FiO_2。

- 回路:新鲜气体流量与呼出气体混合。呼吸回路中的氧分析仪监测患者实际吸入的 FiO_2。

- 肺泡:吸气时,气体进入人体到达肺部。

○ 水蒸气与吸入气体相互混合,在肺泡表面达到饱和。水蒸气的分压在正常大气

力下是 47 mmHg。

○ 肺泡中的氧分压不容易测量,但可以用肺泡气体方程计算:$P_AO_2 = [FiO_2 \times (P_{atm} - P_{H_2O})] - [PaCO_2/RQ]$。只需要一个动脉血气来测量 $PaCO_2$。分压差是肺泡中的氧分压和动脉血中氧分压的差异。

- 肺泡毛细血管膜:气体从高分压区扩散至低分压区达到平衡。因此,氧气从肺泡进入肺泡毛细血管;与此同时,二氧化碳从肺毛细血管进入肺泡,通过呼气排出。

○ 血液:氧气穿过肺泡壁和毛细血管膜后,与血液中的血红蛋白结合,同时溶解于血液中。结合到血红蛋白的氧气量是 $(1.36 \times Hb \times SaO_2)/100$。在海平面处,溶解量是 $0.003\ 1 \times PaO_2$。血氧含量由两个值组成。亨利定律指出,溶解气体的量与分压成正比。在高压氧舱中,100% 氧气加压到 2 倍或 3 倍大气压。压力增加 2~3 倍,血液中溶解氧的含量也增加。

- 组织:氧是细胞水平进行有氧新陈代谢的一个必要因素。需求量增加造成的缺氧状态促进气流沿着压力梯度移动。此外,代谢环境的变化(pH 等)导致氧饱和度曲线右移,促进氧从组织解离。

• 挥发性麻醉药:

- 挥发器刻度盘表示进入新鲜气体流中的吸入麻醉药物的气体量。这个浓度也可以用分压表示为:$P_{agent} = Fi_{agent} \times P_{atm}$。

- 回路:含有特定浓度吸入麻醉药的新鲜气流与呼出气相互混合。呼吸回路的气体分析仪能测量实际输送给患者的气体 Fi_{agent}。

- 肺泡:肺泡吸入麻醉剂的分压是量分数乘以大气压减去水蒸气的压力。

○ 最低肺泡浓度(MAC)是在 1 个大气压时使 50% 的受试者不产生体动的最低肺泡(绝对)浓度(表示为% atm)。MAC 值间接反映呼气末吸入麻醉药的浓度(F_{Eagent})。目前还没有方法来测量肺泡浓度。MAC 越低,吸入麻醉药的效能越强。氧化亚氮是麻醉效能最弱的,MAC 大于 100%。它需要在高压氧舱输送。当挥发剂混合,通常与氧化亚氮混合时,MAC 值增加。

- F_A/Fi:由于吸入麻醉药通过吸入发挥麻醉作用,在达到吸入浓度之前,肺泡浓度(F_A)将持续上升。上升的速度由以下几个因素决定:

○ 吸入浓度(Fi_{agent})。

○ 肺泡通气。

○ 与吸入麻醉药浓度增加相反的是气体在血液和组织中吸收或摄取。吸收是 3 个因素作用的结果:溶解度、心输出量、混合静脉分压和肺泡部分压力之间的区别(梯度)。

- 组织:组织中吸入麻醉药的浓度依赖于分压和组织的溶解性。大脑中吸入气体的分压决定麻醉的深度。

• 浓度的影响:增加吸入气体浓度导致肺泡

浓度增加,也影响 F_A/F_i 的增长速度。这是由于集中效应和增强流入效应。

- 第二气体效应:用来描述一种气体(氧化亚氮)对另外一种气体的浓度效应。高浓度的氧化亚氮经常被使用。在麻醉诱导时,氧化亚氮从肺泡快速进入血液达到分压平衡。这导致肺泡体积减小和肺泡内其他气体浓度的增加。

■ 解剖

- 肺泡是无数细支气管的终端,是肺部气体交换的主要部位。
- 毛细血管在肺泡壁周围形成一个密集的网络。
  - 毛细血管直径是 10 μm。
  - 红细胞直径是 6~8 μm。
- 有一个很薄的血液气体屏障($< 0.5\ \mu m$),这包括肺泡的表面活性物质、肺泡上皮细胞、间质、毛细血管内皮和血浆。

■ 病因/病理生理

- F_iO_2 的减少会导致低氧血症。低氧血症定义为动脉 $PO_2 < 60\ mmHg$。增加 F_iO_2 的方法包括:
  - 鼻导管:大约每分钟每升 4% F_iO_2 的流量增加。通常鼻导管吸入 2 L F_iO_2 约 29%。
  - 简单的面罩:覆盖口和鼻,减少与室内空气混合。随着呼气,单向的阀门减少二氧化碳的复吸。建议至少 4 L/min 吸氧来避免二氧化碳复吸。F_iO_2 为 40%~50%。
  - 非呼吸面具:除了捂住口和鼻,储气囊包含大约 1.5 L 的氧气。吸入时,袋子里的气体优先被吸入。随着呼气,单向的阀门减少二氧化碳复吸。F_iO_2 为 60%~90%。
  - 气管环:用于气管造口术的患者,除了它适合造口术,它类似于一简单的面罩。
  - 在高海拔地区,气压会降低。氧的分数组成不会改变,但分压会降低。
  - 当氧从血红蛋白输送到组织不足时,高压氧治疗非常有用。亨利定律表明:增加大气压力会增加血液中的氧气溶解量。适应证包括:
    - 重度贫血。
    - 一氧化碳中毒。
    - 皮肤植皮和皮瓣失败。
    - 感染。
    - 创伤性损伤。
    - 放射性坏死。
    - 没有治愈的伤口。

- 高 F_iO_2 可能会导致:
  - "吸收"肺不张:氮气是一种相对不溶于血的气体,因此作为肺泡"填充"(防止肺泡的塌陷)。在氮气缺乏时,氧气吸收(进入肺毛细血管)会导致肺泡中的气体消失(特别是通气不足的肺泡)。
  - 轻度气管支气管炎引起的急性肺损伤到弥漫性肺泡损伤。
  - COPD 患者出现通气减少和二氧化碳蓄积。
  - 新生儿出现视网膜病变。
- 存在高水平的分流时,增加 F_iO_2 不会(或轻微)降低分压差。

■ 围手术期相关

- 在围手术期,不同成分的气体进入人体。包括氧气、空气(氧气和氮气)、氧化亚氮、氦气和吸入麻醉药,如异氟烷、七氟烷、地氟烷等。
- 在氧供不足时发病率和死亡率(包括缺氧脑损伤)的发生显著增加。多种安全设计用于降低低混合气体中低氧的发生率或错误气体的使用。它们包括:
  - 多个氧源:管道供应,气缸供给,辅助供氧。
  - 气体特定系统:直径指数安全系统,针指度系统。
  - 氧气供应和压力警报:故障安全阀门,压力调节器。
  - 氧气/氧化亚氮配比系统。
  - 吸入气氧浓度监测。
- 二氧化碳吸收剂耗竭会导致二氧化碳的吸入和 F_iO_2 下降。
- 缺氧发生时治疗策略包括:
  - 诱导时在呼吸暂停将要发生前增加吸入氧的浓度。
  - 停止氧化亚氮后立即给予氧气以消除组织缺氧。
- 围手术期缺氧的不同机制可以通过计算 A-a 梯度来区分辨别。
- 开始出现:通过改变浓度、增加通气、使用不溶性麻醉剂和增加新鲜气体流量来加速。
- 雾化吸入药物如沙丁胺醇、环前列腺素、糖皮质激素、外消旋肾上腺素属于液体,不能通过气体交换进入血液。

■ 公式

- 道尔顿分压定律:混合气体的总压力等于各气体的分压之和。
  - $P_T = P_1 + P_2 + P_3 + \cdots + P_n$。
- $P_I = F_i \times P_{atm}$,P_1 是吸入气体的分压,F_i 是吸入气体分数,P_{atm} 是大气压力。
- 肺泡气体方程:肺泡中的氧气分压。
  - $P_AO_2 = [F_iO_2 \times (P_{atm} - P_{H_2O})] - PaCO_2/RQ$。
  - 通常,$P_{atm} = 760\ mmHg$,$P_{H_2O} = 47\ mmHg$,$RQ = 0.8$。
  - $P_AO_2 = (F_iO_2 \times 713) - (PaCO_2/0.8)$。
- 梯度-肺泡和动脉 O_2 之间的差值:
  - 梯度 $= P_AO_2 - PaO_2$。
- 血氧含量:
  - $CaO_2 = (1.36 \times Hb \times SaO_2/100) + (0.003\ 1 \times PaO_2)$。

■ 图/表

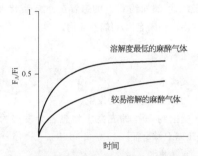

图 1 麻醉气体增加的速度。最初会迅速上升,随时间的延长,肺泡的吸入和摄取达到平衡,增加的速度逐渐减慢。可溶性麻醉药可被血液吸收更多,达到平衡状态需要更长的时间。相反,难溶性麻醉药可以迅速达到平衡

❓ 临床要点

- 增加吸入麻醉药的浓度、新鲜气体流量和肺泡通气量会加快吸入麻醉剂的输送。
- 使用溶解度较低的麻醉剂、增加肺泡通气量和增加新鲜气体流量使麻醉苏醒更快。
- 在诱导前和苏醒期吸入高浓度氧气会增加肺不张的发生。
- A-a 梯度正常的低氧血症是由肺泡肺换气不足引起的。
- A-a 梯度增加的低氧血症是由 V/Q 失调、分流和(或)弥散功能受损引起的。
- 麻醉后低氧血症发生频繁,可能需要辅助吸氧。

HELLP 综合征 Hellp Syndrome

Judith A. Turner, MD, PhD　张毓文 译 / 张晓庆 校

基础知识

■ 概述

- HELLP 综合征是一组妊娠期发生的以溶血、肝酶升高、血小板减少为表现的综合征。
- HELLP 综合征的诊断标准包括血小板减少（计数＜10 万/L），AST 或 ALT＞70 U/L，溶血伴 LDH＞600 U/L。
- 严重先兆子痫患者中约 20% 会发展为 HELLP 综合征，但 HELLP 综合征可不伴有高血压或蛋白尿。
- HELLP 综合征通常在妊娠 28～36 周出现症状，然而约 20% 的患者在分娩后 48 h 才出现临床症状，可持续 4 周。

■ 流行病学

发病率

- 约 0.6% 的产妇会发生。
- 美国约 10% 的先兆子痫患者会发展为 HELLP 综合征。

发病情况

- 母体症状：肝衰竭、DIC、癫痫、肺水肿、肾衰竭。
- 胎儿表现：宫内生长受限（IUGR）、胎盘早剥、早产。

死亡率

母体及胎儿死亡率与肝衰竭及癫痫有关。

■ 病因/危险因素

- 发病机制不明确，HELLP 综合征为先兆子痫的严重并发症。
- 母体先兆子痫的危险因素：
  - 人口特征：年龄＞40 岁，美国黑种人。
  - 妊娠期相关：初产妇，多胎妊娠，葡萄胎。
  - 合并症：高血压、肾病、糖尿病、V 因子缺陷、抗磷脂抗体。
- 父源性先兆子痫的危险因素：其致孕母体曾有先兆子痫史；其母亲妊娠时有先兆子痫病史。
- HELLP 综合征复发罕见（约 3%）。

■ 病理生理

- 滋养层细胞异常种植及分泌介质失衡。母体对胚胎滋养细胞发生不典型免疫反应，导致滋养层细胞异常种植在子宫壁，导致子宫螺旋动脉异常（阻力增高，子宫胎盘血流减少）。子宫灌注不足会导致胎盘缺氧，内皮功能受损炎性因子释放入母体循环。
- 胎盘产物前列环素及血栓素失衡可导致全身血管收缩及胎盘缺氧。

■ 麻醉目标/指导原则

- 控制高血压（目标是收缩压＜160 mmHg；舒张压＜110 mmHg）。
- 预防子痫。
- 对妊娠＜36 周有早产可能者应用倍他米松促进胎肺成熟。
- 评估出血风险包括血小板减少症、凝血病及肝功能异常。
- 判断增加肝破裂的风险因素，包括血小板减少症、肝酶升高及右上腹痛。
- 做好紧急分娩准备。急诊剖宫产指征包括胎心监测异常＞10 min、胎盘早剥、肝破裂、子痫或终末器官损伤。

术前评估

■ 症状

- 肺部：呼吸困难。
- 肝脏：腹痛、腹水、黄疸。
- 血液系统：瘀点、瘀斑、黏膜出血史。
- 神经系统：过度兴奋、头痛、视力改变、子痫。

病史

- 存在先兆子痫的危险因素。
- 评估引起肝酶升高或右上腹痛的其他原因：肝炎、胆囊炎、胰腺炎、阑尾炎。
- 排除其他引起血小板减少的疾病：特发性血小板减少性紫癜（ITP）、血栓性血小板减少性紫癜（TTP）、溶血性尿毒症综合征（HUS）、系统性红斑狼疮（SLE）。

体格检查

- 气道：喉头水肿。
- 肺：肺水肿，缺氧。
- 心血管系统：高血压，中心静脉压下降。
- 血液系统：DIC 征象（瘀点、瘀斑，导管周围出血）。
- 肾脏：少尿。
- 肝脏：肝水肿。
- 神经系统：颅内高压征象（头痛、呕吐、精神改变）。

■ 治疗史

先兆子痫治疗史。

■ 用药史

- 抗高血压药。
- 预防子痫。
- 倍他米松。

■ 诊断检查与说明

- 实验室检查：尿常规检测尿蛋白、尿酸；血细胞计数（血小板、血细胞比容）；电解质（包括镁），凝血检查，血清转氨酶；交叉配血。
- 影像学检查：
  - 腹部超声、CT 或 MRI：评估肝梗死、血肿或破裂。
  - 胸部 X 线：评估肺水肿。
- 肾小球滤过率减少：尿蛋白、尿酸、肌酐酸增加。

■ 伴随的器官功能障碍

- 心血管系统：中心静脉压下降；外周血管阻力增加，儿茶酚胺敏感性增加；血管收缩，左心室肥大。
- 肺：喉头水肿，肺水肿，误吸风险增加。
- 肾：急性肾衰竭；肾小球滤过率（GFR）降低，尿酸清除减少。
- 血液系统：血液浓缩（血黏度增加）、血小板减少、凝血功能障碍。
- 肝脏：肝水肿，肝细胞破坏，门静脉周围肝坏死。
- 中枢神经系统：脑水肿，脑出血风险，脑血流自动调节受损。
- 胎盘：子宫胎盘异常可能导致胎儿缺氧、胎儿宫内发育迟缓、胎盘早剥及早产可能性增加。

■ 延迟手术情况

- 胎儿胎盘娩出是唯一有效的治疗方法。
- 急诊手术可以因下述情况延迟：凝血功能障碍（血小板减少症或 DIC）、肝功能不全、肝血肿或破裂表现、严重的难治性高血压持续＞24 h、肾衰竭、肺水肿、子痫或神经功能受损、胎盘早剥、胎心监测异常。

分级

- HELLP 综合征。
- 先兆子痫。
- 子痫。

 治疗

术前准备

术前用药

- 预防惊厥。
  - 硫酸镁（一线）：4～6 g，静脉注射，15 min 之后 1～2 g/h。目标值为 6～8 mEq/ml。
  - 二苯乙内酰脲（二线）：10 mg/kg，给药超过 1 h。
  - 地西泮（二线）：5～10 mg，静脉注射，给药时间超过 15 min，每 15 min 最大重复给药 30 mg。
- 控制血压。
  - 肼苯哒嗪（一线）：5～10 mg 静脉注射，每 15 min 1 次。
  - 拉贝洛尔（一线）：20 mg 静脉注射，每 10 min，最大剂量为 300 mg。
  - 硝苯地平（二线）：每次 10 mg，每天 3 次，口服至起效，最大剂量为每天 120 mg。
- 胎肺成熟度。
  - 妊娠<36 周产妇，分 3 次给予倍他米松促肺成熟。

知情同意的特殊情况

- 区域麻醉和凝血功能障碍。
- 血制品使用告知。没有大出血时，血小板减少患者极少需给予血小板。
- 可能需要有创监测

术中监护

麻醉选择

- 椎管内麻醉（脊麻或硬膜外）较好。血小板减少时需评估凝血情况权衡利弊。禁忌证包括患者拒绝、颅内压（ICP）升高、不能配合、凝血功能障碍或局部感染。椎管内麻醉开始后可能出现低血压；子痫前期患者常存在容量不足。
- 急诊手术时可能需要全身麻醉（胎儿窘迫、胎盘早剥、肝破裂、严重肺水肿、子痫或终末器官功能障碍）。全麻时误吸、短暂新生儿呼吸障碍、严重高血压或脑出血风险增高。

监测

- 指末氧饱和度。肺水肿、呼吸抑制或误吸会引起其降低。
- 血压。难治性高血压（BP>180/120 mmHg）或需频繁采血时考虑有创动脉压监测。
- 中心静脉压。可用于容量判断及注入血管扩张药物。
- 肺动脉导管较少使用。
- 尿量。用于评估容量及肾功能。
- 胎心监测。

麻醉诱导/气道管理

- 分娩前限制使用苯二氮䓬类及阿片类药物，其应用会导致新生儿呼吸或神经系统抑制。
- 急诊全身麻醉。环状软骨压迫快速诱导插管可降低误吸风险。喉头水肿会引起喉镜置入困难。应用瑞芬太尼或艾司洛尔可预防喉镜置入引起的高血压。

维持

- 全麻复合吸入麻醉药及氧化亚氮。吸入麻醉药<0.5MAC 极少通过子宫。钳夹脐带后可给予苯二氮䓬类及阿片类药物。
- 硫酸镁可延长非去极化肌松剂作用时间。

拔管/苏醒

- 确保气道通畅、氧合充分、通气正常，可拔管。
- 喉头水肿需保留气管导管。
- 拔管时可能出现严重高血压、脑出血。

 术后监护

床旁护理

终末器官损害或需要机械通气患者考虑入 ICU。

药物处理/实验室处理/会诊

- 血压正常前持续应用抗高血压药。
- 子痫后 24 h 内需持续应用抗子痫药物。
- 实验室检查。复查血小板、INR/PT、肝酶、BUN/Cr 直至正常。

并发症

肝破裂或功能衰竭、肺水肿、肾衰竭、血小板减少症、DIC、子痫、胎盘早剥、IUGR、早产母体及胎儿死亡。

疾病编码

ICD9

- 642.50 重度子痫前期，未特指的护理事件或不适用。
- 642.51 重度子痫前期，分娩，无论是否提及产前状态。
- 642.52 重度子痫前期，分娩，提及产后并发症。

ICD10

- O14.20 HELLP 综合征（HELLP），未指明妊娠期。
- O14.22 HELLP 综合征（HELLP），妊娠中期。
- O14.23 HELLP 综合征（HELLP），妊娠晚期。

临床要点

- 肝破裂增加母体与胎儿死亡率。
- 严重血小板减少症患者需权衡椎管内麻醉的利弊。
- 自发性或活动性出血考虑输注血小板。

IgA 缺乏症 IgA Deficiency

Sonia Vaida, MD · Chris A. Steel, MD · Berend Mets, MB, ChB, PhD, FRCA, FFASA 张凌 译 / 张晓庆 校

基础知识

概述

- IgA 缺乏被定义为产生 IgA 抗体能力下降或不能产生 IgA 抗体。

- 多数患者无症状。然而，一些患者更容易反复发作上呼吸道感染、胃肠道感染和自身免疫性疾病。
- 患者没有能力产生 IgA 导致 IgA 自身抗体产生，因此当暴露在含有 IgA 的血液制品时有过敏性或类过敏性反应危险。

流行病学

发病率

- 最常见原发性免疫缺陷。

• 欧洲血统的人发病率为 1/700。

• 在亚洲人群发病率非常低。

患病率

• 高达 40% 的 IgA 缺乏患者疾病进展可产生 IgA 自身抗体。

• 在一般人群中，1/1 200 有 IgA 缺乏和抗 IgA 抗体。

• 在一般人群中，IgA 缺乏过敏性输血反应发生率为 1/47 000～1/20 000。

发病情况

可能因血液或血液制品导致严重的过敏性或类过敏性反应。

死亡率

很少。

■ **病因/危险因素**

• 主要作为一种常染色体显性或常染色体隐性遗传病。但是，它也可以是继发性的（例如，药物引起的和继发于病毒感染的）。

• 严重的 IgA 缺乏患者可以产生 IgA 抗体，在输注含有 IgA 的成分血时处于严重过敏反应危险之中。

■ **病理生理**

• IgA 是主要存在于黏膜表面的血清免疫球蛋白和抗体，在免疫保护中具有重要作用。

• 本病是 B 细胞缺陷导致的，它们无法分化成产生 IgA 的细胞。此缺陷似乎涉及干细胞。

• 患者发生中度至重度过敏性表现的风险较高。

■ **麻醉目标/指导原则**

• 在患者确诊或疑似 IgA 缺乏，获得 IgA 水平；如果<0.05 mg/dl，检测抗 IgA 抗体。

• 血液制品的选择和方法：

－ 浓缩红细胞（pRBC）。

○ 血库储存 IgA 缺陷的血液（去甘油允许更长的存储时间）。

○ 或者可以洗涤以除去残余的血浆（含有供体的 IgA 抗体）以降低过敏反应的风险。

－ 由 IgA 缺乏症献血者提供的新鲜冰冻血浆（FFP）和冷沉淀，可以冷冻保存 1 年或 1～2 天的解冻状态。

－ 可以使用 IgA 缺乏症献血者提供的血小板，也可洗涤去除 IgA。然而，洗涤会损害血小板功能。

－ 为了避免产生过敏反应，静脉注射用溶剂洗涤处理免疫球蛋白 G（IVIG）已经用于 IgA 缺乏和高水平 IgA 抗体病例的输血前预处理。

• 如果抗 IgA 抗体存在，手术是择期手术，预计术中要输血，应准备 IgA 缺乏的血液和血液制品。应当与血库病理学家讨论 IgA 缺乏血液和血液制品的可用性。

• 在危及生命的情况下，鉴于输血反应的未知风险，尽量不输血液或血液制品。理想情况下，如果有应使用 IgA 缺乏血液制品。如果没有，可以静脉注射 200 mg 的氢化可的松和 50 mg 的苯海拉明预处理以及对 pRBC 或血小板进行洗涤。预处理患者后可应用 FFP 或冷沉淀物，但要严密监测输血反应。

 术前评估

■ **症状**

• 多数患者没有症状，为偶然情况下得出诊断。

• 献血时被血库确诊。

病史

• 考虑为 IgA 缺乏的患者有复发性急性呼吸道感染（鼻窦炎、肺炎等）的病史。

• 确定患者是如何被确诊为 IgA 缺乏。

• 与输血相关的过敏反应史。如果有的话，确定 IgA 水平和鉴定 IgA 抗体。

小儿注意事项

妊娠患者已知 IgA 缺乏，应检测抗 IgA 抗体水平，具体的血液制品的可用性应与血库病理学家进行讨论。如果患者出血风险增加（如前置胎盘），应该安排剖宫产和准备 IgA 缺乏的血液制品。

体格检查

支气管扩张的症状可能存在于部分有复发性肺炎的患者。

■ **治疗史**

• 患者 IgA 缺乏严重或频繁的感染可以考虑输注免疫球蛋白。

• 避免引发反应的最好方法就是避免让抗 IgA 抗体的患者使用含 IgA 的血液制品。

• 如果紧急情况下不可避免，如前所述应对患者进行预处理并密切监测反应迹象。

■ **用药史**

• 没有具体的药物可用。

• 肺、胃肠道或自身免疫性疾病，应做相应处理。

■ **诊断检查与说明**

• IgA 水平。知道自己实验室 IgA 检测的下限。

• 抗 IgA 抗体的存在。

■ **伴随的器官功能障碍**

• 肺：复发性上呼吸道感染（支气管炎、肺炎）、中耳炎、哮喘。

• 胃肠道：复发性胃肠感染、慢性腹泻。

• 自身免疫性疾病：腹腔疾病、格雷夫斯病（Graves 病）、系统性红斑狼疮、类风湿关节炎。

• 淋巴系统恶性肿瘤。

■ **延迟手术情况**

如果抗 IgA 抗体存在，并有可能需要血液或血液制品，延缓择期手术，直至获得无 IgA 制品。

■ **分类**

IgA1 和 IgA2 亚类。

💉 **治疗**

■ **术前准备**

术前用药

如果未知 IgA 水平和（或）抗 IgA 抗体是否存在，在紧急情况下输注标准血液制品之前可以使用苯海拉明和皮质类固醇预处理。

■ **术中监护**

麻醉选择

无首选麻醉方式。

监测

• 标准 ASA 监测。

• 抗 IgA 抗体患者若预期出血、输血可考虑有创监测。

麻醉诱导/气道管理

无特定。

维持

• 无特定。

• 通常，施用血液制品时，应该警惕面红、气喘、支气管痉挛、低血压或过敏性反应及其他临床症状。

• 如果怀疑有过敏反应，停止输血，并给予氢化可的松和苯海拉明。

• 在已知 IgA 缺乏患者，可以考虑自体输血或自体血回输。术前或尽快准备无 IgA 缺乏产品或洗涤血液制品。

拔管/苏醒

无特定。

术后监护

■ 床旁护理

使用含有 IgA 的血液制品后不久出现 IgA 和抗 IgA 抗体之间的反应。如果没有观察到显著反应,则发生延迟过敏反应的可能性不大。

■ 药物处理/实验室处理/会诊

• 如果过敏反应发生:

－停止输血。

－静脉输液。

－使用低剂量肾上腺素维持血流动力学参数(如需要)。

－类型和交叉匹配。

－执行直接抗人球蛋白试验和 IgA 抗体检测(如果尚未进行)。

• 若血清 IgA<0.05 mg/dl,认为该血液产品有 IgA 缺陷。

■ 并发症

• 可能对血液或血液制品发生过敏性反应。

• 准备治疗过敏性反应。

• 应该准备好肾上腺素。

疾病编码

ICD9

• 279.01 选择性 IgA 缺乏。

ICD10

• D80.2 选择性免疫球蛋白 A 缺乏(IgA)。

临床要点

• 患者宜戴识别手环。

• 有专门 IgA 缺乏献血者登记(咨询美国稀有捐赠登记处)。

• 如果紧急输血前无法进行 IgA 测试,请勿输标准的血液与血液制品。

Kasai 手术(肝门肠吻合术) Kasai Procedure

Alison R. Perate, MD　彭生 译 / 张晓庆 校

基础知识

■ 概述

一般情况

• Kasai 手术是一种针对胆道闭锁(BA)的治疗/姑息手术。BA 以肝外胆管纤维化为特征,有些会延伸到肝内。肝外胆管闭塞阻止了胆汁引流,导致肝硬化,最终出现肝功能衰竭。

－胎儿期闭锁:占 10%～20%,先天性黄疸,胆管缺如。

－围生期闭锁:占 80%～90%,健康的新生儿,症状逐渐发展。

• 未治疗的 Alagille 综合征(肝内胆管纤维化)。

• 大部分通过开放式手术治疗,但一些医院正在积累机器人和腹腔镜技术的经验。

• 游离肝脏,暴露肝门,广泛切除纤维化的组织。

• Roux-en-Y 胆总管空肠吻合术,通常把小肠(通常是空肠)缝合到肝门。

体位

• 仰卧位。

• 从乳头平面到耻骨范围进行准备。

切口

• 右肋缘下切口。

手术时间

3 h。

术中预计出血量

• 一般为 10～20 ml/kg,主要在肝门切

除期。

住院时间

2～3 周。

特殊手术器械

术中胆管造影可以核实闭塞。

■ 流行病学

发病率

新生儿中(5～10)/10 万有胆道闭锁。

患病率

胆道闭锁在下列因素增加:

• 非白种人。

• 高龄产妇。

• 多产产妇。

• 女性婴儿。

发病情况

• >70% 的 Kasai 病患者需要进行肝脏移植。

• 通常认为,天然肝的存活和 Kasai 病患者年龄相关,大多数研究显示 60 日龄内的婴儿结果最好(有争议,因为也有一些研究显示没有差异)。

死亡率

• 差别很大,取决于外科医师和研究。

• Kasai 病的 5 年生存率为 20%～70%。

• 开放手术较腹腔镜手术死亡率降低。

■ 麻醉目标/指导原则

• 出血可以发生处理肝门血管附近组织时。

事先备血液制品。

• 血管容量是至关重要的。过量会引起肝水肿。

• 肝病会导致贫血、凝血功能障碍、全身低蛋白质、维生素缺乏,以及药物作用时间延长。

术前评估

■ 症状

• 食欲不振。

• 瘙痒症。

• 肝病的"掌红斑"。

病史

患者往往呈现白陶土样粪便、黄疸、直接胆红素血症。常在出生后的第一个 3～4 个月得到诊断。

体格检查

• 黄疸。

• 可有或无肝大。

• 体重不增。

• 腹水。

• 苍白大便。

■ 用药史

• 术前维生素 K 1～2 mg/d。

• 术后类固醇、抗生素和脂溶性维生素。

■ 诊断检查与说明

• CBC。

- 生化检测。
- 凝血功能检查(PT、PTT、INR):PT 升高可用维生素 K 纠正。
- 肝功能检查:高结合胆红素血症增加。

■ 伴随的器官功能障碍

肝功能衰竭。

治疗

■ 术前准备

术前用药

抗焦虑没有必要用在这个年龄组(新生儿)。

知情同意的特殊情况

- 同意输血。
- 同意如果需要的,有创动脉测压和中心静脉置管。
- 同意硬膜外治疗(如果没有凝血功能障碍)。

■ 术中监测

麻醉选择

- 气管插管全身麻醉。
- 硬膜外置管术后镇痛。小儿骶管镇痛,要平面达到 T₇~T₈。应评估凝血功能障碍。

监测

- 标准 ASA 监测。
- 动脉置管连续测压和实验室检查采血。
- 2 个粗大静脉。以备快速复苏。
- 中心静脉是必要的,如果外周静脉开放的不理想或手术需要。

麻醉诱导/气道管理

- 无腹内压增加(腹水),吸入诱导是可以接受的。

- 首选静脉诱导,如果有输液或检测用的静脉已开放。

维持

- 由于患者的年龄,一旦患者被麻醉,放置骶部硬膜外体位最简单。
  - 朝头端置管,达到低胸椎水平(切口位置通常到 T₈~T₉)。
  - 硬膜导管可通过透视下注射不透射线染料来证实。
  - 硬膜外给药方案依各单位不同。0.25% 布比卡因＋阿片类药物(芬太尼)很常用。
- 通常用吸入麻醉药、氧气和空气。避免使用 N₂O,因为可以导致肠扩张。适当给予肌松剂提供最佳的手术视野。重症肝脏疾病考虑用与器官无关的 NMBD。
- 应保持正常体温;新生儿利用非颤抖性产热,以保持热量。
- 保持容量平衡。低血容量将导致脑血流减少,但是血容量增加可导致门静脉压力增加,导致肝肿胀。
- 血液制品应准备好以备门静脉损伤时使用(通常为 1 U 的浓缩红细胞)。如果有肝衰竭出现的凝血功能障碍,应给予新鲜冷冻血浆。
- 切口通常小,大多会把肝脏拉出腹部外进行修补。这样会导致门静脉血管扭曲,伴有低血压。
- 由于大部分的手术是在腹部外完成,通常对通气影响最小。

拔管/苏醒

- 如果患者清醒的,肌力好,能够自己保护气道,血流动力学稳定应考虑予以拔管。
- 如果放置了硬膜外导管,给药剂量要够。

术后监护

■ 床旁护理

入住新生儿或小儿 ICU。

■ 镇痛

疼痛可以通过硬膜外±静脉阿片类药物来控制。如果使用静脉阿片类药物,硬膜外溶液不应再用阿片类药物。

■ 并发症

- 胆管炎。
- 胆漏(10%~15%)。
- 吸收不良综合征。
- 门静脉高压和随后的食管胃底静脉曲张。
- 肝功能衰竭。
- 肠梗阻(10%)。
- 出血。
- 感染、败血症(5%~10%)。

临床要点

- 在大多数情况下,Kasai 手术治标不治本。>70% 的病例需要进行肝移植。
- 存在大量失血的可能(相对于新生儿的血容量)。
- 维持液体容量平衡。
- 硬膜外可以很好地进行术后镇痛。
- 最大的术后关心问题是术中预防性抗生素治疗预防胆管炎。如果怀疑胆管炎,增加类固醇。

PaO₂

Matthew Ellison, MD · Erik Olness, MD 郁庆 译 / 张晓庆 校

基础知识

■ 概述

- 氧分压(PaO₂)是指动脉血中的氧分子所产生的压力。PaO₂ 由游离氧(血)和结合氧(氧合血红蛋白)达到平衡,其他状态时不产生压力。
- 可以通过一个简单的方程式估计正常值,但准确的值必须由实验室测定动脉血气分析(ABG)。
- 低氧血症是指血液中 PaO₂ 下降,而缺氧被定义为身体或个人器官、组织氧气供应不足。
- PAO₂ 是肺泡氧分压。与 PaO₂ 不同,它是一个计算值。

■ 生理

- 气体分压定义为该气体在气体混合物中独立的施加的压力。
  - 根据 Dalton 定律,气体混合物的总压力等于每个气体的分压总和。
- 气体在液体中溶解的这部分分压是气体在气体相时与液体达到平衡时所产生的压力。
  - 根据亨利定律,如果气体的压力加倍,在溶液中的气体的浓度将增加 1 倍。
- 溶解性是一种物质(O₂)在溶质(血)中溶解的能力。气体的溶解度系数是在一定温

度和压力下能溶解于一定体积的溶液中的气体的体积。

- 在标准的体温，CO_2 的溶解度系数（和溶解度）约大于 O_2 的 20 倍。因此扩散异常不会导致高碳酸血症。

• 气体扩散如氧气，依赖于：

- 压力梯度。由于肺泡中氧气的分压（PAO_2）大于血液中溶解的氧分压，更多的氧分子从肺泡扩散进入肺毛细血管的血液。它也依赖于：

◦ 扩散系数。基于气体的溶解度和分子量。

◦ 肺毛细血管膜的厚度和表面积。由于其巨大的尺寸和微小的厚度（0.4～0.5 μm），一个正常的肺毛细血管对脂溶性气体（如 O_2 和 CO_2）的扩散几乎没有阻力。

◦ 运输时间。限制氧气从肺泡到血液中转移的限速步骤，通常是 O_2 与血红蛋白的结合，而不是氧气在肺毛细血管膜扩散。

• 扩散能力是气体（O_2）通过肺泡毛细血管膜从肺泡转移到血的量。成年男性的 O_2 扩散能力在休息状态下是 21 ml/(min·mmHg)，剧烈运动可能增加到 65 ml/(min·mmHg)。

• PaO_2 小于毛细血管血氧分压（肺动脉端毛细血管 O_2），因为它将被静脉血稀释成混合静脉血。通常情况下，混合静脉血由支气管肺静脉交通，肺泡 Thebesian 循环、肺内低 V/Q 区的血液组成。

■ **解剖**

• 血红蛋白是由 4 个血红素和 4 个蛋白质亚基组成的分子。血红素是一种含铁卟啉化合物，它包括一个基本的氧结合位点，只有二价（2＋电荷）的铁可以结合氧。血红蛋白 A1（正常成人血红蛋白）由 2α 和 2β 链组成，由氨基酸残基之间的弱键连接在一起。从理论上讲，每克血红蛋白可携带 1.39 ml 的氧气。

• 外周化学感受器包括主动脉和颈动脉体；PaO_2 对中枢化学感受器的影响最小。

- 主动脉体（位于主动脉弓及其分支）主要影响循环，而颈动脉体（位于颈动脉分叉处）主要影响通气。

- 从主动脉体神经输出到髓质中心通过迷走神经（CN Ⅹ），而从颈动脉体输出达到中枢呼吸中心通过舌咽神经（CN Ⅸ）传入。

- 颈动脉和主动脉体都是受 PaO_2 降低的刺激，而不是 SaO_2 或 CaO_2。

- 当 PaO_2 下降至小于 100 mmHg，这些受体的神经活动开始增加；当 PaO_2 达到 60～65 mmHg，神经活动大大增加，增加分钟通气量。

- 受低氧通气驱动患者（如慢性阻塞性肺疾病）PaO_2 值在 60 mmHg 以上。必须考虑的是，这些患者撤离机械通气转为自主呼吸，直到 PaO_2 降至 65 mmHg 以下，自主通气才会恢复。

■ **病理生理**

• 氧-血红蛋白解离曲线（也被称为氧合血红蛋白）：测量 PaO_2 和 SaO_2 之间的关系的图解说明。

- 血氧饱和度是 O_2 与血红蛋白的结合位点的百分比。正常 PaO_2 为 100 mmHg 时，血氧饱和度 SaO_2 约为 98%。

曲线为"S形"，表示 O_2 分子与 Hb 结合和（或）解离的构象变化。这一变化加速第 4 个 O_2 分子结合或解离。

- 在正常范围，"S"形最大限度地减少 PaO_2 的变化对血氧饱和度的影响。然而，有一个"陡"上升支段，很小的 PaO_2 变化即可导致血氧饱和度显著下降；化学感受器根据 PaO_2 的水平开始发挥作用。

- P_{50}（50% Hb 饱和点）通常会下降，PaO_2 在 26.7 mmHg。

- 如果氧合血红蛋白曲线左移（P_{50} 下降），血红蛋白结合 O_2 亲和力高于正常，导致 O_2 解离降低。造成左移的情况包括：异常血红蛋白（胎儿）、碱中毒、碳氧血红蛋白、降低 2,3 - DPG、低温和高铁血红蛋白。当曲线右移（P_{50} 升高），Hb 对 O_2 的亲和力下降，增加 O_2 解离。该曲线向右移动的原因可能是：异常血红蛋白、酸中毒、温度升高、2,3 - DPG 含量增加、CO_2 升高。

• 低氧血症最常见的机制是肺泡动脉梯度增大。

• 当肺毛细血管膜厚度病理性变厚时，可减缓氧的扩散。这可能发生于这些疾病中，如肺纤维化、肺水肿（间隙液累积在膜中）和肺炎（在膜中的炎症性液体积累）。

■ **围手术期相关**

• 溶解氧通常对总动脉氧含量的影响不大，因为大部分的血液中的氧是由血红蛋白携带（见公式）。

• 脉搏血氧监测被美国麻醉医师协会列为基本麻醉监测。它是一种安全、无创、连续的测量氧合和快速检测缺氧的方法。根据血红蛋白-氧曲线，由血氧饱和度读数，可以估计 PaO_2。

- 根据 Lambert Beer 定律，通过氧合血红蛋白和脱氧血红蛋白吸收不同量的红光和红外光来计算其值。

- 氧合血红蛋白（HbO_2）吸收波长 940 nm 的红外光，肉眼所见为红色。

- 脱氧血红蛋白（Hb）吸收更多的波长 660 nm 的红色光，呈现蓝色或青紫。

- 由一个微处理机计算出的氧饱和度，比较红光和红外波段的光吸收率。

- 功能血氧饱和度定义为 HbO_2 除以 HbO_2 和 Hb 的总和。它不包括碳氧血红蛋白（COHb）和高铁血红蛋白（MetHb），在正常生理状态下只占很小的浓度。手术室和 ICU 脉搏血氧仪为功能脉搏血氧仪。

- 分数血氧饱和度是指 HbO_2 与总血红蛋白的比值（所有 4 种：HbO_2、Hb、COHb、MetHb）。它是由实验室联合血氧仪测量。

- 脉搏血氧仪依据体积描记法分离血液的脉动成分，为了消除来自静脉血液或组织错误的读数。

- 脉搏血氧仪除了血氧饱和度，还能测量心率，依据这种脉动流。

• 虽然血氧饱和度读数从 70% 到 100% 一般都很准确，但也有几个潜在的问题：

- 数值只反映了在一段时间里的平均值，一般为 5～8 s，这样的延迟带来治疗的延迟。

- 指甲油，环境光，亚甲基蓝染料和运动可能会影响测量值。

- 低灌注状态，如心搏骤停、低温、增加 SVR，严重贫血、心脏搭桥或止血带放置，可能影响其数值读取能力。

- 一氧化碳血红蛋白（COHb）吸收光线的方式与 HbO_2 相似，CO 中毒患者导致数值虚高。

- 高铁血红蛋白吸收光同样在红色和红外波段，提供一个恒定的脉冲血氧计读数 85%。血氧饱和度可能高于或低于实际血氧饱和度。

- PaO_2 值大于 100 mmHg 时无法区分，氧饱和度都是 100%。

• 动脉血气分析能检查 PaO_2 值以及动脉血 pH、$PaCO_2$、HCO_3^- 和碱缺失。它有助于氧合评估（PaO_2），根据 $PaCO_2$ 调整通气，并根据 pH 和碱缺失判断酸碱平衡。

• 成人动脉血氧分压的正常范围是 60～100 mmHg，主要取决于肺泡通气量、FiO_2（吸入 O_2 浓度）、混合静脉血氧饱和度（混合静脉饱和度 SvO_2）、通气灌注比例等多种因素。

- 如果 $PaO_2 < 60$ mmHg，可能会出现低氧血症。

- 如果存在低氧血症，肺泡-动脉氧梯度的计算将有助于确定原因。

○ A-a 梯度正常,可能是因为通气不足或由低 FiO_2 导致。

○ A-a 梯度增加,可能是由 V/Q 失调、右向左分流增加、异常扩散造成的。

■ **公式**

• 动脉氧年龄公式:$PaO_2 = 102 -$ 年龄/3。

• 肺泡气公式:$PAO_2 = FiO_2(P_B - P_{H_2O}) - PACO_2/R$;$PACO_2/R$ 用于间接测量 V_{O_2}/V_A,V_{O_2} 是 O_2 消耗量,V_A 是肺泡通气量。

• 动脉血氧含量:$CaO_2 =$ 血红蛋白结合的 $O_2 +$ 溶解血液中的 $O_2 = SaO_2 \times Hb \times 1.34 + PaO_2 \times 0.003 1$。

• 氧输送:$DO_2 = CO \times CaO_2$。

• Dalton 定律:$P_总 = P_{气体1} + P_{气体2} + P_{气体N}$。

• Henry 定律:$C_g = k \times P_g$,C_g 是溶液中的气体浓度,k 是一种溶解度常数,P_g 是气体的分压。

• 氧扩散能力:$D_{LO_2} =$ 氧摄取/$(PAO_2 - PC'O_2)$。

• 功能血氧饱和度:$SpO_2 = HbO_2/(HbO_2 + Hb)$。

• 分数血氧饱和度:$SaO_2 = HbO_2/(HbO_2 + Hb + COHb + MetHb + 其他血红蛋白)$。

🧩 **临床要点**

• 动脉血氧分压值是从血气分析测量得出的,肺泡动脉血氧分压由计算得出。

• $PA - aO_2$ 通常是小于 15 mmHg,但随着年龄增长,可升高至 30 mmHg。

• A-a 梯度的增加可以是 V/Q 不匹配、右向左分流增加、扩散异常造成的。

• 在血液中氧输送大部分是通过血红蛋白完成的,而不是溶解在血液中。

• 氧解离曲线是 S 形曲线,描述了 PaO_2 和血氧饱和度之间的关系。

- 导致左移的原因,包括异常血红蛋白(胎儿)、碱中毒、碳氧血红蛋白、降低 2,3-DPG、低温和高铁血红蛋白。

- 导致右移的原因:包括异常血红蛋白、酸中毒、高热、2,3-DPG 含量增加、CO_2 升高。

• PaO_2 通过外周化学感受器刺激通气,对中枢受体的影响最小。

• 手术室内脉搏血氧仪发射波长:660 nm 和 940 nm,依据 Lambert Beer 定律计算数值。

---

pH 测定 pH Measurements

Sara Miller, MD · Priti G. Dalal, MD, FRCA 孙秀梅 译 / 张晓庆 校

 基础知识

■ **概述**

pH 一般通过血气分析而取得,由以下几部分组成。

• pH 传感器:含有一个测量电极和一个参考电极。

• PCO_2 电极:一个插入碳酸氢盐溶液对 pH 敏感的玻璃电极,附在一个对 CO_2 通透的膜上。

• PO_2 电极:一个插入电解质溶液的白金电极,通过氧通透性膜与血液标本隔开。

■ **生理**

• pH 反映液体中的氢离子(H^+)浓度,其值为氢离子浓度常用对数的负值。例如,如果 $H^+ = 0.000 001$,pH 等于 $-\lg 0.000 001$,即 6.0。

• 现代血气分析直接测量:

- pH:敏感(测量)电极产生一个与 $[H^+]$ 相关的电信号或电位。参考电极产生一个电位,两者电位差转换为 pH 值。

- CO_2 分压:CO_2 溶于血,以其他形式存在:HCO_3^-、CO_2、H_2CO_3($CO_2 + H_2O \longleftrightarrow H_2CO_3 \longleftrightarrow H^+ + HCO_3^-$)。它与血红蛋白结合成为碳酸血红蛋白。这些以溶解或结合的形式与气体形式的 CO_2 达到平衡。它

们不参与分压的形成,也不包括在所测 $PaCO_2$ 内。

- 动脉血氧分压:O_2 很难溶于血液,溶解系数为 0.003。大多数情况下与血红蛋白结合而传输。溶解或结合形式的 O_2 与气体形式的 O_2 达到平衡。它们不参与分压的形成,也不包括在所测 PaO_2 内。

- 目前的血气仪也可同时测定血红蛋白、电解质、葡萄糖和乳酸。

- 测定之前将标本加热至 37 ℃。

• 血气分析仪可计算:

- 动脉氧和血红蛋白浓度。

- 剩余碱:表示需要将 pH 纠正至 7.4 所需的强酸量。

- 碳酸氢盐浓度:此数值来自所测得 pH 和 PCO_2。

• 影响 pH 准确性的因素:

- 气体溶解性:温度的改变可影响 O_2 和 CO_2 的动能,进而影响它们在血液中的溶解性(分压),如温度降低将相应降低 O_2 和 CO_2 的动能,增加它们的溶解,降低分压(气体形式减少)。此外,低温时 O_2 和 CO_2 与血红蛋白的结合增加,进一步降低它们在血液中的气体形式。

- 水分离系数(pKw):温度变化会影响水的自电离(从一个水分子的质子转移到另一个水分子的质子,形成水、氢离子和氢氧离

子),$H_2O + H_2O \longleftrightarrow H_3O^+ + OH^-$。水是氢离子的首要来源,降低温度,降低 $[H^+]$ 从而升高 pH(碱化)。

- 电中性:电中性能够维持是由于组胺的咪唑部分(α 残基)的补偿性 pK 调节与 pKw 平行。咪唑的缓冲功能适用于所有的温度。

- 标本保存时间:受环境温度低和细胞代谢的影响,血液标本在测定前保存超过 20 min 可使所测数值改变。血液标本比大气温度高,低温可增加氧溶解因而降低 PO_2。另外,细胞代谢可使 PCO_2 升高和 PO_2 降低和 pH 降低。

- 样本中的细胞数量:白细胞、血小板数量和血红蛋白浓度增加导致细胞代谢增高。为降低代谢的影响,标本可放置在冰上,也可用氟化钠或氰化物降低氧消耗。

• 体外循环时因低温的使用对 pH 管理提出难题。有两种管理方式,但存在争议与矛盾。血液标本测定前需要加温至 37 ℃。将测得的数值根据列线图或表转换为与患者实际温度相对应的气体分压和 pH 被称为 pH 的 α 状态管理和 pH 状态管理。

- pH 状态管理:将测得的数值根据列线图或表转换为与患者实际低温温度相对应的气体分压和 pH。因此所得数值反映在体内的气体分压和 pH(气体分压降低,pH 升高)。据此,CPB 时,需要向体外循环泵内添加 CO_2 以升高 $PaCO_2$ 和降低 pH。

- α 状态 pH 管理：不使用图表调整所测数值，这称为未调整的温度系统。体内气体分压比所测分压低，pH 比所测数值高，但 CPB 管理时根据总体血液含量，不向体外循环机追加 CO_2，不影响电中性。

• 经皮血气分析是持续无创地监测血气。此技术用电生化方式通过局部加温引导高灌流测定经皮氧分压（PtcO₂）和经皮二氧化碳分压（PtcCO₂），进而推算 PaO₂ 和 PaCO₂。低灌流和使用血管活性药物时影响此项技术的准确性。

▪ 解剖

• pH 测定一般从腕部远端外侧的桡动脉和股动脉取血，股动脉位于股静脉外侧和股神经内侧。

• 静脉 pH 测定可从任何静脉取血，多选肘前静脉。

• 当抽取组织几乎无摄氧量（冰冷肢体）的静脉血时可视为动脉化血液。

▪ 疾病/病理生理

CPB：

• pH 状态管理需要将 CO_2 加入氧合气流，这使 CO_2 总含量增加和脑血流量增加（引起脑血流自动调节功能丧失）。这种奢侈灌流可增加栓塞机会（包括气栓），引起脑损伤。缺血性脑梗死时，pH 状态管理可增加脑损伤部位血流灌注，但同时也在亚急性期增加颅内压。

• α 状态管理保护脑血流自动调节功能。无需添加 CO_2，保持总 CO_2 含量稳定。正常情况下，当血压升高时，脑血管收缩脑血流减少；当血压降低时，脑血管扩张脑血流增

加。α 状态管理时总 CO_2 含量稳定，脑血流对血压变化的自动调节未受影响。因此 α 状态管理对酶功能和脑血管自动调节功能影响小，得到广泛应用。

▪ 围手术期相关

• 在围手术期和病房，当酸碱失衡或氧合异常时动脉血气测定很有价值。

- 术前血气分析可评估患者的正常呼吸功能。异常时有助于分析危险程度，指导术前处理、术中呼吸机设置、有创监测和术后病房选择。

- 术中动脉血气分析可鉴别呼吸和代谢异常。缺氧和肺泡-动脉血氧分压差有助于区别通气/灌流不匹配、肺内分流或弥散障碍。拔管指征一般由临床表现和检查决定，但血气分析能够发现不能安全拔管的患者。

- ICU：能够仔细评估插管患者恢复正常呼吸功能的可能和自主呼吸时的 PO₂ 和 PCO₂。

• CPB 时 pH 状态或 α 状态管理：pH 状态管理时为高碳酸血症和低 pH（呼吸性酸中毒），α 状态管理时为低碳酸血症和高 pH（呼吸性碱中毒）。这两种管理方式对心脏和脑组织的影响不同，但对哪一种管理方式的临床效果更好尚无一致结论。

- 成人：一些研究表明，中低温时采用 α 状态 pH 管理的患者神经系统效果优于 pH 状态管理，因此其应用比后者广泛。

- 儿童：有研究发现 pH 状态管理降低耗氧量，使脑部降温均匀，脑代谢恢复更好，同时还发现患儿术后机械呼吸和 ICU 时间比 pH 状态短。因此，pH 状态管理更广泛地应

用于儿童心脏手术。有时可将两种管理方式结合使用，降温时使用 pH 状态管理，复温时使用 α 状态管理。

▪ 公式

$$pH = 6.1 + \log[HCO_3^-]/0.03 \times PaCO_2。$$

▪ 图/表

表 1　pH 状态与 α 状态

	温度 （纠正的）	总 CO_2 含量	pH	PCO₂
pH 状态	是	↑	—	—
α 状态	否	—	↑	↑

❓ 临床要点

• pH 测定在管理酸碱紊乱的同时也有助于呼吸循环系统功能评估和功能不良的诊断。

• 标本降温和细胞代谢异常可影响动脉血气标本的准确性。

• pH 状态管理：

- 进行温度纠正。

- 保持 PCO₂ 正常为目标。

- 需要添加 CO_2 至吸气流。

- 增加脑血流。

- 使脑血流自动调节功能丧失。

• α 状态管理：

- 不纠正温度。

- 不添加 CO_2。

- 维持电中性。

- 保持脑血流自动调节功能。

- 多用于成人 CPB。

QT 间期延长　QT Prolongation

Marc A. Logarta，MD，DABA，FANZCA　盖晓冬 译／梁超 校

基础知识

▪ 概述

• QT 间期（QT interval，QT）是指从心室除极开始到心室复极结束的这段时间。一般时长 0.3~0.44 s。

• QT 间期延长属于室性心律失常范畴，可发展成尖端扭转型室性心动过速。这种现象也叫长 QT 综合征（long QT syndrome，LQTS），可以是先天性的，也可以是获得

性的。

• 手术刺激以及一些围手术期用药可能对 LQTS 患者造成不利影响。

▪ 流行病学

患病率

美国：1/（1 100~5 000）。

发病情况

有些患者一开始是因为晕厥而在急诊就诊时发现的，但是更多患者是在没有任何先

兆症状的情况下就出现了循环崩溃和院外心搏骤停。

死亡率

美国：4 000/年。

▪ 危险因素

• 交感张力增加可诱发尖端扭转型室性心动过速。

• 电解质紊乱（低钾血症、低镁血症、低钙血症）。

• 药物（见表 1）。

- 神经性厌食(极度饥饿)。
- 蛛网膜下腔出血。
- 低体温。

表 1　影响 QT 间期的药物

强效

氟哌利多、美沙酮、胺碘酮、普鲁卡因胺、奎尼丁、索他洛尔、丙吡胺、奎喹、克拉霉素、红霉素、戊烷咪、氯丙嗪、氟哌啶醇、硫利达嗪、西沙必利、多潘立酮、有机磷酸酯类、伊布利特、普罗布考(丙丁酚)、司帕沙星、哌迷清、卤泛群、左旋乙酰美沙酮、美索达嗪

中效

多拉司琼、格拉司琼、昂丹司琼、缩宫素、水合氯醛、沙美特罗、奥曲肽、他克莫司、氟卡尼、尼卡地平、阿奇霉素、加替沙星、左氧氟沙星、莫西沙星、锂、喹硫平、利培酮、文拉法辛、齐拉西酮、金刚烷胺、他莫昔芬、伏立康唑、阿夫唑嗪、阿扎那韦、氯氮平、伐地那非

增加先天性 LQTS 患者危险的药物

阿米替林、环丙沙星、西酞普兰、氯米帕明、地昔帕明、苯海拉明、多塞平、氟康唑、氟西汀、加兰他敏、丙米嗪、伊曲康唑、酮康唑、美西律、去甲替林、帕罗西汀、普罗替林、利托那韦、舍曲林、索利那新、曲唑酮、甲氧苄啶-磺胺类、曲米帕明、多巴酚丁胺、多巴胺、麻黄碱、去甲肾上腺素、异丙肾上腺素、沙丁胺醇、可卡因、氯胺酮、苯丁胺、羟苄羟麻黄碱、琥珀胆碱、泮库溴铵

■ 病理生理

- 正常心室除极:窦房结(sinoatrial, SA)自主除极(钠通道开放,钠内流)后,信号通过位于心房的 3 条结间束传至房室结(atrioventricular, AV)。相邻的心肌细胞以多米诺骨牌的方式依次除极。电除极后心房机械收缩,将血液泵入心室。心房的传导纤维通过希氏束(在房室结下游)与心室的传导纤维相连接;在心室,电信号经左右束支传至浦肯野纤维。同样,相邻的心肌细胞也以多米诺骨牌的方式依次除极,随后心室收缩射血。

- 正常情况下,心室肌早期复极由短暂的钾离子快速外流引起。之后钾离子通过慢激活(iKs)和快激活(iKr)延续整流钾通道继续外流。这个过程伴随着反方向的钙离子和钠离子内流,从而延长了复极化的时间,为机械收缩和收缩期射血提供了时间。这些离子及其通道的复杂相互作用决定了心肌复极的时长和特点。

- 复极化不同步:心外膜心肌、中层心肌和心内膜心肌的复极化速度不相同。中层心肌细胞的 iKs 通道较少而 iNa 通道较多,因此复极的速度较另外两层心肌更慢。这导致了跨壁复极离散(transmural dispersion of repolarization, TDR)。

- 心电图:T 波波峰处代表心外膜复极,T波终点处代表中层心肌细胞复极(中层心肌复极速度最慢)。

　- TDR 在心电图上表现为自 T 波波峰到 T波结束的一段间期(Tp-e)。

- QT 间期是指心室除极和复极的这段时间,具有心率依赖性;心动过缓时 QT 间期较长,心动过速时 QT 间期较短。因此评估和解读 QT 间期时必须考虑心率的因素,进行心率校正。可用 Bazett 公式校正 QT 间期(QTc):QTc＝[QT/(RR)]。RR 指相邻R 波的间隔时间,单位为秒(s)。

- LQTS 由心肌细胞离子通道功能障碍引起。任何从量或质上使 iK 通道功能降低或者使 iNa 通道功能增强的因素都可延长 QT间期,增强 TDR 并延长复极化过程。复极化的不同步可使形成持续折返环路和发生早期后除极(early after-depolarizations, EADs)的可能性增加,从而诱发尖端扭转型室性心动过速。

　- QT 间期延长的定义为校正 QT 间期(QTc)>0.45~0.47 s(男性)或 0.47~0.48 s(女性)。

- 获得性 LQTS 多发生于沉默基因携带患者,当接触诱发药物或者交感刺激后可出现症状。

■ 麻醉目标/指导原则

- 术前评估患者有无 LQTS 病史和(或)其心电图诊断。必须对 QT 间期进行心率校正。大多数现代的心电图仪可提供QTc 值。

- 未经治疗的 LQTS 携带患者麻醉中发生恶性室性心律失常的风险非常大。术前应调整至最佳状态,并应该持续服用 β 受体阻滞剂。

- 应避免交感兴奋,因为这可能导致折返室性心律失常和尖端扭转型室性心动过速。

℞ 术前评估

■ 症状

- 60% 的患者没有症状,直到出现晕厥或者假性癫痫发作时才被发现(通常发生于儿童期或者成年早期)。

- 首发症状偶尔为麻醉过程中出现尖端扭转型室性心动过速。

病史

- 如果没有已知的 LQTS 病史,那么就要特别关注有无"危险信号":紧张或非紧张性的晕厥、直系亲属中有 30 岁前发生无法解释的心源性猝死的成员、家族中有 LQTS 患者。LQTS 一般出现在儿童期或者成年早期。如果怀疑择期手术患者有 LQTS,应请心内科医师会诊,进行心脏电生理检查。

- 有 LQTS 病史的患者应规律口服 β 受体阻滞剂,围手术期应继续服用。血电解质应控制在正常范围。

体格检查

- 通常没有特异性的体征。

- 如果口服 β 受体阻滞剂的效果理想,做Valsalva 动作时不会有 QT 间期的改变。

■ 用药史

　β 受体阻滞剂可以降低心脏事件的发生率,但是不能完全预防猝死的发生。

■ 诊断检查与说明

- 心电图:QTc 延长,T 波改变,三个导联出现 T 波切迹。

- 需监测血清电解质,并纠正至正常范围。

- 如果患者安装了起搏器或 ICD,应进行合理的围手术期管理。

■ 伴随的器官功能障碍

- 贾-兰综合征患者还可合并先天性耳聋。

- Andersen 综合征(LQT7)患者可合并周期性瘫痪。

■ 延迟手术情况

- β 受体阻滞剂用药不到位。

- 电解质紊乱会使复极化过程延迟(低钾血症、低镁血症和低钙血症)。

■ 分类

- 获得性 LQTS:目前认为获得性 LQTS 患者通常具有核苷酸多态性,在药物作用、电解质紊乱和某些疾病状态下会改变离子通道的复极化行为。

- 先天性 LQTS:目前已确认有 8 种不同的基因型(LQT1-8)。Romano-Ward 综合征是最常见的先天性 LQTS,它是常染色体显性遗传疾病。贾-兰综合征是常染色体隐性遗传疾病,与耳聋相关。

💉 治疗

■ 术前准备

术前用药

- 术前可以考虑应用镇静药物,术前消除焦虑和降低交感神经张力很重要。

• 避免突然的大声喧哗,这可能会诱发尖端扭转型室性心动过速。

■ 术中监护

麻醉选择

硬膜外麻醉、腰麻和全麻都可安全实施。没有证据表明某种麻醉方法更安全。

监测

• 尽量行有创动脉压监测。

• 尽量开放中心静脉,可方便经静脉放置起搏器。

麻醉诱导/气道管理

• LQTS 患者可使用咪达唑仑、芬太尼、吗啡和丙泊酚。硫喷妥钠虽可延长 QT 间期,但也可降低复极离散,已被安全用于先天性 LQTS 患者。氯胺酮应避免使用。

• 琥珀胆碱可延长 QT 间期。

• 喉镜、气管插管、吸引和吸入冷气体可致交感兴奋;短效阿片类药物和(或)艾司洛尔可减轻这些有害刺激。

• 气管插管前可行声带表面麻醉。

• 丙泊酚和瑞芬太尼全静脉麻醉能充分抑制气管插管、术中麻醉维持及苏醒过程中的交感兴奋,且具有时量相关半衰期短的优点。

维持

• 维持正常的二氧化碳水平、体温、血糖、容量和氧合,避免交感刺激。

• 吸入性麻醉药可延长 QT 间期,但异氟烷

和七氟烷已被安全用于先天性 LQTS 患者。

• 维持"深"或足够的麻醉深度,否则无害刺激也会导致交感兴奋。

• 应避免高气道压,因其可致 QT 间期延长。

• 泮库溴铵有解迷走作用,应避免使用。

• 避免使用麻黄碱等拟交感作用药物。

• LQTS 患者应避免使用氟哌利多;昂丹司琼也有延长 QT 间期的潜在危险。

拔管/苏醒

• 如果把握恰当,可在麻醉的外科手术期"深"拔管。

• 应避免使用新斯的明、依酚氯铵(腾喜龙)、阿托品和格隆溴铵,它们都会导致 QT 间期延长。

♥ 术后监护

■ 床旁护理

• 术后应行心电图监护,因围手术期易发生 QT 间期延长。

• 良好的镇痛有助于避免交感刺激。

■ 并发症

• 尖端扭转型室性心动过速:

- 有些发作较短暂且具有自限性。

- 围手术期任何时间点均可发生。

- 可表现为血流动力学不稳定,进而发生心室颤动。

• 治疗:

- 如果病情不稳定,应迅速建立高级生命支持,包括早期胸外按压、非同步除颤和给予硫酸镁(30 mg/kg)。

- 如果存在持续心律失常,15 min 后可重复使用镁剂,随后以 3～20 mg/min 静脉输注。

- 如果对镁剂耐药,可用起搏器加快心率来治疗尖端扭转型室性心动过速。

疾病编码

ICD9

• 426.82 长 QT 综合征。

• 794.31 非特定异常心电图(ECG,EKG)。

ICD10

• I45.81 长 QT 综合征。

❓ 临床要点

• LQTS 是年轻人猝死的重要原因,并且常常未被发现。

• 对于大多数 LQTS 患者,其首次发病可能在麻醉过程中。

• 避免低体温、疼痛、低氧血症、高气道压和低血容量等导致交感兴奋的刺激因素。

• 对于确诊 LQTS 的患者,应避免低钾血症、低钙血症或者低镁血症。应保证 β 受体阻滞剂用药到位。

Rh 因子 Rh Factor

Natesan Manimekalai, MD 王飞 译 / 梁超 校

基础知识

■ 概述

• Rh("恒河猴因子")是在红细胞(red blood cell, RBC)胞膜上的具有抗原特性的糖蛋白。

- 携带 Rh 抗原称为 Rh 阳性(血型后加"+"号,如 A+、B+、AB+、O+)。

- 不携带 Rh 抗原则为 Rh 阴性(血型后加"一"号,如 A−、B−、AB−、O−)。

• 1940 年, Karl Landsteiner 和 Alexander S. Wiener 医师发现兔子对恒河猴红细胞产生免疫应答后产生一种抗体,而且这种抗体可以与 85% 的人的红细胞发生凝集反应。

诱导此免疫反应的抗原被命名为 Rh 因子,以纪念恒河猴是这一血清的捐献者。

■ 生理

• Rh 血型系统是继 ABO 血型系统之后具有临床意义的第二大免疫源性血型系统。

• Rh 血型系统包括超过 45 种的抗原。其中,D、C、c、E、e 是最重要的抗原。

• ABO 血型系统的血浆可自己形成凝集素(抗体),而 Rh 血型系统的抗体需要通过输血或妊娠时胎儿抗原经胎盘转移后刺激形成。

• Rh 抗原取决于:

- 纯合子 Rh 阳性,抗原 DD(Rh+)。

- 杂合子 Rh 阳性,抗原 Dd(Rh+)。

- 纯合子 Rh 阴性,抗原 dd(Rh−)。

• D 抗原在人群中的分布比 E 抗原和 C 抗原广。然而,Rh 阴性血也可能存在 E 抗原或 C 抗原,并导致轻微的输血反应。

■ 解剖

编码 Rh 蛋白(Rh proteins, RHD)的基因位于 1 号染色体的短臂上。

■ 病因/病理生理

• Rh 不兼容。

- 人群中的发生率低。

- Rh 阴性者接受 Rh 阳性血 6 周到 4 个月

后才产生抗体。

- 由于 Rh 抗体发生较慢,第一次接触 Rh 阳性不会立即产生输血反应。然而,同一个人再次接受 Rh$^+$ 血时,会对输入的红细胞产生增强的输血反应(但与 ABO 系统相比,溶血发生速度较慢)。

• 新生儿溶血症(hemolytic disease of the newborn, HDN)。

- 这是一种由 Rh 阳性胎儿红细胞溶血造成的可能致命的严重病症。当 Rh$^-$ 母体妊娠 Rh$^+$ 胎儿时,胎儿 Rh$^+$ 红细胞在分娩时进入母体循环,并且引起母体产生免疫应答。再次妊娠时,母体的 Rh$^+$ 抗体可通过胎盘进入胎儿。如果第二胎也是 Rh$^+$,则 Rh$^+$ 抗体可导致胎儿红细胞发生溶血。

- 严重程度:可分为轻度(轻度贫血)、中度和重度(显著贫血和高胆红素血症)。在极严重的病例,可导致胎儿红血细胞增多症,特征性临床表现包括腹水、水肿、胸腔积液、心包积液、高排量心力衰竭和骨髓外造血。

- 胎儿胆红素血症:胎儿胆红素通过胎盘经母体肝脏代谢。出生后,由于胎儿肝脏未完全发育,无法代谢过量的胆红素,故婴儿可出现黄疸。过量的胆红素透过血脑屏障到达中枢神经系统,可引起胆红素脑病(核黄疸),表现为反射减弱、姿势僵硬、活动减少、进食减少、囟门膨隆和抽搐。晚期可导致听觉丧失和精神呆滞。

■ 围手术期相关

• 红细胞:输血前应检验和确认 ABO 和 Rh 血型的兼容性。紧急情况下,患者可接受 O 型 Rh$^-$ 血。男性和绝经后妇女可接受 O 型 Rh$^+$ 血。

• 冰冻血浆(fresh-frozen plasma, FFP):最好确认 ABO 血型的兼容性,但在紧急情况下不需要。因为 FFP 中仅含少量红细胞,对 Rh 抗原不敏感。因此,输血浆时可以不管受血者的 Rh 血型。通常不需要采取预防措施,但对于准备怀孕的女性,有证据支持采取预防措施。

• 血小板:血小板表达 ABO 抗原,但不表达 Rh 抗原。通常不需要鉴定 ABO 和 Rh 血型。但如果不兼容,可导致血小板输注后体内的数量减少(主要由于 ABO 血型不兼容)。因为血小板中只仅含少量红细胞,对 Rh 抗原不敏感。因此,输血小板时可以不管受血者的 Rh 血型。通常不需要采取预防措施,但对于准备怀孕的女性,有证据支持采取预防措施。

• 冷沉淀:大量输注时,最好输 ABO 血型兼容的冷沉淀,但对 Rh 血型无要求。

• 普通人群输血后若发生 Rh 血型不兼容,下次再输血时可能较难找到血型兼容的供血者。

• 妊娠期间发生 Rh 免疫反应的危险因素:
- 自然流产。
- 前置胎盘。
- 胎盘早剥。
- 异位妊娠。
- 腹部、盆腔创伤。
- 宫内胎儿死亡。
- 羊膜腔穿刺。
- 脐带穿刺。
- 绒毛膜绒毛活检。
- 常规妊娠。

• 每位孕妇都应抽血行 Rh 血型鉴定。如果母亲是 Rh 阴性血,则父亲也需要行 Rh 血型鉴定。

• 可通过羊膜腔穿刺或绒毛膜绒毛取样(chorionic villus sampling, CVS)行胎儿 Rh 血型鉴定。

• Rh$^-$ 母亲第二次怀 Rh$^+$ 胎儿时,需检测母体的抗体滴度。此外,需超声监测胎儿的健康状况,及时发现有无贫血和积水的征象,如脐静脉直径、胎盘厚度的变化和有无心包积液。

• 彩色多普勒:超声测量大脑中动脉(middle cerebral artery, MCA)收缩期血流峰速是发现胎儿贫血的可靠方法。妊娠 18 周后开始测量,每 1～2 周重复检查一次,直至妊娠 35 周。

• 抗 D-IgG 抗体预防性治疗,可以封闭或破坏进入母体的 Rh$^+$ 胎儿细胞,以预防母体致敏。可用于下述情况:
- 可能要妊娠的妇女输 Rh 不兼容血。
- Rh$^-$ 母体怀 Rh$^+$ 胎儿(不考虑抗体滴度)。一般在妊娠 28 周时单次给予 300 μg IM(1 500 U)或者分别于妊娠 28 周和妊娠 34 周时给予 100～125 μg(500～625 U)。此外,由于 IgG 的半衰期为 17～21 天,分娩 72 h 内需再次注射 300 μg。预防性治疗对胎儿无副作用,同时可使 Rh$^-$ 孕妇发生异体免疫的概率降至 0.2%,并可降低下次妊娠时发生免疫反应的概率。
• 作为 Rh$^-$ 母体怀 Rh$^+$ 胎儿时的"助推器"。
- 先兆流产。
- 葡萄胎。
- 异位妊娠。
- 死胎。

- 腹部钝挫伤。
- 前置胎盘。
- 胎盘早剥。
- 羊膜腔穿刺。
- 胎儿外倒转术。

• 可行胎儿腹膜腔内输血,以纠正胎儿贫血和预防水肿。输 10 ml 血使血细胞比容达 40%(输新鲜、浓缩的 O 型 Rh$^-$ 血,输的血需与母体血清交叉配型,并经 γ 射线照射处理,以防移植物与宿主反应)。如果是冻存血,可通过洗涤去除添加物。如果无法获得同种异体的抗原兼容血,可以输母体红细胞(不需 ABO 血型匹配)。可在超声引导下将 Tuohy 穿刺至胎儿腹膜腔,置入硬膜外导管。适应证包括:
- 孕妇既往有围生期流产史。
- 既往曾行新生儿换血疗法。
- 抗体滴度高。
- 大脑中动脉监测发现贫血。
- 超声发现胎儿积水。

• 胎儿宫腔内静脉输血(intravenous transfusion, IVT)可以治疗胎儿水肿,需反复多次输血。母亲需麻醉(镇静和椎管内阻滞)。超声引导下穿刺胎儿脐静脉,给予神经肌肉阻滞药(维库溴铵 0.1 mg/kg)。然后注入新鲜、浓缩的 O 型 Rh$^-$ 血,需与母体血清交叉配型,并经 γ 射线照射处理,以防宿主和移植物反应。如果无法获取同种异体的抗原兼容血,可输注母体红细胞(不用匹配 ABO 血型)。输血量的计算方法如下:胎儿体重(g)×0.14。输血后要求母体住院 24 h,以监测胎儿情况。此操作可每 10 天重复一次,共 3 周,具体取决于胎儿的贫血程度。IVT 的并发症包括一过性胎儿心动过缓、髓内血肿、脐静脉压迫和胎儿死亡。

• 溶血新生儿的管理。
- 轻度溶血性疾病(轻度贫血,Hg＞14 g/dl 和胆红素＜4 mg/dl):早期光照治疗。
- 中度溶血性疾病:新生儿虽有一定程度贫血,但出生时无黄疸。他或她在出生后 24 h 内可迅速出现高胆红素血症,可导致胆红素脑病和神经系统损害。新生儿需用 O 型 Rh$^-$ 血行换血疗法,并行高强度光疗。
- 重度溶血性疾病:一般为死胎或者出生后发生胎儿积水。
- 胎儿静脉注射免疫球蛋白 0.5～1 g/kg,单次或重复注射,可有效减少新生儿行换血疗法。

• 新治疗方法:序贯血浆置换后每周给母体静脉注射免疫球蛋白。

疾病编码

ICD9

• 773.0 Rh 同种免疫反应导致的胎儿或新生儿溶血性疾病。

• 999.10 Rh 不兼容性反应,非特指。

ICD10

• P55.0 新生儿 Rh 同种免疫反应。

• T80.40XA 由于输血或血制品导致 Rh 不兼容反应,非特指,初次。

临床要点

• 约 1% 的孕妇可发生 Rh 同种异体免疫反应。

• 自换血疗法和宫腔内输血法问世以来,围生期死亡率从 50% 降到了 2%~3% 及以下。

• 采用宫内治疗新生儿溶血性疾病后,约 10% 的胎儿可发生神经系统损害和听力损害。原因是长期暴露于高胆红素血症以及胆红素对第Ⅷ神经的损伤作用。

• 有趣的是,ABO 血型不兼容的胎儿很少发生新生儿溶血症,这可能是因为 ABO 抗原不兼容的红细胞可很快被天然存在的抗 A/B 抗体清除。

TURP 综合征 TURP Syndrome

Daniel Cormican, MD Jay A. Roskoph, MD, MBA 张细学 译 / 顾卫东 校

基础知识

■ 概述

• 经尿道前列腺切除(transurethral resection of the prostate,TURP)是常见的泌尿科手术,用以缓解良性前列腺增生(benign prostatichypertrophy,BPH)所致的尿道梗阻症状。此内镜手术需用灌洗液帮助改善手术视野;灌洗液可以扩张尿道,清理组织碎片和血液。然而,暴露的前列腺血管会将灌洗液吸收至全身血液系统。

• TURP 综合征是由容量过负荷、低钠血症(血清钠<125 mmol/L)、渗透压和电解质异常所致的医源性临床综合征。TURP 综合征可造成:

- 中枢神经系统、心血管系统、代谢和肾脏功能损害。

- 如果未发现和治疗不当,有致死可能。

• 可在全身麻醉或椎管内麻醉下行 TURP 术,术中如果出现相关症状和体征需高度怀疑 TURP 综合征。两种麻醉方式下的心脏发病率和死亡率相同。

■ 流行病学

发病率

• 占所有 TURP 术的 0.78%~1.4%。

• 采用 BPH 其他治疗方法可减少 TURP 术的手术数量,从而降低 TURP 综合征的发病率。

发病情况

• 取决于 TURP 综合征的严重程度。

• 一般而言,患者的合并疾病越重,TURP 综合征的发病风险越高。

死亡率

严重 TURP 综合征(出现 TURP 综合征的症状且血钠<120 mmol/L)的死亡率高达 25%。

■ 病因/危险因素

• 使用带电凝止血功能的电切镜切除前列腺尿道部和前列腺结节。灌洗液可为手术医师提供清晰的视野,灌洗液的全身吸收导致 TURP 综合征。

• 多种因素与 TURP 综合征发病风险升高有关。

- 体位:头低足高位时,由于重力作用,灌洗液的吸收增加,可致 TURP 发生率增加。

- 前列腺大小:腺体>45 g;腺体越大暴露于灌洗液的血管越多。

- 手术时间:>90 min;手术时间越长,暴露于灌洗液的时间越久。

- 止血/手术视野:手术视野不佳则使用的灌洗液越多,手术时间越长,开放的血管暴露于灌洗液的时间也越长。

- 冲洗袋高度(有争议):有报道,冲洗袋高于患者>60 cm 可增加灌洗压力,从而使 TURP 综合征的发生风险增加。

■ 生理/病理生理

• 前列腺由四个区组成,外面是包膜。前列腺内及其紧邻区内血供丰富。

- TURP 术中,打开前列腺包膜后灌洗液即开始进入循环;随着时间的推移,还可通过腹膜后间隙和(或)精囊周围间隙吸收灌洗液。理想的灌洗液应该透明、非溶解性、等张、绝缘且价格便宜。

○ 甘氨酸灌洗液:甘氨酸本身可致高甘氨酸血症,后者可引起脑病、癫痫和视力障碍。甘氨酸可增加 NMDA 受体活性,导致中枢神经系统兴奋增加。血管内的甘氨酸经肝肾代谢后形成乙醛酸和氨,两者均有潜在毒性。

○ Cytal 液:增加果糖水平,肝功能障碍患者很难代谢。

○ 生理盐水、山梨醇、甘露醇也已用于 TURP 术。

• 血容量增加:大量灌洗液进入血液循环;灌洗液量越大,手术时间越长,吸收的灌洗液越多。肾脏疾病、左心功能不全的患者对血容量增加的耐受性较差。

• 低钠血症:灌洗液快速吸收会导致急性低钠血症,机体对血清钠的变化耐受性差(特别是中枢神经系统)。低钠血症可致神经元细胞内水肿,影响正常神经功能。血清钠的下降幅度很重要,血清钠<120 mmol/L(译者注:原文"120 mEq/dl"有误)且有症状者称为严重 TURP 综合征。

• 低渗透压:常与低钠血症相关;急性渗透压降低导致神经元跨膜电位改变,引发脑水肿和神经传递功能改变,从而导致中枢神经系统异常。

■ 预防措施

• 避免较为陡直的头低足高体位。

• 提高手术效率,以缩短手术时间和减少灌洗液用量。

• 保持灌洗袋相对患者的高度低 60 cm。

• 如果怀疑出现 TURP 综合征,应与手术医师沟通。测定血清钠水平,这有助于早期诊断低钠血症。

• 有些手术医师会要求预防性使用呋塞米,使用前应仔细考虑容量状态和血清钠水平;应注意呋塞米的副作用(低血压、电解质

紊乱)。

· 前列腺过大或有严重合并症者可考虑采用前列腺增生的其他治疗方案。

· 清醒患者更容易早期发现 TURP 综合征，因此相比全身麻醉，蛛网膜下腔麻醉和硬膜外麻醉可能是更好的选择。

· 减少输液维持量和负荷量。椎管内麻醉前小剂量输注去氧肾上腺素，以代替液体冲击疗法预防低血压。

· 新型 TURP 术式(如绿激光 TURP 术)使用生理盐水灌洗液，可降低 TURP 综合征的发生率。

诊断

· TURP 综合征根据症状和体征进行临床诊断，诊断标准相对比较模糊。麻醉科医师和泌尿科医师术中应保持高度警惕。症状、体征和实验室检查包括：

- 神经系统：躁动或昏睡、神志不清，可发展为抽搐、麻痹或昏迷。可能会有恶心、呕吐或视觉障碍。

- 心血管系统：早期可以观察到高血压、心动过缓或心律失常；随后可出现呼吸窘迫、低血压和症状明显的休克。

- 代谢/泌尿系统：实验室检查可发现低钠血症、低渗透压、高甘氨酸血症、高氨血症和急性肾衰竭。

· 严重 TURP 综合征定义为：患者有症状且血清钠<120 mmol/L。

■ 鉴别诊断

· 脑血管意外。

· 急性肾衰竭。

· 术后谵妄。

· 急性冠状动脉综合征或心源性休克。

治疗

· 症状轻微者：首发症状常为恶心和面部/颈部感觉异常；首发症状可以是心动过缓和低血压。开始以对症治疗为主(如用止吐药治疗恶心)。严密监护并查看实验室检查结果。

· 症状严重者：

- 出现高血压和(或)心动过缓时可能需行有创监测(动脉或中心静脉置管)，并给予阿托品或强心药。如果考虑是血容量增高所致，则有必要减少血容量。

　○ 呋塞米：以小剂量开始(20 mg 静脉注射)，有助于降低自由水量；建议仅在血容量过高时使用，因其可加重低钠血症。需要追加时，可滴定给药剂量。

　○ 血液透析也可用于降低血容量，特别适用于无尿和无法清除毒素(如甘氨酸和氨)的终末期肾病患者。

- 严重低钠血症需给予高渗盐水治疗，治疗目标是数小时内缓慢升高血清钠水平。推荐的血钠浓度上升速度大约为 0.5 mmol/h。纠正过快可致脑桥脱髓鞘病变(central pontine myelinolysis，CPM)，这是由于快速纠正低钠血症引起神经元细胞体积迅速下降所致；常在血钠纠正后 2～6 天出现症状，包括吞咽困难、发音困难、肌无力/瘫痪和反应迟钝；这种改变可能是不可逆的。

- 抽搐时可使用巴比妥类、苯二氮䓬类或丙泊酚。

　○ 巴比妥类和丙泊酚可能会影响通气和妨碍气道保护。

　○ TURP 综合征时可有血清镁水平的改变，输注 Mg²⁺(NMDA 拮抗剂)可终止抽搐，尤其在高甘氨酸血症时。10 min 内输注

2 g Mg²⁺，同时观察有无毒性反应(肌无力、神志改变和肺水肿)。

- 心血管虚脱时行高级心脏生命支持(advanced cardiac life support，ACLS)和机械通气。

· 考虑请相关专业医师会诊(例如，请肾内科医师评估水电解质状态；请神经内科医师评估神经系统状态)。

随访

根据患者的状态和监测的需要决定是否入 ICU 治疗。

疾病编码

ICD9

· 276.1　低渗透压和(或)低钠血症。

· 997.5　泌尿系统并发症，非分类。

ICD10

· E87.1　低渗透压和(或)低钠血症。

· N99.89　其他术后并发症和泌尿生殖系统疾病。

临床要点

· 需对 TURP 综合征保持高度警惕，以便早期治疗。一开始即应启动高级别监护和支持治疗措施，如果不治疗，可能致死。

· TURP 的症状和体征可能较隐蔽，表面上看与 TURP 的关系不大。其病理生理基础包括：

- 急性容量过负荷。

- 稀释性低钠血症。

- 渗透压、电解质异常。

V/Q 失调　V/Q Mismatching

Joseph Resti, MD　Shashank Saxena, MD　张细学 译 / 顾卫东 校

基础知识

■ 概述

· 气体弥散通过肺泡-毛细血管膜是个被动的过程，取决于肺泡腔和肺毛细血管之间的气体分压差(Fick 定律)。

· 正常弥散时，肺通气和血流灌注匹配是气体充分交换的基础。

· 全肺和肺泡水平通气和血流比例(V/Q)失调可导致气体交换异常，临床上会出现明显的低氧血症和高碳酸血症。

■ 生理学原理

· 通气和血流均以容积时间比为单位(如 L/min)。正常静息状态下，两者基本相等(4～6 L/min)。

· 在全肺水平：

- 肺泡通气量(alveolar ventilation，V_A)等于分钟通气量(minute volume，V_E)减去无效腔通气量(dead space ventilation，V_D)，即 $V_A = V_E - V_D$。

- 灌注量等于右心室输出量，由于左右心室串联，因此两者的输出量相同。

· 肺泡-毛细血管单位：V/Q 匹配(和不匹

配)应具体到单个肺泡-毛细血管单位水平。例如单肺通气时,如果只有左肺通气但左肺动脉被夹闭,因而仅右肺有灌注,此时全肺的 V/Q 比相当(按照 L/min 计算),但在肺泡-毛细血管单位水平,V/Q 比则为 0。

• V/Q 匹配时(如 V/Q 接近 1.0),血液流经肺泡毛细血管单位时,肺泡和毛细血管内的气体达到平衡(O_2 和 CO_2 的分压分别为 100 mmHg 和 40 mmHg)。

– 氧气:静脉内的氧分压为 40 mmHg,因此氧气的压力差约为 60 mmHg(肺泡内为 100 mmHg,减去静脉内的氧分压),这一压力差驱使 O_2 从肺泡腔弥散至毛细血管内。

– 二氧化碳:静脉内二氧化碳的分压为 45 mmHg,因此二氧化碳的压力差约为 5 mmHg(静脉内分压减肺泡内分压,后者约为 40 mmHg),这一压力差驱使 CO_2 从血液弥散至肺泡腔。

• 正常情况下,不同区域的通气和灌注存在差异。

– 通气:肺依赖区的通气比非依赖区更好。肺依赖区的胸膜内负压更小,功能残气量下(functional residual capacity, FRC)肺泡跨壁压差更小,顺应性更好,因而吸气时通气量增加。

– 灌注:肺依赖区的灌注比非依赖区更好。由于重力对血管内压力的影响,导致肺血管扩张,造成依赖区的血管阻力降低,血流增加。

– 与通气相比,血流灌注的局部差异更大。肺依赖区的血流灌注大于通气,导致 V/Q<1.0。而非依赖区的通气大于血流灌注,因而 V/Q>1.0。

• 在 V/Q<1.0 的肺泡-毛细血管单位,O_2 张力较低,CO_2 张力较高;而在 V/Q>1.0 的区域则相反。

• 生理性分流。正常情况下,有一小部分血液(占心输出量的 2%~5%)绕过肺循环,这些未氧合的血液形成了健康人的肺泡-动脉氧分压差。

▪ **解剖**

• 肺泡-毛细血管膜:极薄,O_2 和 CO_2 可快速弥散。CO_2 的弥散速度比 O_2 快 20 倍;正常静息状态下,两者在 0.25 s 内完成弥散过程,而血液流经毛细血管的时间为 0.75~1.2 s。

• 肺泡:不同区域的肺泡存在差异。非依赖区的肺泡较大,顺应性较差,因而通气量较小;而依赖区的肺泡较小,顺应性较好,因而通气量较大。

• 肺毛细血管:与体循环血管相比,肺部毛细血管顺应性更好(由于血管壁薄),平滑肌较少,因而具有独特的舒张和收缩特性。这对于理解局部灌注很重要。

▪ **病因/病理生理**

• 低氧血症的最常见原因是局部 V/Q 失调。其他原因还包括弥散功能受限、通气不足、吸入氧浓度低和分流增加。

– 当 V/Q 接近 0(如绝对分流),P_AO_2 和 P_ACO_2 就与肺毛细血管内的分压相同。

– 当 V/Q 接近无穷大(如肺栓塞肺段内的无效腔),P_AO_2 和 P_ACO_2 就与吸入气体的分压相同。

– 在实际情况中,各个肺区的通气血流分布并非都一致,V/Q 可在 0(分流)至 ∞(无效腔)之间变动。

– 相对分流(0<V/Q<1.0)时吸氧治疗有效;其病因包括 COPD、轻度肺水肿和轻度肺不张。

– 绝对分流(V/Q=0)或分流率>25% 时,吸氧治疗无效;病因包括肺叶不张、肺炎实变、严重的急性肺损伤和进展期肺水肿。

• V/Q 升高(无效腔)的病因较多,与肺内血流分布不均匀以及肺血流下降相关,如血流堵塞(肺栓塞或血栓)、血管床破坏(肺气肿)、严重肺高压和气胸。这些疾病在提高吸入氧浓度时,低氧血症可改善。

• 对于各种病理改变,肺存在改善 V/Q 失调的校正机制。

– 分流:问题在于无通气的肺泡存在灌注。对此,肺可发生低氧性肺血管收缩(hypoxic pulmonary vasoconstriction, HPV),减少缺氧肺泡的血流,使 V/Q 恢复至接近 1。

– V/Q 增加(无效腔):问题在于正常通气的肺泡缺乏灌注。在血流减少的区域,肺可发生支气管收缩,以减少无效腔,使 V/Q 恢复至接近正常。

– 上述两种机制的目的是建立一个"沉默单位",使得此区域内的通气和灌注最小但彼此接近。

• 由于肺泡和肺血管的解剖结构彼此交错,因此许多疾病可同时影响通气和灌注。

– 常见的例子是肺气肿。COPD 患者随着病情的进展,双肺实质遭到破坏,导致气道塌陷和阻塞。气道阻塞导致低通气,肺血管破坏导致灌注减少。

– 急性呼吸窘迫综合征(acute respiratory distress syndrome, ARDS)造成低氧血症的原因较复杂。损伤初期,肺部炎症导致通气下降和代偿性的低氧性肺血管收缩。然而,在此过程中,血管收缩过剧,导致 V/Q 失调和无效腔的形成,造成病情恶化和低氧血症加重。

▪ **围手术期相关**

• 全身麻醉期间,肺通气和灌注均可发生改变。

– 仰卧位的麻醉患者,FRC 降低约 20%。此外,肥胖也可降低 FRC。随着 FRC 的显著降低,闭合容量接近 FRC,小气道关闭,从而形成低 V/Q 的肺区(分流),并进一步发展为肺不张。大多数肺不张发生在肺依赖区。运用肺活量手法,使膨肺压达 40 mmHg,维持 5~10 s,对肺不张有改善作用。

– 10 mmHg 的 PEEP 也有助于复张萎陷的肺泡,但更高的压力可加剧分流。

• 灌注也可受到影响,因为肺依赖区的灌注比非依赖区更充分。麻醉期间,如果增加机械通气时 PEEP 的水平,将会进一步影响到 V/Q。这种影响是双向的:首先,可致右心前负荷降低,造成心输出量减少;其次,可使血流再分布至肺依赖区,导致非依赖区肺呈"无效腔样"效应。

• 吸入麻醉药存在剂量依赖性抑制低氧性肺血管收缩的作用。尽管其临床意义仍不明确,但有证据表明,这可导致全身麻醉期间不张的肺依赖区发生异常灌注,从而形成分流。

• 吸入麻醉诱导时,V/Q 失调可影响诱导的速度。

– 这在存在肺内分流时尤为重要。肺内存在无通气、有灌注的肺单位。正常血液与分流的毛细血管血液混合使 F_A/F_I 上升迟缓,因而诱导速度减慢。这种效应在吸入异氟烷和氟烷等可溶性差的麻醉药时更明显。

– 虽然无效腔对吸入麻醉药药代动力学的影响不如分流,但心输出量降低(如大面积肺栓塞)——无效腔的可能原因,可使吸入麻醉诱导速度加快。

• 患者的体位也可影响 V/Q。俯卧位可改善 V/Q(采用俯卧位治疗 ARDS 的理论基础),头低足高位和侧卧位可加剧 V/Q 失调。

🔑 **临床要点**

• 低氧血症最常见的原因是局部 V/Q 失调。

– 这种情况下,多数可通过提高吸入氧浓度改善低氧血症。

－如果提高吸入氧浓度不能改善低氧血症，麻醉科医师需警惕患者可能存在病理性分流。

• 仰卧位麻醉诱导后，平均有 6% 的肺实质会发生肺不张（生理性分流）。这种肺不张多均匀地分布于双肺的依赖区。

• 肺活量手法有助于减少围手术期肺不张。

Whipple 术　Whipple Procedure

Vijaya Gottumukkala, MB, BS, MD, FRCA　方铮 译 / 顾卫东 校

 基础知识

▪ 概述

• Whipple 术最早由意大利外科医师 Alessandro Codivilla 于 1898 年首次描述。这一术式以美国外科医师 Allen Oldfathe Whipple（1881—1963 年）的名字命名，他完善了该手术，并设计了多种改良术式。

• 无论是经典 Whipple 术还是改良的 Whipple 术，均可用于切除：
－胰腺癌。
－内分泌肿瘤。
－十二指肠、肝胰管壶腹部或胆总管的肿瘤。
－药物治疗无效的慢性胰腺炎。
－胰腺外伤。

• 胰腺癌多发生于外分泌腺导管系统的上皮细胞。组织学上，大多数胰腺癌属于腺癌，具有不同程度合成黏蛋白的功能；60%～70% 的胰腺癌发生于胰腺头部。

• 尽管化疗有了一定的进展，但手术切除仍是治愈胰腺癌的可能方法。然而，胰腺癌的发现通常较晚，发现时很可能已有局部转移，因此不管采用什么治疗方式，其长期预后往往较差。放化疗通常作为手术切除的辅助治疗手段。

• Whipple 手术包括完整切除：
－胃窦（远端胃部分）。
－胆囊。
－胰头。
－十二指肠。
－近端空肠。
－局部淋巴结。

• 重建的吻合包括：
－胰腺和空肠（胰空肠吻合）。
－肝管和空肠（肝管空肠吻合）。
－胃和空肠（胃空肠吻合）。

• 通常需放置胃造瘘和空肠造瘘管，以促进胃排空和方便肠内营养。

体位
• 仰卧位。
• 如果需要颈内静脉做门静脉重建，头部需转向右侧，并准备好左侧腹股沟。

切口
腹中线或双侧肋缘下切口（Chevron 切口）。

手术时间
5～10 h（取决于是否需要血管重建）。

术中预计失血量
500～1 500 ml。

住院时间
7～10 天。

特殊手术器械
• 腹腔镜设备（如需在术前评估腹膜、肝脏转移，可行诊断性腹腔镜检查）。
• 胆道支架。
• 血管器械。

▪ 流行病学

发病率
2010 年，美国＞43 000 人被诊断为胰腺癌，36 800 人死于胰腺癌。

流行病学
• 吸烟、高龄、男性以及有近亲家族史的患者患胰腺癌的风险增加。
• 到 2007 年 1 月 1 日，美国有 32 993 名胰腺癌病史的存活患者。
• 根据 2005—2007 年的发病率，现在出生的男性和女性中有 1.14% 生前会被诊断为胰腺癌。

发病情况
见并发症部分。

死亡率
• 在大型医疗中心，30 天的院内死亡率＜2%。
• 胰腺癌导致的死亡占癌症相关性死亡的 5%，是美国人群的第五大死亡原因。

▪ 麻醉目标/指导原则

• 伴有重要合并症（高龄、吸烟、肥胖、高血压、动脉粥样硬化、冠状动脉疾病、营养不良）的患者人群：改善术前合并症，以促进术后恢复。
• 有效的镇痛（首选硬膜外阻滞）。
• 术毕拔除气管导管。
• 维持正常的血容量。
• 术后在加护病房监护 48 h。

• 急性胰腺炎患者可能有败血症、严重低血容量、呼吸系统并发症（ARDS、胸腔积液）和低钙血症。

术前评估

▪ 症状

• 取决于手术治疗的基础疾病。
• 胰腺癌的症状通常不典型，可包括恶心、厌食、黄疸、体重减轻以及腹部疼痛。其他少见的症状包括腹泻、脂肪泻、糖耐量异常以及抑郁。
• 如果病理为神经内分泌肿瘤或类癌，可能会有面部潮红、晕厥发作、腹泻和喘鸣。

病史
• 取决于手术治疗的基础疾病。
• 胰腺癌常由于不明确的症状、腹痛和黄疸而进行检查时被发现。
• 仔细评估合并症、营养和功能状况。

体格检查
• 不具有特异性。
• 十二指肠类癌时有面部潮红、支气管痉挛、黄疸。

▪ 用药史

镇痛药物。

▪ 诊断检查与说明

• 肝功能检查（liver function test，LFT）、肌酐、前白蛋白。
• 全血细胞计数、PT/PTT。
• 如使用利尿剂、血管紧张素转换酶抑制剂或存在肾功能不全，应监测电解质。
• 螺旋 CT 扫描（肿瘤大小、累及的血管、腹膜和肝脏转移）。
• 上消化道内镜检查，或者同时行 ERCP。
• 存在合并症时，进行其他检查（血栓弹力图、ECG、X 线胸片、超声心动图、运动负荷试验、肺功能检查）。

▪ 伴随的器官功能障碍

• 糖尿病。

- 高血压。
- 冠心病。
- 肥胖、营养不良。
- 右心瓣膜病变伴类癌综合征。

 治疗

■ **术前准备**

术前用药

- 根据需要给予抗焦虑药物和镇痛药物。
- 必要时给予减少胃液及中和胃酸的药物。
- 长时间禁食或肠道准备患者补充晶体液。
- 需要时继续给予抗高血压药物、抗心律失常药物和其他所需药物。
- 如果病理证实为类癌，继续使用生长抑素类似物。

知情同意的特殊情况

- 输血的知情同意。
- 硬膜外置管以行术后镇痛。
- 术后可能保留气管插管以及需送 ICU。

抗生素/常见病原体

- 皮肤微生物；头孢唑林。
- 急性胰腺炎患者继续当前的处理。

■ **术中监护**

麻醉选择

- 气管插管全身麻醉。
- 硬膜外置管（T_6～T_{10}，取决于切口）用于术后镇痛：需排除禁忌证，检查术前用药情况（中草药、氯吡格雷、低分子肝素或其他影响凝血的药物），考虑术前 PT/PTT/INR 或其他凝血功能检查（血栓弹力图、血小板功能分析）。预防术后下肢静脉血栓、血管重建时的术中肝素化等预防血栓治疗不是硬膜外置管的禁忌证。

监测

- 标准 ASA 监护。
- 动脉置管[每搏血压监测、收缩压变异率（systolic pressure variation，SPV）评估血容量状况，方便抽血行实验室检查]，高危患者或类癌患者诱导前行动脉测压。
- 无创心排血量监测：基于脉搏波形分析[每搏输出量变异率（stroke volume variation，SVV）]或降主动脉血流多普勒测定[校正血流时间（flow corrected time，FTc）]，可有助于评估血流动力学和血容量（需意识到每种技术具有各种的局限性）。
- 2 根粗的静脉通路（14/16G），以备容量复苏。不需常规行中心静脉穿刺，除非外周静脉较差。
- Foley 导尿管。

麻醉诱导/气道管理

- 标准诱导技术；可调整给药策略以维持血流动力学平稳，预防误吸。
- 带套囊的气管导管有助于保护气道，并可在手术牵拉压迫肺时（降低呼吸道顺应性）实施正压通气。

维持

- 避免使用氧化亚氮。空氧混合（FiO_2 为 0.5）有利于早期发现氧合问题。
- 可能需要放置鼻胃管。
- 容量：Whipple 术创伤大，肠道和内脏切除复杂；术中可有大量的不显性失水。应仔细监测血容量。
- 术中可持续硬膜外给予局麻药/阿片类药物混合液。
- 胰腺操作时可能发生高血糖，应定期监测血糖。

拔管/苏醒

- 标准拔管条件。
- 拔管后检查感觉-运动功能，评估硬膜外穿刺部位，以判断硬膜外镇痛的效果和有无并发症。

 术后监护

■ **床旁护理**

- 加护病房或 ICU 监护 48 h。

- 可能需行有创血流动力学参数监测，以指导液体/血制品输注。
- 密切监测血糖，需要时进行治疗。

■ **镇痛**

- 推荐硬膜外镇痛。
- 如果禁忌硬膜外穿刺，可采用静脉 PCA 行多模式镇痛。
- 根据 ASRA 指南维护和拔除硬膜外导管。

■ **并发症**

- 疼痛控制不满意。
- 术后早期糖耐量异常。
- 心脏不良事件（低血压、高血压、心律失常、心肌缺血、心肌梗死和慢性心力衰竭）。
- 术后发热和白细胞增多不常见。
- 术后肠梗阻。
- 胃排空延迟（20%）、吻合口漏（15%）：常见于胰空肠吻合、伤口感染（10%）。
- 老年患者术后谵妄。
- 硬膜外感染或血肿（非常罕见）。

■ **预后**

即使切缘阴性，也有很高的局部复发率。

 临床要点

- Whipple 手术是肠道和内脏切除的大手术，可能需要大量的血液制品和进行液体复苏。
- 即使成功切除，胰腺癌总的长期生存时间仍很低（中位生存时间为 20～25 个月）。
- 术前体质指数（BMI）和身体脂肪分布是预后的预测因素。
- 术后早期高血糖和血糖水平的大幅波动是预测因素。
- 患者易发生迟发性下肢静脉血栓。

Willis 环 Circle of Willis

Brooke Albright, MD, MAJ, MC 冯羽敬 译 / 潘钱玲 陈蔡旸 校

 基础知识

■ **概述**

Willis 环（the circle of Willis, coW）是连接颈内动脉（internal carotid arteries, ICA, 80% 的 CBF）到下丘脑下方的椎基底动脉（vertebrobasilar system, VBS, 20% 的 CBF）之间脑血流（cerebral blood flow, CBF）的血管环。

■ **生理**

脑动脉相互交通形成了脑血流侧支循环

系统,防止大脑环一部分堵塞或狭窄时造成脑缺血。

■ 解剖

- Willis 环由以下动脉构成(图1):
- 前交通动脉。
- 两侧大脑前动脉。
- 两侧颈内动脉。
- 两侧后交通动脉(PCOM)。
- 两侧大脑后动脉(PCA)。

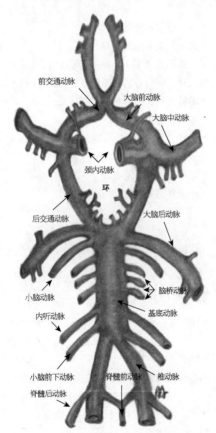

图 1 Willis 环解剖图

- 基底动脉与两条椎动脉组成椎-基底系统。它为 Willis 环供血。
- 脑循环可分为前循环和后循环:
- 前循环:由两侧颈内动脉供血(由颈总动脉发出)。第一分支是眼动脉,随后是一对后交通动脉,然后分出脉络膜前动脉。颈内动脉终止于大脑前动脉和大脑中动脉。
- 后循环:由椎-基底动脉系统供血。椎动脉(来自锁骨下动脉)给脊髓供血,并产生分支供应大脑、中脑、脑桥、髓质和小脑血流。椎动脉的分支包括脊髓前动脉、一对脊髓后动脉和小脑后下动脉。然后椎动脉汇合成基底动脉。基底动脉终末支分成一对大脑后动脉供应内侧颞叶、枕叶和丘脑的部分血流。
- 成人的 Willis 环解剖高度变异。这种变

异由胎儿在子宫内生长造成。受孕后 7 周,Willis 环初步形成,所有的动脉直径大致相等。随着胎儿在体内的生长,最终发展为成人的 Willis 环形态。胎儿和成人的 Willis 环解剖的主要区别在于两侧后交通动脉的直径和大脑后动脉的循环部分。仅有 42.1%～47%的个体 Willis 环是完整的。

- 这就有可能在某些个体内存在一种胎儿型大脑后动脉(由颈内动脉供血为主,而非椎动脉)。颈内动脉血流量显著增多,同时基底动脉血流明显减少。在那些缺失 A1 部分的大脑前动脉,血流在颈内动脉之间分布明显不对称。

■ 病因/病理生理

- 大约 95%的动脉瘤在 Willis 环附近。
- 通过大小、形状和位置对脑动脉瘤进行分类。动脉瘤的大小被认为是决定其是否会破裂最重要的决定因素。ISUIA 试验(一项大型的国际前瞻性研究)基于脑动脉瘤的位置和大小,评估了 5 年内总的破裂风险。
- 大小(前/后):
  ○ <7 mm(0/2.5%)。
  ○ 7～12 mm(2.6%/14.5%)。
  ○ 13～24 mm(14.5%/18.4%)。
- 形状:
  ○ 囊状(最常见):动脉瘤向外扩张。
  ○ 浆果状:有干或颈部的囊状动脉瘤。
  ○ 梭形:动脉瘤没有干或没有向外扩张。
- 位置:
  - 85%的动脉瘤位于前循环。
  ○ 前交通动脉(最常见的前循环破裂部位)。
  ○ 大脑前动脉。
  ○ ICA 的分支。
  ○ 大脑中动脉。
  ○ PCOM。
  - 15%的动脉瘤位于后循环。
  ○ PCA。
  ○ 基底动脉分叉处。
- 缺血、脑血栓形成或脑动脉出血被称为脑血管意外(cerebrovascular accident, CVA)。它被定义为一个新出现的局部或散在的神经(运动或感觉)的持久性功能障碍。
  - >48 h。
- 短暂的脑缺血发作(a transient ischemic attack, TIA),其特征是突发性血管相关性的局灶性神经功能损害,在 24 h 内恢复。
- 特定的主要颅内动脉阻塞导致可预测的神经功能损害。
- 单纯的大脑前动脉阻塞比较少见。

- 如果颈动脉狭窄并伴脑血流不足可导致短暂性脑缺血发作、脑血管意外。
- 锁骨下动脉盗血综合征是一种短暂性脑缺血发作现象,表现为患侧肢体运动后缺血症状加重(>80%)或锁骨下动脉近端椎动脉起点严重的狭窄。这是与血流量相关的现象。
- 静息时,上肢的血液由脑、肩和颈部的侧支血管供应。
- 运动时,血流从同侧椎动脉到锁骨动脉远心端逆行供应上肢。因此,血液从 Willis 环转移,可能导致短暂性脑缺血。
- 动静脉畸形(arteriovenous malformation, AVM)是动脉和静脉之间发生不正常的连接。其中,高压的动脉不经由毛细血管网而直接连接到低压静脉,可发生在身体的任何部位,多为先天性。通常患者无症状。在极少数情况下,脑损伤可能导致出血或损伤范围扩大,引起中枢神经系统症状。最常见的脑动静脉畸形的临床表现是癫痫、头痛。
- 烟雾病是一种由于某些脑动脉(主要是双侧颈内动脉,上到大脑前、中动脉)的内膜增厚或堵塞而引起的疾病。这导致侧支血管的生成,以弥补该区域血流的不足。小血管的侧支网络呈现一种"烟吞云吐雾"或"烟雾"(日语)的现象。当这些脆弱的小网络出现出血、动脉瘤或栓塞时就会出问题。

■ 围手术期相关

- 术前或术中使用脑血管成像,即血管造影术、磁共振血管造影(magnetic resonance angiogram, MRA)和 CT 血管造影(computed tomography angiography, CTA),用于明确急性脑卒中后血管闭塞情况或分叉处是否存在栓子,诊断和治疗动脉瘤同样适用。
- 在某些手术前通过血管造影评估脑循环至关重要。例如,在用血管内支架修复胸主动脉疾病中,通常要移动支架避开(或远离)左锁骨下动脉。如果对侧椎动脉发育不良和 Willis 环不完整,或当左侧椎动脉参与供应脊髓前动脉上半部分的血液,覆盖左锁骨下动脉可能会破坏大脑后循环和脊髓的侧支循环,导致严重的神经系统并发症。为了避免这种罕见并发症,在术前必须完成右椎动脉到基底动脉的精细成像。
- 在某些情况下,预防性使用颈动脉-锁骨下动脉旁路,可以使神经系统并发症降低到最低,同时避免了术中低血压。
- 颈动脉内膜切除术(carotid endarterectomy, CEA)中,一个不完整的 Willis 环容易在颈动脉钳夹或颈动脉暂时闭合期间造成大约

1/6 的患者发生脑缺血。那些对侧颈内动脉也闭塞的患者中,脑缺血的风险上升 3 倍之多。

－有些机构利用术前脑血管造影评估侧支血流,确定是否需要在手术过程中进行内部管腔分流。

• 经颅内多普勒(transcranial Doppler, TCD)的量化栓子信号可以在术中或床边对大脑中动脉血流速度进行实时检测。可用于患者行 CEA 后和(或)患者溶栓治疗时。

－经颅多普勒(TCD)预测 CEA 术后伤口缝合期间的栓子,钳夹阻断时,大脑中动脉收缩期峰值速度下降＞90％,释放钳夹时＞100％,多普勒信号搏动指数增加。

临床要点

• 只有 42.1％～47％ 的人有完整的 Willis 环。在颈动脉内膜切除术、经胸主动脉腔内修复术中不完整的 Willis 环易发生脑缺血。

• 有些机构利用术前脑血管造影,指导外科干预和预测对脑保护和(或)监测的需要。

• 尽管大多数动脉瘤在动脉循环中形成,现在的研究结果表明＞7 mm 的后循环动脉瘤破裂风险较大。

白内障摘除术 Cataract Extraction

Matthew C. Gertsch, MD · Nina Singh-Radcliff, MD 杨博宇 秦懿 译／陆秉玮 校

B

 基础知识

概述

一般情况

- 白内障是指眼晶状体模糊致使部分或完全失明。伴随衰老和疾病发展，晶状体纤维改变：密度增加，凝聚，形成混浊，产生白内障。
- 给予滴眼液以扩张瞳孔。使用眼睑撑开器暴露眼球，避免眨眼。
- 在前囊做切口进入。玻璃体被超声乳化或晶状体乳化（白内障超声乳化）的方法乳化（破坏）。
  - 超声乳化是囊外白内障摘除（ECCE）技术。它在发展中国家应用较多，以治疗难治性白内障和眼角膜上皮组织脆弱。做完切口后，便在晶状体囊前面形成一环形裂口。从中插入器械并完整地移除晶状体或机械性地将其破坏（并吸出）。在晶状体插入时，将气泡和黏性材料注入空的晶状体囊以保持它的形状。
  - 白内障超声乳化是首选的抽吸方法。它是指插入很小的、中空型器械以利用超声波（高频 40 000 Hz）振动使白内障乳化，用同样的方法抽吸出晶状体。
- 人工晶状体被植入以替代被取出的混浊晶状体。其可有多种选择，但这已经超出了本章所讨论的内容范围。
- 如果注入黏性材料，往往在晶状体安置就位后将其移除。

体位

仰卧位。

切口

- 在晶状体囊前部切开。
- 白内障超声乳化需要做一密封（不缝合）的 2～3 mm 切口。
- 囊外白内障摘除术需要行一 5～12 mm 要缝合的切口，可通过微切口技术实现（<1.5 mm）。

手术时间

15～60 min。

术中预计出血量

极少的。

住院时间

门诊手术。

特殊手术器械

- 显微镜。

- 人工晶状体植入。
- 超声器械。

流行病学

发病率

- 2005 年美国：约行 2 790 000 例白内障手术。
- 在美国 1/50 的人有过白内障摘除。
- 在美国患白内障的患者数量预计会增长到 3 010 万（增长 50%）。
- 全世界因白内障引起失明的人有 1 900 万（占所有失明人数的 50%）。
- 女性比男性患白内障的概率高 40%。

患病率

- 随年龄增长而升高。
- 据估计，美国 40 岁以上的人中至少一只眼睛患白内障者有 2 050 万（17.2%）。

发病情况

术后并发症包括后囊撕裂、视网膜脱落、感染和青光眼。

死亡率

可以忽略。

麻醉目标/指导原则

- 尽管该手术快速、简单且血流动力学稳定，并不需要让患者进入麻醉状态。但麻醉医师仍要根据明显的合并症（如帕金森病、痴呆、肺损伤、不受控的高血压）及小儿的病例，或应用球后阻滞时提供麻醉监护治疗。
- 根据患者病史、症状和体征，或者心电图安排进行心脏检查。它必须依据不同患者的体质和最小的血流动力学影响以及美国心脏病协会（AHA）"低风险"外科手术分类进行权衡。急性缺血的患者应延迟对心脏的治疗。然而，那些有症状但症状为非特异性的患者又给麻醉护理提供了一个难题。
- 手术部位不容易进入气道。可通过鼻导管吸氧，同时镇静剂应谨慎滴定使用。

 术前评估

症状

视物模糊。

病史

需要麻醉的患者一般都有明显的合并症，需要仔细的评价和评估。

体格检查

- 视觉缺陷。

- 检查心肺失代偿的症状和体征。
- 有脊柱侧凸和端坐呼吸的患者注意定位问题。

用药史

- α受体阻断剂会导致术中软盘虹膜综合征。
- 外用类固醇，只有很小的剂量会被全身吸收。

诊断检查与说明

- 没有哪项常规检查可以明确地提高预后。检查项目应根据患者的其他合并症选择。
- 尽管 12 导联心电图在该年龄组被常规要求，为做检查而耽误手术进程是不允许的。做上述检查通常被认为是合理的，然而对装有起搏器、除颤仪、有明确的心脏病病史患者，或有急性缺血的症状和体征的患者却不是这样。

伴随的器官功能障碍

- 冠心病。
- 肺病。
- 痴呆。

治疗

术前准备

术前用药

- 可以使用抗焦虑药，但会引起意识模糊、病理性心境恶劣并延长老年人镇静期。如果给药，短效的咪达唑仑是较好的选择。
- 根据需要给予麻醉药以协助平卧，芬太尼或阿芬太尼等短效制剂是最优选择。
- 补充氧气。

知情同意的特殊情况

如果进行麻醉监护（MAC）技术，患者和家属应知晓合理的镇静目标和术中事件的潜在可能性。

抗生素/常见病原体

局部应用。

术中监护

麻醉选择

- 麻醉监护通常配合使用表面麻醉剂或球后麻醉药。与全身麻醉相比，它避免了不必要的血流动力学波动、气道放置手术器械和术后认知功能障碍。

- 表面麻醉提供了一种安全、舒适、有效、合算的解决疼痛的方法。它避免了局麻药的系统性毒性或全脊柱风险。
- 球后阻滞，既起到了麻醉的作用，也起到了麻痹作用（防止运动）。它一般是由眼科医师由眶下缘插入针，然后在尾侧角进针插入 1.5～2 cm。仔细抽吸后，注入局麻药。
- 球周阻滞。一般是眼科医师自下眼睑进行操作。
- 全麻药用在某些情况，如小儿、痴呆、有暴力倾向的患者。

监测
标准 ASA 监测。

麻醉诱导/气道管理
- 麻醉监护：
- 氧气支持；一般用鼻导管以避免干扰外科手术区域。
- 谨慎地应用抗焦虑药、镇静药和（或）阿片类药物（有复合镇静或呼吸抑制的可能）。
- 备好控制气道器械。
- 全身麻醉：
- 尽管可以使用喉罩开放气道，但这不如气管内插管安全（共用空间并占用床头位置），并不被推荐。
- 诱导麻醉会导致血压大幅度波动，故应保证其慢速、可控。
- 忌用琥珀胆碱，如果手术进程较快可以考虑不使用非去极化肌松药（药物作用期间可能会妨碍其可逆性）。

维持
- 麻醉监护。
- 焦虑往往是低氧血症和高碳酸血症的早期症状。在排除低氧血症和高碳酸血症前谨慎增加药物剂量（特别是之前有手术史的患者）。
- 镇静剂的剂量应以患者舒适并有能力沟通为准。
- 全身麻醉：
- 吸入麻醉或全静脉麻醉。
- 小剂量阿片类药物起到局部麻醉阻滞作用，往往可减轻术后疼痛。

拔管/苏醒
- 麻醉监护。
- 根据患者需要调整。
- 全身麻醉。
- 考虑深麻醉下拔管以避免呛咳。然而，对于面罩给氧的通气困难患者，这种方法是不可取的。气道通畅应是首先考虑的要素。可在拔管前 2～3 min 考虑静脉注射利多卡因（或在拔管时局部注射利多卡因）。

🩺 术后监护

▪ 床旁护理
- 应满足门诊手术和出院标准。
- 不允许患者自己开车回家。

▪ 镇痛
一般不需要，可考虑应用对乙酰氨基酚。

▪ 并发症
- 穿刺部位血肿。
- 球后阻滞：球后出血、局麻药全身毒性（接近大脑减少毒性剂量的需求量）、眼球损伤、视神经受损和全脊柱损伤。
- 球周阻滞：由于起效时间长，因此可能需要重复操作。

疾病编码

ICD9
- 366.9　非特指的白内障。

ICD10
- H26.9　非特指的白内障。

❓ 临床要点

- 根据明显的合并症提供麻醉护理。对于效率、速度以及手术过程中心脏低风险的追求不应妨碍正常的患者管理。
- 全麻药应使用在特定的情况当中，如小儿、痴呆或有暴力倾向者，但会使风险变高。
- 监护性麻醉必须谨慎地应用可能抑制呼吸的药物；外科和麻醉科医师同时在患者头端操作，这使得一些原本简单的插管操作变得有些复杂。

爆发性抑制

Victor Duval，MD　袁亚伟 译 / 田婕 校

基础知识

▪ 概述
- 脑电图（EEG）的暴发性抑制（BS）模式，是 1936 年由 Derbshire 等证明，响应于麻醉剂。术语"爆发性抑制"是 1948 年由 Swank 和 Watson 在研究巴比妥酸盐类药物对大脑各个区域脑电图的影响时提出的。
- BS 是一种高电压、慢速、灵敏的周期性复合模式，其中散在分布了低电压（<10 mV）或等电位期。
- 目前，BS 通常由巴比妥酸盐或其他麻醉剂诱导，以在局灶性缺血或持续癫痫状态时，降低脑代谢活动。

▪ 生理
- 神经元电活动占大脑的耗氧量的 50%～60%。因此，麻醉和镇静药物抑制电活动可以帮助恢复耗氧和供氧之间的平衡。
- 技术：在 ICU 脑电图的监测可以精确到手术室的一个单位或完整脑电图。在 ICU，可以由一个麻醉师或神经监测团队进行。一个振幅整合脑电图（aEEG）被用于简化长期脑功能的监测。它过滤脑电图并且在压缩的时间轴显示，提供了监控大脑活动的简单方法。
- BS 被定义为一个慢性、灵敏的脉冲活动，从而降低或抑制电活动。没有统一的标准；然而，大多数临床医师希望的监测时间间隔

是 10 s。

▪ 解剖
- 巴比妥类药物结合于 GABA$_A$ 受体（氯离子通道），并增强 GABA$_A$ 神经递质的作用。这导致氯离子进入细胞并引起细胞超极化；突触后神经元的动作电位增加，并且神经信号活性降低。
- 吸入麻醉抑制兴奋性神经递质释放，并增强抑制性受体和离子通道的活性。这将降低与信号活动相关的耗氧量和 ATP 产生量。
- 丘脑产生"基本脑节律"，这与麻醉剂的效果相对抗。现代药物主要作用于大脑皮质，因此特征性 BS 模式出现在丘脑抑制之前。

B

病理生理

- 低温：成年患者心脏骤停后进行低温治疗（TH）可以改变预测的准确性。监测脑电图的 BS 可以帮助预测结果和监测体温，BS 与病情恶化相关。
- 脑病：爆发性抑制是以早期肌阵挛型脑病（EME）、大田原综合征为主要特征（两种罕见且具有破坏性的婴儿中枢神经系统功能紊乱疾病）。
  - 肌阵挛型脑病的特征是不稳定的肌阵挛性活动。单纯部分性发作，一般性肌阵挛和强直性痉挛也可能发生。伴有严重的发育迟缓、标志性肌张力低下和意识水平改变。有些患者恶化成植物人。
  - 大田原综合征是 West 综合征和 Lennox-Gastaut 综合征的前兆。频繁强直性痉挛出现在出生后第 1 个月并且可能发生局部运动性发作。婴儿期过后，患者常有显著的发育迟缓和疑难性癫痫症。
- 早产儿。
  - 颅内出血：低电压 BS 有 100% 的阳性预测价值，但是阴性预测价值比较低。
  - 缺氧、窒息：BS 的存在提示预后不良。

围手术期相关

- 诱导 BS：脑电图的 BS 模式可以用于临床检测全身麻醉剂的最大有效剂量，可造成局灶性脑缺血的任何过程（例如，动脉瘤夹闭、颈动脉内膜切除术、大的颅内肿瘤等）。然而，越来越多的证据表明了麻醉剂的 BS 剂量，尤其是巴比妥类，没有必要进行最佳脑保护。
  - 巴比妥类药物：药物代谢减慢，可能需要几小时才能记录到 BS。这通常需要术后插管、持续通气支持，延迟神经系统检查。因此，这种技术不再受到现代神经外科麻醉的欢迎。
  - 可经任何吸入或静脉注射诱导剂所诱导。然而，脑保护的证据，仅适用于异氟烷（异氟醚）和巴比妥盐酸类药物。
- 癫痫的治疗：癫痫发作的特征是神经电活动异常增强，耗氧量增加。这会迅速导致缺血。减少耗氧量能有效保护神经元免受伤害。
- 不完全脑缺血：邻近缺血区（半影）的大脑区域易受低氧浓度的影响。由于脑梗死后在半影区的神经元立即保持不变，可以限制神经需氧量从而降低其损伤的程度。
- 全面缺血：全面缺血（如心脏停搏）后，麻醉诱导的 BS 并没有改善神经系统功能，因为大脑的自身调节仍然保持完整，用来保持电活动的需氧量没有增加。
- BIS：只有 BIS 的脑电图模式是相关的，BS 不与任何特定的 BIS 数值有关。

图/表

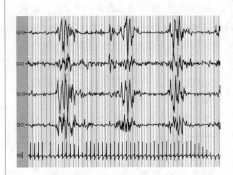

图 1 爆发性抑制的特点是高电压、慢速、灵敏的脉冲复合物，其中散在分布着低压或等电位期

❓ 临床要点

- 脑电图的爆发性抑制模式可以用来确定在全身麻醉使用的各种麻醉剂的最大效应浓度。
- 皮质电活动的药理性抑制可能对局灶性缺血后有脑保护作用，但全脑缺血后，对神经无保护作用。
- 静脉麻醉剂，如巴比妥酸盐类、丙泊酚、依托咪酯，可用于降低创伤性脑损伤后继发的 ICP。但是，是否能降低神经系统损伤还未见报道。

闭合容量 Closing Capacity

Kenneth R. Moran, MD　崔瓓 译／杨瑜汀 杨立群 校

基础知识

概述

- 闭合容量是指能够防止小气道或肺泡闭合的最低肺容量。闭合容量（CC）＝残气量（RV）＋闭合容积（CV）。
- 识别患者是否存在功能余气量降低或闭合容量增加的风险，可以用来判断术中管理对气道闭合、分流、肺泡-动脉氧分压差的影响。

生理

- 11 级即细支气管以下的小气道的直径＜1 mm，并且无软骨支撑来保持其开放。这些远端气道易受到相反作用力的影响，以阻止或维持其开放。
  - 胸壁产生向外的弹性回缩力（阻止气道塌陷）和肺实质产生相反的向内的拉力，这些相反的力的总和决定了不同肺容量情况下的胸膜内压（Ppl）。需要注意的是，功能残气量（FRC）为胸膜内压（Ppl）等于 0 时的肺容量。
  - 肺泡表面活性物质通过降低肺泡表面张力和阻止毛细支气管痉挛来维持肺泡容量相对稳定。
  - 如果闭合容量（CC）在任意时间点（呼气相或者吸气相）均大于肺总容量，提前的气道关闭将引起远端肺通气不足。未氧合的血液进入循环系统将引起低氧血症。
- 闭合容量（CC）指的是呼气时小气道关闭前的肺容量。闭合容积是在最大呼气时小气道开始闭合所能继续呼出的气量。在正常成年人站立位，闭合容量一般小于功能残气量。
- 功能残气量（FRC）是胸廓弹性向外的力等同于肺弹性回缩力时的平衡点，是平静呼气末残留于肺内的气体体积。功能残气量＝补呼气量＋残气量。
  - 残气量（RV）是最大呼气后肺内剩余气体的体积。用力呼气时，在呼出到残气量之前，小气道的闭合已经发生于闭合容量到达的时候。
- 闭合容量与功能余气量：
  - CC＜FRC，正常潮气量时小气道维持开放。如果是年轻的健康患者，功能余气量大于闭合容量，如图 1。
  - CC＞FRC，如果病理性或机械性改变引起 FRC 降低或者 CC 升高，气道关闭将发生在正常潮气量的呼吸中，如图 2。

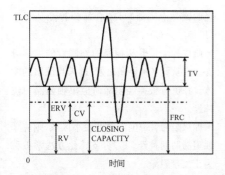

图 1　正常肺功能及其闭合能力的关系(CC 用虚线表示)

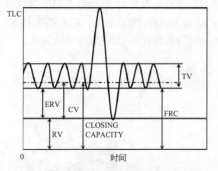

图 2　图形表示 FRC 下降和(或)CC 增加。注意正常的呼吸中肺容量低于 CC(CC 用虚线表示)

• 由于 CC＝CV＋RV，RV 发生的改变对 FRC 与 CC 的影响是等同的。因此，无论是补呼气量的降低或是 CV 的升高都降低了 FRC 与 CC 之间的差值。CC 的升高意味着气道在肺内气体更多时关闭，换而言之，在呼气直至残气量时，气道关闭得更早点。

－ CV 随年龄、吸烟、COPD 等影响肺组织弹性的因素而增加。气道开放时肺容积增加，因此 CC 上升。此外，并不像 FRC 与 ERC 那样动态改变，CV 不受身体状况影响。

－ ERV(与 FRC)在肥胖、头低位与全麻中随肺顺应性降低而降低。这是因为脂肪组织对肺、膈肌、腹部的压力所致。

■ **解剖**

• 小支气管。

• 肺泡。

• 肋骨。

• 呼吸肌。

－ 膈肌。

－ 肋间肌。

－ 斜角肌。

－ 胸锁乳突肌。

■ **病因/病理生理**

• 高龄、吸烟、肺部疾病可引起肺组织弹性(将肺部往回其自身方向牵拉的力量)下降和肺顺应性增加。

• 肺胶原纤维与弹性蛋白改变引起顺应性增加，肺泡在较小压力下即可充盈。这要求小气道的开放和 CC 升高。早期小气道关闭，如肺不张，可引起 V/Q 失调，在没有通气的地方仍有血流灌注。这些有通气无血流的地方，就是分流，可导致低氧血症。

• RV 与 CV 都随年龄增加。RV 的变化对 CC 与 FRC 的影响是一样的，CV 的增加会使 CC 增加，接近 FCV。

• 在 40 多岁时，仰卧位的 CC 与 FRC 相当，然后逐渐增加；到 60 多岁时，甚至站立位的 CC 大于 FRC。最终，普通潮气量呼气末肺容积小于 CC，从而导致正常呼吸时气道关闭。

• 肥胖不影响 CC，但是降低胸廓与肺的顺应性，最终降低 FRC。FRC 的降低也缘于 ERC 的降低，RV 不受影响。肥胖有关的 FRC 降低可引起肺容积低于 CC 与早期气道闭合。

■ **围手术期相关**

• 由仰卧位与全身麻醉所致的 FRC 降低可引起 FRC 小于 CC 时的早期气道闭合。

• 全麻致 FRC 减少 0.4～0.5 L；可能由于呼吸肌松弛和胸廓的顺应性降低所致。除此之外，仰卧位可以使 FRC 降低达 1 L。当 FRC 因此低至小于 CC 时，容易产生气道阻塞与分流。有观点认为这是因为手术中肺泡动脉氧分压差上升。当患者有基础的 FRC 降低与 CC 上升时，这种效应被进一步增强。体位与麻醉不影响 CC。然而，它影响 FRC，使得 FRC 与 CC 接近。

• PEEP 常常被用来增加 FRC 及改善肺泡动脉氧分压差。然而，它的作用有限，因为 PEEP 影响上肺甚于下肺。相反的，某种程度上气道闭合更易发生于下肺。除此以外，由 PEEP 引起的胸腔内压力上升会妨碍静脉回流并引起心输出量的下降。

• 肺复张可通过限制性的多次双倍潮气量呼吸实现，这种呼吸的目的是实现气道重开放与肺泡复张。膨胀的压力达 30～40 cmH_2O 也许可以实现。但这必须谨慎，因为升高的胸腔压和减少的回心血量将导致血流动力学的不稳定。

• 使患者直立或头低足高位＞30°可以增加 FRC。这在术后短期内包括拔管时可以最大限度地改善肺功能。

• FRC 在术后仍是降低的。由于减少的 FRC，在平静潮气量呼吸时肺容量更可能低于 CC，从而促使术后低氧血症发生。

■ **公式**

• CC＝CV＋RV。

• FRC＝ERV＋RV。

 临床要点

• CC 增加提示气道闭合时肺容积增高，换言之，呼气时气道提前闭合。

• 小气道提早闭合是由于 FRC 减少与 CC 增加。它引起远端肺组织通气不足，从而引发分流与低氧血症。

• 早期识别存在远端气道闭合风险的患者，如年龄大、肥胖、肺疾病或有吸烟史的患者。

• 晚期慢性阻塞性肺疾病的患者用缩唇呼吸来稳定小气道并维持其开放。识别这种呼吸方式可以帮助识别晚期肺疾病的患者。

臂神经丛解剖　Brachial Plexus Anatomy　　　　　Mandip S. Kalsi, MD · Nabil Elkassabany, MD　袁亚伟 译 / 田婕 校

基础知识

■ **概述**

• 臂丛神经由 C_5、C_6、C_7、C_8 和 T_1 神经根的前主要分支(腹侧支)组成。

• 神经丛穿过颈部进入上肢，然后分为神经根、神经干、神经分支、神经索和神经支。离开神经丛后，沿神经丛长度共有 5 个"终端"分支和其他"附带"分支。

• 有必要了解臂丛神经的解剖结构，只有这样才可以成功地进行上肢区域神经阻滞，同时还可以识别和减少可能出现的并发症。

B

▪ 生理

• 周围神经的组成单位是"神经束"。疏松结缔组织内的每个神经束中含有众多的神经纤维和血管,称为神经内膜。多层上皮鞘(神经束膜)将各神经束彼此隔开。外部结缔组织鞘(神经外膜)将神经束结合在一起。

• 周围神经是混合神经,不同类型的神经纤维位于同一神经且功能各有不同(运动神经、感觉神经、自主神经)。

• 无论神经纤维是否是有髓神经,都可以根据大小对各个神经纤维进行分类。

• 结缔组织与神经元组织的比率从近端到较远端的位置逐渐增加。

• 臂丛神经向大部分上肢提供躯体感觉和运动神经。

- 桡神经(后索)。
○ 运动神经:肘、腕和手指的伸肌。
○ 感觉神经:侧向 3 个手指和背侧 1/2 手指(拇指、示指、中指和 1/2 环指)除去掌侧区域(指尖)。
- 正中神经(外侧索和内侧索)。
○ 运动神经:前臂的屈肌和拇指的内肌(鱼际肌)。
○ 感觉神经:侧向 3 个手指和背侧 1/2 手指(拇指、示指和中指,以及 1/2 指)以及手背的适当掌侧(指尖)。
- 尺神经(内侧索)。
○ 运动神经:手部内肌。
○ 感觉神经:一个手指内侧和 1/2 手指背侧(小指和 1/2 环指)以及掌侧。
- 肌皮神经(外侧索)。
○ 运动神经:手臂屈肌。
○ 感觉神经:前臂侧面。

▪ 解剖

• 神经纤维离开椎间孔并结合在一起,形成 5 个神经根,随后形成 3 个神经干,然后是神经分支、神经索和若干终末神经。

• 每个神经干有 2 个分支,最后重新排列成 3 个神经索和若干终末分支。65% 的人会出现这种最常见的排列形式。还有大约 39 种其他变化。

• 神经根:C_5~C_8 和 T_1 的脊神经的腹侧支组成了臂丛神经的 5 个神经根。神经根自横突的前结节和后结节之间的椎间孔中出现并穿过前斜角肌和中斜角肌,汇成 3 个神经干。值得注意的是,C_7 的横突的特点是缺少前结节。可以使用此特点在臂丛神经超声成像时区分不同层次的神经根。

• 神经干和神经分支:3 个神经干可称为上干、中干和下干,由于神经干彼此相对的竖向排列,所以可以在前斜角肌和中斜角肌之间形成。上干源于 C_5~C_6 神经根,中干源于 C_7 神经根,而下干源于 C_8~T_1 神经根。膈神经位于臂丛神经附近,因为它经过前斜角肌。由于神经干继续通过锁骨的第 1 肋和下面的中间部分,所以每个神经干分割成前分支和后分支。

• 神经索和神经分支:随着神经分支在锁骨下方出现,纤维再次排列,形成外侧索、内侧索和后索(因它们与腋动脉的关系而得名)。外侧索由上干和中干的上支组成,内侧索是下干前分支的延续,而后索则是由所有 3 个神经干的下分支组成。然后 3 个神经索再进行分化,最终形成上肢的周围神经。外侧索分化成正中神经的外侧头并随肌皮神经而终止。内侧索分化成正中神经的内侧头、前臂内侧神经、臂内侧皮神经并随尺神经而终止。最后,后索带动腋神经并随桡神经而终止。

▪ 病因/病理生理

• 臂丛神经损伤可能是由于生产期间因肩难产而造成过度伸展或撕脱伤。臂丛神经损伤的其他原因还可能包括肩部创伤、过度拉伸和颈部受到辐射。损伤的严重程度取决于神经损伤的程度。损伤范围从神经失用症(神经传导未中断)到神经纤维的完全中断。

• 可以通过以下方式避免臂丛神经阻滞过程中的神经损伤:

- 患者处于清醒状态,可以告知神经内注射的疼痛感觉和异感。
- 不要在高阻力的情况下注射。这可能是神经内注射的标志。
- 利用超声成像。理论上,它可以减少神经损伤的发生率,但是此方法尚待大型临床试验的证实。
- 不可在神经刺激器的电流强度为 0.2 mA 或更小时注射局麻药。

• 局麻药的全身毒性:应采取一切措施,避免血管内注射局麻药。

- 对于清醒的患者,监测其毒性表现。
- 监测生命体征及心电图。
- 在注射局部麻醉剂的过程中进行间歇性回抽。

• 气胸:胸膜靠近臂丛神经,可能造成气胸。超声技术可用于减少其发生(如锁骨上阻滞)。

▪ 围手术期相关

• 锁骨上阻滞(主要是肌间沟阻滞和程度较轻的锁骨上阻滞)可能会漏掉神经丛下干(尺神经分布)。

• 肌皮神经是臂丛神经的外侧索的末端分支。它从臂丛神经鞘出发,进入喙肱肌的主体。在进行腋神经阻滞时应单独阻滞肌皮神经。

• 如果阻滞臂部前内侧的较小区域,则应单独阻滞肋间神经(T_2)分支。此方法常被称为止血带阻滞。

• 不要对位于绷紧的解剖室中的分支进行阻滞操作(例如,对沟屈肌进行尺神经阻滞)。

• 膈神经靠近神经丛,所以在肌间沟阻滞时,膈神经的阻滞已发生。阻塞单侧膈肌运动可导致肺受损,出现严重的呼吸困难。

▪ 图表

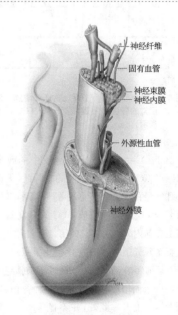

图 1 外周神经解剖结构

神经纤维
固有血管
神经束膜
神经内膜
外源性血管
神经外膜

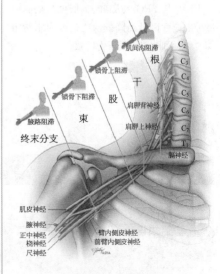

肌间沟阻滞
锁骨上阻滞
锁骨下阻滞
腋路阻滞
终末分支
根
干
股
束
C_2
C_3
C_4
C_5
C_6
C_7
T_1
肩胛背神经
肩胛上神经
膈神经
肌皮神经
腋神经
正中神经
桡神经
尺神经
臂内侧皮神经
前臂内侧神经

图 2 臂神经丛解剖结构

表1 臂神经丛的根、干、股、束

	组成	分支	神经分布
根	离开椎间孔、横突水平,腹支		$C_5 \sim T_1$
干	前中斜角肌之间	上	$C_5 \sim C_6$
		中	C_7
		下	$C_8 \sim T_1$
股	锁骨下	前/上	
		前/中	
		前/下	
		后/上	
		后/中	
		后/下	
束	锁骨下	后束(肩胛下神经的上/下分支、胸背神经、腋神经、桡神经)	$C_5 \sim T_1$
		外侧束(胸外侧神经、肌皮神经、正中神经的外侧支)	$C_5 \sim C_7$
		内侧束(胸内侧神经、臂和前臂的内侧皮神经、尺神经)	$C_8 \sim T_1$

 临床要点

- 在进行臂丛神经阻滞之前,应记录所有神经损伤和神经损伤程度,评估病史。
- 确定手术过程中所涉及区域内的神经分布情况并运用臂丛神经解剖知识制订局部麻醉方案。

B

扁桃体切除后出血　Post-Tonsillar Bleed

Ranu Jain, MD　孙秀梅 译 / 张晓庆 校

 基础知识

■ 概述

一般情况

- 腺样体和扁桃腺切除是两个常见的儿童手术。需要重返手术室止血的扁桃体切除术后出血对麻醉科医师有一定的挑战,如饱胃、困难气道和脱水。
- 扁桃体的血液供应:
  - 动脉血供来自左右颈外动脉及其分支。上脚由两侧腭小动脉供应,下脚由两侧舌后动脉和腭升动脉供应。
  - 静脉回流到扁桃体被膜静脉丛、咽静脉丛和两侧舌静脉。
  - 术后出血一般来自静脉。
- 分类:
  - 初期出血一般在术后24 h以内,75%出现在术后6 h内。
  - 后期出血可延至术后28天。一般与腺体表面的结痂脱落、血管结松脱和慢性扁桃腺炎有关。
  - 初期出血比后期出血多见且量多。
  - 77%的出血来自扁桃体窝,27%来自鼻咽,7%来自这两个部位。

体位

仰卧位,肩部垫高。

切口

无切口。

手术时间

30~40 min。

术中预计出血量

取决于找到出血点和有效止血的时间。可从少量到明显出血。

住院时间

一般1晚。

特殊手术器械

开口器。

■ 流行病学

发病率

- 术后扁桃体出血的发生率大约为9%。
- 随年龄增长而增加,30~34岁的患者发生率可达18%~20%。

患病率

严重出血(需要输血或返回手术室)的发生率为1.4%,随年龄增长而增加。

■ 病因/危险因素

- 年龄增加。
- 男性。
- 手术时间长。
- 出血异常。
- 服用NSAIDs类药物。
- 手术方式(钝切或者锐切的发生率为2.15%,使用电刀的发生率为0.9%)。

■ 麻醉目标/指导原则

- 吞咽血液可引起饱胃,增加肺吸入的风险。

- 因血液在气道内留置或者因第一次插管导致的气道水肿有可能出现插管困难。
- 因呕吐、出血和疼痛导致摄入减少,患者可出现低血容量。诱导前必须注意补充血容量以免诱导后心血管系统不能维持。

 术前评估

■ 症状

- 低血容量可使患者出现精神症状。
- 因出血大都被吞入胃,很难估计出血量。

病史

- 第一次手术时间。
- 最晚进食时间。
- 调阅第一次麻醉记录,了解气管导管直径、拔管时间和阿片类药物使用情况。如果需要使用吗啡,应考虑第一次麻醉的阿片类药物使用。

体格检查

- 精神状态:激惹和昏睡是血容量不足的晚期表现。
- 心率:儿茶酚胺释放可使心率增快;代谢性酸中毒和缺氧可导致心动过缓。
- 血压:低血压是儿童低血容量休克的晚期表现。血压变化有可能在急性血容量丢失30%时才出现。
- 外周灌注:毛细血管再充盈>2 s、斑点、苍白、发绀和皮肤湿冷是外周血管收缩灌注不良的表现。

B

- 呼吸急促:对代谢性酸中毒(由于贫血和灌注不良)的代偿。
- 尿量减少。

■ 用药史

静脉补充液体和输血。

■ 诊断检查与说明

- 血红蛋白和血细胞比容。
- 凝血指标(PT/PTT、INR)。
- 血气分析可反映代谢性酸中毒。

 治疗

■ 术前准备

术前用药

- 扩容:可用等张晶体液或血液,可首先给予 20 ml/kg,重复评估心血管系统,必要时可重复给药。有时需补充大量晶体液(40～60 ml/kg)。
- 患者可表现为非常焦虑,必要时可给予安定类,但用后应密切监测。

知情同意的特殊情况

输血的可能和气管插管的可能。

抗生素/常见病原体

不常用,可参考手术医师的推荐。

■ 术中监护

麻醉选择

气管内全麻。

监测

- 标准 ASA 监测指标。
- 术前可开放静脉以扩容或快速诱导。血流动力学稳定的患者可在面罩诱导后再开放。
- 根据合并症可行有创动脉压监测。

麻醉诱导/气道管理

- 患者因吞咽血液导致的饱胃在诱导前应备好以下物品:

- 两套带有开孔的粗导管吸引器,连接好。
- 喉镜加不同大小的镜片。
- 气管导管,备好小直径,以备有咽喉水肿时使用。
- 与体重相匹配的喉罩(备用)。
- 手术医师应穿好手术衣,准备手术。
- 最安全的麻醉方案尚未形成,以下为两种常用方法:
- 改良快速诱导同时压迫环状软骨:对焦虑而出血的儿童进行氧合可能比较困难,因此需要面罩通气。诱导药物包括丙泊酚 1～2 mg/kg 或氯胺酮 1～2 mg/kg 或依托咪酯 0.2 mg/kg,追加 1～1.2 mg/kg 琥珀胆碱或 1～1.2 mg/kg 罗库溴铵。应避免面罩通气期间胃胀气,因其可引起反流和误吸。
- 患者血流动力学稳定未开放静脉时可采用吸入诱导:保持头低位或侧位。这种方法可通过重力作用引流气道内的血液,将血凝块吸出。自主呼吸时可维持合适氧合,麻醉深度合适时应开放静脉,插管后给予肌松剂。

维持

- 一般选用静脉复合麻醉,用吸入剂和阿片类药物。
- 一般无需额外的肌松剂。
- 手术期间应给予温的液体和血液;补足血容量后应检查血细胞比容以更好地评估失血量。
- 应预防性使用止吐类药物(如昂丹司琼和地塞米松)。

拔管/苏醒

- 拔管前应通过胃管将胃排空同时吸引气管导管。
- 如果怀疑误吸,应用支气管镜进行检查。
- 如果使用非去极化肌松剂应拮抗。
- 应在患者完全清醒、张口和有咳嗽反射存在时拔管。

 术后监护

■ 床旁护理

应在复苏室或 ICU 进行密切观察;每 6～8 h 复查血细胞比容,直到稳定;能够经口进食时可出院。

■ 镇痛

- 避免使用 NSAIDs 类药物。
- 可静脉给予阿片类(如芬太尼和吗啡)药物。
- 能够进食时可改口服。

■ 并发症

- 喉痉挛和气道痉挛。
- 误吸。
- 因血液潴留胃内引起的恶心、呕吐。
- 感染。
- 贫血。
- 晚期出现的低温、贫血和多发性麻醉并发症。

疾病编码

ICD9
- 998.11 手术出血。

ICD10
- J95.830 术后出血。

临床要点

- 患者可表现为低血压和贫血,诱导前或手术中需用液体或血液扩容。
- 患者取仰卧位,压迫环状软骨预防误吸,采取静脉快速诱导为多选的麻醉方式。用肌松剂有利于插管。
- 做好饱胃的预防措施。
- 有活动性出血时应做好困难气道的准备。
- 应选小直径的气管导管。

扁桃体切除术和腺样体切除术 Tonsillectomy and Adenoidectomy　　Joshua A. Atkins, MD, PhD　卫炯琳 译 / 顾卫东 校

 基础知识

■ 概述

一般情况

- 扁桃体切除术和腺样体切除术

(tonsillectomy and adenoidectomy, T&A)是临床常见手术,但是每年的手术量在逐渐减少。手术的目的是切除发生以下病变的淋巴组织:
- 反复感染(扁桃体、腺样体和内耳)合并疼

痛、炎症或脓肿。
- 新生物(通常需同时行颈淋巴结清扫等其他手术)。
- 增生并导致睡眠时气道阻塞,成为阻塞性睡眠呼吸暂停(obstructive sleep apnea,

OSA)综合征病变的一部分。

- 口咽部手术野的暴露需要开口器,以撑开口腔并使气管导管(endotracheal tube, ETT)离开手术野。开口器可悬于 Mayo 支架上。

- 常用含有肾上腺素的局麻药进行表面麻醉和促进创面止血(血管收缩)。行咽部填塞以预防血液误吸。

- 手术时,先行腺样体切除,因为其位置更靠后。随后将扁桃体囊与周围肌肉分离。可采用各种止血手术器械,如电刀、激光、超声刀和等离子刀等。一些患者还可行机器人辅助手术。

体位

- 仰卧位,头高 90°。
- 肩部侧转以便暴露手术野,头部垫枕。

切口

小切口。

手术时间

约 20 min。

术中预计出血量

小。

住院时间

- 通常为门诊手术。
- 合并其他疾病时(如 OSA)过夜留观。

特殊手术器械

- 激光或机器人(某些医疗机构)。
- 开口器。

■ 流行病学

患病率

手术患者主要是儿童(75%)。

发病情况

- 咽喉痛(长达数周)。
- 术后出血需要重新手术探查(并不少见)。
- 气道水肿(罕见)。

死亡率

罕见:1/40 000。

■ 麻醉目标/指导原则

- 小儿常见手术,患儿可能首次接受全麻,应注意发生恶性高热的风险。尽管该手术可使用琥珀胆碱,但此类人群应避免使用。

- 术中需要维持深度麻醉,避免体动。手术时间较短,因而不宜使用非去极化肌松药。可在深镇静下拔管,以免发生喉痉挛、咳嗽和呛咳(增加缝线张力),从而防止气道阻塞、出血和误吸。

- OSA 患者诱导后可出现通气困难,拔管后可能发生气道梗阻,患者对镇静药和阿片

类药物敏感。病情严重的患者术后可能需要无创通气支持或过夜留观。

Ⓡ 术前评估

■ 症状

- 反复咽喉痛、咽炎和中耳炎。
- 吞咽困难。
- 张口呼吸、白天嗜睡、夜间骤醒、鼻鼾(提示 OSA)。

病史

- 明确有无严重的活动性感染;对于扁桃体炎反复发作的患者,只有切除腺体,感染才可能彻底得到治愈。

- 明确有无 OSA,确认患者在家是否需要使用持续正压通气(continuous positive airway pressure, CPAP)或双水平气道正压(bilevel positive airway pressure, BiPAP)呼吸机,并了解其参数设置。

- 对于癌症患者,应查看 CT 报告并听取耳鼻喉科医师的意见,了解以往活检的结果。

体格检查

- 气道检查。
- 颈围增大。
- 扁桃体增大。
- 肺部检查,查找急性感染、哮鸣音或慢性缺氧的体征。
- 口腔科检查有无松动或受损的牙齿。

■ 用药史

- 抗生素。反复用药可增加抗生素过敏的发生率。

- 平喘药:扁桃体肿大引起的慢性气道阻塞最初可能被误诊为气道反应性疾病。

- 阿司匹林术前停药 7 天,其他 NSAIDs 药物停 3 天。

■ 诊断检查与说明

- PT/APTT、INR(明确未发现的出血性倾向的标准检测方法)。
- 全血细胞计数。
- OSA 患者的 ECG,显示 P 波波幅增大或电轴右偏,提示右心室肥大。
- OSA 患者行睡眠监测,呼吸暂停低通气指数(apnea hypopnea index, AHI)可用于评估 OSA 的严重程度。AHI>30 为重度 OSA,AHI<15 为轻度 OSA。

■ 伴随的器官功能障碍

- 如患者存在阻塞性睡眠呼吸暂停综合征,

则可能因慢性缺氧导致肺动脉高压和心功能不全。

- 病态肥胖者可能伴有代谢综合征(糖耐量异常、高血压、高脂血症)。

💉 治疗

■ 术前准备

术前用药

- OSA 患者通常不用镇静药和阿片类药物。
- 非 OSA 患儿可考虑用咪达唑仑。
- 可用止涎药减少分泌物。

知情同意的特殊情况

- 儿科患者应取得父母的知情同意。父母可能需要陪同患儿进入手术室,以协助进行面罩吸入麻醉诱导。

- 嘱咐 OSA 患者携带自用的 CPAP/BiPAP(不同设备的兼容性可能不同)。

抗生素/常见病原体

第三代头孢菌素。

■ 术中监护

麻醉选择

- 全身麻醉。
- 气管内插管,标准路径。
- 特殊情况下使用可弯曲喉罩(laryngeal mask airway, LMA)。
- 健康患儿行小手术时可不插管。

监测

标准 ASA 监测。

麻醉诱导/气道管理

- 通常采用静脉诱导或吸入诱导,行气管插管。

- 常用口腔 R. A. E. 导管,其有固定的弯曲度,导管的尺寸必须适合患者(如声门到咽的距离)。将导管固定于下颌的正中,不要固定在下颌的一侧。

- 一侧扁桃体切除(如扁桃体癌)首选标准气管导管,导管应固定于非手术侧。

- 使用 CO_2 激光行切除术时,选用激光气管导管。

- 喉镜检查时行利多卡因表面麻醉(4% LTA)可减少术中的喉部反应。

- 肌肉松弛可改善插管条件,但手术时间往往短于非去极化肌松药的药效时间。

- 可选用琥珀胆碱,但其有引发恶性高热的风险(小儿、初次全身麻醉),门诊患者可出现严重肌痛。

- 对于癌症患者,应尤其注意避免喉镜损

B

伤,因其可导致出血和潜在的气道损伤。

- 癌症和 OSA 患者可考虑使用视频喉镜。

- 病态肥胖患者考虑采用斜坡位,采用 CPAP/压力支持通气行供氧去氮。

• 喉罩(可弯曲)可在特殊情况下使用。

- 允许在浅麻醉下管理气道,避免了气管插管带来的风险。

- 避免了使用肌松药。

- 对伴有活动性咽部炎症的患儿可减少刺激。

- 较少出现紧急情况。

- 需熟悉可弯曲 LMA。

- 需与手术医师合作。

- 警惕开口器造成喉罩扭曲。

- 做好快速转成气管插管的准备。

维持

• 常用吸入麻醉药或静脉麻醉药维持深度麻醉。

• 丙泊酚和瑞芬太尼静脉麻醉维持有利于:

- 在不使用肌松药的情况下进行气道管理,避免术中体动。

- 快速平稳苏醒。

- 减少恶心、呕吐的发生。

• 关注术者放置开口器(维持深度麻醉,以防气管导管移位或受压)。

• 镇痛:小儿患者可肛纳对乙酰氨基酚。通常不用酮咯酸,它可抑制血小板,增加出血风险,气道内即使少量出血也是非常危险的。建议术中使用最小剂量的阿片类药物,拔管后可仔细滴定阿片类药物的剂量。多数患者用 $2 \sim 3 \ \mu g/kg$ 芬太尼已足够。

• 可给予地塞米松,即可预防术后恶心、呕吐,又可减少水肿和缓解炎症性疼痛。

拔管/苏醒

• 苏醒期吸引分泌物时应轻柔,以免创面出血。拔管后的分泌物中即使有少量血液,也

应请术者评估后方能离开手术室。

• 管理的目标是减少咳嗽和呛咳,因为呛咳可致气管导管摩擦手术伤口,导致缝线断裂和再出血的风险。

• 拔管前应吸引气道,吸干净积血。

• 预防性使用止吐药,以减少因干呕造成的缝线断裂。

• 深麻醉下拔管。可使苏醒期间气管导管刺激最小化。但应平衡气道内出血、软组织梗阻气道和喉痉挛的风险。

• OSA 患者。应在头高位下拔管,并且拔管后立即予以 CPAP/BiPAP 通气,直到离开 PACU。在手术室内,应配备 Mapleson 环路、气囊面罩供气系统,甚至准备 Boussignac CPAP 系统。重症 OSA 患者和困难气道者,考虑术后短期保留气管导管,以利于扁桃体周围水肿的消除。

 术后监护

■ 床旁护理

• OSA 患者:连续氧饱和度监测,可能需要留观过夜。

• 熟悉无创通气的护理。

■ 镇痛

• 对乙酰氨基酚。

• 阿片类药物(口服、肌内注射、静脉注射)。

• 冰液体含服。

■ 并发症

• 出血是最多见的并发症(多达 5%),需要外科干预。

- 出血多见于两个时期:术后几小时或术后 1 周(当结痂从伤口脱落时)。

- 需紧急再次手术。

- 气道内可能有血块阻塞或出血。

- 难以计算出血量,小儿患者建议预扩容并监测血红蛋白。

- 气道管理存在挑战性。视频喉镜可能对气道出血患者没有帮助。

- 权衡快速序贯诱导、吸入诱导时误吸和气道阻塞的风险和保留自主呼吸的利弊。

- 对于小儿患者,出血可导致严重低血容量,诱导前应予以纠正。

- 气管拔管前,应清除胃内容物,因为亚铁血红素会诱发术后恶心、呕吐。这类患者采用明视下置胃管比盲插法更可取。

• 拔管后喉痉挛(尤其是小儿)与缺氧有关。

- 抬起下颌,正压通气或镇静下予以肌松药,如需置入口咽通气道,应注意避免伤及手术区域和伤口。

- 吸干净分泌物、外科止血彻底以及深麻醉下拔管有助于预防喉痉挛。

- 密切观察肺水肿的症状和体征(缺氧、泡沫痰、呼吸困难)。如发生肺水肿,应行肺部 X 线摄片并收治入院。

疾病编码

ICD9

• 463   急性扁桃体炎。

• 474.00   慢性扁桃体炎。

• 474.01   慢性腺样体炎。

ICD10

• J03.90   急性扁桃体炎,非特定。

• J03.91   急性复发性扁桃体炎,非特定。

• J35.01   慢性扁桃体炎。

临床要点

反复感染和 OSA 是常见的手术适应证。OSA 患者诱导后和拔管后气道梗阻的风险增加,对阿片类药物和镇静药更敏感。

丙泊酚输注综合征 Propofol Infusion Syndrome

Jeremy Wong, MD   奚丰 译 / 张晓庆 校

基础知识

■ 概述

• 丙泊酚输注综合征(PRIS)在 1998 年第一次被命名,用于描述儿童输注丙泊酚后出现的一种临床症状。由于以下一个或多个方

面原因,患者表现出急性难治性心动过缓并导致心脏停搏:

- 代谢性酸中毒(碱缺失>10 mmol/L)。

- 横纹肌溶解或肌红蛋白尿。

- 脂质血样本。

- 临床尸检发现肝脏变大或脂肪化。

• PRIS 于 2009 年发表的最新定义包括:

- 代谢性酸中毒。

- 心脏功能障碍。

- 以及下列任意一项:

○ 横纹肌溶解症。

○ 高甘油三酯血症。

○ 肾衰竭。

• 到目前为止,大多数关于 PRIS 的信息都来源于病例报告和回顾性研究。

■ 流行病学

发病率

• 一项大型前瞻性研究报道的发病率为 1.1%(1 017 例患者中有 11 例发病)。

• 已登记的报告病例数超过 80 例。

• 2008 年的一项回顾性分析中,确认有 1 139 例潜在的 PRIS 病例。

发病情况

轻者仅表现为实验室检查异常,指标完全恢复正常后无后遗症;严重者可致多脏器功能衰竭甚至死亡。

死亡率

报道范围在 18%~83%。

■ 病因/危险因素

• 丙泊酚大剂量蓄积[>4 mg/(kg·h)持续输注超过 48 h]。

• 严重颅脑损伤。

• 呼吸道感染。

• 较高的儿茶酚胺和血清糖皮质激素水平。

• 低糖(碳水化合物)摄入、高脂肪摄入。

• 危重疾病。

• 年龄小。

• 先天性脂肪代谢障碍。

■ 生理/病理生理

• 丙泊酚常用于围手术期患者的镇静。用于全身麻醉的诱导和维持(单独或与其他药剂联合使用),具有麻醉、降低颅内压、保护神经和维持机械通气所需镇静的作用。

- 作用机制:通过连接 GABA 受体的 β 亚基从而加强 GABA 受体的结合。GABA 是一种抑制性神经递质,可使细胞膜超极化,从而防止去极化和神经传递。

- 对心血管系统的作用:丙泊酚能够通过对动静脉系统的血管舒张作用从而使收缩压严重下降。此外还具有抑制心肌收缩力和减慢心率的作用,可能与其对 β 受体和钙通道的拮抗作用有关。

- 起效时间:90~100 s 或"一次臂-脑循环"。

- 代谢途径:丙泊酚可通过肝内代谢和肝外代谢。在肝内丙泊酚转化为不活跃的水溶性化合物(葡萄糖醛酸盐、硫酸盐),最后由肾脏排出;30%~60%的丙泊酚由肺和肾排出;尿液和粪便排出仅占 3%。

• PRIS 的病理生理复杂,涉及多个发生机制,但这些机制有一个共同特征,即心血管系统功能的衰竭。

• 三磷酸腺苷(ATP)合成障碍:丙泊酚可抑制游离脂肪酸的 β 氧化和线粒体的电子传递链。导致 ATP 合成中断、细胞缺氧和代谢性酸中毒。细胞能量产生和消耗之间的不平衡引起外周肌肉组织以及心肌的坏死。

• 心律失常:通过以下两方面引起心肌传导系统的损害:

- 直接影响:丙泊酚作用于离子电流。

- 间接影响:增加游离脂肪酸浓度、酸中毒、高钾血症。

• 危险因素:

- 高水平的内源性和外源性儿茶酚胺会增加心输出量和门静脉血流。随着肌原纤维变性和应激性心肌病的发生,丙泊酚的用量和潜在 PRIS 的发生率有所增加。

- 线粒体呼吸链缺陷可导致线粒体肌病。线粒体肌病可因疾病、感染或饥饿而加重,导致无法利用游离脂肪酸供能,最终引起肌细胞的分解。

■ 预防措施

• 危重症患者应考虑维持足够的糖类供应,限制高脂肪摄入或使用其他镇静药物替代。

• 缺乏糖类摄入的患者或患儿(更少的糖类储存)可能偏向于脂肪代谢,从而增加脂肪酸的循环负荷,进而发生 PRIS。

• 已有证据观察到脂质负荷对 PRIS 的影响。关于丙泊酚的脂质成分对 PRIS 的进展产生何等程度的作用目前尚不清楚。

 ## 诊断

• 尽管缺乏特异性实验室检查,当大剂量或长时间输注丙泊酚不可避免或者为高危患者时,建议监测 pH、乳酸和 CK 水平。应当指出,有频繁的实验室监测并且当实验室指标异常时立即停止输注丙泊酚,但时有因 PRIS 而死亡的报道。

• 虽然 PRIS 临床表现差异较大,但医师应当特别留意以下症状的描述:

- 早期症状包括不明原因的乳酸性酸中毒、脂质血症和心功能不全或 Brugada 样心电图改变。

- 晚期症状包括心力衰竭、心律失常或心脏传导阻滞、心室纤颤或室性心动过速、横纹肌溶解(CPK 升高和肌红蛋白尿)、高钾血症、肾衰竭以及肝脏脂肪变性。

■ 鉴别诊断

其他原因导致的乳酸性酸中毒:

• 氧供减少。

- 低血压(血容量减少、心源性休克、感染性休克)。

- 严重贫血。

- 严重低氧血症。

- 一氧化碳中毒。

- 组织缺血(肠、四肢等)。

• 耗氧增加。

- 运动。

- 癫痫发作。

- 寒战。

- 恶性高热。

• 氧利用障碍。

- 全身炎症反应综合征。

- 恶性肿瘤。

- 肠外营养(维生素 B_1 缺乏)。

- 先天性乳酸性酸中毒。

- 线粒体肌病。

- 药物或毒素(核苷类反转录酶抑制剂、二甲双胍、硝普钠、乙醇、丙二醇、水杨酸盐)。

 ## 治疗

• PRIS 一旦发生则治疗困难,只能尽力而为。

• 立即终止丙泊酚的输注。

• 必要时给予心肺支持。

• 有报道认为血液透析和血液滤过有效。

• 近期有报道将血液交换疗法(PEBT)用于治疗 PRIS。某 10 岁男孩,因用丙泊酚治疗癫痫持续状态导致血流动力学不稳定,采用 PEBT 同时连续静脉-静脉血液滤过的方法救治成功。

• 静脉输液和正性肌力药物往往无效。

• 个别报道显示心脏起搏有效。

• 有报道称体外膜肺氧合(ECMO)成功治疗了 3 例 PRIS 患者。最近 1 项病例报道 1 位 17 岁患者用丙泊酚治疗癫痫持续状态并发 PRIS。尽管连续性血液滤过使乳酸性酸中毒改善,但还是发生了心血管功能衰竭,经 ECMO 治疗成功使心脏复苏,5 天后撤机。

 ## 疾病编码

ICD9

• 995.22 非特指的麻醉不良反应。

B

ICD10

· T88.59XA 其他麻醉并发症,初发。

🕐 临床要点

· 对于 PRIS 的发生,丙泊酚输注剂量和输注时间是特别重要的危险因素。建议避免输注剂量＞4 mg/(kg · h),避免输注时间超过 48 h。

· 短时间内大剂量输注丙泊酚,如临床麻醉时,可出现早期 PRIS 的症状。

· 应当特别注意,当接受大剂量或长时间持续输注丙泊酚时,合并有危险因素的患者(如线粒体疾病或脂肪酸代谢障碍、低龄、中枢神经系统或呼吸系统危重症、使用外源性儿茶酚胺或糖皮质激素或缺乏糖类的摄入)更易发生 PRIS。

· 当大剂量或长期输注丙泊酚不可避免时,

建议实时监测 pH、乳酸和 CK。

· 如果长期或大剂量丙泊酚的使用不可避免,为达到所需镇静深度可追加使用其他镇静剂以减少丙泊酚的用量。但是值得注意的是,近期一项关于家兔的研究显示,同时使用瑞芬太尼,虽然减少了丙泊酚用量,但并没有延缓或阻止 PRIS 的发生。

丙型肝炎 Hepatitis C

Neesa Patel,MD 张毓文 译 / 张晓庆 校

🧬 基础知识

▪ 概述

· 丙型肝炎为丙型肝炎病毒(HCV)引起的急、慢性肝脏炎症。临床表现可为非活动性、慢性携带,重者可表现为严重纤维化、肝硬化、终末期肝病或肝细胞肿瘤。

· 丙型肝炎患者有可能需要进行肝脏相关手术(如肝脏移植、TIPS 及肝切除术)及非肝脏相关手术。

· 医疗工作者可因针刺伤接触感染。意外接触造成的感染率平均为 1.8% (0 ～ 7%)。

· 目前对接触过 HCV 患者血液、体液的人员无有效的预防感染措施。

▪ 流行病学

发病率

· 美国每年新增感染数为 28 000 例。

· 85% 的感染者会发展为慢性肝炎。

患病率

美国约有 3 200 000 例患者(1.3%)。

发病情况

患者需要进行肝移植,占肝移植患者的 30%。

死亡率

慢性丙型肝炎患者每年死亡人数为 8 000～10 000。

▪ 病因/危险因素

美国疾病预防控制中心(CDC)提出 HCV 的危险因素;高危人群需检查 HCV 抗体。美国肝病学会认为以下之一需进行检测,定义为 1B 级:

· 高风险:静脉滥用毒品、血友病患者输注 1987 年以前生产的凝血因子者、HIV 阳性患者。

· 中等风险:1992 年以前曾有输血史或器官移植者、不明原因转氨酶升高者。

· 低风险:与有多个性伴侣发生性关系者或与感染者发生性关系、有 HCV 暴露史的医务人员(如针刺伤)。

▪ 病理生理

· HCV 在肝细胞内复制可在身体多处检出。不直接产生肝毒性。

· 肝实质受损主要是由于免疫因子作用导致不同程度肝纤维化。只有部分患者发展为渐进性肝纤维化最终导致肝硬化。以下可用于预测纤维化进展情况。

- 感染时年龄越大,越严重。

- 酗酒。

- 同时合并 HBV 感染。

- 血友病患者多次输血。

- 静脉吸毒或 HIV 感染。

- 持续的转氨酶活性升高。

- 合并肝脏疾病。

· 机体免疫抗体反应不能清除感染,目前在研究疫苗方面无明显进展。

▪ 麻醉目标/指导原则

· HCV 感染无终末器官损害患者通常不需要特殊处理。然而,即使无症状的患者择期手术前也需要进行相关检查;INR 为最敏感的反映疾病严重程度的指标。

· 发展为肝病或肝硬化患者术前需仔细评估。围手术期管理目标包括维持肝脏灌注,避免可能导致肝衰竭或肝性脑病的因素。

· 任何原因导致的急性肝炎需延期择期手术,直至好转。

🔬 术前评估

▪ 症状

· 慢性 HCV 感染通常无症状。

· 急性期,存在急性肝炎症状:烦躁、恶心及右上腹疼痛、小便色深、黄疸。

· 存在失代偿终末肝功能衰竭患者可表现为肝性脑病。

病史

· 评估危险因素,行相关检查。

· 存在明显肝功能衰竭患者多在之前即存在肝脏疾病。

体格检查

急性肝炎:肌痛、右上腹痛、食欲不振。通常也可无症状(许多患者不知道自己存在感染或为携带者)。

▪ 治疗史

· 肝移植。

· TIPS。

· 穿刺术。

· 食管静脉曲张结扎。

▪ 用药史

· 感染 6 个月内予以干扰素 α 及口服利巴韦林。

· 利尿剂(螺内酯):治疗腹水。

· 抗生素(头孢菌素):治疗自发性细菌性腹膜炎。

· 乳果糖及难以吸收的抗生素:治疗肝性脑病(利福昔明、新霉素、甲硝唑)。

B

▪ 诊断检查与说明

- 对疑似人群初步行酶联免疫法(EIA)检查,用于诊断 HCV。
- HCV EIA 阳性者需行 HCV RNA 检测评估是否为新发感染、既往感染、已治疗的 HCV 感染或者为其他原因造成的假阳性。
- CBC。
- 凝血功能检查:INR 为评估疾病严重程度最敏感的指标。
- 完整的代谢检查。

▪ 伴随的器官功能障碍

肝硬化及终末期肝病表现为肝合成及代谢功能受损同时伴有肝血管压力升高。

- CNS:肝性脑病、扑翼样震颤、周围神经病。
- 心血管系统:体循环血管阻力下降、高心输出量、心力衰竭。
- 肺:肺内分流可能引起低氧血症及肺高压、胸膜瘘。
- 肝脏:肝硬化、门静脉高压、静脉曲张、腹水、脾大。
- 肾脏:功能减退或衰竭。肝肾综合征是指无肾脏原发病,可能与低灌注有关的肾脏疾病。
- 凝血系统:肝合成因子减少、血小板减少症。
- 感染性:自发性细菌性腹膜炎。
- 皮肤:黄疸、肝掌、蜘蛛痣、男性乳房发育。

▪ 延迟手术情况

- 任何原因导致的急性肝炎在肝细胞功能异常解决前均需推迟择期手术。
- 手术不能推迟者需加强管理,维持围手术期肝血流灌注,避免可能引起肝功能衰竭或肝性脑病的因素。

▪ 分型

- 急性感染:
  - 表现为急性肝炎症状、黄疸、小便赤红或血清转氨酶>400 U/L。
  - HCV 抗体、重组免疫印迹(HCV RIBA)或核酸检测(NAT)阳性。
  - HAV、HBV IgM 抗体阴性。
- 慢性感染:
  - 可表现为无症状或严重表现。

- 酶免疫分析法(EIA)检查 HCV 抗体阳性且同时伴有 HCV RIBA 或 NAT 中的一种阳性。

治疗

▪ 术前准备

术前用药

- 抗焦虑药物可用于肝功能正常无症状患者。
- 给予维生素 K 及新鲜冰冻血浆纠正凝血功能。
- 纠正电解质紊乱。
- 维持容量稳定。

知情同意的特殊情况

与肝功能异常严重程度、麻醉致死率升高有关。

▪ 术中监护

麻醉选择

- 无终末期肝病(ESLD)无症状患者可根据手术方式及患者喜好选择全身麻醉、区域麻醉或深度镇静。
- 凝血异常患者应避免神经阻滞麻醉。区域麻醉可能适合,但需综合评估风险权衡利弊。

监测

- 标准 ASA 监测。
- 根据手术范围、肝病严重程度综合判断,必要时进行有创监测,如动脉置管或中心静脉置管。

麻醉诱导/气道管理

- 肝功能轻度异常或无异常患者可采取标准诱导。
- 严重肝功能异常患者需慎用苯二氮䓬类、吗啡、哌替啶、肌松剂。

维持

挥发性麻醉药。氟烷及恩氟烷可通过全身血管扩张及广泛的舒张作用减少肝动脉血流。氟烷同时会造成肝脏毒性。

拔管/苏醒

标准拔管流程。

术后监护

▪ 床旁护理

- 取决于肝病严重程度、外科手术方案及术

中情况。
- 监测急性肝功能衰竭指标,包括持续加重的黄疸、肝性脑病及腹水。

▪ 药物处理/实验室处理/会诊

- 术前存在 HCV 引起的急性肝炎或肝硬化患者术后黄疸风险增高。
- 合并进展性肝病的患者(CTP 分级 B 级或 C 级肝硬化)肝性脑病、脑水肿、凝血功能障碍、出血及门静脉高压风险增高。

▪ 并发症

- 接触 HCV 感染患者后感染。
- 切口或针刺伤在外科手术中高达 15%。
- HCV 传播与接触量有关,此类损伤<0.5%者考虑感染风险增高。
- 无疫苗或免疫球蛋白用于阻止 HCV 病毒传播。此外,不推荐接触后应用干扰素或利巴韦林降低感染风险。
- 接触后建议如下:
  - 检测 HCV 抗体及转氨酶活性。
  - 随访 4~6 个月,复查 HCV 抗体及转氨酶,或 4~6 周时随访 HCV RNA。
  - 严格监测实验室检查异常指标及急性感染症状及体征。
  - 避免捐献血液、血浆、器官、组织或精液。

疾病编码

ICD9
- 070.51 急性丙型肝炎,未提及肝昏迷。
- 070.54 慢性丙型肝炎,未提及肝昏迷。
- 070.70 非特指无肝昏迷的丙型肝炎。

ICD10
- B17.10 急性丙型肝炎,无肝昏迷。
- B18.2 慢性丙型肝炎。
- B19.20 非特指无肝昏迷的丙型肝炎。

临床要点

- 无症状单纯 HCV 感染患者通常能耐受麻醉。
- 急性肝炎患者择期手术需延迟。
- 出现肝硬化临床表现后需加强监护。

B

病态窦房结综合征 Sick Sinus Syndrome

Adam M. Stuart，MD 孙少潇 译／顾卫东 校

🩺 基础知识

▪ 概述

• 病态窦房结综合征（sick sinus syndrome，SSS）的特点是窦房结（sinoatrial node，SAN）产生心脏冲动异常。

－窦性心动过缓。

－窦性停搏。

－窦房传导阻滞。

－窦房结和房室结传导紊乱。

－慢性房性心动过速。

－房性心动过缓和心动过速交替发作（快—慢综合征）。

• 病态窦房结综合征的病因可分为窦房结内在病因和外在病因两种。

▪ 流行病学

发病率

• 缺少量化的总发病率。

• 在美国，至少占永久起搏器安置患者的 50%。

患病率

• 随年龄增长而增加（平均年龄为 68 岁）。

• 无性别差异和种族差异。

发病情况

• 与晚期心血管疾病存在相关性，可伴有多种合并疾病。

• 可伴有血栓栓塞和（或）脑卒中、慢性心房颤动（房颤）、房室传导阻滞及抗凝治疗的并发症。

死亡率

• 心脏猝死的风险增加。

• 永久起搏器安置后 1 年的死亡率为 5%～10%，5 年的死亡率 25%～30%。死亡原因部分与伴发的心血管疾病有关。

• 心室起搏的死亡率高于心房单独起搏。

• 快—慢综合征患者安装心脏起搏器后可改善心动过缓的症状并减少房颤的发作频率，但不能提高生存率。

• 仅有心动过缓的患者预后较好，其死亡率与普通人群相似。

▪ 病因／危险因素

• 内在病因——窦房结组织纤维化最常见。

－特发性（最常见病因）。

－心脏：慢性缺血、心肌梗死、心肌炎、心包炎、心肌病。

－自身免疫：淀粉样变性、肉样瘤、系统性红斑狼疮。

－遗传：家族性窦房结病、弗里德赖希共济失调、血色素沉着病。

－传染性：恰加斯病、白喉、风湿性疾病。

－肿瘤：白血病、转移性肿瘤。

－儿科：先天性异常。

• 外在病因。

－医源性：洋地黄、钙通道阻滞剂、β 受体阻滞剂、交感神经阻滞剂、抗心律失常药。

－缺氧。

－电解质失衡：高血钾、低血钾、低血糖。

－甲状腺功能亢进或减退。

▪ 病理生理

• 窦房结特发性纤维化假说最早提出。但近来有学者提出了其他可能的机制，并已在动物模型中进行了相应的研究。窦房结无法产生冲动和（或）冲动传至周围心肌时受阻是导致窦房结内在功能障碍的原因。

• 老年性心脏细胞外基质的重构可影响细胞的离子电流和通道。

• 家族性窦房结疾病与离子通道编码基因的突变有关，如钠通道（SCN5A）、起搏电流（HCN4）和钙通道（CASQ2）。

• 急性下壁心肌缺血或心肌梗死与神经性节律控制的短暂性改变相关。

• 心力衰竭可引起起搏电流通道活性下调。

• 极端身体状况下，可由于心肌肥厚和扩张引起窦房结和心脏传导系统的内在改变。

▪ 麻醉目标／指导原则

• 药物治疗，改善合并症。

• 询问起搏器安装情况，术前需重新设置起搏器参数。

• 制订的麻醉方案应有助于维持血流动力学稳定、控制心率、保证足够的心室充盈和射血。

• 快—慢综合征和慢房颤患者推荐长期行抗凝治疗，术前必须调整抗凝治疗方案。

🔬 术前评估

▪ 症状

• 晕厥、眩晕或头晕。

• 心悸。

• 乏力、运动耐受性差。

• 呼吸困难、端坐呼吸。

病史

• 脏器功能障碍病史和分型。

• 合并症和危险因素。

－冠心病常见。

• 功能状态。

体格检查

• 心血管专科体检。

－听诊或触诊可及不规则心律，心动过缓或心动过速，颈静脉怒张，直立性低血压。

－颈动脉窦按摩：窦性停搏＞3 s 应怀疑病态窦房结综合征。

－瓦尔萨尔瓦动作时心率不增加。

• 四肢。

－发绀：血栓栓塞。

－充血性心力衰竭导致水肿。

• 神经系统。

－局灶性神经功能缺损：脑卒中。

▪ 治疗史

放置永久起搏器±除颤器。快速心率性病态窦房结综合征患者可能需 β 受体阻滞剂控制心率并安装起搏器，以防心动过缓。

▪ 用药物史

• 根据特定的症状或心律失常接受相应的药物治疗。

－快—慢综合征患者服用华法林治疗。

－负变时性药物（β 受体阻滞剂、钙通道阻滞剂、洋地黄）可用于快速性心律失常的患者，但过量可致心动过缓、传导阻滞或停搏，长期治疗时应小心。安装起搏器有助于增强药物的疗效。

－采用普鲁卡因胺或奎尼丁复律的方法不常用，其疗效无法预测。

－茶碱治疗常联合双腔起搏。

■ 诊断检查与说明

• 电解质、INR、凝血酶原时间。

• 心电图:可显示起搏信号或发现未经治疗患者的心电图表现。

• 出现新的心律失常时检查心肌酶谱。

• 检查起搏器。确定起搏器的类型、参数设置和制造商。近期未调试或患者的症状提示起搏器有故障时,应重新调试起搏器。

• 如果患者长期接受门诊随访,术前心脏科或电生理专科医师会诊时通常不需要做全面检查。

■ 伴随的脏器功能障碍

• 心血管系统(如上所述)。

• 神经系统:颅内低灌注相关的局灶性神经功能障碍和广泛性中枢神经系统功能障碍。

• 由于器官灌注不足也可出现胃肠道和肾脏功能障碍。

■ 分类

• SSS 一般可根据患者特定的疾病分为固有节律异常和心率异常。

• 内在病因和外在病因。

 治疗

■ 术前准备

术前用药

快速性心律失常的患者可通过置入心脏起搏器以及服用 β 受体阻滞剂和钙通道阻滞剂来控制心率。如果未放置起搏器,这些药物可加重潜在的心脏传导功能紊乱,应谨慎使用。可乐定或甲基多巴等交感神经阻滞剂也可引起类似的干扰。

知情同意的特殊情况

• 出现新的或不能确定的心律失常时,应推迟择期手术。

• 存在血栓栓塞或出血并发症。

• 术中可能需行心脏复律或起搏。

■ 术中监护

麻醉选择

• 取决于手术种类和合并症情况,需考虑对交感神经活性的影响,可能诱发和加重心动过缓。

• 抗凝治疗时禁忌区域麻醉和椎管内阻滞。

- 椎管内阻滞可抑制心脏加速神经纤维($T_1 \sim T_4$)。

监测

• 标准 ASA 监测及心电图。

• 血流动力学稳定的患者可选用无创血压监测,但动脉有创测压的适应证应放宽。

• 可考虑中心静脉导管和经食管超声心动图。

麻醉诱导/气道管理

• 没有特定的诱导药物或方法。诱导药物的抗交感神经作用可引起一过性或持续的心动过缓。

• 静脉注射利多卡因可抑制窦房结电活动,导致心搏骤停或严重的心动过缓。

• 快速心率性病态窦房结综合征患者置入喉镜引起的交感神经兴奋可诱发快速性心律失常。

• 无症状的患者诱导时,病态窦房结综合征可能被诱发而需中止手术接受检查。

维持

• 可行静脉或吸入麻醉。

• 新出现的心动过缓可先用 β 受体激动剂和抗毒蕈碱药物治疗。

拔管/苏醒

• 减少交感神经刺激。

• 滴定肌松拮抗药物。

 术后监护

■ 床旁护理

• 过程顺利、血流动力学稳定的患者可行常规术后监护。

• 血流动力学不稳定或新发窦房结功能障碍的患者应行重症监护。

■ 药物处理/实验室处理/会诊

• 需要时行抗凝治疗,β 受体阻滞剂或钙通道阻滞剂控制快速性心律失常。

• 新发窦房结功能障碍的患者应行电解质、心肌酶谱等检查。

• 重新设定起搏器,心脏科和电生理学专科医师跟踪随访。

■ 并发症

• 心肌缺血。

• 心律失常。

• 全身低灌注/缺血。

• 血栓形成与出血。

疾病编码

ICD9

• 427.81 窦房结功能障碍。

ICD10

• I49.5 病态窦房结综合征。

临床要点

• 有病态窦房结综合征的症状和体征,但没有进行门诊随访的患者,应该在择期手术前行完整的术前检查。

• 疑似或确诊为病态窦房结综合征,但未安装心脏起搏器的患者,可能需要安装临时起搏器。

• 交感神经抑制治疗、诱导时迷走神经兴奋、插管、手术可能会诱发窦房结功能障碍。

• 新发窦房结功能异常和(或)心律失常应推迟非急诊手术。

• 无症状的窦性心动过缓可能是老年患者术前窦房结功能障碍的唯一征象。

哺乳期和麻醉 Lactation and Anesthesia   Chitra Ramasubbu, MD   彭生 译 / 张晓庆 校

基础知识

■ 概述

• 在大量研究基础上,各医疗机构发现母乳喂养对母亲和婴儿都有很大益处。

• 麻醉科医师可能会遇到正在哺乳期的女性患者,担忧药物(包括局部麻醉剂、苯二氮䓬类、阿片类药物和挥发性药物)进入母乳并转移到婴儿。

• 关于药物转移到母乳的数据非常有限。现行做法和建议大多是基于经验和"常识"。

• 长时间的中断母乳喂养对幼儿是困难的,

母亲也会不舒服,并可能中断母亲和幼儿互相之间的依恋。

• 知情同意期间,必须讨论各种麻醉方式、治疗风险、对新生儿的影响及可能的母乳喂养效应。

■ **流行病学**

发病率

• 妊娠期间手术发生率从 0.3% 至 2.2%。在美国,高达 75 000 例孕妇接受手术。

• 有关于哺乳期妇女接受手术的数据有限。

死亡率

曾在宫内暴露于阿片类药物的新生儿可能会出现新生儿戒断综合征。该综合征常见于慢性药物滥用。但是,不能根据这个就推断阿片类药物是从母乳中转移来的。

■ **生理/病理生理**

• 药物进入母乳是由母体血浆和乳汁之间的药物平衡决定的。包括:

- 药物浓度。
- 药物的半衰期。
- 亲脂性。
- 分子量。

• 麻醉药品:大多数好的围手术期用药具有半衰期短、再分布迅速的特点。

- 麻醉药在二次分布到深部组织后的几分钟内可以从母体血浆中快速清除,最大限度地减少暴露于母乳中的程度。

- 作用持续时间较长和代谢产物具有活性的药物对婴儿的风险更高。然而,短期使用不太可能产生有害影响。

- 本质上,假定母亲是清醒和警觉的,药物离开血浆和母乳室后进入深部的肌肉和脂肪室,然后再慢慢释放。

• 吸奶和哺乳与药物代谢的波峰和波谷相关,影响药物转移到母乳的剂量。另外,被婴儿消化的母乳量也影响药物的转移。

• 母乳减少可出现于过多液体复苏。当血浆胶体渗透压降低时,会出现乳房肿胀。

■ **预防措施**

• 早期回归母乳喂养对母亲和婴儿是有利的。

• 考虑继续进行母乳喂养,下列情况不应中断:

- 母乳喂养早期,乳汁量少(减少药物转移的数量)。
- 单次用药。
- 短程用药。

- 短效药物。
- 无长效活性代谢产物的药物。
- 大多数情况。

• 以下情况考虑暂停或中断母乳喂养:

- 早产和较小的婴儿:可能更容易受到小剂量药物的影响。
- 容易出现呼吸暂停和低血压婴儿,中断母乳喂养 12～24 h。

💉 **治疗**

• 如果母体清醒、稳定和有警觉能力,正常足月或较大婴儿应尽快恢复哺乳。

• 手术后单次吸奶并丢弃,可以清除任何乳汁中残留的药物。然而,很少有必要,不推荐。

• 诱导药物,其中包括丙泊酚、咪达唑仑、依托咪酯和硫喷妥钠,只有很少进入乳汁,和它们的分布半衰期有关。转运到乳汁的低到 0。

• 麻醉气体在血浆分布很少,乳汁水平接近 0。事实上,这方面没有相关文献报道。

• 氯胺酮在母乳喂养中的使用,未见报道。但是考虑到它的幻觉和分离性麻醉效应,其不被认为是一个理想的药物。

• 瑞芬太尼为短效药,适用于短程手术。事实上,未见对胎儿镇静影响的公开资料报道。

• 地西泮持续作用时间长,因此可以转运到母乳。据报道活性代谢产物可以导致婴儿嗜睡。

• 咪达唑仑,快速起效和代谢快,适用于快速诱导。通过乳汁转移到胎儿的量最小。

• 哺乳初期和持续期优化产妇疼痛控制是必要的。产后疼痛管理,优选非阿片类药物。

- 适当剂量的乙酰氨基酚是有效和安全的。
- 布洛芬低到零转移,是中度有效的止痛药。
- 酮咯酸(痛力消)极少转移到母乳,是一种强效镇痛药,产妇无禁忌。在围生期,经常被使用。
- 萘普生的长期使用与婴幼儿胃肠功能紊乱有关,但很少转运到母乳。

• 鼓励母亲用最低有效剂量控制疼痛。大剂量阿片类药物可能影响婴儿的吸吮能力和警觉性。

- 吗啡,低到中等剂量,大多数研究似乎是合理安全的。但是,也有变化,有一些婴儿可以有吗啡相关的镇静效应。

- 氢吗啡酮已被证明可以转运到母乳。
- 羟考酮和可待因已被安全地用于数百万哺乳的母亲。事实上,没有通过母乳转运的相关数据。大剂量可导致婴儿镇静。
- 芬太尼水平在母乳已经被研究,发现是低的。
- 舒芬太尼和芬太尼转运相似,但是没有被发表。
- 哌替啶对新生儿呼吸抑制、发绀和心动过缓有持续的高发生率,应该尽量减少使用。小剂量应该在产前 1 h 使用。当选择 PCA 时,吗啡和芬太尼优于哌替啶。

• 局部麻醉药:

- 布比卡因进入母乳的剂量非常低,小剂量被认为是安全的。
- 在哺乳期的母亲肠外注射利多卡因治疗心律失常的研究中发现,进入母乳的剂量是非常低的。
- 需要大量局麻药物的手术,如整形手术,考虑在哺乳前抽吸并抛弃术后 12 h 的母乳。

• 区域麻醉在围生期产妇优于全身麻醉,由于全身给药量减少。相同的概念可以被外延到母乳喂养的母亲,并应被考虑和讨论。

- 尽量减少局麻药剂量。
- 尽量减少运动阻滞。
- 阿片类药物通常被添加到硬膜外和蛛网膜下腔的局麻药中,通过协同效应产生更强、更持久的控制疼痛;还减少了最佳疼痛缓解所需局麻药的浓度,减少运动神经阻滞、低血压和药物过量反应。不过,也有芬太尼硬膜外麻醉后新生儿镇静和哺乳差的报道。
- 血管收缩剂如肾上腺素可以提高区域阻滞的质量,使局麻药的穿透力更强,并减少外向的扩散。肾上腺素可进入乳汁,但在胃肠道吸收前迅速被胃肠道灭活。

• 阿托品的使用是有争议的。婴儿对抗胆碱能药物敏感。阿托品被转运到乳汁并可能中断产奶,并在婴儿产生抗毒蕈碱作用。没有格隆溴铵进入乳汁的数据。格隆溴铵的脂溶性低和口服生物利用度低。相对于阿托品,人们更倾向于使用格隆溴铵。

🔄 **随访**

如果母亲有持续性术后母乳喂养困难,应该去找哺乳顾问咨询。

❼ **临床要点**

• 麻醉药物的选择取决于手术类型,必须适合个体母亲和婴儿的需求。

- 麻醉对产后母亲和婴儿的效果取决于多种因素，包括婴儿的年龄、泌乳阶段（早期或晚期）和婴儿耐受少量麻醉药物的能力。

- 长时期停止母乳喂养，对乳儿和母亲都是不幸的。

- 目前的观点是，只要母亲感到身体和精神上有能力进行母乳喂养，尽快予以恢复，重新喂养之前不需要时间间隔。

- 只有有限的资料和证据可以使用，缺乏指导原则。

部分凝血活酶时间 Partial Thromboplastin Time

Parisa Partownavid, MD 郁庆 译 / 张晓庆 校

 基础知识

▪ 概述

- 部分凝血活酶时间（PTT）是止血筛选试验，是一种凝血药最常用的测试。
- PTT 用于衡量内源性和最后的共同通路凝血反应的完整性（图1、图2）。

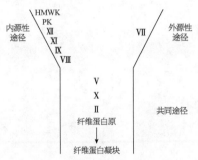

图1 凝血机制示意图（HMWK 为高分子量激肽释放酶；PK 为前激肽释放酶）

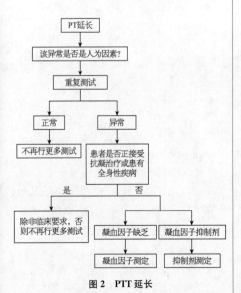

图2 PTT 延长

- 它代表了患者血浆中磷脂（一种内在途径激活剂）和钙加入后的血液凝集的时间。

▪ 生理

- PTT 反映内在的和共同的途径的凝血因子。这些因素（在凝血级联反应中的作用）是：
  - 高分子量激肽释放酶（HMWK）。
  - 前激肽释放酶（PK）。
  - Ⅻ因子。
  - Ⅺ因子。
  - Ⅸ因子。
  - Ⅷ因子。
  - Ⅴ因子。
  - Ⅹ因子。
  - Ⅱ因子。
  - 纤维蛋白原。
- 正常范围：取决于每个实验室使用的试剂和仪器的组合。

▪ 病理生理

- 凝血因子在内源性和最后共同通路缺乏或被抑制导致 PTT 延长。病因包括：
  - 抗凝：肝素、低分子肝素、华法林。
  - 全身性疾病。
  - 凝血因子缺乏。
  - 抑制剂的存在。
  - 人为原因。
- 抗凝治疗。
  - 肝素与抗凝血酶Ⅲ结合，导致构象变化，加速其活性 1 000～3 000 倍。
  - 低分子肝素（LMWH）加速抗Ⅹ因子活性，可以导致轻度延长 PTT（很少小于 40 s）。
  - 华法林抑制维生素 K 环氧化物还原酶，负责Ⅱ因子、Ⅶ因子、Ⅸ因子、Ⅹ因子（共同途径、内源性途径、外源性途径）。
- 系统疾病。
  - 肝脏疾病：所有的凝血因子在肝脏合成，除了 vWF。因此，PTT 是反映肝脏代谢功能的一个很好的指标。但是，应该注意的是，PT 是反映早期肝功能衰竭一个更好的指标。Ⅶ因子是外在的途径的一部分，具有最短的半衰期，最早受到影响。
  - 结缔组织疾病：狼疮抗凝物。

- 骨髓增殖性疾病：Ⅴ因子缺乏。
  - 弥散性血管内凝血和纤溶。
- 凝血因子缺乏症：
  - 血友病 A：X 连锁隐性传输因子Ⅷ缺乏。
  - 血友病 B：X 连锁隐性传输因子Ⅸ缺乏。
  - 血友病 C：Ⅺ因子。
  - Ⅱ因子、Ⅴ因子、Ⅹ因子：常染色体遗传。
  - 血管性血友病：一种遗传性或获得性凝血功能异常，可导致一种定性或定量的血管性假血友病因子（vWF）不足。vWF 是血小板凝集所需的一种蛋白质。血管性血友病可能伴有凝血因子Ⅷ缺乏，在这些患者 PTT 可以延长。
- 抑制剂的存在：
  - 特异因子抑制剂：针对特异性凝血因子（如Ⅷ因子或Ⅴ因子抑制剂）或肝素（肝素抗凝管采血）。
  - 非特异性抑制剂（如狼疮抗凝物）。
- 人为原因：
  - 脂血、黄疸、溶血的血浆样品（干扰光传输）。
  - 红细胞增多症患者的血细胞比容（更高血浆凝血比）。
  - 即使在没有上述条件的情况下，需要重复测试。

▪ 围手术期相关

- 围手术期 PTT 延长：
  - 凝血功能障碍时，一般避免经鼻气道或插管。
  - 由于出血的风险，经食管和胃的工具应尽量减少。
  - 中心静脉导管的放置有血胸的危险。
  - 在动脉或静脉出血的情况下，足够大血管的压迫是很困难的，但不是不可能。
  - 如果放置在颈部，超声技术的应用可以减少无意的颈动脉损伤。
- 延长的 PTT 和椎管内麻醉技术可以增加脊髓周围出血的风险。

- 区域麻醉时在固定不可压迫的空间内出现严重出血,被认为是最严重的出血性并发症。

- 发病率:椎管内阻滞相关的出血并发症引发的神经功能障碍的实际发病率是未知的。文献中引用的发病率在硬膜外置管中估计为小于 1/150 000,脊髓麻醉时小于 1/220 000。最近的流行病学调查表明,发生频率在增加,可能会高达 1/3 000。

- 管理:决定执行脊髓或硬膜外麻醉、镇痛的患者接受抗栓治疗拔除尿管的时机应视个人情况而定。对待特殊病例,必须权衡区域麻醉的好处和脊髓血肿的危险性。如果进行脊髓或硬膜外穿刺针、导管放置,在硬膜外导管置入、留置及拔除过程中应改善患者的凝血功能。

• 周围神经阻滞:

- 相关的出血风险仍然不确定。

- 神经缺损:外周部位的可扩张性降低了不可逆性神经缺血的机会(与硬膜外间隙不同)。

- 发病率:由于并发症的罕见性和随机研究的缺乏,现有的资料是基于病例报告的。与周围神经阻滞相关的出血并发症的发生率较低。

- 管理:是否执行周围神经或神经丛(单次注射或连续灌注)是在麻醉科医师衡量区域麻醉的好处和对神经损伤血肿或出血并发症风险后决定的。在浅表的肢体,解剖标志一般能很好地定位,或易于超声成像的可视化,发展中的血肿也可以很容易地被发现和压缩。另一方面,出血的并发症,在深部阻滞时可能不容易被诊断,如后腰丛块,特别

是与使用连续导管技术有关时。

临床要点

• 常规凝血功能检查并不提示凝血功能障碍的可能,除非临床或用药史表明。

• 识别不能通过 PTT 检测的出血性疾病很重要。这些疾病包括:

- 定性和定量的血小板缺陷,这需要专门的血小板功能测试。

- 血管性血友病,需要检测血管性血友病因子。

- 因子 XIII 缺乏,这需要专门的因子 XIII 筛选或功能分析。

- 纤溶酶原激活物抑制剂 1 缺乏,这需要特定的检测。

残气量 Residual Lung Volume

Gundappa Neelakanta, MD 张雪 译／梁超 校

 基础知识

▪ 概述

• 残气量（residual volume, RV）是指在最大用力呼气后仍残留在肺内的气体量。尽管从定义上看，残气量在容量交换中不起作用，但它在气体交换中持续发挥作用。

• 由于残气量的存在，在低肺容量及外部压力使终末细支气管关闭时，不至于造成肺不张。这些终末细支气管的闭合可以避免肺泡塌陷和肺完全萎陷（重新开放肺泡需更用力吸气）。

▪ 生理

• 残气量。

- 残气量正常约占总肺容量的 20%。体型正常的成年男性残气量约为 1.2 L，女性约为 1.0 L。

- 气体交换。残气量为吸气相和呼气相提供持续的氧气供应。因此，它有助于稳定血液对气体的摄取，避免血气摄取的快速波动。

- 容量交换。即使最大用力呼气也不能将残气量排出。在低肺容量和外部压力的作用下，终末细支气管关闭。这样可以避免肺泡和肺完全萎陷，重新使肺扩张需要很大的吸气压。

• 容积和容量是内向作用力和外向作用力共同作用的结果。

- 肺是由胶原纤维和弹性纤维组成的弹性结构。由于存在肺泡表面张力和肺实质的回缩力，肺泡自然趋向于萎缩。因此，肺的膨胀有一定阻力，需要肺和胸膜之间的负压（跨肺压）或者肺内正压（机械通气）来抵消其回缩力。

- 胸壁也是一个弹性结构，类似于可膨胀和回缩的弹簧，其自然趋向是向外扩张。

• 功能残气量（functional residual capacity, FRC）。在正常呼气末，胸廓的外向作用力正好与肺的内向作用力平衡，此时肺内残余的气体量即为功能残气量。这是一个平衡点，静息潮气量在此基础上开始吸入或呼出停止。FRC 由残气量（residual volume, RV）和补呼气量（expiratory reserve volume, ERV）组成。FRC＝RV＋ERV。

• ERV 是指正常呼气末的容量（或 FRC）至残气量之间的气体量。当主动呼气的作用力超过胸壁的向外作用力时，这部分气体被呼出。

• 测量。临床上很少单独测量 RV。

- 肺活量计是测量吸入和呼出量的常用工具。然而，由于 RV 并不参与容量交换，因此肺活量计无法测量 RV，而需用其他间接测量方法。

- 全身的体积描记仪是测量残气量等肺容积的金标准。此方法可用于儿童且不需要患者配合呼吸。但它不能在医师的办公室内进行，而需在专门的肺功能实验室完成。

- 闭合环路呼吸技术。患者从肺活量计中吸入一种已知浓度的惰性气体（如氮气、氢气、氦气）。这些气体在整个肺内扩散并达到平衡。通过闭合系统收集呼出气体，根据指示气体的稀释程度和最终的平衡浓度计算残气量。

- 开放环路技术。患者在最大用力呼气（至 RV）后吸入 100% 的氧气，根据呼出气中洗出的氮气浓度计算残气量。

• 闭合和开放回路技术受到多种因素的限制，如患者的配合程度、肺泡内残留气体的存在（由于气道闭合），以及肺泡内气体达到平衡的时间比操作所需的时间长。这些因素将影响测量的准确性。

• 影响肺和残气量的因素包括年龄、性别、身高和体重。因此，肺容积通常以相对于某人的体表面积，在标准体温（37 ℃）、一个大气压和饱和湿度（BTPS）的状态下的预测值来表示。

- 年龄：由于肺回缩力的减弱及老年人气道塌陷，气道阻力减小，导致残气量增加。

- 体位：由坐位改为仰卧位时，肺血流量增加，导致残气量轻度增加，但其临床意义不大。

▪ 解剖

• 肺泡是开放的，通过传导区和过渡区与外界相连。

- 传导区，指不与肺血流接触的终末细支气管，不参与气体交换。不存在肺不张时，这些细支气管也可发生闭合。因此，传导区细支气管的闭合对于防止肺泡塌陷和肺完全萎陷具有重要意义。

- 过渡区，指不能轻易地从肺泡上分离出来并参与气体交换的小的肺泡管。它们易受表面张力的影响，可导致肺泡塌陷。

▪ 病理生理

• 当肺排空的能力受损时，RV 和 RV/TLC 增加。肺泡壁、外周气道、肺实质的损伤可

见于长期吸烟、α_1-抗胰蛋白酶缺乏和肺气肿。肺泡弹性回缩力的减少和小气道的内向牵拉导致外周气道闭合。疾病严重时，可形成肺大疱（大量气体充满肺部空间，但不接触肺毛细血管），导致无效通气。

- 氧合，可增加肺泡与动脉血的氧分压差（A-a 差）。

- 通气，CO_2 的排除通常不受影响，因其扩散速度是 O_2 的 20 倍。

- FRC 增加（FRC＝RV＋ERV）。

- 临床表现为肺的前后径增大、心音遥远、膈肌平坦。

• 外部作用力阻碍肺充分扩张时，RV 减少；限制性肺疾病。氧合可正常（尤其在静息时）。疾病进一步发展时，由于 V/Q 失调和弥散功能受损，可发生低氧血症，CO_2 的排出通常不受影响，FRC 降低。

• 肺实质性疾病（间质性肺纤维化）。RV 降低，FEV_1 不变，FEV_1/FEV 通常增加。

- 胸廓畸形包括脊柱侧弯和漏斗胸。这类患者的肺容积仅轻度减少。

- 神经肌肉疾病，包括进行性假肥大性肌营养不良、重症肌无力和肌萎缩侧索硬化症。呼吸肌萎缩导致肺容积减少。

▪ 围手术期相关

• 麻醉和药物。

- RV 及 RV/TLC 增加时，施行正压通气或使用氧化亚氮（笑气）有发生气胸的风险。由于肺容积的增加（在一定的吸气分压下，肺泡气浓度/分压上升的速率减慢）和无效腔的形成（肺泡无肺血流不能灌注，药物不能输送到大脑），吸入诱导的速度可能减慢。

- RV 减少时 FRC 也减少，会加快组织缺氧，吸入麻醉药的摄取更快（由于 F_A/F_I 上升的速率增加，达到脑组织药物浓度的速度更快）。

• 腹部手术。RV 增加但 ERV 下降更明显，因此 FRC 减少。下腹部手术可使 ERV 减少 25%，而上腹部手术可减少 60%。

• 肺切除术。术前检查通常需评估 RV 和 TLC，以确定是否适合手术及预测术后肺功能。RV/TLC＞50% 提示肺切除术的风险较高。RV/TLC＞40% 时死亡率约为 30%。RV/TLC＜40% 时，死亡率为 7%。

• 严重的 COPD 可通过肺减容手术（LVRS）治疗。向外拉力的减少可导致小气道萎陷。

C

通过行多部位肺楔形切除减少全肺容积,可恢复小气道的弹性拉力,减少气道阻塞,从而促进肺泡的排空,减小 RV。适应证包括严重的上叶肺气肿、严重的呼吸困难、肺明显膨胀和肺组织过度充气(与预测值相比,$FEV_1 < 40\%$,$RV > 150\%$,$TLC > 120\%$)。

■ **公式**

TLC＝VC＋RV。其中,TLC 指肺总量,VC 指肺活量,RV 指残气量。

■ **图/表**

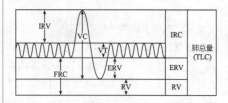

图 1 肺容量的形成

■ **临床要点**

- 单独测量并解释 RV 还未得到广泛应用。
- RV 增加可见于肺气肿和 α_1-抗胰蛋白酶缺乏。小气道周围向外的拉力减少可导致小气道萎陷,气体潴留在肺泡内。
- RV 减少可见于限制性肺疾病(肺实质病变、胸壁畸形、神经肌肉疾病)。

层流洁净 Laminar Air Flow

Theodore J. Cios, MD, MPH · Khaled Sedeek, MD　彭生 译 / 张晓庆 校

■ **基础知识**

■ **概述**

- 层流:有时也称为流线型流动,当流体(空气、水)在相邻层稳定滑过彼此都不中断时发生。
  - 有一个平行于管道长轴的模型。
  - 在一个较低的速度而不是临界速度时发生。
  - 取决于黏度。
  - 遵循泊肃叶定律。
  - 低速、小直径、低密度和高黏度时更容易发生。
- 当流速超过临界速率时发生湍流。
  - 流动模式(大小和方向)持续变化不是线型。其特征在于流体或气体的不规则波动或混合。消耗机械能产生热量。
  - 取决于密度。
  - 惯性力克服黏滞力,而没有足够的黏度,以停止运动。
  - 不遵循泊肃叶定律。
  - 高速、大直径、高密度、低黏度时更可能发生。

■ **生理**

- 哈根-泊肃叶方程描述非压缩性流体或气体通过圆柱形管时压力的变化。压力的变化和流体黏度、管道长度和流量直接有关;和半径的 4 次方间接有关。$\Delta P = (8nLQ)/r^4$,其中 ΔP 为压力梯度,n 是流体的黏度,L 是管的长度,Q 是流量,r 是半径。
  - 黏度:可以被认为是流体或气体对变形的内在的/固有的阻抗。黏度越大,移动流体所需的能量越多(例如,水与熔岩)。
  - 通过圆筒形管的流体:在管的中心部位速

度最高,贴近壁的由于摩擦力相对固定。
  - 半径:和半径的 4 次方成反比,即半径一个微小的变化将产生压力不成比例的变化。
- 雷诺数(The Reynolds number)量化了特定流动条件下的惯性和黏性力。
  - 它直接关系到速度、密度和直径;它和黏度呈负相关。雷诺数＝$(vpd)/n$,其中 v 是线速度,p 是流体的密度,d 为管的直径,n 是流体的黏度。
  - 增加黏度会间接地减少雷诺值,这使黏性高的熔岩比较难以快速流动,产生湍流。
  - 当达到雷诺数临界值时,出现湍流。数值 > 2 000 时有发生湍流的可能。

■ **病因/病理生理**

- 哮喘:支气管收缩时,由平滑肌收缩导致的细支气管直径(半径)变窄,会导致压力相当大的改变(提升半径的 4 次方)。这会创造气流模式的临界,可以潜在地引起湍流。
- 气管狭窄:类似于支气管收缩,半径减小造成的气流模式的转折点;增大的压力可导致湍流。
- 动脉粥样硬化:沉积物可以引起血管直径(半径减小)突然改变,导致出现湍流。此外,如果远端血管直径补偿性增加,更可能导致湍流。
- 贫血、红细胞增多症:在贫血患者,血液黏性较低,具有较大的发生湍流倾向(惯性力大于黏滞力)。红细胞增多症和其他血黏度较高的患者与此相反。

■ **围手术期相关**

- 麻醉回路。

- 麻醉机的螺纹回路管在一个较低的速率比光滑管道更容易形成湍流。波纹管被设计为可以弯曲的软管,同时防止扭曲和气流的中断,在扭结或有急性转角时尤其如此。它可以在卷曲或弯曲时(雷诺数增加)保持管道内径不变,持续保持功能。
  - 麻醉回路的连接器件有尖锐角度的也增加发生湍流的可能。
  - 气管插管:气流是层流,直径很小的变化将产生深远的影响,因为压力的变化与这两个参数的 4 次方成反比。扭曲或分泌物的存在时,也导致压力更大的变化和湍流的发生。
  - 应用雷诺数方程,气体的密度对高流量影响更显著,而黏度在低流量时影响更显著。
- 心血管系统。
  - 血管:弹性血管减少对管壁的张力,减少流速和直径变化改变雷诺数值导致的湍流。事实上大直径、高流速更趋向产生湍流。
  - 遇到锐角、转折点,如动脉分叉(颈动脉、髂等),之前的平流可以由于摩擦力改变形成湍流。
- 呼吸系统。
  - 气管狭窄:由于管道直径的改变导致的急性气流收缩,近段或远端发生阻塞会发生湍流的转折点。咽喉部可能是潜在的听诊点。
  - 在静息呼吸状态(低速)的气流在细支气管的水平变成层流。但是在用力呼吸时(速度增加),层流被限制在更小的气道。
- 治疗方法。
  - 氦气:具有比氧气低的密度,因此利用高浓度的新鲜气体混合物可以减小总密度和

C

流动阻力,使得雷诺数下降,减少潜在的湍流。氦氧混合气、氧气和氦气的混合物,可以用在某些特定的临床情况,如继发于异物的上呼吸道阻塞、声带功能不全、呼吸窘迫、拔管后喘鸣和类似的原因。

－氦气:一种比氧气密度更大的惰性气体,当作为混合气体的一部分时,可以在低速气流增加湍流发生率。氦气吸入可显著增加机械通气时的气道峰压力,或许会限制其作为麻醉剂的使用。

－高海拔:在高海拔地区,有低气压和低气体密度,但黏度变化很小。因此,高流量时通过转子流量计的气流将比预期的更多(湍流更易受密度影响),但是低流量没有影响(层流、黏度影响更多)。

■ **公式**

• 哈根-泊肃叶方程: $\Delta P = (8nLQ)/r^4$,其中

ΔP 为压力梯度,n 是流体的黏度,L 是管的长度,Q 是流量,r 是半径。

• 雷诺数 $=(vpd)/n$,其中 v 是线速度,p 是流体的密度,d 为管的直径,n 是流体的黏度。

■ **图/表**

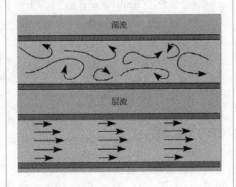

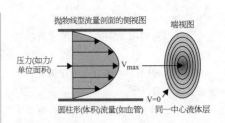

❓ **临床要点**

• 氦氧混合气通常为 21% 的氧气和 79% 的氦气,但我们可以使用的混合气浓度为 30% 的氧气和 70% 的氦气。

• 在小儿声门下梗阻的体外模型中使用氦氧混合气时,结果显示可以减少高达 40% 的气道阻力。

• 氙气可显著增加气道压力,但在临床实践中用途有限。

插管/拔管标准 Intubation/Extubation Criteria

Chitra Ramasubbu, MD 彭生 译 / 张晓庆 校

🧠 基础知识

■ **概述**

• 在美国,每年有 100 万～300 万患者需要在手术室外插管和机械通气。常见原因是需要保持呼吸道通畅,防止误吸,或为患肺提供氧合和通风。

－在手术室内,插管通常取决于外科需要和患者合并症情况;呼吸暂停或呼吸抑制常是药物诱导的。

• 何时撤机相当重要,因为延迟拔管与机械通气持续时间和死亡率上升有关。标准包括主观感觉和客观参数。

－因为插管是为了便于外科手术实施,拔管相应是待肌松药充分逆转后及气道反射从围手术期药物中恢复。

■ **生理**

• 正常的呼吸被描述为一种负压通气。膈肌和胸壁通过向尾端移动及向外扩张产生胸膜腔内负压。

• 机械通气,从另一方面讲,被描述为正压通气(PPV),对肺和心血管系统有影响。

• 机械通气对肺的影响可能包括:

－改善氧合,肺顺应性和通气/血流(V/Q)。

－通过减少肺内分流和增加氧合,增加功能残气量(FRC)。

－减少呼吸功(WOB)。

－减轻呼吸性酸中毒。

• 机械通气的心血管作用可能包括:

－通过提高动脉输送到冠状动脉的血氧含量,改善心功能不全患者的心脏功能。

－通过增加胸腔内压力,降低心室后负荷。

■ **解剖**

• 喉是由以软骨为骨架链接韧带和肌肉组成。共 9 块,甲状软骨、环状软骨、会厌软骨、杓状软骨(1 对)、小角软骨(1 对)和楔状软骨(1 对)。

• 感觉神经分布:

－鼻黏膜:三叉神经的眼支(V_1)和上颌支(V_2)。

－硬腭和软腭:三叉神经的腭神经分支。

－舌前 2/3:舌神经,下颌缘支(V_3)的一个分支。

－舌后 1/3:舌咽神经(CN Ⅸ)。

－味觉:前 2/3 由面神经(CN Ⅶ)支配,后 1/3 的由舌咽神经支配。

－会厌下声带上:喉上神经(SLN)的内支和迷走神经的一个分支(CN Ⅹ)。

－声带下:喉返神经(RLN)和迷走神经的一个分支。

• 运动神经支配:

－环甲肌(声带内收肌):喉上神经(SLN)的外支。

－所有其他喉部肌肉:喉返神经(环杓后肌是外展肌,其余肌肉都是内收肌)。

• 血液供应:喉上部血液供应来自甲状腺上动脉的喉上动脉及环甲动脉,喉下部的血液供应来自甲状腺下动脉。因此,在环甲膜切开时,最好在中线部位,避开这些血管。

■ **病因/病理生理**

• 插管并发症包括气道损伤、生理反应(如高血压、心动过速等)、眼内压增加、心律失常、误吸及误入食管等。

• 机械通气(PPV)并发症包括:

－静脉回流减少致心输出量降低;增高的胸内压致左右心室舒张末期容积和每搏输出量下降。

－肺血管阻力增加导致右心室负荷增加;也限制了左心室舒张,降低 CO。

• 拔管的并发症包括高血压、心动过速、心律失常、咳嗽、憋气、喉痉挛、气道梗阻、误吸、眼内压增加、咽痛、气管软化及喉气管

狭窄。

• 声带功能障碍可能需要插管来维持呼吸道通畅。

– 双侧喉上神经(SLN)瘫痪:声音嘶哑且易疲劳。无气道损伤。

– 双侧喉上神经部分离断:外展肌易于受损,导致无抵抗的内收。声带闭合在正中,导致完全性气道阻塞。

– 双侧迷走神经麻痹:喉上神经(SLN)及喉返神经(RLN)麻痹都可以导致声带松弛,居中闭合。气道控制无忧,但是发声受到显著影响(神经肌肉阻断药)。

▪ 围手术期相关

• 常用插管标准(符合以下任一条):

– 呼吸心跳骤停。

– 昏迷。

– 血流动力学不稳定,<70 mmHg。

– 供氧情况下,仍有动脉血氧分压<45 mmHg。

• 客观插管指征(呼吸窘迫的情况下,≥以下两条):

– 呼吸率(RR)>35 次/分或<6 次/分。

– 氧供充分情况下,氧饱和度<90%。

– 潮气量(V_T)<5 ml/kg。

– 肺活量<15 ml/kg。

– 收缩压<90 mmHg。

– pH<7.20 和基础值下降。

– $PaCO_2$>50 mmHg。

– 吸入纯氧时,肺泡动脉血氧梯度>350 mmHg。

• 重症监护病房(ICU)插管指征:

– 保持气道通畅。

– 防止误吸。

– 用气道压力治疗。

– 中枢性呼吸停止、脊髓损伤、脑损伤、格林-巴利综合征(GBS)、膈神经损伤。

– 胸壁:连枷胸、肋骨骨折。

• 手术室内插管指征:

– 控制气道。

– 长时间通气通畅、无泄漏的气道。

– 胸腹部手术。

– 头颈外科手术。

– 有误吸风险手术。

– 体位(俯卧、侧卧)。

– 濒死复苏。

– 担心期通气、插管可能会不方便,预先插管。

• ICU 和手术室内都应尽早撤机。ICU 患者大多在第一次尝试时(医师经常低估患者

可以成功撤机的能力)都可以撤机。ICU 撤机是两个步骤,首先是撤机准备评估,然后是在适当时候拔管。

• 撤机准备:

– 需要一个完整的临床评估,包括咳嗽反射、没有过多的气管支气管分泌物和拔管后急症的处理。

– 用浅呼吸指数(RSBI)客观评估。RSBI=RR/V_T。数值在 100~105 次/(L·min)及以下时预计可以在自主呼吸测试(SBT)中获得成功,敏感度为 0.97,特异度为 0.65。

• 拔管适宜条件用 SBT 客观评估。起始 SBT 应持续 30 min,由 T 型管呼吸或低水平的 PS(5~8 cmH_2O)加或不加 5 cmH_2O 的 PEEP 同时使用。

– 足够清醒。

– 稳定的心血管状态(HR≤140 次/分,SBP 90~140 mmHg,很小量或不用缩血管类升压药)。

– 代谢稳定。

– 氧合充分。

  ○ FiO_2≤40% 时,SaO_2>90%,或 PaO_2/FiO_2≥150 mmHg。

  ○ PEEP≤8 cmH_2O。

– 通气足够。

  ○ RR≤35 次/分。

  ○ 平均吸气压力(MIP)在 20~25 cmH_2O 及以下。

  ○ V_T>5 ml/kg。

  ○ 肺活量>10 ml/kg。

• SBT 失败标准:

– RR>35 次/分持续>5 min。

– SaO_2<90%持续>30 s,或在 FiO_2≥50% 时,PaO_2 在 50~60 mmHg 及以下。

– $PaCO_2$>50 mmHg。

– SBP>180 mmHg 或<90 mmHg。

– pH<7.32。

– 呼吸功(WOB)增加,发绀。

– 激动,焦虑。

– 郁闷状态。

– 心律失常。

• SBT 失败的原因:

– 心理障碍(焦虑、激动、谵妄)。

– 感染。

– 电解质异常。

– 呼吸负荷(COPD、哮喘、肺水肿、炎性浸润、分泌物过多、水肿)。

– 心脏负荷(缺血、代谢需求增加、CHF、贫血)。

– 营养(营养失调、营养不良、肥胖)。

– 神经肌肉疾病(中枢性抑制、GBS、重症肌无力)。

– 内分泌疾病(甲状腺功能减退症、高/低血糖、肾上腺皮质功能不全)。

• 压力支持通气(PSV)为文献支持的 SBT 失败后的撤机模式,文献不支持同步间歇指令通气(SIMV)模式,鲜有两者联合使用的数据。

• 无创通气可缩短呼吸衰竭患者带管时间。而在低氧性呼吸衰竭,要注意拔管失败。

• 气囊漏气试验(cuff leak test, CLT),放空气管导管的气囊,观察患者是否可以利用导管周围间隙呼吸。

– CLT 失败并不意味着拔管失败,但如果进行拔管,可能需要密切监测。

– CLT 阳性,也不能保证拔管一定成功。

• 患者符合拔管标准但不拔管的原因包括颈椎不稳定、气道保护无力、可能重返手术室及有可能重新插管患者。

• 拔管失败患者可能需要气管切开,因为延长插管时间会导致气道水肿和损伤。

– 优点在于可以降低呼吸功,舒适,可以进行交流及肺部卫生。

– 缺点有气道狭窄、感染及过程中的相关并发症。

• 手术室内拔管标准具有独特性。

– 充分氧合。

– 足够的通气。

– 肌松完全逆转(抬头 5 min,TOF,连续肌颤搐刺激)。

– 血流动力学稳定。

– 完整的心理状态。

– 保护性反射恢复。

– 酸碱状态达标。

– 体温正常。

– 足够镇痛。

– 代谢稳定。

– 容量适当。

– 电解质。

• 潜在的术后拔管困难包括:

– 有困难插管记录。

– 睡眠呼吸暂停。

– 气道水肿。

• 术后并发症包括甲状腺手术(喉返神经损伤风险)、诊断性喉镜检查、悬雍垂、颈动脉内膜剥脱(血肿、神经麻痹)、颈椎损伤、颌面外科手术。

▪ 公式

RSBI=呼吸频率(RR)/潮气量。

❓ 临床要点

- 无计划拔管的发生率从 0.3％到 16％，其中 83％是由患者自行拔管。大约有一半自行拔管患者不需要再插管。
- SBT 阳性不能保证患者一定拔管，尤其在气道不稳及不能保证拔管后有效清理气道分泌物患者。
- 如果拔管困难，要考虑是否气道水肿。

插管体位 Laryngoscopy Positioning

Laura F. Cavallone，MD ・ Davide Cattano，MD，PhD 彭生 译 / 张晓庆 校

🔧 基础知识

▪ 概述

有很多种头、颈部位置可以改善喉镜置入时看到声带的视野。包括：
- 嗅花位。
- 中立"线性"位。
- 斜坡卧位。
- 沙滩椅位。

▪ 生理

- "嗅花位"通常被认为是准备气管插管及气道管理的最佳位置。Ivan Magill 第一次提出这个概念并进行定义，被描述为像一个人"嗅清晨的空气"或"喝一品脱啤酒"（品脱是 1 个容量单位，主要在美国、英国等地使用）。

 - 主要优点：使气道通畅，利于面罩通气，可以让大多数成人的声门暴露良好，有利于气管插管。

 - 与上下颈椎和寰枕关节的伸展和屈曲等其他组合相比，各个研究对其有效性显示出相互矛盾的证据。得出的结果和结论似乎取决于所研究的人口类型、研究终点（视野的好坏而不是插管的难易）、操作者的经验及喉镜片的类型。

 - 虽然目前没有明确的结论，但嗅花位或许是大多数成人患者准备置入喉镜最合理的"初始体位"。此外，为让声门暴露得更好，偶尔可能需要调整，根据患者不同会有差异。

- 中立"线性"位：是假设在仰卧位时颈椎和头保持自然中线位置，无头部抬起、颈椎前屈或过伸。

 - 主要优点：给儿童和婴儿提供最好的轴线。避免对颈椎创伤患者进一步或潜在的损伤。

 - 缺点：传统的直接喉镜下大多数成年人声门暴露较差。

- 斜坡卧位：可以通过在背部和头部下方放置毛毯或者其他自制设备获得。

 - 主要优点：有利于通气及声门的暴露。重力作用使颈部和胸部脂肪下移，方便植入喉镜片及操作。

- 沙滩椅位：描述为把手术床抬高 45°。

 - 主要优点：为在仰卧位有气道塌陷和阻塞风险的患者提供最佳的气道通畅的条件。

 - 一些麻醉科医师建议，相对于传统平卧位，25°的背部抬高体位就可以显著改善喉部视野，认为是一个有价值的替代选择。

▪ 解剖

- 嗅花位：在 Magill 观察后，Bannister 和 Macbeth 第一次对不同体位下的口腔、咽、喉轴线进行了研究。目的是为喉镜下暴露声门及植入气管导管找到最好的 3 个轴线的位置。

- Bannister 和 Macbeth 研究的轴线选择的关键成果是：上颈椎后仰，下颈椎过伸，寰枕关节过伸（和 Magill 的嗅花位相似）。

 - 所使用的体表标志是：下颌的位置、下颚和手术床的角度、耳前缘和胸骨的连线位置。这些位置被指出与声门最佳暴露相关（图 1）。尽管实际上这些轴的精确对准似乎难以实现，根据最近的 MRI 研究，这个位置似乎是最好的接近"理想轴线"的位置。

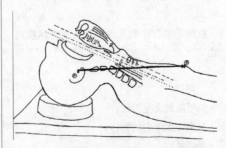

图 1 嗅花位

- 中立"线性"位：头部相对身体的其他部位没有抬高，颈椎处于自然位，没有屈曲或过伸。此体位口腔、咽、喉轴线不重合。见图 2。

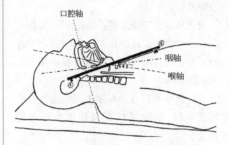

图 2 中立"线性"体位。3 条轴线不重合

- 斜坡卧位：通过在上半身下面"楔"入物体，使外耳前缘与胸骨切迹之间保持在同一水平。目的是让肥胖患者的 3 条轴线（口腔、咽、喉）与非肥胖患者相同排成"最佳经线"位置。见图 3。

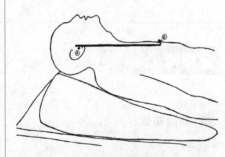

图 3 斜坡卧位

- 沙滩椅位：患者头部与麻醉科医师剑突平齐。此体位较平卧位更利于保持呼吸道通畅，也让麻醉科医师相对容易接近气道。操作者可能需要踩在脚踏上并从患者靠背的角度便于直接喉镜及手工皮球-面罩通气。见图 4。

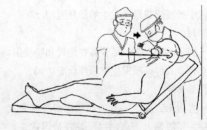

图 4 沙滩椅位

C

▪ 病因/病理生理

• 在现有的医疗条件下通过改变患者的解剖位置和(或)身体特征可以显著影响到确保气道安全的合适体位的选择。

– 肥胖患者可受益于"斜坡""沙滩椅"或其他"背部抬高"体位,以更好地暴露声门。

– 对已知或可能颈椎损伤患者放置"嗅花位"时有脊髓损伤风险。推荐对这类患者采用呈直线的中立位稳定技术和(或)清醒纤支镜插管。

– 对类风湿关节炎患者,"嗅花位"时可能发生前面的寰枢椎半脱位和移位,或齿状突骨折。特别要提醒的是在插管过程中注意任何的颈椎移动。

– 脊柱侧弯及曾行颈椎手术可能会改变颈部活动度,导致无法在最佳体位行喉镜插管。

– 影响患者保持呼吸道通畅的能力,诸如上气道存在的内外部阻塞,可能需要使用的插管备选技术(例如,患者自主呼吸下坐位或沙滩椅位的纤支镜辅助插管)。

小儿注意事项

• 在婴幼儿,由于仰卧位时枕部突起造成轻微的颈部前屈,一些专家建议,不需要通过头部抬高获得较好的置入喉镜体位。

• 中度头前屈对婴幼儿经鼻插管有利。

• 对于年幼儿童的最佳置入喉镜体位,尚缺乏一致的专家共识。

• 唐氏综合征和有颅面异常相关的先天综合征在制订喉镜置入及插管计划时需要特别注意。

▪ 围手术期相关

• 特定体位的选择对插管的成功率和(或)气道管理时能保持足够的氧合有重要影响。关键是要确定谁在气道管理时需要半坡卧位、沙滩椅位或背部垫高体位(仰卧位时有高度气道阻塞风险患者)及中立"线性"位(颈椎不稳定)。同样重要的是,能够识别解剖学异常,改变以便调整合适的头颈位置,以便获得较好的气道插管和(或)通气条件。既然没有在任何条件下的预案,要留意遇到的问题,并认真考虑可以替代的体位对成功的气道管理很重要。

• 在制订置入喉镜体位计划时,非病理性的体貌改变并非不可以考虑。特定的发型可以影响上颈椎和颈椎及寰枕关节的伸展(如后脑部大量浓密的头发或结实的辫子)。

临床要点

• 手术床上患者全麻诱导前和喉镜准备是制订术前计划的重要部分,也是成功气道管理的决定因素。

• 为每个患者和每套插管设备选择合适的体位至关重要。

• 例如,可视喉镜可通过其侧通道引导ETT通过声门,和嗅花位比较,可增加"中轴"(中立)位插管成功率。此外,与Macintosh镜片相比较,可视喉镜对需要保持"轴线"稳定的患者,有较高的成功率和较少的颈椎移动。

• 最佳的预氧合同样取决于患者体位。头部抬高预氧合比仰卧位预氧合更有效,因为它提高功能残气量。

• 嗅花位使用了差不多一个世纪,相似的体位,如"win with the chin",参考竞走选手最佳的体位(Brindley,2010),已经被提议在新学员植入喉镜教学中作为一个基础有效的体位。

肠梗阻 Intestinal Obstruction

Suzanne Strom, MD 彭生 译/张晓庆 校

基础知识

▪ 概述

肠梗阻患者通常需要在手术室行开腹或腹腔镜手术。事实上,这些患者视为饱胃,当镇静或保护气道时风险加大。如果胃和(或)肠内容物侵入气管内时,可能发生低氧血症、呼吸衰竭及 ARDS。

▪ 流行病学

发病率

• 小肠梗阻是最常发生的肠梗阻,占 60%~80%。

• 围手术期误吸。尽管存在饱胃和肠梗阻,总患者人群误吸发生率依然低于 0.05%。

患病率

• 大约 1/4 接受手术的梗阻患者会有并发症。年龄偏大、有合并症、治疗延误或先前有腹部手术史者,发病率增加。

• 腹腔镜修补,发病率和死亡率降低。

死亡率

• 粘连引起的小肠梗阻有 5%~10% 的死亡风险。恶性肿瘤引起的大段肠梗阻或肠坏死,风险达到 15%~28%。

• 单独误吸导致的死亡率就可达到 3%~70%。

• 腹部手术合并吸入性肺炎的死亡风险高达 75%。

▪ 病因/危险因素

• 肠梗阻最常见原因:

– 前次手术继发的粘连。

– 炎症过程。

– 子宫内膜异位症。

• 误吸的风险因素:

– 胃肠道功能紊乱:异常食管下括约肌(LES)功能异常、异常食管蠕动、食管憩室或肿瘤、食管裂孔疝、消化性溃疡、胃炎、腹胀、肠或胃出口梗阻、腹部外伤、胃食管反流症(GERD)、腹腔感染、短期内进食、肥胖、妊娠和鼻饲(NG)管的存在(开口在 LES,防止胃全封闭,但也不能完全排空胃内容物)。

– 气道功能障碍:咽反射不足、咳嗽无力、近期拔管(声带功能失调、咽部肌肉协调差、镇静残留)。

– 合并症:年龄极端、精神状态改变、疼痛、急诊手术、上腹部或急诊腹部手术、颅内压增高(ICP)。

▪ 病理生理

• 第三间隙。肠梗阻患者由于对肠扩张和缺血的炎性反应导致血管内容量进入组织间隙,可以导致显著的低血容量。

• 误吸。当患者处于镇静状态或在诱导与气管插管间期,腹压的增加可导致胃肠道内容物的误吸。

– 3 个重要的因素决定肺损伤的严重程度,

分别是量、pH 及误吸物的性质。

- 最严重的肺炎,可由量 > 25 ml(或 0.3 ml/kg)及 pH<2.5 引起。

- 吸入颗粒物的性质可直接阻碍小气道、导致 V/Q 失调、缺氧、出血性肺水肿,甚至急性肺动脉高压。

• 对肺的影响:

- 腹胀、仰卧位和全麻时功能残气量(FRC)降低。肺不张导致肺泡-动脉梯度增加。

- 膈肌功能失常和切口疼痛可引起持续的术后呼吸窘迫。麻醉残余,静脉麻醉药及神经肌肉阻滞导致进一步恶化。

- 上腹部手术后肺活量降低至少持续 1 周;鼓励积极吐痰。

■ 麻醉目标/指导原则

• 预估肠梗阻导致肺误吸增加的风险。考虑:

- 安置鼻胃管,并在诱导前吸引。

- 头高位诱导。

- 环状软骨加压快速诱导。

- 检查并准备吸引设备。

- 误吸发生时能快速变为头低足高位。

• 评估容量。第三间隙、呕吐及 NPO 状态导致相对血管内血容量降低。麻醉诱导时可出现血流动力学急剧变化或崩溃。

术前评估

■ 症状

判断患者是否有恶心和呕吐。

病史

评估 NPO 状态、GERD 及其他风险。

体格检查

• 腹部评估。

• 低血容量具有的皮肤肿胀程度及皮肤黏膜特征。

■ 治疗史

• 如果患者有 NG 管,是否通畅很重要。

• 患者是否曾口服造影剂,可以增加胃内压力。

■ 用药史

评估促胃肠动力系药、H₂ 受体阻滞剂、质子泵抑制剂及镇痛药物的使用。

■ 诊断检查与说明

• 复查评估紊乱的电解质预期和酸碱平衡状况。

• 用 CBC 评估血液浓缩。WBC 可以用于评估败血症风险。

■ 伴随的器官功能障碍

梗阻患者伴有低营养、败血症、血容量减少、心动过速、低血压。

■ 延迟手术情况

如果患者没有得到充分恢复(如心率和血压恢复正常,尿量恢复,血液浓缩及 BUN/Cr 值正常),应该权衡液体复苏的风险。

■ 分类

部分还是完全性梗阻。

治疗

■ 术前准备

术前用药

• 容量复苏。

• 降低胃内容物的酸度。非特异性,作用明确的抗酸药如柠檬酸钠(枸橼酸钠)增加胃内容量的同时,立即升高胃液的 pH。如果误吸后只导致轻微的肺改变。H₂ 受体阻滞剂如法莫替丁可有效降低酸度,并且还可以轻度降低胃液的容量(因起效时间原因使用受限)。相反,质子泵抑制剂,如泮托拉唑可以迅速起效,但仍需要术前 1 h 给药。

• 考虑放置鼻胃管,减少胃容量。

知情同意的特殊情况

相关病症的严重程度和风险应书面注明。

■ 术中监护

麻醉选择

虽然椎管内麻醉可以暴露足够的手术野,但误吸风险和血流动力学的不稳定常需要全身麻醉和一个带套囊的气管导管(以进行正压通气,弥补肺顺应性下降)。

监测

• 使用标准 ASA 监测。

• 如果血流动力学不平衡,CVC 或动脉测压是必要的。

麻醉诱导/气道管理

• 目标包括避免误吸同时,保持血流动力学稳定。

• 快速诱导(RSI)。压迫环状软骨,并快速镇静、催眠和肌松。避免面罩通气,可以减少胃充气。压迫环状软骨不松手,直到气囊充气好及导管位置被二氧化碳图和听诊证实。

• 有困难气道应考虑清醒插管(禁忌 RSI)。

维持

• 麻醉药的选择仅氧化亚氮(N₂O)受限。

因其增加空腔内体积和压力,可导致肠缺血和关腹困难。应避免或减少在腹筋膜关闭结束前使用。

• 液体复苏应持续到手术期间。另外还有不显性丢失和第三间隙丢失。

• 监测电解质和酸碱平衡。

• 呼吸机设置。有潜在回缩病理改变导致肺顺应性降低时可增加吸气峰压。考虑调整潮气量、呼吸频率、I∶E 和模式(容量 vs 压力)来选择压力,降低气压伤缺氧或高碳酸血症的风险。肺不张可抵消或降低 PEEP 效用。

• 应肌松并监测,为协助手术野暴露及关闭。

• 温度。大肠切口时维持正常体温存在困难。确保患者身体上下部位被覆盖和保暖;考虑液体加温、冲洗液加温和房间升温。

拔管/苏醒

• 任何已知的肠梗阻或"饱胃"麻醉前都要吸引食管和胃内容物。

• 另外,拔管只有在吞咽反射恢复、肌力足够及可以做指令性动作的时候执行。

• 苏醒延迟可能是由于代谢的原因。酸中毒、血流动力学不稳定和 V/Q 失衡会导致达不到拔管标准。

术后监护

■ 床旁护理

根据不同症状的严重程度,适当监视。

■ 用药处理/实验室处理/会诊

• 镇痛。

- 谨慎使用阿片类药物,以防止恢复期发生的过度镇静和误吸。

- 部位或椎管内阻滞可以预防伤口裂开并镇静,同时改善深呼吸能力。确保患者正确复苏不发生凝血功能障碍。

- 电解质和 CBC 适合。

- 抗生素恰当应用。

■ 并发症

• 最常见的是:

- 吸入性肺炎和呼吸衰竭。

- 代谢性酸中毒和低容量导致的心血管不稳定状态。

疾病编码

ICD9

• 560.9　非特指(肠梗阻)。

ICD10

• K56.60 非特指的肠梗阻。

 临床要点

• 3个重要的因素决定肺损伤的严重程度,分别是量、pH 及误吸物的性质。

• 无法识别或"静止"的反流,以及随后临床症状不明显的误吸可能会有发生。

肠切除术/结肠切除术 Bowel Resection/Colectomy
Dmitri Bezinover, MD, PhD · Priti G. Dalal, MD, FRCA 袁亚伟 黄丹 译/田婕 校

 基础知识

▪ 概述

一般情况

• 在择期手术和急腹症情况下进行小肠和结肠切除术,也可以进行开腹手术或腹腔镜手术。

- 选择性适应证包括肿瘤、憩室炎或肠憩室、克罗恩病、溃疡性结肠炎、血管发育不良、家族性腺瘤息肉病、放射性肠炎和肠瘘。

- 急症包括小肠或结肠梗阻或穿孔、肠系膜梗死、出血、肠扭转、肠套叠和创伤。

- 腹腔镜手术的优点是可以减少疼痛,尽早恢复肠胃功能,更快出院。但是,在技术方面很具挑战性,可能不适用于有凝血功能障碍或急腹症的患者。

• 小肠切除包括鉴别、游离和确定受影响的肠。在近端和远端应用肠钳定位,然后切除。

- 通过以下技术之一执行再次吻合手术:开放性端对端、封闭性端对端、吻合或功能性端对端。

- 出现炎症时创建吻合口,以便有时间愈合。

- 结肠切除术包括右或左部分结肠切除术、乙状结肠切除术和全结肠切除术。

- 恶性疾病过程中会涉及切除淋巴结或系膜。

切口

根据手术情况,建立垂直或横向切口。

手术时间

多变:如果出现粘连、肥胖或"再次"腹部手术,则时间会增加。

术中预计出血量

多变:如果接近血管结构、恶性肿瘤的血管或疏忽的血管渗透,则出血会增加。

住院时间

2~5 天,取决于肠道功能、围手术期并发症和合并症的恢复情况。

特殊手术器械

适当的腹腔镜设备。

▪ 流行病学

发病率

急腹症:肠梗阻为 0.13%,肠系膜梗死为 0.3%~8.5%,小肠/结肠穿孔为 1.8%~4.1%。

患病率

随年龄和家族史而增加。

发病情况

与切除术相关的并发症:肠梗阻<10%,肺不张为 10%,小肠吻合不全<3%,结肠吻合不全达 2%~4%,伤口感染小肠修补<5%,结肠修复达 4%~10%,结肠切除致脾损伤达 1%,出血达 1%。

死亡率

• 主要原因是伴有败血症的吻合不全。

• 小肠切除达 1%~5%,结肠切除达 0.5%~2%。

• 急症>20%。

• 坏疽性肠系膜梗死达 60%~70%。

▪ 麻醉目标/指导原则

• 体液和电解质缺失会非常明显;需要进行积极的补液和电解质替代治疗,同时重新评估患者的容量状态。

• 因潜在的疾病过程、手术牵拉和填塞物而造成的腹内压增加,或因 Trendelenburg 仰卧位而导致 FRC 和肺顺应性降低。有必要使用较高的 PIP 和 PEEP。

• 暴露、处理肠管,败血症发作或血容量不足时,都可能出现血流动力学不稳定。

 术前评估

▪ 症状

• 取决于肠道疾病的位置。

• 疼痛。

• 恶心和呕吐。

• 腹泻或便秘。

病史

• 肠道准备。

• 近期体重下降情况。

• 如果使用抗凝药,禁忌硬膜外置管。

体格检查

• 脱水体征:生命体征,皮肤弹性降低,毛细血管充盈或尿量。

• 电解质紊乱体征:心电图出现变化或肌无力。

• 败血症体征:发热、心动过速或低血压。

▪ 用药史

• H_2 受体阻滞剂或质子泵抑制剂。

• 大便软化剂。

• 抗感染药,类固醇。

• 化疗。

• 急腹症:静脉输液、升压药、抗生素和电解液替代液。

▪ 诊断检查与说明

• 使用 CBC 来评估贫血、感染情况、血小板减少症或血小板增多症(急性期反应物)。

• 凝血常规。

• 电解质。

• 若存在肺部并发症,可能需要摄 X 线胸片。

• 腹部 X 线平片用于评估膈下游离气体。

▪ 伴随的器官功能障碍

与年龄有关的疾病。

 治疗

▪ 术前准备

术前用药

• 根据需要使用抗焦虑药。

• 在饱胃诱导前,使用甲氧氯普胺、抗酸剂、H_2 受体阻滞剂。禁止将促胃肠动力剂用于肠梗阻和肠穿孔。

- 可能需要鼻胃管(NG)置管。
- 若贫血,可能要考虑进行输血。

知情同意的特殊情况

- 硬膜外置管可以治疗术后疼痛,其潜在优势有待讨论。
- 输血。
- 急腹症可能需要使用中心静脉通路。
- 术后排气,特别是急腹症。

抗生素/常见病原体

- 选择性小肠切除:
  - 覆盖范围为革兰阳性球菌和革兰阴性球杆菌:第一代和第二代头孢菌素,第二代头孢菌素可以更好地覆盖革兰阴性菌。
- 结肠直肠手术:
  - 覆盖厌氧菌:第一代和第二代头孢菌素联合甲硝唑。
  - 耐药或过敏,可考虑庆大霉素或亚胺培南联合甲硝唑。

■ 术中监护

麻醉选择

- 通常在开腹手术和腹腔镜手术中使用气管内全身麻醉,这样可以提供安全气道并提供正压通气和足够的肌松。
- 用于术后镇痛的硬膜外麻醉($T_8 \sim T_{10}$)复合全身麻醉可以减少手术过程中的失血量、下肢静脉血液淤滞和血栓形成、肺不张和低氧;提高镇痛效果,更快地恢复肠道功能并尽早下床活动。硬膜外麻醉通常不用于腹腔镜切除术,但是如果有一定可能转为开腹手术,则可以考虑使用。其禁忌证包括败血症、凝血功能障碍或急腹症。
- 如果切口在脐下,则可以考虑使用监测下(MAC)的硬膜外麻醉。这并不常规使用,但是如果插管和机械通气或全身麻醉可能会造成不利影响(即肺受损、术后谵妄)时可考虑。

监测

- 标准 ASA 监测。
- 肌松监测。
- 两个较粗的静脉通路,急腹症时需要中心静脉通路。
- 以合并症、手术范围及围手术期血流动力学紊乱为基础的有创监测(动脉导管、中心静脉导管、肺动脉导管、TEE)。

麻醉诱导/气道管理

- 快速序贯诱导(RSI)可用于肠梗阻、肠道蠕动功能障碍或腹膜刺激征。
  - 如果鼻胃管已放置妥当,则应抽吸鼻胃管,以降低误吸的风险和量。

- 诱导剂应考虑到容量状态和合并症。丙泊酚可引起严重的低血压,可以考虑使用依托咪酯或氯胺酮。
  - 神经肌肉阻滞剂:琥珀胆碱 1～1.5 mg/kg 或罗库溴铵 0.6～1.2 mg/kg。
  - 对于患有潜在困难气道或血流动力学障碍的患者,慎用麻醉药物。

维持

- 平衡麻醉。
  - 吸入或静脉全身麻醉复合硬膜外麻醉,尽量不静脉注射阿片类药物。
  - 吸入或静脉全身麻醉联合静脉阿片类药物。
- 避免使用氧化亚氮,因为会造成肠扩张。
- 足够的肌肉松弛并防止肠挤压。
- 机械通气:患者可能因患潜在的肠道疾病及手术操作等原因(例如,牵拉器、填塞物或垂头仰卧位)而具有较低的肺顺应性和 FRC。可能需要调整吸气流速、吸呼比、呼吸频率和通气方式(压力和容量控制)。
- 在开腹手术中通常经硬膜外输注局部麻醉剂和阿片类药物的硬膜外持续输注给药。
  - 局部麻醉剂:布比卡因(0.125％～0.5％)或罗哌卡因(0.1％～0.2％)。
  - 阿片类药物:芬太尼(1～5 μg/ml)或氢吗啡酮(10 μg/ml)。
  - 输注速率通常为 4～12 ml/h。
  - 单次给药量通常为 2～6 ml。
  - 如果有低血压,应减少剂量并降低速率。
- 液体和血液管理。
  - 晶体溶液:在急性期,患者可能需要较大的容量,高达 10～15 ml/(kg·h)。腹腔镜病例具有较少的非显性失水。
  - 也可以使用胶体,如白蛋白或羟乙基淀粉。如果患者患有肾脏疾病和(或)凝血病,则不宜使用羟乙基淀粉。
  - 可能需要输血,以提高携氧能力。
- 动脉血气监测:诊断、评估代谢性酸中毒严重程度并进行治疗。
- 对于在过去 6～12 个月内服用 2 周大剂量类固醇的患者,应该考虑使用应激剂量的类固醇。使用的类固醇应含有糖皮质激素和盐皮质激素活性。
- 避免低温:肠道暴露以及使用冷液体可能导致热量散发到环境中。
  - 在全身上下放置保温毯并在身体下方使用加温床和液体加热器,可以减少热量损失,有利于保温。
  - 低温可能会导致苏醒延迟、心律失常、心肌收缩力减弱(和低血压)、凝血功能障碍、拔管延迟和术后伤口感染。
- 深静脉血栓的预防:包括使用间歇充气加压装置、抗栓塞袜、低剂量普通肝素和低分子肝素。
- 预防呕吐:腹部手术后出现术后恶心和呕吐的概率会增加。

拔管/苏醒

- 肌肉松弛以便于缝合切口;精确的给药和肌松监测也有助于达到此种效果,而且这种状况不需要在手术结束时逆转。
- 择期手术和急性病手术的拔管标准相同。但是,在急症手术中,患者很少能达到此标准。
  - 确保肌松效果完全逆转。
  - 认真评估急腹症的拔管标准;可以考虑动脉血气监测。此外,考虑其他器官系统以及在近期再度返回手术室的可能性。

术后监护

■ 床旁护理

- 择期手术患者通常可以下地活动,合并症或术中事件可能需要增加卧床时间。
- ICU 通常适用于急症手术。

■ 术后镇痛

硬膜外镇痛:在血压允许的情况下,继续输注长效的局部麻醉剂联合阿片类药物。

■ 并发症

- 吻合不全、感染、肠梗阻。
- 血流动力学不稳定、血栓/栓塞事件。
- 肺不张、低氧血症。
- 出血。
- 术后恶心和呕吐。
- 罕见的并发症:腹腔镜手术后出血、手术部位感染、瘘管、狭窄、短肠综合征、尿道损伤、膀胱损伤、性功能障碍、多囊卵巢综合征。

■ 预后

取决于基础疾病状况。

临床要点

- 进行肠切除术的患者可能有多种指征。
- 急性病的急诊手术可能涉及严重的液体和电解质紊乱、多器官损伤以及高死亡率。
- 微创外科手术的范围正在不断扩大。

潮气量 Tidal Volume

Quinn L. Johnson, MD　卫炯琳 译 / 顾卫东 校

🧠 基础知识

▪ 概述

- 呼吸的主要功能是在肺泡水平与循环血液进行氧气和二氧化碳的交换(呼气相和吸气相)。

- 潮气量(tidal volume, TV)是指半次呼吸的气体量,可以是吸气量也可是呼气量。TV 除了可用于每分通气量的计算外(呼吸频率×V_T),也是以下呼吸参数的主要组成部分:
  - 肺总量(total lung capacity, TLC)。
  - 深吸气量(inspiratory capacity, IC)。
  - 用力肺活量(forced vital capacity, FVC)。

- 讨论以下概念时需要用到 TV:
  - 自主呼吸:正常呼吸时平均每次吸气量或呼气量。采用肺量计或较少使用的各种稀释技术可直接测量 TV。
  - 机械通气:呼吸机每次输送或回到呼吸环路中的气体量。容量通气模式允许设置 TV,并需设定压力限制以避免气压伤。相反,压力通气模式的 TV 是变化的,TV 的大小取决于肺的顺应性。

▪ 生理

- 正常值。
  - 自主呼吸:体重 70 kg 的成年人,TV 为 6～7 ml/kg,大致相当于 500 ml。
  - 机械通气:通常设置 7～15 ml/kg,根据环路的顺应性、胸壁阻力和机械无效腔量的增加进行相应的调整。

- TV 的组成:并非所有的 TV 都参与气体交换,未参与气体交换的部分称为无效腔。
  - 解剖无效腔:包括气管、细支气管等气道,通常占无效腔量的 30%。
  - 肺泡无效腔:无灌注的肺泡(正常人的这部分无效腔可忽略不计)。
  - 生理无效腔:解剖无效腔和病理性无效腔的和。成年人约为 2 ml/kg 或 150 ml。
  - 器具、机械或设备的无效腔是额外的不参与气体交换的 TV 部分(气管导管、喉罩、螺纹管、湿化器等)。临床上,这部分无效腔对成年人影响不大,但对于儿童(尤其是新生儿)有显著影响。

- 气体流动。
  - 静息状态下自主呼吸:静息状态下,吸气动作主要依靠膈肌和肋间外肌的收缩,使得胸腔内容积增大,产生胸腔内负压。胸腔内压和大气压之间的压差推动空气进入呼吸系统。静息状态下,呼气通常是被动动作。在呼吸肌放松、胸腔容量减少和肺弹性回缩等共同作用下,胸腔内压力高于大气压,空气被排出呼吸系统,但并非所有的气体都被呼出。呼气后留在肺内的气体量称为功能残气量(包括补呼气量和残气量)。
  - 疾病状态或呼吸窘迫时的自主呼吸:为了达到充分的氧合,斜角肌、胸锁乳突肌和胸大肌等呼吸辅助肌参与呼吸动作。呼气变为主动动作,腹肌和肋间内肌等参与呼气动作。
  - 机械通气:吸气依靠呼吸机产生的正压。常用的控制通气模式有两种:容量控制模式和压力控制模式。容量控制模式是将预设的一定容量的气体在不同的压力下(但有一定限制)输送给患者。压力控制模式采用设定的压力为患者供气,因而每次潮气量可能是不同的。可根据临床情况和实验室检查结果调整通气容量和压力,以优化通气效果。呼气仍是被动过程,正压撤除后,依靠胸壁和腹腔内容物的弹性回缩排出气体。

- 潮气量的测量。
  - 肺量计:测量患者吸气和呼气时气体量的仪器,可同时记录呼吸运动的频率。总体来说,它提供了一种发现呼吸系统疾病(如COPD、肺纤维化)的方法。
  - 呼吸机:利用呼吸环路呼气端的计量仪,可直接测量 TV。气体呼出时带动呼出端的单向小叶片或双向流量计转动,通过计算转动次数(经校准)计算 TV。第二种方法是间接测量 TV 的方法,通过新一代设备上的气体流速仪进行测量,采用超声技术测量流经传感器的气体量,根据其相关关系计算出 TV。

- 体位。
  - 自主呼吸:仰卧位时膈肌在胸腔内的位置高于直立位和头高位。由于此高度差的存在,在消耗相同能量(做功)的情况下,仰卧位时膈肌收缩的空间更大,通气量也更大。
  - 机械通气:通常在仰卧位下进行。神经肌肉接头阻滞和(或)全麻时,腹腔内容物可推动松弛的膈肌升高进入胸腔,导致肺容量减少。机械通气时,需要更高的压力才能张开肺泡。
  - 俯卧位和侧卧位可轻度改善重力作用对呼吸力学的影响(腹腔内容物的移动和膈肌活动的改善)。与仰卧位和头低足高位相比,头高足低位也可改善呼吸力学。

▪ 病因/病理生理

- 自主呼吸下氧合和通气功能受损时,机体在吸气和呼气时通常会动用辅助呼吸肌,以代偿无效腔量和分流的增加。除了呼吸系统疾病外,心脏疾病和代谢性疾病也会出现这种病理生理变化。

- 机械通气和自主呼吸时,以下情况可引起无效腔量增加:
  - 腹部或胸部伤口疼痛所致的浅快呼吸。小潮气量可致无效腔增加(可超过 50%)。
  - 肺栓塞导致有通气的肺泡无血液灌注,使得病理性无效腔量增加。栓子的位置决定无效腔量增加的程度。
  - 心脏停搏/严重低血压使肺泡处于有通气但灌注不足甚至无灌注的状态。

- 肥胖:病态肥胖可致肺和胸壁的顺应性下降,总的顺应性可降低 35%,使得呼吸频率加快,TV 减少。这一呼吸模式造成肺组织的灌注变差,导致低氧血症和(或)高碳酸血症。这在麻醉状态下尤为明显,除非通过增加 TV 进行调整。

- 老年人:肺容量下降,但不能仅依据年龄来判断肺容量,肺容量还与吸烟史、职业病、环境条件和污染物等因素有关。老年人因脊柱骨质疏松导致的身高变矮可影响胸廓容量。此外,年龄对肺的内部结构也有影响。40 岁中期开始,肺内闭合容积开始增加,导致 TV 减小。闭合容积对 TV 的影响随年龄增加而增大。65 岁时,闭合容积降低 TV 的作用相当于坐位时闭合容积对 TV 的影响。总体来说,老年人的呼吸次数改变不大,但机体纠正低氧血症和高碳酸血症的能力减弱。

妊娠注意事项

- 子宫开始增大时即有 TV 的改变,孕晚期时临床表现最明显,并逐渐达到高峰。妊娠子宫可使膈肌上抬多达 4 cm,激素释放使得胸腔的横径和前后径均增加,结果使得呼吸

C

更依赖于膈肌运动。怀孕期间，多项肺容量指标均减少（补呼气量、残气量和功能残气量），而潮气量可增加 40%。胎儿的发育使得氧耗和二氧化碳的产生增加，与之相匹配的是，每分通气量增加了 30%～50%。每分通气量的增加与黄体酮的分泌有关，黄体酮可直接作用于延髓的呼吸中枢，刺激通气量增加。每分通气量的增加可使动脉 CO_2 分压降低到 26～32 mmHg。

儿科注意事项

通常根据体重估算无效腔量和 TV。小儿机械通气时，准确地估算和输出 TV 相比较困难。由于通气量小，所以即使很小的问题也会对呼吸机输出的气体量造成很大的影响。呼吸环路的顺应性和辅助设备（加湿器或加热器）引起的通气环路漏气均可影响潮气量。使用儿科专用的呼吸环路（低顺应性、小储气囊）和儿童呼吸机有助于增加 TV 输送的准确性。然而即便如此，仍应对小儿通气不足保持高度警觉，以避免发生低氧血症和高碳酸血症。

▪ 围手术期相关

• 肥胖。干预措施包括增加 TV 和（或）加用 PEEP。然而，增加 TV 也存在风险，TV 过大可致过度通气、低碳酸血症、高气道压以及大容量和高压力引起的肺组织损伤。临床上经常为了维持正常的氧分压而导致低碳酸血症的发生。呼吸性碱中毒可致氧离曲线左移，氧和血红蛋白的亲和力增加，最终导致组织氧合进一步恶化。维持肥胖患者（尤其行腹腔镜手术时）的氧合和正常二氧化碳水平的策略较为复杂。虽然这方面有不少研究，但目前仍不能依靠单一的方法改善肥胖患者的通气。

• 急性肺损伤。近期的研究显示，机械通气时采用小潮气量（6 ml/kg）对 ARDS 等急性肺损伤的患者有益，小潮气量通气时血中的炎症介质含量较低。总体而言，小潮气量通气可降低 ARDS 和其他急性肺损伤患者的死亡率。

• 老年人缺氧的风险增加，尤其在镇静状态下。因此，即使是小手术时也应吸氧。

▪ 公式

• $IC = TV + IRV$。IC 指深吸气量，TV 指深潮气量，IVR 指补吸气量。

• $FVC = IRV + TV + ERV$。FVC 指用力肺活量，ERV 指补呼气量。

• $TLC = IRV + TV + ERV + RV$。TLC 指肺总量，RV 指残气量。

❓ 临床要点

新一代的呼吸机可以对呼吸系统顺应性进行补偿，以及根据新鲜气流的变化进行调整，使实际输送的气体量和设置的通气量更一致。对于小儿患者，这项功能有助于提高容量控制通气的准确性，使实际输送的 TV 和期望达到的 TV 更接近。

痴呆 Dementia

Kamilia S. Funder, MD · Jacob Steinmetz, MD, PhD　李佩盈 译 / 俞卫锋 校

🧠 基础知识

▪ 概述

• 痴呆为逐渐地智力功能（如记忆、学习、问题解决、抽象思维）下降，导致职业与社会功能减退。意识状态未受影响。

• 可以分为不同亚型：
- 阿尔茨海默病痴呆症（AD），占 50%。
- 血管性痴呆。
- 路易体痴呆。
- 帕金森痴呆。
- 额颞叶痴呆。

▪ 流行病学

发病率

全球每年新增 460 万个病例，每 20 年翻一番。

患病率

• 全球 2 900 万人患有老年痴呆症。
• 影响 4% 的 60 岁以上的人。
• 随着年龄每增加 5 岁，患病率翻番。
• 更常见于发展中国家。

发病情况

• 社会和职业功能受损。
• 抑郁症的风险高。

死亡率

• 高收入国家中死亡率达 3.4%。
• 治疗有限和预后差。

▪ 病因/危险因素

• 与年龄增加高度相关。
• 退行性神经病理改变，如脑萎缩和斑块。
• 脑血管病（CVD）。
• 女性。

▪ 病理生理

• 其发病机制尚未完全揭示，可能为基因、生活方式因素和其他环境影响之间复杂的相互作用的结果。

• 基因突变，控制类淀粉样蛋白前体蛋白（APP）、早老素 1＋2 和载脂蛋白 E（ApoE）的基因突变可能在发病中起作用。

• 证据表明触发因素，如蛋白质聚合（例如，Lewy 小体）、β 淀粉样蛋白斑积累、感染、炎症、体温过低，可能起到作用。

▪ 麻醉目标/指导原则

• 评估认知功能和优化围手术期程序，最大限度地减少外界应激。
• 优化身体健康状况。
• 限制药物使用，以避免药物相互作用和复方用药，所有药物仔细滴定给药。
• 耐心是关键。

🅳🅶 术前评估

▪ 症状

• 注意力、语言和识别物体/家庭成员的能力的问题。
• 记忆丧失，尤其是短期记忆。
• 其他：易怒、躁动、冷漠。

病史

• 痴呆类型和严重程度；近期恶化。
• 家族史。
• 并发疾病，包括动脉粥样硬化和糖尿病。
• 吸烟和酗酒。
• 目前活动水平。
• 社会关系和家庭护理情况。
• 认知能力。

体格检查

- 识别脑卒中的征象,进行神经功能检查。
- 对详细信息的理解困难。
- 排除任何可治疗、可逆转的情况,如抑郁、谵妄、中毒和正常压力性脑积水。

■ **治疗史**

没有。

■ **用药史**

- 抗抑郁药。
- 抗帕金森药物。有报道推荐司来吉兰(MAO-B 抑制剂)结合哌替啶,哌替啶可导致激动和肌肉强直。在使用脱羧酶抑制剂前,左旋多巴的外周转化为多巴胺,可能因外周血管扩张引起体位性低血压。
- 抗焦虑药。
- 乙酰胆碱酯酶抑制剂可以降低肌松药的作用时间。
- 中草药。

■ **诊断检查与说明**

- 最小精神状态检查表(MMSE)用于评估认知功能。
- 实验室检查:血常规、电解质状态、血葡萄糖监测,很少考虑甲状腺和促甲状腺激素水平,尿液检测包括毒理学筛查。

■ **伴随的器官功能障碍**

- 神经系统功能障碍。
- 可能的疼痛感知性和药物敏感性的改变。

■ **延误手术情况**

- 患者身体健康欠佳和精神不稳定。
- 未能取得患者或委托人(例如,家庭成员)的知情同意。

■ **分类**

可以根据 MMSE、痴呆的严重程度分级。最高分数为 30:
- 评分≥25,表示没有认知障碍。
- 评分 21～24,表明轻度痴呆。
- 评分在 10～20,表示中度痴呆。
- 评分＜10,对应于重度痴呆。

 治疗

■ **术前准备**

术前用药

- 术前应给予与其他虚弱患者类似的止痛药。
- 如果存在焦虑,使用短效苯二氮䓬类药物。
- 最好避免使用抗精神病药,因其增加潜在的锥体外系副作用的风险。
- 痴呆患者可能特别敏感。
- 如果必须使用抗精神病药物,利培酮和氯氮平一般比氟哌啶醇耐受性好。

知情同意的特殊情况

- 需要很大耐心。
- 改善感觉障碍(例如,助听器和眼镜),用于帮助患者感知。
- 通过确认患者能够记忆和处理提供的信息来评估知情同意的能力。通常需要来自家庭成员的帮助。

■ **术中监护**

麻醉选择

- 局部麻醉相对于全麻来说并没有明显的优势,但可能有助于恢复并减少阿片类麻醉药的用量。
- 与静脉麻醉药相比,吸入麻醉药使用潮气量末浓度,可能更容易个体化给药。
- 一般来说,吸入麻醉药对于高龄且患有老年痴呆的患者应限制使用并给予最小剂量,而后再根据药效动力学和药代动力学进行调节。
  - 高龄患者由于器官体积和血流的减少而导致肾功能和肝功能的下降。
  - 药物分布体积和速度的下降依赖于蛋白结合度、心输出量、血容量,而高龄患者的血容量有所改变。
  - 药物敏感性增高。
- 阿片类药物引起的肌肉僵硬的风险。
- 使用琥珀胆碱可能导致高血钾,特别是在患有神经、肌肉疾病的患者中,如帕金森综合征的患者。

监测

- 标准 ASA 监测。
- 可考虑行动脉压监测。
- Foley 导尿管监测尿量及血流动力学状态(或者避免因尿失禁而导致的内环境紊乱)。
- 脑电双频指数监测通过监测麻醉深度可能有助于镇静药的使用管理。在老年痴呆患者中 BIS 基线可能会偏低。

麻醉诱导/气道管理

- 减少诱导药物剂量并缓慢给药以避免血流动力学的巨大波动和恢复延时。
- 血管活性药物必须随手可及。
- 警惕困难插管史。头颈活动度受限可能导致气管插管困难,应准备一套可选的气道管理方案。
- 神经肌肉阻滞药的使用需谨慎,因为药物之间可能存在相互影响,特别是与用于治疗冠心病的乙酰胆碱酯酶抑制剂合用时。

维持

- 吸入麻醉:使用潮气末浓度来维持足够剂量。MAC 在年龄大于 80 岁的患者中可能减少 30%～50%。
- 静脉麻醉药应以低速率输注以维持较低的血浆药物浓度。
- 避免大剂量注射。由于药代动力学和药效动力学的影响,麻醉药物的管理和镇痛治疗应该充分考虑药物的副作用和药物过量反应。
- 避免围手术期低体温。高龄患者由于新陈代谢率的降低更容易发生低体温,而动物实验发现低体温可能是阿尔茨海默病的一个独立危险因素。
- 避免使用抗多巴胺能止吐药。

拔管/苏醒

- 减少麻醉药和镇痛药剂量可能有助于恢复期的平稳。
- 作用时间短的药物可能有益。

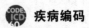 **术后监护**

■ **床旁护理**

- 持续密切监测。
- 鼓励积极控制疼痛。考虑采用 MOBID 疼痛评分量表。
- 保证安静的环境使患者获得充足睡眠,避免刺激。

■ **药物处理/实验室处理/会诊**

- 尽早出恢复室有助于患者回到熟悉的环境。
- 再次确认每天用药。

■ **并发症**

- 血流动力学的抑制。
- 低体温。
- 谵妄。
- 术后认知功能障碍。
- 未发现的疼痛。
- 依从性降低。

疾病编码

ICD9

- 294.10 没有行为学改变的情况下的痴呆。

- 294.20 痴呆,未分类,无行为学改变。
- 331.0 阿尔兹海默病。

ICD10

- F01.50 血管性痴呆,无行为学改变。
- F03.90 未分类的痴呆,无行为学改变。

- G30.9 阿尔兹海默病。

临床要点

- 需要耐心。从家庭成员获得帮助和信息。

- 仔细药物滴定,起效可能延迟。
- 老年人机体状态变化大,但伴随疾病常见。

迟发性运动障碍 Tardive Dyskinesia

Russell K. McAllister, MD · Tricia A. Meyer, Pharm D, MS, FASHP 卫炯琳 译 / 顾卫东 校

 基础知识

概述

- 迟发性运动障碍(tardive dyskinesia,TD)是长期接受多巴胺受体拮抗剂治疗后出现的一种严重的、不可逆的不良反应。临床上多见于接受抗精神病类药物治疗的患者。
- 特征性表现为身体单个或多个部位无目的、不自主地重复运动。
- "迟发性"来源于法语单词"tardit",表示迟缓和延迟。这种异常的肢体活动常常发生在抗精神病药物治疗的后期。
- "运动障碍"来源于希腊语单词"dys"和"kinesis",意为活动困难。
- 抗精神病药物的主要作用是拮抗突触后膜的多巴胺受体(主要是2型多巴胺受体),常用于精神分裂症等精神疾病的治疗。
- 养老院内超过20%的患者会由于存在痴呆等行为问题而需服用抗精神病药物。因此,随着手术患者年龄的不断上升,围手术期TD将会越来越多。
- 抗精神病药物治疗人群中每年有2%～4%发生TD。
- 急性肌张力障碍反应(acute dystonic reaction,ADR)与TD不同,其运动障碍常发生在抗精神病药或止吐剂治疗开始后48 h内。
- ADR常由焦虑诱发,很少危及生命。
- 肌张力障碍反应的特点是异常姿势下的肌群异常收缩,常导致患者严重不适。

解剖

- 典型的TD主要表现为口面部快速地不自主运动,包括:
- 眨眼。
- 扮鬼脸。
- 咂嘴。
- 舔唇。

- 吮吸。
- 噘嘴。
- 咀嚼。
- 动舌。
- 四肢躯干出现手足舞蹈徐动症,常被描述为蛇样运动或扭转性运动。

病因/病理生理

- 目前认为TD是由多巴胺系统紊乱所致。有证据表明,长期阻断多巴胺受体导致受体敏化,可能是TD的发病机制。
- TD的病理生理变化尚不明确,可能与自由基生成及线粒体供能衰竭有关。
- 增加TD发生率的因素包括:
- 高龄(尤其是女性,可能与雌激素水平下降和苯丙氨酸水平升高有关)。
- 使用第一代抗精神病药物超过6个月。
- 有帕金森样不良反应史。
- 既往有过颅脑损伤。
- 苯丙酮尿症(苯丙氨酸水平升高)。
- 症状可在抗精神病药物治疗6个月左右首次出现,但更多出现在治疗2年或更长时间之后。
- 治疗较困难,建议立即停止服用可疑药物。通常约1/3的患者可在停药3个月内缓解,大多数在5年内缓解。此外,TD也有可能在抗精神病药物治疗数年之后突然停药或减量时出现症状加重。
- 与经典的抗精神病药物相比,非经典(或第二代)抗精神病药较少引起TD。氯氮平和喹硫平最少引起TD。
- TD的亚型包括:
- 迟发性静坐不能:频繁、复杂的刻板动作,多累及双腿(原地踏步或行走,双腿交错/不交错),还可表现为躯干摇摆、呼吸时发出呼噜声或呻吟、复杂的手部动作(抓、拉腹部)。
- 迟发性肌张力异常:类似于多发性运动障碍的不自主动作(动作缓慢而更持久)。

- 其他亚型还包括迟发性抽搐、肌阵挛、刻板动作和震颤。
- TD的诊断常根据体格检查结果以及神经精神病史、药物服用史,并需排除其他运动障碍疾病。其他由药物诱发的运动障碍还包括:
- 急性肌张力障碍。
- 抗精神病药恶性综合征。
- 精神安定药诱导的帕金森病。
- 扑翼样震颤、舞蹈症。
- 5-羟色胺综合征。

围手术期相关

- 围手术期短期使用抗多巴胺能药物不会引起TD。此外,尚无证据显示长期抗多巴胺能药物治疗的患者围手术期服药会快速引发TD症状。然而,对于TD患者或存在TD病史的患者,服用抗多巴胺能药物可能会加重抑或缓解病情。
- 抗胆碱能药物和选择性5-羟色胺再摄取抑制剂有抗多巴胺能作用。
- 止吐药物。
- 甲氧氯普胺和丙氯拉嗪是多巴胺受体拮抗剂,长期使用可引发TD。2009年FDA发出黑框警告:长期大剂量使用甲氧氯普胺是发生TD的高危因素。
- 氟哌啶醇、奋乃静和氟哌利多等抗精神病药物也可作为围手术期止吐剂。
- 5-羟色胺-3受体抑制剂("司琼类"药物,如昂丹司琼和多拉司琼)可安全地用于TD患者术后恶心、呕吐的治疗。此类药物不会引发TD或ADR。
- 钙通道阻滞剂对TD亦几乎无影响。
- 喉或膈肌运动障碍可导致呼吸窘迫。
- ADR不同于TD,多在围手术期急性使用抗多巴胺能止吐剂后发病。
- 抗组胺药物苯海拉明具有抗胆碱能特性,可有效治疗ADR。

C

－此外,苯托品和苯二氮䓬类药物亦有效。有效剂量的个体差异较大。

－女性患者剖宫产前常规使用甲氧氯普胺可增加 ADR 的发生率。胃内容物误吸高危患者使用甲氧氯普胺应进行风险-收益评估。

■ 图/表

• 经典(第一代)抗精神病药物。

－氯丙嗪(Thorazine®)。

－氟哌利多(Inapsine®)。虽然属于抗精神病类药物,氟哌利多的适应证还包括降低恶心、呕吐的发生率。

－氟奋乃静(Prolixin®)。

－氟哌啶醇(Hadol®)。

－洛沙平(Loxitane®)。

－奋乃静(Trilafon®)。

－匹莫齐特(Orap®)。

－替沃噻吨(Navane®)。

－硫利达嗪(Mellarl®)。

－三氟拉嗪(Stelazine®)。

• 非经典(第二代)抗精神病药物。

－阿立哌唑(Abilify®)。

－阿塞那平(Saphris®)。

－氯氮平(Clozaril®)。

－伊潘立酮(Fanapt®)。

－鲁拉西酮(Latuda®)。

－奥氮平(Zyprxa®、Zyprxa、Zydis®)。

－帕潘立酮(Invega®)。

－喹硫平(Seroquel®)。

－利培酮(Risperdal®、Risperdal Consta®)。

－齐拉西酮(Geodon®)。

疾病编码

ICD9

• 333.85　由药物引起的亚急性运动障碍。

ICD10

• G24.01　药物性亚急性运动障碍。

临床要点

• 抗精神病药物治疗期间突然撤药(如在围手术期)可引发撤药性运动障碍,提示发生了 TD。

• 目前 TD 的治疗没有特效药。丁苯那嗪(Xenazine®)是多巴胺耗竭剂,可用于 TD 的治疗。美国在 2008 年批准丁苯那嗪作为罕见病用药,可用于神经性舞蹈症(亨廷顿舞蹈症)的治疗。使用时,患者和开方者需填写治疗方案表格并寄送至医药公司。获得许可后,由四个特殊药房中的一个给患者发药。

• 利血平是一种儿茶酚胺耗竭剂,已被用于顽固性舞蹈症 TD 的治疗。

• 疾病早期使用维生素 E 被认为能缓解 TD 症状。目前认为,其机制与维生素 E 的抗氧化作用有关。2007 年的一项 meta 分析未发现维生素 E 对疾病有改善作用,但是安慰剂组患者症状的加重更明显。

• TD 的治疗效果常不令人满意。因此,需谨慎使用可引发 TD 的抗精神病药物,以预防 TD 的发生。同样,有必要经常重新评估使用抗精神病药物的必要性,并应尽可能使用最小的剂量达到期望的疗效。

持续气道正压　Continuous Positive Airway Pressure

Rachel Helle, DO · Lydia A. Conlay, MD, PhD　崔璀 译／杨瑜汀 杨立群 校

基础知识

■ 概述

• 持续气道正压(CPAP)是无创正压通气的一种。

－在呼吸循环整个过程中提供气道一定的持续压力。

－可以通过鼻面罩、鼻枕或带头带的全面罩给予。

－不需要气管内插管。

－压力通常在 $5\sim12\ cmH_2O$。

－需要患者意识清醒并合作、合适的面罩和血流动力学稳定。

• CPAP 在以下患者中禁用:

－需要气管内插管。

－无法充分排出二氧化碳。

－严重的面部创伤。

－吞咽障碍。

－有消化道出血。

• 最常用于阻塞性睡眠呼吸暂停的门诊患者。对于住院患者,它被用于慢性阻塞性肺疾病加重或心源性肺水肿。

■ 生理

• CPAP 通过产生气道内正压来防止和逆转小气道闭合,可有效促进肺膨胀。通过这样,它可以:

－增加功能残气量(FRC)。最初,CPAP 只影响有功能的肺泡,逐渐使萎陷肺泡恢复通气。

－可通过优化通气血流比值改善氧合,促进萎陷的肺泡通气。

－增加肺顺应性使肺泡保持开放。

－减少呼吸做功,通过正压通气以减少呼吸肌产生负压的做功。

－不能促进二氧化碳排出。

• CPAP 应用于自主呼吸的患者,它不能提供强制性的或辅助的呼吸。患者确定自己的呼吸频率、吸气时间和潮气量,其作用不是独立的。它需要一个紧密贴合没有空气泄漏的面罩,以适当发挥其功能。

• BiPAP(双水平气道正压通气)是类似的两级压力的 CPAP:更高的压力用于吸气,更低的压力用于呼气,两者都是高于环境压力的。

■ 病因/病理生理

• CPAP 引起的不适:

－患者察觉并使呼吸做功增加。

－头带和面罩可能不舒服。

－气流会使眼睛干燥。

－该装置可能会干扰正常睡眠。

• CPAP 并发症:

－皮肤破损。

－胃膨胀。通常避免在近端胃或食管手术的患者中使用 CPAP,但它并不增加胃手术吻合口瘘的发生率。

－可能与应激性溃疡有关。

－如果压力太高可能导致气压伤(压力<$25\ cmH_2O$ 通常是安全的)。

• 可能由于再次插管的延迟,长期机械通气拔管后低氧性呼吸衰竭患者的死亡率增加。

▪ 围手术期相关

• 喉痉挛：使用 CPAP 进行 100% 氧气进行通气并拉伸喉肌，减少肌动蛋白和肌球蛋白纤维的收缩。尽快启动 CPAP（<15 s），因为肌肉痉挛时间越长，肌肉痉挛越严重而不易恢复。CPAP 不能完全抑制喉痉挛。由于强制的咽部扩张，两侧梨状窝与杓会厌襞互相压迫，更易造成胃充气。

• CPAP 治疗对于术后患者是有效的，因为可以减少肺不张与改善气体交换。

• 可能降低发病率：采用 CPAP 已证实可减少再插管、肺炎、败血症的发生率，以及减少 ICU 的停留时间。

• 维持上呼吸道通畅：CPAP 在诱导或拔管时有助于保持呼吸道通畅，在儿童更为明显。

• 肥胖：诱导前 5 min 应用 CPAP（6 cmH$_2$O），诱导之后 5 min 在镇静患者中使用 PEEP 机械通气优于单独的 PEEP。

• 肺切除术后：持续气道正压通气可改善肺换气效率，没有明显的副作用，不增加胸腔漏气或无效腔潮气量比值，降低再插管的发生率和死亡率。

• 单肺通气：对非依赖性和非通气性肺可能有用。

– 它会使血流分流到依赖（灌注）肺。

– 5～10 cmH$_2$O，减少分流到非通气肺所占

的比例，允许氧合增加。

– 在可视化胸腔镜手术患者中没有用处，因为它妨碍可视化的应用。

• 急性心源性肺水肿：与标准治疗相比可以提前改善并解决呼吸困难、呼吸抑制、代谢异常。

• 在经过脱机试验的患者，从插管到自主呼吸过渡，但存在重症监护室的拔管失败的风险。

– 危险因素包括：

◦ 多发合并症。

◦ COPD。

◦ 充血性心力衰竭。

◦ APACHE 评分>12 分。

◦ 年龄>65 岁。

◦ 无效的咳嗽。

◦ 分泌物过多。

◦ 之前脱机失败。

◦ 上呼吸道梗阻。

– CPAP 的良好反应通常在第 1 h 内是明显的。

– 没有改善的情况下强烈建议再插管。

• 阻塞性睡眠呼吸暂停（OSA）：CPAP 可在家睡眠过程中使用，防止因上呼吸道组织肥厚导致的"可变的胸腔外"梗阻。软组织塌陷堵塞气道，导致通气不足和喘鸣（打鼾）。吸气期正压更利于空气进入肺。

– 在睡眠测试中出现夜间低氧或二氧化碳

潴留的患者建议使用 CPAP。

– 在肥胖患者中已成功使用 CPAP，建议患者可以用一个通气面罩。

– CPAP 可预防病态肥胖患者的术后肺不张。

– 患者日常家用的 CPAP 机在住院时建议随身携带。

• 通过在没有压力支持的情况下逐渐降低 CPAP 压力和（或）增加每天的时间，使患者脱离 CPAP。

🛈 临床要点

• CPAP 是手术室内常用的通过面罩通气时保持气道通畅和解除喉痉挛的方法。

• 阻塞性睡眠呼吸暂停患者可以在家里常规使用。

• 患者使用的家用 CPAP 机在住院时要随身携带。

• 持续气道正压通气是有效减少肺不张和改善术后患者氧合的方法。

• 在很多患者中无创正压通气和持续气道正压通气可用于管理急性、慢性呼吸衰竭和心力衰竭。

• CPAP 的使用不应延迟急性呼吸衰竭患者的气管插管。

• 无创通气能保持正常吞咽、进食、说话、咳嗽和生理性空气加温、加湿。

尺神经损伤　Ulnar Neuropathy

Jane C. Ahn, MD • Sharon L. Lin, MD　张细学 译 / 顾卫东 校

 基础知识

▪ 概述

• 尺神经由 C$_8$ 和 T$_1$ 神经根组成，是臂丛内侧束的一部分。

• 尺神经损伤常发生在肘部，尺神经经过肘部的尺神经沟时位置表浅易损伤。手术中肘部长时间受压可压迫尺神经，导致尺神经缺血。

• 尺神经损伤是最常见的术后神经损伤，但由于尺神经损伤的病因较多，因此并没有直接的证据表明，合适的体位和肘部软垫可完全预防尺神经损伤。

• 尺神经损伤可致神经分布区出现感觉或运动功能障碍及疼痛。其临床表现不一：

– 症状：以疼痛、麻木和麻刺感多见。

– 严重程度：可从轻度到重度不等。

– 发病时机：立即发病、延迟发病（术后几天）。

– 结局：自发缓解或持续存在（持续超过 3 个月）。

▪ 流行病学

发病率

• 非心脏病手术患者的持续尺神经损伤发病率：0.04%～0.5%。

• 心脏手术患者：1.5%～24%，仅次于胸骨正中切开的损伤。

• 男女比例为 3:1；可能与男女肘部解剖的差异有关。男性的尺骨冠状突结节更粗大

而内侧面脂肪较少。

• 内科和外科患者：住院时间超过 2 天时，两者的发生率相当。

发病情况/死亡率

• 预后取决于尺神经轴突的完好程度。

– 神经失用（神经髓鞘损伤而轴突完好）较容易恢复。

– 轴突损伤恢复较慢，恢复可能不彻底。

▪ 病因/危险因素

• 确切损伤机制并不清楚，可能与术中体位或衬垫放置不当有关。

• 尺神经损伤在下列情况下可能发生：

– 挤压和牵拉。

– 缺血。

- 代谢紊乱。
- 直接创伤和撕裂伤。
• 独立危险因素：
- 男性。
- 住院时间超过 14 天。
- 极端身体状况（BMI ＜ 24 kg/m² 或 ≥ 38 kg/m²）。
• 其他相关因素：
- 先前存在的亚临床神经功能障碍（如糖尿病、严重周围血管疾病或使用具有神经毒性作用的化疗药物）。
- 高龄。
- 全身麻醉。
- 长时间低血压。
- 局麻药中毒。
- 术中对臂丛神经的操作。
- 敷料或石膏压迫。
- 止血带压迫。
- 血肿或脓肿形成。
- 术中放置体位后的牵拉和压迫。

■ **生理/病理生理**

• 尺神经由发自 C_8 和 T_1 神经根的感觉和运动神经纤维组成。抵达腋窝前，臂丛内侧束发出尺神经、正中神经和前臂内侧皮神经，分布于上臂和前臂。尺神经自上臂、肘部、前臂分布至手指，尺神经在上述走行过程中均有可能发生损伤。
• 肘管：因神经位置浅表，是最常见的损伤部位。
- 肘管支持带（cubital tunnel retinaculum，CTR）连接肱骨内上髁和尺骨鹰嘴，构成肘管的顶部。
- 肘部弯曲使覆盖于尺神经上的 CTR 绷紧，持续的压迫可导致神经损伤。
- 女性肘部内侧的脂肪组织较厚，可保护尺神经免受病理性损伤。
• 前臂近端：尺神经走行于前臂近端表浅部位，因而易受冠状突压迫损伤。
- 男性的冠状突较女性更突出，这与男性尺神经损伤发生率高有关。
• 腕尺管（Guyon 管）：尺神经第二易损区。尺神经的感觉支对压迫敏感。
• 先前存在损伤（甚至是亚临床的）的神经遭受二次伤害时更易发生神经损伤，即双卡综合征（double-crush syndrome）。

■ **预防措施**

• ASA 实践咨询委员会推荐在放置体位时

注意以下事项：
- 平卧位时上臂外展≤90°。
- 放置手臂时，应减少对尺神经沟的压迫。
- 包裹手臂时取前臂中立位。
- 总是使用带衬垫的托臂板。
- 美国区域麻醉学会（American Society of Regional Anesthesia，ASRA）实践咨询委员会的建议：
- 对于已有临床神经损伤或疑似有亚临床周围神经损伤的患者，考虑调整区域麻醉方案（降低局麻药剂量、浓度，使用低效能的局麻药，避免添加缩血管药物）。
- 避免在全身麻醉或深度镇静下实施区域阻滞，除非医师和患者一致认为其利大于弊。

 诊断

• 病史：危险因素、发生时间。
• 症状：感觉异常、疼痛、掌内侧和第四、五指麻木。
• 体检：感觉减退、小鱼际萎缩、骨间肌萎缩、第四及第五指爪形手畸形（见于严重病例）。体检结果应该仔细记录在案。
• 检查：
- 神经传导速度测定（nerve conduction velocity testing，NCV）和肌电图（electromyography，EMG）有助于确定神经受损部位。损伤后 14～21 天神经生理变化最明显，早期的 NCV 和 EMG 有助于确定基线水平和判断预后。
- CT 或 X 线检查有无导致神经受压的骨或关节异常。

■ **鉴别诊断**

• 臂丛神经病变。
• 腕管综合征。
• 正中神经病变。
• 桡神经病变。

治疗

• 尚无可明确改善尺神经病变症状的方法。
• 如果症状不能持续改善，2～3 周内应请神经内科医师会诊。
• 如果神经功能完全缺失或持续恶化，应立即请神经内科医师和手外科医师会诊。
- 在报道的病例中，肘管松解术或重建性神

经修复术的效果不确定。

随访

首次神经检查后，未完全恢复的神经损伤患者应随访 3～5 个月。

■ **非公开的索赔数据**

• ASA 结案的索赔研究中，与尺神经损伤相关的索赔占所有神经损伤案例的约 28%（包括全身麻醉、区域麻醉和麻醉监护病例）。
• 85% 的尺神经损伤索赔案例与全身麻醉相关。
• 27% 的尺神经损伤案例特别提到肘部使用过额外的衬垫。
• 外周神经阻滞相关索赔案例中，4% 的病例最终遗留永久性尺神经损害（1 005 例区域麻醉索赔案例中，有 134 例外周神经阻滞索赔）。
• 73% 的尺神经损伤案例被判定为麻醉监护不当。
• 在判定为医疗措施合理的尺神经损伤案例中，赔付率为 47%，平均赔付 35 600 美元。

疾病编码

ICD9
• 354.2　尺神经损伤。
ICD10
• G56.20　尺神经损伤，非特指上肢。
• G56.21　尺神经损伤，右上肢。
• G56.22　尺神经损伤，左上肢。

临床要点

• 内科住院患者和长时间仰卧患者的尺神经损伤发生率相当。住院患者通常肘部弯曲、手部静置于上腹部或胸部，这种体位可增加尺神经的外部压迫、牵拉和压力。
• 尺神经损伤的原因常不明确；特别关注体位的摆放和软垫的放置对有些病例有预防作用，特别是有明确危险因素的患者。
• 详细记录预防尺神经损伤的措施。一旦发生尺神经损伤，密切随访、恰当护理和病史记录至关重要。

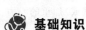

充血性心力衰竭 Congestive Heart Failure

John F. Coleman, MD · Wei Dong Gao, MD, PhD 崔璀 译 / 杨瑜汀 杨立群 校

基础知识

概述

• 充血性心力衰竭(CHF)是心室和瓣膜功能异常和各种神经激素参与调节的临床综合征,导致心排血量下降而不能满足机体代谢需求。

• CHF 表现为以下几个方面:

- 组织低灌注和低氧,机体疲劳,呼吸困难,运动耐量下降。
- 水肿。
- 往往伴发其他合并症。

流行病学

发病率

以年龄分组,每组 1 000 人。

• 65~74 岁:男性为 9.2/1 000,女性为 4.7/1 000。

• 75~84 岁:男性为 22.3/1 000,女性为 14.8/1 000。

• 85 岁及以上:男性为 41.9/1 000,女性为 32.7/1 000。

患病率

20 岁以上成年人:在美国有 580 万例患者(310 万男性,270 万女性)。

发病情况

• 在 2006 年,美国出院患者中发病的达 1 106 000 例。

• 围手术期所有原因引起的 30 天内再次入院比例为 17.1%,冠心病为 10.8%。

死亡率

• 一年死亡率:1/5。

• 一般死亡率:98.2/10 万(白种人男性:103.7/10 万,黑种人男性:105.9/10 万,白种人女性:80.3/10 万,黑种人女性:84.4/10 万)。

• 围手术期相关死亡率:8%相对于 CAD 的 3.1%。

病因

• 心脏的:高血压(HTN)、心肌梗死、CAD、瓣膜病。

• 代谢:糖尿病、血脂异常。

• 人口统计:家族史、年龄。

• 生活方式:肥胖和烟草的使用。

• 药物:毒素(如化疗)。

病理生理

• 心力衰竭是一种进展性的疾病,可影响心脏收缩功能和舒张功能,这两种因素可以为独立或同时并存。

• 收缩功能障碍包括左心室的泵血能力下降,继而导致心肌细胞的减少和(或)心肌收缩乏力。

• 舒张功能障碍是由于顺应性下降和舒张功能受损导致的充盈和左心室舒张异常。左心室舒张是一种耗能的过程,将受缺血的负面影响。当左心室射血分数(EF)正常时,有心力衰竭症状和体征时称为射血分数正常的心力衰竭。

• 维持心排血量的代偿机制包括:

- 肾上腺素能系统改变和钠水潴留。
- 激活舒张血管因子以抵消肾上腺素系统引起的收缩/后负荷增加。
- 神经体液和细胞因子系统激活导致左心室重构和 CHF 进展,包括细胞生物学、心肌损伤、基质降解和左心室的几何重构。

麻醉目标/指导原则

• 维持心排血量并避免左右心室前后负荷、心率和心肌氧供平衡的急剧改变,从而预防心肌缺血。中度高血压比低血压更易耐受。

• 心力衰竭的血流动力学包括心排血量下降,左心室舒张末压增高,外周血管收缩,水钠潴留和氧气运输功能下降。

术前评估

症状

• 呼吸困难,夜间阵发性呼吸困难,端坐呼吸,咳嗽。

• 胸部疼痛。

• 运动耐量下降,疲劳,虚弱。

• 厌食症和呕吐。

• 夜尿。

• 认知障碍。

病史

• 心肺基础功能。

• CAD,心脏手术,高血压史,NYHA 或 ACC/AHA 分类。

• 糖尿病或血糖水平。

• 使用烟草、酒精和违禁药物。

体格检查

• 重要体征,身高,体重。

• 呼吸急促,肺部啰音,胸腔积液,发绀。

• 静息时心动过速和第三心音;颈静脉扩张。

• 肝大,腹水,外周/坠积性水肿。

用药史

• β受体阻滞剂抵消神经体液在心力衰竭心肌耗氧量降低的作用,同时改善心室收缩功能,逆转心室重构。

• 血管紧张素转换酶抑制剂(ACEI)和血管紧张素受体阻滞剂(ARB)预防和减少心室重构。

• 可引起高钾血症,也一直与全身麻醉时的顽固性低血压有关。

• 利尿剂降低前负荷,应在术前使用。

• 地高辛控制心率和心律,对使用β受体阻滞剂、血管紧张素转换酶抑制剂、利尿剂后症状未缓解者具有正性肌力作用。

• 血管扩张剂降低后负荷和心室壁张力。

• 他汀类药物对冠心病患者有一定的益处,因为它们具有包括减少炎症和稳定粥样斑块等多种效应。

诊断检查与说明

• 电解质,尿素氮,肌酐。

• CBC。

• 促甲状腺激素,肝功能。

• X线胸片(CXR):心脏扩大,肺水肿,肺炎。

• 心电图:心肌梗死和心肌缺血,左心室肥厚(LVH),传导异常或心律失常。

• 超声心动图:射血分数,左心室结构与功能,心脏瓣膜病变。

• 地高辛浓度。

• 脑钠肽(BNP):只针对新危险分层诊断。

• 起搏器和 ICD 询问。

• 心导管,无创性检测。

伴随的器官功能障碍

• 神经系统:脑血管病、脑卒中和短暂性脑缺血发作(TIA)。

• 心血管系统:高血压,心律失常,周围血管病,贫血。

• 肺:慢性阻塞性肺疾病。

• 代谢:糖尿病,高脂血症。

延迟手术情况

• 失代偿性心力衰竭。

• 心肌缺血。

C

- 不稳定心律失常。

■ 分级

- 纽约心脏协会(NYHA)。
- Ⅰ级:不受症状的限制。
- Ⅱ级:轻微受呼吸困难限制。
- Ⅲ级:在轻微的工作量中,呼吸困难。
- Ⅳ级:在休息或轻微活动时,呼吸困难。
- 美国心脏病协会(ACC/AHA)。
- A级:高风险但无症状。
- B级:器质性心脏病但无体征与症状。
- C级:以前或目前有症状。
- D级:难治性心力衰竭需要专业的干预。

治疗

■ 术前准备

术前给药

- 抗焦虑剂量应谨慎给药,监测脉氧。
- 术前继续服用β受体阻滞剂,试验表明对预防心律失常与缺血对高危心脏病患者的预后有改善作用。

■ 术中监护

麻醉选择

　　所有麻醉方式均可应用。全身麻醉和区域阻滞技术都会引起代偿性交感神经高度亢进的患者交感抑制,从而导致严重的低血压。

监测

- 标准ASA监测。
- 根据患者基础情况、外科手术大小、急症的严重程度决定是否需要有创动脉压监测。
- 动脉置管有助于实施每搏心跳的压力监测。恶化的肺泡-动脉(A-a)梯度或比例以及代谢性酸/碱中毒提示肺水肿加重、容量过度负荷、心泵或心脏瓣膜功能障碍。
- 中心静脉监测可帮助评估心室充盈和液体状态。肺动脉导管可以提供更多关于混合静脉血氧饱和度(心排血量恶化的指标)、

全身血管阻力(SVR)和LVEDP的信息,可以指导和评估术中及术后心肌收缩、血管扩张剂和利尿剂的治疗效果。

- 经食管超声心动图(TEE)可以帮助监测心室充盈、心室壁运动、瓣膜功能和射血分数,但可操作性受临床因素的限制。

麻醉诱导/气道管理

- 静脉和吸入麻醉药都可用于诱导,给药时需个体细化。
- 丙泊酚引起血管扩张和低血压,考虑给予低剂量延长起效时间。
- 依托咪酯对血流动力学影响较小,但会导致心室功能不全或心力衰竭患者的血压下降。
- 氯胺酮因其拟交感作用,在心室功能较差时应用(EF<30%)效果较好。它有潜在的导致心室功能障碍或心肌病患者的负性肌力作用。
- 阿片类药物、利多卡因和其他静脉麻醉药可以减轻喉镜与插管对交感神经刺激,从而预防心动过速和HTN。
- 高剂量阿片类药物与其他静脉麻醉药结合使用引起剂量依赖性心脏抑制,这可能是由于已兴奋的交感神经敏感性降低引起的。

维持

- 无论是吸入和(或)静脉复合麻醉技术都可以使用,包括吸入挥发性麻醉药和氧化亚氮、阿片类药物和肌松药。交感兴奋的患者其兴奋性可以降低,如心力衰竭患者。因此,重要的是要考虑较小剂量并确定所需的效果。
- 正压通气(PPV)和呼气末正压(PEEP)可能会降低肺动脉阻力,提高动脉氧合(减少肺不张和肺血分流)。
- 优化输液方案同时避免右心室、左心室超负荷和肺充血。
- 由于HF患者β_1受体下调,正性肌力药物与不同的作用机制的药物作为备选(比如肾上腺素+米力农)。

拔管/苏醒

- 标准拔管标准适用,但是患者不太能满足

这些条件。

- 如果存在的心肌收缩力的增加或减少,预防并立即治疗心动过速、低血压或高血压。低血压可以是心肌缺血和(或)加重的心力衰竭的表现。
- 充分给氧。
- 治疗寒战和体温过低。

术后监护

■ 床旁护理

- 急性或较重的心力衰竭患者入ICU监护,常规行有创监测,并给予升压药和正性肌力支持。
- 在急性期给予患者呋塞米或血管扩张剂(如硝酸甘油)预防肺水肿。
- 充分给氧。
- 如果药物治疗失败,应考虑给予机械性心室辅助装置、双心室起搏器同步治疗、冠状动脉搭桥术或外科手术心室重塑,甚至可以考虑心脏移植。

疾病编码

ICD9
- 428.0 充血性心力衰竭,非特指。

ICD10
- I50.9 心力衰竭,非特指。

临床要点

- 评估心力衰竭及其他器官的严重程度以便选择适当的麻醉技术。
- 急性失代偿性心力衰竭患者择期手术应推迟。
- 充血性心力衰竭患者围手术期发病率和死亡率风险都很高。
- 对心力衰竭患者进行麻醉的首要目标是通过改善前、后负荷维持心排血量,预防心肌缺血,避免围手术期心律失常。

重组活化凝血因子Ⅶ Recombinant Activated Factor Ⅶ　　　　KeyvanKarkouti, MD, FRCPC, MSc　盖晓冬 译/梁超 校

基础知识

■ 概述

- 重组活化凝血因子Ⅶ(rFⅦa,丹麦

Bagsvaerd的诺和诺德公司)与人血浆来源的活化凝血因子Ⅶ相似。

- 目前市售的为一次性小瓶装药物(冻干粉),规格有1 mg、2 mg、5 mg和8 mg。药

物用生理盐水溶解,在2~3 min经静脉推注给药。

- 给药后药物浓度超过生理浓度时,可跳过凝血级联反应的部分环节,促进血液凝固。

• 目前该药物的适应证为治疗或者预防合并以下疾病患者的出血事件：

- A型血友病（Ⅷ因子缺乏）有抗因子Ⅷ抗体者。

- B型血友病（Ⅸ因子缺乏）有抗因子Ⅸ抗体者。

- 获得性血友病（罕见疾病，与癌症、妊娠或者自身免疫性疾病有关；特点是产生抗因子Ⅷ抗体）。

- 先天性因子Ⅶ缺乏。

• 最常见的说明书外的用法是治疗各种难治性出血，包括心血管手术、创伤和产科的出血。

■ 生理

• 正常凝血过程。

- 血液循环中大约1%的自身因子Ⅶ以活化状态存在。

- 组织损伤后，受损血管的内皮下膜释放组织因子（tissue factor，TF），与循环中活化的因子Ⅶ形成复合物（TF - FⅦa）。

- TF - FⅦa复合物通过激活受损细胞表面的因子Ⅹ和因子Ⅸ，启动凝血级联反应。

○ 活化的因子Ⅹ形成少量的凝血酶，凝血酶激活血小板、因子Ⅷ和其他的辅助因子。

○ 活化的因子Ⅸ弥散在受损部位的活化血小板表面，并与活化的因子Ⅷ结合，进而激活因子Ⅹ，导致凝血酶大量生成，这是纤维蛋白凝块形成的必要条件。

• 给予药理剂量时（比正常血液浓度高1000倍），rFⅦa通过以下几条途径促进受损部位的凝血：

- 直接激活（不需与TF形成复合物）活化血小板（受损部位）表面的因子Ⅹ，不需要因子Ⅷ和因子Ⅸ参与。

- 促进TF依赖的凝血途径的进行。

• 通过rFⅦa生成的凝血酶的量与给药剂量成正比。

• rFⅦa在血液中的半衰期与给药剂量无关，在成人约为3 h，小儿约为1 h。

■ 病因/病理生理

• 先天性或者获得性血友病（批准的适应证）：rFⅦa可绕过因子Ⅷ和因子Ⅸ形成纤维蛋白凝块，但需要较大剂量的rFⅦa（90 μg/kg，q2h）才能达到止血目的。

• 先天性因子Ⅶ缺乏（批准的适应证）：只需小剂量（15～30 μg/kg，q4～6h）即可达到止血目的。

• 血小板功能障碍（如Glanzmann血小板无

力症，一种先天性血小板GPⅡb/Ⅱa受体缺陷疾病，在欧洲是批准的适应证）：与先天性血友病一样，需要给予较大剂量。

• 血小板减少症：疗效有争议。法律上该适应证未获批准。

• 预防性使用（预防可能的出血）：最近的一篇meta分析收集了多种手术的随机研究，包括体外循环、肝切除术、肝移植、创伤性骨盆骨折、脊柱手术、根治性前列腺切除术等，结果发现rFⅦa减少出血和输血的收益为中等，血栓事件的增加无统计学意义。研究排除了血栓栓塞高危患者，因而发生的血栓事件很少。

• 治疗性使用（治疗明确的出血）。

- 颅内出血：在一项大型Ⅲ期随机研究中，给予rFⅦa 80 μg/kg可控制进一步出血，但临床结局无明显获益，并可使动脉血栓形成的发生率增加1倍。

- 创伤：在一项大型Ⅲ期随机研究中，纳入的患者需输注4～8 U的浓缩红细胞（packed red blood cells，pRBC）且有进行性出血。给予总量400 μg/kg的rFⅦa可中度减少失血和输血量，而且不增加血栓栓塞事件的发生率，但由于这项临床试验未能降低死亡率而被提前终止，因为降低死亡率是期望的结局。

- 体外循环心脏手术：在一项Ⅱ期随机研究中，患者术后在ICU有出血，给予40～80 μg/kg的rFⅦa可降低再次手术探查的概率（降低50%）、减少输血率和失血量。血栓栓塞事件的发生率增加1倍，但是两组的差异无统计学意义。

• 急救（最高级别的救治仍无法控制的出血）：

- 目前还没有针对rFⅦa作为难治性出血急救治疗的随机研究。

- 针对许多临床情况（心脏手术、创伤、产科）的观察性研究结果表明，rFⅦa治疗难治性出血是有效和安全的。

- rFⅦa禁用于血栓栓塞高危的患者（如既往有脑梗死史、颈动脉病变和动脉供血不足）、确诊的弥散性血管内凝血和脓毒血症（由于全身组织因子激活）的患者。

- 推荐的剂量因人而异，大多数患者重复给予35～70 μg/kg一次或两次即已足够。

- 相较于作为最后的治疗手段，难治性出血早期应用rFⅦa的风险收益比更好。

• 最近的一项系统性评价评估了rFⅦa说明书外使用的安全性，发现其可使动脉血栓栓塞不良事件的发生率增加近1倍。

■ 围手术期相关

• 如果有rFⅦa使用指征的患者需接受有创操作或手术，建议请血液科医师会诊，以确定rFⅦa的给药剂量和使用频率。

• rFⅦa说明书外使用的注意事项。鉴于该药价格较高并且可能增加血栓栓塞并发症（动脉血栓栓塞不良反应增加1倍），因而应避免预防性使用，尤其对于有血栓栓塞高危因素的患者。如用于难治性出血的急救，则需考虑以下几个方面：

- 应分析每个患者的风险收益比，对用药的合理性进行个体化评估，权衡进行性出血和血栓栓塞的预期风险。

- 在出血早期使用，并尽可能纠正基础的凝血疾病和贫血。例如，输注浓缩红细胞，维持HCT大于25%；输注血小板使其大于80×10⁹/L，或者纠正可疑的血小板功能不全（如体外循环后）；输注纤维蛋白原或冷沉淀，使纤维蛋白原浓度大于1.5 g/L；输注血浆，使INR<1.5。

- 纠正酸中毒和低体温。

- 必要时给予抗纤溶药物。

• 监测：目前缺乏监测rFⅦa疗效的常规实验室检查方法，但以下检查可作为参考。

- PT：基于血浆的测试方法，测量源于组织因子的血块形成时间。不论临床效果如何，所有接受rFⅦa治疗的患者PT都会缩短。如果rFⅦa治疗后PT不能恢复正常，提示患者对rFⅦa没有反应。

- APTT：基于血浆的测试方法，测量源于非组织因子（硅藻土或陶土）的血块形成时间。APTT的缩短可能是因为rFⅦa能够直接活化因子Ⅹ。对非血友病患者，APTT不是评估rFⅦa疗效的可靠指标。

- 血栓弹力图：基于全血的测试方法，监测血栓形成后的黏弹性。rFⅦa可缩短血块形成的时间，促进血栓形成的动力学。对非血友病患者，血栓弹力图不是评估rFⅦa疗效的可靠指标。

🎯 临床要点

• 如果患者有指征需接受有创操作或手术治疗，可请血液科医师会诊，以确定rFⅦa的剂量和使用频率。

• 如果rFⅦa用于难治性出血等说明书外或者非推荐的使用：

- 尽可能得到患者或者家属的知情同意。

- 对用药的合理性进行个体化评估，权衡进行性出血和血栓栓塞的预期风险（风险可能翻倍）。

- 使用小剂量（35～70 $\mu g/kg$，如果临床评

估无反应，可重复给药一次或两次）。

- 在出血早期使用，并尽可能纠正基础的凝血疾病。

- 避免合并使用其他的活化凝血因子（风险不确定，可能有协同作用）。

创伤 Trauma

Shreyas Bhavsar，DO　张细学 译 / 顾卫东 校

基础知识

▪ 概述

- 创伤是 40 岁之前人群的首要死因。
- 创伤死亡案例中，50% 当场死亡，30% 死于创伤后 1 h 至数小时，故被称为创伤救治的"黄金 1 小时"法则。失血性休克是早期死亡的主要原因。

▪ 生理

初步评估包括初步评估和再次评估。

- 初步评估：按"ABCDE"的顺序：气道（airway）、呼吸（breathing）、循环（circulation）、伤残（disability）和暴露（exposure）。目标：开始复苏和控制出血。
- 气道（A）：对迟钝/昏迷患者，GCS 评分<8 分或有潜在气道梗阻风险的患者（因出血、面部骨折等情况），需保证气道安全。
- 呼吸（B）：判断通气量是否足够及呼吸的质量。检查有无发绀、三凹征、喘鸣、连枷胸、气管移位、呼吸音和皮下气肿。
- 循环（C）：检查脉率、脉压、血压和末梢循环（毛细血管再充盈时间、四肢温度和颜色）。控制出血和补充血容量。不同程度出血的病理生理改变：
  ○ 第一阶段（失血<15%）：轻度心动过速（100～120 次/分）；代偿性血管收缩以维持血压、尿量、脉压、呼吸频率和意识状态。患者可有苍白，但毛细血管再充盈一般正常。
  ○ 第二阶段（失血 15%～30%）：心动过速、低血压、尿量减少、舒张压升高致脉压减小、轻度呼吸急促、焦虑、交感兴奋致出汗、毛细血管再充盈延迟。
  ○ 第三阶段（失血 30%～40%）：出现典型低血容量性休克的体征，包括心动过速（>120 次/分）、低血压、呼吸明显急促（>30 次/分）、意识状态改变、出冷汗、皮肤苍白、少尿加重、毛细血管再充盈延迟。
  ○ 第四阶段（失血>40%）：脉弱合并严重心率增快、严重呼吸急促、收缩压下降（常<70 mmHg）、意识水平下降、皮肤湿冷、肢端苍白和无尿。
- 再次评估。
- 继续复苏。
- 继续寻找和修复潜在的创伤。
- 实验室化验和诊断性检查。血红蛋白水平和红细胞比容并非急性大出血的可靠指标（患者出的是全血）。

▪ 病因/病理生理

- 神经外科。
- 硬膜下/硬膜外血肿。
- 脑挫伤/脑震荡。
- 颅内压增高和急性脑疝。
- 气道。
- 下颌骨、颚骨、喉、气管、牙齿创伤。
- 呼吸。
- 气胸（张力性气胸、血胸）。
- 肺挫伤。
- 急性呼吸窘迫综合征（acute respiratory distress syndrome，ARDS）：特征为 PaO_2/FiO_2<200，X 线胸片显示双肺斑片状浸润，可排除心源性病因。
- 横膈损伤。
- 肋骨骨折：从单根肋骨骨折到连枷胸（多处多根肋骨骨折可致反常胸壁运动），可能有气胸和肺挫伤。发现有第 1 肋骨骨折时应怀疑存在严重损伤及其他损伤。
- 长骨骨折来源的脂肪栓塞。
- 循环。
- 休克是终末器官低灌注的临床表现。特征为低血压、心动过速、酸中毒、严重碱缺失及血清乳酸水平增高。治疗包括输液（晶体、胶体）、输血制品（浓缩红细胞、新鲜冰冻血浆、血小板和冷沉淀）、应用缩血管药和病因治疗（抗生素治疗脓毒性休克、输血治疗出血性休克）。休克复苏的目标是纠正血流动力学指标、酸中毒、乳酸水平和碱缺失。
- 心脏挫伤：可能出现低血压、血浆心肌酶升高和心律失常。
- 心脏压塞：严重者可出现贝克三联征（低血压、颈静脉怒张和心音遥远）。心电图上可见交替脉，深吸气时血压降低 10 mmHg（奇脉）。
- 血管。
- 创伤性主动脉夹层：X 线胸片显示纵隔增宽时应怀疑创伤性主动脉夹层。常与急性减速伤有关。
- 胃肠道。
- 误吸血液或胃内容物。
- 腹部钝器/贯通伤。
- 腹腔间隔室综合征。
- 肠道通透性增加。
- 肾脏。
- 血尿、尿道损伤、膀胱破裂。
- 肌肉骨骼。
- 骨折（开放性或闭合性）。
- 挤压伤。
- 筋膜室综合征。
- 烧伤。
- 炎症：大的创伤有多种炎症表现，包括严重组织损伤、出血性休克和缺血再灌注损伤。
- 失控的炎症反应在多器官功能衰竭的发展过程中起关键作用，可致创伤后期死亡率和并发症率升高。
- IL-6 水平长时间升高，这是影响下丘脑-垂体-肾上腺轴反应的主要因素，尤其对于应激性皮质醇分泌有较大影响。
- 肾上腺皮质功能不全和缩血管药物依赖已有报道。心血管虚脱类似于感染性休克。促肾上腺皮质激素刺激试验可确诊有无肾上腺皮质功能不全，并有助于避免不必要的类固醇激素使用。促肾上腺皮质激素刺激试验出结果需要 1 h（必须测定基础皮质醇水平，以便与注射促肾上腺皮质激素 1 h 后的皮质醇水平比较）。在手术室内，该试验的应用有一定限制；患者处于濒危状态，血

压对缩血管药物无反应时,应考虑肾上腺功能不全,可静脉注射地塞米松 10 mg(不会干扰肾上腺皮质激素刺激试验)或氢化可的松 100 mg(更好的选择)。

■ **围手术期相关**

- 意识水平下降:导致低通气、气道保护不良、反流误吸;无法充分了解病史和体检不配合可导致漏诊。
- 术前用药:如果时间允许,可给予非颗粒抗酸剂、H_2 受体阻滞剂和(或)甲氧氯普胺。
- 监测:
  - 标准 ASA 监测。
  - 导尿管。
  - 外周神经监测。
  - BIS 监测。术中知晓与记忆在重伤患者中可达到 43%,而非重伤病例为 11%。
  - 颅内压监测。
    - 头部外伤时,考虑监测颅内压,脑水肿和占位效应可能导致脑缺血。
    - 监测有助于获取血流动力学参数,指导药物/手术治疗颅内高压,以避免发生脑疝。
  - 早期开通外周大口径静脉通路。可考虑建立中心静脉通路,以方便容量复苏或增加静脉通道。
- 麻醉诱导。
  - 预给氧:吸入 100%氧,做 3～5 个肺活量的深呼吸(或做 5 min 的潮气量呼吸)。
  - 血容量减少的患者,游离血药浓度较高(血浆结合蛋白减少),静脉诱导速度较快。应考虑到患者的全身容量状态,选择合适的诱导药物,常选择氯胺酮(拟交感活性)和依托咪酯(血流动力学稳定)。然而,在某些情况下,两者也会引起低血压;单次诱导剂量的依托咪酯可损害肾上腺皮质功能。
  - 吸入麻醉药:低心输出量可使肺泡内和脑内药物浓度迅速升高。
  - 区域麻醉:可用于单纯的骨科外伤患者或用于术后镇痛。神经阻滞前应检查凝血功能。此外,局麻药可阻滞交感神经,加重低血容量患者的低血压。

- 气道。
  - 无颈椎损伤情况:(枪击伤或刀刺伤):快速序贯诱导,按压环状软骨;诱导药物可选择琥珀胆碱或大剂量罗库溴铵。
  - 意识水平改变、颈部触诊疼痛、颈痛、存在分散患者注意力的其他损伤、神经功能障碍以及中毒的患者应怀疑颈椎创伤,除非可明确排除。
    - 避免颈部过伸。
    - 采用托下颌手法开放气道。
    - 保护气道。
    - 直接喉镜插管可能有困难(准备 Bullard 喉镜、Airtraq、GlideScope、光棒、可插管喉罩或纤维支气管镜)。
    - 如果怀疑存在困难气道,诱导前可先消毒和铺巾,为紧急建立外科气道做准备。
- 麻醉维持。
  - 低血容量患者,MAC 可降低 25%。
  - 危重患者可静脉注射东莨菪碱,此类患者不能耐受麻醉药物所致的交感神经阻滞或降血压作用。东莨菪碱有良好的镇静和遗忘作用。
- 低体温可导致凝血功能障碍、心律失常、苏醒延迟、心肌收缩力下降、冷利尿、伤口愈合不良和药物代谢缓慢。
- 血制品。
  - 输注浓缩红细胞。理想情况是输经血型鉴定和交叉配血的红细胞。如果时间不允许,可以使用未交叉配血的 O 型 Rh 阴性红细胞。
  - 输注浓缩红细胞的并发症:低体温、高钾血症、过敏反应、血型不合与感染。早期输血(入院后 24 h 内)是 ARDS 的独立危险因素。
  - 凝血功能障碍。稀释性血小板减少最常见,输血量达到患者总血容量时应考虑有此可能。大量输血时凝血因子水平降低,可致凝血功能障碍。应根据实验室检查结果指导输血。
  - 损伤控制性复苏(damage control resuscitation,DCR)。越来越多的证据表明,提高 FFP：RBC 和 PLT：RBC 输注比例可以改善严重出血患者的存活率。两者

的最佳比例仍不清楚,但是"早期和经常"输注的理念似乎正得到越来越多的关注,其有助于避免凝血功能障碍、酸中毒和低体温的发生。

- 当血流动力学参数恶化或者复苏/手术后情况无改善时,应考虑可能存在其他未发现的损伤。
- 中毒。
  - 急性酒精中毒会降低 MAC 值,慢性酒精中毒则增加 MAC 值,增加震颤性谵妄的风险。
  - 急性可卡因中毒可致高血压和心律失常。

妊娠注意事项

- 由于存在妊娠相关性气道改变、潜在的颈椎损伤和需要制动,可能有困难气道。
- 子宫左倾可避免主动脉-腔静脉压迫综合征。
- 如果胎儿能存活(一般孕 24 周以后),需请产科医师会诊。
- 胎儿窘迫时可能需要紧急剖宫产术。
- 创伤可导致早产(<37 孕周)。
- 孕期生理性贫血和(或)持续出血使得处理更为棘手。

🔵 **疾病编码**

ICD9

- 958.4　创伤性休克。
- 959.9　非特定部位损伤。

ICD10

- T14.90　创伤、非特异性。
- T79.4XXA　创伤性休克、初诊。

❓ **临床要点**

- 对于创伤患者,永远怀疑其:
  - "饱胃"。
  - 颈椎损伤。
  - 血流动力学发生变化时,可能存在其他损伤或目前的损伤加重。
- 烦躁/好斗行为并不总是药物滥用的中毒症状,需考虑可能存在疼痛、低氧血症、颅内损伤、膀胱充盈和电解质紊乱。

大麻滥用 Marijuana Abuse

Menelaos Karanikolas，MD，MPH 彭成为 译/张晓庆 校

🧠 基础知识

▪ 概述

• 大麻毒品(marijuana，MJ)源于大麻(一种大麻科植物家族的成员)。MJ 又称为印度大麻、大麻烟、烟草、大麻或大麻树脂、烟壶及野草。

– 长期大麻滥用是指几乎每天使用，持续超过几年的时间。

– 大麻依赖是指丧失对 MJ 使用的控制能力，不顾伤害，持续使用。

• 大麻含有超过 60 种的化合物，其中几种有影响心理状态的作用，δ-9 四氢大麻酚(tetrahydrocannabinol，THC)是主要成分。

• MJ 可以做成卷烟(带有接头的)、雪茄(粗钝的)或放在水烟袋中吸食，也可以做成茶、混合入食物或注射(少见)使用。

• 屈大麻酚和大麻隆是 FDA 允许使用的药物，含基于大麻化学成分的人工合成化合物。合法的医疗用途包括：

– 止痛，尤其是神经源性疼痛。

– 止吐作用(化疗患者)。

– 增加食欲(癌症或 AIDS 患者)。

– 治疗痉挛或青光眼。

▪ 生理

• 从 1980 年的＜2％至 2006 年的 8.5％，大麻的 THC 含量显著增加。

– THC 作用于 CB1 和 CB2 大麻受体。

– 吸食时，THC 迅速经肺吸收至循环系统，到达脑部和其他器官。中枢神经系统的峰值效应发生在 15 min，可持续作用 2~4 h。

– 经口摄入时，THC 生物利用度较低，起效较慢，但持续时间较长。

▪ 病因/病理生理

• 中枢神经系统：

– 急性作用：包括放松、欣快感、提高或扭曲的时空感知力、眼球震颤、身体震颤、身体协调能力减弱、头痛和剧烈呕吐。也可有焦虑、恐慌、烦躁不安、幻觉或镇静状态。

– 慢性作用：包括缺乏动机、记忆力和学习能力减退及精神分裂风险增加。

– 戒断症状：包括易怒、睡眠障碍、食欲减退和焦虑。戒断 1~2 周后这些症状减弱。

• 气道：

– 急性作用：悬雍垂水肿或喉痉挛，导致气道梗阻。

– 慢性作用：气道炎症以及气道癌症风险可能增加。

• 心脏：

– 急性作用：冠状动脉痉挛引起心肌缺血、心肌梗死或室性心律失常(在人工冠状动脉循环的 MJ 使用者中)。

– 慢性作用：血管舒张、心动过速、心肌氧需求量增加，心肌缺血或心肌梗死风险增加。

• 呼吸系统：

– 急性作用：支气管扩张、碳氧血红蛋白增加(比吸烟者高 5 倍)。

– 慢性作用：气道炎症，还有黏液分泌增加和水肿，从而使支气管感染的易患性增加。年轻的 MJ 使用者发生肺气肿和继发性气胸，已有报道。由于肺的防御机制减弱和 MJ 可能被曲霉、沙门菌甚至粪便污染，肺部感染的风险增加。此外，肺癌与 MJ 长期使用相关。

• 生殖系统：睾酮减少、睾丸变小、精子运动能力减弱、性欲降低、阳痿、月经失调。

妊娠注意事项

长期 MJ 使用，由于子宫-胎儿灌注减少，可引起胎儿宫内发育迟缓(fetal intrauterine growth retardation，IUGR)。

小儿注意事项

• 妊娠期间母亲使用 MJ 的儿童，表现出轻微的人格发育异常以及增加的急性非淋巴细胞白血病风险(10 倍)。

• 儿童使用 MJ 是一个实际的问题，不应被忽视，尤其是在超过 12 岁的儿科患者。

▪ 围手术期相关

• 病史：

– 获取每一个患者的详细、完整的药物滥用史。

– 患者可能会对他们的家人和医师隐瞒药物滥用史，因此应私密询问药物使用史，因为患者在家人或朋友在场时可能不会真实回答。不幸的是，大麻滥用非常普遍，尤其是在年轻的患者中，甚至儿科患者。

– 可能的危险信号包括：不能解释的工作或学校成绩下降，还有社会关系和社会功能问题，以及对令人愉快的活动丧失兴趣。但是，受围手术期的限制，这样详细的病史不

是总能够被问出。

– 年轻患者出现肺气肿或自发性气胸，应询问 MJ 滥用史。

• 实验室检查：尿液、血液或头发毒品检测可证实或排除 MJ 滥用。由于有较高的类脂溶解度，THC 可在体内残留超过 30 天，并可在几周甚至几个月内在尿液中检出。

• 解毒剂：临床上没有特效 THC 解毒剂或拮抗剂，因此治疗急性中毒只能对症治疗。

• 中枢神经系统：急性 MJ 中毒时减少麻醉药的需求量，而长期使用可能增加麻醉药的需求量，比如丙泊酚。

• 气道：考虑使用地塞米松预防上呼吸道水肿。局部使用局麻药可减轻喉头反射并降低喉头水肿的风险。

• 心脏：因为 MJ 中毒会引起心率增快，应避免或谨慎使用增快心率的药物(氯胺酮、潘库溴胺或罗库溴胺、阿托品、麻黄碱和肾上腺素)。

• 呼吸系统：考虑使用喉罩代替气管插管以减轻气道刺激和水肿。与哮喘和气道反应性疾病相似，限制触发气道痉挛事件的发生；确保患者使用气道设备之前处于深麻醉状态，考虑面罩通气时使用挥发性麻醉药全麻诱导，维持适当麻醉深度，避免使用组胺释放药物，如果合适，考虑深麻醉拔管。

🔢 疾病编码

ICD9

• 304.30 大麻依赖，非特指。

• 305.20 大麻滥用，非特指。

ICD10

• F12.10 大麻滥用，简单的。

• F12.20 大麻依赖，简单的。

⏱ 临床要点

• 围手术期的限制和"患者-麻醉科医师"的关系特性，使得做出诊断和建议困难不是不可能。理想状态的围手术期管理包括：MJ 副作用宣教，评估是否正在使用其他药物或酗酒，以及治疗并发的精神紊乱。然而，如果是疑似 MJ 滥用或已确诊 MJ 滥用，应与患者讨论知情同意的内容，告知患者潜在的副作用及增加的围手术期风险。

- MJ 的中枢神经系统、气道、肺和心血管效应是围手术期主要的关注点。
- 此外，MJ 常混合其他药物滥用，如乙醇、苯二氮䓬类、安非他命和可卡因，并且常合并明显的生理和心理疾病。
- 流行病学情况。
- 发病率：
  - 根据美国卫生与公众服务部最近的数据，1999 年有 200 万 12 岁以上的美国人第一次使用 MJ。
  - 与女性相比，男性 MJ 滥用的发生率较高，第一次使用 MJ 的平均年龄也小于女性。
  - 令人焦虑的是，MJ 滥用有低龄化的趋势。
  - 1999 年，白种人首次使用 MJ 的平均年龄是 17.2 岁，黑种人和西班牙裔是 16.4 岁，

亚洲人是 18.8 岁，多种族人是 15.8 岁。
- 患病率：
  - MJ 是美国和全世界最常用的违法毒品：超过 50% 的美国人在一生中的某个时点使用过 MJ。
  - 在美国，15.7% 的 8 年级学生、32.3% 的 10 年级学生和 42.0% 的 12 年级学生使用过 MJ。
  - 10%～20% 的 18～25 岁患者使用 MJ。
  - 澳大利亚送往医院的受伤司机中，9.8% THC 阳性。
  - 使用 MJ 的人，10% 变成每天使用者，20%～30% 变成每周使用者。
  - 精神病患者和（或）慢性疼痛的患者中发病率较高。

- 患病率：
  - 与香烟相比，吸食大麻含有更高浓度的刺激物和致癌物。
  - 长期 MJ 滥用，喉癌和肺癌的患病风险增加，与香烟相比，患病年龄可能也降低。
- 致死率：
  - 人类致命剂量估计为 15～70 g。
  - 大麻过量相关的死亡可能性较小，但其他药物过量致死的患者中常常能检测到大麻。
  - 与总人口相比，MJ 滥用者总死亡率增加 5 倍，这可能是由于交通事故、工业或其他事故、暴力袭击和谋杀死亡。
  - 已有报道，利用身体藏毒（企图走私大量大麻），会引起致命的结肠穿孔。

大脑代谢率　Cerebral Metabolic Rate

Nina Singh-Radcliff，MD　杨博宇 译 / 陆秉玮 校

基础知识

概述

- 脑氧代谢率（$CMRO_2$）是指 100 g 脑组织在 1 min 消耗的氧气的体积。
- 不同部位的 $CMRO_2$ 存在差异（灰质和白质之间，不同类型的细胞之间）。成人大脑的平均值为 3～3.5 ml/(100 g·min)。
- 神经麻醉医师必须平衡 $CMRO_2$ 和氧气的输送。这一点很重要，但是手术室尚未有可实际应用的直接检测组织氧代谢的技术。

生理

- 成人大脑重量约占身体总重量的 2%。但是：
- 接收的血液占心输出量的 12%～15%，故被认为是一种高灌注器官。
- 消耗氧气量约占全身耗氧量的 20%，主要用于细胞去极化、复极活动以及维持细胞内环境的稳定。
- $CMRO_2$ 和脑血流（CBF）是"伴侣"。氧气消耗增加的同时血流量也会增加。这一机制还不能完全被解释。但是，通常认为局部因素和 NO 可以通过影响电活动和氧代谢来改变血管张力和 CBF。
- CBF 正常值为 45～55 ml/(100 g·min)。平均动脉压（MAP）在 70～150 mmHg 这样

一个很宽的范围内变化，CBF 可以通过自我调节保持相对稳定。
- $CMRO_2$ 的升高会引起 CBF 的同步增加，$CMRO_2$ 的下降会引起 CBF 随之减少。
- 总而言之，神经活动增加引起 CBF 相较于 $CMRO_2$ 的"过剩性的"增加（起到缓冲作用）。
- 不同区域的 $CMRO_2$（以及 CBF）差异如下：
- 灰质是白质的 4 倍。
- 神经元大于胶质细胞。
- 脊髓最低，延髓、中脑、丘脑、小脑和大脑皮质依次增加。
- 影响 $CMRO_2$（以及 CBF）的因素。
- 睡眠：非快速动眼期（阶段 2 和 3）全脑的 $CMRO_2$ 下降 23%（存在区域差异）。但是一些特定的区域（基底前脑、下丘脑、杏仁核、海马）葡萄糖利用率有所增加，可能与稳态的调节和记忆的加工有关。
- 年龄会引起神经细胞减少从而导致 $CMRO_2$ 降低。

解剖

- 灰质主要存在于大脑外部。它约占大脑质量的 40%，由神经细胞的胞体、树突和胶质细胞组成。
- 白质主要存在于大脑内部，约占大脑质量的 60%，由有髓鞘的轴突组成。

病理生理

- 癫痫发作是不可控的电活动紊乱，伴随 $CMRO_2$ 的显著升高。癫痫持续状态中，其值会升高 200%～300%。
- 氧气输送：
- 下降，继发于 CBF 受到影响（脑卒中、低血压），伴随着葡萄糖输送减少和二氧化碳分压（$PaCO_2$）的增加。最初，脑组织代偿性增加氧气摄取，$CMRO_2$ 保持稳定。但是，当 CBF 的减少抵消了氧气的代偿性增加，$CMRO_2$ 下降。
- 血中氧含量的下降，不影响葡萄糖的正常运转和二氧化碳的去除。正常的动脉血氧分压约为 100 mmHg。当其降到 30 mmHg 时，$CMRO_2$ 会显著下降，同时 CBF 随之增加 50%。
- 二氧化碳。$PaCO_2$ 增加引起血管舒张和 CBF 的增加（pH 介导机制）。但是其对 $CMRO_2$ 的影响知之甚少，尚未达成共识。同时，通常认为二氧化碳略增对 $CMRO_2$ 的影响可以忽略不计。

围手术期相关

- 神经麻醉医师常需要控制 $CMRO_2$，优化供氧。
- 减少电活动可借由静脉麻醉剂或吸入麻醉剂达到。脑电图可用于评估大脑电活动

D

（非细胞稳态时）。在周期性的高幅信号中穿插有低电压信号，称为突发性抑制，提示最强的电活动被抑制（这抑制了大部分的 CMRO₂）。

- 细胞稳态（"基本管家"）可通过降低温度来降低。低温降低可以使与供能相关的 CMRO₂（比如维持跨膜离子梯度的 ATP）降低，这些能量是细胞维持神经活性和其他基本功能必不可少的（如蛋白质的合成）。每下降 1 ℃，CMRO₂ 相应地降低约 7%。从这个角度来说，深循环停止在理论上可以降低 CMRO₂ 至接近 0。

• 静脉药物通常可以保持 CMRO₂ 和 CBF 的匹配。

- 巴比妥类。降低 CBF 和 CMRO₂ 呈剂量依赖性，耐受性可迅速增加。动物实验已经证实其作用为局灶性，并非全脑的缺血。

- 丙泊酚。在降低 CBF 和 CMRO₂ 上有和巴比妥类相似的剂量依赖性。与巴比妥类相比，它的药效持续时间较短，可以降低术后气管插管的需求，并减少对神经系统检查的延迟。

- 依托咪酯。与巴比妥类类似。因为它可以良好地维持 MAP 稳定，故而能在不降低肿瘤和闭合性颅脑损伤（CHI）患者的脑灌注压（CPP）的前提下，有效地降低颅内压（ICP）。但是，由于反复、长期或连续使用会导致肾上腺皮质抑制和肾损伤，它并不作为诱导或维持突发性抑制的常规用药。

- 氯胺酮。它是静脉麻醉剂中唯一可引起 CMRO₂ 增加，且使 CBF 相继增加（ICP 增高）的药物。与吸入性麻醉剂或苯二氮䓬类药物合用可以减弱这一效应。

- 苯二氮䓬类。其可降低 CMRO₂ 和 CBF。

- 氟马西尼。在一些研究中已被证明会增加 CBF 和 ICP。

- 利多卡因。剂量依赖性降低 CMRO₂。提倡大剂量使用，作为急性 ICP 升高的辅助治疗。但是其神经毒性可能会引起癫痫发作，进而导致 CMRO₂ 升高。

- 麻醉剂。看似对 CBF 和 CMRO₂ 并无影响。但是不同的麻醉剂产生的效果并不一致。如果对 CMRO₂ 和 CBF 有影响，通常会引起其降低。

- 肾上腺素和去甲肾上腺素。无论血脑屏障（BBB）是否完整，都会增加 CMRO₂ 和 CBF。

- 多巴酚丁胺。可使 CMRO₂ 和 CBF 增加 30%。

- β受体阻滞剂。研究表明其可使 CMRO₂ 和 CBF 降低或无影响。

- α₂ 受体激动剂（右美托咪定）。降低 CBF，对 CMRO₂ 无影响。

- 非去极化肌松药。不直接影响 CMRO₂，但是组胺释放会引起 ICP 升高。

- 琥珀胆碱。不直接影响 CMRO₂，但是组胺释放和快速增高 ICP。

• 吸入性麻醉剂可降低 CMRO₂，但是 CBF 并不随之降低，这就是所谓的"脱钩"。麻醉剂导致平滑肌舒张，脑血管也随之舒张。这会引起 CMRO₂ 中 CBF 占比升高，导致灌注过剩。

- 抑制 CMRO₂ 强度的顺序（等 MAC 浓度下测量）：异氟烷，安氟烷，地氟烷，七氟烷＞氟烷。

- 舒张血管强度的顺序：氟烷≫安氟烷＞异氟烷＝七氟烷＝地氟烷。CBF 起初升高，随后大幅下降直至达到平稳（通常在用药 2.5～5 h 后）。

- 治疗性应用：可快速降低 CMRO₂。

- 保持良好的二氧化碳反应性。

• N₂O。结果是复杂的，但是通常认为，CMRO₂、CBF 和 ICP 有所增加，有可能是肾上腺-交感神经的激动作用。

■ 图/表

表 1　脑生理正常值	
全脑 CMRO₂	$3\sim3.5$ ml/(100 g · min)
脑质量	体重的 2%
CBF	$45\sim55$ ml/(100 g · min)
占心排出量	$\sim12\%\sim15\%$
占全身氧耗量	$\sim20\%$

表 2　围手术期用药	
药物	对 CMRO₂ 的作用
巴比妥类	↓
丙泊酚	↓
依托咪酯	↓
氯胺酮	↑
苯二氮䓬类	↓
利多卡因	↓
麻醉剂	—/未知
肾上腺素和去甲肾上腺素	↑
多巴酚丁胺	↑
β受体阻滞剂	—
右美托咪定	—
非去极化肌松药	—
去极化肌松药	—
吸入性麻醉剂	↓
N₂O	↑

🕐 临床要点

• CMRO₂ 的升高可有不利影响，可能会增高 CBF，导致颅内压增高，打破氧供需平衡导致缺血。

• 大多数静脉麻醉剂会引起 CBF 和 CMRO₂ 同时下降，但氯胺酮会引起两者同时升高。

• 吸入性麻醉剂使 CBF 和 CMRO₂ "脱钩"。换言之，会使 CMR 降低，CBF 不降（升高或保持不变）。

• 每降低 1 ℃，CMRO₂ 降低 6%～7%。

代谢性碱中毒 Metabolic Alkalosis

Kanishka Monis，MD · Michael Grover，MD　彭成为 译/张晓庆 校

 基础知识

■ 概述

• 代谢性碱中毒是血浆高 pH（>7.45）的病理生理状态，原因有：

- 碱聚集。
- 酸丢失。
- 包含氯离子而不是碳酸氢盐的细胞外液丢失。

• 分类如下：

- 急性与慢性。
- 伴或不伴呼吸代偿：肺尝试通过减少呼出二氧化碳中和 pH 改变，但是不能完全恢复内环境稳定。
- 氯离子消耗、钾离子消耗、容量减少或医

源性。然而,有文献报道讨论了其他几种基于病因学的分类方法(如器官依赖型)。

• 因为 pH 稳定是酶和蛋白质发挥功能的基础,pH 失衡可见器官功能障碍(如收缩力减弱、脑血流减低)和药物清除减慢。

■ 流行病学

死亡率

• 内、外科住院患者中,动脉血 pH 为 7.55 的患者死亡率是 45%。
• 内、外科住院患者中,动脉血 pH 为 7.65 的患者死亡率是 85%。

■ 病因/危险因素

• 氯化物丢失:
- 胃肠道丢失:恶性、鼻胃管吸引、暴食症或幽门梗阻。
- 腹泻:绒毛状腺瘤、先天性失氯性腹泻、炎症性肠病。
- 使用排氯利尿剂:氢氯噻嗪、布美他尼。
- 囊性纤维化。
- 钾丢失。
• 容量不足:常常导致或继发氯或钾的丢失。文献中也称为"浓缩性碱中毒"。
• 医源性:碳酸氢钠应用过量。

■ 病理生理

• 代谢性碱中毒的分类:
- 基于病理生理学分类:氯离子或钾离子的丢失、容量浓缩、盐皮质激素过量。
- 累及主要器官系统。
• 低钾血症可引起或维持代谢性碱中毒,因为:
- 氢离子转移至细胞内。
- 刺激集合管上的 H^+-K^+-ATP 酶受体。为了恢复正常的钾离子浓度,受体增加钾离子重吸收,而将氢离子排至尿中。
- 肾脏增加泌氨,与酸合成 NH_4^+ 排泄,确切机制不详。
• 肾脏氯吸收增加并且碳酸氢根排泄受阻。
- 降低的碳酸氢根使致密斑敏化,刺激肾素-血管紧张素-醛固酮系统(renin-angiotensin-aldosterone system, RAAS)。RAAS 功能是增加容量、保钠排钾。在集合管,钠离子的重吸收以氢离子排泄至尿中为代价。
- 在集合管,Cl^-/HCO_3^- 交换减少。
- 容量减少。
- 肾小球滤过率(glomerular filtration rate, GFR)降低,碳酸氢盐在肾小球的滤过减少,

尿中排泄碳酸氢盐减少。
- 刺激 RAAS。在集合管,排氢保钠。
• 胃肠道。
- 胃液含有 60～140 mmol HCl,可快速通过恶心、呕吐排出体外。此外,细胞外液(extracellular fluid, ECF)减少以及钠钾丢失刺激肾代偿性分泌肾素和醛固酮。
- 绒毛状腺瘤分泌氯而不是钾和碳酸氢盐。
• 皮肤:囊泡性纤维症是一种遗传缺陷病,引起钠通道蛋白异常,减少 cAMP 调控的上皮细胞氯转运,导致低氯性代谢性碱中毒。
• 代偿:pH 增加抑制中枢和外周受体,导致通气减少或高碳酸血症。但代偿有限,因为:
- 肺泡二氧化碳浓度升高导致的缺氧刺激化学感受器,引起高通气量。
- 机械通气:除非认识到并做出调整,呼吸机会造成"相对的"高通气状态。
- 疼痛的患者自发性呼吸增快。

诊断

• 出现的诸如心律失常、精神异常、神经肌肉激惹或无力和低通气量(低氧和 $PaCO_2$)等症状,表明出现代谢性碱中毒。
• 动脉血气:
- pH 升高。
- 碳酸氢盐增加。
- 区别急性和慢性。
- 鉴别混合性酸碱平衡失调。预期 $PaCO_2=0.7[HCO_3^-]+20$,范围±5;高于此范围说明通气量降低(见前述)。超出期望值范围,考虑合并呼吸性酸中毒或碱中毒。
• 尿钠和钾的检测和帮助缩小诊断范围(但在围手术期不是常规进行)。
- 尿氯<10 mmol/L。
  ○ 低氯性碱中毒。
  ○ 胃液丢失。
  ○ 囊泡性纤维症。
  ○ 绒毛状腺瘤。
  ○ 饮食性低氯血症。
- 尿钾浓度>30 mmol/L。
  ○ 肾脏钾排泄过度。
  ○ 利尿剂。
  ○ 醛固酮增高。
- 尿钾<20 mmol/L。
  ○ 肾外钾丢失。

■ 鉴别诊断

代谢性碱中毒是一种独特的酸碱平衡失调类型,常常与基础疾病并存,因此病因是

其鉴别诊断的重点。

⚕ 治疗

• 治疗主要针对基础病因。适当补充氯离子、钾离子和容量。
• 氯离子对碱中毒的反应。
- 容量不足患者:使用正常生理盐水($[Cl^-]=154$ mmol/L)。当严重脱水时,氯离子的重吸收先于酸的重吸收(也称为反常性酸性尿)。容量补足之后,最终肾脏排出碱,重吸收可用的氯离子。
- 容量正常患者:氯离子缺失量可用公式计算:$0.2×$体重(kg)×期望值与实测值之间的差值。缺失值可通过静脉输注补足,确保慢性电解质紊乱不被快速纠正。
- 容量过多患者:充血性心力衰竭患者应通过 KCl 取代 NaCl 补充氯离子。如果存在高钾血症,静脉补充适当的 HCl。
- 治疗过程中密切监测钾离子浓度,必要时补足。容量补足后常常发生低钾血症。
- 肾功能正常者或生理盐水输注无效时可用乙酰唑氨,其可通过抑制碳酸酐酶而促进 $NaHCO_3$ 排泄。
• 氯抵抗性碱中毒、低钾血症:
- 口服或静脉 KCl:
  ○ 轻度到中度低钾血症:每天 4～5 次口服 40～60 mmol KCl。
  ○ 中度至威胁生命的低钾血症可以每小时静脉补钾 40 mmol(中心静脉应用)。高剂量静脉使用 KCl 时,患者应监测心电图。

🔖 疾病编码

ICD9
• 276.3　碱中毒。
ICD10
• E87.3　碱中毒。

❓ 临床要点

• 围手术期代谢性碱中毒见于:
- 慢性呼吸衰竭患者(呼吸性酸中毒),发展为代偿性代谢性碱中毒。
- 高钠溶液的应用(如生理盐水),由于钠离子的获取导致严重的离子缺乏,因为钠离子由碳酸氢盐缓冲。
• 代谢性碱中毒会导致:
- 电解质紊乱引起心律失常、心血管抑制、精神状态改变、苏醒延迟。

- pH 异常可降低心肌收缩力和增加脑血流量。

- 血红蛋白与氧的亲和力增加,氧-血红蛋白解离曲线左移。

- 药物效应和清除改变。
- 死亡率增加。

代谢性酸中毒 Metabolic Acidosis

Kanishka Monis, MD · Poovendran Saththasivam, MD   彭成为 译 / 张晓庆 校

基础知识

▪ 概述

• 代谢性酸中毒的定义为非挥发性酸性代谢产物增加或碳酸氢根离子增加导致的血浆 pH<7.35。可能为:

- 急性的,持续数分钟至数天(常见);或慢性,持续数周或数月(少见)。
- 当体内多种缓冲和补偿机制耗竭后出现。

• 代谢性酸中毒分为阴离子正常型和阴离子增加型两类,分型有助于建立不同的诊断。阴离子间隙的定义为血浆中未检测的阴离子,但并不意味着这些阴离子是漏掉的,仅仅是因为这些阴离子没有直接被检测出来。计算公式如下:

- 阴离子间隙 = $[Na^+] - ([Cl^-] + [HCO_3^-])$。
- 正常的阴离子间隙值是 6～10 mmol/L,由白蛋白、磷酸盐和硫酸盐组成。
- 围手术期更常使用碱剩余来判断酸负荷增加的程度。这是因为代谢性酸中毒最常见原因是无氧代谢(乳酸性酸中毒)。

▪ 流行病学

发病率

估计 ICU 的患者中有 64% 发生过急性代谢性酸中毒。

患病率

慢性肾脏疾病慢性代谢性酸中毒的发生率增加。

发病情况

主要与基础疾病有关。

死亡率

主要与基础疾病有关。

▪ 病因/危险因素

• 非挥发性酸性代谢产物增加导致阴离子间隙增加型代谢性酸中毒。

- 如酸性酸中毒。
- 尿毒症。
- 酮症酸中毒。

- 中毒:甲醇、乙醇、水杨酸、三聚乙醛。

• 碳酸氢盐丢失导致正常阴离子间隙型代谢性酸中毒:

- 腹泻。
- 慢性肾脏疾病。
- 肾上腺皮质功能不全。
- 药物:螺内酯(安体舒通)、前列腺素合成酶抑制剂、氨苯蝶啶、阿米洛利、环孢素。
- 高钾性远端肾小管性酸中毒(renal tubular acidosis, RTA)。
- Ⅰ 型和 Ⅱ 型(戈登综合征)假性醛固酮增多症。

▪ 生理/病理生理

• 正常成人每天产生酸性代谢产物 1 mmol/L,婴儿和儿童每天产生 1～3 mmol/L。

• 机体精密调节体内氢离子浓度,维持在 40 mEq/L,主要依靠 3 种机制:

- 细胞内外的缓冲系统是去除多余 H^+ 一线的机制。
  - 碳酸/碳酸氢盐系统:$[H^+] + [HCO_3^-] \longleftrightarrow H_2CO_3 \xrightarrow{\text{碳酸酐酶}} H_2O + CO_2$。当 $[H^+]$ 增加,$[HCO_3^-]$ 减少,H_2O 生成增加。碳酸酐酶将 H_2CO_3 转换为 CO_2 和 H_2O。
  - 磷酸盐:$[H_2PO_4^-] \longleftrightarrow [H^+] + [HPO_4^{2-}]$。细胞内浓度较高使得其成为重要的细胞内缓冲盐。
  - 血红蛋白。
  - 血浆蛋白。
- 肺泡通气和二氧化碳(CO_2)的消除。
  - $[H^+]$ 增加刺激颈动脉体化学感受器,增加分钟通气量和 CO_2 排出。
  - Winter 公式可以帮助判断混合性通气功能紊乱:$PaCO_2 = (1.5 \times [HCO_3^-]) + 8 \pm 2$,当计算值和实测值相符时,说明是单纯性代谢性酸中毒;当实测值大于计算值时,说明存在原发性呼吸性酸中毒;当实测值小于计算值时,说明存在原发性呼吸性碱中毒。
- 肾代偿。
- 重吸收与分泌。滤出的 HCO_3^- 在肾小

管腔内转化为 CO_2,CO_2 弥散至近曲小管,重新转化为 HCO_3^- 进入循环系统。因此,每一个 HCO_3^- 被重吸收,一个 H^+ 被肾小管细胞分泌至尿中。

• 在器官系统中的效应。

- 心血管效应。
  - 心肌收缩力减弱。
  - 肺血管阻力增加。
  - 全身血管阻力降低。
- 呼吸系统。
  - 通气量增加(代偿机制)。
  - 氧解曲线右移。
  - 红细胞 2, 3-二磷酸腺苷(diphosphoglycerate, DPG)减少,导致血红蛋白对氧的亲和力降低。这就是氧合血红蛋白曲线"左移"。
- 骨骼。
  - 就像在肾脏病患者身上见到的一样,慢性酸中毒会导致钙动员增强,骨骼的成骨细胞和破骨细胞平衡打破,骨基质矿化作用减弱。

▪ 预防措施

• 糖尿病患者应密切监测血糖水平,防止酮症酸中毒。

• 由于灌注减少或氧弥散障碍引起的组织缺氧(无氧代谢)会导致乳酸性酸中毒:

- 烧伤、创伤、出血、腹泻、肠道准备、第三间隙液增多患者,维持充足的容量。
- 应用强心药和血管加压药,维持充分的组织灌注。
- 增加输入氧浓度维持充足的血氧含量,必要时输血。

诊断

• 清醒患者症状是非特异性的:

- 胸痛。
- 心悸。
- 精神状态改变。
- 恶心、呕吐。
- 腹痛。

- 视敏度降低。
- 食欲降低。
- 体重降低。
- 肌无力。
- 体征：Kussmaul 呼吸、呼吸急促、脑神经损伤（乙醇中毒）。
- 动脉血气分析可提供 pH、HCO_3^-、$PaCO_2$ 及碱剩余等有价值的信息，但需要多次监测，前后对比。
  - pH<7.35。
  - $[HCO_3^-]$<24 mmol/L。降低是由于非挥发性酸的中和或丢失。
  - $PaCO_2$：评估呼吸补偿或混合性酸中毒。
  - 碱剩余：围手术期比阴离子间隙更常用，因为代谢性酸中毒常常是由于无氧代谢导致的乳酸性酸中毒引起。可辅助判断酸负荷的增加程度，也可作为鉴别诊断的对照。
- 阴离子间隙（anion gap, AG）可帮助缩小诊断范围：$AG = [Na^+] - ([Cl^-] + [HCO_3^-])$。
  - AG 增加表示内源性或外源性酸增多。
  - 正常或非阴离子间隙代谢性酸中毒表明从肾脏或胃肠道丢失阴离子 HCO_3^- 增多，或肾脏分泌排泄 H^+ 减少，或应用生理盐水液体复苏过度（高氯性代谢性酸中毒）。
- 尿 pH：正常尿 pH 小于 5。代谢性酸中毒患者由于肾脏试图排泄酸负荷，尿 pH 变得更酸。
- 血糖：为排除酮症酸中毒，必须查血糖，同时查尿糖和尿酮体。
- 高钾血症：酸中毒时细胞内钾转移至细胞外与氢离子交换。心电图可能会出现尖峰 T 波，QRS 波群增宽，P 波变小。

▪ 鉴别诊断

- 呼吸性酸中毒。
  - pH 降低。
  - $PaCO_2$ 升高。
- 混合性代谢性和呼吸性酸中毒：使用上面提到的 Winter 公式判断。

 治疗

- 糖尿病酮症酸中毒：补充液体和电解质，使用胰岛素治疗，去除诱因（如感染、心肌梗死）。
- 尿毒症：透析、血液滤过和肾脏替代治疗。
- 乳酸性酸中毒：鉴别和治疗潜在原因（低血容量、低氧、低灌注）。
- 应用碳酸氢钠：酸中毒的患者对强心药和血管加压药活性降低，妨碍治疗，应针对原因治疗。
  - $NaHCO_3$ 分解为钠离子和碳酸氢根离子。碳酸氢根离子和氢离子结合形成 H_2CO_3，后者在碳酸酐酶作用下形成水和 CO_2。CO_2 可通过肺呼出。
  - 碳酸氢盐缺失量可用公式计算：$([HCO_3^-]_{期望值} - [HCO_3^-]_{实测值}) \times 0.6 \times$ 体重。初始碳酸盐纠正水平不能大于 12 mmol/L，防止治疗过度。
  - 但是，碳酸氢钠的应用仍有争议，因为没有改善预后，即使是呼吸心搏骤停的患者。此外，高渗血症和高钠血症也有毒害作用。如果不能增加分钟通气量就会导致呼吸性酸中毒。

 疾病编码

ICD9
- 276.2 酸中毒。

ICD10
- E87.2 酸中毒。

 临床要点

- 酸中毒降低局麻药与蛋白的结合量，因此增加药物的游离量，从而增加中毒的风险。
- 输注丙泊酚的患者出现代谢性酸中毒，应怀疑丙泊酚输注综合征，同时可能有横纹肌溶解和心力衰竭。

单肺通气 One Lung Ventilation

Daniel Castillo, MD · Sascha Beutler, MD, PhD　郁庆 译 / 张晓庆 校

 基础知识

▪ 概述

- 单肺通气（OLV）是通过分离右肺或左肺来实现的：
  - 在支气管胸膜瘘的情况下，隔离通气保护健康肺免受感染肺的脓液、血液、其他液体或蛋白质的影响。
  - 在手术过程中，夹住一侧肺使其塌陷，保持另一侧肺通气和气体交换，有助于手术视野暴露。
- 肺隔离可以通过 3 种基本的方法实现。
  - 放置左或右支气管双腔导管（DLT）。
  - 放置单腔气管导管与支气管封堵器配合（Arndt，Cohen 球囊导管）或用一个内置的封堵器的市售的气管导管（Univent）。
  - 放置单腔导管在右或左主支气管。
- 肺隔离也可以通过利用气管切开导管完成，最常用的是做一个支气管阻塞。

▪ 生理

- 通气（V）和灌注（Q）：V 和 Q 的关系决定了气体交换，理想的 V/Q 值为 1。然而，通常有生理差异。
  - 当 V<Q 时，肺泡单位内形成分流；而当 V>Q 时，则无效腔形成。
  - 肺底：站立时 V 和 Q 在该区域达最高值。然而，灌注大于通气，形成分流。
  - 中肺（第二区）：V 和 Q 不同程度减少，通气和灌注匹配（V=Q）。
  - 肺尖：V 和 Q 继续在不同程度的减少，导致通气超过灌注（V>Q），无效腔形成。
- 在任何给定的时间，分流和无效腔在不同区域出现不伴随氧化紊乱或脱碳。因此，V/Q 匹配必须在基于不匹配单位数目的一定范围内来理解，相当于肺的代偿能力[远端肺单元能够提高 O_2 和排出 CO_2，缺氧性肺血管收缩（HPV），并补充 O_2]。
- 全麻下双侧通气，不同的通气模式，侧卧位开放的胸腔。
  - 自主呼吸：麻醉药（挥发性和静脉）损伤膈肌功能及肋间肌减少功能残气量。这导致腹腔内容物向头端移动并减少胸壁扩张。增加萎陷肺泡单位（V=0）数量。
  - 侧卧位：上肺（非依赖性）顺应性增加，因为腹部的压力主要是施加于较低的肺（依赖性和较低的顺应性）。血流灌注因重力依赖性，优先流至下肺。

D

- 正压通气(PPV)和肌麻痹:虽然 PPV 可以通过克服施加在膈膜上的腹压来提高 V/Q 匹配,非依赖区优先通气而依赖区域优先灌注。
- 开胸:将术侧肺暴露于空气,其顺应性增加,正压通气时优先通气。而灌注仍然由于重力依赖性,优先流至非术侧肺。
- 单肺通气:通气仅发生于一侧,任何血液流向非通气侧肺成为分流(V<Q)。造成肺泡动脉氧差增大,PaO_2 下降。一些因子可影响肺血流量的重新分配,保持动脉血氧分压在可接受的范围内。尽管对动脉血氧分压有影响,但对 $PaCO_2$ 影响较小。通气肺能够通过消除较高量的 CO_2 补偿 OLV(分钟通气量是恒定的)。
- 自主呼吸:除了术侧肺分流,腹内容物向头端挤压也将增加非术侧不张肺单位数。
- 正压通气(PPV):抵消腹腔内容物对非术侧通气肺压力的影响。
- 侧卧位:血液流经非依赖侧肺增加分流(无通气)。重力作用将血液流向非术侧通气肺。将血流转移至术侧肺将加重分流。
- 开胸:在手术侧的胸膜腔暴露于大气压,将有助于非通气肺的塌陷,以及进一步转移/延迟对非术侧肺的灌注。
- 缺氧性肺血管收缩:肺泡肺毛细血管对低氧产生的生理反应。血管收缩,减少血液流到肺泡转移到通气肺泡。通过优化血流量,最终的结果是减少分流。

■ 解剖

- 肺包含于胸腔内,胸腔是由肋骨、膈肌和胸外肌组成的。壁层胸膜在肋骨里面。
- 每个肺都被脏层胸膜包围。胸腔是一个潜在的空间,位于壁层和脏层胸膜,存在负压使这两层胸膜靠近彼此。
- 气管支气管树起于气管,分为左右两支,结束在肺泡囊。
- 成人气管为 11～13 cm 长,在环状软骨开始,在 T_5 水平分叉,形成左、右主支气管。
- 右支气管较宽,与气管成 25°角,分支进入右肺上、中、下叶。右上叶支开口离隆突远端 1～2.5 cm。
- 左支气管与气管成 45°角,分支进入左肺上、下叶。左肺上叶开口到隆突远端约5 cm。
- 由于这些差异,左、右 DLT 在支气管管腔设计上略有不同。右 DLT 有侧开口(墨菲眼)接近尖端,被套囊包围,以保证放置在合适位置,保证右上肺叶通气;左 DLT 套囊有时可能堵塞右主支气管。

■ 病理生理

- 单肺通气:
  - 在大出血或感染时,能有效隔离双肺,避免血液溢出和感染扩散。
  - 控制分肺通气;支气管胸膜瘘,气道开放手术,气管支气管树的中断,由于单侧肺疾病导致严重的低氧血症。
  - 外科手术暴露:主动脉手术、脊柱手术、肺切除、食管手术、单肺移植和胸腔镜等。
- 肺循环较体循环平滑肌含量少得多,难以维持血管张力,因此任何引起肺动脉压升高(二尖瓣狭窄、充血性心力衰竭、血栓栓塞)的因素可以代偿性扩张肺血管,可能影响 HPV。其他干扰 HPV 的还有扩血管药物(硝酸甘油、硝普钠等)和挥发性麻醉药等。

■ 围手术期相关

- 在 OLV 术前,患者的合并症应得到评估并改善,减少发病(心功能不全、肺动脉高压、慢性阻塞性肺疾病、凝血功能障碍)。
- 开始 OLV,应合理调整通气以减少缺氧。
  - 开始两肺通气呼吸潮气量以 6～8 ml/kg,正常的吸呼比率,8～10 次/分,100% FiO_2。目的是观察气道平台压力和峰压。
  - 建立单肺通气后,根据 $PaCO_2$ 调节呼吸频率,不改变潮气量。
  - 如果气道平台压力和峰压增加不超过 8 mmHg,保持原来的潮气量。否则,减少潮气量,使气道压力保持在上述范围内。
  - 增加呼吸率需要保持正常的 CO_2 水平,请记住,这会间接增加气道压力。
- 使术侧肺塌陷:打开手术侧的胸膜腔暴露于大气,使术侧肺塌陷。
  - 肺隔离前提高 FiO_2,清除气道分泌物,对非通气侧肺吸引时动作要轻柔。
  - 小气道疾病、气道分泌物、肿瘤压迫气道、DLT 的错位和胸膜粘连和纤维化都能阻碍其塌陷。
- 手术过程中有助于血流量和维持 $PaCO_2$ 在可接受的范围内的因素:
  - 被动:重力(侧卧位),原有肺部疾病,手术操作(血管结扎)。
  - 主动(更有效):HPV。
- 缺氧:
  - 双腔管错位(主要原因):OLV 患者发生缺氧时行纤维支气管镜检查导管的位置是必要的。确认导管位置不太深(进入肺叶)或套囊凸向隆突。
  - 肺内分流:根据缺氧的严重程度采取干预

措施减少分流。如果是轻度的,考虑对术侧肺持续气道正压通气(CPAP),而对非术侧肺加呼气末正压(PEEP)(可能"分流"血液至术侧肺加重缺氧)。
- 当急性缺氧或严重时,临时再扩张术侧肺和(或)夹紧的肺动脉(如果手术条件允许)。
- 分泌物:可引起局部通气不足,吸痰可改善缺氧。
- 心输出量降低:可减少组织中的氧传递。提高心输出量能通过提高混合静脉氧改善缺氧。

■ 图/表

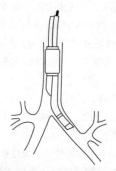

图 1 左支双腔气管导管。支气管管腔位于隆突和左上叶之间。导管放置的时候有一定的误差,但即使行右侧肺手术,也常常使用左支双腔气管导管(通过支气管管腔对左肺通气)

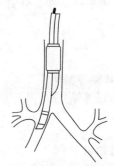

图 2 右支双腔气管导管。支气管管腔位于隆突下方。然而,因为右肺上叶开口离隆突距离很近,导管放置的时候有一定的误差。为避免阻断堵塞右肺上叶,在支气管套囊内加了 Murphy 眼用来通气。也可通过支气管管腔进行通气

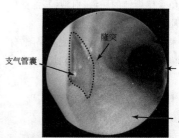

图 3 纤维气管镜定位左侧双腔管的正确位置。通过气管管腔可见隆突和支气管套囊。后气管环可以帮助识别视野所见是气管而不是支气管

D

❓ 临床要点

- 手动通气肺部听诊呼吸音可以正确定位双腔管的位置；夹紧所需的腔（气管、支气管）远端时无法听及呼吸音，可视化纤维支气管镜是确定定位的金标准。

- 严重的限制性肺疾病、非常低的心输出量或在非通气侧肺炎的患者可能不能够耐受肺内分流。

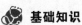

单孔钻颅 Burr hole

Dirk Younker, MD 袁亚伟 黄丹 译／田婕 校

🧠 基础知识

▪ 概述

一般情况

- 钻孔开颅手术被认为是一种古老的微创形式的外科手术，也被称为"环钻术"。
- 其目的是排出急性或慢性的硬膜外（EDH）或硬膜下（SDH）的血肿。
- 血肿处的头皮被打开，暴露颅骨，随后使用钻头来打孔。
- 在硬膜外凝块的情况下，简单地除去凝结物，然后缝合伤口；血块扩张往往被附着于颅缝的硬脑膜形成的间隔所抑制。
- 对于SDH，硬脑膜是分开的，硬脑膜下腔因缺乏间隔，所以凝块可以扩散开来。冲洗可以清除血肿，可以放置排引流管，为术后引流做准备。
- 在极端的、危及生命的情况下，颅骨钻孔可以用一个简单的、手动麻花钻进行。

体位

- 仰卧位，手术台转90°或180°，这取决于外科手术的喜好和手术室的物理布局。
- 如果是正面切口，患者的面部朝向天花板。如果进行右或左颞切口，患者的面部要转向麻醉科医师。梅菲尔德头架（固定物）经常使用，但头部也可在无菌巾上。
- 俯卧位很少用，除非需要暴露头后部的情况（小脑血块）。

切口

- 额部、颞部或颅底头皮切口。
- 小孔、硬币大小的孔使用麻花钻头或电钻。
- 80%的急性EDH都位于现有骨折线的下面。
- 切口可能会或可能不会进行冲洗或引流。

手术时间

约60 min；如果大量出血要延长时间。

术中预计出血量

最小的，除非患者存在凝血功能障碍。

住院时间

- 23 h连续神经系统检查，视并发症情况，可以适当延长时间。
- 神经功能状态异常的患者要重复进行术后CT扫描（例如，疗养院痴呆症患者）。

特殊手术器械

- 手动麻花钻。
- 电钻。
- 偶尔在非急诊的情况应用内镜可视化。

▪ 流行病学

发病率

急性创伤后SDH和EDH：0.83/10万。

患病率

- 急性创伤后SDH和EDH：年龄中位数为45岁，80%为男性。
- 慢性SDH：年龄中位数为60岁；男女比例为5.63：1。

发病情况

- 急性创伤后SDH和EDH：6个月内63%预后较好。
- 慢性SDH：术后95.6%预后较好（大多在局部麻醉镇静下进行手术）。

死亡率

急性创伤后SDH和EDH：23%的死亡率，如果年龄>60岁和手术治疗，急性SDH死亡的可能性最大。

麻醉目标／指导原则

- 急性创伤后SDH和EDH：
  - 可能增加吸气的风险。
  - 多处创伤者要保护颈椎和胸椎，预防措施必须保持。
  - 大脑受损患者需要氧气和足够的灌注压（维持氧合作用、通气和血压）。
  - 当需要紧急处理时，必须在最优的术前评估和监测与迅速有效的减压之间权衡利弊。

📋 术前评估

▪ 症状

- 头痛。
- 嗜睡。
- 神经系统症状。

病史

- 头部外伤。
- 抗凝治疗。
- 获得性凝血异常，不涉及抗凝治疗（例如，TTP）。
- 伴随药物或饮酒史。
- 吸烟史（这些患者可能碳氧血红蛋白水平有显著增高，也可能出现咳嗽症状）。

体格检查

- 外伤（特别是口面部外伤带有颈托）。
- 局部神经系统症状。
- 迟钝。
- 老年患者，观察是否安装心脏起搏器或AICD。

▪ 用药史

- 抗凝剂。
- 抑制华法林化合物代谢的药物（INH、胺碘酮、甲硝唑、奥美拉唑）。

▪ 诊断检查与说明

- 血细胞比容、血小板计数、INR。
- 肌酐、血糖、LFT。
- 如果预计需要组合治疗应进行分类和筛选。
- EKG或CXR对病情稳定的、有多种并发症的患者可能是有益的。
- 病情恶化的患者，麻醉科医师可能需要在没有任何实验室检查的情况下进行操作，并在术中完善这些检查。

▪ 伴随的器官功能障碍

- 肾功能不全者可能会延长抗凝药物的活性，尤其是氯吡格雷。
- 肝功能不全者可能会改变华法林的代谢。
- 低温可能使全身麻醉变得复杂化，并削弱凝血功能。
- 原有高血压可加重高血压。

D

 治疗

■ 术前准备

术前用药

• 术前药的剂量绝不能过大，以免掩盖了神经系统检查或抑制自主呼吸；简单的方法是最好的。

• 预防酸吸入对未禁食的患者是必要的。

知情同意的特殊情况

• 手术的紧迫性可能会妨碍对知情同意的透彻理解。

• 慢性 SDH 患者可能有一个长期的神经系统检查，这将妨碍他们做到知情同意；监护人可能是必需的。

抗生素/常见病原体

• 通常情况下，覆盖常见的皮肤菌群就足够了。

• 对于有污染伤口的创伤患者，使用广谱抗生素是必要的。

■ 术中监护

麻醉选择

• 对多发伤患者或不合作的患者要进行气管内全身麻醉。

• 合作的慢性 SDH 患者，可以用头皮针进行静脉注射麻醉。

监测

• 标准 ASA 监测。

• 一些高危的患者要进行有创动脉压和中心静脉压监测。

麻醉诱导/气道管理

• 在患者血流动力学状态的基础上选择硫喷妥钠、丙泊酚或依托咪酯。

• 可以用琥珀胆碱和压迫环状软骨进行快速有序的诱导。

• 艾司洛尔可以用来减弱喉镜和气管插管的迷走神经反应。

• 合作且禁食的患者可选择静脉注射麻醉，可考虑用瑞芬太尼或输注右美托咪定。

维持

• 吸入性或静脉麻醉，或两者都可以使用。

• 瑞芬太尼或右美托咪定可维持镇静作用。

拔管/苏醒

• 饱胃患者，应执行清醒拔管。静脉注射利多卡因和艾司洛尔可以分别治疗咳嗽和急性高血压。

• 禁食的患者可以选择插入 LMA 或在深度麻醉下拔管以避免咳嗽和呛咳。

术后监护

■ 床旁护理

• 合并多种并发症的老年患者或重症创伤患者，可能需要 ICU 和术后通气。

• 大多数患者可以转到护理人员可以反复进行神经系统检查（"神经检查"）的病房。

■ 镇痛

• 往往可用小剂量静脉给药或口服阿片类药物进行术后镇痛。

• 术后依赖大剂量阿片类药物进行镇痛的患者，可能会掩盖神经系统症状或加重这些患者的恶心症状。

■ 并发症

• 再次出血。

• 持续性的神经功能障碍。

• 恶性脑水肿。

• 伤口感染。

• 大脑损伤。

■ 预后

如果手术成功并且无并发症，预计神经系统功能可返回到基线水平，尤其是慢性 SDH 患者。

临床要点

• 病情迅速恶化的患者，插入动脉导管和辅助静脉导管可以等到手术台翻转后进行。

• 头皮血肿患者局麻药的血浆水平可以达到很高的水平，患者很少出现症状。

• 虽然非常罕见，但是健康产妇产后可发生慢性 SDH，并且几乎总是发生在硬膜穿孔之后。

• 钻孔适合于儿童和成年患者。研究证明，钻孔比正式开颅治疗慢性 SDH 的效果更好。

胆囊切除术 Cholecystectomy

Sulin G. Yao, MD · Calvin Lyons, MD · Nina Singh-Radcliff, MD　冯迪 译/杨中伟 校

 基础知识

■ 概述

一般情况

• 开腹或腹腔镜下胆囊切除术适用于有症状的胆石症患者（胆囊结石引起机械性梗阻）、胆囊炎（继发于胆管梗阻的炎症）或者胆囊癌。

• 开腹胆囊切除术。

- 从肝上切除并分离胆管和动脉。

- 具有明显炎症，腹腔内粘连，凝血功能障碍，确诊为胆囊癌或者不适合腹腔镜手术的患者。

- 如果在技术上有困难，腹腔镜下切除术可能会被转换为开腹手术。

• 腹腔镜胆囊切除术。

- 插入 4 个腹腔镜穿刺器，1 个在脐部，其他 3 个在右上象限（RUQ）。

- 可视化下建立气腹，吹入的二氧化碳（CO_2）压力控制在 10～15 mmHg。

- 在分离胆囊管及动脉及肝脏后，通过灼烧、剪切或者吻合器缝合来分离胆囊。

- 切下来的胆囊放入袋中，然后从腹腔镜穿刺器中取出。

• 胆道造影（通过胆囊管导管注射造影剂）可以用于术中发现胆囊管结石。通过 X 线放射术发现胆管造影剂没有播散/填充提示存在结石。有些外科医师也会用超声代替胆道显影。

• 经小切口行胆总管探查术（胆总管切开术），纤支镜（胆道镜）通过置入切口帮助可视化。

体位

仰卧位；反向 Trendelenburg 右侧卧位（腹腔镜与开腹手术）。

切口

• 腹腔镜：可使腹腔镜穿刺器插入 5～7 mm 的切口。常用部位是脐上、上腹部、锁骨、腋前。

• 开腹手术:右肋缘下方或中线上(较少)5～7 in。

手术时间

20～60 min。术中行胆道造影可能增加10～20 min。

术中预计出血量

• 开腹胆囊切除术:<250 ml。
• 腹腔镜胆囊切除术:最小 EBL。

住院时间

• 一些门诊中心在仔细观察后当天即可出院。
• 情况复杂的患者至少要住院观察 1 天。

特殊手术器械

• 腹腔镜设备。
• 可能用到胆道造影 X 线透视检查。

■ **流行病学**

发病率

• 在美国,每年约有 50 万例胆囊切除术。
• 美国 10% 的成年人有胆结石。40 岁以上人群发病率超过 20%,70 岁以上人群的发病率超过 30%。
• 紧急腹腔镜手术率:<15%。
• 择期腹腔镜手术率:<5%。

患病率

• 大多数成年人,随着年龄增长而增加。
• 育龄女性与男性比例为 4:1,并随年龄增长而增加。
• 危险因素:肥胖、糖尿病、雌激素、妊娠、溶血性疾病、肝硬化。
• "肥胖、女性、生育、四十"是胆石症高危人群的显著特征。

发病情况

• 出血、胆瘘、胆囊穿孔、胆总管损伤、胆管残留。
• 开腹胆囊切除术的发病率是腹腔镜胆囊切除术的 3.3 倍以上。这可能是患者需要开腹手术的一个选择标准。

死亡率

开腹胆囊切除术 90 天的标准化死亡比(SMR)是 3.89。

■ **麻醉目标/指导原则**

• 评估"饱胃"的可能性。
• 确定容量状态和排除电解质紊乱。充气时腹压的增加和反向 Trendelenburg 体位可引起血流动力学紊乱。
• 呼吸功能评估:开腹胆囊切除术后需要夹板固定,切口会影响呼吸功能,考虑采用硬膜外镇痛作为术后镇痛方式。

• 肝硬化患者术前需要仔细评估,并在术前尽量使患者调理到最佳状态。

Ⓡ **术前评估**

■ **症状**

• 上腹或右上腹部痛、恶心、呕吐。
• 毒性反应:发热和出汗。

病史

• 持续症状。
• 摄入量、尿量及尿液的性质。
• 女性的末次月经和生育年龄。
• 体格检查。
• 心动过速、低血压、黄疸。
• 急性胆囊炎的压痛、反跳痛,包括其他常规腹部体检(操作手法温柔)。
• 体液状态:毛细血管再充盈、黏膜、尿量、嗜睡、体位性低血压。

■ **用药史**

胃药。

■ **诊断检查与说明**

• 白细胞计数,排除感染。
• 肝硬化患者凝血功能:考虑凝血功能、白蛋白和血红蛋白。
• 腹部超声是诊断胆石症的首选检查:敏感性为 90%～95%[A]。

■ **伴随的器官功能障碍**

• 糖尿病、回肠疾病、溶血性疾病、胆管结石、胆管炎、活动性胰腺炎。
• 肝硬化患者增加胆道疾病的发生率。
• 妊娠妇女通常延迟至胎儿娩出再做手术,除非发生急性胆囊炎。

💣 **治疗**

■ **术前准备**

术前用药

• 存在胃酸误吸的患者:给予 H_2 受体阻滞剂、抗酸剂、促胃动力药或质子泵抑制剂。
• 可以考虑插鼻胃管。
• 诱导前液体复苏。
• 肝硬化患者输注适合的新鲜冰冻血浆或其他血液制品。
• 如果需要镇痛药,哌替啶可比其他阿片类药物引起较少的 Oddi 括约肌痉挛。

知情同意的特殊情况

• 手术过程中存在转为开腹手术的可能。

• 硬膜外镇痛将有利于缓解开腹手术的术后镇痛。

抗生素/常见病原体

• 用于急性胆囊炎或胆管炎的抗生素应覆盖革兰阴性菌(大肠杆菌、肺炎克雷伯菌)和厌氧菌(拟杆菌属)。
• 第三代头孢菌素(头孢曲松)能良好覆盖厌氧菌或第二代头孢菌素(头孢呋辛或头孢替坦)联合甲硝唑是一种经典的方案。
• 氨基糖苷类和头孢菌素过敏:甲硝唑。

■ **术中监护**

麻醉选择

• 腹腔镜技术:气管插管全身麻醉,以便正压通气、肌松,防止误吸,并可最大限度地减少二氧化碳吸收导致的碳酸血症。这些要求降低了喉罩气道(LMA)的应用,气管内插管全身麻醉(GETA)也可以产生大的正压(需要较高的吸气峰压值来减少顺应性),而 LMA 则不能。不推荐单独使用硬膜外或腰麻,因为它需要高位阻滞。如果采用,需要复合氧化亚氮和控制吸入压力<10 mmHg。
• 开腹手术:开腹手术中硬膜外麻醉可以联合 GETA。

监测

• 标准 ASA 监测。
• ASA Ⅲ～Ⅳ级患者可能需要有创血流动力学监测。
• 根据手术特征使用 Foley 导管。

麻醉诱导/气道管理

如果没有禁食(NPO)采用快速序贯性诱导,也要考虑其他引起误吸的风险(恶心、呕吐、麻醉的使用、胃食管反流)。

维持

• 放置口/鼻胃管抽吸胃液、胆汁和减压,有利于腹腔镜可视化。
• 吸入麻醉和静脉麻醉复合麻醉。
• 肌松有利于腹腔镜与开腹手术的进行。
• 迷走神经兴奋常发生在气腹时,放气之后立马消失。
• 阿片类药物可引起 Oddi 括约肌痉挛。理论上,哌替啶可以降低其发生率。
• 反向 Trendelenburg 卧位会影响心肺功能:
  - 心脏:由于重力作用右心房前负荷降低,在容量不足患者中这个效应会恶化。
  - 肺:由于顺应性和功能残气量的增加,参数一般会上升。

拔管/苏醒

• 拔管前预防性给予止吐药。
• 胆汁可引起呕吐,具有腐蚀性,拔管前注意抽吸鼻胃管。

• 患者清醒和气道保护性反射恢复。

术后监护

▪ 床旁护理

接受开腹手术更易发生肺功能不全。

▪ 镇痛

• 减少腹腔镜手术疼痛。

• 酮咯酸可能有效地治疗肩痛。

• 硬膜外置管可以考虑用于开腹手术患者，然而开腹手术经常用于肝硬化患者，因此放置导管需确认凝血功能。

▪ 并发症

• 胰腺炎、肠道损伤、胆管损伤、胆汁漏、气胸、肺不张。

• 腹腔镜手术后的肩部疼痛是由于 $C_3 \sim C_5$ 受到刺激。

• 出血。

• 胆囊切除术后综合征，胆囊切除后持续疼痛。

▪ 预后

• 15.2% 的胆囊切除术的患者发生术后腹痛。

• 5.6% 的患者发生持续性呕吐。

• 40.2% 的患者发生胃肠胀气。

❓ 临床要点

• 腹腔镜胆囊切除术是切除胆囊的首选方式。优点包括切口小，术后疼痛轻，切口疝、切口感染、呼吸困难的发生率低，能够早期下床行走，加快恢复和出院回家。

• 考虑腹腔镜相关作用可能影响 IVF 状态，如胃反流，增加气道阻力，可能发生静脉栓塞，增加 $ETCO_2$。

• 显著的 $ETCO_2$ 增加可能是由于皮下气肿，一般能够迅速被吸收，但是对于已经拔管的肺损伤的患者存在危害。

蛋白 C Protein C

John B. Carter, MD 奚丰 译 / 张晓庆 校

基础知识

▪ 概述

• 蛋白 C 有两大功能：

- 在凝血反应中作为抗凝剂。

- 调节炎症反应。

• 纯合子蛋白 C 缺乏症是一种罕见的、致命的血栓性疾病。杂合子更常见，发生静脉血栓栓塞的风险升高。

• 获得性蛋白 C 缺乏症可见于脓毒症，其死亡率与疾病的严重程度相关。

▪ 生理

• 蛋白 C 是一种维生素 K 抗凝剂，是由肝脏合成的一种非活性物质。

• 抗凝血功能。

- 在内皮细胞表面，蛋白 C 结合凝血酶转化为活性蛋白 C(aPC)并与 2 个膜受体结合：血栓调节酶和内皮细胞蛋白 C 受体。

- 血栓调节酶。

- 内皮细胞蛋白 C 受体。

- aPC 的主要作用是抑制凝血因子 Ⅴa 和 Ⅷa，以及中和纤溶酶原激活物抑制剂；它的主要功能就是降低凝血作用。此外，蛋白 S 能增强它的作用。

- 这些抗血栓形成的作用对静脉循环和微循环尤为重要。

• 抗感染和细胞保护功能。

- 通过调节内皮细胞蛋白 C 受体和蛋白酶激活受体-1。

- 下调炎症介质。

▪ 病理生理

• 遗传性蛋白 C 缺乏症是一种常染色体显性遗传疾病。杂合子有 1/500～1/200 的患病率；有血栓栓塞病史的患者患病率更高。突变可导致量或质的缺乏。

- 类型 1：蛋白 C 量的缺陷(最常见)。可能是由于蛋白 C 生成减少或半衰期的缩短导致。

- 类型 2：蛋白 C 质的缺陷，相较于正常水平而言。可能是由于血栓调节蛋白、凝血因子Ⅴ和Ⅷ的相互作用缺陷导致。

- 静脉血栓形成。

◦ 通常出现在青春期后。

◦ 表型变化很大。

◦ 对于杂合子来说，发病最常见于自发性(70%)，但也发生于妊娠期和手术后(30%)。

◦ 当合并有另一物质(如蛋白 S、抗凝血酶Ⅲ或因子 Ⅴ Leiden)缺乏时该病发病率更高。

◦ 急症用肝素治疗；长期抗凝使用华法林或低分子肝素(LMWH)治疗。

◦ 华法林可致皮肤坏死。因为华法林的作用机制是抑制维生素 K 环氧化物还原酶的活性，它不仅减少了凝血因子的合成，也减少了蛋白 C 的生成。此外，蛋白 C 水平降低发生在其他凝血因子之前，造成短暂的高凝状态。

◦ 血液科会诊是必需的。

◦ 不增加动脉血栓形成。

◦ 纯合子或双重杂合子死亡事件通常发生于婴儿期的新生儿暴发性紫癜。使用浓缩蛋白 C(血浆蛋白 C 浓缩物，采集自新鲜冰冻血浆)可能有效。

• 以下疾病可能导致获得性蛋白 C 缺乏：

- 弥散性血管内凝血(DIC)。

- 严重肝脏疾病。

- 溶血性尿毒综合征。

- 血栓性血小板减少性紫癜。

- 败血症。

◦ 危重患者通常有全身性的炎症和凝血系统的激活。

◦ 促炎细胞因子已被证明可削弱蛋白 C 系统的抗凝途径。

◦ 凝血块也能影响炎症活动。活化的凝血蛋白酶已被证实会影响炎症细胞和内皮细胞上的特定细胞受体，从而调节炎症反应。这种关系在微血管破坏和随后的器官衰竭中起重要作用。

◦ 人类重组 aPC(drotrecogin alfa)和奇格瑞 Xigris (Eli Lilly)具有抗血栓形成、溶解血栓和抗感染作用。它们已被 FDA 批准用于治疗脓毒症。

▪ 围手术期相关

• 患有蛋白 C 缺乏症的患者血栓形成的风险增加，在妊娠期或深静脉血栓形成后建议长期抗凝治疗。应与外科医师和血液科医

师共同商讨和协调围手术期的抗凝管理。

- 可考虑用 LMWH"桥接"。
- 应考虑肝素皮下注射。
- 应开启序贯加压充气泵。
- 此外，尽快重启抗凝治疗。

• 局部麻醉和抗凝治疗。

- 查阅 ASRA 指南的具体建议。
- 椎管内阻滞：益处（减轻疼痛、增加下肢血流量、减少术中出血等）显著，但需考虑和协调留置导管与抗凝问题。
- 外周神经阻滞：一方面，超声成像使解剖标志明确或更易直视，进行性血肿更易被接近与压迫。另一方面，如果施行锁骨下臂丛神经阻滞或更深层次的阻滞，如后路腰丛神经阻滞（尤其是使用连续导管技术），出血并发症可能不容易诊断或治疗。

• 在 ICU 里，蛋白 C 水平的减低会增加死亡率、多器官衰竭和（或）脓毒症的发生。

❓ 临床要点

• 杂合子蛋白 C 缺乏症是一种与血栓栓塞症发生率增加相关的比较常见的疾病。若有静脉血栓形成的家族史应该考虑该病。

最好由血液科医师进行诊断与治疗。

• 当败血症的死亡率与蛋白 C 水平的降低相关时，不常规使用重组 aPC。在 PROWESS 试验中，运用重组 aPC 后 28 天存活率提高了 6.1%，但也增加了出血的风险。但其他研究并不支持该发现。支持运用重组 aPC 治疗患有严重败血症（APACHE 评分＞25）患者的证据并不充分，且死亡率风险高。如今我们还需要更多的随机对照试验。此外，在 2007 年的一个 Cochrane 综述指出，重组 aPC 不适用于小儿的治疗。

低钾血症 Hypokalemia

Matthew C. Gertsch, MD ・ Nina Singh-Radcliff, MD　张凌 译／张晓庆 校

🧩 基础知识

■ 概述

• 低钾血症定义为血浆钾（K^+）浓度＜3.5 mmol/L（正常为 3.5～5 mmol/L）。原因包括 K^+ 丢失或细胞内转移。症状包括心律失常、肌痛、呼吸抑制。

• 低钾血症可能是因为全身分布不均。体内钾的 98% 位于细胞内（75% 在肌肉，6% 在红血细胞，5% 在肝）。剩下的 2% 位于血管内和细胞外隔室。

• 手术患者常存在低钾血症，这是在住院患者中最常见的电解质紊乱。麻醉科医师需要决定何时以及如何处理这类患者。

■ 生理

• 大多数体内的钾储备位于细胞内。

• 膜静息电位是一种电化学梯度，在运输、信号转导、心肌起搏器和收缩，以及细胞体积的动态平衡中发挥作用。因此，还有几种机制维持血管内的浓度于一个窄幅区间内。

- Na^+-K^+-ATP 酶泵（嵌入在细胞膜）每移动 3 个 Na^+ 到细胞外交换 2 个 K^+ 到细胞内。每次交换需要消耗 1 个 ATP。维持该电化学梯度需要细胞内浓度 150 mmol/L（血管内浓度是～3.5～5 mmol/L）。

• 其他的机制：在两个细胞之间的 K^+ 浓度也受 pH、胰岛素、儿茶酚胺和拟交感神经或用 β 肾上腺素能的影响。

- pH：Na^+-H^+ 离子交换有助于缓冲碱血症或酸血症。在碱血症，H^+ 离子向细胞外移动，以抵消和干扰 Na^+ 向细胞内移动。这增加细胞内的 Na^+ 刺激 Na^+-K^+-ATP 酶，这会导致 K^+ 的次级细胞内移。相反，酸中毒时，H^+ 向细胞内移动，以换取 Na^+ 向移动细胞外。这减少了 K^+ 通过的 Na^+-K^+-ATP 酶的细胞内转移（可能会导致高钾血症）。

- 胰岛素：激活的 Na^+-K^+-ATP 酶在细胞内，造成 K^+ 细胞内转移。

- β 肾上腺素能：激活腺苷酸环化酶，提高 cAMP 水平，然后激活钙依赖性 K^+ 通道蛋白激酶 A，以及 Na^+-K^+-ATP 酶。

• 钾排泄：除胞内移，K^+ 水平也受肾脏（90%）、胃肠道（GI）和汗水，醛固酮、盐皮质激素影响，但血中 K^+ 浓度在几个级别的肾小管中降低。

■ 解剖

• 尽管静息膜电位由 Na^+-K^+-ATP 酶保持，某些细胞也能通过去极化作用发挥它们的功能。

- 起搏细胞自发去极化，以产生传播到传导细胞和相邻心肌细胞中的多米诺式的电信号。复极（第 3 阶段）主要是通过钾外流。

- 心肌细胞去极化响应于相邻起搏器或肌肉细胞。电去极化引起机械收缩和血液泵送。复极化通过钾外流介导的，分为早期（阶段 1）和晚期（第 3 阶段）阶段。

- 神经细胞交流，涉及改变静息电位电子信号传输的信号。复极通过钾外排发生。

■ 病因/病理生理

• 低钾血症定义为血清 $[K^+]$＜3.5 mmol/L。可能是总体存储降低，也可能是向细胞内空转移的结果。

• 总体存储降低可能是由于摄入减少或排泄增加（肾性的或非肾性的）。

- 摄入量减少：最低要求是 40～50 mmol/L。

- 肾脏排泄增加：Ⅰ型和Ⅱ型肾小管酸中毒，利尿治疗，碳酸酐酶抑制剂，输尿管乙状结肠吻合术，高碳酸血症，盐皮质激素活性（醛固酮）增加，血液透析。

- 肾外排泄增加：腹泻，呕吐和胃肠减压，增加汗液流失，以及滥用通便。

• 围手术期碱血症、外源性胰岛素和 β 肾上腺素能引起 K^+ 的细胞内移。

- 碱血症：围手术期机械通气（呼吸频率增加或潮气量）、刺激、疼痛或过度换气导致低碳酸血症。另一个原因是给予过多的碳酸氢盐。

- 外源胰岛素可以施用葡萄糖控制。高营养可能增加内源性胰岛素的释放。

- β 肾上腺素能通过儿茶酚胺或交感神经系统（肾上腺素、多巴酚丁胺、异丙肾上腺素、麻黄碱）起作用。喷雾器和吸入器为慢性阻塞性肺疾病或哮喘的治疗方法。甲亢会造成过多的 β 肾上腺素能刺激。

• 低钾血症的临床表现是由于细胞膜超极化，以及动作电位和不应期延长。因此，它主要影响心脏、骨骼肌、胃肠道和肾系统。

- 心脏：心律失常（房性期前收缩、室性期前收缩、房室传导阻滞、室性心动过速、心室颤

动),传导阻滞(PR 增加和 QT 间隔,减少 T 波幅度,T 波倒置或 U 波和 ST 段压低)与洋地黄毒性增强。

- 骨骼肌:无力,麻痹,横纹肌溶解症,肌束震颤,手足搐搦和(通常不会明显,直到血清 $[K^+]<3$ mmol/L)。

- 胃肠道:肠梗阻,便秘。

- 肾:代谢性碱中毒,肾性尿崩症,尿受损集中的能力,增加产 NH_3 和低钾性肾病。

• 急性变化耐受性不如慢性病变。

• 血清和总体的 K^+ 的关系不准确,并可能难以推断。据估计,慢性低钾血症血浆水平降低 1 mmol/L 可等于全身丢失钾 $200\sim400$ mmol。

■ 围手术期相关

• 轻度低钾血症($3.0\sim3.5$ mmol/L)通常不需要紧急校正。

• $[K^+]<3.0$ mmol/L,往往需要 K^+ 补充。值得注意的是,值大于或等于 2.6 mmol/L,没有显示增加麻醉患者的发病率或死亡率。

• $[K^+]$ 在 $2.0\sim2.5$ mmol/L 可能引起心律失常和肌肉无力。此外,它可以增强神经肌肉阻断剂的影响,并可以延迟恢复。

• 补钾。口服和静脉制剂可用。围手术期的纠正往往通过静注氯化钾。输液最大建议速度为 $10\sim20$ mmol/h(外周静脉:10 mmol/h;中心静脉:20 mmol/h)。高速率输钾增加高钾血症或心律失常的风险。

• 应同时补镁。

• 延迟或继续吗? 推迟进行进一步的优化决策与程序取决于:

- 手术的紧迫性。严重或紧急手术可在严密监测心电图和避免过度通气、碱中毒和 β 肾上腺素能的情况下进行。应当进行补 K^+。在这种心律失常或心电图明显改变的情况下,可快速输注 1 mmol,同时监测变化。

- 急性与慢性起病。当患者术前出现低钾血症,尝试确定原因。回顾之前的化验值。

- 应评估临床表现。

- 心电图变化。

- 需要围手术期过度换气的情况。颅内手术过程中,可能需要通过过度换气(低碳酸血症)改善颅内压。此外,使用甘露醇或呋塞米提供"大脑放松"可以进一步降低钾水平(由肾脏排出体外)。应在手术前尝试纠正低血钾。在患者的临床状况恶化的情况下,继续进行如上所述的紧急手术。

- 需要使用 β 肾上腺素能药物的情况。

疾病编码

ICD9
• 276.8 低血钾。

ICD10
• E87.6 低钾血症。

临床要点

• 低钾血症是最常见的围手术期电解质异常。它可表现为心律失常、传导障碍、肌肉无力、神经肌肉阻断剂的增强作用,并延迟觉醒。

• 麻醉科医师必须确定是否进行手术或推迟,以优化血浆水平。这一临床决策必须考虑手术的紧迫性、低钾血症的发展速度,以及临床体征或症状的表现。

• 如果进行手术,可能需要围手术期补钾,但一定要缓慢而谨慎地进行。最大静脉输注速率在多数情况下是 $10\sim20$ mmol/h(建议外周静脉 10 mmol/h;中心静脉 20 mmol/h)。

• 轻微的血浆水平变化实际上也可能反映显著的全身钾缺乏。

低钠血症 Hyponatremia

Adam Romanovsky, MD • Sean M. Bagshaw, MD, MSc, FRCPC 张凌 译 / 张晓庆 校

基础知识

■ 概述

• 低钠血症是指血清钠(Na^+)浓度低于 135 mmol/L(精确值取决于所使用的实验室检测)。

• 低钠血症不仅是最常见的电解质紊乱,而且与发病率和死亡率的增加有关。

■ 流行病学

发病率

低钠血症是在住院患者中最常遇到的电解质紊乱。

患病率

• 住院患者:$1\%\sim2\%$。

• 术后患者:4.4%。

• 危重患者:近 30%。

发病情况

低钠血症与重症监护室和住院时间延长相关,且更高概率的钠流失与长期护理设施有关。

死亡率

• 增加住院患者的全因死亡率。

• 它是肝硬化、心力衰竭、急性心肌梗死后死亡的独立危险因素。

■ 病因/危险因素

低渗低钠血症。 是指血浆水增加大于血浆钠增加。

• 增加内源性抗利尿激素(ADH)。

- 低血容量:

◦ 血容量枯竭。

◦ 胃肠道损失(腹泻,呕吐)。

◦ 皮肤的损失(烧伤,出汗)。

◦ 肾损失(利尿剂,脑耗盐,酮尿,重碳酸盐尿)。

◦ 第三间隙"非功能性"的空间(水肿,组织损伤)。

◦ 肾上腺皮质功能不全(血容量也可正常)。醛固酮减少导致肾性容量丢失,ADH 随之释放。皮质醇的不足也刺激 ADH 释放。

- 高容量:

有效循环容量减少(心力衰竭、肝硬化、肾病综合征)。除了增加 ADH,动脉欠充盈由主动脉弓、颈动脉窦上的压力感受器传入肾动脉,然后激活交感神经系统(SNS)和肾素-血管紧张素-醛固酮系统(RAAS),导致水钠潴留。

- 正常容量:

◦ 抗利尿激素分泌异常综合征(SIADH)。水潴留导致 ADH 水平提高(血浆渗透压降低)。

◦ 渗透压稳态重新调定。SIADH 的一种,其中低于正常的渗透即会刺激 ADH 释放。见于妊娠和慢性营养不良。

◦ 甲状腺功能减退症。机制不完全了解。可能是由于心输出量减少或 SIADH。

- 外源性 ADH 增加（通常容量正常）：
- 去氨加压素或加压素的使用。
- 引产时或产后滴注催产素。
- 适当地抑制 ADH（通常容量正常，也可能是高容量）。
- 溶质不足，无法排泄多余的游离水。在大量喝啤酒后，低渗透液体摄入过多，远超游离水的排泄能力。
- 低渗液体摄入。
- 烦渴。
- 过度低渗静脉输液。
- 甘氨酸或山梨糖醇溶液在宫腔镜或经尿道前列腺切除术（TURP）过程中吸收（可与正常或升高的渗透压相关）。

高渗性低钠血症。可以称为再分配低钠。因为水从细胞内转移到细胞外，钠被稀释。体内总水分和体内总钠不变。
- 甘露醇。为了降低颅内压降低脑容量有时利用这种效应。同样，神经外科打开硬脑膜之前使用甘露醇可以降低脑容量和疝出物。
- 高血糖。
- 麦芽糖（IVIg）。
- 假性低钠血症。血浆被过多的蛋白质或脂质稀释。体内总水分和体内总钠不变。
- 高蛋白血症。
- 高脂血症。

■ **生理/病理生理**

- 抗利尿激素（ADH）。过度的外源或内源乙醇脱氢酶防止最大限度稀释尿液排泄。
- ADH 导致游离水被动地顺浓度梯度从肾小管经间质水通道蛋白 2 流向髓质集合管。
- 通常由血清渗透压升高刺激垂体后叶腺内源性 ADH 释放，从而维持正常血清渗透压于 280～300 mOsm/kg。钠离子及阴离子（主要是氯化物或碳酸氢盐）主要与血清渗透压有关。
- ADH 释放在以下情况也可以增强低血清渗透压：
- 减少血管内体积（以试图维持血清体积）。
- 减少有效循环液量。
- SIADH 和渗透压稳态重调定。
- 外源 ADH 与内源乙醇脱氢酶作用方式相同，导致游离水吸收和低钠血症。
- 在烦渴和喝大量啤酒后，患者以最大量排泄稀释的尿液。然而，他们摄入的低渗液体过多，超过肾稀释能力，导致低钠血症。
- 神经效应：
- 低钠血症增加自由水运动进入细胞内的

空间和细胞水肿。因为颅骨的空间固定，颅内容物体积增加可导致脑疝和死亡。当慢性时，细胞通过移出溶质（以及水）到细胞外空间来代偿，降低了病理效应。

⊘ 诊断

- 病史和体格：检查应集中在寻找潜在的原因，评估容量状态，并确定紊乱是否是急性（≤48 h）或长期（＞48 h 或不确定的发病时间）的原因。
- 病史。
- 腹泻，烧伤，呕吐，液体损失。
- 心脏、肾脏和肝脏疾病。
- 药物（去氨加压素、噻嗪类利尿剂、催产素、卡马西平、SSRIs 类药物）。
- 静脉输液。
- 手术史。
- 症状：
- 轻度慢性病例往往无症状。
- 急性或更严重的病例可有恶心、全身乏力、嗜睡、头痛或癫痫发作。
- 标志/体格检查
- 可能有精神状态改变或淡漠。
- 对血容量状态的评估：颈静脉压，毛细血管充盈，水肿，黏膜干燥，低血压和心动过速。
- 实验室检查：血渗透压，尿渗透压，尿钠。
- 更多的检查，如肌酐、尿素、肝功能、皮质醇和促甲状腺激素，可以进一步帮助诊断。

■ **鉴别诊断**

- 血浆渗透压和血清葡萄糖测定将排除高渗性低钠血症。
- 高血糖：Na^+ 减少 1.6 mmol/L，葡萄糖超过 100 mg 时每降低 100 mg。真实的 $[Na^+]$ = $[Na^+]$ + 1.6（葡萄糖-100）/100）。
- 临床检查，以评估容量的状态是低血容量，正常血容量还是低血容量性低钠血症之间的区别非常重要。
- 血管内血容量减少患者和减少有效循环液量往往会积极地保留钠，因此尿中 $[Na^+]$ 降低。
- 尿 $[Na^+]$ 通常为 20 mmol/L。
- 钠排泄分数（FENA）是一个更准确的确定钠排泄方法。
- FENA =（尿 $[Na^+]$ × 血浆肌酐）/（血浆 $[Na^+]$ × 尿肌酐）× 100；FENA 在 1%～2% 意味着大量的钠潴留。
- 一个例外是当肾性失钠与容量减少有关（如利尿剂和脑性耗盐综合征）。
- 尿 $[Na^+]$ 通常＞20 mmol/L 且 FENA 通常＞2%。

- 在这种情况下，FE_{urea} 30%，表明肾大量的重吸收。
- 由于高含量的 ADH，尿渗透压会很高（＞400 mOsm/L）。
- SIADH 或外源性 ADH 低钠血症患者不会积极地保留钠。通常情况下，尿 $[Na^+]$ ＞20 mmol/L 且 FENA＞2%。
- 尿渗透压不适当的增高（具体数值取决于过量的 ADH 分泌/管理的程度）。
- 烦渴和大量饮啤酒后大量排出稀释尿液（100 mOsm/L）。
- 这些患者不会积极地保留钠。
- FENA 通常＞2%，但由于尿量大，尿中 $[Na^+]$ 可能低。

** 治疗**

- 识别并在进行操作之前管理急性症状性低钠血症。此外，当可以识别它们的具体原因时，应做相应的处理：
- 从胃肠或肾损失，以及昏迷和第三间隙血管内耗尽，应补充。
- 充血性心力衰竭：容量超负荷应该用利尿和（或）心脏功能的优化处理（可能需要正性肌力药物）。钠和水的限制是必要的。
- 容量超负荷状态，如肝硬化应限水和限钠、利尿和治疗基础疾病。
- SIADH 与水的限制和基础疾病的管理（见 SIADH）。其他可能的治疗方法包括地美环素或加压素拮抗剂。
- 烦渴与限水管理。
- 修正钠。患者的慢性低钠血症（＞48 h）防止 $[Na^+]$ 过度上升。
- 最大变化速率为 0.5 mmol/(L·h)：24 h 内 10 mmol/L，48 h 内 18 mmol/L。
- 慢性低钠血症迅速增加 $[Na^+]$ 可导致渗透压性脱髓鞘。
- 避免术中低钠血症加重。低钠血症恶化可能导致脑水肿、抽搐，甚至死亡。

⊕ 随访

- 复查血清电解质。
- 考虑药物和肾脏科会诊。

⊕ 疾病编码

ICD9
- 276.1 低渗透压和（或）低钠血症。

ICD10
- E87.1 低渗透压和低钠血症。

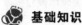 **临床要点**

• 低钠血症不应被忽略。

• 手术要继续或推迟? 当血清 $Na^+ <$ 130 mmol/L 时,择期手术应推迟以对患者进行全面检查并予以治疗。严重或需紧急进行的手术必须谨慎考虑风险收益比。

• 术前,应避免低钠血症恶化或慢性低钠血症血清 Na^+ 浓度快速上升。

低体温 Hypothermia

N. Matthew Decker, BS 张凌 译 / 张晓庆 校

基础知识

■ 概述

• 低温是指低于正常核心温度(< 37 ℃),可以分成三个亚类:
 – 亚低温:32~35 ℃。
 – 中低温:28~32 ℃。
 – 严重低温:< 28 ℃。
• 围手术期低温发生在 3 个阶段:
 – 麻醉的第一个小时,核心温度的初始减小在 1~1.5 ℃。
 – 因热损失超过了代谢产热,使体温缓慢线性下降。
 – 麻醉 3~5 h 后,核心温度处于平台状态。

■ 流行病学

发病率

• 几乎所有进行全身麻醉的患者都发生轻度低温(核心温度降低 1~3 ℃)。
 – 各中心数据不同,有报道高达 70%。
• 脊髓和硬膜外麻醉过程中,由于缺乏核心温度监测和患者温感丧失,低温常未被发现。

患病率

• 亚低温已被证明能增加失血量(~16%)及输血率(22%)。
• 亚低温与以下事件相关:
 – 心肌缺血(可通过体外循环治疗),心律失常。
 – 手术伤口感染。
 – 麻醉苏醒延迟。

死亡率

 无具体数据;很难判断死因是低温有关的并发症还是预先存在的合并症。

■ 病因/危险因素

• 身体形态。脂肪绝缘性能降低核心到外围的温度梯度。低温的风险与患者的身体脂肪百分比成反比。
• 年龄极限。

 – 婴幼儿表面积与质量比很高,术中热损失容易超过代谢产热。
 – 老年患者有较低的代谢率,因此产生更少的代谢热量。
• 切口大小。
• 严重创伤(包括烧伤)。
• 慢性疾病减少代谢产热(如心血管疾病)。

■ 生理/病理生理

• 所有全身麻醉药都引起核心温度降低,主要通过减少体温调节控制,促进血管舒张。
• 热损失可能是由于:
 – 辐射。是指热由光子发射从一个表面转移到另一个表面。患者的热量辐射到较低温的手术室空气中,占热量损失的~90%。
 – 对流。描述的热从核心扩散到外周。
  ○ 第二大贡献者,热损失(仅次于辐射)。
  ○ 取决于外周血流和核心到外围的温度差。
 – 传导。邻近组织到组织的热量转移。
  ○ 慢。
  ○ 依赖组织特性(组织的绝缘性能,扩散系数)及表面温度的差异。
 – 蒸发。来自水的蒸发热(0.58 kcal/g)。
  ○ 呼吸蒸发损失是小的,通常是小于基础代谢率的 10%。
  ○ 大量的热损失是通过手术切口蒸发。
  ○ 备皮(特别是含酒精的)也增加了蒸发热损失(-0.2~-0.7 ℃/m²,取决于解决方案)。
 – 冷静脉输液。身体通过血液和组织中热传导来加温冷流体。在室温下静脉输液时,每升液体平均降低体温~0.25 ℃。
 – 灌洗。冲洗液可从核心器官带走热量(通过传导)降低核心体温。
• 低温对神经系统的影响。
 – 脑氧代谢率(CMRO₂),温度每降低 1℃ 其随之降低 6%~7%。
 – 麻醉苏醒延迟。
• 低温对心脏的影响。
 – 心率和心输出量逐渐减小。

 – 低血压(尤其是在严重的低温症)。
 – 心房和心室心律失常增加。房颤可发生继发心房扩张。核心温度 28 ℃ 即有发生室颤的危险。
 – 延长心跳停止(最常见的发生在核心温度低于 32 ℃)。
 – J 波(Osborn 波),出现在心电图 QRS 波群结束时的正偏差(通常低于 30 ℃)。临床意义不大,复温后消失。
 – 在体外循环,低温被用来降低心肌代谢率(在供氧下降期间降低耗氧量)。灌注泵用来快速冷却(和复温)患者,它使其他热传递方式(例如,辐射、对流)相对作用变小。后下降是用来描述一个旁路中止后可能发生的核心温度迅速降低现象的一个术语。它是由核心到外围温度梯度过大和外周组织的复温不足引起的。
• 低温对肺的影响。
 – 肺血管阻力(PVR)增加。
 – 严重低温时可能发生显著的呼吸抑制。
 – 咳嗽反射减少和感冒引起支气管黏液分泌导致误吸和分泌物难以清除。
• 低温对肝的影响。
 – 酶活性(例如,接合、解毒)下降可导致药物代谢减慢。
 – 减少凝血因子合成(凝血因子也对温度降低敏感)。
• 低温对血液系统的影响。
 – 白细胞和血小板计数减少通常继发于脾、肝和血管内隔离,这种效应在复温时逆转。
 – 渗透性利使尿容量减少,导致血细胞比容水平增加。因此,当温度低于 27 ℃ 时血黏度增加。
• 代谢作用:
 – 每降低 1 ℃,基础代谢率下降 5%~7%,在 28 ℃ 时下降 50%。
 – 肾功能降低;"冷利尿"继发于水孔蛋白氧化活动受抑制而钠和水的重吸收的降低。
 – 胰岛素释放以及葡萄糖摄入到细胞受损,从而导致高血糖。这种效果在复温时逆转。

• 低温治疗：

- 用于脑缺血中神经保护过程（如体外循环、神经外科）。研究结果表明在提高大脑性能得分和出院后生存率方面，低温和常温组之间的不良事件没有显著差异。

- 有证据表明，心脏停搏恢复循环后数小时内诱导亚低温有有利的影响。

- 没有证据表明颅脑损伤、脑卒中或冠状动脉搭桥术的治疗中使用亚低温有好处。

■ 预防措施

• 术前（在病房、术前用药前）：

- 让患者感到舒适温暖。如果患者体温过低，积极加温。

• 诱导前：

- 测量口腔温度，询问有关热舒适度。

- 所有患者进行预热 20 min（加压气流），以减少从核心到边缘的温度梯度。

- 限制皮肤暴露。

- 如果可能，只有当患者体温正常时才开始麻醉。

 诊断

• 口腔测量是足够的，但通常低于实际的核心温度 0.2～0.3 ℃。

• 尿量较多时，通过尿管得到的核心温度测量值可能不准确。

• 核心温度＜35 ℃。

• 金标准是肺动脉测量。

- 经鼻咽、经膀胱（经导尿管）和食管测量，是微创的替代方案。

- 直肠温度在儿科中是可以接受的，但在成年人测量读数延迟于核心温度。

治疗

• 目前还没有证据为基础的金标准治疗意外体温过低。术中措施可能包括：

- 连续测量患者体温。

- 限制皮肤暴露。单层皮肤保温（棉毯）可以减少 30% 的热损失。

- 用气流加热装置主动加温可以减少辐射热损失以及复温。在创伤或需皮肤暴露的情况下是不可行的。

- 当输注速率＞1 L/h 时给予加温静脉输液。

- 加温冲洗液。

- 手术室温度≥21 ℃。

◦ 当手术室温度＜23 ℃时，麻醉的新生儿出现体温过低的风险几乎翻倍。

随访

• 在恢复室每隔 15 min 测量患者的口腔温度。

• 继续积极加温直至患者体温正常。

• 寒战，可导致心肌耗氧量增加高达 200%～300%。寒战时，可以用哌替啶 25 mg 静注或可乐定 75 μg 静注。

■ 非公开索赔数据

• 54/3 000 总麻醉索赔是由于烧伤。

• 64% 烧伤的是由于用暖箱中的静脉输液袋或瓶加热患者的皮肤。

• 没有索赔：由于加压气流加温受伤。

疾病编码

ICD9

• 991.6　低温。

ICD10

• T88.51XA　低温麻醉后，初发。

• T88.51XD　低温麻醉后，继发。

• T88.51XS　低温麻醉后，后遗症。

临床要点

• 患者的大部分热损失是由于核心到外周的温度梯度和皮肤辐射。

• 几乎所有全身麻醉的患者都发生亚低温。椎管内麻醉（脊髓、硬膜外）也有风险。

• 亚低温与出血增多、感染、病态心脏事件相关。

• 深低温停循环（DHCA）可以同时用在复杂的心脏和近端主动脉体外循环。深低温停循环被认为可增加缺血耐受和预防中枢神经系统、内脏和肾脏损伤。

低血糖症 Hypoglycemia

Michael S. Green, DO · Poovendran Saththasivam, MD　张凌 译／张晓庆 校

基础知识

■ 概述

• 低血糖症被定义为血清葡萄糖≤70 mg/dl（3.9 mmol/L）。

• 严格的血糖控制已被证明可以改善危重患者的结局；然而，低血糖是胰岛素治疗的最常见的并发症，具有即刻的、直接的有害作用。

• 危重的、年老的患者和新生儿对低血糖的有害作用易患性增加（永久性神经损伤和死亡）。

■ 流行病学

发病率

• 罕见于未经糖尿病治疗的患者。

• 严重的低血糖。

- 1 型糖尿病：11.5/(100 人·年)。

- 2 型糖尿病与口服降糖药治疗：0.05/(100 人·年)。

- 2 型糖尿病用胰岛素治疗：11.8/(100 人·年)。

- 老年患者：2/(100 人·年)。

• 新生儿：(1～5)/1 000 个活产儿；好发于大胎龄、早产、宫内发育受限（胎儿宫内发育迟缓）的婴儿，以及那些糖尿病母亲所生的新生儿。

患病率

内科重症监护病房（ICU）实施胰岛素强化治疗（IIT）时发病率增加，尤其是在患者

的肾功能或肝功能衰竭的情况下。

■ 病因/危险因素

• 医源性低血糖。

- 胰岛素或其他降糖药物摄取过量。

- 外源性葡萄糖摄入量减少（错过餐/零食或禁食一夜后）。

• 酒精（乙醇）摄入。

• 某些药物的副作用：氟哌啶醇、喷他脒、奎宁和非选择性 β 受体阻滞剂。

• 病情危重。

• 肿瘤：胰岛细胞腺瘤或癌、肝细胞癌和肉瘤。

• 肾上腺皮质功能不全。

• 自身免疫过程。

• 运动后,减肥,或由胰岛素增敏剂所致的对胰岛素敏感性增加。

• 肾衰竭:胰岛素的清除率降低。

• 新生儿。

- 早产。

- 一过性新生儿低血糖。

- 胎儿宫内发育迟缓。

- 脓毒症。

- 低温。

- 出生时窒息。

- 先天性代谢缺陷。

- 肝酶缺陷。

- 产妇应用可以透过胎盘屏障进入胎儿体内的降糖药物。

• 老人:年老体弱,多重用药,并多次住院。

■ 生理/病理生理

• 葡萄糖是人体的主要能量底物。对于大脑来说,它是唯一的能量底物。

• 葡萄糖合成途径有糖异生(来自丙酮酸、乳酸、甘油和生成葡萄糖的氨基酸的代谢)和糖原分解。

• 正常体内葡萄糖呈稳态,血糖水平由胰岛素、胰高血糖素、肾上腺素和皮质醇严密调节。葡萄糖主要以糖原的形式存储在肝脏。

• 血糖水平的下降将导致:

- 内源性胰岛素生产减少。

- 肾上腺素、胰高血糖素、生长激素、皮质醇调节激素的释放。

- 肝脏葡萄糖产生的增加。

- 外周葡萄糖利用减少。

- 神经源性和神经低血糖症状。

• 糖尿病。

- 1 型或胰岛素依赖型糖尿病患者胰岛素分泌降低或缺失。此外,有反调节激素如胰高血糖素和肾上腺素的受损释放。

- 在 2 型糖尿病中,患者能够产生和分泌的胰岛素,但外周组织具有耐受性。低血糖的风险相比 1 型糖尿病较低,这可能是由于反调节激素的持续分泌能力。

- 外源性胰岛素和口服降糖药物(如磺脲类)会引起医源性低血糖。

• 新生儿低血糖可引起癫痫发作和永久性脑损伤。葡萄糖是大脑利用能源的唯一底物。在快速增长的新生儿脑,脑消耗占近 90% 的总葡萄糖消耗;然而,新生儿易发生低血糖是由于:

- 肝糖原储备不足。

- 肝脏合成葡萄糖(肝糖原异生)的功能不成熟。

- 患糖尿病的母亲的婴儿存在母体相关性高胰岛素血症。

- 代谢遗传性疾病。

- 反调节激素释放受损。

• 证据表明严格控制血糖的好处可以通过低血糖的潜在危害被抵消。

- ACCORD 试验显示,在 2 型糖尿病(糖化血红蛋白 6%)强化血糖控制与死亡率的增加和不良心血管事件没有负相关。

- 在 NICE SUGAR 研究显示,IIT 治疗的ICU 患者死亡率增加。IIT 被定义为 81～106 mg/dl(4.5～5.9 mmol/L)的血糖目标;常规组以 180 mg/dl(10 mmol/L)为血糖目标。

- 一些研究报道,维持一个稳定的血糖值和维持血糖绝对值同样重要。引起的氧化应激血糖波动会导致大血管并发症。

• 心脏手术患者,特别是那些需要长时间的重症监护者则是一个例外,严格的血糖控制明显对他们有益处。

■ 预防措施

• 糖尿病患者。术前需要评估血糖控制、糖尿病类型和药物剂量、低血糖的频率和糖化血红蛋白水平。

• 术前一天。

- 口服药物:常规剂量。

- 长或中效胰岛素:可以采取常规剂量,正常饮食。晚上通常减量。

- 如果禁食时出现低血糖,给予 15～20 g 葡萄糖。可给予澄清透明液体,如含糖饮料和果汁、苏打水或电解质溶液。

- 血糖检查,禁食时应该经常进行。

• 手术日上午。

- 2 型糖尿病患者,应暂停口服药物和短效注射剂。

- 胰岛素泵应保持在一个基础率,短效胰岛素应暂停。

- 上午手术者,中效胰岛素或给予如下计算剂量的百分比:

分数＝[给药间隔(h)-最快间隔(h)]/给药间隔(h)。

- 当天晚些时候再行手术者,用胰岛素泵的患者保持基础速率;用中效胰岛素的患者,给予上述公式的剂量的百分比。

• 在恢复室或病房,进食时恢复继续口服降糖药和胰岛素。

• 围手术期高血糖。超短效胰岛素修正剂量:静注 1～4 U 通常降低血糖 50 mg/dl(2.8 mmol/L)。

■ 诊断

• 症状和体征:

- 肾上腺素能过剩:出汗,心动过速,心悸,或震颤/颤抖。

- 神经低血糖症:头痛,意识模糊,精神呆滞,抽搐或昏迷。

• 麻醉患者所有症状可被掩盖;有时可出现不明原因的心动过速。血糖监测是确证。

• 在清醒患者:

- 严重的低血糖:要求积极管理糖类、胰高血糖素或其他治疗。不需要通过血浆葡萄糖水平确证。恢复正常的血糖后症状缓解。

- 确证的低血糖症状:低血糖的症状伴随血糖<70 mg/dl(3.9 mmol/L)。

- 无症状低血糖:血糖 < 70 mg/dl(3.9 mmol/L),但无低血糖的症状。

- 可能出现低血糖症状:出现低血糖症状但未知血糖水平。

- 相对低血糖:出现低血糖的症状,但血糖水平>70 mg/dl(3.9 mmol/L)。

- Whipple 三联征:低血糖症状葡萄糖摄入后症状减轻,并记录到低血糖水平。

• 老年患者低血糖症状较轻。

• 女性较男性对低血糖反应弱。

■ 鉴别诊断

• 癫痫。

• 血管迷走性发作。

• 心律失常。

• 惊恐发作。

■ 治疗

• 完全清醒患者。

- 口服葡萄糖(15～20 g)、蔗糖或含糖流质、橙汁或一块水果。

- 确保有足够的后续食物摄入量,以防止复发。

• 意识障碍。

- 静脉给予 50% 葡萄糖 25～50 ml,直到意识恢复或血糖水平正常。然后开始滴注 5% 葡萄糖或 10% 葡萄糖。

- 在严重低血糖,可以静脉注射胰高血糖素 1 mg。患者无静脉通路时,胰高血糖素可肌内注射或皮下注射。

• 症状出现于婴儿。

- 10% 葡萄糖 2 ml/kg 静脉推注,随后以 6～8 mg/(kg·min)的速率输注。即:

5% 葡萄糖:静注速率(以 ml/h)＝8.4×体重(kg)。

D

10%葡萄糖:静注速率(以 ml/h)=4.2×体重(kg)。

- 麻醉患者:
- 50%葡萄糖,25~50 ml 静脉推注,其次是重复测试和仔细观察可能出现的输液。如果血糖水平仍然很低,重复推注,并考虑开始输液。

 随访

- 麻醉管理的目的应该是尽量减少在术中和术后期间的应激反应。考虑足够的疼痛缓解,预防恶心和呕吐。
- 地塞米松可以提高血糖达数小时,给药后 120 min 血糖最高。
- 自主神经病变可导致诱导期间血流动力学反应波动。

疾病编码

ICD9

- 251.2 低血糖症,非特指。

ICD10

- E16.2 低血糖症,非特指。

临床要点

- 低血糖症是糖尿病患者实现良好血糖控制的主要障碍。
- 心脏外科患者受益于严格的血糖控制,但对于大多数 ICU 患者目的是稳定血糖低于 180 mg/dl(10 mmol/L)。
- 葡萄糖是大脑中的唯一能量底物;血糖降低时无其他替代供能。

骶管硬膜外麻醉 Caudal Epidurals

Peter K. Yi, MD 杨博宇 孙佳昕 译/陆秉玮 校

基础知识

概述

- 骶管硬膜外麻醉可作为术中或术后控制疼痛的一种形式,它可使术中肌肉松弛,减少麻醉药量。
- 骶管硬膜外麻醉用于:
- 骶管和低位腰椎神经支配区域的外科手术。
- 腹股沟疝和股疝修补术。
- 膀胱镜尿道检查术。
- 妇科手术。
- 阴茎或阴囊手术。
- 小儿患者和需要腰椎、胸段硬膜外覆盖区域一样(可一次性导管内给药或者留置于体内)。因为小儿的硬膜囊位置更低,相对脊髓的位置较低的硬膜外进针可减少意外注射至蛛网膜下腔的发生率。此外,此时解剖结构更易于辨别,骶角和韧带会随年龄增长而增厚。
- 神经根引起的腰背部疼痛。注射皮质醇和局麻药通常要在射线引导下进行。一般情况下,骶管硬膜外麻醉不用于解决复杂区域性疼痛综合征(CRPS)和肿瘤疼痛。
- 硬膜外麻醉对于行腰椎手术前的患者是有好处的。导丝可穿刺至合适的层面,这会提高药物到达靶神经的可能性。

生理

- 注射液。因为椎管硬膜外麻醉作用于椎管末端,为实现适当的麻醉和镇痛应增加剂量。除了剂量,患者的年龄和体重也会影响麻醉药在硬膜外的扩散。

- 小儿患者。0.7~1.0 ml/kg 的剂量可以使麻醉效果达到 T_{10} 左右。
- 成人一般注射 10~25 ml。
- 对于麻醉剂的剂量一定要注意,因为注射时可形成小腔隙,它可进而压迫脊髓的血供。这种现象可发生于有过脊柱手术史并形成瘢痕的患者。

解剖

- 行骶管硬膜外麻醉需要熟知骶骨的解剖。该处解剖结构一般在儿童身上较好触及,因此它更倾向于使用在这一人群中。
- 骶骨是由 5 个骶椎的椎体融合而成的。
- 骶骨裂孔是 S_5 板层和部分 S_4 融合失败形成的。它的形状因人而异,但一般呈倒"V"形。
- 骶尾韧带是黄韧带的延伸,它覆盖在骶角之间的骶椎裂孔上面。
- 硬膜囊在儿童的 $S_3 \sim S_4$ 处终止,在成人的 $S_1 \sim S_2$ 终止(通常在髂后上棘水平)。然而脊髓在婴儿终止于约 L_3 水平,终止于成人的 $L_1 \sim L_2$ 水平。
- 儿童的硬膜外脂肪液化程度更多,因此可扩大药物的播散范围,而成人该处的脂肪更加密集,限制了药物的播散。

病因/病理生理

- 慢性腰背疼痛,骶管硬膜外麻醉对于部分合适的患者有中等程度的疗效。糖皮质激素可减少炎症反应并抑制促炎因子的释放。
- 椎管硬膜外麻醉的潜在并发症包括:
- 感染(硬膜外脓肿、脑膜炎)。

- 出血(硬膜外血肿)。
- 硬膜穿破及硬膜穿破后相关的头痛。
- 局部麻醉斑片状扩散。
- 神经损伤。
- 局部麻醉药(比腰椎和胸椎的硬膜外间隙血管更丰富)血管吸收后全身中毒反应。
- 意外的硬膜下或血管内注射。
- 颅腔积气、气栓形成。
- 背痛。
- 硬膜外导管被剪切或打结。

围手术期相关

- 体位:
- 儿童:一般于诱导麻醉(或麻醉监护的患者予以镇静)后摆成侧卧位,将其膝盖拉向腹部。
- 成人:当患者在清醒或适度镇静的作用下摆至侧卧或俯卧位。
- 体表标志:
- 儿童:骶管裂孔和骶角一般都可触及而辅助定位。
- 成人:骶角和韧带随年龄增长而变厚,不易触及。在确认好髂后上棘的位置之后,在脑海中于尾骨和大约骶管裂孔的位置之间画线。这些线条围成了以骶管裂孔为底角的等边三角形。
- 准备。如任何手术一样,需要适当的准备、铺巾以及无菌技术。
- 针:
- 儿童:单次局部麻醉和(或)注射阿片类药物一般用 20 号或 22 号针。当需要留置导丝时,应用适当大小的硬膜外穿刺针。

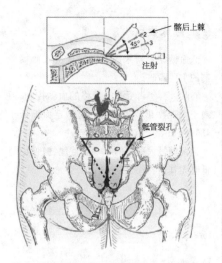

图 1　体表标志识别，骶管裂孔位于双侧髂后上棘围成的等边三角形的底角

- 成人：在进针前用 1~2 ml 的 1% 利多卡因浸润麻醉骶管裂孔的皮肤和皮下组织。导管放置时用 Tuohy 针。在治疗慢性疼痛的麻醉过程中，一般选用 20 号或 22 号针注射糖皮质激素、局麻药。

• 插针：当针进入椎管末端时会感到阻力减小，继续进针直到其与骨接触。此时轻轻撤针，调整至更倾向于与皮肤平行的角度时再次进针。在针穿过骶尾韧带时会再次感到阻力减小，此时再进针 1~2 cm。

• 确认成人的进针位置：

- 将针头连接注射器并回抽。如果回抽无"出血"或脑脊液，可以开始注射，试验剂量（一般是 3 ml 的 1.5% 利多卡因和 1：200 000 肾上腺素混合液）。观察有无注射至硬膜内（感觉、运动在数分钟内被阻滞），观察有无注射至血管内（心率加快、心悸、高血压）。

- Whoosh 试验是指用针在胸腰椎注入 2 ml 的空气，并将听诊器放置于此。如果有"呼"的声响，证明针的位置在骶尾部硬膜外间隙。

• 局部麻醉：

- 使用 0.25% 布比卡因或 0.2% 罗哌卡因可以提供 6~8 h 的麻醉效果。

- 正如前文所述，剂量应依据具体病例所需要的麻醉、镇痛水平来定。下列内容可以作为成人的局部麻醉用药的药量的总指南：

  ○ 分布于骶椎：0.5 ml/kg。

  ○ 分布于骶椎和腰椎：1.0 ml/kg。

  ○ 分布于胸正中：1.25 ml/kg（增加向上端扩散的风险）。

• 辅助治疗。加入肾上腺素可以延长作用时间（血管收缩，减少全身吸收并延长留存在硬膜外间隙的局麻药的作用时间）。

• 留置导管的目的是持续注射或反复注入。应当保持对其关注，因为在骶椎区域固定导管并防止其移动是比较困难的。导管也可应用于将局麻药的作用范围提至更高的水平面，而此处板内或经椎椎间孔硬膜外注射的难度较大时。然而，之前的手术器械所留下的伤疤往往使得导管的应用受到限制。在经导管注射 1~2 ml 对比造影剂后，药物的传播和弥散可以在射线下被追踪。

🔯 **临床要点**

• 单次的骶管硬膜外麻醉对于行脐水平以下的外科手术（如腹股沟或生殖器的手术）的儿童是有益的，它可以减少全麻药使用的剂量。这对于会因挥发性麻醉剂引起术后呼吸暂停的新生儿而言有极大的好处。

• 对于正在抗凝治疗的患者，当其行骶管硬膜外麻醉或其他任何椎管内操作时，应做好全麻准备。

骶髂关节注射 Sacroiliac（SI）Joint Injections Zachary M. Zumbar, MD, MPF · MPH Beth H. Minzter, MD, MS, FIPP　杜芳 译／梁超 校

🦴 **基础知识**

▪ **概述**

• 骶髂关节（sacroiliac，SI）痛占下腰痛的 30%。

• 骶髂关节痛多见于女性。妊娠期的发生率可高达 80%。

• 骶髂关节痛很难与腰椎小关节病、腰神经根病、髋关节病变及肌筋膜疼痛等其他疼痛综合征鉴别。

▪ **生理**

• 骶髂关节的功能包括承重时减震以及通过将力传导至骶骨，起到储存弹性势能的作用。

• 骶髂关节的活动有限，仅能进行小幅度的旋转和平移。

▪ **解剖**

• 骶髂关节是人体最大的轴向关节，也是可动关节。也就是说，它有关节囊、滑液、滑膜和软骨表面，允许关节一定的活动度。

• 前关节囊：真正有滑液的部分。受 L_4~S_2 脊神经腹侧支支配，还可能有 L_2 和 L_3 神经加入。

• 后关节囊：不发达的后韧带结构限制了关节的活动。受 L_3~S_3 的脊神经后支支配，还可能有 L_3、L_4 及 S_4 神经加入。

▪ **病因/病理生理**

• 骶髂关节痛的原因。

- 轴向负重：力沿脊柱轴传导。

- 外来的压力或剪切力的转移，如来自下肢或骨盆。

- 突然的旋转。

- 生物力学异常，如关节活动度过大或过小。

- 关节囊、滑膜或韧带的破裂或紧张。

- 骨折。

- 软骨软化。

- 感染、恶性肿瘤以及脊柱关节病变导致的炎症。

- 恶性肿瘤。

• 易感因素。

- 双腿长度不一致。

- 异常步态。

- 剧烈运动。

- 脊柱侧凸。

- 腰骶椎融合或其他腰椎手术。

- 感染。

- 创伤。

- 脊柱关节病变。

- 妊娠。

• 病史发现。

- 在髂后上棘以下的臀部内内侧或上外侧疼痛。

- L_5 水平以上没有疼痛。

- 大腿外侧或腹股沟的牵涉痛，疼痛很少涉至大腿后侧或小腿。

- 弯腰、久坐或者起立时疼痛加重。

- 行走或站立时疼痛缓解。
• 体检发现。当下列检查时出现骶髂关节局限性疼痛和(或)能复制患者的疼痛,则认为检查结果为阳性。
- 骶髂关节后部触痛。
- 激发试验,例如:
  ○ Partrick 试验:患者平卧,弯曲患侧膝关节,将足置于对侧髌骨或大腿上,固定对侧髋关节,将患侧膝关节往检查床方向下压。
  ○ Gaenslen 试验:患者平卧,一侧腿在床边下垂,患者抱住在检查床上的膝关节,使其尽量靠近胸部,同时对下垂于床边的腿施加压力。
  ○ Yeoman 试验:患者俯卧,旋转髂骨的同时,使髋关节过伸。
  ○ 大腿推力 Thigh thrust 试验:患者平卧,髋关节屈曲90°,同时屈曲膝关节。检查者的手放在骶骨上起到固定作用,经股骨向骶髂关节施加向后的剪切力。
  ○ Posterior shear 试验:患者俯卧,检查者手掌放于髂后翼,施加向下的推力,使骶髂关节产生剪切力。
  ○ Distraction 试验:患者平卧,向髂前上棘施加后外侧的力,以拉伸骶髂关节前韧带和关节滑膜。
  ○ Compression 试验:患者侧卧,在髂嵴最高点施加向下的力,朝向对侧髂嵴,以拉伸骶髂关节后韧带以及挤压骶髂关节前部。
  ○ Gillet 试验:患者直立(站立),检查者左手拇指放于左侧髂后上棘后面,右手拇指在同样的水平置于骶骨中线上。患者最大限度地屈左膝左髋,髋关节至少屈曲90°。检查右侧时左右手拇指交换。髂后上棘上的拇指相对于骶骨上的拇指向尾侧移动表明试验结果为阴性。髂后上棘上的拇指完全没有运动或相对于骶骨上

的拇指向头侧运动表明试验结果为阳性。
• 诊断。
- 金标准:关节腔内注射后疼痛缓解。
- 病史及体格检查结果因个体差异敏感性或特异性较低,或两者均较低。
- 影像学检查的敏感性低,并不作为筛查试验。
• 治疗。
- 保守治疗。
  ○ 支具。
  ○ 推拿。
  ○ 理疗。
  ○ NSAIDs 类药物和阿米替林可用于控制疼痛。
- 改善病情的抗风湿药(disease-modifying antirheumatic drugs,DMARDs)、类固醇激素或生物制剂可用于治疗脊柱关节病和改善疼痛。
- 介入治疗包括关节腔内及关节周围注射、射频消融(radiofrequency ablation,RFA)及其他治疗方法。
- 关节腔内注射局麻药和类固醇激素既可作为诊断也可治疗。大多数研究报道,关节腔内注射类固醇激素的疗效可维持1~12个月。
  ○ 透视下引导穿刺是最常用的骶髂关节腔内注射方法。应严格遵守无菌操作。
  ○ 患者俯卧,关节前后位透视,旋转C臂直至获得骶髂关节前部和后部重叠的清晰图像。
  ○ 取 22 G 或 25 G 的穿刺针,从骶髂关节最下方穿刺进入后方关节。回抽无血后,注射造影剂,确认其分布在关节腔内,然后向关节腔内注射局麻药和类固醇激素混合液。
- 关节周围注射类固醇激素也可短期有效缓解疼痛。注射方法和关节腔内注射相似,差别在于类固醇激素沉积在关节周围而不

是关节腔内。
- 如果患者对关节腔内阻滞的反应较好,可对支配关节后部的脊神经后支进行射频消融,从而长期缓解骶髂关节疼痛。骶髂关节本身也可作为射频消融的靶点,但神经射频消融的效果更好。关节腔内注射多少次后实施射频消融仍存在争论。
- 目前还有其他治疗骶髂关节疼痛的方法,但这方面的研究较少。这些方法包括外科手术稳定、透明质酸注射、肉毒素注射、增生疗法以及神经调控等。

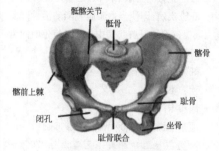

图1 骶髂关节前面观

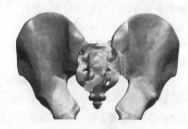

图2 骶髂关节内注射。骶髂关节后入路

** 临床要点**

• 骶髂关节痛是腰痛的常见原因。
• 关节腔内阻滞可用于诊断及治疗骶髂关节痛。
• 保守治疗及介入治疗均可使用。
• 关节腔内或关节周围注射后,局麻药外溢至坐骨神经可导致下肢短暂乏力。

地布卡因值 Dibucaine Number   Benjamin Abraham, MD 李佩盈 译 / 俞卫锋 校

基础知识

■ 概述

• 地布卡因值(DN)是间接地明确非典型假性胆碱酯酶基因变异的实验室检查。

- 这是定性(非定量)酶功能的评估。
• 神经肌肉阻滞,琥珀胆碱和米库氯胺活性持续时间依赖于催化能力/活性(定性)和假性胆碱酯酶水平(定量)。

■ 生理

• 假性胆碱酯酶水解琥珀胆碱,生成琥珀酰单胆碱和胆碱,药物活性终止。假性胆碱酯酶:

- 由肝脏产生。
- 由染色体 3 上的基因编码。
- 血浆循环,半衰期为 8～16 h。
- 被称为丁酰胆碱酯酶或血浆胆碱酯酶。
• 假性胆碱酯酶变异体(定性异常):人群中最常见典型纯合子假性胆碱酯酶。然而,一小部分携带非典型变异基因的患者在使用琥珀胆碱时,神经肌肉阻滞时间延长。
- 非典型杂合子:单一异常基因。
- 非典型纯合子:两个基因均异常。
- 其他基因变异存在,但很少。
• 假性胆碱酯酶水平降低(定量异常)。
- 肝脏疾病:即使当血浆胆碱酯酶活性降低了80%(严重肝脏疾病中),呼吸暂停时间为 9～15 min。
- 妊娠:临床没有活性显著延长。
- 营养不良。
• 地布卡因值(DN):
- 地布卡因为局部麻醉药,能够抑制:
○ 典型假性胆碱酯酶基因型活性:70%～80%。
○ 典型杂合基因型活性:50%～60%。
○ 非典型纯合基因型:≤30%。
- 抑制量为地布卡因值。
• 地布卡因测试:
- DN＝(1－抑制剂存在时假性胆碱酯酶活性/抑制剂缺失时假性胆碱酯酶活性)×100
- 抑制剂缺如情况下假性胆碱酯酶活性的测量如下:基质硫代乙酰胆碱添加到患者的血清,被假性胆碱酯酶裂解形成乙酸和胆碱。胆碱与 Ellman 反应试剂(二硫基-硝基苯甲酸)形成 5-硫基-2-硝基苯甲酸。吸收特定波长的光量与 5-硫基-2-硝基苯甲酸成正比,从而与假性胆碱酯酶活性成正比。
- 地布卡因存在(抑制剂)时,假性胆碱酯酶活性测量如下:特定浓度的地布卡因加入患者血清,随后加入硫代乙酰胆碱和 Ellman

试剂,测量吸光量(与 5-硫基-2-硝基苯甲酸成正比)代表假性胆碱酯酶活性。
• 定量检测:重要的是,DN 不是定量检测血清酶的数量,而是酶功能的测试。

■ 解剖

• 在神经-肌肉接头(NMJ),乙酰胆碱神经递质由乙酰胆碱酯酶代谢(也可由突触前膜再摄取)。
• 假性胆碱酯酶在血浆中循环。因此,终止琥珀胆碱活性需要其从 NMJ 扩散至血浆,然后由假性胆碱酯酶代谢。

■ 病因/病理生理

• 非典型杂合体:
- 临床表现通常不明显,至多使阻滞大约延长数秒或数分钟。
- DN＝50%～60%。
- 白种人中约为 1：25。
• 非典型纯合体:
- 阻滞时间能持续 4～8 h。
- DN≤30%。
- 白种人中约为 1：2 500。
• 非典型基因型在亚洲人、非洲裔美国人中少见。

■ 围手术期相关

• 琥珀胆碱是去极化的肌肉松弛药,起效迅速,作用时间短。其肌松效果强,提供良好的插管条件,是目前最常用的快速插管用药(RSI)。
• 随着新型、中短效非去极化肌松药发展,现今琥珀胆碱较少作为输注药物。
• 给药后,90%～95%的琥珀胆碱在到达 NMJ 之前被假性胆碱酯酶水解和灭活。因此,假性胆碱酯酶的变异导致更多琥珀胆碱到达 NMJ,以及降低其扩散出神经-肌肉接

头后的代谢。
• 给予琥珀胆碱后长时间呼吸暂停需要机械通气持续应用等支持措施。应该进行进一步的测试,排除其他原因导致的通气失败(体温过低、高碳酸血症、中枢神经系统损伤等)。

■ 公式

DN＝(1－抑制剂存在时假性胆碱酯酶活性/抑制剂缺如时假性胆碱酯酶活性)×100。

🔔 临床要点

• 如果可能的话,任何一个已知非典型假性胆碱酯酶的患者,应避免使用琥珀胆碱。
• 如果输注琥珀胆碱后发生长时间呼吸暂停,应持续机械通气等支持性措施,同时排除其他原因所致呼吸暂停。异种输血可用于罕见的情况,如需要快速封闭逆转时。然而,这种技术必须仔细权衡风险与益处。
• 许多患者不知道异常假性胆碱酯酶基因型的存在。由于这种疾病没有其他已知的生理表现,这种突变通常在患者(或亲属)插管后发生长时间神经肌肉阻滞后才被发现。
• 新斯的明和有机磷酸酯是假性胆碱酯酶的强效抑制剂。患者给予新斯的明逆转非去极化阻滞,并继而使用琥珀胆碱重插管,将延长阻滞时间。
• 尽管不同的术语在某种程度上混乱,但假性胆碱酯酶、丁酰胆碱酯酶、血浆胆碱酯酶均为同义。
- 非特异性血浆酯酶,如参与阿曲库铵或瑞芬太尼降解的酯酶,与假性胆碱酯酶完全不同。
- 乙酰胆碱酯酶(也称为“真性胆碱酯酶”)存在于 NMJ 中,水解乙酰胆碱。

癫痫发作　Seizure Disorders

Wendy HP Ren, MD, FAAP　孙少潇 译 / 顾卫东 校

 基础知识

■ 概述

• 癫痫是潜在神经功能失调的临床症状,可能的病因包括:
- 遗传性。

- 创伤性。
- 代谢性。
- 感染性。
- 恶性肿瘤。
- 药物性。
- 特发性。

• 癫痫综合征是基于临床描述和病因的诊断,如发病的年龄、发作类型、脑电图特点及其他因素(如家族病史)。癫痫发作是癫痫综合征的一部分。因此,对癫痫综合征的识别有助于制订相应的治疗方案和判断患者的预后。

• 癫痫患者进行普通操作时可能需要麻醉,因为这些患者存在智力和发育障碍(智力迟钝、脑瘫、自闭症、精神障碍和行为障碍)的可能性较高。麻醉或镇静可帮助患者完成操作和检查,如牙齿修复、脑电图和影像学检查等。此外,癫痫的发病率随残疾程度的增加而增加。

• 癫痫控制良好的患者可能也需要接受与癫痫无关的外科手术。停服抗癫痫药物(antiepileptic drugs,AED)、应激、睡眠剥夺、麻醉药物的使用或代谢紊乱等可能导致术后癫痫发作。

■ 流行病学

发病率

• 美国每年的新发病例数为 100 000 例。

• 好发于老年人。

患病率

• 美国有 2 000 000 例癫痫患者,其中 300 000 例为 14 岁以下儿童。

• 大约 10% 的人群在一生中至少一次癫痫发作。

发病情况

• 儿童发病可致神经损害和发育迟缓。

• 应避免驾驶汽车和操控机器。

• 昏迷。

死亡率

未控制、长时间的癫痫发作可导致死亡。

■ 病因/危险因素

• 癫痫是某些潜在疾病的症状,包括遗传性、创伤性、代谢性、感染性、恶性肿瘤、药物相关性和特发性。

• 癫痫的诊断和管理对患者的家人和医护人员都是一项挑战,部分原因是该病常发生于智力和发育障碍的人群。

■ 病理生理

• 癫痫主要根据部位、临床症状、有无扩散和持续时间进行分类。正确的分类对制订有效的治疗方案和判断预后至关重要。

• GABA 神经递质的改变与癫痫的发生有关,药物治疗的目标是改变中枢神经受体和神经递质的活性。

■ 麻醉目标/指导原则

• 癫痫患者可能需要进行:

- 诊断性检查。需要行脑电图检查,记录癫痫脑电活动。这些检查需要患者配合,有时候需要患者保持不动才能获得最佳的检查结果。儿童及神经功能受损的人群常需实

施镇静或全身麻醉。同时也要考虑镇静药物和麻醉药物对诊断性检查结果的影响。

- 非相关的和常规的手术。由于无法合作,发育障碍患者的围手术期治疗更具挑战性,同时这些患者可能服用了多种药物,而这些药物的相互作用及无法预测的镇静作用也使围手术期的管理更加困难。

• 抗癫痫药和麻醉药。

- 酶诱导作用。抗癫痫药物可上调酶(如 P450)的活性而影响药物的代谢以及药物的作用时间。这可导致某些麻醉药物和肌松剂的代谢加快。

- 副作用。包括困倦、镇静、嗜睡、昏睡,可与麻醉药物产生协同作用。在麻醉实施之前进行全面的评估有助于指导麻醉药物的选择、建立相应镇静监测和确定出室标准。

• 脑电图和癫痫活动。麻醉药物可有促惊厥作用、抗惊厥作用或者具有依赖于剂量和临床情况的促/抗惊厥的双相作用。

术前评估

■ 症状

癫痫发作类型,发作后的症状。

病史

• 癫痫病史:发作频率、最近一次发作的时间、诱发事件、有无意识丧失、疗效、并发症、生理和发育障碍/受限。

• 围手术期癫痫发作或并发症。

体格检查

• 根据目前意识水平、觉醒程度和活动能力确定出手术室的标准。

• 气道检查。影响气道管理和手术体位放置的生理性限制。

■ 治疗史

非药物治疗可包括生酮饮食疗法、迷走神经刺激器植入或开颅手术。

■ 用药史

• 癫痫有许多原因,诊断时应综合患者的临床表现,并据此制订治疗方案。对单次、非诱发性癫痫患者的评估应考虑癫痫复发的可能性、患者的年龄、活动水平、个人喜好和抗癫痫药物的副作用。癫痫发作 2 次以上的患者才能确诊为癫痫,才能常规使用抗癫痫药物治疗。

• 明确最后服药的时间以及停药后的症状。

• 抗癫痫药物常具有诱导 P450 酶系统的作用,因此这些患者在使用非去极化神经肌肉阻滞剂时应增大给药剂量和缩短用药间隔。

• 加巴喷丁可增强镇痛效果。

• 丙戊酸钠的副作用:镇静、恶心、呕吐、皮疹、硬皮病、系统性红斑狼疮、肝衰竭、血小板减少症。

• 卡马西平的副作用:贫血、白细胞减少、低钠血症。

• 苯妥英钠的副作用:影响甲状腺功能。

■ 诊断检查与说明

尽管抗癫痫药物有潜在的副作用,但一般不需要进行相应的实验室检查。

■ 伴随的脏器功能障碍

• 常与抗癫痫药物的副作用有关。

• 抑郁症和其他精神障碍的发病率增加。多项研究结果表明,生活质量的改善依赖于癫痫发作的有效控制。

■ 延迟手术情况

• 癫痫活动增加或有新发的癫痫类型(非典型癫痫)。

• 长期禁食状态(未服用抗癫痫药物)或存在并存疾病可能会增加癫痫的发作风险。

■ 分类

分类依据:

• 部位。

- 全面性发作是由于双侧大脑的异常活动。

- 局灶性(部分)发作始于大脑的特定区域,可能是运动区或感觉区,也可能两者皆有。

• 症状。

- 强直性发作:僵硬。

- 阵挛性发作:有节奏的抽动。

- 强直-阵挛发作。

- 肌阵挛发作。

- 失神发作:凝视。

- 失张力发作:失去肌张力。

• 扩散。

- 部分癫痫发作导致意识丧失被称为"复杂部分性发作"。

- 如果累及大脑的两个半球,称为复杂部分性发作继发泛化。

• 病因可以进一步细分为:特发性(遗传性)、隐源性和症状性。

治疗

■ 术前准备

术前用药

• 诊断性检查应避免使用苯二氮䓬类药物。

D

- 氯胺酮可激活癫痫病灶。
- 可经静脉或经鼻应用右旋美托咪定进行镇静,对脑电图无影响。
- 需要时可静脉应用抗癫痫药物。
- 建议请神经科医师会诊,以指导围手术期癫痫发作或长时间禁食的管理。

知情同意的特殊情况

患者和家人应意识到有可能发生围手术期癫痫发作和发作后苏醒延迟,麻醉后需长时间监测。

■ 术中监护

麻醉选择

- 取决于手术方式、是否有合并症、是否需制动以及误吸的风险。
- 诊断性检查应避免使用具有抗惊厥作用的麻醉药。

监测

- 标准 ASA 监测。
- 如果发生无法察觉的癫痫发作的风险较高时,建议行脑电图监测(如使用肌松剂的高危患者)。

麻醉诱导/气道管理

- 麻醉诱导和苏醒时脑部的麻醉药物浓度可迅速变化,因而最易发生癫痫发作。
- 重度残疾者有发生误吸的风险,应使用带套囊的气管导管。

维持

- 根据手术性质(诊断性、治疗性、非相关性)选择麻醉维持方法。
- 有抗惊厥作用的麻醉药:挥发性麻醉药、丙泊酚、依托咪酯和硫喷妥钠。
- 中性的麻醉药:右美托咪定和水合氯醛(镇静过程)。
- 促惊厥作用。
  - 七氟烷有促惊厥作用。
  - 恩氟烷和美索比妥可激活癫痫病灶。
  - 氯胺酮可引起皮层下癫痫病灶兴奋。
  - 依托咪酯和丙泊酚与癫痫样动作有关。
  - 大剂量阿片类药物(如瑞芬太尼、阿芬太尼、舒芬太尼和芬太尼)与癫痫活动相关。

拔管/苏醒

苏醒时脑部麻醉药浓度快速变化,可引起癫痫发作。

🔄 术后监护

■ 床旁护理

如患者在围手术期有未控制的癫痫发作,应考虑进 ICU。

■ 药物处理/辅助处理/会诊

- 如果患者无法耐受家中服药方案或癫痫发作无法控制,可考虑请神经科医师会诊,以指导抗惊厥药物的应用。
- 如果患者有癫痫发作,应监测血糖和电解质水平。可考虑测定抗惊厥药的血药浓度,然而治疗水平的血药浓度可能与临床表现不符,最好咨询神经科医师。
- 出手术室:了解患者的基础精神状态有利于主管医师制订出室计划。

■ 并发症

- 围手术期癫痫发作。
- 苏醒延迟应考虑有发作后意识丧失的可能。癫痫患者延迟拔管可提供气道保护。

🔷 疾病编码

ICD9
- 345.90 癫痫,非特指,未提及难治性癫痫。
- 780.39 其他抽搐。

ICD10
- G40.909 癫痫,非特指,非难治性,无癫痫持续状态。
- R56.9 非特指抽搐。

❓ 临床要点

- 麻醉科医师应了解抗癫痫药物的常见不良反应。
- 麻醉诱导和苏醒期最易发生围手术期癫痫发作。
- 许多麻醉药物有促惊厥和抗惊厥的双重作用。除阿片类药物外,大多数麻醉药物在大剂量时有抗惊厥作用。

电除颤 Defibrillation

Jochen Steppan,MD · Nanhi Mitter,MD 李佩盈 译 / 俞卫锋 校

🔴 基础知识

■ 概述

- 电除颤:用于心脏停搏时胸壁或直接心内除颤,以恢复心脏协调节律和自主循环。
- 电除颤最初在 1933 年由霍普金斯大学一组研究人员报道。一家美国用电公司为其提供资助,因为给家庭重新铺电路的员工死亡率增加,这项工作由同一团队继续,并发展出胸外心脏按压,并发表于 1960 年。

■ 生理

- 成功除颤必须有足量的电流流过心脏:$I=V/R$,其中 I 为电流,V 为电压,R 为电阻。因此,对于应用相同的电压(V),流经患者的电流(I)根据经胸阻抗(R)不同而不同。
- 经胸阻抗(70～80 Ω)影响因素:
  - 电极表面积:成人用直径 8～12 cm 的电极。大电极片产生较小的经胸阻抗。
  - 电极压力:按美国心脏协会指南,一个 8 kg 的力量作用于电极片产生经胸阻抗的最少。
  - 体型和胸腔的组织属性,肌肉、皮下脂肪和皮肤增加经胸阻抗。为了进一步降低经胸阻抗,应使用如凝胶垫或电极糊等导电材料。
- 应用的能量(能量＝功率×时间)与电流之间无直接关系。
- 除颤的理论机制:
  - 临界质量理论(原始):电流传递到一个临界质量的心肌可使心肌发生顿抑,从而使肌肉无法兴奋性收缩。这个会使心室纤颤的不规则波形消失,继而心脏重新建立正常的兴奋性。除颤电极周围的组织产生虚拟电极,使周围心脏组织超极化或去极化。
  - 脆弱性理论(新):电除颤以超过刺激上限时间的刺激同时去极化完全兴奋细胞和相对不应期细胞。
- 除颤波形:
  - 单相除颤器提供同一方向的电流1个(极性)。
  - 双向除颤器提供 2 个方向的电流。电流在第一阶段沿一个方向流动,在二期沿相反方向。因此,用较低的能量水平即可以同或更高的成功率除颤。

- 没有具体波形被认为与更高的自主循环回复率或出院后生存率相关。
- 所有新除颤器提供双向电流，但目前临床应用中单相电流仍被接受和使用。

■ 解剖

- 生理心脏兴奋始于窦房结。它穿过心房组织到房室结，然后通过 His 束（希氏束），束支至浦肯野纤维最终到达心肌。
- 心室颤动（心室纤维性颤动）是一种混乱电活动导致心肌的收缩不协调状态，使其收缩无效。

■ 病因/病理生理

心脏停搏是世界各地导致死亡的主要原因之一。

- 在美国和加拿大，每年约 350 000 的人发生心脏停搏，并需要复苏（一半的病例发生在医院）。
- 据估计住院患者心脏停搏的发生率为 (3～6)/1 000。
- 从室颤到除颤过程中，随着时间（分钟）流逝，如果没有行心肺复苏术，心室纤颤后存活率降低 7%～10%；如果行心肺复苏术，则存活率降低 3%～4%。
- 除颤是治疗心室纤维性颤动唯一有效的方法，为取得良好的神经预后，应在突发性心脏停搏 10 min 内完成（院内＜3 min）。

■ 围手术期相关

- 外（经胸）除颤：
- 初始能量水平：双向除颤时，按照制造商的建议。

如果这些不易达到，用双相除颤治疗心室纤维性颤动或无脉性室心动过速（vtach）时，一开始用 150～200 J 是合理的，在随后的电击中可增加至 360 J，或继续维持初始能量。单相除颤器推荐初始和所有后续电击都使用 360 J。
- 非同步电击是指与 QRS 波群不同步的电击。

由于在心室纤维性颤动或无脉性室速中没有规律电活动，通常需要选择非同步电击。非同步电击也是治疗心脏骤停的一个重要组成部分。
- 凝胶垫和导电糊：
  ○ 为减少经胸阻抗，应使用凝胶垫或电极糊（美国指南），如不延误胸外按压或电击，应胸部备皮，紧密将电极按压于胸部（8 kg）。
  ○ 可以放在以下位置：前外侧（默认位置）、前后、前左肩胛下或前右肩胛下的位置。在心室纤维性颤动或无脉性室速患者中，没有关于直接比较电极定位对除颤成功的影响的研究。因此，决定电极位置时，优先考虑通过患者心脏的位置。在成人，推荐前外侧放置，而在儿童中为使电极片不重叠，常用前后位置。
  ○ 带有植入式除颤器（ICD）患者，电极片应放在距离设备至少 8 cm 的前后或前外侧位置。
  ○ 不要直接将电极直接置于透皮贴膜上，这可能会阻碍能量传递和引起皮肤烧伤。
- 儿科：
  ○ 能量水平应该始于 2 J/kg，逐渐增加到 10 J/kg（不能增加至成人最大剂量）。
  ○ 1～8 岁的儿童，应使用儿童电极。
  ○ 电极片上作用力应为 5 公斤力，可位于以下位置：前尖、前后或顶后位。
- 经静脉临时除颤可作为患者接受电生理治疗时一种替代的方法。
- ICD 通常在胸部左锁骨肌肉下植入，以 40 J 的能量通过嵌入右心室的内部起搏导线进行除颤（每次检测心室纤颤/无脉室速，最多除颤 8 次）。

■ 公式

- $I = V/R$。
- I = 电流，V = 电压，R = 电阻。
- 能量＝功率×时间。

■ 图/表

- 2 010 ACLS 心室纤颤或心脏无脉性室速的指南：
- 激活应急系统。
- 启动心肺复苏术，氧气吸入，连接监控/除颤器。
- 确诊心室纤颤或无脉性室速，行电除颤。
- 继续心肺复苏术 2 min，并建立静脉/骨内通路。
- 检查节律：如果可电击，行除颤；否则行 ACLS 通路治疗停搏/PEA，或心脏停搏后护理。
- 继续心肺复苏术 2 min，每 3～5 min 后给予肾上腺素，考虑建立高级气道和监测二氧化碳波形。
- 检查节律：如果可电击，行除颤；否则进行 ACLS 通路治疗停搏/PEA，或心脏停搏后护理。
- 继续心肺复苏术 2 min，给予胺碘酮和治疗可逆性病因。
- 重复检查节律。
- 发生心脏停搏，立即行心肺复苏术后 1 次电击优于 3 个叠加的电击。欧洲指南允许心脏手术后早期在心导管室或当患者已准备除颤仪，心脏停搏发生时考虑进行 3 个叠加的电击。

😀 临床要点

- 体外除颤时，避免氧气丰富环境，这可能导致火灾风险增加（移除除颤区域供氧，如面罩和鼻导管，但保留连接到呼吸机的气管导管）。
- 自动体外除颤器（AED）使用简易，其计算机设备以语音和文字提示救援人员和医疗保健专业人士为心室纤颤和无脉性室速进行安全除颤。体外自动除颤仪自动分析表面心电信号及按患者病情推荐电击。在公共场所（机场、赌场、体育设施），体外自动除颤仪与 CPR 联合使用，这使公共场所中的心脏停搏后幸存者数量翻番。

电视辅助胸腔镜手术 Video-Assisted Thoracoscopic Surgery

Jagtar Singh Heir, DO　方铮 译 / 顾卫东 校

基础知识

■ 概述

- 电视辅助胸腔镜手术（video-assisted thoracoscopic surgery, VATS）是由 Jacobeus 于 1910 年首次描述的一种微创技术，但直到 20 世纪 90 年代早期才开始得到广泛应用。

- VATS 最初被用于治疗结核引起的胸腔积液，但现在的应用领域已更为广泛：
- 用于诊断：胸膜疾病的评估（结核）；对肺癌、食管癌、纵隔恶性肿瘤和其他癌症进行

分期;实质性疾病的诊断以及心包活检。

– 用于治疗:胸膜剥脱术;脓胸切除术;肺切除术(楔形切除、肺叶切除术、双肺叶切除术、全肺切除术);心包开窗;食管癌手术(迷走神经切断术、抗反流术、微创食管癌切除术);交感神经节切除术;冠状动脉和瓣膜疾病手术。

• 胸腔内二氧化碳充气使肺萎陷。置入胸腔镜,所获图像传输到显示屏。根据手术操作需要(活检、切除、烧灼等)置入其他手术器械(类似于腹腔镜手术的器械)。手术结束时,行肺复张,可经一个切口放置胸管,缝合其余切口。

• 相比开胸术,VATS 的优点(仍缺乏随机对照试验支持):

– 微创。

– 美观(切开小,保护肌肉)。

– 减轻疼痛。

– 缩短住院时间。

– 改善肺功能。

– 降低费用。

体位

侧卧位,常需配合使用胸垫和腋下垫。

切口

2~5 个小切口,用于置入胸腔镜器械。

手术时间

1.5~3 h。

术中预计失血量

通常较少;但手术部位附近如有大血管结构,可能会有大出血。

住院时间

2~3 天。

特殊手术器械

• 胸腔镜。

• 显示器。

• 双腔管(double lumen tube, DLT)或支气管阻塞导管(bronchial blocker, BB)。

• 具备转开胸术的能力。

• 术后胸管。

流行病学

患病率

取决于不同的医疗机构,包含 VATS 的手术占所有胸科手术的 60%~80%。

发病情况

• 大血管损伤的可能(肺动脉或肺静脉、上腔静脉、主动脉)。

• 心房颤动:10%。

• 漏气:7.2%。

• 肺炎:2%。

• 呼吸衰竭。

• 心律失常,特别是心房颤动。

• 中转开胸术。

死亡率

择期手术的死亡率<1%。

▮ 麻醉目标/指导原则

• 需了解单肺通气(one lung ventilation, OLV)的生理及如何管理。

• 需做好出血和中转开放手术的准备。

• 小心放置体位,放置衬垫可降低神经损伤的发生率。

• 肺部疾病患者可能因夹板固定和疼痛而出现呼吸功能失代偿。充分的术后镇痛可减少其发生。

℞ 术前评估

▮ 症状

• 常无症状,常在检查时意外发现病变。

• 呼吸系统的主诉包括有痰或无痰性咳嗽、呼吸困难、气喘和咯血。

病史

• 呼吸系统或胸内基础性病变。

• 仔细评估其他共存疾病(如冠心病、COPD)。

体格检查

• 气喘、湿啰音、干啰音、呼吸急促。

• 反复上呼吸道感染。

▮ 用药史

• 支气管扩张药物。

• 化疗药物。

• 治疗合并症的药物。

▮ 诊断检查与说明

• 电解质、肌酐、全血细胞计数、凝血功能检查(PT、PTT、INR)。

• 肺功能检查(pulmonary function tests, PFT)和动脉血气(arterial blood gases, ABG)可能有助于判断预后。

• 如怀疑有气道梗阻、病变较大或侵犯血管,行 CT 扫描。

• X 线胸片联合 CT 检查有助于发现造成双腔插管困难的气道梗阻。

治疗

▮ 术前准备

术前用药

• 抗心律失常药物:围手术期可开始或继续

使用 β 受体阻滞剂、钙通道阻滞剂、胺碘酮、氟卡尼,鱼油。

• 伴随的器官功能障碍:常取决于年龄段,合并胸部疾病的老年患者发生冠心病、周围血管病和 COPD 的风险增加。

• 支气管扩张剂(喷剂或雾化剂)、类固醇激素。

• 预防深静脉血栓(deep venous thrombosis, DVT)。

• 血型筛查,交叉配型。

知情同意的特殊情况

• 输血同意,因为可能需要输血。

• 中转开放手术的可能。

• 术后保留气管插管的可能。

• 可能需放置硬膜外导管或肋间神经阻滞。

▮ 术中监护

麻醉选择

• 绝大多数的手术操作采用双腔气管插管全身麻醉。

• 简单的诊断性手术或胸腔引流手术可行局麻结合镇静药物。但自主呼吸会使操作较为困难。

• 可考虑在 T_7~T_8 或更高节段放置硬膜外导管。

监护

• ASA 标准监护。

• 放置动脉导管有助于严密监测血流动力学及抽血化验(血细胞比容、动脉血气)。短时间手术或较健康患者(ASA Ⅰ级和Ⅱ级)可能不需要动脉置管。

• 2 根粗静脉留置针,以备万一需要快速复苏或中转开胸术。

麻醉诱导/气道管理

• 由于许多患者有冠心病、周围血管疾病和高血压,建议采用可控的慢诱导。

• 双腔气管导管是实现肺隔离最好的方法,但对于插双腔气管导管有困难的患者,可能需要使用支气管阻塞导管。放置支气管阻塞导管对于困难气管插管患者更容易,但支气管阻塞导管容易移位(特别在右侧),并且手术侧肺无法进行间断吸引和实施持续气道正压(continuous positive airway pressure, CPAP)。

维持

• 关于胸外科手术采用吸入麻醉药还是全静脉麻醉(total intravenous anesthesia, TIVA)仍存在争论。最近的荟萃分析未能证明何种方法更有优势。TIVA 的支持者认为,采用静脉麻醉药可避免吸入麻醉药引起的缺氧性肺血管收缩。与之相反,吸入麻醉的支持者则认为,吸入麻醉药可降低炎症介质的释放,并具有扩张支气管的作用。

• 通气

- 设置:FiO_2 1.0。小潮气量(tidal volumes, TVs)5~7 ml/kg,以减少呼吸机诱发的肺泡损伤。

- 缺氧:虽然 CPAP 可减少非依赖侧肺内的"分流",改善氧合,但也会干扰手术视野,影响手术操作。依赖侧肺可使用呼气末正压(positive end expiratory pressure, PEEP)通气。间断膨胀非依赖侧肺由于会阻碍 VATS 的手术进程,实施的可能性不大。

• 硬膜外输注:术中何时开始硬膜外输注取决于实际的操作人员,可以在完成止血后,也可以在缝合切口时。术中可给予低浓度的局麻药或大剂量的阿片类药物,需权衡失血后交感神经阻滞带来的风险和减少麻醉药用量的益处。

• 容量限制是争论的焦点。研究表明,高龄、吸烟史、肺组织切除、充血性心力衰竭史和(或)潮气量超过 10~12 ml/kg 是更重要的影响因素。有些人主张采用无创心排量监测或 TEE(高危患者)进行目标导向的液体管理。

拔管/苏醒

• 采用标准流程。

• 肺部疾病患者,可抽取动脉血气以帮助评估能否拔管。

• 避免咳嗽和呛咳,以减少气管或肺血管吻合口损伤的发生率。

术后监护

■ **床旁护理**

• 对复杂手术患者可使用远程监测。

• 行小手术或诊断性操作的患者可考虑常规康复护理。

■ **镇痛**

• 疼痛通常较轻,但呼吸困难和内脏不适常使疼痛评分难以预测。

• 对于存在慢性疼痛问题或有可能中转开放手术的患者,术前可放置硬膜外导管(T_8 水平或更高节段)。有些医疗机构现在采用椎旁阻滞替代硬膜外阻滞,但椎旁阻滞有发生血管损伤和气胸的风险。

• 肋间神经阻滞。

• 使用镇痛泵沿着手术切口部位持续输注局麻药。

• 酮咯酸(30 mg)等非甾体抗炎药或口服阿

片类药物。全身麻醉药物可能会损害呼吸系统功能(病态肥胖、阻塞性睡眠呼吸暂停)。

• 约 1/3 的患者会抱怨同侧肩部疼痛。如果不希望使用阿片类药物,可选择肩胛上神经阻滞。

■ **并发症**

• 最可怕的并发症是术中发生张力性气胸(可能未放置胸管),可有多种临床表现,可导致气管移位,随后突然出现心脏功能衰竭。

• 肺组织损伤导致漏气。

• 胸内气管结构损伤可导致出血。

• 脓胸、肺或切口部位感染、肺炎。

• 肺水肿、术后发热、白细胞增多和少量胸膜渗出相对常见。

• 病态肥胖、癌症、外周血管疾病或长时间手术的患者可能发生深静脉血栓(deep venous thrombosis, DVT)。

临床要点

　　如果出现大出血,外科医师将不得不中转开放手术,此时需要积极准备复苏。由于手术视野不佳及中转开放需要时间,因此中转开放手术具有一定的挑战性。

电休克治疗 Electroconvulsive Therapy

Stephen M. McHugh, MD • Li Meng, MD, MPH　赵延华 译 / 林雨轩 校

基础知识

■ **概述**

一般情况

• 电休克治疗(ECT)是将电刺激经过皮肤传导到患者的大脑,以产生全身癫痫发作。该方法最初是在 20 世纪 30 年代发展起来的,用于治疗精神分裂症,20 世纪 60 年代以前都是在非麻醉状态下操作的。

• 目前的适应证包括重度抑郁症、双相情感障碍和精神分裂症某些亚型。

• 治疗的典型过程包括每周 2~3 个疗程,持续 3~4 周,然后每周或每月维持治疗。

• 导联通常放置在两侧颞部或单放置在右侧。精神病学家实施电休克疗法后,应同时监测中枢和外周神经系统。

• 在电休克治疗中,希望对中枢神经系统

(CNS)产生影响。脑电图监测通常显示,在潜伏期(2~3 s)后有强直期(10~12 s),然后是阵挛期(30~50 s)。癫痫发作时间至少 25 s 被认为是治疗有效的必要条件。在第一个疗程中通常需要不断上调电刺激以确定引发预期癫痫发作时间的刺激强度。

• 在电休克治疗中,对外周神经系统的作用是"副作用",应该对其进行监测并尽量降低这"副作用",以避免对患者造成损伤。对外周神经系统的影响包括自主神经系统放电以及不受控制的运动活动。

- 自主神经系统:对大脑进行电刺激会引起副交感神经放电增加(在时间上与强直期一致,持续 10~15 s),然后引起交感神经放电增加(与阵挛期的开始时间一致,但是会持续 5~7 min)。

• 禁忌证包括:

- 绝对禁忌证:嗜铬细胞瘤。

- 相对禁忌证:过去 3 个月内发生心肌梗死(MI)或脑血管意外(CVA)、颅内肿瘤、颅内压(ICP)升高(ECT 可显著增加脑血流量)、心脏传到异常、大动脉/脑动脉瘤、高危妊娠。

体位

• 仰卧位。

• 对于妊娠中期和晚期的孕妇均应采取使子宫左偏的体位。

切口

无。

手术时间

少于 20 min。

术中预计出血量

无。

住院时间

少于 1 天。

特殊手术器械

- 引起惊厥发作的电导线。
- 脑电图(EEG)。
- 肌电图(EMG)。
- 第二个血压袖带或止血带。

▪ 流行病学

发病率

- 每年有1 400万美国人被诊断为抑郁症。
- 每年需要进行大约40万次ECT治疗。

患病率

- 一生中发生重度抑郁的风险是17%。
- 药物治疗无效的情况见于高达50%的抑郁症患者。

发病情况

牙齿损伤是最常见的并发症。

死亡率

在10 000次治疗中出现4例死亡,其中67%与心脏事件有关。

▪ 麻醉目标/指导原则

- 对于短时间的手术过程,需要快速意识丧失和恢复,通常是在手术室以外进行ECT治疗。
- 呼吸道的管理通常是用无创方法,使用气囊-面罩装置(加压给氧气囊,Jackson回路)。
- 事先预计并且预防外周系统不利影响包括血流动力学改变和可能发生的咬伤或肢体受伤。
- 避免使用会提高癫痫阈值或缩短其持续时间的药物,大多数麻醉药对癫痫发作阈值有影响。

℞ 术前评估

▪ 症状

抑郁、躁狂、精神错乱和紧张性抑郁障碍。

病史

- 精神疾病包括重度抑郁、双相情感障碍和精神分裂症。
- 关注心血管和神经系统病史,以确定患者是否存在ECT治疗的相对禁忌证,以及发生副作用的风险是否增加。

体格检查

- 仔细检查气道来评估通气和插管的可行性条件。
- 牙齿检查应该记录所有已有的损伤并且与患者进行确认。
- 关注病史所提示的心血管和神经系统检查。

▪ 用药史

- 抗抑郁药有单胺氧化酶抑制剂(MAOIs)、三环类抗抑郁药(TCAs)、5-羟色胺再摄取抑制剂(SSRIs)、5-羟色胺和去甲肾上腺素再摄取抑制剂(SNRIs)、非典型抗抑郁药。直接作用的拟交感神经药对于正在服用三环类抗抑郁药(TCAs)的患者可能会扩大其药效。
- ECT前3天停用锂剂,因为它能干扰神经肌肉阻断药物、巴比妥类和苯二氮䓬类药物的作用。
- 抗精神病药物。
- 抗高血压药应该继续服用,避免治疗过程中出现极端高血压事件。
- 电休克治疗当天早晨应停用抗癫痫药物。

▪ 诊断检查与说明

- 心电图检查以筛查相对禁忌证包括心律失常和心肌缺血。
- 如果病史或检查提示有肺部疾病,会影响治疗期间的通气,需要进行胸部X线检查。
- 如果关注颅内肿瘤的可能性,行平扫头部CT检查。
- 如果患者有糖尿病(DM)需要胰岛素治疗,应监测血糖。
- 如果患者存在肾衰竭、正在服用保钾利尿剂或有其他引起高血钾的风险,应监测血钾水平。

▪ 伴随的器官功能障碍

- 应特别注意心脏和神经系统合并症。
- 有报道指出电休克治疗(ECT)会将心房颤动转变为窦性节律。由于这个原因,拟行ECT的所有心房颤动患者应在治疗前充分抗凝至少3周。
- 妊娠不是ECT的禁忌证,而且认为在妊娠三个阶段均是安全的。

⚙ 治疗

▪ 术前准备

术前用药

- 格隆溴铵(0.2 mg,静脉注射)可以减少分泌物并且降低心动过缓的风险。
- 苯二氮䓬类药物应避免使用,因为会提高癫痫发作阈值。
- 对于吸入性肺炎风险增加的患者,考虑使用H_2受体阻滞剂、非颗粒抗酸药和促进胃肠动力的药物。

- 对于既往ECT治疗后出现头痛或肌痛的患者,可预防性给予酮咯酸、口服的非甾体抗炎药(NSAIDs)。
- 偶可静脉注射咖啡因,延长癫痫发作持续时间。

知情同意的特殊情况

- 告知患者治疗后出现健忘、头痛、肌痛及牙齿损伤的可能性。
- 有严重精神疾病的患者可能无法自己签署知情同意。

抗生素/常见病原体

不需要使用抗生素。

▪ 术中监护

麻醉选择

- 最普遍的是全身麻醉,用静脉诱导药、琥珀胆碱和面罩通气。
- "黄金标准"的诱导药物仍被认为是美索比妥(0.75～1.0 mg/kg),因为其对癫痫发作阈值的影响很小,而且药物作用时间短。但是,该药物紧缺并且不易获得,经常必须要使用其他药物。
- 与美索比妥相比,丙泊酚(0.75 mg/kg)会减少高血压的发生,但对癫痫发作的影响相同。
- 硫喷妥钠、依托咪酯和氯胺酮也已成功使用。
- 瑞芬太尼(1 μg/kg)可以减少静脉诱导药物需要的剂量,增加足够的癫痫发作持续时间的可能性。
- 对于急性间歇性卟啉病患者,避免使用巴比妥类药物。
- 七氟烷面罩诱导已成功应用于开放静脉通路困难的患者,但是这可能会延长诱导和苏醒时间。

监测

- 标准ASA监测。
- 通常需要在未开放静脉通路的手臂或下肢放置第二个血压袖带(或止血带),在麻醉诱导前充气使其超过收缩压。这种技术可以防止其远端的神经肌肉被阻滞,可以用来观察癫痫发作时运动的持续时间。
- BIS监测可用于预测癫痫发作持续时间。
- 癫痫活动可能被误认为是心律失常,因此在电休克治疗(ECT)前必须停用植入式除颤器(ICD),并且准备一台备用的除颤仪。ECJ前起搏器应该设定为固定频率(按需模式)进行起搏。

麻醉诱导/气道管理

- 预给氧后进行标准的静脉诱导。
- 面罩通气,按需使用经口或经鼻通气道,可以进行过度通气,用来降低癫痫发作阈值。

- 使用牙垫或护口器避免癫痫发作期间牙齿受损。

- 诱导后给予琥珀胆碱(1 mg/kg)。如果去极化肌松药禁忌使用,应该使用非去极化神经肌肉阻断药。这可能导致诱导过程时间延长。避免琥珀胆碱过量,防止患者恢复意识后仍有持续的肌肉麻痹。

- 对于有气道梗阻、困难面罩通气风险的患者可能需要插管。对于误吸风险增加的患者,应进行环状软骨压迫下快速顺序诱导插管。

- 一整套的紧急气道设备必须始终可用。

维持

- 副交感神经放电最先发生,可表现为心动过缓或心搏骤停。抗胆碱药物进行治疗可能是合适的。

- 随后交感神经放电,通常表现为高血压和心动过速,也有可能出现室性心动过速。这些情况通常很短暂,随癫痫发作的终止而停止,但是可能需要使用短效药物如艾司洛尔、拉贝洛尔、硝酸甘油或尼卡地平。

> **警告**
>
> 服用单胺氧化酶抑制剂(MAOIs)的患者发生低血压时,不应使用拟交感药物(如麻黄碱)进行治疗。

拔管/苏醒

如果使用了非去极化神经肌肉阻断药,应进行拮抗。

🔆 术后监护

■ 床旁护理

- 标准的 PACU 床位。
- AICDs 必须重新激活,重新设定心脏起搏器。

■ 镇痛

静脉注射(IV)或口服(PO)非甾体抗炎药(NSAIDs)或对乙酰氨基酚治疗头痛和肌痛。

■ 并发症

- 顺行性和逆行性遗忘通常仅限于围手术期短时间内的记忆。
- 术后谵妄。
- 直接刺激咬肌引发的牙齿损伤。
- 癫痫发作时因神经肌肉阻滞不充分而导致的骨折。

■ 预后

- ECT 比药物治疗更能有效缓解抑郁症,研究显示其反应率为 90%。
- 通常需要维护疗程,可以逐渐增加时间间隔。

- 3~5 个疗程后临床改善通常是显而易见的。

🔵 疾病编码

ICD9

- 295.90 未指明的精神分裂症。
- 296.20 重度抑郁情感障碍,单次发作,未指明的。
- 296.80 双相情感障碍,非特指。

ICD10

- F20.9 精神分裂症,非特指。
- F31.9 双相情感障碍,非特指。
- F32.9 重度抑郁症,单次发作,非特指。

❓ 临床要点

- 患者对电休克治疗(ECT)的反应与后续疗程相似,因此准确记录 ECT 中的患者反应至关重要。再次 ECT 前应该查看以前的记录,了解药物使用情况和患者对 ECT 的反应。

- 在首次 ECT 疗程中通常需要进行多次电刺激来确定癫痫发作阈值,这会增加副交感系统介导不良反应(如心动过缓和心搏停止)发生的可能性。

淀粉样变性 Amyloidosis

Ahmed Fikry Attaallah, MD, PHD 王苑 孙佳昕 译 / 王祥瑞 校

🪨 基础知识

■ 概述

- 淀粉样变性是进行性结缔组织病,由淀粉样蛋白沉积引起的。

- 可以涉及多个全身系统,但有时只有一个系统受影响。引起器官变化的因素还未知。

■ 流行病学

发病率

新病例:每年每 100 万人群中有 8 人患病。

患病率

- 95% 的病例患者年龄>40 岁。
- 66% 的患者为男性。
- 15%~20% 的原发性淀粉样变性患者合

并多发性骨髓瘤。

发病情况

病变累及范围和器官功能障碍的程度因人而异。

死亡率

- 原发性淀粉样变性的平均生存年龄是 12 个月。

- 多发性骨髓瘤相关的淀粉样变发病迅速,预期寿命<6 个月。

- 对于继发性淀粉样变,药物或者手术治疗病因可以减缓或者阻止疾病的发展。

- 家族性淀粉样变的寿命为 7~15 年。

■ 病因/危险因素

- 淀粉样变家族史。
- 年龄增长。
- 长期感染或者慢性炎症性疾病。

- 肾病需要血液透析。

■ 病理生理

- 淀粉样变描述为蛋白质二级结构改变导致聚集和不溶解结构形成。可能由前提基因遗传性突变或者浆细胞恶变,淀粉样沉积在细胞外间隙导致器官衰竭和最终死亡。

- 浆细胞位于骨髓,作为免疫系统的一部分产生抗体。在异常巨噬细胞酶的作用下,浆细胞产生小拉姆达(λ)或者卡帕(κ)片段,最后形成不溶的淀粉样纤维。

■ 麻醉目标/指导原则

- 评估多器官受累的严重程度和各系统疾病的进展。

- 麻醉计划应当关注监测和防止血流动力学的不稳定。

• 高度警惕困难气道的可能性,防止围手术期气道损伤。

• 钙通道阻滞剂对心脏淀粉样变是禁忌,造成甚至加重缓慢性心律失常。阿托品无用甚至加重家族性淀粉样变患者的心动过缓。

• 使用应激量激素治疗慢性患者。

术前评估

■ 症状

• 神经系统:手足麻木,视觉改变,老年痴呆。

• 心脏:运动耐量降低,不规则心跳,晕厥(猝死的前兆)。

• 呼吸:声音嘶哑,呼吸困难,咯血。

• 肾脏:尿浑浊,多尿(早期),或者少尿(晚期)。

• 消化:吞咽困难,舌肿胀,口干,便秘或腹泻,呕血,黑便,出血,泛酸。

病史

• 淀粉样变家族史。

• 初发症状诊断。

• 合并慢性疾病。

• 肾衰竭、血液透析。

体格检查

• 神经系统:外周神经病变、自主神经病变(直立性低血压)、视野缺损。

• 心脏:限制性心肌病的体征、充血性心力衰竭、心脏扩大、心律失常。

• 呼吸:喘鸣、哮鸣。

• 肾脏:肾病综合征、肾衰竭迹象。

• 消化:巨舌症、出血、肝大和脾大、肠梗阻、营养不良和脱水。

• 皮肤:蜡样丘疹或者斑疹。

■ 治疗史

• 局部放疗目的在于破坏局部浆细胞的聚集。

• 干细胞移植。

• 手术治疗:

- 器官移植(肝、肾、心脏或者肺)。

- 腕管综合征。

- 经皮骨水泥形成术。

- 切除淀粉样变引起的组织(如呼吸、消化道或者泌尿道)出血。

• 支持治疗:

- 肾脏:血液透析或者腹膜透析。

- 心脏:起搏器。

■ 用药史

• 左旋溶肉瘤素和泼尼松为标准治疗方案。

• 多柔比星(阿霉素)蒽环抗生素类似物,4′-碘化-4′-脱氧阿霉素,可以溶解淀粉样纤维。

• 来那度胺,沙利度胺的衍生物,是在一些患者取得成功的免疫调节剂。

• 并发多发性骨髓瘤的患者可以使用长春新碱、卡莫西汀(卡氮芥)、地塞米松和环磷酰胺。

• 蛋白酶体抑制剂:硼替佐米可用于复发性、难治性骨髓瘤。

■ 诊断检查与说明

• 血液和尿液检查不能诊断淀粉样变,但是可以辅助监测器官功能不全和疾病的进展:

- 血清和尿蛋白质电泳分析。

- 受损的肾功能检查。

- 受损的肝功能检查。

• 血液和凝血指标:贫血、纤溶亢进、凝血物质缺乏。

• 病理诊断:

- 皮下脂肪抽吸:免疫学染色或者纤维蛋白序列分析足以诊断。

- 特异性器官活检:对受累器官进行穿刺活检,确保器官功能不全与淀粉样沉积的因果关系。

- 骨髓检查。

• 疾病传播范围检查:

- X线胸片。

- 颅骨、骨盆和整个脊柱的骨显像(骨骼检查)。

- CT 扫描。

- MRI。

- 淀粉样变沉积的放射免疫学检查(SAP 成分显像或者碘标记的五边形扫描):通过碘 I^{123} 标记的蛋白质结合与淀粉样沉淀的无创性定量显影法。

- 心脏影响:心电图表现为低电压的 QRS 波、传导性心律失常和心动过缓。超声心动图表明双心室壁增厚、心肌超声密度增加、限制性充盈和舒张功能不全、瓣膜增厚和心肌收缩力下降。

■ 伴随的器官功能障碍

• 继发性淀粉样变的差异性根据慢性感染或者炎性疾病的性质不同。

• 淀粉样沉积常常影响:

- 心血管系统:心肌、传导系统、心脏瓣膜。

- 呼吸系统:上气道或者下气道(喉部高发)和肺(弥漫性浸润或者肿瘤样肿块)。

- 泌尿系统:肾、膀胱。

- 消化系统:胃肠道、肝、脾。

- 中枢和外周神经系统。

■ 延迟手术情况

• 纠正电解质异常。

• 纠正贫血和凝血功能。

• 管理心脏心律失常,包括放置临时或者永久起搏器。

■ 分型

• 原发性淀粉样变(AL 型):最常见,没有已经存在或者共存的疾病。

• 继发性淀粉样变(AA 型):合并慢性感染或者炎性疾病。

• 淀粉样变伴多发性骨髓瘤(AL 型)。

• 家族性淀粉样变(AF 型)。

• 局部淀粉样变(AE 型):局限于单个器官。

• 老年型(AS 型):阿尔兹海默病。

• 血液透析-相关淀粉样变(AH 型)。

治疗

■ 术前准备

术前用药

• 使用镇静剂时得非常谨慎,患者俯卧位易发生气道梗阻,特别是巨舌症的患者。

• 最好备用起搏器。

知情同意的特殊情况

应当申明末期淀粉样变合并严重的器官功能障碍处于围手术期高风险、随时待命的状态。

■ 术中监护

麻醉选择

• 考虑使用区域阻滞或者神经阻滞以避免气道操作,患者舌、喉和气道激惹会导致梗阻、出血或者插管困难的可能。

• 另一方面,患者有外周神经病变或者凝血功能障碍的,区域阻滞是相对禁忌证。

监测

• 直流除颤仪和急救药物应当准备好,用于治疗心律失常和可能的血流动力学不稳定。

• 有创的监测(动脉置管、中心静脉导管和肺动脉导管)和经食管超声(TEE)应当根据具体情况确定。

麻醉诱导/气道管理

• 由于存在心脏疾病和蛋白质结合降低,调整诱导药物剂量时避免显著的低血压。

• 患者可能有未确诊的声门上(舌、咽、喉)淀粉样蛋白沉积,气管内导管、鼻导管和口咽通气道盲插不被推荐,因为其会造成气道大出血。

- 进行纤维支气管镜检查(在诱导前或后)或者轻柔的直接喉镜检查以确定插管的可行性。如果广泛病变存在,清醒气管插管很有必要。
- 如果计划切除声门上组织,使用小号的钢丝气管导管或者激光导管。
- 对于自主神经病变引起的胃肠道梗阻或者胃排空延迟的患者实施快速顺序诱导。
- 如果患者无呼吸道出血的风险,可以使用喉罩(LMA)进行气道通气。

维持

- 受损的肝脏和肾脏功能影响药物代谢和清除。
- 保证合适的水化,避免静脉超负荷(有限的心脏和肾脏储备)。
- 小心体位防止神经损伤和皮肤破裂。

拔管/苏醒

- 患者进行上呼吸道或者气管支气管病灶切除时需要评估水肿或者出血的可能性,需要术后维持镇静和插管。
- 避免过度的咳嗽和紧张,防止皮疹和瘀斑。

术后监护

▪ **床旁护理**

- 患者有气道风险或者淀粉样变末期需要手术,需要 ICU 床位和维持术后气管导管内通气。
- 如果植入性除颤仪程序性关闭,使用时确保它被打开。

▪ **并发症**

- 声门下淀粉样沉积导致气管支气管树狭窄或者出血,通气困难或者不可能。治疗方案包括氦-氧混合、射频喷气、经股动脉紧急心肺转流(术前置放导引钢丝)。
- 低血压可以通过正性肌力药和升压药来治疗。

- 大出血可以输血和纠正凝血功能障碍。
- 心动过缓和传导异常可以使用异丙肾上腺素和心脏起搏治疗。

疾病编码

ICD9

- 277.30 淀粉样变,非特异性。
- 277.39 其他淀粉样变。

ICD10

- E85.3 继发性系统淀粉样变。
- E85.9 淀粉样变,非特异性。

临床要点

- 麻醉实施者应当警惕淀粉样变引起的多器官病变以及患者不同的病情严重程度。麻醉计划应当根据病情实施,要考虑到并发症的存在。
- 威胁生命的情况包括难以预料的气道困难和治疗无效的血流动力学不稳定。

动脉导管未闭 Patent Ductus Arteriosus

Kimberly Howard-Quijano, MD · Swati Patel, MD 郁庆 译 / 张晓庆 校

 基础知识

▪ **概述**

- 在胎儿时期,动脉导管是连接主动脉与肺动脉之间的一根管道,为胎儿循环的重要通路,将血液从肺动脉(PA)分流至降主动脉从而减少肺血流量和增加胎盘灌注。
- 动脉导管在出生 15 h 功能性闭合,在 2～3 周后永久性闭合。这种自然闭合是因为氧浓度增加,循环胎盘前列腺素降低。
- 持续性动脉导管未闭(PDA)是出生后动脉导管未能闭合,可导致从主动脉到主肺动脉病理性左向右分流。

▪ **流行病学**

发病率

- 足月婴儿:每 2 500 活产婴儿中有 1 例。
- 早产儿:每 100 活产婴儿中有 33 例。
- 每年自发关闭:0.6%。

患病率

全国出生缺陷预防网络提出了一个范围:每 10 000 活产婴儿中有 8～99 例。

发病情况

早产儿 PDA 与支气管肺发育不良(BPD)、慢性肺疾病(CLD)、心肌功能障碍、充血性心力衰竭(CHF)、肾前性氮质血症、坏死性小肠结肠炎和脑出血等相关。

死亡率

未经处理的 PDA 有 1/3 在 30 岁前死亡。有 2/3 在 60 岁前死亡。

▪ **病因/危险因素**

- 早产儿比较常见。
- 男女比例为 1:3。
- 常存在于复杂的先天性心脏缺陷中。在婴儿单心室姑息性干预前,它给体循环和肺循环之间提供了血流来源。
- 可以与染色体异常有关,如唐氏综合征。

▪ **病理生理**

- 出生后氧浓度的增加,胎盘前列腺素 PGE_2 和 PGI_2 减少,动脉导管闭合自发闭合。早产儿动脉导管已被证明有氧浓度的敏感性降低,前列腺素灵敏度增加,这可能

导致早产儿 PDA 发生率增加。

- PDA 导致在大动脉水平(主动脉肺动脉)左向右分流。分流的量取决于 PDA 的大小、肺循环和体循环阻力比值。
  - 肺血管阻力(PVR)与外周血管阻力(SVR)的比值,决定了分流的方向和流量。
  - PDA 的长度和直径也影响分流,短而宽的 PDA,具有最大流量。
- 一个大的 PDA 因左向右分流导致 PA 的血流量增加,从肺静脉-左心房回流增加、肺顺应性升高,如果不及时治疗,最终导致左心衰竭、充血性心力衰竭与 CLD。
  - 随着时间的推移,PVR 增加可以成为不可逆的,导致肺动脉高压和右心衰竭。
  - 如果 PVR>SVR 可以发生右到左分流,导致艾森门格综合征(发绀、红细胞增多症)。
- 由于血液在舒张期从主动脉反流的 PA,大 PDA 也导致主动脉舒张压降低。舒张期逆流可导致冠状动脉灌注减少和心肌缺血。
- CHF 合并心肌缺血和心脏的舒张期逆

流,可导致心输出量减少和全身低灌注,可能使婴儿有发生酸中毒、肾衰竭、坏死性小肠结肠炎的风险。

▪ 麻醉目标/指导原则

• 麻醉方法应考虑患者的临床状况、早产、出生体重、并存疾病和外科手术。
• 应特别注意保持足够的通气和心脏灌注。

Dx 术前评估

▪ 症状

• 不同大小的 PDA,其分流的严重程度、分流方向、范围均有不同。
• 呼吸急促,体重增加,喂养不耐受,疲劳,发绀,尿量减少。

病史

• 生育情况:妊娠或分娩并发症、早产和出生体重。
• 既往史:NICU 住院时间、肺部状态(有无插管、插管长度、BPD、CLD、最近胸部 X 线)、心血管疾病(其他先天性心脏畸形、最近心电图或超声心动图)、其他先天性异常和血液制品输血史。
• 既往手术麻醉史或气道并发症史。
• 先天性畸形或恶性高热家族史。
• 喂养史:生长发育迟缓,未能茁壮成长。
• 目前的临床状况:有无心肌缺血的证据,是否存在全身血流灌注不足或呼吸功能不全。适用时,呼吸机的设置和气管导管的大小、位置及患者通气相关问题,近期或当前是否需要离子交换、血管通路和有创监测。

体格检查

• 心动过速,呼吸急促。
• 胸骨左上缘持续性机械样杂音。
• 心尖搏动移位。
• 脉压增大,奇脉。
• 差异性发绀和 BP:前导管脉搏血氧饱和度和 BP 往往高于后导管测量。
• CHF 患者可能有全身性低灌注症状,包括减少外周脉冲、降低毛细血管再充盈、低血压或酸中毒。

▪ 治疗史

• 未能自然关闭的 PDA 一线治疗药物有环氧化酶(COX)抑制剂(如布洛芬或吲哚美辛)。
• 外科手术也可以通过开胸手术、胸腔镜手术或机器人辅助胸腔镜手术。
• 如果尺寸和形状适合,则可执行经导管封堵。

▪ 用药史

同上(COX 抑制剂)。

▪ 诊断检查与说明

• 动脉血气(ABG):可能会出现发绀、低氧血症、高碳酸血症或酸中毒。
• CBC:贫血、红细胞增多,可能有发绀。
• 综合代谢(CMP):代谢性酸中毒、肾前性氮质血症、低血糖或其他电解质异常。
• 胸部 X 线:心脏扩大,肺循环增加。
• 超声心动图:PDA、分流方向存在,容量超负荷、心肌功能或其他心脏异常。

▪ 伴随的器官功能障碍

• 肺:BPD、CLD、增加 PVR 和肺顺应性降低导致呼吸困难。
• 肾衰竭(肾前性氮质血症)。
• 坏死性小肠结肠炎。
• 脑出血。

▪ 延迟手术情况

• 喂养不良和通气困难的不稳定的早产儿往往需要促进 PDA 关闭,以阻止肺循环过多,改善喂养,增加体重和拔管。如果接受高频振荡通气或太不稳定,不适合转运,结扎术可以在 NICU 床边进行。
• 门诊准备接受择期手术的患者患急性疾病(上呼吸道感染伴发热或肺炎),可能需要推迟手术直至疾病得到解决。

▪ 分类

• 有症状或无症状。
• 分流的方向(左至右与左向右分流)。

治疗

▪ 术前准备

术前用药

患者术前用药(年龄通常大于 6 个月)可用咪达唑仑(0.05～0.1 mg/kg 静脉注射,或 0.5～1.0 mg/kg 口服)。

▪ 知情同意的特殊情况

早产儿和低出生体重儿麻醉的手术并发症以及术后保留气管插管的风险增加。

▪ 术中监护

麻醉选择

• 选择麻醉应取决于在手术时的临床情况、早产儿、出生体重、共存疾病和外科手术。全麻气管插管是必要的。
• 高位脊髓、硬膜外或骶管麻醉与全身麻醉复合可用于提供术后疼痛控制。

监测

• 标准 ASA 监测。
• 前导管和后导管脉搏血氧饱和度。
  - 前导管测量右上肢。
  - 后导管测量左上肢或下肢。
• 有创或无创性监测动脉血压可在前导管和后导管的位置,如果患者有充血或其他共同存在的条件考虑有创监测。
• 充血性心力衰竭或其他共存条件患者行中心静脉监测。

麻醉诱导/气道管理

• 对无静脉通路的病情稳定的患者,七氟烷吸入诱导是合适的。
• 严重或失代偿 CHF 患者,不能耐受吸入麻醉药对心脏的抑制作用,可以静脉滴注芬太尼、肌松药,依托咪酯比较合适。
• 在手术开始前,患者应该有足够的静脉通路和血液制品备用,以补充可能的术中出血量。
• 积极保护患者体温,加温输液和(或)给予血制品,避免体温过低。

维持

• 单纯七氟烷吸入麻醉适用于病情稳定的患者。
• 不稳定的心力衰竭患者或心肌功能下降可能不会耐受吸入维持。芬太尼和肌松药可以和小剂量七氟烷联合应用。
• 若主动脉和主肺动脉在不经意间连接,可见后导管脉搏血氧饱和度降低。
• 血压。导管结扎后舒张停止,血液流向肺内,舒张压增加。如果是后导管血压下降或随着动脉导管的结扎消失,则可能是主动脉被结扎。如果导管前后血压梯度仍存在,可能存在主动脉缩窄,或是手术造成的。

拔管/苏醒

• 与出生体重、年龄、共存疾病、术前临床状态和手术过程或手术并发症有关。
• 如果结扎之前已行插管(由于肺循环过负荷)或合并有 CLF 或 PBD 的早产儿,考虑保留导管优化疼痛控制,体液管理和通气管理。
• 如果病情稳定,术前没有插管的,以及手术过程不复杂的可以考虑拔管。

术后监护

▪ 床旁护理

- 由年龄、体重、合并症和手术后的状态决定。
- 早产儿通常需要术后至少 24 h 的住院进行呼吸暂停监测。
- 有症状的患者经常需要在儿科或新生儿重症监护病房住院。
- 经导管闭合的患者或无症状的患者术后可以不必要在 ICU 监护,通常在随访后当天可以回家。

▪ 药物处理/实验室处理/会诊

- 取决于患者的年龄、手术前的状况和(或)其他并发症。
- CBC 评估手术失血和容量转移后的血细胞比容。
- 血气用于评估肺氧合和通气,以及术后可能出现的酸中毒。

疾病编码

ICD9

- 747.0 动脉导管未闭。

ICD10

- Q25.0 动脉导管未闭。

临床要点

- 持续的 PDA 导致在大动脉水平左右的分流,PVR 增加,肺水肿,肺顺应性下降,左心容量超负荷。
- 如果不处理,PDA 可以导致肺功能障碍、充血性心力衰竭、肺动脉高压和 CLD。
- 新生儿缺氧、低温和酸中毒可能暂时增加 SVR/PVR 值,分流逆转,导致发绀、心输出量减少。

动脉瘤腔内修复术 Endovascular Aneurysm Repair

Jared Feinman, MD · Nina Singh-Radcliff, MD   林雨轩 译 / 程鑫宇 邵甲云 校

基础知识

▪ 概述

一般情况

- 动脉瘤血管腔内修复术(endovascular aortic repair,EVAR)是一种微创手术,在 20 世纪 90 年代初被报道用于"不适合"行开放动脉瘤修复且健康状况较差的患者。
- EVAR 目前广泛应用于择期手术,逐渐具备用于腹主动脉瘤破裂(rAAA)修复的潜力。
- 通过导丝、导管、支架将大血管鞘放入股动脉。
- X 线透视下进行术前血管造影(确认术前 CT 值),随后指导支架放置。
- 将支架放置到动脉瘤的位置,在缺损的近端和远端仔细定位并打开。通过移除血管鞘打开支架,使支架自主扩张产生径向力并使用钩状附件或倒刺固定、附着在动脉壁上,将支架牢牢地固定在合适的位置(邻近正常主动脉内膜,远离动脉瘤),使得在主动脉建立可使血流通过的"新血管壁",从而"排空"动脉瘤,最终在支架周围形成血栓栓塞机化。
- EVAR 成功的解剖学条件:
- 股动脉或髂外动脉是血管鞘插入点,并且血管直径必须＞7 mm(血管迂曲、硬化、狭窄性血管疾病也可能造成血管鞘插入困难)。
- 近端主动脉颈直径应该在 18～28 mm。

此外,应该保留至少 15 mm 的非动脉瘤动脉,允许在近端成功固定支架。血管壁硬化、血栓形成和成角则是次要考虑因素。
- 髂总动脉通常是远端附着点,并且直径应该在 8～20 mm。此外,应该有至少 20 mm 的非动脉瘤的动脉用于固定支架。
- EVAR 相比于开放修复术的优势:
- 可以避免与腹部大切口相关的出血量增加和输血、术后明显的疼痛与肺功能障碍、炎症和第三间隙效应。同时也减少了潜在的周围组织损伤。
- 减少住院和 ICU 停留时间。
- 主动脉阻断和开放与明显的血流动力学变化、远端缺血和肾损伤相关,EVAR 则可以避免这一操作。
- 麻醉方式的选择性大:局麻观察(MAC)、全身麻醉(GA)或神经阻滞。
- 低体温发生率低。
- 相比于开放手术,EVAR 与择期的 rAAA 修复、老年及高危患者术后 30 天致残率和死亡率降低有关。
- EVAR 相比于开放修复术的劣势:
- 20%～50% 的 rAAA 修复不适用。
- 必须每年进行 CT 血管造影检查评估支架位置和有无内漏。
- 要求术前影像学检查评估解剖条件,因此它可能不适合 rAAA 血流动力学不稳定的患者。
- 增加了支架和每年 CT 检查的费用。但这可以被住院时间和致残率(肾损伤)降低

的优势所抵消。
- 再介入的可能性增加(内漏、设备故障、穿刺部位血肿和感染、动脉瘤重构)。
- 相比于开放 rAAA 修复,其长期生存获益可能不会持久(研究显示,随访 2 年和 5 年的全因死亡率是相同的)。

体位

- 仰卧位。
- 做好立即转开放手术的准备。

切口

双侧腹股沟处股动脉小切口。

手术时间

1～3 h。

术中预计出血量

250 ml。

住院时间

- 2～3 天(开放修复术 5～10 天)。
- rAAA 10 天。

特殊手术器械

- 球囊导管支架。
- 透视、静脉造影剂。
- 可转为开放手术的器械。

▪ 流行病学

发病率

每年进行 50 000 例 rAAA 修复,大约 43% 是 EVAR。

患病率

年龄增长、男性、吸烟、高血压、家族史、结缔组织病患者的患病率增加。

发病情况

需要再次治疗的概率为20%（开放修复术则为6%）。

死亡率

- 择期修复手术30天死亡率低（相比于开放手术的4.6%）。然而，腔内手术早期死亡率低这一优势可能在术后12个月就不存在了，5年内全因死亡率没有差异（DREAM试验）。
- 不适合开放手术的患者，在医疗处理过程中可能不存在整体利益或动脉瘤相关死亡率。

■ 麻醉目标/指导原则

- 有严重并存病的患者要慎重。
- 心脏并发症是最常见的、最严重的围手术期并发症，是导致随后死亡的最主要原因。
- 静脉造影剂有肾毒性，尤其是在先前存在肾功能障碍的患者。
- 考虑采用肾保护措施者。
- 准备转为"择期"或急诊开放手术者。

 术前评估

■ 症状

- 通常无症状。
- 瘤体扩张可以表现为疼痛。
- 腹部、胸部、背部或阴囊可感觉到搏动。
- 破裂时有突然发作或持续的严重腹痛或背部疼痛、皮肤湿冷、休克、恶心、呕吐。

病史

- 经常因其他主诉行影像学检查，在检查时偶然发现。
- 仔细评估并存病，患者也可能并存"血管炎"和大脑、心肌、肾脏、周围血管疾病。

体格检查

- 明显的腹部肿块。
- 腹部杂音。

■ 用药史

- β受体阻滞剂可降低动脉瘤壁处的血压和收缩力。研究结果表明，心源性和总体的致病率和死亡率降低（DECREASE研究），但可能会增加脑卒中的风险（POISE研究）。
- 抗凝药物（氯吡格雷、肝素、阿司匹林、华法林）。

■ 诊断检查与说明

实验室检查

- 电解质、肌酐。

- PT、PTT、INR。
- 血红蛋白。
- 超声评估动脉瘤的大小和是否有腹水。
- CT扫描检测灵敏度为100%，可提供术前解剖学资料，包括考虑行EVAR者。

■ 伴随的器官功能障碍

- 脑血管疾病。
- 冠心病。
- 周围血管疾病。
- 慢性阻塞性肺疾病。

治疗

■ 术前准备

术前用药

- 围手术期β受体阻滞剂的应用应根据患者心率和血压下降情况或气道高反应性时吸气压力峰值的增加程度来调整。同时也应考虑手术治疗的目的和时机。
- 他汀类药物应该在围手术期持续使用。同时考虑手术治疗的目的和时机。研究表明，患者在大血管手术前开始使用他汀类药物可能减少住院时间、术后并发症、总住院费用、肾脏并发症的发生率和死亡率。然而，目前没有指南或其他标准指导药物选择、剂量、最短治疗周期。

知情同意的特殊情况

- 输血可能（特别是转为开放修复手术）。
- 术后带管可能。

■ 术中监护

麻醉选择

- 伴发肺疾病、帕金森病、慢性背痛和rAAA患者使用气管插管全麻。
- 局麻观察。
- 区域麻醉（硬膜外麻醉，CSE）达到 T_{12} 水平；需要询问抗凝药物使用情况，术前检查PT、PTT、INR。通常情况下，术中肝素化不是禁忌。遵循ASAR指南拔除导管。如果穿刺点有创伤，可能需要推迟手术。

监测

- 动脉检测（血压监测、ACT、实验室检查）：如果有潜在的诱导期血流动力学不稳定，可考虑诱导前动脉置管。
- 2条大流量静脉通路（14～18 G静脉留置针）用于破裂或紧急转开放手术时的快速复苏。
- 中心静脉不是必需的，除非有左心室功能

障碍或缺乏良好的外周静脉通路。

- 导尿管（可确保在使用静脉造影剂后可给予充分补液）。

麻醉诱导/气道管理

缓慢诱导，避免咳嗽、呛咳和血流动力学不稳定，这些可能导致动脉瘤破裂或加重缺血和慢性阻塞性肺病发作。

维持

- 在手术准备和铺无菌单期间暴露明显会导致热量损失。
- 调整支架应在呼吸暂停期间进行（如果是全麻，需脱机暂停通气，如果是局麻观察/区域麻醉需要患者能够遵循指令）。
- 心率慢可减少图像的运动干扰（心脏跳动引起主动脉壁膨胀）。
- 显著的低血压提示可能有腹膜后或腹腔出血。
- 肝素化可能需要追加剂量和监测ACT，使其在200～250的目标范围。
- 可能需要使用鱼精蛋白拮抗，应该与外科医师讨论。
- 支架调节可能会导致短暂的远端缺血。
- 积极评估UOP：考虑采用肾脏保护措施对抗显影剂的肾毒性，尤其是原来存在肾功能不全的患者。措施包括碳酸氢钠、甘露醇、充足的静脉补液和他汀类药物。

拔管/苏醒

- 避免咳嗽和呛咳。
- 避免高血压。考虑使用抗高血压药如地尔硫䓬、硝酸甘油、硝普钠和（或）艾司洛尔。
- 术后神经功能检查，评估脑和外周缺血情况。

术后监护

■ 床旁护理

- 心电监护或ICU监护。
- 移除大血管鞘后几小时内髋关节不能屈曲。
- 可能需要在开始时或术后持续使用抗血小板药物（氯吡格雷、阿司匹林）、他汀类药物和β受体阻滞剂。

■ 镇痛

- 疼痛通常较为轻微，局麻药浸润、非甾体抗炎药、口服阿片类药物通常是有效的。
- 硬膜外导管应该依据ARSA指南拔除，必须在凝血功能正常后方可进行。

D

并发症

- 每年 10%~15% 的患者 EVAR 之后需要再次干预治疗，最常见的原因是内漏。
- 内漏：血液从扩张的支架外侧溢出，进入动脉瘤囊（术后早期 20%~30% 的 EVAR 病例发生）。
  - I型：发生在支架附着点的近端或远端（小于所有内漏的 5%，80% 在 6 个月内自愈）。
  - II型：其他侧支动脉的血液反流（占所有内漏的 20%~30%，约 50% 自发愈合）。
  - III型：支架覆盖物破裂导致连接处血液泄漏。
  - IV型：支架覆盖物的穿孔增加所致，随着时间的推移自发愈合。
- 内张力：5% 的 EVAR 病例，尽管没有任何内漏，动脉瘤仍继续增长。内张力的病因尚不清楚，但患者可能最终需要行开放修复手术。

- 支架装置问题：金属组件断裂（支架、附着挂钩或倒钩）、组件撕裂、近端或远端密封不充分、支架血栓或钙化限制支架功能或支架移动需要修正。
- 急性夹层形成或破裂（EVAR 后每年发生率为 1%~1.5%）需要紧急开放修复手术或 EVAR 修复。
- 动脉粥样硬化栓塞或血栓栓子导致缺血或脑卒中。
- 腹膜后出血。
- 老年患者术后谵妄。
- 严重心血管事件（缺血、梗死、心律失常、充血性心力衰竭、高血压、低血压）。
- 静脉造影剂所致肾损伤（50~80 ml 的造影剂用于术中血管造影）和（或）调节支架横过肾动脉。
- 术后发热和白细胞增多较常见。
- 穿刺部位感染或血肿。

疾病编码

ICD9
- 441.9 未破裂的非特指的动脉瘤。

ICD10
- 171.9 未破裂的非特指的动脉瘤。

临床要点

- 微创手术相比于开放修复手术 30 天致残率和死亡率降低，然而术后 12 个月内的生存获益并没有优势。
- β受体阻滞剂和他汀类药物应该在围手术期持续使用，有证据表明在治疗的起始阶段应用可以带来生存获益。
- 急性夹层形成或破裂需要紧急转为开放修复手术。
- 有证据表明，全身麻醉相比于局部/区域麻醉，其心脏不良事件发生风险增加。

动脉压波形　Arterial Line Waveform

John C. Frenzel, MD　张骁 译 / 宣伟 校

基础知识

概述

- 动脉导管插管是一种有创监测手段，它可以提供：
  - 每次心脏搏动的血压数值。
  - 横轴为时间，纵轴为动脉压的波形。
  - 一种获得血气分析动脉血样本的方法。
- 患者同时连接换能器，其通过一段由生理盐水和肝素（4 U/ml）组成的液体柱传导连接。

生理

- 心脏循环时，左心室收缩，将血液射入主动脉再流向其他血管。通过血管可传递一种压力波，并暂时引导血流方向。
  - 压力的测量处为换能器所在位置，并非套管所处位置。与非入侵性血压测量（NIBP）方式不同，NIBP 测量位点为血压计的袖带处。
  - 动脉波曲线是一种压力的测量，与心输出量并无必要的联系。例如，若患者心输出量较差，但全身血管阻力（SVR）较大，压力正常，但灌注不足。

- 动脉波收缩波描述了动脉搏动循环的第一相，代表心室射血过程。最高点相当于收缩压。
  - 上升斜率陡峭：表明心率（HR）和心室收缩力的增加。
  - 斜率上升缓慢：表明 HR 下降，收缩力降低。

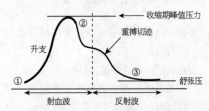

图 1　动脉导管波形图。①到②为动脉波收缩波，②到③为动脉波重脉波，重搏切迹位于此段

- 重脉波描述了波形的下降段，开始于动脉波的峰值处，经过重搏切迹，最终结束于舒张压基线。重搏切迹代表左心室射血结束和主动脉瓣关闭时刻，它代表了当左心房正常方向血流结束，主动脉处正常方向的血流是由于主动脉瓣的关闭而形成弹力回冲时的一种压力变化。重脉切迹到舒张压基线之间的压力下降，代表了随时间

压力（dP/dT）的下降。此处为 SVR 功能的反映。
  - 斜率陡峭：说明 SVR 或后负荷较小。波形变窄。
  - 斜率平坦：说明 SVR 或后负荷较大。波形变宽。
- 为达到文本及波形数据的高保真度，可利用以下措施：
  - 用最大直径的内置导管，以保证血管腔不会堵塞。
  - 传感器与患者之间的高压管（硬质管）越短越好。
  - 管内气泡排空。
  - 管内不能存在其他阻塞物，如凝血块。
  - 导管置于靠近中心血管处。
- 血液在血管内流动，会产生反射和偏折。由于动脉系统存在恒定压力调节系统，还存在数个弯曲段及分支，血液流动方式不仅有层流，还有湍流。湍流现象从管壁反折引起的压力波就像池中的水与混凝土池壁反折引起的压力。在远端动脉，测量得收缩压偏高，舒张压偏低，平均动脉压往往受影响较小。若血管为直的，无分支，血流可被视为层流，远端动脉压力不会改变。

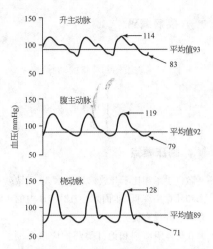

图2 动脉内导管由中口到外周测量。收缩压升高，舒张压降低，平均压力基本无变化

▪ 解剖

• 动脉压监测理论上可以使用任意动脉，但由于存在远端动脉血栓形成的危险，动脉导管应选择较大的，有侧支循环的动脉。

• 动脉血压监测最常用动脉为桡动脉。

• 尺动脉处于腕部位置较深，因此较难行动脉内置管。同侧桡动脉被扎破时，不能选择尺动脉。

- 有人建议进行 Allen 试验，进行手部侧支循环情况的测试。

- 最近的研究表示上述操作存在一定问题，建议如有疑问可行血管超声。

• 股动脉的使用应权衡利弊，应考虑到股动脉穿刺点及沿线感染情况、假性血管瘤形成或血小板破坏引起的血栓形成。

• 其他常用于动脉压监测的穿刺动脉有腋窝动脉、肱动脉和足背动脉。

• 新生儿也可使用颞动脉和脐动脉。

▪ 病因/病理生理

• 重搏切迹：该切迹反映了当左心房正常向前方向血流结束，主动脉处正常方向的血流由于主动脉瓣的关闭而形成弹力回冲时的一种压力波形变化。

- 重度主动脉瓣关闭不全患者的重搏切迹较为模糊。由于主动脉瓣功能不全，血流自由返回，没有上述压力波产生。

- 重搏切迹平坦或缺失时，提示血容量降低。

- 重搏切迹较低或出现较迟，提示 SVR 下降。

• 肝素诱导性血小板减少症（HIT）：长期行肝素治疗可引起 HIT。HIT 导致血栓形成，不是出血。此时冲洗液的肝素被枸橼酸钠取代。

• 血栓形成是常见并发症，若引起长时间的

局部缺血，可威胁生命。首选治疗为全身抗凝治疗。一些研究证明溶栓剂治疗可作为有效的二线治疗。

• 动脉内置管后桡动脉暂时性阻断现象不常见，报道发生率为 1.5%～35%（平均为 19.7%）。一般来说，暂时性阻断无严重后果。

▪ 围手术期相关

• 当测量连续每搏血压时，使用动脉波形监测较为常见。可根据波形的变化对血量状态快速变化做出判断。

• 抑制性波形引起血压估计值降低，有以下现象可见：

- 管腔因血栓形成、血凝块、空气气泡或管路打折而闭塞。

- 冲洗液后压力损耗（冲洗袋压力低，冲洗袋内无液体）。

- 故障排除应涉及系统检查，从放置位点（若可能）到仪器本身。打开换能器，使其暴露于空气，显示数值应为 0。若不是，则表明有可能出现基线偏移，系统应重新归零。然后，冲洗系统。若读数始终不超过 300 mmHg，则需检查压力袋。否则，应从远端一直到传感器，逐一检查是否存在闭塞、断开或泄漏。

- 管道问题：顺应性过大、扩张、错误置管。

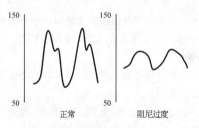

图3 抑制性波表明收缩压降低，舒张压增高，平均压力几乎维持不变

• 非抑制性波或共振波引起血压估计值增高，主要由以下原因引起：

- 管道：过长、顺应性差、过硬。

- 当测量系统与潜在的外界物质发生共振时，可能出现过高或过低数值，系统会发出警报。

- SVR 增高。

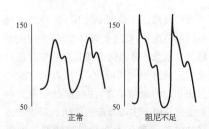

图4 非抑制性或共振波，表明收缩压升高，舒张压降低，平均压力几乎维持不变

• 该电机械系统在使用前，应将换能器暴露于空气调零。对于神经外科的病例，或需坐位下行手术的患者，参考零点通常设置为与耳平齐的脑底 Willis 动脉环一致。另外的情况，零参考点应与心脏水平平齐。若传感器不能附着于手术床，当手术患者变换姿势或垂直姿势时，应及时调整参考零点水平。

• 每搏量变异度反映与呼吸周期相关的收缩压和舒张压变化。

- 机械通气：正压吸气引起气道压力增加，胸廓内静脉被压迫，减少跨壁血流。结果为，吸气时，前负荷降低，相对血压降低。相反的，呼气时引起气道压力降低，血压升高。

- 自主呼吸：呼气和吸气末，气道压力增加，压迫胸腔血管，跨壁血流降低。

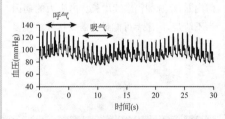

图5 机械通气下每搏量变异度。呼气引起胸内压降低，回心血量增加（增加前负荷，结果增加心输出量和血压）。吸气增加胸内压，回心血量减少（降低前负荷，引起每搏输出量减少，心输出量减少，血压降低）

• 动脉内置管可经超声引导进行，通常在儿童或特殊成人患者行股动脉穿刺时使用。

• 心输出量监测新方法使用外周动脉置管和压力波来计算心输出量。与热稀释法不用，这些仪器应用先进的计算方法评估血管张力，应用传感技术间接测量 SVR。

• 动脉换能器设计为能连续注入小体积的液体冲洗（3 ml/h），降低导管血栓形成的可能。

▪ 公式

• MAP＝2/3DBP＋1/3SBP。

MAP 为动脉平均压，DBP 为舒张压，SBP 为收缩压。这代表了代表心脏循环的平均血压。

❓ 临床要点

• 换能系统可能出现偏移而导致错误数值。患者手臂上仍留有血压袖带，15～30 min 测量一次血压，有助于快速发现问题。

• 将脉搏氧饱和度仪加在与动脉内置管的同一侧手上，有助于监测动脉远端的灌注充

分性。
- 使用之前应检查和拧紧所有连接处。气

流开关不能用于血液样本收集,应垂直用胶带粘住。血液收集取血处由一个帽子盖住,

用胶带粘住以避免误将药物通过动脉导管注入体内。

杜氏肌营养不良　Duchenne's Muscular Dystrophy

Jorge A. Galvez, MD　李佩盈 译 / 俞卫锋 校

D

基础知识

▪ 概述

- 杜氏肌营养不良(DMD)是一种进行性神经肌肉疾病。
- 幼年时最初表现为虚弱和运动发育迟缓。
- 进展为明显残疾。
- X染色体隐性遗传,女性携带者和男性受影响。
- 心肺疗法的进步提高了生存率,增加了接受手术的可能,需要镇静或全身麻醉。
- 使用琥珀胆碱是绝对禁忌。结合接头外受体导致急性高钾血症和心律失常。因为肌肉萎缩障碍患者患病的第10~20可能未经诊断,由于琥珀胆碱致死反应的风险,应避免使用其做常规气道管理。
- DMD患者吸入挥发性麻醉药(氟烷、异氟烷、七氟烷、地氟烷)产生恶性高热,可能导致高热、高钾血症和心脏停搏突然死亡。

▪ 流行病学

发病率

- 最常见的肌肉营养不良。
- 存活男性出生率为1/3 500。
- X连锁隐性遗传。

患病率

由于心肺治疗进展,生存率增加。

死亡率

- 平均存活约25年。
- 通常由于心肌病变进展和(或)通气不足导致死亡。

▪ 病因/危险因素

- 肌萎缩蛋白基因X连锁隐性遗传。
- 男性显性表达。
- 女性仅携带而不受影响。

▪ 病理生理

- 抗肌萎缩蛋白通过包含几个亚基的蛋白质复合体连接每一肌肉纤维的细胞骨架于底层基板或细胞外基质。它可以防止无调

节和无限制的钙离子进入线粒体。
- DMD患者中隐性突变X染色体阻止肌营养不良蛋白(又称肌萎缩蛋白)的正常形成。钙通过细胞膜或线粒体肌纤维膜异常,导致渗透增多和线粒体溶解。
- 以完全肌营养不良蛋白丢失为特征。
- 贝克肌萎缩症是由部分肌营养不良蛋白功能障碍引起的严重程度较低的肌营养障碍。
- 恶性高热和DMD在基因层面上是截然不同的疾病。

▪ 麻醉目标/指导原则

- 避免潜在致命的药物反应、挥发性麻醉剂(氟烷、七氟烷、异氟烷、地氟烷)和琥珀胆碱。一旦起病,患者应予以治疗,使用麻醉机时,应该适当气流冲洗,更换二氧化碳吸收罐。
- 基础肺功能障碍评估至关重要。目标应包括避免上呼吸道阻塞、肺换气不足、肺不张。术后机械通气,深吸气动作和肺部清洁是必要的。
- 大量失血或体液转移的手术可导致恢复期心脏和呼吸功能不全。考虑有创监测指导治疗。

术前评估

▪ 症状

- 几乎所有DMD患者在6岁时症状明显:跑步、跳跃、爬台阶时困难,摇摆步态。
- 14岁不能丧失走动能力。
- 打鼾。
- 肠胃反射。
- 脊柱侧凸,胸部发育不良。

病史

- 儿童早期表现为虚弱和运动延迟。
- 推迟至15个月能够走路。
- 进展的下肢无力。

体格检查

- Gower体征,患者使用手臂从地上站起。
- 小腿假性肥大。
- 使用辅助肌。

- 近端肌肉无力。
- 巨舌。

▪ 治疗史

- 脊柱融合术治疗脊柱侧凸、胸发育不足。
- 胃造口术或Nissen胃底折叠术治疗吞咽困难。
- 气管造口呼吸机通气治疗呼吸衰竭。

▪ 用药史

- 糖皮质激素:可保护呼吸肌。
- 胃肠道药物:H_2受体拮抗剂、质子泵抑制剂、肠蠕动剂、泻药治疗便秘。
- 心血管药物:可包括血管紧张素转换酶抑制剂(ACEI)、抗心律失常药物、利尿剂。

▪ 诊断检查与说明

- 肺功能测试为限制性。
- 脉搏血氧饱和度:当<95%时,考虑监测呼气末二氧化碳。
- 肺功能:限制性模式为用力肺活量(FVC)减少和FEV_1/FVC(FVC下降程度大于FEV_1)正常或增加。测量肺活量可预测术后肺部并发症(PPC)风险。当FVC小于50%时,PPC增加;<30%时,PPC显著增加。另外,建议测量仰卧和直立位肺活量,仰卧位FVC减少更有助于预测PPC。
- 流速-容量曲线:降低全肺容量可致曲线沿X轴右移;总体积均减小;呼气峰流量(PEF)、最大呼气流量(PEF)和最大吸气流量(MIF)均降低。然而,吸气和呼气环中流量减少一致,MEF50~MIP 50。
- 肌酐激酶(CK)水平明显升高。

▪ 伴随的器官功能障碍

- 神经系统:正常。
- 心脏:扩张型心肌病、传导阻滞、肺动脉高压、充血性心力衰竭。
- 患者应对应激提高心排血量的能力有限。
- 扩张型心肌病在患者14岁时发病率为1/3,18岁达到100%。

- ENT：巨舌、上呼吸道扩张肌肉虚弱。
- 呼吸：由于进展性呼吸肌肌力恶化所致限制性肺疾病（包括膈肌、肋间肌和辅助肌）。
  - 肺换气不足。
  - 咳嗽反射受损，易诱发肺不张、呼吸衰竭。
- 胃肠道：吞咽困难、肠蠕动障碍、误吸风险，营养不良（伤口愈合不良、肌肉无力、电解质异常），如果存在腹胀且未控制，可能使呼吸功能受损。

■ 延迟手术情况

FVC＜30％时，考虑推迟手术，行无创呼吸支持训练。

 治疗

■ 术前准备

术前用药

用药审慎，患者对镇静作用敏感。肺换气不足可能会导致心肺的迅速恶化。

知情同意的特殊情况

- 对个体患者回顾复苏指南和指示，护理目标可能取决于疾病的严重程度（阶段）。
- 医疗记录中明确记录有关复苏参数的决定，长期依赖机械通气的情况，气道造口术，并可查阅。

■ 术中监护

麻醉选择

- 尽可能考虑镇静和全身麻醉的替代方法。
- 当必须行全身麻醉时，应使用全静脉麻醉。

监测

- 标准 ASA 监测。
- 动脉通路可有助于血气检测。
- 大量失血或体液转移的手术（如脊柱融合）可能需要有创监测指导复苏和术后管理。

麻醉诱导/气道管理

- 肺气道支持取决于基础肺状态。以下情况必须或优先选插管和机械通气。

- 呼吸肌肌力差。
- 呼吸机依赖。
- 原位气管造口术。
- 误吸风险高。
- 巨舌，严重打鼾，患者镇静时易气道阻塞。
- 下颌骨和颈椎活动性有限，使气道阻塞时托下颌法效率减低，可能使喉镜插管时难以显现声带。
- 全静脉麻醉诱导。
- 考虑到基础肌肉无力，插管时肌肉松弛药非必须用药。琥珀胆碱是绝对禁忌。
- 其他可行气道设备包括无创正压通气、喉罩通气、机械通气、气管造口术、面罩或鼻接口行 BiPAP（双水平气道正压气）。

维持

- GA 情况下，全静脉麻醉药维持。肌肉松弛药可能不是必需的。
- MAC 情况下，审慎滴定镇静药，减轻气道阻塞。

拔管/苏醒

- 考虑无创呼吸支持辅助拔管（BiPAP 或 CPAP）。
- FVC＜50％（尤其是 FVC＜30％）时，考虑：
- 拔管后直接予以无创呼吸支持。
- 延迟拔管直至完全吸净呼吸道分泌物。
- 延迟拔管直至动脉血氧饱和度回复正常或基线。

 术后监护

■ 床旁护理

- 往往需要 ICU 环境以提供如下需求：
- 仔细评估呼吸参数，如由于肺换气不足、肺不张导致低氧血症。
- 分泌物管理、胸部理疗。
- 术后手动辅助咳嗽和机械吸气-呼气（MI-E）设备。
- 机械通气。

- 优化疼痛控制。如果发生镇静或肺换气不足时，延迟 ETT 拔管 24～48 h 或使用无创正压通气。
- 术后 24～48 h 不能获得足够的口服营养者，考虑与鼻胃管或鼻肠管行肠内营养。
- 肠梗阻患者考虑全肠外营养。

■ 药物处理/实验室处理/会诊

- 根据需要行肺和心脏评估。
- 虑及吞咽困难治疗时，行营养评估。

■ 并发症

- 肺：当 FVC＜50％时，并发症增加；尤其是 FVC＜30％时。包括误吸、虚弱、肺不张、功能余气量减少（低氧血症）和脱离机械通气失败。
- 心血管：低血压和心律失常。
- 胃肠：术后胃轻瘫、肠道蠕动障碍、便秘，阿片类止痛药可能加剧这一情况。
- 继发于去极化肌肉松弛剂（琥珀胆碱）的横纹肌溶解。
- 恶性高热：风险增加。

疾病编码

ICD9

- 359.1 遗传性进行性肌营养不良。

ICD10

- G71.0 肌营养不良。

临床要点

- 镇静或麻醉时心脏和肺部并发症风险高，应考虑局部麻醉或微创手术。
- 由于潜在致命性高钾血症和横纹肌溶解，要避免使用琥珀胆碱和挥发性麻醉药（氟烷、七氟烷、异氟烷）。
- 可能需要术后机械通气。无创正压通气可辅助低 FVC（＜30％）患者拔管。

短暂性脑缺血发作 Transient Ischemic Attack　　　　　　　　　　Tod A. Brown, MD　张细学 译 / 顾卫东 校

基础知识

■ 概述

- 短暂性脑缺血发作（transient ischemic attacks, TIA）是一种突发的、短暂的卒中样发作，可能源于血管病变。传统的定义为"持续时间不超过 24 h 的缺血性脑功能障碍，具有复发倾向"。

- 基于组织学的修正定义增加了神经影像学的检查结果：TIA 是由局灶性脑或视网膜缺血引起的短暂性神经功能障碍，临床症状不超过 1 h 且无急性梗死的神经影像学

表现。

• 有 TIA 病史的患者可能需行紧急或急诊颈动脉内膜切除术、开颅手术、微创介入手术。此外，该类患者可能还需实施与 TIA 无关的其他手术，或者术后可能会发生 TIA。

▪ 流行病学

发病率

美国：20 万/年～50 万/年。

发病情况

• TIA 发作后 90 天内发生卒中的风险：10%～20%。
• TIA 发作后 5 年内发生卒中的风险：30%。

死亡率

• 10 年内卒中、心肌梗死或血管疾病的综合死亡风险为 42.8%（每年约 4%）。
• 卒中是世界范围内排名第二的常见死因。

▪ 病因/危险因素

TIA 的危险因素包括：

• 高血压，最常见也最重要。
• 吸烟。
• 肥胖。
• 高脂血症。
• 心脏疾病。
• 颈动脉疾病。
• 糖尿病。
• 酗酒。
• 动脉粥样硬化。
• 红细胞增多症。
• 镰状细胞贫血。

▪ 病理生理

• TIA 可视为不同病程的缺血半暗带；可进展为脑卒中，也可自行缓解，但须把 TIA 当作卒中的先兆对待。
• TIA 由多种病因引起的短暂低灌注所致。最常见的病因是栓塞，栓子通常来源于主动脉、心脏血栓（房颤），以及颈内动脉、大脑中动脉、大脑前动脉分叉处等远端部位，常由血小板-纤维蛋白或动脉粥样硬化物组成。

▪ 麻醉目标/指导原则

• 对于正接受抗凝治疗、拟行非 TIA 相关手术的患者，应与手术医师、神经科医师、心脏科医师或其初级保健医师共同商讨理想的管理方案。术前可考虑用低分子肝素桥接治疗，术后尽快恢复抗凝治疗。
• 患者术后如并发 TIA 应迅速进行神经系统检查，抗凝或放射介入治疗有可能中断或控制卒中的发展。

术前评估

▪ 症状

晕厥、失平衡、视力变化、乏力或沉重、麻木（尤其在面部、手臂及腿部）、语言表达方式或认知功能改变。

病史

• 卒中样症状短暂发作，可快速缓解或完全恢复。
• 需要对危险因素进行彻底或部分评估，如心房颤动、心脏分流或缺损（如人工瓣膜）。
• 患者可能伴有认知功能、定向能力和神经功能下降，术后需注意评估。

体格检查

• TIA 是可自发缓解的卒中样综合征，故体检结果多为良性。然而，如果存在神经功能损害，应当进行确认并做好相关记录。
• 颈动脉杂音、不规则心律失常或心脏杂音。

▪ 治疗史

• 纠治性手术：颈动脉内膜剥脱术、颅内-颅外分流术或放射介入手术（支架）。
• 电生理消融术。

▪ 用药史

• "血液稀释剂"：阿司匹林、氯吡格雷、肝素。
• 他汀类（具有多种效应、可稳定细胞膜）。
• 抗心律失常药。

▪ 诊断检查与说明

• 全血细胞计数。
• 电解质、尿素氮、肌酐和血糖。
• 高凝状态评估。
• 心电图：心律失常（如房颤），应进行彻底检查并治疗。
• 超声心动图评估心腔大小、血凝块和分流[卵圆孔未闭（patent foramen ovale, PFO）]。
• 颈动脉多普勒超声检查。
• C 反应蛋白可能有助于预测卒中和 TIA，而作为术前即刻检查可能无益。
• MRI 或 CT。

▪ 伴随的器官功能障碍

• 血管疾病（冠心病和肾脏疾病）。

• 糖尿病可伴发小血管病变和大血管阻塞性疾病，加重组织灌注不足。
• 高血压患者在麻醉时可出现相对性低血压，导致终末器官缺血的风险增加。
• 心律失常。

▪ 延迟手术情况

• 择期手术前对 TIA 的评估不充分或不合理，需进一步完善检查。
• 近期 TIA 发作或有加重表现。
• 高血压未控制。收缩压＞200 mmHg 和舒张压＜100 mmHg 有理由推迟手术。
• 对于高危患者或有 TIA 发作和卒中病史者，术前需优化血钾等电解质水平，降低心律失常的发生率。

▪ 分类

• TIA 的"ABCD2 分级"有助于识别风险和指导治疗（评分越高卒中风险越高）。
- A：年龄＞60 岁，1 分。
- B：血压＞140/90 mmHg，1 分。
- C：临床特征，单侧肢体乏力，2 分；语言错乱不伴乏力，1 分。
- D2：糖尿病，1 分；症状持续时间＜60 min，1 分，＞60 min，2 分。
• "CHADS2 评分"有助于评估房颤患者卒中的风险。
- 每项危险因素 1 分：充血性心力衰竭、高血压、年龄＞75 岁、糖尿病、卒中。
- 每项 2 分：发生过卒中或 TIA。
- 每项 5～6 分：3 个月内卒中史和 TIA、风湿性心脏瓣膜病是高危因素。

治疗

▪ 术前准备

术前用药

• 继续原先的心律失常和高血压治疗。
• 围手术期应用 β 受体阻滞剂增加卒中发生率，可能与低血压有关。如需继续使用，需注意维持充分的脑灌注压。

▪ 术中监护

麻醉选择

• 取决于手术类型、有无合并症和患者的意愿。
• 使用抗凝治疗的患者，可能禁忌椎管内麻醉。

监测

• ASA 标准监测。

• 为保证足够的脑灌注压,严重脑血管疾病患者和心律失常患者宜采用有创动脉压监测(根据手术种类选择)。

• 术中 BIS 监测有助于发现中枢神经系统缺血或 TIA。

麻醉诱导/气道管理

诱导药物的选择以血流动力学稳定为目标(避免低血压、高血压、交感兴奋所致心律失常)。

维持

麻醉方式(吸入麻醉和静脉麻醉相比)对减少术中脑缺血、TIA 或术后卒中无影响。

拔管/苏醒

• 可能需要拉贝洛尔、艾司洛尔或硝酸甘油等抗高血压治疗。

• 拔管后患者清醒有助于立即进行神经功能评估。

术后监护

■ 床旁护理

取决于手术类型、有无合并症和术中事件。

■ 药物处理/实验室处理/会诊

• 苏醒延迟偶尔与术后 TIA 相似,故进一步处理之前有必要行短时间观察(15 min)。可能需要神经内科会诊,必要时行诊断性检查(CT 或 MRI)。

• 尽快安全地恢复使用"血液稀释剂"。

• 应尽快恢复使用抗高血压药和他汀类药物。

■ 并发症

• 卒中。

• 神志不清。

疾病编码

ICD9

• 435.8 其他特指的短暂脑缺血性发作。

• 435.9 非特指的短暂脑缺血性发作。

ICD10

• G45.8 其他特指的短暂脑缺血性发作和相关症状。

• G45.9 短暂脑缺血性发作,非特指。

临床要点

• 患者有 TIA 发作史,提醒临床医师其解剖和生理已"极为接近"卒中。术前筛查出高危患者,改变导致患者发生围手术期中枢神经系统缺血的因素,或可降低卒中的风险。

• TIA 代表中枢神经系统缺血,应与心肌缺血同等对待:作为梗死的前兆。

多发性骨髓瘤 | Multiple Myeloma

Keyuri Popat,MD 杨君君 译 / 张晓庆 校

基础知识

■ 概述

• 多发性骨髓瘤的特征是单克隆浆细胞异常过度增殖并合成分泌大量单克隆免疫球蛋白。

• 这些异常的浆细胞在骨髓中生长导致广泛的骨骼破坏,包括溶骨性病变、骨量减少和(或)病理性骨折。

• 多发性骨髓瘤患者的治疗现阶段可采用介入性疼痛治疗、脊髓减压、骨髓移植、病理性骨折修复及其他治疗方法。

■ 流行病学

发病率

占所有恶性肿瘤的 1%。

患病率

• 约占所有恶性血液病的 10%。

• 年龄化标准发病率持续稳定在 4/10 万。

• 发病的年龄中位数为 66 岁。

• 患病率男性>女性。

• 在美国黑种人较白种人常见。

发病情况

绝症。

死亡率

约占所有恶性血液病死亡患者的 20%,占所有恶性肿瘤死亡患者的 2%。

■ 病因/危险因素

• 多发性骨髓瘤患者的一级亲属其发病率为普通人群的 3.7 倍。

• 比较常见于农民、矿工和木屑粉尘接触者。

■ 病理生理

• 多发性骨髓瘤是一种起源于 B 细胞的单克隆浆细胞增殖恶性肿瘤,虽然其恶性增殖的某些复制步骤已被发现,但仍有许多机制尚未明确。几乎所有的多发性骨髓瘤患者在确诊前均从癌前浆细胞增生被误诊为意义未明的单克隆免疫球蛋白病(MGUS),50 岁以上的普通人群中有超过 30% 的人患有 MGUS,其中每年有 1% 的 MGUS 患者会进展为骨髓瘤或相关的恶性肿瘤。

• 这种疾病的特点是骨髓中浆细胞异常增殖扩大,也可见于髓外部位,最常累及的髓外部位是背部和胸部,髓外浆细胞瘤中可见于口咽、鼻咽、鼻旁窦,而在消化系统、肺及中枢神经系统中较罕见。

• 骨骼病变:浆细胞的异常增殖导致髓腔过度拥挤并侵犯正常的祖细胞,常可导致骨痛,且 X 线检查表现为典型的溶骨性病变。

• 高钙血症有可能存在临床症状,也有可能是无相关症状,而在疾病诊治过程中偶然被发现。血钙升高是由于骨质破坏使钙重吸收入血增加,其原因是破骨细胞激活因子的释放,如淋巴毒素、白细胞介素-6、肝细胞生长因子和核因子 NF-κB 受体激活剂配体(RANKL)。

• 免疫系统:骨髓瘤患者因为免疫功能紊乱和受其他物理因素影响容易发生感染。免疫功能紊乱的原因是淋巴细胞功能异常、正常浆细胞的功能抑制、低丙种球蛋白血症(由于抑制了正常的丙种球蛋白)。胸肋骨的病理性骨折和疼痛导致患者通气不足,是引起肺部感染的物理因素。

• POEMS 综合征(骨硬化性骨髓瘤)是一种多系统疾病,主要表现为多发性神经病变(polyneuropathy,P)、脏器肿大(organomegaly,O)、内分泌紊乱(endocrinopathy,E),如性功能减退及肾上腺功能不全、M-蛋白(monoclonal protein,M)。皮肤变化(skin changes,S)是单克隆细胞障碍的一种罕见表现,是由于机体长期过量生成促炎因子和其他细胞因子引起(如血管内皮生长因子)。小血管病变、水肿、胸腔积液、血管通透性增加、新血管形成、多发性神经病变、肺动脉高

压也是这种综合征的特点。

▪ **麻醉目标/指导原则**

• 评估患者伴随的器官功能障碍,必要时应制订个体化麻醉用药方案(如肾脏疾病需要调整药物剂量)。

• 患者可能伴有明显的疼痛及长期的镇痛治疗,应提供适当的疼痛管理。

• 考虑到患者可能存在骨骼破坏、神经根病变及脊髓受压,在调整患者体位时需耐心谨慎。

• 大约15%的多发性骨髓瘤患者由于淀粉样蛋白沉积导致巨舌畸形,可能出现困难气道。

℞ 术前评估

▪ **症状**

• 疼痛。

• 乏力。

• 截瘫、下肢轻瘫。

病史

• 骨痛。

• 化疗导致的神经病变。

• 沙利度胺引起的血栓形成。

• 肾衰竭。

• 贫血。

• 感染。

• 脊髓受压。

体格检查

• 骨折。

• 脊柱后弯。

• 运动和感觉神经功能缺陷。

• 巨舌。

▪ **用药史**

• 沙利度胺、硼替佐米和来那度胺(血栓形成的风险较高,但很少引起间质性肺病)。

• 长春新碱、多柔比星和地塞米松。

• 镇痛药物。

• 促红细胞生成素。

▪ **治疗史**

• 干细胞移植。

• 全血、血小板或血浆输注。

• 血浆置换(通过细胞分离器将患者的血浆过滤清除,替换为人血白蛋白或代血浆)。

▪ **诊断检查与说明**

• 电解质检查,包括血浆钙离子水平。

• 尿素氮/肌酐。

• 全血细胞计数。

• 蛋白尿的尿液分析:浆细胞增殖使血清总蛋白增多,导致蛋白"漏出"到尿液中。

▪ **伴随的器官功能障碍**

• 神经系统:最常见的是神经根病变和脊髓受压,可能是由浆细胞在脊髓中增殖或骨质压缩性骨折所致。淀粉样变性损害神经引起的周围神经病变和中枢神经系统浆细胞瘤较为少见,血液中单克隆免疫球蛋白增多可使血黏度增高,从而可能导致脑卒中或意识障碍。

• 心血管:淀粉样沉积可能导致限制型心肌病,使心室充盈减少,收缩性下降,同时也可使毛细血管脆性增加。

• 肾脏疾病:是多发性骨髓瘤的特征性临床表现,可为肾小球性(淀粉样变、免疫球蛋白沉积)、肾小管性(管型肾病)或间质性(间质性肾炎、浆细胞浸润)。

• 骨骼:骨质破坏通常累及脊柱,可导致脊椎压缩性骨折或脊髓压迫。

• 贫血:是由于骨髓中浆细胞恶性增生取代了正常的骨髓造血组织,且骨髓造血微环境被破坏,影响了造血功能。

• 气道:由于淀粉样蛋白沉积,15%的多发性骨髓瘤患者可能发生巨舌畸形。

• 高凝状态:多发性骨髓瘤疾病本身及与沙利度胺的使用均可使患者血液凝固性增高,增加了动、静脉血栓形成的风险。

▪ **延期手术情况**

• 如上所述,因免疫力低下导致的急性感染。

• 急性血栓形成。

• 需要血浆置换的患者。

▪ **分类**

• 基于骨髓穿刺活检和细胞遗传学检查。

• 大致分为:

– 原因不明的单克隆丙种球蛋白(MUGUS):无症状。

– 多发性骨髓瘤(MM):可能出现终末器官损伤。

– 冒烟型多发性骨髓瘤(SMM):无症状。

💉 治疗

▪ **术前准备**

术前用药

按需使用镇痛药,如患者存在耐药性,剂量要求更大。

▪ **术中监护**

麻醉选择

• 全身麻醉:选择麻醉诱导和麻醉维持的药物时,应考虑患者是否存在肾功能不全。某些肌松药物因通过肾脏清除,在肾功能不全的患者可能药效持续时间比预期的长。

• 区域麻醉:当作为唯一可选的麻醉方式或术后可选择使用的镇痛方式时,考虑使用椎管内麻醉,应仔细评估骨折患者的脊椎状况,抗凝治疗史是区域麻醉的禁忌证。

• 应与外科医师讨论血栓预防相关问题并制订适当的计划。

监测

• 标准 ASA 麻醉监测。

• 考虑患者伴随器官衰竭,应行动脉导管置入。

麻醉诱导/气道管理

• 由于存在溶解性脊柱病变的可能,任何颈部操作均应谨慎进行。

• 巨舌畸形可能导致通气困难或气管插管困难。

• 麻醉药物的药代动力学可能不可预测,其原因为分布容积、药物清除率和血浆白蛋白/球蛋白的改变。在过去曾提到过蛋白结合变化的可能性,但研究证实其没有显著的临床意义。

维持

• 镇痛药物的合理使用可能是一项挑战,因患者既往使用大剂量镇痛药物或长期接受镇痛治疗,麻醉中为达到良好镇痛效果则需相应的加大剂量。

• 为避免高黏滞综合征和肾衰竭,术中充足的补液是非常必要的。

• 细致谨慎的摆放体位,在受压点填充体位垫。

拔管/苏醒

无特殊注意事项,适用常规拔管标准。

🔄 术后监护

▪ **床旁护理**

• 考虑辅助供氧(鼻导管、面罩)。

• 有阿片类药物耐受的患者的疼痛管理是麻醉科医师面临的一个难题,可申请急性疼痛会诊,适当情况下可选择区域镇痛或轴索镇痛。

▪ **并发症**

• 镇痛不足。

D

- 液体超负荷。
- 围手术期血栓形成。

疾病编码

ICD9

- 203.00 多发性骨髓瘤,未缓解。
- 203.01 多发性骨髓瘤,缓解。

ICD10

- C90.00 多发性骨髓瘤,未缓解。
- C90.01 多发性骨髓瘤,缓解。

临床要点

- 评估患者的疾病严重程度,以制订恰当的麻醉方案。
- 镇痛治疗因为多发溶骨性病变成为挑战,

可考虑急性疼痛会诊、区域阻滞镇痛。

- 充分的液体治疗能减少高钙血症和肾损害的可能。
- 谨慎摆放患者体位以避免神经损伤。
- 少数患者可因白蛋白/球蛋白的变化而出现药代动力学异常。
- 需要输血或围手术期预计输血时,应与外科医师讨论,同时可能需申请血液科专家会诊。

多发性神经纤维瘤 Neurofibromatosis

Christine E. Goepfert, MD, PhD, DESA 杨君君 译 / 张晓庆 校

基础知识

概述

- 多发性神经纤维瘤病(NF)是一种遗传性或散发的、渐进性的斑痣性错构瘤病,它影响神经外胚层组织(皮肤、神经、眼睛),呈斑点状分布(母斑为斑点、晶状体)。
- 有 3 个主要类型。
  - NF-1(冯雷克林豪森病):外周神经纤维瘤,最常见。
  - NF-2(双侧听神经瘤或中心型神经纤维瘤):中枢神经纤维瘤。
  - 施万细胞瘤:神经鞘瘤。

流行病学

发病率

- NF-1:发病率为 1/(2 500～3 000),平均发病年龄为 42 岁,是多发性神经纤维瘤中最常见的类型,占所有病例的 90%。
- NF-2:年发病率为 1/(25 000～50 000),平均发病年龄为 24 岁。
- 施万细胞瘤:罕见,1/(170 万～210 万)。

患病率

- 美国大约有 100 000 人患病。
- NF-1:患病率为 1/(4 000～5 000)。
- NF-2:患病率为 1/210 000 或者可能更高。

发病情况

- NF-1介于除了皮肤纤维瘤和轻度认知障碍之外无实质性损伤和严重神经损伤伴恶性肿瘤之间,大部分患者是良性的。

死亡率

- 恶性肿瘤限制人的寿命。

- 肾动脉狭窄或嗜铬细胞瘤引起的动脉高血压与过早死亡有关。

病因/危险因素

- 常染色体显性遗传,其外显率为 100%,但其基因的表现度是可变的。
- 新的突变占所有病例的 50%。

病理生理

- NF-1:染色体 17q11.2 突变导致神经纤维瘤素减少。神经纤维瘤素作为肿瘤抑制因子,抑制细胞原癌基因 p21 ras,激活 mTOR,mTOR 是一类丝氨酸/苏氨酸激酶,可调控细胞生长。因此,NF-1 的特点是不受控制的肿瘤形成,可影响皮肤和神经,恶性肿瘤可能性高、巨头、身材矮小也与其有关。
- NF-2:染色体 22q11-q13 突变导致 merlin 蛋白(也称为神经鞘瘤素)缺损,merlin 蛋白作为一个肿瘤抑制因子,其功能还未充分认识。NF-2 的特点是双侧神经鞘瘤(施万细胞瘤),导致听力损失,常在年轻时发病,有较高的脑膜瘤和室管膜细胞瘤的患病风险。
- NF-3:INI-1 基因突变形成,其遗传机制不明,可隔代遗传。

麻醉目标/指导原则

- 术前评估对发现患者特殊情况是至关重要的:
  - 上呼吸道病变、脑神经和颈神经纤维瘤、胸廓畸形可能危及气道。此外,纵隔、气管、支气管的纤维瘤以及肺纤维化和胸廓畸形可使传导性气道受阻。

  - 气道阻塞或不畅可能继发于巨舌、巨头、下颌畸形及颈椎病变。
  - 嗜铬细胞瘤:可能未确诊,可导致死亡,当患者基础动脉血压高时,即使是年轻患者,麻醉科医师也应该警惕嗜铬细胞瘤的可能。
- 若考虑使用区域麻醉,应通过了解病史、体格检查和影像学检查评估是否可行,最好通过胸腰段 MRI 检查排除椎管内病变的可能。

术前评估

症状

- 不同类型多发性神经纤维瘤的患者之间症状差异很大。
- 喘鸣、吞咽困难、咽喉疼痛及声音的改变,可能提示气道受累。

病史

仔细评估器官受损情况。

体格检查

- 参见“伴随器官功能障碍”。
- NF-2:双侧前庭神经鞘瘤(脑神经Ⅷ),导致失聪;脑膜瘤;神经胶质瘤;纤维瘤。

治疗史

- 目前尚无特效疗法。
- 相应的肿瘤手术。

用药史

根据器官受累情况,患者可能服用抗癫痫药、强心药或止痛药。

▪ 诊断检查与说明

- 全血细胞计数(CBC)与血小板计数。
- 凝血功能相关检查。
- 病变危及呼吸系统时可行胸部 X 线检查,甚至行胸部 CT 检查。
- 拟行区域麻醉时,尽可能先行 CT 或 MRI 成像检查。
- 必要时需行心脏相关检查。

▪ 伴随的器官功能障碍

- 中枢神经系统:
- 由于导水管狭窄引起的脑积水。
- 癫痫。
- 脊髓空洞。
- 认知功能障碍、多动症(ADHD)。
- 大脑神经胶质瘤。
- 周围神经系统:
- 失聪。
- 视神经胶质瘤。
- 多发性神经病变。
- 皮肤:
- 牛奶咖啡斑。
- 多发的皮肤或皮下结节性纤维瘤。
- 丛状神经纤维瘤(标志性病变),可见于 30% 的患者,病变面积较大可致容貌毁损,其中 2%～16% 的患者病变呈恶性进展。
- Lisch 结节(虹膜错构瘤,裂隙灯检查可见),存在于 95% 的患者。
- 皮皱处可见雀斑,如腋窝、腹股沟等处,见于 70% 的患者。
- 气道:
- 口腔病变(舌、咽喉)可能导致气管插管困难,<5% 的患者可能出现,通常发生在末端神经丛丰富的区域。
- 脊椎颈段和咽旁间隙处的病变可能压迫气道导致气道扭曲变形。
- 呼吸系统:
- 纤维化肺泡炎。
- 口腔、气管或支气管的纤维神经瘤。
- 骨骼:
- 巨头畸形。
- 病理性骨折,尤其常见于胫骨。
- 脊柱侧弯,胸椎前、后凸见于 10% 的患者,2% 的脊柱后侧凸,由于肺容量减少可导致通气困难和呼吸衰竭,锁骨下中心静脉穿刺置管时气胸的风险增加,可能出现气管插管定位和手术定位的困难。
- 10%～25% 的患者身材矮小。

- 骨发育不良(蝶骨翼发育不良、长骨骨干弯曲±胫骨假关节)。
- 脊柱畸形导致脊髓压迫,颈椎不稳。
- 血管:
- 广泛血管病变。
- 动脉高血压(在 6% 的患者),其原因可能是儿茶酚胺分泌型结节状丛状神经纤维瘤、嗜铬细胞瘤或肾动脉狭窄。
- 大约 20% 的患者存在纤维化肺泡炎。
- 冠状动脉痉挛。
- 动脉瘤。
- NF-1 伴随发作的肿瘤:
- 嗜铬细胞瘤见于大约 1% 的患者。
- 恶性肿瘤(如神经胶质瘤)见于 2% 的患者,慢性粒细胞白血病(CML)、胃肠道肿瘤(尤其是十二指肠良性肿瘤)。
- 血液系统:
- 良性红血细胞增多症。
- 已有病例报道 NF-1 相关的凝血障碍,去氨加压素(DDAVP)有效。
- 精神疾病:
- 多动症。
- 认知功能障碍,尤其是学习功能障碍。
- 其他(NF-1):
- 膀胱颈梗阻。
- 2% 的患者可见心肌肥厚和心脏流出道梗阻,尤其是肺动脉瓣狭窄和心室衰竭。

▪ 延期手术情况

- 急性心血管失代偿。
- 未经治疗的嗜铬细胞瘤,需要先行手术切除和(或)α受体阻滞剂预处理。

▪ 分类

- NF-1:最常见,也称冯雷克林豪森病,影响着外周系统。
- NF-2:也称为双侧听神经瘤或中心型神经纤维瘤,影响中枢系统。
- 施万细胞瘤。

💉 治疗

▪ 术前准备

术前用药

无特殊注意事项,然而若有气道病变,根据患者病情需要,须谨慎使用镇静剂并给予监护或者完全避免使用镇静剂。

知情同意的特殊情况

若拟行区域麻醉,应告知患者或家属仔细讨论其风险和受益。

▪ 术中管理

麻醉选择

- 全身麻醉通常是首选:吸入全麻或静脉全麻都是可行的。
- 椎管内麻醉不是禁忌,但因为至少 2/3 患者有脊髓神经瘤及颅内病变,麻醉科医师仍需要非常谨慎地评估和考虑。腰骶成像(如 MRI)可以排除脊髓肿瘤。此外,NF-1 伴发的肿瘤往往血管丰富,从而增加了硬膜外出血和穿破硬脑膜的风险。脊柱后侧凸可能使导致蛛网膜下腔麻醉和硬膜外麻醉失败。应考虑使用小口径、防止损伤脊髓的穿刺针(如 27 G)。
- 外周神经阻滞损伤神经的风险增加,超声引导可增加神经阻滞的安全性。

监测

- 标准 ASA 监测。
- 使用肌松药物后严密监测神经肌肉阻滞水平,已有长时间的神经肌肉阻滞相关报道。
- 腹膜后神经纤维瘤可导致输尿管梗阻,使导管插入困难。

麻醉诱导/气道管理

- 发生于气管的神经纤维瘤是罕见的,但可引起气管插管困难和气道障碍。
- 有气道相关症状的患者应行纤维支气管镜检查,有需要使用纤维支气管镜引导气管插管或清醒气管切开的可能。

维持

- 肌松药和琥珀胆碱可能有作用时间延长的可能性,但是只有几个相关病例报道。
- 脊柱后侧凸可能造成在通气困难。
- 丛状神经纤维瘤可能导致严重出血,当出现在不受控制的、弥漫性的和其他不明原因的术中大出血,应该考虑经验性地使用去氨加压素。

拔管/苏醒

肾功能损害和伴随的治疗药物,如抗癫痫药,可能会导致麻醉药物或肌松药作用时间的延长或缩短。

🔄 术后监护

▪ 床旁护理

通常转入 PACU,除非手术或某些医疗条件要求需转入 ICU。

▪ 药物处理/实验室处理/会诊

仅在突发事件时需要。

D

▪ 并发症

· 呼吸衰竭：由于脊柱侧凸和纤维化肺泡炎所致。

· 出血倾向：由于血小板功能障碍，可能出现弥漫性出血，但是凝血功能检查结果正常时仍有可能发生。

· 气管插管困难或插管失败：因为舌、咽喉及颈部的巨大纤维神经瘤。

· 区域麻醉：神经损伤和丛状纤维瘤出血的风险较高。

· 未确诊的嗜铬细胞瘤：可能导致死亡。

· 脑疝：如果存在颅内病变，麻醉处理或其他状况，如分娩、$PaCO_2$ 增高、交感反应抑制不足均可使颅内压（ICP）增高，导致脑疝形成。

疾病编码

ICD9

· 237.70　神经纤维瘤病，非特指。

· 237.71　神经纤维瘤病 1 型（冯雷克林豪森病）。

· 237.72　神经纤维瘤病 2 型（听神经瘤）。

ICD10

· Q85.00　神经纤维瘤，非特指。

· Q85.01　神经纤维瘤病 1 型。

· Q85.02　神经纤维瘤病 2 型。

❓ 临床要点

· 认识及评估此疾病相关的伴随状态是至关重要的。

· 罕见的呼吸道梗阻情况下，因气道扭曲甚至可导致纤维支气管镜引导气管插管失败。

· 如果发生意料之外的不受控制的术中出血，DDAVP 可用于改善病情。

· 此病可导致高达 30% 的产妇早产。此外，如果伴有颅内肿瘤则 ICP 可能会增加，在经过仔细彻底评估和腰骶部影像学检查后椎管内麻醉是可行的，但 NF-1 的患者若无影像学检查则应避免行椎管内麻醉。

多发性硬化 Multiple Sclerosis

Christine E. Goepfert，MD，PhD，DESA　杨君君 译 / 张晓庆 校

基础知识

▪ 概述

· 多发性硬化是一种发生于特定器官的自身免疫性疾病，具有多基因遗传特性，其病因尚不明确。但有证据表明，在中枢神经系统的髓鞘成分中存在体液和（或）细胞免疫系统介导的组织破坏性活动迹象。

· Dr. J. M. Charcot（1825—1893）首次概述了这一疾病，并根据中枢神经系统中广泛存在的"疤痕"为其命名为多发性硬化。

· MS 是最为常见的一种中枢神经系统脱髓鞘疾病，也是导致年轻人后天神经系统残疾的主要原因。

▪ 流行病学

发病率

女性发病率较男性高，男女患病之比为 1：2.3。

患病率

· 在美国，目前每 100 000 人有 30～80 人患有多发性硬化。

· 患病高峰期为 30 岁左右。

· 存在地域差异，就南北而言，更常见于北部地区的工业化国家，而亚洲和非洲则较为罕见。

· MS 可能具有遗传倾向性，MS 患者的亲属患病率较普通人群高 10～50 倍。

发病情况

多发性硬化的患者中 20%～40% 是良性的，仅伴随极轻微的永久性残疾。

死亡率

· 存活的可能性与残疾的程度及是否存在继发的并发症（肺、肾脏）有关。

· 大多数患者的平均寿命较人均寿命缩短。

· 自杀的风险更高。

▪ 病因/危险因素

· 遗传因素与环境因素复杂的相互作用：与某些类型的组织相关抗原（HLA）和人类内源性反转录病毒（HERVs）的过表达有关，导致免疫反应的改变。

· 多个基因位点已被识别。然而，风险的外显率最多有 25%。

· 涉及的感染性因素包括：病毒（EBV、HHV-6）、乙肝疫苗接种、衣原体肺炎。

· 保健相关因素，低水平的维生素 D，类似于恶性黑色素瘤的黑色素产生。

▪ 病理生理

· 多发性硬化是一种神经退行性的、原发的炎性疾病，可同时影响脊髓的灰质和白质。

· 通常被认为是一种中枢神经系统脱髓鞘疾病，而组织病理学检查也可见神经轴的损坏。

· CD4 辅助 T 淋巴细胞增殖并形成细胞因子，导致血脑屏障（BBB）受损，产生抗体和穿孔素。

· 该疾病的急性加重有赖于线粒体氧化/硝化反应的改变及压力性生活事件的发生。

▪ 麻醉目标/指导原则

· 减少围手术期应激反应并维持身体内环境稳定，以避免病情恶化。

· 多发性硬化的患者对非去极化肌松剂的反应可发生改变，应避免使用琥珀胆碱。

· 治疗多发性硬化的药物不仅可能诱发麻醉相关并发症，而且还可能与麻醉药物发生相互作用。

℞ 术前评估

▪ 症状

· 抑郁。

· 感觉异常。

· 麻痹性痴呆。

· 共济失调、肌张力障碍、眩晕（小脑症状）。

· 疼痛（30%～50%）：神经性和神经源性疼痛、三叉神经痛。

· 慢性疲劳（＞75%）、情感变化。

病史

· 缓解和复发：确定病情的整个过程，评估神经系统的功能。

· 确定高温对病情的影响。

· 确定治疗方法是否存在副作用。

体格检查

- 眼球震颤。
- 痉挛状态及不正常的反射。
- 肌肉萎缩。
- 呼吸窘迫，可见辅助呼吸肌参与呼吸运动，潮气量小，一侧膈肌损伤。
- 肌张力减退，心动过缓（自主神经系统）。

▪ 治疗史

- 干细胞移植。
- 血浆置换。

▪ 用药史

- 一般原则：抗感染治疗，针对神经元突起和细胞体的神经疗法。
- 预防复发的药物：
- 一线药物：
- 干扰素 β-1α：根据剂型不同可选择肌内注射或皮下注射。可导致肝功能衰竭/肝功能检查指标升高，白细胞减少症。
- 醋酸格拉替雷：15％的患者注射后可出现自限性的胸闷、面红、焦虑、呼吸困难、心悸等全身反应，可能被误认是心肌缺血或荨麻疹。
- 二线药物：
- 米托蒽醌：是一种有免疫抑制作用的化疗药物，可能导致白血病（AML）、白细胞减少症、充血性心力衰竭和左心室射血分数（LVEF）减少、恶心、呕吐。
- 那他珠单抗：是一种特殊的单克隆抗体，其副作用包括感染（如尿路感染、上呼吸道感染）、关节疼痛。
- 芬戈莫德：是一种免疫调制剂。
- 防止恶化的药物：
- 高剂量甲泼尼龙：5～15 mg/（kg·d），使用 3～10 天。
- 免疫抑制剂：硫唑嘌呤、环磷酰胺。
- 对症治疗的药物：
- 巴氯芬：针对痉挛状态（鞘内、口腔给药）。
- 金刚烷胺：改善疲劳。
- 抗抑郁药：治疗抑郁。
- 卡马西平和苯妥英钠：针对疼痛综合征减轻疼痛。
- 抗胆碱能药物：治疗神经源性膀胱功能障碍。

▪ 诊断检查与说明

- 当存在显著的呼吸功能不全，考虑肺功能测试和动脉血气分析。
- 影像学检查：多发性硬化主要是一种临床诊断。磁共振（T_2 加权成像）可以显示涉及室周白质、视神经、脑干和脊髓白质等部位的多发性病灶。
- 脑脊液（CSF）分析：蛛网膜下腔免疫球蛋白 G（IgG）合成、寡克隆带及脑脊液淋巴细胞增多。
- 诱发电位：视觉诱发电位（VEP）和躯体感觉诱发电位（SSEP）。
- 血浆：内皮微颗粒。

▪ 伴随的器官功能障碍

- 抑郁、情绪变化、视神经炎（70％）、眼球震颤、感觉异常、痉挛状态合并不正常的反射、萎缩。小脑症状包括共济失调、肌张力障碍、眩晕。
- 自主神经系统功能障碍：可能表现为肌张力减退或心动过缓。
- 呼吸系统：肌无力可导致功能残气量（FRC）下降，最大吸气和呼气的乏力。膈肌麻痹可能与颈髓受累有关。若呼吸中枢的功能受损，可能导致对动脉血二氧化碳分压的反应减退。
- 疼痛（30％～50％）：神经性和神经源性疼痛、三叉神经痛。
- 慢性疲劳（>75％）。
- 胃食管反流疾病（GERD）。

▪ 延迟手术情况

- 当前病情恶化。
- 米托蒽醌导致的急性心脏毒性。

▪ 分类

- McDonald 标准：通过磁共振、视觉诱发电位和脑脊液分析检查提示存在时间和空间多发性的病灶，且有相应临床表现证实，即可给予诊断。
- 复发缓解型多发性硬化（RRMS）：80％的多发性硬化的患者为 RRMS。
- 继发进展型多发性硬化（SPMS）：50％的 RRMS 患者 10～15 年后可发展为 SPMS。
- 原发进展型多发性硬化（PPMS）：15％的多发性硬化患者为 PPMS，预后最差。
- 进展复发型多发性硬化（PRMS）：占所有多发性硬化患者的 5％。

💉 治疗

▪ 术前准备

术前用药

- 请神经内科会诊，可考虑使用远远超过止吐时所用剂量的大剂量糖皮质激素。
- 存在呼吸功能障碍的患者，如需使用苯二氮䓬类与阿片类药物应该谨慎斟酌药物剂量，并应监测患者的脉搏氧饱和度。

知情同意的特殊情况

- 应告知患者术后存在急性加重的可能。
- 抑郁症患者可能存在知情同意困难。
- 妊娠可能会使病情得到部分缓解，但在产后阶段急性加重的风险增加。

▪ 术中监护

麻醉选择

- 全身麻醉被认为是安全的。
- 区域麻醉在仔细权衡风险和获益后可选择使用。
- 呼吸功能障碍可能会减轻。避免气管插管、机械通气及镇静；对存在中枢神经受累或呼吸肌无力的患者有益。
- 神经"双卡"现象由于外周神经系统受累，可使其临床表现不明显。有报道称在外周神经阻滞后可能导致外周神经损伤。
- 硬膜外阻滞优于蛛网膜下腔阻滞，后者可使原发疾病急性加重，且可出现对升压药物不敏感的严重低血压。
- 由于神经元脱髓鞘，多发性硬化患者可能更容易发生局部麻醉药物神经毒性反应，从而加剧传导阻滞。因此，需考虑使用较低浓度的局部麻醉药物，并减少暴露在局部麻醉药物中的神经数量。

监测

- 标准 ASA 麻醉监测，严密监测患者体温。
- 使用肌松药时需对神经肌肉功能进行监测。

麻醉诱导/气道管理

- 充分预给氧。
- 脑神经受累（咽喉反射减退）的患者误吸的风险增加，若患者存在吞咽困难则应考虑采用快速顺序诱导，但应避免使用琥珀胆碱，因乙酰胆碱（ACh）受体上调可能会导致高血钾。多发性硬化的患者因为乙酰胆碱（ACh）受体上调或同时合并使用抗痉挛药物，可使其对非去极化肌松药的反应下降，而肌肉萎缩和巴氯芬可增加患者对非去极化肌松药的敏感性。

维持

- 目前尚无能证明某种特定麻醉维持方式对此类患者有利的相关研究。然而有研究显示，此类患者因存在自主神经系统功能缺陷，使用吸入性麻醉药物后发生低血压的风险增加。

• 维持"深"麻醉,即呼气末吸入麻醉药物浓度达到抑制交感肾上腺素能反应的肺泡最低有效浓度(MACBAR)时,可避免应激反应。

• 神经肌肉阻滞的反应是不可预测的,使用神经刺激器有助于确定给药剂量。

• 体温:温度升高可减慢脱髓鞘神经的神经传导,因此应严格防止体温升高。

拔管/苏醒

• 目标包括在保证足够的呼吸功能的同时,减少应激和不适。

• 考虑实施提前镇痛以将术后疼痛程度降到最低(以不引起呼吸抑制为前提)。

⚡ 术后监护

▪ 床旁护理

取决于手术因素和基础条件。有呼吸肌无力、膈肌麻痹和肺通气不足的患者,或因累及脑神经有吞咽困难的患者,应转入 ICU 治疗。

▪ 药物处理/实验室处理/会诊

麻醉科医师对患者进行神经系统评估,有任何不确定性的问题时,通过正式途径申请神经科会诊咨询。

▪ 并发症

• 呼吸衰竭、误吸。

• 多发性硬化的急性加重,主要是由于不适当的止痛治疗、高热及精神上的不适引起。

• 麻醉药物与免疫抑制剂、抗痉挛药物、抗癫痫药物或抗胆碱能类药物之间的潜在的药物相互作用。

疾病编码

ICD9

• 340　多发性硬化。

ICD10

• G35　多发性硬化。

⚡ 临床要点

• 主要的目标是避免任何围手术期应激,尤其是高热。

• 密切监测神经肌肉阻滞状况,或考虑使用其他替代药物,如以利多卡因作为主要局麻药物以及使用瑞芬太尼维持深度麻醉。

• 有意思的是,多发性硬化的女性患者在妊娠期间无病情的急性加重,但生产后病情的急性加重呈 3 倍增加,这一现象与是否麻醉无关,其可能原因是感染、情绪不稳定及高热。

D

呃逆 Hiccups

Dierk A. Vagts，MSc，DEAA，EDIC　张毓文 译／张晓庆 校

基础知识

概述

- 呃逆是指膈肌和呼吸肌间歇性、不自主收缩。其特征性声音由声门快速闭合导致。
- 围手术期呃逆发作多数由药物、膈肌痉挛或吞咽血液、气体或残渣等导致的胃扩张所致。
- 慢性或难治性呃逆可引起疲劳、睡眠障碍、脱水、抑郁、厌食及体重减轻，严重影响患者生存质量甚至引起死亡（由潜在的功能紊乱导致）。

流行病学

发病率

放置喉罩患者中 1%～4% 可发生呃逆。

患病率

无相关数据。

发病情况

存在以下风险。

- 麻醉期间过度换气。
- 诱导、拔管或急诊手术期间误吸。
- 切口裂开。
- 反流性食管炎。
- 干扰外科操作。

死亡率

不明。

病因/危险因素

- 病因可为器质性、特发性或精神性。
- 麻醉：诱导药物、喉罩置入（口咽被压迫或进入食管上段空隙刺激迷走神经）、二氧化碳（腹腔镜手术）、胃扩张。
- 胃肠因素：肝功能衰竭、胆囊结石、胰腺炎、食管裂孔疝、胃食管反流病（非典型）。
- 精神因素：厌食、神经症、人格障碍。
- 中枢神经系统：脑室腹腔分流术、硬化症、动静脉畸形、硬膜外或硬膜下血肿、脑外伤、多巴胺能亢进状态。
- 心脏：心脏起搏器电极位置异常、心肌梗死、心包炎。
- 肺：肺挫伤、支气管肺癌、支气管炎、脓胸、哮喘。
- 头颈部：颈部肿瘤。
- 肾脏：功能不全、尿毒症。
- 代谢性：低钙血症、低钠血症。

生理/病理生理

- 不明，有几种假设用于解释呃逆现象。
- 减少大量营养物质摄入，为一种保护机制。
- 宫内协助呼吸系统发育。
- 鳃呼吸的返祖现象。
- 主要有 3 个步骤：
- 传入神经：迷走神经、膈神经及交感神经分支（T_6～T_{12}）。
- 中枢：脊髓（C_3～C_5）、脑干、中脑。由几个尚不十分明确的部位介导。
- 神经递质：包括 GABA 和多巴胺。
- 传出神经：膈神经、喉返神经、副神经作用于膈肌、声门、前斜角肌、肋间外肌、食管下括约肌。

预防措施

不明。

诊断

- 自限性呃逆主要是外源因素，如上腹部刺激或继发于胃扩张、胃激惹或反流。
- 难治性呃逆通常是由中枢器质性因素所致，如中枢神经系统功能紊乱。

鉴别诊断

难治性呃逆（超过 1 个月）需排除肿瘤侵袭膈神经。

治疗

- 围手术期呃逆通常为自限性疾病，不需治疗。如果其影响手术或持续超过 2 h 可考虑治疗。目前没有明确治疗方案。可选择药物、非药物及侵入性治疗。
- 药物治疗。
- 术中：
- 麻黄碱 5～10 mg，静脉注射，可作用于中枢受体。
- 必要时予以神经肌肉阻滞剂。
- 减少胃酸，如质子泵抑制剂或 H_2 受体阻滞剂，可有效缓解 GERD 引起的呃逆。
- 甲氧氯普胺；促进胃排空。
- 阿托品 0.5 mg，静脉注射，可直接作用于食管，降低食管内压，减少周围反射，或间接作用于中枢神经系统增强交感活性。
- 抗多巴胺药物如氯丙嗪 25～50 mg 静脉注射或肌内注射、氟哌利多或氟哌啶醇，可对下丘脑产生抑制作用。
- 丙泊酚 0.25～0.5 mg/kg，静脉注射，缓慢注射至起效。
- 氯胺酮。
- 利多卡因 1 mg/kg，静脉注射，可持续静注。
- 5 - HT 受体拮抗剂；受体位于髓质控制呼吸部位，抑制短暂呼吸。
- 术后：
- 必要时用麻黄碱、减少胃酸制剂、甲氧氯普胺、阿托品、抗多巴胺药物、丙泊酚、氯胺酮、利多卡因、5 - HT 受体拮抗剂。
- 巴氯芬 5 mg，口服，一天 3 次。它是一种 GABA 拮抗剂，主要通过降低脊髓水平的兴奋性及突触传递治疗痉挛性运动。同时用类似机制可减少呃逆反应。
- 加巴喷丁 300 mg，一天 3 次，口服。它适用于慢性难治性呃逆。
- 卡维地洛 6.25 mg，一天 4 次，口服，机制尚不明确；可作为抗多巴胺药物替代用药。
- 抗癫痫药物：苯妥英钠，抑制神经传导；丙戊酸，增加 GABA 功能；卡马西平，阻滞强制刺激后增强。
- 心因性呃逆：通过指派新任务分散注意力。
- 术中及术后非药物性治疗。
- 通过下述方式升高 $PaCO_2$。
- 减少通气。
- 重复吸入 CO_2。
- 通过保持肺膨胀减少肺牵张反射。
- CPAP。
- Valsalva 动作。
- 通过以下方式持续抑制呃逆。
- 舌尖向上。
- 按压双侧眼眶。
- 按摩颈动脉。
- 按摩直肠。
- 通过胃管或鼻咽通气道刺激咽部。
- 胃灌洗。
- 不推荐海姆利克腹部冲击法（Heimlich Maneuver）。
- 治疗难治性慢性呃逆侵入方法。
- 左侧或右侧 C_3～C_5 椎旁阻滞。
- C_7 颈椎硬膜外麻醉予 1.5% 利多卡因 8 ml。
- 膈神经阻滞。

○ 胸锁乳突肌及前斜角肌之间给予神经电刺激(可单侧或双侧)。

○ 外科处理。

- 单次膈神经阻滞治疗呃逆通常易复发,因此可考虑留置导管。所有方法均为阻断神经通路。

 随访

没有明确证据。然而,停止呃逆可减少全

麻误吸风险,患者可从中获益。

 非公开索赔数据

不明。

疾病编码

ICD9
• 786.8 呃逆。

ICD10
• R06.6 呃逆。

? **临床要点**

• 呃逆是喉部刺激后迅速出现的膈肌及肋间肌突然收缩。

• 大多数发生在吸气时,可通过提高 $PaCO_2$ 抑制。

恶性高热 Malignant Hyperthemia

Edward Park, MD • Harvey K. Rosenbaum, MD 彭成为 译 / 张晓庆 校

 基础知识

■ **概述**

• 恶性高热(malignant hyperthermia, MH)是一种胆碱能受体(RYR1)介导的药理学紊乱。其特征是伴随氧耗增加的骨骼肌代谢亢进,同时二氧化碳产生增加。

• 触发因素包括卤代类挥发性麻醉药、琥珀胆碱以及热暴露或剧烈运动。

■ **流行病学**

发病率

2009 年:1/10 万麻醉药使用者。

患病率

特定人群基因分子学检测表明,发生率为 1/3 000。

发病率与死亡率

发病率不足 1%,伴发医学合并症、高龄、DIC 进展期,以及高体重和肌肉发达者,发病率会增加。

■ **病因/危险因素**

• 常染色体显性携带者:其遗传可能性表现为不完全外显和可变表型表达。散发新生突变,无已知的阳性家族史也会发生。

• <15 岁儿童,男女比例为 2:1。

• 可与先天性肌肉-骨骼缺陷伴发,如畸形足、特发性脊柱侧弯等。

■ **生理/病理生理**

• 在正常骨骼肌收缩时,动作电位沿着横小管到达 L 型电压门控钙通道(二氢吡啶受体,DHPR)。DHPR 允许 Ca^{2+} 进入细胞内与细胞内钙通道(RYR1s)耦合,引起 RYR1s

构象改变。

• RYR1s 控制骨骼肌游离型钙从肌质网(SR)释放至细胞质,持续完成兴奋-收缩耦联。Ca^{2+} 与肌钙蛋白结合形成复合物,使肌动蛋白形成交叉耦联,从而发生肌节收缩。

• 在 MH 患者,编码 RYR1、DHPR 或其他未确定蛋白的基因突变,干扰细胞内 Ca^{2+} 从 SR 释放的控制过程,可能还包括进入细胞外基质过程。这会导致兴奋-收缩耦联过程过度兴奋和不受控制的持续释放 Ca^{2+}。

• MH 触发后,由于细胞内 Ca^{2+} 滞留在 SR 外面,骨骼肌系统持续收缩或舒张不能。增加的有氧和无氧代谢,使 CO_2 和乳酸蓄积,产生呼吸性和代谢性混合性酸中毒。最终,肌肉组织缺氧和横纹肌发生溶解,代谢产物释放入血,引起肌红蛋白尿和高钾血症。

■ **预防措施**

• 已证实或怀疑对 MH 敏感的患者:获取既往麻醉记录,彻底回顾家族史,评估目前的神经肌肉状态。对有潜在疾病风险的患者可行额外的实验室检查、心脏诊断分析或放射影像学检查。

• 避免使用触发药物:绝对禁忌使用已知触发药物(琥珀胆碱、强效卤代类挥发性麻醉药);如果能满足外科手术需求,考虑使用全麻的替代方法(清醒镇静、局部浸润麻醉、区域阻滞麻醉)。

• 麻醉机:去掉挥发罐(或使其临时不可用)和所有之前接触过卤代类挥发性麻醉药的可去除部件(CO_2 吸收器等)。最初 5 min 以高流量的气体冲洗整套装置。在患者使用的最初 5 min,以 10 L/min 的新鲜气体冲洗过滤器,之后的 5 min 仍以高流量气体冲洗

呼吸回路,之后以 2 L/min 维持至手术完成。

• 预防性使用药物丹曲林:有争议并且可能没必要;临床上可导致明显的肌肉无力,并且在本身有肌肉疾病的患者,可出现呼吸功能不全。仔细避免卤代类吸入麻醉药和琥珀胆碱可避免发生 MH。

• 急救设施:确保 MH 突发时,监护和逐步升级的抢救设备可用。确保现场应有充足数量的丹曲林可用(10 mg/kg 的最小成人剂量或至少 36 瓶 20 mg/瓶的药量)。

• 从 PACU 转出:顺利手术和麻醉之后 2～4 h,患者可出院回家或转入合适的病房。

诊断

• 发作和临床表现变化较大:从麻醉诱导之后短时间内骤然发病到延迟缓慢出现,或全身麻醉后第一个小时内出现。

• 早期的临床表现和体征表现为增加的新陈代谢需求。意料之外的高碳酸血症是最可靠的早期征象;心动过速和血压不稳定(典型的是高血压,但低血压也会发生);节律异常;咬肌或全身肌肉强直。

• 之后发现:高热、高钾血症、出汗、皮肤花斑、肌红蛋白尿(可乐样尿)、混合型酸中毒、肌酸激酶(CK)升高以及 DIC。暴发型病例在发作 30 min 内可出现恶性心律失常和心搏骤停。

• 咬肌痉挛:是 MH 即将发作的潜在先兆体征,通常发生在使用琥珀胆碱之后,术语称为"铁下巴"。麻醉科医师可取消手术并按 MH 疑似病例处理,或继续手术,但采用非触发麻醉技术麻醉,并做好一旦发生 MH 的抢救准备。

■ 鉴别诊断

• 急性过程与 MH 危象的非特异性症状和体征类似：高碳酸血症见于分钟通气量不足；腹腔镜手术会注入 CO_2；皮下气肿；由低新鲜气流量导致的麻醉回路气体复吸、吸入活瓣失灵或其他设备故障；栓子现象（$PaCO_2$ 与 $ETCO_2$ 差值增加）；全肠外营养成分中葡萄糖占 25%。高热也可见于脊柱侧弯矫形术、医源性加热（热的液体、加热毯等）及甲状腺危象。

• 高动力血流动力学波动：麻醉深度不足、甲状腺危象、嗜铬细胞瘤、单胺氧化酶抑制剂使用患者的络氨酸危象、抗精神病药恶性综合征（neuroleptic malignant syndrome, NMS）、5-羟色胺综合征、脑缺血和（或）颅内出血、抗胆碱能危象、热休克及娱乐性药物或其他拟交感药物摄入（即可卡因、冰毒或迷药）。在 MH 危象患者也可见心血管系统功能障碍，所以也要考虑败血症休克和过敏。

• 肌肉萎缩症，如杜氏或贝克肌肉萎缩症，或一些热或运动导致的横纹肌溶解个案，在使用卤代类挥发性麻醉药和琥珀胆碱之后可发展为致命性的高钾血症和横纹肌溶解。

💉 治疗

• MH 是威胁生命的医学急症，要立即进行第一步的危象处理以及寻求训练有素的援助。告知外科医师患者的情况，在抢救患者的同时，手术应终止或尽快结束。

• 停止使用已知的触发药，换为非触发麻醉技术，应用冷的静脉液体进行液体复苏，2~3 倍的正常分钟通气量，使用丹曲林。

• 丹曲林与 RYR1 结合，恢复肌质网钙释放与摄取平衡，并使钙从细胞外液进入细胞内。因此，它能减少肌纤维收缩（骨骼肌松弛）以及"冷却"高代谢过程。最早推荐剂量是 2.5 mg/kg，数分钟后患者临床表现得以改善。如果没有明显改善，重复给予 2.5 mg/kg 直至症状和体征好转。退热的典型迹象是高碳酸血症消退。在治疗暴发型 MH 时剂量可能会超过厂商推荐的总剂量 10 mg/kg。

• 监测：应放置静脉大口套管针，以方便液体复苏、药物应用以及频繁的实验室抽血。考虑动脉（方便血气分析）和中心静脉置管，尤其是患者临床情况恶化时。如果尚未放置导尿管，应强制放置，以便评估液体复苏和丹曲林治疗（因为每小瓶含 3 g 甘露醇）后的明显的利尿效果以及肌红蛋白尿的出现。

• 连续的实验室检测：血清电解质（尤其是钾）、肾功能和肝功能、凝血试验、动脉和（或）静脉血气分析、血清肌红蛋白和 CK 浓度。

• 体温：密切监测，如果 >38.5 ℃，实施降温措施：应用冷藏静脉液体和冰袋降温，湿冷抹布和（或）水雾擦身，暖风吹拂，促进挥发散热。

• 高钾血症：静脉应用葡萄糖、钙和胰岛素。丹曲林开始应用后可考虑使用 $β_2$ 受体拮抗剂，因为其可加重先前存在的快速性心律失常，使用应慎重！不稳定型心律失常可能需要心脏电复律或适当的抗心律失常药（如胺碘酮）。在处理宽 QRS 波群心律时谨慎使用利多卡因或普鲁卡因，因为宽 QRS 波群可能是高钾血症的一个标志，使用 I 类抗心律失常药物可能导致心搏骤停。

• pH 改变（混合性呼吸和代谢性酸中毒）：当 pH<7.2 时，使用碳酸氢盐（协同治疗高钾血症）的同时，过度通气。威胁生命的高钾血症和（或）酸中毒可能需要紧急进行血液透析。

• 术后处理：需要继续支持措施直至症状、体征消退时，转入 ICU。复发可发生在 24 h 之后，需要 4~6 h 重复使用丹曲林 1 mg/kg 或 0.25 mg/(kg·h)。复发反映了反复发生的高代谢状态和骨骼肌损伤。体征可包括 $ETCO_2$ 和 $PaCO_2$ 升高、自主呼吸加快、肌红蛋白尿、肌强直、心动过速或高热。

• 出院。MH 发作之后没有确定的实验室指标或标准。一般情况下，患者没有症状，临床表现稳定，可以开始在家恢复 2~3 天。

🔄 随访

• 疑似 MH 表现患者，术后建议患者及家属关注未来潜在的影响以及这一诊断的衍生结果。作为最了解 MH 和患者临床过程的医师，注册麻醉科医师是最有能力开始处理这一过程的人，他或她应该给患者的医疗档案中记录患者的经历以及怎样做出的 MH 这一诊断。

• 美国恶性高热协会（The Malignant Hyperthermia Association of the United States, MHAUS）是一个非营利组织，为患者及其家庭成员、医疗保健机构提供 MH 信息。它也为紧急的和非紧急的问题和建议提供医学援助。

• 在离体挛缩试验（In vitro contracture testing, IVCT）中，咖啡因和氟烷暴露的活体组织用于挛缩试验。北美恶性高热登记处方案的假阳性结果高达 15%~20%；欧洲方案为 6%~7%。通常认为假阴性结果非常低。因为能完成 IVCT 这种复杂实验的医学中心较少以及它是创伤的检查而受到限制。

• 一种替代 IVCT 的检查是对 MH 敏感的已知突变基因进行分子筛选。虽然编码 RYR1 蛋白的基因（位于 19 号染色体）和 DHPR 蛋白的基因（位于 1、7 和 17 号染色体）被认为是最有关联的，但已知易感家系研究表明，遗传位点和结合位点存在相当大的多样性。必须强调，阴性的突变基因分子筛选不能排除 MH 敏感性。不完全的 MH 基因外显率和可变的表型表达提高了 MH 易患性的多基因倾向，有可能表现遗传影响导致相同的最终途径。

🔖 疾病编码

ICD9

• 995.86　恶性高热。

ICD10

• T88.3XXA　由于麻醉引起的恶性高热，初发。

❓ 临床要点

• 诊断：初期正常范围的 CK 不能排除 MH。CK 的典型峰值出现在肌肉损伤后 8~12 h，并随着有效的治疗缓慢下降。如果 MH 的发作被迅速诊断和治疗，CK 浓度升高不明显。

• 药物副作用：丹曲林治疗期间不能使用维拉帕米和地尔硫革，因可导致心力衰竭、高钾血症以及心搏骤停。

• 监护：高代谢被控制后也可出现高钾血症。作者推荐开始丹曲林治疗后 1 h 和 2 h 检测血清钾浓度，然后 24 h 内每 8 h 检测一次，或根据心电图特征或复发的证据检测。

腭裂唇部修复术 Cleft Palate and Lip Repair

Ranu Jain，MD　冯羽敬 译／潘钱玲 陈蔡旸 校

基础知识

■ 概述

一般情况

- 腭裂合并唇裂是最常见的先天性畸形。它被定义为在妊娠最初 3 个月腭骨的生长发育缺陷，可以与其他各种综合征并存。
- 腭裂可分为以下几类：
  - 原发性：切牙孔前面的部分。包括嘴唇和牙槽突。
  - 继发性：切牙孔后面的部分。包括硬腭、软腭和悬雍垂。黏膜下裂可能发生。
  - 中线（最常见），单侧或双侧。
  - 完全或不完全。取决于裂缝是否涉及整体解剖结构。
  - 发生唇腭裂（75%）。
  - 唇裂不伴有腭裂；伴有腭裂时，单侧发生率为 80%，双侧为 20%。
- 推荐小孩在 3～6 个月时进行软腭闭合手术，硬腭在 12～15 个月闭合。允许软腭在一定时间生长，这对于小孩发音及骨膜成熟很重要。这样在发音前上颚已经修复。
  - 咽部成形术或咽稳固术可以治疗继发于解剖或神经功能障碍后的咽壁无力（正常说话和吞咽时不能完全接触软腭及咽后壁）。手术时间可以选择在孩子会走路或更大的年龄进行。
  - 10 岁左右可以进行腭修复术和齿槽骨移植术。
  - 17～20 岁可以进行鼻成形术和上颌骨截骨术。
- 多种因素参与病因的形成。
  - 遗传。
  - 药物。
  - 病毒。
  - 毒素。
  - 与其他综合征并存。
  - 与出生后缺陷并存：如脐疝、马蹄内翻足、肢体和耳形态异常。

体位

- 仰卧，用肩膀支撑，或者罗斯卧位（仰卧，头超出手术台边缘）。
- 手术台旋转 90°～180°。

切口

腭裂的边缘。

手术时间

2～4 h。

术中预计失血量

约 50 ml。

住院时间

过夜。

特殊手术器械

- 丁曼张口器。
- 口咽包。

■ 流行病学

发病率

- 全球一共有大约 1/700 儿童在出生时患有唇腭裂。
- 单独腭裂约为 1/2 500 新生儿。

患病率

- 男性较女性多见。
- 患者的兄弟姐妹和后代患有唇裂或腭裂的风险更大。

发病情况

- 据报道 90% 腭裂的孩子可能存在反复耳部感染和积液，这与咽鼓管不通畅和通气不足有关。
- 如果腭裂合并唇裂，这种缺陷将暴露鼻腔至口腔，导致吞咽困难、生长缓慢、反复抽吸和肺部感染。
- 其他继发的缺陷包括异常的牙生长、鼻翼增长和腭咽功能。
- 与 300 多种综合征相关。

死亡率

与手术相关死亡率：<0.5%。

■ 麻醉目标/指导原则

- 潜在的困难气道，尤其是有合并症状的患者。
- 谨慎使用镇静药，避免呼吸抑制，手术结束后需要清醒拔管。考虑使用区域麻醉辅助疼痛管理。

术前评估

■ 症状

- 生长受限。
- 喂养问题。
- 发热可能是急性感染（耳、肺）。

病史

- 通常腭裂在子宫内或出生时诊断。
- 喂奶时鼻腔溢奶。
- 反复耳部感染。
- 吸入性肺炎史。

体格检查

- 单侧或双侧。
- 范围从口唇的一个小缺口，或从口唇通过上牙床和上腭延伸到鼻底部。
- 牙床不整齐。
- 鼻畸形。

■ 用药史

- 抗生素治疗耳部感染。
- 治疗：
  - 手术之前，目标是尽可能减少误吸和肺损伤。婴儿可使用早产儿或婴儿奶嘴，直立姿势喂养。这些患者使用哈伯曼奶嘴更易成功，不需要吮吸就可获得乳汁。
  - 反复误吸的患者，可通过鼻导管喂养。
  - 双边鼓膜切开放置导管避免反复耳部感染。

■ 诊断检查与说明

实验室检查

- 腭裂在出生后诊断，唇裂在受孕后 18～20 周使用超声诊断。
- 观察吞咽情况，排除误吸。
- 合并有综合征的患者进行心脏功能的检查。

并发症

- 单一腭裂比非单一腭裂患者合并畸形的发生率高达 30 倍以上。
  - 脐疝。
  - 马蹄内翻足。
  - 肢体畸形。
  - 中耳畸形。
- 与腭裂和唇腭裂相关的综合征：
  - 皮埃尔·罗宾综合征。
  - 胎儿酒精综合征。
  - Goldenhar 综合征。
  - 特雷彻·柯林斯综合征。
  - Nager 综合征。
  - 唐氏综合征。

治疗

▪ 术前准备

术前用药

由于手术大约在患儿 6 个月时进行,患儿可能对陌生人产生焦虑,可以考虑术前口服咪达唑仑(咪唑安西泮)。

知情同意的特殊情况

- 如果伴有其他合并症,应告知患儿父母困难插管和术后插管的可能。
- 选择神经阻滞应对术后疼痛。

抗生素/常见病原体

如有心脏功能异常可预防性使用抗生素。

▪ 术中监护

麻醉选择

全麻。

监测

- 标准 ASA 监测。
- 可以使用皮肤、腋窝、直肠温度探头代替口(鼻)探头监测。
- 根据患者合并症的情况,选择是否进行其他的有创监测。

麻醉诱导/气道管理

- 可以使用吸入或者静脉(如果静脉到位)麻醉诱导。
- 婴儿下颌骨发育不全、宽腭裂可能引起气道阻塞;舌脱出到鼻咽部。如果面罩通气困难,可以使用口咽通气道。
- 有合并症(皮埃尔・罗宾综合征、特雷彻・柯林斯综合征)的患者要考虑到困难气道的可能。
- 准备清醒下光纤气管插管。
- 如果患者在有自主呼吸情况下使用吸入麻醉诱导,行纤维支气管镜时可以静脉辅助使用镇静药。

- 当患者存在严重的气道变异,则可进行选择性气管切开术。
- 常规使用经口 RAE 导管,并且沿着中颏线固定。可以采取其他措施,如安息香和两侧加固的方法来固定导管。

维持

- 确保眼睛安全固定和保证湿润,避免损伤。
- 给予吸入麻醉、阿片类药物和可能用到非去极化肌松,维持麻醉的稳定。
- 放置开口器,使用喉包提供良好的手术视野。器械有一个用于放置气管导管的凹槽,并确认位置防止堵塞。在放置塞口器时,特别要注意患者的呼吸音和胸部的顺应性。因为位置的偏移会导致部分或完全的气管导管阻塞。塞口器可能造成舌灌注减少,所以最好间歇性地拿出确保舌再灌注。
- 注意体位的变化,颈部的屈伸可能引起支气管内插管或者气管导管的脱出。
- 保证正常体温。使用电热毯防止体温过低。低温可以迟发出现或者引起代谢性酸中毒(非寒战产热作用的棕色脂肪),引起呼吸和循环的抑制。
- 失血。尽管失血较少>10%,但仍需监测,必要时还需输血。
- 外科医师进行局部浸润麻醉可以应对术后疼痛。
- 鼻腭和腭神经阻滞(由外科医师或麻醉师执行)可以缓解硬腭和软腭的疼痛,眶下神经阻滞可以缓解唇裂手术后的疼痛。

拔管/苏醒

- 如果使用肌松药,应确保拔管前肌颤搐和 4 个成串刺激完全恢复。
- 拔管前,口咽应用软导管轻柔吸痰,必须移除咽喉包。外科医师可以直视下通过放置的塞口器进行吸痰。
- 常规使用手臂限制带或"欢迎"袖子防止患者的手移向脸部。

术后监护

- 药物:NSAIDs 药物可能增加出血风险,避免使用。可以使用小剂量的镇静药,小剂量逐步加量至起效剂量。
- 实验室检查:如果手术顺利,检查结果正常。如果出血变多,关注血红蛋白变化。
- 咨询:如果可以,考虑镇痛咨询。

▪ 床旁护理

- 住院必须持续一个阶段,直到患者的疼痛可以通过口服止痛片控制,儿童可以耐受经口喂养。
- 对于存在持续气道阻塞的患者,可能需要入住 ICU 进行观察和管理。

▪ 并发症

- 感染。
- 出血,伴或不伴误吸。
- 迁延不愈。
- 肺炎。
- 闭合腭裂可能引起气道阻塞、水肿(声门下部、会厌、舌部)、口腔分泌物增多、舌向后移位、被忽略的喉包。在舌上放置一根长的牵引缝线并简单固定。如果需要,可以牵拉舌上的缝合线刺激呼吸并清除分泌物。不推荐使用口咽通气道。

临床要点

- 存在合并症可能会插管困难,可考虑使用清醒下光纤插管。
- 注意拔管后气道阻塞。
- 管理术后疼痛可能需要复合神经阻滞。软腭和硬腭的手术可以使用鼻腭和腭神经阻滞,唇裂手术可以使用眶下神经阻滞。

E

二尖瓣瓣膜置换术 Mitral Valve Replacement

Sascha Beutler, MD,PhD ・ Daniel Castillo, MD　杨君君 译 / 张晓庆 校

基础知识

▪ 概述

一般情况

- 二尖瓣病变的外科手术治疗是指用机械或生物组织取代病变的二尖瓣,病变一般为

二尖瓣狭窄、反流或严重脱垂。

- 在可行的情况下,治疗二尖瓣反流时二尖瓣修复术优于二尖瓣置换手术。回顾性研究显示,与二尖瓣置换术相比,二尖瓣修复术有较低的手术死亡率,可更好地改善左心室功能,提高整体 10 年存活率。

- 通常情况下,二尖瓣手术与冠状动脉搭桥手术或其他瓣膜手术一起实施。较少情况下,二尖瓣异常作为一个独立的问题需要心脏手术。
- 胸骨切开后,打开心包,行静脉和动脉插管。对患者实施体外循环(CPB)。心脏停

搏后,打开左心房暴露二尖瓣。瓣叶被切除,环被清除。如果可行,保留腱索。然后测量环,以适当地匹配人工瓣膜。环绕整个环间断缝合人工瓣膜后再穿过缝合环。人工装置就被牢固地固定住了。

• 在瓣膜置换术的最后阶段开始全身复温。切开的左心房关闭后,患者置于头低位。所有剩余的空气从左侧心脏经左心室放出。夹闭钳移除。胸腔置管,患者脱离旁路循环。

• 微创二尖瓣手术用的专用仪器通过小切口暴露。对于瓣膜本身的手术来说,使用常规仪器和技术。只有特殊的患者可以使用这样的方式。因此,目前还没有关于临床结果、并发症及费用常规和微创方法的随机比较。

体位

• 仰卧位,手臂紧贴身体旁边。

• 在结束旁路循环之前从左心室排气阶段,患者可暂时放置在垂头卧位。

切口

• 胸骨正中切口是标准切口。

• 可供选择的切口部位(例如,通过右侧胸廓的小切口)是“微创二尖瓣手术”的一部分。

手术时间

时间通常在 4～8 h,这取决于团队的经验、方法的类型(标准与微创方法)和技术上的困难。

术中预计出血量

• 体外循环机导致血液稀释。

• 失血量通常介于 1 000～2 000 ml。

住院时间

外科 ICU 1～3 天,总住院时间为 7～10 天。

特殊手术器械

• 体外循环机(一个灌注师)。

• 心脏外科手术的标准设备。

• 微创方法需要特殊的设备。

• 经食管超声心动图探针(术中检查由超声训练过的麻醉科医师或心脏外科医师操作)。

▪ 流行病学

发病率

无相关资料。

患病率

每年约 65 000 例的二尖瓣修复术和置换术在美国实施。

发病情况

• 出血、再手术、脑卒中、肾衰竭、延长的机械通气和感染是众所周知的并发症。

• 发病率随术前状态、手术时间长度和手术类型的变化而有所不同。

• 2008 年 ACC/AHA 心脏瓣膜病指南参照危险分层模型估计瓣膜手术伴有或者不伴有冠状动脉搭桥术的院内死亡率和发病率的风险。

－ 美国基于胸外科医师协会注册过的外科医师(STS),包括来自美国近 90% 的心脏手术供应商的数据和可以提供瓣膜置换术最准确的危险分层。

－ 欧洲心脏手术风险评估系统(“Euro Score”评分)。

－ 大不列颠及北爱尔兰联合王国数据库的评分系统。

死亡率

• 随着年龄的增长、并发症、瓣膜病变类型、心室功能、伴随的心脏瓣膜外科手术和(或)旁路手术显著变化。

• 风险分层模型有助于预测个别患者的死亡风险(见发病率)。

▪ 麻醉目标/指导原则

• 整个诱导阶段血流动力学稳定,直到开始旁路循环。管理取决于病变的类型(狭窄与反流)、心室(左、右)功能、肺循环压力和其他临床因素。

• 在成功的瓣膜修复/置换完成旁路循环结束后,目标是保持足够的心输出量和血压。如果左心室功能降低,可能需要正性肌力药物。

▣ 术前评估

▪ 症状

• 症状取决于病变的类型(狭窄与反流)和时间过程(急、慢性)。

• 慢性二尖瓣反流常为多年无症状。

• 典型症状包括呼吸急促、疲劳、心悸、心脏杂音。

病史

• 见二尖瓣狭窄、二尖瓣反流和二尖瓣脱垂章。

• 确定是否有食管狭窄病史或其他异常情况,在手术进程中将禁止放置经食管超声心动图探头。

体格检查

见二尖瓣反流、二尖瓣狭窄和二尖瓣脱垂章中详细说明。

▪ 用药史

• 药物使用取决于病变的类型和其他疾病。

• 开始他汀类药物可降低心房颤动与死亡发病率。

▪ 诊断检查与说明

• 术前经胸超声心动图,有时经食管超声心动图是需要的。

• 冠状动脉造影也常规实施,为确定患者是否需要同时做冠状动脉旁路移植术。

▪ 伴随的器官功能障碍

• 现有肾功能不全是值得关注的,瓣膜置换术前插管导尿和延长泵时间可能会进一步恶化病情。

• 慢性肺疾病继发于旁路循环后可能急性加重,在结束旁路循环后可能出现低氧血症。

• 预先存在的神经功能缺损患者存在术后进一步恶化的巨大风险。

治疗

▪ 术前准备

术前用药

考虑温和的抗焦虑类药物。

知情同意的特殊情况

发病率和死亡率风险随外科手术程度不同(例如,冠状动脉搭桥手术、瓣膜置换术)和已经存在的合并症。

抗生素/常见病原体

皮肤菌群是最大的关注点。如果患者不是多重耐药菌的载体而且也不过敏,头孢唑林可在手术切口前 60 min 使用。每 3～4 h 重复使用直至关胸。也可考虑使用万古霉素。

▪ 术中监护

麻醉选择

• 美国使用全身麻醉。

• 在世界的其他地方有病例报道的开放性心脏手术在硬膜外麻醉加镇静下进行。

监测

• 标准 ASA 监测。

• 在诱导前先开放有创动脉监测。无脉性的旁路循环无法使用精确无创血压测量。

• 中心静脉通路通常是在诱导后实施。肺动脉置管也考虑放置。

• 经食管超声心动图频繁用于术中指导与评估 MV 修复/置换。

麻醉诱导/气道管理

• 其目的是在整个诱导期内提供血流动力

学稳定,谨慎应用丙泊酚与升压药依托咪酯和芬太尼是最经常使用。

- 在气管插管前面罩通气是必需的,除非在快速顺序诱导时防止发生误吸风险。

维持

- 患者麻醉维持阶段应用氧和吸入性麻醉药。间歇性给阿片类药物和非去极化肌松药。
- 在旁路期间,吸入麻醉药由灌注师通过循环机被添加到血液中。
- 旁路手术患者的管理实质上由机构和从业人员实施。
- 旁路时,目标平均动脉压通常在 50～80 mmHg。
- 在旁路循环时,患者降温,在体外循环结束前复温至正常水平。

拔管/苏醒

- 患者带气管插管转移到重症监护病房。
- 术后镇静通常丙泊酚输注或最近开始使用右美托咪定。后者似乎术后谵妄的风险降低。

术后监护

床旁护理

- 外科重症监护病房。
- 拔管的时间从几小时到 24 h 不等。然而,

根据患者的血流动力学状态、呼吸状态、出血、凝血和其他器官系统的状况来决定,拔管时间也可以是几天。

镇痛

- 镇痛通常由静脉注射阿片类药物提供,间断注射负荷量或者持续注射直至拔除气管导管。
- 一旦患者拔管和肠功能恢复,可给予口服阿片类药物。

并发症

- 心房颤动:术前患者常出现,在术中或术后也有高风险的发病率。
- 用人工瓣膜置换病变的心脏瓣膜改善了原发病,但会发生人工瓣膜所特有的并发症。可发生一系列的并发症。
  - 结构障碍(生物瓣膜不常见,机械瓣膜很少见)。
  - 由于抗凝治疗出现的严重的反复出血。
注:机械瓣膜需要长期抗凝治疗,大多数用华法林。使用生物瓣膜的患者只需要术后 6 周至 3 个月的抗凝治疗,并终身服用阿司匹林。
  - 瓣膜血栓形成和血栓栓塞事件,尤其是使用机械瓣膜和抗凝治疗不足的患者。
  - 严重的溶血主要是发生在机械瓣膜。

- 感染性心内膜炎。
- 心脏直视手术和体外循环相关的并发症(见体外循环)。

预后

随着第一个瓣膜置换术后存活率的提高,更多的患者需要进行第二次置换手术。

疾病编码

ICD9
- V42.2 心脏瓣膜移植术后。
- V43.3 心脏瓣膜更换其他的方式。

ICD10
- Z95.2 存在人工心脏瓣膜。
- Z95.4 存在其他心脏瓣膜置换。

临床要点

- 如果可行的话,二尖瓣修复术优于二尖瓣置换术。
- 风险分层模型有助于预测个人的发病率和死亡率风险。
- 用人工瓣膜置换病态心脏瓣膜改善了原发病,但是并发症是人工瓣膜独有的。
- 生物瓣膜在第一个 10～15 年结构障碍的发生率显著,需要再次手术。

二尖瓣反流 Mitral Regurgitation

Brian L. Marasigan,MD 杨君君 译/张晓庆 校

基础知识

概述

- 二尖瓣通常由两片瓣叶组成(二尖瓣),在心室舒张期打开,在心室收缩期关闭。心室收缩时,二尖瓣关闭,防止血液从左心室(LV)回流到左心房(LA)。瓣叶的关闭有助于维持 LV 舒张压和容积,因此维持全身和冠状动脉灌注压。
- 二尖瓣反流(MR)是指在心室收缩期存在通过瓣膜装置的回流泄漏。
  - 严重程度的范围从微量,轻度,中度,到严重。严重程度的分类依据反流量、反流孔面积和通过超声心动图显示的反流分数。
- 急性二尖瓣反流症状突然出现,通常由于急性事件如心肌梗死和心脏瓣膜装置外伤

或中断。
  - 慢性二尖瓣反流症状渐进出现,症状可持续数年并且可能代偿或者失代偿。

流行病学

发病率

- 风湿性心脏病是世界范围内导致二尖瓣反流最常见的原因;二尖瓣脱垂是在美国导致二尖瓣反流最常见的原因(约占 45%)。
- 风湿性二尖瓣反流发病的平均年龄为 36 岁。
- 心肌梗死后,20%～30%患者发展为二尖瓣反流。

患病率

- 二尖瓣脱垂人口中的发病率约为 4%。
- 20 岁以下,男性大于女性。

- 男性>50 岁发病更严重。

发病情况

- 由于其病理生理学机制,急性 MR 具有较高的发病率和死亡率。急性充血性心力衰竭(CHF)和心源性休克可能会发生。手术死亡率接近 80%。
- 慢性 MR 可无症状多年。慢性重度 MR 将导致最终的心室舒张和收缩功能的失代偿和慢性心力衰竭。
- 手术是治疗急性和慢性 MR 的最后手段。
- 全部和部分的左心房(LA)功能在慢性 MR 患者身上发生改变,继发于黏液瘤二尖瓣瓣膜病。
- 左心室功能障碍也可能存在于 MR 患者身上并且可能在严重的 MR 患者身上被低估。左心室降低的后负荷同时伴有通过二

尖瓣的反流可能会导致左心室功能正常的假象。在严重的 MR,低左心室射血分数会导致很差的预后。

死亡率

- 二尖瓣反流由于连枷瓣叶和左心房直径>55 mm 可导致与治疗过程中死亡率增加。
- 轻度 MR 是心肌梗死后死亡的独立预测因素。
- 通过多元 Logistic 回归分析,心房颤动是确定的非心脏手术后患者住院死亡的预测因素(OR=11.579)。

▪ 病因/危险因素

可与任何改变二尖瓣关闭的状况有关。从器官组织学上讲,它也被认为是内在的瓣膜病,可能是由于黏液瘤的变化、风湿性心脏病、二尖瓣脱垂或钙化性瓣膜病。功能二尖瓣反流由于非瓣膜性疾病如扩张型心肌病,引起的二尖瓣关闭不全。

▪ 病理生理

- 急性 MR 往往是由于腱索断裂和乳头肌断裂导致 LV 舒张末期容积体积、LA 容积、LV 射血分数(EF)、主动脉收缩压急性增加。急性暴发性 CHF 可能随之而来,出现心肌收缩力的下降和 EF 值减少。二尖瓣脱垂与组织疾病(如风湿性心脏病、心脏黏液瘤病)会以急性阶段出现,但是症状轻微并最终发展为慢性 MR。
- 慢性 MR 开始发病会更加隐匿,可能数月到数年才开始出现症状。异常的左心室肥大,心房扩大,对反流的额外的容量通过增加心率代偿。如果没有劳力或者体位的改变,射血分数可以保持不变而且不会有特征性的症状出现。随着时间的推移,反流量的增加和病情的加重,左心室失代偿。体积增大的左心室,增加的室壁压和心肌灌注减少导致 EF 减少和 CHF、终末器官血流灌注不足、冠状动脉灌注压降低,心肌需氧量增加及心源性休克。此外,左心房压力增加导致肺充血,最终导致慢性失代偿性充血性心力衰竭和右心室衰竭。LA 扩大导致心房颤动,减少了前行的流量,增加了血栓形成的风险。交感神经刺激增加全身血管阻力维持血压,但是会加重 MR。如果不进行及时的外科修复,心脏功能将不会得到显著的恢复。

▪ 麻醉目标/指导原则

- 心输出量和冠状动脉灌注的维持,以及预

防心功能失代偿是主要目标。
- 保持较高的正常窦性心律,减少反流时间和过度的左心室充盈。
- 全身血管阻力可能会下降,但应在促进前进流量(减少反流)、维持足够的冠状动脉和全身灌注压之间保持平衡。
- 严格的液体管理和正性肌力支持防止心血管系统过载或崩溃。
- 通过避免肺血管阻力增加的影响因素(缺氧、高碳酸血症、酸中毒、肺血管收缩剂)以降低肺动脉高压。
- 如果容量和后负荷改变无效的情况下可应用正性肌力药维持心肌收缩力。

Ⓡ 术前评估

▪ 症状

- 呼吸急促。
- 疲劳。
- 劳力性呼吸困难。
- 心悸。
- 端坐呼吸。
- 心绞痛。

病史

- 心脏瓣膜疾病的家族史、胶原蛋白或结缔组织病或先天性畸形。
- 风湿性疾病既往史或有感染性心内膜炎的危险因素。
- 通常在运动或工作后发生收缩期或舒张期充血性心力衰竭被诊断。
- 早期发现可通过详尽的体格检查和心脏杂音听诊。
- 通常通过彩色超声心动图中通过瓣膜的流量进行分类。

体格检查

- 收缩期杂音。
- 充血性心力衰竭的迹象。
- 感染性心内膜炎。
- 发绀。

▪ 治疗史

- 药物治疗过心绞痛、CHF、糖尿病、高血压和高脂血症,如果有相关性。
- 二尖瓣球囊成形术或瓣膜置换术。
- 感染性心内膜炎的治疗。
- 抗凝治疗或射频消融治疗心房颤动。

▪ 用药史

- 抗高血压药物包括钙通道阻滞剂,避免 β 受体阻滞剂(避免导致心动过缓)。

- 抗心绞痛包括硝基扩血管药。
- 心力衰竭的治疗包括地高辛、ACEI 和 ARB、利尿剂。
- 如果需要,可以用他汀类药物治疗。

▪ 诊断检查与说明

- 基础代谢监测:监测电解质和肾功能。
- 全血细胞计数:监测术前感染、血细胞比容、血小板计数对手术来说是否足够。
- 基础凝血功能检查:评估肝功能是够适合手术。
- 心电图:诊断心律失常和缺血性改变。
- 胸部 X 线检查:心肺状况。
- CT 扫描评估主动脉。
- 超声心动图:诊断,评估疾病的严重程度的分类和心室功能。

▪ 伴随的器官功能障碍

- 合并二尖瓣狭窄或主动脉瓣疾病。
- 风湿性心脏病。
- 缺血性心肌病或肥厚型心肌病。
- 高血压。
- 肺动脉高压、充血、胸腔积液。
- 肾功能不全。

▪ 延迟手术情况

- 严重的失代偿期的 MR 伴有左心功能降低实施非心脏手术。
- 近期有心肌梗死或休克。
- 败血症或感染。
- 非相关性终末器官衰竭。

▪ 分类

重度二尖瓣关闭不全的标准:

- 反流量>60 ml。
- 反流量>50%。
- 有效反流瓣口面积>0.4 cm²。
- 彩色多普勒射流紧缩>0.7 cm。
- 在心室收缩期肺静脉血流逆转。
- 重度 LA 扩大。
- MR 喷射性"V"波和 PCWP(肺毛细血管楔压)"V"波。

⚒ 治疗

▪ 术前准备

术前用药

咪达唑仑防止焦虑,增加交感神经张力。

知情同意的特殊情况

术中休克、心肌梗死和死亡的风险要告知。

术中监护

麻醉选择

• 取决于疾病的进程;镇静,全身麻醉(气管导管或喉罩),区域麻醉可以实施。
• 椎管内麻醉技术可以导致交感神经阻断,促进了前向流量(减少反流),但可能会降低冠状动脉灌注压。

监测

• 标准 ASA 术中监测。
• 有创监测可以基于 MR 的严重程度和外科手术的程序进行选择:5 导联心电图、动脉导管、中心静脉导管、肺动脉导管、经食管超声心动图或微创心输出量监测仪。

麻醉诱导/气道管理

• 在正常范围内,平稳可控诱导,维持生命体征平稳。
• 可以给予抗胆碱能药物以维持比较快的心率。

维持

• 吸入性麻醉药、静脉麻醉药或静吸复合。全身血管血流减少可促进前向流量,然而足够的脑和冠状动脉灌注应保证。全静脉技术可伴有心动过缓,特别是如果利用高剂量瑞芬太尼。
• 液体平衡包括维持正常的前负荷和血细胞比容在 24%～30% 及以上使前向流量和心肌氧平衡达到最优化。过度的前负荷可以增加反流量和导致 LV 衰竭。

拔管/苏醒

不需额外的关注。

术后监护

床旁护理

取决于手术及潜在疾病的严重程度。

药物处理/实验室处理/会诊

标准化术后液体、电解质管理及相关实验研究。

并发症

围手术期心律失常。

疾病编码

ICD9
• 394.1　风湿性二尖瓣关闭不全。
• 424　　二尖瓣疾病。
• 746.6　先天性二尖瓣关闭不全。

ICD10
• I05.1　风湿性二尖瓣关闭不全。
• I34.0　非风湿性二尖瓣关闭不全。
• Q23.3　先天性二尖瓣关闭不全。

临床要点

• 二尖瓣反流的病因是:
- 器质性:由于内在瓣膜病等原因引起的,如黏液瘤、风湿性心脏病或钙化性疾病。
- 功能性:由非瓣膜病等原因引起的如扩张型心肌病,导致不完全关闭。
• 二尖瓣反流根据发病情况概述:
- 急性:危及生命并且需要立即手术治疗。
- 慢性:需要药物治疗或外科手术治疗。可无症状,直到晚期阶段。
• 严重程度的分类根据超声心动图的标准。重度 MR 会有反流量>60 ml(或 50%),或一个有效反流瓣口面积>0.4 cm^2,有显著的症状(呼吸急促、收缩期和舒张期充血性心力衰竭)。

E

二尖瓣脱垂 Mitral Valve Prolapse

Alain A. Salvacion,MD · James D. Boone,MD　杨君君 译/张晓庆 校

基础知识

概述

• 二尖瓣脱垂(MVP)是指心脏收缩期,二尖瓣不同的部分,一片或者两片二尖瓣小叶发生位移至二尖瓣瓣环之上进入左心房。
• 超声心动图 MVP 的定义是单叶或双叶瓣脱垂至瓣环上方至少 2 mm,有或无瓣叶增厚。

流行病学

发病率

男性和女性发病率相等;在年轻妇女中常见,但男性发病有更高的并发症发生率。

患病率

• 是最常见的心脏瓣膜异常。
• 基于目前诊断标准,患病率占总人口的 2%～3%。

• 马方综合征的患者 MVP 的患病率为 40% 和 80%。

发病情况

• 大多数患者是无症状的。
• MVP 综合征包括不典型胸痛、呼吸困难、心悸、晕厥和焦虑。
• 严重的并发症,如感染性心内膜炎、脑血管事件、进展性二尖瓣反流(MR)、心律失常和心源性猝死(罕见),但与更高的发病率相关。
• 中度至重度 MR 和受抑制的左心室(LV)功能是并发症主要的风险因素。
• 轻度 MR、连枷瓣叶、左心房扩大、心房颤动和年龄大于 50 岁是并发症次要的风险因素。

死亡率

• 通常有一个良性的病程和良好的预后。
• 生存率跟在年龄和性别相一致的非 MVP 人口是类似的。

病因/危险因素

• 公认与结缔组织疾病相关,如马方综合征(～90% 的患病率)、埃勒斯-当洛斯综合征、成骨不全。
• 大多数病例是散发的,也可以是家族性。

病理生理

• 与组织性瓣膜组织异常有关,在 LV 和 MV 之间的几何差异,或一些结缔组织疾病。
• 黏液样变性,其瓣叶增厚和冗余,是最常见的临床上重要的异常。

麻醉目标/指导原则

• 区分功能性 MVP 患者、有进展性的疾病的患者、相关的血流动力学显著的二尖瓣反流(MR)的患者。
• 功能性 MVP 患者年轻,麻醉危险因素少。

在这些患者中,应避免增加 LV 排空。这将加重 MVP 导致增加的二尖瓣反流。因此,血流动力学目标应包括避免以下:

- 减少 LV 前负荷。
- 降低全身血管阻力(SVR)。
- 增加收缩力。
- 心动过速。

• 患有明显二尖瓣变性和相关血流动力学显著性二尖瓣反流(MR)的患者通常年龄较大,更可能发生充血性心力衰竭(CHF)。这些患者将受益于改善前向血流,如心率轻度增加、前负荷增加和全身血管阻力(SVR)降低。

• 充血性心力衰竭(CHF)患者将受益于保护心肌功能的麻醉方案。

E

℞ 术前评估

▪ 症状

• 评估 MVP 综合征症状。

• 评估心力衰竭等症状,如呼吸困难、端坐呼吸、夜间阵发性呼吸困难。

• 评估心律失常等症状如心悸。

病史

• 年龄。

• MVP 的并发症,如感染性心内膜炎、脑血管事件、二尖瓣反流与心律失常。

• 相关疾病。

• 运动耐量。

体格检查

• 在轻度的 MVP 患者有收缩中期喀喇音,通常伴有收缩末期杂音。

• 重度 MR 的患者有全收缩期杂音;喀喇音也可以消失。

• 第三心音和啰音见于 CHF。

• CHF 的其他症状,如肺水肿、颈静脉扩张、下肢水肿。

• 寻找结缔组织疾病的征象。

▪ 治疗史

• 对于 MVP 并发症的治疗。

• 相关疾病的治疗。

▪ 用药史

• β 受体阻滞剂或抗心律失常药治疗心律失常。

• 抗凝血,如阿司匹林或华法林治疗脑卒中。

• 心力衰竭的药物治疗。

▪ 诊断检查与说明

• 超声心动图:诊断,评估 LV 功能和二尖瓣反流的严重程度。

• 心电图:诊断心律失常。

• X 线胸片:显示肺淤血以及是否存在心力衰竭。

• 其他的研究显示药物和其他合并症。

• 如果考虑有感染性心内膜炎可以进行血培养。

▪ 伴随的器官功能障碍

• 有脑血管事件的潜在风险。

• 如果患者存在心力衰竭,其他器官(如肺、肝、肾)可能受影响。

▪ 延迟手术情况

• 优化血清电解质,降低术中心律失常的风险。

• 如果患者有充血性心力衰竭(CHF)优化容量状态。

▪ 分类

根据瓣叶的厚度分类。

• >5 mm:经典脱垂。

• <5 mm:视为非经典脱垂。

💉 治疗

▪ 术前准备

术前用药

• 确保有足够的抗焦虑作用避免心动过速,这可能会降低 LV,可能恶化脱垂及反流。

• 对于伴有显著血流动力学的二尖瓣反流以及左心室功能受抑制的患者合理应用术前药。

• 细菌性心内膜炎的预防应考虑患者的二尖瓣喀喇音和反流或高危特征,包括:

- 人工心脏瓣膜。
- 以前的心内膜炎。
- 未修复的发绀型先天性心脏病(包括那些姑息分流术和管道)。
- 完全修复先天性心脏病有人工金属膜或者设备(术后 6 个月内,手术或导管介入)。
- 已修复的先天性心脏病但在原病灶或者相邻于人工补丁或者假体部位残留缺陷。
- 心脏移植受体伴有心脏瓣膜病。

知情同意的特殊情况

未成年人患者,需要家属知情同意。

▪ 术中监护

麻醉选择

• 依赖于手术进程、家属的偏向和患者的偏向。

• 功能性的 MVP 无显著的二尖瓣反流或 LV 功能障碍可以耐受一切形式的麻醉。然而,那些具有显著的 LV 功能障碍应考虑局麻或周围神经阻滞,如果可能或者合适的话。

监测

• 依赖于进程的程度。

• 功能性 MVP 患者通常不需要有创监测。

• 具有显著的二尖瓣反流和 LV 功能障碍患者可能受益于有创动脉监测持续测量动脉压,有创和由中心静脉导管泵注血管加压药。考虑肺动脉导管和(或)经食管超声心动图(TEE)的大容量的变化情况。

麻醉诱导/气道管理

• 功能性 MVP 的患者,避免会加重 MVP 的血流动力学波动,如降低 LV 舒张末期容积,降低 SVR,增加收缩力或心动过速。

• 伴有显著的二尖瓣反流的患者,血流动力学目标应为促进前向血流,如轻微增加心率、增加前负荷,并在降低 SVR 的同时避免心肌抑制。

维持

• 减少交感神经的刺激和降低 LV 的排空会加重脱垂,如上所述。

• 具有显著的 MR 患者将受益于提高前向血流的血流动力学的目标,如上所述。

• 术中心律失常可能发生在头高位(大概是由于减少前负荷和加重的 MVP)。考虑 β 受体阻滞剂或利多卡因。

• 液体:积极地维持液体平衡有助于降低前负荷,改善脱垂和二尖瓣反流。

拔管/苏醒

避免过度的交感神经刺激而加重脱垂或二尖瓣反流。

🔋 术后监护

▪ 床旁护理

• 大多数患者常规术后护理。

• 高危手术、显著的二尖瓣反流或者左心室功能比较差的患者术后入 ICU。

▪ 药物处理/实验室处理/会诊

• 大多数 MVP 患者不需要术后研究或咨询。

• 二尖瓣修复或置换的患者复查超声心

动图。

■ 并发症

- 恶化的 LV 功能和心肌储备功能差的患者需警惕液体超负荷。
- 存在发生心律失常的风险。

 疾病编码

ICD9
- 424　二尖瓣疾病。

ICD10
- I34.1　非风湿性二尖瓣脱垂。

临床要点

区分功能性 MVP 和显著的二尖瓣反流以及左心室功能障碍十分重要,有助于更好地制订合适的麻醉方案。

二尖瓣狭窄 Mitral Stenosis

Brian L. Marasigan, MD　杨君君 译 / 张晓庆 校

 基础知识

■ 概述

- 二尖瓣狭窄(MS)是一种瓣膜自身瓣膜口狭窄。诊断新标准:重度二尖瓣狭窄瓣膜口面积<1 cm², 跨瓣平均梯度压>10 mmHg, 但是症状可能开始出现在狭窄非常早期的阶段。

■ 流行病学

发病率

风湿热后潜伏期:在非发达国家为 10～25 年,在发达国家为 20～40 年。

患病率

- 女性:1.6%。
- 男性:0.4%。

发病情况

- 增加充血性心力衰竭的风险包括心房颤动、血栓、脑卒中、肺动脉高压、右心衰竭、肺水肿。
- 二尖瓣狭窄伴心房颤动增加脑卒中每年 7%～15% 的风险。
- 轻度到中度的 MS 可以无症状(运动时除外),而重度的 MS 在休息时就有症状出现。
- 左心室功能障碍发生在 30% 的 MS 患者。

死亡率

2 年死亡率:对于伴有重度先天性 MS 的婴儿为 40%。

■ 病因/危险因素

- 大多数病例是由于风湿热,最终导致风湿性心脏病。
- 少见原因有重度二尖瓣钙化、先天性二尖瓣狭窄。

■ 病理生理

- MS 的病理生理基础是左心室充盈障碍

伴有瓣膜开放的高阻力。疾病的过程进展如下:
- 最初,左心室充盈阻力的是通过左心房肥大代偿(加强心房收缩)。
- 随着时间的推移,左心房开始扩张以处理容量的增加。
- 然而,容量超负荷最终压垮了左心房导致 LV 充盈受损。流体流入肺血管,导致肺淤血,左心充血性心力衰竭,伴有右心衰竭。左心房增大的心房颤动发生风险增加。此外,该降低流动状态增加血栓形成的风险。正常窦性心律和比较慢的心率可以增加血流向前流动和左心室充盈的时间。

■ 麻醉目标/指导原则

- 主要目标是维持:
  - 心输出量。
  - 冠状动脉灌注(舒张期灌注压)。
  - 正常和缓慢的窦性心律。
  - 容量状态。
  - 预防心功能失代偿。
- 正性肌力药物可能是必要的,以预防心血管超负荷或心血管性虚脱。血管加压药和液体支持有助于维持前负荷和冠状动脉灌注压。
- 肺动脉高压是一个重要的需要关注的问题,可能持续存在即使是二尖瓣修补术后。相对于左心室(LV)功能障碍来说,右心室功能障碍可能需要更加被关注。

术前评估

■ 症状

- 症状的严重程度可以按 NYHA 心功能分级(Ⅰ～Ⅳ)。
- 劳力性气促,端坐呼吸,疲劳,心悸,罕见

的胸部不适。
- 严重症状发生肺水肿、肺动脉高压、降低的心输出量,伴有继发的呼吸困难、心绞痛、咳嗽和咯血。

病史

常见的诊断是在运动后出现症状,新增的舒张期或收缩期 CHF, 或新出现的心房颤动。

体格检查

- 舒张中期杂音伴有第二心音开瓣音。
- 充血性心力衰竭(颈静脉扩张、凹陷性水肿、呼吸急促)增加的交感神经张力(四肢凉、高血压等)。
- 婴幼儿:发绀,生长不良,呼吸急促。

■ 治疗史

- 二尖瓣球囊成形术或瓣膜置换术。
- 心房颤动:消融。

■ 用药史

- β 受体阻滞剂维持比较慢的窦性心律。
- 心力衰竭的治疗包括地高辛、ACEI 和 ARB 类药物、利尿剂、硝酸盐。
- 抗凝治疗或预防血栓。
- 心房颤动:胺碘酮、β 受体阻滞剂、钙通道阻滞剂。

■ 诊断检查与说明

- 基础代谢:电解质和肾功能检查有助于围手术期管理和风险分层(肾衰竭进行性增加死亡的风险)。
- 全血细胞计数:术前感染,血细胞比容、血小板计数足够手术。
- 血凝常规检查。
- 胸部 X 线检查:活动性充血性心力衰竭。
- 经食管超声心动图:诊断并评估疾病的严重程度和心室功能分类。
- 心导管检查:评估心脏功能肺动脉压力。

▪ 伴随的器官功能障碍

• 心脏:左心室功能障碍、高血压、二尖瓣反流(二尖瓣关闭不全)、风湿性心脏主动脉瓣狭窄或关闭不全。

• 肺:高血压、充血、胸腔积液。

▪ 延迟手术情况

• 失代偿性充血性心力衰竭。

• 败血症或感染。

▪ 分类

• 可以根据超声心动图、心导管测量瓣膜口面积和跨瓣压力梯度进行分类。

• 二尖瓣狭窄程度与瓣口面积:

－ 正常:$4\sim6$ cm²。

－ 轻度狭窄:<2.5 cm²。

－ 中度狭窄:$1\sim1.5$ cm²。

－ 重度狭窄:<1 cm²。

• 二尖瓣狭窄严重程度与平均压力梯度(PG):

－ 轻度狭窄:<5 mmHg。

－ 中度狭窄:$5\sim10$ mmHg。

－ 重度狭窄:>10 mmHg。

• 二尖瓣狭窄严重程度通过压差降半时间(PHT)来分类:

－ 轻度狭窄:$100\sim150$ ms。

－ 重度狭窄:>220 ms。

治疗

▪ 术前准备

术前用药

苯二氮䓬类可用于防止焦虑和心动过速。

知情同意的特殊情况

• 术中脑卒中的风险,急性充血性心力衰竭,心肌梗死和死亡,如果增加风险,应该讨论。

• 如果需要的话,评估和监测。

▪ 术中监护

麻醉选择

• 取决于疾病的进程;镇静,全身麻醉(气管导管或喉罩),也可以实施区域麻醉。

• 椎管内麻醉技术可以导致交感神经阻断和降低全身血管阻力,影响冠状动脉灌注和减少静脉回流(前负荷)。在轻度或中度的 MS 可以考虑使用。硬膜外麻醉允许缓慢的负荷量并有足够的时间给予液体负荷,并应用血管加压药治疗低血压。在手术前仔细确定适当的抗凝治疗状况和原则。

监测

• 标准 ASA 监测。

• 5 导联心电图:心律失常,心肌缺血。

• 动脉导管:动态血压监测。

• 有创监测可根据 MS 的严重程度和外科手术进程决定。

麻醉诱导/气道管理

在正常限制之内(心率和全身血管阻力),平稳可控的诱导以维持重要体征。确保有时间治疗。

维持

• 吸入性麻醉药、静脉麻醉药或静吸复合。首要目标相比于具体药物更重要:维持正常的窦性心律、全身血管阻力、收缩力和前负荷。麻醉药物会降低血管阻力,需要适当地滴定给药,联合应用去氧肾上腺素或其他辅助药物(如阿片类药物)以减少麻醉药物总剂量。

• 足够的前负荷对于维持稳定的心输出量是必要的。左心室充盈受损伴有右心室和左心房功能障碍,因此预处理肺水肿。

• 正常窦性心律的维持是通过减少心脏压力和避免心律失常的药物实现的。

－ 应谨慎管理强效变时性的药物或抗胆碱能药物。心动过速增加心肌氧耗,降低舒张时间,降低 LV 充盈。

－ 低血压和高血压的管理应考虑速度和节奏。所有血管加压药和正性肌力药都应该谨慎使用。

－ 缺血发生通常伴随着心律失常、心动过速、低血压,治疗在于这些情况的逆转。

• 高氧血症、低碳酸血症和肺血管扩张剂可改善肺阻力。

拔管/苏醒

• 避免心动过速、低血压;考虑使用快速起效、短效 β 受体阻滞剂和立即有效的抗高血压药。

• 拔管的标准规范。

🔋 术后监护

▪ 床旁护理

取决于手术的进程、基础疾病的严重程度和术中事件。

▪ 药物处理/实验室处理/会诊

如果术中有缺血事件发生,病情严重的应考虑心内科会诊。

▪ 并发症

• 围手术期心律失常。

• 精神状态的改变与脑卒中。

• 心肌梗死。

📋 疾病编码

ICD9

• 394　二尖瓣狭窄。

• 424　二尖瓣疾病。

• 746.5　先天性二尖瓣狭窄。

ICD10

• I05.0　风湿性二尖瓣狭窄。

• I34.2　非风湿性二尖瓣狭窄。

• Q23.2　先天性二尖瓣狭窄。

❓ 临床要点

• 二尖瓣狭窄是一种最常见的获得性疾病,可能与先天性畸形、风湿性心脏病相关。

• 明显的症状包括呼吸急促、疲劳、心悸、舒张期和收缩期充血性心力衰竭、血栓栓塞。

• 严重程度分类通过瓣膜口面积和跨瓣压力梯度。严重的疾病定义为瓣膜口面积<1 cm²,平均跨瓣压力梯度>10 mmHg。

• 全身麻醉维持包括改善心脏的舒张功能,优化液体管理,维持正常缓慢窦性心律,监测心律失常和肺水肿。

二氧化碳吸附剂 Carbon Dioxide Absorbers

Swarup S. Varaday, MBBS, FRCA, FCARSI　袁亚伟　董璐 译 / 田婕 校

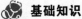 基础知识

▪ 概述

● 二氧化碳（CO_2）吸附剂的作用是在低速新鲜气体流通下，从麻醉呼吸回路中除去呼出的二氧化碳，使得呼出的挥发剂和氧气重复吸入，从而节省麻醉剂，并减少对环境的污染。

● 吸附剂：
- 包含碱金属氢氧化物的化学混合物。
- 用于封闭和半封闭的呼吸系统回路。
- 包含在透明的塑料容器中，使指示剂变色可视化。
- 有单罐、双罐（一个罐子依次放在另一个上）使用，或预填充的一次性塑料罐。

● 目前吸附剂包括：
- 碱石灰：
- 氢氧化钙石灰（钙石灰）：不会将吸入剂降解为化合物 A（七氟烷的一种有毒的分解产物）或一氧化碳（CO）。
- 氢氧化钡石灰（钡石灰）：在 2004 年底停止使用，由于干燥的吸收剂暴露在七氟烷中，会引起极端高温和火灾事件。

● 二氧化碳的再呼吸会导致高碳酸血症和呼吸性酸中毒。

▪ 生理

● 二氧化碳是身体代谢的废气，即呼出到麻醉呼吸回路。吸附剂消除呼吸回路的二氧化碳，从而防止重复呼吸及高碳酸血症。

● 理想的二氧化碳吸附剂：
- 无毒。
- 不干扰麻醉剂。
- 具有良好的二氧化碳吸附能力。
- 经济。
- 易于操作。

● 碱石灰：
- 组成（重量）：80%氢氧化钙、15%水蒸气、4%氢氧化钠和1%氢氧化钾。
- 凝剂（硬度）：硅酸盐，还可以减少粉尘的形成。
- 容量：每 100 g 吸附剂可吸收 26 L 二氧化碳。当气体通过低阻力区域时，吸附剂吸收

容量可降低到 10～20 L，甚至更少。
- 方法：吸附并中和二氧化碳。

● 吸附涉及以下内容：
○ $CO_2 + H_2O \longleftrightarrow H_2CO_3 + H_2O \longleftrightarrow H^+ + HCO_3^-$
○ $HCO_3^- + Ca^{2+} \longleftrightarrow CaCO_3 + HCO_3^- + Na^+ \longleftrightarrow Na_2CO_3 + Ca(OH)_2$
○ $Na_2CO_3 + Ca(OH)_2 \longleftrightarrow CaCO_3 + NaOH$
○ 氢氧化钠比氢氧化钙易溶解，化学性质更活跃，还参与了碱石灰的"再生反应"。当碱石灰放置几个小时，通常是过夜，使用时就会发生再生反应。此时，其吸收能力降低，消耗速度加快。

- 中和是放热反应，放热反应只在颗粒中有水蒸气时发生。经计算每克 CO_2 分子（44 g）发生中和反应产生的热量达 13 700 cal[①]。这个化学反应释放出水。

● 钙石灰：
- 组成（重量）：主要由氢氧化钙和氯化钙组成，不含有强碱。
- 凝剂：少量硫酸钙和聚乙烯吡咯烷酮。

● 钡石灰：
- 组成（重量）：大约 20% 的氢氧化钡和 80%的氢氧化钙。
- 凝剂：大多数水分以结晶的形式存在，而不是颗粒表面上的水膜。

● 加入 pH 指示剂，当材料的吸收能力消耗时会发出信号。乙基紫（pKa 值为 10.3）是目前美国所有的吸收剂中都含有的，当 CO_2 吸收 pH 改变，指示剂从无色变为紫色。然而，长期暴露在荧光灯下，可以使荧光染料失活，这会导致吸附剂变白，但是 pH 和吸收能力降低了。

● 形状和颗粒大小。我们的目标是在不增加阻力和呼吸功的情况下将表面积最大化。为此，颗粒剂：
- 多孔。
- 不宜过大（否则会降低表面的吸收）。
- 不能太小（否则会增加呼吸的阻力）。
- 颗粒大小由目数来测定。碱石灰由 4～8 目范围内的颗粒组成。4 目颗粒能够通过每英寸有 4 个开口的筛网，8 目颗粒能够通

过每英寸有 8 个开口的筛网。

▪ 病理生理

● 重复呼吸二氧化碳与产生的高碳酸血症。
- 吸附剂耗尽时发生，增加呼吸通道无效腔，气罐泄漏或不完全单向气道引起二氧化碳的再呼吸。
- 增加交感神经活动，从而增加血压和心率（增加手术出血），皮肤潮红、出汗和快速性心律失常。

● 一氧化碳。包含二氟甲氧基的挥发剂可以与常规的 CO_2 吸收剂发生反应，生成 CO 气体。临床上只当吸附剂是绝对干燥的，才会有明显的 CO 产生。地氟烷＞恩氟烷＞异氟烷＞七氟烷。

● 七氟烷与干燥的钡石灰或碱石灰发生化学反应，生成 CO 和易燃的有机化合物，包括甲醇和甲醛。该反应产生热量，增加七氟烷分解速度。七氟烷消耗增加，因此要保持足够的麻醉深度变得困难。

▪ 围手术期相关

● 被耗竭的碱石灰罐摸起来不热，并且从无色变为紫色。

● 碱石灰颗粒在挥发罐中太松动，可能导致气体的窜流，降低二氧化碳的吸收（增加无效腔）。如果颗粒太紧凑，则可能会增加至呼吸道的阻力。

● 当出现重复呼吸及高碳酸血症时，呼气末二氧化碳（$ETCO_2$）的浓度可被检测到持续升高。血气分析可能会出现呼吸性酸中毒。

● 过热。当二氧化碳吸收剂的颜色快速改变，或输送的七氟烷浓度不寻常的延迟上升时（与蒸发器的设置相比），可能指示二氧化碳吸收罐过热和七氟烷的化学分解。极少有报道七氟烷和干燥的二氧化碳吸附剂在呼吸回路中自燃。

● 不能使用常规的麻醉气体监测方法来检测一氧化碳；它与氮气（空气中存在）具有相同的分子量。CO 中毒症状可被全身麻醉状态所掩盖，且脉搏血氧饱和度监测无法区分碳氧血红蛋白和氧合血红蛋白。分光光度血气分析仪可以检测碳氧血红蛋白水平。

---

① 1 cal = 4.184 J。

• 已有报道挥发罐垫圈固定不当和预先填充物大于工厂说明书中的要求时会导致呼吸回路气体泄漏。

• 如果不在使用前除去预填充的一次性吸收罐的透明塑料包装袋,有可能造成呼吸回路的阻塞。这可能导致高气道压以及通气困难。气道压力甚至可能在将呼吸回路与患者断开后仍然很高,但使用 AMBU 袋给患者通气较容易。

• 检查吸收罐是否安装正确以及是否泄漏,防止重复呼吸。

• 新的二氧化碳吸附剂 Amsorb 不包含像氢氧化钠和氢氧化钾这样的强碱。它可消除 CO 和肾毒性物质化合物 A 的产生,还可减少呼吸回路自燃的可能性。Amsorb 的吸收能力比含强碱的吸附剂弱,并且更昂贵。

🕜 临床要点

• 二氧化碳吸附剂可防止 CO_2 重复吸入导致的高碳酸血症及呼吸性酸中毒。

• 在全身麻醉情况下,当检测到吸入二氧化碳(iCO_2)和 $ETCO_2$ 逐步增加,即使增加患者的分钟通气量仍不改善,则提示 CO_2 重复吸入。这可能是由于 CO_2 吸附剂耗尽(可以通过吸附剂颜色变紫,挥发罐摸起来不温热监测)或呼气阀故障。代谢增加(如恶性高热和甲状腺危象)等其他原因也应考虑和排除。

- 为避免 CO_2 吸附剂脱水。

- 持续使用低流量技术。

- 至少每周更换一次吸附剂。

- 标注 CO_2 吸附剂的灌装日期。

- 每次麻醉完成后,小心关闭所有气体流量控制阀。

- 通过保留连续的能够通过挥发罐的气流,避免呼吸回路干燥或麻醉呼吸机过夜。

法洛四联症 Tetralogy of Fallot

A. Katharina Beckmann，MD · James D. Boone　卫炯琳 译 / 顾卫东 校

 基础知识

■ 概述

法洛四联症（Tetralogy of Fallot，TOF）是最常见的发绀型先天性心脏病，其特点包括：

- 肺动脉瓣狭窄或瓣膜下（漏斗部）梗阻导致右心室流出道梗阻（right ventricular outflow tract，RVOT）。
- 室间隔缺损（ventricular septal defect，VSD）。
- 主动脉骑跨于右心室（right ventricle，RV）和左心室（left ventricle，LV）。
- 右心室向心性肥大。

■ 流行病学

发病率

- 活产婴儿中的发病率为 3/1 万。
- 男女发病率相同。

患病率

- 占所有先天性心脏病的 3.5%～8%。

发病情况

病情取决于右向左分流程度、慢性心力衰竭和缺氧所致的心外脏器功能障碍。

死亡率

- 1 岁内死亡率：25%。
- 4 岁内死亡率：40%。
- 10 岁内死亡率：70%。
- 40 岁内死亡率：95%。

■ 病因/危险因素

- 多种因素。
- 未治疗的母体糖尿病。
- 苯丙酮尿症。
- 摄入视黄酸。
- 21，18，13 三体综合征。
- 22 染色体微缺失。

■ 病理生理

- 当左心室压大于右心室压时，室间隔缺损的血流为左向右分流，患者可无症状。但当右心室压大于左心室压时，未氧合的血液通过室间隔分流至体循环，造成全身低氧血症。疾病的严重程度取决于右向左的分流量，而分流量又取决于左右心室压力差及 RVOT 梗阻的程度。

- 酸中毒、低氧血症和高碳酸血症均可使 PVR 增加，从而增加 RV 压力。

- 刚出生时很少有发绀，除非存在 RVOT 闭锁，导致右向左分流。出生后数月也可能不发生右向左分流或发绀。然而，随着时间的推移，由于肺血流的增加（左向右分流引起），肺动脉压可显著升高。

- 可致心肌缺血，造成心排血量下降，甚至可导致循环崩溃或死亡。

- 发绀（严重发作）是由 SVR 降低或肺血管阻力（pulmonary vascular resistance，PVR）增加（加重右向左分流）引发的动脉低氧血症阵发性发作，表现为发绀、呼吸急促，可能出现神经功能障碍。严重发绀：
  - 发生于 20%～70% 的患者，2～3 个月为发作高峰。
  - 常由躁动、哭闹、喂食、排便或身体活动增加引发。
  - 可致短暂大脑缺血，表现为苍白、身体绵软，甚至意识丧失。
  - 下蹲（或膝胸位）可缓解发作，因为这一动作可压迫股动脉，增加 SVR，减少右向左分流。

- 强心刺激可致 RVOT 梗阻部位（肌肉）收缩。因此，刺激或应激状态时心肌收缩力的增加或心动过速可加重肺动脉瓣狭窄，从而加重右向左分流和发绀。

- 酸中毒、低氧血症和高碳酸血症均可提高肺血管阻力，从而进一步增加右心室压力。

■ 麻醉目标/指导原则

- 理解和掌握患者的解剖改变是制订合理的麻醉计划的关键。
- 避免躁动、低血容量、酸中毒、过度哭闹、焦虑和气道压增加。
- 给予术前用药预防焦虑，但同时也应避免过度镇静而产生呼吸性酸中毒，因其可增加肺血管阻力。
- 使用去氧肾上腺素和（或）扩容，维持 SVR 和治疗低血压。
- 避免使用 β 受体激动剂，因其可加重漏斗部痉挛。
- 发现和治疗发绀，可采用扩容和（或）去氧肾上腺素、加深麻醉和（或）减少刺激等方法进行治疗。

 术前评估

■ 症状

- 新生儿期轻-中度发绀，不伴有呼吸窘迫。
- RVOT 完全或接近完全梗阻造成的重度发绀，氧饱和度可突然下降。
- 体重增加缓慢，儿童发育不良。

病史

- 产前检查。
- 围生期相关病史。
- 其他先天性畸形。
- 儿童期发育情况/重要事件。
- 询问症状（发绀、杵状指）和发生的频率。
- 运动耐量。

体格检查

- 第一心音正常，第二心音增强（由于主动脉位置前移）。
- 胸骨左上缘收缩期喷射性杂音（由于 RVOT）。
- 杵状指、口唇发绀。
- 检查脉搏氧饱和度。正常情况下氧饱和度应为 90%～100%，除非患者存在右向左分流（如重度发绀）。

■ 治疗史

- VSD 关闭、右心室流出道梗阻扩张等外科矫治术。右心室流出道扩张可致 QRS 波群增宽、室性心律失常、肺动脉瓣反流及由其引起的右心室肥大及功能障碍。
- 姑息性手术：布莱洛克-陶西格分流术，将锁骨下动脉的部分血流引流至肺动脉（pulmonary artery，PA），绕开狭窄的肺动脉瓣。

■ 用药史

- 如果肺动脉漏斗部严重梗阻，为了维持肺灌注，可给予新生儿前列腺素，以使动脉导管处于开放状态，从而让动脉血流直接进入肺动脉，绕过狭窄的肺动脉瓣。
- 抗心力衰竭药物。
- β 受体阻滞剂。

■ 诊断检查与说明

- 全血细胞计数。慢性缺氧可致红细胞增

多症。

• 凝血功能检查。肝淤血可致凝血功能异常。

• 心电图(电轴右偏、右心室肥大)。

• 胸部 X 线检查(CXR):右位主动脉弓、肺血管减少和靴形心。

• 超声心动图。

• CT 血管造影、心脏 MRI。

• 心导管检查(仅用于多发性室间隔缺损或肺动脉、冠状动脉解剖结构异常时)。

▪ 伴随的器官功能障碍

• 心脏:重度三尖瓣反流、右心衰竭和全心衰竭。

• 肺:水肿、缺氧、发绀和肺动脉高压。

• 肝脏:肝淤血和凝血功能障碍。

• 血液:慢性低氧血症导致红细胞增多症,可引起血栓形成、心内膜炎、脑卒中和多器官功能障碍。

▪ 延迟手术情况

• 突发性心力衰竭。

• 严重脱水。

• 严重低氧血症。

• 心律失常。

治疗

▪ 术前准备

术前用药

• 苯二氮䓬类药物和阿片类药物的剂量应谨慎滴定,避免过度镇静和高碳酸血症(可增加 PVR)。应避免肌内注射,以免引起患儿躁动和重度发绀。

• 避免使用抗胆碱能药物,因为心动过速会加重 RVOT,增加右向左分流,导致低氧血症。

• 牙科治疗时应注意预防心内膜炎。

• 容量评估。低血容量会加重 RVOT。对于慢性缺氧致红细胞增多症的患者,术前禁食可增加血液黏稠度,导致血液淤积。重度患者可考虑术前放血。

知情同意的特殊情况

未成年患者应由父母签署知情同意书。

▪ 术中监护

麻醉选择

• 根据患者的情况和手术方式选择个体化的麻醉方案。

• 避免采用椎管内麻醉,因其可导致 SVR 降低。

监护

• 标准 ASA 监测。

• 动脉导管未闭的患儿应采用两个脉搏血氧饱和度探头,分别监测动脉导管前的氧饱和度(右手)和动脉导管后的氧饱和度(下肢)。

• 动脉置管,有助于监测 PaO_2。

• 高危[腹腔内和(或)胸腔内心脏或非心脏手术]患者可考虑放置中心静脉导管、肺动脉导管和(或)经食管心肺超声。

麻醉诱导/气道管理

• 诱导前确保容量状态合适,可考虑静脉快速补液。

• 如果行静脉诱导,依托咪酯和氯胺酮诱导有利于维持 SVR。吸入诱导适合于静脉未开放或轻度分流的患者。应严密监测全身氧合情况和血压。大剂量吸入麻醉药会导致 SVR 显著下降。

• 应积极治疗诱导期间低血压,可采用快速静脉补液和(或)血管收缩药物。优先选择 α 受体激动剂(如去氧肾上腺素),因其具有增加 SVR 的作用。

• 阿片类药物有助于减轻气管插管和手术刺激导致的交感神经兴奋。

• 可选用非去极化肌松药,但需避免其组胺释放导致的 SVR 下降。泮库溴铵的增加心率作用对维持心排血量有利。

• 确保麻醉深度,避免气管插管引起交感兴奋(增加心肌收缩力)。快速有效地建立气道,避免低氧血症和高碳酸血症。

• 任何一种气道阻塞均会引起发绀。低氧血症和高碳酸血症可加重 PVR 和右向左分流,导致低氧血症和肺血流减少之间形成恶性循环。

维持

• 只要能维持 SVR 和 BP,可使用任何一种吸入麻醉药维持麻醉。

• 也可采用氧化亚氮复合氯胺酮维持麻醉,这一方案有助于维持 SVR 和 BP。

• 可使用阿片类药物,但给药需谨慎,以避免降低血压和 SVR。吗啡的使用要小心,吗啡有潜在的组胺释放作用。

• 调节控制通气参数,维持血碳酸水平在正常范围。过度正压通气可增加肺血管阻力。

• 极力避免静脉内注入空气,否则可致全身空气栓塞(尤其在使用氧化亚氮时)。如怀疑空气进入静脉,应将 FiO_2 提高至 1.0(立即关闭氧化亚氮,以免增加气泡体积)。

• 血流动力学维持目标:

- 维持较深的麻醉深度,避免交感神经突然兴奋。

- 正常/较高的 SVR,避免心脏"排空"。

- 维持充足的血容量,通过加快补液和使用血管收缩药物积极治疗低血压。

- 降低 PVR,减少右向左分流。

拔管/苏醒

• 苏醒前确保镇痛完全。

• 如有心动过速,可用短效 β 受体阻滞剂(如艾司洛尔)治疗。

• 清醒拔管有利于避免高碳酸血症和低氧血症,但应防止带管时的咳嗽和呛咳。

术后监护

▪ 床旁护理

• 带有血氧饱和度测量的床旁监护仪。

• 高危患者可考虑入 ICU。

▪ 并发症

• 容量超负荷引起的右心衰竭。

• 全心功能障碍。

• 严重低氧血症。

疾病编码

ICD9

• 745.2

ICD10

• Q21.3 法洛四联症。

临床要点

• 维持高 SVR、充足的血容量及低 PVR(避免高碳酸血症、低氧血症、低温和酸中毒),以减少右向左分流。

• 防止重度发绀。

房间隔缺损 Atrial Septal Defect

Jason Choi, MD · John G. T. Augoustides, MD, FASE, FAHA   张骁 译/苏殿三 校

基础知识

■ 概述

- 房间隔缺损(ASD)导致左心房和右心房血液互相流通,是成人中最常见的先天性心脏病。
- 有 3 种类型:
- 继发孔型(占所有 ASD 的 75%):卵圆孔未闭(PFO)是一种继发孔未闭型房间隔缺损,是最常见的 ASD 类型。
- 原发孔型(占所有 ASD 的 15%):常伴有二尖瓣畸形引起的二尖瓣反流。
- 静脉窦型(占所有 ASD 的 10%):常见肺静脉流出道部分异常,将血液注入右心房或上腔静脉。
- ASD 常为良性,直到 40～50 岁时出现症状。事实上,几乎所有的 ASD 患者至 60 岁才出现症状。
- 儿童中度或重度房间隔缺损表现为充血性心力衰竭(CHF)。
- 成人 ASD 首发症状可能为脑卒中或一过性脑缺血发作(TIA)。
- 常于妊娠期检查时,由于血量增加而发现并诊断。
- ASD 的临床转归取决于分流的严重程度和方向。
- 常见左向右心脏分流。
- 较严重情况下出现右向左分流。
- PFO 是最常见引起暂时性右向左分流和反常性栓子的原因。

■ 流行病学

发病率

每 1 500 个新生儿中就有 1 个被诊断为 ASD。

患病率

- ASD 占所有先天性心脏病的 10%,占所有成人先天性心脏病的 30%。
- ASD 在女性的发病率为男性的 2～3 倍。
- 25% 的成年人会出现 PFO。大部分 PFO 没有被诊断。

发病情况

- ASD 的发病率较低。
- 30 岁之前几乎很少见肺动脉高压。

死亡率

- ASD 的死亡率较低。

- ASD 患者的预期寿命减少,但不做处理也可存活至老年。小于 40 岁的出现严重肺动脉高压的患者行 ASD 修复手术后,死亡率接近 0。

■ 病因/危险因素

- 自发性基因突变导致胚胎时房间隔发育不全。
- 未明确 ASD 是否具有遗传性。
- 唐氏综合征与原发孔发育不全有关。
- 婴儿房间隔缺损伴有充血性心力衰竭表明还存在其他先天性心脏缺损。

■ 病理生理

- 缺损的大小、心室顺应性及静脉血流方向决定了房间隔血液分流方向和程度。
- 缺损<5 mm 时,对血流动力学影响不大,而缺损>20 mm 时,可引起临床上明显的血液分流。
- 右心房顺应性加大而肺血管阻力(PVR)较低时,引起左向右分流。
- 慢性左向右分流引起肺部血流增多,引起肺血管充血和右心室扩张。
- 久而久之可导致重度肺动脉高压和右心衰竭。重度 ASD 时,肺部血流可达到循环血流的 4 倍。长期肺动脉压力增加,引起右向左分流(艾森门格综合征)。这种血液分流逆转引起发绀,由于一大部分血液未经过肺循环,未进行肺换气而直接进入全身循环。
- ASD 患者常表现为呼吸困难、心悸及运动耐力下降。40 岁时,常发生房性心律失常,尤其是心房颤动。
- PFO 较为特殊,因其血液分流常出现于一些特定的引起右心房压力增加的生理状况下(如咳嗽、咽鼓管充气检查法和 PVR 增加)。
- 所有其他种类的 ASD 均可出现暂时性右向左分流,但常见持续性左向右分流。

■ 麻醉目标/指导原则

- 降低反常血栓发生的危险(如避免静滴管中进入空气)。
- 阻止左向右分流的恶化,避免体循环血管阻力(SVR)的增加,避免液体负荷过大、过

度 Trendelenburg 姿势及输血过量。
- 明确引起暂时性右向左分流的情况:肺栓塞、高呼气末正压(PEEP)、静脉空气栓塞、腹腔镜检查时气腹以及心脏压塞。
- 做好直接使用肺脏血管扩张剂处理肺动脉高压的准备。

Dx 术前评估

■ 症状

- ASD 一般不引起发绀(左向右分流)。
- 只有 ASD 右向左分流以及较严重时,才出现发绀和杵状指。
- 心房颤动。
- 充血性心力衰竭症状:端坐呼吸。

病史

- ASD 的临床表现多样。
- 由于症状和体征不明显,ASD 常于成人时才得以诊断。
- 排除房性心律失常引起的脑卒中、TIA、新发运动后呼吸困难及心悸。
- 评估症状的发展或恶化情况。
- 询问心脏杂音史或目前心内科医师开具的治疗措施。

体格检查

- ASD 听诊有第二心音(S2)增强并有固定分裂。
- 收缩期杂音常由于通过肺动脉瓣的血流增加而出现。
- 原发孔缺损可引起明显的二尖瓣反流。
- 第四心音(S4)代表出现右心房肥大以及肺动脉高压。

■ 治疗史

心脏开放手术或心导管插入术行缺损修复。若患者没有进行过 ASD 修复,常无症状。

■ 用药史

无特定药物疗法。

■ 诊断检验与说明

- 心电图:不完全右束支传导阻滞(一定会有表现),房性心律失常(如心房颤动),PR 间期延长,右心室肥大或电轴右偏。
- 胸部 X 线检查(CRX):由于血管充血而显

示明显的肺血管影。
• 超声心动图:是判断血液分流程度、右心室张力和大小、肺动脉压力的重要检查手段。
– TEE 检查气泡是诊断的金标准。
• 心导管插入术:应监测肺动脉压。

■ **伴随的器官功能障碍**

其他器官功能障碍,如肺水肿、肺动脉高压或右心衰竭,常见于中度或重度 ASD。

■ **延迟手术情况**

• 择期手术前,右向左分流需要修正或使用药物治疗使其状况最优化。
• 肺血流>1.5 倍全身血流,应行 ASD 修补术。

■ **分类**

• 无症状的。
• 有症状的左向右分流。
• 右向左分流伴有肺动脉高压。

🔬 治疗

■ **术前准备**

术前用药
• 对于大多数 ASD 患者,术前用药无限制。
• 对于术前离开父母的小儿,若有吵闹者,可使用咪达唑仑镇静。

知情同意的特殊情况
• 反常栓子引起脑卒中的危险很小但存在。

■ **术中监护**

麻醉选择
对于典型无症状的 ASD 患者,麻醉和技术的选择取决于麻醉科医师和(或)患者的偏好。

监测
• 标准 ASA 监测。
• 术中监测手段需及时调整以适应手术过程及规避危险因素。
• 对于开放性 ASD 心肺转流术下修复术,术中应给予以下监测:TEE、动脉导管和中心静脉导管±肺动脉导管。

麻醉诱导/气道管理
• 无特殊气道注意事项。
• 肺部血流增加,药物被稀释,但影响麻醉药物临床使用或诱导时间的可能性不大。
• 无须行心内膜炎预防,除非伴随有瓣膜疾病。

维持
• 需要预防空气栓塞。
• 抑制左向右分流。
– 使用相关技术降低 SVR(促进血流流入主动脉)或升高 PVR。
– 避免高 FiO₂ 和过度换气,因其可引起肺血管舒张。
– 维持较高的平均气道压力。
– 避免液体过度输注和过度输血。

拔管/苏醒
紧急情况下呛咳和咳嗽会引起暂时性右向左分流,从而增加反常性栓塞的危险。

⚡ 术后监护

■ **床旁护理**

无须 ICU 监护,除非患者有显著的肺动脉高压或曾行 ASD 修复术。

■ **药物处理/实验室处理/会诊**

若围手术期 ASD 的症状或并发症明显,应请心内科会诊。

■ **并发症**

• 反常栓塞:脑卒中、TIA、脂肪栓塞。
• ASD 修复术后常见暂时性室上性心律失常和房室传导障碍。
• ASD 修复术后,中心静脉压(CVP)读数时必须考虑到之前右心房增大的情况。维持正常 CVP 可能导致容量负荷过重。

🔖 疾病编码

ICD9
• 745.5 继发孔型房间隔缺损。
• 745.8 其他心球发育异常或心间隔缺损修补术的异常现象。

ICD10
• Q21.1 房间隔缺损。
• Q21.2 房室间隔缺损。

❓ 临床要点

• 25% 的成年人有卵圆孔未闭(PFO),更多的未明确诊断。
• ASD 患者应避免静脉管道中进入空气。
• 固定的第二心音分裂是 ASD 的特征性心音。
• PFO 患者在麻醉过程中可出现暂时性右向左分流[吸气压峰值过大(PIP)、咳嗽、腹内充气、Trendelenburg 体位等]。

房性期前收缩 Premature Atrial Contractions

Dwayne E. McClerklin, MD 周玲 译 / 张晓庆 校

基础知识

■ **概述**

• 房性期前收缩(premature atrial contractions, PAC)是指异位心房起搏点发动的不协调房性收缩。
• 围手术期 PAC 可见于:
– 患者有慢性基础发作(最常见)。
– 对低氧血症、高碳酸血症或代谢紊乱(如低钾血症、低镁血症)的反应。

■ **流行病学**

发病率
无相关信息。

患病率
非常常见,通常无症状,因此很难精确量化。

发病情况
• 单次 PAC 并非提示心脏病。
• 在某些特定情况下,房性期前去极化可诱发折返型心动过速或心房颤动。继发于房性期前去极化的心律失常中,心房颤动最常见。

死亡率
其本身并非致死性,然而继发性心律失常可导致死亡。

■ **病因/危险因素**

• 高龄。
• 过度摄取咖啡因。
• 甲状腺功能亢进。

- 酒精滥用。
- 烟草滥用。
- 慢性肺病。
- 缺血性心脏病。
- 地高辛中毒。
- 焦虑。
- 妊娠。
- 围手术期病因：
  - 低氧血症。
  - 高碳酸血症。
  - 交感刺激。
  - 代谢异常。
    - 低钾血症。
    - 低镁血症。
    - 高钙血症。
- 心脏电复律后。

■ 生理/病理生理

- 心脏起搏细胞：舒张期自发去极化（4期）传递自主性，以下细胞具有此特性：
  - 窦房（sinoatrial，SA）结：动作电位膜电位特征为−40~60 mV（相对于心室肌细胞为−85 mV），4期自发而缓慢上升，到达阈电位后0期快速去极化。
  - 房室（atrioventricular，AV）结。
  - 希氏-浦肯野系统。
  - 冠状动脉窦周围细胞。
  - 肺静脉周围细胞。
- 等级层次：心房起搏细胞本身的去极化频率在心脏起搏细胞中是最高的，随后是AV结起搏细胞，之后是心室起搏细胞。
- 窦房结（SA）位于右心房和上腔静脉的交界处，是心脏的初始起搏细胞，有最高的自身动作电位频率80~100次/分。
- 当SA结不能正常发挥功能时，AV结的起搏细胞可发出动作电位。同理，当SA结和AV结都不能发出冲动时，心室起搏细胞也可发出动作电位。
- P波：SA结产生的动作电位快速传至整个心房，再到AV结，这就是心电图上P波的来源。
- 自主神经系统：动态调节4期去极化频率和起搏细胞的冲动发放频率。
- 房性期前去极化和收缩：已知或未知的诱发因素导致心房异位去极化先于SA结去极化发生。它发生早，不按次序，并扰乱等级。随后期前去极化以多米诺方式去极化心房内周围细胞，传递至AV结，产生正常的心室去极化。最终，产生一个期前收缩。
- 房性期前去极化和异常旁路：在心房与心

室之间具有异常通路的患者可发生循环节律（正常情况下，AV结是心房和心室之间的唯一连接）。
  - 当房性期前去极化传到旁路时，如果仍处在不应期，那么冲动会正常通过AV结。
  - 但是当房性期前去极化冲动传到已不处于不应期的旁路时，可产生自身保持的循环节律。
    - 逆行性心动过速：旁路在心房内被激活，传导通过旁路传至心室。随后心房去极化来自通过AV结的逆向传递（从心室到心房）。心电图上表现为宽大畸形的QRS波群。
    - 顺行性心动过速（更常见）：旁路被心室激活，可通过旁路逆向传递（从心室到心房），随后通过AV结发生心房去极化。心电图上表现为正常的QRS波群。

■ 预防措施

- 维持生理酸碱状态、避免低氧血症、高碳酸血症、电解质紊乱和交感刺激。
- 抗焦虑。
- 治疗慢性基础疾病。
- 禁酒禁烟，避免摄入咖啡因。

🔍 诊断

- 术中：
  - 早期会有与患者窦性P波大小、形状、电轴不同的P波。但是，心房起搏点周围的异位起搏点可能会出现和患者正常窦性P波一样的波形。
  - PR间期不同。
    - 起源靠近AV结附近的心房期前去极化可表现为一个短PR间期，因为异位起搏点的近端靠近AV结。
    - 如果心房期前收缩在相对不应期到达AV结时，可出现长PR间期。
    - 如果心房期前收缩在完全不应期到达AV结时，它不会被传导，只会显示单个P波。
  - 正常的窄QRS波群是通过AV结和左右束支正常地传导而形成。
  - 宽大畸形的QRS波也可发生于房性期前收缩，在完全复极化发生之前传至心室组织。
  - 与室性期前去极化相比，房性期前去极化不伴随一个完全性的代偿间隙。
- 清醒或门诊患者：
  - 症状：通常为无症状，有症状的患者多数感觉有"摆动"的搏动或心跳"漏跳"。
  - Holter检查是诊断PAC最敏感的方法。

■ 鉴别诊断

- 室性期前去极化：缺乏相关P波，特征为

在下次去极化起始之前有一个完全性代偿间隙。
- 窦性心律失常：以正常的窦性P波与PR间期和1∶1房室传导为特征。窦性心律失常可能与吸气呼气相关。
- 地高辛效应：心电图显示ST段向下倾斜，节律规整。

💉 治疗

- 排除低氧血症、高碳酸血症、心肌梗死、交感刺激（疼痛、知晓）和代谢异常。如果有或者怀疑以上情况，应行病因治疗。
- 确认血流动力学是否稳定。
  - 稳定：不需要治疗。
  - 不稳定：可用β受体阻滞剂或钙通道阻滞剂。
- 慢性治疗：雷诺嗪是一种新型的抗心绞痛药，它可以改变跨膜钠电流，能够有效终止房性期前去极化。

🔄 随访

- 术中PAC，如果是由血流动力学不稳定或麻醉原因引起，需告知患者家属。
- 血流动力学原因：如果是由低氧血症、高碳酸血症、低血压、高血压或缺血造成，确保基础病因得到治疗或缓解。
- 如果术中PAC是由麻醉因素引起，仔细检查术中麻醉记录，可能会提供相关诱因或情况，检查发现有助于预防PAC的复发和反复出现。
- 考虑使用远程监测床位，特别是血流动力学不稳定时。

🔢 疾病编码

ICD9
- 427.61 室上性期前节律。

ICD10
- I49.1 房性期前去极化。

❓ 临床要点

- 房性期前去极化多数为良性心律失常。但它们可以通过旁路产生循环节律或诱发心房颤动（少见）。
- 如果血流动力学稳定性受到影响，需进行干预。
- 当血流动力学受影响时，β受体阻滞剂和钙通道阻滞是最常用的终止PAC的药物。

房性心动过速 Atrial Tachycardias

Svjetlana Tisma-Dupanovic · Mirsad Dupanovic, MD 张骁 董璐 译 / 苏殿三 校

基础知识

■ 概述

• 房性心动过速（AT）包括数种心律失常，均由起源于一种或多种窦房结外，无需房室结参与维持的心动过速。AT可由微小折返引起或自动调整机制异常引起局灶性房性心动过速（FAT）或多源性房性心动过速（MAT）。

• FAT可表现为短暂、复发、持续和不间断性，心率常为130～250次/分。MAT可表现为持续性，常被误诊为心房颤动。

■ 流行病学

发病率

• FAT占行心电图检查的患者的5%～15%。儿童中所占比重更大。

患病率

• FAT：占无症状个体的0.34%，占有症状个体的0.46%。

• MAT：在住院患者中估计为0.05%～0.32%。

发病率和死亡率

• 持续AT会引起可逆性扩张型心肌病，其在心动过速终止后可恢复。

• 因MAT入院的患者常为老年人，可能由于基础的慢性阻塞性肺疾病（COPD）而具有高死亡率。

■ 病因/危险因素

• FAT：开放性心脏手术（尤其是CHD修复术）、年龄小及自主神经系统紊乱。

• MAT：COPD、充血性心力衰竭（CHF）、低氧血症、茶碱的使用、电解质紊乱（低镁血症、低钾血症）、老年。

■ 病理生理

• FAT：特征为心房由一个小区域（焦点）激活，有节律的并离心性地传导。常见的激活点在界嵴，离左右肺静脉较近的地方。其可由微小折返、触发或自动调整机制异常引起。

－微小折返可开始和终止于程序性电刺激。维拉帕米、腺苷和双嘧达莫可终止此类心律失常。

－活动触发可由于电刺激引起和结束（心房额外刺激或快速心房同步电刺激）。普萘洛尔、维拉帕米、腺苷、按摩颈静脉窦及双嘧达莫可终止该类FAT。

－自动调节性（自律性FAT）不能由程序性电刺激引起或结束，但其可由注射异丙肾上腺素激发，由普萘洛尔终止。该种心律失常对腺苷、维拉帕米及颈静脉窦按摩不敏感。自律性FAT发作通常一开始表现为"升温"现象（心率规律性上升），终止时表现为"降温"现象（心率规律下降，直到正常窦性心律）。由于随年龄增大自律性下降，自律性FAT在老年人中少见。

• MAT（混乱性AT）：可由多种心房起搏点引起的去极化后延迟引起。MAT的诊断需要观察到至少3个可辨别的P'波。

儿科注意事项

婴儿FAT通常为不间断的。患者常表现为心动过速诱发的心肌病。MAT在小儿患者中不常见，大部分为耐受好、自限性的心律失常。

■ 麻醉目标/指导原则

• FAT患者可将调节自主神经系统药物作为麻醉方案。

• 潜在内科疾病的治疗是首要也是对MAT最有效的治疗，同时为避免低氧血症、药物和手术可能引起的肺功能下降至关重要。

• 心脏电复律对异位起搏引起的自律性FAT无效，同时对MAT转化为窦性心律也无效。

℞ 术前评估

■ 症状

• AT症状多种多样，可从无症状到晕厥，甚至有心力衰竭症状。

• FAT严重程度取决于心室率和心室功能障碍存在与否。

• 开始时心率渐增，结束时心率递减，使患者难以感觉到心动过速。

• 一些患者可能会自我察觉到心室率过快，表现为心悸、胸闷或眩晕。运动耐受下降可由异常心室率加快引起，且该现象不随工作负荷增加而变化。

• 左心室收缩性下降、房室反流以及心房扩张可引起充血性心力衰竭症状或体征。

■ 病史

• 明确是否有心肺疾病史、近期心脏手术和可导致心律失常的药物服用史。

• 明确之前是否有AT发作、处理方法及持续时间。

• FAT可能自发缓解。然而FAT自然变化过程较难察觉，会导致心肌功能抑制和心动过速诱导的心肌病。若心动过速未积极治疗，心肌功能会继续下降，导致不可逆转的心肌病。由于FAT异常的自律性，80%的患者会出现该状况。患者心率越快，风险越大。

• MAT通常出现于老年和重病患者。有效治疗基础疾病后，数天内可缓解。若没有有效治疗基础疾病，MAT的发生意味着预后较差。50%的MAT可由心房颤动或心房扑动发展而来。药物的选择取决于并存的基础内科疾病。

体格检查

• 由于房室结传导多样，脉率可能不能反映心房率。

• FAT患者心率随着患者的年龄和儿茶酚胺状态不同而不同。慢性FAT，心率可受不同的生理状态影响，以每小时为单位变化。心室率常固定。

• MAT患者中，心律无规律，体格检查常表现为心房颤动。

• 呼吸困难、低氧血症、肺干湿啰音是心脏失代偿的表现。

■ 治疗史

• 明确治疗种类、持续时间、治疗效果，以及复发症状。

• 介入性治疗史：自律性FAT和MAT使用起搏和心脏电复律通常效果不佳。

• 心律失常消融史：导管射频消融成为控制不佳的FAT和MAT的治疗选择之一。

■ 用药史

• 自律性FAT时，使用腺苷终止AT效果不佳。

• FAT的首要紧急治疗策略为减缓或终止心动过速。房室结阻滞作为次要方案。静脉注射β受体阻滞剂可终止自律性FAT，常

用维拉帕米终止非自律性 FAT。

• Ⅰ类抗心律失常药物可降低自律性,延长不应期,终止 FAT。

• Ⅲ类抗心律失常药物可降低心肌传导和房室传导,在终止 AT 方面成效甚微。这些药物,除了胺碘酮,存在降低心肌功能的可能,在左心室功能下降的患者中需慎用。

• 地高辛通过增加迷走活动减缓房室结传导,是一种正性肌力药物。

• 钙通道阻滞剂(Ⅳ类药物)减缓房室传导,但是负性肌力药物,需选择性和慎重使用。

• MAT 治疗方案同样依赖于抑制心率和减缓房室传导。通常联合用药控制心率。

• 美托洛尔和大剂量静脉推注镁离子,可有效处理 MAT。

■ 诊断检查与说明

• 电解质、地高辛水平。

• 大多数 FAT 可通过心电图诊断,但与其他室上性心动过速(SVT)不易鉴别。

- FAT 心电图表现为:出现 P′波,常表现为电轴异常和排列异常,但波形相似。当心电波起源于左心房,P′ 波在 Ⅰ 导联为负向;P′波起源于右心房下部时,在 aVF 导联 P′波向下,Ⅰ 导联 P′波向上。偶尔有起搏点与窦房结接近或在右心房上部时,P′波表现与窦性心动过速相似。当心律与窦性心动过速相似时,会导致漏诊和治疗不及时。

- FAT 时心房率常为 100~180 次/分。P′波在 QRS 波群之后,且无 PR 间期延长。因此 P′P′间期变异不超过 50 ms,除非 FAT 起搏点阻滞消失。

- FAT 时可出现房室传导阻滞,可能由于交感紧张度下降或洋地黄中毒。

- 可能出现心动过速诱发的 ST 段下降以及 T 波倒置,可能持续一段时间,直至长时间持续的 FAT 停止。

- MAT 时,同一导联存在≥3 个明显的形态不同 P′波;无明显的心房起搏波(与伴有频发性房性期前收缩及 FAT 的窦性心律不同);房室传导可变;存在对于不同的 PP、PR 及 RR 间期等电基线。多重 P′波形以及可变的 PR 和 RR 间期可引起 MAT 和心房颤动的混淆。心室率常为 100~150 次/分,但可高达 250 次/分。

• 动态心电图(Holter)监测非常有助于 FAT 诊断。

• 运动测试常效果不佳,因为其窦性心律增加,自律性起搏被压抑。

■ 伴随的器官功能障碍

• COPD、肺部感染。

• 充血性心力衰竭。

■ 延迟手术情况

• 心室率无法控制、血流动力学不稳定、心肌缺血症状或心脏失代偿。

• 如有需要请心内科会诊。

■ 分类

多种,取决于病理生理学特征或临床表现。

治疗

■ 术前准备

术前用药

• 苯二氮䓬类和阿片类药物联合使用可降低焦虑,调节交感神经紧张。

• 抗胆碱能药物使 AT 恶化。

• 考虑使用降低自律性和房室传导又不影响心输出量的药物。

知情同意的特殊情况

心源性并发症的风险增加。

■ 术中监测

麻醉选择

取决于手术过程。无证据表明全麻和局麻哪种对 AT 患者更有利。

监测

• 标准 ASA 监测,包括含 ST 段和 T 波趋势的心电图监测。

• 预期血压不稳定或需频繁测量血气的患者(COPD),予以动脉导管置管监测。

• 选择置中心静脉导管,若行中心静脉置管,置管过程中对心脏刺激应控制至最小。

• 肺动脉导管可用于原发性心肌病患者中。

麻醉诱导/气道管理

• 静脉或吸入性麻醉剂引起心脏抑制,可造成血流动力学不稳定,危险性增加。

• 考虑给予大剂量苯二氮䓬类和阿片类药物,降低交感紧张。

• 右美托咪定和 α_2 受体激动剂可能对降低

交感兴奋和心率有效,但剂量过大会引起显著的低血压。

• 禁用氯胺酮和泮库溴铵。

• 尽可能缩短喉镜检查时间,或使用喉罩通气避免喉镜检查,也可静脉镇静下行喉镜检查。

维持

• 丙泊酚和吸入麻醉药均不会引起显著电生理效应,适合作为维持麻醉药物。

• 保守性液体治疗,以防心肌病的发生。

拔管/苏醒

• 缓慢扭转神经肌肉阻滞。

• 避免交感神经刺激。

术后监护

■ 床旁护理

AT 控制不佳者需入 ICU 监护。

■ 药物处理/实验室处理/会诊

• 按指南行心率控制。

• 电解质、地高辛水平、心肌酶监测。

■ 并发症

• 血流动力学不稳定,冠状动脉缺血。

• 心动过速诱发的心肌病。

疾病编码

ICD9

• 427.89　其他特指的心律失常。

ICD10

• I47.1　室上性心动过速。

临床要点

• FAT 常发生于年轻人,有自限性。然而若心动过速发展缓慢,自身不易觉察连续的 FAT(如在儿童中),可导致不可逆的心肌病。

• MAT 出现于老年人和重症患者。潜在基础疾病有效治疗后几天内 MAT 可缓解消失。若基础疾病治疗无效,MAT 的发生预示预后较差。

• 心脏电复律对于异位起搏引起的自律性 FAT 无效,对转变 MAT 为窦性心律效果不佳。导管射频消融可能有效。

非体外循环冠状动脉搭桥术 Coronary Artery Bypass Grafting，off-Pump Ali Salehi，MD 崔璀 译 / 杨瑜汀 杨立群 校

基础知识

▪ 概述

一般情况

- 心肺旁路的并发症包括与脑卒中风险增加相关的全身性的炎症反应、围手术期心肌梗死、心力衰竭和肾衰竭。
- 非体外循环冠状动脉搭桥术可以追溯到20世纪50～60年代。直到20世纪90年代，在北美对这个过程感兴趣的人才逐渐增加。
- 做非体外循环冠状动脉搭桥术（OPCABG）的志愿者需符合以下条件：
  - 低射血分数（EF<30%）。
  - 晚期肺疾病。
  - 肾衰竭。
  - 严重主动脉粥样硬化。
- 手术过程类似体外循环：
  - 切开，胸骨切开术，暴露心脏，采集移植的血管（左乳内动脉、大隐静脉、桡动脉），并用肝素抗凝，肝素剂量（150～200 U/kg）目标活化凝血时间（ACT，250～300 s）比体外循环下 CABG 时低。然而，有些手术者选择使用体外循环时的 ACT 值，因为有改用体外循环的可能性。
- 采用特定的心表固定器固定部分心脏，以便于更好地暴露目标冠状动脉。随后用心外膜稳定器来固定吻合区域。它允许心脏继续跳动，但可造成局部心肌功能障碍。
- 左乳内动脉与左前降支连接一般需要提前完成，因为不要求对心脏做重要操作并可恢复左心室一部分重要血流。这也可以减轻因固定心脏以实行随后的移植（左旋支和右冠状动脉）时产生的血流动力学不稳定程度。缝合是将目标动脉与一冠状动脉分支相接，以维持远端灌注直到手术结束。麻醉医师与术者在此期间必须保持良好的沟通。
- 肝素逆转。血管重建完成后，用鱼精蛋白（剂量常为 50 mg）来逆转肝素效应。如果ACT 仍是延长的，可以再给予小剂量鱼精蛋白（20～30 mg）。
- 流出的血液用血液收集设备回收，洗涤后回输到患者体内。
- 放置心外膜起搏导线。
- 在补充足够的血液后关胸。

体位

- 仰卧位，蛙腿式，手臂折向一边。
- 术前准备，从下颌到足趾（很大可能引起低体温）。
- 患者的踝、膝和手肘需要仔细放置以防止神经损伤。

切口

- 正中胸骨切开术。
- 微创冠状动脉搭桥术（MIDCAB）、机器人辅助手术也已经有人实施，但比较少见。

手术时间

4～6 h。

术中预计出血量

300～600 ml。

住院时间

平均 5～7 天，随合并症和并发症改变。

手术特殊器械

- 胸骨切开锯。
- 体外循环机器（应提前准备好，以备需要）。
- 不同的置管（CBP 可能需要）。
- 非体外循环的牵引器（允许顶部吸引和心外膜稳定器）。
- 特定的心表固定器。
- 心外膜稳定器。
- 血液储存器。

▪ 流行病学

发病率

减少住院时间和对血液或血制品的需要。

死亡率

类似于体外循环的 CABG。

▪ 麻醉目标/指导原则

- 可能存在严重的合并症。
- 心脏的操作和固定位置也许会引起血流动力学不稳定和心律失常。
- 移植期间需要检测心脏功能。
- 维持体温。
- 麻醉技术应该促进早期拔管。

℞ 术前评估

▪ 症状

- 可以是无症状的并在常规检查中诊出。
- 心绞痛或类似于心绞痛，呼吸困难，心悸，疲劳，胸部压迫感，大汗淋漓和上腹部不适。

病史

- 详细的心脏病史和最近变化的记录。
- 详细的神经系统、肾脏、肺部疾病史，这是由于这类患者外周血管、脑血管、肾血管性合并症的意外增加，和抽烟一样。

体格检查

- 心动过速，高血压和低血压。
- 充血性心力衰竭，腿部水肿，颈静脉扩张和肺部爆裂音。
- 心律失常。
- 由于缺血性二尖瓣反流或乳头肌断裂的收缩期喷射性杂音。
- 缺血性室间隔缺损的全收缩期杂音。
- 心包摩擦音。
- 心肌梗死后的心包炎。

▪ 用药史

- β 受体阻滞剂和他汀类药物应该在围手术期继续应用。
- 除非是高风险患者，手术前 3～5 天应该停用阿司匹林（不稳定型心绞痛、近期的心肌梗死）。
- 尽量在术前 7～10 天停用氯吡格雷。
- 在手术当天使用血管紧张素酶抑制剂可导致诱导时高血压的概率上升。

▪ 诊断检查与说明

- 血红蛋白、血细胞比容、凝血酶原时间、国际标准化比值、部分凝血活酶时间。
- 电解质，尿素氮/肌酐。
- 心电图（节律，传导阻滞，束支传导阻滞，Q 波，ST－T 改变，左心室肥厚）。
- 冠状动脉造影（冠状动脉受累程度，其他异常，有右心导管时测肺动脉压力，心排血量）。
- 肺疾病时肺功能测试。
- 有心血管意外史和糖尿病时的颈动脉双相研究或是听诊噪声。
- 经历再次手术的患者做胸部 CT 来观察主要血管和心室和胸壁关系。

▪ 伴随的器官功能障碍

脑血管、肾血管、外周血管的疾病，COPD，肺气肿。

治疗

▪ 术前准备

术前用药

咪达唑仑或芬太尼可以缓解将患者运送至手术室前的紧张，并且可以在动脉置管和其他监测后追加。这些药物需要被仔细斟酌给予，在患者并发肺动脉高压、不稳定型心绞痛或心力衰竭时给予。

知情同意的特殊情况

• 是否同意输血。

• 体外循环后可能的主动脉内球囊反搏术（先期诱导帮助维持血流动力学稳定）。

• 由于血流动力学不稳定需要体外循环。

• 气管导管留置时间延长对可能的术后并发症做解释。

抗生素/常见病原体

第三代头孢菌素和（或）切口 60 min 内用万古霉素。

▪ 术中护理

麻醉选择

全身气管内麻醉，区域麻醉用于 OPCABG 已有报道，但并未在麻醉科医师中广泛应用。

监测

• 标准 ASA 监测，深静脉开放，放置导尿管。

• 动脉置管（实时血压变化，多种实验室检查），常在诱导前置管。

• 中央导管置入（常用 9F 管）用来给予液体和血管活性药物，增强心肌收缩力药物，它也用来监测中心静脉压，在需要的时候置入 Swan-Ganz 漂浮导管。

• 经食管超声心动图用来监测心肌功能，评估容量状态和诊断其他心脏病理状态。

麻醉诱导/气道管理

• 诱导方式的选择依赖于患者的血流动力学和合并症。复合麻醉技术使用小剂量的短效药，依托咪酯常被使用。患者有严重左心室功能障碍时，常使用更高剂量的麻醉药。通常选择没有迷走神经削弱和组胺释放作用的肌松药，在肝肾功能受损时考虑顺阿曲库铵。

• 强心剂可以在诱导前给予心功能障碍和低 EF 的患者来维持血流动力学。

• 血流动力学不稳定也许要求紧急体外循环。

维持

• 使用吸入麻醉剂和短效麻醉药的复合麻醉可以促进早期拔管。吸入麻醉药可以引起外周血管扩张和心肌收缩力降低，但是可以诱导缺血预处理随后减轻再灌注损伤。

• 血流动力学。在心脏的操作和旋转心脏来找到冠状动脉可引起严重低血压。这个影响可以通过纠正代谢和电解质紊乱减轻，如果血红蛋白＜8 mg/dl（80 g/L）用液体或血液维持容量。使用正性肌力和血管扩张药支持心脏功能并维持心肌灌注，尤其是有低射血分数的患者；降低心率提供平静的手术野（70~80 次/分）。

• 温度。不用体外循环的时候，保温很困难。考虑在患者到达前提高手术室温度。在置管和诱导时用东西覆盖患者。所有液体使用之前加温，无菌空气加热毯在静脉采集移植可以垫于下肢。

拔管/苏醒

• 患者可以在手术室拔管或在 ICU 早期拔管。这个选择需要在手术者跟麻醉师讨论之后决定。决定是否能早期拔管的因素有：正常左心室功能，很少或不需要强心剂支持，没有出血的证据，限制性容量复苏，正常

体温，血流动力学稳定和正常气道。

 术后监护

▪ 床旁护理

• ICU 床边监护通气和强心剂，容量复苏，输血，监测尿量及血流动力学。

• 在没有并发症的情况下住 ICU 的时间可以很短。

▪ 镇痛

与非体外循环的 CABG 一样。

▪ 并发症

与非体外循环的 CABG 一样。

▪ 预后

• 研究结果显示酶的释放、出血、心房颤动、住院时间和血液或血制品输注（避免系统性炎症反应）一样都是减少的。

• 然而，研究显示 30 天死亡、脑卒中、心肌梗死、肾衰竭、纵隔炎或昏迷的风险没有差异。

• 没有神经病理学预后差异。

• 1 年结果显示大隐静脉移植的开放率在非体外循环的较差，而做乳内动脉移植的开放率没有差异。

• 非体外循环冠状动脉搭桥术相比于体外循环，完成计划的概率更低。

临床要点

• OFCABG 减少与 CABG 有关的系统炎症反应，其他一些并发症一样。研究表明输血频率、住院时间和出血都是减少的。

• 然而，30 天结果同时显示部分参数没有改善。

非酮症高渗性高血糖昏迷 Hyperosmolar Hyperglycemic Nonketotic Coma

Jeffrey Katz, MD · Ori Gottlieb, MD 张凌 译 / 张晓庆 校

基础知识

▪ 概述

• 非酮症高渗性高血糖（HHNK）昏迷被定义为：

– 严重的高血糖状态，通常＞600 mg/dl（33.3 mmol/L）。

– 高渗性（通常＞320 mOsm/kg）。

– 糖尿，低血容量。

– 中枢神经系统（CNS）抑制。

– 更常见于老年非胰岛素依赖型糖尿病患者。

• HHNK 与糖尿病酮症酸中毒（DKA）在酸中毒和酮症的程度上差异不太明显，HHNK 往往发展更凶险。需注意，高达一半的 DKA 患者有高血糖高渗状态。

▪ 流行病学

发病率

• 比 DKA 发病率较低。

• HHNK 占所有原发性接诊糖尿病(DM)的 1%。

• 由于缺乏人口研究,确切的发病率未知。

患病率

• 平均发病年龄在 70 多岁。

• 老年患者和住院患者发病率增加。

发病情况

通常都有基础疾病。

死亡率

死亡率为 10%～20%。死亡通常都有突发诱因。

■ 病因/危险因素

• 非胰岛素依赖型糖尿病(胰岛素基线水平降低)。

• 血糖水平增高。

- 糖尿病患者用药依从性不佳。

- 皮质类固醇。

- 拟交感神经药。

- 体外循环。

- 高营养或全肠外营养。

• 口渴反应改变或水摄入受损。

- 高龄。

- 住院患者。

- 脓毒症。

- 感染(尿路感染、肺炎、败血症)。

- 利尿剂。

■ 病理生理

• 在非胰岛素依赖型糖尿病,因为液体摄入量降低,液体损失增加或肾功能受损而使血糖水平进一步增加。肾脏通过尿排泄葡萄糖,然而在低血容量造成肾小球滤过率或肾功能障碍时,这种能力受损。值得注意的是,由于高血糖的渗透性利尿使得低血容量进一步加剧。

• 糖异生。机体本身有应激能力与反调节激素(高血糖素、皮质醇、生长激素)。肝脏受到刺激,葡萄糖生产增加和利用减少,进一步加剧高血糖。这在发生程度上较DKA小。

• 电解质。机体钾、钠、氯、磷、钙和镁水平降低。

- 钾。类似于 DKA,患者最初可能由于离子向胞外转移而表现为高血钾,但总体耗尽。这是由于多种原因:

  ○ 代谢性酸中毒:H^+ 离子通过 $Na^+ - H^+$ 离子交换向细胞内移动,而 Na^+ 向细胞外移动。这就减少了 K^+ 经由的 $Na^+ - K^+ -$ ATP 酶向细胞内转移。

○ 降低胰岛素水平:降低细胞内钾移动的 $Na^+ - K^+ - ATP$ 酶泵活性。

○ 渗透性利尿:K^+ 通过尿液排出体外。

○ 代谢:慢性状态导致身体总消耗。

- 钠。损耗的发生是由于渗透性利尿。但是,由于水的损失可能超过钠,最初可能存在一个高钠低血容量状态。

■ 麻醉目标/指导原则

• 推迟择期手术。我们的目标是入手术室前尽可能重新建立容量和水电解质平衡。

• 急诊手术的疾病可能就是 HHNK 昏迷的诱发疾病,因此术前并非总是能充分校正。在这种情况下,采取措施恢复容量和补充电解质为第一优先,然后纠正低血糖。

术前评估

■ 症状

精神状态的改变。

病史

• 评估糖尿病严重程度、HHNK 昏迷前发作和合并症。

• 确定基础/诱因。

• 发病时间。

体格检查

• 容量状态。

• 神经评估。

• 休克。

• 尿。

• 呕吐。

■ 治疗史

• 容量复苏。

• 钾管理(高血钾或低血钾),注意钾总量是降低的,但是钾细胞外转移可能导致危险的血清钾水平。

• 若患者有精神状态改变可行气管插管。

■ 用药史

• 胰岛素治疗。

• 如果诱发事件是败血症或感染,则给予抗生素。

■ 诊断检查与说明

• 血清葡萄糖。

• HbA1c(以评估过去 3 个月的血糖控制情况)。

• 电解质(钾、钠)。

• 尿素氮/肌酐。

• 动脉血气分析。

• 尿和血酮体。

• 心电图检查可显示相关的高血钾或低血钾异常。

■ 伴随的器官功能障碍

• 神经系统疾病:自主神经系统功能紊乱,可能会导致血压调节和体温调节困难。

• 胃轻瘫:即使禁食,许多人仍将糖尿病患者视为"饱胃"。

• 心血管疾病:糖尿病患者因冠状动脉疾病而使发病率和死亡率增加。

• 肾微血管病变导致肾功能不全。

• 非酶糖基化和异常蛋白质的形成,可能导致顺应性降低而插管困难。

■ 延迟手术情况

择期手术推迟进行。急诊手术,尽可能在重建容量和水电解质平衡后再进入手术室。

■ 分类

糖尿病高血糖危象包括 HHNK 和 DKA。其差异在于酸中毒和酮症缺乏的程度,有时可相互重叠。

治疗

■ 术前准备

术前用药

急诊手术时,入手术室途中应持续行容量复苏、胰岛素输注和电解质替代治疗。

知情同意的特殊情况

• 可能无法从患者获得同意。

• 应告知家属其病情的严重程度、手术的性质紧急和死亡的风险增加。

■ 术中监护

麻醉选择

一般几乎总是选择气管内麻醉,患者精神状态改变使得镇静或区域阻滞难度增加。

监测

• 标准 ASA 监测。

• 对于低血容量患者,行动脉置管有利于频繁的实验室检查以及连续血压监测。

• 导尿管。详细记录出入量。

• 有些人认为 CVP 监测有指导输液作用。

诱导麻醉/气道管理

• 气管插管是最常用的保护气道的方法。

• 患者低血容量性,可能因诱导药物导致循环波动。可考虑选用依托咪酯和（或）氯胺酮。但是需要考虑到使用依托咪酯具有抑制肾上腺皮质的风险。

- 诱导药物可能对糖代谢的影响，但不一定具有临床意义。

维持

- 在手术室应继续以同样的方式进行重症监护治疗。
- 实验室。
- 血糖。
- 电解质。
- 容量复苏。
- 如果严重的血容量减少，用生理盐水复苏。
- 如果轻度血容量不足，高/正常 Na^+ 浓度，可考虑用 0.45% 盐水；低钠时，可考虑用生理盐水。
- 胰岛素治疗。
- 初始采用普通胰岛素 0.1 U/kg 静脉推注。
- 胰岛素输注 0.1 U/(kg·h)。
- 补钾。
- 如果 $K^+ > 5.3$ mmol/L，继续胰岛素治疗，并每 2 h 监测一次。

- 在肾功能受损的患者需谨慎。
- 保温。低温降低了机体对胰岛素的反应。

拔管/苏醒

取决于精神状态、容量状态和血流动力学是否稳定。

术后监护

■ 床旁护理

入住 ICU 通常提示精神状态改变、低血容量休克、需要升压药或者仍然需要注射胰岛素。

■ 药物处理/实验室处理/会诊

- 内分泌咨询可能是有利的。
- 反复查血糖检查。
- 监测电解质。纠酸补钾。

■ 并发症

- 复苏延迟。
- 过量的胰岛素治疗可能导致低血糖。
- 补钾过量可导致心律失常。
- 补液过量可导致肺水肿/心力衰竭。

- 钠失衡纠正过快可导致脑水肿或脑桥中央髓鞘溶解症。

疾病编码

ICD9

- 250.20 糖尿病高渗，2 型或不确定型，而非控制不佳。

ICD10

- E11.01 2 型糖尿病伴随高渗与昏迷。

❓ 临床要点

- 纯 HHNK 与 DKA 的区别在于高血糖和脱水的程度较为严重，而酸中毒、脂肪分解和酮症不存在或极小。此外，还伴有中枢神经系统抑制。
- HHNK 的死亡率大于 DKA。死亡率与潜在的疾病过程有关，而不是与高血糖有关。
- 推迟择期手术，直到患者补足容量和电解质。

F

非心源性肺水肿 Noncardiogenic Pulmonary Edema

Ravi S. Tripathi, MD · Erik E. Abel, PharmD, BCPS　杨君君 译 / 张晓庆 校

基础知识

■ 概述

非心源性肺水肿（NCPE）由两种基本机制引起：

- Starling 力的不平衡。
- 淋巴回流不充分。

■ 生理

- Starling 力：非心源性肺水肿可以由于肺间质负压增加、肺泡-毛细血管膜通透性增加或降低的血浆胶体渗透压引起。
- 增加的间质负压（P_{pmv}）：肺泡内压力与间质或胸膜腔内压的不平衡可导致毛细血管的压力梯度增加，导致液体从微血管到血管外周间隙，结果导致肺水肿。
- 增加肺泡-毛细血管膜通透性（K）：血管内皮损伤被认为是炎症过程或交感神经放电。它可能会导致大量的水涌入细胞内，溶质大分子进入肺泡。

- 降低血浆胶体渗透压（π_{mv}）：发生在低蛋白质状态，如肝脏疾病或重大疾病导致的低蛋白血症、肾病综合征或蛋白质丢失性肠病。肺水肿由于降低的胶体渗透压通常涉及其他由于低渗透状态恶化因素，单独存在通常不足以引起临床显著表现。
- 增加静水压力（P_{mv}）：参与导致心源性肺水肿的发病机制。不常见的导致非心源性肺水肿状态的原因。然而，它可能会在神经源性肺水肿（NPE）和负压性肺水肿（NPPE）中起作用。
- 淋巴回流不足：非心源性肺水肿多发生于淋巴引流的阻塞，通常与纤维化疾病或炎症相关，也会发生在肺移植术。

■ 病因/病理生理

- 非心源性肺水肿导致：
- 间质静水压力增加。
- 间质胶体渗透压增加。
- 肺功能残气容量减少。

- PaO_2 降低，A-a 梯度和 a/A 增加。
- 减少肺顺应性。
- 增加呼吸做功（在自主通气的患者）。
- 在接受全身麻醉的患者中，负压性肺水肿或阻塞性肺水肿已显示发生率高达 1/1 000。它需要两个要素：胸内负压和病理状态防止肺泡内压力适应梯度变化（阻塞）。增加的胸腔内压力传送到肺泡，引起液体从肺毛细血管进入间质间隙，最终到肺泡。在全球范围内，这种严重紊乱增加静脉回流和左心室后负荷，继发于静水压力可能会促成水肿。它可以发生在：
- 拔管后：在所有的围手术期负压性肺水肿中约占 74%。它可能由于喉痉挛或气管导管闭塞（例如，咬气管导管），以及支气管痉挛。
- 初始气道管理：通常在头部和颈部肿瘤患者，但也与喉痉挛和会厌引起的阻塞有关。
- 气道塌陷：肥胖和阻塞性睡眠呼吸暂停，可引起持续气道梗阻、亚急性或慢性负压性

肺水肿。

- 外科手术:气道过程,如气管扩张可导致完全气道梗阻,但患者仍存在自主呼吸。

- 气胸:肺突然的释放可以产生充分的间隙负压导致肺水肿(通常是单方面)。

• 急性肺损伤(ALI)和急性呼吸窘迫综合征(ARDS):这些存在是多种疾病进程导致的最终结果,由于炎症过程可以导致肺泡毛细血管膜损伤。可以按照直接和间接分类。

- 急性肺损伤(ALI)X线片有双侧浸润,正常的毛细血管楔压或缺乏心力衰竭的证据和 PaO_2/FiO_2 值(P/F值)<300。ARDS是一种较严重的形式,PaO_2/FiO_2 值(P/F值)<200。

- 直接肺损伤可导致肺炎、吸入的毒素和误吸。呼吸机所致肺损伤(VILI)也必须考虑。

- 间接肺损伤可由于休克、败血症、创伤和输血相关的急性肺损伤。虽然体外循环后发生肺水肿的一种组成部分可能是肺泡-毛细血管膜损伤。机制与病因不完全理解。

• 淋巴管回流不足:围手术期,非心源性肺水肿可能会出现在患者肺移植术后。

• 神经源性肺水肿:发病机制不完全理解。理论包括:

- 大规模的交感神经放电增加静水压力,继发于高血压、外周血管收缩、肺动脉压增加和肺血管收缩。

- 肺动脉通透性增加由于肾上腺素和去甲肾上腺素直接或间接影响:间接影响可能包括组胺和缓激肽的释放。

• 药物诱导:发病机制尚不完全理解。

- 海洛因(毒品)吸食过量是最常见的诱导物质,但是其他不是非法的物质的肠外或静脉形式也与非心源性肺水肿有关。

- 可卡因。

- 化疗药物包括阿糖胞苷、重组 IL-2、全反式维甲酸、三氧化二砷、丝裂霉素+长春碱和鞘内注射甲氨蝶呤。

• 过敏反应也可以导致肺泡-毛细血管膜损伤增加。常见的围手术期攻击性物质包括神经肌肉阻断剂、抗生素、乳胶和麻醉剂。

妊娠注意事项

• 肺水肿可由于:

- 重度子痫前期:这是一个定义的标准以区分重度子痫前期和轻度子痫前期。

- 非心源性原因(降低的胶体压力、增加的肺毛细血管渗透性)结合导致增加的血管内静水压力。通常发展在产后 2~3 天。治疗主要是支持治疗,包括补充氧气、液体限制、利尿剂治疗,但也可能需要机械通气气管插管。肺动脉插管术可能优化治疗。

- 心源性病因:超声心动图检查可辅助诊断。

- 羊水栓子:常伴有血流动力学紊乱。

■ 围手术期相关

• 围手术期肺水肿可出现缺氧、啰音、泡沫痰、峰值和平台气道压力增加,制订临床方案时必须考虑,心源性肺水肿应排除(急性左心功能不全、心律失常)。

• 负压性肺水肿:通常是气道梗阻(喘鸣、喘息和无力通气)的患者能够产生高胸内负压(例如,年轻的、健康的、运动员、ASA分级身体状况分级的Ⅰ级和Ⅱ级)。

- 梗阻也会出现在异物误吸、口咽肿瘤和术后残余肌松作用导致上呼吸道梗阻的患者。

- 气管插管可能需要,但简单的措施,如喉痉挛患者给予正压通气、急性哮喘发作的患者给予支气管扩张剂治疗,可能缓解疾病进程。

- 在建立气道后,治疗是很大程度的支持治疗,症状通常是在 24 h 内解决。

- 利尿剂治疗是有争议的,因为原发病不是血管内高血容量。此外,这些患者可能是血管内血容量正常或低血容量,利尿剂治疗可能导致进一步的恶化,通过低血容量休克。

• 过敏反应可表现为喘息、低血压和休克。

- 治疗是支持治疗,目的是消除过敏物质。

- 对于过敏性休克肾上腺素是主要的药物(0.2~0.5 mg 每 5 min 根据需要)。组胺受体阻滞剂(苯海拉明、法莫替丁、雷尼替丁)也有益。

- 类胰蛋白酶和组胺水平:测量有助于过敏诊断过程。然而,其临床效果不是立竿见影的。

• ALI/ARDS:与非心源性肺水肿和过敏反应相比,急性肺损伤倾向于在几小时或数天内发展,但进展迅速。

- 所有的治疗方法的研究,已被证明可以减少死亡率唯一的方式是低潮气量 6 ml/kg 的通气(根据预测体重)。除了低潮气量,其他肺保护通气策略包括低吸气压力(目标平台压力<30 cmH₂O)、中度呼气末正压和允许性高碳酸血症。

- 在没有休克的情况下,保守液体方案是赞成的。

- 围手术期,一氧化氮吸入、依前列醇吸入、糖皮质激素、高频振荡通气、体外生命支持策略提供改善氧合。

• 针对神经源性肺水肿的治疗,除了支持疗法是降低颅内压。利尿剂治疗是有害的,它导致低血压和降低脑灌注压。

• 阿片类药物过量:纳洛酮并没有被证明可加速恢复,支持治疗仍然是治疗的主体。

■ 公式

Starling 方程: $Q = K[(P_{mv} - P_{pmv}) - (\pi_{mv} - \pi_{pmv})]$,其中:

Q=液体跨毛细血管净流量。

K=毛细血管通透性。

P_{mv}=毛细血管静水压。

P_{pmv}=微血管周围间质。

π_{mv}=血浆蛋白胶体渗透压在外周血管。

π_{pmv}=血浆蛋白胶体渗透压在毛细血管周围间隙。

疾病编码

ICD9

• 514 肺淤血和实变。

ICD10

• J81.1 慢性肺水肿。

临床要点

• 非心源性肺水肿(NCPE)有很多的病因,应及时关注并发现明确的根本原因,并立即诊断危及生命的来源。

• 一旦确诊,适当的治疗是可行的。大多数对于非心源性肺水肿的治疗措施包括气道管理、支持治疗和清除过敏原。

• 对于急性肺损伤和急性呼吸窘迫综合征,适应肺的保护性通气是非常重要的,可以降低发病率和死亡率。

肥厚型心肌病 Hyperophtic Cardiomyopathy

Adam M. Thaler, DO 张凌 译 / 张晓庆 校

基础知识

■ 概述

- 肥厚型心肌病(HCM)是指特发性的,异常的左心室肥厚(特别是隔膜不对称的)。
- 阻塞性病变,通常是指肥厚型梗阻性心肌病(HOCM)阻碍左心室射血到体循环。

■ 流行病学

发病率

- 在美国发病率为1/500。它是最常见的遗传性心血管疾病。
- 男性>女性。
- 可见于任何年龄段,但最常发生于30多岁。

患病率

心律失常:心房颤动,心房扑动,室性心律失常,室性心动过速和心室颤动(为心室颤动风险最高的群体之一)。

死亡率

- 心源性猝死(SCD)的最常见原因。
- 总体年度死亡率约是1%。
- 患HCM的儿童每年发生SCD的风险高达6%。
- 一些成年亚组每年的发病率为6%。
- 在竞技运动员中,每年约有<100人死亡(相当于每22万的运动员中约有1人死亡)。

■ 病因/危险因素

遗传倾向。HCM是一种常染色体显性遗传病,引起肌蛋白的基因突变。结果导致结构的异常:隔膜结构变为悬索曲面(曲面上所有点均为零曲率),导致心肌细胞肥大和结构混乱。

■ 病理生理

- 肥厚的心肌细胞:
- 减少各向同性现象。心脏微循环的异常耗尽了舒张期蓄钙必不可少的能量储存,造成心内膜下心肌缺血。这会导致舒张期持续的收缩并增加舒张期的僵硬度。
- 尽管舒张功能障碍,顺应性降低,射血分数(EF)常增加>80%。
- 增加心肌耗氧量。类似的肥厚和主动脉瓣狭窄(AS),有更大的肌肉质量。
- 降低心肌氧输送。肌肉肥大造成更大的灌注阻力。

- 减少壁张力。$T = (R \times \Delta P)/H$,其中$T =$张力,$R =$半径,$\Delta P =$压力差,$H =$壁厚。
- 随着时间的推移,增厚的心脏会变得软弱和无效,引起心室扩大、心脏收缩功能障碍(EF降低),以及扩张型心肌病(增加壁张力)。
- 异常交感神经刺激:心脏对儿茶酚胺反应过度或神经细胞对去甲肾上腺素的摄取减少可能会加剧HCM。
- 壁内冠状动脉异常增厚:这些不正常的扩张,会导致心肌缺血,随着时间推移,可能发展成心肌壁纤维化。
- 梗阻性病变。二尖瓣前叶收缩期前移(SAM)可能会导致动态左心室流出道(LVOT)梗阻,心室减小。以前认为是高流速和二尖瓣前叶的文丘里效应,但最近的超声心动图证据提示导致SAM的是一个低速率的现象——阻力(流动的推力),而不是文丘里效应,是占主导地位的水动力的二尖瓣瓣叶。左心室流出道阻塞可存在于休息时或由Valsalva动作诱发。
- 电机械传导的异常和冠状动脉灌注的改变增加了心律失常和SCD的发病风险。

■ 麻醉目标/指导原则

- 维持心输出量、冠状动脉灌注和预防心功能失代偿是首要目标。
- 监测和维持正常的窦性心律。
- 在HOCM患者,减少心脏"排空"的方式有:
- 保持充足的血容量。
- 保持适当的全身血管阻力(SVR):避免血管扩张剂,应用血管收缩剂。
- 负性变力和变时:避免强心剂并适当应用抗焦虑药和麻醉剂控制交感反应。

术前评估

■ 症状

- 通常无症状。
- 认为90%的患者有呼吸困难的症状,这是左心室充盈压高的结果(减少顺应性并导致肺水肿)。
- 劳累后心输出量不足导致晕厥。
- 其他:疲劳、头昏、心慌、心动过速、心力衰竭和SCD。

病史

- 心脏病或猝死的家族史。

- 常于活动后出现症状时,或因CHF或心绞痛行检查时诊断出。

■ 体格检查

- 心尖和胸骨左缘之间闻及收缩期喷射性、渐强渐弱的杂音。降低前负荷(Valsalva,利尿药,站立)或后负荷(血管扩张剂)可降低杂音、梯度增加。
- 左心房强烈收缩冲击左心室,形成二重或三重心尖搏动。
- 梗阻导致颈动脉搏动双峰脉。
- Brockenbrough-Braunwald-Morrow现象。描述的是收缩期梯度增加合并期外收缩后脉压减小的情况。

■ 治疗史

- 预防性ICD或起搏器(允许高剂量的β受体阻滞剂)。
- 室间隔肌切除术。从室间隔中除去少量心肌。当出现严重CHF症状或流出道梯度>50 mmHg时可施行。
- 非手术经皮腔内室间隔消融。乙醇注入左前降支造成室间隔内心肌梗死来治疗肥大,减少左心室流出道和阻塞。30%的时间需要永久性起搏器。

■ 用药史

- β受体阻滞剂是一线治疗药物。通过降低心率,延长舒张期(被动增加心室充盈时间,左心室灌注,降低耗氧量)。在HOCM患者,它们通过降低收缩(收缩力)起效。
- 钙通道阻滞剂(CCB)通过提高左心室顺应性改善心室充盈。在HOCM患者,它们是通过减少左心室流出道梗阻起效的。
- 胺碘酮用于预防心律失常。

■ 诊断检查与说明

- 心电图:左心室肥厚。
- 超声心动图:心肌肥厚,由于收缩亢进,EF>80%;评估二尖瓣和SAM的存在。
- 导管:增加的左心室舒张末期压力(LVEDP)、左心室和主动脉之间压力梯度。
- 确诊:心内膜心肌活检显示心肌纤维混乱和DNA分析。

■ 伴随的器官功能障碍

- 高血压。

F

- 肺动脉高压、充血、胸腔积液。
- 心律失常。

■ 延迟手术情况

不受控制的心律失常。

■ 分类

梗阻性与非梗阻性。

- 梗阻性病变以前常被称为特发性肥厚性主动脉瓣下狭窄（IHSS）和非对称室间隔肥厚（ASH）。如今通常称为肥厚型梗阻性心肌病（HOCM）。
- 非梗阻性病变（心尖肥厚型心肌病）也称为山口综合征（Yamaguchi syndrome）。

治疗

■ 术前准备

术前用药

- 术前继续应用 β 受体阻滞剂和钙通道阻滞剂。
- 缓解焦虑。
- 扩容，尽可能减少正压通气的不利影响（在存在舒张功能障碍的患者降低前负荷），并降低 HOCM 患者的左心室流出道梗阻。
- 适当应用起搏器/除颤器。

■ 术中护理

麻醉选择

- 取决于手术、患者合并症和体检的类型。
- 在 HOCM 患者，由于 SVR 迅速下降，使用脊髓麻醉是相对禁忌。

妊娠注意事项

在第三产程，收缩力增加、下腔静脉受压、交感神经刺激和失血可导致心功能失代偿。区域、椎管内、全身麻醉可安全用于分娩。

监测

- 标准 ASA 监测。
- 其余监测项目取决于手术需要。术前可

以放置动脉置管，帮助快速评估血流动力学变化，以及低血压和心肌梗死的可能。如果患者处于高风险代偿，考虑肺动脉导管监测左右心室功能（由于心脏舒张期顺应性降低，可能高估容量）。

- 食管超声心动图（TEE）可以评估心肌功能和检测室壁运动异常。

麻醉诱导/气道管理

放置喉镜前应用挥发性麻醉剂或 β 受体阻滞剂可减少交感反应。

维持

- 低血压。
- 冠状动脉灌注压力减少可导致肥厚型心肌缺血。
- 在 HOCM 患者，应避免减小 SVR。挥发性和静脉药物可降低 SVR；避免剂量过大，考虑合用 α 受体激动剂（低剂量去氧肾上腺素输注）。
- 避免使用 β 受体活性药物（麻黄碱、肾上腺素），因为它们能增加心肌收缩力和心率。
- 疼痛、知晓和刺激可以增加心率和收缩力（增加需氧量）。
- 机械通气。正压通气可以降低显著前负荷。在 HOCM 患者，这可能会导致动态左心室流出道梗阻。可以考虑减小潮气量或避免 PEEP。
- 药物。注意组胺释放或增加心率的药物（万古霉素、吗啡等）。在 HOCM 患者，慎重使用血管扩张剂来治疗高血压，因为其可降低 SVR，可考虑 β 受体阻断剂。
- 补液。迅速补充失血和静脉输液是很重要的；过度输液可能会导致继发于舒张功能障碍引起肺水肿。
- 心律失常。立即给予药物或电复律。
- 腹腔镜检查。腹部充气可引起严重的低血压和前负荷降低；充气应缓慢进行并维持压力在 15 mmHg。

拔管/苏醒

应避免刺激交感神经系统（SNS），如疼痛、寒战、焦虑、缺氧、高碳酸血症的因素。

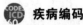 术后监护

■ 床旁护理

- 患者可能受益于 ICU 或提示心脏并发症风险的遥测技术；手术后的特点是心肌耗氧量增加，儿茶酚胺水平增加，缺氧，血液高凝状态和大量液体转移。术后 MI 发生更频繁。
- 考虑给氧（鼻导管、面罩）。
- 良好的镇痛效果可以降低 SNS 的活动，考虑适当的硬膜外或区域 PCA。

■ 并发症

- 在 HOCM 患者，各种围手术期事件（血容量不足、低血压、增加收缩力）导致的左心室流出道梗阻可引起急性失代偿。
- 心律失常。

疾病编码

ICD9

- 425.11　肥厚型梗阻性心肌病。
- 425.18　其他肥厚型心肌病。

ICD10

- I42.1　梗阻性肥厚型心肌病。
- I42.2　其他肥厚型心肌病。

临床要点

- 原本正常的患者严重出血，使用肾上腺素后可诱导出 SAM。儿茶酚胺激增造成收缩亢进状态，心室不充盈的状态与 HOCM 很类似。左心室流出道梗阻的其他原因包括败血症、过量的 SNS、心脏压塞、主动脉瓣置换术（AVR）的 AS 或二尖瓣置换术（MVR）。
- SAM 可能是围手术期急性心血管衰竭无法识别的原因。急性期治疗包括输液量和升压药。

肥胖低通气综合征/匹克威克综合征　Obesity Hypoventilation Syndrome/Pickwickian Syndrome

Menelaos Karanikolas, MD, MPH　郁庆 译 / 张晓庆 校

基础知识

■ 概述

- 肥胖低通气综合征（OHS），又称匹克威克

综合征（Pickwickian 综合征），最常发生在患有阻塞性睡眠呼吸暂停（OSA）的患者。然而，10% 的病例，它可以单独发生。OHS 的特点是：

- 白天慢性高碳酸血症（动脉血二氧化碳分压大于 45 mmHg）。
- 肥胖（体质指数 BMI>30 kg/m²）。
- 患者清醒仰卧位时 $PaCO_2$ 增加大于

10 mmHg 和(或)睡眠中氧饱和度下降(继发于呼吸过度)不能用窒息或低通气事件解释的。

• 症状往往与 OSA 有重叠:呼吸困难、白天嗜睡,甚至右心衰竭。

• OHS 患者存在异常的延髓呼吸中枢的控制。具体地说,他们缺乏一种代偿性增加通气驱动来抵消肥胖的机械限制的影响。

• "匹克威克"来自一个角色名字(一个不断入睡的"胖男孩"),来自查尔斯·狄更斯撰写的《匹克威克外传》。

■ **流行病学**

发病率

与肥胖有关。因此,预计 OHS 患病率随着肥胖人群的增加而上升。

患病率

10%～15% 的阻塞性睡眠呼吸暂停患者(OSA)有 OHS。在美国,1986—2000 年,$BMI > 40$ kg/m^2 的人群增加了 4 倍。

发病情况

低氧血症、肺动脉高压、肺心病、高血压、冠状动脉疾病风险增加。

死亡率

18 个月的死亡率 OHS 住院患者(23%),明显高于肥胖但没有 OHS 的患者(9%)。

■ **危险因素**

• 肥胖。

• 阻塞性睡眠呼吸暂停。

• 性别不是一个危险因素。

■ **病理生理**

• 阻塞性睡眠呼吸暂停是由过多的气道组织引起空气外流梗阻导致的。在仰卧位睡眠期间,吸气负压更可能导致这些组织的塌陷,而在呼气时,正压会"推开"这些组织。这就导致了缺氧事件的发生(慢性缺氧可增加肺动脉压力、红细胞增多症)、儿茶酚胺增多(高血压、心律失常)和睡眠质量差(白天嗜睡、疲劳)。它与肥胖有着密切的联系,但是可能在其他情形中,如扁桃体肿大。虽然大多数 OHS 患者并发 OSA(90%),它可以单独发生。虽然它们通常是重叠的,但是它们是不同的临床疾病。

• OHS 的确切机制不明,但可能有以下几方面:

- 呼吸力学(表现为限制性通气障碍)。总肺容量、肺活量和顺应性均下降,而残留量、呼吸(耗氧量、二氧化碳生产)的做功、气道

阻力增加。

- 异常延髓呼吸中枢控制。OHS 患者出现缺乏代偿性增加通气驱动来抵消肥胖的机械限制的影响。另一方面,肥胖患者(无OHS)证实有通气反应增加。研究表明OHS 患者有瘦素缺乏或抵抗。瘦素通常由脂肪组织产生,并作用于呼吸中枢,以刺激通气。

■ **麻醉目标/指导原则**

• 患者的围手术期监护重点应保持适当的 CO_2 水平,避免"相对"的呼吸性碱中毒。还需要解决和管理肥胖($BMI > 30$ kg/m^2)并存的问题,典型的阻塞性睡眠呼吸暂停(90% 的 OHS 患者)。

• 诱导和苏醒期间,将患者体位放置于直立位(反向 Trendelenburg 位),改善呼吸力学和便于气管插管。

• 使用短效麻醉药品,如巴比妥类药物、阿片类药物、静脉和吸入麻醉药。缺氧可能对OHS 患者有更大的影响。考虑适当减少阿片类药物镇痛技术(局部浸润、区域或椎管内阻滞)。

• 术后康复、活动和物理治疗。术后,考虑延长在恢复室观察时间或入院进行连续脉搏血氧饱和度监测。

Ⅸ 术前评估

■ **症状**

• 由于活动量的减少,心脏疾病可能会保持无症状数年。

• 水肿和呼吸困难是常见的和非特异性的。

病史

• OHS 诊断和治疗不足。因此,病态肥胖患者应询问打鼾、疲劳、嗜睡或晨起头痛,提示 OSA。

• 以前的麻醉和住院记录。

• 吸烟、酒精和药物滥用,可加重慢性低通气。

• 持续时间:10 年后,心肌病风险急剧增加。

体格检查

• 心力衰竭症状(颈静脉压增高、肝大、水肿),由于多余的脂肪可能很难察觉。

• 颈围:大于 40 cm 与 OSA 相关。

• 脉搏血氧读数可以是正常的,因高碳酸血症的存在。

■ **治疗史**

• 减肥手术(吸收不良、限制或结合)。

• 家庭 CPAP 或 BiPAP。询问设置和补充氧气。

■ **用药史**

• 胰岛素或口服降糖药治疗糖尿病。

• 有关心血管疾病的药物。

• 利尿剂治疗高血压或水肿。

• 抗抑郁药。

• 减肥药:脂肪酶抑制剂(奥利司他)或抑制食欲(利莫那班、西布曲明、芬特明)。

• 节食或草药减肥药。

■ **诊断检查与说明**

• 血清电解质,包括血肌酐。

• 动脉血气分析:高碳酸血症、A - a 梯度。

• 心电图检测:心肌缺血、心律失常、心房或心室扩大。

• 超声心动图评估心肌收缩、舒张功能障碍、右心室肥大,肺动脉压力(来源)、瓣膜功能;明显的三尖瓣反流是肺动脉高压的证据。

• 常规肺功能检查不推荐用于术前检查。

• 可能需要正式的睡眠研究,如果患者的病史和 OHS 一致但没有被明确诊断。

■ **伴随的器官功能障碍**

• 呼吸系统。

• 心血管系统。

• 糖尿病。

• 肌肉骨骼系统(关节炎)。

妊娠注意事项

硬膜外镇痛是可行的,但在技术上有更高的要求。阿片类药物(特别是长效阿片类药物,如吗啡)可能对通气和氧合功能的影响更大。

■ **延期手术情况**

罕见,但包括充血性心力衰竭加重肺心病。

治疗

■ **术前准备**

术前用药

• 苯二氮䓬类药物和阿片类药物应在连续脉搏血氧饱和度监测下谨慎使用。

• 考虑 H_2 受体阻滞剂、非颗粒抗酸剂或质子泵抑制剂减少误吸的风险。

• 深静脉血栓形成的预防。

知情同意的特殊情况

• 增加围手术期心血管风险(心肌梗死、充

F

血性心力衰竭、心律失常)、肺(吸入、肺炎、呼吸衰竭)的并发症。

- 如果适当的话,行区域性镇痛技术。

■ 术中管理

麻醉选择

- 脊髓、硬膜外和区域麻醉可安全地进行,但可能在技术上更困难。其好处包括避免气道管理(面罩通气、喉镜)和控制通气,以及减少阿片类镇痛药的需要量。缺点包括肥胖患者不能忍受手术体位,阻滞失败或并发症时仍需全麻诱导。

- 如果需要全麻,气管插管正压通气是首选。患者胸壁力学改变、对高碳酸血症和低氧血症的反应,以及功能残气量减少(FRC)。

监测

- 常规 ASA 监测。

- 动脉置管可用于监测动脉血气。

麻醉诱导/气道管理

- 注意充分吸氧:病态肥胖患者由于降低 FRC 和增加氧的消耗氧合下降很快。

- 预吸氧时给予持续气道正压通气(6 cmH$_2$O)5 min(跟随窥视插管后加用 PEEP)对减少肺不张是有效的(与单纯 PEEP 相比)。

- 适当的体位:头部和肩部抬高,一般需要使用额外的枕头、毛毯或其他支持材料。

- 头抬高位可以改善喉镜暴露。其他对普通肥胖的考虑:基于吸入诱导和面罩通气的困难,可考虑快速顺序诱导。

维持

- PEEP 可减少肺不张和增加 FRC(减小 V/Q 不匹配和增加储氧能力)。

- 避免过度控制 ETCO$_2$ 至正常水平。患者慢性肥胖,存在代谢补偿(增加 HCO$_3^-$)。急性下降可导致急性碱中毒。

- 吸入麻醉药在脂肪溶解度低(地氟烷或七氟烷)和输注丙泊酚静脉的选择是合理的。

- 右美托咪定能减少术后阿片类药物的需求而不引起呼吸抑制。

- 瑞芬太尼与吸入麻醉药或丙泊酚复合,可用于术中镇痛,术后无残留呼吸抑制,特别适用于时间短刺激大的手术(例如,直接喉镜检查)。

拔管/苏醒

- 拔管应在半卧位进行,当患者完全清醒。

- 考虑提前放置鼻腔通气道,避免拔管后气道梗阻,如果合适的话。

术后监护

■ 床旁护理

- 恢复 CPAP 或无创正压通气。

- 连续脉搏血氧饱和度。

- 考虑观察床位或加护病房进行监测。

■ 药物处理/实验室处理/会诊

- 考虑术后动脉血气。

- 睡眠医学评估,如果 OHS 诊断疑似但未确诊。

■ 并发症

- 心血管:呼吸性酸中毒、缺氧心肌缺血、心律失常。

- 呼吸系统:误吸、肺不张、肺炎、呼吸衰竭。

疾病编码

ICD9

- 278.03　肥胖低通气综合征。

ICD10

- E66.2　病态肥胖(重度)与肺泡通气不足。

临床要点

- OHS 是常被忽视的,病态肥胖患者应考虑和怀疑,尤其是诊断为 OSA 者。

- 尽量减少使用阿片类镇痛药,并考虑局部镇痛是可行的。术后连续监测脉搏血氧饱和度。

- 术后监测呼吸暂停。

肺不张 Atelectasis

Arun Alagappan, MD · Stephen P. Winikoff, MD　张骁 译 / 苏殿三 校

基础知识

■ 概述

- 肺不张为肺组织因挤压、异物吸入或表面活性物质丧失而引起萎陷,是围手术期常见现象。

- 麻醉引起的肺不张:
  - 可发生于吸入和静脉麻醉过程中。
  - 麻醉诱导数分钟内发生。
  - 自主呼吸和机械通气时均可发生。
  - 首先影响邻近膈肌基底区肺组织。
  - 姿势(仰卧和 Trendelenburg 姿势)可使肺不张恶化。
  - 大手术后可持续数天。

■ 流行病学

发病率

- 90%的麻醉患者会出现肺不张。

- 婴儿肺相对胸壁的顺应性差,因此肺不张危险度高。另外,其肺不张区域较大,因为肺弹性支持结构发育不全,导致呼吸时有气道闭塞的危险。

- 肺不张于体外循环(CPB)下心脏手术时最常见。

患病率

- 可发生于任意年龄段。

- 程度与成人年龄无关。

发病情况

低氧血症,右心室功能不全,肺损伤。

死亡率

术后 6 天 24%的患者由于肺部并发症死亡。肺不张引起的生理学变化在肺部并发症的发生和发展中起到推动作用。

■ 病因/危险因素

- 肺不张有 3 种发生机制:
  - 压迫。
  - 异物吸入。
  - 肺表面活性物质缺失。

- 压迫性肺不张:当支持肺泡扩张的跨壁压降低时,发生压迫性肺不张。麻醉过程中,膈肌松弛,膈肌位置移动使维持胸腔和腹腔有效压差的能力降低。腹压传递至胸膜腔,促使邻近肺单位塌陷。

- 异物吸入性肺不张:当进入肺泡的气体比血流交换带走的气体少时发生。当气道完全阻塞时,一个气体空腔形成,气体无法进入该空腔,而血流继续流经该空腔,带走气体,引起空腔塌陷。相反,完全性气道阻塞不存在时,若 V$_A$/Q 降低,将存在一个平衡点,气体进入肺泡的速度与气体从肺泡被摄取的速度相同。低于该临界比时,肺单位会塌陷。越来越类似于 FiO$_2$ 增加。最后氧化亚氮可能全部转换为 100%氧气。

• 肺表面活性物质缺失型肺不张：当麻醉引起肺表面活性物质维持肺泡正常形态的功能降低时，或缺少间歇性深呼吸时，发生该类型肺不张。肺表面活性物质是一种由肺泡Ⅱ型细胞分泌的表面活性脂蛋白，可降低肺泡表面压力。肺表面活性物质可使肺泡气体液体交换面压力降低，接近0，保证肺泡腔保持开放。肺表面活性物质数目和构成异常，常见于以下特殊情况：新生儿呼吸窘迫综合征和急性呼吸窘迫综合征，亦可继发于肺部炎症。

• 其他全麻下肺不张的成因：

– 肥胖：胸壁和腹部的重量使膈肌运动更困难，促使肺不张。研究表明，与非肥胖患者相比，肥胖患者肺不张恢复更慢。

– 姿势：仰卧位时，腹内容物会移向头侧，压迫松弛的膈肌。Trendelenburg体位时，重力加重对松弛膈肌的压迫。

– 腹腔镜检查：气腹促发肺不张。研究表明腹腔镜检查与术后肺不张有关。

■ 生理/病理生理

• 肺不张引起肺功能生理异常，引起一系列临床症状，包括：

– 低氧血症。

– 肺顺应性下降。

– 右心室功能不全。

– 加重肺损伤。

• 低氧血症由通气血流不匹配或分流引起。即使在通气不足的情况下，肺泡单位血流继续流动。

• 肺顺应性下降主要由肺容量下降引起。该现象通过增加跨肺压达到正常潮气量，从而增加呼吸功。

• 右心室功能不全：肺不张使局部缺氧，血氧下降反过来使血管收缩以及肺血管阻力增加。可导致右心室功能不全，增加微血管渗漏。

• 肺损伤：不管机械通气潮气量高还是低，肺不张均使现有肺损伤加重。在高潮气量通气、PEEP为0时，肺不张使血浆细胞因子及受损肺顺应性升高。肺不张后低潮气量通气时，患者存活率下降。

• 慢性阻塞性肺疾病事实上降低肺恶性膨胀引起的肺不张程度，同时阻止肺塌陷。然而这些患者V/Q不匹配情况更严重。

■ 预防措施

在麻醉诱导时即进行肺不张的预防尤为重要。

• 麻醉诱导：

– 麻醉诱导前进行CPAP(6 cmH₂O)5 min，接着联合应用机械通气与PEEP，作用优于单独使用PEEP。

– 尽管研究表明麻醉诱导时使用低FiO₂预吸氧可有效预防肺不张的形成，但不建议使用。缺氧前呼吸暂停时间减少，因此安全系数降低。

• 术中：

– 低水平FiO₂可减少异物吸入性肺不张的发生。

– PEEP(6 cmH₂O)可预防肺不张形成，减少FRC(增加肺容量和氧储存量)。其可能同时是一种预防高FiO₂下肺不张的有效措施。

诊断

• 一旦肺生理发生改变，且与肺不张类似，均应考虑是否为肺不张。

• 继发于肺不张的低氧血症反映于A–a梯度升高。同时注意鉴别低氧血症的其他病因，如以下鉴别诊断所示。

• 诊断的确认有必要时可进行影像学检查。

– CXR检查，肺不张处不透光，与肺软组织密度相似。

– CT平扫比CXR效果好，CT平扫分辨率高，可测量全部和局限肺容量。CT平扫肺不张可通过像素衰减从−100到＋100 Hounsfield单位(一种CT密度测量单位)诊断。

– 胸部超声是一种评估局部不张情况的手段。

■ 鉴别诊断

肺不张需要与其他引起低氧血症的疾病鉴别：

• 分娩缺氧。

• 肺换气不足。

• 弥散障碍。

• 心脏右向左分流。

治疗

• 肺活量策略(VCM)可延缓全麻诱导后肺

不张的发展。进行40 cmH₂O压力维持7～8 s，使目前萎陷的肺组织扩张。

– 腹腔镜检查：腹部充气后，单次VCM作用可能被抵消，需要再次VCM使肺泡扩张。

– 低FiO₂：当充气和随后的机械通气在低FiO₂状态下进行时，肺不张再出现的速率缓慢。另外研究表明，当使用40％氧气，VCM 40 min后只有20％～25％的原始面积萎陷肺不张。当使用100％氧气，肺不张将在5 min之内再次出现。

– VCM缺点包括降低前负荷和潜在心输出量。

• 10 cmH₂O PEEP重新打开塌陷的肺组织。然而，当PEEP中止时，重新张开的肺组织会再次萎陷。有证据表明，VCM之后立即进行PEEP，将完全阻止肺不张的再出现，即使是在100％氧气的情况下。

• 术后，使用鼓励或强迫患者用力深呼吸的技术或设备对患者有益，其可以提供持续的较大的跨肺压力增幅，用于扩张萎陷的肺组织。技术包括间歇性正压通气、深呼吸训练、肺量测定法刺激及胸部理疗。以上技术对腹部手术后降低PPC频率有同样的作用。

随访

• 大部分术后24 h内肺不张缓解。但术后一段时间内呼吸肌协调性紊乱，可能减少FRC和VC，引起术后肺不张的发展。

• 应紧密监测患者术后呼吸系统并发症。

疾病编码

ICD9

• 518.0 肺萎陷。

ICD10

• J98.11 肺不张。

临床要点

• 氯胺酮是临床上唯一单独使用时不会引起肺不张的麻醉剂。

• 婴儿患继发于肺相对胸壁顺应性下降的肺不张的危险性大。

• 麻醉诱导时使用PEEP，若压力峰值＞20 mmHg可能导致胃胀气。

肺出血 Pulmonary Hemorrhage

Gerard R. Manecke Jr., MD 奚丰 译 / 张晓庆 校

 基础知识

▪ 概述

- 肺出血是表现为严重的、急性肺部出血的一种危及生命的紧急情况。它可能造成气体交换障碍、气道阻塞和血流动力学紊乱。
- 围手术期：
  - 在急救医疗中麻醉科医师被要求协助气道管理时可能遇到肺出血。
  - 术中作为一种急性过程或并发症偶有发生（手术、肺动脉插管术、气道管理）。

▪ 流行病学

发病率
麻醉药物报道<1%的罕见的并发症。

患病率
- 持续性肺出血非常罕见（它要么可解决，被成功治疗；要么患者死于该病）。
- 诱发条件，如真菌感染或肺结核（TB）罕见，流行程度取决于特定人群。

发病情况
- 气道内的血液或血凝块可能引起气道或气管导管阻塞。
- 失血可引起血容量不足或失血性休克。

死亡率
根据病因以及治疗的及时性和有效性，死亡率高，可超过50%。

▪ 病因/危险因素

- 肺部感染：
  - 空洞型肺结核（Rasmussen 动脉瘤）。
  - 深部真菌感染。
- 支气管扩张症。
- Wegener 肉芽肿病：一种影响鼻、耳、肾和肺的肉芽肿性血管炎。
- Goodpasture 综合征：一种影响肾脏和肺的自身免疫性疾病。
- 静压梯度出血。
  - 气道阻塞时的负压力。
- 急性重症肺动脉高压。
- 肺动脉血管损伤。
  - 胸外伤。
  - 肺动脉导管（PAC）置管。

▪ 生理/病理生理

- 引起弥漫性肺出血的原因是：

- 感染时合并广泛肺毛细血管或动脉破裂（如毛细血管炎）。
- 大的肺毛细血管-肺泡静水压差（重度肺动脉高压、气道阻塞引起的负压）。
- 局部出血，常由外伤引起，此外还有空洞型感染如结核。
  - 肺动脉破裂。
  - 肺动脉血栓内膜剥脱术并发症。

▪ 预防措施

- 小心使用 PAC。
  - 严格把握置管指征。
  - 球囊充气前导管退出 1~2 cm。
  - 移除导管要轻柔，心脏手术时有时会不小心缝合到肺动脉导管。如果遇到 PAC 不易拔除时，千万不能使用暴力！

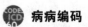 **诊断**

- 气道内出现血液。
  - 暗红色血液通常表示是肺动脉出血。
  - 鲜红色血液通常表示是支气管（全身性）动脉出血。
- 既往史和治疗史：
  - 真菌或结核感染的既往史。
  - 近期有胸部受伤史。
  - 近期行过 PAC 置管术。
  - 肺切除术后难以拔除双腔支气管导管（导管可能在术中不小心被缝合固定）。
  - 困难的肺动脉血栓内膜剥脱术合并肺动脉破裂、穿孔。
- 纤维支气管镜（FOB）可用于确定出血的部位（弥漫性对肺叶、左侧对右侧）。当弹性范围不足时，必要时也可使用硬性支气管镜。

▪ 鉴别诊断

- 伴有严重毛细血管漏的肺水肿，可能存在出血性成分。
- 胃肠道出血（呕血）。
- 鼻咽部或口咽部出血。

治疗

- 支持方式：
  - 通过插入气管导管控制气道。使用可允许的最大直径的气管导管便于有效吸引和

支气管镜检查。
- 供氧和通气。
- 正压通气（如 PEEP）可有助于压塞止血。
- 可考虑肺隔离以使出血局限化，并保护健侧肺段的气体交换（维持 V/Q 匹配）。
  - 肺隔离最好的方法是使用双腔支气管导管。然而，较小的管腔不易于吸引和 FOB。此外，如果已经放置气管导管，拔除导管时应慎重；气道可能发生水肿从而导致插管困难或不能插管，即使是更换导管。
  - 支气管封堵（Arndt™、Univent™、Fogarty 导管）。然而，当进行支气管镜检查或吸痰时这种方法不能维持肺隔离。
- 如果有凝血功能异常需要纠正。
- 必要时输血。
- 治疗方式：
  - 考虑使用局部血管收缩剂；给药通过气管导管或 FOB。
  - 抗利尿激素（2 U/ml，20 ml）。
  - 去氧肾上腺素（100 μg/ml，20 ml）。
  - 肾上腺素（5 μg/ml，20 ml）。
  - 由介入科医师进行栓塞出血的支气管动脉或球囊压迫肺动脉。
  - 对于局部出血用其他方法治疗难以起效时可考虑肺切除或全肺切除。

随访

- 出血痊愈后，仍需要麻醉科医师的帮助：
  - 拔除支气管封堵器。
  - 用单腔管更换双腔气管导管。
  - 停止机械通气和拔管。

▪ 非公开索赔数据

- 因为很罕见，麻醉期间很少有关于肺动脉出血的检索数据。
  - 在 ASA 非公开索赔数据库（已结案的诉讼数据）里共搜索到 3 533 例病例，其中有 2 例 PAC 引起的肺动脉破裂（http://depts.washington.edu/asaccp/ASA/index.shtml）。

疾病编码

ICD9
- 786.30 咯血，原因未明。

ICD10
- R04.89 呼吸道其他部位的出血。

临床要点

- 肺出血是危及生命的，窒息是最常见的死亡原因。

- 最常见的病因是感染和肺血管损伤。
- 气道阻塞常会引起气体交换受损，可导致缺氧和高碳酸血症。

- 诊断常通过 FOB 来定位出血点。
- 治疗常包括气管或支气管内插管、持续气道正压、局部血管收缩剂和支气管封堵。

肺动脉闭锁 Pulmonary Atresia

Nirvik Pal, MD　奚丰 译 / 张晓庆 校

基础知识

▪ 概述

- 肺动脉闭锁(PA)是指肺动脉瓣相互融合为膜或隔膜，是一种少见的先天性心脏病，这种"关闭"导致正常的右心室(RV)血流需要通过某种形式的"分流"才能输送到肺部。主要有两大类：
 - 室间隔完整型(PA/IVS)：有心房间的沟通和未闭动脉导管存在，右心房的血液净房间隔缺损流入左心房、左心室和主动脉，部分又经未闭动脉导管进入肺动脉、肺循环，以提高动脉血氧饱和度。
 - 室间隔缺损型(PA/VSD)：表现为严重的法洛四联症，又称假性动脉干永存。
- 根据病变的形态通常需要多次分期手术；没有良好的护理，患者往往难以存活。

▪ 流行病学

发病率
- 新生儿患有 PA/IVS：0.07/1 000。
- 所有先天性缺陷型心脏病中，PA/VSD 约占 3.4%。

死亡率
若不修复瓣膜，新生儿死亡率为 50%，6 个月以上婴儿死亡率为 85%。

▪ 病因/危险因素

- 缺乏家人照顾。
- 胎儿右心室流出道(RVOT)梗阻。
- 18 三体和 21 三体综合征可能与 PA/IVS 相关。

▪ 病理生理

- 肺动脉闭锁的特点在于 PV 发育不良导致从右心室到肺部进行气体交换的正常血流受到阻碍。当胎儿在子宫内时，母体/胎盘为胎儿提供氧气，因而胎儿可耐受肺动脉闭锁。
- PA/IVS 的特点在于右心室近端的病变。

包括：
 - 右心室肥厚，心腔容量小。
 - 三尖瓣狭窄(TV)使血流量减少，最终导致右心室发育不全。
 - 三尖瓣反流(TR)往往是因为结构缺陷或右心室流出道梗阻。如果没有或 TR 较小，则右心室室腔则小而肥厚，并且形成明显的窦状间隙。如果发生中度至重度 TR 时，较低的右心室压力导致窦状间隙和瘘管的发生减低。
 - 扩大的右心房。
 - 分流：几乎总是存在房间隔缺损(ASD)和卵圆孔未闭(PFO)。有时也可以发现动脉导管未闭(PDA)。
 - 血流量：超过 50% 的患者出现右心室心肌窦状隙。较高的右心室收缩压、较小的 TV 直径、较小的右心室腔和 TR 较小或不存在，均会增加窦状隙的数量。正常主动脉冠状动脉血流和右心室冠状动脉瘘(来自右心室窦状隙的不饱和静脉血)组成了一个"双倍"的心肌供血通路。这可以导致慢性心肌缺血。
- PA/IVS 的治疗目标：
 - 减少死亡率。
 - 促进右心室发育。
 - 限制非确定性手术。
- PA/IVS 的治疗选择：
 - 通过封堵 ASD 和 PFO 完成双心室修补(40%~60% 的患者)。
 - 不通过封堵 ASD 和 PFO 修复双心室。
 - 通过腔静脉-肺动脉吻合术的"一个半"心室修补。
 - 通过全腔静脉-肺动脉连接(Fontan)的"单心室修复"。
 - 心脏移植。
- PA/IVS 手术方式取决于右心室与 TV 发育程度、TR 和右心室依赖型冠状动脉循环的程度。这些方式有：
 - 通过输注前列腺素(PG)保持动脉导管开放的 RVOT 补片瓣环成形术。
 - 通过体-肺分流术和 RVOT 补片瓣环成形术。

 - 肺动脉瓣膜切开术和体-肺分流术。
- PA/VSD 通常被认为是法洛四联症的一种"极端"的形式，其病变部位通常位于 PV 的末端。解剖学上共有 4 种类型：
 - 单纯瓣膜或漏斗部闭锁：在 PV 或漏斗部缩窄。常伴有专门的 PDA。
 - 没有 PA 主支，虽然 PDA 依赖性血流循环能维持肺主动脉(PA)支流的连续性，但右心室和 PA 之间不存在交集。
 - 伴有多个大的主动脉-肺动脉侧支血管(MAPCA)的发育不全的 PA。
 - 完全没有 PA，而肺血流全部经由 MAPCA 运行。肺血流量流动全部依赖于这多个来自主动脉的分支。
- PA/VSD 的治疗目标是修复双心室，可以通过以下方式：
 - 通过结合所有肺动脉血供重建肺血管床。
 - 修复右心室至 PA 的连续性。
 - 闭合 VSD。
- PA/VSD 的手术方式通常分期进行，个体化治疗：
 - 右心室至 PA 导管或主肺动脉窗或分流。
 - 集合手术或把所有 MAPCA 连接到唯一的 PA 上(通过单次或多次手术)。
 - 最终心内 VSD 修复术。
- 通过 MAPCA 的多余血流量可能导致充血性心力衰竭。

▪ 麻醉目标/指导原则

- 存在右心室到冠状动脉供血的患者避免右心室减压(低前负荷)。
- 通过输 PG 维持动脉导管的通畅。高剂量 PG 会增加窒息的发生。
- 患者在术前可能需要通过心导管检查术在漏斗部狭窄处行球囊扩张或者 MAPCA 栓塞。

术前评估

▪ 症状

充血性心力衰竭、水肿、呼吸浅短、呼吸急

促、肝淤血。

病史

发绀。

体格检查

- 血管杂音:PDA 连续性血管杂音。
- 单个第二心音。

■ **治疗史**

分期治疗:详见上。

■ **用药史**

输注 PG 防止 PDA 闭合。

■ **诊断检查与说明**

- 心电图:心电轴右偏,右心房增大。
- X 线胸片:正常到低肺血管分布取决于动脉导管的通畅程度。
- 超声心动图:无论产前还是产后都是诊断的主要依据。
- 心导管检查术:超声心动图确诊后进一步明确诊断,并排除右心室冠状动脉瘘。

■ **伴随的器官功能障碍**

18 三体或 21 三体综合征。

■ **延迟手术情况**

急性充血性心力衰竭。

■ **分类**

PA/IVS 和 PA/VSD:见病理生理。

 治疗

■ **术前准备**

知情同意的特殊情况

- 讨论术后气管插管的可能。

- 输血同意书。

■ **术中监护**

麻醉选择

- 气管插管全身麻醉。
- 对于手术,可以考虑胸段硬膜外阻滞、连续导管肋间神经阻滞。

监测

- 标准 ASA 监测。
- 动脉压监测。
- 中心静脉压监测;由于结构缺陷不能使用 PA 导管监测。

麻醉诱导/气道管理

- 可用静脉或吸入麻醉诱导。
- 手术常常需要使用支气管堵塞器隔离肺。

维持

- MAPCA 结扎可能导致缺氧。如果预料到这种情况发生或患者的基础 $SpO_2 < 70\%$ 时,可以考虑中度低体温的不停跳的心肺转流术。为了防止氧合后的肺血流量对脑的灌注不足,应当在开始 CPB 前结扎尽可能多的 MAPCA。
- 集合手术后,一个单一的心排量充满肺循环。如果平均 PAP < 30 mmHg,实施 VSD 修补术。如果平均 PAP > 30 mmHg,行开窗术后期二次手术关闭。
- 一旦外科手术出血被控制后,分流术后可开始注射肝素。

拔管/苏醒

拔管取决于患者基本条件、术中情况(如心肺转流术、失血量)和标准的拔管指征(代谢状态、呼吸参数)。

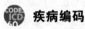 **术后监护**

■ **床旁护理**

ICU。

■ **药物处理/实验室处理/会诊**

- 逐步减少 PG 输注量。
- 维持 O_2 饱和度高于 70%。
- 继续肝素化。
- 使用米力农或多巴酚丁胺降低 RV 前负荷。
- 注意"循环分流":血流从主动脉经 PA→PDA→RA→无效 PV→LA→ASD 返回主动脉,可导致高输出量性心力衰竭。

■ **并发症**

- 旁路血栓。
- 心肌缺血,特别在右心室依赖性冠状动脉循环中。
- 右心室衰竭。
- 肺内出血。
- 由于心输出量的突然增加导致肺再灌注损伤。
- 集合手术后肺动脉高压。

 疾病编码

ICD9

- 746.01 肺动脉瓣闭锁,先天性。

ICD10

- Q22.0 肺动脉瓣闭锁。

❓ **临床要点**

- 在施行外科"分期"手术之前,对肺动脉闭锁的充分了解很有必要;应与手术小组成员或心脏病专家回顾研究和讨论任何可能存在的重点或疑问。
- 对于 PA/IVS,麻醉管理是基于右心室依赖型冠状动脉循环的程度和右心室发育状况。
- 对于 PA/VSD,麻醉管理是基于 MAPCA 的程度和成功的集合手术。

肺动脉导管波形 Pulmonary Artery Catheter Waveforms   Lauren Mai Pieczynski, MD · Adam Thaler, DO 奚丰 译 / 张晓庆 校

🔬 **基础知识**

■ **概述**

- 肺动脉导管是一种顶端附带气囊指示血流方向的装置,可以提供:
  - 中心静脉或右心房(RA)、右心室(RV)和

肺动脉(PA)的压力,可以通过肺毛细血管楔压(PCWP,也被称为肺动脉闭塞压或楔压)来估算左心房和左心室舒张末期压力。
  - 心输出量/心脏指数的评估。
  - 肺血管阻力(PVR)和外周血管阻力(SVR)的计算标准。

- 从 RA、RV 和 PA 中采血,测定混合静脉血氧饱和度。
- 压力是容量的替代监测值,压力大小还与腔室顺应性有关。就此而言,应用超声心动图能够提供一个直接评估值。
- 就 ICU、心力衰竭管理和围手术期的发病

率与死亡率而言,一些随机对照临床试验未能有效证明这种干预手段对患者的预后有益处。

■ 生理

- RA 波形:有 3 个正倾斜(a 波、c 波、v 波)和 2 个负倾斜(x 下降、y 下降)组成。
- a 波反映了心室舒张末期的 RA 收缩。
- c 波反映了心室收缩早期三尖瓣移向 RA。
- x 下降对应心房舒张和 RA 压力下降。
- v 波反映了心室收缩期心房被动充盈。
- y 下降对应心室舒张早期三尖瓣打开和 RV 充盈。
- RA 压以平均压表示,可作为前负荷的替代值。
- RV 波形:
- 收缩压非常高,RV 波形高而尖。
- 舒张压的特点是有一个缓慢的上升,提示血液迅速充满 RV;其次是缓慢充盈期和心房收缩期表现为急速下降。
- RV 数值可作为一种对收缩压和舒张压的评估。
- PA 波形:
- PA 收缩压与 RV 收缩压相似,但舒张压较高(代表舒张血管张力)。
- 肺动脉瓣关闭时 PA 波产生一个重脉波。
- PCWP 波形:
- PCWP 波形反映的是类似于 RA 波形的左心房(LA)压力变化,但相对而言 PCWP 波的压力值更高,图形更加复杂。
- a 波反映了 LA 的收缩期。
- c 波往往较难发现,但它代表二尖瓣的关闭。
- x 下降相当于一个 PCWP 波后的 LA 压力的下降期。
- v 波代表 LA 的充盈期。
- y 下降相当于二尖瓣开放后 LA 压力的下降期与 LV 充盈期。
- 如果 LA 与 LV 之间没有障碍,PCWP 波数值通常被用来估计 LV 舒张末压(LVEDP,替代 LV 的前负荷)。
- 呼吸周期:当分析压力测量值时应该考虑呼吸的影响。
- 在自发吸气期间,胸腔内压力降低;当呼气时,胸腔内压力升高。对于气管插管患者,行正压通气时有相反的效果。
- 因此,为了减少呼吸作用的影响,尽量在呼气末进行测量,此时胸腔内压力接近于零。

■ 解剖

- 成人 PAC 的规格为 7.0～9.0 F,长度约为 110 cm。它由数个管腔和压力传感器组成。从近端到远端,管腔依次为:近端腔(距离末梢顶端 25 cm,置于 RA 内);输液腔(距离末梢顶端 20 cm,置于 RV 内);温度传感器(距离末梢顶端约 4 cm);远端管腔(位于导管末端,置于 PA 的右侧或左侧);球囊(位于导管末端,可注入 1.5 ml 空气)。
- 将 PA 导管经无菌操作置入中心静脉固定后,开始测量肺动脉波形和压力。在导管顶端进入 RV 后,在球囊内注入空气使其随血流漂浮慢慢靠近 LV,就像是随浪漂泊的船。PAC 导管的正确定位由压力波形的变化或透视指导而定。

■ 病理生理

- RA 压力反映了中心静脉压(CVP),当发生右心衰竭、右心瓣膜病和心脏压塞时该值升高。
- 三尖瓣狭窄时出现一个扩大的波形。房室分离时出现一个"大炮"波形(心室收缩期 RA 收缩而三尖瓣打开)。
- 房颤时可能没有 a 波。
- 三尖瓣反流时出现扩大 v 波。
- 心脏压塞减弱了静脉回流、降低舒张末期容积和心输出量,尤其是使充盈压增加,导致舒张末期所有房室的压力相等。
- 当肺动脉高压、肺动脉狭窄或肺栓塞时 RV 收缩压升高。当右心衰竭和心脏压塞时 RV 舒张压升高。
- 当左心力衰竭、二尖瓣病变和原发性肺实质疾病(如慢性支气管炎和肺气肿)时,PA 压升高。肺血管疾病(像肺栓塞和原发性肺高压)也会导致压力升高。左向右分流的先心病,如房间隔、室间隔缺损,也是 PA 升高的潜在原因。
- 当左心衰竭和二尖瓣瓣膜病时,PCWP 升高。
- 二尖瓣狭窄时可出现宽大的 a 波。
- 二尖瓣反流或室间隔缺损时 v 波升高。
- PAC 置管的并发症。
- 心律失常是最常见的并发症。
- 偶发室性期前收缩(PVC):发生率为 68%。
- 短暂性右束支传导阻滞:5%。若患者已经存在左束支传导阻滞,则可导致完全性心脏传导阻滞。
- 持续性室性心律失常:3.1%。

- 房性心律失常:1.3%。
- 于颈内静脉(IJ)穿刺置管时,气胸的发生率为 0.5%,但锁骨下静脉置管时气胸更为常见。
- 持续及多次监测,以及有败血症患者,感染发生可能性增高。
- 也可能发生大出血或血管损伤。PA 破裂比较罕见,发生率为 0.02%～0.2%,而一旦发生,死亡率为 50%。

■ 围手术期相关

- 尽管在血流动力学不稳定的患者中广泛使用肺动脉导管技术,但关于它的适应证仍存在许多争议。美国麻醉医师协会 PAC 工作组认为,PAC 监测不应该常规用于血流动力学并发症风险低的患者,而应当在根据患者情况、手术种类和操作环境判断为高风险情况时使用。如果临床评估或非创伤性的方法不能确定患者的血流动力学状态时,或肺动脉导管使用有助于临床管理,则可以使用该技术。
- PAC 用于外科手术患者的适应证包括:
- 存在高危并发症的血流动力学不稳定的手术(如心脏手术、主动脉阻断、肝移植)。
- 患者患有晚期心肺疾病。
- 休克。有助于诊断、管理和对治疗反应的评估。
- 区分肺水肿的机制(心源性和非心源性)。

■ 公式

- 正常压力值:
- RA:1～5 mmHg(均值)。
- RV:(15～30)/(1～7)mmHg。
- PA:(15～30)/(4～12)mmHg,平均为 9～19 mmHg。
- PCWP:4～12 mmHg(均值)。
- 心输出量(CO)=4～6.5 L/min(正常范围)。
- 这是一种通过热稀释法测量的 PAC 技术,当注入已知体积和温度的无菌溶液时,由热敏电阻测量 PA 血液温度的变化。
- 可以通过 Fick 方程计算:CO=(耗氧量)/(10×动静脉含氧差)。
- SvO_2(混合静脉血氧饱和度)=SaO_2-(VO_2/[CO×1.36×Hb])。
- SaO_2 为动脉血氧饱和度(%)。
- VO_2 为氧耗量(ml O_2/min)。
- Hb 为血红蛋白浓度(g/dl)。

F

■ 图/表

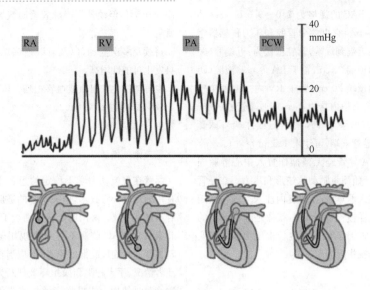

肺动脉高压　Pulmonary Hypertension　　Nirvik Pal, MD · Anand Lakshminarasimhachar, MBBS, FRCA　奚丰 译 / 张晓庆 校

F

基础知识

■ **概述**

- 肺动脉高压(PH)是指平均肺动脉压 > 25 mmHg 或肺血管阻力(PVR) > 3 Wood 单位(240 dyn·s/cm⁵)。可因肺动静脉压、心输出量、左心房压力相关的疾病导致。
  - 原发性 PH:由肺血管固有病变引起。
  - 继发性 PH:继发于肺、心或系统性疾病。
- 肺血管系统通常对缺氧、高碳酸血症、酸中毒和伤害性刺激(如气道仪器或吸痰等)反应敏感;当患有 PH 时,就有可能反应过度。肺动脉压升高会导致右心功能障碍、缺血和衰竭,还有全身性低血压和心跳骤停。

■ **流行病学**

发病率

- 美国原发性 PH 每年增加约:300 例/年。
- 美国继发性 PH 每年增加约:1 000 例/年。

患病率

- 美国原发性 PH:1/906 666。
- 美国继发性 PH:1/272 000。

发病情况

延长气管插管机械通气时间、ICU 停留时间和住院天数。

死亡率

由于肺栓塞、心力衰竭、深静脉血栓、ARDS 等的发生率增加,在心脏和非心脏手术中围手术期死亡率增加。

■ **病因/危险因素**

详见分级。

■ **病理生理**

- 阻力=压力/流量。
  - 所以,PVR=(PAP−LAP)/CO。
  - 另一种公式,PAP=LAP+(CO×PVR)。其中,PVR 是肺血管阻力,PAP 是肺动脉压,LAP 是左心房压力,CO 是心输出量。
- 根据病因,PH 可能是由左心房压力、右心血流、肺血管阻力或以上多个指标升高而引起。
- 左心房压力的升高(可见于左心室衰竭、长期存在二尖瓣狭窄或重度二尖瓣反流)会增加肺血管的"后负荷"。
- 右心血流增加,由"分流"或"混合"心脏病变引起(房间隔缺损、室间隔缺损),增加肺血管的血流量进而引起肺血管压力的增加。
- PVR 或肺动脉高压(PAH)的增加是由肺动脉内血管收缩、细胞增殖、血栓和细胞凋亡引起的。在分子水平上,这通常是由一氧化氮、内皮素、前列环素、5-羟色胺通路或基因结构(如 BMPR2、ALK-1、5-HTT)基因突变所促成的。

- 随着时间的推移,PH 会引起右心室肥厚或扩张,继而发生功能障碍或衰竭,这是因为:
  - RV 后负荷升高。
  - 由于 PA 压力升高,心脏收缩期间 RV 灌注不足导致缺血(通常 RV 灌注同时发生于心脏收缩期和舒张期)。
  - RV 扩大使室间隔移位,导致 LV 充盈受限,引起全身性低血压。

■ **麻醉目标/指导原则**

- 麻醉科医师需要了解基本的病理生理和疾病的严重程度,评估患者的麻醉耐受性。确定 RV 功能状态,必要时使用肺部血管扩张剂。
- 围手术期目标包括避免诱导或苏醒时出现缺氧、高碳酸血症、咳嗽和呛咳。此外,需要维持适当的容量状态、心输出量和全身血压。
- 在 PH 中,TPG=mPAP−PCWP;这里 TPG 是跨肺压,mPAP 是平均肺动脉压,PCWP 是肺毛细血管楔压。如 TPG > 12 mmHg,PH 可能是由于 PVR 升高导致的;如 TPG < 12 mmHg,PH 则可能是由左心衰竭引起。

临床要点

- PAC 是测量血流动力学参数的有用工具,可测量诸如心输出量、混合静脉血氧饱和度、右心 PA 及 LA 的压力值。
- 相比单纯的临床评估,PAC 提高了对患者血流动力学状态的评估,有助于指导液体和血管活性药物的运用与管理。
- 与超声心动图比较,PAC 的区别在于测量了压力值(可推算出来)和混合静脉血氧饱和度,还可以计算出外周血管阻力(SVR)。此外,它还可保留至术后以利于管理。

ⓇX 术前评估

▪ 症状

- 疲劳、虚弱。
- 呼吸困难。
- 心绞痛,因氧供/需不平衡所致。

病史

- 心律失常引起心悸。
- 低血压或心律失常引起晕厥(因为心房扩张所致)。

体格检查

- RV 或 LV 衰竭引起水肿。
- 颈静脉怒张。
- 杵状指可能暗示先天性心脏病或慢性肺疾病。
- 发绀。

▪ 治疗史

- 需吸氧治疗。
- 使用能持续输送肺血管扩张剂的药物泵。
- 肺移植(或等待)。

▪ 用药史

- 抗凝:与内科、外科医师共同讨论围手术期管理。排除椎管内麻醉。
- 利尿剂会影响电解质和容量状态。
- 避孕:重度 PH 不利于妊娠分娩。
- 钙通道阻滞剂可扩张全身和肺血管,有助于治疗可逆的 PH。
- 磷酸二酯酶抑制剂(PDE-5i)。
- 内皮受体拮抗剂(ETRA)。

▪ 诊断检查与说明

- 自身抗体试验:硬皮病、系统性红斑狼疮、类风湿关节炎、血管炎。
- 肝功能检查:可因肝淤血而升高。
- X 线胸片:可表现为肺气肿或肺血管突出。
- 心电图:右心室扩大、电轴右偏,右心劳损型。
- 超声心动图:右心室功能、先天性心脏病。
- 肺功能检查:慢性肺疾病。
- 睡眠研究:阻塞性睡眠呼吸暂停。
- V/Q 扫描:慢性血栓栓塞性疾病。
- 右心导管检查可揭示右心室功能状态、PA 压力和先天性心脏病变。
- 左心导管检查可检测左心室功能和跨肺压。血管扩张试验可明确 PH 的可逆性,在导管检查期间使用吸入性前列腺素和一氧化氮,有助于制订后续治疗方案。

▪ 伴随的器官功能障碍

- 肝功能不全。
- 左心脏疾病。
- 心房扩张引起的心律失常。

▪ 延迟手术情况

急性右心室缺血、功能障碍或衰竭。

▪ 分类

- 世界卫生组织关于 PH 的分类(威尼斯, 2003):
  - 肺动脉高压:特发性、家族性与疾病相关(先天性心脏病、胶原性血管病、门静脉高压症、艾滋病、药物、毒素)。
  - PH 继发于左心疾病:左心衰竭或心室充盈受限性疾病。
  - PH 继发于肺部疾病和(或)慢性缺氧:间质性肺疾病、慢性阻塞性肺疾病、睡眠障碍、肺泡通气不足的疾病、长期暴露于高海拔地区。
  - PH 继发于慢性血栓或栓塞性疾病:肺动脉近端或远端血栓栓塞。
  - 其他:结节病、组织细胞增生症。

💉 治疗

▪ 术前准备

术前用药

- 镇静剂会导致低氧血症或高碳酸血症,使 PH 恶化;如果使用,建议谨慎管理、吸氧和监测脉搏血氧饱和度。
- 吸氧。

知情同意的特殊情况

应告知术后保留气管插管可能。

▪ 术中监护

麻醉选择

- 镇静。
- 局部全身性肺血管扩张剂如前列环素的使用可能抑制血小板。
- 全身麻醉。

监测

- 标准 ASA 监测。
- 动脉置管持续监测血压,定时血气分析;考虑诱导前置管。
- 深静脉置管监测中心静脉压,以反映 PAP、RV 或 LA 压力变化。
- 病情严重或者病因是由左心疾病引起时,使用肺动脉导管。

- 依据手术的复杂性放置 TEE。

麻醉诱导/气道管理

- 镇静时应按需经鼻导管、面罩或呼吸器实施供氧。
- 局部麻醉时若有镇静,应进行供氧;椎管内麻醉会导致交感神经阻滞,应减少用量。使用硬膜外导管,可以用较慢速度泵注,并能及时处理血流动力学变化。应做好术前容量维持与防止充血性心力衰竭的平衡。
- 全身麻醉:可以使用喉罩(LMA),但有高碳酸血症的潜在风险;考虑用压力支持模式来维持通气量,选择气管插管能更好地控制通气参数。
- 避免诱导时血压过低;考虑使用依托咪酯(避免用氯胺酮),同时使用强心剂或血管加压素治疗。充分面罩通气以避免高碳酸血症。适当的预充氧和限制喉镜操作时间以避免缺氧。在任何气道检查或操作之前给予适当深度的麻醉以减轻不良反应。因氧化亚氮(笑气)可增加肺血管阻力,应避免使用。

维持

- 通气策略的目标是避免缺氧、高碳酸血症和胸内压力的增加。
  - 潮气量:维持通气在最佳的功能残气量是重要的。潮气量太高或太低可能会导致 PVR 增加,也可引起肺泡过度充盈或肺不张。
  - $PaCO_2$:权衡平均肺动脉压增加的潜在风险,可适当增加 RR 或 TV 维持 $PaCO_2$ 在正常水平或轻度降低。
  - PaO_2:增加 FiO_2、PEEP 减少肺不张(需要平衡 PEEP 水平以防止胸腔压升高)。
- 吸入性肺血管扩张剂(一氧化氮、前列环素 PGI_2):这些药有缺氧性肺血管收缩的作用,由于是吸入途径给药,只扩张灌注通气肺泡的血管,同时避免肺血流进入无通气功能的区域来防止氧合减少。
- 维持全身血压和充足的 RV 灌注。
- 密切监测 RV 功能;可能需要正性肌力药物如磷酸二酯酶抑制剂以增强收缩力,同时降低后负荷(例如,米力农)。多巴酚丁胺和双嘧达莫(潘生丁)也可使用。
- 预防和治疗代谢性酸中毒。
- 维持适当的麻醉和镇痛水平,以减少交感神经张力或应激反应。
- 加强液体管理,避免输液过多导致心力衰竭和肺水肿。

拔管/苏醒

咳嗽、呛咳和屏气会导致肺内压力升高。采用深度镇静下拔管继以面罩持续通气支持可以最大限度地减少咳嗽、呛咳和屏气的发生。

术后监护

■ **床旁护理**

• 通常至少需要床边监护。

• 对于重症患者、术中发生 PH、运用正性肌力药物或肺血管扩张剂治疗的患者,可能需要送至 ICU/HDU。

■ **药物处理/实验室处理/会诊**

• 肺和(或)心脏病会诊,考虑术前与相关专家讨论治疗方案并制订恰当的后续治疗方案。

• 吸入性血管扩张剂(一氧化氮或前列环素)。

疾病编码

ICD9

• 416.0 原发性肺动脉高压。

• 416.8 其他慢性肺源性心脏病。

ICD10

• I27.0 原发性肺动脉高压。

• I27.2 其他继发性肺动脉高压。

临床要点

• 深入理解基础的 PH 病理生理、严重程度和目前的治疗。

• 维持血压稳定。

• 降低肺动脉压力。

• 监测右心室功能。

肺功能检查 Pulmonary Function Tests

Ilka Theruvath, MD, PhD · Sylvia H. Wilson, MD 奚丰 译 / 张晓庆 校

基础知识

■ **概述**

• 肺功能检查(PFT)测量肺容积、肺流速和肺弥散功能,即在肺泡毛细血管膜气体交换的能力(DLCO)。

• 肺容积和肺容量涉及与呼吸周期不同阶段相关的容量指标。

• 肺容积能被直接测量。它们包括:

- 潮气量(TV)、补吸气量(IRV)、补呼气量(ERV)和残气量(RV)。

• 肺容量是由一个或多个肺容积组成。它们包括:

- 吸气储备量(IRC)、肺活量(VC)、肺总容量(TLC)和功能残气量(FRC)。

• 用力呼气肺活量测定的是患者最大深吸气后用力呼气时的呼气流速和体积。

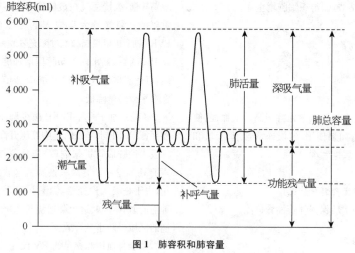

图 1 肺容积和肺容量

(改编来源于:Shier D,Butler J. Lewis R. Hole's human anatomy and physiology. 12th Edition. New York:McGraw-Hill,2009.)

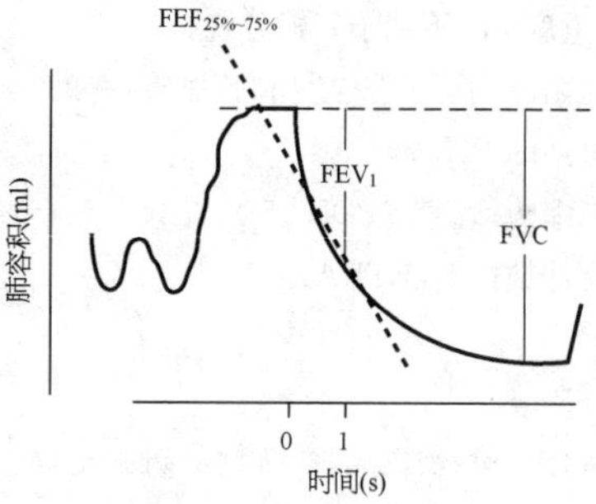

图 2 用力呼气肺容积

■ **生理**

• TV:平静呼吸时每次吸入或呼出的气量。

- 正常值:6~8 ml/kg。

- 肺顺应性降低和(或)呼吸肌强度减弱时 TV 值下降。

• IRV:正常吸气后再用力吸气所能吸入的最大气量。

- 正常值:1.9~3.3 L。

• ERV:正常呼气后再用力呼气所能呼出的最大气量。

- 正常值:0.7~1 L。

• RV:深呼气后肺内还残余的气量。这部分空气不能被呼出,因此不能用常规的肺功能测定。

- 正常值:约 1 L。

• 深吸气量(IC):平静呼气后所能吸入的最大气量。

- IC=IRV+TV(正常值为 2.5~3.5 L)。

- IC 降低表示胸腔外气道阻塞。

• FRC:平静呼气后肺内残留的气量。

- FRC=ERV+RV(正常值为 1.8~2.3 L)。

- FRC 影响了肺内的通气-灌注的关系。

- FRC 降低可导致肺内分流和动脉血低氧血症的增加。

- FRC 的间接测定法(因为 RV 不能用肺功能直接测定)。

◦ 平衡法:通过示踪气体(氦气)在封闭系统内的平衡计算出 FRC。使用肺活量计先计算 FRC,患者吸入指定浓度的氦气和氧气的混合气体。氦气在患者肺和肺活量计之间达到平衡。因整个系统是封闭的,FRC 可由(浓度$_1$×容积$_1$)=(浓度$_2$×容积$_2$)确定。

- 洗脱法：通过洗脱肺内的示踪气体（氮气）计算出 FRC。患者吸入 100% 纯氧数分钟，以"洗脱出"肺泡内的氮气。超过 7 min 后测量氮气浓度分数和呼出容积。根据最初和最终呼气中的氮气浓度分数和氮气浓度来计算 FRC。
- 体积描记法：患者坐在一个有压力传感器的盒子旁并通过一个吹嘴呼吸。吹嘴与一个电子开闭器和一个压差型呼吸速度描记器相连接。潮式呼吸和喘气动作时可测量口腔压力和盒子压力变化。该压力差被用于计算胸腔气体容积和 FRC。
- VC：深吸气后能呼出的最大气量。
- VC=IRV+TV+ERV（正常值约为 60 ml/kg）。
- VC 相当于深呼吸和有效咳嗽时的能力。
- TLC：深吸气后肺内含有的气体量。
- TLC=IRV+TV+ERV+RV（正常值约为 5 L）。
- 用力肺活量（FVC）：深吸气后能呼出的最大呼出气量。
- FVC 一般等于 VC。
- FVC 的大小依赖于患者的努力和合作。
- 1 s 用力呼气容积（FEV_1）：做 FVC 时第一秒用力呼出的气量。
- 气流流速测量（整个期间呼出的容积）。
- 依赖于患者的努力。FEV_1 低有可能是患者努力不够的结果，而非患有肺疾病。
- FEV_1/FVC：将患者个体的肺容积标准化后的 FEV_1 值。
- 正常 FEV_1/FVC≥0.75；1 s 内呼出的气量应为用力肺活量的 75%。
- 用力呼气中期流速（$FEF_{25\%\sim75\%}$）：FVC 25%~75% 之间的呼出容积。
- 原称最大呼气中期流速（MMFR）。
- 相对于 FEV_1 或 FVC，较少依赖于患者努力，但可能因超大吸气（FVC 减少）或显著的呼气力量降低而减少。
- 由于依赖 FVC 所以其正常值变化范围很大。需同时记录绝对值（正常值为 2~5 L/s）和预计值百分比（正常值为 100%±25%）。

- 弥散功能（DLCO）：测量一氧化碳（CO）在肺泡毛细血管膜内的气体交换的扩散能力。弥散功能是通过测量吸入和呼出 CO 的分压差确定的。
- DLCO 反映了生理气体的扩散能力，如氧气和二氧化碳。
- 最大自主通气量（MVV）：1 min 内自主用力深呼吸时的最大通气量。
- MVV 通过呼吸速度描记器记录患者尽可能快而深的呼吸 10 s，其结果可推理到1 min。
- 是呼吸肌耐力最好的指示参数。

▪ **病理生理**

- 阻塞性肺疾病：哮喘、慢性支气管炎、肺气肿、细支气管炎和慢性阻塞性肺疾病（COPD）。
- 小气道的塌陷减少了呼气气流。
- FEV_1/FVC 和 $FEF_{25\%\sim75\%}$ 降低。
- 呼气时气道塌陷导致气体滞留以及随后的膨胀过度。
- TLC、FRC、RV 增加。
- 限制性肺疾病：内在的和外在的肺通气结构。
- 内在（肺泡空间的损失）：肺纤维化、结节病或肺炎。
- 外在（胸脏空间的减少）：脊柱侧弯、胸廓疾病、胸腔积液、气胸或神经肌肉疾病。
- 较小的肺容积合并呼气流量正常或下降（减少到比肺容积更小的程度）。
- FEV_1/FVC 和 $FEF_{25\%\sim75\%}$ 正常或增加。
- 所有的肺容积都减少，尤其是 TLC、VC 和 RV。
- 肺泡毛细血管单位损害：肺实质减少（肺气肿或 COPD）、肺泡毛细血管膜增厚（肺间质病变或肺纤维化）或肺血管疾病。
- DLCO 降低。

▪ **围手术期相关**

- 患者行全麻和外科手术（尤其是胸部和上腹部），会造成肺功能的改变，可能增加术后肺部疾病并发症的发生率。

- 开胸或上腹部手术后，患者的 VC 会下降超过术前值的 25%~50%，并维持 10~14 天。
- 仰卧位时 FRC 减少 10%~15%。
- 术前肺功能检查的主要目的是发现术后肺部并发症高风险的患者。
- FVC 值减少（<15 ml/kg）与术后肺部并发症相关。
- 通常见于四肢瘫痪或严重的神经肌肉疾病。
- FVC 减少与无效咳嗽和肺不张的发生有关。
- 肺功能检查对行肺切除术的患者提供了一些预测功能。
- 预测术后 FEV_1 是通过肺组织切除术后预期残留的部分比例乘以术前 FEV_1 计算得出。围手术期肺疾病发病风险的增加与预测术后 FEV_1<30% 相关。

▪ **公式**

- IC=TV+IRV；IC 是深吸气量，TV 是潮气量，IRV 是补吸气量。
- FRC=ERV+RV。
- VC=IRV+TV+ERV；VC 是肺活量，ERV 是补呼气量，IRV 是吸气残气量。
- TLC=VC+RV；TLC 是肺总量，VC 是肺活量，RV 是残气量。

❓ **临床要点**

- 术前肺功能检查有助于临床医师诊断以前未知的肺部疾病和评估已知肺部疾病的严重程度。
- 虽然肺功能检查被广泛用于接受肺切除术的患者的术前检查，但这并不推荐用于常规外科手术的术前评估。
- 肺功能检查不能单独用于判断患者是否适合手术治疗。相反的，它应与其他心肺功能评估，如既往史、体格检查、运动试验、动脉血气分析、X线胸片、通气-灌注显像和分侧肺功能研究协同使用进行综合评估。

肺量计测定 *Spirometry*

Timothy T. Tran, MD · Ivan M. Kangrga, MD, PhD　孙少潇 译 / 顾卫东 校

 基础知识

▪ **概述**

- 肺量计测定反映的是呼吸力学，它描述最大用力呼出量（最大吸气后）随时间的变化。
- 肺量计测定安全、价廉、无创。
- 患者能否做重复用力呼吸对于测试结果的准确性非常重要。
- 肺功能测试（pulmonary function testing, PFT）包括肺量计测定、肺容量测定和弥散功能测定（diffusing capacity, $D_L CO$）。

▪ 生理

· 肺量计测定反映呼吸肌力、胸壁和肺的弹性以及气道阻力之间复杂的相互作用。例如,用力呼气反映呼气肌克服胸部外向作用力的能力。肺量计测定不能直接测量气道阻力,但可根据呼气流速进行估计。

· 肺量计测定。

- 测定时,要求患者先以正常潮气量呼吸(图1),然后最大力量吸气,最后用最大力量呼气(暴发式),直至呼尽。

- 生成的图可用于确定流量和容量的关键参数(图2)。

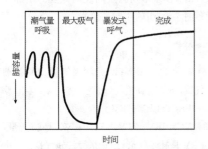

潮气量呼吸	最大吸气	暴发式呼气	完成

时间

图1 肺量计测定时让患者先行潮气量呼吸,然后做最大吸气,最后以"暴发式呼气"的方式用力呼气

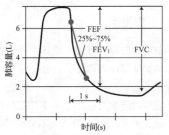

时间(s)

图2 肺量计测定生成的图,反映了肺容量的时间函数和流速

· 肺量计测定的参数。通常用正常值的百分比来表示。正常值为身高、年龄、性别和种族相同的人群的平均值±2SD。

- 用力肺活量(forced vital capacity, FVC):最大吸气后用力呼出的最大气量。

- 第1 s用力呼气量(forced expiratory volume in 1 second, FEV_1):判断阻塞性病变及其严重程度的重要指标。

- FEV_1/FVC 指第1 s内呼出的气量与肺活量(vital capacity, VC)的比值,是鉴别阻塞性和限制性通气功能障碍的关键指标。比值下降提示阻塞性通气障碍,比值正常或高于正常范围并伴有肺容量减少提示限制性通气障碍。

- 25%~75%用力肺活量间的用力呼气流量($FEF_{25\%\sim75\%}$)反映小气道流量,它与患者是否用力无关。正常值的个体差异较大地限制了此指标的临床应用。

- 最大呼气流量(peak expiratory flow, PEF):用于监测对支气管扩张剂的反应,气流必须保持至少10 ms。

▪ 解剖

· 吸气肌。

- 膈肌:由膈神经($C_3\sim C_5$)支配。直立位时负责1/3的潮气量,仰卧位时负责2/3的潮气量。膈肌收缩过程时,膈顶下降(可达10 cm),导致胸腔拉长,腹腔内压增加。

- 肋间外肌(肋间神经)和辅助肌(斜角肌,$C_4\sim C_8$;胸锁乳突肌,CN Ⅺ)均可增加胸腔的前后径和横径。

· 呼气肌。

- 自主呼吸时,平静呼气是被动过程,由弹性回缩力驱动,吸气肌放松,无肌肉收缩。

- 自主呼吸时,主动呼气动作(运动、唱歌)主要由腹壁肌肉和肋间内肌驱动。

▪ 病因/病理生理

· 肺量计测定不是诊断性检查,它揭示了呼吸力学的不同模式。这些模式需与临床诊断和其他诊断性检查相结合。诊断明确后,肺量计测定可以用来量化疾病的严重程度,监测治疗的效果。

· 阻塞性肺病(obstructive pulmonary disease, OPD)的特点是气道流速减小:FEV_1 和 FEV_1/FVC 均下降(FVC通常正常或增加)。FEV_1 的变化可反映疾病的进程和对治疗的反应。

- 肺气肿的特点是肺泡空间增大,慢性阻塞性支气管炎(obstructive chronic bronchitis, OCB)的特点是支气管黏液产生过多。可根据阻塞性肺病全球倡议(Global Initiative for Obstructive Lung Disease, GOLD)的标准评估疾病的严重程度。两种疾病主要差别在于肺气肿患者的 D_LCO 下降,而慢性阻塞性支气管炎的 D_LCO 正常。

- 哮喘的特点为气道阻塞、炎症、气道高反应性,伴有以下症状:气喘、呼吸困难、咳嗽、胸闷。哮喘的诊断标准:FEV_1/FVC 减少(无特异性的比值)、可逆性的气流受限,可逆性的定义为 FEV_1、FVC 的改善>12%(或 0.2 L)。对干预措施无反应并不能排除哮喘的诊断,因为有些患者在更积极的治疗下才能观察到气道的可逆性。哮喘患

者肺实质的气体交换功能常优于肺气肿患者,通常表现为 D_LCO 正常或增加。

· 限制性肺病的特点是FVC减少,FEV_1/FVC 正常或增加。

- 肺间质性疾病(如肺纤维化)可导致肺容量减少,流速比正常或升高,但 D_LCO、PaO_2、$PaCO_2$ 可下降。

- 驼背和脊柱侧凸:取决于严重程度,可致 FVC、FEV_1 或两者均下降。

- 神经肌肉疾病(肌萎缩性脊髓侧索硬化症、多发性硬化症、进行性假肥大性肌营养不良、重症肌无力):FVC 的下降常与疾病的严重程度有关。最大吸气和呼气流速可用于检测肌无力。

- 体质。

。肥胖:胸壁顺应性下降,大气道和小气道阻力增加导致 FVC、FEV_1 下降,肺容量减少以及 V/Q 失调。

。妊娠:肺量计测定通常正常,但肺容量可发生变化。

▪ 围手术期相关

· 术后肺部并发症可导致住院时间延长,医疗费用增加。

- 肺部并发症的主要机制包括膈肌功能障碍引起肺容量减少、疼痛、阿片类药物的呼吸抑制作用以及黏膜纤毛的清除功能受损。

- 这些变化可致术后肺不张、肺炎和 V/Q 失调。例如,胸部或上腹部手术后 FVC 和 FRC 可分别减少 60% 和 30%,时间可长达 1~2 周。下腹部手术可有相似的变化,但程度较轻。

· 胸外科:所有接受肺切除术的患者均应行肺量计测定,但肺以外的胸科手术不一定需要测定(注:ppo=术后预计)。

- $FEV_1>2$ L(>预测值的80%)的患者可耐受全肺切除术;$FEV_1>1.5$ L(>预测值的60%)可耐受肺叶切除术。

- $FEV_1<1.5$ L 时手术风险增加;$FEV_1<800$ ml 时通常认为禁忌行肺切除术;$ppoFEV_1<40\%$ 提示风险增加;<30% 为高危。

- 处于临界值的患者需测定 D_LCO,并计算 $ppoD_LCO$(见公式),以评估弥散功能;$ppoD_LCO<40\%$ 提示高风险;<20% 为极高危。

- 当 FEV_1 和 $D_LCO>$ 预测值的 80% 时,不需要进一步检查。处于临界值时,建议行完整的心肺功能测试(VO_{2max})。

F

- 由于患者人群的个体差异性（年龄、性别、种族）以及肺部疾病严重程度不同（如肺部疾病不相同），很难设立禁忌肺部手术的特定标准。

• 围手术期肺量计测定有助于进行风险分层和制订降低风险的干预措施，以减少高危患者并发症的发生。无症状或低风险患者行非胸科、非腹部手术时，不建议常规行此检查。全面地询问病史和体格检查是围手术期风险评估的最重要手段。肺量计测定可用于：

- 病因不明的呼吸困难或不能耐受运动，以区分肺源性和心源性病因。

- 慢性阻塞性肺病（chronic obstructive pulmonary disease，COPD）或哮喘患者不能通过临床评估来确定治疗是否已充分。

- 一般而言，当 FVC<50%预测值、FEV_1<50%预测值、FEV_1<1 L，或术后 FEV_1<40%预测值、严重低氧血症（PaO_2<60 mmHg）或高碳酸血症（$PaCO_2$>45 mmHg）时，患者发生术后肺部并发症的风险较高。

• 并发症高风险患者的围手术期风险调整策略包括：

- 术前调整：

○ 哮喘患者术前应控制症状，峰流速>预测值的 80%或调整至个人最好水平。可定量雾化吸入抗胆碱能药物和 β_2 受体激动剂。糖皮质激素有效且不增加围手术期感染的发生率。

○ 慢性阻塞性肺病：控制症状，避免病情加重，改善肺功能。

- 应尽可能使用区域麻醉，以避免刺激气道。

- 胸或腹部手术可考虑胸段硬膜外阻滞，以控制术后疼痛，并有助于患者深呼吸，激励呼吸法并早期下床活动。

- 尽可能使用非阿片类药物镇痛。阿片类药物可抑制呼吸，增加 $PaCO_2$。

- 尽可能避免神经肌肉阻滞。如使用，应确保患者肌松完全恢复。

- 可使用肺保护性通气策略，包括潮气量<8 ml/kg、压力控制通气、吸气压力<35 cmH_2O、PEEP 4~10 cmH_2O、间断行肺复张手法。

- 仔细调整吸呼比和呼吸频率，以减少气体滞留（确保吸气始于 FRC）。

- 术中给予支气管扩张剂，清理肺部分泌物。

- 可通过增加吸入麻醉的深度和使用支气管扩张剂（沙丁胺醇、异丙托溴铵）治疗支气管痉挛。定量喷雾比雾化吸入器的给药方法更好。

- 诱导和苏醒期避免应用刺激性药物（如地氟烷），以防出现支气管痉挛。

- 术后管理包括环境监测和使用无创或有创机械通气支持。

■ 公式

• 术后 FEV_1 预测值：$ppoFEV_1\% = FEV_1\%$（1－切除的功能性肺组织所占的比例）。

• 术后 D_LCO 预测值：$ppoD_LCO\% = D_LCO\%$（1－切除的功能性肺组织所占的比例）。可以通过 CT 或通气/灌注扫描估计切除的功能性肺组织所占的比例。

❓ 临床要点

• 围手术期肺量计测定无随机对照试验支持，因此不需要常规术前测定。

• 肺量计测定本身并不是诊断性检查，不应作为判断手术禁忌的唯一标准。病史和体格检查仍然是围手术期风险评估的最可靠手段。

• 肺量计测定会暂时增加胸部、腹部、颅内和眼部的压力。肺量计测定需要用力，对于有近期心肌梗死或心绞痛的患者应该谨慎使用。

肺内分流 Shunt, Intrapulmonary

Eric Bolin, MD 孙少潇 译 / 顾卫东 校

🫁 基础知识

■ 概述

• 肺内分流（intrapulmonary shunt，IPS）是指血液流经肺部时未获得氧气，导致缺氧的静脉血回流至左心与氧合良好的肺静脉血混合。其可能的原因包括：

- 通气/血流（V/Q）异常。

- 动静脉解剖分流。

• 正常情况下，流经肺部而未氧合的血流比例很小，没有临床意义。

■ 生理

• 肺内分流。与左向右分流不同，右向左分流可引起低氧血症。

- 通气/灌注分流指有灌注但没有通气，它与无效腔通气不同，后者是指有通气但没有灌注。分流可能是相对的，也可能是绝对的，绝对分流时通气为 0。

- 4 种肺区。

○ 1 区 $P_A > P_{pa} > P_{pv}$。

○ 2 区 $P_{pa} > P_A > P_{pv}$。

○ 3 区 $P_{pa} > P_{pv} > P_A$。

○ 4 区 $P_{pa} > P_{ISF} > P_{pv} > P_A$。

○ P_A＝肺泡压，P_{pa}＝肺动脉压，P_{pv}＝肺静脉压，P_{ISF}＝肺间质压。

○ 在 3 区和 4 区肺泡部分或完全塌陷，可引起相对或绝对分流。

• 心内分流虽然解剖上与肺内分流不同，但对氧合的影响和肺内分流相似，也可导致分流率增加。引起心内分流的疾病，包括室间隔缺损、房间隔缺损和卵圆孔未闭。开始时，左心的压力较高，血液从左向右分流。随着时间的推移，流经肺血管血流的增加引起容量超负荷，从而导致肺动脉高压。当肺动脉压力高到一定程度时，分流方向可能发生逆转（血液从右心流向左心），使得非缺氧性分流变为缺氧性分流。艾森门格综合征包括肺动脉压力增加、反向分流引起的发绀和红细胞增多。

• 缺氧性肺血管收缩（hypoxic pulmonary vasoconstriction，HPV）是指肺血管由缺氧引起的正常生理性收缩，其作用是将血流转移至氧合好的肺区。HPV 可通过改善局部的通气/血流比而改善氧合，降低相对分流。HPV 是一种改善氧合的内在生理机制。需要注意的是，挥发性麻醉药可抑制 HPV，导致全身麻醉时分流率增加。

• 分流率/静脉血掺杂。肺内分流的程度可用返回左心房未氧合的血流占心排血量的比值表示。分流率是一个生理学的概

念。分流率/静脉血掺杂是在氧合良好的血液中混合的静脉血的量,这解释了理想的氧合血液氧含量与实际血液氧含量之间的差异。

- 分流率计算公式可用肺的二室模型推导。在第一室,所有的肺段的 V/Q 均为 1。在第二室,所有肺段的 V/Q 均为 0。这个公式常采用 100% 的 FiO_2,以排除 V/Q 很低的肺单位或相对分流。当吸入氧浓度为 1 时,这些肺段的血液氧合充分。

- 分流率 = QS/QT = (CcO_2 − CaO_2)/(CcO_2 − CvO_2)。这一公式综合了所有可能影响氧合的因素。其变化的趋势比单纯的绝对值更有临床意义,分流率可以看作是流经 V/Q=0 的肺组织的血流量。

- 正常(生理)的分流率为 2%~5%,主要源于胸膜、支气管和心最小静脉的解剖分流。

▪ 解剖

- 心最小静脉起自心肌,血液回流至左心房。
- 支气管静脉汇集肺部小支气管、膈膜和结缔组织的静脉血。肺支气管循环经肺静脉回流至左心。
- 胸膜静脉汇集胸膜的静脉血,经肺静脉回到左心。

▪ 病因/病理生理

- 导致 IPS 的因素包括:
- 围手术期肺不张。很多因素可引起围手术期肺不张。麻醉药物可影响膈肌和肋间肌的运动(腹腔上抬并影响胸廓的前后运动)。仰卧位和头低位可进一步加重这些影响。机械通气时气体更易进入非依赖肺区,而血液却主要集中于依赖肺区。术后疼痛可产生"夹板样"作用或导致呼吸浅。良好的管理需要在充分控制疼痛且不引起镇静过度。
- 急性肺损伤。属于非心源性肺水肿,特征为急性低氧性呼吸衰竭和双肺浸润,可致 V/Q 严重失调和低氧血症。ARDS 是急性肺损伤的严重类型。
- 充血性心力衰竭。心脏泵血功能受损可致右心房和肺血管"阻塞"。开始时,肺血管出现充盈扩张。随后液体外渗至肺间质,并进入肺泡。这一过程可影响肺泡的扩张。

- 实变性肺炎可致肺泡被渗出物堵塞。这些肺单位的通气为零,导致真正的分流。
- 肝肺综合征(HPS)指血管扩张、肝病和氧合不足三联征。肺血管扩张可致:
- 流经畸形动静脉的血流增加,导致分流增多。
- 血流量增加而通气量未相应增加,导致 V/Q 失调。
- 动静脉分流是指在肺动脉和肺静脉之间有直接的血管吻合。动静脉分流的程度受体位和肺容量改变的影响。
- 体位。肺动静脉畸形存在头侧至尾侧不对称分布时,改变体位可能会增加分流。基底部为主的动静脉畸形在头低位时会导致流经畸形动静脉的血流增加,从而增加分流。
- 肺容量。肺容量增加可致肺血管阻力增加,其对正常血管的影响大于对动静脉畸形血管的影响,因而肺容量增加可致血流经畸形动静脉的血流增加,从而使分流率增加。在没有动静脉畸形的健康人群中,增加肺容量对分流率没有影响。

▪ 围手术期相关

- 生理盐水造影超声心动图通过向静脉循环中快速注入混有空气的生理盐水来诊断心内分流。左心随即出现气泡(1~2 个心动周期)提示存在心内分流。气泡延迟出现(4~8 个心动周期)提示存在 IPS。
- 全身麻醉时肺不张引起的 IPS(萎陷肺泡的 V=0,代表真性分流)可通过调整通气策略和行复张手法得以改善,这些措施可增加肺泡的体积并重塑肺泡形态,改善与肺内血管的气体交换。
- 气管插管后或术中间歇性地实施高 PEEP(15 cmH_2O)和大潮气量(18 ml/kg)通气,直到吸气峰压达到 40 cmH_2O。研究证明,这一措施可降低肺不张。复张后,维持 PEEP 在 5 cmH_2O,以确保复张的肺泡保持开放。
- 与非肥胖患者相比,肥胖患者的肺顺应性显著降低,并伴有 PaO_2 降低和 $PaCO_2$ 增

加。10 cmH_2O 的 PEEP 可显著改善肺部的机械动力学和氧合作用。
- 无创正压预给氧。联合插管后或术中手法肺复张(40 cmH_2O,40 s),可改善患者的氧合和呼气末肺容量。
- 绝对分流。不张的肺泡(完全塌陷、充满液体、充满蛋白质)没有通气。由此引起的低氧血症对增加 FiO_2 无反应,流经肺泡的血流未接触到肺泡气体,因此无法进行氧合。相反,相对分流发生在通气量较低但仍大于零的肺泡,相对分流时增加 FiO_2 可改善氧合。

▪ 公式

- 分流率 = QS/QT = (CcO_2 − CaO_2)/(CcO_2 − CvO_2) = <5%。
- CcO_2 = 理想的肺毛细血管末端血液氧含量。
- CaO_2 = 混合动脉血氧含量。
- CvO_2 = 混合静脉血氧含量。
- 通过此公式计算分流率需要放置肺动脉导管,以获得混合静脉血氧饱和度,因而限制了这一指标的临床应用。
- 通气/血流 = V/Q = (4 L/min)/(5 L/min) = 0.8。
- 双肺不同肺单位的正常值差异较大。
- 通气灌注比 = VQI = (1 − SaO_2)/(1 − SvO_2)。
- 由于血红蛋白浓度相对不变(因而氧含量与氧饱和度具有相关性),这个公式用氧饱和度替代氧含量。

✪ 临床要点

- IPS 增加可致围手术期低氧血症。肺不张所致的分流是低氧血症的常见原因,可采用相应的通气管理策略治疗或减轻低氧血症。
- 当存在明显的分流并引起低氧血症时,应避免手术或减小手术创伤。增加分流的疾病包括(但不限于)急性肺损伤、ARDS、肺炎和肺水肿。
- 正常生理分流率为 2%~5%,功能上相当于肺内分流,肺内分流率计算时包括了生理分流。

肺泡 Alveoli

Megan Freestone-Bernd, MD · Mary E. McAlevy, MD   王苑 译／王祥瑞 校

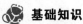 基础知识

概述

肺泡是薄壁、囊性、终端扩张的结构,由呼吸性细支气管、肺泡管和肺泡囊组成。肺泡和肺毛细血管组成气体交换的功能单位。

- 成人肺内含有 30 000 万肺泡。
- 最大容量为 5～6 L。
- 每个肺泡被毛细血管包绕。
- 表面面积范围为 50～100 m²。

生理

- 肺泡壁:由肺泡Ⅰ型和肺泡Ⅱ型细胞组成的薄层上皮细胞。
- 肺泡Ⅰ型细胞:鳞状上皮细胞约占 80%。它们高度分化易受伤。如果Ⅰ型细胞损伤,Ⅱ型细胞分裂形成新的Ⅰ型细胞。
- 肺泡Ⅱ型细胞:由立方形上皮细胞组成,合成分泌液体层(表面活性物质)附着于肺泡表面。肺泡Ⅱ型细胞调控局部电解质平衡以及淋巴细胞功能。
- 肺泡Ⅲ型细胞:是肺泡巨噬细胞,是肺防御系统重要的元素。它们是肺炎性反应的组成部分并能消化肺泡内外源性物质。
- 肺泡大小:
- 每个肺泡大小为 75～300 μm 不等。
- 表面张力:可以用肺泡内水分子解释。水比其他物质(如气体)更具有引力,造成肺泡趋于破裂。例如,当肺泡变小时,水分子聚集,表面张力增加。当肺泡体积增大时,水分子分开,表面张力降低。
- Laplace 定律:维持肺泡开放的压力直接取决于表面张力,间接取决于肺泡半径。$P=2T/R$,其中 P 为压力,T 为表面张力,R 为半径。
- 表面活性物质:包含亲水基和疏水基的磷脂蛋白,附着于肺泡表面。它被肺泡气-水界面吸收,通过降低水分子之间的作用减轻表面张力。因此,表面活性物质的作用是稳定肺泡,防止小肺泡萎陷促进扩张。
- 胸腔压力:肺内压力变化不一。在顶点,胸腔内压力为负压,因此与基底部相比,此处肺泡在进一步膨大。
- 肺泡内气体交换取决于跨膜压和气体的溶解度。肺泡内皮细胞和基底膜形成最小的屏障,是此功能的最佳屏障。二氧化碳的扩散速度是氧气的 20 倍,而氧气是氮气的 2 倍。

解剖

- 肺泡是肺的终末分支。
- 肺的整个结构起始于气管,然后分为右支气管和左支气管。支气管随后分为细支气管、肺泡管和肺泡囊。
- 肺有肺血管循环和支气管血管循环。
- 肺血管循环:静脉血从右心室流至肺动脉,沿着支气管树直至呼吸性细支气管。由于此特点,它们形成密集的毛细血管网,为气体交换提供非常大的区域。氧合的血液通过肺静脉回流至左心房。
- 支气管血管循环:由主动脉弓、胸主动脉和肋间动脉发出。其为气管、支气管、细支气管和肺内神经、神经节及肺间质组织提供营养。作为静脉血流入右心房。
- 分区:血液在肺内流动取决于重力和各区域的相关压力。压力包括肺动脉压(Ppa)、肺静脉压(Ppv)和肺泡压力(PA)。其分为三个区域:
- 区域 1:位于肺顶端,灌注压等于肺泡压力,所以血流量小(PA<Ppa<Ppv)。因此,只有通气而无灌流形成无效腔。
- 区域 2:位于中间区域,血流通畅,因为灌注压高于肺泡压(Ppa>PA>Ppv)。区域 2 是通气和灌注最佳匹配的地方,也是含肺泡数目最多的地方。
- 区域 3:位于肺底部,灌注压高于肺泡压,所以血流量大(Ppa>Ppv>PA)。区域 3 灌注佳,但由于通气不足导致分流。

病因/病理生理

- 肺不张用来形容肺泡萎陷,可以指单个肺单位、肺叶或者整个右肺或者左肺。血液通过萎陷的肺不能摄取氧气和释放二氧化碳,导致肺分流。肺不张单位的数目增加,血液不能将远端和近端的氧气输注至左心房。
- 新生儿呼吸窘迫综合征(RDS)出现于缺乏表面活性物质的早产儿。增加的表面张力致使肺泡萎陷(肺不张),形成缺氧,降低肺顺应性和肺复张困难。表面活性物质存在于妊娠 24～35 周。如果表面活性物质成熟,羊水中磷脂酰胆碱(卵磷脂)与鞘磷脂比值>2∶1。糖皮质激素促进早产的表面活性物质形成。

- 肺气肿是肺泡进行性破坏和弹性回缩力降低的一种疾病,结果肺泡体积增大。它通常是由吸烟引起的,也有可能与 α_1-抗胰蛋白酶缺乏症有关。支气管肺泡灌洗液证明有中心粒细胞的存在,这些细胞通过分泌蛋白水解酶来破坏肺实质细胞。肺的破坏减少气体交换区域,造成缺氧、高碳酸血症和慢性呼吸困难。
- 肺纤维化使得肺泡壁增厚,影响气体弥散能力。
- 囊性纤维化是一种遗传性疾病,为上皮细胞氯离子通道开放,与环磷酸腺苷反应。这个缺陷降低水通过内皮细胞膜,导致气道内异常黏稠的黏液产生。黏液阻塞小气道(栓塞),经常发生肺部感染。
- 酸性溶液引起的吸入性肺炎导致生成表面活性物质的Ⅱ型肺泡细胞损伤和毛细血管内皮细胞破坏。这些细胞的损伤导致肺不张以及液体漏入肺内。随之而来的动脉缺氧造成肺血管收缩和肺动脉高压、呼吸急促和支气管痉挛。
- 充血性心力衰竭描述为心脏功能不全而肺血管循环淤血(毛细血管的压力增加)。这最初造成肺毛细血管扩张使得肺泡的扩张困难(结果肺顺应性降低,呼吸工作增加)。由于毛细血管压力增加,液体会渗到肺泡旁的间隙内。当压力进一步增加,液体会流入肺泡。
- 急性呼吸窘迫综合征(ARDS)定义为非左心衰竭引起的严重低氧血症、胸部 X 线片弥漫性阴影、低肺顺应性及肺水肿。肺实质细胞被化学介质或者成纤维细胞严重破坏。由于肺泡毛细血管壁通透性增加,富含蛋白质的液体流入肺泡内。造成 ARDS 的疾病包括感染性休克、胃内容物的误吸、肺炎、肺挫伤、溺水、严重创伤合并休克、吸入有毒气体或者烟雾。

围手术期相关

呼气末正压(PEEP)能够有效地提高动脉氧合被推荐使用。PEEP 防止呼气末肺泡萎陷,并通过通气降低肺泡开合的剪切压。PEEP 还能改善通气血流比值和降低右向左肺内分流。由于 PEEP 能恢复已经萎陷的肺泡,它能增加肺容量和功能残气量

（FRC）。但是，由于增加胸腔内压力，PEEP降低右心房的前负荷和降低心输出量。

■ 公式

Laplace 定律：$P = 2T/R$，P 为压力，T 为表面张力，R 为半径。

■ 临床要点

正常自主通气过程中，肺泡生理无效腔通气值为 $1:1$。在麻醉状态下的机械通气中，依赖性肺区域肺泡萎缩，通气倾向于非依赖性区域（比值为 $1:2$）。如果使用 PEEP，则这些肺泡将过度通气。

肺泡-动脉梯度和比值 Alveolar Arterial Gradient and Ratio Sharanya Nama, MD · Michael Mangione, MD 王苑 王若曦 译 / 王祥瑞 校

 基础知识

■ 概述

• 肺泡-动脉梯度和比值提供了用于观察氧气从肺泡转移至肺循环的效率有效的、客观的指标。它帮助：

- 识别静脉混合氧的增加，甚至是氧浓度的增加。
- 监测静脉混合氧的改善或者恶化。
- 评估治疗或者干预的有效性。
- 鉴别低氧的原因（氧摄取受影响对肺泡氧利用降低）。

■ 生理

• 定义：

- PAO_2 为肺泡 PO_2。它可以根据肺泡气体方程计算，计算方式如下：
$PAO_2 = [FiO_2 \times (P_{atm} - P_{H_2O}) - (PaCO_2/0.8)]$，测量单位为 mmHg。

- PaO_2 为动脉 PO_2。它由直接动脉血气值测量，单位是 mmHg。少量的氧气溶解于血浆，这和结合血红蛋白的氧气平衡。因此，动脉氧含量降低能反映血红蛋白结合降低和氧饱和度降低。

• A-a 梯度：肺泡和动脉血之间的氧分压差。

- 吸空气下（$FiO_2 = 0.21$）正常非吸烟成人的 A-a 梯度 < 15 mmHg。例如，患者 $PAO_2 = 100$ mmHg 和 $PaO_2 = 93$ mmHg 时 A-a 梯度为 7 mmHg。

- 高浓度 FiO_2 增加 A-a 梯度。FiO_2 每增加 10% 则 A-a 梯度增加 5～7 mmHg。这是由于局部缺氧引起的肺血管收缩解除引起的。

• 年龄因素：造成 A-a 梯度稳步增加。PaO_2 预计值 $= 109 - (0.4 \times$ 年龄$)$。例如，60 岁成人吸空气时其平均 A-a 梯度为 14 mmHg。相比之下，40 岁成人的 A-a 梯度为 7 mmHg。

• a/A 值：动脉氧分压除以肺泡内氧分压。这个值对于预测 PaO_2 的变化有帮助，因为 FiO_2 变化对不同氧含量相对无影响。

- 吸空气时（$FiO_2 = 0.21$）时正常 a/A 值是 0.74～0.77。只有当吸 100% 氧气时，此值增加到 0.80～0.82。

• 生理分流和正常静脉混合：

- 心最小静脉引流心脏 4 室的静脉血（主要是右心房），排空至左心房。

- 支气管深静脉收集支气管和肺根的静脉，而后排空至肺静脉（静脉血反流至左心房）。

- 这些区域的静脉血并不进入肺循环；相反，它不经过氧合进入体循环。这个占心输出量 2%～5% 的混合含氧血和非含氧血称为静脉混合。

- 正常静脉混合的 A-a 梯度是 10～15 mmHg，a/A 值是 0.74～0.77。

• 缺氧性肺血管收缩，当肺泡内低氧时（如肺不张）肺动脉收缩是正常的。

- 收缩的血管使得重分布的血液流至氧合好的肺单位远离缺氧的肺单位，进而提高通气血流（V/Q）比例。

- 当患者补充氧气，更多的肺泡氧合改善；相反它降低缺血性肺血管收缩。

- V/Q 比例失调增加非氧合的血液流进循环系统，最后导致 A-a 梯度增加。

■ 解剖

• 肺泡：

- 空气囊是由胶原蛋白和弹性蛋白组成的薄膜。

- 气体交换在此膜进行，肺泡和肺毛细血管的气体随着浓度梯度转移。

• 肺循环：

- 静脉血进行气体交换的血管。

• 肺毛细血管：

- 由基底膜包围的单层扁平上皮细胞组成。

- 气体必须经过此层进入循环。

■ 病因/病理生理

• A-a 梯度和 a/A 值增加的缺氧：通过肺而未进行正确氧合的混合静脉血造成的（除外生理性混合）。例如：

- V/Q 比例失调：肺泡通气和毛细血管灌注之间比例失调。

- 肺内分流：由于病理过程，灌流的肺泡单位不通气。肺不张表现为肺萎缩或者肺泡内液体聚集。肺萎缩是由气道堵塞、黏液或者血液堵漏引起，疼痛引起的通气不足或者体位改变也可引起，其他原因包括气管内插管、气胸、肺大疱破裂或者单肺通气。液体聚集的成因为肺水肿、肺炎或者急性呼吸窘迫综合征（ARDS）。

- 心内分流：肺动脉的血直接进入体循环。例如，房间隔或者室间隔缺损、肺动脉畸形和先天性发绀心脏病。

- 弥散障碍：肺泡内氧和二氧化碳分压正常，但是肺泡毛细血管摄氧能力异常或者受损。例如，肺纤维化、间质性肺炎和间质性肺水肿。

• 正常 A-a 梯度或者 a/A 值的缺氧：肺泡内氧气（或者二氧化碳）受影响，但是毛细血管摄氧能力不受影响。动脉氧浓度的降低可以反映肺泡内氧浓度的降低。

- 吸氧：麻醉剂或者通气机故障或者处于高原环境。

- 低通气：药物引起的呼吸抑制、脑桥区域卒中、呼吸肌疲劳（如重症肌无力）或者肥胖低通气综合征。增加的二氧化碳浓度降低了肺泡内氧分压（浓度）。

■ 围手术期相关

• 评估 A-a 梯度或者 a/A 值：

- 区分低氧是由肺泡内氧分压低引起的，还是由潜在的病理情况下静脉血掺杂引起的。

- 提供一个客观的观察指标来评估混合静脉的趋势和肺内动态过程。
- 评估治疗和干预的有效性,如呼气末正压通气(PEEP)。
- A-a 梯度和静脉混合氧压力成正比。
- 脉搏氧饱和度(SpO₂)只能够评估血红蛋白的结合度。当 SpO₂ 大于 90%,它不再作为动脉氧含量的指标。因此,在疾病状态下脉搏氧合度不能用于评估 A-a 梯度严重程度。例如,A 患者和 B 患者都有 ARDS,A 患者在吸 50% FiO₂ 时,PAO₂ 是 350 mmHg,PaO₂ 是 120 mmHg,结果 A-a 梯度是 230 mmHg 和 SpO₂ 为 99%;B 患者也患有 ARDS,其在吸 50% FiO₂ 时,PAO₂ 是 350 mmHg,PaO₂ 是 320 mmHg,结果 A-a 梯度是 30 mmHg 和 SpO₂ 为 99%。因此,在此病例状态下氧饱和度不能提供平氧供的评估,必须获得血气来计算 A-a 梯度。
- 评估 a/A 值:患者接受更高的或者改变

FiO₂,这个数值能够提供稳定的值以利于比较。另外,和 A-a 梯度相比,它对于血流动力学稳定的患者更可靠。
- 围手术期状态:一些因素引起的功能残气量(FRC)降低导致静脉混合,A-a 梯度和 a/A 值增加。
○ 全身麻醉。
○ 体位(仰卧位、俯卧位或者头高足低位)。
○ 手术操作(腹腔镜、腹部牵拉)。
○ 患者因素(肥胖、妊娠、腹水)。
- 操作和技术可以通过计算 A-a 梯度或者 a/A 值来提高肺氧合。
- 肺水肿可以通过优化前负荷(利尿剂,静脉扩张剂)和后负荷(血管舒张剂)来增加收缩力。
- 通气调节:如 PEEP、调节频率、容量、I:E 值和肺复张手法。
- 手术手法:如降低腹腔镜压力或者牵拉器张力。

- 体位改变:头高位使得腹内容物远离膈肌增加肺的膨胀。

■ 公式

- A-a 梯度=PAO₂-PaO₂。
- a/A 值=PaO₂/PAO₂。
- PAO₂=FiO₂×(Patm-PH₂O)-(PaCO₂/0.8)。
- 在海平面水平吸空气(21%):A-a 梯度=[(150-5)/4(PCO₂)]-PaO₂。
- 正常 A-a 梯度≈(年龄+10)/4。

■ 临床要点

- 脉搏氧饱和度在病理状态下(高 FiO₂)不能作为准确的指标,应该使用 A-a 梯度。
- 提高 FiO₂ 不能改善缺氧引起的生理性分流。

肺切除术 Pneumonectomy

Daniel Castillo, MD · Sascha Beutler, MD, PhD 孙秀梅 译 / 张晓庆 校

基础知识

■ 概述

一般情况
- 肺切除术是指因同侧淋巴结转移或肺叶切除不能够完全去除病变组织而进行的肺完全切除。
- 开放手术(开胸手术):需要撑开或切除一段肋骨,钳夹肺动静脉和主支气管,从胸腔切除肺;胸膜外肺切除累及范围更广,切除淋巴结、心包膜、膈肌、部分胸膜和胸壁。
- 胸腔镜手术:切口小、手术应激反应降低(炎性介质释放少)可减轻术后疼痛和降低肺部并发症。

体位
- 侧卧位,手术侧在上面。
- 常垫豆垫和腋窝卷。

切口
- 在第 5 或第 6 肋间隙后侧切口。
- 现在很少用正中切口。

手术时间
2~3 h。

术中预计出血量
一般<500 ml,再手术或胸膜外肺切除出血量可明显增加。

住院时间
5~12 天。

特殊手术器械
臂板和扶手。

■ 流行病学

发病率
最常用于肺癌手术。

患病率
男性,肺癌排在前列腺癌之后,居第二位;女性,排在乳腺癌后,也排第二位。

发病情况
- 术后肺部并发症的发生率为 11%~49%。
- 右侧肺切除可出现心脏疝。
- 患者年龄超过 65 岁、右侧手术和心律失常与引起严重并发症相关(P<0.05)。
- 心律失常可将住院时间 8 天延长至 11 天(P<0.05),而年龄>65 岁、心包内或胸膜外肺切除、右侧手术和任何其他主要并发症可增加心律失常发生率(P<0.05)。
- 其他:肺血栓、心肌梗死(MI)气管胸膜瘘、乳糜胸、皮下气肿、膈神经或喉返神经损伤。

死亡率
- 30 天死亡率为 5%~13%。
- 术后低 FEV₁、切除肺高灌注和术后急性肺损伤使术后死亡率增加。

■ 麻醉目标/指导原则

- 术前评估心肺功能并与手术医师讨论可降低术后肺部并发症。
- 掌握单肺通气的生理和管理。
- 严格的术中液体管理可降低术后急性肺损伤(ALI)。

术前评估

■ 症状

呼吸困难、咳嗽和咯血。

病史
- 应充分了解肺病史和心脏状态、运动耐受性和吸烟史。
- 重症肌无力综合征(Eaton-Lambert)。

体格检查
- 发绀和杵状指。
- 听诊:啰音、喘鸣音。
- 肺动脉高压:分裂音或第二心音亢进。

· 心力衰竭:外周水肿、颈静脉怒张和肝大。

■ 用药史

· 放疗和化疗。
· 吸入性 β 受体兴奋剂、抗胆碱药和激素类。
· 抗生素。
· 利尿药。
· 家庭氧疗。
· 抗心律失常药。

■ 诊断检查与说明

· 心电图:
  - 慢性阻塞性肺疾病时可出现右心房室肥厚、QRS 低电压、心前导联小 R 波。
  - 肺心病时 Ⅱ 导联 Q 波增大。
· 血气分析:缺氧或 CO_2 潴留。
· 影像学检查:胸部 X 线(CXR)、CT 扫描、MRI 可显示气道解剖、肿物形态、气道狭窄和气流受限、肺病变、肺扩张、渗出、化脓和血肿。
· 肺功能测定:了解肺功能的基本情况,明确对肺切除的耐受性及危险程度。
· 分裂肺功能试验:预测肺切除后剩余肺组织的肺功能。

■ 伴随的器官功能障碍

· 因肺疾病而导致的心力衰竭。
· 右心室扩张和肥厚。
· 心律失常。
· 肝脏淤血。

 ## 治疗

■ 术前准备

术前用药
· 减少安定类和阿片类药物的使用(有可能使高 CO_2 血症加重)。
· 安定类可引起术后谵妄,尤其是老年患者;喷雾类:β 受体激动剂和抗胆碱药。

知情同意的特殊情况
· 术后气管插管和机械通气延长。
· 输血及血液制品。
· 有创监测:中心静脉压、动脉压、TEE。
· 局部麻醉:硬膜外麻醉和椎旁神经阻滞。

抗生素/常见病原体
第三代头孢菌素对抗皮肤微生物。

■ 术中监护

麻醉选择
全麻合并胸部硬膜外或者同侧椎旁神经阻滞置管持续给药。

监测
· 标准 ASA 监测。
· 有创动脉压。
· CVP 和肺静脉血氧饱和度监测。
· TEE。

麻醉诱导/气道管理
· 药物(根据心脏状态选择)包括利多卡因、阿片类和肌松剂。使用喉镜或插管前选用吸入类麻醉药扩张气道。
· 双腔气管导管(DLT)、气道封堵器、主支单腔管。纤支镜(FOB)用于明确导管位置。

维持
· 机械通气:
  - 单肺通气时(OLV)氧浓度为 100%,低潮气量(5～6 ml/kg),气道压峰值压力< 35 cmH$_2$O,平台压力<25 cmH$_2$O。
  - 出现缺氧时,用 FOB 重新检查导管位置,不影响手术时可用手控双侧通气;如果手术不允许,将对侧肺持续机械通气,患侧肺使用 PEEP,也可考虑钳夹肺动脉。
  - 应间断监测血气以评估 PaO$_2$ 和 PaCO$_2$。
· 液体:限制液体可减轻术后 ALI,但必须保护肾功能。可使用正性肌力药和扩血管药以维持理想的灌注压和血流动力学稳定。失血时应对应输血。
· 肾脏:维持理想的灌注压,尿量约为 0.5 ml/(kg·h)。
· 血流动力学:右心室劳损和衰竭时通过 CVP 和 TEE 监测心功能,尤其是肺动脉阻断后。
· 镇痛:如果硬膜外置管,应限制静脉应用阿片类。硬膜外麻醉应该使用直至手术结束,除非出现出血性低血压。

拔管/苏醒
· 体位变动后,心脏可突出至右胸腔而引起血流动力学剧烈变化。患者应立即取左侧卧位,手术医师应评估具体情况。CXR 可显示空的胸腔能否快速充盈,是否需要引流以平衡纵隔。
· 如果患者不能拔管,应用单腔气管导管置

换 DLT(左肺通气时)。转入 ICU 前可开始镇静。镇静剂可选用丙泊酚、右美托咪定、咪达唑仑或者芬太尼。

 ## 术后监护

■ 床旁护理

可首先在 ICU 观察几天,再转入监护室或病房。

■ 镇痛

· 可开始或继续通过硬膜外或椎旁注药。辅助深吸气可促进呼吸康复,可降低术后并发症。
· 局部镇痛不能使用时可静脉使用阿片类药物。

■ 并发症

· 术后出血。
· 纵隔移位。
· 重新插管,尤其是当气管导管被挤压至气管残端。
· 心律失常(术后 48～72 h 多发)。
· 与侧卧位相关的损伤。
· 肺水肿和肺栓塞。

■ 预后

· 有以下情况为高危患者:
  - PaCO$_2$>46 mmHg。
  - PaO$_2$<60 mmHg(FiO$_2$ 为 21% 时)。
  - FVC<50% 或<1.5 ml/kg。
  - FEV$_1$<50%。
  - 肺活量<2 L。
  - MVV<50% 或 50 L/min。
  - RV/TLC<50%。
  - D$_L$CO<50%。
  - 肺切除后预测 FEV$_1$<800 ml。
  - 切除肺占有血流量>70%。
  - VO$_{2max}$<10 ml/(kg·min)。
· 肺并发症使合并症和死亡率增加 35%。

临床要点

· 完善镇痛是术后管理的关键方面,可改善胸部手术效果。
· 肺部并发症可明显增加肺切除术后死亡率。

肺栓塞 Pulmonary Embolism

Carlos A. Puyo, MD 奚丰 译 / 张晓庆 校

基础知识

■ 概述

- 肺栓塞(PE)表现为继发于机械性梗阻和肺动脉系统炎症介质释放的一种心血管急症。
- 大多数 PE 是由于存在于盆腔或下肢深静脉的血栓脱落所致,但也有因羊水、脂肪、空气和脓毒性栓子引起。
- 术中和术后发生 PE 可能是由于静脉血流淤滞和手术相关的炎症介质导致的。此外,麻醉方法的选择(全麻对区域阻滞)可能对围手术期血液高凝状态产生影响。硬膜外麻醉和腰麻已被证明能降低深静脉血栓(DVT)的发生率。
- DVT 和 PE 被认为是可以避免和预防的。因此,麻醉科医师在其中发挥着重要作用。

■ 流行病学

发病率

每年 DVT 的发生率在外科患者中为 23/10 万~69/10 万。

患病率

- 患病率因研究的对象不同及患者合并疾病存在差异。
- 尸检(因各种原因死亡的患者)发现 15%~55% 的病例存在 PE。

发病情况

DVT 患者发生 PE 的可能性超过 50%。

死亡率

- 在美国:每年有 300 000 人死于该病。
- 如果 1 h 内未能做出诊断并给予治疗,10% 的患者会死亡。

■ 病因/危险因素

- 后天因素:
- 肥胖。
- 妊娠和产后期。
- 使用雌激素。
- 手术:整形手术(髋关节或膝关节)、胃肠手术(GI)、妇科手术、癌症手术。
- 年龄在 40 岁以上。
- 创伤:骨折(髋关节或下肢)。
- 脊柱损伤。
- 恶性肿瘤:继发于化疗、激素治疗。

- 长期固定不动:久坐、手术。
- 中心静脉置管。
- 抗磷脂抗体综合征。
- 真性红细胞增多症。
- 遗传因素:
- 蛋白 C 和 S 缺乏症。
- 抗凝血酶Ⅲ缺乏。
- 凝血因子 V Leiden 突变。
- 凝血酶原基因突变。
- 异常纤维蛋白原血症。
- 纤溶酶原缺乏症。
- 其他因素:
- DVT 病史、肝素诱发的血小板减少症(HIT)、静脉曲张。
- 健康状况:如充血性心力衰竭(CHF)、心律失常、呼吸衰竭和炎症性疾病(肠炎、类风湿关节炎)。

■ 生理/病理生理

- 机械性梗阻:PE 可因栓子的数量和大小不同,引起肺循环不同程度的梗阻。导致:
- 无效腔通气(无灌注通气)。
- 增加右心室后负荷。
- 肺梗死。
- 炎症介质:此外,阻塞物可引起血管活性物质和 5-羟色胺释放的炎症级联反应。产生如下一系列的作用:
- 肺水肿。
- 肺内分流和低氧血症。
- 气道阻力增加(哮鸣音)。
- 分钟通气量增加。
- 肺活量下降。
- 弥散功能下降。
- 心动过速和低血压。
- 病情严重患者,继发于室壁张力增高、心室扩张和缺血,可能出现右心室功能障碍和呼吸衰竭。心源性休克和心肌缺血可能发生。

■ 预防措施

- 避免长期的固定不动。
- 术前及术后可给予肝素、低分子肝素(LMWH)。由于大多数抗血栓药物经肾脏排泄,当患者存在肾功能不全时,应特别警惕。相比普通肝素(UFH),LMWH 是一种更好的治疗方案,可较好地预防高危手术

(外伤、髋关节和膝关节置换)术中 DVT 的发生。
- 围手术期使用间歇充气加压装置和弹力袜已被证明对有中等 DVT 风险或已知抗栓治疗禁忌证的患者有益。
- 如果患者近期被诊断有 DVT、PE 或不能接受抗凝治疗,则可安装下腔静脉(IVC)过滤器。
- 有效的疼痛管理有助于辅助治疗,如静脉镇痛(PCA)或区域阻滞技术(神经阻滞、硬膜外麻醉、腰麻和伤口浸润)。依靠麻醉技术的运用,区域阻滞可以按小时乃至天来控制急性疼痛。硬膜外麻醉与腰麻可降低 DVT 的发生率,这可能是由于交感神经阻滞加速循环流速同时降低血液高凝状态。
- 早期对潜在的因素的治疗可以大大降低脂肪栓塞的发生:如长骨骨折修复手术、胃肠外营养输注时密切监测脂肪含量和心壁缺损修补手术(卵圆孔未闭)。
- 持续发热和血培养阳性的患者必须排出脓毒性栓子。寻找和判断栓子的来源(如心脏瓣膜)对指导治疗决策非常重要。

妊娠注意事项

- 产后发生 PE 的风险是妊娠时的 15 倍左右,可能与静脉淤血、循环凝血因子(Ⅰ、Ⅱ、Ⅶ、Ⅷ、Ⅳ和Ⅹ)的改变,蛋白 S 的降低、血小板活化增加和纤维蛋白产量的升高有关。妊娠患者的治疗方法与非妊娠患者相同。
- 预防羊水栓塞的方法是避免子宫损伤(无论手术或非手术)或者子宫自发性破裂。

诊断

- 临床表现有心动过速、呼吸急促、小腿疼痛或肿胀、咳嗽、咯血、胸痛或胸膜摩擦音、颈静脉压升高或晕厥(缺乏敏感性和特异性)。
- 栓塞部位:中心血管区包括肺主动脉、左右肺主动脉、前干、左右叶间肺动脉、左肺上叶、右肺中叶动脉和左右肺下叶动脉。外周血管区包括右肺上叶段和亚段、右肺中叶、右肺下叶、左肺上叶、舌叶和左肺下叶。
- 栓塞程度:如果栓塞涉及两个肺动脉或者引起血流动力学紊乱时,则病情严重。
- 危险性分层对诊断和治疗十分重要。对危险因素和临床结果的 Wells 和 Geneva 评分有助于指导进一步的诊断性检查。
- 计算机断层扫描(CT)扫描。胸部螺旋

CT 扫描通过对患者躯体螺旋扫描产生一个 3D 图像,与普通 CT 成像(2D)相比敏感度更高(更快)。输注造影剂可以使肺脏脉管系统显影,令非脉管结构更清晰(CT 血管造影)。但是,造影剂对肾脏有一定损害。

· 肺动脉造影是供需要介入治疗的患者使用的。

· 如果担心造影剂的危害,肺通气灌注(V/Q)扫描可作为一种替代 CT 血管造影的方法。

· 在 20% 患有 PE 的患者中,加压超声成像可以检测到近端 DVT。它对下肢的近端 DVT 有高度敏感性和特异性(证据等级 A)。

· 胸部 X 线平片对排除急性疾病(如血胸和气胸)是有用的。

· 超声心动图在患者不能搬运时是一种有效的替代方法。经食管超声(TEE)的敏感性为 60%~80%,特异性为 95%~100%。TTE 有助于诊断右心室功能障碍。检测到的结果包括室壁运动异常、心室扩张、室间隔矛盾运动、三尖瓣关闭不全、肺动脉压力升高与下腔静脉阻塞。

· PA 导管可用于动态监护管理和鉴别诊断。

· PE 时心电图可出现与肺源性心脏病一致的 S1、Q3 和 T3 波形。也可表现为右束支传导阻滞(RBBB)和心电轴右偏。PE 的心电图结果缺乏特异性和敏感性。心电图对急性血流动力学紊乱时排除心肌梗死有帮助。

· 动脉血气分析有助于评估低氧血症、高碳酸血症,还有助于 PE 的鉴别诊断。

· D-二聚体水平:阴性结果可用于排除 PE(强阴性预测值)。

■ 鉴别诊断

· 充血性心力衰竭。

· 肺动脉高压。

· 急性冠状动脉综合征。

 治疗

· 静脉抗凝治疗:

- 肝素增强抗凝血酶Ⅲ的活性,抗凝血酶Ⅲ抑制了凝血酶原和其他凝血因子,如 Ⅹa、Ⅸa、Ⅺa 和 Ⅻa。凝血酶原同时也抑制了凝血因子 Ⅴ 和 Ⅷ,还有凝血酶原诱导的血小板的活性。PE 和 DVT 的早期治疗包括肝素推注(80 U/kg)以及维持(18 U/kg);APTT 水平应控制在正常水平的 1.5~2.5 倍,或 24 h 内血浆浓度为 0.3~0.7 U/L。最新的证据建议静脉与口服联合治疗 5~6 天(证据等级 A)。

- LMWH 来源于肝素经化学与酶作用降解后产生的更短效的复合物,它与其他分子的结合力较肝素低。在治疗 PE 和 DVT 时,依诺肝素钠用量为每 12 h 皮下注射 1 mg/kg 或者每天皮下注射 1.5 mg/kg(该法已被证明与用肝素治疗 PE 效果相似,而用于治疗 DVT 更加有效)。LMWH 用于皮下注射的好处在于 HIT 的发生率更低,也不需要常规的实验室监测。如果监测是必要的(肥胖、妊娠、肾衰竭),需检查抗凝血因子 Ⅹa 的水平。

· 口服抗凝治疗:

- 华法林抑制了使维生素 K 环氧化物转换成还原性维生素 K 的酶。PE 和 DVT 的初始治疗剂量是每天 5~10 mg,可根据患者个体因素调整剂量。在肝素停药前,用滴定法测量的 INR 水平应至少连续 2 天,为静脉血栓栓塞(VTE)的 2.0~3.0 倍。由于该治疗可逆,因此推荐 PE 治疗需要 3 个月(证据等级 A)。

· 溶栓治疗(尿激酶、链激酶、阿替普酶)可用于已被诊断患有 PE 合并心源性休克的患者,可迅速溶解血栓,但具有显著的颅内出血风险。发病 48 h 内该法治疗效果最好。

· 凝血酶抑制剂:当怀疑有 HIT 时,考虑使用阿加曲班、重组水蛭素或比伐卢定治疗。

· 导管介入取栓术和局部内抗凝溶栓治疗能够拯救生命。手术取栓术仅用于患有右心房游离血栓的患者。

 随访

· 任何术前既往史强烈提示 DVT 的患者应警惕术中急性 PE 发生的可能。

· 术中 TEE(经食管超声心动图)有助于 PE 的诊断。

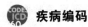 疾病编码

ICD9

· 415.19　其他肺栓塞和梗死。

ICD10

· I26.99　其他肺栓塞急性肺源性心脏病。

 临床要点

· PE 的诊断和治疗需要高度警惕和快速风险分层。

· 血流动力学不稳定的患者需要立即评估以排除败血症、低血容量和新发的心律失常。如果早期治疗无效,则被认为 PE 发生高风险。

· 对于住院患者,预防性使用肝素、LMWH、华法林和(或)间歇充气加压装置是必不可少的。

肺通气-灌注匹配　Pulmonary Ventilation-Perfusion Matching

Ana Maria Manrique-Espinel, MD · Todd M. Oravitz, MD　奚丰 译 / 张晓庆 校

基础知识

■ 概述

· 肺通气是肺与外界环境之间的气体交换过程,它使得氧气进入体内,同时排出二氧化碳。

· 肺灌注为血流通过肺的过程,它允许红细胞摄取氧,同时排出二氧化碳;血流的作用在于完成组织与肺之间的气体运输。

· 通气(V)和灌注(Q)之间的关系决定气体交换。理想的 V/Q 值是 1,然而因存在生理区域差异,平均 V/Q 值是 0.8(4 L/min 相比 5 L/min)。

- 上肺区域通气相对灌注更多,因此 V>Q,V/Q>1。

- 下肺区域灌注相对通气更多,因此 V<Q,V/Q<1。

■ 生理

· 匹配:在生理状态下,通气和灌注在肺内分布不均匀。

- 通气:分钟通气量(MV)是潮气量和呼吸频率相乘的结果;成人平均 MV 约为 4 L/min。

- 灌注:肺接受全心输出量(CO)。如此,肺

血流量就等于搏出量乘以心率;成人平均CO约是5 L/min。

- V、Q的区域差异,使其在肺内的匹配受到重力和非重力因素的影响。

• 重力因素。

- 通气:气体更容易分布到肺尖部;肺泡越大,流入阻力就越小。

- 灌注:因为重力作用血液更容易分布到肺底部。

• 非重力因素。

- 通气:气道、肺容积或气道阻力等先天性的解剖结构变异,影响胸膜静压梯度、局部顺应性和支气管结构,从而影响通气。

- 灌注:依赖于肺动脉压力、动静脉压力和间质肺泡压力之间的差异。研究表明,静水压是对V/Q最重要的影响因素,相比外周流量会引起更多的中心流量。肺映射呈现一个"洋葱"形的灌注表象;在肺门灌注最明显,继而向外周逐渐减弱。

• 分区:以下描述了4个通气/灌注区域:

- 区域1:肺尖部。肺泡压力大于肺动脉和静脉压。

- 区域2:肺中部。肺动脉压超过肺泡压力。血流取决于动脉和肺泡压力之间的差异,但事实上与静脉压力无关(除非它高于肺泡压力)。

- 区域3:肺底部。动脉和静脉压力高于肺泡。血流量是连续的,且会随着静水压的增加而增加。

- 区域4:为一个生理区域,而非解剖区域,此区域内血管直径减小,血流阻力增加。在肺容积最大和最小时,间质压力增加。

• 氧和二氧化碳:氧含量和气体组成遵循质量守恒定律,血液中总氧含量等于肺毛细血管氧含量和分流的氧含量的总和。V/Q的变化决定了肺内各水平的气体组成。在肺尖部动脉氧分压(PaO_2)更高,动脉二氧化碳分压($PaCO_2$)更低。肺部越低的部分,氧摄取就越高,因为这些区域流量更多(最有效)。

• 测量V/Q:金标准是多种惰性气体消除技术(MIGET)。最近,已开始使用单光子发射计算机断层扫描术(SPECT)。

■ **解剖**

• 局部血流:

- 相对于下肺前区域,背-尾区域的血流量更高。

- "洋葱分布"描述了肺门部最优先灌注,向四周递减。

- 直立位和仰卧位时右肺比左肺获得更多的通气和灌注。

• 局部通气:

- 肺尖部的肺泡更大。肺越低的部位,肺泡就越小,更易于气体进入。

- 气体交换更依赖于肺的部位,与体位无关。

- 胸腔形态对区域通气的差异也有重要影响。

■ **病理生理**

• 无效腔是指肺内有通气但无血流的部位。$V/Q = V/0 = \infty$。

- 解剖无效腔:是占据无气体交换的气道的气体体积。可能会受到体型大小、年龄、姿势和颈部位置等的影响。正常无效腔大小约为150 ml(约2 ml/kg)。

- 肺泡无效腔:是通过肺泡但不能进行有效气体交换的气体体积。这可能由肺泡灌注不足所致。当CO下降、肺栓塞或侧卧位机械通气不足时,肺泡无效腔会显著增加。

- 生理无效腔(VD):是所有不参与气体交换的潮气量的总和(解剖无效腔+肺泡无效腔)。一般情况下约占潮气量的30%,在婴幼儿,接近潮气量的一半。

- 老龄会使小毛细血管阻力增加,同时使肺间质组织纤维化,从而影响气体交换;老年患者肺通气和灌注的个体差异大。部分区域的顺应性降低会使肺泡萎缩、通气功能降低。

• 分流:

- 生理分流:是指流经肺血管但不接触通气肺泡的血液(肺不张的概念)。$V/Q = 0/Q = 0$。婴幼儿与成人相比,生理分流约增加10%。

- 解剖分流:是指绕过肺部通过一解剖通道如支气管静脉、冠状窦静脉和右向左分流(室间隔缺损)运行的血液。

■ **围手术期相关**

• 全身麻醉:

- 自主通气:膈肌功能受损,生理分流增加(FRC降低)。

- 机械通气和肌肉松弛:在上侧肺通气量更大(流动阻力更小);反之,通气侧肺血流量更大。

• 体位:对于清醒的自主通气的患者来说,直立肺内通气分布显示部分区域变化6%~24%。当患者处于仰卧位时,因重力作用对肺的变化影响很小。全身麻醉下:

- 仰卧位时:膈肌和腹腔向头部移动导致FRC下降;肺底部通气量减少,而灌注量持续。

- Trendelenburg位:膈肌和腹腔向头部加剧移动;随着肺底部通气量减少,灌注量持续但也相应减少(继发于重力作用)。

- 反Trendelenburg位:重力导致尾部取代膈肌和腹腔,造成这一区域通气量的增加。由于重力作用使基底部灌注增加。

- 侧卧位:通气侧肺通气量和灌注量均增加。

• 缺氧性肺血管收缩(HPV):发生于健康的肺,因低氧状态时分流减少。低氧压力是由肺内皮细胞感受的,继而导致肌质网释放钙,引起血管收缩。有证据表明吸入麻醉药对HPV有抑制作用。因此,肺泡低氧或通气不良时灌注将继续。

• 肺部疾病:全身麻醉和机械通气对通气/灌注比例有显著影响。术前应仔细评估患者的危险分级和手术方式,也许会减少术后肺部并发症。

• 单肺通气(OLV):变化取决于以下方面:

- 清醒和自主呼吸:通气在依赖(较低)肺中占优势,并伴有灌注。

- 全身麻醉和机械通气:夹闭一侧肺后(单肺通气开始),由于非通气侧肺或手术侧受压,通气会转向通气侧肺。灌注会遵循静水压力,在通气侧肺将更为突出。然而,在非通气侧肺会发生显著的右向左分流,因为它一直在持续灌注。

■ **公式**

• 肺泡通气量公式:$V_A = f(V_T - V_D)$。其中V_T是潮气量,V_D是无效腔通气量,f是呼吸频率。

• 肺泡气体公式:$PAO_2 = PIO_2 - PaCO_2/R$。其中PAO_2为肺泡内氧分压,PIO_2为吸入气体的氧分压,$PaCO_2$为动脉内二氧化碳分压;而R为换气比值或VCO_2/VO_2。

• 通气/灌注公式:$V_A/Q = 8.63R$。

• $(CaO_2 - CvO_2)/PaO_2$。其中,CaO_2为动脉血氧含量,CvO_2为静脉血氧含量。

❓ **临床要点**

为实现恰当的通气-灌注比例,可通过调整机械通气设置、患者体位和患者血流动力学等来实现。

肺源性心脏病 Cor Pulmonale

Erik E. Abel, PharmD, BCPS · Ravi S. Tripathi, MD   崔瑾 译 / 杨瑜汀 杨立群 校

基础知识

▪ 概述

• 肺源性心脏病(简称肺心病)属于非左心室(LV)疾病导致的右心室(RV)功能衰竭。它一般继发于急性或慢性肺循环障碍或肺、胸部的功能异常,有时也被称为"肺"心衰竭。

• 由心电图对左心室无创性评估和肺动脉置管有创性评估可诊断。然而,这两个模式的诊断标准都不规范。

▪ 流行病学

发病率

• 目前未知。在全身麻醉的患者中研究很少。

• 植入心室辅助装置(LVAD)患者有30%发生右心衰竭。

患病率

有基础性肺部疾病患者的患病率更大,由慢性缺氧状态造成。

发病情况

• 与对照组相比,有肺心病和肺动脉高压(PH)的患者行非心脏手术,在围手术期发病率和死亡率增加13.1倍。

– 更可能发展为充血性心力衰竭(OR = 11.9)。

– 血流动力学不稳定和呼吸衰竭更易发生。

– 患者需要呼吸机支持时间更长,在ICU停留时间更长,手术后30天内再次入院的概率较高。

死亡率

• 尽管手术过程同样顺利,PH患者住院死亡率相比对照组(0对9.7%)增加,收缩期肺动脉压(PAP)是死亡的独立预测因子。

• 这些患者术后心功能衰竭及延迟拔管的发生率明显更高。

▪ 病因/危险因素

• 肺心病右心衰竭的发病因素可以是急性也可以是慢性的。

– 急性病因:包括血栓栓塞性疾病、心脏压塞、右心室缺血、急性胸部综合征伴镰刀形细胞病。

– 慢性病因:包括慢性阻塞性肺疾病、阻塞

性睡眠呼吸暂停、心脏瓣膜病、先天性心脏病、酸碱失衡及胶原血管病。

▪ 病理生理

• 类似于左心室,右心室每搏量受前负荷(中心静脉压)、后负荷(肺动脉压和肺血管阻力)和心肌收缩力影响。

• 相比于左心室,右心室仅有约1/6的肌肉量,当后负荷增加时右心的有效射血量下降。功能上更倾向于受容量的影响而不是受压力的影响。

• 右心室后负荷的升高可导致:

– 急性右心室扩张。

– 慢性增生性反应以改善针对张力增加的收缩力(LaPlace定律),从而导致心室顺应性下降和舒张充盈受损。

• 在心脏状态不好时,代偿主要表现为心动过速,这是由于右心室收缩力增加有限。右心室更容易因为前负荷下降(舒张状态)、后负荷增加(缺氧、高碳酸血症、咳嗽、呛咳)或收缩力减少(缺血、麻醉剂)而衰竭。

• 低氧血症。低氧血症的程度和无法维持动脉血氧饱和度直接与PH和右心室衰竭的发展有关。缺氧引起的肺血管收缩(增加PVR)可以增加右心室扩张和衰竭的风险。

• 心律失常。

– 可发生房性(较常见)或室性心律失常。

– 吸入β受体激动剂可引起心动过速。

– 全身β受体拮抗剂应用可能恶化支气管痉挛状态,从而造成进一步的并发症。

• 继发于静脉淤血的肝淤血很常见,通常表现为转氨酶和INR明显升高。随着肺心病的改善可以有所减轻。

▪ 麻醉目标/指导原则

• 患者在择期手术前应改善自身状态、麻醉前控制外科感染和支气管痉挛。

• 肺部保护集中在清除分泌物和复张肺低通气部分,以优化氧合及通气。

• 避免PAP急性增加(缺氧、高碳酸血症、酸中毒,增加交感神经兴奋的状态)或收缩力下降。

• 容量优化,必须仔细评估和处理。低血容量会减少前负荷和右心室输出;而液体超负荷可能会加剧心律失常和右心室扩张。

术前评估

▪ 症状

• 外周水肿和腹水,常表现为踝关节水肿和充血性肝大。

• 轻度劳累或休息,坐位时不缓解(左心衰竭患者端坐呼吸的症状减轻)。

• 干咳。

• 其他典型的心脏衰竭相关症状。

病史

• 呼吸困难和呼吸急促往往与基础肺疾病重叠。

• 基础疾病的严重程度:运动耐量,需要支气管扩张剂或氧气支持。

• 病情加重:疲劳,呼吸困难恶化及氧需求量增加。

体格检查

• 心脏检查:沿胸骨左缘或上腹部可触及震颤,第二心音肺动脉部分增强,三尖瓣相对关闭不全(收缩期)和(或)肺动脉瓣的存在(舒张)时杂音。所有杂音吸气增强。

• 外周水肿,颈静脉怒张和肝颈静脉回流征阳性。

▪ 治疗史

• 目的主要集中在维护和恢复氧合及通气以减少PVR,优化容量状态和减轻右心室负荷。

• 氧气支持治疗对维持动脉血氧分压大于60 mmHg或血氧饱和度>90%是很重要的。

• 病情严重时可行肺移植。

▪ 用药史

• 血栓栓塞性疾病的抗凝治疗。

• 必要时采用抗心脏衰竭疗法(利尿剂治疗)治疗周围水肿,但也可导致右心室功能损害(前负荷下降,代谢性碱中毒)。

• 尽管有些患者不适合用钙通道阻滞剂(CCB),但其仍是门诊治疗的一线用药。这些药物可以加重围手术期低血压并增加收缩性心功能紊乱患者的死亡风险。

• 磷酸二酯酶抑制剂、内皮素拮抗剂。

• 虽然未经美国食品药物监督管理局(FDA)批准使用,但吸入硝酸氧化物(INO)和吸入前列环素已用于治疗急性危机(右心

衰竭、低氧血症和 PH)。

■ 诊断检查与说明

- 动脉血气:客观评估呼吸功能不全程度。
- 肝功能检查:评估肝功能障碍与并存的凝血功能障碍。
- 心电图:可表现为右心室扩大、室间隔偏移"D-sign"、心室运动障碍和右心室收缩压升高。
- 胸部 X 线检查:侧位片显示胸骨后间隙减小,表示右心室肥厚、肺主动脉突出和血管减少。与 PH 相符。
- 超声心动图:右心房和右心室肥大(在导联 II、III 和 AVF,P 波高尖),可见电轴右偏和右束支传导阻滞。
- 肺功能检查:评估支气管扩张剂治疗反应。
- 右心房压力描记:由于增强右心房收缩,心室顺应性降低,表现为优势 A 波。
- 右心导管:升高的 PAP 与正常肺动脉阻断压力(代表正常的左心室舒张末期压力,LVEDP)。
- 心脏磁共振成像:虽然没有广泛使用,但其可以提供右心室功能的准确信息。

治疗

■ 术前准备

术前用药

维持氧合与通气很重要。某些药物可能会减少通气(如阿片类药物),应谨慎使用。吸入 β 受体激动剂用于改善肺疾病。

知情同意的特殊情况

增加围手术期并发症、发病率和死亡率的风险。

■ 术中监护

麻醉选择

- 根据手术需要进行麻醉方式选择。区域麻醉有利于避免麻醉诱导、气管插管、机械

通气、拔管所带来的心血管刺激,以及最大限度地减少全身性阿片类药物使用。然而,镇静的复合、神经阻滞失败或阻滞带来的并发症(如高平面麻醉和局麻药中毒)也需要考虑到。此外,患者在手术过程中可能不能平卧。
- 作为全身麻醉的复合技术,区域麻醉技术有利于减少全身性阿片类药物的使用。
- 实施时应注意区域阻滞技术对呼吸功能的影响。肌间沟阻滞可引起神经麻痹(C_3、C_4、C_5),椎旁神经阻滞技术在 T_6 水平可以影响辅助呼吸肌的收缩。

监测

- 标准 ASA 监测。
- 视患者心脏功能障碍程度与手术需求行有创性监测。
- 动脉置管。监测动脉血压有助于确定血流动力学的快速变化,方便 PaO_2 血气测量和动脉血二氧化碳分压的监测(可以帮助决定拔管时机)。
- 中心静脉置管可以评估右心室压力。
- 肺动脉导管。可通过监测 PAPS 评估患者病情程度、体液变化及高碳酸血症酸碱状态的变化的影响,也可用于腹腔镜检查等。
- 有创监测可用经食管超声心动图替代,然而,这种监控需要专业知识,通常只在患者气管插管时采用。

麻醉诱导/气道管理

- 为尽量减少 PVR 的增加,行气道操作之前患者应有足够的麻醉深度。
- 声门上气道通气装置(即 LMA)可以降低气道刺激,但是必须保证足够的通气以防止呼吸性酸中毒。
- 右心室也可以是依赖前负荷以抵消 PH 引起的固定后负荷。麻醉选择必须在不改变血管阻力的同时避免交感神经兴奋。

维持

- N_2O 对 PVR 的作用尚有争议。监测右心房或 PAP 可以允许早期识别不耐受和停

止使用。
- 肌松药(及其他麻醉药物)应避免组胺释放。
- 输液时应注意容量负荷,患者可能血容量不足和需要足够的前负荷以维持右心室输出。不过血容量超过右心室的 Frank-Starling 曲线可导致扩张或衰竭和静脉淤血恶化。

拔管/苏醒

- 拔管。常规的拔管标准适用,但是患者可能不太能满足这些条件。如果不能保证充足的通气和氧合,考虑延迟拔管。过早拔管可导致通气不足和高碳酸血症。
- 拔管时应减轻咳嗽反射,防止增加胸内压和右心室后负荷以及交感神经的兴奋。
- 利多卡因在气管导管中的应用有助于减少气道的反应性。

疾病编码

ICD9
- 415.0   急性肺源性心脏病。
- 416.9   慢性肺源性心脏病,非特指。

ICD10
- I26.09   其他伴急性肺心病的肺动脉栓塞。
- I27.81   肺心病(慢性)。

? 临床要点

- 肺心病的管理和支持包括避免高碳酸血症、低氧和交感神经兴奋状态。
- 进一步的治疗需要根据病理生理原则通过降低右心室后负荷的同时保证前负荷和心肌收缩力。
- 心动过速是右心室功能障碍引起的代偿性改变,应谨慎处理。
- 腹腔镜手术可能不易耐受,它与高碳酸血症和由于腔静脉受压减少的静脉回流相关。

肺循环 Pulmonary Vasculature

Ali Salehi, MD   奚丰 译 / 张晓庆 校

基础知识

■ 概述

- 肺循环是将不含氧的血液由右心室传送

到肺脏,再于肺泡内进行气体交换,最后将含氧的血液传送到左心房。
- 它是一高流量、低压力的系统。肺血管内皮细胞暴露于整个心输出量(CO),有 200 ㎡

的表面积。相对于体循环,其阻力更低。正常的肺动脉压(PAP)只有体循环动脉压(SBP)的 1/5。
- 在组织学方面,与所有其他血管相似,肺

血管由 3 层膜构成:内膜(内皮细胞)、中膜(平滑肌)和外膜。

▪ 生理

- 氧合作用:从理论上来说,气体交换可发生在任何一段肺血管壁上,但在正常情况下,血液在未到达真正的肺毛细血管前几乎没有 O_2 和 CO_2 交换发生。随着血液进入毛细血管床,由于总表面积突然从小动脉的 $1 m^2$ 增加到毛细血管床的 $50\sim70 m^2$,血流速度缓慢,但仍因低血管阻力而流动。毛细管网具有相当大的长度,在形成静脉前贯穿几个终末呼吸单位的肺泡。毛细管网的长度,与肺毛细血管床的巨大表面积一起,为红细胞提供了适当的运输时间($0.5\sim1 s$),也为发生在肺泡和毛细血管床内的氧气与二氧化碳之间的压力平衡提供了充足的时间。

- 储血作用:担任右心与左心之间的一个蓄积池。肺血管床内有足够的血容量,能在 $2\sim3$ 心搏间调节右心室输出量的改变。

- 血液过滤作用:75% 的循环血液属于静脉系统;肺微血管系统是血液流过的第一个血管床。适量的微栓子对肺血管床无明显影响,这是因为微循环中多个并行途径的存在。

- 生理因素:
  - CO:心输出量的增加充盈了先前关闭的血管并扩张开放的血管,继而导致总肺血管表面积的增加并使肺血管阻力(PVR)降低。
  - 通气:当肺容积最小(额外的肺泡血管收缩)和肺容积最大(肺泡血管受压)时,PVR 处于最大值。在功能残气量(FRC)时 PVR 处于最小值。这样导致 PVR 与肺容量之间是一个"U"形关系。
  - 肺泡氧气:肺泡氧合增加导致肺血管扩张,反之肺泡缺氧导致肺血管收缩(缺氧性肺血管收缩,HPV)。HPV 发生会使血流从肺通气不足的区域被疏导至肺通气更好的区域,以改善通气/灌注匹配。
  - CO_2 和 pH:CO_2 对肺血管没有直接影响,但可增加氢离子浓度。pH 的降低导致肺血管收缩并使 PVR 增加。
  - 自主神经系统:与体循环血管相比,肺血管对于自主神经刺激的血管收缩反应不明显。

- 肺血管扩张剂:肺血管内皮细胞介导了平滑肌张力、肺血管阻力(PVR)和 PAP 对于血管收缩和舒张运动产生的不同刺激的反应。血管扩张剂包括:

- 一氧化氮(NO)活性合成酶使 L-精氨酸转化为 L-瓜氨酸并释放出 NO。NO 扩散到肺血管平滑肌,使鸟苷酸环化酶的活性增加,继而将三磷酸鸟苷(GTP)转化为环磷酸鸟苷(cGMP)并增加了 cGMP 的细胞质水平。cGMP 介导了血管平滑肌的松弛和血管舒张。磷酸二酯酶-5(PDE-5)催化 cGMP 的分解,从而限制了血管扩张的持续时间。

- 环氧合酶的活化引起来自花生四烯酸的前列腺素(PGI_2)的产生。PGI_2 扩散到平滑肌细胞(SMC),调节腺苷酸环化酶的活性和三磷酸腺苷(ATP)转化为环磷酸腺苷(cAMP)。cAMP 介导血管平滑肌(SM)的松弛以及血管扩张。
  - 磷酸二酯酶-3(PDE-3)催化 cAMP 分解和限制血管扩张时间。已有证据表明 PDE-3 可被 cGMP 抑制。
  - 环核苷酸可使特定的蛋白激酶激活,使 SM 内 Ca^{2+} 流入减少,并降低了 SM 收缩 Ca^{2+} 的敏感度。

- 肺血管收缩是通过以下几种机制介导的:前列腺素 $F_2\alpha$ 和前列腺素 A_2;内皮素促进生长因子的生成;5-羟色胺促进平滑肌增殖和增生;血管紧张素结合 AT_1 受体,使细胞内钙增加并激活蛋白激酶 C。

▪ 解剖

- 肺动脉在胸骨切迹水平分为左右分支进入相对的肺门。每条肺动脉分支则随着相应的支气管分为肺叶动脉。然后,肺叶动脉沿支气管反复分支继而延伸为小动脉,最终止于肺泡毛细血管。

- 肺泡毛细血管由无窗孔内皮细胞相连接。毛细血管内皮细胞的总表面积是 $130 m^2$。溶液和溶质通过毛细血管床以受体介导和跨细胞运输的方式传递。后者通常受紧密连接限制。

- 位于两侧的两条肺静脉(上肺静脉和下肺静脉)携含氧血液由肺脏进入左心房。它们在肺内沿动脉和支气管独立运行。

- 由于子宫内的高 PVR,仅有 5%~10% 的右心室心输出量(CO)通过肺脏,而其余部分则通过未闭的动脉导管(PDA)转移进入全身循环。在胎儿出生第一次呼吸后,NO 和 PGI_2 因氧含量水平的升高和来自含氧红细胞 ATP 的产生而被释放,随着卵圆孔和动脉导管的闭合,导致 PVR 急剧下降及肺血流量增加 10 倍。

▪ 病理生理

- 肺水肿发生于液体进入肺泡速度快于排出速度时,会引起气体交换受损和低氧血症。Starling 理论适用于肺内液体的分布与运输。在肺内液体过滤的推动力是跨壁压(P_c-P_i)和胶体渗透压($\pi_c-\pi_i$)之间的平衡力。产生的滤出液实际量取决于过滤屏障(L_p)和反射(σ_d)系数的完整性。防止肺水肿的安全因素包括肺淋巴系统、血管的再吸收、排放入纵隔和胸腔的空间,以及通过肺泡和远端气道上皮细胞的主动运输。

- 肺水肿是由于推动力的增加(增加压力性水肿)、渗透障碍(增加通透性水肿)或者两者都有所导致的。渗透障碍可分为两类:一类为正常增加,压力性水肿;另一类为异常增加,通透性水肿。
  - 肺微血管静水压增高可由左心室功能不全、左心房流出道机械性梗阻(二尖瓣狭窄)、容量超负荷、肺静脉高压或淋巴回流压力增高所导致。
  - 复张性肺水肿可见于肺萎陷患者(气胸、血胸)放置胸引管排出气体和液体后,或行开胸手术和肺隔离的患者。这被认为是由于胸腔内负压的产生与缺血-再灌注损伤。当再灌注时,不仅释放出增加基底膜通透性的自由基和炎性介质,PVR 也更移向毛细血管后微静脉并增加毛细血管床静水压力。

- 内皮功能障碍:炎症、中毒(感染时)、低氧血症、CO 增加(妊娠、贫血、甲状腺功能亢进症)和压力升高(左心室衰竭、二尖瓣狭窄/反流、肺静脉栓塞)可以导致内皮功能障碍。它会引起内源性 NO 和前列环素的减少,以及血栓素和内皮素-1 的增多,继而发生肺血管收缩、SM 增殖和血小板聚集。血小板聚集导致原位血栓形成以及 5-羟色胺和纤溶酶原激活物抑制剂释放(纤维蛋白活性下降),加剧肺血管收缩和 PVR 增加。内皮素和 5-羟色胺引起成纤维细胞的增殖、血管外膜胶原沉积、肺血管平滑肌增生和肥大。如果基本病情不能被治愈和控制,它将导致肺动脉高压。

▪ 围手术期相关

- 术前应仔细评估患者肺水肿的风险(充血性心力衰竭、肾衰竭、肝衰竭),并进行适当治疗。多余的液体可使用利尿剂或透析排出。围手术期液体管理应谨慎提供适量的前负荷,但要避免液体过量和肺淤血。

- 肺隔离下行胸部手术的患者发生复张性

肺水肿的风险增加。

- 负压肺水肿可见于拔管时(年轻健康者更为常见)。大的胸内负压并发上呼吸道梗阻的发生既会"拉着"液体从肺毛细血管床进入肺泡(Starling 力),也会因严重的机械压力损伤肺微血管膜,导致毛细血管液体"泄漏"。

- 持续性低氧血症可导致 PAP 持续升高和血管重构。PaO_2 下降至 60 mmHg 以下时,PVR 升高。因此,辅助吸氧是肺动脉高压患者管理的基础。

- 在肺动脉高压或其他肺部病变患者机械通气期间,关注肺容量和 PVR 之间的"U"形关系对于选择合适的潮气量是非常重要的。最佳潮气量接近 FRC,可达到最低的 PVR,避免肺内分流(小潮气量)并降低肺灌注(大潮气量)。

- 肺动脉高压:

- 前面讨论的机制,NO、前列环素类似物(依前列醇、伊洛前列素)、内皮素抑制剂(波生坦)、PDE-3 拮抗剂(米力农、氨力农)和 PDE-5 拮抗剂(西地那非)是管理肺动脉高压患者的基础药物。这些药物大多用于这些患者的围手术期管理。

- 肺动脉高压患者应被密切监测。应尽一切可能防止 PVR 和 PAP 的任何突然升高,避免引起右心衰竭。包括充足的氧气、过度通气(气管插管患者密切关注潮气量和呼气频率)、维持 35~40 mmHg 的呼气末 CO_2 分压、酸中毒(呼吸性/代谢性)、适当的镇痛(减弱交感反应)、维持正常体温和维持等量体液。

■ **公式**

- 微血管屏障的 Starling 方程:$J_v = L_p \times S[(P_c - P_i) - \sigma_d(\pi_c - \pi_i)]$。

- J_v 是通过微血管屏障的液体滤过率。
- L_p 是屏障的液压渗透率。
- S 是屏障的表面积。
- P_c 是肺毛细血管静水压。
- P_i 是间隙静水压力。
- π_c 是毛细管(微血管)血浆胶体渗透(或膨胀)压。
- π_i 是间隙(围微血管)液体渗透压。
- σ_d 是平均渗透屏障反射系数(衡量屏障阻碍溶质从一侧到另一侧的效率)。

❓ **临床要点**

肺循环是一个活性血管床,由许多介质和生理功能控制。此外,有储血、过滤和代谢等功能。

F

肺总量 Total Lung Capacity

Arne O. Budde MD, DEAA 卫炯琳 译/顾卫东 校

🧬 **基础知识**

■ **概述**

- 肺总量(total lung capacity, TLC)是指最大吸气末时的肺内气体总量。其测量单位是 L(或 ml),正常成年人的 TLC 为 4~6 L。

- 影响 TLC 的主要因素包括:年龄、身高、性别、人种,有时还与体重或体表面积有关。

- TLC 有助于鉴别限制性肺部疾病和阻塞性肺部疾病。围手术期,麻醉科医师常关注的功能残气量(functional residual capacity, FRC)即是 TLC 的一部分。

■ **生理**

- 肺容积是呼吸循环中直接测量的各种呼吸参数。常见的参数包括:

- 残气量(residual volume, RV):最大呼气后肺内残余的气量。

- 补呼气量(expiratory reserve volume, ERV):潮气量呼气末(或 FRC)能额外被呼出的气量。

- 潮气量(tidal volume, TV):人体正常呼吸时进出肺的气量。

- 补吸气量(inspiratory reserve volume, IRV):潮气量吸气末能额外被吸入的气量。

- 肺容量由上述两项或两项以上容积参数组成,以描述呼吸循环的不同阶段。常见的可通过计算得到的肺容量包括:

- FRC:潮气量呼气末肺内留存的气量。

- 肺活量(vital capacity, VC):最大吸气后呼出的最大气量,或者最大呼气后(残气量)可以吸入的最大气量。

- TLC:最大吸气后肺内总的气量。

- TLC 等于所有肺内容积的总和:TLC=RV+ERV+TV+IRV。正如其字面意思,TLC 即肺的总容量或总容积。

- 简单的肺量计无法测量 TLC。肺量计只能测量进出口腔的气体量,而 RV 是不能被呼出的。

- 以下三种常用方法可用于测量 FRC,进而计算出 RV 和 TLC。三种方法分别是:氦稀释法(洗入)、氮洗出法以及全身体积描计法。

- 影响肺容积和 TLC 的因素包括:身高、性别和人种。

- 成年白种人男性 TLC:6.5 L。

- 成年白种人女性 TLC:5.5 L。

- 亚洲人和加勒比非洲裔人 TLC 比高加索人少 10%~15%。

- 常用的比值。

- FEV_1/FVC:第 1 s 内,大部分用力肺活量

(forced vital capacity, FVC)被呼出。

- RV/TLC:此值较小,表明 TLC 中大部分气体参与容量交换。反过来看,TLC 中大部分是 VC。TLC-VC=RV。

■ **解剖**

- 美国胸科协会(American Thoracic Society, ATS)和欧洲呼吸协会(European Respiratory Society, ERS)发布了计算肺容积和肺容量参考值的回归方程式的指南。正常成年人肺容积和肺容量的平均值为:

- RV:1 200 ml。

- ERV:1 200 ml。

- TV:500 ml。

- IRV:300 ml。

- VC:4 500 ml。

- FRC:2 400 ml。

- TLC:6 000 ml。

■ **疾病/病理生理**

- TLC、VC、FR 和 FEV_1 值可用于鉴别限制性肺部疾病与阻塞性肺部疾病。

- 阻塞性肺部疾病。

- 包括哮喘、慢性阻塞性肺部疾病(慢性支气管炎和肺气肿)、支气管扩张、囊性纤维化

和细支气管炎。
- FEV$_1$/FVC 值下降。
- TLC 正常或升高。肺气肿时肺膨胀可致 TLC 升高，此时肺实质弹性回缩功能丧失。
- COPD 患者的 RV/TLC 值常大于 60%；换言之，用力呼气时由于肺内气体滞留导致 RV 增加，此部分气体不参与气体交换。
• 限制性肺部疾病：
- 包括肺实质病变，如结节病、特发性肺纤维化以及由药物或射线导致的肺间质病变。
- 实质外病变，包括神经肌肉病变（膈肌乏力和麻痹、重症肌无力、吉兰-巴雷综合征、肌营养不良和颈椎损伤）和胸壁病变（脊柱侧弯、肥胖症和强直性脊柱炎）。
- FEV$_1$/FVC 正常或升高。
- TLC 减少。美国胸科协会制定的限制性肺功能严重程度分级标准为：
  ◦ 轻度病变：TLC≥正常值的 70%。
  ◦ 中度病变：TLC≥正常值的 60%～70%。
  ◦ 重度病变：TLC<60%。
- 肺纤维化时 RV/TLC 值可无变化（RV 的减少程度接近 TLC 的减少程度）。在以吸气障碍为表现的锥体外系统疾病中，RV 无显著改变（RV/TLC 还可能升高）。

■ 围手术期相关

• 吸氧去氮可使 TLC 内充满 100% 氧气，在呼吸停止或发生"无法通气且无法插管"时起到缓冲作用。虽然围手术期难以测量 FRC，但临床上经常要利用 FRC 的储备功能。
• 麻醉以及术后药物会改变肺容积和通气模式：
- 术后 TLC 减少：胸部和上腹部手术＞下腹部手术＞四肢手术。
- 术后 VC 减少 25%～50%，1～2 周后恢复正常。
- 仰卧位时 FRC 减少 10%～15%。
- 气管插管使 FRC 轻度减少。
- 全身麻醉使 FRC 进一步减少 5%～10%。
• 肺容积的改变对麻醉的影响：
- RV/TLC 值与胸科手术预后有关：RV/TLC 值>50% 是肺切除术患者的高危因素。
- 即使采用纯氧吸氧去氮，呼吸暂停几秒钟即可发生氧饱和度快速下降。
- 肺实质病变引起的高气道压可致气压伤和容量伤的风险增加。
• 年龄对肺容积的影响：
- 年轻成人的 RV/TLC 值为 25%，因此 75% 的 TLC 可被呼出。
- 老年患者 RV/TLC 值升高（75 岁时可达 45%），这是由于肺和气道的弹性下降所致。气道过早关闭可导致 VC 减少和 RV 增加。

■ 公式

• TLC＝IRV＋TV＋ERV＋RV。TLC 指肺总量，RV 指残气量，EVR 指补呼气量，TV 指潮气量，IRV 指补吸气量。
• TLC＝RV＋VC。VC 指肺活量。

■ 图/表

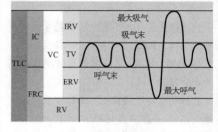

图 1 肺容量和肺容积

临床要点

• 诱导前吸氧去氮时，TLC 对于麻醉科医师是一项重要的围手术期相关指标。虽然 RV 不参与容量交换，但可作为氧的储备。
• 可根据 FEV$_1$、FEV 和 VC 等指标进行肺部疾病的术前评估，这有助于进行疾病的诊断和分级，判断疾病的进展和治疗效果。
• 简单的肺量计无法测量 TLC。

分布容积 Volume of Distribution

Erik E. Abel, PharmD, BCPS · Ravi S. Tripathi, MD 方铮 译 / 顾卫东 校

基础知识

■ 概述

• 药代动力学（pharmacokinetic，PK）参数决定给药剂量、给药间隔和血药浓度监测。
• 多种因素影响药物的药代动力学特性，通常可分为：
- 吸收。
- 分布。
- 代谢。
- 消除。
• 分布容积（volume of distribution，Vd）是一个理论推导出的药代动力学参数，是指药物在开始代谢和清除之前或达到稳态后，血药浓度与给药量之间的关系。
- 由于组织灌注、组织和蛋白的结合率以及局部的 pH/温度存在差异，药物的分布范围和分布速度通常不一致。
- 每种药物在体内具有独特的分布，并且可能受疾病的病理生理状态的影响。

■ 生理

• Vd 由体内药物总量除以药物血浆浓度计算所得。

  Vd = 体内药物总量 / 血浆中的[药物]

• 单位是 L/kg。
• Vd 小表明该药物大多分布在血浆中，Vd 近似于血浆容积。
• Vd 大表明该药物广泛分布在其他组织中，Vd 超过血浆总容积。
• 制定给药策略时，应考虑影响 Vd 的因素。
- 年龄：
  ◦ 老年人机体中的脂肪增加，而血浆容量、总体液量和细胞外体液减少。这些因素使得亲脂性药物的 Vd 增加，非亲脂性药物的 Vd 减少。
- 分子电荷和 pH：
  ◦ 药物的解离常数（dissociation constants，pKa）决定药物分子在生理 pH 和温度下的电荷。
  ◦ 在正常生理状态下，酸性药物往往与蛋白的结合率较高（结合白蛋白，一种碱性蛋白），Vd 相对较小，主要分布在血浆中。

- 在正常生理状态下，碱性药物通常被组织摄取（肌肉、脂肪组织等），Vd 较大。在血浆中，它们与酸性蛋白结合，包括 α_1 酸性糖蛋白（alpha-1 acid glycoprotein，AAG）和脂蛋白。
- 解离常数决定药物在不同生理条件下的可溶性、组织亲和力及膜通透性。
- 温度：
  - 可影响药物分子的分子电荷及与特定受体的相对亲和力。例如，吗啡与 μ 受体的亲和力随温度的降低而降低；30 ℃时的效能是 37 ℃时的 1/5。
  - 药物通过酶促催化反应代谢。温度每降低 10 ℃，代谢速率可减少 50%。此外，肾小球滤过率也随之下降，导致药物清除率降低。
- 体液总量：
  - 妊娠、儿童、新生儿及婴幼儿的体液总量增加。
  - 危重疾病和一些慢性疾病（充血性心力衰竭、肾病、肝病）由于体液总量增加以及血浆蛋白水平下降（产生减少或丢失增加），常导致 Vd 增加。
- 蛋白结合：
  - 药物可与血浆蛋白结合，使得循环中游离的非结合药物减少，降低药物再分布到其他室。
  - 蛋白结合率高的药物（如苯妥英钠）更易达到游离/非结合药物浓度，因此相对于普通患者，恶病质患者的给药剂量应更加谨慎。
- 脂肪组织：
  - 亲脂性药物易分布至脂肪组织，有较大的 Vd。
  - 一旦脂肪结合达到饱和，由于脂肪组织的灌注较差，因而药物的消除速率较慢。
- 体外循环：
  - 给药剂量必须考虑到体外循环对 PK 参数的影响。大多数管道能结合/吸附药物。
  - 肾脏替代治疗时，药物的清除率可显著降低，具体取决于药物清除的途径和使用的透析过滤器。
  - 心肺转流（cardiopulmonary bypass，CPB）、体外膜肺氧合或生命支持（ECMO 或 ECLS）会增加大多数药物的 Vd，但各种氧合器对药物分布影响的研究较少，因为上述技术已有了较大的进展。
- 性别：
  - 是影响 Vd 最重要的因素，涉及身体组成、

体质指数（body mass index，BMI）、血浆容量及器官灌注。
  - 相对于男性，女性的体重、BMI、血浆容量常较小，而器官血流灌注和身体脂肪比例相对较高。此外，内源性雌激素减少酸性糖蛋白的浓度，因而碱性药物的结合率减少（可增加 Vd）。

■ 解剖

- 血脑屏障（blood-brain barrier，BBB）：
  - 由于内皮细胞存在紧密连接，药物渗透入中枢神经系统的量非常有限。
  - 促进药物透过 BBB 的因素：
    - 不带电荷的分子（非离子化）。
    - 蛋白结合率低。
    - 高亲脂性。
    - 小分子（<500 Da）。
  - 年龄增加和处于炎症状态可使 BBB 变得更易透过。
- 胎盘屏障（placental barrier，PB）：
  - 胎盘屏障随胎儿成熟而发生变化；合体滋养层对 PB 的影响最大。
  - 大分子无法通过，同时气体交换、维持电解质和酸碱平衡以及营养的输送可进行。

■ 病因/病理生理

- 严重的酸碱平衡失调可显著改变药物的 Vd（如感染性休克、糖尿病酮症酸中毒、呼吸衰竭引起的高碳酸血症）。危重患者可能对许多药物非常敏感，因而需考虑减少诱导药物和其他围手术期用药的剂量。
- 酸碱平衡失调会导致使用更多的缩血管药/正性肌力药物才能达到相同药效。
- 低蛋白状态：缺乏可供结合的蛋白。相比健康的患者，达到相同药效所需的药量明显减少，尤其对于蛋白结合率高的药物。围手术期导致低蛋白血症的疾病有：
  - 肝脏疾病。
  - 肾病综合征。
  - 充血性心力衰竭。
  - 蛋白丢失性肠病。
  - 营养不良。
- 肥胖对药物的 Vd 有显著影响。
  - 对于单次推注给药，大多数药物应根据理想体重计算用药量。

■ 围手术期相关

- CPB 与 ECMO 对 PK 的影响均较复杂。
  - 术中的循环血容量会发生显著变化。
  - CPB 期间温度会有较大变化，因而可影

响药物的分子电荷/受体结合率。除了可降低肝脏和肾脏代谢外，代谢具有器官依赖性的药物（如阿曲库铵/顺阿曲库铵）的清除率也明显降低。
  - 不同组织的 pH 可不相同，取决于组织的灌注。
- 失血性休克的患者 Vd 可有显著改变。
  - 失血可致蛋白浓度显著下降。
  - 自体血回输技术在洗涤和处理阶段可致蛋白额外丢失。
  - 大量失血时可能需要追加抗生素。

■ 公式

- $LD = C_{ss} \times Vd$。
  - LD：负荷量。
  - C_{ss}：所需的稳态浓度（决定给药剂量的血清浓度水平）。
  - Vd：所给药物的分布容积（通常为 L/kg）× 患者体重（kg）。

表 1　常用麻醉药物*

药物	Vd(L/kg)	肥胖患者的负荷剂量	肥胖患者的维持剂量
硫喷妥钠	2.2～3.2	降低	不适用
美索比妥	2.2	TBW	TBW
丙泊酚	3.1～6.2**	IBW	TBW
依托咪酯	2.5～4.5	TBW	TBW
氯胺酮	2～3.5	TBW	TBW
咪达唑仑	1～2.5	TBW	IBW
地西泮	0.7～3.4	TBW	TBW
劳拉西泮	0.7～3.4	TBW	IBW
芬太尼	6	TBW	TBW
舒芬太尼	1.7～2.9	TBW	TBW
瑞芬太尼	1.7～2.9	IBW	IBW
氢吗啡酮	2.9	NA	NA
吗啡	1～4.7	NA	NA
琥珀胆碱	0.04	TBW	NA
潘库溴铵	0.26	IBW	IBW
维库溴铵	0.2	IBW	IBW
罗库溴铵	0.21～0.27	IBW	Reduced
顺阿曲库铵	0.15	TBW	TBW
阿曲库铵	0.1～0.39	TBW	TBW

* 成年患者的平均值。
** 随给药时间增加而增加（～60 L/kg 持续输注 1 周）。
TBW＝总体重（total body weight）；IBW＝理想体重（ideal body weight）。

🔔 临床要点

- Vd 改变可影响大多数麻醉药物的给药剂量和临床药效。
- 新生儿、妊娠妇女，以及有心脏、肾脏和肝脏疾病的患者 Vd 易发生变化，给药时需要调整剂量。

分压 Partial Pressures

Priti G. Dalal, MD, FRCA · Dmitri Bezinover, MD, PhD 郁庆 译 / 张晓庆 校

基础知识

▪ 概述

• 物质有 3 种状态:固体、液体和气体。不管它处于什么状态,都是由原子和分子组成的(分子理论)。

- 固体(药物和电解质)和液体(水):通过浓度梯度或差异扩散达到平衡。

- 气体:根据压力梯度或差异达到平衡。

• 气体的分压是指气体分子对壁(如肺泡麻醉回路、血管)产生的压力。

• 围手术期麻醉科医师与监护室医师用分压的概念来描述在空气(肺泡)中以及液体(血液)的气体分子。

▪ 生理

• 溶解在液体中的分子用"浓度"衡量一定容量中特定分子的数量或质量(如 mg/ml、g/L)。

- 在血浆和细胞外液中的分子在其浓度梯度的基础上达到平衡,药物和电解质以这种方式分布。

• 然而,在气体状态下的分子,具有高的动能、低密度和黏度,以及无限期扩展的能力。

- 因此,术语"浓度"不能用来描述气体。

- 相反,"分压"是用来描述特定气体分子的"量"或分布的。

• 分压体现体积和压力的概念。

- 体积描述分子占据的三维区域,无论是固体、液体和气体。

- 由于气体分子的无限膨胀,体积不能用来准确或完全地描述气体。

- 但是压力可以测量。封闭容器(特定的体积)中的气体分子对容器壁施加一个可测量的力。

• 分压是用来描述一个特定的气体"浓度"。

- 混合气体中,每种气体都对压力做出了"局部"的贡献,称为气体的分压。

- 这是分子对容器壁产生的压力的数值。

- 分压梯度驱动气体扩散实现平衡。

• 在肺泡和呼吸回路,每种气体均产生与其分子数相对应的压力。在血液中,气体分子在下面的状态中存在:

- 液体水平面上的气态形式。只有气体分子在其气态形式才能产生部分压力,扩散和平衡是依赖分压实现的。

- 根据它们各自的溶解度特性溶解。它们不产生压力,但与分子的气体形式平衡。

- 与物质(血红蛋白、蛋白质)的结合,不产生分压。

- 通过化学反应,转化为形成其他化合物,不产生分压。

- 在血液中的氧气和二氧化碳都是存在于上述所有的形式,但是它们通常用分压(气体形式)来测量和讨论。

• 溶解性影响溶解于液体(血液、脑脊液、水)中的气体的量。

- 溶解系数(λ)是在任何给定的温度,一个大气压(1 atm=760 mmHg)下气体溶解液于每毫升液体的量。

- 换句话说,气体的溶解度与溶液表面的气体的压力成正比。

- 增加分压迫使气体溶于溶液中。

- 这是碳酸饮料背后的概念。在压力下进行灌装,以增加溶解在溶液中的二氧化碳。因此,在开瓶时,液体表面的压力降低二氧化碳起泡。高压氧治疗也是以这种方式运作的。

• 温度影响溶于液体(血液、脑脊液、水)的气体的量。

- 增加动能,提高分子的运动,打破分子间的结合,从溶液中释出。

- 临界温度是一种气体不能被液化的温度,而不管被施加多少压力。这将导致增加所有气体的总压力(增加对容器壁施加的总作用力)。氧化亚氮的临界温度是 36.5 ℃。低于 36.5 ℃ 环境温度,氧化亚氮在气缸内以气体和液体的不均衡混合的形式存在。氧的临界温度是 -119 ℃。

• 分配系数描述物质的浓度在 2 个溶液中达到相互平衡的比值;它取决于气体在这两个溶液中的局部压力和溶解度。麻醉医师经常用这一概念,讨论挥发性药物(血气比、脑血比、脂肪血液比、油气比)。

• 氧气通过肺泡进入人体。在肺毛细血管动脉的血液摄取氧气,并将其运至组织与血红蛋白分子结合,或以气体或溶解的形式存在。

- 血红蛋白与氧结合形成氧合血红蛋白。每克正常血红蛋白分子的结合系数为 1.39 ml O_2/dl。

- 血液中氧溶解度。在 37 ℃ O_2 溶解系数为 0.003 ml O_2/dl/mmHg PaO_2。因此,一个正常的血气氧分压 100 mmHg 相当于 0.3 ml O_2/dl 的血液。这是根据亨利定律得出气体的溶解度。

- 氧的分压梯度从血氧分压 100 mmHg,到肺毛细血管下降,最终通过血液和组织到达细胞内的线粒体(PO_2 2 mmHg)。

- 溶解度和温度:温度升高导致气体分子动能增加,溶解度降低。相反,降低温度,降低气体分子的动能,增加溶解度。

- 饱和或离解曲线被用来描述血液中的氧气和二氧化碳。它用血液中的气体分子的浓度(Y 轴)对气体分子的分压(X 轴)来描绘。

▪ 病理生理

• pH、PaO_2 和 $PaCO_2$ 的变化通过作用于颈动脉和主动脉体化学感受器响应调节呼吸功能。低氧血症、高碳酸血症和酸血症,导致化学感受器的激活和受体发出信号增加;最终增加分钟通气量。对化学感受器的激活阈值是 PaO_2 < 80 mmHg、$PaCO_2$ > 40 mmHg 或 pH < 7.4。

• 吸收性肺不张:100% 的氧气管理设置下,近端阻塞,气道有塌陷的倾向。

- 肺泡空间主要由氧和氮组成。近端气道阻塞,肺泡气体沿其浓度梯度扩散到血液中。氮的扩散是有限的,其在血浆中的溶解度差,因此它仍然在肺泡空间(功能为"空间支架")。

- 吸入高浓度氧气和(或)氧化亚氮,氮气的"夹板"或"支架"作用丢失,肺不张发生。

• 氧化亚氮能膨胀,封闭空间。空气由氮气(79%)和氧气(21%)组成。氧化亚氮是不易溶于血液,并会迅速进入空气空间达到平衡状态。然而,氮气在血液中的溶解度是氧化亚氮的 1/20,慢慢扩散进入血液循环,达到新的平衡。因此,空气空间增加(例如,肠管扩张引起手术视野或关闭困难)和封闭的空气空间扩展可能是有害的(例如,气管插管套囊引起气管缺血、静脉空气栓塞扩大、气胸等)。

• 扩散性缺氧:当低 FiO_2 结合氧化亚氮吸入麻醉,肺泡氧分压可发生急剧下降。氧化亚氮血液从扩散进入肺泡,稀释供肺气体交换氧。

- 聚集效应：增加气体的浓度，增加肺泡的浓度和肺泡浓度的上升率（F_A/F_i）。
  - 如果吸入麻醉剂的50%被吸入肺循环，吸入浓度为20%，将导致在肺泡浓度为11%。
  - 如果吸入浓度增加到80%，肺的吸收50%不变，所得到的肺泡浓度将是67%。

■ 围手术期相关

- 计算缸内氧化亚氮的含量采用缸重量及阿伏伽德罗定律：
  - 1 mol氧化亚氮的分子量是44 g，一个满的氧化亚氮气缸重达3.4 kg。根据阿伏伽德罗假说：1 mol氧化亚氮的重量为44 g，1 mol氧化亚氮占22.4 L，因此3.4 kg（3 400 g）氧化亚氮将占据1 730 L（3 400 g/44 g×22.4 L）。

- 挥发器和高度变化：挥发器提供一定比例的饱和蒸汽压的新鲜气体流量。每一种有效的吸入麻醉剂都有不同的饱和蒸汽压力，独立于大气压力。
  - 在高海拔地区，大气压力降低（如丹佛，科罗拉多州）、特定的吸入性麻醉药的饱和蒸气压产生的压力占总压力的比例增高（达尔顿定律）。
  - 在低海拔地区，较高的大气压力（如死亡谷），蒸汽压力占总压力的百分比较小。给蒸发器设定的百分比输出减少。

- 肺泡气体方程可以测定肺泡气体的成分。

肺泡吸入的气体主要由氮气（79%）、氧气（21%）、二氧化碳（0.03%）和水蒸气组成。基于达尔顿和亨利定律，在760 mmHg的大气压力下：在干燥的空气中氧分压为0.21×760＝160 mmHg。

- 在一个大气压下，水蒸气完全饱和，水蒸气分压是47 mmHg。吸入水蒸气完全饱和的空气到达肺部的分压为$P_{atm}O_2 - P_{atm}H_2O$＝160-47＝113 mmHg。

- 在房间空气中的肺泡氧分根据肺泡气体方程计算：$PAO_2 = PiO_2 - (PaCO_2/R)$，$PAO_2$为肺泡氧分压，$PiO_2$为氧气在吸入气体中的分压，$PaCO_2$为动脉二氧化碳分压，R为呼吸商。

- 吸入氧浓度下肺分压可以计算：$PAO_2 = [(P_{baro} - P_{H_2O})(FiO_2) - PaCO_2/R]$。

- 血气分析：测量动脉或静脉血液中气体的分压，主要包括二氧化碳和氧气。气体在血液中的分压决定了气体可以溶解于血液中并附着于血红蛋白可提供给组织的量。α和pH稳态在其他地方充分讨论。

- 高压氧室有2个组成部分来增加氧气输送：增加静水压力和增加氧气压力。静水压力降低气泡体积，吸入氮气减少，增加了消除氮的梯度和减少远端组织中的缺氧。增加组织中氧分压是首要的治疗目标。在1.3个大气压，肺泡气方程如下：$[(760×1.3) - 47]×FiO_2 - (PACO_2/0.8)]$。

- 深海潜水员会遭受一种叫做"弯曲"的情况，如果他们不重新调整到较低压力的表面的话。深海潜水员潜入水中时呼吸压缩空气并受到高压，因此血液和其他组织中的氮溶解量增加。如果潜水员返回表面太快，氮气在血液中形成气泡，由于压力下降，变得不那么易溶。氮气泡会引起巨大的痛苦和死亡。为了缓解这个问题，人工呼吸的氧气和氦气的混合物被使用。氦气的溶解度只有氮的1/5。因此，有较少的溶解气体形成气泡。高压氧治疗是通过"增压"的气泡使之溶解到血液。

■ 公式

- 理想气体定律：$PV=nRT$。
- Boyle定律：$P_1V_1=P_2V_2$。
- Charles定律：$V_1/T_1=V_2/T_2$。
- 第三气体法则：$P_1/T_1=P_2/T_2$。
- 阿伏伽德罗定律：$V_1/n_1=V_2/n_2$。
- 达尔顿定律：$P_T=P_a+P_b+P_c$。
- 亨利定律溶解度：$P_i=k×C_i$。

❓ 临床要点

- 分压被定义为混合气体中某种气体对封密空间壁所产生的压力。
- 气体的溶解量由受气体分子、液体、气体的分压和温度决定。

分钟通气量 Minute Ventilation

Stephane Ledot, MD · Yoram G. Weiss, MD, MBA, FCCM　彭成为 译 / 张晓庆 校

🔋 基础知识

■ 概述

- 分钟通气量（minute ventilation，MV）是1 min内吸入或呼出的气体量。通过潮气量（tidal volume，V_T）乘以呼吸频率（respiratory rate，RR）计算：$MV=V_T×RR$。

- 在自主呼吸状态下，MV由脑干的呼吸中枢控制。
  - 中枢和外周的反馈机制调节MV，以运输充足的氧气至外周组织，以及从肺排出CO_2。
  - 静息状态下，正常成人，平均潮气量为500～600 ml（6～8 ml/kg），呼吸频率为12～22次/分。因此正常的MV是7～8 L/min。

- 全身麻醉下，患者可以自主呼吸，也可以机械通气。麻醉药对延髓呼吸中枢有剂量依赖性的作用，从而影响自主呼吸和术后患者的MV。

■ 生理

- 自主呼吸（spontaneously ventilating，SV）的患者通过延髓呼吸控制中枢严密调节MV。延髓呼吸中枢接受机械感受器、化学感受器、本体感受器、压力感受器传入的信息，还有大脑皮质的随意控制，以及体温的控制。

- 脑干呼吸控制中枢可分为：
  - 吸气中枢：传出神经刺激膈肌（膈神经）和肋间肌自发性和节律性收缩。
  - 长吸气中枢，位于脑桥，发出持续的冲动至吸气中枢，被呼吸调节中枢抑制。
  - 呼吸调节中枢，位于脑桥，发出抑制性冲动，限制膈肌收缩和过度扩张，对抗长吸气中枢发出的冲动，降低潮气量。呼吸调节中枢缺乏会增加潮气量和降低RR。
  - Hering-Breuer反射由位于小支气管和细支气管上的传入感受器组成，其被牵拉或非牵拉刺激激活。冲动由迷走神经传入至呼吸中枢。因此扩张动作抑制吸气，防止过度吸气。当呼气相开始时，受体不再扩张，冲动不再发出，然后吸气再次开始。
  - 呼气中枢：在正常安静状态下，呼气是一个被动的过程，通过膈肌和肋间外肌的放松，以及肺的弹性回缩完成，呼气中枢没有

主动参与。在"战斗或逃跑"状态下,呼气中枢刺激腹肌和肋间内肌收缩,产生强有力的呼气动作。

• 冲动传入至呼吸中枢。

- 化学感受器:功能是通过调整频率、深度和节律维持二氧化碳、pH、氧气平衡。中枢化学感受器位于延髓腹外侧(第四脑室表面),对脑脊液(cerebrospinal fluid, CSF)中pH变化敏感,给延髓呼吸中枢提供一个反馈信息。酸性 CSF 刺激化学感受器,增加MV,而碱性 CSF 抑制呼吸中枢。外周化学感受器细胞位于颈动脉体和主动脉弓,对动脉血中的 O_2 和 CO_2 浓度变化敏感,分别通过舌咽神经和迷走神经传递信息至呼吸中枢,反馈调节呼吸频率与次数,进而调节 MV。

- 压力感受器:最重要的感受器位于主动脉弓和颈动脉窦。动脉血压增加会引起反射性通气量降低或窒息。相反,低血压引起交感神经压力感受性反射。

- 本体感受器位于肌肉、肌腱、关节,感受运动。在"战斗或逃跑"状态下,这些感受器传递信号至呼吸中枢,增加呼吸频率和潮气量。

- 大脑皮质:自动控制表现为深慢呼吸。

- 温度:低体温状态,MV 降低:

○ 减弱突触传递。

○ 降低神经元传导速率,延髓腹外侧面尤其敏感。

○ 呼吸肌和运动神经元似乎不受低温影响。

• 通气:与 CO_2 之间的关系如下:

$$PaCO_2 = k(VCO_2)/V_A$$

其中,k 是恒定的校正单位($k = 0.863$),VCO_2 是二氧化碳的校正单位,V_A 是肺泡通气量。为维持内环境稳定,随着 $PaCO_2$ 升高或降低,V_A 相应地增加或降低。

• MV 由肺泡通气量和无效腔通气量组成。

- 肺泡通气量(V_A):在 1 min 内到达肺泡并参与气体交换的吸入气量。

- 无效腔量(V_D):不参与气体交换的吸入气量。由非呼吸气道无效腔量(呼吸性细支气管以上的气道仅起气体传导作用,不参与肺泡气体交换,又称解剖无效腔量)和没有气体交换的肺泡无效腔量组成。

妊娠注意事项

• MV 从妊娠很后快速开始递增,整个妊娠中期峰值超过正常水平的 50%。

- 为满足胎儿生长需要,氧气消耗量逐渐增加,到妊娠晚期,至少增加 20%。分娩期间,由于过度的心脏和呼吸工作负担,氧需求量进一步增加。

- 黄体酮通过降低呼吸中枢对 CO_2 阈值而

刺激通气,可能是主要的兴奋剂。

- TV 升高 40%,呼吸频率升高 15%。由于无效腔量没有变化,肺泡通气量在妊娠晚期增加大约 50%。

- 因为 MV 的增加超过 CO_2 产生,正常 $PaCO_2$ 降低至 32 mmHg。肾脏分泌碳酸氢盐增加,部分代偿了低碳酸血症,所以 pH 轻微增加(从 7.42 至 7.44)。

儿科注意事项

• 为满足生长发育增加的代谢需求,MV 增加。

- 在新生儿,氧消耗量是 4～6 ml/kg(成人是 2 ml/kg)。

- 新生儿 MV 是 200 ml/(kg · min),青春期 100 ml/(kg · min)。肺泡通气量也是成人的 2 倍。

- 肺泡通气量终身保持 7 ml/kg,主要通过增加 RR 增加 MV。在新生儿,RR 是成人的 3 倍(30 次/分),在青春期逐渐降至成人的次数。

- 早产儿因为呼吸控制中枢不成熟,会增加术后严重低通气量和窒息的风险。

老年人注意事项

在老年患者,尽管 TV 降低,但 RR 增加,所以静息状态下 MV 可以维持。这些改变是由于胸壁顺应性降低,以及中枢和胸壁及肺实质外周化学感受器功能改变引起。据观察,对低氧和高碳酸血症的通气反应降低 50%～60%。

病理生理

• 肺泡低通气量:正常从血液中持续清除 CO_2 依赖于充足的 MV。在肺泡通气量受到影响,或对 $PaCO_2$ 交换不充分的情况下,就会导致呼吸性酸中毒或呼吸性碱中毒。

• 肥胖性低通气综合征(obesity hypoventilation syndrome, OHS)或 Pickwickian 综合征:定义是肥胖(BMI > 30 kg/m²)和清醒状态动脉血高碳酸血症($PaCO_2 > 45$ mmHg)的联合,缺乏其他已知的低通气原因。虽然确切的机制未明,但推测与下列因素有关:

- 限制性通气障碍所致的呼吸反射受损:OHS 患者肺总容量、肺活量、功能残气量降低,并多有残气量增加,呼吸做功和气道阻力增加。

- 延髓呼吸中枢控制异常:OHS 患者缺乏代偿性增加通气量抵消肥胖造成的通气限制。相反,无 OHS 的肥胖患者通气反应增强。

- 神经激素异常:瘦素正常由脂肪组织分

泌,作用于呼吸中枢,刺激通气。在 OHS 患者,似乎瘦素缺乏导致低通气量。

• COPD:低通气量继发于多种机制。患者通常出现严重的气道阻塞,而且对低氧血症和高碳酸血症反应降低。在晚期或呼吸失代偿期,潮气量降低,呼吸频率增加,而且由于浅快的呼吸模式,呼吸做功增加。此外,由于疲劳和运动受限,膈肌功能受限,导致 V_D/V_A 增加。气流阻塞的患者由于无效腔量增加,通气不均匀。

◼ 围手术期相关

• 全身麻醉:

- 设备或仪器无效腔量增加,与临床低 MV 状态或儿科患者相关。为了避免高碳酸血症和酸中毒,采取相应措施降低无效腔量或增加 MV。

- 吸入麻醉药产生剂量依赖性和药物特异性效应,影响呼吸模式、对二氧化碳和低氧血症和气道阻力。最终效应是呼吸浅快,MV 净降低、$PaCO_2$ 增加。

○ 通过直接抑制延髓呼吸中枢降低潮气量(中枢效应),减弱肋间肌和膈肌收缩力(外周效应)。

○ 降低位于脑干腹侧前包氏复合体(pre-Botzinger complex)的活性,此复合体区域可能是呼吸节律产生的核心部位(呼吸起搏点)。

○ GABA 兴奋剂同时抑制吸气和呼气神经元。

- 静脉麻醉药:除了氯胺酮,丙泊酚、巴比妥类和苯二氮䓬类均通过增强抑制性神经递质 GABA 的效应而产生中枢神经系统抑制效应。这些药物阻止机械感受器传导至呼吸中枢并且激发生长吸气模式。它们也抑制 NMDA 受体而引起延髓呼吸神经元抑制。

- 阿片类药物产生剂量依赖性呼吸频率降低,伴随补偿性潮气量增加,高剂量时会导致窒息。机制主要如下:

○ 延髓呼吸中枢及前包氏复合体拮抗效应(μ 受体介导)。

○ 也会影响背外侧脑桥 Kolliker-Fuse 和臂旁核(呼吸调节中枢)。

• 椎管内麻醉:脊麻和硬膜外麻醉对肺功能(肺容量、静息 MV、无效腔量和分流量)影响较小。在高位阻滞下,由于腹部肌肉麻痹,吸气会受到影响。这种效应在伴有肺部疾病的患者更常见(例如,COPD),这些患者依赖辅助肌肉维持 MV。此外,椎管内(蛛网膜或硬膜外)应用阿片类药物会引起即刻的或延迟的呼吸抑制。

▪ 公式

- $MV = V_T \times RR$；MV 是分钟通气量，V_T 是潮气量。RR 是呼吸频率。
- $PaCO_2 = k(VCO_2)/V_A$；$PaCO_2$ 动脉血二氧化碳分压，k 是单位校正常数（$k=0.863$），VCO_2 是二氧化碳代谢产物，V_A 是肺泡通气量。

 临床要点

- MV 是潮气量与呼吸频率的乘积，正常成人为 7～8 L/min。
- 肺泡通气量是 1 min 内到达肺泡并参与气体交换的吸入气量。

- 挥发性麻醉药和静脉麻醉药，包括阿片类药物，对潮气量和呼吸频率有直接和间接的效应。
- 麻醉诱导和维持会引起 MV 产生生理和病理生理的改变，必须了解这些改变，并把重点放在维持充足的气体交换上。老年和妊娠的患者正常生理性呼吸模式的改变和肥胖及 COPD 患者相似。

辐射安全 Radiation Safety

Russell K. McAllister，MD ・ Bradley T. Dollar，MD　吕越昌 译 / 梁超 校

 基础知识

▪ 概述

- 医疗辐射暴露主要来自三个方面：诊断性放射检查、核医学中放射性药物的应用及放射性物质的治疗性应用。本章主要讨论与放射性检查有关的辐射。
- 随着术中透视和其他放射技术应用的增加，麻醉人员的辐射暴露逐渐增加。
- 麻醉科的疼痛医师越来越多地利用 C 臂机来帮助定位神经阻滞穿刺。
- 辐射暴露每天都在发生，如来自外太空的宇宙射线（坐飞机旅行时辐射较高）和天然存在的放射性物质（如氡气）。生活在高海拔或南北极的人比生活在海平面或靠近赤道的人暴露的宇宙射线更多。

▪ 生理

- 影响 X 线放射剂量的因素包括：患者体型、放射线角度、C 臂机的型号和辐射剂量。
- 患者体型：
  - 射线每穿过 5 cm 的软组织，辐射强度就会减弱一半。举例来说，一个人如果多 10 cm 厚的组织，就需要增加 4 倍的放射剂量才能获得相同的图像质量。
  - X 线检查的放射剂量是机器自动调节的，因而操作者察觉不到这些变化。
- 放射线角度。
  - 射线以斜角透过人体时，由于穿过的组织厚度增加，因而辐射剂量增大。
- C 臂机的型号。
  - 使用低 X 线球管电流可进行持续透视，实现实时动态观察。
  - 脉冲透视获得的帧数比实时透视（如每秒钟 7.5 帧或 15 帧）少，因而可减少患者的辐射剂量。
  - 高脉冲透视的剂量与持续透视接近。
  - 拍照得到的图像（如图像捕获）是利用与透视相同的图像链来获得的，但 X 线球管电流需从 1～5 mA 增至 300 mA。拍照图像的质量可满足大多数临床诊断的需要。
- 增加放大率。
  - 增加图像的亮度需增加放射剂量。
  - 对患者或操作者不会有很大的影响。
- 准直：将 X 线集中限制在感兴趣区域的过程。
  - 减少皮肤和组织暴露的面积，更容易分配皮肤辐射剂量。
  - 射线对人体的散射更少。
  - 较少的散射获得更好的图像质量。
  - 增强亮度自动控制，以增加透过皮肤的辐射剂量。

▪ 解剖

- 组织权重因子指发生辐射随机效应的不同可能性。组织权重因子越高，对辐射暴露器官产生危害效应的可能性越大（表 1）。

表 1　不同器官辐射暴露下的组织权重因子

器官	组织权重因子
性腺	0.2
骨髓	0.12
肺	0.12
胃	0.12
膀胱	0.05
胸部	0.05
肝	0.05
甲状腺	0.05
食管	0.05
骨表面	0.01
其余器官	0.05

- 其他的解剖相关问题。
  - 眼睛。过度暴露可致过早发生白内障（由于射线的位置关系，常见于 C 臂机操作者的左眼）。
  - 可影响妊娠期间正在发育的胎儿（尤其在妊娠早期器官形成时）。
  - 患者的皮肤。实际操作时，经常改变射线进入点可使皮肤暴露的面积更分散，从而减少某一区域被过度暴露的可能性。降低图像增强器，以尽可能靠近患者的皮肤，有助于减少射线的散射和增加 X 线球管与皮肤之间的距离。对于固定的透视机（球管固定在手术台下方，球管和皮肤的距离固定），降低图像增强器的位置也可减少皮肤的辐射剂量。

▪ 病理生理

- 在辐射暴露中存活的细胞随后可能会发生改变，会发生癌变效应或遗传效应，两者均为随机性效应。
- 随着辐射剂量的增加，随机效应（癌变和基因损伤）发生的危险性也升高；随机效应可在辐射暴露后很多年后发生，随机效应的发生没有阈值，具有不确定性，只是发生率增加（随机效应也被称为线性无阈值理论）。而且，一旦发病，其严重性和暴露的剂量无关。
- 非随机效应（确定性效应）。与随机效应不同，非随机效应在暴露和效应之间有密切的关系。非随机效应通常是在短时间内由非常大的辐射剂量引起的，数小时或数天内即有临床表现，如红斑、皮肤和组织灼伤、不育和放射病。
- 任何剂量的辐射都有可能导致遗传性 DNA 突变。女性一生中的全部卵细胞在出

F

生时即已生成。因此,应进行适当的辐射防护,以使危险性降到最小。

- 电离辐射的早期效应:是全身辐射的剂量依赖性随机效应,按如下顺序发生:
 - 血液系统(骨髓综合征)。
 - 胃肠综合征。
 - 中枢神经系统综合征(最大剂量暴露)。
 - 局部组织损伤(皮肤、性腺、四肢)。
 - 造血抑制。
 - 细胞基因损伤。
- 远期效应
 - 白血病。
 - 恶性肿瘤(骨髓、肺、乳房等)。
 - 局部组织损伤(皮肤、性腺、眼睛)。
 - 寿命缩短。
 - 影响遗传物质。
- 对胎儿影响。
 - 致死性效应可发生在受精卵植入子宫壁之前或植入即刻,也可发生在宫内发育的任何时刻,称为产前死亡或新生儿死亡。
 - 器官发育时辐射暴露可致先天性畸形(可累及多个器官系统,但最常见于中枢神经系统、骨骼系统和视觉系统)。
 - 儿童恶性肿瘤(白血病)。
 - 生长发育迟缓(子宫内或出生后)。
 - 子宫内辐射暴露的原子弹幸存者常见小头畸形和智力缺陷。

▪ 围手术期相关

- 可以通过以下措施减少辐射。
 - 减少患者和图像增强器之间的距离(散射更少)。
 - 减小有束流时间。
 - 准直(X 线关闭)。
 - 使用尽可能低的 X 线脉冲频率(大剂量参数设置可使辐射增加 10 倍)。
 - 减少图像捕获的次数(保留最后的图像)。
 - 需要时使用最低帧频的捕获(可变的帧率)。
 - 通过改变射线角度来改变皮肤的辐射剂量,以避免患者皮肤灼伤(可用准直)。
 - 尽可能少用放大。
 - 把 C 臂机的视野放在操作者的对面,减少上半身的暴露。
 - X 线穿过手术床时,如果将图像增强器置于患者上方,可减少 1/5 的辐射剂量(射线接触到患者会发生散射)。
- 减少操作者辐射剂量。
 - 铅衣。0.5 mm 的铅衣可使散射至躯干的辐射减少 95%,0.25 mm 厚的铅衣可减少

80%。如果背部也可能受到辐射,需要穿包裹型铅衣。
 - 甲状腺防护。
 - 定制的铅防护玻璃:5 mm 厚的玻璃可以阻挡 92% 的辐射,10 mm 厚的玻璃可以阻挡 99%。5 mm 和 10 mm 厚的普通玻璃分别可阻挡 30% 和 50% 的辐射。
 - 工作台桌裙。
 - 防护挡板。
 - 铅手套提供的保护最少,并且可能造成安全的假象:在 X 线下双手带铅防护手套,操作者可能会调大射线剂量(不要把双手放在射线束内)。
 - 尽可能站在离射线 6 ft(1 ft=0.304 8 m)远的地方。
- 监测操作者的辐射剂量。
 - 将铅衣外放射量测定器放在甲状腺颈围处,以监测眼部、甲状腺和头部的辐射暴露。
 - 铅衣内放射量测定器监测身体其余部分的辐射暴露。
 - 靠近射线的操作者带一个指环放射量测定器,以监测手部的辐射暴露。
 - 妊娠的操作者应该在铅衣内腰部水平另外带一个放射量测定器,以监测胎儿的辐射暴露,而且应该穿包裹型的铅衣,以防后背的辐射暴露。同时也需采取常规的预防措施。
- 推荐的剂量限值。为减少随机效应发生的可能性,国际放射防护委员会建议 5 年内的平均有效剂量限值为每年 20 mSv(mSv=毫西弗)。此外,5 年中任何一个单一年份中的年有效剂量不超过 50 mSv。妊娠女性腹部的剂量限值应该在 2 mSv 以内,以减少对胎儿的风险。

▪ 公式

- 等价剂量=加权吸收剂量的总和;不考虑不同器官放射敏感性的差异。
- 有效剂量=所有组织和器官加权等价剂量的总和。组织权重因子表示某器官对辐射所造成的全身危害的相对贡献率。
- 经验法则——离开手术床一步,辐射暴露降低 1/4。

▪ 图/表

辐射单位-有许多单位可以衡量辐射剂量和暴露剂量:
- 拉德:辐射吸收剂量。
- 雷姆:人体伦琴当量。
- 伦琴(R, r)。
- 西弗特(Sv):是衡量电离辐射有效剂量最

切合的单位,表示暴露于辐射的不同组织和器官的相对灵敏度。以西弗特为单位测量的辐射量称有效剂量。1 mSv=1/1 000 Sv。
- 各种放射检查的患者的辐射剂量:
 - 牙齿 X 线——0.005 mSv。
 - 胸部 X 线——0.1 mSv。
 - 乳房 X 线——0.4 mSv。
 - 腹部、盆腔 CT——15 mSv。
 - 腹部、盆腔 CT 平扫或增强——-30 mSv。
 - C 臂透视引导下操作——由于操作者和透视时间的不同,难以测量。

疾病编码

ICD9
- 990　辐射影响,非特指。

ICD10
- T66.XXXA　辐射疾病,非特指,初诊。
- T66.XXXD　辐射疾病,非特指,非初诊。
- T66.XXXS　辐射疾病,非特指,后遗症。

临床要点

- 通过使用防护板、增加距放射源的距离和减少暴露时间,以减少操作者的辐射暴露。
- 超声使用声波,无已知的危险性。
- 磁共振。患者和操作者暴露在快速变化的磁场和电磁辐射中。尽管被认为是安全的,但不能排除存在未知的生物效应。对装有起搏器、除颤器或其他植入装置的患者可产生危害。此外,邻近的铁质物体可能成为危险的弹射体。
- C 臂机的标准放置应为 X 线球管在下(靠近地面),图像增强器在上。C 臂机球管和图像增强器偶尔会颠倒,应及时发现和纠正,以减少操作者的辐射暴露和防护好患者。
- 铅衣应悬挂,不应折叠存放。折叠会导致铅衣出现裂缝,影响其屏障效果。
- 设备应进行日常维护,以确保设备工作正常和安全。
- 应避免在患者较多的地方进行 X 线检查(如苏醒室),以减少对其他患者不必要的辐射暴露。
- 麻醉科医师有时需在 CT 扫描时监护病情危重的患者。CT 扫描时的辐射剂量要大得多,因此操作者应采取尽可能多的防护措施(时间、距离和屏障)。
- 图像拍照(图像捕获)时 X 线球管电流明显增加,图像拍照相当于 20~25 s 的透视(尽管采用不同的技术有不同的辐射剂量)。

辅助供氧 Supplemental Oxygen

John J. Freely Jr. ・ Christopher A. Skorke 孙少潇 译 / 顾卫东 校

基础知识

■ **概述**

- 氧疗的主要目的是防止或纠正低氧血症和(或)组织缺氧。

- 有效快速的氧输送(oxygen delivery, DO_2)是救治重症或创伤患者的重要组成部分。心肌梗死、急性肺损伤、ARDS、肺纤维化、心源性肺水肿、氰化物中毒和一氧化二碳(DCM)吸入等疾病过程都需要辅助供氧。

- 一般而言,当成人、儿童和婴儿(1个月以上)吸气时的 $PaO_2 < 60$ mmHg 或 $SpO_2 < 90\%$ 时,需辅助供氧。对于新生儿,$PaO_2 < 50$ mmHg、$SaO_2 < 88\%$ 或毛细血管氧分压 < 40 mmHg 时需辅助供氧。

- 全身麻醉期间,需辅助供氧以防止由功能残气量(functional residual capacity, FRC)下降和肺换气不足引起的 PaO_2 下降。

- 供氧系统的选择取决于患者的临床状态和所需的氧浓度。患者对给氧的反应存在较大的个体差异。此外,辅助供氧的应用存在潜在的风险。应严密监测以避免高氧血症的不良影响。

■ **生理**

- 持续的氧气供应是正常细胞功能和有氧代谢的基础。

- 影响氧气从肺泡转移到肺毛细血管血液的因素包括肺泡 PaO_2、氧气在肺泡毛细血管膜的弥散能力以及肺泡通气和毛细血管灌注的匹配度。

- 吸入氧分压(PiO_2)等于一个大气压时的气压乘以氧浓度。吸入室内空气时的 PiO_2 可以计算如下:760 mmHg×0.21=149.7 mmHg。当吸入氧浓度(fraction of inspired oxygen, FiO_2)为 1.0 时,PiO_2 的计算如下:760 mmHg×1.0=760 mmHg。气体进入气道后被湿化,由于水蒸气(37 ℃ 时 P_{H_2O}=47 mmHg)的加入,吸入的氧分压降低。因此,PiO_2 的计算公式如下:$PiO_2 = [(P_{baro} - P_{H_2O}) \times FiO_2]$。

- 肺泡。吸入气与上次呼吸时肺泡内的残余气体混合。肺泡内氧被吸收的同时加入二氧化碳。

- 肺泡氧分压(PAO_2)可采用肺泡气体公式计算:$PAO_2 = PiO_2 - (PaCO_2/RQ)$。其中,

$PaCO_2$=动脉二氧化碳分压,RQ=呼吸商。吸空气时,$PaCO_2$ 大幅增加(>75 mmHg)可引起低氧血症($PaO_2 < 60$ mmHg),而吸入高浓度氧时则不会。

- PAO_2 也可将吸入氧浓度乘以 6 来快速估算,单位为毫米汞柱(mmHg)。例如,吸入氧浓度为 50% 时,PAO_2 等于 6×50 mmHg 或 300 mmHg。

- 压差。呼吸空气时,患者肺泡内的 PaO_2(约 100 mmHg)超过混合静脉血(40 mmHg)和线粒体(10 mmHg)的氧分压。这一压差是氧气从肺泡运送至组织的驱动力。

- 充分的组织氧合要求机体的氧含量和氧供大于氧耗。氧含量是否足够取决于动脉氧分压(PaO_2)和血红蛋白浓度是否正常。氧气输送至组织需要有合适的血容量、心率和心功能。即使氧含量正常,循环障碍或衰竭也可引起组织缺血和缺氧。

- 动脉氧含量(arterial oxygen content, CaO_2)是血液中溶解的氧气和血红蛋白携带的氧气总和,可采用以下公式计算:$CaO_2 = 1.34 \times (Hb) \times (SaO_2) + 0.003 \times (PaO_2)$。其中,Hb 是血红蛋白浓度,$SaO_2$ 是动脉血氧饱和度,PaO_2 是动脉血氧分压。正常 CaO_2 可达 20 ml O_2/dl。

- 氧供是指从肺部运送至微循环的氧气量,取决于心排血量(Q)和动脉血氧含量。心排血量、血红蛋白浓度和 SaO_2 中任一因素下降均可导致氧供减少。然而,当其中某一因素下降时,均可通过增加另外两项因素进行代偿,从而维持氧供的相对稳定。

- 氧耗可采用 Fick 公式间接计算:$VO_2 = Q \times (CaO_2 - CvO_2)$。其中,动静脉氧含量差代表外围组织摄取的氧量。氧供减少时,氧耗通常仍能维持正常,这是因为此时组织对氧的摄取增加(混合静脉血氧饱和度下降),即氧耗不依赖于氧供。氧供进一步下降至临界点以下时,氧耗与氧供直接相关。这种氧供依赖状态通常与细胞缺氧引起的进行性乳酸酸中毒相关。

- 供氧系统可根据其提供氧流量的能力和吸入的氧浓度进行分类。患者的依从性、是否有人工气道及其类型、是否需要湿化也是选择供氧方法时需要考虑的因素。

- 鼻导管内的氧气向鼻咽部供氧,同时与室内空气混合。

- 流量:1~4 L/min。

- 吸入氧浓度:0.25~0.4。浓度变化取决于患者的呼吸频率、潮气量和经口呼吸的程度。

- 优点:舒适,不影响进食和讲话。

- 缺点:最大吸入氧浓度较低,无法测得实际的供氧量。流量>4 L/min 可使黏膜干燥并引起患者不适。

- 注意:氧气应湿化。通常不建议新生儿和儿童的氧流量>2 L/min,因为高流量可致气道正压。

- 简易面罩无法与鼻、嘴密封。

- 流量:6~10 L/min。

- 吸入氧浓度:0.3~0.6。

- 优点:相对于鼻导管吸氧,简易面罩可提供较高的氧浓度。可用于经口呼吸。

- 缺点:不精确。

- 注意:重复呼吸可引起二氧化碳蓄积,有形成面罩内高二氧化碳的风险。

- 部分重呼吸面罩由一个简易面罩和一个储气袋组成。所谓部分是指患者呼出的部分潮气量进入储气袋。

- 流量:10~12 L/min。

- 吸入氧浓度:0.5~0.6。

- 优点:节省氧气,尤其在转运过程中。

- 缺点:缺少密封性和阀门,可混入空气。无法使吸入氧浓度达到1.0。

- 注意:如果氧流量不足以防止储气袋萎陷时,室内空气可从呼气孔进入面罩。

- 非重复呼吸面罩由一个面罩和一个带有两个阀门的储气袋组成。

- 流量:7~15 L/min。

- 吸入氧浓度:0.4~1.0,取决于流量。

- 优点:呼出气体从单向阀门排出,从而可以从储气袋中吸入的更高浓度的氧气。对于自发呼吸的患者,这种方法可较为可靠地提供高浓度的氧气。

- 缺点:密封不严,可混入室内空气。不能提供压力支持或 PEEP 通气。

- 注意:成功应用此面罩的关键在于有足够的氧气气流,吸气时储气袋可以保持部分充盈。

- 氧气头罩和氧气帐是密闭系统,主要用于需要长时间吸氧的婴儿和新生儿。氧气头罩是罩住婴儿头部的透明塑料圆筒。氧气帐是罩住婴儿头部和上半身的透明塑料帐。

- 流量:氧气头罩为 10~15 L/min,氧气

帐>10～15 L/min。

- 吸入氧浓度:头罩为0.8～0.9;头帐为0.5。

- 优点:与鼻导管和面罩相比耐受性好。

- 缺点:无法准确控制吸入氧浓度,无法实施正压通气。

- 注意:早产儿视网膜病变(retinopathy of prematurity, ROP)。

• 通气皮球通常用于供氧和辅助通气,需配合面具或人工气道使用,属于高流量固定性能的供氧系统。

- 流量:高流量。

- 吸入氧浓度:接近1.0。

- 优点:用于气管插管和机械通气患者的转运。某些情况下,面罩正压通气可代替气管插管。

- 缺点:不能测量压力。面罩正压通气可能会导致胃胀气,无法防止气道误吸。

■ 解剖

• 血液中氧气的运输有两种形式:①溶解;②与血红蛋白结合。

• 氧合血红蛋白解离曲线描述了PaO_2和血红蛋白之间的关系。

• 血红蛋白具有动态结合和释放氧气的能力,这种能力受pH、二氧化碳、2,3-双磷酸甘油酸、温度和胎儿血红蛋白的调节。在正常生理情况下,这一机制使得氧气被肺动脉摄取并在组织中释放。

■ 病因/病理生理

• 引起PaO_2下降的五个可能原因:

- 吸入氧浓度低。

- 肺泡通气不足。

- 弥散障碍。

- 通气/血流(V/Q)比例失调。

- 分流。

• 辅助供氧可延长静息$PaO_2 < 60$ mmHg的COPD患者的生存时间,还可中度改善呼吸困难患者的主观感受。但对慢性二氧化碳潴留的患者可引起肺通气不足。由于呼吸驱动力的改变,这些患者某种程度上依赖于相对低氧血症来驱动呼吸。此外,氧气介导的低氧性肺血管收缩作用的解除可导致更多的血液流向通气不良的区域,从而加重分流。这些患者的动脉氧分压升高至相对正常水平时,可引起严重的肺通气不足。

• 氧疗的患者可出现吸收性肺不张。高浓度氧气可将肺部的氮气(作为肺泡"填充气体")洗出,使通气不良的肺泡容易发生肺不张。肺毛细血管吸收肺泡内的氧气(吸收大于排出),导致肺泡萎陷。

• 氧中毒。长时间吸入高浓度氧可导致肺损伤,其毒性取决于吸入PaO_2和暴露时间。肺泡氧分压对肺毒性的影响比动脉氧分压更重要。通常认为,吸入100%氧气的时间小于24 h是安全的,但不应长时间吸入浓度大于50%的氧,否则可导致氧中毒。氧中毒是由于细胞内产生了高活性的氧代谢产物或自由基。这些代谢产物具有细胞毒性,它们可与细胞内的DNA、巯基蛋白和脂质发生反应。肺损伤难于和ARDS相区分。肺毛细血管膜透性增加,Ⅱ型肺泡细胞增殖导致毛细血管膜增厚。新生儿肺部氧中毒可表现为肺支气管发育不良。

• 早产儿视网膜病变是视网膜新生血管性疾病,常见于早产儿。开始时的高氧阶段可损害视网膜正常的血管化。视网膜对高氧特别敏感,因为脉络膜循环的血流量较高。之后,由于视网膜血管的氧需无法得到满足,视网膜进入缺氧阶段,导致低氧诱导因子和血管内皮生长因子释放。这些细胞因子导致"新生血管形成",视网膜至玻璃体异常增生。新血管形成可导致液体渗漏、出血、视网膜瘢痕形成,伴视网膜牵拉。严重时,视网膜牵拉可导致视网膜剥离和失明。

• 氧气是高度助燃剂,有可能引起火灾和爆炸。当具备燃烧三要素时(火源、氧化剂、燃料),必须非常谨慎(如剑突以上部位的手术,使用电刀等设备,患者需要镇静吸氧)。

■ 围手术期相关

• 氧储备的概念对于麻醉是非常重要的。呼吸暂停时,维系生命的氧交换中断,机体储备的氧被细胞的新陈代谢消耗。当储备耗竭时,即可发生缺氧和细胞死亡。

• 正常的氧储备限于肺部(功能残气量)、与血红蛋白结合以及溶解在血液中的氧气。功能残气量中的氧气是主要的氧储备。吸纯氧后,功能残气量中储存的氧含量远高于吸空气的患者。增加患者的氧储备可延缓呼吸暂停后低氧血症的发生,这是麻醉诱导前预给氧(或去氮)的生理基础。

■ 公式

• $PiO_2 = (P_{baro} - P_{H_2O}) \times FiO_2$。其中,$PiO_2$为与水蒸气混合后的氧分压,$P_{baro}$为大气压力,$P_{H_2O}$为气道内水蒸气的分压,$FiO_2$为吸入氧浓度。

• $PAO_2 = PiO_2 - (PaCO_2/RQ)$。其中,$PAO_2$为肺泡氧分压,$PaCO_2$为动脉二氧化碳分压,RQ为呼吸商。

• $CaO_2 = 1.34 \times (Hb) \times (SaO_2) + 0.003 \times (PaO_2)$。其中,$CaO_2$为动脉氧含量,Hb为血红蛋白浓度,$SaO_2$为动脉血氧饱和度,0.003为氧气的溶解系数。

• $DO_2 = Q \times CaO_2$。其中,DO_2为组织氧供,Q为心排血量。

• $VO_2 = Q \times (CaO_2 - CvO_2)$。其中,$VO_2$为组织氧耗,$CvO_2$为静脉氧含量。

❓ 临床要点

• 围手术期常需辅助供氧,以防因苯二氮䓬类药物、阿片类药物、吸入麻醉剂残余或神经肌肉阻滞剂引起的低氧血症。

• 有必要评估临床需求并熟悉各种供氧系统的特点。

辅助控制通气 Assist Control Ventilation

Daniel Castillo, MD · Sascha Beutler, MD, PhD 张骁 译 / 苏殿三 校

基础知识

■ 概述

• 辅助控制通气(A/C)又称辅助机械通气(AMV),是一种完全的机械通气呼吸支持模式,广泛应用于ICU。自主呼吸模式已经被证明可以减少肺不张和提高通气血流比值。

• 在这种通气模式中,通气可以由设定的频率或患者的自主呼吸触发,当患者启动一次自主呼吸时,就可以得到一次完全的呼吸支持。

• 这种通气模式可由完全机械通气(用于呼

吸暂停、昏迷或瘫痪状态的患者)转换到自主呼吸触发的辅助通气(用于存在自主呼吸的患者),并且这种模式转换自动发生而不需要改变通气设置。

- 辅助控制通气模式和其他通气模式一样,需要设置参数:吸入氧浓度、呼气末正压、压力控制或者容量控制、呼吸频率、触发模式(压力触发或者流量触发)、最大流量。

■ 生理

- 机械通气参数:机械通气基于运动方程,即在呼吸循环中,假定肺顺应性和阻力保持不变的情况下,压力、容量和流量持续改变。
- 通气控制的生理学基础:脑干呼吸中枢控制通气,信号下达至呼吸肌,呼吸肌收缩引起胸膜腔内负压,引起肺扩张,空气进入气道。
- 辅助控制通气模式的相互作用:在机械通气中,若患者启动一次呼吸,则通气被触发并辅助患者完成一次呼吸。
- 支持频率:当患者不能启动呼吸时,则按预先设置好的呼吸频率通气,即当患者的自主呼吸频率低于预先设置的某一频率,这种通气模式就起到支持的作用以保证安全。
- 患者触发和呼吸机触发的比较:不论哪一种触发模式,这种通气模式都是完全等价的,在持续性和重要性方面都相同。
- 自主呼吸的作用:与传统观念不同,辅助控制通气模式并没有完全抛弃自主呼吸的作用,因为通气仍然由患者的呼吸触发,然而这种模式减弱了自主呼吸的作用。因此减少了呼吸肌疲劳和浅呼吸,两者都可以导致肺不张和肺内分流。
- 设置:
 - 吸入气氧浓度:如同大多数通气模式,辅助控制通气模式也需要设置吸入气氧浓度。通常由 1.0 开始,以防止氧中毒和肺泡表面活性物质生成减少。
 - 呼气末正压(PEEP):在呼气过程中,PEEP 能够通过提高氧含量、肺容量(通过提高功能残气量)和肺顺应性减少肺不张;PEEP 也能够拮抗自主呼气末正压。在 ARDS 患者,它能够减少肺不张伤(肺泡周期性地塌陷和复张所造成的损伤)和容量伤。PEEP 开始一般设置为压力-容量曲线的拐点,然后向上调整至吸入气氧浓度<0.6时,能维持动脉氧分压。
 - 通气支持模式(容量控制模式或压力控制模式):若处于容量控制模式,则每次呼吸时输送的气量恒定,并以固定的流量输送(潮气量=流量×时间),此时气道压力不是固定的

而是取决于肺的顺应性和阻力,吸气时间=潮气量/流速。若处于压力控制模式,呼吸启动后一定时间(取决于吸呼比),气道压力达到预先设置的值,在患者启动的或者呼吸机启动的通气中,这个压力值都是相同的,在这种模式中,潮气量是不固定的,取决于肺的顺应性和阻力。对于 ARDS 的患者,潮气量应为 5～7 ml/kg,气道峰压应<30 mmHg。
 - 呼吸频率:有些呼吸机需要设置分钟通气量,由此呼吸频率=分钟通气量/潮气量。
 - 触发模式:麻醉机上有压力传感器,一般设置在−2 cmH₂O,然而由于这些传感器对呼吸造成了不必要的工作负荷,ICU 内使用的呼吸机已经用气流触发器取代了压力传感器。气流触发器能持续输送气体,当患者启动吸气时就会影响气流,呼吸机因此被触发。如果这种触发器过于敏感,患者就可能过度通气,若触发器不够敏感,患者和呼吸机就可能不同步。
 - 最大流速:以 L/min 为测量单位,一般设置为分钟通气量的 4 倍,这个参数被用作反应吸呼比。在成年人,开始通常选择 50 L/min,气道阻塞的患者可以选择更高的水平。如果流速过高,气体就以很高的气道压力被快速输送到顺应性好的肺组织(不是硬化的肺组织),而如果流速过小,相比于呼吸机预先设置的气量,患者就会需要更多的气体,并且呼吸机与患者的呼吸不同步。气道压力的增大意味着患者对通气的需求量超过了最大流速,呼吸机能够自动提高流速。
- 呼吸机通气的参数设置取决于患者的平台压、患者需要的吸入气流量和血氧的目标值。

■ 解剖

- 气管树起始于大气管,向下分叉大约 23 倍,形成肺泡囊,平均每个肺泡囊包含 17 个肺泡。
- 在正常成年人,肺气体交换的面积平均为 50～100 m²(大约为 3 亿个肺泡)。

■ 病理生理

- 呼吸衰竭:呼吸频率>35 次/分或<6 次/分,氧供足够的情况下氧饱和度<90%,潮气量<5 ml/kg,肺活量 <15 ml/kg,pH<7.20,PaCO₂>50 mmHg,在吸入气氧浓度为 1.0 的情况下,A−a 梯度>350 mmHg。
- 呼吸机相关的肺损伤:
 - 压力过高时可发生气压伤:导致气胸、纵隔气肿、皮下气肿和心包积气。
 - 吸气末容量过高时可发生容量伤:导致气

道压力伤和肺水增多,可以用 PEEP 逆转。
 - 剪切力损伤:肺泡表面活性物质减少导致能进行气体交换的肺泡减少或者肺泡塌陷,肺泡周期性地塌陷和复张导致肺泡剪切力损伤。
 - 生物伤:是指机械性因素或者生物性损伤诱发的炎症释放,细胞因子、补体、前列腺素、白细胞介素、蛋白酶和活性氧能够导致周围器官损伤。组织损伤可以由这些炎症介质所导致,也能由氧输送不足或者菌血症所导致。
 - 通气过度可导致严重的呼吸性碱中毒发生,尤其是在中枢神经系统功能障碍、发热或者败血症的患者,若通气周期过于频繁可设置警报。
 - 气体滞留可发生于气道阻塞性疾病或者呼吸频率过高的患者(呼吸频率过高导致没有足够的时间将潮气量完全呼出)。
 - 失用性肌肉萎缩患者在拔管前需要控制气道压力逐渐减小或者气体容量支持。
- 对心血管的影响:导致胸腔内压力增高。
 - 右心房静脉回流减少(前负荷)可导致潜在的心输出量减少,对于通气不足的患者这种影响非常重要,患者射血分数减少或者取决于前负荷而改变(心脏压塞)。
 - 可以通过提高透壁压(负值降低)降低左心室的后负荷。在左心室功能不全的患者,需要更大的吸气末负压来维持足够的吸气量(由于肺水肿导致肺容量和肺顺应性降低)。正压通气功能的原理就是提高胸腔内负压,从而使得透壁压负值减小。
- 已发现正压通气能够导致肾功能减弱(尿量减少和钠排泄分数降低)。
- 肝脏功能可由于心输出量降低、肝血管阻力升高和胆管压力升高而受到影响。

■ 围手术期相关

- 在手术结束患者还没有自主呼吸时,辅助控制通气模式可用于帮助快速脱机(肌肉松弛药抑制剂、通气量降低或者静脉麻醉药血药浓度降低)。患者可在辅助控制通气模式直接拔管或者在拔管之前调整至压力支持。
- 在没有自主呼吸的患者(应用神经肌肉阻滞药、阿片类药物),SIMV、AC 和 CMV 模式在分钟通气量方面没有差别。

■ 公式

- 气道运动方程:$P = V_T/C + R \times F$。
 - P 代表跨肺压,V_T 代表潮气量,C 代表顺应性,R 代表阻力,F 代表流量。

▪ **图表**

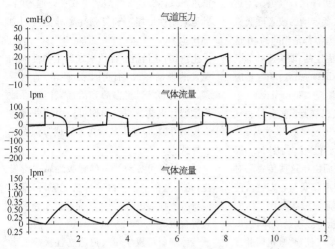

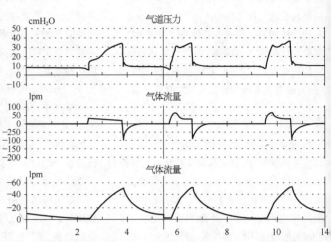

图1 潮气量导向辅助控制通气。左侧患者接受通气控制,呼吸频率为12次/分。右侧患者接受辅助通气,可观察到一个小的向下的偏曲,由患者自主呼吸引起。所有呼吸模式有相同的潮气量

图2 压力导向辅助控制通气。左侧,峰值流量为30 L/min,压力检测后续表现提示了患者轻微非同步。右侧,压力增大,按患者需求给予高峰流速。结果动力学增加表现为压力和通气波,代表了压力支持,而不是控制支持

临床要点

• A/C不会消除呼吸功,可降低呼吸功。

• 通气-控制呼吸、通气-支持呼吸及患者自主呼吸无缝连接。

负压性肺水肿 Negative Pressure Pulmonary Edema

Agnes Miller, MD · Kalpana Tyagaraj, MD   杨君君 译 / 张晓庆 校

基础知识

▪ **概述**

• 负压性肺水肿(NPPE)是一种罕见的疾病,公认的临床本质是并发上呼吸道梗阻在自主通气时产生胸内负压的结果。

• 肺水肿由于以下几种原因:

- 液体从肺毛细血管床"拉"到肺泡(Starling力),或;

- 对肺微血管膜的损伤由严重的机械应力产生,结果导致毛细血管液体的"泄漏"。

• 喉痉挛或牙关紧闭(通常在诱导或拔管)、会厌炎、肿瘤、肥胖、打嗝或阻塞性睡眠呼吸暂停可导致NPPE。

• 临床表现为通气和灌注困难(V/Q不匹配或分流),需要频繁的再插管和暂时通气支持。

▪ **流行病学**

发病率

• 在所有麻醉方法中:0.05%~0.1%。

• 拔管后喉痉挛或咬住气管插管(ETT):74%。

• 由于头大和颈部肿瘤导致的仅次于喉痉挛或梗阻的原始气道管理:26%。

患病率

在急性上呼吸道梗阻的积极干预后:肺水肿的发生率为11%。

死亡率

• 在未确诊的情况下,死亡率可以介于11%~44%。

• 如果及时诊断和治疗,则死亡率不到1%。

▪ **病因/危险因素**

• 病因:

- 喉痉挛。

- 咬住气管导管。

- 气道损伤。

- 上气道塌陷。

- 支气管阻塞。

- 误吸。

- 术后残余肌松作用(损害上气道肌肉松弛力量而保存呼吸气肌功能)。

• 患者特点:

- 年轻、健康、运动能力(在阻塞事件中有产生大的胸腔内负压力的能力)。

- 阻塞性睡眠呼吸暂停。

• 外科手术:

- 口咽手术,特别是肿瘤或其他潜在的阻碍性包块。

▪ **生理/病理生理**

• NEPE的发病机制是与因大力吸气以抗上呼吸道梗阻导致形成胸膜腔内高负压有关的。

• 2种不同的机制可以解释在气道梗阻中肺水肿的发展:

- Starling力:胸内负压高,液体从微血管中流出至血管间质。心源性肺水肿状态(充血性心力衰竭、液体超负荷)有一个类似的过程,但是由于正性毛细血管压力,将液体"推"出微血管。上呼吸道梗阻和用力吸气时,气管压力和下呼吸压力将明显减少

（成为更严重的负压）。胸膜间隙内的压力同等量的减少（变得更负）。肺血管的压力减少要少得多，从而增加了血管内部和外部之间的压力差，加速间隙液的形成。

- 由于严重的机械应力肺泡上皮细胞和肺微血管膜发生破坏，导致肺毛细血管通透性增加和蛋白丰富肺水肿（这类似于非心源性肺水肿状态、类似急性呼吸性窘综合征）。

- Starling 方程：$Q = K \times [(P_{MV} - P_{pmv}) - (\pi_{MV} - \pi_{PMV})]$。

○ Q ＝流体跨毛细血管净流量。

○ K ＝毛细血管通透性。

○ P_{MV} ＝在微血管静水压力。

○ P_{pmv} ＝毛细血管间隙。

○ π_{MV} ＝血浆蛋白渗透压在外周血管。

○ π_{PMV} ＝在外周微血管间隙的蛋白渗透压。

• 呼吸动力学：

- 肺水肿是液体在肺间质和肺泡内的病理性积累，对气体交换产生损害。

- 肺水肿导致 V/Q 不匹配，因为参与气体交换的肺泡减少。V/Q 失调的严重度与肺水肿的严重程度相关。

- 肺水肿导致肺顺应性下降，这会导致呼吸做功的增加。

■ 预防措施

• 用牙垫防止咬气管导管。

• 容易出现上气道阻塞的患者，考虑预防性放置口咽通气道或鼻导管。

• 用正压通气或琥珀胆碱治疗喉痉挛。

诊断

• 病史：自主通气患者发生急性上呼吸道梗阻。

• 症状和体征：发病可能发生在梗阻缓解后几分钟。可表现为如喘鸣、气喘、血氧饱和度下降或粉红色泡沫痰。

• 研究：心电图通常是正常的，但可能显示右心应变。

• 实验室发现：没有特异性。

• 影像学检查结果：外周或中央不对称的支气管周围浸润。

■ 鉴别诊断

• 心源性肺水肿。

• 神经源性肺水肿。

• 液体超负荷。

• 急性呼吸窘迫综合征。

• 非心源性肺水肿（如急性呼吸窘迫综合征）。

治疗

• 目标是保持上气道通畅和补充氧气。

• 考虑试用 CPAP 或压力支持作为插管替代的一个选择。无创呼吸支持的目的：

- 部分补偿了增加的呼吸做功。

- 改善肺泡补充以更好的气体交换。

- 减少左心室后负荷。

- 增加心输出量和改善血流动力学。

• 在严重的情况下，考虑重新插管。通气模式应该是类似于急性肺损伤所应用的模式，即小潮气量（6 ml/kg），增加的呼吸频率（14～18 次/分），并试图保持峰值压力小于 $30~cmH_2O$。

• 药物管理：

- 支气管扩张剂可用于治疗支气管痉挛，可能增加肺泡液清除。

- 利尿剂的使用是有争议的，可能不是必要的。

• 拔管标准：

- 确保肺水肿的解决。

- 一般拔管标准。

随访

• 一般情况下，一个好的结局是，24～48 h 早发现和早期应用支持措施。

• 如果负压性肺水肿发生在麻醉诱导时：

- 择期手术应推迟。

- 急诊手术应该在气道安全后进行。实施较小的潮气量，增加呼吸速率，保持低峰值压力。

疾病编码

ICD9

• 518.4　急性肺水肿，非特指。

ICD10

• J81.0　急性肺水肿。

临床要点

• 肺水肿可由心源性或神经性因素导致，造成液体超负荷或急呼吸窘迫综合征，以及气道阻塞导致负压形成。许多术后血氧饱和度下降的病例都可能由于未知的 NPPE。

• 这种形式的肺水肿通常是短暂的，具有自限性，通过维持通畅的上呼吸道和补充氧气容易解决。在短时间内可能需要机械通气。

• NPPE 后氧饱和度下降应与肺误吸和肺栓塞鉴别，这可能与严重的发病率和死亡率相关。

复杂性局部疼痛综合征Ⅰ型　Complex Regional Pain Syndrome Type Ⅰ

Andrew Fond, MD · Eric S. Hsu, MD　崔瓃 译 / 杨瑜汀 杨立群 校

基础知识

■ 概述

• 复杂性局部疼痛综合征（CRPS）Ⅰ型是一种慢性神经病理性疼痛疾病，曾经被认为是反射性交感神经萎缩（RSD），包括以下几点：

- 非特异性的末端疼痛。

- 无确切定义的神经损伤。

- 自主神经系统（ANS）改变：包括水肿和出汗改变，皮肤颜色及温度改变。

- 神经病理性疼痛体征：如强烈的灼烧痛、痛觉过敏和触诱发痛。

■ 流行病学

发病率

• 总计发病风险约为每年每 100 万人中有 5.5 人。

• 美国每年新发病例为 50 000 例。

• 骨折后发生率可至 1%～2%。

患病率

• 约每年 21/10 万。

• 统计的男女比例约为 3：1。

• 平均诊断年龄为 36～42 岁。

发病情况

• 永久性残疾：31%。

• 需要调整工作：28%。

▪ 病因/危险因素

- 压伤。
- 过度劳累和扭伤。
- 骨折。
- 外科手术,特别是创伤后。
- 可以在任何伤害后发展。

▪ 生理/病理生理

- 各种不同的皮肤神经支配。
- 在开始的损伤之后发生,与同样末端的无痛的对照区域或健康对照相比,C 纤维和 Aδ 纤维的密度在 I 型 CRPS 患者的受累肢体是降低的。
- 外周神经系统敏化。
- 在组织损伤后,受损区域基本传入纤维释放一些可以增加基础伤害感受器和增加对疼痛刺激的反应的神经肽,从而促进痛觉过敏和触诱发痛。
- 中枢神经系统敏化。
- 持久或强烈的伤害性刺激是由于组织损伤引起的脊髓背角的痛觉神经的兴奋性上升。
- 炎症调节。
- 局部、系统和 CSF 促炎介质升高。
- 系统抗炎因子减少。
- 中枢可塑性。
- 与未受影响的肢体对比,CRPS 影响的肢体在中枢躯体感觉皮质的代表区域的面积是减少的。
- 减少的躯体皮质定位与 CRPS 疼痛强度和痛觉过敏程度相关。
- 心理因素。
- 在膝关节置换手术后严重的术前焦虑可能对急性 CRPS 综合征有一定程度的预估和提示作用。
- 相对于非 CRPS 慢性疼痛,情绪激发对 CRPS 疼痛程度有很大的影响,可能与儿茶酚胺释放有关。

▪ 预防措施

- 研究显示注射降钙素可以降低脑卒中后偏瘫患者的 CRPS 概率。
- 在临床研究中发现维生素 C 500 mg/d 减少手腕骨折后 CRPS 的发生率。

诊断

- I 型 CRPS 是由病史和体格检查确定的临床诊断。临床医师会通过相关技术性检查明确诊断。

- 修正的 CRPS 临床诊断标准在 2007 年出版。
- 持续并且与刺激不成比例的疼痛。
- 用于临床时,患者必须至少有以下类别中的 3 种症状中的 1 种。
  - 感觉:感觉减退和(或)触诱发痛。
  - 血管舒张:不对称体温(>1 ℃)和(或)皮肤颜色改变或不对称。
  - 出汗、水肿:水肿和(或)出汗改变,或不对称出汗。
  - 运动、营养:活动幅度范围变小和(或)运动功能障碍,或营养性改变(头发、指甲、皮肤)。
- 在体格检查中必须有 2 个或以上下列类别中的至少 1 项体征:
  - 感觉:痛觉过敏证据(针刺)和(或)触诱发痛(轻触或温度感觉、深压、关节运动)。
  - 血管舒张:温度不对称的证据(>1 ℃)或皮肤颜色改变和(或)呈不对称性。
  - 出汗、水肿:水肿和(或)出汗改变或不对称出汗的证据。
  - 运动、营养:活动幅度范围变小和(或)运动功能障碍(无力、颤抖、肌张力障碍),或营养性改变(头发、指甲、皮肤)的证据。
- CRPS 的体征和症状是诊断的关键。
- 三相骨显像可以帮助显示亚急性期(达 1 年)骨质改变和吸收。然而,没有金标准可以进行辅助判断。
- 掌指关节和掌部关节病理性吸收被认为对 CRPS 特异性和敏感性都很高。
- X 线平片和 X 线骨密度显影。起疹和局部骨质脱钙只在 CRPS 慢性期观察到。
- 定量感觉检查热痛和震动阈值,可以帮助评估有髓鞘和无髓鞘传入纤维功能和功能障碍。然而,对于 CRPS 并没有特征性精神生理检查。
- 自主神经功能可由以下几点评估:
- 红外线温度测量:休息位时受累和正常肢体皮肤温度和控制的交感神经调节功能。
- 量化的催汗轴突反射试验(QSART)可以评估汗腺神经调节功能(出汗)反射循环。增长可以对水分流失定量测量。

▪ 鉴别诊断

- 创伤后神经痛。
- 糖尿病和其他小纤维神经病变。
- 神经卡压。
- 胸廓出口综合征。
- 血管供血不足。
- 感染,如蜂窝织炎。

- 雷诺病。

治疗

- 注重于在疼痛管理(药理学和介入治疗)、康复和心理治疗。
- 药物治疗。
- 三环抗抑郁药物(TCA)属于一线药物。虽然没有专门为 CRPS 的对照研究,但在多种治疗神经病理性疼痛症状中仍是被研究的最多的。阿米替林 10～75 mg 每天 1 次口服;地昔帕明 10～75 mg 每天 1 次口服。所有 TCA 都有相似的副作用,包括镇静和抗胆碱作用。
- 选择性 5-羟色胺再摄取抑制剂在神经病理性疼痛的治疗状况目前证据尚不足。
- 抗痉挛药物:如加巴喷丁和普瑞巴林,已被研究用于治疗疱疹后神经痛和糖尿病神经病变。加巴喷丁 900～3 600 mg 每天分 3 次口服,可以减轻感觉异常症状并减轻重度疼痛。或者可以使用普瑞巴林 150～600 mg 一天分 2～3 次口服。抗痉挛药虽然是治疗 CRPS 的一线药物,但其作用不被官方认可。副作用包括嗜睡、头晕和外周水肿。
- 阿片类药物:作为二线药物提供镇痛并促进功能恢复。与安慰剂相比,阿片类药物在神经病理性疼痛治疗中是有效的。在神经病理性疼痛和 CRPS 中对阿片类药物没有长期作用的研究。曲马多、硫酸吗啡和羟考酮在神经病理性疼痛治疗中的作用也被研究过。
- 非甾体类药物:在 CRPS 的作用没有被研究。它可以治疗轻到中度疼痛,在临床中作为二线药物治疗炎症和水肿。
- 皮质类固醇:口服泼尼龙 10 mg 每天 2 次可以用于 CRPS 急性期(<13 周)。
- 门冬氨酸受体拮抗剂:用于减少中枢敏感性。尽管氯胺酮已经在病例报告中提供了支持性结果,但对于 CRPS 治疗的理想剂量的控制研究有待解决。
- 可乐定:经皮使用可以减少突触前儿茶酚胺的释放。
- 5%利多卡因贴片:已被批准用于带状疱疹后神经痛,并尝试性用于 CRPS。
- 降钙素:100～300 U 每天滴鼻可能是有效的。氯膦酸盐 300 mg 或 aldrenoate 7.5 mg 每天静脉给药都显示对 CRPS 急性期疼痛、肿胀和活动范围受限有效。
- γ 氨基丁酸激动剂:鞘内给予巴氯芬至 450 μg 每天,可用于缓解 CRPS 相关的肌张力障碍。

- 介入治疗。

- 相比于低剂量（300 μg），高剂量（700 μg）的硬膜外应用，可乐定在 CRPS 中有更好的镇痛效果，但会引起镇静和低血压。硬膜外麻醉和（或）类固醇药物在Ⅰ型 CRPS 中效果尚未研究。

- 外周神经阻滞在Ⅰ型 CRPS 诊断或治疗中的作用不如在Ⅱ型中明显。

- 椎旁交感神经节阻滞：星状（颈胸段）神经节阻滞用于上肢，腰椎交感神经阻滞用于下肢，可以区分疼痛是交感调节或交感独立的。

- 静脉区域麻醉或静脉运用局部交感拮抗剂：联合应用止血带用于单独的肢体阻滞。局部使用时静脉给予胍乙啶、溴苄胺或利血平耗竭节后轴突的去甲肾上腺素。

- 硬膜外脊髓电刺激：在某些病人疼痛控制时有效。不能促进功能恢复。

- 化学松解术或射频神经消融：缺乏强有力的证据支持疗效。

- 手术交感神经切除术（4 级证据）：受伤后干预在 12 个月以内结果最好。然而，证明疗效和长期缓解疼痛作用的证据有限。

- 物理治疗和作业治疗对恢复和保持功能和维持运动范围是非常重要的（4 级证据）。

- 认知行为疗法（CBT）与物理治疗一起对 CRPS 的患者起效。

- 生物反馈技术为患者提供了一个生理功能相关的视觉和（或）听觉反馈，包括肌张力水平、出汗、四肢温度和脑电波型。它指导患者如何通过各种放松技术改变这些功能，包括渐进性肌肉放松、意向训练、膈肌呼吸和自主技术。

- 身心治疗：镜像疗法在部分 CRPS Ⅰ型病例中减少疼痛。

 随访

- 与相似的急性损伤但未发展为 CRPS 的患者相比，CRPS 患者受伤 5 年后仍有较严重的疼痛和功能障碍。

- 检查后 5 年约 33% 患者可能达到完全恢复。

- 导致预后不良的因素包括受影响的上肢和刺激性事件而不是骨折。

疾病编码

ICD9

- 337.20
- 337.21 上肢反射性交感神经萎缩症。
- 337.22 下肢反射性交感神经萎缩症。

ICD10

- G90.50 复杂的局部疼痛综合征Ⅰ型。
- G90.511 右上肢复杂的局部疼痛综合征Ⅰ型。
- G90.512 左上肢复杂的局部疼痛综合征Ⅰ型。

临床要点

- CRPS 的病理生理具体机制不完全清楚，但可能是多因素的，并与外周和中央敏化有关。

- CRPS Ⅰ型其他复合因素可能涉及遗传因素、炎症、交感神经改变和儿茶酚胺的作用，减少受影响的肢体在中枢躯体感觉皮层的代表和心理生理的相互作用。

- CRPS 的诊断没有标准诊断，目前其诊断是基于临床表现、体格检查。

- CRPS Ⅰ型囊括了多学科的治疗方法，其中及时诊断、疼痛管理、物理和作业治疗、功能恢复、心理治疗是关键。

- 介入性疼痛治疗在 CRPS Ⅰ型可能包括交感神经阻断，该技术包括用于评估脊髓电刺激的电极植入术和脑深部刺激（调节）的试验。

F

复杂性局部疼痛综合征Ⅱ型 Complex Regional Pain Syndrome Type Ⅱ

Farooq A. Qureshi, MD · Eric S. Hsu, MD 崔璀 译 / 杨瑜汀 杨立群 校

 基础知识

概述

- 复杂性局部疼痛综合征（CRPS）Ⅱ型是一种慢性疼痛症状，曾经被认为是灼痛感，包括以下方面：

- 肢端的外伤损害。

- 四肢的神经损伤，一般在初始创伤的远端。

- 自主神经系统（ANS）功能障碍可以引起营养改变（皮肤颜色、温度、头发和指甲生长，以及异常出汗）。

- 它与 CRPS Ⅰ型的唯一区别是Ⅱ型必须有明确定义的神经损伤。

流行病学

发病率

- CRPS Ⅰ型比Ⅱ型更常见。

- 在外周神经损伤之后：范围在 2%～14%（平均为 4%）。

- 在军事相关的神经根损伤之后：

- 男性＜34 岁：10%～15%。

- 男性＞34 岁：47%。

患病率

- 每 10 万人中约有 4 人。

- CPRS Ⅱ型通常发生于四肢。

- 男女比例为 1∶3。

病因/危险因素

可以发生在任何神经损伤之后，包括外伤、截肢、手术和区域麻醉。

生理/病理生理

- 疾病的发生机制是多因素的，包括以下几点：

- 皮肤的神经支配改变。

- 外周和中枢敏化。

- 炎症。

- 在大脑中改变的体感代表区域。

- 交感神经和儿茶酚胺功能改变。

- 遗传因素。

- 身心相互作用。

- 发病机制：刺激性损伤导致 C 纤维和 Aδ 纤维在受伤部位密度下降。受伤部位初级传入纤维可释放一些神经肽，这些神经肽可以引起基础伤害性刺激冲动发放，降低热痛和机械痛阈值。增加局部和系统促炎因子有 TNF-α、IL-1β、IL-2 和 IL-6。此外，系统抗炎因子 IL-10 减少。持续有害的神经传入导致有关 NMDA 受体的中枢敏化。

- 交感神经介导的疼痛（SMP），交感去甲肾上腺素能神经元和初级传入神经在外周的

耦联发生在受损神经部位或沿着受损神经。交感神经纤维释放的去甲肾上腺素可以激活或敏化传入神经元并引起SMP。交感神经元与疼痛感受(如机械痛和温度)传入神经元的耦联改变可能与在CRPS中的机械痛或冷过敏有关。

- 交感神经非依赖性疼痛:症状的后期对交感神经阻滞无反应基因。
- 遗传学:研究表明可能与血管紧张素转换酶基因(非MHC轴)以及HLA A3、B7、DQ1(06)、DR2(15)、DR13相关。
- 心理学:被广泛提出的假设"CRPS人格"并没有被目前的研究证明。在桡骨骨折并发生了CRPSⅡ型的患者,相比于未发生CRPSⅡ型的患者,没有心理图谱的改变。

▪ 预防措施

在有CRPSⅡ型病史并择期行患肢手术的患者使用区域麻醉和神经阻滞以避免病情暴发。术前或术后应立即定位,因为SMP一直是一个突出的问题。

⟨Ⱦ⟩ 诊断

- 国际疼痛研究协会(IASP)对CRPSⅡ型诊断标准如下:
- 在神经损伤后出现的持续的疼痛、触诱发痛和痛觉过敏,并不局限于受损神经分布的位置,疼痛程度与诱发因素不成比例。
- 在一定时间内出现水肿、皮肤、血流量变化,或疼痛区域异常的神经活动等表现。
- 有其他可以解释疼痛和功能失常的程度时,诊断就可以排除。
- CRPSⅡ型在有明确神经损伤的时候可以诊断。
- 诊断时是基于病史和物理检查的发现,没有金标准或试验肯定CRPS,但一些有用的辅助测试可以帮助诊断,如下:
- 脊髓电和神经传导功能检查可以帮助确诊为CRPSⅡ病史补充的明确的神经损伤。
- 骨三相显像对掌指关节或掌部关节病理性吸收的敏感性和特异性很高,但这些变化直到最后阶段才能看见。
- 定量感觉检查是一个标准化的精神物理测试,用来测试热痛和震动阈值,以帮助评估大神经纤维,有髓和无髓传入小神经纤维。
- 自主神经功能测试包括红外线测温、激光多普勒、红外线热成像法和定量催汗轴突反射试验。

▪ 鉴别诊断

- 外伤后神经痛。
- 糖尿病和其他小纤维神经病变。
- 神经卡压。
- 血栓性静脉炎。
- 深静脉血栓形成。
- 胸廓出口综合征。
- 血管供血不足。
- 感染,如蜂窝织炎。
- 神经瘤形成。
- 脊髓空洞症。

🔌 治疗

- 多学科的治疗,目的在于提供疼痛缓解、功能重建和康复治疗。这应包括药物治疗、介入治疗、神经调节、康复治疗和个体化疗法。
- 药物治疗效果比较主观,调节主要的神经症状,但缺乏随机对照试验。
- 三环抗抑郁药物(TCA):一线药物。尽管没有预后良好的证据,它们仍是在神经病理性疼痛中被研究最多的药物。所有的TCA有相似的副作用:镇静,神经信号传导阻滞,在已知有心律失常病史的患者中使用要谨慎。阿米替林10~75 mg口服,每天1次;去甲替林10~75 mg口服,每天1次;地昔帕明10~75 mg口服,每天1次。
- 抗抑郁药物(SNRI):一线药物。缺乏对照试验,但可用于糖尿病神经病变和纤维肌痛。度洛西汀30~120 mg口服,每天1次。
- 抗痉挛药物:尽管它们不是官方认可的治疗CRPS药物,它们仍被视为一线药物。副作用包括嗜睡、眩晕和外周水肿。加巴喷丁900~3 600 mg每天分3次口服,普瑞巴林150~600 mg每天分2次或3次口服。
- 非甾体类药物:二线药物,并没有被充分研究,但可以减轻炎症和水肿。
- 皮质类固醇药物:研究表明每天3次口服泼尼龙10 mg在CRPS急性期(<13周)有效。
- 阿片类药物:在术后痛和癌痛中有效。与安慰剂相比在神经病理性疼痛中使用阿片类药物有效。对阿片类药物在CRPS中作用没有长期研究。
- γ氨基丁酸激动剂:鞘内给予巴氯芬达450 μg每天可以用于CRPS相关的肌张力障碍。
- 双膦酸盐:氯屈膦酸钠300 mg(静脉每天

1次)或阿伦膦酸钠7.5 mg(静脉每天1次)可以改善CRPS急性期疼痛、出汗和肢体活动范围。
- 局部用药:二线药物或不被官方认可的药物在CRPS中使用。
  - 可乐定贴片用于疼痛和痛觉过敏的局部区域。
  - 利多卡因5%贴片用于受累区域,使用12 h后需停用12 h。
  - 双氯芬酸钠1.3%贴片用于受累区域,每天2次。
  - 辣椒素0.075%软膏每天1次。
- 介入治疗包括外周、轴索和交感神经阻滞。
- 外周神经阻滞:可以用于参与上肢或下肢的CRPSⅡ型的每个特定神经。如果不只一条外周神经参与,可以考虑臂丛阻滞。下肢的Ⅱ型CRPS不推荐任何神经丛阻滞。
- 硬膜外技术:在住院患者身上,可以采用持续硬膜外输注局麻药和阿片类药物辅助高强度的物理和作业疗法。与低剂量(300 μg)相比,高剂量可乐定(700 μg)在CRPS患者身上可极大地减轻疼痛,然而这与严重的并发症镇静、低血压相关。硬膜外类固醇药物注射在CRPS的治疗中还未被研究。
- 交感神经阻滞:如星状神经节阻滞和腰交感神经阻滞(4级证据),可以帮助区别是否疼痛有很强烈的SMP。85%的患者诉说有阳性急性症状,但更少的患者获得长期缓解。没有明确标准选择形状神经节和腰交感神经节阻滞的患者。
- 静脉区域麻醉:4级证据。静脉给予溴苄胺或利血平耗竭后轴突的去甲肾上腺素,用于止血带阻滞的单个肢体。
- 神经阻滞后达到平台期的患者可以考虑使用神经调节技术,包括高级介入治疗。
- 脊髓电刺激显示可以很大限度地减轻疼痛并改善功能状态,提高生活质量。
- 外周神经刺激:对CPRSⅡ型尤其有利,因为其有明确的神经损伤。
- 手术交感神经切除术:如果在损伤1年内预后很好。疗效的证据有限。
- 康复治疗包括:
- 物理治疗和作业治疗在试图提高功能和肢体活动范围上是很重要的(4级证据)。

 随访

预后研究:

- 相比于对照组的受同样伤但未发生 CRPS 的患者,5 年后 CRPS 患者有明显的疼痛和损伤的症状和体征。
- 33% 的患者在检查后可达到完全恢复。
- 预后最差的患者通常上肢受累,诱发因素为非骨折或肢冷因素。

疾病编码

ICD9

- 354.4　上肢灼痛感。
- 355.71　下肢灼痛感。

ICD10

- G56.40　非特异性上肢灼性神经痛。
- G56.41　右上肢灼性神经痛。
- G56.42　左上肢灼性神经痛。

临床要点

- 除了 I 型中常见的症状和体征,明确的外周神经损伤对于诊断 II 型 CRPS 是必要的。
- 明确的病理生理机制并不是完全清楚,但其可能是多因素的自然进程,并与导致交感神经的功能障碍、外周神经损伤后的中枢和外周敏化有关。
- 除了报告神经损伤,没有金标准诊断 CRPS II 型。诊断标准依赖于临床表现、物理检查和可用的测试的辅助。
- 治疗 CRPS II 型应立即着手,并以患肢功能完全重建为目标。这个目标在跨学科团队(包括疼痛治疗、物理和作业疗法、心理支持疗法)的帮助下可以最好实现。
- 介入治疗疼痛在 CRPS II 型可包括交感神经阻滞、诊断和治疗性外周神经阻滞、植入电极,用于外周神经刺激或(和)脊髓电刺激作为神经调节。

腹裂 Gastroschisis

Joel Stockman, MD · Swati Patel, MD　张毓文 译 / 张晓庆 校

基础知识

■ 概述

一般情况

- 腹裂是指脐旁腹壁 2~3 cm 缺损,有内脏从缺损处膨出的畸形,经常位于右侧,腹壁和被覆组织缺如。
- 发病机制尚不明确,以下 4 种因素可导致:
  - 怀孕第 4 周暴露于致畸因素下可导致胚胎间质细胞发育异常。
  - 羊膜破裂、脐带断裂或脐环闭合延迟,使生理疝形成。
  - 异常的右脐静脉导致间叶细胞分化受损,导致皮肤缺损。
  - 脐肠系膜动脉在宫内闭合导致腹部肌肉缺血萎缩。
- 处理包括外科手术,有两种闭合方式。
  - 延迟闭合(弹簧加压缝合)。弹簧管放置不需要全身麻醉,可在床旁完成;闭合术需要在手术室完成。腹壁内容物成功回纳后可在手术室进行延期闭合术(2~7 天)。
  - 一期闭合可能导致静脉回流受阻,引起腹主动脉、下腔静脉压迫从而引起继发性腹内压升高(腹腔筋膜综合征)。

体位

仰卧位。

切口

正中切口。

手术时间

取决于缺口大小,不超过 2 h。

预后

取决于粘连范围。

住院时间

约 45 天。

特殊手术器械

压力控制呼吸机。

■ 流行病学

发病率

- 新生儿发病率约为 4/万。
- 母亲年龄越小,发病率越高;女性 <20 岁高发。

患病率

男女比例为 1.5 : 1。

发病情况

- 腹裂新生儿存在显著的喂养延迟,可能需要更长时间的全胃肠外营养(TPN)。
  - 广泛肠切除术可能导致短肠综合征。
  - 肠系膜受压导致肠缺血,减弱肠吸收功能。
  - 手术延迟及腹筋膜室综合征预后差。

死亡率

目前生存率 >85%。延迟手术及腹筋膜综合征与不良预后相关。

■ 麻醉目标/指导原则

- 液体及热量丢失为原发病因。可以应用温热湿纱布或肠袋同时确保环境温度。
- 被挤出的肠内容物容易发生感染,因此需应用广谱抗生素。
- 在二期修复前可能出现通气受限,在减少膨出的内容物及一期手术期间肺功能残气量减少。
- 此外,一期缝合可能出现腹筋膜室综合征,必须加强护理避免此致命性并发症。

术前评估

■ 症状

- 密切监测酸碱平衡,可能继发呼吸系统并发症。
- 常见胃食管反流。

病史

- 产前 B 超检查确认疝出物。
- 常合并吸收不良及肠固着(继发于长期暴露于羊水)。
- 常存在胃食管反流。
- 是否需要术前气管插管取决于有无呼吸酸碱平衡失调及早产程度。

体格检查

- 脐右侧 <5 cm 疝出物。
- 肠道表现出不同程度的炎症及水肿。其取决于肠系膜缺血损伤程度及羊水暴露情况(其影响包括液体丢失及出血增多)。
- 明显的血容量减少。

■ 用药史

- 广谱抗生素。
- H_2 受体阻滞剂。
- 全胃肠外营养。

■ 诊断检查与说明

- 全血细胞计数(CBC)。

F

- 电解质。
- 分型：取决于红细胞容积及合并症，交叉配血 10～20 ml/kg。
- 动脉血气分析。
- 胸部 X 线检查（CXR）。
- 超声心动图。

■ **伴随的器官功能障碍**

- 罕见，可能与早产相关。
- 不到 4% 的新生儿存在先天性心脏病（最常见的是 PDA、ASD、VSD）。

 治疗

■ **术前准备**

术前用药

不需要。

知情同意的特殊情况

- 术后需要气管插管机械通气。
- 输血可能性不大，但如果合并症有提高输血的可能，则需充分告知输血风险。

抗生素／常见病原体

应用广谱抗生素预防腹腔感染。

■ **术中监护**

麻醉选择

- 一期手术选择全身麻醉。
- 新生儿监护室（NICU）内术后气管插管机械通气者予以镇静（氯胺酮或芬太尼、咪达唑仑）处理。
- 椎管内麻醉（硬膜外或骶麻）有助于减少肠外露；它有利于小腹裂者早期拔管。对于术后需要气管插管机械通气镇静数天的患者，可能是不需要的。

监测

- 常规 ASA 监测上下肢指脉氧饱和度，评估腹部闭合后下肢灌注情况。
- 动脉置管用于连续动脉血气分析监测，评估有无腹筋膜室综合征。
- 留置导尿管便于液体治疗。
- 外科中心静脉置管用于术后 TPN 治疗。此外，可通过监测中心静脉压指导液体治疗及确保腹部闭合后静脉快速回流。
- 如果没有中心静脉置管，必须在外科手术前建立静脉通路（至少一条通畅静脉）。
- NICU 内脐动脉或静脉置管监测血压及血容量。如果管道在手术区域附近，在腹部闭合后必须拔除管道。术前需与外科医师充分沟通。

麻醉诱导／气道管理

- 通过胃管进行胃肠减压可减低误吸风险。同时可以减少肠扩张，从而提高腹部闭合成功率。
- 建立快速静脉通道。必要时面罩通气。需根据患者情况调整用药；没有严重合并症需快速苏醒患者可应用丙泊酚。存在先心病患者需要应用依托咪酯或氯胺酮及其他麻醉剂。可应用罗库溴铵或琥珀胆碱（应用琥珀胆碱前需排除危险因素）。
- 放置不同型号气管导管；当外露肠切除腹部闭合后需保证充分泄露。气道压力取决于外露肠体积及肺部疾病（20～30 mmHg）。气管带管放置后需满足气道压变化必须低于 30 mmHg（超过此压力可能造成气道黏膜缺血）。

维持

- 吸入麻醉药。避免使用会引起肠扩张的笑气。空氧混合气体使氧饱和度＞90%，降低早产儿视网膜病变风险。
- MAC。相比之下，小儿与成人需要较高的 MAC 不同，新生儿 MAC 需求量更低（少 25%）。
- 阿片类药物联合吸入麻醉药（避免血压过低）。术中维持应用大剂量麻醉剂如芬太尼（5～15 μg/kg），尤其是不需要拔管时。
- 肌松剂利于闭合腹腔。
- 术中通气。关腹时监测吸气峰压（PIP）及潮气量（TV）。PIP 或 TV 升高、氧饱和度降低可能提示患者不能耐受腹部闭合。最大允许 PIP 取决于肺部疾病和早产程度，需避免气压伤；全麻过程中，应避免 PIP＞25 mmHg。此外，传统通气不能满足时可考虑使用高频振荡通气。连续血气监测可更好地帮助气道管理。
  - 循环高容量。一期闭合时可能需要 10～200 ml/（kg·h）液体，取决于外露肠管长度。
  - 液体复苏时应用等张液或胶体液。
  - 所有液体输注前加温，通过各种途径确保体温正常。此外，术前房间温度需在 70～72 ℉（$℉=\frac{5}{9}℃+32$）。
  - TPN 或含糖液需减半，防止术中高血糖，因此需密切监测术中血糖。
- 通过导管监测腹内压有助于外科医师了解患者是否耐受腹部闭合，压力需＜20 mmHg。前负荷减少、下腔静脉压迫或尿量减少可提示腹内压增高。

拔管／苏醒

- 大多数新生儿尤其是巨大腹裂患者，术后需常规通气 24～48 h。
- 小腹裂患者可考虑术后立即拔除气管导管。同时需考虑患者情况、相关疾病、血流动力学情况及术中情况。

 术后监护

■ **床旁护理**

NICU。大多数新生儿需要术后机械通气 24～48 h。

■ **麻醉**

- NICU 应用氯胺酮或阿片类药物。
- 初期闭合者予阿片类药物单独或联合苯二氮䓬类药物。
- 可能需要硬膜外麻醉或骶麻。

■ **并发症**

- 消化系统感染（坏死性小肠结肠炎）、机械通气、创伤等。
- 术后肠梗阻。
- 腹筋膜室综合征，可阻止内脏血流，引起肠缺血坏死。
- 长期肠外营养继发肝损伤。
- 肾灌注减少继发高血压。

■ **预后**

常见长期肠道并发症（如肠扭转不良、肠扭转、肠梗阻、胃食管反流）。

疾病编码

ICD9

756.73 腹裂。

ICD10

Q79.3 腹裂。

临床要点

- 不同于脐疝，腹裂是单纯的缺损。
- 麻醉管理中液体治疗是关键，因为暴露的肠腔内存在大量的不显性液体丢失。
- 腹壁闭合后需密切监测呼吸系统功能变化。

腹腔干上/肾动脉上腹主动脉瘤修补 Supraceliac/Suprarenal AAA Repair

Ali R. Abdullah, MBchB • Ibetsam Hilmi, MBChB, FRCA 孙少潇 译 / 顾卫东 校

 基础知识

■ **概述**

一般情况

- 动脉瘤是指血管的永久性扩张,直径超过正常值的 1.5 倍,其形状可呈梭状或囊状。
- 腹主动脉瘤(abdominal aortic aneurysm, AAA)可以在肾动脉上方(肾上)或下方(肾下)。与肾下腹主动脉瘤修补术相比,肾上腹主动脉瘤修补术对以下因素的影响更大:
  - 血流动力学影响。
  - 失血。
  - 脊髓损伤的风险。
  - 肾功能不全。
  - 血管腔内修复术转开放性手术。
- 分离和暴露动脉瘤后,给患者肝素化。在动脉瘤远端阻断主动脉,然后在肾动脉上方阻断主动脉。移植血管缝合完成后,检查近端和远端的血管吻合有无出血。
- 与手术医师商量后行肝素拮抗,每 100 U 肝素给予鱼精蛋白 1 mg。
- 尽管某些情况(如血管内没有足够的放置支架的部位)仍有开放性修补的指征,但目前更常选择血管腔内修复术。开放性修补术可伴有:
  - 30 天死亡率增加。
  - 并发症发病率较高:住院时间较长,术后肺、心脏和肾脏并发症较多。
  - 输血量增加。
  - 术后镇痛需求增强。

体位/切口

仰卧位,上腹部切口。

手术时间

- <6 h。
- 可能需阻断主动脉 30~60 min。

术中预计出血量

- >250 ml。
- 常见手术并发症:出血、凝血功能障碍、长时间主动脉阻断以及内脏损伤。

住院时间

- 开放性修补术:5~10 天。
- 动脉瘤破裂的住院时间可能更长。

特殊手术器械

- 自体血回输仪。

- 快速输液装置。

■ **流行病学**

发病率

- 每 10 万人中可有 5.9 人存在腹主动脉瘤。
- 由于暴露于危险因素以及主动脉顺应性下降,发病率随着年龄的增长而增加。
- 在美国,白种人男性发生腹主动脉瘤比黑种人男性更常见。

患病率

- 50 岁以下人群:<1%。
- 70 岁人群:>5%。

并发症

急性破裂、截瘫、术后脓毒血症、呼吸衰竭、肾功能障碍、心肌梗死、心力衰竭。

死亡率

男/女死亡率比例为 4/5。

■ **麻醉目标/指导原则**

- 有多种合并症的患者围手术期需要多科医师协作管理。
- 提前处理较大的血流动力学波动,调整好血压和心率,维持重要脏器的灌注。
- 采取措施保护肾功能。
- 脊髓的保护措施包括远端主动脉灌注、脑脊液引流、全身或局部降温。

 术前评估

■ **症状**

- 常无症状。
- 腹部疼痛是常见的主诉。
- 急性破裂时可出现严重的急性腹痛和(或)出血性休克。

病史

- 发现合并疾病。危险因素包括吸烟、高血压、高脂血症、家族史、年龄、糖尿病。
- 病因包括动脉粥样硬化(90%)、遗传性疾病(如马方综合征)、创伤、炎症或慢性主动脉夹层的后遗症。

体格检查

高血压、腹部或背部下侧压痛、腹部触及搏动性肿块、腹部听诊可及震颤音。

■ **用药史**

β 受体阻滞剂。通过降低血压和心率,可

有效降低主动脉壁的切应力,从而可能降低动脉瘤破裂的发生率。此外,术前应用 β 受体阻滞剂可减少大血管手术的并发症和死亡率;目前尚未明确 β 受体阻滞剂的最佳给药剂量、特定的药物、用药持续时间和目标心率。

■ **诊断检查与说明**

- 电解质、肾功能、血红蛋白、凝血功能检查。
- 腹部超声检查、CT 扫描,以诊断和监测动脉瘤大小。
- 心脏评估:心电图、应激试验。高危患者或应激试验提示存在缺血时,应行冠状动脉造影。

■ **伴随的器官功能障碍**

周围血管疾病、冠状动脉疾病、肾功能不全、慢性阻塞性肺病、糖尿病、病态肥胖、短暂性脑缺血发作或既往有脑血管事件。

治疗

■ **术前准备**

术前用药

- β 受体阻滞剂,根据心率调整剂量。
- 抗焦虑药、镇痛药。
- 开始使用他汀类药物。

知情同意的特殊情况

- 同意使用血制品。
- 术后可能需保留气管插管,有可能发生脊髓损伤和心肌事件。
- 如果没有相关禁忌证,签署放置硬膜外导管同意书。放置硬膜外导管时如有损伤,可能需要推迟手术(术中肝素化)。

■ **抗生素/常见病原体**

头孢唑林 1~2 g,静脉给药;如果对头孢菌素过敏,可选用其他广谱抗生素。

■ **术中监护**

麻醉选择

- 气管内插管全身麻醉。
- 如果凝血试验在可接受的范围内且抗血

F

小板治疗没有禁忌,开放性手术可放置硬膜外导管。当 INR>1.5 时,可考虑行椎旁阻滞。

监测

- 标准 ASA 监测。
- 两路粗的静脉通路。
- 动脉置管:建议诱导前放置。
- 放置中心静脉导管,作为静脉通路并监测 CVP。
- 根据合并症情况决定是否放置肺动脉导管和食管超声心动图(transesophageal echocardiography, TEE)。
- Foley 导尿管
- 运动诱发电位(motor-evoked potential, MEP)评估脊髓前部的灌注。
- BIS 监测麻醉深度。

麻醉诱导/气道管理

- 应行控制性慢诱导,以确保在喉镜暴露和气管插管过程中有足够的麻醉深度,减少高血压和心动过速反应。
  - 选择起效快速和作用时间短的药物(如艾司洛尔、硝酸甘油)。
  - 当患者存在误吸风险时,仔细权衡快速序贯诱导的风险(高血压、心动过速)与受益。
- 肌松。诱导后通常先记录运动诱发电位基线水平。如果需要且又没有禁忌,可应用琥珀胆碱。此外,也可选用短效的非去极化肌松药,但用前需与外科医师和神经监测团队沟通和讨论。
- 术后硬膜外镇痛有一定的优点。通常需等主动脉阻断解除且血流动力学稳定后,才开始硬膜外给药。

维持

- 吸入或静脉平衡麻醉;如果需行运动诱发电位监测,应避免使用肌松药。
- 主动脉阻断:
  - 前负荷:静脉血再分布后,前负荷增加。
  - 后负荷:阻断后升高,肾下阻断时后负荷增加更明显。阻断部位上方的血管可代偿性扩张。左心室功能障碍的患者较难耐受后负荷增高(张力增加、心肌耗氧量增加)。如果处理不当可导致心肌缺血和左心室衰竭。应采用血管扩张药积极处理(硝普钠、

尼卡地平、丙泊酚)。
  - 心率:可出现反射性心动过缓。
  - 心脏正常时,心肌收缩力将增加;有心脏疾病的患者可能无法进行代偿。
  - 外周血管阻力:阻断部位远端的外周血管阻力增加以维持灌注。血管扩张药物可影响远端的灌注压。
- 主动脉开放:释放和激活大量的生物活性介质(如促炎性细胞因子、一氧化氮),导致全身血管舒张、相对低血容量和心肌抑制。
  - 前负荷:血液填充扩张的动脉床,使前负荷降低。开放前应进行扩容。
  - 后负荷突然下降。必要时,主动脉阻断开放前数分钟可预先静滴或推注去氧肾上腺素或去甲肾上腺素。
  - 心肌收缩力:下肢缺血部位产生的代谢产物可损害心肌收缩力,必要时可应用正性肌力药物。
  - 高碳酸血症、酸中毒和缺血性代谢产物可增加肺动脉压力。
  - 应反复监测动脉血气,以诊断和治疗因内脏灌注不足引起的乳酸酸中毒、低钙血症或其他电解质紊乱。
- 由于肋间动脉侧支和腰动脉(尤其是根髓大动脉)的解剖变异较多且无法预测,可使脊髓血供中断,从而导致脊髓缺血。
  - 术前放置腰椎脑脊液引流。引流脑脊液可增加脊髓灌注(取决于平均动脉压-CSF压力/硬膜外静脉压)。
  - 主动脉阻断前后各给予甲泼尼龙 30 mg/kg,可改善对脊髓的保护作用。
  - 缩短阻断时间至<30 min。
  - 下肢运动诱发电位可间接反映脊髓灌注情况。
  - 其他策略:维持较高的全身动脉压、较低的全身静脉压、充分的右心静脉回流,纠正酸中毒,避免缺氧。
- 凝血功能障碍。会导致(或由于)手术出血过多、术中肝素化、输注较多自体回收血(清洗和处理过程丢失凝血因子)。
- 肾保护。维持稳定的血流动力学、足够的血容量和心肌收缩力。主动脉阻断前可给予甘露醇 0.5 g/kg,输注碳酸氢钠和非诺多

泮/多巴胺。但它们的效果仍存在争议。

拔管/苏醒

- 避免拔管/苏醒时交感神经兴奋。
- 拔管/苏醒时持续给予抗高血压药物,确保在拔管前充分镇痛。如果留置了硬膜外导管且患者血流动力学稳定,可开始硬膜外给药。
- 应尽快评估神经功能。

⚡ 术后监护

■ 床旁护理

ICU。

■ 镇痛

- 气管插管的 ICU 患者可能较难滴定镇痛药的剂量。
- 术后继续行区域阻滞,只有不存在凝血功能障碍征象[监测血栓弹力图和(或)INR、PTT 及血小板计数]时方可拔除硬膜外导管。

■ 并发症

- 低血压可能是腹腔或腹膜后出血的征象。
- 存在冠心病、慢性阻塞性肺疾病、慢性肾功能不全等合并症时,术后管理可能更加复杂。
- 并发症包括心肌梗死、神经功能缺陷、脊髓缺血、肾衰竭、败血症、呼吸衰竭和呼吸机依赖。

疾病编码

ICD9
- 441.4 腹主动脉瘤未提及破裂。

ICD10
- I71.4 腹主动脉瘤,未破裂。

❓ 临床要点

保护心肌、肺、肾和中枢神经系统的灌注。术后肾衰竭的发生率达 12%~31%,是早期死亡的最常见原因。

腹腔会阴联合切除术 Abdominoperineal Resection

Vijaya Gottumukkala，MB，BS，MD，FRCA　王苑 译 / 王祥瑞 校

 基础知识

▪ 概述

一般情况

• Ernest Miles（1869—1947）在 20 世纪 30 年代设计出治疗直肠癌的根治方法，包括切除肛门、直肠和部分乙状结肠，以及广泛会阴、淋巴清扫。

• 腹腔会阴联合切除术（APR）目前限用于需要切除直肠的情况、病变累及括约肌复合体或肿瘤位于直肠下 2/3 部分。如果保留肛门括约肌则无法进行足够的肿瘤清除，这个需要永久性直肠造瘘。

• 腹腔镜下的 APR 和前下段切除术（LAR）目前最常使用。LAR 是保留括约肌的改良技术。

体位

• 改良截石位。

• 如有需要则取头低足高位。

切口

腹部和会阴正中切口。

手术时间

5～10 h。

术中估计出血量

500～1 500 ml。

住院时间

7～10 天。

特殊手术器械

• 2 个放器械的桌子（腹部和会阴部器械）。

• 长的骨盆器械，U 形装置。

• 输尿管扩张器的细胞检查。

▪ 流行病学

发病率

• 结肠癌是排名第 4 的普通癌症，在所有癌症致死的疾病中占第 2 位（10%）。

• 2003—2007 年，诊断结肠癌的中间年龄是 70 岁。诊断发现约 20% 的患者有远部转移。

• 5%～10% 的结肠癌患者有家族结肠癌综合征，另外 15%～20% 有家族史倾向。

• 结肠癌风险随着年龄增加（90% 的患者＞50 岁），和进食大量的红肉和动物脂肪相关。

• 阿司匹林、非甾体抗炎药（NSAIDs）和 COX-2 抑制剂被报道具有对抗结肠癌的作用。

患病率

• 至 2007 年 1 月，美国大约 1 112 493 例男性和女性患者有结肠癌和直肠癌病史。

• 2005—2007 年出生的男性和女性中 5.12% 被诊断出结肠癌和直肠癌。

• 尽管切除范围很大，局部癌症的复发率高。

死亡率

• 1999—2006 年美国 5 年生存率是 65%，高危人群是 20%。

• 对于女性结肠癌患者，激素替代治疗可以有效地降低死亡率。

▪ 麻醉目标/指导原则

• 患者群是由病理变化以及合并症（年龄、吸烟、糖尿病、高血压、动脉粥样硬化、冠状动脉疾病、营养不良）转归而来。完善术前合并症是为了更好地促进术后恢复。

• 维持组织氧供，灌注以及体液。患者术前 1～3 天提供清淡的无渣流质饮食，并且进行肠道准备（使用泻药、灌肠，整个肠道通过鼻饲管灌入生理盐水、聚乙二醇电解质灌洗液或者甘露醇）。

• 有效的镇痛药（开放手术使用硬膜外）。

• 术后拔管。

• 在高级监护室行 48 h 术后监护。

 术前评估

▪ 症状

• 症状取决于肿瘤的大小和位置。

• 排便习惯和粪便形状改变。

• 直肠或下腹部疼痛，大便点状出血点，低位胃肠道出血，便血和里急后重。

• 根据病理过程表现为急性或者慢性疾病（克罗恩病、溃疡性结肠炎）。

病史

• 肠道炎性疾病（克罗恩病、溃疡性结肠炎）、遗传性结肠癌（家族腺瘤息肉病、Gardner 综合征、Peutz-Jegher 综合征、青少年息肉病和遗传非息肉性结肠癌）。

• 仔细评估结肠癌和直肠癌的并发症、合并症、营养和功能状态。

体格检查

• 炎症性肠病的全身体征。

• 贫血，体重减轻，未知原因的发热。

• 腹壁和（或）结肠内瘘管形成。

• 检查发现直肠、乙状结肠明显团块。

▪ 用药史

• IBD 治疗：止泻、对氨基水杨酸盐（5-ASA）、糖皮质激素、免疫抑制剂（咪唑硫嘌呤和 6-巯基嘌呤、环孢素）、抗生素和止痛药物。

• 患者近期在术前或者计划在术后完成辅助放化疗。

• 治疗结肠癌的化疗药物有 5-氟尿嘧啶（5-FU）和四氢叶酸。伊立替康或者奥沙利铂用于转移性疾病。

• 合并症的用药（抗高血糖、抗高血压、抗高胆固醇药物、阿司匹林等）。

▪ 诊断检查与说明

• CBC、PT/PTT、肌酐、前清蛋白和肝功能检查（LFT）等。

• 电解质检查：如果用了利尿药、ACEI 或存在肾功能不全应监测电解质水平。

• 结肠镜检查：肿瘤的位置、大小和数量。

• CT 扫描：肿瘤的位置、大小，直肠旁和血管浸润情况，腹膜和肝脏转移情况。

• 其他检查：TEG、心电图、胸部 X 线片（CXR）、超声心动图、运动试验、肺功能检查（PFT）等。

▪ 伴随的器官功能障碍

• 出血或者隐性失血引起的贫血。

• 转移：腹部疼痛（肝大）和肝脏转移引起的肝功能不全；骨转移引起的骨骼疼痛；腹腔转移引起的腹水；膀胱功能不全，骶骨或者坐骨神经病变，骨盆转移引起阴道流出物或者出血。

• 肥胖、营养失调。

• 肠道炎症以及相关后遗症。

• 年龄相关的发病率：糖尿病、高血压、冠状动脉疾病。

治疗

▪ 术前准备

术前用药

• 需要镇静药和镇痛药。

• 减少胃内容物容积，可以加用中和胃酸的

药物。

- 持续用药(抗生素、抗炎药/免疫抑制剂、抗高血压药、抗心律失常药及其他)。
- Alvimopan用于治疗术后肠道功能恢复是一种趋势。

知情同意的特别情况

- 输血的知情同意。
- 放置硬膜外导管用于术后镇痛的知情同意。
- 术后插管及重症监护可能的知情同意。

抗生素/常用病原体

- 预防性使用头孢替坦或者头孢西丁;对头孢菌素类过敏可以使用甲硝唑加上氨基糖苷类药物。
- 革兰阴性需氧菌和厌氧菌。
- 机械性肠道准备可以减小排泄物体积,但是不能降低粪便含菌量。

▪ 术中监护

麻醉选择

- 全麻气管插管。
- 硬膜外置管:用于术后镇痛时需要排除禁忌证,预先检查药物清单(草药、氯吡格雷、低分子肝素或者其他影响凝血功能药物),术前PT/PTT、INR检查或者其他先进的凝血功能测试(TEG、PFA)。术后用于预防血栓的常规DVT(肝素5 000 U,皮下注射,每日2次)不是硬膜外置管的禁忌。

监测

- 标准ASA监测。
- 有创动脉监测:脉冲式血压监测,收缩压变异性(SPV)用于评估血容量的状态,抽血用于实验室检查。对于高危患者可以诱导前放置动脉导管。

- 2路大孔径的静脉通路用于液体复苏治疗。中心静脉导管适用于外周静脉差或者术后需要全胃肠外营养(TPN)的患者。
- 导尿管:输尿管扩张管在术前放置好,用于术中识别输尿管。

麻醉诱导/气道管理

标准诱导技术和程序为了维持血流动力学稳定,同时预防饱胃。

维持

- 避免使用一氧化氮。空气-氧气混合气体,吸入气氧浓度(FiO_2)=0.5,用于识别氧气流出。
- 持续硬膜外给局麻药/麻醉药混合物可以用于整个手术过程的镇痛。
- 可能需要置入经鼻胃管。
- 容量:APR主要过程是复杂肠道切除术;出血可能是碰到骶前静脉丛。另外,还有隐性液体丢失。应该密切监测血容量状态以维持器官灌注。
- 外科医师可能会使用靛蓝和胭脂红染料来排除输尿管损伤,这将会降低氧饱和度读数。
- 监测血糖、血清电解质、动脉血气(ABG)、活化凝血时间(ACT)和其他凝血指标。

拔管/苏醒

- 标准拔管指征。
- 术后通过硬膜外导管拔出的感觉-运动试验和检查硬膜外穿刺的位置来判断疗效及并发症。

⚡ 术后监护

▪ 床旁护理

- 48 h高级监护室或者重症监护室。

- 需要有创的血流动力学监测来指导液体容量及血制品输入。

▪ 镇痛

- 硬膜外:依照ASRA指南维持或者移除硬膜外导管。
- 硬膜外禁忌或者腹腔镜手术可以使用静脉多模式PCA。

▪ 并发症

- 腹腔内脓肿,切口感染(10%),吻合口漏(15%)。
- 术后肠梗阻。
- 输尿管、下腹部或者骶旁神经丛损伤。
- 术后发热和白细胞增多不常见。
- 心脏不良事件(低血压、高血压、心律失常、缺血、梗死和慢性心力衰竭)。
- 老年患者术后谵妄。
- 硬膜外穿刺部位感染或者血肿(非常罕见)。

▪ 预后

- 广泛切除术后30%的患者复发。
- 进行性的直肠癌患者最好的预后方案是术前放化疗、手术最大范围的切除(margin free)和术中局部放疗。

❓ 临床要点

- 大型肠道切除术术中需要血制品和液体复苏。
- 存在体位和手术相关的神经损伤疾病。
- 患者发生晚期的DVT。

腹腔镜 Laparoscopy

Colin Bauer, MD · Judith A. Turner, MD, PhD 彭生 译/张晓庆 校

🦶 基础知识

▪ 概述

- 腹腔镜是指胸部、腹部、骨盆和(或)颈内微创手术。采用向生理腔内充入二氧化碳(CO_2)[如气腹(PPN)],以方便外科可视化和操作。关节(关节镜)和膀胱(膀胱镜检查)的可视化可以用流动液体扩张来进行。
- 患者体位取决于手术。常见的体位包括

侧卧(肾切除术)、仰卧(阑尾切除术)、头低足高位(前列腺)和(或)倒倾(胃旁路手术)。
- 通常需要2~5个切口插入多个端口、套管。然而,某些手术可通过单个切口来执行(如阑尾切除术)。
- 手术时间取决于患者之前的手术史和不同手术各自特定的时间长短;简单的手术(如胆囊切除术和阑尾切除术)一般<1 h。
- 每年有超过200万例腹腔镜手术。

▪ 生理

- 通常是用气体注入腔隙,液体也被用于一小部分的手术(关节镜检查、膀胱镜检查)。
  - 二氧化碳是最常用的气体,因为它无色(增强可视化),价格低廉,不可燃,并且在血液中可溶度高(减少静脉空气栓塞的风险)。
  - N_2O和氧易燃,增加手术室火灾风险。
  - 空气和氦气在血液中的溶解度降低,而且

更容易造成气体栓塞。

- 气腹的生理作用：
 - 心脏：使前负荷减少，后负荷增加（继发于去甲肾上腺素），心输出量降低。气腹可能与迷走神经反射和（或）心跳停止相关，此时应立即使用阿托品和格隆溴铵。
 - 呼吸：功能残气量（FRC）下降，肺顺应性下降，PaO_2 下降，并因为气腹导致的膈肌和腹部器官向头端移位使吸气峰压增加。
- 头低足高或头高足低位被用来通过重力作用使肠等器官离开手术部位，改善手术部位视野。
- 头低足高位的生理作用：
 - 心脏：增加静脉回流和心输出量。缓解一些气腹导致心脏不良影响。
 - 呼吸：FRC 降低，肺顺应性和动脉血氧分压降低，膈肌和腹腔内容物因重力作用向头端移动导致吸气峰压增加。
- 头高足低位的生理作用：
 - 心脏：静脉回流减少（下肢静脉淤积造成）和心输出量减少。
 - 呼吸：FRC 和肺顺应性增加，通过促进膈肌和腹腔内容物向尾端移位降低吸气峰压力。一定程度上，可以减轻气腹对呼吸的不利效应。

■ 病因/病理生理

- 与腹腔镜手术相关的死亡率比较罕见，估计为 1/万。
- 与腹腔镜手术相关的并发症发病率通常

和气腹的形成、高碳酸血症的生理效应和（或）套管针（Trocar）的置入（腹膜外腔隙或空间充气发生率约占腹腔镜手术的 2%）有关。

- 气腹设备导致的迷走神经反射或心跳停止。
- 二氧化碳静脉栓子：气腹针或套管针直接置入血管导致的 CO_2 栓子（和 28% 的死亡率相关）。可表现从亚临床低氧血症、严重低血压、心律失常，甚至心搏骤停。
- 因膈肌刺激导致的肩部疼痛（$C_3 \sim C_5$ 支配）。
- 高碳酸血症。如果每分通气量没有相应地增加，CO_2 气腹可导致高碳酸血症。随之而来出现呼吸性酸中毒。
 - 心肌收缩力降低。
 - 心律失常。
 - 肺血管收缩。
 - 高钾血症。
 - 颅内压力降低。
- 穿孔：放置气腹针或套管针导致的器官或血管意外穿孔。
 - 血管损伤是致命的并发症（高达 15% 的死亡率）；气腹针或套管针进入大血管可导致危及生命的出血，是转为开腹手术的指征。
- 气胸/气肿：
 - 风险因素包括气腹压力 >15 mmHg，手术持续时间 >200 min，膈膜或胸膜有先天性或后天性缺陷。
 - 症状包括高碳酸血症、气道压力增加和血

流动力学不稳定（张力性气胸）。
 - 处理包括气腹的释放；若血流动力学不稳定，必要的情况下放置胸腔引流管。
- 皮下气肿：
 - 风险因素包括气腹针在皮下组织，气腹压力 >15 mmHg 和（或）外科手术的持续时间 >200 min。
 - 表现出有捻发音，$EtCO_2$ 增加和呼吸性酸中毒。

■ 围手术期相关

- 腹腔镜手术的优点：
 - 改善外观效果。
 - 恢复时间短。
 - 疼痛减少。
 - 失血减少。
 - 肺部并发症减少。
 - 伤口感染的发生率较低。
 - 肠道功能恢复快。
 - 最大限度地减少应激、炎症和代谢反应。
- 腹腔镜检查的相对禁忌：
 - 颅内压增高。
 - 低血容量。
 - 严重心脏病（冠心病、瓣膜病、心肌病）。
 - 严重肺疾病（慢性阻塞性肺疾病、限制性疾病）。
 - 凝血功能差。
- 住院时间长短不一，简单的手术可以作为门诊手术处理。

■ 图/表

表 1　腹腔镜手术对重要器官的影响

		气腹	气腹+头低足高位	气腹+头高足低位
心				
	前负荷	↓	↓	↓（血液聚集在下肢）
	后负荷	↑		
	心输出量（CO）	最初 ↓（源于前负荷减少）	↑（源于前负荷增加）	↓（源于前负荷减少）
	心率	如果出现低血容量或高碳酸血症导致的交感兴奋时 ↑		
	心律失常	交感反应、pH 异常、迷走神经反射或心搏骤停时可以发生		
	平均动脉压	↑	↑	↓
肺				
	FRC	↓	↓	↑
	顺应性	↓	↓	↑
	吸气峰压	↑	↑	↓
	PaO_2	↓	↓	↑
	$PaCO_2$	↑		
	pH	↓		
肾				
	GFR	↓	↓	↑
		↓	↓	

临床要点

• 腹腔镜手术的并发症包括气胸、气肿、高碳酸血症、低血压、皮下气肿和（或）损伤肠管、输尿管、血管或其他器官。

• 妊娠注意事项：腹腔镜手术是在妊娠前期3个月最常见的外科手术。妊娠期间可以安全地进行全身麻醉腹腔镜检查，但应考虑予以胎儿监护。

• 老年患者要考虑：老年患者用 $ETCO_2$ 估计二氧化碳分压不太可靠。老年患者基础肺泡无效腔量增加，腹腔镜和头低足高位时加剧。

• 小儿患者要考虑：考虑使用带套囊气管插管。气腹导致的腹压增加导致气道峰压增加。

腹腔神经丛阻滞 Celiac Plexus Block

Nina Singh-Radcliff，MD　杨博宇 译／陆秉玮 校

基础知识

概述

• 腹腔神经丛（CPB）常用于内脏疼痛传入纤维的阻滞或神经松解术以治疗上腹部疼痛。最常见适应证为胰腺癌，也可用于其他腹部肿瘤个别及良性疾病（如急、慢性胰腺炎）。

• 在某项研究中，1 周时疼痛完全缓解比例达 85%；3 个月时持续缓解达 50%～90%。侵袭性肿瘤浸润至腹膜或周围脏器，以及新疼痛途径的再生可阻碍神经阻滞的持续时间。

生理

• 腹腔神经丛是支配大部分消化道的神经节及神经纤维网的聚集处。

• 它包含支配上腹部脏器的自主传出神经纤维，以及从远端食管到横结肠的内脏交感传入纤维。

解剖

• 位于腹腔，约 L_1 平面，腹主动脉前方，膈肌脚下方。

• 围绕腹腔动脉及肠系膜上动脉根部。

• 神经丛包含几个外观类似淋巴结的神经节。腹腔神经节组成神经丛的"中部"，有 1～5 个不等，大小也不等（0.5～4.5 cm），位置在脊柱相当于 T_{12} 底到 L_2 中部的水平。腹腔神经节上部在穿过膈肌脚后汇入了内脏大神经（交感神经），而下部汇入内脏小神经。

• 除了交感神经纤维，它也接受一部分右侧迷走神经纤维（副交感神经）。

• 次级神经丛从腹腔神经丛发出或相连：膈、肝、胃上、肾上腺、肾、肠系膜上、腹主动脉、肠系膜下。

病因／病理生理

• 胰腺癌为 CPB 最常见的适应证。胰腺肿瘤可通过浸润或牵拉神经，侵犯内脏器官以及堵塞胰管等方式引起疼痛。当肿瘤累及胰头时，神经松解术更有效。肿瘤增殖和转移的晚期患者预后不良。治疗选择少，预期寿命短，以及胰腺癌中使用阿片类药物的局限性使 CPB 成为多种治疗方案中的有效组成部分。

• 其他腹部肿瘤如胃癌、食管癌、结肠癌、胆囊癌以及肝转移和胆管癌也可能为适应证。胰腺癌中，新的疼痛传导路径形成或肿瘤生长可限制长期疗效。

• 对于慢性与急性胰腺炎，CPB 尚存争议。反对者认为 CPB 不能长期缓解疼痛和其潜在的副作用限制了它的使用。拥护者认为 CPB 可改善生活质量（改善食物不耐受，体重减轻，阿片类药物使用），但是只是暂时的效应。

• 并发症：

－低血压。交感神经的阻滞使得血液集中流向内脏血管及血管床，以预充补液（500～1 000 ml 晶体）预防，适当监测（术中术后）以及治疗可以缓解其影响和后果。老年人、体弱者、急性或慢性脱水患者可能更容易发生低血压。

－神经损伤及截瘫。可能发生于神经松解剂蔓延至躯体神经、神经根动脉痉挛导致的脊髓缺血或脊髓针刺损伤。临床表现不一，或短暂或永久，严重程度也不一（从前腹壁感觉丧失至截瘫）。

－气胸发生率占 CPB 的 1%。当出现指脉氧饱和度降低、呼吸困难或气促时应高度怀疑。

－腹泻是由于副交感神经活动无抗（交感神经阻滞）。高达 60% 患者常在 36～48 h 会发生自限性腹泻。

• 进针位置不佳，同时有其他疼痛传导途径、解剖变异、局麻药剂量不足或者由于肿瘤或瘢痕组织包绕主动脉而无法在腹腔神经丛位置注射都会导致阻滞失败。此外，解剖毗邻关系变异（腹水、脏器肿大、大块肿瘤、肥胖）、放疗后改变、术后改变、腹膜种植和手术夹干扰也可降低神经松解术的成功率。长期阻滞失败可能见于肿瘤局部延伸并涉及其他疼痛传导纤维途径。

围手术期相关

• 如果怀疑存在凝血功能障碍，当 PT/INR 和 PTT 正常时，必须停止抗凝。

• 监测。标准 ASA 监测，如果给予镇静剂或阿片类药物，应用鼻导管或面罩辅助吸氧。避免在俯卧位过度镇静。过度镇静也影响神经松解术前对局部麻醉注射有效性的评估。

• 影像学。影像引导用以确定针头尖端位置以及注射神经松解剂前进针至最后位置。最常用 X 线、荧光透视或 CT 辅助。

• 局部麻醉。在神经松解术前，可行局部麻醉以达到诊断和判断预后的目的，并确认疼痛是由内脏介导的通路的一部分。大多数医师在同一天实行这 2 个步骤，不改变针的位置。可用 0.5%～2% 利多卡因（10～15 ml）或布比卡因 0.125%～0.25%（10～15 ml）。

• 后入法。有 2 种技术：深部内脏神经阻滞（SNB）或者精确腹腔丛阻滞（CPB）。两者在临床效果和潜在的并发症上几乎没有区别。虽然它们都利用经皮穿刺针在 T_{12} 水平进入，但针尖相对于膈肌脚的位置不同（SNB 在膈肌脚后，CPB 在膈肌脚前）。这

种方法的选择由两者适应证和潜在的并发症决定。CPB 可能对于缓解继发于胰腺肿块的内脏腹痛更有效,它还有单侧施术需要的治疗剂较少,局限在动脉前区蔓延的优点。SNB 易发生的并发症包括截瘫(由于神经松解剂蔓延至神经根)、气胸、肝脏损害或肾脏损害。

- 膈肌脚后的 SNB。定位 L_1 棘突后,在两侧距正中线 7～8 cm 处做标记并用局麻制造皮丘。在一侧用一个 20 G 或 22 G 长 10～15 cm 的针以与桌面成 45°～60°刺入。针尖应进到 L_1 前的最终位置。在前后视图中,针尖应靠近中线,与 L_1 重叠。再重复另一边。

- 膈肌脚前的 SNB(CPB)。真正的 CPB 是在膈肌脚前单侧进针。首选右边,以避开主动脉。确定 L_1 棘突后,在一侧距正中线 5～6 cm 处用一根 20 G 或 22 G 的长 10～15 cm 的针以与桌面成 45°～60°插入形成皮丘。针尖应进到 L_1 前的最终位置。通常插入 10～13 cm。

- 在注射造影剂、局部麻醉剂或治疗剂前均应抽吸以排除脑脊液、尿液和血液。

• 前入法。通常由外科医师行开放性内脏神经切除术时完成,或在 CT、MRI、超声辅助下经皮细针穿刺。前入法的支持者称前入法并发症发生率低,可以避免俯卧位(近期腹部手术、疼痛、腹水引起肺不张等),且只有一个穿刺部位(较少的不适、手术时间和神经松解剂剂量)。潜在的缺点包括因穿

刺针通过而损害内脏器官、腹膜炎、腹腔脓肿、出血、瘘形成。

• 神经松解剂。注射量取决于针的位置和注射区液体流入的难易度。因为针尖直接位于神经丛上,注射液的体积通常是每针 25 ml;前入法通常注射量较少,为 15～30 ml。可选择乙醇和苯酚。目前还无研究表明哪种神经松解剂更有优势。

- 乙醇:作用机制涉及从神经膜中萃取胆固醇和磷脂,以及使脂蛋白和黏蛋白沉淀。浓度范围为从 50% 到 100%。优点包括可能比苯酚有更强的阻滞效果。缺点包括注射时短暂的重度疼痛。增加局部麻醉可减少不适。

- 苯酚:作用机制涉及蛋白质凝固与神经结构坏死。浓度范围为从 6% 到 10%。优点包括注射疼痛较轻(有即刻的局部麻醉效应)。缺点包括起效稍慢,疗效不一,持续时间较短,黏度增加使其难以注射(相对 10%,优先选择 6%)。

• 射频毁损术。用超过 45 ℃ 的温度破坏神经丛。此技术的支持者称相比神经松解术,这是局限和可控的破坏。在非绝缘尖端探头下,破坏处近端和远端扩散仅为 1 mm,横截面破坏处为直径 5～6 mm。几乎或完全没有造成硬膜外与蛛网膜下腔结构神经根损伤或破坏的可能性。常通过感觉和运动刺激,以确保没有绝缘的中断。

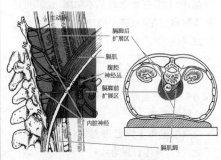

图 1 膈肌局部解剖图

❓ 临床要点

• 腹腔神经丛是支配大部分消化道的神经节及神经纤维网的聚集处。

• 有 2 种主要的后入法技术:深部内脏神经阻滞(SNB)或者精确 CPB。尽管两者在解剖学上步骤不同,但在临床效果和潜在的并发症上几乎没有区别。

• 前入法或精确 CPB,进针位置在膈肌脚前。理论上它具有以下优点:单侧操作,用量较少,并发发生率低。虽然还未有研究证明。

• 影像引导用以确定针头尖端位置以及注射神经松解剂前进针至最后的针位。

• 医师必须了解潜在并发症,以平衡利弊。选择合适患者,降低并发症发生率,以及保持对并发症发生的高度警惕。风险包括低血压、神经损伤、腹泻和气胸。

• 乙醇和苯酚。目前临床实践中还未表明哪种更有优势。

腹主动脉瘤 Abdominal Aortic Aneurysm

Adam M. Thaler,MD · Nina Singh-Radcliff,MD 王苑 译 / 赵延华 校

🦴 基础知识

■ 概述

• 正常主动脉直径在 20 mm(2 cm)左右。通常主动脉直径增加 1.5 倍就认为其增宽、膨大或者动脉瘤样化。

• 已诊断(或未诊断)的腹主动脉瘤(AAA)患者在围手术期可能会接受动脉瘤修复术或非血管外科手术。

■ 流行病学

发病率

• 12%～19% 的患者的一级亲属有 AAA

病史。

• 成人总发生率为 2%～4%。

患病率

• 在筛查中意外发现 AAA 患者中约 90% <3.5 cm。

• 平均年龄为 65～75 岁。

• 男女比例为 7:1。

• 90% 的 AAA 患者属于肾下型腹动脉瘤。

死亡率

• AAA 破裂是美国排行第 13 的致死病因,每年造成 1 500 例患者死亡。

• AAA 破裂往往是致命性的(70%～

80%),只有 50% 的患者能在医院内存活。

■ 病因/危险因素

• 长期吸烟(发病率是不吸烟者的 4 倍)。

• 男性。

• 动脉粥样硬化。

• 高血压。

• 马方综合征、埃-当综合征、梅毒、创伤、霉菌感染(罕见)。

■ 病理生理

• 细胞外基质由弹力蛋白和胶原蛋白组成,它们提供拉伸强度。拉伸强度是指物体抵

抗外力推拉防止变形或者破裂的最大张力。因此,赋予了主动脉的基本功能,也就是使其能够耐受左心室喷射出来的搏动性、高压的血流。

• 动脉瘤的病因是主动脉壁上组织的连接发生了变化。动脉外膜弹力蛋白退化是形成 AAA 的主要原因,胶原蛋白破坏最终造成动脉瘤破裂。

• 巨噬细胞和 T 淋巴细胞等炎性物质参与了此过程,具体表现为:

- 产生蛋白水解酶,促进蛋白质降解。
- 造成平滑肌细胞凋亡。
- 释放促炎细胞因子。

• 引起主动脉壁退化(导致动脉壁变薄弱)和动脉瘤形成的不同原因:

- 动脉粥样硬化影响最多见的是腹主动脉(和胸主动脉相比),也最有可能引起动脉瘤(和肾下狭窄相比)。
- 感染。

• Laplace 法则 $T=(R×\Delta P)/H$,这里 T 是张力,R 是半径,ΔP 是压力的变化,H 是血管壁的厚度。因此,血管直径变大,动脉压增加,动脉壁厚度减小造成张力增大,张力增加会进一步加大动脉瘤。

• 形态学:梭形动脉瘤形态一致,均匀地膨大,并包绕着整个主动脉壁一周。囊状的动脉瘤有固定膨出的位置,看起来像是动脉壁一部分向外突出。假性动脉瘤不是动脉瘤,是由血团块或者相邻组织在血管外壁形成的轮廓分明的瘤体。

▪ **麻醉目标/指导原则**

• 诊断为 AAA 的患者往往合并其他疾病,如脑血管疾病、冠状动脉或者肾脏疾病。

• 动脉瘤的大小和生长速度对于决定是否需要进行介入手术很重要。

术前评估

▪ **症状**

• 通常无症状。

• 扩张的 AAA 可能表现为腹部或背部疼痛(由于压迫周围组织)或腿痛(由于血流受阻)。

• AAA 破裂:只有 1/2 的患者表现为经典的三联征(低血压、后背痛、腹部搏动性包块)。

病史

• AAA 是如何和何时被诊断的;大小有何变化以及目前的治疗计划。

• 高危因素。

• 合并症情况;怀疑有"血管病变"或者其他血管疾病的患者应该考虑到 AAA 的可能性,直到用其他方法加以证实或排除。

体格检查

腹部听诊杂音或者主动脉搏动波向侧面传播可以提供一些线索,往往比搏动性包块更多见。

▪ **用药史**

• 没有药物治疗方法可以有效减缓无症状性 AAA 的增长速度或者破裂速度。血管紧张素转换酶抑制剂(ACEI)、β 受体阻滞剂和他汀类药物可能有些保护作用。

- β 受体阻滞剂可以降低心脏并发症的发生率和死亡率,围手术期应该继续使用。控制心率和降低心肌收缩力会降低收缩压,从而减少对动脉瘤壁的压力。
- 他汀类药物的多重作用已显示能降低血管手术患者术后心脏、脑和肾脏并发症的发病率,围手术期应该继续使用。

▪ **诊断检查与说明**

• 实验室检查:电解质、全血细胞检查(CBC)、血尿素氮肌酐比值(BUN/Cr)、凝血酶原时间/部分凝血酶原时间(PT/PTT)。

• 12 导联心电图。

• 超声心动图、应激试验和冠状动脉血管造影用于评估心肌。

• 如果有杂音,需要行颈动脉超声检查,特别是对于有脑卒中(中风)或短暂性脑缺血发作(TIA)病史的患者。

• 即使是行非血管手术的患者,也应查看超声检查报告。

• 患者行修复术时,一般需要行增强 CT 检查或者 MRA;可以提供动脉瘤位置、直径以及受累肠系膜血管的情况。

• 开放性 AAA 修复术的患者,应查血型和交叉配血。

▪ **伴随的器官功能障碍**

• 主动脉有病变提示并存有其他动脉粥样病变包括冠状动脉、脑血管、外周血管和肾脏血管病变。

• 慢性阻塞性肺疾病。

• 糖尿病。

▪ **延迟手术情况**

• 原计划行非血管性外科手术的患者,动脉瘤出现症状并且较大(如直径>5.5 cm)或增长速度>1 cm/年需要考虑行血管内或者

外科手术修复治疗。

• 急性冠状动脉或脑血管事件。

▪ **分级**

• 有很多种分级系统来评估 AAA 破裂的风险,需要考虑的因素包括增长速度、大小、合并症等。

• 动脉瘤破裂风险(每年)的最大预测因素是动脉瘤的直径和扩大速度。

- 直径<4.0 cm,扩大速度≤0.5%。
- 直径为 4.0~4.9 cm,扩大速度=0.5%~5%。
- 直径为 5.0~5.9 cm,扩大速度=3%~15%。
- 直径为 6.0~6.9 cm,扩大速度=10%~20%。
- 直径为 7.0~7.9 cm,扩大速度=20%~40%。
- 直径>8.0 cm,扩大速度=30%~50%。

 治疗

▪ **术前准备**

术前用药

• 按需给予镇静剂;焦虑使血压增高并增加 AAA 破裂的风险。

• 根据心率控制的目标给予 β 受体阻滞剂,特别是长期用药时。

• 围手术期他汀类药物的治疗可以发挥多重作用。

▪ **术中监护**

麻醉选择

• 非血管手术:根据手术种类、患者合并症和体检情况进行选择。

• 开放 AAA 修复术:椎管内麻醉可能合适,但是导管放置具有创伤性,可能会使手术推迟(患者术中需要肝素化)。

监测

• 标准 ASA 监测。

• 非血管手术:根据手术和患者合并症确定是否需要增加监测。

• 开放性 AAA 修复术:

- 开放 2 路较粗的外周静脉或经中心静脉放置鞘管,这样可以快速补液或者输血。
- 动脉穿刺置管以评估快速的血流动力学改变、可能出现的低血压和心肌缺血,可以在麻醉诱导前放置。
- 可能需要放置肺动脉导管,肺血管阻力、心输出量和混合静脉血氧饱和度有助于指

导治疗。

- 经食管超声心动图（TEE）可以用来评估心脏功能和检测局部心室壁的运动异常。

诱导/气道管理

- 需要进行缓慢可控的诱导，以确保足够的麻醉深度和减少血流动力学改变。低血压会影响灌注，而高血压会引起动脉瘤破裂（跨壁压、咳嗽、身体屈曲等）。

- 可能需要应用短效药物如艾司洛尔和硝酸甘油，以减轻气管插管反应和相应的动脉瘤壁张力增加，后者会引发动脉瘤破裂。

维持

- 维持药物（非血管手术和 AAA 修复术）：可以使用吸入或静脉麻醉方法。

- 血流动力学（非血管手术和 AAA 修复术）：精确调整静脉和吸入麻醉药物，重点是降低动脉瘤壁张力。维持 HR 和 MAP 在基础值上下波动 20% 一般是适当的。

- 短效药物的特点是可以快速消退，如果需要使用该类药物有助于提高麻醉调控的质量。

- 阿片类药物、β 受体阻滞剂和血管舒张药物能够控制疼痛和血压。艾司洛尔作用超短效而且其清除不依赖于器官，因此用于该类患者特别有益。

- 补液过多可能造成稀释性或低体温性凝血功能障碍。由于血流增加、灌注压升高和血液黏度降低，会导致继发性血凝块破碎，加速出血。

拔管/苏醒

- 标准拔管指标：特别关注出血量、血流动力学和正常体温。复杂 AAA 修复术或存在严重合并症的患者考虑术后插管。

- 平稳地拔管（避免咳嗽和身体屈曲）。

- 控制高血压和心动过速十分重要，可以考虑使用 β 受体阻滞剂和（或）血管舒张药物。

术后监护

床旁护理

- 非血管修复术：取决于手术、合并症和术中过程。

- AAA 修复术：如果心脏并发症的风险高，需要 ICU 床位或进行监护（术后发生心肌梗死比术中更常见）。术后表现为心肌需氧量增加、儿茶酚胺水平增高、缺氧、高凝状态和大量体液转移。注意供氧（鼻导管、面罩），鼓励增加肺活量和深呼吸，尽早活动。

并发症

在 AAA 手术过程中，心脏并发症如心肌缺血或者梗死最常见。另外，也会发生出血、凝血功能障碍、外周血栓形成、主动脉下腔静脉瘘或主动脉十二指肠瘘。

疾病编码

ICD9

- 441.4 腹部动脉瘤，未提及破裂。

ICD10

- 171.4 腹主动脉瘤，无破裂。

临床要点

- 术前准备应包括仔细评估疾病和合并症。

- 美国预防服务组织建议有吸烟史的 65～75 岁的男性应该行超声检查，以筛查 AAA。有 AAA 家族史的年龄 ≥60 岁的男性也应该进行超声筛查。

腹主动脉瘤破裂 Abdominal Aortic Aneurysm Rupture
John W. Hoffman, Jr., Do, MS · Shawn T. Beaman, MD 王苑 译 / 赵延华 校

基础知识

概述

- 腹部是主动脉瘤最常见的部位。

- 腹主动脉瘤（AAA）最常见位于肠系膜下和肾动脉之间。

- 所有 AAA 中约 2/3 会扩展到髂总动脉。

- AAA 破裂（rAAA）是急诊手术。

流行病学

发病率

- 年龄 >65 岁的患者中 5%～10% 会发生 AAA。

- 根据近期欧洲大样本研究的结果，每年每 100 000 例患者中有 7.7～26.8 例会发生此病（国家间的差异显著）。

并发症

- 呼吸系统功能不全（5%～10%）。

- 心肌梗死（10%～15%）。

- 肾功能不全（2%～5%）。

- 胃肠道并发症（3%～4%）。

- 下肢缺血（2%～5%）。

死亡率

- 在美国，AAA 破裂是第 13 位的致死因素，每年死亡人数超过 15 000。

- AAA 破裂患者中 30%～50% 在转运至医院的过程中死亡。

- 破裂患者的手术死亡率约为 50%。

病因/危险因素

- 与 AAA 破裂有关的因素有：

- 动脉瘤的前后径 >5 cm。

- 舒张压增加。

- 阻塞性肺病。

- AAA 形成的原因：

- 动脉粥样硬化（最常见）。

- 结缔组织疾病（如马方综合征、埃-当综合征、血管壁中层囊状坏死）。

- 传染性因素不常见（如梅毒、沙门杆菌病、布鲁菌病、结核菌病）。

- 与 AAA 发病有关的危险因素：

- 吸烟：吸烟年限（烟龄）比数量更重要。

- 年龄 >65 岁。

- 男性：发病率是女性的 4 倍；与男性相比，女性发展为 AAA 的时间要延缓 10 年。

- 高血压。

- 有外周动脉瘤（如腘动脉瘤或股动脉瘤）。

- AAA 家族史（直系亲属）。

- 血清高密度脂蛋白降低。

- 高加索人种。

病理生理

- 胶原蛋白和弹性蛋白纤维为动脉壁提供大部分的张力。动脉壁基质中金属蛋白酶和它们的抑制剂不平衡，慢性炎症浸润、平滑肌凋亡及促炎因子增加都会导致动脉瘤的形成。

- AAA 的平均增长速度为 0.4 cm/年。

- 破裂的风险与动脉壁的压力/张力成比例，随着 AAA 膨大而增加（Laplace 法则）。

▪ 麻醉目标/指导原则

- 静脉补液。
- 正性肌力支持以增加心排血量。
- 维持足够的组织氧供。
- 立即手术控制破裂。

 术前评估

▪ 症状

后背、胸部或腹部疼痛。

病史

- 通常有合并症。
- 动脉粥样硬化合并冠状动脉疾病、脑卒中、外周血管疾病和肾脏功能不全。
- 吸烟合并阻塞性肺病。
- 结缔组织病。
- 由于需要行急诊手术,想要通过内科治疗来改善患者状态是不可行的。

体格检查

- 腹部搏动性包块。
- 低血压。

▪ 治疗史

以前做过血管内植入支架或修复术。

▪ 用药史

- 血管舒张药物,如硝酸甘油和(或)硝普钠。
- 短效 β 受体阻滞剂(如艾司洛尔)用于降低心率。

▪ 诊断检查与说明

- 实验室检查:心脏标志物的基础测定和定期复查:BUN/Cr、CBC 和血小板、凝血功能,如果可以行血栓弹力图检测(TEG)。
- 心电图:可能为正常或非特异性 ST 段或 T 波改变、左心室肥大、缺血或梗死。
- X 线胸片:可能提示合并的肺部疾病。
- CT 血管造影:快速、敏感度高和特异性,对心脏部位进行 64 层螺旋 CT 检查可以同时评估肺脏和心脏血管。
- TEE:可以快速评估心脏功能、容量状态和瓣膜完整性。
- MRI/MRA:具有高度敏感性和特异性,避免使用射线和碘造影剂,但是它耗时比较长,在体内有金属植入物的情况下禁忌进行检查。

▪ 伴随的器官功能障碍

- 心血管:冠状动脉疾病(30%～40%)、高血压、外周血管疾病。
- 神经系统:脑血管疾病。
- 呼吸系统:慢性阻塞性肺疾病(COPD)、吸烟史。
- 肾脏:慢性肾功能不全。
- 内分泌:糖尿病。

▪ 延迟手术情况

无;如果不进行修复术,AAA 破裂的死亡率超过 80%。

▪ 分级

- 前腹腔内破裂(20%):快速的出血进入腹腔内,通常患者在到达医院前大量失血和死亡。
- 腹膜后破裂(80%):填塞效应会限制内出血,因此死亡率稍低。

治疗

▪ 术前准备

术前用药

- 镇痛药:小剂量增加阿片类药物。
- 镇静剂:血流动力学不平稳的患者避免使用。
- 支气管扩张剂:COPD 有症状的患者。
- 降压药/降低心绞痛药物:如果血流动力学稳定,一直使用到手术当天。
- 血制品:红细胞悬液(pRBC)、血小板、新鲜冰冻血浆(FFP)、冷沉淀。

知情同意的特别情况

- 急诊手术时有时不可能签署知情同意。
- 输血的知情同意。

▪ 术中监护

麻醉选择

- 全身麻醉气管插管。
- 如果破裂被控制住且凝血功能正常,可以考虑使用连续硬膜外麻醉。但是对于血流动力学不稳定的患者不能进行置管等操作,否则会延迟手术。

监测

- 带有 ST 段分析功能的心电图。
- 有创动脉监测:一般是在诱导前行桡动脉置管。股动脉置管用于监测末梢灌注压。
- 中心静脉通路适用于监测压力和给予血管活性药物。
- TEE 设备可以持续评估血容量、瓣膜完整性及心室功能。
- 肺动脉导管监测 SvO_2、外周循环阻力(SVR)、CO、肺动脉压(PAP)。
- 体温(如果术中进行体外循环,监测中心和外周体温)。
- Foley 导尿管。
- 自体血回输、快速输液装置。

麻醉诱导/气道管理

- 缓慢、控制性给予诱导药物:若患者有误吸的风险,决定行快速顺序诱导(RSI)时应该权衡考虑预防高血压。
- 使用中等剂量的麻醉药控制喉镜置入和插管引起的高血压反应。
- 避免低血压,低血压会引起心脏缺血和加重外周灌注不足。
- 单腔气管导管足以用于腹部切口的外科手术。若手术扩大到胸腔,将使用双腔气管导管或者支气管封堵术把肺隔离起来。
- 正压通气减少静脉血的回流,并进一步减少心排血量和外周灌注。

维持

- 体位:经腹手术选择仰卧位;特定情况下可以选择侧卧位和腹膜后手术。
- 体温调节:开腹手术由于会有明显的热量散失,有必要使用空气和液体加温系统。
- 液体管理:维持血容量十分具有挑战性,因为失血量和蒸发失液量显著。没有哪种胶体液或晶体液的输液策略更有优势。
- 凝血功能:凝血因子和血小板的消耗以及稀释十分明显;如果可以,应该用常规的凝血功能检测和 TEG 来指导输血。
- 肾脏保护:维持肾血流和尿量是关键。静脉注射碳酸氢钠、甘露醇和非诺多泮可以降低肾脏损伤的风险(甘露醇和非诺多泮不应用于血流动力学不稳定的患者)。
- 放置主动脉阻断钳。
- 左心室后负荷和心衰的风险增加。可以使用血管舒张药物缓解急剧增加的外周循环阻力(硝普钠、硝酸甘油、钙通道阻滞剂、丙泊酚)。
- 静脉回流减少:少量补液会增加前负荷。
- 在肾动脉分支水平以上的主动脉阻断会减少肾血流,可以在阻断前给予甘露醇(0.25～0.5 g/kg)。
- 移除主动脉阻断钳。
- 具有血管活性的代谢产物释放进入循环,会导致低血压和心律失常。
- 外周循环阻力(SVR)降低可以通过静脉输入液体和使用缩血管药物(去氧肾上腺素或肾上腺素)来减轻。显著低血压对补液和升压药没有反应时,再次钳夹主动脉可暂时缓解。

拔管/苏醒

• 心脏或呼吸不稳定、出血、低体温或神经功能受损需要持续机械通气，其他情况下术毕即可拔管。

• 需要预见和及时处理疼痛、高血压及心动过速。

🌀 术后监护

▪ 床旁护理

• 重症监护室(ICU)。

• 监测 BP、HR 和 LV 功能。

• 静脉内或椎管内给予阿片类药物，用于镇痛。

• 持续评估支架开放程度及外周灌注水平。

▪ 并发症

• 出血。

• 凝血功能障碍。

• 心肌缺血/梗死。

• 肾衰竭。

• 切口和(或)支架感染。

• 脊髓缺血、瘫痪。

• 阳痿。

• 肠缺血。

• 栓塞。

• 下肢缺血。

• 肺炎、呼吸功能不全。

• 低体温。

疾病编码

ICD9

• 441.3　腹部动脉瘤，破裂。

ICD10

• 171.4　腹主动脉瘤，破裂。

❓ 临床要点

• AAA 破裂是外科急症。未经治疗患者的死亡率超过 80%；行手术修复术者降低至～50%。

• 患者通常伴随明显的心脏、脑和(或)肾血管疾病。

• 主动脉阻断钳能造成后负荷骤然增加，可能导致心力衰竭。

• 主动脉阻断钳的移除会引起外周循环阻力(SVR)的降低，具有血管活性的代谢产物释放进入循环。

F

肝功能检查 Liver Function Tests

Jason Han Chua, MD · Anahat Dhillon, MD　彭成为 译／张晓庆 校

基础知识

■ 概述

- 肝功能检查(liver function tests, LFT)是大部分实验室提供的标准生化检查最常见的项目。通常包括：
  - 天冬氨酸转氨酶(AST 或 SGOT)。
  - 丙氨酸转氨酶(ALT 或 SGPT)。
  - 碱性磷酸酶。
  - 胆红素(总胆红素、结合胆红素、非结合胆红素)。
  - 白蛋白。
- LFT 更精确的描述为肝脏综合健康(代谢与合成功能)或炎症(坏死)检查。
- 实际上,特殊肝功能检查(半乳糖清除、氨基比林清除)没有广泛应用。

■ 生理

- 天冬氨酸转氨酶(也称血清谷草转氨酶,SGOT)是存在于肝实质细胞、脑、心脏、肾脏、肌肉和红细胞中的一种酶。它的功能是将天冬氨酸氨基转化为酮戊二酸。数值升高表明肝组织破坏或炎症反应。
- 丙氨酸转氨酶(也称血清谷丙转氨酶,SGPT)主要存在于肝实质细胞,少部分位于心脏、肾脏和肌肉。主要功能是将丙氨酸氨基转化为酮戊二酸。SGPT 可以反映肝脏损伤或炎症情况,比 AST 特异性要高。
- 碱性磷酸酶是一种在 pH 偏碱性环境中催化水解磷酸酯的酶。超过 80% 存在于肝脏和骨骼,少部分位于胎盘、肠和肾脏。数值升高表明有炎症存在,尤其是胆道炎症。
- 胆红素是亚铁血红素分解代谢的副产品。当血红蛋白从红细胞中释放出来后(正常分解、破坏或老化),珠蛋白转化为氨基酸。在网状内皮细胞,血红素转化为非结合胆红素,后者不溶于水,与白蛋白结合。在肝脏,它与葡萄糖醛酸结合,形成水溶性结合胆红素。因此,胆红素值可反映肝脏代谢功能。
- 白蛋白由肝脏合成,占血浆蛋白的 60%。其血清半衰期大约为 20 天。其可反映肝脏的合成功能,但不能精确地反映合成过程。正常成人参考值:3.4～5.4 g/dl。

■ 病因/病理生理

- 大约 1/3 的患者筛查肝功能有非特异性的异常。有意义的临床疾病发生率大约为 1%。
- 不同诊断可以分为:
  - 肝细胞炎症或功能紊乱:肝细胞炎症或坏死导致 AST 和 ALT 释放(如甲型肝炎)。正常肝细胞 AST 和 ALT 不属于高斯分布,相反,它是向右倾斜分布,平均水平超过正常上限 1.5 倍也不能说明有肝脏疾病。肝功能紊乱导致代谢和(或)合成功能降低。
  - 胆汁淤积性疾病:包括肝内和肝外的胆汁淤积,通常伴随胆红素升高(直接或间接)和(或)碱性磷酸酶升高。
  - 浸润性疾病,如淀粉样变,可以导致 AST 和 ALT 释放,以及代谢和合成功能降低。
- 病史对区分原因很重要:
  - 由于许多基因异常会影响肝功能(Gilbert 病、Dubin Johnson 病、Wilson 病等),因此家族史与病因是相关的。
  - 性生活史和社交史、旅行和工作暴露也能指出原因,如病毒性肝炎。
  - 全身情况影响 LFT,包括心脏疾病、炎症性肠病、糖尿病、关节炎、性功能减退和甲状腺疾病。
- 转氨酶:
  - 由于 AST 对肝脏疾病特异性较低,单独 AST 升高可能表明是心脏或肌肉疾病。
  - AST/ALT 升高>2,可能与酒精性肝炎相关。当<1 时很可能与病毒性肝炎相关。
  - 急性肝损伤(胆总管结石、非复杂病毒性肝炎、缺血性肝炎),转氨酶升高严重,但常常在数天或数周内好转。转为正常说明损伤在修复好转,如果迅速降低可能表明肝损伤在急剧恶化和细胞坏死。
  - 非酒精性肝炎、非酒精性脂肪肝、肥胖、甲状腺疾病会导致转氨酶升高,伴或不伴明显的疾病。
  - 药物学原因:包括对乙酰氨基酚(与酒精同用,作用增强)、NSAIDs、ACEI、烟酸以及许多抗生素和抗真菌药。

- 碱性磷酸酶:
  - 胆道梗阻导致胆道上皮产物碱性磷酸酶增加(小胆管阻塞也会发生,临床胆汁淤积症状不明显)。
  - 胆汁淤积有可能会扩散(肝内胆汁淤积),呈现肝外的(胆结石或肿瘤)、局部的(癌症)或多病灶的(肉芽肿病)。
  - 胆汁淤积可以通过肝脏碱性磷酸酶分级或 γ 谷氨酸转移酶(肝脏源性的会升高)和溶骨病区别。
  - 其他原因升高包括甲亢、心力衰竭、淋巴瘤。
  - 当 AKP 升高与高胆红素血症不成比例时,可能是由于肉芽肿或浸润性病(肉瘤、真菌感染、肺结核、淋巴瘤)或原发性胆汁硬化症早期或原发性硬化性胆管炎。
  - 误区:
    - 必须禁食才能做。
    - 孕妇和儿童基线升高(正常值的 2～3 倍)。
    - 可能表明酒精摄取过量。
- 胆红素:
  - 非结合胆红素增加超过 80%,说明发生溶血或 Gilbert 综合征。
  - 结合胆红素增加超过 50%,说明肝细胞功能障碍或胆汁淤积。
- 白蛋白:
  - 严重性全身性疾病、肝脏疾病>3 周或快速进展性肝病时会降低,因为白蛋白被迅速消耗。
  - 产妇白蛋白水平较低。
  - 没有其他肝脏检查指标异常的情况下,白蛋白降低通常是由于非肝脏原因引起的,如蛋白尿或营养失调。
- 凝血酶原时间:
  - 可检测在肝脏合成的维生素 K 依赖的凝血因子的活性。
  - 胆汁淤积阻止维生素 K 的吸收,肝细胞病变影响凝血因子的合成。
- 其他:
  - IgM、ANA:升高见于自身免疫性疾病。
  - 血清铜、尿酸、铜蓝蛋白降低提示 Wilson 病。
  - 转铁蛋白饱和度>60% 表明血色素沉着病。

▪ 围手术期相关

- 围手术期 LFT 可以协助诊断疾病或肝损伤,并评估严重性。
- 相关疾病:
- 感染性疾病(乙肝、丙肝):注意关注最小化职业暴露。
- 肝肾综合征:肾衰竭合并肝衰竭,两者相关或不相关。真菌血症、尿毒症等导致的发病率及致死率增加。
- 肝肺综合征:肺动脉压升高以及心外分流增加,导致低氧血症。
- 与严重程度相关的合并症及注意事项:
- 脑病:出现门静脉分流,脑病风险增加。
- 腹水:增加腹压,增加误吸和低氧的风险。

- 凝血功能障碍:输血可用于单纯有凝血障碍而没有其他用血需求的情况,患者输血后更易发生柠檬酸盐中毒。
- 血管舒张,低 SVR:需要较高的心输出量以维持血压。
- 术后 25%～75% 的没有肝脏疾病的患者可出现肝功能异常,轻度升高相当常见。术后 2 周内出现黄疸比较典型,但在没有肝脏疾病的患者不常见。它是低血压、低血氧、色素超负荷及败血症综合作用的结果。

▪ 公式

Child-Pugh 评分:

- A 级:0～1 分,预后好。
- B 级:2～4 分。
- C 级:≥5 分,预期寿命有限。

▪ 图/表

表 1　Child-Pugh 评分

项目	0分	1分	2分
白蛋白	>3.5	2.8～3.5	<2.8
胆红素	<2	2～3	>3
PT 延长	<4 s	4～6 s	>6 s
腹水	无	易治疗的	难治的
脑病	无	易治疗的	难治的

❓ 临床要点

- 常规 LFT 中,仅白蛋白、胆红素和 PT 是能反映肝功能的指标。
- 肝硬化的患者可以有"正常的 LFT"。
- 轻度升高的 ALT 可以由年龄或性别变化或肌肉损伤引起。

肝脉管系统 Vasculature

Michelle Braunfeld, MD　彭成为 译 / 张晓庆 校

🔬 基础知识

▪ 概述

- 肝脏是最大的内分泌器官:
- 肝脏占体重的 2%。
- 位于腹腔的右上象限,膈肌下面。
- 胆囊位于肝脏下表面小窝内,对着镰状韧带右侧。
- 血供:
- 门静脉收纳胃、脾、胰腺和肠的血液,占肝脏血供的将近 70%。
- 肝动脉提供动脉血(富氧血),占肝血供的 30%。
- 肝脏的血从肝静脉的排出,汇入下腔静脉。

▪ 生理

- 肝脏每分钟血流量大约为 1.5 L/min,占全身代谢活动的 25%。
- 来自门静脉和肝动脉的双重血供通过相互改变维持肝脏氧供。通常门静脉提供 70%～75% 的血供,而肝动脉提供 25%～30%,但是氧气供应中两者各占 50%。
- 肝脏从门静脉循环吸收和分配营养素的过程:
- 负责糖类、蛋白质和维生素代谢的过程。

- 尿素循环消除废弃的氮。
- 产生和分泌胆汁。
- 合成除 Ⅷ 因子和 von Willebrand 因子之外的所有凝血因子。
- 清除凝血因子和 t-PA。
- 新陈代谢和消除毒素。
- 血流的自省调节:
- 自动调节:在一定的平均动脉压范围内维持稳定的血流量。据信肝动脉压升高,血管扩张会引起肌源性血管收缩。研究表明禁食的肝脏自身调节增加(如围手术期)。门静脉循环似乎没有自身调节,它是压力依赖性的。
- 代谢控制:低氧血症、高碳酸血症、酸中毒以及门静脉氧张力下降均会导致肝动脉血流增加。渗透压增加(如消化时)也会导致肝动脉和门静脉血流增加。
- 血流缓冲反应(hepatic arterial buffer response, HABR)是机体在门静脉血流减少时通过增加肝动脉血流量来保护肝脏的能力。这种协调机制可稳定肝脏氧供。推测可能与低血流量状态下腺苷的增加舒张肝动脉有关。
- 血流量的外部调节:
- 神经调节是通过伴随血管和胆管进入肝脏的迷走神经和内脏神经分支完成。终止于小动脉和小静脉的交感与副交感神经末

梢形成内部交通神经丛。交感神经刺激可快速转移 80% 或 500 ml 肝血流,应对高碳酸血症、疼痛或低氧血症,起到血库的作用。
- 体液因子:
○ 肾上腺素:肝动脉有 α 和 β 两种受体,腔静脉仅有 α 受体。
○ 胰高血糖素:为引起内脏血管舒张的肠源性血管舒张剂,增加门静脉血流量。
○ 血管紧张素Ⅱ:具有强烈的肝动脉和门静脉系统血管收缩作用,同时降低肠系膜血流,导致肝脏总血流量显著减少。
○ 加压素:是降低门静脉血流量的血管收缩剂。

▪ 解剖

- 功能解剖学将肝分为 8 段(Couinaud),每段有自己的门静脉、肝动脉和肝管。
- 肝动脉起源于腹主动脉。研究证明,有将近 50% 的解剖个体存在左或右肝动脉变异,此外,当出现变异时它们是多重变异。
- 门静脉是脾静脉和肠系膜上静脉汇合而成。

▪ 病因/病理生理

- 门静脉高压源于肝硬化。流入门静脉床的血流减少,导致压力增加,侧支循环形成,

血液流至总循环的其他区域增多(脾、动脉、胃)。肝静脉压力差(hepatic venous pressure gradient,HVPG)至少达到 10 mmHg 才出现食管静脉曲张,静脉曲张出血至少在 12 mmHg 时出现。为了预防静脉曲张出血,门静脉高压可应用非选择性 β 受体阻滞剂(通常为普萘洛尔)控制目标静息 HR 在 50 次/分或低于基线的 25%。如果不能耐受 β 受体阻滞剂,可使用长效硝酸盐类药物。

- 腹水:85% 与肝硬化相关,15% 是非肝硬化引起的,如与心脏、肾脏、肿瘤结核病相关。门静脉高压相关的腹水与内脏血管收缩和内脏淋巴产物增加有关。

- 肝脉管系统血栓形成:
  - 急性血栓形成与疼痛、发热和迅速形成的腹水有关,可没有静脉曲张。危险因素包括腹内炎性过程、原发性血栓形成紊乱、恶性肿瘤、脾切除。肝移植后急性血栓形成是毁灭性的并发症,需要进行血管重建术。
  - 门静脉血栓最常见于肝硬化患者,尤其是伴发恶性肿瘤者。
  - 肝静脉血栓(Budd-Chiari 综合征)常见于恶性肿瘤,可引起术中大量出血。

- 缺血性损伤:持久的低血压、心源性或非心源性休克、低氧血症或外科损伤(肝动脉结扎、移植后)会引起缺血性损伤。

- 左或右充血性心力衰竭会引起肝充血,可引起肝纤维化和肝硬化。

■ 围手术期相关

- 局部解剖学介绍了肝切除的范围。例如:
  - 肝左外叶=2、3 段。
  - 肝左叶=2~4 段。
  - 扩大肝左叶或肝左外叶=2~5 段。
  - 肝右叶=5~8 段。
  - 扩大肝右叶或右外叶=4~8 段。

- 交叉钳夹控制外科出血:
  - 可选择性钳夹流入静脉(门静脉)和(或)流出静脉(肝静脉)。
  - Pringle 手术采用交叉钳夹肝门降低手术出血,通常不会出现显著血流动力学后果。
  - 肝切除术中一种极端的控制出血的方法,专业术语是"全肝血流阻断",采用交叉钳夹肝门、下肝、上肝,可减少静脉回流 60%~70%。

- 经颈静脉肝内门体静脉分流术(transjugular intrahepatic portosystemic shunt,TIPS)是在荧光镜引导下创造一个门静脉至肝静脉的通道。主要适应证包括静脉曲张出血的二级预防及难治性腹水。对难治性静脉曲

张、剧烈出血的静脉曲张、难治性肝性胸腔积液、肝肾综合征、中度 Budd-Chiari 综合征以及药物治疗后门静脉高压性胃病再出血也有潜在益处。

- 奥曲肽和早期内镜下静脉曲张硬化疗法可用于急性静脉曲张出血的治疗。尽管存在药物和内镜治疗,分流术(TIPS 或外科分流)可以确保出血不在复发。

- 胆囊切除术需要游离胆囊动脉。

❓ 临床要点

- 不管手术过程计划如何,肝脏基础病变范围决定麻醉管理。

- 肝脏是血管丰富的器官。在肝脏上做任何手术都有大出血的风险。确保有充足的静脉通道可用。

- 如果患者有 Budd-Chiari 综合征,会有非常多的静脉通道形成。这种患者有非常高的大出血风险。

- 如果预计会有大量输血(急性输血>10 U、>1 倍的全身血容量或每小时>1/2 全身血容量),与血库提前讨论预期需求,规划"优先"供应血液制品并讨论输注红细胞时最小化的钾使用量。

肝切除术 Liver Resection

Michelle Braunfeld, MD 彭成为 译 / 张晓庆 校

基础知识

■ 概述

一般情况

- 肝切除术是为了去除有病变的肝实质:肿瘤(原发性和继发性)、囊肿和腺瘤。不适用于严重肝硬化的患者,因为术后存在肝衰竭的风险。

- 因此,是否行肝切除,取决于包块的部位、数量和分布,以及可保留的肝脏大小。肝脏具有巨大的储备功能,允许切除大部分肝脏。此外,肝脏具有再生能力,偶尔门静脉栓塞可能会促进这一过程。

- 肝切除术前可实施的治疗:
  - 化疗(全身性的或局部的)可以使肿瘤缩小。动脉内化疗可降低全身化疗的副作用,需要从腹股沟股动脉置管。
  - 射频消融(radiofrequency ablation,RFA):

可以在超声影像辅助下经皮实施或开腹手术直接直视下(或腹腔镜直视下)进行。金属探针的尖端被交流电加热,破坏肿瘤。或者应用微波消融,尤其是肿瘤邻近大血管的患者。

- 门静脉栓塞:肿瘤的血管被栓塞,营养和血流分流至其他部位促进肝细胞生长或再生。推荐栓塞后 3~4 周重复影像学检查评估肝细胞增生。

- 根据解剖结构,肝切除术可分为:
  - 解剖学切除:切除边缘按肝脏解剖结构。
  - 非解剖学切除:按照肿瘤边缘切除。

- 手术原则是减少出血,包括三联管钳夹(Pringle 策略)及选择性的肝静脉栓塞。Pringle 策略通常没有血流动力学影响。通过间歇性钳夹 15 min,松开 5 min,可以提高肝脏对这些策略的耐受性。选择性肝静脉栓塞(栓塞肝静脉的分支而没有影响下腔静脉)已被证明和低 CVP 技术减少失血同样

有效,适用于不能耐受 CVP<5 mmHg 的患者。

- 腹腔镜切除术可选择手辅助或完全腹腔镜完成。横切通过重复的、分层应用血管内吻合器。

体位
仰卧位,双上肢外展<90°。

切口
双侧肋下缘切口±中线扩展。

手术时间
1.5~5 h,取决于切除范围。

术中预计出血量
100~1 500 ml,取决于切除范围和使用细胞回收器。

住院时间
3~10 天。

特殊手术器械
- 超声刀。

- 血管吻合器。
- 组织缝合器。

流行病学

发病率

- 2004 年完成了 7 000 例。
- 2004 年美国有 18 920 例肝癌或胆道癌症新病例。

患病率

美国国立卫生研究院认为肝癌是"少见病",美国总共<200 000 例。

并发症

23％～56％取决于切除的范围,以及手术因素。

死亡率

在大中心是 2.6％。

麻醉目标/指导原则

- 建立足够的静脉通道,肝血管大出血会需要大量液体输入。
- 患者保暖措施最大化。
- 通过维持较低 CVP(<5 mmHg),最大限度地减少出血。
- 通过围手术期自体血采集、自体血回收或血液稀释等措施尽量减少输血。

术前评估

症状

- 通常无症状的。常常在肿瘤转移后发现或预防性检查中发现。
- 偶尔出现腹部疼痛。

病史

- 常因严重的肝功能障碍筛选肝切除患者。
- 肝癌常常是从肠道转移来的疾病。

体格检查

可以有肝硬化皮肤红斑(蜘蛛痣)和(或)门静脉高压。

用药史

- 原发肿瘤的化疗:通常使用的药物包括5-氟尿嘧啶、奥沙利铂、爱必妥。
- 慢性病毒性肝炎使用抗病毒药物。

诊断检查与说明

- 根据年龄和并存病采用标准实验室检查。
- 慢性肝病患者使用 INR、肌酐、胆红素值进行 MELD 评分。

伴随的器官功能障碍

门静脉高压或肝硬化会继发器官系统功能障碍。

治疗

术前准备

术前用药

没有绝对禁忌证。已存在肝功能障碍者应仔细的滴定法给药,尤其是苯二氮䓬类。

知情同意的特殊情况

- 术后镇痛需放置硬膜外导管。
- 需要行有创监测,诸如动脉或中心静脉。
- 输血同意书。

抗生素/常见病原体

- 胆汁渗透/浓缩要求覆盖革兰阴性菌。
- 头孢曲松、氨苄西林/舒巴坦,以及哌拉西林/三唑巴坦是广谱革兰阴性菌抗生素。

术中监护

麻醉选择

- 气管内插管全身麻醉。
- 围手术期凝血功能正常的患者可考虑使用区域麻醉技术术后镇痛。术后凝血功能障碍患者与肝脏切除范围和失血量相关。INR 峰值在术后第 1 天,平均范围在左肝叶切除患者是 1.3,右肝叶为 1.6。血小板计数最低点在术后第 3 天,肝叶切除(大部分切除)平均值在 11 万～16 万。因此,虽然持续硬膜外镇痛可用于术后疼痛,但硬膜外导管应保留数天(通常为 2～5 天),直到凝血异常被纠正(美国局部麻醉协会推荐:INR<1.5)。

监测

- 标准 ASA 监测。
- 较大的手术考虑有创动脉压监测(如肝叶切除术)。
- 较大的手术考虑中心静脉置管。有文献支持使用外周静脉压(peripheral venous pressures, PVP)监测替代 CVP 监测。

麻醉诱导/气道管理

门静脉高压患者考虑快速诱导或改进的快速诱导。

维持

- 如果可能,尽量避免和最小化使用需要经肝脏代谢药物。
- 如果肝功能异常,考虑使用顺阿曲库铵。
- 报道指出异氟烷效果优异,但七氟烷和地氟烷也可接受。

- 如果可能,维持 CVP<5 cmH$_2$O 直至肝实质分离完成,可使出血量最少。肝脏有许多腔静脉交通,腔静脉压力升高会引起肝表面的回血性出血。
- 温度:尽早应用保暖设备,低温会导致凝血功能障碍。

拔管/苏醒

计划拔管,除非术中大量失血或大量输液。

术后监护

床旁护理

- 根据切除范围和基础疾病的严重程度选择。
- 肺部问题:上腹部手术在术后 3～5 h 肺部并发症风险很高。肺部并发症的发生率也与切除范围和术中输血有关。

镇痛

- 患者自控镇痛。
- 硬膜外留置导管用于术后镇痛不是禁忌证,但是术后随着血小板计数的降低,INR会快速升高(取决于切除范围和基础肝实质疾病)。

并发症

- 出血。
- 胆汁泄露。
- 肝衰竭:首先要仔细选择患者,保留充足的肝实质,尽量选择 Pringle 策略。术后肝衰竭原因包括败血症、胆汁淤积、门静脉血栓形成或残余肝的大小与门静脉血流比不匹配。

预后

根据切除范围和基础肝实质病变不同,生存率不同。

临床要点

- 切除可耐受程度与基础肝实质病变程度成反比。
- 维持低 CVP<5 cmH$_2$O,尤其在肝实质切除时,以减少出血量。
- 复杂的凝血功能障碍与切除范围较大有关,INR 会快速升高。
- 持续硬膜外镇痛用于术后镇痛不是禁忌证。要意识到在凝血功能恢复之前,拔出硬膜外导管有增加椎管内出血的风险,因此术后应保留导管数天。

G

肝素相关血小板减少症 Heparin-Induced Thrombocytopenia

A. Katharina Beckmann, MD · James D. Boone, MD 张毓文 译 / 张晓庆 校

 基础知识

▪ 概述

• 肝素相关血小板减少症（HIT）是指使用任意剂量或剂型的肝素后引起的药物性血小板减少症。

• 分两型：

– Ⅰ型为非免疫性。肝素导致轻度血小板聚集，尤其是在血小板活化后。血小板聚集导致血小板在脾脏被破坏，导致血小板减少症。

– Ⅱ型为使用肝素导致的自身免疫反应。不同于其他药物导致的血小板减少症，HIT 不引起出血。但本病可引起血栓，增加血栓栓塞并发症的风险。本章主要描述Ⅱ型 HIT。

▪ 流行病学

发病率

• Ⅰ型：应用普通肝素的发病率为 1%～4%，应用低分子肝素（LMWH）的发病率<1%。

• Ⅱ型：应用普通肝素超过 4 天发病率为 0.5%～5%。

患病率

发生血栓的概率为 9%～11%。

死亡率

• 总体的 1%。

• 存在血栓者：8%～20%（未经治疗）。

▪ 病因/危险因素

• 长期使用肝素（>4 天）。

• 普通肝素：较低分子肝素发生率更高。

• 牛来源肝素：较猪来源者发生率更高。

• 手术患者较内科患者多见，在心脏、骨科及神经外科手术后风险最高。

• 女性高发。

• 儿科、产科及血液透析患者罕见。

• 恶性肿瘤。

• 严重血小板减少症。

• 高肝素-PF4 抗体效价。

▪ 生理/病理生理

• 肝素为高度硫酸化的带负电荷的黏多糖，其与血小板因子 4（PF4）具有高度亲和力。

– PF4 带正电荷。其位于血小板 α 链，在血浆中含量较低（血小板激活后血浆 PF4 升高）。

– PF4 与肝素结合，形成肝素-PF4 复合物。PF4 发生构象改变，导致新抗原暴露。抗原发生免疫反应，刺激 IgG 抗体生成。

– 肝素-PF4 复合物通过肝素结合位点与血小板结合。

– IgG 与复合物结合后，血小板活化进一步释放 PF4。导致：

○ 血小板消耗。

○ 血小板减少症。

○ 凝血酶释放。

○ 组织因子激活，激活凝血途径。

• 低分子肝素较普通肝素分子小，因此其与 PF4 结合较弱，不易导致 HIT。

▪ 预防措施

• 避免使用肝素。

• 早期识别治疗，减少并发症。

诊断

• Ⅰ型：

– 早期（2 天内）轻度血小板减少症。

– 血小板计数极少低于 $80×10^9/L$。

– 即使继续使用肝素病情仍在几天内自行缓解。

– 患者通常无症状及血栓形成。

• Ⅱ型：首先根据临床病史诊断，应用肝素时出现血小板减少症，排除其他原因所致血小板减少症，肝素停用后血小板减少症好转。

– 血小板计数通常在 5～10 天后中重及重度减少。迟发 HIT 表现为血小板计数在使用肝素数天或数周后减少。

– 血小板计数通常在 $50×10^9/L$（或较基值降低 50%）。然而，血小板基础值较高的患者血小板计数降低 50%，仍可表现为正常。

– 停用肝素前，血小板计数不会恢复。

– 通常存在血栓并发症，出血较罕见。血栓可发生在动、静脉，取决于临床条件。

– 术后 DVT 及肺栓塞更常见。静脉血栓可较重，甚至会发生静脉型坏疽。

– 有周围血管病史及进展期动脉粥样硬化或动脉血栓病史者常见，可能导致肢体坏疽和截肢。

• 实验室检查。在确诊 HIT 时有帮助，但对临床病史较明确患者意义不大。另外，无敏感性、特异性高的检查，且检查周期长。若确诊需要行实验室检查，则检查期间不应中断治疗。主要包括功能学检查和免疫学检查。

– 功能学检查：检查血小板活性及由 HIT 抗体导致的血小板功能改变。

○ C-血清张力素释放试验（SRA）为金标准，具有 90%～98% 的敏感性。在早发 HIT 特异性为 95%，迟发 HIT 为 80%～97%。

○ 肝素减少血小板聚集试验（HIPA）具有 90%～98% 的敏感性。早期 HIT 特异性为 95%，后期为 80%～97%。

– 免疫学检查：酶联免疫吸附法（ELISA）最常用。固相抗 PF4/肝素 ELISA 复合物均可发现 HIT 抗体结合。由于其对所有抗体有反应（包括不引起 HIT 的抗体）ELISA 试验存在假阳性。ELISA 敏感性在 91%～97% 及以上。血小板减少初期特异性>95%，后期为50%～93%。

• 四肢多普勒超声排除血栓形成。

▪ 鉴别诊断

其他原因引起的血小板减少症。

• 药物如糖蛋白Ⅱb/Ⅲa 抑制剂或抗体。

• 脓毒血症。

• DIC。

• 肺栓塞。

• 骨髓疾病。

• 主动脉球囊反搏。

• 血液透析治疗。

治疗

• Ⅰ型：病程短暂且临床症状不明显。多数患者无症状，不需治疗。如难以鉴别Ⅰ型及Ⅱ型，应按Ⅱ型治疗。

• Ⅱ型：

– 停用一切肝素，包括 LMWH 及肝素涂层导管。

– 避免预防性输注血小板。

– 血小板计数恢复，抗体形成减少过程中予以抗凝替代疗法，避免血栓形成。抗凝替代疗法包括应用直接凝血酶抑制剂（重组水蛭素、比伐卢定、阿加曲班）以减少凝血酶活

性,或应用肝素衍生物(达那肝素、磺达肝素)以减少血栓形成。这些药物起效迅速,需至少持续应用 5 天或直到血栓形成得以控制。

- 华法林非抗凝替代药物的选项。由于华法林较凝血因子更快降低 C 反应蛋白水平,其可加重血栓并引起腿部坏疽和皮肤坏死。华法林需与达那肝素、来匹卢定、比伐卢定或阿加曲班联合应用数天。

- 严重 DVT、肢体坏疽或肺栓塞患者需溶栓治疗。

- 不能进行抗凝治疗者可放置下肢静脉过滤网。

- 必要时需行血栓取出术。

 随访

- 需进行连续血小板计数检查。
- HIT 抗体通常在 HIT 发病后 100 天内消失。

- 为防止血栓复发,需长期治疗(如 6 个月)。

- 再次使用。肝素很少引起复发性 HIT,但仍然建议以后避免使用肝素。

- 如果不能进行肝素替代治疗,需确定 HIT 抗体阴性,且仅短期使用肝素。

- HIT 抗体阳性患者行非心脏手术需要抗凝(如血管手术),可以应用阿加曲班替代肝素。

- 体外循环(CPB)下行择期心脏手术的患者,HIT 抗体阳性时应暂缓手术至血小板计数恢复和循环 HIT 抗体消失。肝素仅用于术中,术前、术后需抗凝替代治疗。

- 如心脏手术不能延期且 HIT 抗体仍存在,可考虑以下替代治疗:
  ○ 体外循环时应用比伐卢定抗凝。
  ○ 不停搏心脏手术应用来匹卢定。

○ 肝素复合抗血小板药物欣维宁或达那肝素。

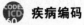 **疾病编码**

ICD9
- 289.84

ICD10
- D75.82 肝素相关血小板减少症(HIT)。

临床要点

- 应用肝素时出现血小板减少症。应用肝素 5~10 天后血小板数量较基础值降低 50% 以上或绝对值小于 $100 \times 10^9/L$。
- HIT 患者血栓形成及栓塞风险增高。
- 疑似 II 型者需停用肝素、低分子肝素及所有肝素源性药物,并给予替代性抗凝治疗。

肝性脑病 Hepatic Encephalopathy

Allyson J. A. Morman, MD · Keith E. Littlewood, MD 张毓文 译 / 张晓庆 校

G

基础知识

概述

- 肝性脑病(HE)是一种严重的进展的可逆性代谢性脑病,其特征是神经精神异常及神经肌肉功能障碍;可以从轻度认知及功能障碍进展至昏迷和死亡。
- HE 是由于正常肝脏清除(解毒)的毒物异常蓄积造成的。

流行病学

发病率

新发或加重的 HE 在经颈静脉肝内门体静脉分流术后的患者中发病率为 30%~35%。

患病率
- 肝硬化患者中 60%~80% 可发生轻微 HE。
- 肝病晚期患者中 30%~45% 表现为显性肝性脑病(OHE)。

发病情况
严重的驾驶困难和(或)工作困难。

死亡率
OHE 首次发生后的 1 年生存率为 42%,3 年生存率为 23%。

病因/危险因素

- 消化道出血(蛋白质超负荷)。
- 脓毒血症。
- 脱水(过度利尿、呕吐、腹泻)。
- 低钠血症、低钾血症。
- 术后状态。
- 药物依从性差。
- 使用镇静药物(阿片类、苯二氮䓬类、抗抑郁药)。
- TIPS。
- 便秘。
- 摄入过多蛋白质。

病理生理

- 氨类物质增多出现炎症反应,引起星形胶质细胞肿胀及脑积水(脑水肿)。
- 氨常通过肝脏转化为尿素,肝衰竭时氨浓度升高。
- 肌肉通过另一途径(通过谷氨酸合成酶)将氨转化为谷氨酸。此途径超负荷导致血浆氨类物质聚集,极易通过血脑屏障并接触星形胶质细胞。
- 星形胶质细胞在细胞内将多余的氨转化为谷氨酸。此过程引起细胞肿胀、脑水肿,最终导致颅内压(ICP)升高。

- 既往将氨类物质聚集用于解释本病病理生理,但目前发现该病为多种因素共同导致。氧化应激、内源性苯二氮䓬草配体、星形胶质细胞水肿、GABA 类物质、异常组胺及 5-HT 的神经传输、内源性阿片肽、类固醇、炎性细胞因子、锰中毒均可引起该病。

麻醉目标/指导原则

- 术前评估 HE 严重程度,采取病因治疗。急诊手术需加强围手术期管理。
- 药代动力学改变包括:肝代谢功能下降;白蛋白降低导致蛋白结合减少(游离药物增多);腹水及总体液组分增多,引起药物分布容积增加。

术前评估

症状

注意力分散、皮肤瘙痒。

病史
- HE 病史。
- 评估当前合并症:食管静脉曲张、淤青、腹水、直立低氧血症、平卧呼吸、肾功能不全。
- 近期穿刺史。

体格检查

- 意识改变,腹水,周围性水肿,黄疸,扑翼样震颤。
- 严重病例(如 A 型)可见肌肉痉挛、病理反射、口齿不清、震颤或谵妄。

■ 治疗史

肝移植。

■ 用药史

- 乳果糖:直接作用于消化系统的一线用药,为不能被吸收的二糖,在结肠内发酵,减少小肠氨类物质的产生及吸收。
- 利福昔明:直接作用于消化道,是不能被吸收的昂贵抗生素,用于不能耐受乳果糖或乳果糖无效者。其可住院时间减少而抵消其昂贵药物的费用。
- 氟马西尼:直接作用于神经系统,是一种GABA 拮抗剂,可暂时逆转 HE 症状。但其会引起癫痫发作阈值降低,同时效果短暂而效果不佳。
- 甲硝唑及新霉素:为减少小肠氨类物质产生的抗生素。然而其有效性缺乏证据。
  - 长期应用新霉素可能导致肾毒性及耳毒性。
  - 长期应用甲硝唑可能导致周围神经疾病。

■ 诊断检查与说明

- 急性肝功能衰竭需查动脉血氨,血氨>$200\,\mu g/L$,3、4 级 HE 几乎总会发生脑疝。但血氨(尤其是静脉血氨)不是判断 HE 严重程度的可靠指标。
- 血钠:约 25% 的急性肝衰竭患者会出现低钠血症,在严重脑病时常见。
- CBC、PT、PTT、INR。

■ 伴随的器官功能障碍

终末期肝病。

■ 延迟手术情况

- 显性肝性脑病(OHE)择期手术时术前需明确病因,急诊手术尽量找到病因。有时由于存在消化道出血(病因)或其他急诊情况,术前通常不能明确病因。
- 凝血功能障碍。
- 营养不良。
- 血容量不足。

■ 分型

- 严重肝性脑病(OHE):合并神经生理及神经精神异常,可通过床旁临床观察发现。

- 轻微肝性脑病(MHE):意识及神经系统功能正常,神经系统病理征阳性。
- 世界胃肠学会分类:
  - A 型:急性肝衰竭。使颅内压升高,引起脑疝及死亡。颅内压升高的死亡率为 30%。
  - B 型:不存在原发性肝病不经门体循环的。
  - C 型:肝硬化。
- West Haven Criteria 分型:对 HE 严重程度进行分级,通过智力、行为、意识水平及神经生理综合判断。
  - 1 级:无明显意识丧失;亢奋或焦虑;注意力广度缩窄;加减法计算能力受损。
  - 2 级:困倦或淡漠;轻度时间、空间定向障碍;人格改变;社会适应性降低。
  - 3 级:嗜睡到神志不清,对言语刺激有反应;混乱感;定向障碍。
  - 4 级:昏迷(对言语或剧烈刺激无反应)。
- Childs-Pugh 评分:依据实验室检查(总胆红素、血清白蛋白、PT、INR)及临床症状(腹水、肝性脑病)进行分级,可评估围手术期死亡率。A 级 10%,B 级 30%,C 级 82%。
- MELD 评分:最初用于评估 TIPS 患者短期死亡率,目前在美国用于评估术后 30 天死亡率。该评分评价客观,以实验室检查(INR、胆红素、肌酐)为依据。5 分时死亡率为 5%;10 分为 7%;15 分为 11%;20 分为 17%;25 分为 26%。

🔧 治疗

■ 术前准备

术前用药

- 如需应用苯二氮䓬类药物,应选择短效药物并减少剂量(药物清除减少,半衰期延长)。
- 芬太尼绝大多数经肝代谢,但其较为安全。

知情同意的特殊情况

- 患者可能无法签署知情同意书。
- 死亡率风险增高,需要权衡手术利弊。
- 术后需保留气管插管。

■ 术中监护

麻醉选择

- 气管内全麻通常用于 HE 3 或 4 级、ICP管理、食管静脉曲张、严重腹水患者起到气道保护作用。
- 伴有中度脑病患者均存在肝衰竭,需酌情调整药物剂量。

监测

- 考虑神经科会诊置入 ICP 管理。

- 在高风险患者中考虑动脉置管以严密监测酸碱平衡。

麻醉诱导／气道管理

- 消化道出血或有食管静脉曲张史患者需快速诱导或清醒插管。
- 丙泊酚药代动力学在肝病患者无明显改变,常规诱导剂量安全,然而丙泊酚诱导可能导致低血压。
- 选择非去极化肌松药。因胆汁排泄受损绝大多数药物半衰期延长。阿曲库铵及顺阿曲库铵不依赖肝肾消除(Hoffmann清除)。
- 因内源性儿茶酚胺减少,通常出现低血压及血压剧烈波动。

维持

- 吸入麻醉药:异氟烷及地氟烷首选(低肝脏清除、对肝血流影响较小);七氟烷也可应用,避免使用氟烷及恩氟烷:会减少肝血流加上两者高肝脏清除导致其代谢产物蓄积。代谢产物与肝蛋白质结合后形成抗原。该抗原激活体液免疫及细胞免疫导致肝毒性。
- 阿片类药物:芬太尼首选。其他阿片类药物因毒性代谢产物(哌替啶)或半衰期延长(吗啡、氢化吗啡酮)需减少用量。
- 维持 ICP 在 20～25 mmHg 及以下,CPP在 50～60 mmHg 及以上。长期 ICP>40 mmHg 及 CPP<50 mmHg 提示预后不良。可应用甘露醇、过度通气、头高位、高渗盐水和管理 ICP。
- 如 HE 原因不明,需考虑经验性使用抗生素。
- 哌替啶作用时间延长,主要代谢产物为去甲哌替啶(易诱发抽搐),应避免使用。

拔管／苏醒

ICP 升高、误吸风险增高(AMS,Ⅲ～Ⅳ级 HE),考虑保留气管导管利于控制 $PaCO_2$。

💊 术后监护

■ 床旁护理

手术时间延长、心肺手术、术中低血压、术中失血及 GradeⅢ/Ⅳ级 HE 需入 ICU 治疗。

■ 药物处理／实验室处理／会诊

- 术前继续应用乳果糖及抗生素。
- 缓慢滴定镇静药及止痛药,避免加重病情。
- 请肝脏病学科或消化科会诊。

■ 并发症

- 恶性黄疸、脑病及腹水。

G

- 肝肾综合征。
- 脓毒血症及继发性 DIC。

 疾病编码

ICD9

- 572.2

ICD10

- K72.90 肝功能衰竭,非特指非昏迷。

临床要点

- 感染、炎症反应及氧化应激与氨协同作用为临床发病机制。绝大多数情况下,诱发因素为药物不良反应或感染。需经验性使用抗生素。
- 90%患者会行血氨检查,但肝性脑病患者血氨水平可正常。
- 肝病患者儿茶酚胺及其他神经体液反应受损。因此,术中低血容量或出血可能不会引起机体代偿机制。继发的肝脏氧供减少可能进一步加重肝功能预防。

肝移植 Liver Transplantation

Cynthia Wang, MD · Michelle Braunfeld, MD 彭成为 译 / 张晓庆 校

基础知识

概述

一般情况

- 原位或异位肝移植是终末期肝病患者最后的治疗选择。第一例成功的肝移植是1963 年由 Thomas Starzl 医师完成的。
- 切开之后肝脏被游离,主要的韧带连接被游离出来(胆总管、肝动脉和静脉、门静脉)。这些结构被结扎,肝上下腔静脉和肝下下腔静脉被钳夹,之后切除病肝。
- 供体移植物被放入患者腹腔,然后吻合供体与受体肝上下腔静脉、肝下下腔静脉及门静脉。然后松开夹子,肝脏再灌注。
- 器官再灌注之后,完成肝动脉吻合术以及胆道吻合术,要么连接患者的胆道,要么连接肠管(Roux-en-Y 式)。

体位

仰卧位,双上肢外展<90°。

切口

上腹部反 T 切口。

手术时间

4~12 h,取决于患者复杂程度和手术困难程度。

术中预计出血量

- 范围从<500 ml 至患者总血容量的数倍(在极端情况下)。平均为 1 500~3 000 ml。
- MELD 评分高的患者出血量及输血量通常较高。

住院时间

术后 1~3 周,可能会更长,取决于患者复杂度和手术困难程度。

特殊手术器械

- 快速注射器±细胞存储器。
- 对复杂病例,考虑静脉-静脉转流(可能需要灌注师)和术中透析(可能需要额外人员)。

流行病学

发病率

2008 年有 11 176 人在等候肝移植名单登记(候选人可以在多个中心登记),有 6 069人完成移植。2010 年有 5 246 人完成移植。

发病情况

- 取决于移植期间的复杂程度,并存疾病以及移植后并发症,高度可变。
- MELD 评分高、病态肥胖、并存心肺疾病和(或)肾脏疾病,术后排异、胆道并发症,会使致残率增加。

死亡率

- 患者生存率:
  - 3 个月:94.3%。
  - 1 年:88.4%。
  - 5 年:73.8%。
  - 10 年:60%。

麻醉目标/指导原则

- 对于肝移植患者的临床表现必须进行彻底的分析评估,终末期肝病多系统受累,以及与基础肝病不相关的并存病,都会影响围手术期管理。
- 麻醉药的药代动力学和药效动力学可能已经发生改变(分布容积增加、清除率降低、敏感性增加)。
- 静脉-静脉转流术(VVB)可用于不能耐受腔静脉钳夹所致血流动力学改变的患者。VVB 涉及腔静脉和股静脉插管,然后通过体外循环后返回腋静脉或锁骨下静脉。可以保持血液回流至心脏,降低内脏静脉充血。

术前评估

症状

- CV:由于全身血管阻力降低及血容量降低,会有心悸、头晕或晕厥。
- 肾脏:多尿、少尿或无尿。
- 肠道系统:便血、黑便、呕血。
- 血液系统:容易出血、淤血。
- 皮肤或其他症状:黄疸、瘙痒、虚弱、疲乏、厌食、体重减轻。

病史

病原学及疾病过程。

体格检查

- CNS:精神状态改变,扑翼样震颤。
- CV:血压降低,如果液体超负荷或由于肺动脉高压恶化致右心功能不全,可能使颈静脉压升高。
- 肺:缺氧/低氧血症、杵状指、由于渗出物增多而呼吸音降低、由于肺水肿而出现湿啰音。
- 消化道:可触及肝脏边缘、腹水、脾大、由于食管静脉曲张及痔而消化道出血。
- 皮肤/关节:黄疸、肝病性口臭。

用药史

- 呋塞米、螺内酯(安体舒通)、布美他尼、氢氯噻嗪。
- 乳果糖、利福昔明。
- 消胆安、降胆宁(考来替泊)。
- 维生素 K。
- 普萘洛尔。
- 米多君、奥曲肽。
- 病毒性肝炎应用干扰素。
- 自身免疫性肝炎应用糖皮质激素。
- 肝豆状核病应用二甲半胱氨酸。

■ 诊断检查与说明

- CBC：贫血、血小板减少、白细胞减少或白细胞计数升高。
- 化学物质检查：低钠血症、低钾或高钾血症、低钙血症、低镁血症、低血糖、酸中毒、肝肾综合征患者的血肌酐>1.5 mg/dl(HRS)。
- 血凝检查：PT、PTT、INR 升高、低纤维蛋白原。
- 转氨酶：升高，AST>ALT。
- 碱性磷酸酶：通常升高。
- 胆红素：随着肝衰竭加重，逐渐升高。
- 心电图、超声心动图、化学试验或磁共振技术评估可逆的缺血区域，合理使用心导管造影评估冠心病以及更精确地测量心内和肺动脉压力。
- CXR(胸部 X 线)评估肺水肿或渗出。
- 肺功能试验(如果需要)。
- CT 扫描评估肝细胞性肝癌可能转移的部位。

■ 伴随的器官功能障碍

- CNS(中枢神经系统)：肝性脑病、急性肝衰竭患者导致 ICP 增加出现脑水肿。
- 心血管系统：高动力循环、肝硬化性心肌病表现为收缩和舒张功能障碍及电生理异常、可能并存 CAD(冠心病)或瓣膜疾病。
- 肺：肝肺综合征(HPS)、肺动脉高压、由于腹水造成限制性肺病、胸腔积液。
- 肾脏：HRS(肝肾综合征)以缺乏原发肾脏疾病的蛋白尿、低血容量和(或)急性肾小管坏死的证据为特征，肾小管性酸中毒，他克莫司/环孢素相关性肾功能不全。
- 消化道：门静脉高压、腹水、胃排空延迟、门静脉高压性胃病。
- 血液系统：血小板病和 DIC 倾向、高或低纤维蛋白血症。
- 电解质紊乱。

治疗

■ 术前准备

术前用药

管床医师谨慎应用术前用药。有肝性脑病、潜在困难气道、误吸高风险者应避免术前用药。

知情同意的特殊情况

丧失行动能力者或有肝性脑病者必须确定法定监护人。

抗生素/常见病原体

- 需要较好的胆汁渗透能力和胆汁内高浓度。
- 通常选择头孢曲松、头孢噻肟、氨苄西林/舒巴坦。应避免使用万古霉素，因为耐万古霉素肠球菌比较常见。

■ 术中监护

麻醉选择

全身麻醉。禁忌使用椎管内术后镇痛。

监测

- 标准 ASA 监测。
- 直接动脉血压监测。
- 中心静脉置管并压力监测。
- 其他监测取决于患者的并存疾病和所在单位的实践经验以及经治医师(外科医师、麻醉医师)的喜好：
  - 肺动脉导管可用于监测 CO/CI。
  - BIS 监测。
  - TEE。
  - 血栓弹力图(TEG)。

对于脑水肿患者(即急性肝衰竭患者)监测颅内压。颅内压探头无法使用时更换其他监测手段，如经颅多普勒超声、脑氧监测、BIS 及脑电图。

麻醉诱导/气道管理

- 快速序贯诱导或改良序贯诱导，减少误吸风险。
- 使用最有利于稳定血流动力学的诱导药物。
- 有凝血功能障碍的患者轻柔插管。

维持

- 传统使用异氟烷，因为其有维持内脏血流稳定的特性。脑水肿患者考虑使用全静脉麻醉，或使用最小剂量的吸入麻药以降低脑血管扩张的效应。
- 如果计划在手术间拔管，可以考虑使用长效麻醉药顺阿曲库铵，因为其代谢不依赖于肝功能。
- 无肝前期：积极的液体复苏为腔静脉钳夹做好准备；维持血流动力学稳定；纠正凝血功能障碍以便外科暴露和肝切除。
- 无肝期：监测酸碱、电解质状态；在准备再灌注时尝试维持正常体温。
- 再灌注：快速处理低血压、酸中毒和心律失常；纠正高钾血症和低体温。
- 新肝期：维持血流动力学稳定，确保新移植肝脏的灌注；纠正凝血功能障碍；监测纤溶功能和 DIC；关注移植肝的功能出现或无功能证据。

- 可选择的治疗：抗纤溶药物、甘露醇、呋塞米、氨丁三醇、碳酸氢钠、胰岛素、亚甲蓝、葡聚糖。

拔管/苏醒

通常患者保留气管导管至 ICU 拔管。少见情况下，手术非常顺利才考虑在手术室拔管。拔管前神经肌肉功能应恢复，镇痛应充分。

术后监护

■ 床旁护理

ICU。

■ 镇痛

静脉 PCA。

■ 并发症

- 移植物原发性无功能：数分钟至数小时，常常需要紧急再移植。
- 急性排斥反应：发生在术后数天至数周。
- 慢性排斥反应：发生在 1 年以后。
- 肝动脉栓塞(hepatic artery thrombosis, HAT)。
- 胆道狭窄，胆汁泄漏。
- 出血、感染。

■ 预后

- 因并存疾病及围手术期医疗过程而高度可变。
- 移植存活率(尸体捐献移植)：3 个月为91.2%，1 年为 84.3%，5 年为 68.4%，10 年为 54.1%。
- 活体捐献移植结果略好。

疾病编码

ICD9
- V42.7　通过移植取代肝脏。

ICD10
- Z94.4　肝移植状态。

临床要点

- 肝移植手术与大量体液转移、潜在的大量失血及剧烈血流动力学波动密切相关，要求充分的准备和密切监测。
- 在外科技术和监护资源上不同机构间存在一定程度的不同，需要仔细考虑肝移植过程的准备和管理。

小儿注意事项

移植物常取自成人肝脏（通常左半肝或肝左叶），移植物创面有出血的风险。血管通路更具有挑战性，体重低于 35～40 kg 无法实现静-静脉转流，因为没有充足的血流通过小的插管。儿童 HAT 风险增加，因为血管口径更小，输液量更少。由于 HAT 的高风险，应谨慎管理输血量，避免过量输血和过度校正凝血功能障碍。

肝硬化 Cirrhosis

Phoebe Lee, MD ・ Andrea Vanucci, MD, DEAA　冯羽敬 译 /潘钱玲 陈蔡旸 校

🐾 基础知识

■ 概述

- 慢性肝病常见的组织学改变是肝硬化，即导致细胞坏死，改变肝组织结构和功能。
- 特点：
- 纤维化。
- 肝小叶结节再生。
- 物质代谢合成功能受损。
- 肝血流阻力增加。
- 门静脉高压提示肝硬化失代偿期，主要特征有腹水形成、侧支循环形成和肝性脑病。

■ 流行病学

发病率

由于风险因子不同，很难量化及地域化。

患病率

许多肝硬化病例难以确诊，因此实际患病率暂且不清。

发病情况

- 2002 年美国肝硬化住院患者有 42.1 万。
- 2005 年美国首诊为慢性肝病或肝硬化的患者有 11.2 万。
- 肝硬化可能发展为肝癌（10%～25% 病例）。

死亡率

- 每 10 万人中死亡 9.7 人。
- 美国 2007 年，其占死亡原因的第 12 位（占所有死亡人数的 1.2%）。

■ 病因/危险因素

丙型肝炎（26%）。酒精性肝炎（21%）。丙型肝炎合并酒精性肝炎（15%）。乙型肝炎（15%）。原因不明（18%）：70% 为非酒精性脂肪肝（nonalcoholic fatty liver disease, NAFLD），导致肝硬化的可能性变大。其他原因（5%）：如自身免疫性肝炎、胆汁淤积性肝病、胆管炎、血色素沉着症、肝豆状核变性、α_1 -胰蛋白酶缺乏症、药物因素、右心衰竭和布加综合征。

■ 病理生理

- 物质代谢和合成功能受损。
- 白蛋白：是维持毛细血管胶体渗透压的重要成分，与药物结合影响药物的分布和消除。
- 凝血因子：维生素 K 依赖性因子（Ⅱ、Ⅶ、Ⅸ、Ⅹ）、蛋白 C、蛋白 S 和抗凝血酶。
- 细胞色素 P450：减缓药物代谢。
- 肝血管阻力的改变和肠系膜血流增加引起门静脉高压。可能导致：
- 腹水。表现为腹腔液体聚集。发病机制尚有争议，在疾病的不同阶段可能各不相同。门静脉高压、内脏血管舒张、低蛋白血症、潴钠激素所致的毛细血管渗漏。
- 侧支循环形成。引起食管静脉曲张、急性大出血及脾功能亢进，伴随白细胞减少和（或）血小板减少。
- 肝性脑病。由于具有神经毒素的肠内毒素在循环血液中增高（由于门腔静脉分流和肝代谢功能下降）。患者表现为意识淡漠、性格改变和智力损害。

■ 麻醉目标/指导原则

- 维持肝脏的灌注和氧合，避免术后肝脏功能恶化。
- 药理学的变化导致对镇静药、肝性脑病、肺部或心血管功能受损敏感。另外，药代动力学的改变表现为分布容积（volume of distribution, Vd）增加、细胞色素 P450 受损和低蛋白血症。
- 肝硬化患者围手术期死亡率增加。

📋 术前评估

■ 症状

疲劳、恶心、食欲减退、瘙痒、右上腹疼痛、腹胀、黄疸、尿色变深、大便稀薄及易淤血。

病史

既往输血史、文身、非法药物滥用、饮酒、性接触史、锐器暴露史、黄疸病史和肝病家族史。

体格检查

黄疸、肝掌、蜘蛛痣、男性乳房发育、海蛇头征、肝脾大、腹胀和脐疝、腹水、下肢水肿、消瘦、肌肉减少、情绪变化和扑翼样震颤。

■ 治疗史

- 治疗方案取决于病因。丙型和乙型肝炎采用抗病毒治疗，戒酒，类固醇激素，硫唑嘌呤治疗自身免疫性肝炎。
- 难治性腹水采用经颈静脉肝内门体分流术（transjugular intrahepatic portosystemic shunts, TIPS）和大量放腹水治疗。
- 急性出血通过内镜下曲张静脉套扎和注射奥曲肽治疗。

■ 用药史

- 腹水：限钠（首要），利尿（次要）。
- 自发性细菌性腹膜炎：通常使用头孢菌素。
- 肝性脑病：使用乳果糖和不易被吸收的抗生素，如利福昔明、新霉素和甲硝唑。
- 肝肾综合征：内脏血管收缩剂（米多君、奥曲肽）和白蛋白扩充血容量。

■ 诊断检查与说明

- 全血细胞计数（CBC）、全套代谢检查（CMP）、凝血酶原时间（PT）、国际标准化比值（INR）、右上腹（RUQ）、射血分数（EF）、终末期肝病模型（MELD）。
- 在右上腹多普勒超声评估肝实质和门静脉血流。
- 腹部 CT 或 MRI 检查，评估肝实质（肝癌）和脉管系统。

G

▪ 伴随的器官功能障碍

• 心血管：

- 高动力循环：系统血管阻力下降，动脉血压下降，心率增快，引起高心输出量（high cardiac output，HCO）状态。增加的心输出量不均匀分布，优先分布于内脏。疾病晚期外周动脉扩张或收缩。

- 自主功能失调：交感神经和副交感神经的敏感性降低。

- 肝硬化性心肌病：心脏收缩功能受损，收缩和舒张功能障碍，心电图异常（例如，QT间期延长）可导致室性心律失常和突发心源性猝死。一般肝移植后可以改善。

- 诊断工具包括 12 导联心电图（QT 间期、QT 离散度）、静息或负荷心电图（EF、体积、短轴缩短率、室壁运动、E/A 值）和运动心电图（运动能力、氧耗、压力×心率）。

• 肝肾综合征：

- 肝硬化晚期引起急性或亚急性晚期肾衰竭，是肾动脉血管的收缩引起的，特点是少尿或无尿，肌酐＞1.5 mg/dl。肾脏仅表现为轻微的组织学改变。

- Ⅰ型：2 周内病情进展迅速，需要透析和肝移植。

- Ⅱ型：病程进展缓慢，通常表现为体积增大。

• 肝肺综合征：

- 肝硬化晚期可见。

- 肺内血管扩张导致低氧血症，引起通气血流比值失衡和肺内分流。

- 临床表现包括平卧呼吸和直立性低氧血症。

- 通过心电图比较右心房的气泡在 4 次或更多心跳后是否出现在左心房来诊断。

- 门静脉性肺高压是并存门静脉和肺动脉高压。如果没有进行移植，平均存活时间是 15 个月。

• 凝血：

- 凝血功能不稳定，可以有出血或血栓形成。

- 肝脏合成的凝血因子减少和血小板减少，可引起低凝状态和出血倾向。

- 高凝状态可以表现为反复的门静脉血栓形成。

- 抗凝物质（如抗凝血酶Ⅲ、蛋白 C 和蛋白 S）合成减少，导致肝硬化"止血再平衡"，这会引起体内正常凝血酶产生。

- 传统的凝血检查（如凝血酶原时间、部分凝血活酶时间和血小板计数），不能准确反映凝血状态。

- 尚没有科学证据指出预防性纠正异常实验检查可以防止术中出血。

▪ 延迟手术情况

• 急性肝炎（转氨酶大于正常值 10 倍）。

• Child-Pugh 分级 C 型。

• MELD 评分＞14 分。

▪ 分级

• Child-Pugh 分级（Child-Turcotte-Pugh，CTP）和 MELD 分类系统最初用于预测经颈静脉肝内门体分流术（TIPS）后的死亡率。而现在用于预测肝脏疾病患者手术风险。

- Child A（5～6 分）：术后死亡率为 10%。

- Child B（7～9 分）：术后死亡率为 31%。

- Child C（10～15 分）：术后死亡率为 76%。

• MELD 评分：复杂对数公式、胆红素、INR、血清肌酐（评分范围 6～40 分）。

- ＜8 分：术后死亡率为 5.7%。

- ＞20 分：术后死亡率＞50%。

💉 治疗

▪ 术前准备

术前用药

谨慎使用镇静剂。存在长时间中枢神经系统抑制可能，诱发或恶化肝性脑病。

知情同意的特殊情况

• 异常的精神状态可能妨碍做出有效知情同意。

• 输血或血浆可能。

▪ 术中监护

麻醉选择

• 取决于治疗方案。

• 区域麻醉：存在禁忌证情况下谨慎使用。对合并凝血功能障碍的肝脏手术（特别是肝硬化），需密切关注硬膜下血肿。

监测

• 取决于治疗方案。高风险或长时手术需要有创监测（动脉通路、中心静脉通路、"微创"心输出量监测）。

• 血栓弹力图可以帮助临床医师区分药物和手术出血，同时可以指导输血。

麻醉诱导/气道管理

• 显著低血压与诱导有关。患者血管内容量欠缺，但整体容量超负荷。

• 肌松药首选阿曲库铵或顺阿曲库铵（不依赖肝脏或肾代谢），也可以使用其他肌松药，但作用时间可能延长。

• 快速诱导用于已经有腹水或消化道出血的患者。

• 存在腹水的患者可能出现呼吸功能障碍（呼吸急促、使用呼吸辅助肌呼吸、脉氧或动脉血气显示缺氧），诱导之前可能需要腹腔引流和替代使用白蛋白。

维持

• 异氟烷、七氟烷和地氟烷较少通过肝脏代谢，对肝脏动脉血流的影响较小。

• 避免使用氟烷，以免引起轻度肝功能障碍和严重的免疫介导性肝炎。

• 所有的阿片类药物都通过肝脏代谢应谨慎使用，但瑞芬太尼除外。

拔管/苏醒

• 标准拔管原则。

• 由于药物清除能力降低，可能导致神经肌肉功能恢复变慢。

• 有误吸风险的患者应在完全清醒后拔管，患者意识障碍可能需要术后插管。

🔄 术后监护

▪ 床旁护理

在中、高风险的手术后，进入重症监护病房（intensive care unit，ICU）表明患者需要监测和呼吸循环支持。

▪ 药物处理/实验室处理/会诊

凝血功能障碍的管理可能需要肝脏科和血液科会诊。

▪ 并发症

• 术后肝功能衰竭。

• 凝血功能紊乱。

• 术后谵妄。

• 肺水肿。

• 胸腔积液。

❓ 临床要点

• 使用 CPT/MELD 评分评估围手术期风险。

• 保证肝脏灌注和氧合，可能需要有创监测。

• 由于药物药代动力学的改变，需要谨慎调整其效应剂量；调整合适的推注剂量和频率。

• 肝硬化患者中危或高危手术考虑术入 ICU。

感染性休克 Septic Shock

Anahat Dhillon，MD · Sumit Singh，MD　孙少潇 译 / 顾卫东 校

 基础知识

■ 概述

• 脓毒血症是指存在明确的感染（正常情况下无菌的体液经培养或革兰染色找到病原菌或者肉眼发现感染病灶）同时伴有两项及两项以上全身性炎症反应综合征的临床表现。

－体温＞38 ℃或＜36 ℃。

－心率＞90 次/分。

－呼吸频率＞20 次/分或 $PaCO_2$ ＜32 mmHg。

－WBC＞12 000/μl，＜4 000/μl，或＞10 幼稚白细胞。

• 感染性休克是一种严重的脓毒血症，表现为充分复苏后仍存在低血压、终末器官灌注不足（如乳酸＞2 mmol/L）和器官功能障碍（如尿量＜0.5 ml/kg）。其特点为高排性心力衰竭和分布性休克。

■ 流行病学

发病率

• 每年 50～95 例/10 万人。

• 在美国，＞75 万例/年。

发病情况

并发症包括肾衰竭（50%）、弥散性血管内凝血（disseminated disseminated intravascular coagulopathy，DIC）（38%）、急性呼吸窘迫综合征（acute respiratory distress syndrome，ARDS）（18%）。

死亡率

在美国，约 20 万/年。

■ 病因/危险因素

• 革兰阳性菌（30%～50%）：葡萄球菌、肺炎链球菌、金黄色葡萄球菌。

• 革兰阴性菌（25%）：大肠埃希菌、铜绿假单胞菌、流感嗜血杆菌。

• 真菌：白念珠菌。

• 厌氧菌：产气荚膜梭菌。

• 老年人（＞65 岁）的合并症较多，针对感染的免疫反应受损，在养老院中与耐药病原菌的接触增加，所有这些因素都可导致老年人的死亡率增加。老年人占严重脓毒血症病例的 60%。

• 免疫功能低下的患者（肿瘤、艾滋病、肝或肾衰竭）。

• 相对于社区获得性感染，院内感染的死亡率更高（10%：15%）。

• 社区获得性肺炎（community acquired pneumonia，CAP）有 48% 的患者发展为严重脓毒血症，5% 可出现感染性休克。

• 脓毒血症的来源可影响预后，尿源性脓毒血症的死亡率为 30%，而肺部、消化道和感染原不明的脓毒血症的死亡率高达 55%。

■ 病理生理

• 正常炎症反应的目的在于控制感染的扩散。然而在某些情况下，炎症反应可自局部感染区域向外扩散，侵入血流，并导致全身性反应，此时称为脓毒血症。

• 脓毒血症是一种复杂的、有害的血管内炎症反应。革兰阴性细菌的脂多糖和革兰阳性细菌的肽聚糖与细胞受体（CD14、TLR-2、TLR-4）结合，并诱导产生促炎细胞因子［肿瘤坏死因子-α（tumor necrosis factor α，TNF-α），白细胞介素-1（IL-1）］、趋化因子（ICAM-1、VCAM-1）和一氧化氮。内皮细胞可表达黏附分子，吸引白细胞和巨噬细胞聚集，进而释放更多的细胞因子（TNF 和 IL）。除了自我刺激（自分泌），TNF 还可进一步刺激其他下游炎性介质的产生。补体系统的激活以及 IL-2、IL-6、IL-8、IL-10、血小板活化因子、干扰素、类花生酸的释放可吸引更多的白细胞和巨噬细胞聚集。这些炎症介质可引起局部血管扩张、充血和通透性增加，导致水肿（水肿液富含蛋白质），并造成细胞损伤。细胞损伤的其他机制还包括细胞凋亡（程序性细胞死亡）和缺血性损伤。

• 模式识别受体（pattern recognition receptor，PRR）可识别微生物的特定结构。在脓毒血症反应中，toll 样受体（toll-like receptor，TLR）等 PRR 能够感知各种微生物（细菌、真菌、病毒和原虫）。PPR 的激活导致细胞激活和炎症反应的启动。

• 某些细胞因子（IL-6、IL-10）可通过抑制 TNF-α 和 IL-1 的产生而发挥抗炎效应。对感染性侵袭形成正常有效的反应时，促炎反应和抗炎反应相互平衡，早期的感染性侵袭得到有效的控制。在某些情况下，最初的感染性攻击可能非常严重，以致形成

肾衰竭）。

脓毒血症。另一种情况是，在最初的病原菌侵袭之后，促炎和抗炎反应失去平衡，导致过强的全身性炎症反应或进入免疫抑制期。

■ 麻醉目标/指导原则

• 早期启动治疗。包括气管插管和机械通气、有创监测、实验室检查、抗生素应用、纠正组织低灌注。

• 重症监护室（intensive care unit，ICU）的治疗可由 ICU 的麻醉科医师实施，需延续到整个围手术期。具体包括：

－最初的 6 h 内确定感染的解剖定位。如果怀疑感染来源于血管腔内的植入物，则应去除该植入物。

－广谱抗生素应用应在急诊入院 3 h 内、非急诊入院 1 h 内开始。血培养标本应在抗生素应用前采集。

－测定血乳酸水平。

－低血压和（或）乳酸升高者应接受静脉输液治疗。如无反应，应给予升压药，以维持平均动脉压＞65 mmHg，实现 CVP＞8 mmHg、中心静脉血氧饱和度（central venous oxygen saturation，$ScvO_2$）＞70% 或混合静脉血氧饱和度（mixed venous oxygen saturation，SvO_2）＞65%。可能需要输注红细胞或使用正性肌力药物。

－类固醇激素（每天氢化可的松 200～300 mg×7 天）可用于升压药依赖性休克。

－可考虑应用重组人活化蛋白 C（activated protein C，rhAPC）。活化蛋白 C 可调节凝血、炎症、细胞死亡和内皮完整性。脓毒血症时活化蛋白 C 表达水平降低。随机对照试验表明，活化蛋白 C 能降低死亡率（尤其 APACHE 评分＞25 的患者在感染初期 24 h 内使用）。

术前评估

■ 症状

• 发热、发冷、寒战。

• 腹痛（如果脓毒血症来源于腹部）。

• 精神状态变化和神志不清（尤其是发热或缺氧患者）。

病史

• 寻找前驱疾病：腹部来源（憩室炎、克罗恩病、既往腹部手术史、胆囊炎、亚急性阑尾炎）、尿源性脓毒血症（肾盂肾炎、肾结石、先

天性泌尿系统异常、良性前列腺增生、既往泌尿外科手术史)。

- 免疫功能低下、糖尿病、系统性红斑狼疮、酗酒和激素依赖的患者发生菌血症和脓毒血症的风险增加。
- 其他来源感染均被排除后,应怀疑静脉导管感染。放置时间超过 1 周的中心静脉导管感染最为常见。动脉导管很少引起脓毒血症,外周静脉通路几乎不会引起脓毒血症。

体格检查

- 低血压、心动过速、洪脉。TNF-α 等炎症介质不仅可导致外周血管阻力降低,还可引起心肌抑制效应(脓毒性心肌病)。
- 早期阶段:皮肤温暖潮红。后期:四肢发冷、花斑。
- 少尿或无尿。
- 缺氧、呼吸急促、呼吸性碱中毒。
- 高热或体温过低。

■ 治疗史

气管插管和机械通气。由于每分通气量和气道阻力增加以及肺顺应性降低,导致呼吸做功增加。此外,患者可能出现急性肺损伤或急性呼吸窘迫综合征。

■ 用药史

- 升压药物应用:去甲肾上腺素、多巴胺、去氧肾上腺素、血管升压素。没有证据表明哪一种药物更有优势。
- 抗生素应用:广谱抗生素方案包括万古霉素联合第三代头孢菌素或碳青霉素。如果怀疑假单胞菌感染,可采用万古霉素联合两个抗假单胞菌药物(如头孢他啶、美罗培南和环丙沙星)。

■ 诊断检查与说明

- 生化检查评估肾功能、全血细胞计数加分类、乳酸水平测定。
- 动脉血气评估酸碱紊乱程度、氧合情况以及肺泡-动脉氧分压差。
- 混合静脉血氧饱和度。
- 降钙素原是脓毒血症的早期生物标志物,最近的研究表明其具有较高的敏感性和特异性。床边超声心动图可以揭示或排除心脏性因素,并指导复苏。

■ 伴随的器官功能障碍

潜在病因。见上文。

■ 延迟手术情况

- 应仅限于实施绝对必需的手术(清除感染病灶)和可改善生存率的手术。
- 入手术室前,应进行液体复苏、给予升压药。应实施早期目标导向治疗(平均动脉压 >65 mmHg、中心静脉压 8~12 mmHg、足够的尿量、纠正酸碱异常和乳酸性酸中毒、维持 MVO_2% 或 $ScvO_2$%>70%)。
- 肾衰竭患者可能需要术前放置透析导管进行透析;术中可能需行持续性静脉-静脉血液透析(continuous veno-venous hemodialysis,CVVH)。

治疗

■ 术前准备

术前用药

- 凝血功能障碍或血小板减少的患者可考虑应用新鲜冷冻血浆、血小板和冷沉淀。
- 预期有低血压的患者,应事先准备好升压药。
- 应慎用苯二氮䓬类与阿片类药物。因生理储备减小,患者可发生低血压或缺氧。
- H_2 受体阻滞剂和质子泵抑制剂预防应激性溃疡。

知情同意的特殊情况

- 有神志改变者不可签署知情同意。
- 麻醉和手术有极高的风险。
- 需要更多的有创监测。
- 输血同意。

■ 术中监护

麻醉选择

气管插管全身麻醉。

监测

- 动脉置管:用于血压监测、指导升压药使用、采血测定动脉血气、血糖和乳酸水平。呼吸变异率可作为血容量的动态评估指标,可能较 CVP 更准确。
- 中心静脉导管:中心静脉压和中心静脉混合血氧饱和度可指导液体治疗。肺动脉导管在脓毒血症患者中不推荐常规使用。
- 保证有足够的静脉通路进行容量复苏。
- 核心体温监测,手术野热量的损失可抵消脓毒血症患者发热产生的热量。

麻醉诱导/气道管理

- 由于肠道蠕动减慢(继发于低灌注),故采用快速序贯诱导插管。如无高血钾,可使用琥珀胆碱。琥珀胆碱不适用于腹腔内感染,

因其可释放过量的钾离子,可用罗库溴铵代替。

- 选用对心血管影响较小的诱导药,如依托咪酯和氯胺酮等。依托咪酯具有可逆的肾上腺皮质抑制作用,因此能否用于脓毒血症患者一直存在争议。但目前没有前瞻性随机对照试验证明单次给予依托咪酯可增加不良事件的发生。
- 应准备快速液体输注设备和(或)升压药,以治疗低血压。

维持

- 切皮 30 min 内应用抗生素。
- 继续给予类固醇激素。
- 对于不能耐受吸入麻醉药或镇静药的患者,可考虑给予苯二氮䓬类药物或东莨菪碱,以减少术中知晓的发生。
- 维持正常的体温和正常的血糖水平[4.4~8.3 mmol/L(80~150 mg/dl)]。
- 维持血红蛋白在 70~90 g/L、血小板在 5 万/μl 以上。
- 限制潮气量(6~8 ml/kg)和气道平台压(<30 cmH$_2$O)。

拔管/苏醒

术后在 ICU 通常需持续行机械通气,直到患者血流动力学稳定。

术后监护

■ 床旁护理

ICU 监测生命体征,根据培养结果选择抗菌药物。继续支持治疗,如机械通气、升压药维持、透析和早期肠内营养等。

■ 药物处理/实验室处理/会诊

需要时可请感染科医师和肾脏科医师会诊。

疾病编码

ICD9

- 785.52 感染性休克。

ICD10

- R65.21 严重脓毒血症伴感染性休克。

临床要点

- 感染性休克时应给予液体治疗,直到组织灌注(或心排血量)得到改善。
- 必要时给予升压药和正性肌力药,以防止液体超负荷和肺水肿。

高钾血症 Hyperkalemia

Michael S. Green, DO · Poovendran Saththasivam, MD 张凌 译 / 张晓庆 校

 基础知识

■ 概述

• 高钾血症定义为血清钾＞5.5 mmol/L。如果长时间未发现或治疗过迟,可以导致心跳呼吸骤停。

• 钾(K^+)是细胞内主要的阳离子且电生理功能非常重要。机体有多个机制,使 K^+ 浓度保持在狭窄的水平;为避免高钾血症,K^+ 向细胞内移动和(或)向细胞外排泄。

• 高钾血症可能会在术前出现或在术中进展。麻醉科医师必须警惕这种可能危及生命的电解质异常的识别和处理。

■ 流行病学

发病率

• 住院患者:1.1%～10%。

患病率

• 终末期肾脏疾病:5%～10%。

• 男女比例＝1:1。

发病情况

在老年糖尿病患者、慢性肾脏疾病和高血压患者中发病率增加。

死亡率

未治疗的病例:67%。

■ 病因/危险因素

• 内部平衡改变:酸中毒,胰岛素缺乏,肾衰竭,醛固酮水平降低,组织破坏增加。

• 外部平衡改变:输血,药物影响肾排泄或内部平衡。

• 假性高钾血症:血小板增多,白细胞增多,溶血样品,异常细胞释放的钾增加。

■ 生理/病理生理

• 身体总钾的近98%是细胞内;剩下的2%是细胞外钾。总负荷钾在人体内是～50 mmol/kg(平均体重为70 kg的人有～3 500 mmol 钾)。血钾通常保持在3.5～5.0 mmol/L。

• Na^+-K^+-ATP 酶位于细胞膜上。该泵的机制是每泵出3个 K^+,交换进2个 Na^+。该泵的功能是保持细胞膜的静息电位、细胞体积和细胞内钙浓度。它可由胰岛素、酸中毒、药物和儿茶酚胺进一步调节。

• 因胞内胞外转运所致高钾血症:

- 胰岛素直接刺激肝脏、骨骼肌和脂肪细胞的 Na^+-K^+-ATP 酶。它促进 K^+ 的细胞内摄取。因此胰岛素缺乏可削弱葡萄糖的跨细胞吸收以及 Na^+-K^+-ATP 酶。

- 过度的组织的破坏或增加的细胞代谢可导致对细胞外环境过量钾的释放。例如,恶性高热、横纹肌溶解症、大规模溶血和肿瘤溶解综合征。

- β_2 肾上腺素受体激动剂,通过刺激的 Na^+-K^+-ATP 酶泵促进 K^+ 的细胞内吸收。相反,非选择性β受体阻滞剂可能降低摄取。

- 代谢性酸中毒,通过促进氢离子交换钾外流。对于 pH 每降低 0.1 mmol/L,增加 0.6 mmol/L 的血钾。Na^+-H^+ 交换使细胞充当了酸碱缓冲器。酸中毒时,H^+ 离子在细胞内移动,以换取 Na^+ 的移动细胞外。这减少了 K^+ 通过 Na^+-K^+-ATP 酶内移。碱中毒时状态相反。

- 高渗导致细胞内水的损失,提高了细胞内的 K^+ 浓度。这就产生有利于 K^+ 移出细胞的驱动力。

- 药物,包括非甾体抗炎药和地高辛,通过抑制上述细胞膜 Na^+-K^+-ATP 酶影响 K^+ 移动到细胞中。

- 琥珀胆碱导致快速的瞬态高钾血症,称为"细胞泄漏"。

• 因排泄障碍导致的高钾血症多见于肾和胃肠道紊乱。在肾脏,排泄主要发生在皮质集合管,醛固酮是血清 K^+ 的调节激素。60%～75%的 K^+ 在肾小球被过滤,15%～20%再在近端小管和髓襻升支粗段吸收。高血钾刺激醛固酮产生,引起肾小管排 K^+、Na^+ 和水的重吸收。

- 肾小球滤过率(GFR)为 5～10 ml/min 的患者,由于水钠输送减少,K^+ 在远端集合管中的排泄变差。像严重心力衰竭、脱水、血容量不足等情况,也限制了 Na^+ 和水向远端集合管转送。

- 盐皮质激素缺乏症(醛固酮)可减少皮质集合管排泄。

- 药物,如保钾利尿剂(阿米洛利、氨苯蝶啶)和抗生素(复方新诺明、喷他脒)可通过抑制钠通道在肾脏降低尿钾排泄。

- 随着年龄增加,肾脏质量降低,肾血流量减少,GFR 降低和管状传输功能丧失。这使得老年患者易患高钾血症。另外,老年患者更可能用到非甾体抗炎药、ACEI、β受体阻滞剂、洋地黄和保钾利尿剂。

• 摄入量增加导致高钾血症。

- 肾功能完好的患者,超常的摄入量才会引起高钾血症。而患者的肾功能受损[GFR＜15 ml/(1.73 m^2 · min)]时,钾的摄入量仅略有增加就可能会导致严重的高钾血症。

• 高钾血症对心肌的电生理作用:

- 高钾血症导致继发于跨膜钾梯度降低的增加静息膜电位(负值更小,例如:-90 mV 至-80 mV)。该结果表现为在所有的心脏细胞中的动作电位的持续时间缩短。

- 相位 0。当膜被部分去极化,可用于打开和传导离子的静止状态的钠离子通道更少。这导致所述的 V_{max}(相位0)减少,冲动传导减慢和膜去极化的延长。在心电图中,表现为一个延长的 P 波、PR 间期和 QRS 波群。

- 相位 2 和相位 3 中心肌膜的 K^+ 电流负责在这些过程中的 K^+ 流出。在高钾状态 K^+ 电流增加,通过未知的机制,导致复极加速。在心电图中,表现为一个高尖 T 波。

- 心房组织对高钾血症比心室和窦房结细胞更为敏感。当血钾在 8～9 mmol/L 水平,窦房结不激动心房而激动心室,产生窦室节奏。在心电图中,表现为 P 波缺失的宽大 QRS 波群。

- 当高钾血症恶化时,窦房结传导停止,而房室交界区的被动性异位心律将成为主要的心肌电刺激。在心电图中表现为 QRS 波群的继续扩大,融合了 T 波,并产生经典的正弦波模式。紧接着就会发生心室颤动和心搏骤停。

• 假性高钾血症被定义为 K^+ 至少增加 0.5 mmol/L,是困难抽血、对皮肤的过度乙醇擦拭或握紧拳头的结果。当该值过大或与临床情况不符时,应重复实验室检查以明确是否为真性高钾血症。

■ 预防措施

• 肾功能受损或心力衰竭需服螺内酯和 ACEI 的患者,应格外注意严格监测血清钾。

• 连续血钾测定加上心电图监测以及患者全面临床情况管理,可预防致死性心律失常。

G

• 在肾功能正常的患者,暂时将 K^+ 移至细胞内可以是治疗性的。在肾功能不好的患者,将 K^+ 移至细胞内可能需要结合血液透析。

诊断

• 血清钾浓度>5.5 mmol/L。
• 轻度高钾血症 5.5~6.5 mmol/L。
- 中度高钾血症 6.5~7.5 mmol/L。
- 重度高钾血症>7.5 mmol/L。
• 症状:常无症状,因此肾脏疾病或某些药物的服用史,再加上实验室和心电图结果,有助于高钾血症的诊断。
• 心电图的变化是渐进的,取决于高钾血症表现或改变速度。渐进式心电图表现是:
- T 波高尖(5.5~6.5 mmol/L)。
- ST 段压低。
- PR 间期延长(>6.5 mmol/L)。
- QRS 间期延长。
- P 波消失(>8.0 mmol/L)。
- 正弦波。
- 室颤。
- 心搏骤停。

■ 鉴别诊断

假性高钾血症。

治疗

• 当严重高钾血症或有心电图表现时用钙稳定细胞膜(即时)。
- 静脉注射 10% 葡萄糖酸钙:10 min 注入 10 ml,同时监测心电图。如果没有改善,或初步改善后心电图恶化,重复用药剂量。起效:3 min。作用时间:30~60 min。
- 静脉注射 10% 氯化钙:提供 3 次更多的钙。10 min 注入 3~10 ml。如果发生外渗可引起组织坏死。
• 钾向胞内再分布(快速):
- 普通胰岛素 10 U 与 50 ml 右旋糖酐的 50% 合并用药,以防止低血糖。起效为 10~20 min,峰值效应在 30~60 min,持续 4~6 h。
- 静注或雾化沙丁胺醇可以用作辅助治疗严重高钾血症。通过激动 β_2 受体刺激 Na^+-K^+-ATP 酶。推荐的剂量为 0.5 mg 静注或 20 mg 雾化。
- 肾上腺素 0.05 $\mu g/(kg \cdot min)$ 静脉滴注,同样,通过激动 β_2 受体刺激 Na^+-K^+-ATP 酶。
- 碳酸氢钠能通过增加血浆 pH 而产生代谢性碱中毒。它通常用于有严重酸中毒,或者存在其他指征碳酸氢盐治疗的患者。碳酸氢钠用于肾衰竭患者不太有效。
- 过度换气会造成暂时性碱中毒,从而短暂使 K^+ 进入细胞。

• 从体内消除钾:
- 利尿剂可用于容量充足或无严重肾功能损害的患者。襻利尿剂单独使用,或与噻嗪类利尿剂合用,可以通过增加远端钠和水输送到皮质集合管的主细胞促进钾排泄。
- 血液透析是从体内消除 K^+ 最有效的途径。

疾病编码

ICD9
• 276.7 高钾血症。
ICD10
• E87.5 高钾血症。

临床要点

• 在心电图正常和无明显高钾血症的风险因素的患者通过重复测血钾来排除假性高钾血症。
• 高血钾见于糖尿病酮症酸中毒,它是由于胰岛素缺乏损害正常 K^+ 向细胞内运动而引起的。
• 葡萄糖酸钙通过减少心肌细胞阈电位(更负)从而恢复静息膜电位,从而避免致死性心律失常。
• 标准剂量的琥珀胆碱可引起血钾升高 0.5~1 mmol/L。

高钠血症 Hypernatremia

Michael S. Green, DO · Poovendran Saththasivam, MD   张凌 译/张晓庆 校

基础知识

■ 概述

• 高钠血症定义为血清 $[Na^+]$ > 145 mmol/L,提示绝对或相对缺水。
• 主要诱因包括:
- 水分流失过多。
- 水分摄入过少。
- 缺乏抗利尿激素(ADH)。
- 医源性或意外摄入过多的钠。
• 高钠血症导致血管外的高张高渗状态,水分从细胞内流出,引起细胞皱缩。这个共识被用于治疗颅内高压患者以降低颅内容积。

■ 流行病学

发病率
在住院患者中约为 1%。

患病率
• 多见于插管、精神状态改变的患者及对缺水敏感的人群(例如,婴幼儿和老人)。在婴儿中,它通常与腹泻或严重发热疾病相关。
• 男女发生率相同。

发病情况
• 严重高钠血症,定义为 $[Na^+]$ > 160 mmol/L,或起病快(小于 12 h),可导致颅内出血、惊厥、神经缺损和昏迷。
• 慢性高渗和低张液体治疗也可引起脑水肿、痉挛、昏迷,甚至死亡。

死亡率
• 变化很大,取决于疾病的严重程度和发病的速度。
• 急性起病:42%~75%。
• 慢性起病:10%~60%。

■ 病因/危险因素

• 水分摄入不足(无钠摄入)。
- 限制水分摄入,可见于养老院或住院治疗的、依赖他人喂食的患者。
- 渗透压感受器或皮质渴觉中枢的缺陷以及涉及下丘脑结构性病变所致口渴机制受损。
• 低渗液体流失。
- 糖尿病尿崩症:中央和肾的原因。
- 胃肠道(GI)损失:腹泻、呕吐、瘘。

- 烧伤。
- 腹膜透析。
- 非显性失水：皮肤（出汗过多），呼吸道。
- 肾损失：高血糖或利尿剂治疗（甘露醇）所致渗透性利尿，梗阻后利尿。
- 超载钠（多于体内水分）。
- 过度钠摄入：医源性原因包括静脉输注碳酸氢钠或高张盐水（3%盐水含有 30 g/L 氯化钠，相当于 513 mmol/L Na$^+$），经口摄入盐过量。
- 盐皮质激素过多：皮质醇增多症、醛固酮增多症。
- 药物影响肾集合系统的功能：锂、格列本脲、膦甲酸钠、去甲金霉素、两性霉素 B、甲氧氟烷。

■ 生理/病理生理

- 在正常情况下，钠浓度被严格调控，并在一个狭窄的范围内保持稳定。增加钠强烈的刺激口渴感和脑垂体释放 ADH 以重新建立正常的钠水平。其生理值对维持机体各种功能是至关重要的人体内部功能无数：
- 保持细胞膜的正常电生理平衡。正常跨膜电位由 Na$^+$－K$^+$－ATP 酶维持，每泵出 3 个 Na$^+$，需泵入 2 个 K$^+$。
- 保持水平衡。
- 保持正常的细胞内外的渗透压。
- 通过特殊钠通道在神经、肌肉和心脏组织传导电脉冲。
- 通过醛固酮的作用调节血压。
- 高钠血症一般影响：高张高渗，导致水从细胞内到细胞外的流动，引起细胞皱缩。
- 高钠血症和中枢神经系统：为了抵抗细胞收缩，大脑增加细胞内溶质摄取。不良反应包括：
- 颅内出血。大脑与颅骨分离并且可能导致桥静脉的撕裂。细胞皱缩，毛细血管扩张破裂，导致脑实质内出血。
- 脑病。细胞皱缩扰乱突触传递和脑细胞的功能。
- 高钠血症和心血管系统。迅速增加的血清钠导致容量超负荷（细胞液外流），并且可以导致左心室功能障碍。多余的液体"反流"进入肺血管，导致心源性肺水肿。与此相反，高张盐水已被用于将水摄入血管/循环中来治疗严重的低血容量（如创伤）。
- 高钠血症和肾系统。对大鼠的研究表明，在血清钠急性增加导致肾血管舒张。高张盐水注射刺激垂体后叶素和催产素释放，改变交感神经活性，引起短暂性高血压，从而导致肾血流量的持续增长。

- 中枢性尿崩症（DI）描述 ADH 合成受损的综合表现为多尿和尿液浓缩能力缺陷。肾脏不能产生/维持浓缩尿所需的肾髓质高渗状态，导致渗透性利尿和过量的游离水分损失。中枢性尿崩症可见于垂体手术、严重头部创伤（垂体柄受损）或颅底骨折后。
- 肾性尿崩症归因于肾脏对 ADH 的抵抗，它的表现类似于中枢性尿崩症（多尿和尿液不浓缩）。遗传性肾性 DI 可因 ADH 受体或 AQP2 水通道的基因突变产生。获得性肾性 DI 通常是由于锂毒性或代谢异常，特别是低钾血症和高钙血症所致。
- 盐皮质激素过多会增加醛固酮水平，导致缺钾、钠潴留（增加体内钠总量）。在远端集合管醛固酮的作用是增加肾小管对 Na$^+$ 的重吸收和对 K$^+$ 的排泄。

■ 预防措施

危重患者经由胃肠、呼吸道和泌尿道损失的游离水应该及时补充。

📋 诊断

儿科注意事项

症状包括过度通气、肌无力、烦躁不安、高音调的叫声、失眠、嗜睡和昏迷。

- 嗜睡，精神状态的变化，易怒。
- 口渴、休克、外周性水肿、腹水、肌阵挛。
- 肌肉震颤，强直，反射亢进和痉挛。
- 血清 Na$^+$ 浓度为＞145 mmol/L。
- 若尿量＞100 ml/h 且有高钠血症，患者应评估 DI。尿渗透压＜300 mOsm/L，血清钠＞150 mmol/L 可诊断为 DI。

■ 鉴别诊断

必须区分三种类型。
- 体内总钠低（失水＞失钠），也被称为低容量性高钠血症。
- 肾性：由高血糖或甘露醇引起的渗透性利尿。尿 Na$^+$ 浓度＞20 mOsm/L。
- 肾外：腹泻，非显性失水，呕吐。尿 Na$^+$ 浓度为 10～20 mOsm/L。
- 体内总钠正常（水分流失），也被称为正常容量性高钠血症。
- 肾性：中央性和肾性 DI。尿渗透压：低。尿 Na$^+$ 浓度：不确定。
- 肾外：水的摄入减少。尿渗透压：高。尿 Na$^+$ 浓度为＞20 mOsm/L。
- 体内总钠高（摄钠＞摄水），包括高渗盐水，也被称为高容量性高钠血症。尿 Na$^+$ 浓度＞20 mOsm/L。

💣 治疗

- 取决于病因和病程进展。
- 在慢性高钠血症，细胞内的水分丢失，脑细胞通过吸收渗透性物质从而减少细胞皱缩。如果纠正太快，由于水分快速吸收进入脑细胞，渗透性物质和电解质排出，会发生脑水肿。这种情况下推荐血清 Na$^+$ 浓度的减少量为 10 mmol/d，或 0.5 mmol/h。
- 在急性高钠血症，快速纠正（例如，1 mmol/h）可能不会增加脑水肿的风险。
- 体内总钠高/高容量高钠血症。过多盐和水可以用强效利尿剂（如呋塞米）联合低渗溶液如 5%葡萄糖来纠正。血液透析可以选择使用。
- 体内总钠正常/正常容量高钠血症。
- 中央性 DI。鼻内给去氨加压素 5～10 μg 每天 1 次或 2 次，或水合加压素 5～10 U 每天 2 次。在紧急情况下，静注去氨加压素 1～2 μm 每天 2 次或 3 次。
- 肾性 DI。噻嗪类利尿剂合并或不合并前列腺素合成酶抑制剂（如吲哚美辛或阿米洛利）和适度的限钠。
- 体内总钠低/低血容量性低钠血症。使用生理盐水纠正低血容量继以低张溶液补充水分。游离水分交换可估计如下：总身体水分（TBW）×[（血清的 Na$^+$ 浓度/140）－1]。TBW 分别是 0.6×瘦体重（男性）和 0.5×瘦体重（女性）。老年患者和那些显著脱水者，需要更保守的估计（男性 0.5 和女性 0.4）。
- 例如，一个男性患者，体重 70 kg，血清钠 160 mmol/L，游离水分亏损＝70×0.6×[（160/140）－1]，即 42×0.143 即 6 L。
- 补充亏欠的容量可以通过口服、胃管或静脉注射 5%葡萄糖或 0.45%氯化钠。

📟 疾病编码

ICD9
- 276.0 高渗性和（或）高钠血症。

ICD10
- E87.0 高渗性和高钠血症。

❓ 临床要点

高钠血症增强吸入传导麻醉剂的最低肺泡有效浓度，可能是因为膜去极化的钠电导增强。在纠正过程中常见的错误包括低估液体丢失量、继发丢失量和维持需要量。

G

高铁血红蛋白血症 Methemoglobinemia

David P. Frey, DO • Adam Thaler, DO 彭成为 译 / 张晓庆 校

基础知识

概述

• 1864 年 Felix Hoppe-Seyler 第一次描述高铁血红蛋白血症(methemoglobin, MetHb)。

• MetHb 是一种潜在的致命的氧和血红蛋白蓄积。本病常常是后天获得性的,也有先天性的。

流行病学

发病率

• 氨苯砜(用于治疗麻风病或肺囊虫病性肺炎)所致 MetHb 占获得性病例的 42%。

• 大部分严重病例是由苯唑卡因所致。

患病率

50% 的病例为婴儿和老年人,<4 个月的婴儿尤其易感。

死亡率

当高铁血红蛋白含量超过 70% 时患者会死亡。

病因/危险因素

• 暴露于氧化药物是 MetHb 最常见的病因。

- 例如,苯佐卡因、利多卡因、丙胺卡因、对乙酰氨基酚、亚甲蓝(高剂量)、甲氧氯普胺(胃复安)、硝酸盐类、苯胺、氨苯砜、塞来昔布、氯喹、环磷酰胺、异环磷酰胺、甲醇、非那吡啶、苯妥英钠、伯氨喹、利鲁唑、磺胺甲基异噁唑-甲氧苄啶。

- 其他外源性氧化药物包括:乳牙凝胶、汽车尾气、吸入药、化工原料、香烟、农药。

• 井水和食物包含硝酸盐,可被肠道菌群转化为亚硝酸盐(强力氧化剂)。

• 高氧化应激状态包括全身感染和癌症。

• 贫血(包括轻度):当血红蛋白储备较少时,MetHb 更容易出现症状。

• 酸中毒:pH 降低时,内源性还原酶活性降低。

• 先天性 MetHb 常见于 <4 个月的婴儿。

• 基因突变是 MetHb 的罕见原因。虽然常常是良性的,当这些患者暴露在氧化药物或氧化状态下时容易发展为急性中毒。

• 除了这里描述的危险因素,一些患者为什么发展为 MetHb,而另一些患者不发展为 MetHb,原因不明。

生理/病理生理

• 氧化毒性涉及"氧化还原"反应或底物的电子丢失,而还原反应涉及转移(获得)电子至底物。

• 血红蛋白由 4 个血红素组成,每个血红素有一个铁原子。铁原子仅在亚铁状态(Fe^{2+})与氧结合。因此,当氧化反应发生时(Fe^{2+} 转化为 Fe^{3+}),产生三价铁血红素,称为高铁血红蛋白,其不能结合和转运氧气至组织。

• 红细胞是唯一易受氧化反应影响的细胞,因此在氧化作用损伤其他组织之前,会出现 MetHb。红细胞:

- 携带氧气,因此持续暴露在氧自由基下。
- 缺乏细胞核,不能合成新蛋白,因此老化的细胞容易有被氧化损伤的倾向。
- 缺乏线粒体,不能产生辅酶因子,不能产生还原酶所需要的能量。

• 正常高铁血红蛋白被细胞色素-b5 还原酶(b5R)快速还原(得到电子)为血红蛋白而迅速减少,通常 99% 的高铁血红蛋白被还原,保持正常人的高铁血红蛋白在 1% 左右。

• 高铁血红蛋白不能和氧结合,此外 Fe^{3+} 血红素产生变构现象,降低氧气从残存的 Fe^{2+} 血红素中释放能力。因此,其产生了一种联合作用:

- 降低携氧能力,氧合血红蛋白变成非携氧高铁血红蛋白。
- 减少向外周组织释放氧气(卸载能力下降),可见氧解离曲线左移。
- 这些异常导致功能性贫血和组织缺氧。

• 当有下列情况时会发生 MetHb:

- 高铁血红蛋白产生增加。
- 还原能力降低。
- 因此,毒性和症状取决于高铁血红蛋白浓度和任何伴发的减少氧气运输至外周组织的条件。

• 高铁血红蛋白也能与硫酸根共价结合,生成硫化血红蛋白。内源性谷胱甘肽可以作为硫酸根的提供者,许多导致 MetHb 的药物也能产生硫化血红蛋白,会影响 MetHb 的治疗。

预防措施

• 避免苯唑卡因再暴露、高浓度(>20%)使用和随意使用。

• 识别高风险患者,准备好亚甲蓝(methylene blue, MB)和可用的血液。

诊断

• 发绀是最早的症状。

- 由于其光谱特性,1.5 g/dl 的高铁血红蛋白(占总血红蛋白的 15%)就会发绀,而脱氧血红蛋白要到 5 g/dl 才出现。
- 黑种人中很难发现。
- 当吸氧很难纠正发绀时,高度怀疑 MetHb,尤其是在使用苯唑卡因、丙胺卡因和利多卡因 20~60 min(持续 2 h)后出现的发绀。

• 症状的严重性取决于高铁血红蛋白浓度。以 MetHb 占总血红蛋白的百分比来划分:

- <1.5%:无症状。
- 10%~20%:发绀。
- 30%~40%:头痛、疲劳、虚弱、心动过速、呼吸急促、胸痛、头晕。
- 40%~50%:呼吸困难、意识混乱、昏睡。
- 50%~60%:酸中毒、心律失常、低氧血症。
- >70%:死亡。

• 伴发疾病:贫血、酸中毒、呼吸抑制和心脏疾病会使症状比上述高铁血红蛋白水平更严重。

• MetHb 可伴发氧化剂诱导的溶血反应。

• 脉氧监测检测两种波长光:660 nm(红光,氧合血红蛋白)和 940 nm(红外,脱氧血红蛋白)。高铁血红蛋白吸收等量的两种波长的光,脉动及非脉动吸收比为 1,相当于血氧饱和度为 85%。因此,不管真实血氧饱和度如何,高铁血红蛋白在脉氧监测中血氧饱和度为 85%。

• 多参数血氧测量仪可检测多种波长,能检查不同形式的血红蛋白浓度,包括还原血红蛋白、氧合血红蛋白、碳氧血红蛋白和高铁血红蛋白。测量精确,而且 2 min 内出结果。

- 高铁血红蛋白水平随存储时间延长而升高。
- 硫化血红蛋白与高铁血红蛋白有相似的吸收率,都会报告为高铁血红蛋白。

• 动脉置管:放置之后方便频繁地查动脉血气分析(如乳酸酸中毒),连续监测动脉压力,以及直接检查高铁血红蛋白含量。因为

作为可溶解气体，PaO_2 反映的是真实分压值，但 SpO_2 ％计算的是假设的正常血红蛋白氧气结合状态，会给出错误的值。因此，应实验室检查 SaO_2 ％。

- 动脉血外观。
- 高浓度高铁血红蛋白外观呈巧克力色。
- 脱氧血红蛋白外观呈暗红色，暴露在空气中的氧气后会变成鲜红色。相反，高铁血红蛋白随着时间推移不会变色，因为它不能与氧结合。
- 硫化血红蛋白同样呈巧克力色。
- 心电图：出现心肌缺血表明 O_2 运输至其他组织减少。
- 氰化钾试验（都氏试剂）：
- 可用于辨别硫化血红蛋白和高铁血红蛋白。
- 高铁血红蛋白会与添加的氰化钾反应，变成鲜红色。
- 硫化血红蛋白是惰性的，仍然保持巧克力色。

■ 鉴别诊断

- 呼吸、心脏抑制。
- 硫化血红蛋白血症。
- G6PD 缺乏。
- 烟酰胺腺嘌呤二核苷酸磷酸（nicotinamide adenine dinucleotide phosphate，NADPH）-高铁血红蛋白还原酶缺乏。
- 先天性 MetHb。

🩹 治疗

- MetHb 毒性可迅速致命，但如果能迅速识别，早期治疗，预后较好。
- 识别所有氧化药物并停药。
- 支持治疗。
- 吸入 100％氧气。
- 保持呼吸道通畅。

- 血流动力学支持。
- 亚甲蓝（methylene blue，MB）：NADPH -高铁血红蛋白还原酶在体内是一种普遍存在的还原酶，与 MB 染色有高亲和力。如果有 NADPH，会减少 MB，后者使高铁血红蛋白转化为血红蛋白。
- 大约 20％有症状、30％无症状的 MetHb 患者需要亚甲蓝治疗，10％～30％的有合并症者根据氧运输情况应用 MB。
- 1％ 溶液，1 ～ 2 mg/kg 或 0.1 ～ 0.2 ml/kg，3～5 min 输完，然后 15～30 ml 生理盐水冲洗。20 min 后如果症状持续，追加 1 mg/kg，首次给药后 30～60 min 内输入。总剂量不超过 7 mg/kg，超过后亚甲蓝会引起 MetHb。
- 以下情况，使用无效：
  ∘ G6PD 缺乏：NADPH 主要由 G - 6 - PD 产生。亚甲蓝也可引起氧化损伤或溶血。
  ∘ NADPH -高铁血红蛋白还原酶缺陷。
  ∘ 硫化血红蛋白贫血。
- 如果标准化治疗失败或高铁血红蛋白超过 50％：
- 高压氧治疗。
- 血液置换。
- 葡聚糖溶液通过糖酵解分解成葡萄糖，补充 NADH 和 NADPH，两者都是高铁血红蛋白还原必需的辅酶因子。

♻ 随访

- 复查动脉血气（ABG），确认没有酸中毒以及高铁血红蛋白增加。
- 亚甲蓝治疗会导致错误的高铁血红蛋白浓度检查值，因为两者吸光度相似。为了区别两者，应使用特异性的 Evelyn-Malloy 法检测，加入氰化物和铁氰化物。
- 有些药物，如氨苯砜和苯胺，已报道在亚甲蓝成功治疗后 4～12 h 可使 MetHb 含量

反弹，因为它们的代谢物是氧化剂。
- 这些患者以后应避免使用氧化剂。

疾病编码

ICD9

- 289.7　高铁血红蛋白血症。

ICD10

- D74.9　高铁血红蛋白血症，非特异性。

❓ 临床要点

- 氨苯砜是药物获得性 MetHb 的主要原因，而苯佐卡因喷雾是大部分严重急性病例的主因。
- MetHb 既可使携氧能力降低，又可使外周氧释放能力降低。
- 引起 G - 6 - PD 缺陷患者溶血的药物，同样也会引起 MetHb。
- 高铁血红蛋白与氰化物结合形成无毒的氰化高铁血红蛋白，可作为氰化物中毒治疗的一部分。
- 为挽救生命，识别并静脉亚甲蓝治疗是必要的。对亚甲蓝治疗无反应，原因包括：
- 诊断错误（例如，硫化血红蛋白血症）。
- 毒物吸收未停止。
- G - 6 - PD 缺乏。
- 先天性 MetHb。
- NADPH 依赖型高铁血红蛋白还原酶缺乏。
- 独特的毒物中毒。
- 脉搏氧饱和度仪。
- 在 660 nm 和 940 nm 波长测量光吸收，分别检测的是氧合和非氧合血，据此比率计算出 SpO_2。
- 高铁血红蛋白在这两种波长均有吸收，因此会给出错误的参考值。
- 明显的高铁血红蛋白检测值是轻度到中度氧去饱和。

高心输出量　Cardiac Output High

Rashmi R. Rathor, MD · Ivan M. Kangrga, MD, PhD　袁亚伟 译 / 田婕 校

基础知识

■ 概述

- 高心输出量（HCO）是一种高动力循环状态，以低平均动脉压（MAP）及心动过速为标志：

- 心输出量（CO）＞8 L/min 或者心排血指数（CI）＞4 L/（m² · min）。
- 全身血管阻力（SVR）＜900 dynes · s/cm⁵，或者 SVR 指数（SVRI）＜1 680 dynes · s/（cm⁵ · m²）。

■ 流行病学

发病率

在一般人群中的 HCO：未知。

患病率

- 终末期肝病（ESLD）：在美国超过了

G

400 000 例(0.15%)。

- 每 100 000 人有超过 130 人患 SIRS、脓毒症。
- 甲状腺功能亢进症:一般人群中患病率为 1.5%,女性比男性较常见(5∶1)。

死亡率

- ESLD:每年的死亡人数大约有 35 000 人,是美国第九大致死因素。
- 脓毒病:在医院的死亡率是 30%~50%;是美国第十大致死因素。
- 甲状腺危象死亡率为 10%~20%。

■ 病因/危险因素

- 生理原因:焦虑、运动、妊娠、发热。
- 常见病理原因:ESLD、SIRS、脓毒血症、甲状腺功能亢进症、肥胖。
- 不常见病理原因:动静脉瘘(AV)、贫血(Hb<70 g/L)、类癌、脚气病、遗传性出血性毛细血管扩张症、皮肤病、Kaposi 肉瘤、多发性骨髓瘤、Paget 病。

■ 病理生理

- SVR 降低导致低 MAP,通常是造成 HCO 的主要循环紊乱。低 SVR 的两个主要原因如下:
  - 小动脉和毛细血管前微动脉血管扩张。
  - 房室分流,包括医源性 AV 瘘。
- 低 SVR 及 MAP 可以触发代偿机制:
  - 交感神经系统(SNS)的慢性激活可引起心动过速和血浆儿茶酚胺、血管收缩、心肌收缩力和 CO 的增加。
  - 肾素-血管紧张素-醛固酮系统(RAAS)通过血管收缩、水钠潴留来维持着全身血压。
  - 精氨酸加压素的非渗透性分泌过多可以导致水分子潴留,从而保护循环血容量。
- 无论 HCO 的病因学如何,心力衰竭都可能会发生;这是心力衰竭以及 CI>4 L/(m² · min)的患者的临床证据验证出来的。慢性 SNS 激活和儿茶酚胺过量,可以引起心动过速、心律失常、β₁ 受体下调、心肌氧耗量 VO₂ 的增加,以及心动过速介导的扩张型心肌病。
- ESLD:肠系膜血管扩张剂(一氧化氮、一氧化碳、细胞因子等)可引起内脏动脉和静脉血管扩张。
  - 内脏动脉扩张是相当严重的,因为它可以降低全身系统的 SVR。
  - 内脏静脉扩张可以造成静脉血的积聚及功能性低血容量。
  - 与双循环并存:

- 原发性紊乱造成的较低的高电阻电容内脏循环。
- 代偿反应导致的较高的低电阻电容内脏外循环。
- 肝硬化心肌病:描述了在 HCO 及低 SVR 状态下的收缩功能障碍、舒张功能障碍及支持准则(例如,由于 β₁ 受体下调导致的 QTc 间期延长、异常频率)。药理和生理应激可以揭露 LVEF 减小及 LVEDV 增加的原因。
- SIRS、脓毒血症:充分液体复苏患者会有高动力循环及低 SVR 状态。SVR 降低的程度似乎与死亡率有关。
  - 低 SVR 机制:在血管平滑肌内通过激活 K_{ATP} 通道使细胞内 Ca²⁺ 缓慢增加,可以使一氧化氮合酶表达增加,因持续的压力反射刺激导致的抗利尿激素储存耗尽。
  - 脓毒血症心肌病表现为一种独立的或合并的舒张和收缩功能障碍。它的病因不明,但似乎包括 NO、TNF-α 及细胞因子。脓毒血症患者若合并 LVEF 降低则预后较差。
  - 肌钙蛋白升高(非"漏出"造成)预示着左心室功能障碍及死亡率。
- 甲状腺功能亢进症:SVR 下降合并收缩力及心率的增加可以导致基础代谢率超过 250%。

■ 麻醉目标/指导原则

- 确保足够的围手术期器官、组织灌注及氧合。
- 循环紊乱的程度及手术类型决定了监测的有创性及术后护理程度。

术前评估

■ 症状

- 焦虑、心悸、心绞痛样胸痛。
- 呼吸困难、端坐呼吸。
- 疲劳、运动耐量差。
- 下肢水肿。
- 原发性疾病相关的症状。

病史

HCO 病因、功能状态、终末器官功能障碍、循环代偿程度。

体格检查

- 心动过速、呼吸急促。
- 低血压、脉压增宽。
- 颈静脉扩张及颈静脉杂音。
- 心前区高动力。
- 收缩中期杂音(第 2 及第 3 左肋间隙)、第三心音(S3)。

- 股动脉搏动(枪击样)。
- 四肢温暖。

■ 治疗史

- 有原发性病因治疗。
- 有心力衰竭治疗。

■ 用药史

- α₁ 受体激动剂(去氧肾上腺素、去甲肾上腺素、甲氧安福林)。
- 多巴胺(剂量同 α₁ 受体激动剂;SVR 若低则相应减少剂量)。
- 抗利尿激素、特利加压素。
- 儿茶酚胺类正性肌力药物可由于 β₁ 受体下调而功效降低。其他正性肌力药物包括米立农(磷酸二酯酶抑制剂)及左西孟旦(肌钙蛋白 Ca²⁺ 的 C 度敏化剂)。
- 若心力衰竭时应用利尿剂、地高辛。
- 针对潜在原因的药物。

■ 诊断与说明

- 血生化检查(BMP)评估性酸中毒、肾功能不全。
- 全血细胞检查(CBC):全血细胞减少、白细胞增多。
- 肝功能检查(LFT)、PT/INR、PTT:肝细胞完整性、ESLD、脓毒症、肝功能及凝血疾病。
- 纤维蛋白原、FDP:脓毒症及 ESLD 中的纤维蛋白溶解。
- 动脉血气(ABG)及乳酸:酸碱、灌注不足。
- 肌钙蛋白:心肌缺血或者肌钙蛋白漏出。
- BNP>400 pg/ml 提示 CHF。
- CXR:心脏扩大、心包积液、水肿。
- 心电图:心动过速、心肌缺血、QTc 间期延长。

■ 延误手术条件

- 原发病未得到良好的处理(例如,未良好控制的甲状腺功能亢进症)。
- 心力衰竭的症状和体征。

■ 分类

对于 HCO 没有明确的分类。

治疗

■ 术前准备

麻醉选择

- 不建议使用椎管内麻醉,因为它会进一步降低前负荷和后负荷。

• 如果适合的话可以考虑周围神经阻滞。

• 没有证据支持吸入麻醉或者全静脉麻醉，两种技术都会降低 SVR。

• 无论采用何种麻醉技术，血管升压类药物都应该随时准备着。

监测

• 在小的外科手术及排除心力衰竭的患者，标准的 ASA 监测器可能就足够了。

• 有创性监测：当累及血流动力学时表明心脏衰竭时可以用其进行指示。

• 可连续评估血压及代谢的动脉导管（连续的动脉血气、乳酸水平等等）。

• 中心静脉压无法准确反映血管内容积，但是它仍可以用来指导容量治疗。对于血管活性药物的使用，中心静脉通路是最佳的。

• CO 监测器：对于大多数仪器来说，在 HCO 状态下，绝对精度及准确度都会受限制，但是它可以提供一种趋势，这对于目标导向液体治疗及血流动力学处理来说是很有临床意义的信息。

– 肺动脉导管热稀释法（PAC - TD）：尽管它缺乏精度和准确性，但它仍被认为是验证新的 CO 监测方式的临床金标准。与 Fick CO 测定相比，PAC - TD 会系统性地低估 HCO 范围（>7 L/min）内的 CO。

– 连续静脉血氧饱和度：中心静脉（$S_{cv}O_2$）及肺动脉混合静脉（S_vO_2）血氧饱和度可以基于氧输送（DO_2）及 VO_2 之间的差异来估算 CO 是否充分。它在弥散性、全身性房室分流状态下的利用价值是有限的，因为高氧饱和度无法排除器官灌注不足的情况。

– 与 PAC - TD 相比，以动脉压为基础的 CO 监测（APCO）在血流动力学不稳定患者中表

现出较差的一致性，可能会低估 HCO 状态下的 CO，当利用的动脉处于收缩（ESLD）状态时，还可能出现高估上的缺陷。

– 食管超声（ED）通过测量降主动脉血流速度来估计 CO，并且它已经成功地指导了容量治疗。随着 CO 的增加，它的偏差也会增加。

– 经食管超声心动图（TEE）：对心室充盈、收缩力及节段性的室壁活动进行可视化评估，这是一种在 HCO 状态下有用的血流动力学监测方法。

• 近红外光谱（NIRS）连续显示靶组织内血液的区域氧饱和度。从概念上讲，NIRS 可能是在低血压及生理性分流的情况下，评估 CO 是否充足的最佳方法，但现在数据有限。

麻醉诱导/气道管理

• 大多数药物会降低 SVR、心肌收缩力及 MAP。心动过速会增加 VO_2，心动过缓会降低 CO。

• 依托咪酯在降低 SVR 方面作用最小，然而即使是单剂量也有可能造成肾上腺抑制。

• 如果儿茶酚胺耗竭，氯胺酮将降低 SVR。

维持

• 吸入麻醉或者 TIVA，没有证据表明有一种技术比其余技术有优势。

• 可以利用动态监测（每搏变异度、SVV）、TEE 或者组织 DO_2（组织血氧饱和度、乳酸）而不是预先设定的 CO 或 MAP 值来指导容量与血流动力学的处理。

• 对动脉血气和乳酸的反复即时检验。

• 保护性肺通气策略：

– 低潮气量会将正压对肺的影响降至最小，但是对 APCO 估计的 SVV 或 CO 可能是不够的。

– 应慎重考虑允许性高碳酸血症，因为它可

能会加重由于灌注不足而导致的低 pH。

• 通常患者无法耐受挥发性麻醉剂的 MAC，然而这就构成了术中知晓的高风险，脑电图或 BIS 监测可能是比较适合的。

拔管/苏醒

标准的拔管原则。

术后监护

▪ 床旁护理

基于基础状况、血流动力学状态及手术范围的自动测量记录传导、ICU（重症监护病房）。

▪ 药物处理/实验室处理/会诊

• 取决于手术范围。

• 如果 HCO 衰竭，进行心电图监测及心肌酶、BNP 测定。

▪ 并发症

• 心力衰竭、心肌缺血、心肌梗死、心律失常。

• 不稳定、动态的左心室流出道（LVOT）梗阻。

• 减少器官灌注、循环休克。

临床要点

• SVR 降低是 HCO 状态的一种症状。

• 心肌病的标志可能就是 SVR 减低。

• 目前可用的监测器往往在 HCO 状态下是不准确的。然而，CO/SVR 的趋势是有临床效用的。

• 器官灌注是术中处理的关键。

G

高血糖 Hyperglycemia

Michael S. Green, DO • Poovendran Saththasivam, MD 张凌 译／张晓庆 校

基础知识

▪ 概述

• 高血糖[10～11.1 mmol/L（180～200 mg/dl）及以上]常见于糖尿病患者也可见无糖尿病的危重患者。它可能的原因有：

– 胰岛素缺乏。

– 胰岛素受体抵抗。

– 胰高血糖素的过量。

– 葡萄糖过度摄入。

• 据报道与应激性高血糖相比，糖尿病高血糖会增加住院时间和住院死亡率。

▪ 流行病学

发病率

• 约 23 万患者有糖尿病。

• 在 20 岁以上人群中 2 型糖尿病约占糖尿病患者的 12.9%。

患病率

糖尿病与急性心肌梗死、脑卒中和心力衰竭的风险有较高相关性。

死亡率

• 高血糖使急性心肌梗死患者的死亡率增加 3 倍。

• 应激性高血糖与非糖尿病患者急性脑卒中相关性证据不足。

■ 病因/风险因素

- 糖尿病状态。
- 胰岛素剂量不足。
- 目前疾病：脑卒中、急性心肌梗死、创伤、脓毒血症、缺氧。
- 药物副作用。
- 肥胖。

■ 生理/病理生理

- 在健康个体，血糖水平取决于胰岛素分泌、肝糖摄取和生成。
- 胰岛素的作用包括：
- 促进葡萄糖、钾和氨基酸向细胞内转运。
- 蛋白质合成。
- 糖原合成。
- 抑制糖异生。
- 负调节激素（皮质醇、儿茶酚胺、生长激素）减少外周糖摄取、抑制肝糖摄取、增加肝糖原分解及糖异生。
- 高血糖。
- 胰岛素缺陷（或称胰岛素抵抗状态）可导致脂肪分解代谢时产生大量乙酰辅酶 A。后者可形成酮体。
- 免疫功能。损害了中性粒细胞和单核细胞的吞噬功能（黏附性和趋化性）。被认为是多核细胞（PMN）细胞内钙升高的结果，导致 ATP 合成的减少以及白细胞内超氧化物的形成。
- 体液平衡。糖尿促进脱水和各种电解质紊乱，可引起血清高渗和酸中毒。
- 心血管系统。高血糖会增加收缩压和舒张压，延长 QT 间期和升高儿茶酚胺水平。高血糖可增加血小板活化和黏附，导致血栓形成，以及炎性标志物（如 TNF、IL-6 和 IL-18）。研究还表明，它影响心脏的缺血预处理和降低冠状动脉侧支血流。
- 中枢神经系统（CNS）。继发于高血糖状态的酸中毒和高乳酸水平使得大脑中围绕在缺血区周围的半暗带再梗死风险增加。高水平乳酸可能损伤星形胶质细胞、内皮细胞和神经元。
- 血糖控制。研究得出了不同的结果。
- 在危重手术患者，使用胰岛素强化治疗严格控制血糖水平[4.4～6.1 mmol/L（80～110 mg/dl）]已经显示预后改善。
- 然而，在内科重症监护病房（ICU）随后的研究未能在所有患者中显示出类似的好处并且住院 3 天以上的患者中观察到更多的低血糖发作。

- 此外，血糖波动已经被证明比保持葡萄糖水平在一定范围内更为重要。血糖波动可引起细胞凋亡、细胞因子的表达和氧化应激标志物。

■ 预防措施

手术和麻醉技术，可以最大限度地减少高血糖反应。

- 微创手术治疗。手术应激可以降低胰岛素敏感性，使负调节激素释放从而导致高血糖。
- 避免血容量减少引发高渗性非酮症高血糖（HHNK）状态[严重的高血糖常＞33.3 mmol/L（600 mg/dl），高渗性常＞320 mOsm/kg，糖尿伴随血容量不足加重，以及中枢神经系统抑制]。脱水合并胰岛素合成受损可以进一步降低胰岛素水平，使高血糖恶化（相对于糖尿病酮症酸中毒，HHNK 有足够的胰岛素水平来防止脂肪分解和酮生产）。
- 防止恶心和呕吐（可能会导致血容量减少和电解质紊乱）。确定患者的风险并避免使用催吐的药物（如果可能），并进行预防性治疗。
- 适当的疼痛管理，以减少手术应激。
- 椎管内阻滞。全身麻醉相比局部或硬膜外麻醉可能导致更多应激激素的释放。挥发性麻醉剂能抑制胰岛素的释放，增加肝糖释放。

Ⅸ 诊断

- 所有糖尿病患者在术前监测血糖。
- 脆性糖尿病患者和危重患者应监测术中血糖。
- 术后在恢复室所有糖尿病患者监测血糖。但持续时间短、日间手术、应激小和（或）镇静者无须在恢复室反复监测（例如，白内障、皮肤活检等）。

■ 鉴别诊断

- 不准确的监测结果。

治疗

- 需要包括麻醉科医师、外科医师、内分泌医师、重症监护医师、心脏科医师、营养师等多学科合作，以尽量减少糖尿病患者围手术期的发病率和死亡率。
- 术前，血糖应按美国糖尿病协会（ADA）建议适当控制。

- 糖化血红蛋白最好应＜7%。
- 餐前血糖为 5～7.2 mmol/L（90～130 mg/dl）。
- 餐后血糖＜10 mmol/L（180 mg/dl）。
- 尽早安排糖尿病患者的择期手术。
- 术前一天。
- 口服常规剂量降糖药物。
- 正常饮食时可给予常规剂量长效或中效胰岛素。傍晚或夜间需减量，以避免在手术当天发生低血糖。
- 禁食时，需经常监测血糖。如果发生低血糖，予 15～20 g 葡萄糖。可用清饮料，如糖水、果汁、苏打水或电解质溶液。
- 手术日晨。
- 继续口服降糖药物以避免反应性高血糖。
- 使用短效胰岛素、胰岛素泵维持在基础速率。
- 中效胰岛素给药公式：分数＝[给药间隔（h）－最短间隔时间（h）]/给药间隔（h）。例如，患者拟行疝修补术，通常会在微创麻醉后的上午 10:00 进食。
  - 如果患者每天早上 7:00 需要注射 24 U NPH，那么中效胰岛素的分数＝(24－3)/24＝7/8。那么上午 7:00 时患者应接受平时剂量的 7/8，即 21 U 的 NPH。
  - 如果患者每天 7:00 和 21:00 各注射 1 次 24 U 的 NPH，那么中效胰岛素的分数＝(12－3)/12＝3/4。那么上午 7:00 时患者应接受平时剂量的 3/4，即 18 U 的 NPH。
- 如果时间更晚。
- 保持基础速率胰岛素泵。
- 考虑建议该患者根据上面的公式注射一小部分中效胰岛素。
- 考虑吃一些早点，如烤面包（依治疗中心情况而定）。
- 术中。
- 胰岛素依赖型糖尿病患者：对于成人患者，考虑起始输注 0.02 U/(kg·h)的胰岛素（胰岛素 100 U 加入 100 ml 静脉输液，以得到 1 U/ml 的浓度）中，单独加入 5% 葡萄糖或 5% 葡萄糖生理盐水滴速 100～125 ml/h。随后基于期望的葡萄糖目标进行滴定。
- 或者，对于胰岛素依赖型糖尿病患者进行短小手术，或非胰岛素依赖型糖尿病患者，可定时检测葡萄糖，并根据需要进行处理。
- 校正剂量的超短效胰岛素可用于纠正高血糖，静脉注射 1～4 U 通常能降低血糖 27 mmol/L（50 mg/dl）。
- 恢复室或病房。当患者禁食时，通常需要可调节的胰岛素输注。如果进食已经恢复，伴随调量方案可以重新开始口服药物。在胰岛素依赖型糖尿病患者，伴随调量方案可以重新开始注射普通剂量胰岛素。

• 在 ICU。

– 一些研究已经证明血糖水平稳定在 7.8～8.3 mmol/L(140～150 mg/dl)的患者发病率和死亡率下降。

– 1 型糖尿病患者需要基础剂量胰岛素。

– 2 型糖尿病患者:停止口服所有降糖药以免发生低血糖。肾病患者如用双胍类药物易发生乳酸酸中毒。

– 在基础长效制剂的基础上启动可调量性胰岛素输注，以提供更稳定的血糖控制。

– 危重患者皮下注射胰岛素给药效果可能是不可预测的。

• 从重症监护向普通病房的过渡中，基础-餐前胰岛素应用对血糖的控制已经显示出众的效果。理想情况下，过渡应该发生在离开 ICU 前或此后不久。已有几种技术被描述过了，但因不同医院或医师而异。

– 皮下胰岛素起始剂量应是在过去的 24 h 内总静脉胰岛素剂量的 50%～80%;它可以

每天 1 次给予或每天 2 次给予长效胰岛素类似物(地特胰岛素对甘精胰岛素)。例如，如果静脉用胰岛素 72 U 已超过 24 h，则皮下注射胰岛素剂量范围将从 36～58 U(每天 1 次或每天 2 次)。

○ 另外，可用迈阿密 4/12 公式。基础胰岛素用量＝体重(kg)/4。例如，一个体重 72 kg 的患者需要 72/4＝18 U 的基础胰岛素。餐前胰岛素剂量＝体重(kg)/12。例如，一个体重 72 kg 的患者餐前需要的速效胰岛素为 72/12＝6 U。

○ 长效胰岛素的首次剂量应在停止胰岛素输注前 2～3 h 给予，短效胰岛素的首次剂量应在停止胰岛素输注前 1～2 h 给予。

🌀 随访

• 被诊断为应激性高血糖的患者，需要门诊随访强化胰岛素治疗。以前不知道有糖尿病的患者也需要门诊随访无应激时的血糖，以确诊糖尿病。

• 长期且未控制的糖尿病可引起大量术中

事件:

– 插管困难多见于 1 型糖尿病引起的关节僵硬。

– 胃轻瘫增加了误吸的风险。

– 诱导期血流动力学紊乱。

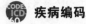 疾病编码

ICD9

• 790.29　其他血糖异常。

ICD10

• R73.9　高血糖,不明。

❓ 临床要点

• 术后高血糖增加感染的风险增加,延长住院时间,增加心肌梗死风险。

• 高血糖是肠内和肠外营养患者的常见并发症。

• 低血糖是糖尿病患者实现正常血糖的障碍。

G

高血压 Hypertension

Gundappa Neelakanta, MD　张凌 译 / 张晓庆 校

基础知识

■ 概述

根据美国国家联合委员会 2003 年报告,高血压被定义为收缩压＞140 mmHg 或舒张压＞90 mmHg。

■ 流行病学

发病率

• 世界范围内影响约 10 亿人,美国约 50 万人(美国近 25% 的成年居民)患高血压。

• 血压正常的人在 55 岁时有 90% 的终身风险发展为高血压。

患病率

随年龄增加。60～69 岁人群中约一半患有高血压。＞70 岁人群中约 3/4 患有高血压。

发病情况

• 血压增高与缺血性心脏病和脑卒中风险之间存在线性关系。

• 随机对照试验提供了明确的证据,降低血压与正规的药物治疗显著降低心血管疾病

的残疾及死亡,并减缓慢性肾脏病的进展。

• 单纯收缩期高血压患者也有较高的心血管疾病发病率。

• 有越来越多的证据表明,患者不稳定和白大衣高血压也增加心脏和血管并发症的风险。

死亡率

全球:每年 750 万人死于高血压。

■ 病因/危险因素

• 原发性(主要)高血压无明显诱因。相关因素包括肥胖、过量摄入钠、体力活动减少、水果、蔬菜和钾的摄入不足、过量的酒精(乙醇)摄入量。

• 继发性高血压(5%)是由于个别原因,如睡眠呼吸暂停、药物或相关的原因、慢性肾脏疾病、原发性醛固酮增多症、肾血管疾病、慢性类固醇治疗、皮质醇增多症、嗜铬细胞瘤、主动脉缩窄、甲状腺或甲状旁腺疾病引起的。

■ 病理生理

• 原发性高血压的发病机制尚不完全清楚。

研究表明,它可能由于钠经肾脏排泄受损,或肾素-血管紧张素或交感神经系统过度活跃所致。在早期阶段,心输出量增加和总外周阻力正常。随着时间的推移,心输出量恢复到正常水平,但总外周阻力增加和血容量减少。

• 血容量相对减少使患者对麻醉药物及椎管内麻醉所致交感阻滞更敏感。

■ 麻醉目标/指导原则

• 围手术期麻醉管理的目的是维持血压在术前值的 10%～20% 范围内波动。血管硬度增加和容量不足患者的血压波动较大。因此,严格控制可能需要使用抗高血压药、升压药和有创监测。

• 有相互矛盾的证据,在术前没有靶器官损害的轻至中度高血压患者是术后心源性死亡、心肌梗死(MI)、心力衰竭、心律失常或术后心脏并发症的独立预测因子。

• 围手术期高血压或高血压危象(舒张压＞120 mmHg)及随后发生的器官功能损害,使

患者心血管并发症（如心肌缺血、心肌梗死和脑卒中）的风险增加。可能原因包括可乐定和β受体阻滞剂停用、单胺氧化酶抑制剂与拟交感药相互作用，嗜铬细胞瘤、子痫前期或子痫。

- 高血压患者心血管事件在心脏手术、颈动脉手术、周围血管外科、腹主动脉手术、胸腹手术围手术期发生率更高。
- 术前血压药物应继续用于术前和围手术期。手术日早晨服用 ACEI 和 ARB 可能引起严重而顽固性低血压，然而也没有相关管理和指南。

术前评估

■ 症状

通常无症状。

病史

- 由于焦虑或白大衣综合征使得患者术前血压增加，可以根据以前的诊所血压测量来鉴别。
- "沉默的杀手"。约 30% 的成人不知道自己患高血压，可能在术前未能诊断。
- 应该询问以确定严重程度，是否存在靶器官损害，以及相关的合并症。

体格检查

- 生命体征、外周脉搏、体质指数（BMI）。
- 心脏检查。
- 听诊颈动脉、腹部或肾杂音和评估腹部或肾肿瘤。

■ 治疗史

这包括采取健康的生活方式，以减少、预防或延缓高血压，并增加抗高血压药物的功效。生活方式的改变，包括摄入低盐和丰富的水果和蔬菜、减少酒精摄入、经常运动和减肥。

■ 用药史

- 应评估药物的种类、最近的变化及依从性。超过 40% 的高血压患者不采取药物治疗而且 2/3 都不能得到很好的控制。此外，大多数患者服用多种降压药。
- 利尿剂。噻嗪类利尿剂是大多数无并发症高血压患者的一线治疗药物，单独或与其他类的联合应用。
- β 受体阻滞剂。
- 钙通道阻滞剂。
- α 受体阻滞剂。
- ACEI/ARB 类药物。

- 中枢交感药物。
- 直接血管扩张剂。
- 高血压合并糖尿病患者（DM）、慢性肾脏疾病、心力衰竭、心肌梗死后、高冠状动脉疾病的风险，以及卒中复发者应强制使用特定的抗高血压药。

■ 诊断检查与说明

- 肾功能：CBC、电解质、尿素氮、肌酐、血糖、尿微量白蛋白。
- 心血管功能：X 线胸片、心电图、负荷试验或冠状动脉造影。
- 脑血管功能：颈动脉双面扫描。

■ 伴随的器官功能障碍

- 心血管、脑血管、肾和周围血管疾病。
- 肥胖、睡眠呼吸暂停、糖尿病。
- 未处理高血压可导致针对心脏（LVH、心绞痛和心力衰竭）、脑（脑卒中或短暂性缺血发作、痴呆）的器官损伤、慢性肾脏疾病、外周动脉疾病，以及视网膜病变。

■ 延迟手术情况

- 术前舒张压（DBP）＜110 mmHg。有研究表明，患者可以放心地进行择期手术。
- 高血压急症是指血压升高不伴有连续的器官功能障碍。术前舒张压＞110 mmHg 与心脏和血管并发症的风险增加相关联，因此择期手术应推迟到血压控制良好时进行。有越来越多的证据表明，在不存在心脏、血管或肾脏并发症在人群中，手术前控制高血压可直接有效地防止并发症。
- 高血压危象描述 DBP：＞120 mmHg 和伴随终末器官功能障碍。应推迟手术做紧急处理。

■ 分类

- 血压读数取两次或两次以上独立就诊时坐位测量值的平均值。
- 高血压前期：收缩压（SBP）120 ～ 139 mmHg，舒张压 80～89 mmHg。
- 1 段：收缩压 140～159 mmHg，舒张压 90～99 mmHg。
- 2 段：收缩压 ＞ 160 mmHg，舒张压 100 mmHg。
- 高血压急症：血压极度升高不伴终末器官功能障碍。
- 高血压危象：收缩压＞180 mmHg，舒张压＞120 mmHg 和伴随终末器官损害（高血压脑病、脑出血、蛛网膜下腔出血、急性脑卒

中、不稳定型心绞痛、急性心肌梗死、充血性心力衰竭、急性肾功能不全和急性主动脉夹层）。

治疗

■ 术前准备

术前用药

- 一般情况下，降压药物应继续在术前和术后应用。手术当天早晨服用 β 受体阻滞剂与术中心动过缓风险增加有关，服用钙通道阻滞剂、ACEI、ARB 类药物与术中低血压相关。
- 抗焦虑药如咪达唑仑可减少焦虑从而非常有效地减少术前血压升高，非常有用。

■ 术中监护

麻醉选择

- 取决于手术类型和部位、相关的合并症、患者的偏好等。
- 局部麻醉可能，但是必须阻断交感神经对手术刺激的反应性高血压。椎管内阻滞可引起低血压，特别是在存在低血容量时。

监测

- 大多数患者用标准 ASA 监测即可。
- 有创动脉监测连续血压用于患者未控制的高血压，或有某些合并症，或外科手术需要。
- 其他有创血流动力学监测可根据合并症、手术操作来进行。

麻醉诱导/气道管理

- 长时间的血压波动，可能会导致心肌氧供或氧需受损。考虑到频繁的循环紊乱，预估并予以药物治疗。
- 调整剂量比诱导药物选择更为重要。低血压的原因可能是交感阻滞和（或）直接血管扩张作用及血容量不足，可用速效、短效升压药处理。
- 气道操作导致的高血压应激反应可使用芬太尼、β 受体阻滞剂或血管扩张药（如硝酸甘油）预防或治疗。

维持

- 没有一种现代吸入麻醉剂被证明比其他吸入麻醉剂优点更多。
- 高血压通常是浅麻醉、手术刺激、药物错误、低氧、高碳酸血症或液体超负荷的结果。突然、意外的或严重高血压，在围手术期不寻常的原因包括未经确诊的嗜铬细胞瘤、甲亢、恶性高热、颅内高压或者可乐定样的撤药后反应或 MAO 抑制剂与拟交感药相互

作用等。

- 应小心避免低血压以维持脑血流量(CBF),脑自动调节曲线可能右移。术中低血压的常见原因包括血容量不足、麻醉药物过量或与β受体阻滞剂、钙通道阻滞剂、血管紧张素转换酶抑制剂或ARB类药物的相互作用。

拔管/苏醒

预计高血压反应,并准备治疗。

术后监护

▪ 床旁护理

未控制的高血压,需要更高水平的照顾和监督。

▪ 药物处理/实验室处理/会诊

手术后尽快恢复降压药物。如果不能口服,应通过鼻胃管或静脉途径(等效剂量,优选相同类)施用。

▪ 并发症

- 高血压可由疼痛或尿潴留导致。其他原因包括缺氧、高碳酸血症、输液过量、药物、脑血管意外。
- 在术中或围手术期出现意外的严重高血压可能由未经确诊的嗜铬细胞瘤引起。

疾病编码

ICD9

- 401.9 非特指的原发性高血压。

ICD10

- I10 原发性(初级)高血压。

临床要点

- 控制不佳的和未经治疗的高血压增加了心脏、血管、脑血管疾病和肾脏疾病的进展。长期治疗和适当控制的高血压则使这些并发症减少。
- 高血压患者更容易在围手术期出现血压波动。
- 单纯收缩期高血压患者心脏并发症和心律失常的发生率较高。
- 术前高血压。确保正确的血压读数:患者坐位,双脚向下,手臂在心脏水平,袖套包围至少80%手臂的宽度,收缩压是柯氏音初测得的读数,舒张压是柯氏音消失时的读数。
- 慢性高血压患者脑血流自身调节曲线向右移位。

高压氧治疗 Hyperbaric Oxygen Therapy

Shawn T. Simmons,MD 张毓文 译 / 张晓庆 校

G

基础知识

▪ 概述

- 高压氧(HBO)治疗是指在高于1个标准大气压(ATA)下吸入100%的氧气。
  - 吸100%氧对某些身体部位或海平面吸氧不是HBO。
- 相关术语通常与海洋相关,与潜水压力相似。
  - Dive=治疗。
  - Depth=治疗压力。
  - Descent=舱室增压。
  - Ascent=舱室减压。
- 主要有两种类型的舱室:
  - 单室舱。
  - 一次只能容纳一个患者。
  - 用氧气进行加压。
  - 接纳有限的患者。监护仪及静脉输液系统需通过特殊通道进入舱室。
  - 购买及使用较多舱室便宜。
  - 多舱室。
  - 一次可容纳多个患者。
  - 主要用空气加压;氧气通过风帽、面罩或其他通路(气管导管、气管切开导管)向患者输送。

- 通常有一名陪护人员在舱内陪护患者。利于护理患者及管理呼吸机、静脉等,需配备床位避免减压病(潜水病)。
- 费用更高(每位患者建立特殊位置)。
- 总体来说,高压氧疗包括在2.0~2.4个大气压下吸入100%氧气60~120 min。压力、持续时间及治疗次数均不相同,主要依据疾病本身及舱室类型(通常多舱室较单舱室压力高)。

▪ 生理

- 波意耳气体定律(Boyle定律):温度不变情况下,气体体积随压力增大而减小。
  - 压力增高直接使得血液及组织液气压缩。
  - 需通过咽鼓管平衡患者中耳压力及外环境压力,防止鼓膜破裂。
  - 未经治疗的气胸可能因胸腔膨胀在解压时转化为张力性气胸。
  - 植入设备,如起搏器在高压氧环境下,环境压力改变可能导致设备失灵或损毁。
  - 必须排空静脉输液管道及药袋内气体,在减压时避免空气栓塞。
  - 在升压减压期间需与大气相通平衡压力。
  - 气管导管套囊在升压及降压时需注满生

理盐水或不断调整。

- 亨利气体定律(Henry定律):气体溶入液体需要的压力与气体在液体表面压力成正比。
  - 环境压力增高,纯氧会增加血浆氧浓度。
  - 缺血组织氧化。
  - 促进血管生成。
  - 扩散梯度增加加快惰性气体清除。
  - 通过直接杀死厌氧菌及增强白细胞功能控制细菌感染。
  - 高压氧引起动脉收缩,血管阻力在高压氧环境下可升高约10%。
  - 中枢神经系统氧中毒可在易感患者中引起癫痫。
  - 长时间暴露在高氧中肺氧中毒可引起肺纤维化。

▪ 解剖

- 氧气通过血液转运到组织,因此毛细血管丰富到一定程度才能获益。
- 组织氧含量随着与毛细血管距离增加呈几何级数减少。

▪ 病因/病理生理

- 只有特殊疾病及情况被潜水及高压医学

协会定义为 HBO 治疗的适应证。

• 空气气体栓塞。
- 气体通常通过医疗设备或创伤进入血管。
- 高压氧效应。
◦ 压力增高直接使血循环及组织气体压缩。
◦ 高压氧为惰性气体清除提供压力梯度。
◦ 治疗：取决于严重程度，解决症状可能需要长期高压治疗（3.0~6.0 ATA）。
• 一氧化碳（CO）中毒。
- CO 由不全燃烧产生。
- CO 与血红蛋白结合力约为 O_2 的 200 倍，同时具有直接细胞毒性（可导致急性心功能不全或急慢性神经系统功能不全）。
- 高压氧影响。
◦ HBO 可加速 CO 从血液清除。
◦ 可有助于减轻神经系统后遗症。
◦ 治疗：多次（1~3 次）短期高压（2.8~3.0 ATA）治疗。
• 梭状芽孢杆菌性肌炎或坏死（气性坏疽）由梭状芽孢杆菌引起。
- 梭状芽孢杆菌分泌外毒素破坏宿主抵抗力，同时产生宿主毒性反应。
- 高压氧影响。
◦ 抑制细菌生长（梭状芽孢杆菌为厌氧菌，氧气并不直接杀死该菌）。
◦ 停止 α 毒性产物生成（梭状芽孢杆菌产生的外毒素与症状及死亡密切相关）。
◦ 治疗：几次短时间治疗，初次压力较高（3.0 ATA），直至患者平稳。初始的 3 次治疗在 24 h 内完成，以后每天 2 次。
• 挤压综合征、筋膜室综合征及其他急性缺血情况。
- 创伤会减少组织血流，引起缺血，导致血管性水肿，进一步减少组织血供、氧供。
- 高压氧效应。
◦ 缺血组织氧含量增加。
◦ 高压氧不改变静脉流出量，通过收缩小动脉减少入量，从而减少间隙水肿。
◦ 治疗：每天 2 次压力为 2.0~2.4 ATA 短期治疗，直至急性缺血问题解决。
• 减压病。
- 在外界压力增高情况下呼吸（如潜水）会引起进入组织及血液的氮水平增加。
- 在减压期间，如果没有充分的减压时间，氮会从血清游离出来，在组织及血液中形成泡沫（即氮从体液析出较其从肺排出快）。
- 这些泡沫在毛细血管聚集，引起血流减少（关节痛、心脏及神经缺血、V/Q 失调等）、血小板聚集、激活补体。
- 高压氧影响。

◦ 将血浆及组织中气泡压缩。
◦ 增加惰性气体压力梯度。
◦ 治疗：取决于严重程度，缓解症状可能需要长期高压（3.0 ATA）治疗。
• 加强创伤后创面治疗效果。
- 由于微血管完整性被破坏（如糖尿病导致创伤）后创面没有充分的氧供难以治疗。
- 经皮肤氧监测可用于评估高压氧治疗效果。
- 高压氧效应。
◦ 促进血管生成。
◦ 控制细菌。
◦ 向缺血组织供氧。
◦ 增强成纤维细胞活性。
◦ 治疗：20~30 天，2.0~2.4 ATA 的治疗。
• 特殊贫血。
- 大量失血不能输血者（宗教信仰、配型困难）。
- 高压氧效应。
◦ 在 FiO_2 为 1.0 情况下予以 3.0 ATA，在没有血红蛋白情况下可保证血清氧足以供应基础代谢需要。
◦ 治疗：短期数次高压（2.8~3.0 ATA）治疗直至可输注血制品或血红蛋白升至合适水平。治疗间期需加强监护及时发现缺血再发（心电图改变、酸中毒等）。
• 颅内脓肿。
- 存在以下情况可辅以高压氧治疗：多发脓肿或深部脓肿或重要部位脓肿、免疫缺陷、外科手术禁忌或标准治疗无效者。
- 高压氧效应。
◦ 控制细菌。
◦ 向缺血组织供氧。
◦ 治疗：2.0~2.4 ATA 每天 1~2 次治疗。最佳治疗时间尚不明确。
• 坏死性软组织感染。
- 多种病原体复合感染，感染通常通过筋膜间隙快速扩散。
- 高压氧效应。
◦ 控制细菌。
◦ 向缺血组织供氧。
◦ 治疗：2.0~2.4 ATA 每天 2 次短期治疗。
• 骨髓炎（难治性）。
- 由于血供不足及缺血环境，骨感染通常难以清除。
- 高压氧效应。
◦ 控制细菌。
◦ 向缺血骨供氧。
◦ 增强破骨细胞功能。
◦ 治疗：2.0~2.4 ATA 20~30 次（甚至更多）。

• 迟发辐射损伤（软组织及骨坏疽）。
- 放疗引起血管内损伤，导致毛细血管量减少。
- 放疗结束后毛细血管量仍会持续减少，导致受辐射区域组织缺血。
- 缺血会导致组织自发性或创伤（如手术）后溃烂。
- 高压氧效应。
◦ 促进血管生成。
◦ 控制细菌。
◦ 向缺血组织供氧。
◦ 治疗：2.0~2.4 ATA 20~30 次日常治疗。
◦ Marx 方案：下颌骨骨坏死需要在受放射区拔牙时考虑行高压氧治疗。患者在拔牙前接受 20 次治疗，在拔牙后需接受 10 次治疗。
• 皮肤或皮瓣移植。
- 移植区或皮瓣血流减少会导致缺血或移植物失败。
- 高压氧效应。
◦ 向缺血组织供氧。
◦ 促进毛细血管生成。
◦ 治疗：2.0~2.4 ATA 每天 2 次，数次治疗直至急性缺血好转。
• 热烧伤。
- 烧伤因血管凝结水肿引起氧供受损。
- 高压氧效应。
◦ 向缺血组织供氧。
◦ 治疗：2.0~2.4 ATA 数次治疗。

■ **围手术期相关**

• 清创前予以高压氧治疗可帮助区别坏死组织。
• 气管插管患者或不能排出耳内空气（平衡内耳与环境压力）的患者需要行鼓膜切开术。

■ **公式**

• 波意耳定律：$P_1 V_1 = P_2 V_2$；P 为压力，V 为容积。
• 肺泡氧方程：
- $PaO_2 = FiO_2(PB - P_{H_2O}) - (PaCO_2/RQ)$
◦ $PaO_2 = $ 肺泡氧分压。
◦ PB = 大气压（mmHg）。
◦ $P_{H_2O} = $ 静水压（通常为 48 mmHg）。
◦ RQ = 呼吸商（通常为 0.8）。
◦ 1 个标准大气压（ATA）下 21% 氧浓度：$PaO_2 = 100$ mmHg。
◦ 3 个标准大气压（ATA）下 100% 氧浓度：$PaO_2 = 1\,500$ mmHg。

• 动脉氧含量：
- $CaO_2 = 1.34$（Hgb）（% sat）＋（0.003）（PaO_2）。
○ 1.34（Hgb）（% sat）＝血红蛋白结合氧。
○ （0.003）（PaO_2）＝血浆游离氧。
○ 3 个 ATA 下 100% 氧气，5 ml/dl 氧可溶解在血浆中，可提供静息基础代谢。
○ 1 ATA＝33 英尺水柱＝14.2 Psi。

 临床要点

• 急性适应证（CO 中毒、挤压伤、移植失败

等），随着接受治疗延迟而获益减少。
• 如果是延迟性放射损伤（放射性骨坏死或软组织放射性坏死），需要大约 8 个疗程才会出现有临床意义的血管生成，需约 20 个疗程才能效果最大化，达到放疗前 80% 水平。
• 高压氧适用于存在缺氧情况的创伤（糖尿病、放射性损伤、创伤等）。
- 高压氧治疗对普通氧供情况好的伤口无作用。
- 因其他原因（压力、静脉瓣膜功能不全等）导致的创口难以愈合，高压氧治疗无效。

• 高压氧治疗禁忌证：
- 未治疗的气胸。
- 应用多柔比星（高氧环境下心力衰竭）化疗者或应用顺铂（高氧环境下伤口破裂）化疗者。
- 应用博来霉素或曾应用博来霉素者（有此类患者暴露在高氧环境下发生急性肺纤维化的报道。目前尚不明确应用博来霉素后多久才能暴露在高氧环境下是安全的）。
• 目前几乎没有专家共识支持高压氧用于治疗慢性中枢神经系统损伤/功能不全（卒中、脑瘫、自闭症等）。

根治性颈清扫术　Radical Neck Dissection

Julie McSwain, MD · Laura L. Roberts　吕越昌 译/梁超 校

基础知识

▪ 概述

一般情况

• 用于切除头颈部原发性或转移性肿瘤。肿瘤可通过淋巴结等结构扩散到邻近组织。
• 传统的根治性颈清扫术（traditional radical neck dissection，RND）包括探查和切除颈部 5 个区的淋巴结以及整体切除。
- 颈部分区有助于描述颈部淋巴结的分布。1 区起自颏下和下颌下三角头侧。其余分区位于 1 区的尾侧，5 区包括副神经和颈横动脉。
- 整体切除包括切除胸锁乳头肌、颈内（internal jugular，IJ）静脉和副神经（第 XI 脑神经）。
• 改良根治性颈清扫术切除 5 个区的淋巴结，但保留胸锁乳突肌、颈内静脉和（或）副神经。

体位

• 仰卧位；垫高肩部以充分伸展和暴露颈部。
• 头部转向手术对侧。
双手紧贴躯干，以方便手术者站立。
• 床头正常旋转 180°，离开麻醉机。

切口

• 取决于患者的具体情况和手术者的喜好（如 Wine glass apron access，MiFee）。常采用水平切口，沿颈部纵向分离，以提供良好的术野暴露。

手术时间

• 不定，通常为 2～4 h。如需行游离皮瓣重

建，手术时间可能会延长。术中等淋巴结病理结果可能会延长麻醉时间，此时手术刺激较小。

术中预计失血量

• 通常为 100～300 ml。
• 术前放疗、除淋巴结清扫外需行原发肿瘤切除以及需皮瓣重建的患者出血可能会增加。
• 根治性颈清扫术的患者术前应行血型鉴定，贫血或出血风险较大的患者应行交叉配血。

住院时间

• 2～5 天。有报道，未行原发肿瘤和口腔肿瘤切除的患者住院时间可小于 24 h。

特殊手术器械

• 通过直接刺激副神经、舌下神经和面神经下颌缘支监测神经功能。面神经下颌缘支支配笑肌（下唇和颏部的肌肉）；面神经下颌缘支较细，术中易损伤。
• 备好气管切开造影等困难气道设备，以保证气道安全。

▪ 流行病学

发病率

美国每年行 5 000～10 000 例根治性颈清扫术。

患病率

取决于原发肿瘤的来源（如鳞状细胞、黑色素瘤、甲状腺和唾液腺）。

发病情况

并发症发生率为 3%～30%，包括出血和

感染。手术风险和手术切除方式（根治、改良）、ASA 分级与麻醉时间有关。

死亡率

低。

▪ 麻醉目标/指导原则

• 患者常有长期吸烟史，因而可伴有心血管和肺部疾病。
• 由于肿瘤位于颈部，患者可有放疗史或头颈部原发肿瘤手术史等，因此气道管理有一定的挑战。
• 如需行神经功能监测，应避免使用中长效肌松药。
• 行游离皮瓣重建时，患者的液体和血流动力学管理有一定的挑战，既要维持适当的麻醉深度（手术刺激较小），又要避免使用缩血管药物（可能会影响游离皮瓣的血供）。

术前评估

▪ 症状

• 常见症状包括吞咽困难、吞咽痛、颈部或下颌疼痛，可引起体重下降和营养不良。
• 有些患者可能没有症状，随访检查时发现转移性肿瘤。

病史

需仔细询问患者既往的麻醉史和气管插管史。许多患者既往有头颈部手术史或颈部放疗史，因而气道管理有一定的复杂性。仔细阅读既往的麻醉记录很有帮助。

G

体格检查

• 心肺听诊是基础检查,对每一个患者都必不可少。

• 如怀疑存在困难气道,应全面仔细地进行气道评估(Mallampati 评分、张口度、颏甲间距、颈部活动度、气管触诊和颈椎活动范围)。

▪ 用药史

• 化疗药物。

• 支气管扩张剂、激素。

• H_2 受体阻滞剂或质子泵抑制剂。

▪ 诊断检查与说明

• 所有患者均需行血型鉴定。

• 有伴随疾病的患者需进一步行实验室检查。

• 根治性颈清扫术之前,手术医师可能会先行淋巴结穿刺活检。

• 术前常行颈部 CT 或头颈部 MRI 等影像学检查,以评估邻近结构的侵犯情况(如血管系统)。行 PET 检查评估转移性病变。麻醉科医师可能需读片,以评估肿瘤侵犯情况和有无气道水肿。

• 吞咽困难或营养不良的患者术前应行钡餐检查。

▪ 伴随的器官功能障碍

• 老年患者和长期吸烟患者常合并脑血管疾病、冠心病和慢性阻塞性肺疾病。

• 原发性甲状腺肿瘤的患者可能有甲状腺疾病或功能障碍。

 治疗

▪ 术前准备

术前用药

• 因人而异,取决于患者有无合并症(如 β 受体阻滞剂、沙丁胺醇和非颗粒型抑酸剂)。

• 行清醒纤支镜气管插管的患者需使用气道表面麻醉药、抗胆碱药物和镇静药。

知情同意的特殊情况

麻醉知情同意的内容应包括特殊气道管理(如需行清醒纤支镜插管)。如失血风险较大,可能需输血、气管切开和术后机械通气支持。

抗生素/常见病原体

• 广谱第三代头孢菌素,如头孢唑林,可抵御皮肤菌群。

• 如手术涉及咽旁腔隙或需要游离皮瓣重建,需用氨苄西林/舒巴坦。

• 青霉素过敏的患者可用克林霉素替代。

▪ 术中监护

麻醉选择

• 常选择气管插管全身麻醉。

• 可选择全身麻醉联合区域麻醉(颈前丛或颈深丛阻滞,用于术后疼痛管理)。由于受患者的意愿、麻醉科医师的经验、手术时间和手术部位的限制,较少单纯使用区域麻醉。

监测

• 开放两条粗的静脉通路。

• 心功能不全患者、中重度肺功能不全患者以及行游离皮瓣重建的患者需考虑动脉置管。

• 中重度肺功能不全患者需行流速-容量环监测。

• 很少需要放置中心静脉导管,除非患者有中重度左心室功能不全或外周静脉穿刺困难。中心静脉置管常选择手术对侧颈内静脉或锁骨下静脉(如行双侧根治性颈部清扫术可选择股静脉)。

• 如采用全静脉麻醉或者由于神经功能监测未用肌松药,可考虑行 BIS 等麻醉深度监测。

麻醉诱导/气道管理

• 根据术前气道评估情况、患者的麻醉史、放疗史和近期影像学检查结果,决定是否采用特殊气道管理。同耳鼻喉科医师一起讨论困难气管插管的处理预案。

• 采用标准静脉全麻诱导时,需备好困难气道设备,安排好助手,以防困难气道。

• 如气道严重受压,有必要采用清醒气管切开。

• 如术中计划行神经功能监测,插管时避免使用中长效肌肉松弛药。

维持

• 复合麻醉维持,具体需根据麻醉科医师的偏好、是否行神经功能监测及手术时间。

• 全静脉麻醉(total intravenous anesthesia, TIVA)。患者通常都能耐受丙泊酚全静脉麻醉,其苏醒迅速,并可减少术后恶心、呕吐;丙泊酚可与其他镇静药或阿片类药物合用,实施复合麻醉。全麻剂量的丙泊酚可引起血压下降,有助于减少手术出血。

• 挥发性麻醉药使用方便,患者耐受性好。

• 阿片类药物。游离皮瓣重建术后疼痛较重。阿片类药物可抑制交感神经,引发低血压,这在手术刺激较小时更明显。术中需小剂量滴定,直至手术结束。

• 避免使用缩血管药物,做好保温,以保证游离皮瓣的血供。缩血管药物可减少血流,低体温可引起血管收缩。

• 如果术中需监测神经功能,应避免使用肌肉松弛药。

• 转动手术床时,需使用静脉管道延长管和呼吸环路延长管。

拔管/苏醒

• 采用标准的气管拔管流程,应避免咳嗽和呛咳,苏醒期控制血压,以免伤口出血。

• 困难气管插管的患者、游离皮瓣重建手术时间较长的患者和(或)气管切开的患者发生咽喉部水肿的风险较高,气管拔管时应格外谨慎,可考虑术后机械通气支持和转运至重症监护室(ICU)。

术后监护

▪ 床旁护理

行简单根治性颈部清扫术的患者术后可送回病房。行游离皮瓣重建和近期行气管切开的患者需入 ICU。

▪ 镇痛

• 常静脉给予阿片类药物,可选择患者自控镇痛。

• 有慢性疼痛或其他疾病的患者可考虑颈浅丛或颈深丛神经阻滞。

▪ 并发症

• 术中并发症:

- 刺激颈动脉窦引起的低血压、心动过缓。

- 行右侧根治性颈清扫术的患者可能会因切断支配心脏的颈交感神经,引起 QT 间期延长。

- 如损伤和开放颈内静脉,可能会导致气体栓塞。

- 由于困难气道或插管时间延长引起气道创伤或水肿。

- 如手术清扫的位置较低,可能会出现气胸。

- 如损伤颈动脉,可引起大出血或脑卒中。

• 术后并发症:

- 由于颈动脉窦失神经支配,引起高血压。

- 由于包扎过紧、血肿,或术后咽喉部水肿,导致气道受压。

- 膈神经损伤引起膈肌功能障碍。

- 颈内静脉切除引起脸部水肿。

- 副神经切除可引起翼状肩和肩部活动功能障碍。

- 面神经损伤导致面部下垂。
- 颈动脉破裂(少见,但死亡率高达 50%)。
- 术前营养不良、颈部放疗史可增加术后伤口感染和愈合不良的发生率。

■ 预后

总的预后较好,但最终取决于肿瘤转移的类型、程度以及肿瘤能否完全切除。

❓ **临床要点**

- 根治性颈清扫术是头颈部肿瘤发生颈部转移时常采取的手术方式。
- 目前,大多数患者接受改良根治性颈清扫术,以保留重要的血管和神经,降低死亡率。
- 常选择气管插管全身麻醉,需做好困难气道的准备。
- 神经功能监测时避免使用肌松药。
- 颈部大血管损伤很少见,但一旦发生可能致命。

功能余气量 Functional Residual Capacity

Nina Singh-Radcliff,MD 林雨轩 译/高浩 校

基础知识

■ 概述

- 功能余气量(FRC):
  - 等于残气量(RV)+补呼气量(ERV)。
  - 是正常呼气末或潮气量(TV)肺部存留的气体体积。
  - 参与肺泡气体交换,而不是肺容积变动。TV 作为容积运动和气体交换的功能组成部分("活期存款"大部分活动发生的部位)。气体(氧气、挥发物、氮气)容易从 TV 扩散到肺泡单位组成 FRC(类似一个"体积分布")。
  - 功能上,在缺氧或呼吸暂停("透支")时,利用功能"存储"下来的 O_2。
  - 对应于胸膜腔内的压力 0 cmH$_2$O。肋骨向外膨胀和向内肺反冲力量平衡"拔河"。减少 FRC 的因素包括:压缩的胸壁、腹部内容物或膈肌向头部移动、胸部和腹部的血容量增加。

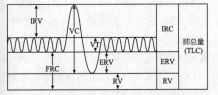

图 1 肺容积。FRC 是 ERV 和 RV 的总和。IRV 为补吸气量,FRC 为功能余气量,VC 为肺活量,VT 为潮气量,ERV 为补呼气量,RV 为余气量

■ 生理

- FRC 由 ERV 和 RV 组成。肺容量由肺"容积"组成。肺活量是测量参数。FRC 大约是 35 ml/kg(健康 70 kg 男性约为 2 500 ml)。
- (向内)肺反冲力称为跨肺压(P_{tp})。(向外)胸壁力被称为跨壁压(P_{tm})。一个正常

的 TV 呼气末期,P_{tp} 和 P_{tm} 数值相等,但符号相反(正的负),达到一个平衡。

- 在正常 TV 下,FRC 并不参与分钟通气量(体积运动)。然而,FRC 开放肺泡的气体会与 TV 中的气体混合。因此,FRC 作为一个储存或体积分布,用于氧气、氮气、挥发物、二氧化碳扩散。假设正常的肺泡单位血液灌注、氧化、通气并与血液进行气体交换。呼吸暂停期间(TV 中没有新的氧气),FRC 成为宝贵的氧气供应。因此,它提供了"透支"和缓冲区肺泡气体对抗呼吸周期中 O_2 和 CO_2 的突然改变。
  - ERV 在用力肺活量(FVC)下可以参与体积交换(开放肺可以导致气体交换)。
  - FVC 期间 RV 不能提供体积交换(不能经过关闭、塌陷动态气道排空肺泡)。
- 于麻醉诱导前预充氧,FRC 的概念作为一个"水库"或"储蓄账户"被利用和管理。呼吸暂停时,身体会有 35 ml/kg 100% O_2 可用(70 kg 的健康男性:35 ml × 70 kg = 2 500 ml × 1.0FiO$_2$ = 2 500 ml O_2;身体利用 250 ml O_2/min)。这提供了当通气、喉镜检查、纤维支气管镜检查困难时,或时间延长时,氧饱和度减低前额外需要的 O_2。
- FRC 的肺泡需要保持开放,便于气体进入和参与气体交换,并且可以储存氧气。呼吸周期中任何时候阻塞或肺不张都可能导致静脉血掺杂。
- 年轻健康的人,大多数的肺泡 FRC(RV+ERV)在直立位置保持开放(用于气体交换和储存)。这是由于闭合容积(CV)小于 FRC(CV 远远小于 FRC)。
  - 闭合容积是气道开始动态压缩前的容量。
  - 肺泡没有软骨结构,依赖围绕在肺泡周围的软组织中的蛋白质(胶原蛋白、弹性蛋白胰蛋白酶)保持肺泡开放。

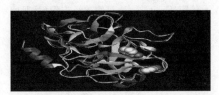

图 2 蛋白质保持紧密的"拉动式"结构,打开周围肺泡(软组织对肺泡的牵拉效应使其维持开放状态,肺泡原本是潜在空间)

- 当肺活量减少(强有力的呼气、FVC 或 FRC 减少),P_{tm} 是增加的。当容量低于 CV,P_{tm} 超过肺泡周围蛋白质保持肺泡开放的能力,则发生肺不张、空气滞留或自发 PEEP。
  - 肺泡在区域 4(肺底)在最大呼气时受影响最大。由于血液重力(增加 P_{tm}),它们的静息容积低,容易在主动呼气时被压缩。
  - 年龄、吸烟和疾病状态通过影响这些结构蛋白的紧密构象(减少螺旋)来影响 CV。因此,肺泡开放减少,肺闭合容积增加,气体不能发生交换而发生分流。CV 最初影响 ERV 且增加 TV。
  - 闭合容量(CC)=CV+RV。
- FRC 是可变的。影响 P_{tp} 和 P_{tm} 的因素可以增加或减少 FRC。它们包括胸壁、腹壁、隔膜和肺内/腹腔的血容量。与此同时,CV 不是变量,基于周围组织蛋白质的"健康"或"坚固"与否。
- FRC 无法用肺活量测定法测量。在 FVC 时,RV 不作用于体积交换,因此不能直接测量。
  - 气体稀释技术:吸入一个已知浓度和体积的惰性气体示踪剂,如氦气,在一个封闭的回路循环 7~10 min(允许平衡)。最后呼出氦气的浓度与稀释在患者胸部未知的空气体积(RV)中的氦气成比例,通过此方法,可以计算出 RV 的体积。
  - 氮-冲洗技术(单次呼吸和多重呼吸技

术）：在单次呼吸技术，患者吸入 100% 氧气，呼出到有氮采样器的一路阀门；创建一个氮相对于呼出体积的曲线。呼气开始，氮浓度是 0（无效腔不参与肺泡交换）。继续呼气，氮浓度随肺泡体积呼出开始增加。

- 床边通气 FRC 测量技术是可用的。有证据表明，FRC 测量（结合动脉氧合和呼吸顺从）可以帮助指导和评估治疗。

▪ 解剖

- 肺单位：肺泡、肺毛细血管。
- 肋骨：肋间、胸锁乳突肌和斜角肌、剑突、肋骨。
- 腹部内容物：脂肪、体液、血流、妊娠。
- 膈膜：C_3、C_4、C_5 双侧神经支配（受肌间沟阻滞影响）。

▪ 病因/病理生理

- 减少肺膨胀的因素均减少 FRC，导致肺泡塌陷、肺不张和空气滞留。肺不张导致 V/Q 不匹配（分流；塌陷的肺泡有血液灌注但不能氧合；气体交换障碍）。随着分流的肺泡单位数量增加，F(A-a) 梯度增加并导致缺氧。此外，气道顺应性、O_2 储存和混合静脉氧气减少，峰值和静态气道压力增加。
- 吸收肺不张：FRC 减少也导致空气滞留。在闭合或间歇性闭合呼吸道中气体吸收导致塌陷，肺不张[因此 V/Q 不匹配、分流和增加 F(A-a) 梯度]。高 FiO_2，肺泡中氧气几乎完全吸收，可能加剧症状。室内空气和部分空气混合物包含不溶于血液的惰性气体氮气。因此，氮气可作为肺泡"填充"，减少完全塌陷（像泡沫包装在一个盒子里，如果被压缩不太可能完全塌陷）。
- 向外的跨壁压（P_{tp}）和向内的肺回缩力（P_{tm}）决定了 FRC（内在因素）。然而，它们受改变胸壁、腹壁、膈膜和血容量的因素影响。这些因素是可变的、外在的，经常受到麻醉和手术的影响。FRC 仍然是一个正常潮气量末期的容积，$P_{tp}+P_{tm}$ 等于 0 mmHg。然而，肺活量将进行重新评估。
- 胸壁：直径和横截面积减少见于限制性肺疾病、胸壁-脊柱侧凸、肌肉营养不良（肌萎缩性侧索硬化症、截瘫等）和肥胖（胸部脂肪）。
- 年龄影响胸壁顺应性。婴儿胸腔和肺部的顺应性好（允许容易通过产道）；FRC 很

小，大约等于 RV。它们的 O_2 储备较低和 O_2 消耗量增加[约 6 ml O_2/(kg·min)，是年龄较大的儿童和成人的 2 倍]，在呼吸暂停时容易发生快速去饱和。

- 老年人胸腔僵化、变硬、不易移动、增加外部力量和 FRC（每 10 年增加 3%）。然而，CV 增加的速度更快，导致气道关闭、肺不张、V/Q 分流。
- 吸气肌肉张力在 GA 和（或）NMBD 影响肋间肌、胸锁乳突肌和斜角肌（降低胸部向外的力量，FRC）。
- 桶状胸见于肺气肿，增加胸壁直径、P_{tm}、TLC 和 FRC。这是一种代偿机制，实质组织中蛋白质受损导致 CV 增加，不能维持肺泡开放时，该代偿机制可以减少肺不张。
- 腹壁：肥胖、妊娠、腹水、腹部和胸腔手术、腹部牵引器和填充物、气腹、仰卧位和头低位使腹部内容物向头部移动。这导致外部压迫或"入侵"到胸腔，增加 P_{tp}（减少 FRC）。
- 膈肌：NMBD 和麻醉（静脉和吸入麻醉）导致肌张力降低，减少膈移动和肺膨胀（减少 FRC）。双侧膈肌麻痹（颈椎病四肢瘫痪、手术损伤、放疗）对 FRC 产生相似的影响。
- 手术中，充血性心力衰竭（CHF）、急性呼吸窘迫综合征（ARDS）和液体过剩时肺/腹腔血容量减少，减少肺膨胀，从而减少 FRC。
- CV 和 FRC 不同，变化有限。阻塞性气道疾病会导致 FRC 异常增加（哮喘、反应性气道疾病、肺气肿、慢性支气管炎），由于 RV 增加，ERV 减少。RV 增加不能导致呼出量增加；气体交换可以发生在吸气时开放的肺泡/肺容积增加，尽管呼气时关闭（肺容积减少）。
- 高海拔地区居民通过增加 FRC 和肺容积代偿低氧。在这种情况下，CV 增加了 FRC，这样更多的肺泡开放，可以作用于氧气交换。肺容积增高时呼吸做功增加。
- 预先存在低 PaO_2 的患者术中分流更大，但健康者增加的比例更大。

▪ 围手术期相关

- FRC 减少对术中和围手术期可能是重要的。预先存在低 PaO_2 的患者术中分流大，但在健康受试者整体比例更大。
- 仰卧位（0.8 L）和全身麻醉诱导（0.5 L）并不是无关紧要的（1.3 L 减少；减少肺容积从 3.5~2.2 L，带来更接近并可能重叠的

CV）。

- 虽然正压通气减少膈肌和腹壁对 FRC 的影响，但它并不完全消除这一影响。
  - 行大潮气量（10~12 ml/kg）和 PEEP 可增加 FRC 和加速气体交换。在吸气时打开肺膨胀不全的肺泡（允许 O_2 和 CO_2 与血液交换）；考虑压力控制通气或增加吸气暂停时间（增加吸气时肺泡开放时间）。
  - PEEP 优先影响上肺区；气道关闭，减少 FRC 主要影响依赖肺区。高 PEEP 可以改善依赖区通气，但是会减少心输出量和肺灌注（V/Q 不匹配，无效腔）。
- 30° 向上倾斜（不是向下）允许重力把腹部内容物向下移动，增加 FRC，减少肺膨胀不全可能。
- 围手术期高 FiO_2 往往会导致通气不良的或"闭合"肺泡吸收性肺不张。
- 插管后，早期补充氧气（达到 40 cmH_2O 10 s）可减少肺不张。
- 插管、术中或拔管时咳嗽减少 FRC。需要足够深度的诱导、合适的 NMB 药物剂量和起效时间。拔管前考虑补充氧气。
- 术后 FRC 减少会导致血氧不足、肺不张和肺炎；病原学与术中减少不同。腹部和胸腔手术后，吸收性肺不张（气道闭合后高 O_2）、切口疼痛和膈肌反射功能障碍（局部刺激、肠扩张、气腹）会导致术后 FRC 减少。
  - 主动肺膨胀：深呼吸运动和咳嗽，刺激膈肌活量测定法，CPAP。治疗的强度和频率比治疗形式更重要。
  - 术后镇痛：硬膜外镇痛可允许深呼吸和膈运动。

▪ 公式

- FRC = RV + ERV；FRC = TLC - IRV - TV。FRC 是功能余气量，RV 是余气量，ERV 是补呼气量，TLC 是肺总量，IRV 是补吸气量，TV 是潮气量。
- CC = CV + RV。CC 是闭合能力，CV 是闭合容量，RV 是余气量。

🕐 临床要点

- 功能余气量由 RV 和 ERV 组成。
- 有几个围手术期因素影响（全身麻醉、仰卧位、腹部操作、肥胖、腹部手术等），可以导致 FRC 分流。

股神经阻滞 Femoral Nerve Block

Angela T. Hsu, MD　林雨轩 译／高浩 校

 基础知识

概述

- 股神经由运动神经和感觉神经组成,支配大腿前内侧和大腿中部。
- 股神经阻滞是一个表浅的区域阻滞,容易完成,而且有很高的成功率。联合坐骨神经阻滞时,能提供大腿中部以下整个区域几乎完全麻醉和镇痛。

生理

局部麻醉药与神经元上的快钠通道结合,阻止神经冲动发生和传导。

解剖

- 股神经由 $L_2 \sim L_4$ 神经前支后股组成,由腰大肌外缘穿出。
- 股神经出现在腰大肌外侧远端,在腰大肌和髂肌沟内下降。
- 在腹股沟韧带下方、股神经位于股动脉外侧和阔筋膜深部。它被腰大肌与股动脉分开,因此在血管周围盲注不会导致局部麻醉药蔓延至股神经。

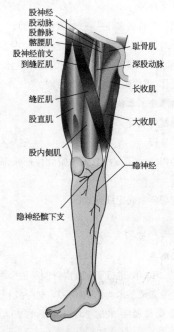

图 1　股神经解剖

- 股神经分为前支和后支。
- 前支:股内侧皮神经、股中间皮神经和运动支。

- 运动:缝匠肌和耻骨肌。
- 感觉:大腿前内侧。
- 后支:隐神经、肌肉和关节分支。
- 运动:股四头肌(股直肌和股中间肌、外侧和内侧)。
- 感觉:小腿内侧。
- 运动支支配:
- 皮区神经支配:大腿前内侧、膝盖、小腿内侧。
- 运动神经支配:缝匠肌、耻骨肌和股四头肌(股直肌和股中间肌、外侧和内侧)。
- 关节神经支配:前髋关节、股骨前测、膝关节前内侧。

围手术期相关

- 随着超声引导的出现,下肢神经阻滞变得流行。
- 由于抗凝或交感神经切除术后而禁忌使用椎管内神经阻滞时,股神经阻滞±其他下肢阻滞可以提供下肢手术的麻醉。
- 即使使用抗凝剂,股神经阻滞与严重的血肿无相关性。
- 适应证:
- 镇痛。
- 股骨颈骨折或转子骨折。
- 全髋关节置换术。
- 全膝关节置换术。
- 前交叉韧带(ACL)修复。
- 外科手术麻醉。
- 隐静脉剥离。
- 膝关节镜检查。
- 股腘搭桥手术。
- 股四头肌活检。
- 大腿前侧皮瓣移植。
- 禁忌证(相对):
- 存在股动脉移植假体。
- 多处神经感觉阻滞可能掩盖骨筋膜室综合征的发生。
- 并发症(罕见):
- 血肿。
- 局部感染。
- 神经内注入。
- 跌倒风险,如果患者在阻滞完成前走动。
- 局部麻醉药中毒。
- 中枢神经系统:耳鸣、意识模糊、口腔金属味。

- 心脏:心动过速、高血压、心律失常。
- 药物选择:
- 局部麻醉药选择、浓度、±肾上腺素和容量取决于阻滞是否将用于镇痛或手术麻醉。超声引导阻滞,只要使用 10 ml。
  - 镇痛:10～15 ml 的 0.5% 罗哌卡因或 0.25% 布比卡因可以持续 5～12 h。需要更长的时间范围(12～30 h),可以使用 15～30 ml。
  - 手术麻醉:15～20 ml 的 1.5% 甲哌卡因(卡波卡因)1：400 000 肾上腺素可以持续 3～4 h。更长时间的情况下,15～20 ml 的 0.5% 罗哌卡因与肾上腺素或 0.5% 布比卡因可以持续 5～7 h。
- 神经刺激器技术:
- 患者体位:仰卧位。
- 设备:
  - 标准监护仪。
  - 附近有抢救设备。
  - 5 cm,22 号绝缘针。
- 神经刺激器设置在 1 mA 传导电流,频率为 1 Hz,脉冲持续时间为 0.1 ms。
- 沿着腹股沟韧带触诊股动脉。股神经通常位于股动脉外侧 1～2 cm;保持这个距离,朝髂骨方向进针。进针点可以高于或低于腹股沟界限线 1 cm,向头部倾斜 30°～45°。在腹股沟界限线上方更容易实施,因为股神经在此处更紧凑,通常没有分支。
- 进针直到引起髌骨的抽搐(四头肌)。如果神经刺激器调为 0.5 mA 时髌骨持续抽搐,缓慢注射局部麻醉药。
- 超声技术:
- 患者体位:仰卧位。
- 设备:
  - 标准监测和附近的抢救设备。
  - 5 cm,22 号绝缘针。
  - 超声波与线性探针和传感器设置在高频率(8～15 Hz)来定位相对表浅的股神经。
- 超声波探头,首先确定股血管,静脉是可压缩的。
- 从内侧到外侧:股静脉→股动脉→神经。
- 从浅到深:首先碰到的是阔筋膜,然后是髂筋膜,股神经在髂腰肌上方表浅位置。
- 股神经经常会出现三角或平的高回声(白色)结构。

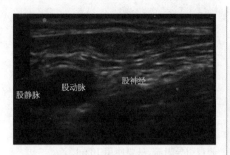

图 2 经 Christine Chavez 许可

- 平面外技术：
  - 针垂直于传感器，从头部向尾部进针。在这种情况下，在超声图像上只有一个针轴的横截面（小点）是可见的。用这种技术很难跟踪针尖的位置。建议将该技术与神经刺激器结合。髌骨抽搐为了正确评估探针深度。
- 平面内技术：
  - 针从外侧向内侧平行超声波束插入。这

种技术允许针尖端可视化。根据神经的深度不同，可能需要较长的针。

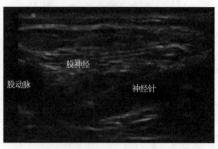

图 3 经 Christine Chavez 许可

股神经阻滞。平面内技术，注意神经针在股神经（呈三角形、楔形）的 6 点钟位置，股动脉紧邻股神经内侧。

❓ 临床要点

- 神经刺激技术：
  - 刺激缝匠肌（从大腿肌肉外上侧到内下

侧）时，必须出现髌骨的抽动。缝匠肌受股神经前内侧分支和另一个股神经鞘内或外部分支支配。退针，在旁边重新进针，位置加深。
  - 腰大肌、耻骨肌局部肌肉出现刺激，意味着进针太深。退针，改变方向。
  - 穿刺到血管意味着针太内侧。退针，保持压力，然后在外侧 1 cm 重新插入。
  - 如果针插入并没有抽搐，重新评估解剖标志，沿着股动脉外侧逐步进针。再评估针的角度与髌骨平行。
  - 在肥胖患者，股动脉很难触诊，超声不可用，考虑使用多普勒定位动脉脉动。
- 超声技术：
  - 尽管超声的使用有可能减少并发症，但血管内注射和神经内注入局麻药的事件依然存在。对血管内注射要保持警惕。

骨髓移植 Bone Marrow Transplant

Lori Dangler, MD, MBA 袁亚伟 译 / 田婕 校

G

🦴 基础知识

■ 概述

一般情况

- 骨髓移植（BMT）可用于治疗患者的各种严重疾病：
  - 骨髓衰竭（再生障碍性贫血）。
  - 恶性血液病（急性髓细胞白血病、急性淋巴细胞白血病、慢性粒细胞白血病、慢性淋巴细胞白血病、骨髓瘤）。
  - 选择性化疗敏感性实质瘤（淋巴瘤、霍奇金病、非霍奇金病）。
  - 免疫缺陷综合征。
  - 其他遗传性疾病。
- 20 世纪 50 年代首次出现骨髓采集和移植手术，1968 年首次进行成功的骨髓移植。
- 骨髓内可以容纳血液和干细胞。干细胞是多潜能造血细胞，能够分化成各种类型的血细胞。
- 在采集期间，只采集一小部分的骨髓用于移植。使用多个粗穿刺针吸入法从后髂嵴取出骨髓。手术结束后，清洁穿刺部位并使用压力敷料进行覆盖。

- 移植术语：
  - 自体骨髓移植是指采集骨髓并冷冻，以供将来使用。
  - 同种异体骨髓移植是指采集骨髓供亲属使用。
  - 同基因骨髓移植是指采集骨髓供同卵双胞胎使用。
  - 非血缘骨髓移植是指通过登记进行捐赠。
- 骨髓供体的患者类型：
  - 自体：对化疗见效的恶性肿瘤患者（应无活动性病变且骨髓功能正常）。
  - 同种异体：HLA 配型相符的健康供体（通常有亲属关系），适用于恶性肿瘤或骨髓衰竭受体。

体位

- 仰卧位插管，然后改为俯卧位。
- 在髂嵴周围做好手术准备。

切口

- 操作医师通常是血液病学专家。
- 将粗穿刺针插入后髂嵴（其他位置不太常见）。

手术时间

- 1～2 h。

术中预计出血量

- 通常从成人身上采集 1～2 夸脱①骨髓。

- 骨髓的细胞计数决定了所需的量 [$(1～4)×10^8$ 个细胞/kg 受体体重]。

住院时间

- 门诊患者最多住一夜（健康捐赠者）。
- 针对预计出现贫血、血小板减少、中性粒细胞减少和移植抗宿主问题的自体供体/未来受体，需要延长住院治疗时间。

特殊手术器械

- 骨髓穿刺针。
- 采集袋。
- 药棉、胸部覆盖物，用于俯卧位的头部支撑器。
- 病理学家确定细胞数量。

■ 流行病学

发病率

- 在 2010 年，进行了 950 次骨髓移植手术。
  - 接受移植手术的儿童（0～17 岁）占 21%。
  - 接受移植手术的 18～50 岁的成人占 38%。
  - 接受移植手术的年龄大于 50 岁的成人占 41%。

---

① 1 夸脱（quart）=0.946 L。

患病率

- 在美国,每年有 15 000 人被诊断患有致命性疾病。其中,选择配型相符的健康供体进行骨髓移植或脐带血移植是他们的最佳治疗方案。

发病情况

- 自体供体:术后并发症发生率中等水平或偏高,继发于潜在的恶性肿瘤。
- 同种异体:对于健康供体,几乎不出现危及生命的并发症(0.27%)。

死亡率

- 罕见。
- 从 1993 年到 2005 年,有 27 770 名患者首次进行骨髓移植,只报道了 1 起死亡事件(肺栓塞)和 12 起严重不良反应事件。心脏病患者最常出现不良反应(欧洲血液和骨髓移植小组的分析)。

▪ 麻醉目标/指导原则

- 熟悉患者的特异性化疗。如果患者已使用博来霉素,则应避免不必要的高氧。
- 避免使用氧化亚氮,因为它能抑制甲硫氨酸的合成。
- 评估容量状态和失血情况,替换为晶体溶液、白蛋白和辐照产品。
- 之前使用类固醇治疗可以降低肾上腺储备。
- 小心放置体位,以避免出现与俯卧位相关的伤害。

℞ 术前评估

▪ 症状

- 健康供体可能无症状。
- 评估主要适用于自体供体。
- 胃肠道:胃肠道呕吐、腹泻、黑便。

病史

- 进行自体采集时,获取关于潜在疾病、化疗并发症(如心包积液、心脏功能受损)和存在感染的完整病史。

体格检查

- 心血管:重点检查,以评估充血性心力衰竭(颈静脉怒张、凹陷性水肿、心脏杂音、啰音或爆裂音)的情况。
- 外周:水肿、体位性低血压。
- 亚铁血红素:瘀斑、瘀点。

▪ 用药史

- 补充铁剂。
- 促红细胞生成素。

- 粒细胞集落刺激因子(非格司亭、培非司亭)。
- 化疗,末次剂量。

▪ 诊断检查与说明

- 尿液分析,以排除尿路感染。
- 如果近期化疗,检查电解质。
- 血小板、血红蛋白的全血细胞计数(基线)。
- 如果有出血史,应进行凝血功能检查。
- 如果可能存在心脏功能障碍,则应做心电图、超声心动图和(或)压力测试。
- 如果未进行自体储血,应进行 2 单位的照射血液的交叉配血试验。

▪ 伴随的器官功能障碍

自体供体:之前的放化疗治疗造成暂时性或永久性器官功能障碍。

💉 治疗

▪ 术前准备

术前用药

- 苯二氮䓬。
- 阿片类药物。
- 类固醇。

知情同意的特殊情况

极有可能进行输血。

▪ 术中监护

麻醉选择

- 一般气管插管最常用俯卧位。
- 如果患者无凝血性疾病,可以考虑脊椎麻醉或硬膜外麻醉。

术中监测

- 最少两个较粗的静脉。如果难以进入静脉通路,可以考虑使用中心静脉通路。
- 如果预计有大量的体液转移和补液,则应使用导尿管。
- 如果血压不稳定,可以使用动脉监测。
- 密切监测 $ETCO_2$。如果 $ETCO_2$ 急剧下降,则可能表明出现骨髓栓塞(无效腔病理生理学)。

麻醉诱导/气道管理

- 如果有体位性低血压和心脏毒性化疗史,则应考虑使用低剂量诱导。
- 气管导管提供了一个安全的气道。

维持

- 麻醉诱导后,采取俯卧位并仔细填充压力附着点。
- 在采集骨髓前使用肝素。

- 所采集的骨髓的总量取决于受体的体重以及供体骨髓的细胞结构。用于未经处理的骨髓的同种异体移植的供体干细胞的目标数量为 $(2 \sim 3) \times 10^8$ 有核骨髓细胞/千克体重。
- 如果患者需要 pRBC 输注浓缩红细胞,则应使用受过辐照的血液,以避免随机供体有核细胞的潜在植入。

拔管/苏醒

仰卧位拔管。

⚡ 术后监护

▪ 床旁护理

- 通常针对门诊患者。
- 大多数供体在捐赠当天的上午住进手术病房(容量状态变化)。
- 通常进行 1～2 h 的 PACU 监测。
- 检查背部的加压包扎。
- 可能需要输血,大多数供体会储存 1～2 单位的自体血。

▪ 镇痛

- 在采集穿刺点进行局部麻醉。
- 含有可待因的对乙酰氨基酚(扑热息痛)。
- 如果患者无凝血功能障碍,可以考虑使用非甾体抗炎药,如酮咯酸。

▪ 并发症

- 疼痛是骨髓采集期间最常见的并发症,主要由髂骨及其连带软组织创伤造成。
- 贫血。
- 与输血有关的并发症。
- 发热。
- 体位性低血压。
- 呕吐。
- 出血、血肿。
- 感染。
- 压迫性神经疾病(通过血肿的重吸收可以解决)。
- 麻醉相关并发症。

❓ 临床要点

- 患者应在手术前 10 天停用阿司匹林或含阿司匹林的化合物,在手术前 3 天停用布洛芬或含布洛芬的化合物。
- 在无菌条件下执行移植手术,以避免感染,自体采集可能会涉及免疫功能低下的患者。

G

基础知识

冠状动脉 Coronary Arteries　　Sascha Beutler, MD, PhD · Daniel Castillo, MD　崔璀 译 / 杨瑜汀 杨立群 校

▪ **概述**

• 冠状动脉把富含氧气的血液传递到心肌。

• 心外膜的冠状动脉走行于心脏外表面。健康的时候,它们能通过自身调节来维持足够的冠状动脉血流以满足氧气需求。

• 心内膜下冠状动脉走行于心肌内部深处。

▪ **生理**

• 冠状动脉分类为"末梢循环",因为它们是心肌血供的唯一来源。因此,血管闭塞将很危险,因为几乎没有多余的血供(除非侧支血流建立)。

• 冠状动脉血流量(CBF)随冠状动脉血管床压力(冠状动脉灌注压,CPP)变化而变化,并且其变化方向与冠状动脉血管阻力(CVR)变化相反:$CBF=CPP/CVR$。

- CPP等于动脉驱动压减去流经冠状动脉血管床时的回压。

○ 对左心室,驱动压是心脏舒张时的主动脉压力。

○ 左心室舒张末压用来衡量回压。正如它名称所示,它是左心内舒张末期的压力,它依赖前负荷、心室顺应性和收缩功能。

○ 因此,左心室 $CPP=DBP-LVEDP$。

- 静息时CBF为225～250 ml/min或占心排血量的4%～5%。

- 在心脏循环中收缩压和舒张压冠状动脉流量有变化。

• 心脏舒张期。动脉血流入主要发生在舒张期。至少75%冠状动脉血流量舒张期流入左心室。

• 心脏收缩期。动脉血流入减少,因为静脉血流出达到峰值,反映左心室内膜下微循环血管压迫到近乎零。因此,左心室心内膜下系统是心肌缺血最容易发生的部位。

• 心肌氧耗。

- 静息状态下心肌氧气摄取几乎是最大的(约占动脉血氧含量的75%),是目前所有器官中氧气摄取最多的。

- 氧气需求的主要决定因素是心率、收缩力和跨壁压(前后负荷,心室壁厚度),其中心率是最重要的。

- 由于静息状态下心肌氧摄取是最多的,满足增高的氧耗的最主要的方法是血流增加。

- 调节CBF的因素并不是很明确,存在很多自身代谢因素。β受体激动也会导致冠状动脉血管舒张。

▪ **解剖**

• 供应心肌的血流来自主动脉,即位于左右瓣叶后方的两条主要冠状动脉:左主干和右冠状动脉(RCA)。

• 左冠状动脉主干(LMCA)在分出左前降支(LAD)和回旋支(LCX)前延伸出一小段距离(图1)。

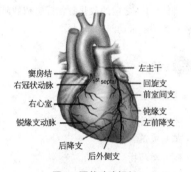

窦房结
右冠状动脉
右心室
锐缘支动脉

左主干
回旋支
前室间支
钝缘支
左前降支
后降支
后外侧支

1st septal

图1　冠状动脉解剖

• 左前降支:

- 沿室间沟下行,分出室间隔支和对角支。

- 对角支在数量、形态上有变异,通常供应室间隔前2/3血供。

- 三条对角支中存在一条供应心脏前外侧血液。

- 左前降支持续沿室间沟下行,通常会经过左心室的心尖部周围所有通路。

• 左回旋支:

- 在房室沟内走行于左心室底部延续为左后降支。

- 其主要血管是钝缘支(有1～3条),供血给左心室游离壁。

• 右冠状动脉:

- 来自主动脉根前壁(使得它易于进入空气而停止体外循环)。

- 沿右房室沟下行。

- 通常供血给除心尖(由左前降支供血)以外的右心室前后壁。

- 也供血给右心房包括55%窦房结(45%窦房结由左回旋支供应)、90%房室结(10%由左回旋支供应)、后1/3室间隔、下壁和左心室后壁。

• 冠状动脉优势型:

- 在80%～85%个体中,右冠状动脉发出后降支,供血给左心室后下壁,这种血供形式称为右优势型。

- 在左优势型,左回旋支供血给左心室下后壁(约占15%)。

- 均衡型,左右冠状动脉都供血给左心室下后壁(占5%～15%)。

• 心肌节段:

- 公认定义17个心肌节段的方法由AHA发布。标准化的17节段促进了对各种心脏影像图像的结果的交流,现在用于研究和临床实践。

- 在冠状动脉对心肌节段血供上变异很多,17节段划分为主要3个冠状动脉(图2)。

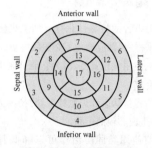

Anterior wall

Septal wall　Lateral wall

Inferior wall

图2　左心室17节段划分

1 基底部前壁；2 基底部近前壁间隔壁；3 基底部近下部间隔壁；4 基底部下壁；5 基底部近下壁侧壁；6 基底部近前壁侧壁；7 中部前壁；8 中部近前壁间隔壁；9 中部近下壁间隔壁；10 中部下壁；11 中部近下壁侧壁；12 中部近前壁侧壁；13 心尖部前壁；14 心尖部间隔壁；15 心尖部下壁；16 心尖部侧壁；17 心尖帽

• 冠状动脉侧支:

- 巨大的冠状动脉毛细血管网一般在出生时就已建立。在正常心脏,由于直径较小,侧支循环不能在血管造影中显现出来。只有扩大的侧支血管(由于氧气剥夺)可以在血管造影中看见。

• 乳头肌血供:

- 两个乳头肌瓣膜附着在心壁上。如果乳头肌不能正常工作,可能会发生反流。

- 前外侧乳头肌有两个动脉供血(左前降支和左旋支),因此抵抗冠状动脉缺血能力增强。

- 后内侧乳头肌通常仅有一条冠状动脉(后降支),由此更易受缺血影响)。

▪ **病理生理**

• 冠心病(CAD)是指斑块在动脉内沉积

G

的现象。在全世界范围内都是死亡的主因。

– 在个体上,心脏导管插入术是从解剖学角度判断冠状动脉血供的金标准。它能显示 CAD 是否存在,但是从功能上评估损伤的重要性时,其并非必要,并且其本身也有发病率和死亡率的风险(详见心脏导管插入术)。

– 此外,诊断 CAD 的创伤更小的影像学途径在增加:计算机断层造影、心脏共振成像和正电子发射计算机断层扫描(PET)。

– 超声心动图和核素试验并不直接提供关于冠状动脉的信息。通过室壁运动异常可以进一步推测血管的分布。

■ 围手术期相关

• 患冠心病的患者围手术期发生不良事件的风险增加。

• 围手术期所有的患者出现的心血管危险因素应该被评估。根据 AHA/ACA 指南,必须判断术前进一步诊断或需要执行干预措施。

• 12 导联心电图:

– 下壁导联(Ⅱ、Ⅲ 和 aVF):下壁电传导功能。下壁通常由右冠状动脉供血。

– 侧壁导联(aVL、Ⅰ、V_5 和 V_6):左心室侧壁电传导功能。缺血或梗死在这里表现得很典型,这也是氧耗最多的部位(肌肉薄,收缩力强)和供血最脆弱的部位(肥大,收缩期无灌注)。典型的由左回旋支供血。

– 前壁导联(V_3 和 V_4):心脏前壁电传导功能。通常由左前降支供血。

– 室间隔导联(V_{1a} 和 V_2):室间隔电传导功能。左前降支分支供应前 2/3 血液。

■ 公式

• $CBF = CPP/CVR$。

– $CBF =$ 冠状动脉血流。

– $CPP =$ 冠状动脉灌注压。

• $CVR =$ 冠状动脉血管阻力。

• $CPP =$ 舒张期系统血压 $- LVEDP$

– $LVEDP$ 为左心室舒张末压。

❓ 临床要点

• 冠状动脉是心肌血供的唯一来源。

• 个体之间血供的变异很多。

• 流向左心室心内膜的血液收缩期基本消失,所以左心室心内膜最易有缺血的风险。

• 心肌摄氧量静息时最大,血红蛋白数量一定时氧气需求增加主要由血流增加来满足。

冠状动脉痉挛(不稳定型心绞痛) Coronary Artery Spasm(Prinzmetal Angina)

Victor L. Mandoff, MD 崔瑾 译 / 杨瑜汀 杨立群 校

G

🧠 基础知识

■ 概述

• 冠状动脉痉挛(CAS)描述冠状动脉的痉挛,临床可表现为心绞痛、心律失常、急性心肌梗死或猝死。

• 它通常以这种方式发生:

– 以周期模式。

– 症状密集发作间歇的无症状发作。

– 休息时。

– 午夜至凌晨。

• 在 1959 年由 Dr. Myron Prinzmetal 首先描述为"痉挛临时增加"的发生,由此它通常被称为 Prinzmetal 心绞痛(也是变异型心绞痛)。

■ 流行病学

发病率

接受 X 线心血管造影患者中可以观察到 4% 的患者发生 CAS。

患病率

• 患者一般在 50 多岁患病。

• 某些研究表明女性中更常见。

• 日本人中发病率比高加索人种高 3 倍。

发病情况

诊断为 CAS 的患者中 3.5%~6.5% 发生急性心肌梗死。

死亡率

• 预后取决于共存的动脉粥样硬化疾病。患者 1 年生存率。

– 不伴有动脉粥样硬化疾病或仅有单支血管疾病:90%。

– 伴多支动脉粥样硬化疾病:87%。

■ 病因/危险因素

• 伴以下合并症的患者更常见。

– 吸烟者。

– 糖尿病。

– 高胆固醇血症。

– 偏头痛。

– 雷诺病。

– 可卡因滥用者。

• 用麦角新碱、组胺、5-羟色胺和乙酰胆碱时可以诱发。

• 焦虑或恐慌症。

• A 型人格。

• 东亚人群。

■ 病理生理

• 尽管变异型心绞痛的临床表现类似于典型心绞痛(继发于心肌氧气供应与需求的不平衡),两者之间的发病机制及治疗不同。冠状动脉痉挛是某支心外膜动脉异常收缩,与斑块形成或断裂(急性冠状动脉综合征)相反。

• 确切机制并不完全清楚并且存在多种理论,这些理论围绕的基本主题包括血管内皮功能、血管平滑肌异常和氧化应激增加。

– 冠状动脉内皮功能失调。内皮细胞在血管张力调节中起重要作用。内皮功能失调指内皮产生的舒张因子和收缩因子失衡。

– 对乙酰胆碱和胞内钙离子的收缩亢进反应,乙酰胆碱正常舒血管功能在内皮功能失调时损伤,反而引起血管收缩。钙离子的作用可能是由于平滑肌细胞数量增多和(或)Rho-kinase 通路异常。

– 氧化应激增加。吸烟和胰岛素抵抗已经显示可通过氧自由基减少 NO 活性。这个作用可以用抗氧化剂维生素 E 抵消。

– 磷脂酶 C 活性增加。

■ 麻醉目标/指导原则

• 在已知患有 CAS 患者,避免过度通气和使用组胺释放药物。围手术期继续使用钙通道阻滞剂避免非选择性 β 受体阻滞剂。

• 由于患者存在冠状动脉疾病,要改善冠状

动脉灌注压,避免心动过速,维持正常窦性心律,改善前后负荷和心肌收缩力。

术前评估

▪ 症状

• 胸骨后疼痛或压力。

• 放射至颈部、下颌、左臂或左肩。

• 可能有意识丧失或心律失常。

• 呼吸短促。

病史

• 可能描述有静息时典型心绞痛症状中的2~3个。

• 发生在午夜和凌晨。

• 自行缓解或用硝酸甘油缓解。

体格检查

• 两次发作之间可能没有症状。

• 没有真正的特殊体征。

• 高血压。

• 心动过速。

• 短暂的心律失常或心脏杂音。

• 啰音。

• 颈静脉扩张。

• 外周水肿。

▪ 治疗史

药物治疗难以奏效时可以放置冠状动脉支架。当局部冠状动脉痉挛时显得更有效,因为抑制了多血管痉挛。

▪ 用药史

• 硝酸盐包括短效的硝酸甘油和长效的硝酸异山梨酯。

• 钙通道阻滞剂如氨氯地平、硝苯地平、地尔硫草和维拉帕米。

• 如果有冠状动脉粥样硬化性狭窄选择 β 受体阻滞剂是有益的。非选择性阻断剂可通过抑制 β 受体调节的血管舒张,激活 α 受体,减少血管对钙的通透性,加重痉挛。

▪ 诊断检查与说明

• 没有特定的术前实验室检查。怀疑贫血或感染时查全血细胞计数,怀疑糖尿病或肾病时查电解质。

• 心电图。基线心电图一般正常。急性发作时,相比于 ST 段降低(CAD 中更常见),ST 抬高更常见。患者无症状时也许可以完全正常。但是 T 波倒置可以持续几小时到几天。心脏传导阻滞与右冠状动脉痉挛有关,然而室性心动过速与冠状动脉左前降支

痉挛有关。

• 新发病的患者可做心脏压力测试、动态心电图、运动或超声心动图压力测试、冠状动脉血管造影。冠状动脉血管造影是金标准,可以诱发痉挛的技术也可以使用(过度换气、乙酰胆碱、麦角新碱、甲基麦角新碱)。

• 伴随的器官功能障碍。

• 冠状动脉疾病。

• 在吸烟者的肺疾病。

• 血管痉挛障碍:雷诺现象和偏头痛。

▪ 延迟手术情况

• 有已知或未诊断疾病的患者,术前心绞痛频繁发作的择期手术需要延迟。

- 已诊断的疾病。需要改善症状(心绞痛、心律失常),提高心肌氧供的方案,同时也要减少氧气需求,并考虑评估心脏功能。

- 未诊断的疾病。出现新发作的心绞痛,尤其是伴随着心电图改变和心律失常的需要进一步心脏诊断(超声心动图、压力测试、内科会诊)。

治疗

▪ 术前准备

术前用药

• 确认常规心脏的药物(包括硝酸盐、钙通道阻滞剂、β受体阻滞剂)规律服用,如果没有,考虑口服或静脉给予。

• 需要的时候应用抗焦虑药。

知情同意的特殊事项

• 术中和术后心脏意外的风险增加,尤其是存在基础冠状动脉疾病。

• 解释有创监测的风险和益处。

• 解释使用术后降压、遥测术或进入 ICU 的可能性。

▪ 术中监护

麻醉选择

区域性、全身性麻醉和深度镇静都可以使用。选择时需要综合考虑手术过程,患者的合并症和自身意愿深度镇静有利于减少血流动力学变化。

监测

• 标准 ASA 监测。

• 另外的监护的使用基于患者伴随手术进程的危险因素(充血性心力衰竭、糖尿病、吸烟等)。

麻醉诱导/气道管理

根据患者的生理情况、气道困难程度和

误吸的风险指导气道管理方案。目标是缓慢可控的诱导,避免面罩控制的过度通气。

维持

• 静吸复合麻醉。避免过度通气是因为它可以诱发术中痉挛。

• 改善心肌氧供和氧耗。

• 维持体温:低温可能触发血管痉挛。

• 术中心电图改变。在有已知疾病的患者中,发作的 ST 段抬高或心律失常可以预示冠状动脉痉挛。

• 治疗包括以下几项:

- 静脉给予硝酸甘油、钙通道阻滞剂和镁。

- 提高二氧化碳分压。

- 其他针对低血压、心动过速、心律失常或充血性心力衰竭的支持治疗。

拔管

• 达到拔管条件。

• 理论上逆转肌松作用时可导致不稳定型冠心病,乙酰胆碱是已知的诱发因素。

术后监护

▪ 床旁护理

根据手术过程、合并症和术中意外(如心肌缺血和心律失常)采取相应对策。

▪ 药物处理/实验室处理/会诊

• 心电图。

• 如果发现术中缺血测多种心肌酶。

• 内科会诊要结合并发症、术中或术后表现。

▪ 并发症

• 心律失常。

• 心肌缺血。

疾病编码

ICD9

• 413.1 变异型心绞痛。

ICD10

• I20.1 心绞痛。

临床要点

CAS 仍然是一种排除性诊断,因此根据术中表现可能首先被误诊为缺血或梗死,也可能被误诊为血流动力学不稳定或斑块破裂。

冠状动脉旁路移植术与体外循环 Coronary Artery Bypass Grafting, on Pump

Ali Salehi，MD　崔瓗 译／杨瑜汀 杨立群 校

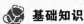

基础知识

■ 概述

一般情况

- 冠状动脉旁路移植术（CABG）在 1953 年由 Dr. D. W. Gordon Murray 第一次提出。它集合了心肺转流术、心脏停搏和血液回收技术的优点。
- 手术过程是通过一个胸骨切口探索心脏并采集移植静脉。
- 移植。通常选择左乳内动脉和大隐静脉的一部分。左乳内动脉更好，因为其 10 年开放率超过 90%。大隐静脉移植的优点包括容易分离，易于截取而且抗痉挛。然而跟动脉移植相比，动脉粥样硬化和一氧化氮减少的发生率更高。根据病史以及防止下肢感染的原则，右胸廓内动脉和桡动脉也可以使用。在桡动脉采集中，术前先行"艾伦试验"以确定侧支循环通畅。
- 升主动脉位置在置管和夹闭之前由手术医师评估。冠状动脉超声心动图可以提示主动脉弓斑块，食管超声心动图可以提示降主动脉斑块。
- 肝素抗凝（300～400 U/kg）用于控制活化凝血时间＞400 s。
- 置管。随后动脉导管置于升主动脉近无名动脉起始。静脉套管通过右心耳置于右心房。根据手术者选择和临床要求进行顺行性和逆行性停跳液导管放置。
- 体外循环开始。体温降到 30～32 ℃。在足够的心排血量[2～2.5 L/(m² · min)]和血流动力学优化后，给予冷停跳液并且行主动脉夹闭。温停跳液可用于严重的心功能紊乱和低射血分数的情况。
- 决定旁路目标，合理的目标是病灶消失且易于实现。首先是远端缝合，之后再行近端缝合（主动脉夹闭之前或之后）。夹闭移除，近端缝合，当手术者完成手术后，侧夹放于降主动脉以利于心脏灌注。
- 复温。最后的远端缝合后开始逐渐复温到 36 ℃。
- 患者逐渐脱离体外循环，通过逐渐将泵血流量调至零，根据患者所需应用强心剂和血管扩张剂支持心肌收缩和血压。用泵回输

给患者过量血液，需要的时候可以通过硝酸甘油一类的血管扩张剂控制血压。
- 肝素逆转。在动静脉插管移除后使用鱼精蛋白（1 mg 每 100 U 肝素）。胸膜内和纵隔胸置管，放置心房和心室起搏导线。止血之后关闭胸腔。

体位
- 仰卧，蛙腿式，双臂折到一边。
- 从下颌到足趾的术前准备。
- 患者的踝、膝和手肘需要仔细包裹以避免神经损伤。

切口
正中胸骨切开术。

手术时间
6～8 h。

术中预计出血量
400～800 ml。

住院时间
5～7 天，随合并症和并发症改变。

手术特殊器械
- 胸骨切开电锯。
- 体外循环机。
- 停跳液。

■ 流行病学

发病率
在美国每年有 228 000 例，花费 100 多亿美元。

患病率
随时间、男性、糖尿病、严重程度和受累血管增加。

发病情况
患糖尿病（血糖＞150 mg/dl）、肾病（肌酐＞1.5 mg/dl）、女性、肥胖、曾患心血管意外、再次手术和急诊手术增加。

■ 麻醉目标/指导原则

- 患者常有多个并发症。
- 了解泵运行时和停止的状态、潜在的并发症，最重要的是要与手术团队保持密切交流。

术前评估

■ 症状

- 可以无症状，在常规检查时查出。

- 心绞痛或类似于心绞痛，呼吸困难，心悸，疲劳，胸部压迫感，大汗淋漓和上腹部不适。

病史
详细的心脏病史和最近变化的记录。

体格检查
- 心动过速、高血压和低血压。
- 充血性心力衰竭、下肢水肿、颈静脉扩张和肺部爆裂音。
- 心律失常。
- 心包摩擦音。
- 由于缺血性二尖瓣反流的收缩期喷射性杂音或乳头肌断裂。
- 缺血性室间隔缺损的全收缩期杂音。

■ 用药史

- β受体阻滞剂和他汀类药物在围手术期应该继续应用。
- 除非是高风险患者，手术前 3～5 天应该停用阿司匹林（不稳定型心绞痛、最近的心肌梗死）。
- 术前 7～10 天应尽量停用氯吡格雷。
- 在手术当天使用血管紧张素酶抑制剂，可导致诱导时高血压的概率上升。

■ 诊断检查与说明

- 血红蛋白、血细胞比容、凝血酶原时间、国际标准化比值、部分凝血活酶时间。
- 电解质、尿素氮/肌酐。
- 心电图（节律、传导阻滞、束支传导阻滞、Q 波、ST - T 改变、左心室肥厚）。
- 冠状动脉造影（冠状动脉受累程度、其他异常，有右心导管时测肺动脉压力、心输出量）。
- 肺疾病时肺功能测试。
- 有心血管意外史和糖尿病时的颈动脉双相测试或是听诊噪声。
- 经历再次手术的患者做胸部 CT 来观察主要血管和心室和胸壁关系。

■ 伴随的器官功能障碍

脑血管、肾血管、外周血管的疾病，COPD，肺气肿。

G

治疗

■ 术前准备

术前用药

咪达唑仑或芬太尼可以缓解患者术前紧张,随后可以行动脉置管和其他监测。给药前需要仔细斟酌,尤其是在并发肺动脉高压、不稳定型心绞痛或心力衰竭的患者中。

知情同意的特殊情况

• 是否同意输血。

• 体外循环后可能用到的主动脉内球囊反搏术。

• 气管导管留置时间延长。

• 对可能的术后并发症做解释。

抗生素/常见病原体

第三代头孢菌素和(或)切口 60 min 内用万古霉素。

■ 术中护理

麻醉选择

全身气管内麻醉。

监测

• 标准 ASA 监测,深静脉开放,放置导尿管。

• 动脉置管(实时血压变化,多种实验室检查),常在诱导前即行置管。

• 中心静脉导管置入(常用 9Fr 管)用来给予液体血管活性药物、增强心肌收缩力药物,它也用来监测中心静脉压,在需要的时候置入 Swan-Ganz 漂浮导管。

• 经食管超声心动图用来监测心肌功能,评估容量状态和诊断其他心脏病理状态。

麻醉诱导/气道管理

• 诱导方式的选择取决于患者的血流动力学和合并症情况。复合麻醉技术使用小剂量的短效药,依托咪酯常被使用。通常选择没有迷走神经削弱和组胺释放作用的肌松药,在肝肾功能受损失时考虑顺阿曲库铵。

• 强心剂可以在诱导前用于心功能不全和低 EF 的患者来维持血流动力学稳定。

• 血流动力学不稳定可能需要紧急体外循环。

维持

• 使用吸入麻醉剂和短效麻醉药的复合麻醉可以促进早期拔管。吸入麻醉药可以引起外周血管扩张和心肌收缩力降低,但是可以诱导缺血预处理随后减轻再灌注损伤。

• "泵血中"在体外循环开始后,患者体温降低并且对麻醉要求降低。

• 灌注师通过外周系统在体外循环回路中用低剂量挥发性麻醉药。苏醒通常发生在复温过程中,在此期间麻醉要求上升但是麻醉药没有正常补充。复温开始后应考虑补充一定剂量的苯二氮䓬类药物、麻醉药或丙泊酚。脱离体外循环机器后,吸入麻醉药和机械通气都要立刻恢复。

• 脱机准备。脱离旁路之前,应该建立足够的通气并纠正代谢和血流动力学异常。随着复温,正常窦房结节律恢复,有时室颤随之发生,要求 10~20 J 能量除颤以恢复窦性心律。如果心率<70 次/分,应该考虑心外膜起搏导线。

拔管/苏醒

• 术后大部分患者需要一段时间的机械通气和应用强心剂。

• 需要快速完成的患者,最好使用短效麻醉药和肌松药。排除因素包括长时间旁路途径、复杂合并症、大量输血、容量复苏或需要长时间正性肌力药支持。

术后监护

■ 床旁护理

入住 ICU,通气与肌力支持、液体复苏、输血、尿量和血流动力学监测。

■ 镇痛

- POD 1~2 级疼痛:胸部切口;POD 3~7 级疼痛:背部疼痛、大隐静脉或桡动脉截取位置疼痛。

- 麻醉组 PCA 证实有效,最终转化为口服药物治疗。

- NSAIDs、曲马多、对乙酰氨基酚可辅助使用,并能降低麻醉药物需求量。

■ 并发症

- 24 h 内再次手术:7%。

- 3%~7%需要 IABP 或辅助设备的左心衰竭。

- 心肌梗死:5%。

- 肾衰竭:3.5%。

- 脑卒中:3.1%。

- 纵隔炎:0.6%。

■ 预后

乳内动脉移植 90%~95%在 10 年内开放。桡动脉占 85%~90%,大隐静脉占75%。

临床要点

• 麻醉诱导后,如果患者血流动力学不稳定,应立即考虑体外循环。

• 术后尽可能地行快速拔管。

冠状动脉性疾病 Coronary Artery Disease

Brian L. Marasigan, MD 崔璀 译 / 杨瑜汀 杨立群 校

基础知识

■ 概述

• 冠状动脉性疾病包括冠状动脉的硬化和狭窄。这种结构性的改变往往是动脉粥样硬化造成的,而硬化是由于脂质和胆固醇多年堆积。家族性高胆固醇血症一般很少会在40 岁之前导致冠状动脉性疾病。

• 冠状动脉性疾病是导致心脏缺血性疾病最常见的原因,是美国死亡率最高的疾病。

• 冠状动脉性疾病的表现各异,治疗必须根据临床症状和疾病特点来调整。

■ 流行病学

发病率

随着医疗保健的普及、影像学技术的发展和平均人口寿命的增长,发病率也在增长。

患病率

1%~1.5%的美国总人口存在着心脏缺血性疾病。

发病情况

• 心肌缺血是冠状动脉性疾病最常见的后果。

• 心肌梗死溶栓治疗的风险评分由以下七

项因素决定:

- 年龄≥65 岁。
- 至少存在 3 个冠状动脉性疾病的危险因素。
- 冠状动脉近端狭窄 50% 或者更多。
- 心电图 ST 段抬高或压低>0.5 mm。
- 在最近 24 h 出现至少 2 次心绞痛症状。
- 近期使用阿司匹林时间超过 7 天。
- 血清心脏标志物升高。

死亡率

在美国,缺血性心脏病是死亡率最高的疾病。

■ 病因/危险因素

- 年龄:男性>45 岁,女性>55 岁。
- 冠状动脉性疾病家族史。
- 高水平的低密度脂蛋白。
- 低水平的高密度脂蛋白。
- 高血压。
- 糖尿病。
- 吸烟。
- 肥胖。
- 长时间伏案工作。
- A 型性格。
- 绝经。
- 高 A 脂蛋白。
- 其他已经诊断的血管性疾病。

■ 病理

- 脂块由脂肪、胆固醇、钙离子、白细胞和纤维细胞组成,导致动脉硬化。
- 血液在血管里层流的比例与血管半径直接成正比。因此,由脂块导致的动脉狭窄可以明显地减少血流量。
- 由于心肌更加肥厚,左心室后负荷较右心室大,易导致氧供不足、氧耗增加而对缺血更加敏感。当心率增快的时候,心肌收缩力、后负荷或者前负荷以及心肌缺血都有可能导致氧供不足。
- 缺血性冠心病是由于心肌的慢性缺氧而导致。缺氧引起组织损伤和心肌组织瘢痕的形成而明显减弱心脏泵血功能(减少每搏量和射血指数)。心律失常和心绞痛是缺血性冠心病后期的常见表现。
- 冠状动脉尚未完全堵塞而心肌氧供失衡可导致心肌梗死的发生。通常,脂块可以导致冠状动脉几乎完全的堵塞,而脂块的脱落引起的栓子形成可导致突发的心脏性死亡事件。

■ 麻醉目标/指导原则

- 围手术期评估的目的在于评估患者当前的心肌功能和心肌梗死的危险。
- 麻醉和手术可能损伤心肌氧的供应和传递。麻醉科医师首要的目的是保持心脏每搏量,保证冠状动脉的灌注并防止心脏灌注不足。

术前评估

■ 症状

- 在脂块形成的几十年过程中可能没有任何症状。
- 呼吸急促,呼吸困难,疲乏,心绞痛,心悸,轻度头痛。

病史

家族史,冠状动脉性疾病诊断病史,危险因素。

体格检查

充血性心力衰竭。

■ 治疗史

- 早期心脏评估。
- 血管成形术,移植膜片替代(由裸金属和药物洗脱)。

■ 用药史

- 阿司匹林。
- β 受体阻滞剂。
- 钙通道阻滞剂。
- ω-3 脂肪酸。
- 斯达汀。
- 抗高血糖药或者胰岛素。

■ 诊断检查与说明

- 围手术期实验室检查项目应根据手术类型、药物治疗及冠心病的严重程度来选择。
- 冠心病的诊断要求有影像学检查:冠状动脉血管造影、核酸灌注扫描、磁共振成像。
- 计算机断层扫描。

■ 伴随的器官功能障碍

主动脉、颈动脉及外周动脉粥样硬化。

■ 延迟手术情况

- 不稳定型心绞痛。
- 严重的疾病无近期评估或者合适的医疗管理。
- 新近的心肌梗死或者脑卒中。

■ 分级

心肌梗死溶栓治疗血流评分是一个广泛使用的评分系统,分为 0~3 四级,用以代指经皮冠状动脉成形术中冠状动脉血流的水平。

- TIMI 0 级(无灌注):指冠状动脉堵塞远端无任何血流灌注。
- TIMI 1 级(存在渗透性血流但无灌注):指冠状动脉堵塞远端存在微弱的血流,远端冠状动脉血管床未完全充盈。
- TIMI 2 级(部分再灌注):指冠状动脉堵塞远端充分灌注,但是血流延时或者缓慢。
- TIMI 3 级(完全灌注):指冠状动脉远端血管床完全再灌注。

治疗

■ 术前准备

术前用药

- 咪达唑仑用以防止焦虑和交感神经兴奋性增高。
- 镇静剂用以控制交感系统的稳定性和疼痛。
- 服用 β 受体阻滞剂的患者在围手术期必须继续服用日常剂量。

知情同意的特殊情况

- 外科手术期间心肌梗死或紧急心搏骤停的风险。
- 输血的风险。
- 非侵入性的检查。

■ 术中监护

麻醉选择

- 根据患者意愿和外科手术进程选择。
- 如果可以尽可能采用监测下麻醉,可产生较小的血流动力学变化。
- 如果选用神经阻滞技术,需要阿司匹林替代治疗。

监测

- 标准 ASA 监测。
- 至少 5 导联的心电监护以提高对左心室缺血的敏感度。
- 动脉置管能提供动脉血压的连续性监测或者最低限度的侵入性监测。
- 中心静脉置管可用来指导液体管理或者液体加压治疗。
- 如果患者存在高风险可考虑肺动脉置管以补偿对左心室、右心室功能,容量负荷,心输出量及混合静脉血样浓度监测的不足。

- 如果患者存在心肌肥厚或者需对围手术期事件进行管理,那么可以考虑使用经食管心脏超声。
- 新的无创每搏量监测——无创每搏量监测基于生物导抗或者生物阻抗。

麻醉诱导/气道管理

- 平稳可控的诱导可保持重要生命征的平稳和冠状动脉正常范围内的灌注。
- 以镇静剂为基础的诱导方法对动脉血压和心脏灌注可产生较小的影响,且可能产生只存在于诱导过程中的镇静、催眠效果。
- 治疗心率增快(艾司洛尔)、高血压(艾司洛尔、硝酸甘油、钙通道阻滞剂、丙泊酚)、低血压(肾上腺素、麻黄碱)。

维持

- 吸入或静脉麻醉都可采用,这两种方法在冠心病患者身上并无明显差别。
- 维持充足的心肌氧供,降低心肌氧耗比任何特殊的麻醉技术都要重要。
- 降低心率,并且维持充足的心输出量。
- 监测并维持正常的窦性心律。
- 降低心肌收缩性并维持足够的心输出量,使用镇静剂或者麻醉药避免交感神经刺激(如切皮、疼痛、维持合适麻醉深度)。
- 调节最佳后负荷,充分的心脏舒张灌注压对于维持心脏灌注来说很重要。但是,心脏后负荷的增加也要求心肌氧耗的增加。

- 维持合适的血细胞容积以保持动脉血氧浓度,维持充足的氧气浓度和通气设定。
- 如果患者存在严重的收缩功能障碍,那么血管加压药等生命支持措施是有必要的。
- 正常体温:为避免低体温必须进行体温测量,寒战可明显增加心肌氧耗。
- 医疗团队应对术中缺血进行监测,并合作进行处理,以此保证心肌氧供和氧耗的平衡。

拔管/苏醒

使用镇静药、抗焦虑药、抗高血压药以及β受体阻滞剂来维持术后关键生命体征的平稳。

术后监护

■ 床旁护理

根据手术类型和术中事件来调节。

■ 药物处理/实验室处理/会诊

- 心脏会诊可需要依赖于围手术期心脏事件。
- 药物学会诊要求对糖尿病、高脂血症、高血压和饮食进行控制。

■ 并发症

- 围手术期心律失常。

- 心肌梗死。
- 死亡。

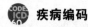

疾病编码

ICD9

- 414.00 非特异性血管冠状动脉粥样硬化,原装或移植的血管。
- 414.01 原装冠状动脉的粥样硬化。

ICD10

- I25.10 原发性冠状动脉性心脏病。

临床要点

- 冠心病多由动脉粥样硬化引起。
- 冠心病的严重程度必须用影像学和症状学加以确定,较易缓解的粥样瘤使得分型变复杂。
- 过早的移植替代治疗由于应激和抗血小板治疗的不足可能导致患者术中缺血风险的增加。
- 降低心肌氧需,提高心肌氧供是治疗原则的关键所在。
- 紧急或慢性的功能代偿不足,可能需要血管加压素等的治疗,但这会增加心肌氧耗。

冠状动脉支架 Coronary Stent

Zdravka Zafirova, MD 崔瓅 译 / 杨瑜汀 杨立群 校

基础知识

■ 概述

- 动脉粥样硬化冠状动脉疾病(CAD)引起管腔狭窄和血栓形成,最终导致冠状动脉灌注受损。
- 经皮冠状动脉介入治疗重建血管用来恢复血管开放并改善心肌灌注。
- 支架撑开已经证实可以长期改善冠状动脉通畅情况,但由于再狭窄和血栓形成,这种作用是有限的。尽管缺血症状得到了缓解,对反复介入治疗的需求下降,但死亡率并没有明显下降。
- 现在可供使用的支架有两种:
- 裸金属支架(BMS)。

- 药物涂层支架(DES)。

■ 流行病学

发病率

- 支架再狭窄(终身)。
- BMS 10%~67%。
- DES 0~11%。
- 支架血栓形成。
- 终身:BMS 0.6%~3.5%, DES 1.2%~3.6%。
- 1个月以内(早期):BMS 0.1%~0.6%, DES 0.5%~1%。
- 1~12个月(晚期):BMS 0.1%~1.3%, DES 0.1%~0.9%。
- >12个月(非常晚):BMS 0~2.1%, DES

0.6%~2.8%。

患病率

- 在PCI的患者中支架使用:85%~95%。
- 由于支架内血栓形成DES的使用率下降,但它仍然使用了75%的时间。

发病情况

- 支架内血栓形成表现为心绞痛症状、急性冠状动脉综合征(ACS)和心肌梗死。DES再狭窄的速率和再次血管重建的需要更低。
- 血管支架内血栓形成表现为ACS/MI(50%~70%)。总的支架内血栓形成的速度在DES和BMS是差不多的。但是DES需要维持更久的双联抗血小板疗法(DAT)。
- 支架断裂。
- 原发性CAD。

死亡率
- DES 和 BMS 相似。
- 支架内血栓形成死亡率为 10％～45％。

■ **病因/危险因素**
- CAD 的危险因素：动脉粥样硬化、高血压、糖尿病(DM)、终末期肾病、高胆固醇血症、吸烟、高同型半胱氨酸血症、遗传因素。
- 支架内血栓形成危险因素。
- 患者因素：DAT 过早中止、DM、低射血分数低、肾衰竭、老年。
- 损伤因素：小血管、多病灶、长或重叠支架、分支和未达标支架的结果。

■ **病理生理**
- 冠状动脉支架在球囊成形术后放置，维持血管开放。扩张后动脉壁脆弱并容易塌陷，支架内血栓形成也是(内膜增生)，支架的作用是提供机械框架支撑作用。
- BMS：最初设计和应用的可扩张的金属支架。尽管塌陷的概率已经减少，但 6 个月后在 25％的患者中仍可以观察到支架内再狭窄。
- DES：针对 BMS 支架内血栓形成的难题而研制的。在可扩张性的支架表面涂上随时间释放作用于血管壁的高分子聚合物药物。药物如西罗莫司(雷帕霉素)、紫杉醇、依维莫司有抗增殖和免疫抑制的作用，可以抑制内皮化和随后的新生内膜形成(支架内血栓形成)。但是，这种方法容易造成裸露的血管壁不能愈合，支架作为异物，持续暴露在血管中，可以引起血块形成，之后血栓形成。为了减少这样的情况，抗血小板治疗需要比 BMS 持续更久。

■ **麻醉目标/指导原则**
- 术前高凝状态和抗血小板治疗引起出血的利弊需要仔细权衡。麻醉科医师需要和心脏病专家及手术医师讨论。
- 在任何情况下，避免提前停止抗血小板治疗。就术前抗凝管理需要和心脏病专家和手术医师讨论。
- 改善心肌氧供，控制氧耗。

术前评估

■ **症状**
- 心绞痛或类似心绞痛：胸痛、呼吸困难、恶心和呕吐。
- 稳定与不稳定(逐步增加的发作频率和症

状的持续时间，难以缓解的症状，静息时症状)。

■ **病史**
- 支架型号：BMS 或 DES。
- 放置时间：<1 个月、1～12 个月或>12 个月。
- 支架放置前后的缺血事件、类型、缓解方法、再发。

体格检查
- 室上性心动过速。
- 低血压、充血性心力衰竭、休克。
- 苍白，出汗。
- 呼吸急促，缺氧。

■ **治疗史**
- 抗血小板治疗：单、双(DAT)或三联治疗。持续：
- BMS 要求至少 1 个月 DAT，随后用阿司匹林(ASA)。
- DES 要求至少 12 个月连续的 DAT，随后用 ASA。

■ **用药史**
- 阿司匹林。
- 噻吩并吡啶类药物：噻氯匹定、氯吡格雷、普拉格雷。确定停药时程。
- 静脉注射(IV)糖蛋白(GP)Ⅱb/Ⅲa 抑制剂。
- 抗凝剂。
- 用于预防或治疗胃食管反流疾病的质子泵抑制剂(PPI)，可使抗血小板药物的作用减弱。这可能是个体差异而不是这类药物的原因。
- β受体拮抗剂。
- 羟甲基戊二酰辅酶 A(HMG-CoA)还原酶抑制剂(他汀类)。
- 抗高血压药物。
- 利尿剂。
- 抗心律失常药物。

■ **诊断检查与说明**
- 近期 12 导联心电图。
- 与前期结果对比评估疾病进展。
- 作为比较的基准，评估围手术期急性冠状动脉事件的心电图异常。
- 心脏负荷试验可作为术前新的或未解决症状，或是受限制的运动耐量(<4 代谢当量)的评估手段。
- 血管造影评估。
- 新发症状。

- 支架通畅度。
- 异常应力测试。

■ **伴随的器官功能障碍**
- 脑血管病。
- 高血压。
- 肾衰竭。
- 抗血小板药物引起的异常出血。
- 胃肠道异常：出血、消化性溃疡。
- 溃疡。

■ **延迟手术情况**
- 择期手术应推迟。
- ACS 或支架置入后大于 1 个月。
- 如果因为手术必须中断 DAT，它应推迟到 BMS 后的 1 个月和 DES 后的 12 个月。
- 在已经停止了最小剂量抗血小板维持治疗的支架术后患者，需要重新抗血小板治疗。

■ **分类**
- 支架类型：
- BMS。
- DES。
  ○ 第一代 DES 支架是用的不锈钢构造。
  ○ 新一代有更薄、更强的钴铬式、和生物相容性更好的高聚物。

治疗

■ **术前准备**

术前用药
- 继续抗血小板治疗。
- DAT 在出血风险很低的时候可以继续使用。
- 减少抗血小板药物的剂量(如 ASA 81 mg)。
- 在术前 7 天之前，如果 DAT 出血风险显著需要过渡到单一药物抗凝。
- 注射用血小板抑制剂：如果提早中断 DAT，可以使用Ⅳ Ⅱb/Ⅲa 抑制剂和(或)普通肝素静脉滴注。两者都应该在手术前一晚停用。
- 在预防支架内血栓形成上，抗凝药并不是抗血小板药的有效的替代品。
- 考虑用 H₂ 受体阻滞剂代替 PPI。
- β受体阻滞剂应在围手术期针对合适的患者开始治疗。

知情同意的特殊情况
- 支架内血栓形成的风险，尤其是有必要提前中断抗血小板治疗时。

• 围手术期抗血小板治疗的出血风险。

■ 术中监护

麻醉选择

• 全身麻醉对区域麻醉：权衡每种方式的利弊。

• 需要考虑到由抗血小板治疗引起区域麻醉中的出血的风险，并与手术者与患者讨论综合确定麻醉方案。

监测

• 持续心电图监测和 ST 段的分析。

• 根据合并症和手术情况使用有创血流动力学监测。

麻醉诱导/气道管理

• 为了在气道操作中维持足够的氧气的运输与供应，需要采用缓慢可控性好的诱导方式。

• 如果考虑快速诱导，需要权衡心肌缺血的风险。

维持

• 使用气体和（或）静脉麻醉药的复合麻醉。目前在冠状动脉支架或冠心病治疗上尚没有绝对优势的技术。

• 心电图异常（T 波倒置、室性期前收缩、ST 压低或抬高）提示缺血或梗死。低血压或心

血管性虚脱可由 ACS 引起。治疗包括以下几项：

- 尽量停止手术刺激，并使患者趋于稳定。
- 术中超声心动图。
- 提高氧供减少氧气需求。
- 抗凝、抗血小板药物。
- 紧急球囊反搏、PCI 或冠状动脉旁路。

拔管/苏醒

• 血流动力学稳定和氧气支持。

• 疼痛控制。

• 通过疼痛控制、心率控制和抗高血压药物减轻应激反应。

术后监护

■ 床旁护理

远程监测护理或 ICU 由以下因素决定。

• 术前危险程度分级。

• 提前停止抗血小板治疗。

• 术前意外。

■ 药物处理/实验室处理/会诊

• 手术出血风险一旦降低，立刻重新开始抗血小板治疗，考虑应用大剂量抗血小板药物。

• 用心电图监测冠状动脉缺血，心肌酶可以

提示心肌缺血程度。

• 可以考虑心脏病学的相关咨询。

■ 并发症

• 支架血栓形成：很高的死亡率。

• 出血：相关性很大的不只是阿司匹林，也有抗血小板治疗，DAT 尤其危险。严重程度与手术过程（局限性或扩大的）相关。这种情况下行眼后房和神经外科手术的发病率和死亡率都很高，但很多手术不是这样的（如 CABG、血管骨科、泌尿外科手术），发病率和死亡率将随抗血小板治疗输注速度增加而升高。

疾病编码

ICD9

• 414.00 非特异性冠状动脉粥样硬化，原装或移植。

临床要点

冠状动脉支架有利于 PCI 术后血运重建。然而，支架血栓形成导致显著的发病率和死亡率。因此，择期手术应避免过早中断服用抗血小板药物。

国际标准化时间比值 International Normalized RaTio

Jason Han Chua，MD · Anahat Dhillon，MD　彭生 译/张晓庆 校

 基础知识

■ 概述

• 国际标准化时间比值（INR）是国际标准化的凝血酶原时间，用于检查外源性凝血和共同凝血途径功能。

• 在体状态下，外源性凝血途径由组织损伤和组织因子的释放所启动。

• PT 是在离体状态下血液加入组织因子后的复钙时间，纤维蛋白凝块形成（有视觉、光学及机电等检测方法）的时间（s）。

• PT 值正常值为 12～15 s，根据实验室不同有差异，因此需要一个无单位的标准化比值。

• INR 是监测华法林抗凝最常用的实验。

■ 生理

• 外源性途径：

- 由组织损伤释放的组织因子启动。
- 通过Ⅶ因子和 Ca^{2+} 快速进行到凝血最后的共同通路。

• 共同通路：

- 始于 X 因子的辅助激活（外源性或内源性途径）。
- X a 因子使凝血酶原转化为凝血酶，进而使纤维蛋白原转化为纤维蛋白单体，然后和Ⅷ因子及 Ca^{2+} 交联形成稳定的凝块。
- X 因子同时执行血小板表面的激活，是血栓形成瀑布样反应（血凝块形成的极快加速过程）的重要组成部分。

• 纤维蛋白的作用：

- 通过激活辅因子 V、Ⅷ形成正反馈。
- 通过ⅩⅢ因子激活加速纤维蛋白交联。
- 激发血小板黏附和聚集。
- 从血管内皮释放组织型纤溶酶原激活物，

促进血凝块吸收。

- 激活 C 蛋白（通过失活 V a、Ⅷ a 因子负反馈）。

■ 解剖

PT 对监测肝脏产生的维生素 K 依赖的凝血因子（Ⅱ、Ⅶ、Ⅸ、Ⅹ、C、S）减少敏感。

■ 病因/病理生理

• INR 延长：

- 最常见的原因是使用了华法林。
- 维生素 K 缺乏（营养不良或长期使用抗生素）。
- 肝功能不全。轻度不全可能是因为Ⅶ因子的显著缺乏，导致单独的 PT 延长；比较严重的不全可能是因为维生素 K 依赖的凝血因子的减少，出现 PT 和 APTT 延长。

－Ⅱ、Ⅴ、Ⅶ、Ⅹ因子或纤维蛋白原受到抑制或有其他缺陷。

－很少见的有抗磷脂抗体有抗凝血酶活性，通常和高凝状态有关。

• 替代试验包括：

－显色因子Ⅹ。

－凝血酶原转变加速因子前体时间（美国不检测）。

• 混合纠正试验：未服用华法林患者出现的INR不正常可能由于凝血因子缺陷或受到抑制。可以通过混合实验进行区分，将正常混合血浆（20份结果正常的标本）与患者血浆1∶1混合。

－缺陷：稀释后进行标准化，特异试剂可以检测出特异的缺陷因子。

－抑制：稀释后持续不正常。

■ 围手术期相关

• 华法林的抗凝效应通过抑制维生素K依

■ 图/表

赖的Ⅱ、Ⅶ、Ⅸ、Ⅹ因子 γ-羧基化起作用。

－尽管生物学失活，凝血因子仍保持免疫学方法检出性。

－直到预先形成的正常的凝血因子被清除后，充分的抗凝作用才发生，通常需要36～72 h。

－PT可能因为Ⅶ因子的半衰期缩短而延长。记住，事实上内源性途径不需要Ⅶ因子。

－蛋白C，蛋白S较维生素K依赖性的凝血因子半衰期短。因此，华法林抗凝早期，存在血液高凝理论上的风险。曾有治疗蛋白C缺乏导致皮肤坏死的报道。

－抗凝治疗至少1周后才能达到凝血状态的平衡。

－INR目标值随患者治疗目的变化，常用的正常值是2.0～3.0。

• INR异常

－可能见于伴有华法林治疗第一年、年龄＞

65岁、高血压、酒精依赖、肝脏疾病、脑卒中及胃肠道出血病史者。

－INR延长及有上述病史风险患者，均可通过术前纠正INR来减少术中失血而受益（紧急输入新鲜冰冻血浆）。

• 对于已经开始抗凝，拟行椎管内麻醉的患者，区域麻醉学会（ASRA）指南要求INR正常时方能行椎管内麻醉，INR＜1.5时才能拔出硬膜外导管。

－注意硬膜外血肿，它可以引起脊髓受压，给神经功能带来毁灭性损伤。

－24 h后常规行神经功能检查。

－行外周神经阻滞，就可以不用担心硬膜外血肿等的发生。

■ 公式

• 国际敏感指数（ISI）由每份标本/仪器检测，各实验室不同。

• INR＝（检测PT/标定PT）^{ISI}。

⚡ **临床要点**

• 全血抗凝是采用1份柠檬酸抗凝剂与9份血液比例测定。收集管要标明正确的比例。

• 红细胞增多症患者因为血浆容量相对减少，需要相对少的抗凝剂量。不校正将导致认为的INR延长。

• 血样避免混入组织液。静脉血样通过留置导管采集，并肝素化。

• 美国胸科医师学会（American College of Chest Physicians, ACCP）和美国国家心脏、肺和血液研究所（National Heart, Lung, and Blood Institute, NHLBI）对华法林抗凝治疗范围如下建议：

－预防静脉血栓栓塞，治疗深静脉血栓形成和肺栓塞、心脏生物瓣膜、植入房颤和急性心肌梗死时，保持在2.0～3.0。

－如人工机械瓣膜时应为2.5～3.5。

内源系统（APTT）　　　外源系统（PT/INR）

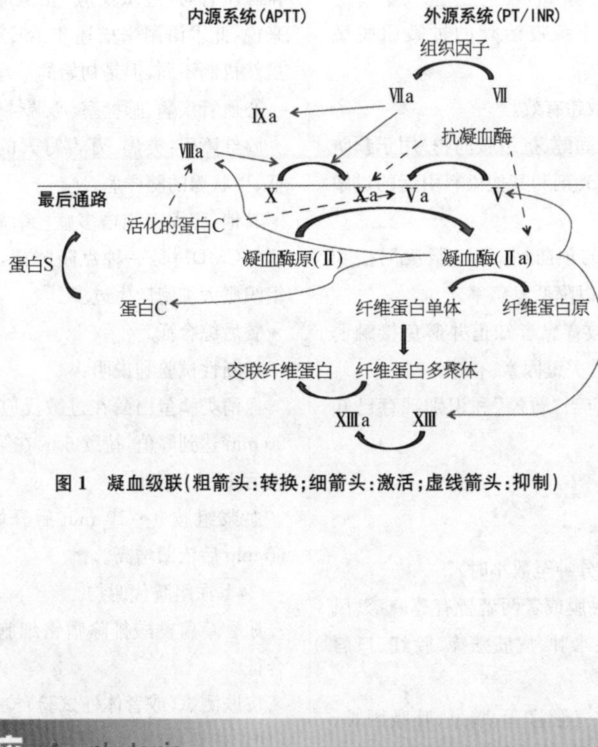

图 1　凝血级联（粗箭头：转换；细箭头：激活；虚线箭头：抑制）

过敏反应 Anaphylaxis

Lori Gilbert, MD　王苑 译／王祥瑞 校

🔬 **基础知识**

■ 概述

• 过敏反应是一种急性的、危及生命的反应，发病持续数分钟至数小时。它通常（但

不总是）涉及免疫机制，通过激活IgE肥大细胞或者嗜碱性粒细胞介质的释放，如组胺、白三烯和前列腺素。

• 最新过敏反应的定义包含3个情况：

－急性期发病（数分钟至数小时），皮肤和

黏膜有表现，还有呼吸损伤、低血压或者休克。

－暴露于可能的抗原，除了表现为上述的体征，还有胃肠道症状。

－暴露于已知的抗原，发生低血压。

G

■ 流行病学

发病率

- 麻醉中:发病率的范围为 1/25 000～1/4 000。
- 美国住院患者发病率是 1/3 000,在欧洲发病率远低于美国。
- 美国估计有 1.25% 和 16% 的人群高危,可能有过敏反应史。

患病率

- 对于所有触发物终身发病:0.05%～2%。
- 食物触发:90% 的过敏反应的诱因为牛奶、大豆、鸡蛋、小麦、花生、坚果、鱼和贝壳类。

发病情况

- 每年食物过敏的急诊量约为 30 000,儿童比成人多见。
- 每年乳胶过敏＞200 例。

死亡率

- 美国:100 000 人中约有 2 例过敏反应。
- 英国:0.65%～2% 过敏反应。
- 10～35 岁高危因素:哮喘发作、发生过敏、肾上腺素给药延迟。
- 55～85 岁高危因素:心血管或者呼吸系统疾病、麻醉药物或者使用抗生素。

■ 病因/危险因素

- 过敏反应病史依旧是最重要的病因和高危因素。
- 门诊患者:
- 药物诱因:青霉素和其他抗生素、阿司匹林、NSAIDs。

- 对比剂静脉注射。
- 食物:花生、坚果、鱼、贝壳、大豆、鸡蛋、牛奶。
- 其他:运动引起、特发性、蚊虫叮咬、精液。
- 围手术期:
- 神经-肌肉接头阻滞剂(最常见)。
- 天然乳胶。
- 催眠药(丙泊酚、硫喷妥钠)。
- 抑肽酶。
- 布比卡因。
- 放射造影剂。
- 阿片类。
- 鱼精蛋白。
- 输血。
- 甲基丙烯酸甲酯(骨水泥,合并低血压但无 IgE 机制)。
- 罕见诱因,包括依托咪酯、氯胺酮、咪达唑仑和酰胺类局麻药。

■ 生理/病理生理

- 过敏反应和类过敏反应源于肥大细胞和嗜碱性粒细胞释放性介质。过敏反应的病因为当暴露于过敏原中激活免疫机制产生 IgE。肥大细胞和嗜碱性粒细胞表面受体与 IgE 结合。
- 再次暴露于过敏原中,IgE 结合的肥大细胞和嗜碱性粒细胞释放储存于细胞颗粒中预形成的介质(组胺、类胰蛋白酶、肝素、糜蛋白酶、细胞因子)。另外,花生四烯酸也释放代谢为前列腺素和白三烯。
- 过敏反应常在暴露后数分钟产生症状和体征,但也有双向反应的特征,在初次接触后 1～72 h 发生。
- 血管通透性增加是过敏反应的特点,10 min 只能使大量的血管内液转移至血管外间隙。结果很少伴随心血管衰竭或者无黏膜和呼吸系统体征。

■ 预防措施

- 主要预防基于免疫治疗的过敏原脱敏治疗。
- 蛇毒预防过敏超有效。
- 药物预防(类固醇、抗组胺药物)用于预防放射造影剂、荧光剂和其他染料引起的过敏反应。
- 特发性过敏的预防:每天口服泼尼松和 H_1 受体拮抗剂以降低发病率。
- 最重要的是教育患者知道并避免接触诱发因素是预防的关键因素。
- 任何操作前应当"暂停"和识别现存已知的药物过敏原。

Ⓓ 诊断

- 急性发作(数分钟至数小时)。
- 皮肤:皮肤、黏膜或者两者皆有荨麻疹、风疹、血管神经性水肿、皮肤瘙痒、脸红、口唇和舌体肿胀。
- 呼吸系统:支气管痉挛、喘息、呼吸困难、哮鸣、呼气峰流速度减弱、低氧血症、呼吸暂停。
- 心血管系统:低血压或者终末器官功能不全(心血管功能衰竭)、心动过速。
- 胃肠道:持续呕吐、腹泻。
- RAST 检查(放射免疫原吸附试验)检测可疑的或者已知的特异性 IgE 抗体。将这些疑似抗原和不溶物质加入患者血清中,如果血清中含有此抗原的抗体,则抗体与抗原结合。添加放射性标记的抗人 IgE 抗体,使它们与那些已结合了不溶性物质的 IgE 抗体相结合。
- 皮肤表现可能被手术铺巾所遮盖,在全身麻醉对不像其他情况下那样常见。
- 令人惊讶的是,心动过缓在全身麻醉下的过敏反应中很常见(而非心动过速)。
- 心血管衰竭可能是过敏反应的唯一表现。

■ 鉴别诊断

- 哮喘急性加重。
- 晕厥。
- 惊恐发作、焦虑症。
- 急性全身荨麻疹。
- 声带、反常声带功能障碍。
- 迷走神经反射。
- IgE 外介导的非免疫反应(输血反应、IgG 或者 IgM 抗体介导、抗原-抗体复合物和补体)。
- 类过敏反应:世界过敏组织建议该术语为排除所有与"过敏反应"相似的反应。总体来说,此术语用来描述非 IgE 介导的反应。虽然机制不同,但是初始的治疗相同。
- 心血管疾病、肺栓塞、心源性休克等。
- 脸红障碍:类癌、万古霉素的"红人"综合征、甲状腺的髓样癌。
- 其他:肥大细胞增多症[系统性肥大细胞病(SCMD)]是一种克隆障碍,表现为不同组织肥大细胞产生过多。
- 餐后综合征。
- 诊断性试验和说明:
- 血清类胰蛋白酶在过敏反应发病后 60～90 min 达到峰值,持续 6 h,在第一个症状发生后 1～2 h 获取。
- 血浆组胺 5～10 min 后开始升高,30～60 min 后依旧增高。
- 24 h 尿组胺代谢物。
- 尿香草扁桃酸排除嗜铬细胞瘤和类癌综合征。
- 皮肤测试(或者体外试验)检查食物、药物(如青霉素)特异性 IgE 抗体。

🎯 治疗

- 停止接触诱发因素(如麻醉剂和药物)。
- 将患者仰卧(如果患者在病房或术前等候区使用过抗生素或者药物,这是适当的)。
- ABC:管理气道,输 100% 氧气和插管(如果有必要)。

• 快速液体治疗。

• 肾上腺素是过敏反应最有效的治疗措施，应该立即使用：

– 静注：5～10 μg 单次。

– 静推：1 μg/min。

– 皮下注射：200～500 μg，q5 min（与水 1：1 000 稀释相当于 1 mg/ml 或者 0.2～0.5 ml）。

– 肌内注射：200～500 μg 股外侧肌或者大腿外侧（与水 1：1 000 稀释相当于 1 mg/ml 或者 0.2～0.5 ml）。

– 过敏反应引起的心肺暂停：1～3 mg 静注 3 min，随后 4～10 μg/min 输注。

– β 受体阻滞剂患者被报道有严重难治性的过敏反应，对肾上腺素无反应，表现为心动过缓、严重低血压和支气管痉挛；考虑使用静注 1～5 mg 胰高血糖素超过 4 min，然后输入 5～15 μg/min 肾上腺素。

• 组胺 H_1 受体阻滞剂：苯海拉明 1～2 mg/kg 或者 25～50 mg 静注。

• 组胺 H_2 受体阻滞剂：雷尼替丁 50 mg 用 5% 葡萄糖（总容量为 20 ml）稀释静注超过 5 min。西咪替丁 4 mg/kg 静注可以替换治疗。

• 如果支气管痉挛存在吸入 $β_2$ 受体激动剂。

• 糖皮质激素可能在急性期无效，但是可以预防复发和减短创伤的时间。

• 监测：大孔径的静脉管道放置。动脉插管辅助监测血压（特别是在胸外按压），但是它不应当干扰紧急液体复苏和肾上腺素。

随访

• 双向过敏反应比例发生高达 1/4，症状可能在最初治疗的数小时之内发生。

• 在最初复发症状的隐匿期间，患者应当提供肾上腺素笔和使用说明，并按照指示转移至最近的急诊室。

• 患者应当咨询变态反应专家、免疫学家，包括皮肤测试和脱敏治疗。

疾病编码

ICD9

• 995.0　其他过敏反应。

• 995.60　非特异性食物引起的过敏反应。

ICD10

• T78.00XA　非特异性食物引起的过敏反应。

• T78.2XXA　过敏性休克，非特异性，初次接触。

• T78.2XXD　过敏性休克，非特异性，再次接触。

临床要点

• 肾上腺素、患者体位和氧气是治疗过敏反应的最重要的因素。治疗包括（重要性顺序）：

– 肾上腺素。

– 患者体位（卧位）。

– 氧气。

– 静脉输液。

– 雾化吸入 $β_2$ 受体激动剂。

– 升压药。

– 抗组胺药。

– 糖皮质激素。

• 丙泊酚和鸡蛋过敏：这在麻醉界一直有争议。异丙酚是液体脂肪乳，包含大豆油、甘油、蛋黄卵磷脂和依地酸钠和氢氧化钠，用于调节 pH。

– 蛋黄卵磷脂是高度纯化的蛋黄结构。鸡蛋蛋白主要存在于蛋清。大多数鸡蛋过敏是对蛋清（白蛋白）而非蛋黄（卵磷脂）过敏。

– 大多数丙泊酚引起的类过敏样反应是非免疫性的，因为丙泊酚可以直接导致组胺的释放。

– 鸡蛋过敏患者皮肤测试结果与丙泊酚过敏不一致。

– 有文献表明，对于鸡蛋过敏的患者发生过敏反应与丙泊酚有关。

– 此外丙泊酚说明书上标明禁忌证："丙泊酚脂肪乳对患者有鸡蛋、鸡蛋产物、大豆或者大豆产物过敏禁忌。"

• 作者个人观点：对于鸡蛋过敏的患者避免使用丙泊酚，可以考虑替代物质。如果不能避免使用丙泊酚，事先准备好肾上腺素、大孔径的静脉通道和复苏设备。

红细胞增多症 Polycythemia

Keyuri Popat, MD 孙秀梅 译 / 张晓庆 校

基础知识

概述

- 红细胞增多症来自希腊语,指血液中有太多的细胞,也称为红血球增多症,指血细胞比容升高,由红细胞增加(真性)或者血浆容量降低(相对性)所致。
- 红细胞真性增加症(PCV)来自骨髓增生,伴有血小板功能障碍和白细胞增多。
- 继发性红细胞增多是因身体的反馈机制或缺氧性生理反应所致。
- 红细胞增多症使血液黏稠度增加,血栓形成的风险增加。

流行病学

发病率

真性红细胞增多症在人群中的发病率为1.9/10万。

患病率

年龄在70~79岁的男性发病率高。

发病情况

24%~43%的患者出现动脉缺血性并发症。

死亡率

未治疗的PCV自确诊后的中位数存活时间为6~18个月。主要死亡原因为血栓形成、骨髓增生性骨髓异生(MMM)和(或)急性粒细胞性白血病。

病因/危险因素

- 原发性红细胞增多症,主要是PCV,多因红系母细胞对生长因子的敏感性增加所致。
- 继发性红细胞增多症或生理性红细胞增多症与以下因素有关:
  - 慢性阻塞性肺疾病(COPD)、阻塞性呼吸睡眠暂停综合征(OSA)和Pickwickian综合征导致的缺氧。
  - 高海拔。
  - 发绀型心脏病。
  - 外源性促红细胞生成素或促红细胞生成素分泌性肿瘤增加红细胞生成。
  - 内分泌紊乱,如Cushing综合征。
- 相对性红细胞增多症可由低血浆容量引起,原因包括无意识的液体丢失、腹泻、出汗、发热或静脉放血。

病理生理

- PCV是慢性骨髓增生性紊乱,表现为红细胞增生和继发性血小板增生。PCV可从增生期进展至转移期变成恶性增生。治疗包括控制过多的红细胞和血小板。临床上PCV可出现多种并发症:
  - 因血小板功能低下导致的出血,尽管血小板数量正常或增加。获得性von Willebrand病(vWF),因大的vWF多聚体与血小板结合增加而从血浆清除增加。降细胞药物如羟基脲可纠正临床症状和化验指标,去氨加压素也有效。
  - 因血黏稠度增加而形成血栓,甚至可出现心肌梗死,可选用低剂量阿司匹林。
- 继发性红细胞增多症是因慢性缺氧引起的促红细胞生成素增加所致。促红细胞生成素刺激红细胞产生增多,增加组织供氧:
  - 吸烟者:一氧化碳(CO)与血红蛋白的结合力比氧气高300倍,它降低氧和血红蛋白浓度。碳化血红蛋白损害血红蛋白在末梢组织的氧释放。
  - OSA。
  - 高海拔。
  - 内分泌紊乱:染色体非受体酪氨酸激酶(TAK_2)基因突变也可引起皮质醇过多症。
  - 先天性心脏病:发绀型心脏病肺血管阻力增加,持续性缺氧。可伴有促红细胞生成素反应性升高。
- 血液黏稠度增加可引起:
  - 心脏壁张力增加:根据LaPlace定律,室壁张力与心腔直径和室内压直接相关,与心室厚度间接相关。高黏稠度增加室内压(排空一个装满空气的包袋需要的力量比排空一个装满胶状物质的包袋小)。
  - 血流降低,继发于血栓形成。
  - 血流降低,继发于血管阻力增高。

麻醉目标/指导原则

- 对PCV患者,应请血液科会诊以决定是否需要放血、血液稀释及采取预防血栓形成和出血的措施。

- 继发性红细胞增多症表明患者合并有慢性缺氧性疾病。对患有COPD的患者,应充分了解病史,是否有恶化和感染史。

术前评估

症状

- 头痛。
- 体弱。
- 瘙痒:肥大细胞脱颗粒释放组胺。
- 手足灼痛:由小血管血栓所形成。
- 鼻出血。

病史

- 头痛。
- 多汗。
- 高原居民或访问过高原地区。

体格检查

- 血栓形成。
- 因血小板隔离导致的脾大。
- 肝大。
- 痛风性关节炎:细胞降解,尿酸释放增加。

治疗史

- 静脉放血:可降低血细胞比容,常与阿司匹林、羟基脲或苯丁酸氮芥联合使用。
- 供氧疗法:有助于继发性红细胞增多症患者降低红细胞(如COPD患者)。

用药史

- 阿司匹林、羟基脲、苯丁酸氮芥、干扰素α。
- 继发性红细胞增多症患者可能服用气道扩张药、吸入或口服激素类及抗生素。

诊断检查与说明

- 血红蛋白、血细胞比容。
- 红细胞容积。
- 白细胞计数。
- 血小板:患者可能有血栓形成。
- 凝血系统指标:异常时应立即检查是否von Willebrand病。
- 泌尿系统:血尿可能是促红细胞生成素细胞癌的唯一线索。
- CXR。

- 血 JAK_2 突变。
- 骨髓病理学检查：骨髓呈现中度至重度细胞增多，巨核细胞增加。

■ **伴随的器官功能障碍**

- 胃溃疡。
- 肾衰竭。
- 血栓性器官功能障碍：心肌梗死、脑梗死、肺梗死和深静脉血栓形成（DVT）。

■ **延迟手术情况**

- 急性血栓形成导致的急性心肌梗死或缺血性脑梗死。
- 肺病恶化（COPD）。

■ **分类**

- 原发性红细胞增多。
- 继发性红细胞增多。
- 相应性红细胞增多。

 治疗

■ **术前准备**

术前用药

- 补液。
- 静脉放血或血液稀释。
- 预防血栓形成：用压力装置、抗血小板或抗凝。

 术中监护

麻醉选择

- 根据手术和患者意愿。
- 根据是否采取抗血栓措施及血小板功能，神经阻滞可能是禁忌的。

监测

- 标准 ASA 监测。
- 放置静脉导管以方便多次检查实验室指标。
- 血液稀释或有大剂量液体转移时应放置 Foley 导尿管。

麻醉诱导/气道管理

- 小心操作气道，防止出血。
- 患者有肺部疾病时，应在达到合适的麻醉深度和给予足量肌松剂后进行气道操作，预防气道痉挛。

维持

- 补液：维持血流动力学稳定和合适尿量，根据手术和患者合并症调整。
- 患者有肺部疾病时，应维持合适的麻醉深度，预防气道痉挛。
- 获得性 vWF 可使术中出血增多。

拔管/苏醒

- 避免气道损伤。
- 对有肺部疾病的患者，可考虑深度麻醉状态下拔管，或采取其他措施预防咳嗽、头部活动或气道痉挛。

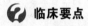 **术后监护**

■ **床旁护理**

标准术后管理。

■ **药物处理/实验室处理/会诊**

可请血液科会诊。

■ **并发症**

- 血栓形成导致的心肌梗死、脑梗死、肺梗死和深静脉血栓形成（DVT）。
- 血小板功能障碍导致的出血或 DIC。

ICD CODE **疾病编码**

ICD9

- 238.4　真性红细胞增多症。
- 289.0　继发性红细胞增多症。
- 289.6　家族性红细胞增多症。

ICD10

- D45　真性红细胞增多症。
- D75.0　家族性红细胞增多症。
- D75.1　继发性红细胞增多症。

? **临床要点**

应评估总容量以排除假性红细胞增多症，应首先排除血液浓缩。

H

喉返神经　Recurrent Laryngeal Nerve　　　　Jane C. Ahn, MD · Sharon L. Lin, MD　俞颖 译/梁超 校

 基础知识

■ **概述**

- 喉返神经同时支配喉部感觉与运动。
  - 支配除环甲肌（由喉上神经喉外支支配）以外所有喉内肌的运动。
  - 管理声带及声门下的感觉。

■ **生理**

- 喉返神经支配除环甲肌（由喉上神经喉外支支配）以外的所有喉内肌。具体而言，除环杓后肌（唯一的声带外展肌）外，其余喉肌均受喉返神经支配（如环杓侧肌、杓间肌、声带肌等），负责声门内收。
- 咳嗽、呃逆及喉痉挛均由喉返神经传出支支配。

■ **解剖**

- 迷走神经（第 IX 脑神经）的分支。
- 左右迷走神经经颅底颈静脉孔出颅。
- 在颈部，左右迷走神经分别在左右颈动脉鞘内下行，走行于颈内动静脉和颈内动脉之间，经胸廓上口进入胸腔。
- 在胸腔内，迷走神经发出喉返神经。
  - 右喉返神经在无名动脉水平，勾绕右锁骨下动脉向上折返，沿气管食管间沟向上行至颈总动脉后方。
  - 左喉返神经伴行颈动脉进入纵隔，勾绕主动脉弓后方，上行至动脉韧带外侧。
  - 喉返神经入喉后分成运动支和感觉支。

- 左喉返神经自主动脉至环甲肌约 12 cm，右喉返神经自锁骨下动脉至环甲肌为 5～6 cm，因而左侧喉返神经更易受损。
- 喉返神经的血供由甲状腺下动脉提供。

■ **病因/病理生理**

- 喉返神经损伤可能由于：
  - 外科操作误伤。
  - 肿瘤。
  - 主动脉瘤（声嘶可能是首发症状）。
  - 外伤。
  - 神经毒性药物。
  - 病毒或细菌感染。
  - 血管损伤。
- 外科损伤可发生于喉返神经走行全程：颈

部、胸部及颅底。

- 常见引起喉返神经损伤的外科操作包括：
 - 甲状腺或甲状旁腺手术(占全部外科损伤的33%)。
 - 前路颈椎手术(15%)。
 - 颈动脉内膜切除术(11%)。
- 实施锁骨上、肌间沟或星状神经节阻滞时可能引起喉返神经传导暂时阻滞，通常表现为声嘶。
- 喉返神经麻痹。
 - 可能因患者无临床症状而难以评估，常见病因为生长缓慢的肿瘤。
 - 单侧麻痹。
 ○ 不完全性：外展肌较易受损，此部分神经损伤可导致选择性外展肌瘫痪，此时声带居于中线(内收位)。
 ○ 完全性：同时影响声带的外展和内收功能，使声带固定于旁正中位，即内收与外展之间。
 - 双侧麻痹。
 ○ 不完全性：当外展肌受累较内收肌严重时，双侧声带位于中线，可引起气道完全阻塞。
 ○ 完全性：各侧声带居于内收与外展之间，此时声门开口小于正常，但尚可呼吸。

▪ 围手术期相关

- 神经功能监测(连续肌电图，EMG)现已广泛应用于术中识别喉返神经。肌电图能够连续监测并记录肌肉电活动，它通过机械刺激引发喉返神经运动单位放电，帮助判断神经位置，用以避免术中牵引、烧灼或手术

刀操作失误引起的损伤。监测设备及其注意事项如下：
 - 使用声带处带电极的特制气管导管。
 - 电极应与双侧声带内侧面相接。
 - 格隆溴铵等止涎剂能够减少唾液分泌，避免唾液覆盖于声带处干扰监测。
 - 患者唾液分泌过多时，可考虑反复吸引。
 - 由于长效肌松药可能会影响肌电图的监测效果，建议使用短效肌松药及插管。
 - 在颈部过伸体位的手术中，如果肌电图检测信号不佳，需考虑气管内导管移位。
- 适当的准备辅以喉返神经阻滞可以完成清醒纤支镜插管。
 - 插管前充分讨论操作步骤，反复核对患者信息。
 - 充分镇静，使患者更好地配合。
 - 格隆溴铵等止涎剂能减少纤支镜暴露时的分泌物，改善视野清晰度。
 - 有多种表面麻醉给药途径可供选择：气雾喷雾、喷雾、雾化吸入、含漱。
 - 神经阻滞时，经喉将局麻药注射至喉返神经感觉支分布处(声门下及气管上段)。
 - 体表定位时，使患者颈部过伸，触诊环甲膜中央。将20 G或22 G的细针连接5 ml注射器(抽取3~5 ml局麻药)，用优势手边抽吸边刺入环甲膜，同时非优势手固定于患者，帮助稳定穿刺针。注射器中出现气泡提示穿刺到位。注射给药之前，嘱患者用力吸气以帮助药物扩散。经喉穿刺神经阻滞的并发症包括出血、气管膜部穿透以及局麻药全身中毒反应。不希望咳嗽或反流误吸高危患者(神经阻滞可抑制咳嗽反射)慎用。

▪ 图/表

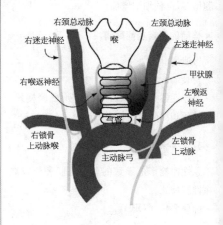

❓ 临床要点

- 喉返神经损伤多见于头颈部手术，尤其是甲状腺手术、颈椎前路手术及颈动脉内膜切除术，术中神经功能监测可减少损伤的发生率。
- 实施星状神经节阻滞或锁骨上、肌间沟臂丛阻滞可能引起喉返神经暂时阻滞，常表现为声嘶，可自己恢复，药物作用消退时缓解。
- 遇到困难气道时，喉返神经区域阻滞能够有效协助清醒纤支镜插管，但对于反流误吸高危患者及不希望用力咳嗽的患者应慎用。
- 单侧喉返神经麻痹可无临床症状，也可仅表现为吞咽困难或发声困难。但双侧不完全喉返神经损伤可导致气道梗阻，甚至需要紧急气管插管。

 喉痉挛 Laryngospasm

Pascal O. Owusu-Agyemang, MD　彭生 译/张晓庆 校

🎯 基础知识

▪ 概述

- 喉痉挛是声门对异常刺激的一种保护性反射产生的闭合。
- 围手术期喉痉挛会导致呼吸道梗阻，进而引起氧饱和度降低。

▪ 流行病学

发病率

- 喉痉挛的总发生率是0.87%。

- 发病率范围从9岁儿童的1.74%到婴幼儿的2.82%。

患病率

- 儿童多发。
- 麻醉过程中苏醒更频繁。
- 扁桃体切除术和腺样体切除术拔管后喉痉挛的发病率最高。

发病情况

- 氧饱和度下降。
- 缺氧性脑损伤。
- 负压肺水肿。

- 心动过缓。
- 肺误吸。
- 心搏骤停。

死亡率

- 虽然喉痉挛被认为是前述气道阻塞和最终死亡的原因，但死亡的确切死亡率未知。

▪ 病因/危险因素

- 麻醉深度不够。
- 年龄小。
- 气道激惹(血液、分泌物、反流物)。

- 气道操作。
- 上呼吸道感染。
- 吸烟者。
- 被动吸烟者。
- 手术的类型(如扁桃体和腺样体切除术)。

■ **生理/病理生理**

- 喉上神经传入纤维支配吞咽时保护气道的喉肌肉收缩。
- 喉痉挛发生在由于异常刺激导致的喉闭合反射抑制缺失时。通常发生在麻醉诱导期和苏醒期,尤其在苏醒期的第二阶段。唾液、黏液分泌物及气道装置(气管导管、鼻咽通气道)能引起异常刺激,引发喉痉挛。
- 要注意,喉痉挛由骨骼肌介导,而支气管痉挛由平滑肌介导。
- 喉痉挛的特征在于呼吸的长时间中断,缘于声带,假声带及声门上组织共同参与球阀机制。

■ **预防措施**

- 利多卡因能阻断激惹和器械造成的气道反应。
- 如果选择面罩吸入诱导,七氟烷或氟烷备选,因为对呼吸道刺激较少。
- 地氟烷对气道无保护,易激惹,在面罩诱导时应该避免。
- 如果面罩诱导后要做中心静脉置管,应该在深麻醉状态下完成。
- 使用足够剂量的肌松药减少插管时喉痉挛的概率。要等到肌松药充分起效时再操作。
- 从麻醉状态清醒前进行口咽部吸引。
- 考虑使用止涎药物(减少分泌物)。
- 避免苏醒过程中有疼痛刺激。

诊断

- 可以表现为部分或完全喉痉挛。
- 部分喉痉挛通常可闻及吸气或气道阻塞的呼吸音。
- 由于阻塞性呼吸变差,出现气管牵引和进展性的胸腹部反常呼吸运动。
- 如果喉痉挛从部分性进展成完成性,声音迹象停止,仅见气道阻塞征象。
- 血氧饱和度下降,发绀,心动过缓,如果症状不及时治疗,随后可发生心搏骤停。

■ **鉴别诊断**

- 声门上梗阻:通常可通过前推下颌关节(jaw thrust)、抬下颌(chin lift)和置入口咽通气道缓解。
- 支气管痉挛:以听诊哮鸣音和呼吸音减弱为特点。

治疗

- 部分痉挛。
- 100％的氧气和紧扣面罩CPAP辅助通气和(或)加深麻醉的水平。
- 全喉痉挛。
- CPAP不能阻断全喉痉挛,因为强迫通气会膨胀喉部两侧的梨状窝,并压迫杓会厌皱襞使之更加紧贴。氧气将进入胃,而不是肺。
- 没有开放静脉,100％氧气CPAP,用推颚和抬下颌优化气道,并用吸入麻醉药加深麻醉(优选七氟烷或氟烷)。如果这些措施失败,给予琥珀胆碱4 mg/kg肌内注射。
- 除了静脉给丙泊酚,应该执行气道优化。通过用手推下颚和抬下颌完成,这将伸展颏舌骨肌,部分开放喉部,允许通气和用吸入麻醉药进一步加深麻醉。
- 如果上述措施失败应该给肌松剂来松弛声带,琥珀胆碱0.1 mg/kg可以快速起效和恢复。
- 甚至在琥珀胆碱治疗后出现。因此在另一次喉痉挛出现前,消除恶性刺激很重要。
- 如果已经开放静脉,全喉痉挛应该通过静脉给予丙泊酚(0.25～0.8 mg/kg)加深麻醉来治疗。

儿科注意事项

- 儿童给予琥珀胆碱可能和严重心动过缓和心搏骤停相关。因此,强烈建议给琥珀胆碱的同时,给予阿托品(0.02 mg/kg)。
- 小儿100％的氧气,同时轻柔胸部挤压。3个理论依据:
- 声带痉挛阻挡空气进入肺部,但是不阻挡出来。因此,胸部压迫"挤压"气体直接到声带,减轻痉挛。它的功能是输送正压,但是从"反向"的直接CPAP。
- 胸外按压刺激浅快呼吸,增加或不增加分钟通气量。这导致呼吸驱动压增加。

- 肺的压迫,通过激活牵张感受器或激活本体感受器,再由迷走神经激活黑-伯反射。因此,声带松弛可源于迷走神经冲动。
- CPAP的更多好处包括不扩张胃或不使膈肌僵硬。
- 镁:儿科患者,15 mg/kg,20 min内喉痉挛的发病显著降低。

随访

- 无直接、明显的并发症患者,应观察2～3 h后可以离开。
- 喉痉挛后可发生负压性肺水肿,是由于声门关闭下尝试吸气致胸内压下降导致的,导致液体从肺毛细血管渗出到肺间质。
- 临床症状有血氧饱和度下降、气道粉红色泡沫痰或胸部X线(CXR)有肺泡浸润征象。
- 治疗是直接供养和使用利尿剂。偶见患者需要插管,以便于充分供氧。
- 对进展为心肺并发症患者,包括负压性肺水肿应留院进一步治疗。

■ **非公开索赔数据**

- 一个从1973—2000年的失误数据库综述显示,气道阻塞,包括喉痉挛(n=8),是最常见的呼吸道事件。
- 另一项1998—2004年注册的儿科围手术期心搏骤停研究显示,占所有心搏骤停事件的27％,喉痉挛造成的气道阻塞是最常见的原因(6％)。

疾病编码

ICD9
- 478.75 喉痉挛。

ICD10
- J38.5 喉痉挛。

临床要点

- 喉痉挛导致喉梗阻,可导致氧饱和度下降、阻塞后肺水肿、心动过缓、心搏骤停。
- 小儿和麻醉期间发病率最高。
- 部分喉痉挛初始治疗通常包括CPAP和100％氧供结合双手托颌法。如果不成功,可能需要丙泊酚和肌松药放松声带。

H

喉上神经 Superior Laryngeal Nerve

Peter K. Yi, MD 孙少潇 译 / 顾卫东 校

🌀 基础知识

▪ 概述

• 喉上神经(superior laryngeal nerve, SLN)支配部分口咽部的感觉,也支配环甲肌的运动,其主要功能是紧张声带。

• 喉上神经是气道内操作(如清醒气管插管)时需阻断的一根重要神经。

▪ 生理

• 它是迷走神经的分支。

• 喉上神经由两支组成:

- 内支:支配舌根、会厌和杓状软骨的感觉。

- 外支:支配环甲肌的运动。

▪ 解剖

• 喉上神经在颅底自迷走神经分出,沿颈内动脉内侧走行至甲状腺上极。

• 在舌骨水平分成内、外两支。

• 喉上神经的内支通常较粗,进入甲状舌骨膜后支配喉部。

• 喉上神经的外支较细,走行于咽下缩肌的外侧缘,然后向前内侧下行,并与甲状腺上动脉伴行。喉上神经外支与甲状腺上动脉一起进入甲状腺包膜,喉上神经外支的走行偏内侧,支配环甲肌。

▪ 病因/病理生理

• 喉上神经外支有时位于咽下肌筋膜的下方,位置较隐蔽,下述手术中可能会被切断。

- 甲状腺叶切除术。

- 甲状旁腺切除术。

- 前路颈椎手术。

- 颈淋巴结清扫术。

- 颈动脉内膜剥脱术。

• 由于声带的运动大部分由喉返神经支配,喉上神经外支损伤不会引起声带功能完全丧失,但可导致:

- 语音质量下降。

- 声音强度减弱。

- 容易疲劳。

- 嘶哑。

- 可能增加误吸风险。环甲肌的作用为维持声带的张力和拉伸。

▪ 围手术期相关

• 喉上神经负责传导会厌下部至声带的感觉。因此,用局麻药阻断该神经可用于:

- 纤维支气管镜引导清醒气管插管。

- 清醒支气管镜检查或食管镜检查。

- 不能镇静的危重患者行经食管超声心动图检查。

- 治疗或预防喉痉挛或喘鸣,尤其适合儿科患者。

- 硬性支气管镜检查等气道内操作时,作为全静脉麻醉的补充。

• 喉上神经阻断技术:

- 舌骨位于甲状软骨上方、下颌角下方。颈部后仰时,可通过触诊和横向移动舌骨定位舌骨大角(图 1)。

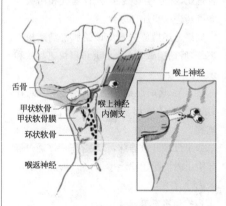

图 1 喉上神经阻滞的解剖

（标注：喉上神经、舌骨、甲状软骨、甲状软骨膜、喉上神经内侧支、环状软骨、喉返神经）

- 一只手持 25 G 穿刺针对准舌骨大角进针,另一只手按住舌骨的对侧。

- 缓慢进针直到触及舌骨,向外后方滑过舌骨,穿过甲状舌骨膜,继续进针 1～2 cm。

- 回抽,确保穿刺针不在血管内和咽部。

- 注入 1～3 ml 局麻药。同样方法行对侧阻滞。

• 其他入路:

- 找到甲状软骨的上缘,从甲状软骨的上缘进针。

- 针尖滑过甲状软骨上方,穿过甲状软骨膜。

- 回抽并注入 2～3 ml 局麻药。同样方法行对侧阻滞。

• 喉上神经阻滞的风险:

- 有发生低血压和心动过缓的报道。

- 气道失去保护,存在误吸可能。

- 局麻药全身中毒。由于靠近颅脑,少量局麻药进入血管内即可引起中枢神经系统不良反应。

- 如果进针太深可引起水肿或气道阻塞。在声带水平穿过甲状软骨可引起声带水肿和气道阻塞。

- 血肿形成。如果发生应做好按压。

• 刺激喉上神经可引起声门强烈关闭,引发喉痉挛。浅麻醉时,咽喉部的血液、分泌物或手术时的组织碎片可触发喉痉挛。常见于上呼吸道手术和儿童。

- 最初可表现为喘鸣,继而发生气道完全闭塞。

- 处理方法包括吸除刺激物、正压通气打开气道和(或)给予小剂量静脉麻醉药或肌松药(常选用琥珀胆碱,因其起效快,作用时间短)。

❓ 临床要点

• 可采用无创的方法阻断喉上神经。

- 用纱布向外拉舌体。

- 用直角钳夹住浸有局麻药的纱布放于双侧梨状隐窝约 5 min。

• 与喉返神经部分损伤不同(支配单侧环杓后肌),损伤喉上神经不会引起气道阻塞和喘鸣。因此,手术时通常不需要常规行喉上神经监测。然而,喉上神经损伤对从事与发声有关职业的患者影响较大。

• 喉上神经损伤时,喉镜或支气管镜检查可见声带张力消失,外观呈波浪形。

后负荷 Afterload

Viachaslau Barodka, MD　王苑 译

 基础知识

▪ 概述

- 左心室(LV)负荷力是心脏泵注血液(将心脏内的血液射入主动脉)时需要对抗的阻力。
- 在理想情况下,后负荷定义为血管壁的压力,是心室纤维缩短的对抗力。后负荷或心室壁压力能够准确地评估心脏能量消耗。但是,实际上临床中后负荷或者心室壁压力不能被测量。

▪ 生理

- 心室后负荷是一组静态和动态组合。任何一部分的增高都会引起后负荷的增加。
- 左心室(LV)的静态组成是全身血管阻力(SVR)或者流出道动脉阻力。在生理状态下正常的血管中,SVR 主要调节着 LV 的后负荷。
  - 小动脉和微动脉是阻力血管,因为它们是 SVR 的主要成分。自主神经系统在短时间内进行调节(数秒至数分钟)。
  - SVR 正常为 800～1 400 dyn·s/cm⁵。SVR 通过 MAP、CVP、CO 来计算:SVR=[(MAP−CVP)×80]/CO。压力的测量从循环的"起端"到循环的"末端"。如果 CO 是 5 L/min,BP 是 120/80 mmHg(MAP 是 93.3 mmHg),CVP 是 12 mmHg,然后 SVR = [(93.3 − 12)× 80]/5= 1 396 dyn·s/cm⁵。
  - 右心室(RV)的静态组成是肺血管阻力(PVR),正常为 80～120 dyn·s/cm⁵。心脏血流从左到右是相等的,但是右心室的后负荷大大降低。右心室的后负荷是 PVR,比 SVR 低 10 倍。方程式计算如下:PVR=[(平均 PAP−楔压)×80]/CO。压力的测量从循环的"起端"到循环的"末端"。例如,如果 PA 是 25/10 mmHg(平均 PAP 是 15 mmHg),楔压是 8 mmHg,CO 是 5 L/min,PVR = [(15−8)×80]/5=112 dyn·s/cm⁵。
- 动态的组成部分,分为 2 个要素:①常规的向前的搏动波;②反射波。搏动性的组成对硬化的血管来说调节了 LV 的后负荷。中心动脉血管是动态成分的主体。
- 尽管临床上用 SVR 来测定 LV 的后负

荷,但最好的测量方法是使用收缩期心室壁的压力。压力(或张力)定义为单位横截面积内的阻力,或者负荷。心室壁压力/张力是透壁压的产物,心室的半径除以心室壁的厚度。对于 LV:S=P×R/2h,其中 S 是 LV 的心室壁压力,P 是 LV 腔内压力,R 是 LV 的半径,h 是心肌厚度(见 LaPlace 法则)。

- LV 腔内压力:
  - 在收缩期,LV 产生压力。这个压力在射血时期高于升主动脉的压力。升主动脉的压力来源于外周阻力、动脉树及反射波。
  - 主动脉瓣:任何阻碍会影响血流从 LV 腔流向升主动脉,这会造成附加的阻力,需要 LV 腔内压力增高来克服。临床上常见的原因有主动脉狭窄和肥厚型心肌病,这使得 LV 增加 100 mmHg 的压力泵血到主动脉。
  - 血液黏度调节血流阻力,如增加的血液黏度使阻力增加。血液黏度主要取决于血细胞比容。
  - 半径:心室壁压力(后负荷)取决于 LV 自身。在收缩期,心室壁增厚半径减少血液从心室泵出(减少 LV 心室壁压力)。前负荷或者 LV 舒张后期容积影响着等容收缩时的 LV 的初始半径和心室壁压力。
  - 心肌厚度:后负荷压力和心室壁阻力增加,心肌厚度会相应增厚(心室壁压力和心肌厚度呈负相关,因此心肌肥厚降低心室壁压力)。增加的心肌体积使单位面积的压力降低。
- 心室壁压力或者后负荷一直在变化着,因为心脏循环中 LV 压力、半径和心室壁厚度持续在变化。结果,后负荷可以在主动脉瓣开放的即刻,射血末期和整个收缩时期的任何时刻计算。临床上使用收缩峰值压力、收缩末期压力或者平均收缩压力提示后负荷。
- 血管阻力的决定/调控因素(后负荷):
  - 神经激素反应(长期调控,数天或者数周):
  - 肾素-血管紧张素轴:肾脏的球旁细胞分泌肾素入血。肾素转化血管紧张肽(肝脏分泌)为血管紧张素 I。血管紧张素 I 在血管紧张素转换酶(肺产生的)的作用下转化为血管紧张素 II。血管紧张素 II 是收血管肽造成血管收缩,增加 SVR。

  - 血管升压素(抗利尿激素)由神经垂体分泌释放入血。它激活血管平滑肌细胞(VSMC)上特殊的血管升压素受体,造成血管收缩。
  - 一氧化氮(NO)是由内皮细胞产生的,释放到基质中,通过激活环鸟苷酸环化酶舒张VSMC。因此,NO 称为内皮细胞驱动的舒张因子。吸烟、高胆固醇血症、氧化应激或者体育锻炼受限都会导致内皮细胞功能障碍,结果造成 NO 的产生(SVR 增加)。
  - 硫化氢是最近发现的内皮细胞驱动超极化因子。和一氧化氮相似,硫化氢放松阻力小动脉,舒张血管,降低 SVR。

▪ 解剖

- 在正常的血管中,升主动脉和外周动脉之间的平均压力只降低 1～2 mmHg,表明部分血管树阻力低。
- 主要的压力降低集中在小动脉,它们是阻力血管的主要组成部分。

▪ 病因/病理生理

- 增加的后负荷:
  - 主动脉狭窄:LV 需要增加动力来克服主动脉的狭窄造成的阻力,然后射血到主动脉。结果造成 LV 心室壁张力和压力增加(后负荷增加)。LV 代偿性的增厚使得心室壁压力恢复到正常。增厚的 LV,也增加了动力。但是,这也增加了心肌的需氧量(增加的心肌体积使工作更加努力)和降低心肌氧供,尤其是心内膜。另外,血流经过增厚的 LV 心室壁流向心内膜的时间增长。
  - 慢性高血压:年轻和中年人的原发性高血压主要表现为 DBP。这是以外周小动脉扩张为主的血管收缩效应。老年患者的高血压主要是收缩期高血压,DBP 正常或者偏低(SVR 对于单纯收缩期高血压通常正常或者偏低)。但是血管硬化、强度和动脉阻抗增加。增加的阻力由血流搏动性(动态)组成。在任何情况下,未治疗的或者控制差的高血压使得心脏做功增强,增加后负荷,也增加了代偿性增生反应,使 LV 的心室回应力恢复正常。
  - 血液浓缩:类似于麻醉机上的气囊,如果气囊内填充的是水或者胶体而非空气,需要更多的能量来压缩这个气囊。

H

- 增加的 LV 半径:扩张的 LV,如心肌病或者心力衰竭,造成心室壁张力增加,因为心脏厚度变薄使得半径增大(增加后负荷)。这个和气囊充得过满类似,和正常气囊或者部分装满的气囊相比,需要更多的能量来清空气囊。
- 肺心病:增加的 PVR 使得右心室(RV)使用更多和更大的原动力来射血(RV 的后负荷增加)。长期增加的 PVR 使得 RV 代偿性增生来降低心室壁张力使后负荷正常化。
• 后负荷降低:
- 脓毒血症:主要是因为 SVR 消失。
- 过敏性反应:主要是因为 SVR 消失。
- 高-输出心脏衰竭:由于动静脉分流。
- 贫血:由于血液黏度降低和低的 SVR(BP 降低)。
- 低血容量:少量的血来扩充 LV,因此射血的原动力减少。休克降低的血容量(或者维持血压)使得交感兴奋增加(增加 SVR 和心率)。

■ 围手术期相关

• 后负荷增加:
- 插管和手术引起交感兴奋。
- 升压药。

○ α 受体激动剂在增加后负荷方面效果最好(去氧肾上腺素和去甲肾上腺素)。
○ 血管升压素。
○ 麻黄碱和肾上腺素除了增加心脏收缩力外,也增加了后负荷。
• 后负荷降低:
- 吸入性或者静脉麻醉剂(如丙泊酚)增加麻醉深度,使交感兴奋性降低(血管舒张),从而降低 SVR 和 BP。麻醉深度增加应当避免在低血容量或者低血压的患者中实施。
- 椎管内技术:蛛网膜下腔和硬膜外阻滞切断了所在平面的交感神经纤维神经冲动的传入。这样降低了交感兴奋性、SVR 和前负荷(血液淤积在静脉)。为了抵消这种反应,容量复苏和收缩剂应当实施。对于低血容量和大出血的患者,椎管内技术不能使用,它降低了 SVR 和心率的代偿反应。
- NO 药物(硝酸甘油、硝普钠)同时造成小动脉和小静脉舒张,降低 SVR 和前负荷。它们用于严格的血压控制操作,如 AAA 和 CEA。
- 吸入 NO 用于缓解增加的肺动脉压力。它具有最小的系统反应。
- 钙通道阻滞剂用于舒张动脉平滑肌和降低心脏收缩力。
- 磷酸二酯酶抑制剂增加心脏收缩但是降

低小动脉阻力,降低 SVR 和造成低血压。它常常用于心衰,但是需要同时使用 α 受体激动剂来对抗长期的低血压。
- 呼气末正压通气(PEEP):LV 功能不全合并肺水肿造成肺容量和顺应性降低,增加的负压吸引(跨壁压)需要肺的扩张。PEEP 可以部分抵消这些情况。

■ 公式

• $SVR=[(MAP-CVP)\times 80]/CO$,其中 MAP 为平均动脉压(mmHg),CVP 为中心静脉压(mmHg),CO 为心输出量(L/min)。
• $PVR=[(mPAP-楔压)\times 80]/CO$,其中 mPAP 为平均肺动脉压力(mmHg),CO 为心输出量(L/min)。
• 张力$=(\Delta P\times R)/H\times 2$;$\Delta P$ 为压力变化,R 为半径,H 为心室壁厚度。

⚙ 临床要点

　SVR 被专家们公认可以等同于或者替代后负荷,SVR 通过 MAP 和 CO 计算(SVR=MAP/CO)。SVR 是真实情况下心脏做功对抗的阻力的过简化的指标。它的假设基础知识是血流恒定。

H

呼气末二氧化碳 End Tidal Carbon Dioxide

Siamak Rahman, MD　林雨轩 译 / 程鑫宇 邵甲云 校

 基础知识

■ 概述

• 呼气末二氧化碳(ETCO2)是呼气末二氧化碳(CO2)分压或最大浓度,它用 CO2 的百分比或 mmHg 来表述。正常值是 5%～6% 的 CO2,相当于 35～45 mmHg。二氧化碳曲线(CO2 曲线)是将呼吸过程中测得的二氧化碳浓度与相应时间一一对应描绘的图。
• ETCO2 作为评估肺泡和动脉血二氧化碳分压(或百分比)的无创性操作,其原理基于两个假设:
- 清醒状态下,ETCO2 大约比 PaCO2 低 4～5 mmHg。这种生理范围内的差值意味着生理性无效腔的大小(解剖和肺泡无效腔之和)。
- 当两者其中一个改变时会造成另一个向同方向平衡改变,从而保证梯度不变。

• 病理性或通气装置无效腔将会进一步增加 ETCO2 和 PaCO2 的差值。
• ASA 推荐在气管插管或使用喉罩通气时,以及在中度或深度镇静时,应通过评估临床定量指标和 ETCO2 监测观察是否通气充足,因患者、手术或设备造成的通气中断或无效通气除外。

■ 生理

• 二氧化碳消除取决于 3 个相互关联的因素。如果这些因素中的两个保持不变,ETCO2 的任何改变均反映了第三个因素的变化:
- 二氧化碳产生。
- 肺泡通气。
- 心输出量。
• 呼气末二氧化碳(ETCO2)监测常应用于不同的医学领域(急诊医学、麻醉学和重症

医学)。
• ETCO2 监测是既可以半定量监测(基于 pH 和试纸的颜色改变),也可定量监测(基于光线通过气体的红外吸收)。定量方法通过使用主流型或旁流型设备测量呼出的气体。通过鼻插管或氧气面罩测量非插管患者的 ETCO2(旁流型技术)表明存在呼吸运动。这也可能与实际 ETCO2 相关,取决于所使用的供氧设备和氧流量。
• CO2 曲线是 ETCO2 与相应时间一一对应的图形(图 1)。
- 第一阶段(a→b):吸气和呼气的第一部分(来自主气道的气体)。在正常情况下,吸气时没有二氧化碳,在呼气的开始,气体从主气道先呼出(没有二氧化碳)。
- 第二阶段(b→c):持续呼气,表示气道气体与肺泡气体的混合。呼气中二氧化碳快速升高趋于肺泡气中的含量。

- 第三阶段（c→d）：肺泡呼气，称为肺泡平台期。在正常情况下，曲线是平直的。
- 第四阶段（d→e）：吸气开始，出现向下的斜坡。值得注意的是，$ETCO_2$ 值的最高值通常在 d 点测量。

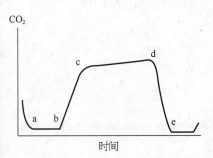

图 1　正常的 CO_2 曲线

▪ 解剖

- $ETCO_2$ 样本监测位置。
- 远端：减少无效腔从而减少误差。在气道远端（气管深部或支气管）采样能减少心脏振荡的影响。

▪ 病因/病理生理

- CO_2 产生：
- 体温过低可能使 CO_2 产生减少，导致 $ETCO_2$ 下降。
- 高代谢状态（如恶性高热、甲状腺危象、发热、脓毒症和寒战）可使 CO_2 生成增加和 $ETCO_2$ 增高。
- 肺泡通气：
- 呼吸机设置不当或麻醉药和肌松药残余、代谢性碱中毒以及自主通气患者使用其他静脉或吸入麻醉药，影响潮气量和（或）呼吸频率，导致分钟通气量下降，使 $ETCO_2$ 降低。
- 呼吸机设置不当、疼痛、代谢性酸中毒或术中知晓会增加分钟通气量，使 $ETCO_2$ 升高。
- 肺不张或其他肺泡有灌注但无通气的情况（如肺炎、黏液栓和肺水肿）几乎不影响 $ETCO_2$，因为二氧化碳溶解度较高，几乎完全扩散到通气功能更好的肺泡。因此，分流只会轻微影响 $ETCO_2$ 和 $PaCO_2$ 梯度。
- 支气管痉挛、上气道阻塞、患者咬住气管导管或黏液产生过多会导致气道阻塞。CO_2 曲线表现为肺泡排空延迟，即呼气相缓慢上升，从而不能达到一个真正的平台期（第二阶段的斜坡）。它通常不改变

$ETCO_2$ 值。

- 心输出量：$ETCO_2$ 可以作为一个监测心脏停搏和低血压的指标。继发于肺血流量降低和二氧化碳排出受限的无效腔通气增加，导致 V/Q 失调。因此，尽管 $ETCO_2$ 降低，但 $PaCO_2$ 继续上升，导致两者差距增加。
- 在心脏停搏时，$ETCO_2$ 下降接近于 0；心肺复苏开始时，$ETCO_2$ 增加与肺血流量相关。
- 气栓、血栓、脂肪或羊水导致的肺栓塞也会影响肺血流量，$ETCO_2$ 降低提示可能发生了这些事件（特异性较低）。

▪ 围手术期相关

- $ETCO_2$ 监测是最常用的确认气管内导管位置的方法。紧急情况下和手术室外通过 $ETCO_2$ 探测器实施。导管误入食管后，开始时可能能检测到 $ETCO_2$，但会逐渐减少，因此 $ETCO_2$ 应该持续记录若干个呼吸过程。
- 保留自主呼吸和镇静状态下的患者，肺若存在通气不足和呼吸道阻塞，可通过 $ETCO_2$ 早期发现。
- 回路断开：患者脱离呼吸机时，除了低压警报可检测吸气压峰值（PIP）下降外，$ETCO_2$ 监测消失也是回路断开的征象。
- 膈肌麻痹：箭毒样残余作用是肌松恢复的早期迹象（图 2、图 3）。

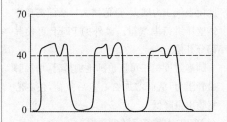

图 2　箭毒样残余作用，横膈运动或尝试自主通气

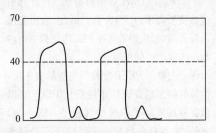

图 3　第一阶段继发抬高，代表横膈做功或尝试自主呼吸

- 恶性高热：早期发现至关重要，$ETCO_2$ 上升是最早的迹象。$ETCO_2$ 的变化趋势可以监测治疗是否有效。

- 基线升高或部分再吸入表明吸气中有二氧化碳气体。$ETCO_2$ 回归零点主要取决于呼吸回路、阀门、二氧化碳吸收器能正常运行。低新鲜气体流量、呼气阀故障和二氧化碳吸收剂耗尽时会看到异常的 $ETCO_2$ 波形（图 4）。

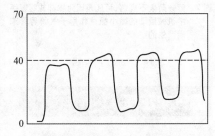

图 4　第一阶段升高、第三阶段倾斜，意味着吸入的二氧化碳和呼出的二氧化碳增加，在吸收剂耗尽或单向阀门故障时有此表现

- 心源性波动：即缓慢呼气时肺血流量的变化与心脏活动和肺血流量导致的不同肺野的机械振荡相同步。这种现象通常在肺泡平台期与心跳同步时被反复观察到（图 5）。

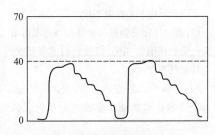

图 5　心源性波动与心率相关

- 在麻醉期间 $ETCO_2$ 波形突然消失，可能由于缺乏呼吸动力、气道阻塞、意外拔管或回路断开（图 6）。

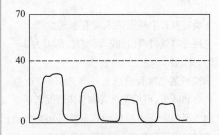

图 6　$ETCO_2$ 随呼吸逐渐减小，可能是由于导管误入食管、低血压或心脏停搏

- 低血压：除了脉搏触诊和复查无创血压外，$ETCO_2$ 突然降低可用来确诊低心输出量，是提示早期治疗的重要监测手段。
- 胸部或腹部手术的机械波动可能会在第一阶段看到（图 7）。

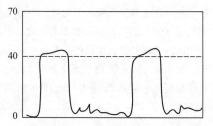

图7 第一阶段不规则,可能是因为胸部或腹部手术机械运动的微小振荡作用于气管导管末端产生的

临床要点

• ETCO₂ 是节律呼吸时呼气末二氧化碳的部分压力。它被认为可代表肺泡气体分压但低于肺泡二氧化碳分压(肺泡无效腔被稀释,降低呼气末 PCO_2)。

• 混合肺泡气二氧化碳分压只是节律呼吸中呼出的二氧化碳分压的一部分。它低于 ETCO₂,因为来自解剖无效腔中的气体被进一步稀释。

• PETCO₂ 和 ETCO₂ 只有细微的差别,ETCO₂ 能有效代替 PETCO₂。

呼气末正压 Positive End Expiratory Pressure

Justin C. Shields, MD · Andrea Vanucci, MD,DEAA   孙秀梅 译 / 张晓庆 校

 基础知识

▪ 概述

• 呼气末正压(PEEP)是指呼气末时肺泡内的压力高于大气压力。

• 机械呼吸时,PEEP 由活瓣导向呼吸器产生,或者使外力作用于呼吸环路呼气端而产生。

• PEEP 对肺和心血管系统的影响如下:

－肺:通过增加功能残气量(FRC)而预防末端气道和肺泡的塌陷,促使它们重新开放,改善通气和 V/Q。

－心脏:减少心脏静脉回流,减少心排量。这个影响在肺功能正常血容量低时尤其明显。

－最佳 PEEP 是指能够产生最大氧输出的呼气末压力,同时能够维持理想的心输出量及末梢组织的动脉血氧氧合。它代表呼吸和心脏-循环系统的平衡点。

▪ 生理

• 所有有自主呼吸的人均有生理性 PEEP,它通过呼气时声门变窄而实现,压力为 3～5 cmH₂O。

• 机械通气时可给患者外部 PEEP 以改善氧合和呼吸,可根据患者的临床情况选择不同水平的 PEEP,应仔细观察呼吸和血流动力学对 PEEP 初始设置的反应。

• PEEP 对呼吸功能的影响:

－通过维持终末气道和肺泡开放稳定肺实质,尤其是全麻时容易塌陷的肺组织。开放的肺泡得到通气和氧合(V/Q 匹配),表现为肺组织和动脉氧分压提高,肺内分流降低。

－增加功能残气量,使塌陷的肺泡重新开放。

－预防肺泡在呼吸过程中交替开放和关闭。肺泡重复开放和关闭可引起肺泡损伤和炎性介质释放,理论上它们可导致多器官功能衰竭。

－外源性 PEEP 可降低因通气受限接受部分呼吸支持的患者的呼吸做功。

－肺泡过度扩张可降低肺顺应性增加通气无效腔。

• PEEP 对心血管功能的影响:

－平均气道压增加可传导到心脏使其透壁压升高,这可抑制静脉血回流至右心房进而降低心输出量。与此相反,左心室功能降低时,PEEP 可相对降低左心室前负荷。左心室功能障碍可引起肺容量和顺应性降低,因此使吸气压力增大(负值增大),从而需要高透壁压维持潮气量。额外的 PEEP 可使其部分补偿。

－肺泡过度扩张可压迫肺毛细血管,增加肺血管阻力,从而增加右心室后负荷,使右心室输出量降低。

• PEEP 对神经系统的影响:

－ PEEP>10 cmH₂O 时可抑制脑内静脉引流而使颅内压(ICP)升高。因此,当患者颅内压升高时,应慎重选择 PEEP,把握氧传输和颅内顺应性的平衡。

－临床上常用 PEEP 维持颅内静脉窦正压,但目前尚无结论证明单纯应用 PEEP 足以预防神经外科手术时的气栓(VAE)形成。此外,患者存在卵圆孔未闭时,PEEP 可增加平均胸腔压力,有利于栓子通过未闭的卵圆孔进入左心。

• PEEP 对肾脏的影响:

－如果 PEEP 降低心输出量,进而可降低肾灌注,激活肾素-血管紧张素-醛固酮系统(RAAS)。RAAS 可增加溶质和水在肾小球的重吸收,降低尿量。

▪ 解剖

PEEP 主要在终末支气管和肺泡发挥作用。但全麻或使用肌松剂后肺不张只出现在受累部分。

▪ 病因/病理生理

• 肺不张是炎性反应的前期,也是感染和肺部并发症的病源。

• 内源性 PEEP(自主 PEEP):我们经常讨论外源性 PEEP,但不应忽视内源性(自主)PEEP。内源性 PEEP 由气体不能完全呼出而滞留在肺泡内引起,呼气不完全可引起肺泡压力高于大气压和肺容量增高。形成内源性 PEEP 的机制有 3 个:

－动力性高通气:大潮气量和高通气频率使肺在下一个呼吸循环开始之前不能完成呼气。

－气道流量受限:由小气道塌陷引起,闭合气量增加,如 COPD。

－呼气阻力增加,如气管导管扭曲,气管导管直径过小,或者因分泌物阻塞气道。

• 外源性和内源性 PEEP 均可引起气道损伤。

▪ 围手术期相关

• 肥胖:全麻时肥胖患者易发生肺不张。诱导前应置患者于头高足低位,用面罩施行 PEEP 或连续正压通气(CPAP)。将 PEEP 设置在 10 cmH₂O 结合一定频率的肺复张(压力 40～60 cmH₂O,持续 6～8 s)证明可有效预防肺不张。持续 PEEP 直至拔管,在恢复室用 CPAP。

- 腹腔镜手术将膈肌向头部推移可降低FRC和呼吸顺应性,从而增加肺不张的发生率。单纯PEEP(压力10 cmH₂O)不能改善氧合,但结合经常性肺复张和沙滩椅体位,PEEP可明显改善氧合、呼气末肺容量和呼吸顺应性。

儿科注意事项

- 全麻和瘫痪时FRC降低。婴儿肺的弹力回缩容易导致肺泡塌陷,胸壁顺应性好有利于肺扩张,如果双方反向力量不均衡,相互作用后婴儿肺泡容易塌陷。PEEP可缓冲这种塌陷的倾向,有利于维持FRC。3～6 cmH₂O的PEEP可提高无呼吸系统疾病儿童的FRC。其提高FRC的效应比给予100%吸入氧浓度明显(预防重吸收性肺不张)。目前尚未找到应用于儿童的理想的术中PEEP设置,因患儿的年龄、合并症和体重应有所不同。

- 单肺通气:根据患儿的肺不张程度、是否存在内源性PEEP和潮气量(TV)设置,应用低至中等水平的PEEP可改善氧合。对肺复张有反应的患儿,PEEP改善氧合效果明显。相反,PEEP可通过增加肺压力使血液分流至无通气肺,恶化V/Q。

- 俯卧位:PEEP的作用可能低于仰卧位。因为与仰卧位相比,PEEP对通气和灌注的影响不同,使俯卧位时V/Q增高。

- COPD:这类患者倾向于形成自主性PEEP。机械呼吸参数应根据不同的患者而调整。应延长呼气时间,降低呼吸频率。采用辅助呼吸模式时,选用小于内源性PEEP的低压力外源性PEEP有助于减弱内源性PEEP,维持末梢支气管开放。单肺通气时,这类患者容易形成内源性PEEP,使用外源性PEEP可恶化气体滞留。

- 哮喘:气流受限和气道炎性反应可导致内源性PEEP形成。与COPD类似,应降低呼吸频率和适当延长呼气时间。机械呼吸时应用PEEP可引起过度通气。相反,自主呼吸时使用中等水平的PEEP可降低呼吸做功。

- 急性呼吸窘迫综合征(ARDS):PEEP通过减少肺泡的循环开放和关闭,可提高氧合(与炎性介质释放和多器官功能衰竭有关)和改善呼吸动力功能。当PaO₂/FiO₂ ≤ 200 mmHg时推荐使用高水平PEEP,当PaO₂/FiO₂在201～300 mmHg推荐使用低水平PEEP。PEEP应随FiO₂一起阶梯式升高,维持呼气末跨肺压(T_{tp})在0～10 cmH₂O。气道压减去食管压(代表胸腔压力)即可得到T_{tp}。食管压可用食管气囊导管测定。ARDS患者早期开始应用＞12 cmH₂O的PEEP存活率比应用低水平PEEP高。

- 通常PEEP的初始设定值为5±(2～3)cmH₂O,同时监测下列指标的变化:
  - 血流动力学:心率、血压和尿量。
  - 有创动脉置管:脉压或每搏量变化,可被容量负荷逆转。
  - 氧合:脉搏血氧饱和度、动脉血血氧饱和度增加。
  - 呼气末二氧化碳浓度(ETCO₂):数值升高表示肺内分流降低或心排量升高(CO₂呼出改善)。
  - 呼吸动力:气道平台压和呼气终末压差降低表示PEEP诱导的肺复张增加,呼吸顺应性升高。但高水平PEEP可引起气压伤(如气胸或皮下气肿)。必须持续监测其峰值和气道压。
  - FiO₂调整:高吸入氧浓度可导致吸收性肺不张,应尽可能地降低FiO₂。
  - 当呼气末气流波形不能回复到零时应怀疑为内源性PEEP。
  - 最佳PEEP:需要同时测量心排血量

和PaO₂。

- 麻醉中使用PEEP的临床效果研究:目前尚未有足够的证据显示麻醉中使用PEEP可改善死亡率和降低肺部并发症。但有数据显示麻醉中使用PEEP的患者术后第1天PaO₂/FiO₂升高,CT显示肺不张的发生率降低。

- 禁忌证:患者合并下列情况时避免使用PEEP:
  - 低血压/低血容量。
  - 颅内压升高。
  - 局部肺炎:PEEP可使健康肺的肺泡过度伸展,压迫相应毛细血管,导致血液分流入病肺组织,出现缺氧。
  - 支气管胸膜瘘:PEEP可过度压迫胸膜腔,导致张力性气胸。PEEP也可延迟支气管胸膜瘘的愈合。

▪ 公式

肺顺应性=V_T(Ppl－PEEP);V_T为潮气量;Ppl为平台压。

❓ 临床要点

- 全麻时使用PEEP可预防气道和肺泡在呼气末关闭,而气道和肺泡在呼气末关闭是全麻和机械通气患者肺分流和缺氧的主要机制。

- PEEP可改善呼吸动力和动脉氧分压,但同时它也导致气压伤,降低心排血量。应用时,应掌握适应证,扬长避短。

- 内源性PEEP可增加自主呼吸、CPAP或压力支持呼吸时的吸气期做功,应用外源性PEEP将其压力设置为内源性PEEP的50%～70%,可降低呼吸功。

呼吸回路 Breathing Circuit

Verghese T. Cherian, MBBS, MD, FFARCSI　袁亚伟 译 / 田婕 校

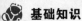 **基础知识**

▪ 概述

- 呼吸回路连接麻醉机与患者气道。它使患者的肺部与呼吸机、储气囊之间保持双向流动,在带走患者呼出气体的同时可以输送氧气和麻醉剂。

- 以下是循环必要部分:
  - 新鲜气体入口。
  - 2个单向阀门。
  - 带有Y形管的呼吸管道。
  - 储气囊。
  - CO₂吸收罐。
  - 可调节限压阀(APL)。

- 其他额外组件:
  - 压力计。
  - 氧分析仪。
  - 呼气末正压阀。
  - 细菌过滤器。

- 闭合回路的优点:
  - 气体浓度相对稳定。

- 保持呼吸系统水分与热量（同轴环路进一步提高了这一点）。

- 减少挥发性麻醉剂的浪费（节省资金并减少环境污染）。

■ 生理

• 呼吸回路包括开放、半开放、紧闭和半紧闭。

- 开放环路系统是一种"非循环"环路，如"开放点滴"技术。以前，带有挥发性麻醉剂的纱布被放置于患者的面部（包括口部）。这种技术很难控制对挥发性麻醉药的输送，因此目前在发达国家中已不被使用。

- 半开放回路是一种"非循环"环路，如麦氏A、B、C、D和E环路。这种系统没有清除装置，也没有吸收 CO_2 的性能。除此之外，它们不能加湿或者加温吸入气体（除了麦氏D/班氏环路）。

- 紧闭回路是一种"循环"环路，但是新鲜气流（FGF）及挥发性麻醉药输送与患者的消耗和摄取精确匹配。CO_2 会被吸收剂吸收。然而，一些"额外"的新鲜气体无法被清除。

- 半紧闭回路也是"循环"环路，包括一些额外的组件，是麻醉机上现今使用的回路，本章节会重点介绍。

• 新鲜气体入口位于 CO_2 吸收罐和吸入单向气体阀门之间。

• 单向阀门位于环形座位上一个很轻的圆盘，它保证了气体的单向流动。

• 呼吸管与吸收罐的吸气、呼气接口相连接，一直通向患者的Y形管处。它们可以传输来自或送至患者的气体。单肢体循环系统是吸气通道和呼气通道在同一管道内分割并排构成的。

• 储气囊位于患者单向阀门两侧的对角线上，它提供了：

- 吸气流峰值 -60 L/min，它超过了FGF。

- 一种人工通气方式。

- 挥发性麻醉剂"储存囊"，在紧急情况下，挤压排空气囊有助于排出挥发性麻醉药，否则会减慢苏醒（重新吸入麻醉剂）。

• 含有 CO_2 吸收剂的储存罐连接麻醉机，其内有APL阀门、新鲜气体入口及单向阀门。它是透明的，以便观察吸收剂的颜色变化。CO_2 吸收剂有以下3种配方：

- 钠石灰：$Ca(OH)_2$ 80%、NaOH 4%、KOH 1%、二氧化硅和硅藻土，每100 g吸收26 L CO_2。

- 钡石灰（因容易产生高温诱发火灾，2004年已经停用）：$Ba(OH)_2$ 20%，$Ca(OH)_2$ 80%。

- 钙石灰：$Ca(OH)_2$、$CaCl_2$、$CaSO_4$ 和聚乙烯吡咯烷酮。每100 g吸收10.2 L CO_2。

- 指示剂被添加用于显示吸收剂的吸收能力，它根据pH变化引起颜色的变化。乙基紫是其中一种常用的指示剂，它的颜色可以从白色逐渐变为紫色。

• APL阀位于单向出气阀与吸收罐之间。开口位置的开放压力是 1 cmH_2O，关闭位置则是 $60\sim70$ cmH_2O。在机械通气过程当中，APL阀与环路相分离。

• 在任何环路当中要遵守3个原则，以确保在再次吸入前，呼出气体通过 CO_2 吸收罐。

- 单向阀门必须位于患者与储气囊之间，一个位于吸气分支，另一个在呼气分支上。

- 新鲜气流不能进入患者与呼气单向阀之间的环路中。

- APL阀不能置于患者和吸气单向阀之间。

• 其他组件的排列位置应该综合考虑保护吸入气体中的新鲜气体、湿度和温度、经济适用（钠石灰）和可操作性。

■ 解剖

• 组件排列按以下方式排列（图1）。

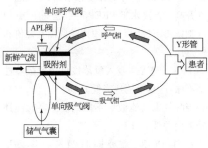

图 1 组件排列

■ 病因/病理生理

• 环路系统缺点：

- 设计复杂。

- 多个连接之间可能出现错配，连接易断开，容易导致气体泄漏。

- 单向阀门故障：开启位置易发生换气，关闭位置易导致气压升高。

- 在一个单分支环路中，吸气与呼气环路的分割破损会增加无效腔，也会增加麻醉剂与吸附剂的相互作用。

• 使用七氟烷（七氟醚）导致的复合物A：

- 当七氟烷接触到钠石灰时，很容易分解为有毒化合物A（氟甲基-2，2-双氟-1-三氟甲基乙烯基-乙醚）。

- 这可能在低流量FGF、七氟烷浓度增加、吸收剂温度增加和使用新吸收剂时增加。

- 在动物实验当中，化合物A可以导致肾坏死，但是在人体，还没有组织学证据和个案报道。尽管如此，为了要避免这种潜在影响发生，通常使用至少 2 L/min 的FGF。

• 长期接触吸附剂与麻醉剂可能形成CO。

- 产生量的增加与干燥的吸收剂、使用钡石灰而非钠石灰、吸收剂的温度较高、FGF流量较低有关。

- 产物的增加与使用的挥发性麻醉药的类型相关，地氟烷≥恩氟烷（安氟醚）＞异氟烷＞氟烷＝七氟烷。

• 吸收罐着火与应用七氟烷时使用干燥的钡石灰、吸收剂温度过高、麻醉剂浓度过高、FGF流量过低有关。七氟烷与吸收剂快速反应的迹象是吸收剂颜色快速变化或实际吸入七氟烷浓度比挥发罐设定浓度高。

■ 围手术期相关

• 氧气。

- 绝大部分患者氧气消耗量为 200～250 ml/min，FGF必须达到这个数值（在一个紧闭环路系统中，FGF需要与之一致）。

- 使用 5 L/min 氧流量给氧 3 min 可以完成预给氧。

• 新鲜气体。

- 高流量＞1 000 ml/min。

- 低流量＜1 000 ml/min。

- 最小流量＜500 ml/min。

- 代谢流量＝250 ml/min。

- FGF取代患者吸的气体和排出环路部分。

- 在一个封闭环路当中，FGF取代被组织吸收的氧气和麻醉剂。一开始，组织吸收的一氧化氮和挥发性麻醉剂比较多，但会随着时间而减少，然而氧气的吸收则恒定。在启动最小的氧气流 15 min 之前，就提供较高的FGF（3 L/min）可以部分避免这一现象，这与组织吸收高峰相对应。

• 二氧化碳。

- 在临床中，动脉二氧化碳浓度由分钟通气量而不是FGF来决定，这与麦氏环路不同。

- 在一个循环系统中，如果吸收剂消耗完或者单向阀门被卡死在开启位置，则可能发生重复呼吸。这会使 $ETCO_2$ 监测仪上显示

吸入 CO_2。

儿科注意事项

• 无效腔从 Y 形管的患者端管延伸至呼吸管间隔之间。

• 因此,患者与 Y 形管之间任何的插件(过滤器、$ETCO_2$ 适配器)都可能增加无效腔,这不适用于小孩。

• 由于扩张的螺纹管之间是压缩气体,这就很难计算实际的每分通气量。因此,对于儿科患者,在标准吸收罐上使用短而细的管。

• 检查环路系统完整性:

— "泄露"测试包括关闭 APL 阀和 Y 形管,使用快速充氧装置使系统压力至少达到 $30\,cmH_2O$。如果系统压力能保持 10 s,那么可以认为没有泄露。

— "流量"测试包括将储气囊连接至 Y 形管后使用机械通气进行通气。气囊的周期性扩张和缩小证实回路的单向活瓣功能正常。

— 在"自检"期间检查环路的完整性已经纳入新的麻醉工作站。

— 环路内压力计可以用来监测环路中的气压,环路内氧气分析仪可以测量输送气体的含氧量。

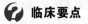 **临床要点**

• 在任何环路当中要遵守 3 个基本原则,以确保在再次吸入前,呼出气体通过 CO_2 吸收罐。

— 单向阀门必须位于患者与储气囊之间,一个位于吸气分支,另一个在呼气分支上。

— 新鲜气流不能进入患者与呼气单向阀门之间的环路中。

— APL 阀门不能置于患者和吸气单向阀门之间。

呼吸机相关性肺炎 Ventilator-Associated Pneumonia

Praveen Kalra, MBBS, MD, FCCP 方铮 译 / 顾卫东 校

 基础知识

■ 概述

• 呼吸机相关性肺炎(ventilator-associated pneumonia, VAP)是经气管插管(endotracheal tube, ETT)或气切导管机械通气 48 h 后发生的医院获得性肺炎。

• 临床肺部感染评分(clinical pulmonary infection score, CPIS)综合了临床、影像学、生理学和微生物学的数据。CPIS 对存在(或不存在)的各种临床表现进行数字评分。

— X 线胸片显示新的或进行性肺浸润。

— 发热,体温 $>38.3\,℃$。

— 白细胞增多或减少。

— 支气管化脓性分泌物。

— 有证据表明,评分 >6 分与 VAP 具有相关性。

— 由于上述表现不具有特异性,因而有可能导致对非感染性病程进行不恰当的抗生素治疗,而且该评分与微生物培养的相关性较差。

• VAP 是 ICU 最常见的院内感染,可延长 ICU 停留时间,增加住院费用,加重病情和增加死亡率。

■ 流行病学

发病率

• 气管插管患者中的发病率为 $9\%\sim28\%$。

• 住院早期的发病率最高;50% 的 VAP 发生于机械通气的前 4 天。

• 机械通气前 5 天的发病风险为每天 2%,

而 10 天后则为 1%。

• 最常见的病原体:铜绿假单胞菌、大肠杆菌、肺炎克雷伯菌和不动杆菌属;在美国,耐甲氧西林金黄色葡萄球菌感染越来越多见。

发病情况

• 平均延长 ICU 停留时间为 4.3 天;费用增加约 40 000 美元。

• 早期发病预后较好(机械通气开始后 96 h 内);抗生素敏感性细菌感染的可能性较大。

• 后期发病预后较差(机械通气 96 h 后),多重耐药菌感染的可能性较大,死亡率较高。

死亡率

总死亡率:$25\%\sim50\%$;取决于感染微生物的种类(铜绿假单胞菌和不动杆菌属)、潜在的合并症(细菌)、宿主反应的程度以及抗生素治疗是否有效。

■ 病因/危险因素

• 气管插管;经口插管和经鼻插管无区别。

• 再插管(特别是计划外插管或插管失败);很可能是由于再插管时吸入了上呼吸道的感染性分泌物。

• 危重患者,APACHE Ⅱ 评分 >16 分。

• 仰卧位。

• 鼻胃管和肠内营养管;促进胃食管反流。

• H_2 受体阻断剂和抗酸治疗。

• 急慢性肺病,吸烟。

• 年龄 >60 岁。

• 精神状态异常或过度镇静。

• 误吸。

• 肌松药。

• 持续或过度镇静。

• 长时间使用抗生素。

• 频繁更换呼吸回路。

• 吞咽反射受损。

■ 生理/病理生理

• 健康状态下,肺部是无菌的。呼吸系统存在多种感染防御机制:唾液中的抗菌物质(非免疫)、咳嗽反射、黏膜纤毛清除功能,细胞介导的免疫反应(肺泡巨噬细胞、中性粒细胞)以及体液免疫。

• 气管插管患者在声门下和气管导管套囊的上方积聚有污染分泌物(来自口咽),同时咳嗽反射和黏膜纤毛清除功能受损,并伴有气管上皮细胞损伤。

• 微误吸的机制是由于气管导管套囊上方的声门下分泌物的静水压升高,以及雾化吸入呼吸管路中的细菌。

• 危重患者由于免疫系统功能障碍或不堪重负(中性粒细胞受损、肺泡结构和功能改变)。口咽部微生物大量或微量吸入远端支气管,进而出现细菌增殖和肺炎。

• 少数情况下,鼻窦和牙齿的微生物、菌血症的直接传播也可致 VAP。

• 危重患者行应激性溃疡预防治疗时,可因碱化胃液而致革兰阴性厌氧菌增殖过度。气管导管套囊周围的胃食管反流和误吸可导致 VAP。这一观点目前仍存在争议,且研究结果不一。

• 重症患者或使用抗生素后,口腔菌群多变

H

为革兰阴性需氧菌和葡萄球菌属。

• 气管导管充当了细菌的聚集场所,为细菌提供黏附的表面。

▪ 预防措施

• VAP的诊断相对比较困难,而其发病率和死亡率却逐年增加。因此,VAP的预防是关键。预防措施不仅包括各种技术和措施,而且还涉及制造工艺和设备的改进。

• 患者保持半坐位(30°~45°),尤其在给予肠内营养时。有数据表明,侧卧位可抵消重力作用的影响。

• 每天暂停镇静药物一段时间,以判断患者是否已满足气管拔管标准。

• 对应激性溃疡进行风险评估。如有必要,可使用硫糖铝。有证据表明,硫糖铝可降低VAP的发生率。

• 用口腔抗菌剂(氯己定)清洁口咽部,可减少VAP的发生率。口服抗生素无效。

• 存在多重耐药菌时可考虑清洁消化道。

• 医护人员注意手部清洁。

• 连续吸引声门下分泌物(continuous aspiration of subglottic secretions, CASS)可减少细菌定植,需要专用的气管导管。

• 无创通气可避免气管插管和机械通气。

• 涂银气管导管具有高效抗菌功能,能阻止生物膜的形成和随后的感染。

• 超薄套囊(高容低压)能防止皱褶形成,密封性能更好,并可减少VAP。

• 早期气管切开(气管插管后<7天)对VAP的预防作用仍存在争议。

• CDC建议呼吸回路的更换不超过48 h。

诊断

• 病史、症状、体征、体格检查:

– VAP的症状和体征具有非特异性,使得其诊断比较困难。

– 呼吸频率增快,需提高FiO_2,缺氧。

– 体温:>38.3 ℃。

• 诊断步骤:

– X线胸片:新出现或进行性肺浸润。

– 白细胞计数:白细胞升高。

– PaO_2:下降。

– 微生物痰涂片/革兰染色。

– 培养:痰标本、气管或下呼吸道采集的标本。痰标本、气管内吸出物和下呼吸道侵入性采集的标本是否有助于VAP的诊断和治疗仍存在争议。痰标本和气管内吸出物有助于明确气管和气管导管上的定植微生物,常与抗生素使用剂量有更大相关性。然而,侵入性操作有一定风险,需要特殊的设备,并且增加医疗费用,但却不一定能改善预后或降低死亡率。定量培养有助于区别定植菌和感染菌。

– 髓样细胞触发受体(triggering receptor expressed on myeloid cells, TREM-1)是免疫球蛋白超家族的成员,参与急性炎症反应。中性粒细胞接触感染组织后可表达高水平的TREM-1。其敏感性为98%,特异性为90%。

▪ 鉴别诊断

• 吸入性肺炎。

• 肺不张。

• 肺栓塞。

• ARDS。

• 药物反应。

• 肺出血。

• 肺挫伤。

• 放射性肺炎。

• 浸润型肿瘤。

治疗

• 迅速和合理的抗生素治疗可显著提高VAP患者的生存率。由于培养结果可能延迟数天,可根据革兰染色结果和临床推测(常见的院内微生物)指导最初的治疗。

• 对于怀疑有多重耐药病原体的患者,痰培养的药敏结果出来前可采用经验性治疗,选择的抗生素应覆盖革兰阴性菌和假单胞菌。一旦拿到培养结果,即可选择针对性的治疗。

• 循证数据表明,对治疗有反应的患者,可将抗生素治疗时间限制为7天。

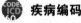 随访

有证据提示,连续的微生物培养有助于评估新的气道定植。

疾病编码

ICD9

• 997.31 呼吸机相关性肺炎。

ICD10

• J95.851 呼吸机相关性肺炎。

❓ 临床要点

• VAP是一种医院获得性肺炎,发生于机械通气48 h后。

• 目前还缺乏公认的VAP诊断指南。CPIS综合了临床、影像学、实验室检查和微生物学方面的信息,对VAP的诊断和治疗有一定帮助,是目前常用的评分方法。

• 各种预防措施是有效治疗的基础。

呼吸系统顺应性 Respiratory System Compliance

Craig R. Cook, MD, PhD · Andrea Vanucci, MD, DEAA 邬其玮 译/梁超 校

🧠 基础知识

▪ 概述

• 呼吸顺应性的定义为呼吸系统容积的变化除以气道扩张压力的变化。$C = \Delta V/\Delta P$。

• 呼吸系统(RS)顺应性由胸壁(CW)顺应性和肺顺应性组成。呼吸系统顺应性、胸壁

顺应性和肺顺应性是呼吸力学的概念。呼吸力学是生理学的分支学科,主要研究促使或阻止空气进入或排出肺的各种作用力。

• 顺应性是反映呼吸系统弹性的指标,也是影响肺泡气体流量和呼吸做功的决定因素。

• 顺应性的倒数是弹性:$E = \Delta P/\Delta V$。

• 测定肺顺应性可为评估肺部病变严重程

度以及手术室和ICU内通气策略的制订提供有用的量化数据。

▪ 生理

• 呼吸系统顺应性为压力每变化1 cmH_2O引起的容积毫升数的变化(ml/cmH_2O)。它为讨论弹性结构的"伸展"能力提供了一个

客观的衡量标准和手段。

- 顺应性随肺容量的改变而改变,但两者并不呈线性关系。在功能残气量(functional residual capacity,FRC)水平,胸壁、肺和呼吸系统的顺应性最大。
  - FRC是指胸壁向外扩张和肺向内萎陷的两种自然趋势的平衡点。这一平衡决定了静息时的肺容量。
  - 当肺容量高于或低于FRC时,顺应性降低;在一定的气道压力下,肺容量的变化减小。
- 顺应性类似于电容,其中胸壁和肺顺应性是串联结构,可以采用与电容相同的公式进行计算:1/总顺应性=1/肺顺应性+1/胸壁顺应性。代表值:
  - 总顺应性:~100 ml/cmH2O。
  - C(L):~150~200 ml/cmH2O。
  - C(CW):~200 ml/cmH2O。
- 弹性是顺应性的倒数,用于测量呼吸系统在变形及撤除扩张力或压缩力后,回弹至原始形态的趋势,类似于拉伸橡胶带或弹簧的特性。
  - 胸壁的弹力源于肋骨和胸壁肌肉等解剖结构,肺的弹力则源于弹性纤维和肺泡的表面张力。
  - 吸气动作由膈肌和其他吸气肌主动收缩完成。静息状态下,由于呼吸肌的松弛以及肺的回弹作用,呼气动作主要是一种被动运动。
  - 弹性蛋白存在于肺、血管、皮肤及膀胱。吸气或拉伸后,弹性蛋白为肺恢复至FRC提供回弹力。马方综合征或α_1-抗胰蛋白酶缺乏导致弹性蛋白发生病理改变。
- 肺泡表面张力促进肺萎陷的作用遵循Laplace定律:$P=2T/R$。其中,P是肺泡内的压力,单位是帕斯卡(Pa);T是肺泡表面张力,单位是牛顿/米(N/m);R是肺泡的半径,单位是米(m)。表面活性物质是由2型肺泡细胞合成的脂蛋白复合物,有助于降低肺泡表面张力(T),提高顺应性,降低呼吸做功,可防止肺泡萎陷。

解剖

决定呼吸系统顺应性的因素包括肺和胸壁(及任何相关的疾病或病变)。值得注意的是,腹腔内容物是呼吸系统顺应性的主要决定因素。腹内压增加(肥胖、气腹、妊娠等)可致顺应性降低。

病因/病理生理

- 正常呼吸系统中,潮气量通气位于顺应性曲线的直线部分。而在肺部疾病状态,由于顺应性曲线直线部分的限制,潮气量通气变得困难。

- 限制性肺疾病可降低肺、胸壁的顺应性,或导致两者的顺应性同时降低。
  - 肺顺应性降低:肺水肿、肺纤维化、肺炎、急性呼吸窘迫综合征(acute respiratory distress syndrome,ARDS)、急性肺损伤(acute lung injury,ALI)、胸腔积液、气胸、纵隔肿瘤和血管怒张。
  - 胸壁顺应性降低:脊柱后凸和肌肉疾病。
  - 两者顺应性均降低:妊娠、腹水、肥胖和腹腔镜手术致使腹内压增加。
- 阻塞性肺疾病。肺气肿或肺大疱时,尽管静态顺应性增加,但动态顺应性可降低。
- 年龄可影响胸壁顺应性。老年人由于骨化和向外的力增加,导致胸廓僵硬。婴幼儿的胸壁有很高的顺应性。因此,被动呼气时,胸壁向外的弹力不能抵消肺向内萎陷的力,导致FRC低于气道的关闭压。呼气末正压通气(positive end-expiratory pressure,PEEP)可纠正这一现象,从而恢复FRC,改善供氧和通气。

围手术期相关

- 在手术室,麻醉科医师可评估动态顺应性和静态顺应性。
  - 麻醉机能测量气道峰压和平台压、动态吸气和静态吸气。
  - 这些数值和曲线可用来计算顺应性。
  - 有些麻醉机能显示压力-容量曲线,曲线的斜率等于特定容量时的顺应性。
- 动态顺应性[C(dyn)]特指肺和胸壁在吸气或扩张高峰时的顺应性。
  - C(dyn)=V(t)/(Ppeak−PEEP),容量的改变除以气道峰压减去呼气末正压。
  - 肺不张、哮喘、肺水肿、胸腔积液、腹水、腹部拉钩或包扎、气腹和支气管插管时,动态顺应性降低。
  - 呼吸导管和回路(气管导管直径、分泌物阻塞、管道扭曲)可人为增加动态压的测量结果,但不影响实际的顺应性。
- 静态顺应性(Cstat)特指吸气末、无气流时的顺应性。它由肺和胸壁顺应性所决定,不受呼吸机参数设置、呼吸回路和气管导管的影响。
  - C(stat)=V(t)/(Pplat−PEEP);容量的改变除以气道平台压减去呼气末正压。
  - 内源性PEEP(采用呼气末暂停评估)必须考虑,否则会致顺应性的计算不正确。

- 特殊的顺应性:C/FRC。它反映充气肺组织的弹性。
- 可通过绘制压力-容量曲线反映静态和动态顺应性的变化。容量(Y轴)和压力(X轴)的函数,曲线的斜率代表顺应性,即可计算吸气顺应性,也可计算呼气顺应性。
  - 在肺活量范围内,该曲线不呈线性,而呈Σ形。大多数患者可见一低一高两个拐点。这两个点对应呼吸系统弹性快速变化时的容量。下拐点(lower inflection point,LIP)代表顺应性突然增加,以往认为这是肺复张的征象;上拐点(upper inflection point,UIP)意味着肺过度膨胀时顺应性突然降低。呼气和吸气顺应性曲线可见滞后效应。滞后效应反映在一定的压力下,呼气时的肺容量变化比吸气时更大,顺应性曲线的呼气曲线和吸气曲线并不重叠。
- 在ICU,顺应性曲线可用于评估肺部疾病的严重程度,指导呼吸机的管理,以及评估肺部疾病的进展和治疗的效果。
- 全身麻醉可影响胸壁顺应性。吸入性麻醉药和静脉麻醉药以及肌松药可致膈肌松弛,腹腔内容物向头侧移位。这可导致腹内压增加,胸壁和肺顺应性下降。
- 根据患者相关危险因素和手术相关危险因素,可以预估术中呼吸系统顺应性的变化,从而对呼吸机参数设置(PEEP、TV、RR)做相应的调整。下列情况可致顺应性降低:
  - 患者相关的危险因素:年龄、高体质指数、吸烟、呼吸道感染、妊娠、腹胀、胸部畸形。
  - 手术相关的危险因素:胸腹手术、头低足高位、手术拉钩、体外循环、单肺通气、气腹。
  - 肺水肿、低潮气量、肺疾病、异物吸入、支气管插管等引起的肺不张可致顺应性下降。
  - 无上述改变但气道峰压突然增加提示可能有呼吸回路打折、分泌物堵塞以及哮喘发作。
  - 顺应性增加可见于:肺泡复张、肺实质病变改善、呼吸机重新设置或胸壁顺应性的改变。
- ARDS和ALI可严重影响肺顺应性。
  - 正压吸气肺膨胀时,肺泡重新复张,肺泡开始打开(压力容量曲线上的LIP可反映)。
  - 呼气时,部分肺泡塌陷或去复张(表现为呼气压力容量曲线的斜率变陡峭)。
  - LIP的生理意义仍存在争议。以往把LIP解释为许多肺泡单位同时复张时的气道压力。但针对ICU患者的研究表明,胸壁对LIP的影响比肺的影响大。此外,CT研究发现,整个顺应性曲线中都存在肺泡复张,它与 LIP 无关。

- 在 LIP 和 UIP 之间维持气道压力可以预防周期性的肺泡去复张和过度膨胀。拐点外的通气可产生切应力,进而促使炎症介质的释放,并对局部和全身产生不良影响,最终导致多器官功能衰竭。ICU 患者 PEEP 水平的设置通常高于 LIP。

• 呼吸顺应性也是影响呼吸做功的因素之一,它影响患者在没有通气支持的情况下维持自主呼吸的能力。监测顺应性可以为呼吸机撤机提供有用的信息。

• 1/总顺应性＝1/肺顺应性＋1/胸壁顺应性。

• 总弹性＝肺弹性＋胸壁弹性。

• $C(dyn)=V(t)/(Ppeak-PEEP)$。

• $C(stat)=V(t)/(Pplat-PEEP)$。

• Laplace 定律:$P=2T/R$。其中,P 为肺泡内压力,单位为帕斯卡(Pa);T 为肺泡的表面张力,单位为牛顿/米(N/m^2);R 是肺泡的半径,单位是米(m)。

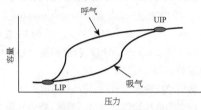

图 1　压力-容量曲线反映了容量和压力函数的变化情况。曲线斜率代表顺应性。上拐点(upper inflection point, UIP)表示在肺泡过度扩张时顺应性突然下降;下拐点(lower inflection point, LIP)表现肺组织复张时顺应性突然增加。还可见滞后效应

临床要点

• 术中和在 ICU 可评估和监测顺应性。有些麻醉机和 ICU 呼吸机可以显示压力-容量环。这些图像反映了动态顺应性及其变化,以及吸气和呼气阻力的改变。顺应性减小时,压力-容量环倒向压力轴。容量轻度改变而吸气末气道压力显著增加提示肺泡过度扩张。呼吸阻力增加可使滞后面积增大。

• 术中顺应性突然改变时,应立即进行调查,排除哮喘发作、气管导管梗阻或打折等可能的并发症。

• 如果顺应性的变化是由人工气腹所致,应根据新的基线重新设置气道压力报警。

呼吸性碱中毒　Respiratory Alkalosis

MariyaSvilik,MD　邬其玮 译／梁超 校

基础知识

概述

• 呼吸性碱中毒是指高 pH(＞7.45)和低二氧化碳分压($PaCO_2$,＜35 mmHg)的生理状态。

• 此临床病症是由过度通气导致二氧化碳排出过度所致。

• 呼吸性碱中毒可分为:

- 急性呼吸性碱中毒:低 $PaCO_2$,高 pH,发病 6~24 h。

- 慢性呼吸性碱中毒:低 $PaCO_2$,pH 接近正常,发病＞24 h。由于持续时间较长,机体可以通过肾脏排泄钠和碳酸氢根离子进行代偿。

• 由于 pH 的内稳态对正常蛋白质功能和器官功能的维持至关重要,酸碱平衡失调可影响脑、心血管、肾、肺和胃肠道等多个器官系统。

流行病学

发病率

住院患者人群的发生率常可高达 26%。

患病率

因病因不同而不同。

病因/危险因素

• 中枢神经系统(central nervous system,

CNS)。疾病、外周和中枢受体输入的信号以及大脑皮质的自主控制可影响延髓的呼吸中枢:

- 感染。

- 肿瘤。

- 脑损伤。

- 药物中毒,如水杨酸。

- 咖啡因。

- 肝功能衰竭。

- 发热。

- 疼痛。

- 焦虑。

• 肺。

- 低氧血症比 CO_2 对呼吸的影响更大,低氧血症可触发呼吸中枢,增加呼吸频率和潮气量(分钟通气量)。低氧血症可由肺栓塞、肺炎、气胸、肺水肿、误吸、间质性肺疾病、哮喘、肺气肿或慢性支气管炎等引起。此外,海拔升高可致吸入氧分压降低。

- 医源性:过度机械通气。

• 心血管系统:充血性心力衰竭、右向左分流和贫血都可导致低氧状态,从而刺激外周感受器。

• 儿茶酚胺通过直接扩张支气管平滑肌增加通气。

• 烟碱和乙酰胆碱可刺激颈动脉体和主动脉体。

• 甲状腺功能亢进症患者可因低氧血症和高碳酸血症而增加呼吸驱动,具体机制尚不清楚。

• 全身性脓毒血症可导致组织缺氧和代谢性酸中毒。此外,肺的巨大表面积有利于热交换,有助于下丘脑调控体温。

• 妊娠:呼吸性碱中毒是一种正常的生理反应。持续升高的孕酮作用于颈动脉体,其效应类似缺氧对呼吸的影响,而雌激素作用于中枢神经系统,增强颈动脉窦的促呼吸作用。

生理/病理生理

• CO_2 是细胞代谢的产物,经肺排出。它主要以 3 种方式在血液中运送:

- 红细胞(red blood cells,RBC)和血浆中(主要)的碳酸氢根离子。进入红细胞后,CO_2 与水结合,在碳酸酐酶作用下形成碳酸;然后被分解为 H^+ 和 HCO_3^-。H^+ 与脱氧血红蛋白结合,而 HCO_3^- 与 Cl^- 交换,从细胞中排出,以保持电中性。此反应发生在血浆,但由于缺乏碳酸酐酶,因而速率较慢。这一转运机制有助于缓冲细胞外液中的 pH 紊乱。

- 与血红蛋白(Hgb,碳酸血红蛋白)和蛋白质结合。

- 溶于血液。只有很小一部分 CO_2 以气体形式存在,动脉血气分析可以测量 CO_2 分压。

- 化学感受器存在于中枢和外周系统,可感受 CO_2 和 pH 的变化,并把信号输入延髓呼吸中枢。

- 中枢化学感受器是呼吸频率的主要调节器,位于中脑延髓腹外侧面,可感受脑脊液 pH 的变化。由于脑脊液是从血液中分离出来的,电解质不能自由扩散进入脑脊液,然而 CO_2 等挥发性气体可以很容易通过血脑屏障。CO_2 进入脑脊液后,可以与水反应,最终生成氢离子和碳酸氢根,从而改变脑脊液的 pH。随着时间的延长,化学感受器最后对 pH 紊乱不敏感。

- 外周化学感受器:主动脉体和颈动脉体。与中枢化学感受器不同,外周化学感受器不会对刺激脱敏。主动脉体上的受体可感受血中 PaO_2 和 $PaCO_2$ 的变化,而颈动脉体上的受体可感受血中 PaO_2、$PaCO_2$ 和 pH 的变化。化学感受器可以增加或降低呼吸频率及潮气量,从而对呼吸进行调节。化学感受器输出的信号达到呼吸中枢,进而调节呼吸。

- 高海拔和低氧比 CO_2 对呼吸的影响更大。当 PaO_2 低于 100 mmHg,外周感受器的神经冲动开始增加。只有当 PaO_2 低至 60～65 mmHg 时,才会使分钟通气量大幅增加,导致机体依赖于低氧性呼吸驱动。这可进一步导致呼吸性碱中毒。

- 当缓冲机制不堪重负可导致 pH 紊乱。

- Hendrson Hasselback 公式:
- $HCO_3^- + H^+ \longleftrightarrow H_2CO_3 \longleftrightarrow CO_2 + H_2O$。
- 急性:$pH = 0.008 \times (40 - PaCO_2)$,$\Delta HCO_3^- = 0.2 \times \Delta PaCO_2$。
- 慢性:$pH = 0.017 \times (40 - PaCO_2)$,$\Delta HCO_3^- = 0.5 \times \Delta PaCO_2$。

- 电解质紊乱。

- 低钾血症。为了抵消酸碱平衡失调,氢离子通过 $Na^+ - H^+$ 离子交换,从细胞内转移到细胞外(Na^+ 进入细胞)。细胞内 Na^+ 增加刺激 $Na^+ - K^+ - ATP$ 酶,导致 K^+ 继发转运至细胞内。

- 低钙血症。碱中毒导致白蛋白的负电荷增加,造成结合 Ca^{2+} 增加和未结合 Ca^{2+} 减少。此外,Ca^{2+} 还可和骨骼结合,以交换骨骼中储存的氢离子。低钙血症可致手足抽搐及感觉异常。

- 脑血流量(cerebral blood flow,CBF)减少。$PaCO_2$ 在 20～80 mmHg 时,CBF 和 $PaCO_2$ 成正比。正常脑血流为 50 ml/(100 g·min)。$PaCO_2$ 降至 20 mmHg 时,CBF 可降至 25 ml/(100 g·min)。脑血流量急性降至此值以下,脑电图会出现脑缺血

的征象。

- 心血管系统。低钙血症可导致心律不齐和血管舒张。

- 呼吸系统。低碳酸血症可致肺血管阻力降低,并可通过低钙血症导致支气管平滑肌张力增加。

- 药物。呼吸性碱中毒可继发低钾血症和碱血症,导致非去极化肌松药的作用增强。

■ 预防措施

- 围手术期应监测呼气末 CO_2,从而对呼吸频率和潮气量进行相应的调整。动脉血气(artery blood gas,ABG)分析可进一步确认 $PaCO_2$ 和 pH(尤其在无效腔通气增加时)。

- 分钟通气增加(尤其在自主呼吸时)提示可能存在疼痛或麻醉中知晓,应考虑给予阿片类药物或加深麻醉。

诊断

- 呼吸性碱中毒在住院患者中比较常见,但在术前可能没有发现。然而,近期感染、肝脏或甲状腺疾病以及心理障碍等病史可提供线索。

- 诊断性试验和解读。

- 动脉血气:可显示高 pH 和低二氧化碳分压。pH 有助于鉴别急性和慢性呼吸性碱中毒。

- 血液生化检查:测定 K^+、Cl^-、HCO_3^- 和 Ca^{2+} 等电解质水平。碳酸氢盐水平由肾脏调节,碳酸氢盐水平有助于鉴别急性和慢性呼吸性碱中毒。

- 肝功能检查:明确肝功能衰竭是否是呼吸性碱中毒的原因。

- 胸部 X 线检查:明确有无肺炎、肺充血、气胸、肺疾病、肺水肿、心脏扩大和充血。

- 胸部 CT:如果怀疑有肺栓塞。

- 头颅 CT/MRI:明确有无外伤、肿瘤或脑血管意外。

- 全血细胞计数:如果怀疑有脓毒血症。

- 培养:如果怀疑有脓毒血症。如怀疑脑脊液感染,可行脑脊液培养。

■ 鉴别诊断

呼吸性碱中毒是比较独特的机体紊乱,常为其他潜在疾病的临床征象。因此,寻找病因本身就是鉴别诊断。

治疗

- 如果术前已发现呼吸性碱中毒,应当寻找

并纠正病因。术中发现的呼吸性碱中毒,机械通气过度是最常见的原因,但也要考虑有无其他原因。

- 药物治疗:如果呼吸性碱中毒的 pH ＞ 7.60,可予以盐酸、氯化铵和精氨酸盐酸盐,应在持续监测下小心滴定三种药物的剂量。它们有很多用途,但在纠正呼吸性酸中毒时主要作为全身酸化剂。每种药物所含的盐酸成分可以起到缓冲过量碳酸氢盐的作用。

- 其他治疗:如果碱血症非常严重,可考虑气管插管和机械(低)通气以及血液透析。慢性呼吸性碱中毒时,碳酸血症的纠正必须循序渐进,以免发生代谢性酸中毒。机体的代偿机制通过肾脏分泌多余的 HCO_3^-,使 pH 接近正常。

- 补充和替代疗法:焦虑或惊恐发作时,患者可以套纸袋呼吸,使部分 CO_2 重复吸入。可以指导患者识别急性焦虑发作和练习套纸袋呼吸,直到惊恐发作和由此引起的过度通气消退。还可以进行放松和生物反馈训练,以控制焦虑和惊恐发作的程度。

- 手术治疗甲亢和肝脏疾病:可使 $PaCO_2$ 恢复正常。

疾病编码

ICD9
- 276.3 碱中毒。

ICD10
- E87.3 碱中毒。

临床要点

围手术期,麻醉科医师必须牢记,呼吸性碱中毒可能导致:

- 脑缺血。快速纠正可导致血管扩张和颅内压增高。手术过程中,患者通常都有气管插管和机械通气。调整呼吸机潮气量和呼吸频率可迅速将 $PaCO_2$ 纠正至正常,但快速纠正可引起脑脊液 pH 急性变化,导致脑血流改变。

- 低血压或心律失常等心脏不稳定情况。

- 血红蛋白对 O_2 的亲和力增加,使 O_2 - 血红蛋白解离曲线左移。氧气难以从血红蛋白释放到组织,有可能导致组织缺氧。

- 阿片类药物引起的长时间呼吸抑制作用(碱血症)。

- 非去极化神经肌肉阻滞剂的作用可能增强(低钾血症和碱血症)。

呼吸做功 Work of Breathing

Thomas Verbeek, MBchB · Revati Kanekar, MD　方铮 译 / 顾卫东 校

基础知识

▪ 概述

- 呼吸做功(work of breathing, WOB)是呼吸运动所需要的能量,是呼吸肌产生的瞬时压和呼吸循环中运动的气体量的乘积。
- WOB需克服两种主要阻力:弹性阻力和摩擦阻力。
  - 弹性做功:肺弹性回缩、胸廓变形以及腹腔脏器位移。
  - 摩擦(阻力)做功:气流阻力(主要)和肺叶摩擦等黏性阻力(次要)。
- WOB取决于呼吸的模式:
  - 自主呼吸:肺弹性回缩、胸廓变形、腹腔脏器位移。
  - 控制通气:由呼吸机完成。
  - 辅助通气:主要由呼吸机完成。自主呼吸触发的辅助通气以及由于自主呼吸和辅助通气不同步所需的做功由呼吸肌完成。

▪ 生理

- 平静自主呼吸时,呼气是被动的,WOB完全由吸气肌完成。其中,一半的做功在吸气时被损耗为热量(克服摩擦阻力)。另一半在肺和胸壁等弹性形变时蓄积为势能,为呼气提供能量来源,并在克服呼气的摩擦阻力时损耗为热量。由于吸气做功时储存的势能可转移给呼气,因此健康人平静呼吸时总的做功很小。
- 肺的弹性:
  - 纤维的内在弹性取决于胶原蛋白和弹性蛋白。年龄增大和肺气肿可降低肺的弹性。
  - 表面活性物质可降低表面张力和弹性回缩力(表面活性物质减少会导致表面张力及弹性回缩力的增加,WOB也随之增加)。
- 胸廓的弹性:胸壁的弹性(趋向于向外弹)可以帮助肺部扩张,但与呼气形成对抗作用。
- 功能残气量(functional residual capacity, FRC):占肺活量(vital capacity, VC)的35%以下,肺和胸廓的弹性回缩力相同但方向相反时,形成一个相对平衡的容积,称为功能残气量。从功能残气量扩张或回缩肺需要弹性做功。
- 肺活量:
  - 增加容量的因素(如吸气储备量和肺总量):
    - 气道阻力减小("拉"开)。
    - 肺弹性增加。
    - 胸廓弹性减少。
  - 减少容量的因素(如补呼气量):
    - 气道阻力增加。
    - 肺弹性减少。
    - 胸廓弹性增加。
- 支气管平滑肌:其张力影响气道阻力,阻力与半径的四次方(r^4)成反比。
- 气体密度与黏性:密度降低可减少湍流;氦气的密度比氧气低,因而在某些情况下需使用氦气。
- 呼吸频率(respiratory rate, RR):增加RR可提高气流速度,从而增加WOB。
- 增加WOB的器械包括气管导管、呼吸回路和呼吸机等。当气体以高吸气峰速通过一个高阻力的管道时,增加的做功可能会超过生理性WOB。小儿患者由于气管导管的内径较细,这种情况更容易发生。

▪ 解剖

- 胸廓:容纳和保护肺脏。胸腔的顶端小而底部宽;底部由膈肌构成。壁层胸膜附于肋骨内侧,脏层胸膜包裹在肺的外面。两层胸膜之间形成潜在的胸膜腔;胸膜腔内为负压,把两层胸膜"拉"在一起,使肺与胸壁在呼吸循环中保持协调运动。
- 膈肌:此主要呼吸肌的收缩可使胸腔底部下降1.5～7 cm,肺向外膨胀。膈肌运动引起的胸腔容量变化占总胸腔容量变化的75%。膈肌运动受阻可致肌肉运动效率下降。膈肌收缩功能下降或收缩不同步可增加WOB。
- 肋间肌作用于肋骨,使胸部容积增加。肋骨向上和向外运动引起胸腔扩张。
- 呼吸辅助肌(胸锁乳突肌、斜角肌、胸大肌):正常呼吸时,膈肌以及较次要的肋间外肌负责吸气。用力吸气时,辅助呼吸肌也参与吸气动作。
- 腹肌:仰卧时呼气通常是被动的,但在直立位或用力呼气时,呼气变为主动用力过程,腹部肌肉也一起参与。腹部肌肉帮助肋骨向下运动。

▪ 病因/病理生理

- 增加WOB的情况:
  - 某些骨骼畸形。
  - 呼吸系统疾病。
  - 妊娠。
  - 贫血。
- WOB增加可导致:
  - 增加的耗氧量达全身总耗氧量(oxygen consumption, VO_2)的30%。
  - 呼吸肌疲劳。
  - 高碳酸血症。
  - 呼吸衰竭。
  - 肺部疾病患者不能耐受上述异常。
- 哮喘和肺气肿等阻塞性肺病的患者尽管肺顺应性增加,但呼吸做功却增加。
  - 吸气:弹性做功减少。
  - 呼气:动用呼吸肌主动呼气。
  - 呼吸力学:FRC和闭合容积增加。
  - 气流:湍流使流速增加,进而使摩擦力增加。
  - 代偿:功能残气量增加有助于防止小气道塌陷,但这一改变可使WOB增加。
- 限制性肺病是由肺(急性呼吸窘迫综合征、肺水肿和肺纤维化)或胸壁(严重的胸壁外伤、脊柱后凸和肥胖)顺应性下降所致。
  - 吸气:弹性做功增加;胸膜腔内压的改变一定时,潮气量减少。
  - 呼气:肺容量较小导致做功减少。
  - 呼吸力学:患者在较小的功能残气量基础上呼吸以节省能量(肺的扩张需更用力)。
  - 代偿:增加呼吸频率以维持每分通气量。自主呼吸频率是反映肺顺应性的最敏感指标。

▪ 围手术期相关

- 虽然不常测定,但测量WOB有助于:
  - 评估呼吸肌的后负荷。
  - 确保患者-呼吸机同步。
  - 辅助撤机。
  - 比较不同的通气模式。
- 测量WOB的方法:
  - 食管压力:通过测量单次呼吸时的气道压力、胸膜腔内压和潮气量,可以监测顺应性和吸气弹性做功。测量食管中段压可反映胸膜腔内压。市售食管压力监测仪使食管压的测量更加方便和准确。这些监测仪可用于评估自主呼吸、机械通气或联合通气患者的弹性做功。通过实时测量胸腔内压,

可以量化患者的 WOB,并有助于观察干预前后 WOB 的变化。

– 带有相应软件和硬件的计算机化监测仪可在床旁区分 WOB 和顺应性(CP 100, Bicore, Irvine California)。

• 降低 WOB。

– 持续气道正压(continuous positive airway pressure, CPAP)可用于治疗由于肺顺应性减少所致的弹性做功增加。采用合理水平的 CPAP 可增加功能残气量,改善肺顺应性以及减少弹性做功。

– 压力支持通气(pressure support ventilation, PSV)适用于减少 WOB,减轻呼吸肌的部分或大部分负担。PSV 可用于胸壁顺应性降低的患者。

– 支气管扩张药可用于治疗支气管张力增加(气道阻力增加可致抗气流阻力做功增加)。

– 低阻呼吸系统:高阻或错误的呼吸机按需气流系统所致的做功增加可采用低阻呼吸系统进行纠正。CPAP 辅助自主呼吸时如需通气支持,应选用内径较粗的气管导管。

■ **公式**

• 做功的单位:

– 焦耳(J)是 1 牛顿(N)力的作用点在力的方向上移动 1 m 距离所做的功。

– 也是 1 L 气体在 1 kPa 的压力差下移动所做的功。

○ $1\,J = 1\,Nm = 1\,L\,kPa$。

○ 功率=功/时间(W, J/s)。

○ 功=力×距离。

– WOB=压力×容量。

– VO_2(呼吸肌)= 3 ml/min, <5% 的总 VO_2 或 <2% 代谢率。

• 使用压力容量曲线测定 WOB。这一测量方法需要放置食管球囊,可采用测量所得的胸壁顺应性,也可采用估计的(正常)胸壁顺应性。

– $WOB = (P_{EE} - P_{OES}) \cdot \delta V + 2 \cdot C_{CW}/V_T 4$ (A)。其中,P_{EE} = 呼气末食管平台压;P_{OES} = 吸气开始时的食管压;δV = 平均流速;C_{CW} = 胸壁顺应性;V_T = 潮气量。

❓ **临床要点**

• 呼吸做功主要由两部分组成——弹性做功和摩擦做功。

• 正常成年人 WOB 的正常值为 0.5 J/L(范围:$0.3 \sim 0.6$ J/L)。

• 自主呼吸时,做功主要在吸气相,呼气大部分是被动的。

• 阻塞性肺病患者以大潮气量呼吸,可以减少做功。限制性肺病患者浅快呼吸可节省能量。

• 测定 WOB 有助于指导呼吸机撤机,并且可作为比较不同通气模式的研究工具。

• WOB 的替代指标包括呼吸频率/潮气量和呼吸频率。

环甲软骨切开术 Cricothyroidotomy

Jennifer Wu, MD, MBA　崔璀 译 / 杨瑜汀 杨立群 校

基础知识

■ **概述**

• 环甲膜切开术是通过环甲膜的手术气道(声带下方),不经过口咽部和上气道实现气管通气。

• 在急救和"无法插管,无法通气"的情况下,可以迅速获得气道。可以由外科医师、麻醉科医师、重症监护医师或急救医师实施。

• 技术:

– 手术。

– 穿刺。

– 针(置管)。

■ **生理**

• 适应证:

– 无法插管无法通气。

– 气道阻塞:异物、血管性水肿。

– 巨大的面部鼻外伤。

– 颈椎不稳导致无法充分通气。

– 喉部断裂(通常由于悬吊外伤)。

– 化学吸入损伤。

• 禁忌证:

– 不能识别体表标志。

– 潜在异常,比如肿瘤。

– 气管断裂。

– 由于声门下狭窄的风险,针式环甲软骨切开术在儿科患者中首选。

• 相对于气管切开术,环甲软骨切开术的优点:

– 环甲膜更表浅,相比于气管环更易到达。

– 不一定要切开软骨。

– 血管更少。

– 可以更快实施;已实施过的患者在 30 s 后可以再次切开。

• 缺点:

– 不是永久的气道,有发展为声门下狭窄的危险,必须 24 h 在手术室转换为气管切开。

■ **解剖**

环甲膜位于甲状软骨的上方和下方的环状软骨之间。用拇指和指数确定甲状软骨,然后向下移动手指直到感觉甲状腺和环状软骨之间的空隙。

■ **病因/病理生理**

• 在紧急情况下不能确保手术气道安全或

"无法插管,不能通气"的情况,最有可能是由于操作者经验不足或延迟决定是否需要尽快打开手术气道。

– 使用尸体训练提高操作者的信心。

– 5 次及以上的模拟训练有利于改善操作技能和放置时间。

– 实践数量似乎在决策成功比上比技术选择更重要。

– 然而,一项研究发现,穿刺技术相比于手术技术使得第一次通气时间显著缩短和受伤减少。

• 近期并发症:

– 出血:尽管出血量少于气道造口术,但大颈静脉被撕裂时出血量会很多。

– 误入皮下组织。

– 手术对气管和食管的损伤。

– 错误定位对甲状腺、声带和血管的损伤。

– 通过针或插管环甲膜切开术的喷射通气,有气压伤、气胸、皮下肺气肿、高碳酸血症的风险。

■ **围手术期相关**

• 虽然紧急气道和"不能插管,不能通气"可

以在任何时候出现,但大多数发生在麻醉诱导过程中。

• 麻醉科医师必须有迅速识别气道什么时候变得困难的能力,同时可以制订一个保证通气的方法。

• 当一个"不能插管,不能通气"的形势出现了,应遵循美国麻醉医师协会(ASA)制订困难气道的处理原则。当喉罩(LMA)或另一种无创技术不能保证安全的气道,应行外科环甲膜切开术。不良结果与决定转换为手术气道的时间和实施该技术的时间长短有关。

• 所有技术包括以下:
- 如果可能,患者取头部过伸体位。
- 如果可能,一肩侧倾。
- 触诊环状软骨和甲状软骨。
- 如果可能用聚维酮碘做颈部准备。
- 如果患者有意识,需要做局部麻醉。

• 手术方法:用 20 号手术刀做一个通过皮肤水平切口或垂直切口,随后通过环状软骨膜。放置气管钩在切口部位,并对环状软骨向下向外牵拉。拆下刀片。放置带套囊气管导管或气管切开管和充气。通过呼气末二氧化碳(ETCO₂)和双侧呼气末呼吸音确认通气。

• Seldinger 技术(各种穿刺包):
- 稳定甲状腺软骨,做皮肤垂直切口于环甲膜上方。插入 19 G 导管并与 5 ml 注射器连接,吸空气确认导管,进入气道。用非优势手固定导管,移除注射器和针头。推进导丝通过导管然后拔出导管。将扩张器和气管导管通过导丝插入。同时取出扩张器和导丝。连接气道导管和气囊或呼吸机,并用 ETCO₂ 和双侧呼吸音确认通气。

• 针(套管)环甲软骨切开术技术:
- 通过放置一个带有套管的针头(比如大口径静脉针)通过环甲膜。用注射器连接针头,抽吸空气确认已进入气管。放置导管原位并移出针。通过导管通气,连接喷嘴使用喷射通气。当启动喷射通气时,应设置起始压力为 25 Psi 和需要时增加。最大压力不应超过 50 Psi,如果可能的话,提供可被接受的通气。如果喷射通气不可用,从 3 ml 拆下注射器柱塞,将注射器附在导管上。插入 7 号气管导管接头,然后连接一个袋子或呼吸机。这种气道应在 45 min 内转换为气管切开术,因为高碳酸血症风险很高。

■ **图/表**

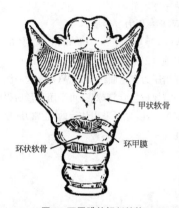

图 1 环甲膜的解剖结构

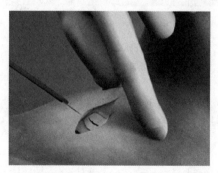

图 2 环甲膜切开术。用手术刀在皮肤上做切口,其次是通过环甲膜行水平切口。置气管导管或气管切开

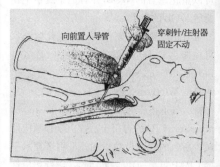

图 3 Seldinger 技术和环甲膜穿刺术是利用尾端连接注射器的针来识别并进入气道。置入导管后移除针头和注射器

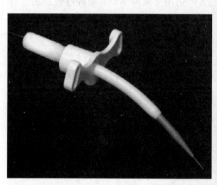

图 4 Seldinger 技术。针进入气道后(如图 3),导丝穿过导管并取出导管。扩张器与气道导管一起沿导丝进入气道,随后导丝和扩张器一起移除

❓ **临床要点**

• 环甲膜切开术是一种微创技术,用来当其他通气方式失败时确保气道安全的。

• 成功的结果与做出实施外科气道决定的时间有关,也与术者实施这个过程的技巧有关。

缓冲系统 Buffering Systems

Horst Rieke, MD, PhD · Carlee Clark, MD 　袁亚伟 译 / 田婕 校

 基础知识

■ **概述**

• 生化和代谢发挥功能的最适 pH 范围很窄(7.35~7.45),机体酸中毒和碱中毒对生理功能有显著影响,可引起神经功能障碍、肌收缩力降低、酶活性下降、脑和心肌微循环障碍、儿茶酚胺效能降低,同时伴随氧合血红蛋白曲线偏移和电解质紊乱发生。

• 体内酸碱缓冲体系能够使氢离子(H⁺)维持恒定的生理浓度,有几个系统,包括化学物质(碳酸氢盐、蛋白质、磷酸盐)、呼吸作用、肾脏、肝脏和骨缓冲系统,共同作用维持机体 pH 稳定。

• 尽管缓冲系统有强大的 pH 缓冲功能,但当缓冲系统失去调节作用或不堪重负时,机体生理功能和 pH 就会出现异常。正常的生理条件下 pH 范围是 6.8~7.8。

■ **生理**

• 酸是包含氢和溶解在溶液时释放 H^+ 的化合物,是质子生产者或"捐赠者"。术语"强"和"弱"是指赠者捐 H^+ 的"意愿"和"能力"。强酸容易从共轭碱(A^-)解离出 H^+,弱酸不容易解离 H^+,以 HA 形式存在居多。

• 碱基化合物是包含氢氧化物的化合物,溶解时释放氢氧根离子(OH^-);它们可解离出 OH^-,或者结合 H^+。极性强碱基化合物很容易从共轭酸(C^+ 阳离子)解离出 OH^-,弱碱不容易解离出 OH^-,以 COH 形式存在居多。

• H^+ 在蒸馏水中的浓度非常小(0.000 000 1 mol/L,或 10^{-7} mol/L)。pH 的概念,使极低的 H^+ 浓度的描述更容易理解;pH 是 H^+ 的浓度的负对数。pH 下降意味着 H^+ 浓度($[H^+]$)增加,反之亦然。

− $pH = \log 1/[H^+]$。

− $[H^+] = 0.000\ 000\ 1$,即 pH 是 7。

• 当碱基化合物结合到共轭碱或酸,就会发生中和反应。例如 $H^+ + OH^- \rightarrow H_2O$,其中,游离 H^+ 和 OH^- 消失并且 pH 不变化。这是缓冲系统背后的概念。

• 缓冲容量描述的是缓冲系统的能力,以中和酸或碱。缓冲容量增大时,缓冲分子准备结合额外的 H^+(或 OH^-)的数目增加。

• 化学缓冲系统是抵御人体酸碱异常的第一道防线,在几秒到几分钟内就可发挥作用,当酸或碱加入后,维持 pH 稳定。缓冲溶液包括弱酸及其共轭碱、弱碱及其共轭酸。

− 碳酸氢盐(HCO_3^-)和碳酸(H_2CO_3)大量存在于细胞外液(ECF),形成 ECF 中重要的缓冲系统。CO_2/HCO_3^- 缓冲比率为 1∶20;然而,CO_2 通过呼吸作用消除,使该系统从一个"闭合"变为"开放"的系统。肺泡通气自我调整,以保持 CO_2 分压恒定。此外,肾脏系统能够调节 HCO_3^- 的浓度。

− 胞质内蛋白质含有酸性和碱性基团,可以与胞质内 H^+ 或 OH^- 结合,是胞质内重要的缓冲器。

− 血红蛋白分子可以中和碳酸中的 H^+,其缓冲能力是血浆蛋白的 5~6 倍。血红蛋白分子可以在任何时间结合 O_2(氧合血红蛋白)或 H^+(去氧血红蛋白)。另外,结合 O_2 的同时可促进 H^+ 的释放,反之亦然,这一过程被称为 Bohr 效应。这一效应可促进外周组织中 H^+ 代谢增加,O_2 被释放到组织中。

− 外周细胞内蛋白质的氨基团 pK 值接近生理 pH,是细胞内重要的缓冲物。

− 磷酸盐分布于几个腔室:血液/血管,细胞内和尿液。pKa 值为 6.9,$H_2PO_4^-$ 易结合 H^+。细胞内磷酸盐浓度很高,起着重要的缓冲作用。然而,细胞外磷酸盐浓度很低,几乎起不到缓冲作用。磷酸盐也可促进肾小管释放 H^+。

• 呼吸系统:有氧代谢发生时,线粒体生成 ATP,同时释放 CO_2。CO_2 分子因其非带电特性能够跨脂质细胞膜扩散到血液中并与红细胞结合,红细胞内 CO_2 被碳酸酐酶转换成 HCO_3^-。HCO_3^- 带电离子不能扩散出红细胞(不能穿过脂膜);相反,它可以从外周组织被输送和存储至肺部。在肺部红细胞中 HCO_3^- 转化成 CO_2,扩散到肺泡,通过呼吸作用排出体外。

− 肺泡通气和呼吸运动的驱动力通过脑干中枢 pH 的变化进行调整。因为肺泡通气增加和减少是很容易改变的,所有 CO_2 浓度变化范围大并且反应速度非常快。

○ 肾脏系统:虽然肾脏对 pH 的变化反应很慢,但是肾脏有巨大的缓冲能力。血液中 HCO_3^- 和 H^+ 在肾小球和肾小囊中被过滤到肾小管。

− 在管腔:

○ H^+ 可与滴定酸(HPO_4^{2-}、SO_4^{2-}、NH_3)结合并排出体外。

○ H^+ 可以通过碳酸酐酶(存在于管腔)与 HCO_3^- 结合,形成 H_2O 和 CO_2。CO_2 容易扩散到肾脏细胞,然后重吸收到毛细血管(85% 碳酸氢盐在近端小管被重吸收)。

○ 醛固酮可促进集合管对 H^+ 的分泌。

• 肝代谢:虽然肝代谢产生 HCO_3^-、CO_2 和 NH_4^+,但是这些物质在尿素合成过程中起到"缓冲"作用。在不完全消耗的情况下,NH_4^+ 被释放到循环中,进行谷氨酰胺合成(这反过来又促进肾小管分泌 H^+),或者是随尿液排出体外。此外,肝脏通过裂解乳酸、乙酸和柠檬酸促进 H^+ 的代谢。

• 骨:通过离子交换(急性)和形成骨骼(慢性)发挥缓冲作用。骨通过 H^+ 交换钙离子、钠离子和钾离子;在碱性状态下,它会释放 HCO_3^-、CO_3^{2-} 或 HPO_4^{2-}。离子交换不涉及骨质分解和处理急性中毒。破裂细胞慢性酸中毒导致细胞内低钙血症,刺激破骨细胞,其结果是骨折和碳酸钙晶体的流失,此过程不依赖甲状旁腺激素。

• 胃肠道:小肠和胰腺外分泌物反向调节胃酸的分泌,对于整个身体的缓冲起到次要作用。

■ **解剖**

• 胞内和胞外介质之间 pH 的变化是通过 CO_2 跨细胞膜和质子-阳离子交换机制调节的。应当指出的是,临床上只有胞外监测参数是容易获得的。

• 维持酸碱平衡的调节器官包括:

− 肺通过调整肺泡通气量,恢复到正常的 $PaCO_2$ 排泄 CO_2。

− 循环调节氧输入量到氧需量。

− 肾脏分泌和重吸收酸碱相关物质。

− 肝脏负责谷氨酰胺、蛋白质的代谢和合成。

■ **病因/病理生理**

机体缓冲系统功能障碍导致酸碱平衡失调,引起缓冲系统功能障碍的根本原因:

• 代谢性酸中毒或碱中毒。

• 呼吸性酸中毒或碱中毒。

• 呼吸性酸中毒或碱中毒部分代谢性代偿。

• 代谢性酸中毒或碱中毒部分呼吸性代偿。

• 混合酸异常可能涉及 2 种及以上异常。

■ **围手术期相关**

• 患者在手术过程中酸碱平衡被打破,发病率和死亡率的风险增大,例如:

− 过度通气和肺换气不足。

− 贫血。

− 流体损失。

− 低白蛋白性营养不良。

− 高钾血症和低钾血症。

− 胃引流。

• 生理缓冲系统功能障碍时,可以要求治疗和药物干预,需要对酸碱平衡失调的诱因进行确切诊断,包括:

− 进行血气分析 pH、PCO_2、$[HCO_3^-]$ 和剩余碱(BE)指标。BE 是滴定到患者血液 pH 7.4 时所需的酸或碱的量。

− 阴离子间隙。

• 患者自主呼吸或机械通气无法呼出足量的 CO_2 时可以使用 THAM(缓血酸胺),约 30% 的 THAM 的 pH = 7.40,非离子化,能够穿透细胞在细胞内起作用。THAM 可结合氢离子(H^+)和代谢酸性阳离子,增加碳酸氢盐的量。高钾血症或低钠血症患者不建议使用 THAM。

• 碳酸氢钠和 THAM 都有碱化的能力,THAM 比较短效。代谢性碱中毒的治疗主

H

要集中在治疗潜在的病理生理问题。

• 碳酸酐酶抑制剂,可引起肾排泄 HCO_3^-。

■ **方程**

• 恒基哈塞尔巴赫方程;矩形括号表示摩尔浓度。

- $pH = -\log[H^+]$。
- $pH = PK + \log([HCO_3^-]/[CO_2])$。

• 阴离子间隙(AG):

AG = 不可测的阴离子 - 不可测的阳离子
- $AG = ([Na^+] + [K^+]) - ([Cl^-] + [HCO_3^-])$。

🔮 临床要点

• 碳酸氢盐/CO_2 是临床最相关的缓冲系统,可由肺和肾脏系统进行精心调节。

• 围手术期,诊断和监测酸碱水平涉及临床评估,需要 ABG(pH、HCO_3^- 和剩余碱)的辅助。

• 根据发病的根本原因进行治疗,并且可以通过外源性碳酸氢钠或 THAM 来辅助。但是,研究结果不支持这种做法。

换能器 Transducers

Aditya Venkataraman, MD ・ Daniel R. C. Nieva, MD　卫炯琳 译 / 顾卫东 校

👊 基础知识

■ **概述**

• 换能器是将一种形式的能量转换成另一种形式能量的装置。

• 围手术期间,换能器常被用于有创监测,将压力波形转换成电信号继而显示在监测仪上。最常用到换能器的监测包括有创动脉压监测、中心静脉压监测、肺动脉压监测及颅内压监测。

■ **生理**

• 现代的换能器采用液-气界面的一次性芯片装置,其体积小,可外置,采样频率>200 Hz。

• 连续性液体通路。导管远端的压力变化或搏动经液体通路传递至换能器。

- 穿刺导管置入患者的相应部位。
- 液体通路的连接依次为穿刺导管→硬质导管→旋塞阀→硬质导管→换能器→软质导管→液体袋(通常含肝素),见图 1。

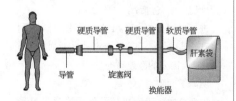

图1 液体通路连接示意图

• 换能器。换能器内是一个带有"应变计"的内置隔膜,液体通路中的压力波经隔膜传递至硅芯片或单线,应变计将隔膜的活动或拉伸转变为输出电压,电压的大小与隔膜接受的压力成比例。因此,压力的波动引起应变计电阻的变化($V = IR$;V 指电压,I 指流量,R 指电阻)。

• 惠斯通电桥桥臂。描述了换能器芯片的电路结构。可通过 3 个已知桥臂电阻推算应变计的未知电阻(来源于压力波动)。根据 Kirchhoff 定律:电环路中所有电压和电流的代数和一定为零。惠斯通电桥可测量电阻的微小改变,因此可用于测量应变计的电阻变化(图 2)。

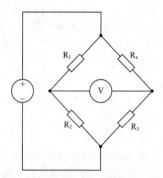

图2　惠斯通电桥桥臂。如 R_1、R_2、和 R_3 的电压已知,则可计算 R_x 的电压,因为电桥内所有电压的代数和为零

• 电子数据。电阻的变化随即被转变为电子数据(如收缩压、舒张压和平均动脉压)。

• 傅立叶分析。动脉、中心静脉和肺动脉压力波是一种复杂的波形,需采用傅立叶分析,将动脉波形以简单的正弦波和余弦波的叠加来表示。转换后的波形质量与血管内留置导管、连接管以及实际使用的换能系统有关。

• 频率。换能器的频率必须超过动脉(或静脉)波的波频。大多数市售换能器的频率>200 Hz。如果换能系统的频率过低,所测波形的频率将被近似为换能器的频率。系统因而会产生共振,监护仪上的压力波形将被放大。

• 阻尼指压力在液体通路传递过程中频率的降低。波形会变得"平滑",重搏切迹会变平或消失。导致收缩压被低估,舒张压被高估,但平均动脉压仍准确。常见于以下情况:

- 气泡。
- 连接管过长、狭窄和顺应性太高。
- 连接过多的旋塞阀。
- 连接松开。
- 穿刺导管和连接管折叠。
- 血液流入换能器。
- 穿刺导管内血液凝结。
- 液体袋放空。
- 低心输出量(心源性休克、脓毒血症、严重低血容量)。

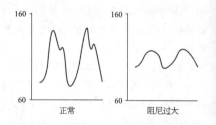

正常　　　　阻尼过大

• 阻尼不足指系统中共振过度;图形特点是波形起始相出现高尖波,可致收缩压被高估,舒张压被低估。常见于以下情况:

- 连接管过长或过多。
- 穿刺导管过度移动(穿刺导管来回滑动/深入)。
- 动脉粥样硬化。
- 血管收缩。
- 主动脉瓣反流。
- 高动力状态。
- 高血压。
- 穿刺导管管腔阻塞。

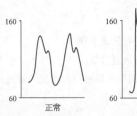 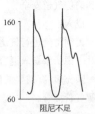

正常   阻尼不足

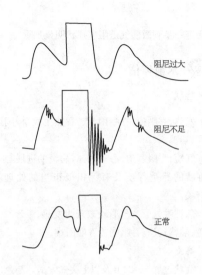

阻尼过大

阻尼不足

正常

- 使用加压液体袋有助于换能器保持完好,使读数更准确。加压液体袋通常需加压至300 mmHg 以上,通过开关控制冲洗液体进入测压系统,速度为 3~4 ml/h。否则,患者的血液会反流入穿刺导管。有时会加入肝素以防血液凝固,但冲洗液的压力似乎已足以防止血液凝固。肝素诱导性血小板减少症的患者不能使用肝素。

■ 围手术期相关

- 换能器的准确性高度依赖于正确的校正和调零。根据调零所需的位置(动脉导管为腋中线),将旋塞阀置于所需的调零位置并

与空气(大气)相通,对系统进行调零。

- 对于坐位或沙滩椅位的手术,患者的脑动脉压与心脏压力之间存在差异。因此,换能器应置于脑循环水平进行调零,常放于外耳道水平(接近 Willis 环水平)。

- 换能器位置应随者体位的改变而改变。如果换能器掉落而低于零点水平,压力读数会错误地升高。反之,如果换能器高于零点水平,压力读数会错误地降低。

- 抬高或放低换能器会改变压力读数。换能器高度改变 10 cm 将使动脉压读数改变7.5 mmHg。同样的变化也会发生于 CVP,换能器可将液柱高度的变化转为压力的变化($1 mmHg=1.36 cmH_2O$)。

- 冲洗试验。用高压液体冲洗后,观察搏动波形恢复前出现的振荡波,有助于鉴别阻尼过大或阻尼不足。压力逐渐衰减、波峰变小、冲洗后回复至基础波形缓慢且无振荡波,提示阻尼过大。反之,阻尼不足时可出现宽距的振荡波。

🕐 **临床要点**

- 可通过以下方法优化换能器系统的固有频率:
- 缩短连接管的长度。
- 减少连接管内的气泡。
- 使用低顺应性/高压连接管。

会厌炎 Epiglottitis

Brian Gierl, MD · Andrew Herlich, DMD, MD, FAAP   林雨轩 译 / 程鑫宇 邵甲云 校

🔖 基础知识

■ 概述

会厌炎是会厌和杓会厌襞的蜂窝织炎,可导致胸外气道狭窄,需要紧急插管。这种情况称为声门上喉炎更为恰当。

■ 流行病学

发病率

- 儿童:美国每年为 0.7/10 万。
- 常见于 3~7 岁儿童,也有婴儿会厌炎的案例报道。
- 自 1988 年开始使用 B 型流感嗜血杆菌(HiB)疫苗后,发病率是使用疫苗前的 1/10。
- 成人:每年为 1~2/10 万。
- 发病率在几十年来没有改变。

发病情况

无长期后遗症。

死亡率

- 儿童:罕见。
- 成人:占所有死亡病例的 0.9%。主要因气道狭窄和心肺衰竭死亡,常发生于被诊断为喉炎后。

■ 病因/危险因素

- 病因:
- B 型流感嗜血杆菌仍然是诱发儿童会厌炎的经典病原体,但是多达 10% 的儿童接种 HiB 疫苗后仍发生会厌炎。
- A 组 β 溶血性链球菌。
- 葡萄球菌。
- 肺炎双球菌。
- 儿童和成人患者中的白念珠菌。
- 危险因素:
- 男女比例为 3:2。
- 儿童:没有接种 HiB 疫苗会增加风险。
- 成人:烟草滥用会增加风险。
- 免疫功能不全的患者少见。
- 一般预防:
- 儿童接种 HiB 疫苗。

■ 病理生理

- 会厌和杓会厌襞的蜂窝织炎和会厌脓肿可能导致喉水肿和气道阻塞,继而导致心跳呼吸停止。
- 肿胀的会厌阻塞胸外气道,限制气流速度

(类似于阻塞性睡眠呼吸暂停综合征或声带功能障碍)、呼气流量(最大呼气流量 PEF 和最大呼气流速 MEF)和肺容量不受影响。
- 呼吸急促进一步增加气流流入速度,加重阻塞程度,限制潮气量和恶化气促症状。
- 相关条件:
- 50% 的儿科患者伴发感染,如中耳炎、宫颈腺炎、肺炎、脑膜炎。

■ 麻醉目标/指导原则

- 一旦怀疑为会厌炎,患者必须有能够紧急开放气道的医师陪同并保持坐位(仰卧位加重胸外气道阻塞)。
- 在手术室内进行气管插管时,配备可以行气管切开的人员和设备。
- 硬质支气管镜。
- 气管切开包。
- 环甲膜切开包。
- 儿童患者:情绪激动导致肾上腺素释放增加,哭泣可引起气管塌陷,进一步加重已有的气道阻塞症状。
- 避免使用 L-肾上腺素[常用于治疗急性喉气管支气管炎(假膜性喉炎)],因为给药

H

会进一步刺激使气道阻塞症状明显加重。

℞ 术前评估

▪ 症状

- 发热、吞咽痛、吞咽困难、"吞热土豆"样闷声、喘鸣。
- 气短、呼吸窘迫、心动过速,病情的进展与症状的严重程度及有无积极正当的处理有关。
- 急性喉气管支气管炎表现为发热、声音沙哑、喘鸣,没有吞咽痛或吞咽困难。

病史

症状进展6~24 h及以上突然发病。与急性喉气管支气管炎不同的是,后者的症状发展通常超过数天,发病前常有上呼吸道感染。

体格检查

- 通过纤维喉镜或直接喉镜下直视见到红肿的会厌可明确诊断。
- 患者呈强迫坐位,身体前倾,双臂置于膝上,颈部前伸尽可能增大气道直径。
- 喘鸣、呼吸窘迫、流涎是后期迹象。吸气喘鸣表示气道狭窄严重。发展为吸气呼气双相的喘鸣是更为严重的气道塌陷的前兆。
- 延迟发生的毛细血管充盈通常是继发于吞咽痛和流涎的脱水。
- 成年人在舌骨处常有触痛。

▪ 诊断检查与说明

实验室检查

- 吸气时颈部过伸位的侧位X线照片显示一个圆形增厚的会厌("拇指"征)、会厌谷闭塞、杓会厌襞增厚。
- 纤维喉镜直视下见发炎的会厌和杓会厌襞可确定诊断。
- 白细胞增多、核左移和中性粒细胞增多,表明有细菌感染。
- 在保证气道通气后、开始使用广谱抗生素治疗之前先进行血培养(从而针对病原体调整抗生素使用)。

▪ 鉴别诊断

- 小儿:
  ◦ 急性喉气管支气管炎。
  ◦ 细菌性气管炎。
  ◦ 白喉。
  ◦ 百日咳。
  ◦ 扁桃体炎。
  ◦ 咽后脓肿。
  ◦ 异物阻塞。
  ◦ 过敏反应。
- 成人:
  ◦ 急性喉气管支气管炎。
  ◦ 单核细胞增多症。
  ◦ 白喉。
  ◦ 百日咳。
  ◦ 扁桃体炎。
  ◦ 喉肿块。
  ◦ 过敏反应。

💉 治疗

▪ 术前准备

术前用药

- 目的是避免使气道阻塞的患者出现呼吸抑制。
- 小儿:
  - 保持麻醉前有父母陪伴,避免采血等应激性的操作导致患儿焦虑。
  - 对于配合度高的年龄较大的患儿可以使用氦氧混合气,可以降低吸入气体的密度,使CO_2扩散率增加3.5倍,通过狭窄气道的气体流速增加1.8倍。

▪ 术中监护

麻醉选择

没有静脉通路的小儿患者应该在吸入诱导后开放静脉和气管插管。

监测

标准ASA监测。

麻醉诱导/气道管理

- 小儿:
  - 预充氧,在直立位进行吸入诱导,可以减少小儿哭闹、减轻气道狭窄(如果诱导前开放了静脉通路,无论采用何种诱导方式,尽可能始终保留自主呼吸。利多卡因1 mg/kg静脉注射可能有助于降低喉痉挛的发生率)。
  - 气道阻塞导致的分钟通气量下降会减慢吸入诱导的速度。
  - 达到足够的麻醉深度后开放静脉并开始容量复苏。
  - 在确保气道安全之前避免使用任何神经肌肉阻断剂。
  - 可以考虑将喉镜片放到会厌谷,挑起肿胀的会厌,解除梗阻。如果声门很难看到,可以考虑压迫胸腔来排出声门下的气体。
  - 直视下插入带导芯的气管导管,所用的气管导管内径比常规使用的小0.5 mm。
  - 由具有开放紧急气道资质的医师陪同,直

到确保气道安全。
- 成人:
  - 无须常规进行气道干预。
  - 考虑给予氦氧混合气。
  - 预充氧,有需要的话可行纤维支气管镜清醒气管插管。

维持

保护气管导管,防止意外拔管。

拔管/苏醒

- 只有在咽部红肿发热好转后才能拔管,通常在24~48 h。
- 评估气管内导管是否漏气。
- 考虑经纤维支气管镜检查声门上结构。
- 考虑在手术室拔管。
- 适当的镇静和制动,防止患者自行拔管。

术后监护

▪ 床旁护理

气管插管患者或任何确诊会厌炎的患者均应送入ICU,直到病情改善。

▪ 药物处理/实验室处理/会诊

- 在拿到血培养结果前,使用能有效对抗流感嗜血杆菌(产β-内酰胺酶)且在脑脊液中浓度较高的广谱抗生素。头孢曲松钠和氨苄西林是常见的选择。
- 没有研究发现使用糖皮质激素可以减少ICU时间或住院时间。

▪ 并发症

- 肺炎。
- 中耳炎。
- 脑膜炎。
- 肺水肿。

疾病编码

ICD9
- 464.30　急性会厌炎,没有伴发梗阻。
- 464.31　急性会厌炎,伴梗阻。
- 476.0　慢性喉炎。

ICD10
- J05.10　急性会厌炎,没有伴发梗阻。
- J05.11　急性会厌炎,伴发梗阻。
- J37.0　慢性喉炎。

临床要点

- 小儿:

- 儿童由于气道直径小,比成年人可能更需要气管插管。

- 配合度高的患者考虑通过面罩吸入氦氧混合气来改善气流。

- 在患儿的舒适体位进行吸入诱导,同时减少刺激和保留自主通气(即使存在静脉通路)。

• 成人:

- 成年患者伴有快速进展的中度呼吸困难、喘鸣、胸骨上凹陷、呼吸频率>30 次/分、口周苍白或之前 24 h 动脉二氧化碳分压>45 mmHg 者,需要进行气管插管。

- 考虑氦氧混合气吸入治疗。

- 成年患者使用纤维支气管镜进行清醒插管,所选气管导管内径比常规所用的小0.5 mm。

混合静脉血氧饱和度 Mixed Venous Oxygen Saturation

Nina Singh-Radcliff, MD　杨君君 译／张晓庆 校

 基础知识

▪ 概述

• 混合静脉血氧饱和度(MvO₂)是指血液通过身体的组织毛细血管床之后测量血液中残留的氧气的量,它测量的是没有使用过的氧气的量。

• 一个真正的"混合"静脉采样取自肺动脉导管远端管口。血液是由上、下腔静脉血与冠状静脉窦血组成。

• MvO₂ 反映的是动脉血氧如何有效地输送或传递到整个身体,有多少氧气被身体所用。因为氧气输送依赖于心输出量(CO)、血红蛋白(Hb)、血氧饱和度(O₂ sat%),MvO₂ 也可作为替代来评估这些因素。此外,它反映了肺和心脏系统的血流动力学功能。

• 血压、氧饱和度和其他监控工具提供的信息反映大规模的血液循环,MvO₂ 是评估微循环与细胞氧合的有效性指标。

▪ 生理

• (氧气开始)−(氧气消耗)=氧气剩余。MvO₂ 表示返回到心脏未使用的氧气的量,修改的 Fick 原理。

$$MvO_2 = SaO_2 - [V \cdot O_2 / (CO \times 13.9 \times Hg)]$$

• MvO₂,或 O₂ 经过全身灌注后在静脉血内的剩余,可以作为氧气供应(氧饱和度、血红蛋白、心输出量)、氧的需求(组织/细胞的代谢需求)和组织氧合(氧气输送对需求的有效性)的一个指标。

• 在正常条件下,休息状态,MvO₂=75%(40 mmHg,PaO₂)。氧气供应量>氧气需求量。只有 25% 的氧气利用或从血液中提取,保留了 75% 的安全储备量。

• 火车站的比喻:氧气(货物)从大气中交给肺(火车站)。O₂(货物)由经过的血液(火车)装载,装载在血红蛋白分子上(车厢)。心脏泵(引擎)提供能量运送含氧血、氧合血红蛋白(装到货车车厢里的货物)到组织、细胞(城镇)。血红蛋白(车厢)在肺(火车站)加载满氧气(货物),血(火车)带着未使用的氧气(货物)返回到肺(火车站)。因为没有可靠的方法来计算被组织、细胞(城镇)利用的所有的氧气(货物),可以间接地测量多少氧气(货物)被加载到血(火车)和返回的氧气(货物)。在正常条件下,细胞、组织(城镇)利用大约 25% 的是在肺里(火车站)装满的氧气的,因此 75% 的血红蛋白(车厢)可容纳的氧气(货物)返回到肺(火车站)。

• 氧气需求量:概述满足身体的新陈代谢要求所需氧气量。O₂ 需要在细胞水平维持正常的细胞功能和各组织器官不同的基础代谢率。此外,它依赖于如温度、代谢状况、肌肉工作等因素,直接测量是困难的,但可以根据 Fick 原理,间接测量氧气的消耗量(MvO₂)。

• 氧气消耗量:概述氧气被组织使用的量,等同于健康患者氧气的需要量。当需求增加(增加的新陈代谢需求),身体通过增加心输出量(每搏输出量、心率)或者氧气的摄取以避免组织、细胞缺氧。

• 氧气供应:因为身体不能储存氧气(与葡萄糖不同),它的供应完全依赖于血流动力学、肺功能的维持(氧饱和度)和循环系统(血红蛋白、心输出量)。

- 肺:在正常呼吸情况下,患者呼吸的吸入氧浓度为 21%,导致肺泡部分压力为 100 mmHg。F_A=(P_baro − P_H₂O)×(FiO₂)−(PaCO₂/0.8)=(760 − 47)×0.21−(40/0.8)=100 mmHg。因为肺泡周围的毛细血管静脉血含有 PaO₂ 为 40 mmHg(又称 MvO₂)。压力梯度的存在允许单纯扩散,氧气从高压侧到低压侧(肺泡到毛细血管)。

- 血氧含量:氧气从肺泡到血液运输有两种形式:溶解在血浆中(2%)和黏附在血红蛋白上(98%)。血液中氧气的含量=氧气(溶解)+氧气(结合到血红蛋白)=PaO₂×0.003+Hg×1.39(SaO₂)。在正常情况下,血红蛋白在经过肺泡后会达到完全的饱和。

- 心血管:心脏提供泵功能将含氧的血液输送到需要消耗氧气的组织。动脉血氧含量乘以心输出量等于氧气输送的量。(Hg×1.39×SaO₂+PaO₂×0.003)×CO×10。这些因素中有任何一个异常都会降低氧气输送的量。

▪ 解剖

• 一个真正的混合静脉样本应该从肺动脉(远端肺动脉导管)内采取。这里允许足够上腔静脉(SVC)、下腔静脉(IVC)、冠状静脉窦的血液混合。持续监测 MvO₂ 的技术得到了发展,建立在特殊的肺动脉导管的基础上(排除误吸、送样)。

• 在休息时,相对于下腔静脉(IVC)来说,从 SVC(上腔静脉、脑、心)回流的血具有较低的氧饱和度(更多的组织消耗)。

• 上腔静脉氧饱和度(ScO₂)是否可以监测全身组织的低氧血症一直存在争议。上腔静脉氧饱和度(ScO₂)的优势在于它可以从上半身的中心静脉导管中取样,创伤性小也容易操作。此外,它还可以用于评估心输出量。持续监测的技术通过特殊的中心静脉导管也可以实现。

• 如果 PAC 是楔形或部分的楔形,样本将反映动脉血的组成。

• 左向右心内分流(如室间隔缺损),导致动脉化的血液,可以造成 MvO₂ 阶梯上升,因为它通过右心室。

▪ 病因/病理生理

• 病理生理状态可导致氧需求>氧输送。需求的增加(增加的代谢要求)必须通过增

加心输出量(提高心率和每搏输出量)或者氧气的摄取(75%储备)来代偿。然后,如果代偿机制被耗竭,需求>消耗,细胞组织会求助于无氧代谢以维持细胞功能。

• 低 MvO_2 状态:潜在的增加氧需或氧耗,或降低的心输出量、血红蛋白、动脉血氧饱和度。

- 增加的氧需或氧耗:发热、痉挛、颤抖、呼吸机抵抗、恶性高热、甲状腺危象。如果患者有充足的心脏储备,机体可以通过增加心输出量代偿,去维持组织供氧。伴随着以上氧需的增加,机体会通过增加从动脉血的氧摄取来代偿。

- 降低的心输出量:缺血、梗死、负性肌力药物、后负荷增加、急性肾衰竭、降低的每搏输出量或低血容量、休克、心律失常、心脏压塞。当发生这种情况时,唯一可用的机制是增加氧气提取。比其他原因的 MvO_2 下降更难以耐受。

- 血红蛋白降低:出血、贫血、隐形的血液丢失。轻度丢失可以通过增加心输出量来满足,如果患者有足够的心脏储备功能。显著的血液丢失可以通过增加心输出量和氧摄取率来代偿。如果患者的心脏储备降低,将会有细胞组织缺氧的风险。

- 动脉血氧饱和度下降:肺不张引起体位性的最大肺活量的下降、液体超负荷或其他的其他 V/Q 不匹配,如肺栓塞。通过增加心输出量和氧摄取率来代偿,如果代偿成功,将不会导致无氧代谢和酸中毒。

• 高 MvO_2 状态:潜在的降低的氧需或氧耗,增加的氧气饱和度、血红蛋白和心输出量;静脉血动脉血化样本。

- 降低的氧需或氧耗:低体温、麻醉、药物性麻痹。

- 脓毒症导致血液不适当的分流,远离需要氧气的细胞、组织,导致它们供氧不足从而求助于无氧代谢。同时,分流的血液返回心脏时氧未使用从而有高氧含量(增加 MvO_2)。

- AVM(动静脉畸形)和其他大的分流,也可以导致类似的临床情况(增加 MvO_2)。尽管 MvO_2 的增加是由缺氧引起,但也继发于来自组织血液的不适当的分流。

- 氰化物中毒可在细胞水平阻止氧气的使用。由于氧化酶堵塞或只有部分功能,防止血红蛋白从毛细血管中卸载。回血高氧(增加 MvO_2),尽管细胞缺氧。

- 增加动脉血氧饱和度:增加 FiO_2,增加 FRC(肺泡从 PEEP 补充,较大的潮气量,低头仰卧位,腹部牵开器去除,增加的通气血流比),改进的 V/Q 匹配。

- 增加的血红蛋白:输血。

- 增加的心输出量:增加收缩力的药物治疗,交感神经刺激,减少后负荷,增加了前负荷(Starling 曲线),治愈心律失常、心率增加。

- 楔形 PAC 样品血从周围被氧合的肺泡提取,"动脉化"样本。

■ 围手术期相关

• 当氧气供应不平衡时,身体调动其代偿机制,以确保足够的可用性,增加氧气提取和心输出量。

• 术中,O_2 通常是在稳定消耗状态,但常由于心输出量降低、低血红蛋白和氧饱和度,O_2 的降低会导致组织供氧减少。降低心输出量是有问题的,因为这样就消除了一个组织细胞氧供的代偿机制。

• 研究表明,降低的 MvO_2 一般先于或预示即将到来的心力衰竭(10～15 min 前)以及整体预后。此外,随之而来的乳酸性酸中毒是组织缺氧的推定证据,也与预后不良相关。

• 在加护病房,它可以被用来监测、评估和指导治疗脓毒症。

• 上腔静脉氧饱和度可以利用,因为它是微创,更常规地应用于危重患者。应谨慎评估它的数值,因为它反映的是脑和上半身的氧气提取程度。

• 在心脏手术,当心脏被操作时,可能发生 PAC 迁移。球囊放气,在将管拔出 1～3 cm。

■ 公式

$$MvO_2 = SvO_2 - [V \cdot O_2/(CO \times 13.9 \times Hg)]$$
$13.9 = K$ factor(来源于 1.39×10,见下文)

• MvO_2 正常值:
- 混合静脉血氧饱和度=60%～80%
- 混合静脉部分压力=35～45 mmHg

• 静脉血氧含量,CvO_2=15.5 ml/dl=溶解 O_2+与 Hg 结合 O_2($Hg \times 1.39 \times MvO_2$)+

$PvO_2 \times 0.003$=15.5 ml/dl。

- 1.39=结合 1 g Hb 需氧(ml)数。
- 0.003=O_2 在血浆中的溶解度系数。
- $(15 \times 1.39 \times 0.75) + 40 \times 0.003 = 15.5$ ml/dl。

• 静脉血携氧量=DvO_2=775 ml O_2/min。
- $CvO_2 \times CO \times 10$=775 ml O_2/min。
- 15.5 ml/dl×5 L/min×10=775 ml O_2/min。
- 乘以 10 将 dl 转化为 ml。

• 动脉血氧含量,CaO_2=20.1 ml/dl。
- 动脉氧饱和度=SaO_2,95%～98%。
- 动脉血氧分压=80～100 mmHg。
- 溶解 O_2+与 Hg 结合 O_2。
- $(Hg \times 1.39 \times SaO_2) + (PaO_2 \times 0.003) = 20.1$ ml/dl。
- $(15 \times 1.39 \times 0.97) + 100 \times 0.003 = 20.1$ ml/dl。

• 动脉血携氧量=DO_2=1 005 ml O_2/min。
- $CaO_2 \times CO \times 10$=1 005 ml O_2/min。
- 20.1 ml/dl×5 L/min×10=1 005 O_2/min。

• VO_2=动脉血携氧量-静脉血携氧量。
- =$(CO \times CaO_2 \times 10) - (CO \times CvO_2 \times 10)$。
- =$CO \times (CaO_2 - CvO_2) \times 10$。
- =$CO \times [(Hg \times 1.39 \times SaO_2) - (Hg \times 1.39 \times SvO_2)] \times 10$。
- =$CO \times Hg \times 1.39 \times (SaO_2 - SvO_2) \times 10$。
- =$CO \times Hg \times 13.9 \times (SaO_2 - SvO_2)$。
- =$(5$ L/min×15 g/dl×13.9$) \times (0.97 - 0.75)$。

(注意,血浆中的 O_2 被排除在外,因为它是非常小的量)
- =230-250 ml O_2/min。
- 提取各项数值=250/1 005 ml O_2=25%。

⚡ 临床要点

• 混合静脉血氧饱和度提供了一个在围手术期和 ICU 期间评估组织氧合的监测指标。

• 目前大多数灌注监测手段基于全身水平。

• 测量静脉血氧饱和度可以用来推测相关的指标(血红蛋白水平、耗氧量和心输出量)。

霍夫曼消除 　Hofmann Elimination

Corey C. Downs，MD　张毓文 译／张晓庆 校

基础知识

■ 概述

- 霍夫曼（August Wilhelm von Hofmann）（1818—1892）是最先合成季胺的化学家，季胺为一种阳离子盐类，其中的氮原子结合 4 组离子，表现为阳性离子（NR_4^+）。在碱性环境或高温下，季胺会发生化学反应（霍夫曼消除），分解为 2 个分子——1 个叔胺及 1 个烯烃。

$$
\begin{array}{c}
R^1 \\
| \\
R^3 - N^+ - R^4 \\
| \\
R^2
\end{array}
$$

季胺

- 如果一种药物通过类似方式在温暖的生理环境下自发降解，此种药物失效将不再依靠器官功能或酶活性。

- 霍夫曼消除是指某些具有季胺结构的药物通过该消除反应在体内自发降解为失活代谢产物，此过程依靠温度及 pH。目前只有神经肌肉阻滞剂阿曲库铵及其同分异构体顺阿曲库铵经此途径降解。

■ 生理

- 季胺。叔胺烷基化称为季胺化反应。新生成的烷基较大，呈弱碱性，因此在适宜的条件下易断裂（高温、强碱性环境下）。

- 霍夫曼消除。

　- 季胺分解。在 pH＝7.4，温度＝37 ℃ 的生理条件下即可分解。

　- 温度依赖性。

　- pH 依赖性。

　- 不依赖器官代谢。

　- 不依赖酶代谢。

- 目前问世的药物：尽管在生理环境下自然降解，迄今应用于临床的在生理条件下可降解的麻醉药物只有两种神经肌肉阻滞剂。

　- 神经肌肉阻滞药物：有可满足此降解方式的共同的结构，一个季胺基（与乙酰胆碱受体结合）。

- 苯磺酸阿曲库铵：选择性通过霍夫曼消除。

　○ 在氮原子与羰基间的 β 位连接构成的分子结构使其在生理条件下即可发生霍夫曼消除。

　○ 一小部分阿曲库铵通过酯类水解代谢。

　○ 其副作用包括组胺释放（低血压、心动过速、支气管痉挛），叔胺生物碱、劳丹素毒性反应限制其临床应用。

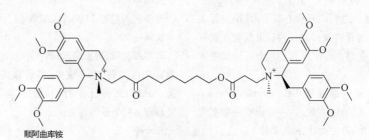

阿曲库铵

- 顺苯磺酸阿曲库铵：为阿曲库铵顺式结构。

　○ 更加有效。

　○ 组胺释放显著减少，从而减少相关副反应。

　○ 其降解产生劳丹素较阿曲库铵显著减少。

■ 病因／病理生理

- 肝肾疾病。由于其不依赖器官代谢，霍夫曼消除在肝肾疾病时不受影响。

　- 阿曲库铵及顺苯磺酸阿曲库铵在肝衰竭及正常患者剂量及代谢无明显差异。

　- 阿曲库铵在肾衰竭患者与正常对照组使用中无显著性差异。

- 体温异常。体温升高时霍夫曼消除加快，低体温时减慢。然而临床使用中不同体温时反应变化微小，或只需轻微调整剂量即可。

　- 低温体外循环时顺苯磺酸阿曲库铵作用时间延长。

　- 发热（如恶性高热）、甲亢或腹腔化疗发热可加速阿曲库铵代谢。

　- pH 紊乱。机体环境碱化时霍夫曼消除加速，酸化时减慢。机体 pH 变化范围较小，此种改变不明显。

- 遗传变异。由于霍夫曼消除不依赖酶，因此遗传变异及酶缺陷对其无影响。不同于琥珀胆碱，胆碱酯酶对顺苯磺酸阿曲库铵无影响。

- 年龄对霍夫曼消除无影响。肥胖不改变霍夫曼消除率。

■ 围手术期相关

　肝肾功能不全患者通常需要注意药效延长。神经肌肉阻滞剂药效延长时间无法确定可导致拔管延迟及需辅助通气。因阿曲库铵及顺苯磺酸阿曲库铵主要通过霍夫曼消除，两者可作为上述患者麻醉用药。

? 临床要点

- 霍夫曼消除只与体温及 pH 有关，与酶及器官功能无关。

- 阿曲库铵及顺苯磺酸阿曲库铵主要通过霍夫曼消除失活，因此肝肾功能不全或酶缺陷患者剂量基本不需调整。

- 未来可能会研发出更多经霍夫曼消除的药物，用于特殊人群。

顺阿曲库铵

顺苯磺酸阿曲库铵

H

机械循环辅助装置 Mechanical Circulatory Assist Devices
Jonathan D. Leff，MD · Daniel A. Lazar，MD 彭成为 译／张晓庆 校

基础知识

概述

一般情况

- 机械循环辅助装置（MCAD）能部分或完全支持心力衰竭患者的循环。此装置的适应证包括：
 - "过渡至恢复"：用于急性心功能不全。心源性休克的恢复治疗、心肌梗死、心肌炎、心脏术后、心力衰竭。
 - "过渡至移植"：提供支持直到供体心脏可用。
 - "终末期治疗"：2002 年 FDA 批准在没有候选供体的患者中可作为移植手术的替代方案。
- 泵的分类：
 - 脉冲式流动（第一代）：容量依赖的大型设备，有单项活瓣，由气压或水压驱动。
 - 连续流动（第二代、第三代）：有若干优势，包括体积小、设计简单、较少的机械故障和零部件更换率，还有较小的血液冲击力。能用于较小的患者。有 3 种类型：
   - 轴流泵：利用螺旋形的叶片驱动血液沿着转轴加速。
   - 离心泵：转子圆周形的加速驱动血流离开泵。
   - 非接触磁力泵：由于转子悬空在两个磁力组件之间，使得泵里面具有非接触部分。
- 大部分 MCAD 需要使用肝素或华法林抗凝或抗血小板治疗，防止血栓形成。这些治疗在装置应用之初立即开始，并贯穿于整个支持治疗全过程。
- 在心肺转流（cardiopulmonary bypass，CPB）建立之后，"开放心脏手术"期间置入泵和它的管道及连接组件。泵放置在腹壁间或心包膜。心脏流入和流出管道放置方法如下：
 - 左心室辅助装置（left ventricular assist device，LVAD）。流入：左心房或左心室尖端。流出：升主动脉，降主动脉。
 - 右心室辅助装置（right ventricular assist device，RVAD）。流入：右心耳。流出：肺动脉。
 - 双心室辅助装置（biventricular assist device，BIVAD）。同时有 RVAD 和 LVAD 的连接。

- 经皮置入辅助装置。Impella 微型心室辅助系统（Abiomed Danvers 公司，美国马萨诸塞州）通过股动脉插入一个管道，突破动脉瓣置入。该系统可防止需要 CPB。TandemHeart 串联心（CardiacAssist 公司，美国匹兹堡，巴拿马）由两个经皮导管组成，流入导管通过房间隔置入，供应左心房排血。

体位

仰卧位。

切口

在导管室行正中胸骨切口或经皮切口。

手术时间

变化较大，取决于许多因素，如先前的胸骨切开术。

术中预计出血量

- 围手术期出血量较大（1～3 L）。
- 装置植入后也能立即见到凝血障碍，继发于装置的血小板和凝血因子的破坏作用。

住院时间

中位出院时间是 27～28 天，范围从 8 天至 12 个月不等。

特殊手术器械

- 装置：植入泵和管道；计算机控制器，电源组/电池，外部备用电池。
- 心肺转流套件。
- 经食管超声。

流行病学

发病率

- 心力衰竭影响 480 万美国人，其中 25 万人是难治性的，需要医学治疗。
- 可用于移植的心脏小于 3 000 个。

患病率

每年植入超过 1 000 个 LVAD。

发病情况

与器械故障、凝血障碍、再次手术、终末期器官功能障碍、右心衰竭、肺动脉高压、感染、APACHE 评分、医疗中心的经验以及社会心理支持的程度相关。

死亡率

最常见死亡原因是 LVAD 植入术后：败血症，多器官功能衰竭、右心衰竭、器械故障。

麻醉目标/指导原则

- 虽然患者可以从家里来医院实施手术，但 MCAD 更常见于失代偿性左心衰竭或急性

损伤的住院患者。患者通常有多种伴发疾病，并且有缓慢的循环时间。
- 术前由于肺淤血，液体治疗要求精细管理。LVAD 置入术后，患者的心输出量是前负荷或容量依赖型。
- 凝血功能障碍的患者可应用抗纤溶药物，血液制品也比较获取。
- 麻醉诱导完成后行 TEE，评估 MCAD 的适宜性（卵圆孔未闭、右心功能、三尖瓣反流、主动脉瓣关闭不全、左心室血栓），以及辅助导管插入和器械管理。
- 当放置一个 LVAD 时，需要特别关注左心室，并且要给予药物支持。

术前评估

症状

- 呼吸困难、端坐呼吸、夜间阵发性呼吸困难。
- 胸痛。

病史

缺血性和（或）非缺血性心肌病。

体格检查

外周性水肿、颈静脉压升高、第三心音亢进。

用药史

- CHF 治疗：利尿剂、ACEI、β 受体阻滞剂、醛固酮拮抗剂、硝酸盐、地高辛等。
- 许多 CHF 患者在行抗凝治疗：阿司匹林、肝素、华法林和氯吡格雷。这些药物有利于防止血栓形成和局部缺血，增加出血的风险，可能要求逆转治疗。
- 强心药用于急性呼吸困难。

诊断检查与说明

- 电解质、BUN、Cr。
- CBC、PT、PTT、INR、纤维蛋白原、D-二聚体等。
- 血型和交叉配血试验。
- 心电图。
- 胸部 X 线透视、X 线摄片、心脏超声、冠状动脉造影。

伴随的器官功能障碍

- 肺动脉高压。
- 肾功能不全、肝衰竭、外周血管疾病、糖尿病。

治疗

■ **术前准备**

术前给药

如果正在使用血管加压药或强心药,在CPB前和诱导期间按需继续使用。

知情同意的特殊情况

除颤器、起搏器和心脏再同步治疗(cardiac resynchronization therapy, CRT)的管理包括禁用冲击能力和外部除颤板的放置,如果存在,应转换为非同步模式。

抗生素/常见病原体

- 广谱抗生素可在围手术期应用,包括万古霉素、利福平和氟康唑。
- MCAD最常见的微生物是:表皮葡萄球菌和金黄色葡萄球菌。其他少见微生物包括肠球菌和耐甲氧西林表皮葡萄球菌(MRSE)、甲氧西林敏感金黄色葡萄球菌(MSSA)、纹带棒状杆菌、甲氧西林敏感表皮葡萄球菌(MSSE)和棒状杆菌。

■ **术中监护**

麻醉选择

气管插管全麻。

监测

- 标准ASA监测。
- 诱导前有创动脉压监测,了解即时血压,还可随时获得血标本。
- 没有中心静脉通道的患者,建立大口径外周静脉通道,以备液体复苏之需。
- 为了监测CVP和多通道应用不同血管活性药物,应建立中心静脉通道(8.5F或9F)。
- 肺动脉导管(PAC)可以监测肺动脉压、心输出量、混合静脉血分析和同步电复律功能。术后还能管理右心室功能。
- 术中TEE用于评估:
- 主动脉瓣关闭不全:会形成一个左心与主动脉瓣之间的一个环状循环,因为主动脉瓣关闭不全,血流不是流向身体,而是返回至左心室。
- 右心和三尖瓣功能:左心室压力降低导致心输出量增加,右心室超负荷(右心室前负荷增加),可能会超出右心的耐受限度。
- 心内分流:卵圆孔未闭(patent foramen ovale, PFO)会导致左心室减负荷和右向左分流。
- CPB:排气和大动脉斑块评估,导管置入

和左心室减压。

- 近红外光谱(near infrared spectroscopy, NIRS)可用于评估前额氧合。脉搏氧由于持续循环辅助装置的置入,常常获取数据困难,并且脑氧监测仪常被认为可以提供脑氧饱和度信息。不同医院对这一技术的使用不同。

麻醉诱导/气道管理

- 个体化用药,缓慢滴定至目标效果和血流动力学,芬太尼、依托咪酯和(或)氯胺酮最常使用。通常,心力衰竭患者循环时间慢且依赖儿茶酚胺维持循环。过度弱化这一需求会导致严重低血压。
- 紧急药物诸如肾上腺素和麻黄碱可能在诱导时用于心输出量下降。维持冠状动脉灌注压,确保充分的心肌氧供。

维持

- CPB之前:
- 挥发性麻药可以耐受。氧化亚氮会增加肺血管阻力,最好避免。
- 阿片类药物:高剂量给药法可以维持血流动力学稳定。
- 超声心动图可以分析合适的左心减压。
- 仔细关注液体管理。
- 肝素化。
- CPB之后:
- 患者可能血管舒张,要求血管活性药物。
- 患者处于前负荷依赖状态,为维持充足的心输出量,需要维持充足的容量状态。
- 为LVAD患者进行右心支持。
- 监测机械辅助装置流量。
- 超声心动图评估心脏。
- 肺血管舒张药,如氧化亚氮或米力农可用于肺动脉高压,降低右心后负荷。
- 凝血功能障碍患者常需要血液制品(即FFP、血小板和冷沉淀)。可用血栓弹力图(TEG)来指导治疗。植入的器械总会存在血凝块形成的风险,因此最好在有指导的情况下使用血液制品,并且在术后第1天或第2天开始抗凝。
- ICD再激活。

拔管/苏醒

当达到标准时可以在ICU拔管。

术后监护

■ **床旁护理**

- ICU。

- 术后先用肝素抗凝,当出血稳定后过渡至华法林。
- 持续应用抗生素。
- 换药时保持传动装置周围无菌。

■ **镇痛**

疼痛程度从中度到重度,可使用PCA来镇痛。

■ **并发症**

- 泵里面血栓形成会导致机械故障或脑血管事件。
- 感染:最常见于驱动管路或腹壁袋。
- 凝血功能障碍导致出血。
- 右心衰竭。
- 机械故障。
- 大脑空气栓塞。
- 胃肠道(GI)出血。

■ **预后**

30天、1年和2年(LVAD)生存率分别为86%、56%、33%。最新的辅助装置在不断刷新生存率。

疾病编码

ICD9

- 428.9 心力衰竭,非特异性。

ICD10

- 150.9 心力衰竭,非特异性。

临床要点

患者可带着MCAD进入手术室行非心脏手术。术前关注要点包括:咨询MCAD管理小组,详细评估终末期器官功能障碍,适当地预防性应用抗生素,外科手术期间植入型心律转复除颤是否会停止工作,选择合适的麻醉方案。搏动装置植入手术期间不要求特别的监护,而无搏动血流装置植入手术期间要求有创动脉置管(脉搏氧和无创血压监测是不可靠的)。患者严重依赖前负荷来维持心输出量,需要精细的液体管理。麻醉药会降低全身血管阻力,需要仔细滴定给药。血管收缩药血药准备好,随时可用。抗凝管理需要和外科医师和心内科医师讨论。

J

肌电图 Electromyography

Parisa Partownavid，MD　赵延华 译／林雨轩 校

 基础知识

概述

- 肌电图（EMG）是一种特殊的运动监测，自 20 世纪 70 年代中期就被应用于外科手术中。

- 在手术过程中，EMG 能实时识别容易受损的神经并对其进行功能评估。在该方法被普遍使用之前，外科医师依靠唤醒试验或踝阵挛。这些测试达不到理想效果：它们需要中断手术，对患者有潜在的危险并会造成损伤，而且无法连续进行测试。

- 此外，围手术期神经损伤（如尺神经受损）可能需要 EMG 评估。

生理

- EMG 可记录肌肉电活动，其描记图可反映为神经的功能。这类似于心脏的心电图，心脏的去极化和复极化可以用电极进行检测。

- 电极可做成探头、针或电线，能够刺激肌肉收缩和（或）检测肌肉活动。

- 交互式软件能够处理和显示电生理信号，当它们被记录电极捕获时。

- 自发肌电图的监测需要将多个针状电极放置到需要检测的肌肉内。肌电图持续监测和记录肌肉电活动。机械刺激神经根或周围神经可以触发运动单位放电。这可以帮助识别神经以及切除、牵拉或电凝止血时的错误操作。

- 诱发的肌电图监测需要在刺激部位［如经颅运动皮质（tcMEP）、脊髓终丝］放置针状电极，同时在外周肌肉放置电极以记录肌肉的收缩。在选定的时间内应用超生理电流并且记录肌肉收缩，因此诱发的肌电图可评估刺激部位和肌肉之间神经纤维的完整性。

病因/病理生理

- 肌电图能在术中进行间接的神经监测，同时帮助诊断和评估外周神经损伤。

- 影响信号变化的因素：麻醉、组织温度、外科手术的进程、组织应激和既往的病理状态。

表 1　特定药物或条件对肌电图监测的影响	
药物	对诱发电位的影响
挥发性麻醉剂	抑制振幅，延长潜伏期
巴比妥类药物	抑制振幅，延长潜伏期
依托咪酯	低剂量：增加幅度，延长潜伏期
	高剂量：减少幅度，延长潜伏期
氯胺酮	没有影响或可能增加振幅
麻醉剂	轻微减小振幅
苯二氮䓬类	减少振幅，对潜伏期影响小
局麻药	改变肌肉动作电位
神经肌肉阻滞剂	消除自发的和触发的肌电图
局部或全身性低温	神经刺激肌电图活动
组织受压或牵拉	影响肌电图振幅或潜伏期

围手术期相关

- 麻醉患者的自发（连续）肌电图：

- 自由振荡的肌电图显示没有肌肉活动（平坦的直线），连接到放大器的扬声器没有声音。

- 对周围神经或神经根进行的操作（如拉伸、挫伤、压迫或揉搓）导致 EMG 爆发，称为神经放电。

- 机械性刺激被转化并显示在监护仪屏幕上，并在扬声器中产生清脆的噪声，为外科医师提供直接的听觉反馈。

- 方法的局限性：

  ○ 在手术过程中，可能会记录到与手术干预无关自发的 EMG 活动，如传播的终板电位、纤维性颤动、正锐波、复杂的重复放电、自发性收缩和肌纤维颤搐。其发生率为 12%～16%（假阳性）。

  ○ 不能评估非刺激性神经损伤的机制，如缺血和急剧的神经横断（假阴性）。

- 麻醉患者的诱发肌电图通常是运动诱发电位（MEP）的形式，用于监测脊髓前束运动束的神经传导。

- SSEP（躯体感觉诱发电位）最初是用来评估感觉后束和外侧束功能的完整性。但是，脊髓前束（运动纤维）损伤时没有 SSEP 或者可能延迟 SSEP 信号的变化。因此，运动诱发电位（MEP）联合 SSEP 能提高脊髓前束损伤监测的敏感性。

- 运动神经纤维受到电刺激时，触发相应肌肉的收缩。放置在这些肌肉的电极会记录复合的肌肉收缩动作电位。诱发肌电图评估刺激部位和肌肉之间的神经纤维的完整性。

- 任何能改变沿轴突的神经冲动传导的药物或生理参数，都可能会改变诱发电位波形。

- 头部和颈部手术中，由于手术部位空间狭小，加之很多脑神经经过这个部位，会导致意外的神经损伤：

- 腮腺切除术、乳突切开术和听神经瘤：面神经（Ⅶ）发出运动纤维支配面部表情肌、二腹肌后腹和镫骨肌。面神经损伤会导致一侧面部麻痹、面部下垂、味觉损害和对声音敏感（听觉过敏）。面神经监测需要将针状电极放置在眼轮匝肌和口轮匝肌内，以反映对第Ⅶ脑神经（CN7）的刺激。

- 甲状腺切除术和甲状旁腺切除术：喉返神经（RLN）和喉上神经（SLN）支配喉肌；神经损伤会导致声带麻痹。利用一个特殊的气管内导管，可以检测声带运动，帮助进行神经定位和检测对神经的刺激。

- 根治性的颈部淋巴结清扫术：副神经（Ⅺ）支配斜方肌，神经损伤会导致肩功能障碍。

- 神经外科：

- 脊髓栓系松解会导致支配股四头肌、胫前肌和腓肠肌的下肢运动神经元损伤。诱发肌电图刺激脊髓终丝，测定肛门和尿道括约肌的张力。

- 听神经瘤手术会损伤第Ⅶ（CN7）和第Ⅷ脑神经（CN8）。可以应用肌电图监测和脑干听觉诱发电位（BAEP）。BAEP 需要在耳内使用滴答声（代替对肌纤维进行电流刺激），它相对不受麻醉药物的影响。

- 血管外科：

- 颈动脉内膜剥脱术可能使用运动诱发电位（MEP）来评估栓子或钳夹颈动脉期间脑内灌注受损引起的运动皮质缺血。

- 胸主动脉瘤或腹主动脉瘤修补术使用运动诱发电位（MEP）来评估 Adamkiewicz 动脉受损或钳夹主动脉期间低灌注导致的脊髓损伤。

- 矫形外科：

- 脊柱手术使用运动诱发电位（MEP）来监测直接的脊髓损伤、神经根损伤或血液供应。

• 麻醉用药：
- 吸入麻醉剂会降低波幅，延长潜伏期。静脉麻醉药有同样的效果，但程度较轻。
- 最好的麻醉方案包括术中监测是有争议的。
- 尽管全静脉麻醉时监测到的肌电图信号最为可靠，但是通常花费高，需要使用多个输液泵，而且不能方便地进行滴定。
- 最安全的计划是在肌电图基线信号获取前达到稳定的麻醉状态，并且尽量减少改变，特别是在会发生神经损伤的关键时刻（如放置螺钉、手术切开时）。
- 改变麻醉技术或者给予负荷剂量时的沟通很重要。
- 可接受的麻醉药物包括使用短效麻醉药和输注丙泊酚的全静脉麻醉技术、氧化亚氮和麻醉性药物、短效的肌肉松弛剂（用于诱导）。
- 神经肌肉阻断剂和局部麻醉剂应该避免。
• 术中计划使用神经监测时，区域麻醉应该避免。
• 区域麻醉出现并发症后，肌电图可以用作诊断工具。虽然周围神经或脊髓损伤很罕见，但这是区域麻醉的严重并发症。
- 完全性或不完全性神经功能缺失超出麻醉持续时间或神经功能障碍继续进展的情况下（除了神经外科会诊和放射学成像检查），应该进行电生理检查（如肌电图）。
- 应该考虑双侧检查和早期检查，以确定其基础情况、已有的病变以及其预后。

临床要点

• 使用神经肌肉阻断剂后，4 个成串刺激测试中 4 个肌肉颤搐的恢复对于进行肌电图检查是足够的。
• 经颅运动诱发电位（tcMEP）：通过头皮刺激运动皮质，记录相应肌肉的运动。
• 大脑皮质运动诱发电位（cMEP）：在开颅手术中直接刺激运动皮质，记录相应肌肉的运动。

肌酐清除率 Creatinine Clearance

Julie McSwain，MD，MPH · Sylvia H. Wilson，MD 崔璀 译 / 杨瑜汀 杨立群 校

基础知识

■ 概述

• 肌酐清除率（CrCl）是用来衡量肾脏清除血液中肌酐速率的。它表示单位时间内，若干毫升血浆中的内生肌酐全部被清除出去（ml/min）。
• CrCl 用来估计肾小球滤过率。因此，它可以用来作为诊断肾功能不全或肾病进展的工具。
• CrCl 习惯上留取 24 h 尿量测量（也可以留取 2 h 尿量）。
• 正常值（可以因测量的实验室不同有变化）：
- 男人：120 ml/min（范围 97～137 ml/min）。
- 女人：95 ml/min（范围 88～128 ml/min）。
- 产妇：150～200 ml/min。

■ 生理

• 肌酐是骨骼肌和食用的肉食中磷酸肌酸代谢的副产物。
- 以恒定的速度释放到循环之中。
- 肾小球自由滤过。
- 不被肾脏吸收或代谢。
- 不被正常饮食或机体锻炼影响。
- 可被肾近曲小管分泌，占 10%～15%。
- 因为肌肉含量减少，随年龄增加而减少。
• CrCl 为临床医师提供估计肾小球滤过率的方法。
- 肾小球滤过率是公认的测量肾功能最准确的方法。然而，其昂贵并且不能作为常规实验室监测（需要静脉或皮下注射尿液样本重复收集，每 30～45 min 标记）。
- 通常要求留取 24 h 尿量和血肌酐来计算（Cockroft Gault 方程）。与正常值对比时，肌酐清除率应根据患者的体型和实际体表面积调整。
- 少量的肌酐由近端肾小管分泌，因此肌酐清除率的测量值高于真正的 GFR 10%～15%。
- 如果肾小管分泌的部分肌酐被忽略，然后所有过滤后的肌酐于尿中排泄。计算如下：GFR×SCR＝UCR×V；SCR＝血清肌酐清除率，UCR＝尿肌酐浓度，V＝尿量。然而，需要注意的是，这是假设肾小管没有分泌肌酐的情况下。
- 使用西咪替丁是一种消除肾近曲小管分泌肌酐并提供更准确肾小球滤过率估算的一种技术。
• 年龄。
- 即使不存在肾脏疾病，50～90 岁人群肌酐排泄量也会逐步下降 50%，这是由于骨骼肌量的减少。
- 在 20 岁以后 CrCl 每 10 年下降约6.5 ml/min。
• CrCl 增高见于：
- 剧烈运动、外伤、烧伤、过度蛋白质摄入（特别是牛肉）、一氧化碳中毒、甲状腺功能减退症、妊娠。
• CrCl 误差。
- 由于不完全的或变化的尿液留取造成计算错误。这可能是由于患者排空膀胱时弃掉测试开始时的尿液。不完全留取一般导致 CrCl 低估，因此导致 GFR 的低估。
- 大多数的公式都是在假设一个稳定状态的结果的基础上。因此，在尿液收集阶段肌酐水平的增加也可导致错误。
• 如果用利尿剂诱导，2 h 的尿液收集可用于快速估计肌酐清除率。
- 在某些患者中可能更可行（例如，危重患者），并允许连续测算，随着时间的推移跟踪肾小球滤过率变化。
- 这些收集应该在同一天，以避免昼夜变化。

■ 解剖

• 肾在容量控制、pH 和电解质平衡、激素分泌废物及毒素的排泄起作用。
• 它们位于下胸椎位置脊柱旁沟的腹膜后。肾动脉起源于主动脉第 1 腰椎的水平并提供肾脏血供。
• 肾脏被纤维包裹并由外皮质和内髓质组成。
• 肾单位是肾的功能单位，每个肾大约有 1 000 000 肾单位。它用于尿液浓缩和传送到输尿管。此外，它清除血浆代谢分解产物，包括肌酐和尿素。
• 肾单位包括封闭的毛细血管网组成的过滤原件（肾小球），连接到一个复杂的肾小管系统，在这里尿液被重吸收（近曲小管、亨利环、远端小管）。来自肾小管的尿液进入集合管，最后进入输尿管。肾单位根据其髓襻长短可分为两种类型。

■ 病因/病理生理

• 肾脏损伤可由于肾脏低灌注、肾流出道梗

阻（常为双侧）、癌症、休克、危及生命的感染、心力衰竭、脱水、急性或慢性肾衰竭、终末期肾脏疾病、肝硬化和利尿剂。

• 血清肌酐水平作为基本代谢组的一部分可以很容易地测量。然而，这个值的增加与肾小球滤过率降低不呈线性关系。

• 肾脏疾病的发展通常从肾脏储备减少直至肾衰竭。另外，肾脏疾病的早期通常不出现体征变化直到大部分肾单位损害。

- GFR 在临床症状和体征出现通常低于 25 ml/min。

- 维持生活而不借助于透析要求的最小的肌酐清除率是 10 ml/min。

• 肌酐清除率在肾功能下降的预测上准确性不如 GFR。

- 血浆肌酐上升的时候，近曲小管会代偿性分泌更多的肌酐。这导致了高估真正的肾小球滤过率。

- 中度至重度肾脏疾病：肾功能可以更好地由肌酐清除率与尿素清除率的平均值估计。在这个患者群体中，肌酐清除率通常高估 GFR，这是由于肌酐的分泌。尿素通常低估了 GFR，这是由于尿素在肾单位重吸收。

- 严重的肾脏疾病：细菌的酶活性经常会导致肾外肌酐清除率增加。这导致血肌酐滤过减少并引起肌酐清除率的高估。

■ **围手术期相关**

• 围手术期有一些应激源可以影响肾功能，尤其是存在基础疾病的患者（缺氧、低血容量、低血压、肾毒性的药物）。因此，麻醉科医师应注意肾脏疾病的程度，以及患者可能接受的某种治疗，比如服用降压药、电解质替代品、促红细胞生成素、免疫抑制剂（如果移植后）和透析。

• 不幸的是，24 h 肌酐清除率的计算在围手术期通常是不实用的。虽然它们提供了对肾小球滤过率很好的估计，但是它们是时间消耗和劳动密集型。

- 在这种情况下，血清肌酐测量通常被使用，但是它们有对 GFR 预测价值很小。

- 基础肾脏疾病：形成了一个难题。在肾脏疾病，麻醉科医师缺乏有意识的、具体的和低成本的工具来进行术前评估和危险分层。患者有围手术期患肾脏并发症的风险。

- 尽管如此，麻醉科医师有维持或恶化基础肾功能的能力。

• 术前评估肾脏病患者容量状态。患者容量较低时（例如，最近的透析）可能会表现出对静脉麻醉诱导药物的严重反应。

• 伴随的干扰包括电解质功能障碍（酸中毒、高钾血症）胰岛素抵抗、贫血、尿毒症、凝血异常和心功能不全。

• 药物调整。

- 琥珀胆碱。慢性肾疾病患者不表现出严重的高钾血症。然而，如果有一个基础的钾水平升高，就会有高钾引起的心律失常的潜在风险。

- 顺阿曲库铵和阿曲库铵代谢靠霍夫曼消除，不依赖于肾脏代谢清除。

- 抗生素在肌酐清除率＜50 ml/min 往往需要剂量减少。

- 吸入性麻醉药。七氟烷具有理论上合成肾毒性化合物的风险（在临床实践中不被支持）。地氟烷和异氟烷没有被证明可恶化基础肾脏病患者的肾功能。

• 术后肌酐清除率对早期急性肾衰竭（ARF）是有用的预测，特别是在创伤后患者。ARF 患者有很高的发病率和死亡率。

• 肌酐清除率低估可能发生在以下情况：

- 巴比妥类和头孢菌素类抗生素可能错误地提高血肌酐。

- H_2 受体阻滞剂和水杨酸可降低肾小管肌酐分泌。

■ **公式**

• 肌酐清除率：

- 肾小球滤过率＝(UCr×V)/SCr。

○ 来自 GFR×SCr＝UCr×V。其中，肾小球 GFR 是肾小球滤过率，SCr 是血清肌酐浓度，UCr 是尿肌酐浓度，V 是尿量。

- GFR＝(CCr＋Curea)/2。

○ 对中度至重度肾脏疾病的患者：

- CCr＝(140－年龄)×IBW/(SCr×72)。

○ CCr 在女性乘以 0.85。

○ Cockcroft 和 Gault 方程。

○ IBW＝理想体重。

• [CCr×1.73]/BSA。

- 校正肌酐清除率为标准 BSA 调整。

❓ 临床要点

• 跟踪 GFR 趋势有助于估计肾脏疾病进展以及治疗的有效性，但是它是昂贵的和复杂的。肌酐清除率是一个替代性估计 GFR 方式，并且一系列肌酐清除率的测量是一个敏感的追踪肾功能不全的方法。然而，24 h 肌酐清除率也可能在围手术期不可行，2 h 肌酐清除率可在某些患者中进行。

• 肌酐清除率可能轻微高估肾功能正常患者的 GFR(10%～15%)，在肾功能下降患者严重高估 GFR 的原因在于肌酐在肾小管的分泌。

• 改变肌酐清除率水平的药物包括一些头孢菌素类抗生素、氨基糖苷类、两性霉素 B、西咪替丁、卡托普利、奎宁、奎尼丁、普鲁卡因胺、苯妥英、维生素 C 和甲氧苄啶（甲氧苄氨嘧啶）。

肌萎缩侧索硬化症 Amyotrophic Lateral Sclerosis

Christine E. Goepfert, MD, PhD, DESA 王苑 译 / 王祥瑞 校

 基础知识

■ **概述**

• 肌萎缩侧索硬化症（ALS）是运动神经元疾病，包括选择性上运动神经元（UMN）和下神经元（LMN），通常激活额颞皮质、感觉皮质和自主神经系统。其又称卢伽雷病（LOU Gehrig's Disease）。

• ALS 表现为进行性失语、吞咽困难和肢体运动功能，以及呼吸肌障碍。

■ **流行病学**

发病率

• 在美国：每年每 100 000 人中有 1.89～2.16 人发病。

• 单发性 ALS 男性多于女性，比例为 1.5：1。

• 家族性 ALS 男性与女性相同。

• 年龄＞80 岁者发病率明显降低。

患病率

• 在美国：每 100 000 人中有 2～5.2 人

发病。

- 发病高峰年龄：60 岁左右。在家族性疾病中发病年龄更低。

发病情况

术后肺部并发症的高风险（PPC）继发于无法清除分泌物和二氧化碳潴留，甚至肺活量是预计值的 50％。

死亡率

- 呼吸衰竭是常见的死亡原因，造成超过 84％ 的患者死亡。
- 诊断后平均生存时间为 3～5 年，但是多学科护理可以提高其生存率。
- 预后差常与延髓性麻痹及高龄有关。

■ 病因/因素

遗传和分子通路向作用的多因素作用。

- 遗传易患性：迄今，13 个基因和位点被发现（SOD1、TARDBP、FUS、ANG、OPTN）。家族性 ALS 有孟德尔现象（5％～10％）。
- 单发性 ALS：与神经退行性病变叠加。
- 环境因素：大量体力运动（足球运动员）、美国现役部队、吸烟、神经毒素（β-甲基-氨基-L-丙氨酸）、他汀类（讨论中）。

■ 病理生理

疾病过程与谷氨酸的兴奋毒性、氧化应激、线粒体功能障碍、轴突运输障碍、神经微丝聚集、胞质内蛋白质聚集、炎症功能障碍、神经营养因子缺乏和信号通路功能障碍有关。

■ 麻醉目标/指导原则

- 随着 PPC 风险的增加，围手术期目标在于维持呼吸肌强度和避免肺内误吸。
- 琥珀胆碱是绝对禁忌，接头外受体增生导致威胁生命的高钾血症。

℞ 术前评估

■ 症状

- 临床特点是存在 UMN 和 LMN 特征性表现，累及脑干和脊髓：
- 脊髓发病占 75％（四肢，最常见）。
- 延髓发病占 25％。
- 躯干或者呼吸肌受累占 5％。
- 不典型发病：体重减轻，肌肉痉挛但肌力不变，认知功能障碍。

■ 病史

病程进展：由于发病隐匿，诊断的中位时间为 14 个月左右。

■ 体格检查

- 肺：观察呼吸型态、呼吸频率、听诊、吞咽、咳嗽、流涎。
- 神经检查。

■ 治疗史

- 支持治疗、姑息治疗和多学科治疗是推荐的有效的方式，可降低 45％ 的 5 年死亡率风险。症状治疗是基石。
- 无创性通气：延长生存率和提高生活质量。
- 膈肌起搏（DPS）。
- 气管内有创通气（大多数患者避免使用）。
- 胃造口。
- 营养支持（50％～60％ 的患者为高代谢）。

■ 用药史

- 利鲁唑（谷氨酸受体拮抗剂）：药物只能延长生存 2～3 个月。
- 最常见的副作用：疲劳、恶心。
- 血清 ALT/SGPT 增高，约 50％ 的患者增高。
- 肺功能降低。
- 不常见的有：中性粒细胞减少、疼痛、头晕、厌食症。
- 过量：昏迷或者肝性脑病昏迷、高铁血红蛋白症。
- 对症治疗常用药：
- 格隆溴铵、阿托品、山莨菪碱。
- N-乙酰半胱氨酸。
- 苯二氮䓬类，如劳拉西泮。
- 右美沙芬和奎尼丁。
- 巴氯芬和替扎尼定。
- 抗惊厥药，如卡马西平。
- 阿片类，如晚期用吗啡。
- 抗抑郁药，如阿米替林或 SSRI。
- 莫达非尼。

■ 诊断检查与说明

- CBC：评估药物引起的中性粒细胞减少。
- 肝酶：特别是 ALT（受利鲁唑的影响）。
- ABG：评估高碳酸血症。
- 肺功能检查：
- 呼吸测定：FVC。
- 最大吸气压力，吸气时鼻吸气压力 < 40 cmH$_2$O。
- 多导联睡眠图/夜间氧饱和度：饱和度下降，二氧化碳分压增加。
- 电生理检查：神经传导、EMG、TMS、SEP。

- 肌肉超声。
- PET、MRI 检查：排除与 ALS 相似的疾病。

■ 伴随的器官功能障碍

- 运动系统：
- 呼吸肌：
  ○ 脑神经尾端麻痹（延髓）：吞咽困难、舌运动异常、咳嗽、吞咽反射受损、构音障碍或者口齿不清、鼻音重。
  ○ 呼吸肌无力：呼吸困难、端坐呼吸、氧饱和度下降或者发绀。
- 四肢：
  ○ 肌肉无力（"侧索硬化症"，指的是前、侧皮质脊髓束由胶质细胞替代）和萎缩（"肌萎缩"）发生于远端，常常是上肢多见。
  ○ 肌束震颤和痉挛。
  ○ 反射亢进和僵直。
- 感觉系统，常为亚临床表现：
- 疼痛、振动和位置感觉迟钝。
- 自主神经缺陷（20％），通常交感神经活跃。
- 神经精神症状：
- 30％～50％ 执行功能障碍：如注意力、控制力、决策制订方面出现障碍。
- 5％～15％ 额颞叶痴呆并发生人格改变。
- 假性延髓效应：情绪不稳定、病理性笑与哭。
- 记忆障碍（颞叶）。

■ 延迟手术情况

- 手术指征具有争议。
- 排除标准为 FVC 低于预计值的 45％，预计有插管失败的可能。

■ 分型

- 埃斯科里亚尔（El Escorial）诊断标准：体检、肌电图，神经影像学检查排除其他疾病。
- 淡路（Awaji）标准：早期诊断比较敏感。
- ALS 功能评定量表（ALSFRS）：日常生活的活动度。

🍢 治疗

■ 术前准备

术前用药

- 全面了解药物和麻醉药潜在的相互作用。
- 谨慎使用苯二氮䓬类药物（呼吸抑制作用）。考虑使用 α$_2$ 受体激动剂替换治疗如可乐定、右美托咪定。

• 对于 FVC＜50％的患者开始 NPPV 治疗。

知情同意的特殊情况

• 高达50％的患者有执行能力受损,可以考虑律师或者家庭成员的授权书。

• 讨论术后呼吸衰竭的可能性:住 ICU,呼吸机脱机失败和(或)气管切开。反复肺全身麻醉、外科手术能增加呼吸系统并发症的风险。

• 患者有权利拒绝或者撤销任何治疗,包括机械通气。这应当被尊重。

■ 术中监护

麻醉选择

• 区域技术,包括硬膜外麻醉,要考虑到个体差异,要仔细的权衡风险和利益("双重挤压"现象 vs 呼吸问题)。

• 全身麻醉:
- 可能明显加重呼吸功能不全。
- 尽可能选用短效药物。

监测

• 标准 ASA 监测。
• 根据疾病和手术选择进一步的监测。

麻醉诱导/气道管理

• 阿片类和镇静药的选择,避免使用过度镇静药。

• 琥珀胆碱是绝对禁忌的,由于其使肌肉去神经化以及促进接头外受体增生,能造成高钾血症。

• 由于抑制交感兴奋性易发生低血压的风险,可以使用升压药。

维持

• 可以使用任何催眠剂。
• 阿片类:任何阿片类药物均可以使用,但是瑞芬太尼有特殊的优点:
- 代谢不依赖于肝功能(利鲁唑)。
- 半衰期非常短。
- 高剂量可以达到很深的麻醉深度,而不需要肌松药。

• 肌松药:
- 谨慎使用非去极化肌松药,因为长期应用其有明显的神经肌肉阻滞,考虑使用低剂量的顺阿曲库铵。
- 考虑替代方案,如果可行,如使用局部利多卡因、深插管或使用 LMA。
- 强制使用神经肌肉监测。
- 抗胆碱酯酶药物应该使用合理的剂量,以确保可以足够逆转。

• 足够的补水。

拔管/苏醒

• 患者没有拔管指征。
• 喉痉挛。

术后监护

■ 床旁护理

• 由于存在呼吸暂停的风险,常规监测应当过夜。患者不推荐门诊手术。
• 需要 ICU 床位,患者术后需要长期通气。

■ 药物处理/实验室处理/会诊

• 呼吸运动,肺活量。

• ABG 用于评估高碳酸血症(镇静会使结果混乱)。
• 不推荐常规用氧,因为呼吸动力不稳定。
• 如果患者术前使用 NPPV,则继续使用 NPPV。
• 交流困难(构音困难、老年痴呆):组织一名主要看护者,可以很好地与其进行沟通。
• 推荐肺病咨询。

■ 并发症

• 动脉型低血压。
• 无热性高热的风险。
• 呼吸系统并发症。
- 高碳酸血症。
- 增加误吸引起的肺炎的风险。

疾病编码

ICD9
• 335.20 肌萎缩侧索硬化症。

ICD10
• G12.21 肌萎缩侧索硬化症。

临床要点

• 最近在了解 ALS 方面有显著发展,但是治疗依旧关注于提高生活质量。
• 呼吸系统衰竭是目前 ALS 患者最常见的致死原因,被手术和麻醉加剧。
• 全身麻醉是首选。
• 琥珀胆碱是绝对禁忌,使用非去极化神经肌肉阻滞剂时需要紧密监测。

肌无力综合征 Myasthenic Syndrome

Fabrizio Racca, MD · Elena C. Capello, MD · Federica Manfroi, MD · V. Marco Ranieri, MD 杨君君 译 / 张晓庆 校

基础知识

■ 概述

• 兰伯特-伊顿肌无力综合征(LEMS)是一种自身免疫性突触前神经肌肉接头(NMJ)障碍。它是由于有抗体抵抗涉及乙酰胆碱(ACh)释放的电压门控钙通道所致。

• 临床特点是:
- 骨骼肌弱。
- 压抑的腱反射。
- 呼吸衰竭。

- 异常的自主神经功能,如干口、胃肠减慢、体位性低血压。
- 口咽和眼部肌肉通常无碍。
- 持续收缩可改善肌无力。

• 大约有一半的 LEMS 与恶性肿瘤相关,主要是小细胞肺癌。

■ 流行病学

发病率

• 对 LEMS 的真正的发病率是未知的,但这种疾病是罕见的,并比重症肌无力发生少

得多。

• 在荷兰基于170万居民的研究中,在9年时间内确诊了220例重症肌无力患者、10例 LEMS 患者。

患病率

• 在约40％的患者中,癌症现在或以后发现。
• 临床表现多在肿瘤诊断之前出现。
• LEMS 最常见于小细胞肺癌(约3％)。
• 中老年患者比较常见。
• 男女比例为2:1。

发病情况

- 呼吸衰竭。
- 主要与潜在的疾病或癌症有关。

死亡率

主要与潜在的疾病或癌症有关。

■ **病因/危险因素**

- 癌症:小细胞肺癌、非小细胞肺癌、淋巴肉瘤、恶性胸腺瘤、乳腺癌、胃癌、结肠癌、前列腺癌。
- 可能会加重肌肉无力的药物,包括氨基糖苷类、氟喹诺酮类、大环内酯类药物、β受体阻滞剂、利尿剂、普鲁卡因胺、镁盐、钙通道阻滞剂、静脉注射碘造影剂。

■ **病理生理**

- LEMS 是一种自身免疫性疾病。从突触前神经末梢减少乙酰胆碱的释放。抗体针对电压门控钙离子通道干扰乙酰胆碱的释放,导致肌肉无力。乙酰胆碱在突触后膜的结合及其作用不受损害,包括乙酰胆碱受体。
- 在癌症患者中,模仿电压门控钙离子通道的抗原被认为诱导抗体。在非癌症患者,电压门控钙离子通道抗体被认为是一种自身免疫状态的结果。
- 使用可改善肌肉无力,因为更多的乙酰胆碱可在 NMJ 有用。这现象被称为运动或激发后的便利。

■ **麻醉目标/指导原则**

- 评估疾病的严重程度和评估肺功能。
- 患者表现出对去极化和非去极化阻断药极端的敏感性。如果可能的话,应该避免这些。
- 其他非麻醉药物可能会恶化肌肉无力,通过抑制神经肌肉传播(见风险因素)。
- 体位性低血压可能会加剧,由于麻醉诱导剂和机械通气(MV)。
- 只要有可能,使用超短效麻醉药以避免术后呼吸抑制和通气不足。

℞ 术前评估

■ **症状**

肌无力可通过运动改善。

病史

- 临床过程。
- 住院。
- 插管 ICU 接诊。

体格检查

- 肢体近端肌无力。
- 抑制性腱反射。

■ **用药史**

- 3,4-二氨基吡啶增加乙酰胆碱的释放。
- 盐酸胍增加乙酰胆碱的释放。
- 溴吡斯的明可降低乙酰胆碱代谢和增加可用乙酰胆碱的量。
- 免疫抑制药物(类固醇、硫唑嘌呤、环孢素)。
- 血浆置换和静脉注射免疫球蛋白。

■ **诊断检查与说明**

- 肺功能测试,以帮助预测是否需要术后机械通气,尤其是吸气负压和用力肺活量(FVC)。
- 动脉血气分析评估 PCO_2 和 PO_2。
- 如果有误吸或肺炎行 X 线胸片可察觉。

■ **伴随的器官功能障碍**

- 癌症:见危险因素。
- 其他自身免疫性疾病。
- 系统性红斑狼疮。
- 类风湿关节炎。
- 恶性贫血。
- 甲状腺功能亢进症。

■ **手术延迟情况**

如果患者控制不佳,在术前血浆置换是有益的。最后一次血浆置换到手术开始应间隔 24 h,从而恢复凝血因子。

💉 治疗

■ **术前准备**

术前用药

- 术前继续药物治疗避免症状加重和肌无力。
- 类固醇依赖患者可能需要类固醇大剂量(诱导前静脉注射 100 mg 氢化可的松,然后 100 mg q8h×24 h)。
- 在一般情况下,镇静是避免的,因为它可能会导致呼吸妥协。

知情同意的特殊情况

告知患者有延长机械通气时间的潜在可能。

■ **术中监护**

麻醉选择

- 只要有可能,可以使用局部麻醉。

- 因为局部麻醉药物可能会阻塞神经肌肉传递,最好使用涉及少量应用麻醉药的技术。因此,蛛网膜下腔阻滞优于硬膜外或骶管麻醉。

监测

- 标准的 ASA 监护设备。
- 神经肌肉传递监测(神经刺激仪)。

麻醉诱导/气道管理

- 气道安全应该保证。在非麻醉下操作,选用适当的气管导管(即不使用肌松药,适当的咽和喉局部镇痛)。气管插管时,七氟烷可以提供充分的肌肉松弛。
- 当肌肉松弛剂使用时,对于非去极化药物,最好使用小剂量(通常剂量的 1/10)。

维持

- 几种常规麻醉技术(平衡麻醉技术或 TIVA)提出,但是没有证据证实哪种更优。
- 避免使用肌肉松弛剂和超短效麻醉药(丙泊酚、七氟烷、瑞芬太尼)或吸入性麻醉药,以达到外科手术所需的松弛。如果使用非去极化剂,最好使用小剂量并仔细监测神经肌肉传递。
- 避免能增强神经肌肉阻断的药物(β受体阻滞剂、利尿剂、镁盐、钙通道阻滞剂)。

拔管/苏醒

- 拔管的标准包括:
- 抬头(5 s)。
- 吸气负压>25 cmH_2O。
- 潮气量>5 ml/kg。
- 通过神经刺激器充分证明肌肉力量。
- 充分的术后疼痛控制,肺冲洗和避免药物干扰神经肌肉传导促进气管拔管。

⚡ 术后监护

■ **床旁护理**

- 手术后护理应在加护病房内进行呼吸功能监测及胸部物理疗法。
- 避免药物,可能会加剧运动肌无力的药物(见风险因素)。

■ **并发症**

- 误吸、肺炎、咳嗽无力、肺不张。
- 除了术后肺并发症,喉及呼吸肌无力可能需要辅助通气支持在术后阶段。

🔖 疾病编码

ICD9

- 358.1 在其他疾病类别的肌无力综

J

合征。
- 358.30 兰伯特-伊顿综合征,未指定。

ICD10
- G70.80 兰伯特-伊顿综合征,未指定。
- G73.3 在其他疾病类别的肌无力综合征。

❓ 临床要点
- 评估疾病的严重程度。
- 评估药物治疗的充分性,优化患者的情况。患者可能需要血浆置换或应激剂量的

类固醇。
- 如果可能的话使用区域或局部麻醉。
- 避免使用肌肉松弛剂和超短效麻醉药。
- 尽可能避免手术后机械通气。
- 术后入监护病房进行监测。

急救超声心动图 Rescue Echocardiography

Timothy R. Ball, MD • William C. Culp, Jr., MD, FASE 施芸岑 译/梁超 校

基础知识

■ 概述

无法解释的围手术期血流动力学不稳定是围手术期经食管超声心动图(transesophageal echocardiography, TEE)的一级适应证。急救超声心动图可用于:
- 快速判断无法解释的低血压的原因。
- 评估左右心室的基本功能。
- 围手术期复苏时指导液体管理和正性肌力药物的运用。

■ 生理

- TEE 使用高频声波显示心脏的运动,置于食管中的传感器能够非常靠近心脏,并不受肋骨和肺的干扰。
- 可通过计算得出射血分数,或者通过观察收缩末容积占舒张末容积的百分比估计射血分数。

■ 解剖

- 进行快速简单的 TEE 检查时,经食管中段切面和经胃切面最有帮助。
  - 食管中段切面能快速评估心室功能以及二尖瓣、主动脉瓣和三尖瓣的功能,食管中段切面包括:
    - 四腔心切面。
    - 五腔心切面。
    - 主动脉瓣短轴切面。
    - 主动脉瓣长轴切面。
  - 经胃切面可以快速评估容量状况和心室功能,以及观察有无心包积液。自食管中段四腔心切面将探头轻轻地反向弯曲即可得到左右心室切面。

■ 病因/病理生理

- 经食管超声心动图的禁忌证。
  - 绝对禁忌证,既往有:

    - 食管切除术。
    - 食管胃切除术。
  - 相对禁忌证,既往有:
    - 食管损伤。
    - 食管狭窄。
    - 食管瘘管。
    - 食管手术。
- TEE 的相关风险。据报道,术中和 ICU 成年患者的 TEE 并发症率分别为 0.2% 和 2.6%~4.0%,包括:
  - 口咽部损伤。
  - 食管穿孔或其他损伤。
  - 误拔气管导管或压迫/阻塞气管。
- 低血压:由于术中低血压的病因很多,急救 TEE 可以快速鉴别其原因。
  - 低血容量:出血。
  - 血管扩张:过敏、脓毒血症。
  - 收缩功能减退:缺血,梗死。
- 心脏压塞:大量心包积液引起心腔受压。术中体格检查结果缺乏特异性。TEE 是诊断的金标准。
- 肺栓塞:由于血凝块、空气、脂肪或其他碎片进入肺血管,可导致机械性梗阻(无效腔)和继发性炎性反应(分流)。
- 分流:心脏内分流包括房间隔缺损和室间隔缺损等。
- 瓣膜病变:主动脉瓣狭窄、二尖瓣狭窄、重度三尖瓣反流和重度主动脉瓣关闭不全。

■ 围手术期相关

- 气管插管的患者经正中入路置入 TEE 探头时,可以使用也可以不用喉镜辅助。置入探头时,探头必须保持中立位,避免产生阻力。
- 低血压。可通过观察左心室图像以及测量射血分数、舒张末面积和收缩末面积进行诊断。紧急情况下,舒张期面积较易测量,可以作为容积的快速替代指标。

- 低血容量:左心室射血分数接近正常,但舒张末面积减小。
- 血管扩张:左心室射血分数正常或者偏高,舒张末面积正常,收缩末面积显著降低。
- 收缩功能减退:左心室射血分数严重降低,舒张末面积和收缩末面积增大。
- 心脏压塞:采用食管中段切面和经胃切面观察,心包积液可以包绕整个心脏,也可局限分布。心脏压塞可表现为舒张末期心室塌陷,收缩期心房塌陷。
- 肺栓塞:经食管中段的四腔心切面可见右心室扩张,而左心室呈低血容量,左心室甚至可表现为高动力状态,偶尔可见到肺动脉内的血栓(不常见)。大的静脉气栓在 TEE 上类似于气泡,像在右心室内活动的明亮白色的“萤火虫”。很大的气栓可以表现为右心室内充满了明亮白色的高回声物质。如果怀疑有大量气体或空气栓子,必须立即停止手术,包括停止向体内充气,启动高级生命支持。当出现持续的血流动力学不稳定时,则需置入 TEE 行快速检查,以排除巨大栓塞或者其他可能的心脏原因(如心肌缺血)。
- 心内分流:可采用经食管中段四腔心切面观察。房间隔缺损和室间隔缺损的诊断需要在间隔部位使用彩色多普勒超声,观察有无血流通过间隔。注入含有气泡的生理盐水可以发现,当右心房压超过左心房时,气泡可通过房间隔。但是,即使没有气泡通过房间隔时也不能完全排除左向右分流。
- 主动脉瓣病变:采用经食管中段的主动脉瓣短轴切面(将探头角度从四腔心切面的 0° 转至 30°),可以很快见到主动脉瓣,评估瓣膜的开放情况。开放不佳的高回声(明亮的白色)瓣膜提示可能存在瓣膜狭窄。主动脉瓣关闭不全时,彩色多普勒可显示舒张期瓣膜反流。
- 二尖瓣病变:采用经食管中段的主动脉瓣长轴切面(在四腔心切面将探头角度从 0° 转

到 120°),彩色多普勒见到收缩期存在跨瓣膜血流时提示瓣膜有反流。高回声的钙化瓣膜和巨大的左心房(直径>4 cm)提示存在二尖瓣狭窄。此外,还可采用标准的经食管中段四腔心切面联合彩色多普勒评估二尖瓣。

❓ 临床要点

• 血流动力学不稳定的患者行急救 TEE 时必须快速简单,以迅速明确低血容量、血管扩张以及左心室功能减退。

• 出现难治性低氧血症时,急救 TEE 可以辅助诊断肺栓塞或心内分流。

• 急救 TEE 可以发现瓣膜病变,但这可能需要超声心动图专业人员的帮助。

急性等容性血液稀释 Acute Normovolemic Hemodilution

Teresa L. Moon, MD 王苑 译 / 王祥瑞 校

🔬 基础知识

▪ 概述

• 急性等容性血液稀释(ANH)是用于降低输血量和不良反应的一种策略。它是自体输血的一种形式,其他常用的方法有术前自体血捐赠和细胞储存。

• ANH 的过程是将全血在划皮和失血前转移,使用相当体积的晶体液和胶体液(不含红细胞)以维持正常的血容量,避免低血压。

• 目的是减少术中出血和红细胞的丢失(还有其他血细胞及蛋白质)。ANH 有以下优势:

- 无输血风险。
- 无疾病传播风险。
- 简单。
- 廉价。
- 尽量少地利用资源。
- 储存于手术室。
- 全血的所有成分返回给患者;最小化地减少凝血因子和血小板丢失,存储时间有限。
- 不需要与患者和血库协调(和自体血捐赠不一样)。

▪ 生理

• 实现短暂的术中贫血通过转移全血至一个理想的血细胞比容,与此同时注射晶体液或者胶体液来维持正常的血容量。通过减少血细胞比容来减少外科手术中血细胞的损失量。

• 稀释性贫血的血流动力学。

- 降低血液黏度和局部血管调节因子。通过血液稀释和心输出量的变化,内皮细胞感受到血流、剪切力和生化环境的改变;作为应答,它释放 NO 和造成血管舒张。另外有研究表明,血液稀释会降低血清清除能力和灭活 NO(结果是增加的)。自主神经系统介导的血管舒张未发挥重要作用。

- 心输出量增加(休克量)二次降低血液黏度(左心室降低的后负荷/张力),心肌可以射出更多的容量。
- 平均动脉压维持在正常水平,随着心输出量代偿性增加。
- 严重的贫血会加快心率。

• 临界红细胞量:能够维持氧气输送最低红蛋白的含量。低于这个阈值会产生缺血和无氧代谢/乳酸形成。

• 和其他技术相比,如控制性降压。ANH 不会直接降低术中失血量。

▪ 解剖

• 放血可通过:
- 外周大的静脉:新的或者已经存在的大口径静脉管道或者一次性管道。
- 中心静脉导管。
- 动脉导管。

▪ 病理

• 降低的血氧携带能力继发于血液稀释。研究表明如果维持正常容量,组织的氧合能力不会受到危害。

• 心脏缺血:由于氧供减少,表现为心动过速和心电图的变化。

• 大量的晶体液和胶体液维持正常容量会导致术后水肿。

▪ 预防措施

• 指征:
- 脊柱外科手术。
- 前列腺手术。
- 子宫切除术。
- 髋关节置换术。
- 大部分肝切除术:报告的输血率<30%,患者通常需要 1~2 单位。一项研究表明 ANH 不会造成心脏、肾脏或者神经系统的

不良反应。ANH 对于显著出血超过 800 ml 的患者有益。

• 禁忌证:
- 已存在的贫血。
- 不稳定型心绞痛。
- 冠心病合并显著狭窄或者最近 6 个月内发生心肌梗死。
- 肾损伤。
- 菌血症。

• 有创的监测用于密切监测贫血的程度,包括容量状态和频繁的血液描记,确保监测氧气供应,确定预计出血量(EBL)和电解质。监测还应该检查合并症的程度、血液稀释的程度以及预期的失血量。

• 采血:
- 放血:全血应该在术前或者术中、手术开始的初始阶段采集(在血液丢失之前的任何时期)。
- 液体替代治疗:晶体液或者胶体液都可以用于维持正常的血容量。
- 储存:全血收集与含有抗凝成分的采血带(通常是 CPD)保存于手术室。整个过程中需要搅拌,减少血凝块的产生。

• 注意事项:
- 血液稀释过程中患者变得不稳定:尽管血管内容量正常,但还是有难以解释的心动过速和心电图的变化。放血应当停止,血液重新回输到患者体内,以防止急性心脏事件。
- 术中患者变得不稳定:移除的血液应该回输来治疗严重的贫血。可以在捐赠的血液之前输入。
- 可以和细胞回收技术相配合,但是不可以合并难治性低血压。

• 测定放血的量:
- 血细胞比容安全值:标准的,安全-同意-稀释后的值不存在。目标值范围在 20%~28%,依赖于心肌需氧量和合并症(特别是

有心脏和脑疾病)。

- 红细胞量:取决于开始时的血细胞比容和血液总量。健康患者有正常或者较多的血细胞比容,男性的红细胞数目多,可以被采集(和慢性疾病、贫血及女性患者相比)。

- 预期的手术失血量。

• ANH 的功效依赖于:

- 液体转移:患者忍受大量液体转移,一旦手术失血停止和血液回输最终会有较高的血细胞比容(HCT)。而不能捐献很多血液的患者,在血液回输的时候也不能获得更多的红细胞。

- 有效的血液稀释:血容量不足,术始或者术中,能够造成血液浓缩和红细胞丢失量增加。

- 自体血置换的时间:如果术中失血后血液

回输完成,患者将很少有绝对的红细胞丢失。

■ **公式**

• 估计血容量(EBV)。

- 男性:70 ml/kg。

- 女性:60 ml/kg。

• 撤 走 的 血 容 量 ＝ EBV ×（HCT$_{初始}$ − HCT$_{目标}$)/HCT$_{平均}$。

• 如 70 kg 男性初始 HCT 为 40%,目标 HCT 为 28%:撤走的血容量＝[(70 ml/kg×70 kg)×(40−28)]/[(40＋28)/2]＝1 729 ml。

• 如 70 kg 男性初始 HCT 为 35%:撤走的血容量＝[(70 ml/kg×70 kg)×(35−28)]/[(35＋28)/2]＝1 089 ml。

• 液体替代量为晶体液(3×撤走的液体量)或者胶体液(1×撤走的液体量)。

• 等容性血液稀释是一门技术,可以预防和减少异体输血及术中维持中度贫血。

• 与自体血和异体血相比,等容性血液稀释可以消除库存血以及测试的需要。由于血液的搜集是在手术室内进行的,输血错误和疾病传播的可能性小。

• 全血采集的量和术前血细胞比容直接相关。血液稀释后血细胞比容的安全值取决于手术血细胞丢失量和合并症。

• ANH 的效益产生矛盾的结果,这归因于手术的差异性和研究方法、方案的不同。

• 在心肺旁路移植中,ANH 替代同源血输入,可以有效地减少胆红素水平,但是增加了术后出血的可能。

急性呼吸窘迫综合征 Acute Respiratory Distress Syndrome

Carlos A. Puyo，MD　王苑 译 / 王祥瑞 校

 基础知识

■ **概述**

• 急性呼吸窘迫综合征(ARDS)形成非心源性肺水肿。它是由肺部炎症造成的,表现为低氧血和双侧肺部浸润。

- 急性肺损伤(ALI)是温和形式的 ARDS。

- 有肺透明膜病史儿童的 ARDS(肺泡表面活性物质降低引起)。

• 由肺或者肺外因素导致的。

• 组织学上,受影响的肺泡单元填充着富含蛋白质和细胞碎片的水肿液,这发生于异源型。

• 诊断基于病史、ABG 和 X 线胸片。

• 治疗包括支持性治疗(供氧、机械通气)直到愈合。

■ **流行病学**

发病率

在美国,大约每年有 200 000 病例。

患病率

• 可导致多器官功能衰竭综合征、消化道溃疡、心功能不全、急性肾衰竭、营养不良和一些慢性疾病,如肌病和精神异常。

• 受伤后肺功能恢复需要 6～12 个月。

死亡率

估计是 25%～40%,但是被存在的多因素

干扰,如多器官功能衰竭综合征。

■ **病因/危险因素**

• 肺功能不全直接导致肺损伤:

- 肺炎(为常见原因,死亡率高)。

- 吸引。

- 机械通气。

- 肺挫伤。

- 吸入性损伤。

- 溺水。

• 肺外原因:

- 脓毒血症(为常见病因,死亡率高,老年患者更易感)。

- 创伤。

- 胰腺炎。

- 多种物质滥用:可卡因、阿片类。

- 大量输血。

- 缺血-再灌注损伤。

- 中枢神经系统(CNS)损伤。

- 空气、脂肪栓塞。

- 心肺转流。

■ **生理/病理生理**

• 早期:"渗出期"为通气血流比不匹配(分流)和缺氧、肺的顺应性降低、呼吸作用增加。其和下述内容有关:

- 弥漫性肺泡和毛细血管损伤。

- 富含蛋白质的液体流入肺泡。

- 释放肿瘤坏死因子、白介素－1 和白介素－8。

- 组织促凝活性因子,如蛋白 C、蛋白 S 水平下降和激活纤维蛋白酶原抑制因子－1 增加。

- 肺泡 1 型细胞凋亡导致坏死的细胞在肺泡腔内堆积。肺泡 2 型细胞功能不全产生肺泡活性因子减少。

• 晚期:纤维增生变化。

- 慢性炎症导致肺泡 2 型细胞和巨噬细胞增殖,肺泡内填充中性粒细胞。

- 纤维化(和死亡率增长有关)。

- 新生血管。

■ **预防措施**

• 肺炎应当被诊断和积极治疗。

• 鉴别肺误吸的风险(如全胃、反流性疾病、活动性呕吐、最近口腔造影检查、精神状态改变)和采取适当的措施减少风险(胃管吸引、促胃动力剂、反 Trendelenburg 体位、快速诱导)。

• 机械通气应为耐受性。

• 多器官功能障碍的防治。

- 积极诊断和处理感染源(如老年患者的尿道感染),避免菌血症。

- 最好限制输血。考虑使用血液回收技术,

血液过滤器和收集没有多 HLA 暴露的捐赠血。

诊断

• ARDS 的诊断可与其他并存的诊断（肺外的诊断）一起。
- 病史：急性呼吸困难或者创伤引起的低氧血症、脓毒血症、药物过量、大量输血、吸引或者急性胰腺炎。
- 体格检查：非特异性的气促和心动过速。听诊可显示两侧啰音、发绀、发热、低体温。
- ABG：$PaO_2/FiO_2 < 200$，比值 < 300 提示 ALI。最初是呼吸性碱中毒。若 ARDS 是继发于脓毒血症，则 ABG 是呼吸性酸中毒失代偿。
- CXR 最初呈片状，位于外周；进而快速弥漫至双侧，呈玻璃样外观。
- PCWP ≤ 18 mmHg 而无心力衰竭的临床依据。
- TEE 帮助确定肺动脉压力和血管内容量状态。
- CT 扫描：多肺泡受累。

■ 鉴别诊断

• 间质/特发性肺纤维化。
• 淋巴管癌。
• 静脉阻塞性肺疾病。
• 血管内液体超负荷。
• 肺炎和呼吸衰竭：呼吸机相关性肺炎，病毒性，细菌性。
• 肺出血。
• 溺水。
• 药物毒性反应：海洛因、水杨酸。
• 心脏疾病：左心衰竭、二尖瓣狭窄。
• 中毒性休克综合征。
• 溶瘤综合征。

治疗

• 非药物性干预、插管和机械通气支持：
- 总潮气量（6 ml/kg）根据体重设定，平台压力 ≤ 30 cmH$_2$O（1 级证据根据 ARDS 网络试验）。
- 呼气末正压通气（PEEP）：高 PEEP 不影响潮气量（V_T）。
- 俯卧位可以改善氧合和死亡率（1 级证据）。
- 高碳酸血症可以减少分钟通气量，随后减少切压伤，增加肺泡内正压通气。pH 应 ≥ 7.20。
- 体外膜肺氧合和体外二氧化碳清除。这些技术被证明没有改善效果。
- 手法复张萎陷的肺泡和增加通气血流比值。但是无法有效地提供氧浓度。
- 根据压力-容量曲线设定 V_T 和 PEEP，没有确定的临床价值。
- 开放式肺高压技术提供高压通气（55 cmH$_2$O）5～10 min，PEEP 值为 16 cmH$_2$O。临床价值不确定。
- 高频振荡通气和双水平通气提高氧合，但是对死亡率无益处。
• 药物性干预：
- 液体治疗：传统或者限制液体可以提高氧合。这与降低发病率和死亡率相关。
- 吸入一氧化氮（INO）：短期降低肺动脉压力和增加氧供（1 级证据）。
- N-乙酰半胱氨酸和丙环司坦对改善肺损伤指数有关。
- 皮质类固醇和甲泼尼龙对被诊断为卡氏肺囊虫肺炎或者脂肪栓塞的 ALI/ARDS 有效果。高剂量可以用于超过 7 天未处理的 ARDS 患者。
- 营养治疗：高脂肪和抗氧化饮食。二十碳

五烯酸（EPA）和 γ-亚油酸（GLA）可以降低花生四烯酸介导的炎性反应。有研究证明 EPA 和 GLA 对 ARDS 有效。
- 表面活性物质：证据证明其对提高氧合、脱机时间以及死亡率的作用小。
- 部分液体通气降低炎症和疾病的进展，但是对呼吸机依赖和死亡率没有明显的益处。
- 布洛芬和 NSAIDs 无法控制脓毒血症引起的炎症，对 ARDS 无益处。
- 酮康唑、己酮可可碱、利索茶碱：研究表明无益处。
• 对肺外的表现诊断和积极治疗：
- 肾脏：急性肾小球坏死。
- 肝脏：监测肝功能异常，如胆汁淤积和干细胞损伤。
- 血液学：监测血小板减少症、弥散性血管内凝血和血友病因子改变。

随访

急性期处理后，机械通气和呼吸治疗应当关注肌肉力量的恢复。

疾病编码

ICD9
• 518.82 其他肺功能不全，没有分类。

ICD10
• J80 急性呼吸窘迫综合征。

临床要点

• 评估呼吸和血流动力学状态。
• 脓毒血症是 ARDS 的常见发病因素，积极寻找感染源。
• 如果需要转运患者，使用呼吸机来维持通气。

J

 急性肾上腺功能不全 Acute Adrenal insufficiency

Cristina Cunanan，MD • Anahat Dhillon，MD 王苑 译/王祥瑞 校

基础知识

■ 概述

• 急性肾上腺功能不全又称肾上腺危象，危及患者的生命安全，由于肾上腺皮质激素分泌不足无法供应应激状态下增加的机体需求（如感染、手术）。

• 结果造成盐皮质激素不足，前列腺素增加，对去甲肾上腺素和血管紧张素Ⅱ反应降低：
- 严重低血压。
- 循环衰竭。
- 低体温。
- 精神状态改变。
- 低血糖。

• 原发性肾上腺功能不全（PAI）：
- 所有三层肾上腺皮质受到影响。
- 包括糖皮质激素、盐皮质激素和肾上腺雄激素不足。
- 常见于自身免疫肾上腺、肾上腺出血、肾上腺切除术、获得性免疫缺陷综合征（AIDS）和结核。

• 继发性肾上腺功能不全(SAI)：

- 下丘脑-垂体-肾上腺(HPA)轴功能障碍，由肿瘤、辐射、外伤、手术、外源性糖皮质激素治疗(最常见)，酶诱导剂用于提高糖皮质激素的清除(利福平和卡马西平)，或者药物抑制皮质激素的合成(酮康唑、依托咪酯)。

- 促肾上腺皮质激素(ACTH)或者促肾上腺皮质激素释放激素(CRH)不足，造成合成糖皮质激素的肾上腺束状带萎缩。

- 盐皮质激素的功能比较好维持，因此不大可能造成肾上腺危象。

• 甲状腺功能减退症的患者使用甲状腺替代治疗可能诱发肾上腺危象，原因是增加了皮质醇的代谢。

■ 流行病学

发病率

肾上腺危象的发生率为 3.3/100 ～6.3/100。

患病率

• PAI：每 100 万人中有 93～140 例发病；发病年龄高峰在 40 岁左右，女性比男性高危。

• SAI：每 100 万人中有 150～280 例发病；发病年龄高峰在 60 岁左右，女性比男性高危。

发病情况/死亡率

• 肾上腺功能不全的患者并发症的发病率和死亡率的数据稀缺。

• 由于合并了恶性肿瘤、心血管疾病和感染，PAI 患者的死亡率高达 2 倍以上。

• 女性 PAI 患者的平均死亡年龄是 75.7岁，男性为 64.8 岁(分别比预期时间少了3.2 年和 11.2 年)。

• PAI 儿童的死亡率与普通人群相比增加3～4 倍。

■ 病因/危险因素

• 肾上腺危象的风险在以下情况下较高：

- PAI 高于 SAI(3.3～3.6/100 比 2.5～5.8/100)。

- 女性高于男性(4.4/100 比 1.6/100)。

- 在 SAI 患者中，女性患者合并糖尿病、尿崩症的具有发生肾上腺危象的高危可能。

• 肾上腺危象的诱发高危因素有：

- 感染性疾病(特别是胃肠道感染)。

- 手术。

- 剧烈的体育活动。

- 停止激素替代治疗。

- 心理干扰。

- 发热。

- 妊娠。

■ 生理/病理生理

• HPA 轴是人体对严重压力的应对系统，如自然的或者医源性的损伤或者感染。

• 肾上腺皮质产生糖皮质激素(主要是皮质醇)和盐皮质激素(主要是醛固酮)，这些激素主要用于控制代谢、血容量和正常心血管功能。

• 手术、麻醉、创伤和严重疾病升高 ACTH和皮质醇水平，应激下皮质醇分泌速度由10 mg/d 增长至 75～150 mg/d；肾上腺功能不全的患者对此种反应缺失。

• 盐皮质激素是由球状带产生的，被肾素-血管紧张素系统控制：

- 促进钠和钾平衡，维持血管内容量平衡。

- 首要目标是肾，刺激钠的重吸收和排钾泌氢。

- 不足时可造成盐和容量的消耗。

• 糖皮质激素对机体有多重效应：

- 增加糖异生。

- 增加肝脏血管紧张素合成。

- 增加血管对血管收缩剂的反应。

- 降低毛细血管的通透性。

- 降低一氧化氮的合成和活性。

- 改变激肽和前列腺系统。

- 促进肾上腺髓质去甲肾上腺素转化为肾上腺素。

• 糖皮质激素不足降低血管对血管紧张素Ⅱ和去甲肾上腺素的反应，降低肾素的合成，增加前列环素的合成。这会加剧循环衰竭，最终导致盐皮质激素不足。

• 长期使用超生理剂量的外源性糖皮质激素导致 SAI 的发展，抑制肾上腺素的量取决于剂量、持续时间、频率、注射途径和次数，一般最早发生于开始治疗的 1 周以后。

■ 预防措施

• 麻醉方案应当避免对高危患者使用抑制皮质醇合成的药物(如依托咪酯)。

• 术中是否应当补充类固醇以维持围手术期糖皮质激素含量仍有争议。2009 年 Cochrane的一项随机对照试验表明，没有足够的证据支持或者反驳术中使用类固醇，可能原因是日常补充的类固醇足够，所以补充剂量不需要。

• 虽然这个话题具有争议性，但是注重糖皮质激素最佳剂量和持续时间还未建立，以下的建议是基于专家意见和临床经验：

- 最小应激操作(<1 h 的局部麻醉)，持续使用糖皮质激素替代剂量。

- 轻微应激操作(结肠镜、腹股沟疝气修补术)，在操作的时候静脉注射 35 mg 氢化可的松或者等效药物，术后给予日常替代剂量。

- 中等应激操作(开放的胆囊切除术、关节替换术、下肢血管成形术、经腹全子宫切除术)，手术当天静脉给予氢化可的松 75 mg/d(25 mg，q8h)，随后 1～2 天更换至日常替代剂量。

- 重度应激操作(心胸手术、Whipple 手术、肝切除术)，静脉给予氢化可的松 150 mg/d(50 mg，q8h)，2～3 天后更换为日常替代剂量。

◊ 诊断

• 病史/体格检查：

- 如果 PAI 未诊断和疑似，引起的症状有慢性疲劳、虚弱、嗜睡、厌食、体重减轻、体位性低血压、反复发作的腹部疼痛、性欲减退、腋窝和耻骨脱毛、色素沉着。

- SAI 可以见到上述体征，除了色素沉着和低血压少见。

- 任何患者接受泼尼松 20 mg/d 使用>5 天可以抑制 HPA 轴；如果治疗 1 个月，则HPA 轴抑制要持续到撤药后 6～12 个月。

- 其他方式的类固醇的使用应当注意，如外用、吸入和局部。

• 对于难以解释的儿茶酚胺难治性低血压应当高度警惕为肾上腺危象，特别是对高危的患者(如前期糖皮质激素治疗、自身免疫性疾病、AIDS)。

• ACTH 刺激试验，静脉注射促肾上腺皮质激素 250 μg(合成 ACTH 激素)，随后30 min 和 60 min 测血清皮质醇的含量。血浆皮质醇的值为：

- <3 μg/dl(80 nmol/L)时高度提示肾上腺功能不全。

- <10 μg/dl(275 nmol/L)时需要进一步检查。

- >20 μg/dl(550 nmol/L)时肾上腺功能不全高度不可能。

• 监测血浆皮质醇含量。

- 10～20 μg/dl 是正常。

- <3 μg/dl 高度怀疑为肾上腺功能不全。

• 其他检查：

- PAI 检测血浆促肾上腺皮质激素水平。

- 降低的醛固酮水平。

- 高肾素血症。

- 低钠血症。

- 高钾血症。

- 低血糖。

- 嗜酸性粒细胞增多症。

- TSH。

■ 鉴别诊断

- 心源性休克。
- 过敏性休克。
- 低血容量性休克。

治疗

- 立即静脉注射氢化可的松 100 mg,随后每 24 h 静脉给予 100~200 mg。
- 静脉补液。
- 电解质置换。
- 通常 12 h 内可以看到糖皮质激素改善的反应。
- 若诊断性筛查发现基础知识值或者 ACTH

后皮质醇水平>20 μg/dl,停止氢化可的松的治疗,除非患者依旧病情严重。

追究到底

- 如果注射糖皮质激素后血流动力学恢复稳定,可以考虑继续手术。
- 最终确定肾上腺功能不全和评估病因,如果未知,可以在解决急性危象后处理。

疾病编码

ICD9

255.41　糖皮质激素缺乏。

ICD10

E27.2　肾上腺危象。

E27.40　非特异性肾上腺皮质功能不全。

临床要点

- PAI 的肾上腺危象明显高于 SAI。
- 人体产生大约 10 mg/d 的皮质醇,在极度应激状态下可以产生 75~150 mg/d。
- 任何患者接受>20 mg/d 的泼尼松超过>5 天有发生 SAI 的风险。
- 没有充分的证明支持 SAI 高危患者补充糖皮质激素。

急性术后疼痛的评估　Assessment of Acute Postoperative Pain

Thomas Ledowski, MD, PD, DEAA, FANZCA　张骁 译 / 宣伟 校

基础知识

■ 概述

- 疼痛被国际疼痛研究协会(ISAP)定义为与实际或潜在的组织损伤相关的,或描述为与损伤相关的、不愉快的躯体主观感觉和情绪体验。
- 疼痛常被称为"第五种生命体征",缓解痛苦被视为人类基本权利之一。疼痛的性质为完全的主观体验,并应始终这样认为!
- 麻醉实施者和疼痛医学医师认为疼痛分为急性和慢性。
- 急性疼痛:开始时间短,可能持续时间有限。
- 慢性疼痛:通常持续时间大于损伤康复的时间,经常无明确诱因。

■ 流行病学

发病率

- 在美国,每年有 7 300 万例手术。约 80% 的患者经历急性疼痛,其中 87% 为中度至重度疼痛。
- ICU 住院患者中约 75% 遭受中度至重度疼痛。
- 儿童,尤其是遭受不必要的术后疼痛的儿童,其中约 15% 为重度疼痛。

患病率

在美国,早期约 175 000 例患者遭受中度至重度术后疼痛。

发病情况

- 未处理的急性疼痛带来显著后果:
- 延长住院和恢复时间,医疗费用增加。
- 转变为慢性疼痛,造成个人以及社会经济方面不良后果。
- 引起睡眠剥夺和焦虑紊乱,引起性格显著改变。
- 患者满意度大大降低。
- 增加了术后应激反应,血浆分解代谢的激素增加,高凝血状态,心肌耗氧量增加。
- 对于疼痛处理和手术后死亡率的关联,目前无相关 RCT 试验,因此关联不明确。
- 急慢性疼痛的过度治疗同样会引起不良后果:
- 不恰当地使用阿片类药物会引起呼吸抑制,随之出现低氧,导致大脑损伤或死亡,在高危患者(如睡眠呼吸暂停、年老者等)中发生率较高。
- 阿片类药物治疗的其他不良事件包括便秘、瘙痒、恶心和呕吐等。
- NSAIDs 药物使用引起的不良事件包括消化道溃疡和出血。

■ 病因/危险因素

- 急性术后疼痛程度由手术组织损伤程度决定,但同时也受患者个体因素影响,如:
- 个人经历。
- 性格、焦虑、悲观、神经过敏症、抑郁等。
- 文化背景。

- 误诊危险因素:
- 口头表达能力不足(如年龄较小的儿童、痴呆或谵妄患者、ICU 镇静的患者等)。
- 医学谬见(如婴儿感受不到成人那么多的疼痛感)。
- 使用"客观"生理指标(心率、血压等)来评估疼痛的严重程度,同时设计治疗方案,但疼痛是主观感觉!

■ 预防措施

- 疼痛应由患者自行评估后完整评估。评估应包括获得治疗史和疼痛史、行为学观察,并认真监测生理指标(如血压和呼吸频率)。
- 通过精准的急性疼痛诊疗程序对疼痛进行评估和治疗,能更好地缓解疼痛和减少副作用。

■ 生理/病理生理

患者术后疼痛引起的不良生理反应包括:

- 呼吸系统:肺不张、V/Q 不匹配、低氧血症、高碳酸血症等。
- 心血管系统:高血压、心动过速、心肌耗氧需求增加等。
- 血液系统:免疫功能降低、高凝血状态等。
- 胃肠系统:肠梗阻等。

诊断

- 术后疼痛的初步评估应尽早进行,包括治疗史(手术类型、合并症等)和疼痛史:

－疼痛部位。

－疼痛特点：内脏性钝痛、刺痛、闪痛或神经痛。

－疼痛程度。

－刺激因素（咳嗽），或是持续性疼痛。

－慢性疼痛病史，尤其有用药史的。

－影响疼痛治疗的因素：患者自身信念与期望、文化水平、应对策略。

• 适当时间间隔应规律进行重新评估（如苏醒室中每 3～5 min，病房里每 0.5～4 h）。

• 生理参数可被用于反映疼痛，参数包括心率、血压和呼吸频率。

－尽管生理参数常被用来帮助无意识患者评估疼痛状况，但在决定治疗方案时需谨慎参考。所有生理参数均无法准确测量疼痛。

• 可使用各种各样的疼痛评分表。有针对有意识患者使用的较"客观"的衡量疼痛程度的评分表，也有针对无意识患者及儿童的评分表。

• 词语描述量表（VDS）：有意识患者使用。疼痛分为无、轻度、中度、重度和无法忍受（agonizing）五类。

－快速简单。

－可用于认知损伤的老年患者：使用简单词语，如不、轻度、中度、无法忍受。

－对疼痛变化不敏感，依赖于高等语言能力（若患者很少说英语，可能无法理解"agonizing"什么意思）。

• 视觉模拟评分（VAS）：有意识患者使用。由一个 100 mm 长的横线构成，横线左侧写着"无痛"（0），右侧写着"可想象得到的最大疼痛"（100）。患者在该评分表上标记他的疼痛程度（纸、笔或者尺子、移动标记系统）。

－对大多数有意识的患者有帮助。

－疼痛缓解的约占 30%，对患者有意义。

－临床应用可能受术后认知功能障碍的阻碍。

－需要基础运动技巧，通常 0～5 mm 为"无痛"，5～45 mm 为"轻度"，45～74 mm 为"中度"，75～100 mm 为"重度"。

• 数字评定量表（NRS）：有意识患者使用。范围为 0～10 分的 11 分评分量表。0 代表无痛，10 代表能想象的最痛，4 分通常是需要处理（如阿片类药物使用）的阈值。

－NRS 与 VAS 差不多，但比较容易执行并得到较为一致的结果。

• 多维疼痛量表（如 McGill 疼痛调查问卷）：有意识患者使用。

－帮助评估更复杂的疼痛问题（如慢性疼痛或神经痛）。

－由于其复杂性，这些疼痛量表不适合术后

急性状况。

• 功能性疼痛量表：有意识患者。评估患者对特定任务的完成能力（如咳嗽、物理疗法）。分类为"无"（疼痛不影响行动）、"轻度"（任务完成时有中度到重度疼痛）和"显著"（不能完成任务）。

－完成特定任务的能力可能被多种因素影响，不仅仅是疼痛，但这种量表有助于及时展开疼痛治疗。

• 行为疼痛量表（BPS）：镇静或半清醒患者。有 3 个项目：面部表情（放松、面部部分紧绷、面部完全紧绷、痛苦的鬼脸）、上肢活动（无活动、部分弯曲、完全弯曲、肢体处于一种紧张状态）和呼吸机顺应性（耐受良好、大多数耐受良好、人机对抗、无法继续使用呼吸机）。每个项目分为 1～4 四级；12 分代表最强疼痛行为反应。

－BPS 可靠性好，可作为 ICU 内镇静患者的评估方法。

• 重症监护疼痛观察工具（CPOT）：镇静或半清醒患者。有 4 个项目：面部表情（放松表情、表情紧张、面部扭曲、表情痛苦）、身体活动（没有活动、防卫活动、躁动不安）、肌肉紧张度（放松、紧张、非常紧张）和呼吸机顺应性（耐受呼吸机或活动、咳嗽但耐受、人机对抗）或拔除气管插管者（正常声调交谈、叹息、呻吟、喊叫、哭泣）。每个项目为 0～2 分。CPOT 范围为 0～8 分（最痛）。

－CPOT 与 VAS 相关联，支持临床使用。

• 早产儿疼痛描述（PIPP）被有效用于早产儿和足月儿的术后疼痛评估。指标：孕周、行为状态、心率、氧饱和度、眉头隆起、眼睛紧闭、鼻唇皱起。每个项目为 0～4 分，最高分为 21 分（若评分＞12，代表中度到重度疼痛）。

• 改良儿童不良事件影响量表（CRIES）。指标：哭闹、氧需求量、心率和血压增加、失眠。每个项目为 0～2 分，共 0～10 分。

• 面、腿、体位、哭闹可安慰度量表（FLACC）。指标（1～3 岁）：面部表情、腿部活动、体位、哭闹、可安慰度。每项指标 0～2 分，共 0～10 分。

• 改良的面部表情量表（FPS-S）。指标（4～7 岁）：6 种面部表情（开心到伤心/哭闹），与 VAS 类似，5 分类量表，分数为 0～10 分。

■ 鉴别诊断

• 当单一靠临床观察和生理参数监测时，疼痛可被其他因素干扰。

－兴奋（患者交感神经刺激兴奋）。

－焦虑（尤其是儿童）。

－困惑（尤其是老人、儿童急性谵妄）。

－药物反应：抗高血压药、交感神经阻滞药（如 β 受体阻滞剂、可乐定）、拟交感神经药（如儿茶酚胺类、氯胺酮）。

• 尽量进行患者自我评估。

 治疗

多种药物联合治疗，包括：

• 口服和肛塞止痛药（阿片类、NSAIDs、对乙酰氨基酚）。

• 患者自控性镇痛法（PCA）。

• 局部和轴索阻滞。

• 非传统治疗（如经皮电刺激）。

 随访

在医院，术后患者由其手术团队、基础服务团队、麻醉治疗和急性疼痛团队治疗。

■ 非公开索赔数据

• 从 1985 年到 2007 年，7 328 位患者中有 150 例急性疼痛的诉讼案例（美国麻醉医师协会诉讼案例项目）。

－尽管这貌似是一个低百分比，但约 30% 的病例结果为死亡或脑损伤。

－赔付款的中值为 211 650 美元（627～1 488 000 美元）。

• 州医学委员会规定，疼痛处理错误为违反职业道德的行为。

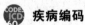 **疾病编码**

ICD9

• 338.18　其他急性术后疼痛。

ICD10

• G89.18　其他急性术后疼痛。

? 临床要点

• 疼痛是一种主观经历。

• 疼痛在儿童、精神异常和镇静患者中常被误诊。

• 儿科疼痛量表应依据年龄，有首选量表。

• 生理指标和新引进的监测指标（如皮肤电传导、外科血氧容积描记波）常被许多非疼痛因素干扰，需要谨慎使用及其他疼痛评估（如观察）的支持。

• 疼痛缓解的充分性应规律监测。

• 只评估是不够的，明确的医嘱和策略必须界定疼痛等级，以及用做出何种反应，用种药物进行缓解。

脊髓休克 | Spinal Shock

Laura B. Hemmer，MD · Antoun Koht，MD　孙少潇 译 / 顾卫东 校

基础知识

概述

- 脊髓休克是指完全或不完全急性脊髓损伤(spinal cord injury, SCI)的远端暂时失去脊髓功能。它可能会持续数周，甚至数月。

- 急性脊髓损伤常伴有低全身血管阻力(systemic vascular resistance, SVR，伴血压降低)和心动过缓。这种血流动力学紊乱被称为神经源性休克(有别于脊髓休克)。

- 脊髓休克的存在对确定脊髓损伤平面及预后非常重要。但脊髓休克可能会干扰对损伤后神经状态的准确评估。

- 在即刻/急性损伤期，应先减轻继发性损伤，并防止不完全性损伤的恶化。在以后的几个月中，患者可能需要接受泌尿科手术或其他手术，此时应特别注意避免反射亢进的并发症。

流行病学

发病率

美国急性脊髓损伤的发病人数约为每年1.2万例。

患病率

低血压与继发性神经损伤加重相关。

病理生理

- 脊髓休克的确切定义/模型仍存在争议，通常认为这是一种损伤平面远端脊髓功能的生理性紊乱，可导致反射消失、弛缓性麻痹、感觉丧失和体温调节功能丧失。脊髓休克可分为4个阶段：

- 第1阶段(受伤后0～24 h)。深部腱反射(deep tendon reflex, DTR)消失和肌肉松弛，主要是因为失去了脊髓上兴奋性信号的输入。交感神经支配受损也发生在这个阶段。

- 第2阶段(损伤后1～3天)。对神经递质呈高敏状态，最初的反射开始恢复。

- 第3阶段(损伤后4天到1个月)。突触生长引起早期反射亢进。此阶段大部分深部腱反射开始恢复，急性血流动力学紊乱得到改善。

- 第4阶段(损伤后1～12个月)。突触持续生长引起痉挛和反射亢进(轴突长度依赖性的时间段)。

麻醉目标/指导原则

- 急性脊髓损伤可干扰脊髓对血流的自动调节能力，因而组织的灌注更依赖于灌注压的大小。此外，伴随的创伤和神经源性休克可加重血流动力学紊乱。支持治疗可减轻由继发性缺血引起的急性脊髓损伤。

 - 平均动脉压应保持在正常高值(＞90 mmHg)。根据创伤性脑损伤的研究结果，血压支持通常应持续至伤后7天。

 - 避免缺氧(PaO_2＜60 mmHg)。

 - 避免急性贫血。

- 气道管理时需特别小心，应与脊柱外科医师讨论颈椎的稳定性和椎间隙状态。

- 失神经支配48～72 h后应避免使用琥珀胆碱。

术前评估

症状

- 询问患者的运动和感觉功能情况，有无呼吸困难和或呼吸费力。

- 对慢性脊髓损伤患者，应询问有无反射亢进症状(如头痛或视力模糊，伴有肠腔/膀胱膨胀)。

病史

追问脊髓损伤的时间、过程和脊髓损伤平面，创伤患者应排除失血引起的低血容量性休克和其他损伤。

体格检查

- 常规的麻醉前体格检查，包括仔细检查气道和评估颈椎稳定性。

- 急性损伤后应详细检查和记录患者的感觉和运动功能，并以此为基线与术后结果进行比较。

治疗史

- 阶段1～2：液体复苏、血制品应用和试验性低温治疗等情况。

- 阶段3～4：以往的麻醉记录，包括气管插管的细节和既往的气管造口史。

用药史

阶段1～2：升压药、抗迷走神经药物，糖皮质激素的使用和时机(关于糖皮质激素的疗效仍存在争议)。

诊断检查与说明

- 基础代谢功能检查、全血细胞计数、凝血功能检查。

- 根据预期失血量决定是否行血型鉴定和交叉配血。

- 心电图(急性高位脊髓损伤会阻断交感神经纤维，引起副交感神经活动失对抗，常见心动过缓，也可出现其他心律失常)。

- X线胸片(过量输液可出现肺水肿)。

- 对于脊髓损伤导致呼吸功能障碍而未行机械通气的患者，应间断测定肺活量和行动脉血气分析，以判断有无呼吸功能失代偿。

伴随的器官功能障碍

- 神经源性休克引起的心血管功能障碍。低血压时可能出现相对性心动过缓而非预期的代偿性心动过速。这种情况往往发生在损伤后的最初2周内。损伤后第4天最易出现心动过缓。

- 是否出现呼吸功能障碍(限制性通气功能障碍)取决于脊髓损伤的平面。

- 其他外伤，如硬膜下出血、胸部和腹部外伤、骨折。

延迟手术情况

早期急诊手术减压是必要的。不应推迟急诊手术，除非需先稳定血流动力学。

治疗

术前准备

术前用药

- 急诊创伤的患者应按饱胃处理。应用药物减少胃内液体量，增加胃液 pH(如非特异性抗酸剂、H_2受体拮抗剂和胃动力药)。

- 如果拟行纤维支气管镜引导气管插管，可给予止涎剂，以减少分泌物和获得较好的视野。

- 明确是否已经应用或正在输注甲泼尼龙。美国脊髓损伤研究会推荐的剂量(有争议)为单次注射 30 mg/kg，并以 5.4 mg/(kg·h)维持至损伤后48 h。

知情同意的特殊情况

- 急性脊髓损伤患者：可能需要长时间气管插管和机械通气，具体取决于有无呼吸功能

J

障碍；血流动力学不稳定时可能需要行有创监测，具体取决于神经源性休克的程度和伴随的损伤情况；如果拟行清醒插管，需告知患者。

· 慢性脊髓损伤患者：可有自主反射亢进伴血流动力学不稳定（可能需行有创监测）。

■ **术中监护**

麻醉选择

· 椎管减压术选择全身麻醉。避免麻醉干扰术后神经系统检查。

· 慢性脊髓损伤可选择区域麻醉或椎管内麻醉，适合择期手术。

监测

· 标准 ASA 监测。

· 急性损伤阶段需常规留置动脉导管（连续血压监测）和中心静脉导管（评估前负荷，指导液体管理，方便血管活性药物应用）。

· 根据血流动力学紊乱的程度考虑是否放置肺动脉导管。

· 脊柱手术需行神经功能监测（可能包括体感和运动诱发电位以及肌电图）。

· 脊髓损伤可引起胃轻瘫和（或）膀胱张力异常，除非禁忌，否则应行胃和膀胱减压。脏器扩张可致自主神经功能障碍。

麻醉诱导/气道管理

· 在脊髓情况不明时，颈椎应制动。没有证据支持何种气管插管技术更有优势。

－表面麻醉下纤维支气管镜引导清醒气管插管有助于头颈部保持中立位，可保留气道的保护性反射，插管后可行神经功能检查。

－也可考虑手法固定下直接喉镜暴露或其他气管插管技术。

－如有临床指征，颈椎损伤患者可以行环状软骨压迫手法。

· 选择血流动力学较稳定的诱导方案（如依托咪酯和氯胺酮）。

· 失神经支配 48～72 h 后，肌松药应避免使用琥珀胆碱（肌肉烟碱型乙酰胆碱受体上调，可引起致命性高血钾）。许多麻醉科医师在更短时间的失神经支配后（24 h）即不再应用琥珀胆碱，以防高血钾的发生。

维持

· 静脉和（或）吸入平衡麻醉。需行肌松监测，以减少吸入麻醉药的用量和避免使用神经肌肉阻滞剂。

· 损伤后急性阶段：

－液体复苏以增加前负荷。液体可选晶体液、胶体液和血液制品。但仍不清楚何种液体最合适。通常应避免使用低渗液体，因其可加重细胞水肿。

－给予升压药以恢复血管张力，给予正性肌力药以增加心排血量。治疗方案的选择应根据患者的血流动力学状态，做到因人而异。

－术中失血可能较多，建议采用自体血回收。

拔管/苏醒

· 需快速苏醒，以便行神经系统检查。

· 应在患者完全清醒，能够听从指令，并可控制和保护其气道的情况下拔管。可出现喉部水肿（尤其是需要大量液体复苏的长时间俯卧位脊柱手术）。拔管前应行气囊漏气试验。

· 低氧血症和支气管内吸引可刺激迷走神经，加重心动过缓。

** 术后监护**

■ **床旁护理**

根据创伤性脑损伤研究的结果，重症监护

室内有创血流动力学监测与支持通常需持续至损伤后第 7 天。

■ **药物处理/实验室处理/会诊**

需要多学科综合治疗，包括神经外科和（或）骨科、重症监护室、理疗科和社会服务管理部门。

■ **并发症**

· 肺功能障碍：积极进行胸部物理治疗。如果需行长时间气管插管和机械通气，建议行气管造口术。

· 静脉血栓栓塞：考虑预防性机械泵抗凝和（或）药物抗凝治疗。

· 皮肤破损：防止不必要的压迫并密切观察接触区域。

· 应激性溃疡：预防应用 H_2 受体阻滞剂或质子泵抑制剂。

疾病编码

ICD9

· 958.4 创伤性休克。

ICD10

· T79.4XXA 创伤性休克，初诊。

临床要点

· 脊髓休克是指急性脊髓损伤后暂时失去脊髓功能，常伴有低血压和心动过缓等神经源性休克症状。

· 采用支持治疗以纠正低血压和缺氧，维持较高的平均动脉血压，有助于减轻继发性脊髓损伤。

脊柱侧凸修复术 Scoliosis Repair

Chris A. Steel，MD · Nina Singh-Radcliff，MD 孙少潇 译 / 顾卫东 校

基础知识

■ **概述**

一般情况

· 脊柱侧凸是指脊柱侧向和旋转畸形且 Cobb 角大于 10°。角度测量方法：在尾侧倾斜度最大的椎体上缘画一平行线，再在头侧倾斜度最大的椎体下缘画一平行线，对此两

条线各绘一条垂直线，测量两条垂直线的夹角。

· 脊柱侧凸的类型包括特发性或获得性、先天性、神经肌肉疾病（杜氏肌营养不良症最常见）、肌病、创伤和肿瘤相关疾病。特发性或获得性脊柱侧凸是脊柱侧凸最常见的病因，也是最常见的手术指征，包括胸椎和腰椎沿脊柱的横向弯曲、旋转以及胸廓畸形。

通常需分期实施前路和后路手术。

· 保守治疗采用支架固定和随访观察。手术治疗可以防止曲度加大并对畸形进行矫正。当疾病进展快速、腰椎弯曲角度大于 40°或胸椎弯曲角度大于 50°时可选择手术治疗。胸椎曲度增加可引起旋转加重和胸腔变窄，这可能会导致限制性肺病、呼吸功能不全和肺动脉高压，严重时可导致肺

心病。

- 后路手术采用正中切口,切开皮下组织和肌肉,充分暴露脊柱。采用椎弓根螺钉或椎板钩稳定脊柱。使用连接棒减小曲度和重新排列脊柱。对于严重畸形患者,需要进行更复杂的畸形矫正术,如全脊椎切除术(vertebral column resections, VCR)或经椎弓根椎体截骨术(pedicle subtraction osteotomy, PSO)。脊柱后部植入移植骨以促进融合。
- 畸形主要位于胸腰椎连接处($T_{12} \sim L_1$)时可采用前路手术。单肺通气或左侧肋骨切除有助于暴露胸椎。考虑到有大血管破裂可能,常需请血管外科医师协助手术暴露。此外,如果行胸廓切开术,通常应放置胸管。
- 前路脊柱融合可与后路或侧路融合同时进行,以进一步减小曲度和促进融合。这一技术常用于严重畸形或仍处于生长期的患者(脊柱前部将继续生长,影响曲度的减小)。椎间盘摘除后,可将移植骨植入椎间隙,以促进融合和维持正常的椎间隙高度。稳定螺钉和联杆可放置在椎体侧方,以改善椎体的对位和促进融合。

体位

- 后路手术采用俯卧位。肩部外展应小于90°,同时肘部弯曲小于90°,填垫敷料避免尺神经受压。保护好眼和鼻,避免受压;可使用 Prone-View、Gardner-Wells 牵引弓或梅菲尔德头部支架。乳房和生殖器下应垫枕。使用脊柱手术垫悬空腹部,以免下腔静脉受压。颈部应保持正中位,并保持轻度头高位(约30°)。
- 前路手术采用仰卧位,手臂收拢,衬垫,避免尺神经受压。
- 经胸或胸腹联合路径手术可采用侧卧位。放置垫枕,腋窝放置卷垫。

切口

切口长度取决于累及的节段数量。

手术时间

一个节段需要 $1.5 \sim 2.5$ h,每增加一个节段需多 1 h。

预计术中失血量

$300 \sim 5000$ ml;影响因素包括手术节段数、外科医师的技术、抗纤溶药物(氨甲环酸和 EACA)的应用和控制性降压。

住院时间

$5 \sim 7$ 天。

特殊手术器械

- C 臂机或 O 臂机。需要相应的放射保护。

- 带 Jackson 架或 Wilson 架的手术床。
- 自体血回输。
- 移植骨(自体移植、异体移植、骨形成蛋白)。
- 神经功能监测设备,监测运动诱发电位(motor-evoked potentials, MEP)、体感诱发电位(somatosensory-evoked potentials, SSEP)和肌电图(electromyography, EMG)的人员。

■ 流行病学

发病率

在美国:约 50 000/年。

患病率

- 成人:人群的 $1\% \sim 15\%$。
- 青少年:人群的 $1\% \sim 4\%$(特发性疾病占 $60\% \sim 70\%$)。

发病情况

- 神经功能缺损:$1\% \sim 5\%$,严重的神经并发症发生率为 0.37%(经椎弓根椎体截骨术后发生率可达 11%);大量失血:$1\% \sim 5\%$;气胸:$1\% \sim 5\%$;术中知晓:$0.1\% \sim 0.2\%$;视野缺损或失明:$0.03\% \sim 0.1\%$。
- 肺栓塞[包括静脉气栓(venous air embolism, VAE)和脂肪栓塞];术后伤口感染、肺不张和肺炎、硬脊膜撕裂、脑脊液漏。
- 可能发生融合失败,植入的手术器材断裂和移植骨移位。

死亡率

罕见($0 \sim 0.5\%$)。

■ 麻醉目标/指导原则

- 放置俯卧位、仰卧位和侧卧位有时比较困难,需要谨慎放置体位。
- 患者可能有限制性肺病,严重者可有肺动脉高压和肺心病。
- 颈部活动受限、颈椎强直以及驼背可能影响对气道的管理。
- 神经功能监测:运动诱发电位、脊髓体感诱发电位、肌电图监测时需要调整麻醉方案,以免影响神经功能监测。同时,术中唤醒和术后神经功能评估可能需要患者快速苏醒。
- 控制性降压有助于减少健康患者的术中失血。等容血液稀释可减少红细胞的丢失,自体血回输可减少输血量。

🅡 术前评估

■ 症状

- 疼痛、麻痹、下肢无力。
- 下腰痛(lower back pain, LBP)。

病史

- 保守治疗无效。
- 长期服用止痛药。
- 随着年龄增加,合并症增多。

体格检查

应检查并记录已存在的运动和感觉功能障碍。

■ 用药史

止痛药。

■ 诊断检查与说明

- 电解质、全血细胞计数、凝血时间、凝血酶原时间、INR、X 线胸片、心电图、肺功能等常规检查。血型鉴定和交叉配血,至少备 2 个单位浓缩红细胞。
- 术前行脊柱 X 线、MRI、CT 检查。
- 根据有无合并症和患者的器官功能状态决定是否行食管超声心动图或应激试验。

■ 伴随的脏器功能障碍

- 限制性肺部疾病、呼吸功能不全、肺动脉高压。
- 心肌病、充血性心力衰竭、肺心病。
- 慢性疼痛综合征。

🅣 治疗

■ 术前准备

术前用药

- 需要时给予抗焦虑药和镇痛药。
- 做好特殊问题的知情同意。
- 戒烟:尼古丁可抑制成骨细胞,降低融骨的成功率。
- 指导患者正确使用激励型肺活量计和 PCA。
- 告诉患者术中有可能需要唤醒,术前可进行演练。
- 抗生素。
- 第三代头孢菌素应用抗皮肤致病菌。

■ 术中监护

麻醉选择

- 气管插管全身麻醉。
- 选择适合神经功能监测的部分或全静脉麻醉。

监测

- 根据预计出血量、合并症和控制性降压程度,决定是否行直接动脉测压。
- 中心静脉置管评估循环容量,并提供术后肠道外营养的通道。

- 带体温探头的导尿管。
- 脊髓体感诱发电位。刺激外周神经,随即记录感觉皮质的刺激电位,以评估脊髓后柱的功能,并提供中枢和周围神经系统评估的客观指标。应监测上下肢诱发电位。上肢脊髓体感诱发电位对俯卧位时体位或垫子放置不正确引起的上肢缺血较敏感。挥发性麻醉药的 MAC 值>0.5 时可降低波幅并增加波形的潜伏期。
- 肌电图。自发肌电图可用于发现腰部手术时神经根的刺激(如减压术或经椎间孔腰椎间盘融合术)。触发肌电图可用来评估椎弓根螺钉的位置是否正确。肌电图监测开始前应使肌松恢复。
- 经颅电刺激运动诱发电位(transcranial electrical motor-evoked potentials, TCeMEP 或 MEP)。通过放置于头皮的电极,跨颅骨刺激运动皮质,记录上肢和下肢肌肉的反应,以评估从皮质到肌肉收缩整个运动通路的功能。运动诱发电位监测宜选择全静脉麻醉。患者的后牙处应放咬垫,以防刺激时牙关紧闭引起舌咬伤。

麻醉诱导/气道管理

- 活动受限的患者难以放置嗅花位,故可考虑直接应用视频喉镜或纤维支气管镜(清醒或麻醉后)尝试气管插管。
- 应妥善固定气管导管(尤其侧卧或俯卧位时),以防止气管导管脱出。可使用 No-Sting Skin-Prep 或 Benzoin 胶布和 Op-Sites 防水胶布,以防汗液、唾液或其他分泌物导致胶布失去黏性。
- 监测动作诱发电位或肌电图时不应使用肌松药。气管插管时可应用琥珀胆碱或小剂量非去极化肌松药以改善插管条件,随后让肌松作用快速消退。应注意的是,神经肌肉型脊椎侧凸(杜氏肌营养不良症)的患者

禁忌使用琥珀胆碱。

维持

- 确认头部位置在中立位,并妥善支撑。
- 部分或全静脉麻醉有助于正确监测运动诱发电位或脊髓体感诱发电位。丙泊酚常与吸入麻醉药/N_2O(<0.5MAC)、阿片类药物(瑞芬太尼、舒芬太尼)合用,也可与其他镇静/镇痛药物(右美托咪定、氯胺酮)合用。应避免单次静注,以免导致监测指标降低。监测数据突然变化时,应排除生理因素和麻醉因素的影响。
- 保持足够的麻醉深度,突然体动(呛咳或咳嗽)可致患者损伤。
- 体温。术中应用加热毯、输液加温和血液加温。低体温可影响凝血功能,导致麻醉苏醒延迟,引起心律失常,增加肺血管阻力。
- 液体管理:手术失血量可能较大,可应用自体血回输和控制性降压。有可能发生凝血功能障碍,必要时可输注新鲜冷冻血浆。
- 当神经功能监测提示有神经损伤时(尤其在安放固定装置或减小弯曲度时),应进行唤醒试验。

拔管/苏醒

- 快速平稳苏醒,以便行神经功能测试。
- 建议头高 30°位,以防被动误吸。

术后监护

床旁护理

- 术后管理包括急性疼痛管理、拔除引流、神经系统评估和观察有无血肿。
- 复杂脊柱手术、大量失血、有重大并发症或需要频繁神经测试时,患者应行远程监护或进入 ICU。
- 总的恢复时间可能需要数月。大多数患者术后一天可下床开始康复锻炼,术后 1 周出院回家。

镇痛

- 术后较严重的疼痛可持续 4 天。可使用多模式镇痛,如 PCA 和抗焦虑药。使用肌肉松弛剂控制痉挛。
- 术中可让外科医师放置胸段硬膜外导管(thoracic epidural catheter, TEC),这有助于术后疼痛管理。

并发症

见"发病情况"部分。

预后

术后大部分患者(80%)的腿部疼痛可缓解,大多数患者(60%~70%)的下腰痛症状可减轻。

疾病编码

ICD9

- 737.30　脊柱侧凸(和脊柱后凸),特发性。
- 754.2　脊柱先天性肌肉骨骼畸形。

ICD10

- M41.9　脊柱侧凸,特发性。
- M41.20　其他特发性脊柱侧凸,部位非特定
- Q67.5　先天性脊柱畸形。

临床要点

- 术中监测神经功能宜采用全静脉麻醉,避免使用非去极化肌松剂。神经功能监测的目的是早期发现潜在的神经损伤,避免发生术后神经功能障碍。
- 应对可能的大量失血,给予足够的静脉输液(胶体液和晶体液),采用减少失血的策略,输注血液制品。
- 确保苏醒快速平稳,以行神经功能测试。

甲状旁腺切除术 Parathyroidectomy

Joe C. Hong, MD　郁庆 译 / 张晓庆 校

基础知识

概述

一般情况

- 甲状旁腺切除术的指征为甲状旁腺功能亢进症。

- 甲状旁腺功能亢进症的生化诊断包含血钙和甲状旁腺激素(PTH)的水平升高。
- 甲状旁腺功能亢进症的原因包括:
  - 原发性:甲状旁腺腺瘤或增生引起甲状旁腺的功能亢进。
  - 继发性:慢性肾脏病或维生素 D 缺乏引起

的甲状旁腺增生。
  - 多发性内分泌肿瘤综合征。
  - 甲状旁腺癌。
- 当怀疑存在单个腺瘤时,定位成像研究(颈部超声和^{99m}Tc-核素扫描)有助于甲状旁腺切除术定位。

- 多发腺疾病需要双侧颈淋巴清扫术和双侧探查 4 个甲状旁腺。

体位

- 仰卧，双臂放于两侧。
- 肩垫横置于肩胛下，方便轻度颈部延伸，从而优化手术暴露。
- 在颈椎病患者中，术前应仔细评估颈部延伸范围。

切口

- 甲状旁腺切除术：2～3 cm 的横切口，向疑似腺瘤的一侧。
- 双侧探查或二次手术：4～6 cm 横向的中线切口。

手术时间

- 单纯甲状旁腺切除术通常需 30～60 min。
- 双侧探查：探查 4 个甲状旁腺，2 h 以上。

术中预计出血量

- 单纯甲状旁腺切除术：很少。
- 双侧探查：25～100 ml。

住院时间

- 取决于患者的合并症。
- 甲状旁腺切除术可以在门诊手术 24 h 出入院。
- 双侧探查手术通常需要住院 24～48 h。

特殊手术器械

- 一些外科医师更喜欢肌电图（肌电图），气管内导管用于喉返神经的监测。
- 颈淋巴清扫术，探查 4 个甲状旁腺，食管温度探头可能有助于标准定位。

▪ 流行病学

发病率

- 美国：每年可发现 100 000 例原发性甲状旁腺功能亢进症。
- 单腺腺瘤占 80%～85%。
- 多腺体增生占 10%～15%。
- 双腺腺瘤 2%～5%。
- 甲状旁腺癌 1%。

患病率

- 在美国人口中有 1/1 000～1/500 甲状旁腺功能亢进症患者。
- 女性＞男性（4：1）。
- 随着年龄的增长，在第 6 个 10 年的生活中的发病率增加。

发病情况

- 喉返神经损伤。
- 单侧损伤导致声音嘶哑。
- 双侧局部损伤可导致气道完全闭塞或喘鸣，需要气管插管或气管切开。
- 颈部血肿。

- 低钙血症。
- 手术未能切除所有分泌组织来源（多腺体增生或双腺瘤）。

死亡率

- 几乎无。

▪ 麻醉目标/指导原则

- 严重的高钙血症导致血管内容量不足和心律失常，应在术前进行管理和优化。
- 术前，考虑静脉补液，恢复血管内容量和降低高钙血症。
- 呋塞米，将进一步降低术前血浆钙浓度。
- 术中喉返神经监测使术中不能使用非去极化肌松药的使用。
- 地塞米松常用于预防术后气道水肿。
- 尽量避免呛咳，减少颈部血肿形成。

 ## 术前评估

▪ 症状

- 骨骼痛、肾结石、腹部不适和精神状态不佳。
- 常无症状，仅有高血钙及 PTH 水平升高的生化证据。

病史

- 常无症状；在常规实验室检查发现揭示了高钙血症。
- 非特异性骨关节痛、肾结石、腹痛、焦虑、疲劳、抑郁等病史。
- 继发性甲状旁腺功能亢进症通常有慢性肾功能不全史、终末期肾脏疾病史。
- 多发性内分泌肿瘤综合征的个人或家族史。

体格检查

- 骨骼痛：
- 骨质疏松。
- 骨骼脱钙。
- 自发性骨折。
- 骨疼痛。
- 肾：
- 肾结石。
- 肾钙质沉着。
- 肾小球滤过减少。
- 烦渴。
- 多尿。
- 胃肠道：腹部不适。
- 腹痛。
- 胃十二指肠溃疡。
- 胃食管反流病。
- 厌食。
- 呕吐。

- 胰腺钙化。
- 神经精神："精神病的呻吟"。
- 疲劳。
- 焦虑。
- 抑郁。
- 精神病。
- 嗜睡。
- 昏迷。
- 心血管：
- 高血压。
- 短 QT 间期。
- 血管内容量损耗。
- 神经肌肉：
- 肌肉疲劳。
- 肌张力减退。

▪ 用药史

- 双膦酸盐类药物。
- 降钙剂。
- 绝经后妇女的雌激素治疗。

▪ 诊断检查与说明

- 查血清钙和甲状旁腺激素水平。
- 常规实验室检查。
- 心电图（短 QT 间期）。

▪ 伴随的器官功能障碍

- 继发于肾结石和肾钙化的肾功能不全。
- 继发于高钙血症的心律失常和短 QT 间期。

治疗

▪ 术前准备

术前用药

- 保证充足的静脉补液，因为甲亢患者往往血管内容积耗尽。咪达唑仑可缓解高钙血症引起的焦虑。
- 骨痛患者可麻醉前应用芬太尼缓解。

知情同意的特殊情况

- 告知区域/局部麻醉复合静脉麻醉改全身麻醉的可能性。
- 术后双侧喉返伤气管插管的可行性。

抗生素/常见病原体

- 第一代头孢菌素，如头孢唑林，建议在手术切皮前用。
- 头孢菌素过敏的患者，用克林霉素替代。

▪ 术中监护

麻醉选择

- 双侧颈淋巴清扫术、甲状旁腺探查和二次手术,一般选择气管内麻醉。

• 监护下麻醉镇静±浅颈丛神经阻滞麻醉或局部浸润适合局部单腺疾病。

• 应该避免对肥胖患者或患有幽闭恐惧症的患者实施监护下麻醉镇静。

• 即使全身麻醉,复合浅颈丛阻滞提供了良好的术后镇痛。

监测

• 标准 ASA 监测。

• 有创监测取决于患者的合并症。

麻醉诱导/气道管理

• 通常外科医师要求放置肌电图气管导管。

• 诱导和气道管理根据术前气道评估。

• 甲状旁腺病理学变化很少严重到引起气道受压。

• 然而,回顾影像学检查并与外科医师讨论可以发现潜在的困难。

维持

• 静脉与吸入复合麻醉作为首选。

• 副甲状腺切除只需很短的过程,使用低溶解度的吸入麻醉药(如地氟烷或七氟烷)或合用或不合用氧化亚氮的使用,迅速起效。

• 全静脉麻醉可用于优化肌电图监测。

拔管/苏醒

• 应尽量避免咳嗽或呛咳,减少颈部血肿形成的可能性。气管插管前用利多卡因可以提供气道镇痛。

• 拔管前需要与外科医师沟通,了解部分双侧喉返神经损伤发生的可能性。如果存在,

患者必须保持气管插管,甚至气管切开。

术后监护

▪ 床旁护理

• 对于简单的程序,标准的木板床通常是足够的。

• 甲状旁腺切除术的患者:术后可以在门诊观察适当的时间后出院。

▪ 镇痛

• 浅颈丛阻滞镇痛效果良好。

• 双侧颈淋巴清扫术未行神经阻滞患者可行自控镇痛。

▪ 并发症

• 并发症包括术中损伤附近的颈动脉的大出血和脑卒中。

• 颈动脉窦手术刺激可能会导致血流动力学的波动和缓慢性心律失常。

• 下颈部手术切除术可能引发隐匿性气胸,引起呼吸系统并发症。

• 喉上神经(SLN)支配环甲肌,声带(VC)张量;而喉返神经(RLN)支配环杓后(VC 外展)与喉内肌(VC 内收)。

 - 损伤 SLN:环甲肌使声带松弛,声音低沉。

 - 损伤 RLN:外展肌更容易受伤。因此,部分神经损伤可能会导致选择性的外展肌麻痹而完全切断,使内收肌和外展肌均受累。

单侧完全横断:声带瘫痪,位于内收、外展之间,中线一侧(导致声音嘶哑)。单侧部分切断:当外展肌瘫痪比内收肌更严重,受影响的 VC 位于中线内收位。双侧横断:两侧声带位于中间。声门开口小于正常呼吸仍有可能。双侧部分切断术:当外展肌的影响比内收肌更严重,两侧声带均在中线,这可导致气道完全闭塞。

• 颈部血肿。

• 低钙血症。

• 甲状旁腺功能减退症。

• 未能全部切除分泌甲状旁腺组织,造成持续性高钙血症。

▪ 预后

原发性甲状旁腺功能亢进的手术治愈率达 95% 以上。

临床要点

• 严重的有症状的高钙血症,甲状旁腺功能亢进是一种急症。管理包括静脉补液和手术切除前用呋塞米。

• 术中喉返神经监测避免使用非去极化肌松药。

• 颈浅丛阻滞为术后疼痛管理提供良好的镇痛效果。这个区域阻滞技术可以用于原发性甲状旁腺切除术的麻醉。

• 尽避免呛咳,减少颈部血肿形成的可能性。

甲状腺功能减退症 Hypothyroidism

Joe C. Hong, MD   张凌 译 / 张晓庆 校

基础知识

▪ 概述

甲状腺功能减退症(简称甲减)是由于循环甲状腺素(T_4)和三碘甲腺原氨酸(T_3)水平降低,或外周激素抵抗而产生的临床状态。

▪ 流行病学

发病率

• 每年约 4/1 000 的妇女发病。

• 每年 ~0.6/1 000 的人发病。

患病率

• 占美国女性总人口的 1.9%。

• 占美国男性总人口的 0.1%。

• 患者 55 岁或以上的占 6.9%~7.3%。

• 患病女性可能是男性的 10 倍。

发病情况

• 甲减患者动脉粥样硬化心脏病的风险增加,是由于高胆固醇血症的发生率增加。

• 老年痴呆症和抑郁症的发病率增加。

死亡率

• 如果不及时治疗,严重的甲减会导致昏迷和死亡。

• 自杀的发生率增加。

▪ 病因/危险因素

• 女性。

• 老人。

• 阳性家族史。

• 自身免疫性疾病史。

• 治疗用放射性碘或抗甲状腺药物,如丙氧嘧啶(PTU)或甲巯咪唑用药史。

• 颈部辐射史。

• 甲状腺手术史。

▪ 病理生理

• 甲状腺激素的几项功能包括正常的心脏、肝、肾和骨骼肌的代谢,以及细胞分化和生长。

• T_4 和 T_3 是由滤泡细胞在一个典型的甲状腺负反馈系统中产生。甲状腺释放激素

(TRH,来自下丘脑)刺激促甲状腺激素(TSH,来自垂体前叶)的释放,这反过来又刺激 T_3 和 T_4 释放(来自甲状腺)。T_3 和 T_4 通过一个反馈回路抑制 TRH 和 TSH 的合成和释放。此外,高含量的碘化物离子的能抑制 T_4 合成和释放。

• 激素合成涉及摄碘进入腺体、甲状腺球蛋白的碘化、碘化络氨酸耦合,形成 T_4 和 T_3。T_4 和 T_3 从甲状腺被释放到血流(20:1)。

• 当 T_4 进入靶细胞,将其转换到 T_3(更有效)。T_4 和 T_3 同时结合到甲状腺受体蛋白的细胞核内,激活 DNA 的转录,增加 RNA 的合成,最终影响蛋白质合成的速率。

• 甲减表现为缺乏 T_3 和 T_4 的生理活动。原发性甲状腺功能减退症(95%的情况下)是指甲状腺无产生甲状腺激素的功能,而继发性甲减被定义为甲状腺有功能而无TSH。

■ 麻醉目标/指导原则

• 判断病情轻重和量身定制的麻醉计划,是否伴随器官功能障碍。

• 轻度或控制良好的甲状腺功能减退可能没有增加手术风险。

▶ 术前评估

■ 症状

• 一般:嗜睡,活力下降,不耐寒冷,减少食物的摄入量和体重增加。

• 神经系统:思维迟钝。

• 皮肤:皮肤干燥,毛发增厚,脱发,断甲。

• 胃肠道(GI):便秘。

• 妇科:月经过多,性欲减退。

病史

• 关注受 T_3 和 T_4 生理活性缺乏影响的多个系统。

• 症状隐匿发病,多系统受累容易被忽视。

• 关注患者桥本甲状腺炎的病史,仔细检查相关的自身免疫性疾病,如红斑狼疮、类风湿关节炎、原发性肾上腺功能不全和干燥综合征是必要的。

体格检查

• 神经系统:语速缓慢,精神迟缓,情绪低落。

• 头、眼、耳、鼻、喉(HEENT):圆形脸部水肿,眼眶周围水肿,声音嘶哑。

• 皮肤:冷、厚、干、鳞状皮肤,干、粗、脆发,干燥和有纵向脊线的指甲。

• 心血管系统:心动过缓,每搏输出量减少,

窄脉冲高压,心脏扩大,心包积液。

• GI:腹水。

• 四肢:踝部水肿。

• 在严重的甲状腺功能减退或黏液性水肿,精神活动受损,昏迷,舌扩大,降低上气道组织的张力,通气不足,充血性心力衰竭,低体温和继发于 SIADH 的低钠血症。

■ 用药史

• 替代疗法通常是合成 T_4(甲状腺素),可能需要 2 周才能看得到症状改善。

• 合成 T_3,这是甲状腺激素的生物活性形式,可以更快起效。

■ 诊断检查与说明

• 原发性甲减 TSH 升高;继发性甲减 TSH 降低。

• 甲状腺激素 T_3 和 T_4 减少。

• 甲状腺放射性碘摄取减少。

• 大细胞性贫血。

• 血清胆固醇和 CK 水平升高。

• 低血糖、低钠血症。

• 低电压心电图。

■ 伴随的器官功能障碍

• 器官功能障碍程度与甲状腺功能减退症的严重程度相关。

• 心脏受累包括心包积液、QT 间期延长、T 波倒置和充血性心力衰竭;同时,心输出量减少(每搏输出量和心率),脉压和血容量阻碍了心脏对循环压力的反应能力。

• 肺部受累包括降低了低氧血症和高碳酸血症对呼吸的驱动作用,最大肺活量,降低一氧化碳扩散能力。

• 中枢神经系统受累包括对镇静药物的敏感性增加,以及意识减退,甚至昏迷。

■ 延迟手术情况

• 患者有严重甲减或黏液性水肿的症状,择期手术应该要推迟到适当的替代疗法治疗以后。

• 严重的甲状腺功能减退或黏液性水肿,需要紧急手术的患者立即用激素 T_3,冲击剂量的类固醇替代,并对治疗的反应进行严密监测。

• 有冠状动脉疾病的患者,甲状腺替代治疗期间必须注意。几项研究已经表明,替代疗法可能会加剧心绞痛甚至诱发心肌梗死。

• 多数专家认为轻度甲状腺功能减退没有增加手术风险。

治疗

■ 术前准备

术前用药

• 仔细滴定镇静剂和止痛剂,因为甲减患者可能对这些药物更敏感。

• 应考虑预防误吸,因严重甲减或黏液性水肿可使胃排空显著延迟。

■ 术中监护

麻醉选择

• 一般气管内麻醉为甲状腺手术的适应证。

• 非甲状腺手术对麻醉方法应该综合考虑手术类型、位置,以及外科医师、麻醉科医师偏爱决定。

• 重症患者甲减或黏液性水肿,应行气管插管,并控制通气,以减少低氧血症和高碳酸血症对呼吸的影响。

监测

• 标准 ASA 监测。

• 有创监测的决定取决于手术、患者合并症和甲减严重的类型。

• 重症患者甲减或黏液性水肿特别容易引起心力衰竭。肺动脉导管、外周动脉导管,并经食管超声心动图可以是有益的,可以指导电解质和液体管理。

• 甲状腺手术的主刀医师要求 EMG 气管插管。

麻醉诱导/气道管理

• 大的甲状腺肿可引起气管移位、压缩和软化。此外,甲减患者肥胖、舌大的概率增加,上呼吸道张力减少可以使气道管理困难。如果高度怀疑为困难气道,应考虑清醒纤维支气管镜插管。

• 可以选择氯胺酮作为重症甲状腺功能减退或黏液性水肿患者的诱导剂,由于其变力性可继续保持交感神经张力。

• 对胃排空延迟显著患者选用快速或修正的快速诱导。

维持

• 可选择吸入麻药、氧化亚氮和短效阿片样物质做复合麻醉。氧化亚氮和阿片样物质可使吸入麻药的浓度较低,从而减少心肌抑制和血管舒张。

• 控制通气是必要的,因为严重的甲减或黏液性水肿患者对高碳酸血症和低氧血症的通气反应受损。

• 甲状腺功能减退症患者最小肺泡浓度是不变的。

J

• 应使用加温毯和温暖的静脉输液,以尽量减少体温过低的危险。

拔管/苏醒

• 对于甲状腺切除者,应尽量减少咳嗽、呛咳的出现,以减少颈部血肿形成的可能性。气管插管前用利多卡因能提供气道镇痛。

• 由于对镇静剂和止痛剂的敏感性增加;利用非麻醉性镇痛药可能有助于防止苏醒延迟。

• 并发症:

– 苏醒延迟是由于对镇静剂和止痛剂的敏感性增加。

– 低温。

– 机械通气术后的依赖。

– 甲状腺切除术:气道损伤,如血肿、水肿气道、气管软化、双侧喉返神经损伤。当损伤到附近的颈动脉时可发生大量出血和脑卒中。颈动脉窦刺激可能导致血流动力学波动和缓慢性心律失常。从隐匿性气胸呼吸妥协可能是由于下颈部手术剥离。

🔋 术后监护

▪ 床旁护理

重症甲减或黏液性水肿患者,应在术后ICU进行监测。

▪ 并发症

对于甲状腺手术,术后呼吸窘迫可以是颈部血肿或低钙血症引起喉痉挛的结果,降低上气道张力。后者与黏液性水肿患者上气道张力降低很难区分。

疾病编码

ICD9

• 244.9　非特指的获得性甲状腺功能减退症。

ICD10

• E03.9　甲状腺功能减退症,非特指。

❓ 临床要点

• 管理的首要目标是确定甲减的严重程度和伴随的器官功能障碍来设计麻醉计划。

• 治疗桥本甲状腺炎的情况,认真检查相关的自身免疫性疾病是必要的。

• 大多数专家认为轻度甲减不会增加任何手术风险,患者可能能够继续进行手术。

• 重症甲减或黏液性水肿患者,必须在手术前进行身体优化。替代疗法用 T_4 或更激进的 T_3,应监测症状改善的情况。

• 甲状腺肿巨大、舌大和(或)降低气道张力的患者应进行严格的气道管理,必要时可行清醒气管插管。

• 严重甲减和黏液性水肿患者应该进行相应有创监测,诱导可用氯胺酮,气道插管控制通气。短效阿片类镇痛药或使用非阿片类镇痛药时小心滴定可能有助于减少的苏醒延迟的风险。

甲状腺功能亢进症 Hyperthyroidism

Joe C. Hong,MD　张凌 译/张晓庆 校

基础知识

▪ 概述

• 甲状腺功能亢进症(简称甲亢)是一种内分泌紊乱疾病,导致机体产生过量的具有生物活性的甲状腺激素:甲状腺素(T_4)和三碘甲腺原氨酸(T_3)。

• 不受控制的甲亢可导致甲状腺危象。这是一种医疗紧急情况,出现明显的心动过速、高体温、虚弱和意识水平的改变,可导致充血性心力衰竭(CHF)和休克。

▪ 流行病学

发病率

• 女性:每年约 1/1 000。

• 男性:每年约 1/10 000。

患病率

美国一般人群:

• 亚临床甲亢:约 1%。超过 55 岁人群,增加至 2%。

• 显性甲亢:~0.2%。

发病情况

• 甲状腺激素增加骨吸收。甲亢患者骨密度低,骨折的风险增加。

• 心房纤颤的发病率比非甲亢患者高 2.5 倍。

• 脑卒中的发生率增加。

死亡率

风险增加归因于心血管疾病的发病率增加。

▪ 病因/危险因素

• 女性(患病率比为 8:1)。

• 吸烟。

• 老年。

• 家族史。

• 其他自身免疫性疾病。

• 碘缺乏后过度补碘。

▪ 病理生理

• 甲状腺激素的功能包括正常的心脏、肝、肾和骨骼肌的代谢,以及细胞分化和生长。

• T_4 和 T_3 是由甲状腺滤泡细胞产生的,是一个典型的负反馈系统。甲状腺释放激素(TRH,来自下丘脑)刺激促甲状腺激素的释放(TSH,来自垂体前叶),反过来也刺激 T_3 和 T_4 释放(来自甲状腺)。T_3 和 T_4 的合成反馈抑制 TRH 和 TSH 和释放。此外,高含量的碘化物离子能抑制 T_4 合成和释放。

• 激素合成涉及摄碘进入腺体,甲状腺球蛋白的碘化,碘酪氨酸耦合,形成 T_4 和 T_3,状腺激素的释放。T_4 转换到 T_3 细胞内,其结合于细胞核甲状腺受体蛋白,活化 DNA 的转录,增加 RNA 合成的速率,最终影响蛋白质合成。

• 甲亢的临床表现是 T_3 和 T_4 生理功能的过度表达。

• Graves 病是一种自身免疫性疾病,TSH 与自身抗体受体结合并刺激甲状腺激素的产生和分泌。

• 桥本甲状腺炎是甲状腺自身免疫炎症导致存储的甲状腺激素释放。炎症的"耗竭"使患者成为甲减。

• 当长期甲状腺肿产生自主功能就发展为

毒性多结节性甲状腺肿,导致甲状腺激素的生成和分泌,不依赖于 TSH 刺激。

• 其他较少见的原因包括辐射甲状腺炎、过度的替代治疗、TSH、垂体腺瘤、甲状腺激素的异位源(甲状腺肿)。

▪ 麻醉目标/指导原则

• 手术中的风险取决于甲状腺功能亢进的严重程度,择期手术的患者应在手术前调整甲状腺功能至正常水平。

• 非择期手术的患者,麻醉管理的指导原则是避免甲亢危象。

℞ 术前评估

▪ 症状

• 症状是由于 T_3 和 T_4 生理活性的过度表达。

• 警觉,情绪不稳,精神紧张,烦躁不安,注意力不集中。

• 肌肉无力,疲劳。

• 心悸。

• 食欲旺盛,体重减轻。

• 排泄亢进。

• 怕热。

病史

重点关注受 T_3 和 T_4 的靶器官系统:神经系统、心血管、血液、胃肠道、代谢、肺、肌肉骨骼和系统。

体格检查

• 由于 T_3 和 T_4 的超生理活性。

• 运动过度,语速过快。

• 近端肌肉(股四头肌)无力,细颤。

• 肌肤潮湿,多毛;甲床剥离。

• 睑迟滞,凝视,球结膜水肿,眶周水肿,眼球突出。

• 第一心音亢进,心动过速,心房纤颤,脉压增宽,呼吸困难。

▪ 用药史

• 策略应涉及抑制 TSH、TRH、外周的 T_4 转化为有生物活性的 T_3,有 β 肾上腺素能活性的拮抗作用。

• 丙硫氧嘧啶(PTU)和甲巯咪唑是抑制甲状腺激素的合成硫代酰胺衍生物。PTU 还具有抑制外周的 T_4 转化为 T_3 的附加优点。

• 碘化钾和糖皮质激素抑制甲状腺激素的释放。糖皮质激素也抑制外周的 T_4 转化为 T_3。

• β受体阻滞剂通过肾上腺素能拮抗提供负性肌力,负性变时和抗心律失常的可能性。

• 甲亢临床治疗可能需要几周。

▪ 诊断检查与说明

• CBC:贫血。

• 凝血检查:血小板减少和降低的维生素 K 依赖性凝血因子。

• 生化检查:高钙血症和高血糖。

• 心电图检查,并根据病史和体格检查适当评估心脏。

• 患者的甲状腺肿大的 CT 扫描可能对评估气道解剖结构有帮助。

▪ 伴随的器官功能障碍

• 心血管:增加心肌缺血的危险,由于休息时的心率、每搏输出量和心输出量增加了。增加的 β 受体的敏感性,增加房颤、室性期前收缩,以及高输出心力衰竭的发生率。

• 肺:呼吸肌衰弱导致肺活量和肺顺应性下降。

• 胃肠道:胃肠转运过快导致药物吸收障碍。排泄亢进和腹泻导致低钾血症和低血容量。

• 血液系统:贫血、血小板减少和降低维生素 K 依赖的因素。

• 代谢:骨吸收增加导致的高钙血症以及 β 受体上调导致的糖耐量受损。

• 肌肉骨骼系统:由于骨吸收、骨质疏松和骨折的风险增加。骨骼肌代谢紊乱并伴有严重的甲亢相关的分解代谢状态导致全身无力。

▪ 延迟手术情况

• 甲状腺危象是一种医疗急救和手术前必须进行处理的情况。

• 体征和症状以及伴随的器官功能障碍必须于择期手术前进行调整。

💉 治疗

▪ 术前准备

术前用药

患者通常较为焦虑。甲状腺肿压迫气道的患者应权衡术前用药。

▪ 术中护理

麻醉选择

• 甲状腺切除术采取气管内麻醉。

• 非甲状腺手术的麻醉取决于手术类型和位置,以及外科医师、麻醉科医师的习惯。

监测

• 标准 ASA 监测。

• 有创监测,取决于手术和患者合并症。

• 甲状腺手术的主刀医师可要求监测肌电图(EMG)。

麻醉诱导/气道管理

• 巨大甲状腺肿可引起气管移位、压迫和气管软化。术前颈部的 CT 可能有助于判定气道损伤的严重程度。如果高度怀疑有呼吸道问题,应考虑清醒纤支镜插管。应注意清醒插管在这些肾上腺素致敏的患者身上可能的效果。

• 诱导药物应基于合并症仔细选择。氯胺酮应小心使用,因为在这些致敏患者可能会上调肾上腺素。

• 琥珀胆碱或非去极化肌松药有拟交感神经作用或组胺的释放,应慎用。

• 患者眼球突出需要仔细应用角膜软膏和眼睑的安全带卷。

维持

• 管理甲亢患者的指导原则是避免甲状腺危象。

• 谨慎维持麻醉深度。

• 会增加交感神经张力的药物应避免,如泮库溴铵、麻黄碱和哌替啶。

• 抗胆碱能药物逆转神经肌肉阻滞也可能会增加交感神经的张力。必须注意,以防止协同作用。格隆溴铵比阿托品心脏变时作用弱,优先选择。

拔管/苏醒

• 甲状腺切除后:

- 尽量避免咳嗽、呛咳,以减少颈部血肿形成的可能性。气管插管前利多卡因能提供气道镇痛。

- 拔管之前与外科医师沟通出现喉返神经损伤的可能性。

⚡ 术后监护

▪ 床旁护理

甲亢控制不佳和有严重合并症的患者应在 ICU 中进行监测。

▪ 并发症

• 甲状腺危象是一种罕见的医疗紧急情况,一般发生于甲亢患者术后。甲状腺危象可能难以同恶性高热、抗精神病药恶性综合征或嗜铬细胞瘤区分。死亡率可以高达

J

20%～30%。甲状腺危象的管理包括：
- 吸氧、气道保护、过度换气、积极补液。
- β受体阻滞剂、典型短效β受体阻滞剂艾司洛尔滴定。
- PTU、甲巯咪唑(他巴唑)、碘化钾、皮质类固醇。
- 降温措施，如静脉输注冷藏液、降温毯、鼻饲或膀胱灌洗措施。
- 血浆置换或腹膜透析可以除去过量的甲状腺激素。
• 甲状腺切除术。
- 气道损伤(最常见)的原因有血肿、气道水肿、气管软化、甲状旁腺功能减退、低钙血症、部分双侧喉返神经损伤。喉返神经支配除环甲软骨肌(SLN)以外的所有喉内收肌。具体地讲，RLN支配数个内收肌和单个外展肌(环杓后肌)。损伤外展肌可以导致一侧过度内收(包括来自SLN支配环甲软骨肌收缩)。完全横断会导致受影响的声带居于中线(伤到内收肌和外展肌)。

- 损伤附近的颈动脉可导致大量出血和脑卒中可能。
- 术中颈动脉窦刺激可能导致血流动力学波动和缓慢性心律失常。
- 下颈部手术剥离可导致隐匿性气胸。

 疾病编码

ICD9
• 242.90 甲状腺毒症未提及甲状腺肿或其他原因，并没有提及甲亢危象或风暴。
• 242.91 甲状腺毒症未提及甲状腺肿或其他原因，有提及甲亢危象或风暴。
ICD10
• E05.80 其他甲亢，甲亢没有危机或风暴。
• E05.90 甲状腺毒症，非特指无甲亢危象或风暴。
• E05.91 甲状腺毒症，非特指甲亢性危机或风暴。

临床要点
• 手术中的风险取决于甲状腺功能亢进症的严重程度。
• 术前医疗管理涉及抑制甲状腺激素的合成、释放及外围的转换。常用药物包括PTU、甲巯咪唑、碘化钾、糖皮质激素和β受体阻断剂。
• 如患者存在甲状腺肿大，需行严格的气道管理，可能的话在清醒状态下行气管插管。
• 管理甲亢患者的指导原则是维持麻醉深度，避免甲状腺危象，同时最大限度地减少暴露于交感神经药物。
• 术后并发症通常为气道损伤。原因包括血肿、水肿气道、气管软化、部分双侧喉返神经损伤。
• 甲状腺危象是一种医疗急症，死亡率高。果断的应急管理是至关重要的。

甲状腺切除术 *Thyroidectomy*

Joshua A. Atkins, MD，PhD 卫炯琳 译／顾卫东 校

基础知识

概述

一般情况
• 甲状腺切除术是指切除部分或全部甲状腺。
• 适应证包括：
- 自身免疫性或多结节性甲状腺疾病导致的甲亢。
- 甲状腺恶性肿瘤。
- 进行性增大的甲状腺多发结节。
- 造成器官压迫、吞咽困难或其他症状的甲状腺肿。
• 切开暴露。颈部水平切口(下颈部，常在颈纹处)，依次切开三层组织(皮肤、皮下脂肪层和浅筋膜)，游离上皮瓣至甲状软骨，向下牵拉下皮瓣。纵向正中切开深筋膜，向两侧牵开舌骨下肌。
• 找到甲状旁腺、喉返神经和喉上神经，避免手术损伤。
• 切断甲状腺供应血管，包括夹闭和结扎以下血管：
- 甲状腺上动脉：颈外动脉的分支。结扎甲

状腺上动脉时应紧贴甲状腺，以免损伤喉上神经外支。
- 甲状腺下动脉：甲状颈干的分支。结扎甲状腺下动脉时应远离甲状腺，并避开甲状旁腺动脉，以保护甲状旁腺血供。
• 分离甲状腺与气管(气管前层)，以免切除甲状腺时损伤气管。
• 腔镜下甲状腺摘除术已有报道但仍未普遍开展。

体位
• 仰卧位。
• 双臂贴身包裹，以利于术者靠近手术野。
• 肩部垫高，以利于颈部后伸和暴露。

切口
• 颈前部平甲状软骨水平做小切口。
• 侵袭性癌、再次手术或放疗后的患者手术时，组织分离较困难。
• 极个别病例的甲状腺可延伸至纵隔(胸骨后甲状腺肿)，手术时可能需要切开胸骨。

手术时间
1～3 h。

术中预计出血量
少。

住院时间
• 单侧腺叶切除通常为门诊手术。
• 双侧腺叶全切除需短时间住院。

特殊手术器械
• 可能需要有选择地进行术中神经监测(带有监测电极的气管导管，如NIM导管)。
• 超声确认病变的解剖部位(选择性病例)。

流行病学

发病率
• 喉返神经损伤。
- 喉返神经是迷走神经(第Ⅹ脑神经)的分支，负责传入气管感觉，支配除环甲肌之外喉部所有的肌肉(声带内收肌群和环杓后肌)。
- 单侧喉返神经损伤可致声嘶。
- 双侧喉返神经(展肌)部分损伤可致喘鸣和呼吸窘迫(喉返神经支配的收肌和喉上神经支配的环甲肌失去拮抗肌的对抗作用)。
• 喉上神经损伤。
- 喉上神经发自迷走神经，传入喉部感觉，支配环甲肌。
- 单侧喉上神经损伤影响小。

双侧喉上神经损伤可致声嘶和发声疲劳。

• 甲状旁腺功能减退。术中误切除甲状旁腺可致急性低钙血症，引起痉挛和手足抽搐。

- 术中如发现误切甲状旁腺，可手术重新植入。

• 血肿导致气管压迫。

• 甲状腺功能减退（医源性）。

死亡率

很小。

▪ **麻醉目标/指导原则**

• 术前评估手术指征、生理状况以及肿块大小/位置。如肿块长入纵隔，有必要查看CT并与外科医师讨论；可能需行呼吸功能检查（流速-容量环）或进一步行其他影像学检查，以评估气道阻塞情况，判断肿瘤是否侵犯大血管，造成诱导后循环衰竭。

• 除非急症手术，术前应对甲亢进行积极治疗。

• 与术者讨论是否需要行神经监测。肌电图监测需避免使用长效神经肌肉阻滞剂。

• 甲状腺严重侵犯气管可致气管软化，当肿块摘除后可发生气管壁塌陷（导致胸腔外的气道梗阻）。

术前评估

▪ **症状**

• 局部压迫。

- 压迫食管导致吞咽困难。

- 压迫气管导致呼吸困难。

- 压迫喉返神经和喉上神经导致声嘶。

• 甲亢：心悸、燥热、消瘦、疲乏、脱发、震颤、乏力。

病史

患者通常都是体检时偶然发现甲状腺结节或肿块，大多无临床症状。

体格检查

• 甲状腺肿大。

• 气道压迫造成呼吸急促和（或）喘鸣。

• 甲亢可引起心动过速、震颤和出汗。

• 格雷夫斯病可有眼球突出、球结膜水肿。

• 检查时不能平躺（气短）。

• 做瓦尔萨尔瓦动作时无法用力咳嗽。

▪ **用药史**

• β受体阻滞剂（尤其普萘洛尔）用于治疗甲状腺激素水平升高导致的交感反应。

• 丙硫氧嘧啶（propylthiouracil，PTU）或甲硫咪唑（methimazole，MMZ）阻断甲状腺激素的合成。

▪ **诊断检查与说明**

• 甲状腺功能检查：促甲状腺激素（thyroid stimulating hormone，TSH）、T_4（游离T_4＋总T_4）、T_3。

• 全血细胞计数（常见轻度贫血）。

• 电解质（包括钙离子）。

• 流速-容量环。如存在或怀疑有前纵隔肿瘤，应评估坐位、半坐位和仰卧位时气道梗阻情况。

• ECG：评估心脏节律、QT间期和是否存在其他疾病。

• 胸部X线摄片：评估有无活动性感染、气管偏移和纵隔后甲状腺。

• CT：进一步评估有无侵犯纵隔和气管。

• 声嘶或高风险（恶性肿瘤、再次手术、甲状腺放疗史）的患者术前可考虑请五官科会诊，以评估声带功能。这亦有利于术后评估有无神经损伤。

▪ **伴随的器官功能障碍**

• 心脏：病程长或未治疗的甲亢可存在心肌病和（或）房颤。

• 神经系统：格雷夫斯病可有眼征，严重甲亢可存在神经精神症状。

治疗

▪ **术前准备**

术前用药

可用抗焦虑药物，但疑似气道受压者应慎用。

知情同意的特殊情况

无。

▪ **术中监护**

麻醉选择

• 常用气管插管全麻。

- 部分患者可用喉罩。

• 部分患者可用局部麻醉/区域阻滞联合镇静（不常用）。

- 颈丛阻滞＋局部浸润麻醉。

- 不适合需神经功能监测的病例或巨大甲状腺肿和侵犯性肿瘤患者。

▪ **监测**

• ASA标准监测。

• 神经监测（选择性）。

• 甲状腺危象高危患者行有创动脉压监测。

麻醉诱导/气道管理

• 多数患者甲状腺肿很少侵犯气道，无需特殊的气道评估。

• 有明显气道侵犯的患者应在表面麻醉下行清醒气管插管。

- 可依据CT结果、流速-容量环、有无严重吞咽困难、有无声嘶/喘鸣或不能平卧等判断气道有无受压。

- 疑似气管受压者建议使用细的气管导管。

• 可视喉镜（GlideScope等）有助于在声门处放置肌电图监测电极。

- 请外科和神经科医师确认气管导管位置，以免反复喉镜暴露。

- 手术期间如发生监测信号丢失，应再次确认电极位置。

维持

• 全静脉麻醉或吸入麻醉全麻维持。

• 手术暴露无需肌松药。喉返神经监测时避免使用长效肌松药。

• 地塞米松可用于预防术后恶心与呕吐，减少气道水肿。

拔管/苏醒

• 仔细评估术后是否需要保留气管导管。术前甲状腺肿瘤明显累及气管者可发生气管软化，造成气道梗阻。术中喉返神经损伤也会造成急性气道梗阻。

- 纤维支气管镜可检查声带功能。可经苏醒前放置的喉罩或退出气管导管时查看声带。

- 可采用纤维支气管镜经喉罩连续实时监测声带活动。

- 小剂量瑞芬太尼[$0.02 \sim 0.05$ μg/(kg·min)]有助于患者耐受气管导管，在抑制咳嗽的同时评估声带功能。

• 避免苏醒期呛咳。患者气管导管引起的呛咳可造成伤口裂开或血肿形成。术后血肿形成会造成气道受压。

- 缝合伤口时恢复自发呼吸有助于苏醒期早期拔管。

- 气道吸引应在拔管前完成，在麻醉尚深时吸除可刺激咳嗽的气道内血液或分泌物。

术后监护

▪ **床旁护理**

• 常规护理。

• 如手术较复杂，应注意确认是否有喉返神经损伤和呼吸系统症状，可考虑延长术后恢复室的停留时间和行床旁监测。

■ 镇痛

• 对乙酰氨基酚。

• 阿片类药物。

• 局部浸润。

• 止咳药。

■ 并发症

• 甲状旁腺功能减退伴急性低钙血症和手足抽搐。

• 喉返神经损伤伴声嘶或气道梗阻。

• 术后出血引起颈部血肿,可在躁动或咳嗽后突然出现。

- 需急诊手术。由于血肿压迫,气道管理的

难度可能出乎意料。

- 最有效的干预措施是在麻醉诱导或插管前行床旁手术减压,解除血肿压迫。

 疾病编码

ICD9

• 193 甲状腺恶性新生物。

• 242.90 甲状腺毒症,无甲状腺肿或其他原因,无甲亢危象。

ICD10

• C73 甲状腺恶性新生物。

• E05.90 甲亢,不伴甲亢危象。

 临床要点

• 甲状腺增大可致气管、食管和喉返神经受压。

• 择期甲状腺手术患者术前应纠正甲状腺功能。

• 甲亢患者可能出现甲亢危象的紧急状况。

- 常见的临床表现包括心律失常(室上性心动过速和房颤)以及高热。

• 神经监测常用于侵袭性甲状腺肿瘤。

• 保持苏醒期平稳有助于减少血肿形成和气道受压的风险。

钾 Potassium

Suzanne Strom,MD 周玲 译 / 张晓庆 校

 基础知识

■ 概述

• 钾(K^+)对维持细胞膜电位、细胞内渗透压和传递动作电位是非常必要的。

• 正常血浆$[K^+]$为 3.5～5 mmol/L。正常细胞内$[K^+]$为 140 mmol/L。K^+在 ECF 和 ICF 之间的再分布和移动可导致浓度的巨大变化,而体内总钾含量却没有变化。

• 低钾血症的定义为血浆$[K^+]$< 3.5 mmol/L,可导致心律失常、心肌收缩力降低、肌痛和呼吸抑制。

• 高钾血症的定义为血浆$[K^+]$> 5.5 mmol/L,可导致无力和心律失常,最终可进展为心搏骤停。

■ 生理

• 体内总钾量的 98% 储存于细胞内,而血管内和细胞外部分仅占 2%。这种分布是为了维持细胞膜的静息电位。

• 膜静息电位具有电化学梯度,其在离子转运、信号传导、心肌起搏和收缩、细胞内环境的稳定方面起重要作用。

- $Na^+ - K^+ - ATP$ 酶(嵌于细胞膜上)在向细胞外转运 3 个 Na^+ 的同时向细胞内转运 2 个 K^+,此过程中消耗 1 个 ATP,以此维持细胞内$[K^+]$在 150 mmol/L,相比之下,血管内浓度为 3.5～5 mmol/L。

• 补充机制:细胞内外 K^+ 浓度也受到 pH、

胰岛素、儿茶酚胺或 β 受体激活的拟交感作用的影响。

- pH:碱血症或酸血症时细胞的 $Na^+ - H^+$ 离子交换可作为缓冲剂发挥作用。在碱血症时,H^+ 转移到细胞外,同时 Na^+ 移到细胞内。细胞内 Na^+ 增加,激活 $Na^+ - K^+ - ATP$ 酶,缓冲的结果导致继发性 K^+ 向细胞内转移。酸血症时,则与之相反,H^+ 向细胞内转移,Na^+ 向细胞外转移,此过程通过 $Na^+ - K^+ - ATP$ 酶减少 K^+ 向细胞内的转移。

- 胰岛素:激活细胞的 $Na^+ - K^+ - ATP$ 酶。

- β受体激动剂:激活腺苷酸环化酶,增加 cAMP 浓度,随之激活蛋白磷酸酶 A,最终激活钙离子门控的 K^+ 通道和 $Na^+ - K^+ - ATP$ 酶,导致 K^+ 向细胞内转移。

• K^+ 排出:除了细胞内转移,K^+ 浓度也受到肾、胃肠道和汗腺的调控(90%)。盐皮质激素醛固酮可在肾小管多个水平上降低血浆 K^+ 浓度。

■ 解剖

去极化细胞(伴随钾的复极化)。

• 起搏细胞能自发去极化(钠进入细胞,导致静息电位变正)。去极化作为一个电信号,以多米诺方式传导至相邻细胞和心肌细胞。起搏细胞的复极化主要是由于 K^+ 外流(3期)产生。

• 心肌细胞去极化与机械收缩偶联,血液被

"泵出"。复极化由 K^+ 外流介导,但整个过程将延长的平台期划分为早期(1 期)和晚期(3 期)。

• 神经细胞通过改变膜静息电位的电信号来交流和传递信号。复极化由 K^+ 外流产生。

■ 病理生理

• 急性 K^+ 浓度改变的耐受性较慢性改变小。

• 低钾血症由体内总钾减少或细胞内再分布造成。

- 体内总钾储备减少是由摄入减少或排出过多(肾或肾外)所造成。

○ 摄入减少:每天最小摄入量为 40～50 mmol/L。

○ 肾排出增多:Ⅰ型和Ⅱ型肾小管酸中毒、糖尿病酮症酸中毒、利尿治疗、碳酸酐酶抑制剂、输尿管乙状结肠吻合术、高碳酸血症后、盐皮质激素活性增加(醛固酮)和血液透析。

○ 肾外排泄增加:腹泻、呕吐和胃肠吸引、汗液丢失增加和滥用泻药。

- 围手术期碱血症、外源性应用胰岛素和 β 受体激动剂可导致细胞内转移。

○ 碱血症可为代谢性,也可由过度应用碳酸氢盐或过度通气(机械通气、疼痛、刺激)产生。

○ 外源性应用胰岛素控制血糖。营养过度可增加内源性胰岛素释放。

β受体激动剂过多的原因可能是外源性的（使用肾上腺素、多巴酚丁胺、异丙肾上腺素、麻黄碱、雾化剂/吸入剂）或内源性的（甲状腺功能亢进）。

- 低钾血症的临床表现是由细胞膜的超极化引起。它可延长心脏起搏细胞的去极化时程。
- 心脏：心律失常（房性期前收缩、室性期前收缩、AV 传导阻滞、室性心动过速、室颤）、传导障碍（PR 和 QT 间期延长、T 波高度降低、T 波倒置或 U 波和 ST 段压低）和洋地黄中毒。
- 骨骼肌：无力，麻痹，横纹肌溶解，肌束震颤和手足抽搐。
- 胃肠道：肠梗阻、便秘。
- 肾：肾性尿崩症，尿浓缩能力降低，增加 NH_3 的产生和低钾性肾病。

- 高钾血症是由体内总钾储存增加或从细胞内再分布至血浆引起。
- 体内总钾增加可由摄入增多或排出（肾或肾外）减少造成。
- 摄入增加：输血、摄入钠替代物、青霉素钾或输尿管空肠吻合术后吸收增多。
- 肾排出减少：肾小球滤过率显著降低、盐皮质激素（醛固酮）活性降低或肾单位远端钾分泌障碍（远端 RTA）。
- 围手术期出现细胞外转移可能是因为使用琥珀胆碱、酸血症、溶血、横纹肌溶解、大范围组织创伤、高渗状态、洋地黄过量和 β 受体阻滞剂。也可发生于化疗后细胞溶解、使用盐酸精氨酸和处于高钾性周期性麻痹

的发作时期。

- 琥珀胆碱：使用插管剂量可使血浆 $[K^+]$ 增加 0.5~1 mmol/L。
- 酸血症：围手术期可由吸入麻醉药、苯二氮䓬类和阿片类引起呼吸抑制，从而引起低通气，导致高碳酸血症。
- 细胞破坏：创伤、烧伤、横纹肌溶解、溶血、肿瘤溶解、肢体或器官的缺血再灌注可导致 K^+ 的释放。
- β 受体阻滞剂：正在行 β 受体阻滞剂治疗的患者可能出现 $[K^+]$ 增高。
- 胰岛素缺乏。

- 高钾血症的临床表现是由细胞膜电位的降低所致。它可缩短心脏起搏细胞的去极化时程。
- 心脏：心律失常导致心血管系统虚脱、T 波高尖（6~7 mmol/L）、ST 段压低、PR 间期延长、QRS 波宽大畸形（10~12 mmol/L）、室颤或停搏。
- 骨骼肌：无力，麻痹。
- 胃肠道：肠梗阻、便秘。
- 肾：通过干扰肾脏 NH_4^+ 的排出，产生代谢性酸中毒。

- 人为影响：可发生于静脉采血标本发生溶血时。

▪ 围手术期相关

- 低钾血症：$[K^+]<2.0~2.5$ mmol/L 可能造成心律失常和肌无力，此外它可以增强神经肌肉阻滞剂从而导致恢复延迟。
- 钾替代疗法：术前需要口服和静脉补钾。

围手术期纠正治疗主要包括静脉输注 KCl。推荐的最大注射剂量：通过外周静脉为 10 mmol/h，通过中心静脉为 20 mmol/h。注射过快有出现高钾血症或心律失常的风险。
- 行急诊或紧急手术时必须仔细监测心电图，避免过度通气、碱中毒和 β 受体激动剂。可以同时行钾镁替代治疗。

- 高钾血症。
- 行急诊或紧急手术时必须仔细监测心电图，避免低通气和酸中毒。
- 治疗包括：
- 膜稳定剂。10%葡萄糖酸钙（对 70 kg 患者）：10~30 ml 静脉注射，输注时间在 10~20 min 及以上。
- 细胞内转移（对 70 kg 患者）：葡萄糖 25~50 g 静脉注射（避免低血糖）同时普通胰岛素 10~20 U 静脉注射。碳酸氢钠：50~100 mmol 静脉注射。过度通气：pH 每改变 0.1，$[K^+]$ 反向改变 0.5 mmol/L（目标：$PaCO_2=25~30$ mmHg）。
- 排出：利尿剂、交换树脂（降钾树脂）、透析。

🏥 临床要点

- 体内总钾或血浆钾离子浓度受到干扰都会导致无力以及致死性心律失常。术前及术中监测这两种钾离子水平及了解可能引起细胞内离子移动的因素是非常重要的。
- 为了使血浆钾浓度达到最适状态，必要时麻醉科医师可决定手术延期还是继续进行。

J

肩袖手术 Rotator Cuff Surgery

Jane C. Ahn, MD · Sharon L. Lin, MD 王飞 译/梁超 校

🔬 基础知识

▪ 概述

一般情况

- 肩袖由 4 组肌肉组成，肌腱与肱骨头相连。
- 起着稳定肩盂肱关节以及旋转和抬高上臂的作用。
- 四组肌肉（SITS）分别是：冈上肌（supraspinatus）、冈下肌（infraspinatus）、小圆肌（teres minor）和肩胛下肌（subscapularis）。

- 肩袖疾病可从撞击综合征到全层撕裂，程

度不一。肩袖撕裂通常是由退行性变引起的慢性肌腱炎所致，接受手术的患者通常是因为保守治疗无效（40%~80%的患者保守治疗可缓解）或者发生急性严重的损伤。
- 手术过程包括清创、修复部分及全层撕裂伤、利用皮瓣及肌腱转移修复严重的肩袖损伤、人工假体置换。手术方式包括开放性手术、小切口手术及关节镜修复手术。
- 开放性手术。
- 主要用于严重撕裂伤。
- 较关节镜手术术后更疼痛。
- 恢复时间更长。

- 小切口手术。
- 大部分操作在关节镜下完成。
- 可减轻对三角肌的损伤。
- 关节镜修复手术：
- 感染及三角肌损伤的风险小。
- 术后疼痛及关节僵硬较轻。
- 长时间手术时，灌注液的渗出可导致呼吸功能受影响。

体位

- 肩袖手术常采用侧卧位或沙滩椅体位，具体取决于手术医师的偏好。两种体位各有利弊。

• 侧卧位的优点。

– 牵拉手臂,可改善手术视野。

– 术中发生低血压及心率慢的风险较小。

– 可维持脑灌注压。

• 侧卧位的缺点。

– 牵拉手术侧上肢,增加臂丛损伤的风险。

– 中转开放性手术时,需要重新摆放体位和消毒铺巾。

– 单纯的区域神经阻滞难以满足长时间手术及肥胖患者的麻醉要求。

• 沙滩椅体位的优点。

– 躯体直立,肢体处于解剖位。

– 麻醉下方便检查和活动上臂。

– 关节镜手术中转开放性手术时,不需重新摆放体位和消毒铺巾。

– 可单纯采用区域麻醉。

• 沙滩椅体位的缺点。

– 术中显著性低血压及心率慢的风险增加。

– 低血压引起大脑、脊髓缺血和一过性失明的风险增加。

– 空气栓塞的风险增加。

切口

手术切口的长度取决于手术方式:

• 关节镜手术:4~7 mm。

• 小切口手术:3~4 cm。

• 开放性手术:4~6 cm。

手术时间

取决于手术过程和入路。

预计术中失血量

取决于手术范围及手术入路。关节镜清创术出血量较少,而开放性手术、皮瓣转移和假体置换时出血量较多。

住院时间

• 关节镜手术可在门诊进行。

• 更复杂的手术需要住院治疗,以便术后疼痛控制。

特殊手术器械

• 小切口或者关节镜手术需要关节镜设备。

• 合适的手术床,以方便摆放体位(沙滩椅体位和侧卧位)。

▪ 流行病学

发病率

美国:每年大约实施 150 000 例肩袖修复术。

患病率

• 随着年龄的增加患病率增加,提示老年人更易发生肩袖损伤。

• 在某一时间段内,累及 7%~30% 的成年人。

发病情况

• 手术体位的并发症。

• 灌注液袋加压时可发生空气栓塞。

死亡率

空气栓塞,罕见。

▪ 麻醉目标/指导原则

• 控制性低血压可减少术中出血,使术野更清晰、假体植入更容易。但应考虑到终末器官缺血的可能,尤其在沙滩椅体位时(脑灌注)。

• 沙滩椅体位时应积极处理低血压,以免脑及脊髓缺血。

• 可考虑单纯采用臂丛阻滞,但应滴定镇静药剂量,以免发生气道梗阻。

• 麻醉时应考虑到手术体位。

术前评估

▪ 症状

症状因肩袖损伤的程度不同而各异,有些患者无症状。

• 疼痛。

• 肢体无力。

• 活动受限。

• 日常活动受限。

• 肩部肌群萎缩。

病史

• 臂丛阻滞时,术前应评估有无神经功能缺损,并做好记录。

• 患者可能会主诉疼痛、肢体无力及活动受限的症状进行性加重。

• 急性肩袖损伤患者近期可能有外伤史。

体格检查

功能缺损的程度取决于撕裂的部位。

▪ 用药史

镇痛药物:NSAIDs 类药物、阿片类药物及肌肉松弛药。

▪ 诊断检查与说明

手术相关的影像学检查包括 MRI 和超声检查。

▪ 伴随的器官功能障碍

退行性关节疾病。

治疗

▪ 术前准备

术前用药

臂丛阻滞前或者全麻诱导前可给予镇静

药和阿片类药物。

知情同意的特殊情况

如果拟采用臂丛阻滞或置管作为主要的麻醉方法或用于术后镇痛,应权衡区域麻醉的利弊以及拟到达的镇静深度。

抗生素/常见病原体

可以预防性应用第三代头孢菌素,以抵御表皮葡萄球菌。

▪ 术中监护

麻醉选择

• 麻醉方式的选择取决于患者及手术医师的偏好,以及麻醉科医师擅长哪种麻醉。

• 单纯的臂丛神经阻滞(肌间沟入路或锁骨上入路)。

– 有助于减少血流动力学不稳定、术后谵妄、苏醒室停留时间和阿片类药物的用量,还可避免气管插管和机械通气。

– 缺点包括阻滞失败、局麻药中毒和操作伤(出血和神经损伤)。

– 适用于沙滩椅体位。侧卧位患者(尤其是肥胖患者)较难耐受,需担心气道管理。

– 神经阻滞完成后需等待一定时间,让局麻药充分起效。

– 需备好全身麻醉的器具和药物,以防神经阻滞失败或不全、过度镇静、患者躁动和焦虑。

• 全身麻醉。

– 沙滩椅体位和侧卧位均可使用。

• 全麻联合神经阻滞。

– 沙滩椅体位和侧卧位均可使用。

– 神经阻滞或置管可用于术后镇痛,全身麻醉可保证气道安全。

监测

• 标准 ASA 监测。

• 呼气末二氧化碳监测有助于发现臂丛阻滞时镇静过度。

麻醉诱导/气道管理

可用鼻导管、喉罩及气管导管管理气道。

维持

• 全身麻醉:吸入或静脉平衡麻醉,没有神经阻滞时滴定阿片类药物剂量。

• 臂丛阻滞:丙泊酚、右美托咪定或咪达唑仑轻度镇静。

• 静脉空气栓塞:关节镜泵产生的压力超过 30 mmHg 时,可致气泡进入关节,加上沙滩椅体位时静脉窦开放,可导致空气进入静脉内。有病例报道,误充空气或者关节镜 3 L 袋中有空气而未被发现,结果导致空气栓塞。

有报道,局麻药中添加的肾上腺素引发心律失常。

拔管/苏醒

- 全身麻醉:标准拔管标准。
- 臂丛阻滞:唤醒患者。

术后监护

■ **床旁护理**

- 常规的关节镜手术通常在门诊即可完成。
- 开放性手术需要住院。

■ **镇痛**

- 静脉或者口服药物。
- 采用长效局麻药(布比卡因或罗哌卡因)行单次肌间沟神经阻滞。臂丛置管后可持续输注局麻药。

■ **并发症**

- 沙滩椅体位下行肩关节关节镜手术时,20%的患者可出现显著的低血压及心率过缓,这可导致脑缺血、脊髓缺血及失明。

- 沙滩椅体位时可发生空气栓塞,灌注液袋加压时也可发生空气栓塞。
- 关节镜手术时间过长,灌注液渗出可导致气道受压。
- 三角肌功能障碍和术后疼痛(多见于开放性手术)。
- 侧卧位手术中牵拉臂丛,导致神经功能障碍。
- 臂丛阻滞并发症:局麻药中毒和针刺损伤(出血及神经损伤)。

疾病编码

ICD9

- 726.2 肩部的其他疾患,其他地方未分类。
- 726.13 肩袖部分撕裂。
- 727.61 肩袖全层断裂。

ICD10

- M75.100 非特定肩部的非特定肩袖撕裂/破裂,非创伤性。

- M75.110 非特定肩部的肩袖不完全撕裂/破裂,非创伤性。
- M75.120 非特定肩部的肩袖完全撕裂/破裂,非创伤性。

临床要点

- 沙滩椅体位的患者测量非手术侧手臂的无创血压比测量小腿的血压更准确。
- 沙滩椅体位时,由于上腔静脉受压,静脉回流减少,肥胖患者较容易发生低血压。
- 头部过度后仰或者旋转可导致椎动脉血流减少,从而造成后方的大脑循环缺血梗死。
- 长时间关节镜手术灌注液过多时,应监测有无灌注液渗出及气道水肿。
- 根据每个患者的具体情况,决定行区域麻醉、全身麻醉还是联合麻醉。
- 臂丛阻滞可阻断膈神经(C_3、C_4、C_5),有基础肺病的患者可出现呼吸困难。而阿片类药物镇痛也存在许多缺点。

减肥手术 Bariatric Surgery

John D. Kot, MD · Judith A. Turner, MD, PhD　袁亚伟 译 / 田婕 校

基础知识

■ **概述**

一般情况

- 减肥手术旨在治疗病态肥胖(定义为 BMI ≥40 kg/m² 或 BMI≥35 kg/m² 合并肥胖相关合并症),它包含了一系列外科减重操作。对于不符合这些标准的肥胖者实施此类外科干预手术是有争议的。
- 减肥手术可分为吸收不良型、限制型或混合型。
  - 吸收不良型如胆胰分流术,会导致与严重吸收不良相关的问题,所以比较少用。
  - 限制型,即减少胃的容积,包括胃囊袋术和袖状胃减容术。
  - Roux-en-Y 胃旁路术(RYGB)已经成为减肥手术的"金标准",既达到了胃减容的效果又减少了吸收不良的发生。
- 腹腔镜手术是首选,也是最常用的手术方式,因为与开放式手术相比,腹腔镜手术可以明显减少术后并发症并缩短住院时间。

- 与肥胖相关的并发症主要包括高血压、心脏病、脑卒中、2 型糖尿病、代谢综合征、阻塞性睡眠呼吸暂停(OSA)、呼吸功能不全、肺动脉高压、血栓栓塞、脂肪肝、某些肿瘤、关节炎和抑郁。
- 符合条件的患者通常都有药物减肥失败的病史,经过了心理筛查,并且为了优化手术收益,生活方式得到改变并已维持了一定的时间。

体位

- 腹腔镜手术:头高足低位(RTP)且背部伸展。
- 开放式手术:仰卧位。
- 由于患者滑落和出现神经病变的风险增加,应充分固定患者并且在受压部位放置填充物。

切口

- 腹腔镜手术:需要打 4～6 个孔。
- 开放式手术:需行腹中线切口。

手术时间

2～4 h。

术中预计出血量

25～100 ml。

住院时间

2～3 天。

特殊手术器械

- 带有可选择性充气垫的大手术床,方便术后搬动患者。
- 腹腔镜设备(包括足够长的器械)或大号牵引器。
- 带充气球囊的经口胃管。

■ **流行病学**

发病率

腹腔镜胃旁路术(RYGB)是目前最常见的减肥手术方式。

患病率

2008 年在美国估计有 >200 000 例的减肥手术(且数量还在逐年增加)。

发病情况

- 伤口感染:开放式手术为 10%,腹腔镜手术为 1%。

疝:开放式手术为 8%,腹腔镜手术<1%。

死亡率

• 总体死亡风险<1%。

• 危险因素包括年龄>45 岁、高血压、男性、有 PE 危险因素及 BMI>50 kg/m^2。

－有 4 项或更多的危险因素会使死亡风险增加到 2.4%。

▪ 麻醉目标/指导原则

• 有明显伴随疾病的患者人群。

• 术前的气道检查至关重要,应及时准备好额外的气道设备。

• 若 DVT、PE 高风险,术前应行肝素皮下注射(SC)和(或)下腔静脉(IVC)滤器植入。下腔静脉滤器通常用于有 DVT、PE 病史者或 BMI 接近 60 kg/m^2 的患者。

• 除琥珀胆碱外,药物剂量应根据瘦体重(LBM)进行计算。

• 应特别注意患者的体位并且在受压部位放置垫料以减轻神经损伤。

• 避免使用胃内导管,除非外科医师要求放置球囊胃管,包括食管温度探头。

• 谨慎使用镇静剂和止痛剂,以减少呼吸障碍。

术前评估

▪ 症状

相关的合并症:胸痛、呼吸困难、嗜睡、胃食管反流病(GERD)。

病史

• 仔细评估伴随疾患,特别是心肺功能。

• 已知的困难气道。

• 既往的减肥手术史。

• DVT 或 PE 史。

体格检查

• 彻底的气道检查。

• 心力衰竭的任何证据:肺部啰音、额外心音、JVD 增强。

▪ 用药史

• 减肥药:西布曲明可能加重高血压,奥利司他可能导致脂溶性维生素(维生素 A、维生素 D、维生素 E、维生素 K)缺乏。

• 考虑停用利尿剂和血管紧张素转换酶(ACE)抑制剂,因为要做肠道准备并且手术时头高足低位会有低血压的风险。

• 术晨停用口服降糖药。

▪ 诊断检查与说明

• 血糖测定。

• 若肾功能不全,测定电解质。

• 若服用奥利司他或做过减肥手术,有可能会有慢性维生素 K 缺乏,测定 PT、PTT、INR。

• 考虑行肝功能检查。

• 若有明显的呼吸障碍,考虑测定动脉血气(ABG)基础值。

• 做心电图(ECG),如有需要则进一步行心脏检查(超声、负荷试验)。

• 如有需要行胸部 X 线检查(CXR)。

▪ 伴随的器官功能障碍

• 神经系统:脑血管疾病。

• 心脏病:高血压、冠状动脉疾病。

• 呼吸障碍:限制性肺疾病、可能伴有肺动脉高压(慢性缺氧)的阻塞性睡眠呼吸暂停(OSA)。

• 肾功能不全。

• 脂肪肝。

• 代谢疾病:糖尿病、高胆固醇血症。

治疗

▪ 术前准备

术前用药

• 肝素皮下注射(SC)以降低深静脉血栓(DVT)的风险。

• 如有需要给予制酸剂。

• 慎用镇静药。

知情同意的特殊情况

• 有可能转为开放式手术。

• 术后有可能需行气管插管。

抗生素/常见病原体

应用头孢西丁,除非有药物过敏。

▪ 术中监护

麻醉选择

• 气管内插管全身麻醉。

• 如果计划开放式手术,选择硬膜外麻醉便于术后镇痛。

监测

• 标准 ASA 监测。

• 可能需要使用适用于患者体型的血压袖带,套在手腕或脚踝上。

• 避免使用食管温度监测探头,因为探头有可能意外滞留于食管内。

• 如有需要才行有创监测,如果外周静脉通路有困难则放置中央静脉导管。

• 需要充分的容量复苏时,置入导尿管监测尿量。

麻醉诱导/气道管理

• 在 RTP 预充氧,以尽可能提高 FRC。一些麻醉科医师在诱导前行几分钟的持续气道正压通气,这样可以减少麻醉诱导后的肺不张。

• 在有保障的情况下可行清醒纤支镜插管。

• 如有指征可行快速序贯插管。

• 为了能够方便地进行直接喉镜检查,合适的患者体位至关重要。要么就用手术巾覆盖露出"斜梯样"的上胸部区域,要么将桌子后部抬高 30°～40°并伸展头部直到外耳道与胸骨切迹水平。

• 其他困难气道设备应准备好以便使用。

• 药物剂量应基于 LBM,而不是理想体重或实际体重(IBW,TBW)。LBM 是通过在 IBM 基础上增加 20%～50% TBW 和 IBM 之间的差值来计算得到的。

• 只有琥珀胆碱的剂量是基于 TBW 水平计算的,因为假性胆碱酯酶水平与体重成正比增加。

维持

• 地氟烷(地氟醚)或许可以改善恢复时间,但是任何麻醉方式都是可以接受的。

• 通气。

－FiO_2 为 0.5 时可减少肺不张发生率(空气中的氮可以防止吸收性肺不张,氮气难溶于血液,因此可以在肺泡中作为一种"填充物",从而保持肺泡处于开放状态)。

－通常会行呼气末正压通气(PEEP)以减少肺不张。有些情况下可能需要增加压力值,但必须与静脉回心血量减少相权衡。

－解决肺不张还可能需要其他方法。

－调整通气量以维持腹腔镜 CO_2 充气时,CO_2 分压在正常范围内。

• 避免使用 N_2O,因为可能导致肠管扩张、肥胖患者对氧的需求增加,以及基础肺动脉高压患者病情恶化。

• 肌松是必需的,以便手术进行及机械通气。

• 手术团队会要求患者吞入胃管以助于测量胃囊大小,并用亚甲基蓝进行泄漏试验。润滑,屈颈,并使用喉镜是合适的。食管中不应有其他的管道。

• 应慎重给予麻醉药品,避免出现术后呼吸系统并发症,术中应用瑞芬太尼效果可能更好。

• 液体相关问题:术前禁食和肠道准备,增加平衡液的输注,以防止术后出现急性肾小管坏死。

拔管/复苏

- 必须完全逆转神经肌肉阻滞。
- 将患者置于 RTP 可以使 FRC 最大化,并能减小呼吸功。
- 止吐药可以减少术后恶心、呕吐的发生。
- 如果气道管理较困难,可以考虑放置一个气体交换管。

术后监护

▪ 床房护理

- 术后很少需要机械通气和(或)住入重症监护病房,但在开放式手术后较为常见。
- OSA 或疑似 OSA 患者术后需要配备有监护功能的病床。尽管理论上使用加压可能造成吻合口损伤,但已证实 CPAP 和 BiPAP 治疗是安全的。

▪ 镇痛

- 腹腔镜手术的疼痛通常是轻微的。
- 切口部位局部浸润麻醉可能有助于减轻初始疼痛。

- 若是开放式手术,硬膜外置管或使用右旋美托咪定可能会较好地减少呼吸抑制发生。
- 避免应用会增加胃溃疡风险的非甾体抗炎药。

▪ 并发症

- 吻合口瘘(2%)和吻合口狭窄(10%)。
- 呼吸系统并发症(最常见)。
- 静脉血栓栓塞。
- 腹腔镜相关:气体栓塞、气胸、纵隔气肿。
- 狭窄或梗阻。
- 伤口感染(开放式手术概率增加)。
- 切口疝(开放式手术概率增加)。
- 倾倒综合征及旁路系统带来的营养不良。

▪ 预后

- 在术后的第一个 12～24 个月,RYGB 平均可以降低体重 50%～60%,BMI 下降 10 kg/m²。
- 其他主要合并症获得改善:糖尿病(90%)、高血压、高脂血症(70%)和 OSA。
- 总体而言,显著降低了长期死亡率。

疾病编码

ICD9
- 278.01　病态肥胖。
- V45.86　减肥手术状况。

ICD10
- E66.01　病态(重度)肥胖是由于热量过剩所致。
- Z98.84　减肥手术状况。

临床要点

- 注意有显著合并症的患者人群,如心血管疾病。
- 术前气道检查至关重要。
- 其他通气设备应随时可用。
- 注意 DVT、PE 高风险:术前肝素皮下注射和(或)下腔静脉滤器植入非常必要。
- 要合理使用镇静和止痛药物,使呼吸抑制的发生率降至最低。
- 与开放式手术相比,腹腔镜手术更适宜和常见,因为其可显著减少术后并发症和住院治疗时间。腹腔镜 RYGB 手术是减肥手术"金标准"。

交界性心律 Junctional Rhythm

Piotr K. Janicki, MD, PhD · Marek Postula, MD, PhD　彭生 译/张晓庆 校

基础知识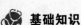

▪ 概述

- 交界性心律是源于房室节(AV)周围区域的交界性心节律和交界处过早搏动。当房室结夺获心脏原来起搏地位时就会发生,或者下列:
  - 窦房节(SA)故障。
  - 房室结的启动速度更快,超越窦房结速度。
- 交界性心律分类:
  - 交界性心律:心率是 40～60 次/分(BPM)。
  - 加速性交界性心律:心率是 60～100 次/分(BPM)。
  - 交界性心动过速:心率>100 次/分。
- 交界性心律是室上律的一种,QRS 波形态通常较窄(<0.12 s)且规则。QRS 波群前无 P 波;相反,它们会与 QRS 波群同时出

现或者逆行。

▪ 流行病学

发病率

　病窦综合征或有显著心动过缓患者通常允许房室结区来确定心脏速率。

患病率

- 房室结折返性心动过速发作可发生于任何年龄。然而,一般第一次常出现在儿童期或青春期。
- 常出现在睡眠中的儿童和运动的成人。

发病情况

- 交界性异位性心动过速(JET)往往呈现在先天性心脏缺陷手术后的 24～48 h 内。
- 先天性解剖存在,并且有先天性阳性交界性心动过速家族史患者,发病率高达 50%。

死亡率

- 没有证据表明交界性心律死亡率增加。
- 永久形式的 JET 罕见,占小儿心律失常的

比例<1%。高达 60% 的患者通常会导致心脏扩大和充血性心力衰竭,相关的死亡率为 35%。

▪ 病因/危险因素

- 人口统计学:
  - 窦房结迷走神经张力增高期的年轻人群或运动员。
- 并存疾病:
  - 房室结缺血,尤其是急性下壁心肌梗死累及后降动脉,它是房室结动脉分支的起源。
  - 病态窦房结综合征(包括药物引起的)。
  - 慢性阻塞性肺疾病(COPD)。
  - 不常见:先天性或系统性淀粉样变、白喉、急性风湿热、莱姆病。
- 手术或操作:
  - 瓣膜手术。
  - 直流电复律。

- 心导管检查。
- 人工迷走神经张力增强:腹腔镜检查、腹膜内陷、眼外科手术等。
- 药物:
- 吸入麻醉药:最常见于安氟烷。
- 药物引起窦性心动过缓:β受体阻滞剂、钙通道阻断剂、大部分抗心律失常药。
- 地高辛中毒。
- 异丙肾上腺素输注。
- 代谢:
- 高钾血症。
- 肾上腺素能张力增加。

■ 生理/病理生理

- 交界性心律(逸搏搏动)源于:
- 窦房结停搏,源于缺血、内在的疾病、迷走神经张力增加、自主神经张力改变或抑制窦房结的药物。
- 房室结激发速度较 SA 节快;颠覆正常节律并夺获"正常"窦房结。不常见,可见于洋地黄中毒、心脏手术后(特别是瓣膜置换)、急性心肌梗死期或在异丙肾上腺素输注期。
- 交界性节律可能导致心房贡献降低或心室舒张期的心房反冲(kick),导致前负荷降低,因此每搏输出量(Frank-Starling 曲线)降低;最终导致在心输出量(每搏输出量×心脏速率)降低。此不和谐收缩也可导致心房收缩、三尖瓣闭锁,进而右心房和中央静脉压增加。

■ 预防措施

- 先天性。无预防措施或围手术期需要手术修补的明确证据。
- 有症状的情况下,咨询心脏病专家可以通过更好地确定病因和预防来获益。

诊断

■ 术中

- 心电图结果:
- 通常 40~60 次/分;加速节律达到 60~100 次/分,交界性心动过速可以是高达 100 次/分。
- P 波(心房除极)。缺失或反向。当存在时,可见于 QRS 波群之前、之中(隐藏)或之后,在导联 I 和 II 和 aVL 最常见。
- PR 间期。当 P 波位于 QRS 波之前时,PR 间期<0.12 s。
- QRS 波群。多是正常波形,当 P 波落于

QRS 波群之上时呈现异常波形。
- 逸搏搏动。提早搏动,如上所述 P 波和 QRS 波群。下一次搏动之前无停顿。
- 体检:
- 脉搏规律。
- 颈静脉搏动突出。
- 由于三尖瓣关闭时的右心房收缩,中心静脉压力波形可见"大炮"波。
- 实验室检查:
- 电解质。
- 地高辛水平(如条件适合)。

■ 清醒或门诊

- 症状一般无特异性,包括心悸、乏力、运动耐力差、呼吸困难和晕厥。
- 怀疑结构性心脏疾病患者行二维超声心动图检查。
- 有冠状动脉缺血症状时做负荷超声心动图和核成像试验。
- 一种可植入的循环记录仪可以帮助诊断罕见症状的交界性心律。
- 在特定情况下,电生理检查(EPS)或侵入性的电生理评估。

■ 鉴别诊断

- 房室传导阻滞。
- 房室分离。
- 房室结折返性心动过速。
- 洋地黄中毒。
- 窦房结功能障碍。
- 心房异位病灶可引起 P 波倒置。

治疗

- 术中治疗依赖于潜在的病因,并且如果交界性心律导致血流动力学不稳定时。当交界性心律作为心动过缓或心搏停期间为维持心率进行的逸逃时,不应被抑制。
- 潜在病因:缺血和代谢紊乱,应查明并进行相应治疗。洋地黄中毒的治疗方法包括纠正血钾和(或)给予阿托品、地高辛免疫抗原联结片段(Digibind)。
- 稳定的患者。当交界性心律源于迷走神经张力增加时,不需要药物治疗。
- 不稳定的患者。
- 降低吸入麻醉药的剂量。
- 给予抗胆碱能药(如格隆溴铵或阿托品)加快窦房结速率,重建起搏顺序。
- 需要时升压治疗。
- JET 一般需要药物治疗,胺碘酮可能是最

好的抗心律失常药物。
- 术后 JET。
- 基本方法:停用迷走神经兴奋药物和降低强心药物剂量。
- 血清钙和钾应当正常。
- 静脉胺碘酮是所有病因导致 JET 的一线药物。β受体阻滞剂,加或不加普鲁卡因胺也可以考虑;事实上,β受体阻滞剂可以抑制心肌收缩力,普鲁卡因胺可能加速 JET。
- 当 JET 未消失。
- 在极少数,顽固的,危及生命的情况下,经导管射频消融或希氏束改良是必要的。
- 术后 JET 被限制。
- 婴儿和幼儿深部低体温有治疗价值,降温毯降到 34~35 ℃。
- 先天性和成人 JET,不要过度治疗,尤其对年轻患者使用胺碘酮或索他洛尔。

随访

- 有症状的情况下,咨询心脏病专家可以通过更好地确定病因和预防来获益。
- 严重的病窦节律或完全性房室传导阻滞患者,可考虑植入永久性起搏器。
- 对于药理治疗无反应患者,也可用射频消融治疗。
- JET 的最佳治疗是 AV 结射频消融复合永久性起搏器植入。

疾病编码

ICD9
- 427.0 阵发性室上性心动过速
- 427.89

ICD10
- I47.1 室上性心动过速。
- I49.8 其他指定的心律失常。

临床要点

- 健康个体因迷走神经张力增加出现的交界性心律,无临床症状不需要药物治疗。
- 急救治疗包括 12 导联心电图检查、呼吸道保护、供氧和血压支持,依照病因不同。
- 完全性房室阻滞、严重房室传导阻滞或症状的病窦综合征(即窦房结功能障碍),需要植入永久性起搏器。
- 在心动过缓或心搏停止期间为维持心率,交界性心律可以作为一种逃逸机制,不应被抑制。

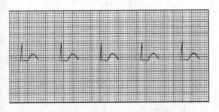

图1 交界性心律。40～60次/分

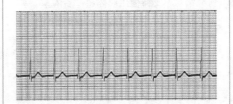

图2 加速交界性心律。60～100次/分

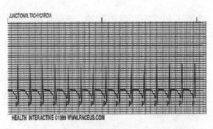

图3 交界性心动过速。>100次/分

胶体 Colloids

Seth R. Cohen, DO · Raymond M. Planisic, MD　崔瑾 译/杨瑜汀 杨立群 校

基础知识

▪ 概述

- 胶体溶液由大分子溶解于晶体溶液而成。这些大分子可以帮助维持血管内胶体渗透压。
- 可以分为两组:
  - 天然胶体,如白蛋白。
  - 半合成胶体,如明胶、右旋糖酐、羟乙基淀粉。
- 补液的目的是通过优化体液容量提高器官灌注。围手术期胶体可用来帮助扩容。

▪ 生理

- 总体液量:
  - 占体重的60%且用千克(kg)来测量。
  - 2/3是细胞内液。
  - 1/3是细胞外液,80%的细胞外液是组织间液,剩下的是血液。
  - 随年龄、性别、病理状况和其他因素改变。
- Starling力定义液体从血管内流向组织间隙。血管内胶体渗透压可对抗过滤或流体静水压(见方程式)。净驱动力或净滤过由以下因素决定(压力单位为mmHg)。
  - 毛细血管压(Pc):有利于液体由毛细血管向间隙滤过。
  - 组织液静水压(Pi):促使液体回到毛细血管,因此抑制液体由毛细血管向组织间隙滤过。
  - 毛细血管胶体渗透压:阻止溶剂和小离子通过毛细血管壁,因此抑制滤过。
  - 间质胶体渗透压:阻止溶剂和小离子通过毛细血管壁,利于滤过。
  - 滤过系数:由毛细血管表面积和毛细血管通透性组成。滤过系数增加表示水的渗透率增加。
  - 反映系数:可以解释由白蛋白和其他蛋白形成的小部分渗透压。蛋白渗透压在组织间液中形成比预计值更高的胶体渗透压。
- 晶体液由电离盐和水溶性分子溶解于水中组成。
  - 盐和小分子提供电解质和摩尔渗透压而不是胶体渗透压。
  - 晶体液可自由扩散,通过血管内皮细胞进入组织间隙。
  - 理论上说,输液后20%～30%晶体液可留在血管内。
- 胶体是由能够提供胶体渗透压并悬浮于晶体液中的大分子组成。这些分子不能轻易通过半透膜。
  - 分子质量与大小成比例。大分子更难以滤过(高反映系数)。
  - 这些分子并不由肾滤过而是最终由网状内皮组织吸收或肠道排泄。
  - 平衡液(等张溶液)比正常生理盐水的副作用更少(高氯代谢性酸中毒)。
- 白蛋白(分子质量69 kDa)由人类血浆经过加热(60℃下10 min)、病毒筛查和超滤后制成。
  - 单体:所有的分子大小一致。
  - 使用方式:5%(等渗透压)用来扩容,25%(高渗透压)用作低白蛋白血症治疗。
  - 扩容效应可以持续16～24 h。
- 明胶由牛胶原蛋白制成。在提供高胶体渗透压的同时,低分子明胶可以迅速被肾小球滤过,总体上它与晶体液产生相似的扩容效果。
  - 胶体对止血影响最小。
  - 据报道半衰期为3.5～4 h。
  - 新型明胶(如明胶多肽、血浆明胶)已经研发出来,明胶分子更大(更高的胶体渗透压),但是在美国很少使用。
- 右旋糖酐是由含有葡萄糖蔗糖酶的细菌在蔗糖培养基中产生的多分支的多聚葡萄糖。

- 使用方式有10%的右旋糖酐40(分子质量40 kDa)和6%的右旋糖酐70(分子质量70 kDa)。右旋糖酐70在分子质量上类似白蛋白。
  - 右旋糖酐40在血管手术后能通过减少红细胞聚合来提高微血管血流量,但会被肾迅速滤过并且不能用于扩容。
  - 右旋糖酐70可以扩容至100%～150%,最大扩容效应在输注1 h后出现。右旋糖酐的扩容效应持续6～12 h。
- 羟乙基淀粉由支链淀粉通过水解和羟乙基替代后制成。
  - 可以达到100%扩容。随着血液替代增加,分子代谢减慢,相比于其他胶体其扩容效应的维持是增强的。
  - 羟乙基淀粉常溶解于常规盐水中,并以平衡盐溶液方式被使用。
  - 被视为有抗炎作用,在内毒素血症中可以维持肠道微血管灌注。
  - 在剂量<50 ml/kg时不影响凝血功能。
  - 分子量<50 000 kDa时在24 h内由尿液排出。分子量增大时排泄速度降低,因为大分子被酶降解为小分子的速率降低。

▪ 病因/病理生理

- 胶体最常用于盐或水超负荷时低白蛋白血症状态、输血前的血液替代治疗。低白蛋白血症可由生成的减少(肝脏疾病)或流失增加(肾脏疾病)造成。血浆中白蛋白占总蛋白的50%～60%,可以作为中间代谢产物、微量金属、药物、色素、脂肪酸、激素和酶的运输体,由此影响运输、相互作用和组织产物交换。
- 胶体副作用:
  - 血管渗透性增加常见于手术组织创伤、低灌注、肿瘤、败血症和烧伤。这可引起胶体

J

渗透压分子进入组织间隙,造成水肿(组织间液的胶体渗透压高于毛细血管的渗透压,促使溶质及水分的滤出)。

- 创伤患者中使用胶体可与升高的死亡率相关,尤其是脑外伤患者。
- 容量超负荷。
• 明胶:
- 产生过敏反应的风险最大。
- 理论上有患克雅病的风险。
• 右旋糖酐:
- 可由于减少的血小板黏附性降低、凝血因子Ⅷ稀释和纤溶引起凝血障碍。
- 可因红细胞缗钱状凝集的干扰影响交叉配血。使用之后需要报告血库。
- 可由于分子在肾小管聚集引起急性肾衰竭。
- 用右旋糖酐预处理可以减少过敏反应,右旋糖酐可以作为半抗原结合抗体。
• 羟乙基淀粉:
- 循环内Ⅷ因子、血管性血友病因子减少和血小板功能损伤可引起凝血病。体现在 PT 和 PTT 延长。
- 瘙痒。
- 过敏。
- 肾损伤,升高的肌酐,少尿和存在基础肾损伤的危重患者。
- 可引起红细胞沉降率升高。

■ **围手术期相关**

• 在容量复苏中使用胶体一直存在争议。

研究结果不支持使用胶体超过晶体。

• 支持胶体使用的观点。
- 麻醉引起的静脉扩张可降低前负荷,加剧低血容量状态。必要的时候胶体可用于血液容量迅速扩增,同时限制总容量负荷和外周水肿。一般来说,手术中每 1 ml 血液流失补充 3 ml 晶体和 1 ml 胶体。
- 理论上可以增加胶体渗透压,相对于晶体来说提供更多的容量扩张。
- 不需要特殊准备并且在等待血制品的时候可以立即使用。
- 较少引起外周和肺水肿。尤其是腹内手术时,过多的液体使用可引起的肠道水肿,这与严重的术后并发症有关。
• 反对胶体使用的观点。
- 最近的审查评估和生理盐水与白蛋白评估(SAFE)研究组的分析发现,使用胶体可能增加外伤患者死亡率,尤其是脑外伤。
- 使用晶体仍然是外伤患者急性复苏的主要手段,该结论来自 ATLS 指南。

■ **公式**

$$J_v = k\left[(P_c - P_i) - \sigma(\pi_c - \pi_i)\right]$$

其中,J_v=血流,k=滤过系数,P_c=血管内静水压,P_i=间隙静水压力,σ=胶体反映系数,π_c=血管内胶体的压力,π_i=间质胶体的压力。

❓ **临床要点**

• 尽管胶体更贵,但它们能更快地实现血管内容量再储存。
• SAFE 研究显示,在 ICU 使用白蛋白相较于生理盐水并无优势,但死亡率没有升高。
• 使用胶体的副作用包括肾损伤、出血增加、过敏反应和瘙痒。
• 液体选择仍然存在争议,正反意见都必须考虑到液体的种类和临床情况。
• 部分作者建议使用晶体来补充不显性失水和尿液失水,用胶体补充失血和富含蛋白液体流失。
• 监测评估容量状态。中心静脉压和肺动脉楔压常用来指导容量状态,但在评估液体上并不完全可靠。其他监测包括心排血量、心指数、脉压变化、每搏输出量变异、收缩压变化和食管多普勒。乳酸水平和碱剩余都可以作为衡量组织灌注状态的标志。
• 理想的胶体应该是:
- 可以停留在血管内。
- 无毒,无免疫原性。
- 等渗。
- 容易储存。
- 经济。

角膜损伤 Corneal Abrasions

John L. Ard Jr., MD · T. Kate Huncke, MD   崔璀 译 / 杨瑜汀 杨立群 校

 基础知识

■ **概述**

• 角膜损伤是非眼科手术中最常见的眼部损伤。
• 通常情况下并不会引起永久性损伤,但可引起术后剧痛和不适。

■ **流行病学**

发病率

每 1 000 例非眼科手术中发生 1.51 例。

患病率

适当治疗下通常在 24~72 h 内得到缓解。

■ **病因/危险因素**

• 直接创伤和化学刺激(占总体损伤中的 20%):
- 面罩。
- 麻醉师的听诊器、手表、保护性面罩或印章。
- 喉镜窥视片。
- 气道位置。
- 吸引装置。
- 中央静脉置管。
- 气道位置。
- 洞巾。
- 患者术后用手指或手掌擦眼睛时示指或

脉搏血氧饱和仪触碰眼睛。
- 急救后患者侧卧,但此时镇静效果仍有残余。
• 睑裂闭合不全:是指不能完全闭合眼睑的情况。在全麻下,不完全闭合会造成眼部干燥,占所有损伤的 80%。
• 侧卧或俯卧位。
• 头颈部手术。手术野靠近眼睛,导致手术者损伤患者眼睛的概率增加,也可导致抗菌药物误入眼睛。
• 手术维持时间较长。手术时程<1 h 时发生概率更小。
• 颧上颌骨复合体骨折与轻微(55%)和重大(10%)角膜损伤相关。考虑术前评估以

确定基本情况。

- 眼泪产生。泪液减少可引起角膜上皮干燥。受以下因素影响：
- 糖尿病：可引起眼泪生成减少和角膜上皮敏感性增加。
- 围绝经期（更年期）和绝经后妇女：血内催乳素和性激素下降导致眼泪生成减少。
- 早产儿：眼泪生成减少直到妊娠后期平均8.5个月。
- 41岁以下妇女：眼泪增加而泪液渗透压是降低的。在角膜损伤方面没有影响。
- 风湿性关节炎伴 Sjögren 综合征：眼泪生成降低。

■ 生理/病理生理

- 角膜是眼球的最外层，其外表面是一层易受伤的并与巩膜相连的上皮细胞。
- 干眼。角膜缺氧引起水肿，在干燥的环境下，发生上皮层脱落，产生磨损。
- 全身麻醉：
- 减少基本泪液生成。
- 减少眨眼反射。
- 降低能保持眼睑闭合的眼轮匝肌的张力。
- 减少 Bell 现象（正常睡眠时眼球向上）。

■ 预防措施

- 全麻诱导后患者失去意识时，立刻用手闭合患者的眼睛并用胶带保持其闭合。仔细检查确认眼睛完全闭合。如果使用胶带后患者的眼睛未完全闭合或是胶带移走后患者的眼睛将被损伤。
- 术中需间断检查以确定没有眼球压迫，尤其是侧卧或俯卧位或是头颈部手术。
- 在侧卧、俯卧位、长时程手术或是头颈部手术时，可以考虑使用聚氨酯透明薄膜或生

物封闭敷料，它们不仅能防止干燥，也能防止眼睛暴露于污染物中清洁环境。

- 水性眼药膏。研究发现它并不能显著降低损伤发生率。除此以外，患者更倾向于通过揉眼来提高视觉。
- 角膜保护器或贝壳型覆盖物可以用于面部损伤、烧伤或其他不适合用胶带或聚氨酯透明薄膜的情况。
- 软性隐形眼镜。
- 足够坚硬的护目镜能防止无意识的角膜压迫。
- 眼睑缝合（缝合眼睑闭合）。
- Geliperm 是无菌的、透明的、柔软水凝胶的薄膜，可以连续观察眼睛情况。
- 防辐射措施包括用胶带保持眼睛闭合，放置柔软潮湿的海绵在眼睛上，用胶带把海绵固定在脸上，最后放金属薄片在上方，或者可以使用激光防护镜。

 诊断

- 清醒后主诉有眼睛疼痛或视力下降的患者应紧急行眼科咨询。
- 眼科患者用荧光着色和蓝光检查。

■ 鉴别诊断

- 结膜炎。
- 红眼病。
- 急性闭角型青光眼。
- 角膜溃疡。
- 巩膜外层炎。
- 角膜炎。
- 巩膜炎。

治疗

- 伴轻度疼痛的小损伤。

- 局部抗菌剂如 1% 氯霉素药膏：每 3 h 2 滴。
- 较严重的损伤，除 1% 氯霉素药膏之外：
- 非甾体类药物如 1% 双氯芬酸滴眼液：每次 1 滴，每天 4 次。
- 口服镇痛药。

随访

24 h 内重新评估，如果症状有所改善就不需要后续治疗，除非情况再次恶化。

■ 非公开索赔数据

- 眼睛损伤占总索赔情况的 3%。
- 角膜损伤占比例最大的只有眼球损伤组（71 例中有 25 例）。
- 16% 角膜损伤引起永久性损伤。

疾病编码

ICD9

- 918.1 角膜擦伤。

ICD10

- S05.00XA Inj 结膜和角膜擦伤。
- S05.01XA Inj 右眼结膜和角膜擦伤。
- S05.02XA Inj 左眼结膜和角膜擦伤。

临床要点

- 用东西盖住眼睛并不是很有用的防护措施。
- 局部瞳孔放大剂治疗角膜损伤不起作用，不予推荐。
- 增强预防意识有助于减少此类损伤。
- 损伤可以在手术过程中发生，也可以在术后即刻发生。

结肠镜检查 Colohoscopy

Edna Ma, MD 崔璀 译 / 杨瑜汀 杨立群 / 校

 基础知识

■ 概述

一般情况

- 结肠镜检查是一种内镜检查的过程，它用光导纤维摄像机来检查结肠，从肛门至远端小肠。
- 结肠镜检查用于结肠癌筛查、粪潜血阳

性、胃肠道出血、小息肉活检或摘除、肠道习惯改变（与炎症性肠炎和恶性肿瘤有关）或胃肠减压（如假性肠梗阻）。

- 结肠镜检查可以在表面麻醉下实施，伴或不伴意识镇静（苯二氮䓬类或阿片类药物）或深度镇静（以丙泊酚为代表）。

体位

侧卧位。

手术时间

15～45 min。

术中预计出血量

失血量一般较少，与基础情况有关的出血会较多。

住院时间

- 大部分结肠镜都是门诊过程。
- 对于患者来说，住院时间取决于自身基础

情况。

手术特殊器械

- 结肠镜。
- 灌气。
- 吸气。
- 亚甲蓝注射用来标记息肉。

▪ 流行病学

发病率

- 结肠癌的发生随着年龄上升，一般从 40 岁开始，男性大于女性（每年中男性 60.4/10 万对女性 40.9/10 万）。
- 丙泊酚镇静用于约 25% 常规结肠镜过程中，并且主要由麻醉科医师实施无痛肠镜麻醉。
- 在 2003 年，美国国家医疗保障制度每例付 106 美元，而商业保险每例付 400 美元。
- 在美国联邦医疗保险受益人中，相比于 2001 到 2003 年，无痛结肠镜检查上升了 31 倍，费用也达到 80 000 000 美元。

患病率

- 患结肠癌的风险男性是 5.9%，而女性是 5.5%。每年有 145 290 例新发病例和 55 290 例死亡病例。

发病率

- 结肠癌的存活率与诊断时分期有关，大约 65% 诊断时即呈现为晚期。
- 结肠镜是一种低风险手术过程，仍存在穿孔和出血的风险。
- 麻醉风险包括相关的镇静、过敏和恶心。

死亡率

- 结肠癌在男性和女性是第三常见癌症，并且在癌症引起的死亡中列第三位。
- 诊断时若癌症局限于肠壁内，5 年生存率接近 90%；如果累及淋巴结，5 年生存率降到 35%～60%；如果出现转移，5 年生存率不到 10%。

▪ 麻醉目标/指导原则

- 高效，安全，患者的满意度是麻醉标准，标准 ASA 监测、气道设备及急救药物都必须准备好。
- 患者准备做常规筛查结肠镜检查的一般都做过肠道准备，尤其是安排在第 2 天并可能处于血容量欠缺状态的患者。
- 怀疑有结肠癌病史的患者可能有轻度的贫血，贫血根据病情的发展可能会更严重而需要输血。
- 有梗阻史（包括假性梗阻）的患者误吸风

险很高，因为肠道内容物可能逆流。

- 功能余气量减少与膈肌上抬有关，而在肠道吹气和有严重梗阻的患者更明显。

Ⅸ 术前评估

▪ 症状

贫血（隐匿性出血，提示近端结肠受累，或"经直肠排出鲜红色血"提示远端结肠病变）。一般表现为面色苍白或疲劳，更严重者有胸闷、气短或胸痛。

病史

- 全麻评估是必要的，需要麻醉管理的患者通常有严重的合并症。
- 对高龄的，伴有排便习惯改变、体重减轻，尤其是有结肠癌家族史的患者，要高度怀疑结肠癌。

体格检查

- 需要气道支持或保证的患者的全面的气道检查是非常重要的。
- 患者心脏和肺部听诊是必要的。

▪ 用药史

根据患者具体情况而定，结合考虑合并症有结肠癌病史的患者使用的化疗药物。

▪ 诊断检查与说明

- 术前实验室检查对于常规筛选和非典型病例并不是必需的，如果可以，他们需要被复检。
- 对患者来说，血红蛋白水平、血凝和电解质已经检查过并应被复查，如果合适的话考虑再次检查。

▪ 伴随的器官功能障碍

合并的器官功能紊乱可发生于转移性结肠癌，主要器官包括肝、肺和骨。

💉 治疗

▪ 术前准备

术前用药

需要用镇静镇痛药物。应用短效药物（如咪达唑仑、芬太尼），胃肠道药物包括抑酸剂。

知情同意的特殊情况

- 应商量好可实现的镇静目标，包括可能的术中知晓。
- 如果患者有严重的贫血，可能必须输血。

▪ 术中监护

麻醉选择

- 使用丙泊酚的门诊患者需要实施常规的麻醉监测，常规佐剂包括咪达唑仑和芬太尼。目标是维持自主呼吸。
- 全身麻醉。尽管是维持自主呼吸不需要检查气道，一些麻醉科医师考虑到结肠镜镇静过深到全麻标准以下。住院患者需要用气管内插管保证气道通畅。

监测

- 标准 ASA 监测。
- 静脉开放。

麻醉诱导/气道管理

- MAC：用鼻导管或面罩补充氧气。滴定给予镇静药物，如苯二氮䓬类、阿片类、丙泊酚或氯胺酮。
- GA：自主呼吸、喉罩或气管插管。

维持

- 静脉给予镇静药物，并维持自主通气。
- 吸入性麻醉药可通过面罩或气管插管给予。

拔管/苏醒

- 给予面罩吸氧的深度镇静患者：予以充分的观察监护直至患者达到完全清醒状态。
- 气管内插管的全身麻醉：按照拔管标准进行拔管。

🔄 术后监护

▪ 床旁护理

- 大部分结肠镜检查都是门诊患者。
- 合并症决定住院患者的护理等级。
- ICU 患者可能在床边做检查以避免移动。

▪ 镇痛

并不是必需的。

▪ 并发症

- 手术相关：
- 从活组织检查处穿孔。
- 息肉部位出血。
- 息肉综合征（又称透烧综合征）。
- 由于设备没有充分灭菌造成感染。
- 麻醉相关：
- 气道梗阻和缺氧。
- 恶心。

▪ 预后

术后存活率与早期发现、癌症类型和分期

直接相关。不累及肌层的肿瘤（TNM 分期 $T_{1\sim2}N_0M_0$）5 年生存率约为 90%。

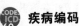

疾病编码

ICD9

- V76.51 结肠恶性肿瘤的特殊筛查。

ICD10

- Z12.11 结肠恶性肿瘤的特殊筛查。

临床要点

- 结肠镜可以使用表面麻醉，伴或不伴镇静，或 MAC、深度镇静或全麻。
- 是否需要使用丙泊酚是一个多种机构（甚至立法机构）都在争议的话题。
- 给药通路对麻醉科医师来说是一个关键因素。不同地区的收费政策也影响麻醉科医师的使用。

- 大部分保险机构和联邦医疗保险要求"支持的文件应确认患者个体化因素，比如报告说之前的内镜检查提示完成困难或过程中不寻常的难受或证据显示不稳定的治疗情况"。
 - 对于接受标准上消化道或下消化道内镜检查的风险正常的患者，麻醉科医师常规给予的协助被认为成本过高。
 - 全面的术前史和评估以及知情同意需要在所有患者中获得。

结节病 Sarcoidosis

Linh Trang Nguyen，MD 杜芳 译 / 梁超 校

基础知识

■ 概述

- 结节病是一种以非干酪样上皮细胞肉芽肿为特征的多系统炎症性疾病。
- 几乎可累及所有器官，肺部受累最常见（＞90%的患者）。其他常累及的部位包括皮肤（30%）、眼（25%）及淋巴结。5%的患者可累及心脏，而尸检发现心脏亚临床受累占 30%。
- 结节病是排除性诊断，必须有两个以上的器官出现肉芽肿才能诊断。X 线胸片发现双侧肺门病变时，结节病需要和淋巴瘤、分枝杆菌感染和真菌感染进行鉴别诊断。通常需要有组织学诊断，需要排除其他引起多系统肉芽肿的疾病。

■ 流行病学

发病率

- 美国：每 10 万白人中有 10.9 例。
- 每 10 万黑人中有 35.5 例。

患病率

- 多数患者在 20～40 岁发病，也可见于小儿和老人（第二个发病高峰为年龄＞50 岁的女性）。
- 在欧洲，大多数患者结节病是白种人或北欧人。
- 非吸烟人群的患病率较高。

发病情况

- 可以没有临床症状。
- 1/3 的患者表现为慢性疾病。
- 2/3 的患者在确诊后 10 年内可自性缓解。然而，10%～30%的患者可进入慢性迁延性或进展性病程。

- 黑种人的疾病表现通常更严重，病程更慢。此外，可见更加严重的慢性肺病。

死亡率

1%～5%。通常由于严重累及肺实质（导致严重的肺纤维化和呼吸衰竭）、心肌 [可引起致命性心律失常（室速）和充血性心力衰竭] 以及累及神经系统。

■ 病因/危险因素

病因不明。推测结节病是由于接触感染源（疱疹病毒、巨细胞病毒、丙酸杆菌）或者接触非感染物质（铍、霉菌、霉变物、杀虫剂），从而触发遗传易感人群（HLA‑A1、B8、DR‑3）发生炎症反应。

■ 病理生理

- 非干酪性肉芽肿，由巨噬细胞、Ⅰ型 CD4$^+$ 辅助 T 淋巴细胞、CD8 辅助 T 淋巴细胞以及 B 淋巴细胞构成，许多组织可发生，可破坏器官的正常组织结构。
- 如果肉芽肿自发溶解，则不会遗留临床后遗症。然而，至少 20%的患者表现为慢性病程，这与白介素‑2、干扰素 γ 和肿瘤坏死因子的高水平分泌有关。这些细胞因子在肉芽肿的炎性病变中扮演着重要角色，因而是免疫抑制药物治疗结节病时的主要作用靶点。
- 肉芽肿溶解时如果有瘢痕形成和纤维化，可引起严重的器官功能障碍。

■ 麻醉目标/指导原则

- 评估疾病的严重程度，确定受累的系统器官。
- 药物。用药史及副作用，尤其是免疫抑制

剂及抗疟药物。使用类固醇激素的患者需要给予应激剂量的激素。

术前评估

■ 症状

- 可以无明显的症状或者表现为与肿瘤类似的症状，如乏力、体重减轻、躯体疼痛、缺乏精力、发热。
- 累及眼部：眼干燥症、视力模糊、畏光、眼痛。
- 累及喉部：呼吸困难、吞咽困难。
- 累及心脏：晕厥、心力衰竭。
- 累及肺部：气短、干咳。
- 累及关节：关节炎。

病史

- 起病时间，确诊后的时间。
- 心肺功能。

体格检查

- 葡萄膜炎导致的红眼。
- 累及喉部所致的发音困难和喘鸣。
- 充血性心力衰竭可有心律失常、颈静脉怒张、肝大、下肢水肿。
- 肺结节病可致低氧血症，肺部体检可发现细湿啰音及呼气相喘鸣。
- 结节性红斑可见压痛性、红色皮肤结节。结节病骨性病变周围的皮下组织可出现炎症反应、红肿以及水肿。
- 肝大，黄疸。
- 关节肿胀及红斑。

■ 用药史

- 并非所有患者均需要治疗；大部分患者可自发缓解。

J

• 糖皮质激素为一线治疗药物。治疗周期为 6～9 个月（局部用药、吸入或口服，取决于受累的器官）；最佳剂量和疗程仍不清楚。肺部结节病通常需用药 3～4 周才可见明显改善。副作用包括体重增加、骨质疏松、葡萄糖耐量下降、伤口愈合延迟以及感染。

• 其他免疫抑制药物一般为二线用药，包括氯喹、甲氨蝶呤、咪唑硫嘌呤、肿瘤坏死因子-α 抑制因子（英夫利昔单抗、阿达木单抗）。副作用包括骨髓抑制及白细胞减少、肝功能指标升高、感染、淋巴瘤和心肌病变。

• 环磷酰胺和沙利度胺仅用于一线及二线治疗无效的顽固性疾病。环磷酰胺可致出血性膀胱炎，沙利度胺可致深静脉血栓。

■ 诊断检查与说明

• 尿素氮、肌酐：评估肾功能。

• 血钙：由于肺巨噬细胞生成骨化三醇过多，肠道再吸收钙增加，导致血钙升高。

• 全血细胞计数：可见贫血、血小板减少、嗜酸性粒细胞增多。

• 肝功能检查：累及肝脏时可见肝酶增加。如果这样，可考虑检测凝血功能，以评估肝脏的合成功能。

• Hb A_1C：长期使用糖皮质激素时升高。

• 血管紧张素转换酶水平：肉芽肿的上皮细胞可分泌血管紧张素转换酶，可反映肉芽肿负荷。然而，血管紧张素转换酶水平不能反映疾病的活动性及治疗的效果。

• 肺功能检查：可表现为肺容量减少（FEV_1 及 FVC 降低）以及一氧化碳弥散功能降低。

• 胸部 X 线：可见肺门淋巴结病变及肺间质浸润。95％的病例有双侧淋巴结病变，5％的病例仅有单侧淋巴结病变。

• 心电图：可表现为房室传导阻滞及室性心律失常。

• 心脏超声：评估左心室功能，发现可能存在的肺动脉高压。

• 高分辨率 CT：可发现肺门及纵隔淋巴结肿大。

• 眼科检查：可见虹膜炎的征象。

• 结节病肌炎时肌酶可升高。

■ 伴随的器官功能障碍

不同组织器官的结节病性肉芽肿可引起不同的临床表现：

• 神经系统：周围神经病变、脑膜炎、脑炎、癫痫、垂体受累导致尿崩症，脑神经麻痹（尤其是 CN2 以及 CN7 脑神经）、脊髓受累导致四肢瘫痪。

• 眼：虹膜炎，严重患者可见失明。

• 喉（0.5％～8.3％）：声带水肿，会厌、杓状会厌襞和杓状软骨肉芽肿所致的声门上梗阻。

• 心脏：限制型心肌病、传导异常及心律失常。

• 肺：最常受累，包括肺实质病变、肺门及纵隔病变、肺纤维化及肺动脉高压。

• 肝：肝大。

• 脾：脾大。

• 肾：肾小球肾炎、间质性肾炎、肾钙质沉着症以及肾结石。

• 皮肤：结节性红斑。

• 13％的患者可累及骨骼。

• 关节：关节炎。

• 75％的患者可有结节病肌病，可无症状（多数），也可因肌炎导致肌肉挛缩或者肌肥大。

■ 延迟手术情况

• 常累及肺部，一般不需要推迟择期手术，除非存在活动性感染，严重喘息及近期肺栓塞。

• 右心衰竭或肺源性心脏病。

• 高度房室传导阻滞需要植入起搏器。

• 室性心律失常，需要植入心脏复律除颤器。

• 需要抗心衰药物治疗（血管紧张素转换酶抑制剂、血管紧张素受体拮抗剂、β受体阻滞剂、利尿剂）和心脏再同步化治疗的左心功能不全。

■ 分型

• 起病：急性、亚急性和隐匿性。

• 根据是否存在胸腔内淋巴结肿大、肺部浸润及肺纤维化，肺结节病可分为 0～4 期。

• Lofgren 综合征是急性结节病的一种，以结节性红斑、双侧肺门淋巴结肿大及结节病关节炎三联征为特征。

• Heerfordt 综合征是结节病的少见类型，表现为葡萄膜炎、腮腺肿大、发热以及面神经瘫痪。

💉 治疗

■ 术前准备

术前用药

• 长期使用类固醇激素的患者应考虑给予应激剂量的激素。

• 累及喉部且需要气管插管的患者应预防性应用地塞米松。

• 如果放置了起搏器或心脏复律除颤器，应仔细询问病史和妥善管理。

知情同意的特殊情况

如果计划实施区域麻醉，告知患者。

■ 术中监护

麻醉选择

根据手术方式及患者的意愿选择麻醉方式。患者合并严重肺部病变和肺心病时，可考虑实施区域阻滞麻醉。患者可能存在血小板减少，这会限制硬膜外麻醉等区域阻滞的实施。

监测

• 标准 ASA 监测。

• 对于合并严重肺部及心脏病变的患者，可考虑动脉置管，以监测动脉血气及进行连续血压监测。

麻醉诱导/气道管理

• 累及喉部时可能需要纤支镜插管，使用管径较细的气管导管。

• 支气管旁淋巴结肿大可能会导致气道受压。

维持

• 通气：对于肺动脉高压的患者，应避免低氧和高二氧化碳导致的肺动脉压力增高。对于肺纤维化的患者，应避免气道压过高，以免发生气压伤。

• 药物：合并肝肾疾病时，药物代谢和排除可减慢。

• 液体：心肌病变的患者应小心容量管理。

• 长期服用类固醇激素导致皮肤菲薄的患者应注意体位受压，应给予棉垫保护。

拔管/苏醒

肺功能储备受限患者在气管拔管时应保证神经肌肉阻滞药的作用已完全消退。

⊕ 术后监护

■ 床旁护理

取决于外科手术方式、疾病的严重程度及围手术期相关事件。

■ 药物处理/实验室处理/会诊

• 对于肺功能差的患者应慎用阿片类药物，可考虑使用区域麻醉。

• 应酌情给予辅助供氧。

- 累及喉部的患者应警惕危及生命的气道梗阻和呼吸骤停。
- 心脏传导异常及心律失常的患者应进行心电监护。

■ 并发症

- 结节病心脏病和心肌病的患者可发生容量过负荷、心律失常、充血性心力衰竭及肺水肿。
- 长期使用类固醇激素的患者可因肾上腺皮质功能不全而导致低血压。

疾病编码

ICD9
- 135　结节病。
- 517.8　他处分类的其他疾病累及肺部。

ICD10
- D86.0　肺部结节病。
- D86.3　皮肤结节病。
- D86.9　结节病，非特定。

临床要点

- 结节病是一种系统性疾病，源自不可控制的细胞免疫应答，可累及多个器官。因此，术前评估需充分，尤其是对于累及心脏及肺部的患者。由于缺少特异性的检查方法而结节病的症状又不具有特异性，因此围手术期患者至术前门诊就诊时可能并没有确诊为结节病，而只是诊断为哮喘或支气管炎。
- 治疗结节病的免疫抑制剂可致严重的毒性反应，应仔细询问患者的用药情况。

经蝶窦垂体瘤摘除　Transsphenoidal Pituitary Resection

Victor Duval，MD　张细学 译／顾卫东 校

基础知识

■ 概述

- Harvey Cushion 在 20 世纪初率先开展了经蝶窦垂体瘤摘除术。
- 如今，立体定位引导下的经鼻入路内镜手术多由耳鼻喉科医师和神经外科医师合作完成（微创）。通过固定于头部的导航系统并结合 CT、MRI 扫描生成三维立体定位图像，便于手术器械通过鼻腔、定位病灶和识别手术器械的位置。
- 耳鼻喉科医师经鼻孔送入内镜，在蝶骨上开孔，将内镜伸至鼻腔后部。经内镜置入手术器械，摘除小部分鼻中隔、蝶窦和蝶鞍。神经科医师用刮匙行垂体瘤摘除，瘤体摘除后留下的空隙可能需用脂肪（常取自腹部）填充。耳鼻喉科医师关闭骨板上的开孔，蝶鞍开孔可用鼻中隔骨片（或用人工合成的移植物）填充，然后用纤维蛋白胶密封，以防脑脊液漏。

体位
- 仰卧位。
- 头置于 U 形支架或梅菲尔德头架。

切口
无切口；建立通向蝶窦的通道，然后打开蝶窦的前后壁。

手术时间
2～4 h。等待病理检查结果会延长麻醉时间。

术中预计出血量
- 通常出血很少。大量快速出血常与邻近颈动脉和海绵窦操作有关。

- 所有患者均需行血型鉴定和抗体筛查，建立合适的静脉通路。

住院时间
2～3 天。

特殊手术器械
- 显微镜。
- 立体定位导航仪。
- 内镜。

■ 流行病学

发病率
- 每年(1～7)/10 万人。
- 1996—2000 年期间，美国非联邦政府医院每年约有 5 410 例患者实施该手术。

患病率
- 尸体解剖发现已故人群中垂体瘤患病率为 14.4%；而影像学检查的患病率为 22.5%。
- 约占所有脑和中枢神经系统肿瘤的 9%。

发病情况
- 可有肿瘤复发、中枢神经系统转移，极少远处处器官转移。
- 手术修复：
  - 严重并发症发生率为 1%～2%，如脑脊液漏、脑膜炎、卒中、颅内血肿和视力丧失。
  - 次严重并发症发生率为 6%～7%，如鼻窦疾病、鼻中隔穿孔及伤口并发症等。

死亡率
据估计，手术相关死亡率为 0.4%～0.9%。

■ 麻醉目标/指导原则

- 肿瘤常引起一种或多种临床效应：瘤体效

应（头痛、视力缺陷）；垂体激素分泌亢进或分泌不足。
- 肢端肥大症患者可能有通气困难，需要准备清醒纤维支气管镜插管（awake fiberoptic intubation，AFOI）。
- 备足够的血且随时可取；静脉通路通畅，以防可能的突发性大出血。
- 如果有中枢性尿崩症（central diabetes insipidus，CDI）的症状，需经常监测电解质和容量状态。
- 需把握好苏醒和拔管时机，既要避免剧烈咳嗽，又不能影响拔管后气道的通畅。

术前评估

■ 症状

- 垂体大腺瘤和其他大体积蝶鞍上肿瘤常以头痛、视野缺损和垂体功能减退为表现。
- 较大的肿瘤常引起抗利尿激素分泌不当综合征（syndrome of inappropriate antidiuretic hormone，SIADH）和脑积水。
- 分泌催乳素的微腺瘤常表现为继发性闭经。
- 分泌生长激素的垂体瘤常导致肢端肥大症。
- 分泌促肾上腺皮质激素的垂体瘤常导致库欣病。
- 分泌促甲状腺激素的垂体瘤常导致甲状腺功能亢进。

病史
蝶鞍上病变患者往往较年轻，极少合并与原发疾病无关的病症。

体格检查

• 怀疑为肢端肥大症的患者,应特别注意气道检查。

• 库欣病患者常表现出内源性皮质醇分泌增多的特征:高血压、躯干肥胖、满月脸、皮肤菲薄和浅表静脉易破损等。

▪ 用药史

• 甲状腺功能亢进患者可能正在服用 β 受体阻滞剂和(或)抗甲状腺药物(甲巯咪唑、丙硫氧嘧啶等)。

• 分泌生长激素肿瘤的患者可能服用抗高血压药物。

▪ 诊断检查与说明

• 血型鉴定和抗体筛查试验。

• 测定基础血红蛋白浓度可能有益。

• 怀疑全身受累的患者应查看基础代谢检查结果。

▪ 伴随的器官功能障碍

生长激素过多可致高血压性心血管疾病、糖尿病和肾功能不全。

 治疗

▪ 术前准备

术前用药

肢端肥大症患者可能需给予抗胆碱药物、抗焦虑药物和行气道表面麻醉,需要准备 AFOI。

知情同意的特殊问题

• 如果计划 AFOI,需行气道准备。

• 所有患者均有可能输血。

▪ 抗生素/常见病原体

第三代头孢菌素,如应用头孢唑林预防鼻咽部菌群感染。

▪ 术中监护

麻醉选择

气管插管全身麻醉,以保护气道。

监测

• 标准 ASA 监测。

• 两路粗的静脉通路。

• 考虑动脉置管,以监测血压、测定血红蛋白浓度和血钠水平。

麻醉诱导/气道管理

• 常规诱导和喉镜插管;考虑经口 RAE(译者注:Ring-Adair-Elwyn)气管导管。

• 肢端肥大症患者有巨舌、短舌颏距和长会厌,可考虑行 AFOI。

维持

• 根据医师的偏好,选择平衡麻醉。

• 氧化亚氮的使用无禁忌。虽然有的麻醉医师不使用,但使用该药有助于快速苏醒。

• 失血、尿崩症(diabetes insipidus, DI)和垂体功能减退可引起低血压。

拔管/苏醒

• 如果不移植脂肪,伤口闭合较迅速。手术医师可能要求做 Valsalva 动作以检查是否存在脑脊液漏。如果脑脊液漏持续存在,需放置腰大池引流管。

• 术毕手术医师会填塞鼻腔。

• 避免剧烈咳嗽;由于误吸风险增大,故不鼓励深麻醉拔管。

• 如果拔管后因气道不畅行正压通气,有可能导致颅内积气。

• 应预防术后恶心与呕吐,以避免颅内压增高,否则可能导致脑脊液漏和手术部位被胃内容物污染。

• 低灌注和颅内积气所致的术中神经损伤可致苏醒延迟。如果患者意识不恢复,应检查头颅 CT。

 术后监护

▪ 床旁护理

• 入 ICU 或神经科监护病房。

• 严格监测出入量。

▪ 镇痛

术后轻到中度疼痛,静脉阿片类药物的镇痛效果良好。

▪ 并发症

• 大的侵袭性肿瘤与并发症发生率增加相关。

• 出血是术中最严重的并发症,因其突然、量大且难以控制,术前需充分准备。

• CDI:常见于体积较大和位置靠后的肿瘤,术中至术后 48 h 内均可能发生。如果怀疑 CDI,应频繁监测尿量和电解质。治疗措施包括补充容量和使用去氨加压素。

• 脑脊液漏。

• 海绵窦损伤可致空气栓塞。

▪ 预后

• 手术预后良好。

• 内分泌失调可纠正。未纠正的终末器官损害可能无法逆转。

临床要点

• 患者本身因素和手术因素可增加气道管理的难度,处理困难气道病例时,彻底的气道评估对于麻醉开始和结束时的决策至关重要。

• 对可能的大量、快速出血应有充分的准备。

• 术中、术后低血压常见且病因复杂。密切监测容量状态和尿量对于诊断和治疗很重要。

经颈静脉肝内门体静脉分流术 Transjugular Intrahepatic Portosystemic Shunt(TIPS)

Selma Ishag, MB, BS, MD 张细学 译 / 顾卫东 校

基础知识

▪ 概述

• 经颈静脉肝内门体静脉分流术

(transjugular intrahepatic portosystemic shunt, TIPS)是经皮微创手术,在 X 线透视引导下建立门静脉和肝静脉通道,以治疗门静脉高压。

• 门静脉高压:肝静脉压力差(hepatic venous pressure gradient, HVPG)最低在 10 mmHg 时会产生食管胃底静脉曲张。血液从硬化和纤维化的肝脏分流至脾、肠道和

胃(导致静脉异常曲张),压力达 12 mmHg 时常会导致腹水和曲张静脉破裂出血。

- 术前超声或血管造影检查血管的通畅程度。通过回抽或在超声引导下,经皮穿刺右侧颈内静脉,扩张皮肤后置入大口径鞘管至右心房,测量右心房压力。

- 细导管经鞘管(经上腔静脉→右心房→下腔静脉)置入肝静脉,记录肝静脉楔压图。注入造影剂后,造影剂由肝脏反流到门静脉,可显示门静脉及其分支。碘造影剂形成的图像分辨率较高,但有肝实质损伤(高黏度所致)、过敏和肾毒性等风险。造影剂的更好选择是二氧化碳,因其具有低黏性、易于通过肝窦扩散至门静脉系统等优点。

- 在静脉造影图像的引导下,穿刺针通过肝实质到达门静脉,直接测定门静脉压力,进而计算门静脉和右心房压力差(门体静脉压力差)。

- 将特制的球囊扩张器通过门静脉导引针,在肝实质内形成通道;大口径鞘管和支架置入门静脉后,退出鞘管,释放支架。

- 支架释放后,行球囊扩张血管成形术,使其最初直径至 8 mm。过多的门静脉血从肝脏分流会增加肝性脑病的风险和恶化肝功能。测定门-体静脉压力差。食管胃底静脉曲张出血患者的门-体静脉压力差降低幅度如<12 mmHg,或者腹水患者的门-体静脉压力差降低<8 mmHg,可用 10 mm 直径球囊进一步扩张。

- 支架植入后行静脉造影,以确认支架位置良好和新建分流管道的血流通畅。

- 此时,也可对此前存在的食管胃底静脉曲张行栓塞治疗。

- 适应证:主要适应证包括食管胃底静脉曲张出血和难治性肝硬化腹水的二级预防。TIPS 可能对以下疾病有益:难治性、急性食管胃底静脉曲张出血、难治性肝性胸水、肝肾综合征、中度 Budd-Chiari 综合征抗凝治疗失败、胃及异位静脉曲张再出血的预防、门静脉高压性胃病在药物治疗后再出血。

- 绝对禁忌证:静脉曲张出血的一级预防、充血性心衰、严重肺高压、多发性肝囊肿、未控制的全身感染和未缓解的胆道梗阻。

体位

仰卧位,包裹手臂。

切口

- 右侧颈内静脉入路。
- 超声引导。

手术时间

1～4 h。

术中预计出血量

出血少,血管损伤合并凝血功能障碍时可有大出血。

住院时间

1～2 天。

特殊手术器械

- X 线透视机、超声多普勒。
- 穿刺针套装、血管成型球囊、血管内支架、二氧化碳注射装置。
- 可能需要栓塞剂。

■ **流行病学**

发病率

无相关数据。

患病率

自 1980 年首例 TIPS 报道以来,到 2000 年共实施 15 000 余例。

发病情况

主要手术并发症<3%。

死亡率

急性腹腔内出血或右心衰竭的直接死亡率为 1.7%。

■ **麻醉目标/指导原则**

- 对患者的肝脏疾病及合并的器官功能障碍应予以全面评估。
- 维持肝脏的氧供和氧耗平衡。
- 肝动脉提供肝脏 30% 的血流量和 50% 的氧需量,门静脉则提供余下的血流量和氧需量。
- 如果门静脉血流量减少,肝脏可通过自动调节机制,增加肝动脉血流。
- 白蛋白降低、代谢功能受损和分布容积增加均可影响药代动力学。
- 如果需要,术前和术中可考虑输注新鲜冰冻血浆和血制品。

Dx 术前评估

■ **症状**

- 曲张静脉出血。
- 难治性腹水。

病史

- 肝病晚期。
- 基于国际标准化比值(international normalized ratio, INR)、胆红素和肌酐水平的终末期肝病风险分层模型(model for end-stage liver disease, MELD)。
- MELD 评分<14 分,预后最好。
- MELD 评分>24 分, TIPS 可作为活动性出血的补救治疗措施。
- MELD 评分介于 15～25 分,谨慎权衡 TIPS 术的益处和肝功能失代偿的风险。

体格检查

低氧血症、杵状指、发绀、肝性脑病、腹水、淤青和黄疸。

■ **用药史**

- 非选择性 β 受体阻滞剂可使 α 受体介导的内脏血管收缩失去对抗作用,应采用滴定法给药,直至心率降至 55 次/分或不能耐受。
- 利尿剂:最大剂量为螺内酯(安体舒通)400 mg/d 或者呋塞米 160 mg/d。
- 乳果糖。

■ **诊断检查与说明**

- 全血细胞计数。
- 凝血试验。
- 肝功能试验。
- 肾功能、电解质。
- 血型和交叉配血。
- 心脏超声检查以排除充血性心力衰竭、门静脉性肺高压和右向左分流。
- 肝脏造影以检查门静脉栓子和肝脏肿块。

■ **伴随的器官功能障碍**

- 肝性脑病。
- 肝硬化性心肌病:高心排量、应激时收缩反应受损、舒张功能障碍以及电生理异常(主要是 QTc 间期延长,置患者于致死性心律失常的风险之中)。
- 门静脉性肺高压:血管活性介质失衡,缩血管物质占优势,平均肺动脉高压>15 mmHg。
- 肝肺综合征:肺内血管舒张导致肺泡-动脉血氧分压差增加。
- 肝肾综合征:门静脉高压和内脏血液淤滞导致相对性低血容量和肾素-血管紧张素-醛固酮系统激活。肾血管收缩和低灌注导致 1 型或 2 型 HRS,具体取决于进展速度,预后不良。
- 肝源性凝血因子水平降低、血小板减少和纤维蛋白溶解可导致凝血性疾病。
- 贫血。

 治疗

■ **术前准备**

术前用药

- 慎用苯二氮䓬类药物。

- 纠正凝血异常。
- 纠正电解质异常，否则易致心律失常。

知情同意的特殊情况

- 输血。
- 可能需要有创监测。
- 术后机械通气支持。

抗生素/常见病原体

第一代头孢类抗生素用于抗皮肤菌群。

▪ 术中监护

麻醉选择

- 可采用深度镇静。
- 以下情况考虑全身麻醉：困难气道、出血风险高、误吸、肝性脑病、焦虑、静止不能。肝肺综合征或腹水致肺功能受损时也优先选择全身麻醉。

监测

- 标准 ASA 监测。
- 根据患者合并症情况选用有创监测。
- 假如需要大量液体复苏，需要保证足够的静脉通路。

麻醉诱导/气道管理

如果采用全身麻醉，由于术中不方便接近头部，优先考虑气管内插管（尤其有活动性胃肠道出血和腹水时，误吸的风险增高）。

维持

- 吸入麻醉药：异氟烷、七氟烷和地氟烷对肝脏血流影响很小。
- 神经肌肉阻滞剂：选择不依赖器官消除的阿曲库铵和顺阿曲库铵。
- 阿片类药物：肝病患者的半衰期延长。
- 容量：患者全身液体量超负荷但血容量不足（功能性低容量）。容量补充需慎重，输注适当的胶体液、血制品或晶体液。
- 如果在监护麻醉下实施手术，建议适当使用镇静剂。丙泊酚和右美托咪定均可用于镇静的维持。右美托咪定有一定镇痛效果并且呼吸抑制作用小，但在血容量不足的患者可引起严重低血压。当门静脉血流分流至体循环后，此副作用可被忽略。

拔管/苏醒

按标准拔管规范，患者应完全清醒。

🔄 术后监护

▪ 床旁护理

密切监护 24～48 h。

▪ 镇痛

很少需要。

▪ 并发症

- 术中：
  - 颈动脉或气管穿刺。
  - 心律失常。
  - 穿破肝包膜常见，但腹腔内出血罕见（1%～2%）。
  - 动脉门静脉瘘、动脉胆道瘘或者胆道支架瘘，需要堵塞瘘道并重新建立分流通道。
  - 穿刺到肝膜外门静脉，可能致命。
  - 支架误置入下腔静脉、右心房甚至肺动脉。
- 术后：
  - 支架内堵塞的发生率为 10%～15%，可能是胆汁漏入支架内所致（早期发生）；现使用的聚四氟乙烯（polytetrafluoroethylene，PTFE）涂层支架很少发生。
  - 假性内膜增生性支架堵塞（再次堵塞）常见。症状可能再次出现，术后 1 天和每 3 个月复查超声多普勒。如果临床表现或超声检查显示再次堵塞，则需行 TIPS 血管造影术和支架内扩张术。
  - 红细胞性溶血：3～4 周消退。
  - 感染："TIPS 内毒素血症"罕见，但需要长期抗生素治疗。

▪ 预后

- 30 天生存率达 90%。
- TIPS 术后 1 年，死于出血者达 10%～52%，腹水发生率为 24%～54%。
- 新发或肝性脑病恶化见于 20%～30% 患者，药物治疗有效；很少需要封堵 TIPS。

🔢 疾病编码

ICD9

- 572.3　门静脉高压。

ICD10

- K76.6　门静脉高压。

❓ 临床要点

因不在患者身旁，麻醉需警惕：应遵照 ASA 手术室外麻醉指南，注意放射安全，确保辅助人员和资源可用（如药物、输血等）。

经颅多普勒 Transcranial Doppler

Paul Kerby, MD, BS · Selma Ishag, MB, BS, MD　卫炯琳 译/顾卫东 校

🔔 基础知识

▪ 概述

- 经颅多普勒（transcranial Doppler, TCD）是一种可实时评估大脑血流动力学的无创检查方法。
- TCD 监测基于的概念是血液流速与动脉管腔的面积成反比。血管痉挛可缩小管腔，进而增加血流速度。
- TCD 可间接监测血流，评估大脑的自我调节状态。

▪ 生理

- TCD 超声工作原理：由于声波在发射源和接收器之间的相对运动不同，以一定频率发射的声波遇到不同的目标体后，会以不同的频率反射回来。
- TCD 的信号频率在软组织中保持恒定，但声波路径中红细胞的移动可使信号频率发生改变。发射信号和反射信号的频率差称为多普勒频移。
- 多普勒频移主要受血流速度和超声波角度（超声束与血流方向之间的角度）影响。
- 通过改变"选通"可以改变探测深度，以探测沿血管纵轴方向的不同部位。
- 相比常规的多普勒超声频率（5～10 MHz），颅骨和软组织对低频（2 MHz）超声波的衰减作用较小。
- 脉冲超声波可经声窗到达颅内动脉（见解剖）。
- 可计算脑血流速度（cerebral blood flow velocity, CBFV），并显示 CBFV 随时间的变化。可得出以下三个血流速度指标：

- 收缩期峰流速（peak systolic velocity, PSV）。

- 舒张期末流速（end-diastolic velocity, EDV）。

- 平均流速（mean velocity, FVm）＝［PSV＋（EDV×2）］/3，被认为是最佳指标。

• 搏动指数（pulsatility index, PI）和阻力指数（resistance index, RI）同样也可通过计算得出。PI 与收缩期和舒张期流速差直接相关，与平均流速成负相关。PI＝（PSV－EDV）/FVm，正常值为 0.85～1.10，受血压、二氧化碳分压和血管顺应性的影响（但不受测量角度影响）。顾名思义，RI 反映的是血管阻力。

▪ 解剖

声窗是颅骨上声波易透过的自然小孔或薄弱区域。人颅骨有三个声窗：

• 经颞窗：位于颧弓上。超声波可达 Willis 环的动脉（大脑中、前和后动脉，即 MCA、ACA 和 PCA）。找到 MCA 后，可以看到颈内动脉分成 MCA 和 ACA。MCA 的血流方向朝向探头，多普勒显示信号在零点线以上；而 ACA 的多普勒显示信号在零点线以下。

• 经眼眶：置于眼睑上。可探及同侧颈动脉的虹吸部以及与其并行的眼动脉。有可能探及对侧的 MCA 和 ACA。

• 经椎间孔（或枕骨下）：在寰椎和颅底之间。可探及椎动脉和基底动脉，直到分叉成 PCA。

▪ 疾病/病理生理

• 平均血流速度（FVm）＞120 cm/s 时，可能为：

- 血管痉挛。
- 充血。
- $PaCO_2$ 升高。
- 动脉狭窄。
- 老年性改变。
- 吸入麻醉药作用。

• FV 降低可能为：

- 低血压。
- 颅内压增高。
- $PaCO_2$ 降低。
- 妊娠。
- 静脉麻醉药作用（氯胺酮除外）。
- 低体温。
- 脑死亡。

• PI 和 RI 增高可能为：

- 颅内压增高。
- 脑水肿。
- 脑外伤。
- 脑出血。
- 脑卒中。
- 脑死亡。

• 蛛网膜下腔出血（subarachnoid hemorrhage, SAH）。

- SAH 后 7 天内通常可见大脑基底部大动脉发生血管痉挛，这是由于血液溢出血管所致。

- 取决于诊断工具和检查的频率，血管痉挛的发生率几乎是 100%，但只有 20%～30% 的患者有症状［称为延迟性缺血性功能障碍（delayed ischemic deficit, DID）］。

- TCD 可在 DID 出现前 2.5 天发现血管痉挛，如早期实施干预可能会改善患者的预后。

- TCD 利用动脉内血流速度与其横截面积成反比的原理来探测血管痉挛。

- 当 MCA 平均值（FVm）＞120 cm/s 时为异常，＞200 cm/s 提示严重的血管痉挛。

- Lindegaard 比值（Lindegaard ratio, LR）用于鉴别全身血流增加引起的颅内血流增加和血管痉挛（LR＝FVMCA/FVICA）。当 FV 增加时，不同的 LR 值分别提示：

  ○ ＜3 提示充血。
  ○ 3～6 提示轻度血管痉挛。
  ○ ＞6 提示重度血管痉挛。

- TCD 可用于床旁重复检查或作为血管痉挛综合监测和管理方案的一部分。

- 虽然 TCD 有助于血管痉挛的诊断，但其在改善患者预后方面的作用仍有待进一步证实。

• 预防镰状细胞病（sickle cell disease, SCD）患者的脑卒中。

- 已有 I 级证据支持使用 TCD 评估小儿 SCD 患者的脑卒中风险。

- 小儿 SCD 患者有颅内大血管（ICA 和 MCA）进行性阻塞的风险。

- 平均 FV＞200 cm/s 为异常，需输血以降低血红蛋白 S 的浓度（降至 30% 以下）。

• 评估脑卒中风险。

- 颈动脉血运重建术预防无症状的颈动脉疾病患者发生卒中的作用仍不明确。目前，MCA 内的血栓征象被认为是脑卒中风险的预测因子。

- 有微血栓征象（MES）的无症状患者发生脑卒中的风险为 15.6%，而无 MES 的无症状患者发生脑卒中的风险为 1%。

- 因此，TCD 可用于筛选需行颈动脉血运重建术的无症状高危患者。

• 脑卒中治疗。

- TCD 监测用于溶栓治疗提高了血管再通率。这可能是由于 TCD 有助于促进栓子暴露于溶栓剂。

- 注射溶栓剂时带入的微气泡提高了再通率。

• 脑外伤。

- TCD 有助于评估 ICP、脑血管自动调节功能和血管痉挛。

- ICP：颅内高压与 PI 增加有关。TCD 可用于 PI 监测，适用于脑卒中、肝功能衰竭、先兆子痫以及其他不适合通过有创法监测 ICP 的患者。

- 大脑自动调节：MAP 在 60～160 mmHg 范围内大脑可通过自动调节机制维持恒定的 CBF。脑外伤后脑自动调节功能常受损。目前的研究正尝试将 FV 的变化能否反映血压和 CO_2 水平的变化作为脑自动调节功能是否完善的指标。

- 血管痉挛：FV 在最初的 48 h 内减低，在随后的 72 h 内升高。FV 的升高可能是由于血管痉挛，也可能是由于充血。用 LR 值可鉴别 FV 升高的原因，以改善对患者的处理。

• 脑死亡：可用作证实脑循环停止的工具。患者死亡前必须测定脑血流。三种波形提示脑循环停止：振荡血流、收缩期针尖样峰和无信号。

▪ 围手术期相关

• 颈动脉内膜切除术（carotid endarterectomy, CEA）。

- TCD 可用于监测 CEA 期间脑缺血，发现围手术期栓塞、术后血栓形成以及术后高灌注。

- 放置 FV 分流管的指征仍不明确。

- 与放置分流管和阻断钳开放时形成的气栓相比，剥离和伤口关闭时形成的微颗粒栓子更易引起术后不良事件。

- 微颗粒栓子可通过改进手术技术的方法来预防，如回血、冲洗以及使用右旋糖酐 40。

- 术后高灌注的发生率约为 1%，主要表现为头痛、面和眼部疼痛、神经功能障碍以及痉挛。FV 可增至基础值的 230%，FV 可用于指导血流动力学的管理。

- TCD 在改善 CEA 患者预后中的作用还未证实。

• 心脏手术。

- 可用于发现心肺转流术中脑自动调节功

能的丧失或栓子形成。

- TCD 可用于指导调整灌注压,但对预后的改善作用仍缺乏数据支持。

- 有证据支持在需行逆向脑灌注的 A 型主动脉夹层修补术中应用 TCD 监测。

■ **公式**

• 多普勒频移 $= 2 \times V_f \times F_{src} \times \cos(\alpha)/V$。$V_f$ 指血流速度,F_{src} 指信号频率,V 指软组织

内声速(固定值为 1 540 m/s),α 指声波的入射角度。

• $PI = (PSV - EDV)/MV$。
• $RI = (PSV - EDV)/PV$。

🛈 **临床要点**

• 不足

- 8% 的人无声窗,无法获取检查结果。

- 检查结果的正确性取决于操作者。

• 新一代技术使用功率 M 模式(power motion mode,M-mode),可改善探测窗,并提供对多根血管的血流测量,以简化操作,减少对操作者的依赖。

• 新一代的多频 TCD 技术(同时发出 2.0 和 2.5 MHz)可分辨气栓和固体栓子。

• 血管管径变窄时 FV 逐渐上升,当血管接近完全阻塞时 FV 出现快速下降。

晶体液 Crystalloids

Trent Emerick,MD • James Cain,MD   崔璀 译 / 杨瑜汀 杨立群 校

🔬 **基础知识**

■ **概述**

• 晶体液是水、电解质和其他非蛋白质溶质的溶剂。它们用于容量替换与扩张、电解质替换、做药物载体、在输血过程中稀释血制品从而减少血液黏性。

• 优点包括:价格低廉,易于储存,保质期长,随时准备,很少有不良反应,可用于各种配方,不需要特别兼容测试,而且没有宗教反对使用。

• 根据渗透压不同,晶体液可分为高渗、等渗或低渗,因为其有与血浆相关的氯化物浓度,有的也可以被描述为"平衡"溶液或"生理"溶液。不平衡的液体具有比例较高的氯离子浓度。

■ **生理**

• 平均 70 kg 的人身体总水分有 42 L(TBW):细胞内容积有 28 L(67% TBW),间质容积有 10.5 L(25% TBW),血管内容量有 3.5 L(8% 人)。

• 电解质溶液通过这些空间分布,在输入等渗透体液后 1/4~1/3 将保留在血管内。

• 生理盐水(0.9% 氯化钠):"不平衡"溶液。

- 钠 154 mmol/L,大于血浆。

- 氯 154 mmol/L,明显大于血浆。

- 渗透压 308 mmol/L,略大于血浆渗透压(~285 mOsm/L)。

• 乳酸林格液:"平衡"溶液。pH 为 6.5。

- 钠 130 mmol/L,低于血浆。

- 氯 109 mmol/L,略大于血浆。

- 钾 4 mmol/L,类似于血浆。

- 钙 3 mmol/L,类似于血浆。

- 乳酸 28 mmol/L,肝代谢的糖原随后被氧化代谢为二氧化碳和水,二氧化碳接受氢离子形成碳酸氢盐。因此,乳酸是碳酸氢盐的替代来源。不过因为转换需要 1~2 h,这取决于细胞的氧化过程的完整性,因此是乳酸酸中毒、休克或低灌注状态中不太有效的来源。

- 渗透压:275 mOsm/L,略小于血浆,因此是低渗的。

• "平衡"液,pH 为 7.4。

- 钠 140 mmol/L,类似于血浆。

- 氯 98 mmol/L,类似于血浆。

- 钾 5 140 mmol/L,略大于血浆。

- 镁 3 140 mmol/L,Mg^{2+} 细胞内流体第二丰富的阳离子,并在酶催化的反应、神经化学传递和肌肉兴奋中发挥重要作用。

- 乙酸盐 27 mmol/L,乙酸在肝脏代谢(即使是在严重的疾病)成为 H^+ 受体源。因此,它是一个替代的碳酸盐来源。

- 葡萄糖酸钙 23 140 mmol/L,理论上是碳酸氢离子代谢的替代来源。然而,在抗酸治疗之前,主要由葡萄糖酸盐阴离子实现阳离子-阴离子的平衡。

- 渗透压 295 mOsm/L,大于血浆。

• plasmalyte;"平衡"溶液。

- 钠 140 mmol/L,类似于血浆。

- 氯 98 mmol/L,类似于血浆。

- 钾 5 mmol/L,略大于血浆。

- 镁 3 mmol/L。

- 乙酸 27 mmol/L,作为碳酸氢盐的替代或预先给药。

- 葡萄糖酸钙 23 mmol/L,理论上是碳酸氢钠的替代。

- 渗透压 294 mmol/L,略大于血浆。

• 3% 高渗盐水;pH4.5~7。

- 钠 513 mmol/L。

- 氯 513 mmol/L。

- 渗透压 1 027 mOsm/L。高渗液创建一个渗透梯度,从细胞内流向间质和血管内,导致前负荷增加。它可以通过直接舒张血管平滑肌引起血管舒张,从而引起毛细血管血流量的改善。此外,高渗透性可降低内皮细胞体积(细胞内的细胞外流动),从而增加毛细血管直径和减少血管抵抗。

• 5% 右旋糖酐;pH 为 4.5。

- 右旋糖酐 50 g/L:促进糖原沉积,如果提供足够剂量可减少或防止酮症。

- 渗透"不活跃":葡萄糖作为能量来源代谢,不含钠。因此,净效应相当于给予纯净水,并可分布在整个 TBW,体内每部分按比例接收水分。大部分是向细胞内移动。

■ **解剖**

• 血浆电解质可以自由通过血管内皮和间质液,血浆蛋白限制在血管内。钠离子是细胞间液的主要渗透压组成部分,钾离子和胞内蛋白则组成细胞内渗透压的主要部分。

• 肾素-血管紧张素系统影响心输出量和体液状态。它由肾血管低血压、致密斑低血钠、外科手术应激反应激活。

• 心房利钠肽(ANP)和脑钠肽(BNP)分别由心房和心室释放,心房扩张是由于体积和压力增加。这些肽蛋白增加肾小球滤过率(GFR)、钠排泄,和水排泄。BNP 可作为充血性心力衰竭的标志。

• 交感神经系统纤维由脊髓 $T_1 \sim L_2$ 水平发

出。交感神经切除术后 $T_1\sim L_2$ 神经冲动被阻断从而引起外周血管扩张和低血压。通常需要进行补液治疗。

• $T_1\sim T_4$ 纤维的神经阻滞后影响心动加速的神经冲动传导从而造成低血压反应,需要进行补液治疗。

■ 病因/病理生理

• 生理盐水:
- 高氯性代谢性酸中毒:以前认为是继发于"稀释性酸中毒"。NaCl 在液体中溶解于 NaOH 和 HCl。154 mmol/L 的氯离子浓度在生理盐水中发现比血浆中更大(100 mmol/L)。这导致与氢氧化钠比更多的盐酸,引起酸中毒。$NaCl + H_2O \longleftrightarrow HCl + NaOH$。此外,生理盐水缺乏缓冲盐(如乳酸或乙酸盐),并且碳酸氢钠是在肾脏消除以维持电解质平衡。

• 乳酸钠林格液:
- 在代谢性酸中毒和缺氧状态,乳酸代谢受影响。
- 高钾血症可加重。
- 不能用血液制品处理,钙溶液中的钙离子会使血制品凝结。
- 可能发生由二氧化碳引起的呼吸性酸中毒。
- 轻度低钠血症。
- 可能造成络合钙的增加,尽管没有血清或症状显示低钙血症。

• normosol 和 plasmalyte:
- 高钾血症可加重。
- 代谢性或呼吸性碱中毒时谨慎使用;碳酸氢盐的替代品、乙酸和葡萄糖酸的使用使碱中毒进一步加重。
- 严重肝功能不全可妨碍乙酸和葡萄糖的转化。
- 稀释性低钠血症。

• D5W(5% 葡萄糖溶液):可导致高血糖和低渗状态。低渗状态可以影响细胞内的体积和引起细胞裂解。

• 高渗盐水:
- 中央髓鞘溶解可由于钠含量快速增加。可由限制钠的上升速率最大为 0.5 mmol/(L·h),不超过 12 mmol/L 每 24 h 避免。
- 肾功能不全和衰竭在使用其他晶体发生

率较高。
- 出血继发于过多的液体复苏。
- 降低后负荷可引起,瞬态低血压后可在多个剂量使用后出现。
- 血浆成分稀释液(混凝因素)可在血管内容积快速扩张出现。
- 低钾血症或高氯性酸中毒。
- 静脉炎或组织坏死可由高渗引起,中央置管是可取的。
- 停止大量或连续输注后可引起 ICP 反弹性增高。

• 麻醉可以缓解正常的交感神经张力升高和血容量不足引起的生理反应。

• 经尿道前列腺切除术(TURP)综合征是指低渗高容量的低钠血症,是由于手术野冲洗 TURP 过程中吸收的自由水。这可导致钠含量 <125 mmol/L 和低钠血症的症状(神经系统症状,如癫痫发作、混乱、嗜睡)。

• 过度积极的液体更换可以导致肺水肿和受损氧气/二氧化碳交换的发生,特别是在心脏功能受损的患者,如新生儿和老年人。

■ 围手术期相关

• 晶体与胶体晶体液复苏:晶体明显便宜。复苏需要容量置换,胶体不显示比晶体更有益。

• 安全研究:前瞻性随机对照试验比较了胶体与晶体液在危重患者复苏发现,在胶体与晶体组之间的临床结果无明显差异。

• 正常生理盐水。高氯酸中毒显示减少黏膜灌注,严重影响肾组织,导致类花生酸类物质释放和血管收缩,肾小球滤过率下降,关闭膜钙通道,抑制交感神经去甲肾上腺素释放,可引起外周血管的舒缩功能,一般不要纠正。

• 酸中毒常被视为一种器官灌注不良或心肌功能不好的反映。负面的碱过剩可能会引起更多的加重酸中毒的液体,使用血液制品、正性肌力支持药物和呼吸机支持。此外,当伴随不同来源的酸中毒(例如,来自组织低灌注的乳酸性酸中毒)可以进一步复杂化的患者护理管理。

• 高渗盐水。可用于脑水肿、烧伤或创伤,结果研究目前正在进行中。

- 脑水肿:增加渗透压,可以使得液体从脑细胞进入血管。这导致脑含水量下降、水肿形成与颅内压升高。增加血管容量可能会导致脑内血容量自身调节的下降(假设自动调节保持不变)。在创伤性脑中的研究表现可以改善的生存期。

- 烧伤:理化作用多糖可能会导致更少的由血管内皮细胞的漏出。研究表明,严重烧伤时给予高渗盐水可减少腹部的筋膜室综合征发生,可能是由于其减少毛细血管渗漏(减少壁和腹腔液体堆积)。

- 创伤:小体积的液体复苏可以增加血压,并可能提高生存率。这是由于避免了低温、酸中毒、凝血功能障碍和持续的高渗状态时的过度稀释。

■ 公式

• 血浆渗透压(渗透压 mOsm/L)= $([Na^+]\times 2) + (BUN/2.8) + (葡萄糖/18)$,其中尿素和葡萄糖单位是 mg/dl(正常血浆渗透压 ~285 mg/dl)。

• 使用的平衡液可以使用 4-2-1 法则:4 ml/(kg·h)(第一个 10 kg);2 ml/(kg·h)(下一个 10 kg);1 ml/(kg·h)(20 kg 以上)。

• 流体缺失计算。初始流体缺失在 NPO 状态:NPO×维持速度,第 1 h 使用 1/2 补液量,1/4 第 2 h,4/1 在 3 h。第三间隙/手术野蒸发的损失应在 0~10 mg/(kg·h),取决于组织的暴露程度[例如,2~4 ml/(kg·h)开放胆囊切除和 4~8 ml/(kg·h)为肠切除术]。用以 1:4 的比例晶体液替代血液的流失直到血液制品输血。

• 自由水损失(用于高钠血症)= $0.6 \times [重量(kg)] \times [([Na^+]/140) - 1]$。可以代替 2~3 天的肠内自由水摄入或经静脉注射的等渗或低渗溶液。

😊 临床要点

• 乳酸林格液不应作为浓缩红细胞稀释液,因为在这种液体中钙离子可以与枸橼酸结合阻止抗凝,促进供体细胞血栓形成。

• 乳酸林格液和勃脉力(复方电解质溶液)含钾,不宜用于高钾血症或高钾血症的高危患者(如肾衰竭)。

颈丛阻滞 Cervical Plexus Block

Maged N. Guirguis, MD • Sherif Zaky, MD, PhD 李悦 译 / 范逸辰 邵甲云 校

基础知识

▪ 概述

- 颈深丛和颈浅丛阻滞主要用于颈部和上肩部手术的麻醉。
- 颈浅丛神经阻滞可以单独用于许多颈部浅表手术,与颈深丛神经阻滞联合可用于创伤更大的手术,包括甲状腺切除术或颈动脉内膜剥脱术。
- 若颈浅丛神经阻滞单独使用,深部组织结构可能需要外科医师追加局麻药。
- 术后镇痛:阻滞后可以持续至少 8 h,取决于所选择的局麻药种类。
- 适应证:
- 颈动脉内膜剥脱术:可以保持患者清醒并可以持续评估神经系统功能。
- 甲状腺手术:当全身麻醉风险较高时,尤其适用于有严重心脏病史的患者。
- 颈部表浅手术:如淋巴结切除和鳃裂囊肿或甲状舌管囊肿切除术。
- 禁忌证:
- 绝对禁忌证:患者拒绝。
- 相对禁忌证。
  ○ 注射处感染。
  ○ 脓毒血症。
  ○ 凝血功能障碍。
  ○ 中枢或外周神经系统病史。
  ○ 局麻药物过敏。
- 肺部疾病进展期:颈深丛阻滞也会导致 C_3、C_4 和 C_5 的阻滞(支配膈肌神经),可能导致呼吸窘迫。另外,外科医师应考虑追加颈浅丛神经阻滞。

▪ 生理

- 支配头部和颈部的肌皮神经。一条从头顶部至耳再到下颌(下巴)的连线可以划分三叉神经和颈神经的支配区域。这条直线以上的区域由三叉神经提供感觉支配,而直线以下的区域则由颈神经支配。颈丛是由上 4 对颈神经的前支构成($C_1 \sim C_4$),支配颈部、上肩和胸部的感觉以及横膈和一些颈部肌肉的运动。
- 颈丛位于肩胛提肌和中斜角肌表面、胸锁乳突肌上部深面,该区域是深部和浅部分支的起点。浅支(颈浅丛)支配皮肤和头部、颈部、肩部浅表结构的皮神经。

- 深支(颈深丛)支配颈部深肌和横膈的运动及交通支(C_3、C_4 组成)。
- 颈浅丛神经阻滞:是一项阻滞胸锁乳突肌后缘的颈浅神经丛的技术。在高危患者(如严重肺病),单独的颈浅丛阻滞可由外科医师用局麻药额外添加。
- 颈深神经阻滞:是一项阻滞椎旁靠近椎孔处神经的神经阻滞技术,主要阻滞形成颈丛前的 $C_2 \sim C_4$ 区域。

▪ 解剖

- 颈神经丛:C_2、C_3 和 C_4 的背侧和腹侧根从各自的间隙中分出后结合在一起形成脊神经。它们随后形成上升支和下降支,一起组成颈丛。颈丛在颈后三角区分成浅支和深支,在胸锁乳突肌后缘中点附近穿出。
- 浅支或皮支:
- 枕小神经(升支)是 C_2 的直接分支。
- 耳大神经(升支)来自 C_2 和 C_3。
- 颈横神经来自 C_2 和 C_3。
- 锁骨上神经(降支)是受 C_3 和 C_4 支配的 3 支神经。它们支配肩胛上区、肩部和上胸部区域。
- 深支:
- C_1 主要是运动神经,不能被浅表和深部技术所阻滞。
- C_2 分支支配胸锁乳突肌。
- C_3 和 C_4 可能对脊髓副神经或斜方肌深部提供感觉分支。
- C_2 到 C_4 在颈丛之前分出的分支:
- C_3、C_4 参与膈神经的形成。
- C_4 末端还分出一个分支加入 C_5,形成臂丛的一个部分。
- 体表标志:
- 乳突。
- 第 6 颈椎横突(弓结节)。
- 胸锁乳突肌的后缘。

▪ 病因/病理生理

- 对有潜在肺部疾病的患者,膈神经阻滞可导致呼吸窘迫。而在肺部功能正常的患者,由于呼吸储备正常和未波及另一侧膈神经,单侧膈神经阻滞通常无症状。
- 有潜在出血性疾病或服用抗凝药的患者,这些区域存在出血隐患,若针尖刺入大血管可能导致血肿从而压迫气道影响通气。
- 有病例报道显示,颈丛神经阻滞会使原有

神经性病变加重或恶化,如糖尿病神经病变或多发性硬化。
- 局麻药全身毒性反应。椎动脉血流直接供给大脑,离注射点非常近,小剂量误入血管内就可以影响中枢神经系统。
- 由于阻滞接近椎间孔,可能导致意外性蛛网膜下腔阻滞或硬膜外阻滞,甚至引起全脊麻和呼吸骤停。
- 可能发生感染,不过风险非常低。

▪ 围手术期相关

- 颈深神经丛阻滞:
- 体位:患者仰卧位,颈部稍微伸展,头偏向阻滞的对侧。
- 定位:C_2 到 C_4 从椎间孔穿出的体表标志。
  ○ 当非惯用手在胸锁乳突肌后缘触诊时,标记连接乳突至 C_6 横突的直线。
  ○ 此线上由乳突向远端 2 cm、4 cm 和 6 cm 分别标记为 C_2、C_3 和 C_4 水平。
- 准备:
  ○ 通常用鼻导管、面罩吸氧,当无菌区域不允许放置时可以通过吹气来补充氧气。
  ○ 皮肤清洁和常规消毒。
  ○ 沿着横突上的线性标志皮下逐层浸润麻醉,使得麻醉科医师能够分别向头侧和尾侧移动针头来逐层阻滞各个层面。
  ○ 穿刺方法:将 1.5 in、22 G 的短斜面针(通过延长管与含有局麻药的 20 ml 注射器相连接)插入在两指触诊定位的皮肤表面,先与皮肤表面垂直进针,再向尾侧略微倾斜刺入。
  ○ 先缓慢进针直到碰到横突,通常深 2~3 cm。
  ○ 退针 1~2 mm。
  ○ 回抽确保没有血液和脑脊液。
  ○ 多次间歇回抽并缓慢注入局麻药 3~5 ml。
  ○ 拔出针头,再以同样方法穿刺下一颈椎水平。
  ○ 或者,有些操作者在 C_3 水平直接注入 15 ml 局麻药来避免重复穿刺。
- 颈浅丛神经阻滞:
- 体表标志:乳突与 C_6 横突的连线。
- 准备:同前,常规无菌消毒,皮下浸润点在连线的中点。
- 穿刺。

- 1.5 in，25 G 的短斜面针（通过延长管与装有局麻药的 20 ml 注射器相连）通过麻木区域进针并沿着胸锁乳突肌后缘向下向浅表穿刺。
- 向两个方向共注入 10～15 ml 局麻药。
- 局麻药的选择：某种药物的优势应与其潜在毒性和浓度对比衡量。此外，应考虑手术时间的长短，因为不同的局麻药其作用时间不同。以下用药方法已有文献报道和使用：
  - 1.5% 甲哌卡因。
  - 2% 利多卡因。
  - 0.5% 罗哌卡因。
  - 0.25% 布比卡因。
- 超声引导下颈深丛阻滞。已有多种穿刺手法的报道。一种简单的方法是，用 15～20 ml 局麻药在颈动脉下方单次注射以阻断颈丛神经根。这种阻滞方法通常是用高频超声探头获取一个颈动脉短轴（切面）视野，针从探头外侧刺入。在颈动脉周围约 C_6 水平注入局麻药。
- 阻滞成功的标志。枕小、耳大、颈横和锁

骨上神经的皮肤节段的感觉消失以及同侧颈部肌肉松弛。交感神经阻滞常表现为同侧上睑下垂、结膜充血、面部感觉温热及鼻塞等症状。

- 颈动脉内膜剥脱术（CEA）：
  - 优点：可以在清醒情况下行神经系统检查而且避免了血流动力学的改变。分流术很少使用。
  - 缺点：患者干扰，缺乏具有神经保护作用的麻醉药物，在脑卒中、出血、惊厥、躁动或缺氧等突发情况下无法维持气道安全。
  - 用于颈动脉内膜剥脱术的颈丛神经阻滞也可以通过在 C_3 水平单次注射来达到较好的效果。然而，没有相关研究证实术中的麻醉效果与上述经典方法存在显著差异。
- 颈浅丛和颈深丛神经阻滞结合使用通常可以用于完成颈部手术。
- 结合对侧浅表神经阻滞可用于颈部微创手术（如甲状旁腺切除术）的麻醉。有研究表明，在阻滞效果开始出现的时间和疼痛评分方面，两种麻醉方法并没有区别。

■ 图/表

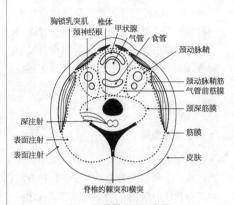

图 1　颈椎横断面示意图

❓ 临床要点

脊神经分支：C_2～C_4 脊髓→背侧和腹侧神经根（从椎孔穿出之前）→脊神经（穿出椎孔之后）→升支和降支→颈丛→颈浅丛和颈深丛分支→单独的神经或合并到其他神经。

颈动脉窦　Carotid Sinus

Brooke Albright，MD，MAJ，MC　杨博宇 译／陆秉玮 校

基础知识

■ 概述

颈动脉窦是位于颈内动脉和颈外动脉分叉处的压力感受器，它参与调解血压和心率的动态平衡。

■ 生理

- 颈动脉窦反射是指压力感受器介导的对动脉壁高压的血流动力学抑制，其结果是血压降低、心率减慢。
- 当动脉压力升高牵拉压力感受器时，钠通道被激活，信号传入包括孤束核在内的中央核团（通过舌咽神经）。从这之后，长的节前传出纤维通过迷走神经将信号传导至心脏和心肌组织内的节后神经元突触。这些节后神经元直接刺激起搏细胞和使心率减慢的传导通路。
- 支气管狭窄是另一个直接刺激颈动脉窦可能引起的副作用。

■ 解剖

颈动脉窦位于颈内动脉和颈外动脉分叉处。

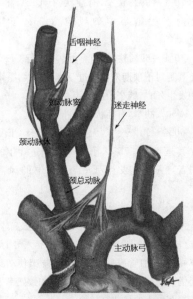

图 1　颈动脉窦，位于颈内动脉和颈外动脉分叉处。它通过舌咽神经向中央核团输入信号，并借助迷走神经向心脏输出信号（插图提供者为 Brooke Albright）

■ 病因/病理生理

- 在颈动脉窦区的动脉粥样硬化斑块会降

低压力牵张感受器的灵敏性。一旦这些斑块被推动，例如在颈动脉内膜切除术中，便会导致很大程度的血压和心率的反射性变化。

- 高龄、高血压、糖尿病都可破坏迷走神经反射反应并增加心血管系统发病率。
- 在移植的心脏中，迷走神经支配被切断，通过按摩颈动脉，颈动脉窦壁牵张，Valsalva 动作都不能使心率变慢。间接作用的药物也不能对去神经支配的心脏起作用。
- 颈动脉窦综合征（CSS）是因颈动脉窦过于敏感，表现为恶心、呕吐、头昏、晕厥、严重的低血压以及心脏停搏的疾病。它是部分行颈动脉内膜切除术的患者公认的术后并发症。治疗方法为安装起搏器，舌咽神经阻滞（消融），在颈动脉分叉水平行舌咽神经切除术。如果采用局部神经阻滞疗法，需将电刺激针头部穿入茎突直至患者外耳或咽部等被神经支配的区域有感觉模糊的症状。如果神经成功被乙醇消融，患者在进行颈动脉按摩测试后上述症状应较阻滞前的测试结果减轻。

• 为治疗药物抵抗型高血压,我们正在发展新的科技并进行刺激颈动脉窦的试验。Rheos多中心可行性实验组最近正在研究一种可植入式脉冲发射器和双侧血管周的颈动脉窦以电刺激激活颈动脉窦压力反射的传入支,并且随着时间推移,降低交感血管张力进行研究。美国食品药品监督管理局已经批准其临床试验第二阶段。

■ 围手术期相关

• 在血管成形术中放置颈总动脉支架会导致严重的心动过缓和心律失常。各种方法包括静脉注射阿托品、在颈动脉窦扩张之前注射局麻药等,已被应用并取得了不同程度的成功。研究表明用 5 ml 的 1% 利多卡因在颈动脉窦扩张之前浸润其 3 min 可以使血流动力学稳定而且不会引起心动过缓。

• 尽管具体机制还不能确定。行颈动脉内膜切除术会在移除颈动脉粥样硬化斑块时

引起压力感受器功能下降。

- 有些理论认为移除斑块会导致压力感受器在动脉壁内的神经纤维失效,引起拟交感的心电图变化和高血压。

- 若颈动脉传入纤维保持完好,则可能因颈动脉窦再度暴露在升高的血压中使其过度活跃而导致手术后低血压。

• 一些麻醉科医师认为当需处理颈动脉窦时,都应预防性静脉注射阿托品。

• 吸入麻醉药以浓度依赖的形式降低压力反射器控制的心率,并且在全麻药使用后继续发挥其抑制作用。

• 持续滴注硝普钠和七氟烷麻醉剂会导致压力感受反射的静息调定点改变,因此对颈动脉窦的刺激会导致较轻的血流动力学紊乱。

• 对颈动脉窦综合征的手术包括"外膜剥离",通过打开最近的颈动脉,在颈动脉窦周至少 3 cm 的范围行去神经术。因为血压和

心率可大幅度变化,术后监护是必需的。

儿科注意事项

副交感神经系统,包括压力感受器反射,在新生儿时就完全"工作"。与之相反的,婴儿到 4~6 个月时交感神经系统才开始完备。因此,有些有害性刺激会造成新生儿心动过缓。在全麻过程中,压力感受器反射的反应性会被挥发性麻醉剂降低。

 临床要点

• 动脉壁压力的增高或颈动脉窦受到外部压力(如按摩颈动脉窦)会通过压力感受器介导反射导致低血压和心动过缓。

• 当操作预计在正常心脏上进行时,可以使用阿托品以减小颈动脉窦压力反射的作用。

• 移植心是去副交感神经支配的,因此阿托品和压力感受器介导反射不会起效。

颈动脉内膜剥脱术　Carotid Endarterectomy

Jared Feinman, MD · Nina Singh-Radcliff, MD　杨博宇 译 / 陆秉玮 校

基础知识

■ 概述

一般情况

• 颈动脉内膜切除术(CEA)是一种通过从内部解除颈动脉狭窄以提高脑血流灌注的开放性外科手术。

• 在胸锁乳突肌前缘做一斜行切口,然后在颈动脉分叉上方将颈阔肌一分为二;肩胛舌骨肌通常也会被切开,颈动脉筋膜此时可被突破,暴露颈总动脉(CCA)。

• 用一软质、不易压损的夹子钳夹颈内动脉(ICA),随后钳夹颈外动脉、颈总动脉,造成"缺血"的手术区域。在夹子上下安置分流器以保证大脑的血供。

• 在颈总动脉内行动脉切开术,切口一直延伸越过颈内动脉阻塞处,随后取出斑块。

• 动脉闭塞的原因可能是原发性闭塞或斑块导致的,术者应在患者离开手术室前对其神经状态进行评估。

• 粥样斑块形成的栓子可能在钳夹或取出斑块的过程中被挤压走并上行至脑,造成脑梗死或短暂性脑缺血发作(TIA)。

• 行 CEA 还是内科治疗的决策取决于梗阻

程度、有无临床表现及相关危险因素。

- 70%~99% 狭窄,有症状:行 CEA,将 2 年内发生脑卒中的风险由 26% 下降至 9%。

- 50%~69% 狭窄,有症状:考虑行 CEA,尤其是对于预期寿命超过 5 年的男性,手术中发生死亡、脑卒中的风险<6%。

- <50% 狭窄,有症状:内科治疗。

- 60%~90% 狭窄,无症状:考虑行 CEA,尤其是年龄<75 岁,预期寿命超过 5 年的患者,手术中发生死亡、脑卒中的风险<3%。

- <50% 狭窄,无症状:内科治疗。

• 颈动脉血管内血管成形术和放置支架同样可行。它包括经股动脉切开,穿入导管,球囊扩张(血管成形术),并置入支架使动脉通畅。相比 CEA,它们的发病率和致死率更高并有更大的再狭窄风险。

体位

• 仰卧位。

• 头部伸直并转向对侧。

• 旋转肩关节以帮助手术暴露。

切口

在左或右颈动脉上行 2 in 切口。

手术时间

2~4 h。

术中预计出血量

50~250 ml。

住院时间

2~3 天。

特殊手术器械

• X 线透视器,静脉造影剂。

• 血管分流器。

■ 流行病学

发病率

• 脑卒中在美国人的死因中排名第三,每年有 70 万例脑卒中发病病例(其中 20 万例为复发)。

• 美国每年行 CEA 术的次数为 180 000 次,此外还有 30 000 台颈动脉支架置入术。

患病率

高龄,男性,高血压,吸烟,糖尿病,高血脂,高同型半胱氨酸血症。

发病情况

• 5%~7% 行 CEA 的病例术后患脑卒中(栓塞性或缺血性)。

• 0.06% 的病例患颅内出血(其中 60%

死亡）。

• 围手术期心肌梗死风险增加。

麻醉目标/指导原则

• 有严重合并症的患者。

• 肝素化，有必要时使用鱼精蛋白。

• 脑卒中是最严重的并发症，因此术前、术中（如果可行的话）、术后的神经功能评估尤为重要。

术前评估

症状

• 常无症状，在其他疾病的检查中被发现或检查中闻及主动脉血管杂音。

• 表现为 TIA（短暂性脑缺血发作）或脑卒中。

病史

• 基本神经功能评估，有症状的患者往往有 TIA 或脑卒中史。

• 大脑、冠状动脉、肾脏以及周围血管疾病的评估。

• 评估对侧颈动脉狭窄情况，因为这可能会影响术中的侧支循环。

体格检查

颈动脉杂音。

用药史

• 他汀类药物。

• 抗血小板药物（阿司匹林，ⅡB/Ⅲ）。

• 降血压药物（β受体阻滞剂、钙通道阻滞剂、ACEI/ARB、利尿剂）。

诊断检查与说明

• 肌酐。

• PT/PTT、INR。

• Hb。

• 应用利尿剂、ACEI 或肾功能不全患者应监测电解质。

• 颈动脉多普勒超声。

• 颈动脉造影。

• 磁共振血管造影法（MRA）。

• 计算机 X 线断层摄影术血管造影法（CTA）。

伴随的器官功能障碍

• 冠心病。

• 周围血管病。

• 慢性阻塞性肺疾病（COPD）。

• 肾功能不全。

治疗

术前准备

术前用药

• 围手术期可应用 β 受体阻滞剂，该药物被证实可降低心脏病的发生率和开放修复的死亡率，但是它可能导致脑卒中，降低心率。

• 围手术期应用他汀类药物可缩短患者住院时间，减少术后并发症，减少肾脏并发症，减少开销。

知情同意的特殊情况

• 输血告知同意。

• 如果要应用局麻药或镇静药，应讨论镇静的目的。

术中监护

麻醉选择

• 局部麻醉：浅表和（或）深部颈髓阻滞。

– 优点：可进行清醒神经试验并减少血流动力学变化，能减少血液分流器的使用。

– 缺点：缺少对患者身体的介入，不能保证麻醉药物对于神经功能的保护。如果患者存在脑卒中、癫痫、焦虑、失血及缺氧必须实行气道保护，这并不能在患者处于最佳状态时进行。

• 全身麻醉（GA）同时气管插管。

– 优点：保护气道，控制手术范围，可应用对神经功能有保护性的麻醉药，减少全过程的成本。

– 缺点：血流动力学改变，不能进行术中神经功能检测。

• 颈动脉外科手术中全麻药与局麻药对比（GALA）试验证实，两者对于脑卒中和死亡的影响并无明显差别。

监测

• 动脉置管；如果有恶性血流动力学紊乱可考虑在患者清醒时放置。

• 清醒神经试验（如果可行的话）。

• 间接神经功能监测。

– 血流/压力。

○ 残端压力：将针尖感受器头朝夹子插入血管以监测颈内静脉侧支循环的反向压力。压力控制依外科医师而定。对有临床意义的缺血并不是非常敏感或特异。

○ 在颧骨弓处行经颅多普勒（TCD）以通过 Willis 环评估大脑中动脉的血流。TCD 也可发现微栓子，但往往无临床意义。

TCD 对操作者依赖性较高，并且它的位置可能会影响外科手术范围。

– 功能。

○ 脑电图（EEG）：目前应用原始脑电图及加工后脑电图。完整的脑电图会因大脑缺血而发生改变。但也有因麻醉引起脑电图变化、无法检测深部器官的缺血、需要受过特殊训练的人员解读脑电图等诸多应用限制。

○ SSEP（体感诱发电位）：监测从外周神经向感觉皮质的信号传导（可识别深部器官的缺血）。麻醉药可使其振幅降低。同样需要专业人员操作。

○ MEP（动作诱发电位）：监测从运动皮质向外周神经的信号传导。相比较 SSEP 而言更易受麻醉剂的影响，肌松药不能使用。需要特殊训练过的人员。

– 消耗。

○ JVO₂：将导管放置在颈静脉球以监测 SpO₂。取决于动脉氧饱和度、大脑血流量（CBF）和 CRMO₂。尚不确定其是否对缺血敏感或特异，并且没有明确的阈值。

诱导麻醉/气道管理

• 如果选择 EEG 作为监测神经功能的方式，对其基线的读数的优先级要大于诱导麻醉。

• 慢速，在掌控中的诱导麻醉可避免和治疗在达到完全深度麻醉的过程中可能使缺血恶化的明显的低血压。

维持

• 手术中牵拉颈动脉窦可刺激迷走神经，导致低血压及心动过缓。应放开牵拉，如有必要可应用胃肠宁、阿托品。局麻药的渗透可阻滞该反应的发生，但可持续至手术后的时期。

• 肝素化的优先级高于颈动脉横断钳闭术。

• 横断钳闭会通过激活压力感受器、刺激交感神经而引起高血压。这可能需要治疗，但重要的是不应过度治疗而引起低血压，加大缺血发生的风险。

• 是否安置支架以保证末梢血管的流量取决于外科医师的偏好。有的习惯常规安放支架，而有的则仅在有指征时这么做（神经监测结果的变化提示有缺血的情况）。

• 横断钳闭过程中引起的高血压是通过 Willis 环从侧支和对侧颈动脉向脑部加大供血的表现。

• 松开钳闭时往往会伴有反射性的血管舒张和心动过缓。

J

拔管/苏醒

• 避免致使恢复中断的咳嗽、震颤和高血压。

• 术后应进行神经功能更检查(对于清醒且有定向力的患者是获益的)。

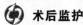 **术后监护**

▪ **床旁护理**

• 遥测或重症监护以进行多次神经功能检测和严格的血压控制。

• 术后应开始或继续使用抗血小板药(氯吡格雷、阿司匹林)、他汀类药物、β受体阻滞剂。

• 颈部血肿扩张会压迫气道。

▪ **镇痛**

• 疼痛一般会减轻,尤其是应用了局麻药之后。

• 若患者处于禁食状态,则选择经静脉患者自控镇痛(PCA),之后使用 NSAIDs 和类罂粟碱。

▪ **并发症**

• 5%~7%的 CEA 术后患者会并发脑卒中(缺血性或栓塞性)。

• 5.5%的病例有血肿。

• 脑过度灌注综合征(CHS)会导致大脑水肿。过度灌注的定义是比术前的灌注量增多>100%。它的病因是颅内血压自动调节机制的破坏、高血压、缺血-再灌注损伤。CHS 表现为身体同侧头痛、癫痫、局灶性神经系统症状组成的三联征。

• 3%的病例有癫痫。

• 脑神经损伤(关于发病率的报道从1%到30%不等)尤其是舌下神经。

• 0.06%的病例患颅内出血(其中 60%死亡)。

• 狭窄复发。

• 围手术期心肌梗死风险增加。

▪ **疾病编码**

ICD9

• 433.10 颈动脉闭塞和狭窄,不伴脑梗死。

ICD10

• I65.21 右颈动脉闭塞和狭窄。

• I65.22 左颈动脉闭塞和狭窄。

• I65.29 非特指的颈动脉闭塞和狭窄。

临床要点

• 围手术期应继续使用β受体阻滞剂和他汀类药物。有证据表明治疗开始应用这些药物可以使存活率提升,而中途停止用药会使致残率和死亡率升高。

• 应用全麻药与应用局麻药对预后影响相当。

• 因 CEA 而引起的栓塞性或缺血性脑卒中的风险是值得警惕的,需进行一系列神经功能检查并记录。

颈动脉体 Carotid Body

Robert S. Fitzgerald, LittB, STB, MA, STM, PhD 杨博宇 译 / 陆秉玮 校

基础知识

▪ **概述**

• 颈动脉体(CB)包括颈总动脉分叉处的化学感受器及其支持细胞,其作用是感受人体氧气及二氧化碳分压以及 pH、血糖、体温的变化。

• 从现有的文献中看,著名的德国生理学家 Albrecht von Haller 的实验室于 1743 年发表专题论文第一次报道了颈动脉体。1938 年 Corneille Heymans 因发现颈动脉及主动脉在心肺功能控制中所起作用的机制而获得诺贝尔生理学或医学奖。Heymans 的成就很大程度上得益于 Fernando De Castro 在他之前的关于颈动脉体与颈动脉窦并不等同的组织学研究。

• 颈动脉体有时会与位于颈内动脉基底部的颈动脉窦混淆;后者在哺乳动物主要作用是监测和调节血压。

• 但是,颈动脉体无疑是人体中最重要的内感受器。

▪ **生理**

• 在人体中,颈动脉体呈足球形状,体积为 12 mm³,14 mg,但却是目前可测得的血流量最丰富的器官。

• 血液流经颈动脉体,这就意味着,颈动脉体对动脉血液成分的变化很敏感。

- 当氧分压(PaO_2)及血糖下降时,二氧化碳分压($PaCO_2$)及氢离子浓度升高。颈动脉体中富含神经递质的化学敏感的球细胞开始去极化,使得这些细胞外的钙离子浓度升高。进而促进兴奋性递质(乙酰胆碱、ATP)或抑制性递质(多巴胺)的释放。

- 5-羟色胺和 GABA 等慢激活因子随后被释放,它们穿过球细胞及其相邻的舌咽神经的感觉传入神经分支的神经元间的突触样间隙,并与合适的受体结合。

- 该传入神经元的细胞体在岩神经节中并伸入脊髓的孤束核内。

- 这些神经递质也可以和球细胞上的自身受体结合以增强或减弱该递质的进一步释放。

• 刺激颈动脉体会引起一系列显著的人体器官系统反射性反应。

- 肺。

◦ 潮气量升高。

◦ 呼吸频率升高。

◦ FRC(功能残气量)升高。

◦ 气道阻力增加。

◦ 分泌增多。

◦ 肺血管阻力降低。

- 心血管。

◦ 交感神经兴奋使得短暂心动过缓后心率加快。

◦ 周围血管收缩。

◦ 部分心血管反应会因呼吸过度(呼吸深度频率增多)而被激活的肺感受器改变。

- 内分泌。

◦ 释放肾上腺髓质激素和 17-羟皮质类固醇。

◦ 血浆肾素水平升高。

- 肾脏。

◦ 刺激颈动脉体可以促进正常哺乳动物的水钠排泄。双侧颈动脉体去神经支配可以使尿钠排泄停止。

▪ **解剖**

一般位于双侧颈总动脉向颈内动脉、颈外动脉分叉处。

■ 病因/病理生理

・呼吸相关的:

- 梗阻性睡眠呼吸暂停(OSA)。该疾病由于睡眠中上气道的肌肉松弛塌陷引起。包括儿童在内,有1 100万美国人患有此病。

  ◦ 随着新陈代谢的进行,O_2被消耗,PaO_2降低;与此同时CO_2的产生使得$PaCO_2$升高。

  ◦ 一定程度的缺氧首先强烈刺激了颈动脉体,这引起了小幅度的吸气增多。刺激颈动脉体也使得交感神经系统(SNS)输出显著增多。因为机体处于窒息状态,上述现象并不会因为肺牵张感受器受刺激而削减。

  ◦ 因为交感神经系统兴奋,心率、心肌收缩力、部分血管床中血管阻力均升高。这将导致血压升高,而高血压对于有脑卒中史的患者是很不利的。血压不会降回至正常。夜间频发性高血压将会发展至白天也发作。

  ◦ OSA的发作频率可达到每小时30~40次。

  ◦ 组织缺氧可因局部机制引起肺动脉压升高,但这可以被刺激颈动脉体的作用拮抗。

- 婴儿猝死综合征。婴儿在睡眠中取合适的体位可使该病在很大程度得以减少。但是通过观察婴儿出生后的第一年,此时他们的呼吸控制系统仍在发育,我们认为颈动脉体在周期性睡眠暂停中起到上述的作用。

・心血管相关的:

- 慢性心力衰竭。随着人口年龄的增长,心力衰竭(HF)的发生率也在增高。在美国,几乎有500万人患有心力衰竭,其中1年致

死率约为20%,5年致死率约为50%。

  ◦ 近来有以兔为动物模型的研究表明颈动脉体在慢性心力衰竭中起到了重要作用。心力衰竭会导致颈总动脉的血流量下降,进而流经颈动脉体的血流量下降。实验中,兔的颈动脉体神经及肾交感神经均会兴奋。

  ◦ 血流量的下降会导致颈动脉体循环系统的内皮细胞所受到的剪切力降低,这会引起一系列瀑布反应使得颈动脉体中的NO含量和神经型一氧化氮合酶(nNOS)活性降低。NO是公认的颈动脉体神经活性抑制因子。当载有nNOS基因的腺病毒被注入患有心力衰竭的兔的颈动脉体后,其颈动脉体神经和交感神经系统活性均有下降。

  ◦ 适度的运动会使血流量增多,这也会导致颈动脉体神经活性降低。

■ 围手术期相关

・颈动脉体的镇静作用:

- 许多应用在麻醉中的药物(如苯二氮䓬类药物、卤化吸入性全麻药、神经肌肉阻断剂)会在急性缺氧时抑制性调节呼吸。

- 在最近的有关人类颈动脉体的研究中,这一现象背后的机制已被探索。尽管实验动物的颈动脉体中引起通气抑制的因子和缺氧引起的神经兴奋都与人类相似,但不是所有的该机制涉及的因子都可以在人类的颈动脉体中被找到。有作者猜想:在人体中,苯二氮䓬类药物作用于颈动脉体的GABAA受体,而吸入性卤化麻醉剂则作用于K^+通道和神经乙酰胆碱受体(nAChRs)。人类颈动脉体nAChRs含有的α_3、α_7、β_2亚基也可被阿曲库铵和维库溴铵阻断。

❓ 临床要点

- 衰老对颈动脉窦有一定影响:在三组平均年龄为26岁、52岁和79岁的人群中,平均颈动脉体横截面积分别为2.71 mm^2、3.12 mm^2和4.42 mm^2。但是平均Ⅰ型细胞所占比例为45%、39%和29%。这表明当一个人衰老时,他的颈动脉体对于缺氧、高碳酸血症、低血糖的刺激的反射反应会降低。

- 另一个衰老导致的后果是淋巴细胞弥漫浸润。在一组38名男性和37名女性的研究当中,18名小于50岁的研究对象中只有2人出现淋巴细胞弥漫浸润,而57名大于50岁的受试者中有32名出现该现象。

- 颈动脉体会受到COPD的影响。右心室肥大往往会和肺泡缺氧、高碳酸血症、肺小动脉肌化伴随出现。在肺气肿的患者中,若其无右心室肥大,双侧颈动脉体的平均质量共为32.4 mg。而右心室肥大的患者的颈动脉体平均质量为56.2 mg。

- 哮喘患者中,由于支气管痉挛和黏液分泌,患者的颈动脉体通常会较大。刺激颈动脉体通常会引起平滑肌收缩。然而,在行颈动脉体去支配术的哮喘发作患者中,该结构并无增大。但支持细胞的比例是哮喘控制患者的2倍。在正常的颈动脉体内,两种Ⅰ型细胞(主细胞)中,暗细胞所占Ⅰ型细胞的比例为28%,而哮喘患者该比例提升为43%。这提示颈动脉体的感受性可能会有异常。

- 维库溴铵是一种常用的神经肌肉阻断剂,它在老鼠中可阻断其颈动脉体的神经兴奋。氟烷、安氟烷、异氟烷可以延长维库溴铵的作用,使得颈动脉体维持在低反应状态。

颈内静脉血氧饱和度 Jugular Venous Oxygen Saturation

Keren Ziv, MD ・ Linzy Fitzsimons, MD 彭生 译/张晓庆 校

基础知识

■ 概述

- 颈静脉血氧饱和度(SjO_2)是一种通过测量大脑氧耗和氧输送,间接测量全脑氧摄取的方法,是连续脑氧合监测使用最广泛的方法。

- 经皮导管插入颈静脉球然后通过光纤反射血氧饱和度,或手动抽血通过co-oximetry

技术进行分析。

- 研究已经表明,早期SjO_2导管插入可以改善患者的预后。

■ 生理

- 大脑是一个代谢非常活跃的器官,约占全身氧气消耗量的20%。大部分的氧消耗用于激发大脑中的神经信号的传导,较小量用于合成神经递质和代谢以及细胞

稳态。

- 脑代谢氧耗量(CMRO_2)通常是每100 g脑组织每分钟耗氧3~3.5 ml[3.5 ml/(100 g・min)]。

- SjO_2是一种对大脑氧输送和消耗之间的平衡的评估,使$CMRO_2$得到评估。

- 正常值范围为50%~75%(等同于一个近似25%~50%氧摄取)。

- 颈内静脉血液饱和度是依赖于脑血流量

（CBF）、动脉饱和度和 $CMRO_2$。

• SjO_2 的计算利用菲克公式：$CMRO_2 = CBF \times (CaO_2 - CjO_2)$。其中，$CaO_2$ 是动脉血氧含量，CjO_2 是颈内静脉球氧饱和度，它代表了动静脉血氧差。

- $CMRO_2 \sim [CBF \times 1.34 \times Hb (SaO_2 - SjO_2)]$。氧气血液溶解度是 0.003。这个贡献是可以忽略的，因此从等式中删除。

- 假设 Hb 和 SaO_2 是不变的，$SjO_2 = CBF/CMRO_2$。因此，SjO_2 主要是依赖于 SaO_2、$CMRO_2$ 和 CBF。

• SjO_2 监测中，用 3 个光波长分光光度导管中 3 个波长检测血红蛋白值和氧饱和。

▪ 解剖

• 大部分血液从大脑流入颈内静脉（IJ），因此使它成为一个可以评估脑静脉氧饱和度的部位。

• 左 IJ 血流主要是源于皮质下区域，而右边 IJ 血流主要是源于皮质区。研究表明：

- 血氧饱和度在两边 IJ 静脉相似，尤其是弥漫性脑损伤。

- 局灶性病变会产生双边之间较大的饱和差。

- 导管放置通常是在最大流量的一边，也有放在手损伤一边的建议（有争议）。

- 导管可经胸锁乳突肌（远侧）的两头之间或在环状环（近侧）水平插入颈静脉球。放射摄影学上，尖端应该在 $C_1 \sim C_2$ 椎骨，尽量越靠近颅底越好，以减少面部静脉污染。

▪ 病因/病理生理

• SjO_2 降低表明缺血，源于氧摄取（氧需）增加或 CBF（氧供）降低。

- 需求增加。
  ◦ 颅内压增高。
  ◦ 癫痫发作。
  ◦ 发热。

- 供应减少。
  ◦ 全身缺氧。
  ◦ 低血压或血管痉挛，导致脑血流减少。
  ◦ CPP 降低的颅内压增高。

• SjO_2 增加可源于脑氧摄取（需求）减少、脑血流量（供应）增加或氧摄取受损。

- 需求减少（$CMRO_2$）。
  ◦ 细胞死亡增加表明脑损伤的不断恶化。

- 供应增加。
  ◦ 充血。

- 氧摄取受损。
  ◦ 分流（动静脉畸形），含氧血液不灌注缺血区（旁路）。
  ◦ 氧摄取失败。

- 测量误差：颅外血流污染；范围可以从 0～6.6%（平均 2.7%）。取样速度 ＞1～2 ml/min 会导致血样被面部静脉血污染。

• 重型颅脑损伤。
  ◦ CBF 和 $CMRO_2$ 在最初几天的改变，SjO_2 提供脑损伤恶化程度的客观度量。
  ◦ 损伤后，患者存在被低氧和缺血二次打击的高风险，导致进一步的脑损伤。
  ◦ 不幸的是，SjO_2 提供的是全脑信息，因此反映局灶性缺血时不准确。它可能会错误地认为异常结构脑 SjO_2 是正常的，因为局灶区域的缺血可以通过过度灌注区进行补偿。

• 插管的潜在并发症：
  - 颈动脉穿破（1%～4%）。
  - 血栓形成。
  - 血肿。
  - 感染。

▪ 围手术期相关

• 脑静脉血氧饱和度，结合血流动力学和颅内数据，可以帮助监测和治疗脑卒中、外伤、心脏骤停或体外循环后的脑缺血。

• 尽管个别 SjO_2 值被证明不太准确，但 SjO_2 趋势是围手术期帮助指导麻醉和重症监护

病房管理的有效工具。

• SjO_2 的正常范围被认为是 50%～75%，目前尚不清楚，在 TBI 患者是否正常。事实上，已经证明，单纯 $SjO_2 < 50\%$ 和死亡率增加 2 倍相关。因此，目前的建议规定保持在 55% 和 75% 的 SjO_2，是为了扩大误差幅度。

• SjO_2 可能由几个因素重合而改变，如血红蛋白浓度、温度、氧合和二氧化碳的水平。其他测量氧利用的方式，如近红外光谱常出现 SjO_2 偏高。

• 选择旁路监测。一种技术是以测试颅内顺应性，可以通过压迫颈内静脉一次，观察 ICP 的升高去测得。ICP 增幅大的一边流出更多血液提示脑血流丰富。当没有差异时，常选择右侧，因为它是更常用的解剖部位。

• 插管技术。应在水平或头低足高位置进行，同时避免 ICP＞20 mmHg。

▪ 公式

• $CMRO_2 = CBF \times (CaO_2 - CjO_2)$。其中，$CMRO_2$ 是脑氧代谢量，CBF 是脑血流量，CaO_2 是动脉氧含量，CjO_2 是颈静脉氧含量。

• $SjO_2 = SaO_2 - (CMRO_2/[CO \times Hb \times 1.39])$。其中，$SaO_2$ 是动脉血氧饱和度，$CMRO_2$ 是脑代谢氧耗，CO 是心输出量，Hb 是血红蛋白，1.39 表示 1 g 血红蛋白的可携带的氧气量。

❓ 临床要点

• SjO_2 监测间接评估大脑对氧的摄取和代谢能力。它依赖于耗氧量（供给与需求）的菲克原则。时到今日，还没有直接测量细胞水平氧气供应的方法。

• 对局灶脑缺血的测量可能不是很准确。

• 氧耗依赖 $CMRO_2$ 和 CBF 的结合。

• 研究认为在儿童和 TBI 患者使用价值有限。

颈前路椎间盘切除植骨融合术 Anterior Cervical Discectomy and Fusion

Nina Singh-Radcliff, MD · Chris A. Steel, MD 张骁 译 / 宣伟 校

基础知识

▪ 概述

一般情况

• 颈前路椎间盘切除植骨融合术（ACDF）是

指清除已经压迫到颈部脊髓的突出或退变的椎间盘。

- 椎间盘突出是指椎间盘中央髓核凝胶样物质突出或突破纤维环薄弱部分。被挤压出来的髓核压迫神经时，会引起神经刺激和

水肿。

- 椎间盘退行性病变是指椎间盘髓核水分减少，从而导致其收缩以及柔韧性和缓冲作用的丧失（随年龄增加而逐渐严重）。磨损、损伤及炎症会导致骨赘（骨刺）的产生。这

些改变能导致脊髓压迫或者脊髓病。

- 诱导麻醉及气管插管后，做好颈部准备工作；前路的手术方式可以避免损伤脊髓、脊神经及强壮的后颈肌肉。如果利用自体移植行融合术，则臀部也需做好术前准备工作。
- 手术通过牵拉颈部肌肉，收缩气管、食管及动脉，暴露一个通往椎间盘的无血管手术野或通道。
- 椎间盘切除手术的术前准备包括确定受影响的节段，在其上、下利用扩张器将其固定，以利于将受损椎间盘移除。
- 神经解压包括移除椎间盘碎片及骨赘（骨刺）。椎间盘髓核移除后，纤维环（椎间盘的外层壁）呈锯齿状；骨刺利用一种旋转的小锉刀去除。去除邻近脊髓的椎间盘和骨刺时，需要利用显微镜。脊椎后路手术时，需要切除后纵韧带，以便暴露椎管，压迫神经的任何组织都需切除。
- 为了增大通向椎管的空间，可行椎间孔切开术（脊神经穿过的空隙，用电钻扩张）。
- 融合：椎间盘移除后，椎骨间留有空隙，需通过植入骨组织，起到桥梁作用，以防止椎骨压迫变形以及椎间过度摩擦。准备融合需要的移植骨时，需要摩擦其外皮层，看到出血点为止。如此才能保证血管长入移植骨。移植骨需要经过细心的打磨塑形，以便合适的嵌合、固定在空隙里，接着用金属板和钢钉固定（防止移植骨位移，促进融合）。

体位

仰卧位：利用肩部圆枕使颈部拉伸和暴露；胳膊常规收拢，以便术者可以站在颈部两侧。

切口

- 2～3 in，取决于第几颈椎。
- 多数术者选择左侧位，可防止损伤喉返神经（RLN）；右侧有 2%～3% 的可能出现异常。

手术时间

每个节段 1～1.5 h。

术中预计出血量

不多于 50 ml。

住院时间

- 一些医师认为该手术手术时间短，出血量较少，术后出现血肿的危险性低，若患者没有严重的慢性疾病及合并症，并且身体状况良好时，理想状态是进行日间手术，无须住院。
- 另一些医师认为手术需要住院，术后引流是必不可少的，也为了排除术后即出院发生颈部血肿的重大风险。

特殊手术器械

- X 线透视检查，或便携式 X 线仪。
- 骨移植物（自体或异体）。
- 神经监测：需配备检测 EMG、SSEP 和 MEP 的仪器及人员。

■ **流行病学**

发病率

在美国，每年有 150 000 人发病。

患病率

随年龄增加和骨质疏松程度而增加。

发病情况

- 单一术后吞咽困难：开始为 60%，1 年后为 5%。
- 有症状的喉返神经麻痹：3.1%。
- 术后血肿：1%～2%。
- 骨移植后排异反应：1%～2%。
- 硬脑膜渗漏或撕裂，未治愈或加重已存在的脊髓病，Homer 综合征，切口感染：每项不到 1%。

死亡率

罕见：食管穿孔、咽后壁水肿或血肿、四肢瘫痪。

■ **麻醉目标/指导原则**

- 对于此类患者，保守治疗（硬脑膜外甾体类药物注射、理疗、针灸及口服止痛药）通常无效。
- 气道操作通常被疼痛、脊髓病及潜在损伤所导致的颈部活动受限而影响。颈部吸气位、弯曲/外延、在嗅花位，甚至屈曲或延展位时，很难将口咽、喉咽及喉头三点一线对齐。
- 神经检测：EMG、SSEP 和 MEP 的检测需要调整麻醉操作以得到最佳测量结果。
- 为减少出血可能需要控制性低血压。

 术前评估

■ **症状**

- 乏力、疼痛、感觉异常、麻木，分布于 C_2～C_7 支配的范围（颈部、肩部、手臂和手）。
- 手臂的疼痛通常比颈部疼痛更严重。

病史

- 保守治疗效果不佳。
- 慢性疼痛药物：患者术前及手术当日可以有或没有按剂量服用慢性疼痛药物。
- 随年龄增加，合并症增多。

体格检查

- 术前要明确和注意感觉及运动障碍情况，包括吞咽能力和声音沙哑情况。
- 颈部伸展无神经压迫感觉的能力

（Lhermitte 征）。

■ **用药史**

止痛贴和止痛药。

■ **诊断检查与说明**

- 实验室检查取决于其合并症。
- 如有挫伤、出血及服药史，应检查 PT、PTT、INR。
- MRI、CT 和脊髓造影通常为术前常规项目。

■ **伴随的器官功能障碍**

- 骨质疏松。
- 慢性疼痛综合征。

■ **治疗**

■ **术前准备**

术前用药

- 可予以镇静及镇痛治疗；慢性疼痛患者必要时可增加剂量。
- 一些外科医师在术前会给患者使用地塞米松 10 mg，静脉注射。

知情同意的特殊情况

- 戒烟：尼古丁影响融合的成功率。
- 术后声音嘶哑、吞咽困难等症状。
- 术后血肿。

■ **术中监护**

麻醉选择

- 气管插管全身麻醉。
- 使用部分或全静脉麻醉（TIVA）以保证神经监测的准确度。

监测

- 肌电图（EMG）：为防止喉返神经损伤提供更进一步的保证。配备有特殊电极的 ETT，电极连接到计算机，可监测到声带的电活动。由于喉返神经支配声带的运动，因此医师可以此判断和预防无意间损伤喉返神经。禁止使用无法预测的神经肌肉阻滞药物。
- 体感诱发电位（SSEP）：评估脊髓后角功能的完整性。吸入麻药 MAC>0.5 时波幅值下降，增加了波形的潜伏期（假阳性）。
- 运动诱发电位（MEP）：评估脊髓前角功能的完整性，必须禁止使用无法预测的神经肌肉阻滞药物（NMBD）。
- 存在合并症的基础上，使用动脉监测。

麻醉诱导/气道管理

- 运动范围的局限性（因疼痛、脊髓病、病理性融合及僵硬等引起），可能妨碍患者嗅花位或屈曲位体位放置。可以考虑使用电子喉镜、纤维支气管镜(在清醒还是昏迷状态使用取决于面罩通气能力或难易),或者其他特殊的处理困难的设备(作为初次尝试)。

· 要考虑到患者在手术台上颈部本身的形态,插管后一直保持该姿势,做下记录。

· 气管插管套囊可能压迫气管壁以及喉返神经的黏膜下层部分;若在此同时外科组织牵引器将压力由颈部软组织传导到气管,可造成缺血性损伤。将套囊的压力保持在<25 cmH₂O,保证足量的血液流往毛细血管床可以预防。其他研究建议使用"恰好封口"压力(回抽套囊内气体,直到检测到的漏气,然后再慢慢注射气体,直到完全封住气体)。

· 保证气管内插管固定在切口的对侧;固定胶带不可以固定在手术侧的上颌骨或下颌骨。

· 在进行 EMG 和 MEP 测量时,不可以使用神经肌肉阻滞药物。可以使用琥珀胆碱或者小剂量的非去极化肌松药,使插管状态达到最佳(打开口腔、声带将气管内插管送入),药物能够很快消除。

维持
· 保证头部是受支撑的,而不是悬空的。

· X线透视检查或者单次X线摄片需要做相应的射线保护措施。

· EMG、MEP 和 SSEP 能帮助其更好地实施部分或全静脉麻醉。通常使用丙泊酚,无论是单独用药还是与易吸入麻醉药、氮气、镇静剂(瑞芬太尼、舒芬太尼、芬太尼)联合用药,或是与其他镇静/镇痛药物(右美托咪定、氯胺酮)联合使用。其选择则取决于麻醉师的偏好和经验、外科医师、神经监测队伍、其他机构的可用性、成本的考虑及患者因素。所做的一切的目标是要保持一个稳定的状态,尤其是当有可能产生损伤(切开、椎间盘切除)时,以及要避免大剂量使用药物(可能会造成假阳性)。

· 维持麻醉处于足够深度非常重要,因为突然体动可对患者带来危险(咳嗽、背部弯曲、

坐起),尤其是不能使用 NMBD 提供保障。

拔管/苏醒
· 避免咳嗽和弓背。

· 可以使用反向30°的 Trendelenburg 位(头高足低30°),避免反流误吸。

· 遇到突发紧急状况时,尽快做神经检查。

· 喉返神经损伤可能会增加误吸和喘鸣的危险。

⚡ 术后监护

▪ 床旁护理
· 在一些医疗中心,该手术后当天即可出院,但是因其存在潜在的术后血肿甚至气管阻塞窒息的可能性,使其备受争议。支持者们认为发生术后血肿的概率很低,日间手术可以降低医疗成本。

· 住院患者:一般 1~2 天就可以移除引流管,进行神经系统检查、吞咽/声嘶监测、血肿的检查。手术后当天,患者应坐起并在陪伴下进行适当行走锻炼。

· 若有严重的并发症或需要频繁进行神经检测(新的神经损伤、喘鸣),则需要患者送入配备监测仪的病房或者 ICU。

· 使用颈椎托架使移植骨更好地融合。

▪ 镇痛
· 一般切口处有隐痛,骨移植处会有较剧烈的疼痛。

· 永久性的神经损伤使减压手术效果较差,从而引起持续性的疼痛;脊髓刺激可以使其缓解。

▪ 并发症
· 气道并发症:血肿的形成会压迫气管;喉返神经损伤引起环甲肌内收而造成喘鸣;有损伤的插管或外科手术创伤会引起气道水肿。

· 麻醉术中知晓。

· MEP 检查引起的舌撕裂。

· 声嘶和吞咽困难通常在几个月后消除,发生率为 1/250,需要耳鼻喉科诊治。

· 融合失败:吸烟者增加失败的概率(尼古丁抑制成骨细胞的产生),骨质疏松、肥胖和营养不良也会增大失败的概率。

· 植入物的断裂:用于固定脊椎的金属、棒状物和盘状物,可能在椎体完全融合前移动或者破裂。这时需要外科治疗。

· 移植骨的移动:移植骨从正确的位置发生移动。通常在手术后不久发生,若没有应用硬体固定移植骨或者多个脊椎椎间盘需要融合,则更容易发生。需要手术治疗。

· 过度综合征,又称邻近节段病变:脊椎上方或下方融合承担了额外的压力时发生。这种额外的压力最终导致邻近的脊椎变形,引起疼痛。

· 神经损伤:术中直接破坏神经可引起麻木或麻痹。

· 大血管损伤(极少):颈内静脉、颈外静脉、脊椎血管、颈动脉和甲状腺动脉。

· 硬脑膜撕裂、静脉空气栓塞和气胸虽然少见,但有可能发生。

· 声带轻瘫,会厌麻痹和失语需要留置饲管。

▪ 预后
· 手臂疼痛缓解:92%~100%。

· 颈部疼痛缓解:73%~83%。

· 乏力和麻木仍会持续数周或数月。

❓ 临床要点

· 谨慎进行气道评估和管理(必要时进行电子喉镜检查、清醒状态或睡眠状态下行纤支镜检查)。

· 将颈部保持自然姿势,插管时尽量减少气道的操作。

· 全静脉麻醉能促进神经生理监测。

· 术后血肿形成、喉返神经损伤或软组织肿胀可引起气道梗阻。

静脉局部麻醉 Bier Block

Angela T. Hsu, MD 袁亚伟 译 / 田婕 校

🛡 基础知识

▪ 概述
· 静脉局部麻醉(IVRA)指在止血带远端注

入局麻药。它为四肢手术提供一种简单、安全、可靠的麻醉技术。

· 该技术也被称为 Bier 阻滞,根据 1908 年首先提出该技术的德国外科医师 August

Bier 命名。

· 优势:

- 易于施行,只要求有静脉穿刺的能力即可。

- 失败率低。
- 可在 5 min 内快速、可靠地实施。
- 为外科手术提供肌松。
- 恢复快速。
- 局限性：
- 麻醉范围限于止血带远端。
- 麻醉的最大持续时间通常在 1 h 之内，以及继发的止血带疼痛。
- 如果止血带充气不足、较早放气，或不经意间发生放气，有可能产生全身毒性。
- 术后镇痛效果差。

■ 生理

- IVRA 产生麻醉的机制仍有争议。
- 通过使用放射性同位素标记法对局部麻醉的研究，有以下可能的机制：
- 初始阶段，局部麻醉药通过结合细胞内钠通道和抑制神经冲动的起始与传播而作用于游离神经末梢。
- 随着局部麻醉药从浅静脉游走到神经主干深静脉，近端神经干也被阻滞。即使在远端再使用一个止血带，以阻止药物分布到这些区域，还是可以获得远端肢体麻醉，这进一步证实了操作部位神经干理论。
- 缺血和神经干受压被认为是麻醉和麻痹的晚期机制。

■ 解剖

- Bier 阻滞可以进行上肢肘部以下的外科手术或膝关节以下的下肢外科手术。
- 这项技术特别适用于四肢远端的外科手术：手、前臂、脚和踝关节。

■ 疾病/病理生理

- 局部麻醉药全身毒性作用是源自止血带放气过早、充气不足或不经意间过早放气。
- 止血带松开后，患者可能会主诉头晕、耳鸣和口周麻木。
- 止血带出问题可能导致局部麻醉药过早释放入循环系统，造成严重的局部麻醉药毒性症状，如癫痫发作和心血管意外。

■ 围手术期相关

- IVRA 对于门诊患者远端肢体外科手术的麻醉甚是理想。它保证了手术野的清晰以及近、远端均有满意的麻醉效果。与全身麻醉相比，患者可以更早出院，并且术后恶心、呕吐的发生率也有降低。

- 患者选择：
- 明显焦虑的患者可能无法容忍止血带造成的疼痛。给予Ⅳ型抗焦虑药可能会有帮助，但是这可能会增加恢复时间和花费。
- 持续时间：若持续时间在 60～90 min 及以上则可能因继发止血带疼痛而令患者无法耐受。
- 禁忌证：
- 避免应用在不能耐受止血带远端缺血的患者。
  ○ 雷诺病。
  ○ 纯合子镰状细胞病（通常在杂合子镰状细胞病患者中耐受）。
  ○ 挤压伤患者慎用（因为有望恢复的组织会进一步缺血）。
- 用药选择：
- 丙胺卡因和利多卡因由于其优良效果而广泛使用。
- 丙胺卡因：
  ○ 一般成人剂量为 0.5％丙胺卡因 40 ml。
  ○ 推荐的最大剂量是 6 mg/kg。
  ○ 因为担心出现高铁血红蛋白症，在临床应用中丙胺卡因没有利多卡因常用。不过在丙胺卡因的浓度达到 10 mg/kg 之前，通常不必担心高铁血红蛋白症的问题。
- 利多卡因：
  ○ 一般成人剂量为 0.5％利多卡因 40 ml。
  ○ 推荐的最大剂量是 5 mg/kg。
- 因为潜在的心脏毒性和数人死亡的相关报道，一般不推荐用布比卡因（次选）。
- 确保局部麻醉剂不含防腐剂，不含肾上腺素。
- 有研究显示数种佐剂（如可乐定、麻醉药、新斯的明、肌肉松弛剂、酮咯酸）的应用可以提高阻滞效果，改善止血带疼痛或术后疼痛。

■ 技术

- 准备设备：测试双腔止血带并确保复苏设备就在旁边。
- 在下肢端手术中，在静脉远端的手术部位留置 20～22 G 静脉留置针。
- 在另一条腿上开放另一路静脉，以在治疗过程中进行输液或输注其他静脉药物。
- 在上臂或大腿放置双腔止血带，不要充气膨胀。避免在前臂或小腿放置止血带，因为在这些位置上动脉压是不够的。
- 抬高肢体，通过 Esmarch 或橡胶绷带在远

端抽血。确保即使是手指也要是无血状态。
- 近端止血带充气至较脉搏阻断压力高 100 mmHg。脉搏阻断压力最好是通过脉冲血氧计在手指或者脚趾处的信号丢失来确定。
- 去除 Esmarch 或橡胶绷带。确定桡动脉或足背动脉消失。
- 缓慢注射局部麻醉（在手术侧的远端静脉导管处）。取出静脉导管并在静脉注射部位保持压力。
- 患者应在短时间内准备好接受手术。
- 如果患者抱怨止血带疼痛，应将远端袖带充气，确保充气完成后再释放近端止血带。
- 手术完成后，建议逐渐释放远端止血带。推荐的最短时间是 20 min，可以避免局麻药中毒。

🔆 临床要点

- 失血时应用绷带缠绕可能造成骨折端产生显著疼痛。另一种替代方法是将下肢抬高 30 s，同时施加足够压力以闭塞腘动脉或股动脉。在使用此法使远端缺血后，再将止血带充气。
- 对于上肢麻醉，一般常用 0.5％利多卡因 40 ml 和丙胺卡因 40 ml。对于体型较大或肌肉发达的患者，剂量可增加到 50 ml。对于体型较小或体弱的患者，可降至 30 ml。
- 对于下肢，通常使用较大容量的药物，以保证足够的药物分布。其中一种方法是使用 0.25％利多卡因 150 ml。
- 要确保局麻药中不包含肾上腺素。也有建议应用不含防腐剂的局麻药，虽然在一篇纳入 1 906 例应用包含防腐剂、局麻药的综述中认为没有不良影响。
- 告知患者，使用局部麻醉后，可能会感到四肢温暖、麻木或刺痛，皮肤也会出现斑点。这是正常的。
- 最大连续充气时间应限制在 90 min 内，否则可能出现肢体缺血。
- 应用 Bier 阻滞进行超过 90 min 的麻醉时可以短暂放松止血带。在这种情况下，静脉留置针需要在术中保留。1 h 后，止血带放气 5 min。外科医师将抬高上臂并应用无菌止血绷带，然后给止血带再充气，并给予 50％初始局麻药的剂量。如果有必要的话，这个过程可以重复。

静脉空气栓塞 Venous Air Embolism

Nina Singh-Radcliff，MD 方铮 译 / 顾卫东 校

 基础知识

▪ 概述

静脉空气栓塞（venous air embolism，VAE）是指手术野或其他环境中的空气或气体进入和滞留在血管系统，导致血管机械性堵塞及继发性化学炎症介质的释放，从而影响气体交换。

▪ 流行病学

发病率

- 由于当前检测方法的敏感性存在差异以及有些患者仅有亚临床症状，因此难以精确地估计其发病率。
- 颅后窝手术：80%。
- 妇产科手术：11%～97%。
- 腹腔镜手术：69%。
- 骨科手术：57%。
- 存在卵圆孔未闭：20%～35%。
- 严重的肺创伤：4%～14%。
- 颈椎椎板切除术：10%。
- 采用正确的体位和技术置入/拔除中心静脉导管：0.13%。

死亡率

与空气进入的量和速度、患者体位、进入部位以及有无基础心脏疾病有关。

▪ 病因/危险因素

- 手术部位高于心脏水平（5 cm）。
- 坐位开颅术、颅后窝手术、颅缝早闭修复术、颈椎后路手术、根治性颈部清扫术、甲状腺切除术。
- 体位（头高足低位、侧卧位、子宫侧倾位）、全髋置换术（total hip arthroplasty，THA）、侧卧位开胸术、妇产科手术。
- 机械性充气。
- 腹腔镜、胃肠道内镜检查。
- 胸部钝性穿透伤。
- 血管通路。
- 中心静脉、外周静脉、动脉置管。
- 全胃肠外营养，介入操作。
- 加压输液/液体灌洗。
- 肩关节镜。
- 快速输液装置。
- 潜水、飞行员、宇航员及正压通气。

▪ 生理/病理生理

- 两项必要条件：空气和血管直接相通，促使空气进入循环的压力差。
- 手术部位高出心脏＞5 cm。通常情况下，静脉压大于大气压，除非该部位高于心脏平面。静脉损伤致使空气进入循环并输送到右心，随后进入肺。空气进入不受压的大静脉通道时，进入的气体量明显增加。例如，神经外科手术时的硬脑膜窦损伤。
- 机械性充气：由于手术操作疏忽造成 CO_2 误入开放的静脉。CO_2 在血液中溶解度是氧气的 20 倍，明显大于氮气在血液中的溶解度，由此可以解释为什么 CO_2 进入静脉虽然发生率高，但多数仅有亚临床表现。
- 加压输液/液体灌洗：当空气不小心进入输注系统后，可在液体压力的"驱动"下，进入静脉或松质骨表面。
- 中心静脉通路：置入或拔除中心静脉导管时，可致静脉开放。患者自主呼吸时，吸气的负压可成为空气进入静脉的驱动力。此外，空气误入动脉、外周静脉和其他通路也是导致空气栓塞的原因。
- 临床表现与机械性与化学性病理生理机制有关，其核心的因素是进入气体的量和速度。肺泡/毛细血管界面能从循环中吸收并呼出气体。当气体进入过程缓慢时，机体能经受较多的气体量，但当这一代偿机制处于饱和状态时（大量/快速），则可出现明显的症状。
- 机械性梗阻是由于右心流出道（right ventricular outflow tract，RVOT）或肺循环存在气栓（V/Q 比例失调：有通气但无灌注的无效腔）。部分 RVOT 梗阻可导致右心压力增加（中心静脉压增加、颈静脉怒张、P 波高尖），心排量减少（肺动脉楔压增加，混合静脉血氧饱和度和血压降低），最后导致心脏缺血和脑缺血（快速心律失常和 ST 段改变）。完全性 RVOT 梗阻可导致心力衰竭、心血管功能崩溃，甚至死亡。
- 化学性途径：右心和肺循环内的空气可通过激活补体和炎症通路（内皮素-1、血小板激活抑制因子、纤维蛋白、中性粒细胞、脂滴）引起继发性损伤。由此可导致肺血管收缩/肺动脉高压、微血管渗透性改变、血小板聚集、非心源性肺水肿、支气管痉挛，进而造成 V/Q 失调（分流：通气受阻而仍有灌注，从而将未经氧化的血液带回左心循环）。
- 反常空气栓塞：由于存在卵圆孔未闭（20%～30%的人群），使得气泡从右心进入左心（绕开肺，直接进入脑动脉和冠状动脉，导致缺血和梗死）。

▪ 预防措施

- 患者体位：坐位手术有助于提供良好的手术条件（改善视野、减少出血）。但对坐位手术需保持高度警惕，应降低驱动压力差，并实施相应的监测。可选择替代体位，包括俯卧位和侧俯卧位（存在卵圆孔未闭时尤应考虑）。
- 补液：增加 CVP，降低穿刺部位的负压差。建议将 CVP 维持在 $10～15 \text{ cmH}_2\text{O}$。将换能器置于右心房水平进行调零，然后将换能器抬高到手术部位水平，以判定手术部位是否存在负压差。
- 应在头低足高位下放置和拔除中心静脉导管（通过重力作用增加穿刺部位的静脉压）。在穿刺和拔除导管的过程中，注意封堵针头接口和导管。当患者自主呼吸时，应避免深吸气（避免负压/吸引作用）。患者接受正压通气时，可使用 PEEP。禁忌采用头低足高位时（增加颅内压）时，可考虑在置入导引钢丝或导管时临时采用头低足高位，或者抬高下肢增加右心房静脉回流和压力。
- PEEP：理论上，PEEP 可增加胸内压，减少空气进入手术部位（注意：颅内压增高患者的目标是降低胸内压，促进静脉血回流入右心房）。由于 PEEP 可增加反常空气栓塞的风险（增加颅内压和肺血管压，促使血流通过未闭的卵圆孔），并且当压力突然解除时，会使负压加剧，因此是否使用 PEEP 目前仍存在争议。使用 PEEP 更多的是为了改善氧合而不是预防 VAE。
- 建议避免使用氧化亚氮，尤其在坐位开颅手术中。不过，氧化亚氮增加 VAE 的发生率仍未得到研究证实。

▪ 诊断

- 对机体的影响取决于空气进入的速度和量。
- 症状和体征：
- 清醒患者：急性呼吸困难，持续咳嗽，喘息反射，头晕，眩晕。
- 肺部：喘鸣，支气管痉挛，肺动脉高压，啰音，呼吸急促。

- 心脏:心律失常,P波高尖,ST段改变,颈静脉怒张,右心衰竭,低血压,心血管功能崩溃。
- 脑部:神志改变,抽搐,低灌注,空气经卵圆孔进入导致脑气栓。
- 经食管超声心动图:可以检测到大栓子和微小的栓子,包括导致脑部并发症的反常栓塞。最为敏感(可探测到0.02 ml/kg的空气)。但由于其费用高、操作具有侵入性和敏感性过高(非临床相关水平),限制了经食管超声心动图在探测静脉空气栓塞中的使用。
- 心前区多普勒超声:监测RVOT血流声音(正常血流产生"洗衣机"湍流声;VAE时发出游走性高调吹风样杂音或"水车"音)。探头置于右心界(第2~4肋间);用"气泡试验"(1 ml空气＋9 ml盐水快速注入中心或外周静脉)确认位置,是最敏感的非侵入性检测方法(0.05 ml/kg或0.25 ml的空气)。肥胖、俯卧位或侧卧位,同时使用电刀可限制该试验的临床使用。
- 肺动脉导管:VAE可致机械性梗阻和心排量降低(肺动脉梗阻导致肺动脉压、右心室压和中心静脉压增加;心排量下降时可见混合静脉血氧饱和度下降;左心室缺血可增加肺动脉楔压)。此外,可从导管中抽出少量空气。由于其相对不敏感(至少需要0.25 ml/kg空气),操作具有侵入性(除非患者有明确的适应证,否则不作为常规监测),抽吸空气的作用有限,因而限制了其临床使用。
- 经颅多普勒:可用于探测卵圆孔未闭患者的脑内空气。敏感性高(Valsalva动作可增加其敏感性),操作无侵入性。
- 呼气末 N_2:空气中约75%为 N_2。如果呼吸环路中使用100%的 O_2,则呼出气中检测到 N_2 即提示存在VAE。这是最敏感的气体敏感性检测方法(能探测到的 N_2 浓度可低至0.04%,比呼气末 CO_2 早30~90 s)。然而,不是所有的监护仪都常规配备此项监测。
- 呼气末 CO_2:无效腔的存在可致呼出气体中 CO_2 水平降低(血液中 CO_2 持续升高,但不能从肺泡释放和排出)。该方法中度敏感(改变2 mmHg提示存在VAE)。是标准的ASA监测指标,但缺乏特异性和可靠性。低血压也会产生"无效腔"效应。可考虑通过调整"下限"报警水平来提高监测能力。
- 氧饱和度:晚期表现。
VAE监测方法及敏感性见表1。

表1　VAE监测方法的敏感性

监测方法	敏感性(ml/kg)
经食管超声心动图	0.02
心前区多普勒	0.05
肺动脉导管	0.25
经颅多普勒	高
呼气末 N_2	0.5
呼气末 CO_2	0.5
氧饱和度	低
直视	低
ECG	1.25

■ 鉴别诊断

- 急性冠状动脉综合征。
- 心源性休克。
- 脑血管意外。

治疗

- 预防发生VAE。
- 阻止更多空气进入。通知外科医师,用盐水浸湿的纱布覆盖手术野,检查和消除空气进入部位(电凝、骨蜡),通过补液增加中心静脉压(减少压力差)。倾斜手术床(头低足高位、头高位、侧卧位),使空气进入部位低于心脏水平(消除负压差)。在神经外科手术操作中,可暂时压迫颈静脉(增加静脉压有助于通过血液反流发现开放的硬脑膜窦),但这可增加颅内压,可通过压迫颈动脉降低脑灌注压)。
- 减少进入空气的体积:经中心静脉导管从右心房抽出空气。VAE发生后是否放置中心静脉导管仍存在有争议(影响其他的治疗,仅能抽出15~20 ml空气)。如果手术操作发生VAE的风险较高,可考虑使用多孔导管。
- 减少栓子梗阻:有力和有效的胸外按压。考虑左侧卧位(Durant策略)缓解右心气栓(没有数据支持并且可能影响胸外按压)。
- 血流动力学支持/支持措施:高流量 O_2(FiO_2 1.0;通过去除 N_2 可能可减少栓子体积;增加缺血部位的氧供),CPR(除颤和按压)提供血流和氧供,尤其在无脉搏的心电活动时。使用多巴酚丁胺、麻黄素、肾上腺素和去甲肾上腺素支持右心室(肺循环后负荷增加导致心力衰竭)。
- 高压氧疗:用于减压治疗,(通过生成 O_2 高弥散梯度,促进 N_2 重吸收,减少气泡体积;FiO_2 1.0,分压2 000 mmHg)。初次治疗通常为5 h,其后每天1~2次,以减轻症状。
- 肝素:预防性用药可减轻VAE的严重程度。
- 类固醇激素:可减轻继发性炎症,但对VAE所致的细胞毒性脑水肿无作用。

- 利多卡因:预防性用药可通过减轻脑水肿减少VAE对脑部的影响。
- 试验性治疗:碳氟化合物衍生物可促进气泡的吸收,增加血液中气体的溶解度。碳氟化合物FP-43可增加 O_2、CO_2 和 N_2 在血浆中的溶解度达10万倍。但目前还缺乏人体研究的数据。

⟳ 随访

- 如果血流动力学恢复稳定,可以考虑继续外科手术。
- 考虑保留气管导管行正压通气,继续给予血管收缩药物。
- 如果无中心静脉导管,可考虑放置导管以便监测和治疗。

■ 非公开的索赔数据

静脉导管索赔案(总索赔例数为6 881例)中空气栓塞的索赔比例为8%(10/140)。
- 死亡:4例。
- 赔付:100%。
- 赔款额度:20 800~3 302 700美元。

🗎 疾病编码

ICD9
- 673.00　产科空气栓塞,治疗过程非特定或不适用。
- 958.0　空气栓塞。
- 999.1　空气栓塞作为医疗的并发症,其他地方未分类。

ICD10
- T79.0XXA　空气栓塞(创伤),初诊。
- T80.0XXA　输液、输血、治疗性注射后空气栓塞,初诊。
- O88.019　孕妇空气栓塞,非特定妊娠期。

❓ 临床要点

- 两个必要条件:空气和血管直接相通,驱动压力差。
- 病理生理改变包括机械性梗阻、化学和炎症介质介导的继发性损伤。
- 治疗应重视预防,预防,再预防。随后才是阻止进一步空气进入,去除进入的空气以及血流动力学支持。
- 医源性和可预防性:新技术的开展使得患者发生VAE的风险增加,因此需要对此保持高度警惕。

J

酒精戒断综合征 Alcohol Withdrawal Syndrome

Martin M. Stechert，MD · Christopher G. Choukalas，MD，MS　王苑 译／王祥瑞 校

基础知识

概述

· 酒精（乙醇）戒断综合征（AWS）为慢性酒精使用/滥用停用后发生的，一般发生于6～48 h。酒精滥用的特点是酗酒损害，酒精的不良后果，尽管酒精后果严重依旧使用，但无法拒绝。

· AWS 的范围：
- 轻度：渴望和躁动。
- 重度：幻觉、自主神经系统不稳定性（出汗、心动过速、高血压）、发热和迷失，这组症状又称为震颤性谵妄（DT）。

· 如果戒断反应在酒精停止使用后 1 周之内没有出现，后续也将不可能存在。

流行病学

发病率

在一般情况下，门诊患者（4%～15%）、住院患者（15%～40%）有滥用或者戒断反应。那些有戒断综合征病史的患者中 5% 有DT。

患病率

· AWS：心律失常、心肌缺血、震颤和癫痫。
· 慢性酒精滥用：免疫抑制、伤口感染、营养不良、肝硬化及肝衰竭的并发症。

死亡率

· 随着时间的推移有所下降。历史上严重的 AWS 或者 DT 高达 40%，但是最近的概率为 5% 以下。
· 酒精停用的初级阶段可能造成心律失常、吸入性肺炎或者潜在的疾病（如感染、胰腺炎等）。

病因/危险因素

· 酒精使用和滥用是 AWS 发展的明显高危因素。酒精滥用有人口统计学特征，包括：
- 男性。
- 社会经济地位低。
- 白种人或者美洲原住民。
- 精神因素（如抑郁、焦虑症）。
· DT 发展的风险包括：
- 原来发生 DT 的病史。
- 存在 AWS，血中酒精水平增高。
- 持续饮酒史。

生理/病理生理

· AWS 的病理生理机制大概与慢性饮酒引起的神经电生理变化有关。但是酒精受体介导的功能性结果有待解释，摄入的酒精是一些受体的靶目标：
- NMDA 相关的传输降低。
- GABA 的功能增强。
- 甘氨酸传输（特殊复合体和位置）增强。
- 胆碱能和 5-羟色胺能活性增强。
· 为了维持正常的觉醒状态，对于慢性酒精暴露的适应性表现是 GABA$_A$ 的敏感性降低和 NMDA 的敏感性增加。当酒精急性撤除，降低的中枢抑制（通过 GABA$_A$）和异常的 NMDA 活化对急性戒断综合征做出反应，包括精神状态改变和去甲肾上腺素超载。

预防措施

· 防止 AWS 是临床领域中重要的治疗部分，而公共健康措施遏制酒精滥用对于防止社会上 AWS 很有必要。
· 围手术期，早期识别和防止 AWS 的高危患者应注意：
- 潜在酒精戒断的持续时间应该和初级保健师与患者沟通，和患者协商可能的解决方案。
- 营养（包括复合维生素注射）应当在术前优化。
- 优化的医学管理应该根据戒断的风险程度制订，包括术中有创的监测和术后可能的设计（ICU、TCU）。
- 术前使用长效的巴比妥类（如氯氮䓬），用于降低 AWS 的严重程度。

诊断

· AWS 的临床诊断需要详细的病史和体格检查。
- 病史的关键因素包括慢性酒精使用、最近戒除和判断戒除是由某些疾病引起的。
- 筛选方法像 PAT（Paddinton 酒精测试）和 AUDIT（酒精使用障碍测试）问卷调查可以识别 AWS 的高危人群。
· 临床上酒精戒断反应往往遵循最后饮酒后的时间表：
- 早期症状，包括焦虑、颤抖、心悸、恶心、厌

食，特别是在开始后 6～8 h。
- 癫痫样发作在 6～48 h 后。
- 酒精性幻觉在 12～48 h 后。
- 震颤性谵妄在 48～96 h 后。
· 最新的《诊断和精神障碍统计学手册》（DSM-Ⅳ-TR）提供了更精确的诊断标准，可以总结为戒除或者减少健康的酒精使用后发生 2 个或者以上的下述体征和症状，以及不是其他医学或者精神障碍：
- 出汗或者心动过速。
- 手震颤。
- 失眠。
- 恶心或者呕吐。
- 幻觉。
- 躁动。
- 焦虑。
- 全身性强直性癫痫发作。
· 对于麻醉的患者这些重要的信号，症状会因为交感受限抑制而掩盖（如心动过速、高血压）。

鉴别诊断

· 其他造成躁动和震颤的原因，包括咖啡因过量、可卡因和其他兴奋剂使用，以及尼古丁、毒品及药物（可乐定）戒断。
· 其他因素引起的幻觉，如精神障碍、急性中毒、睡眠戒断和药物副反应。
· 其他因素引起的癫痫，如代谢或电解质紊乱、颅内病理变化、脑膜炎或者潜在的癫痫病灶。
· 其他因素引起的高代谢综合征，如恶性高热、甲状腺危象、恶性综合征和 5-羟色胺综合征。

治疗

· 治疗的关键问题包括：
- 排除替代诊断。
- 预防癫痫。
- 矫正代谢和血流动力学紊乱。
- 治疗焦虑和幻觉等症状。
- 管理并发症（如吸入性肺炎和营养不良）。
- 合适的监测。
· 苯二氮䓬类结合 GABA 受体，和酒精交叉耐受，依然是 AWS 的治疗基石。它们可以有效地降低焦虑、躁动和癫痫的发作，也可以缓解心动过速和高血压。苯二氮䓬类

可以用来有计划地预防或者处理严重的症状。通过小剂量的给药来降低并发症。

• 丙泊酚对于诱导的机械通气患者的作用与苯二氮䓬类相似(如抗焦虑、预防癫痫等)。患者接受丙泊酚治疗时无须使用苯二氮䓬类来治疗 AWS 的躁动和癫痫。

• 其他药物也可以使用,但是不可以代替苯二氮䓬类:

－抗精神药物,如氟哌啶醇或喹硫平,可以降低躁动和幻觉,但是也降低了癫痫的阈值。

－抗癫痫药物,如卡马西平,可以减少癫痫的发作,但是对 AWS 的其他表现作用不大。

－静脉注射酒精,纠正代谢性酸中毒。

－镇静替代治疗,如可乐定和右美托咪定,可以降低苯二氮䓬类的需求,但是不能预防癫痫发作。右美托咪定降低 ICU 谵妄,可能与降低 AWS 相关的谵妄有关。

• 临床戒断管理组织(CIWA)提供了症状-驱动的给药方案,计算根据戒断体征和症状的分数(如震颤、出汗、谵妄)。高分意味着严重的戒断反应和需要苯二氮䓬类治疗。

• 床边护理:适宜的 AWS 患者的监测水平至今没有定义。频繁的评估表明一般的床边护理是不够的。另外,管理血流动力学异常需要灵活的血流动力学监测,如遥控监测、同步降压或者 ICU。出现以下情况需要 ICU 护理:

－同时存在心、肺或者肾脏疾病。

－有病史或者 DT 高危因素。

－后期需要丙泊酚或者持续输注镇静药来控制症状。

• 硫氨酸不足:常见于酒精滥用患者。硫氨酸是避免 Wernicke 脑病的重要物质,必须在葡萄糖或者营养治疗前使用。根据血清学特点,深入治疗特殊的营养不良。

 疾病编码

ICD9

• 303.90　其他和非特异性酒精依赖,非特异性。

• 305.00　酒精滥用,非特异性。

• 305.01　酒精滥用,持续性。

ICD10

• F10.10　酒精滥用,单纯性。

• F10.1029　酒精中毒,非特异性。

• F10.20　酒精依赖,单纯性。

 临床要点

• 受体介导的活性阻断是酒精戒断的根本。长期暴露于酒精,GABA 受体的敏感性降低,GABA 的输出减少,导致中枢神经系统兴奋。

• 癫痫是 AWS 的早期症状("rum-fit"),最早在末次饮酒 2 h 后发生。

• 酒精依赖的门诊患者可能在住院期间不会表现出 AWS 综合征。

• 怀疑 AWS 时,应当静脉注射硫氨酸。对于硫氨酸缺乏的患者注射葡萄糖会引起 Wernicke 脑病。

酒精滥用　Alcohol Abuse

Zhuang-Ting Fang, MD, MSPH　王苑 译／王祥瑞 校

基础知识

■ 概述

• 酒精滥用是慢性疾病,具有深远的社会影响。超过 19% 的死亡病例与年轻司机酒驾有关。另外,每年酒精相关问题的经济代价总值超过 1 800 亿美元。

• 酒精中毒和慢性酒精滥用都会增加麻醉并发症。

■ 流行病学

发病率

在美国,酒精障碍,包括滥用和依赖者占约 8.26%,相关人数约为 1 500 万。

患病率

• 在围手术期,酒精滥用的患者被证实有感染、出血性疾病、呼吸机依赖和认知障碍的风险。

• 妊娠期间母亲的饮酒量导致胎儿酒精性疾病,发病率为 1%。

死亡率

• 手术中酒精戒断的死亡率高达 50%。

• 酒精滥用是美国第三大致死病因,每年有 85 000 人死亡。

■ 病因/危险因素

• 性别:男性发生酒精滥用的概率是女性的 5 倍。

• 家族史:双亲中有一个酒精滥用患者,则后代男性发生酒精滥用的概率为 30%。

• 遗传因素:影响人体酒精的过程和反应。

• 文化因素:美国和欧洲的酒精滥用和社会公众使用度、对酒精的接受度有关。

• 精神疾病:抑郁症、焦虑症、反社会行为、创伤后应激障碍、自我期望值过高或者低挫折容忍度的患者高危。

■ 病理生理

• 酒精影响下述人体大脑的受体:

－ GABA:酒精和 GABA 受体结合增加氯离子移动到细胞内,细胞膜超极化(降低神经元兴奋性,使细胞膜持续负电位)。结果为镇静和抗焦虑(类似于催眠药物和苯二氮䓬类药物)。

－ 甘氨酸:酒精结合甘氨酸受体,主要抑制脊髓和脑干神经递质的传递。

－ 5-羟色胺:酒精增加 5-羟色胺的水平,通过增加释放和降低降解起作用,另外酒精还影响受体的功能。5-羟色胺增加其他神经递质的释放,对于提高耐受性和治疗酒精阶段综合征(AWS)起关键作用。

－ 谷氨酸:酒精降低谷氨酸对 NMDA 受体的作用。长期服用酒精,使 NMDA 对谷氨酸高敏和 GABA 受体脱敏,对 AWS 发挥作用。

－ 阿片类:酒精激活内源性阿片肽的释放(造成兴奋和疼痛钝觉)。自身内源性阿片系统(脑啡肽、内啡肽)和大脑回馈通路相关,对成瘾性起作用。

－ 多巴胺:酒精增加多巴胺水平和药效的机制未知。它被假设为使多巴胺神经元脱抑制,降低降解和增加释放。多巴胺通路对于回馈和加强感觉发挥作用,可能也与成瘾性有关。

• 酒精由胃壁(~20%)和小肠(~80%)直接吸收。肝脏降解酒精。

• 对于其他器官的作用可能是直接引起炎症或者形成"淤血"。淤血造成红细胞成块，阻塞小血管，缺血和细胞、组织死亡。增加的压力造成毛细血管破裂（红眼、皮肤斑点、"酒糟鼻"）。

■ 麻醉目标/指导原则

• 术前评估是否合并伴随器官功能障碍。高度怀疑可能存在酒精性心肌病，这种病变经常会被漏诊。

• 防止肝硬化和腹水的患者发生反流误吸。

• 预防和治疗酒精戒断反应和震颤性谵妄。

🅡 诊断

■ 症状

• 高度怀疑者诊断为酒精滥用。

• 非特异性，但是推荐的症状包括：胃炎、震颤和摔倒史。

■ 病史

• 尽管围手术期时间短暂，但是社会饮酒史应当警惕。如果怀疑，考虑更进一步集中调查。

• 酒精使用障碍鉴定测试（AUDIT）检测有害的饮酒的有效率为 92%。总分 ≥8 分提示有害的饮酒行为。这对术后并发症的鉴别有帮助。

• 滥用其他物质的查询。

■ 体格检查

• 通常为非特异性。异常结果通常和长期使用引起的系统性疾病有关。

• "酒糟鼻"：由于毛细血管破裂形成紫色的鼻。

■ 用药史

没有特殊药物，除了治疗滥用。

■ 诊断检查与说明

• 血糖：可能会低，特别是糖尿病患者。

• CBC 和血小板：贫血。

• 肝功能检查，PT 和 APTT：可能异常，由于酒精性肝炎或者肝硬化。

• 心电图：显示左心室肥厚和心律不齐。

• 胸部 X 线片：可能有误吸、胸腔积液和心影增大。

■ 伴随的器官功能障碍

• 神经系统：小脑退化、震颤、谵妄、痴呆、抑

郁、失忆、Wernicke-Korsakoff 综合征、外周神经病变（灼烧感，麻木，感觉减弱）。

• 心血管：酒精性心肌病、高血压。

• 肺：误吸、胸腔积液和肺动脉高压（可能发生于肝脏疾病的终末期）。

• 肝脏：酒精性肝炎、肝硬化。

• 胃肠道：吸收 B 族维生素和其他营养物质受到影响。胃炎、溃疡和胃癌的发病率增加。急性和慢性胰腺炎最终导致糖尿病。

• 代谢：损害脂肪和葡萄糖在肝脏和胰腺的代谢。急性酒精摄入能造成血糖急剧地升高，引起胰岛素释放增多，结果导致低血糖。

• 血液系统：营养不良导致贫血、抑制骨髓。

• 营养不良很常见，导致贫血（叶酸、维生素 B_{12} 缺乏）或者低蛋白血症（低蛋白质摄入）和 Wernicke-Korsakoff 综合征（维生素 B_1 缺乏）。

• 其他：性功能障碍（睾酮降低）、出生缺陷、骨质疏松。

■ 延迟手术情况

• 当患者有急性的酒精中毒、酒精性肝炎或者失代偿性全身疾病时，应推迟择期手术。

• 择期手术前应考虑进行酒精滥用或者依赖的治疗，降低围手术期发病率和死亡率。

• 严重的脱水和电解质紊乱应当于术前纠正。

■ 分级

• 酒精滥用的定义有以下几点特点：即使是在危险的情况下，仍饮酒；过量饮酒；饮酒引起的法律问题；饮酒导致与家人、朋友、同事的人际关系出现问题。

• 酒精依赖（酒精中毒）的特点：频繁过量饮酒；尽管有社会、精神上或者医疗问题，依旧无法停止饮酒；酒精耐受增加；如果停止饮酒会发生酒精戒断反应。

🖉 治疗

■ 术前准备

术前用药

苯二氮䓬类用于降低焦虑和防止戒断反应。

■ 术中监护

麻醉选择

区域麻醉（蛛网膜下、硬膜外或者外周神

经阻滞）可以降低全身反应和全麻引起的 CNS 效应。它也易于监测清醒患者的精神状态的改变，特别是对有酒精戒断反应高危因素的患者。但肝脏疾病患者有凝血功能障碍的禁忌使用椎管内技术。

监测

• 标准 ASA 监测。

• 怀疑有或者已经有酒精性心肌病的患者考虑使用有创的监测，主要取决于手术操作过程。

麻醉诱导/气道管理

• 急性酒精中毒减少麻醉药的使用。

• 慢性酒精滥用的患者由于交叉耐受需要较高的麻醉剂量（如增加丙泊酚诱导剂量）。对于肝硬化的患者，增加分布容积，增加剂量（可能增加药物的敏感性和降低清除率）。对于酒精性心肌病的患者，静脉诱导药必须仔细滴定以避免导致低血压。

• 快速顺序诱导和环状软骨加压适用于胃排空延迟的患者，可能由腹水、醉酒后的创伤患者误吸的风险增加。

维持

• 在肝硬化的患者，维持要剂量应当减少由于肝脏代谢功能受损。

• 非去极化肌松药必须仔细滴定，因为肝脏功能受损。

• 可以考虑使用"香蕉带"输液。

拔管/苏醒

正常拔管指标适用，但是酗酒影响肌松药的清除和胃动力。确保 NMBDs 和保护性咽反射恢复。

⏱ 术后监护

■ 床旁护理

• 如果怀疑酒精戒断反应或者震颤性谵妄需要 ICU 床位。

• 需要补充氧气，特别是患者接受毒品。

■ 并发症

• AWS 常见于酒精滥用或者依赖的患者由于外伤、手术或者急性疾病突然中止饮酒的情况。通常是在他们最后一次饮酒后 6～24 h 发展为 AWS。症状为自主性过度兴奋，包括出汗、恶心、呕吐、焦虑、亢奋、心动过速和手震颤。神经元兴奋，包括大发作，通常发生于禁欲后 24～48 h。震颤谵妄是 AWS 最激烈和最严重的形式。它表现为视觉或者听觉的幻觉、混乱、意识模糊、注意力

不集中和明显的自主性兴奋。其常常在患者最后一次饮酒后 2~4 天发生。如果不治疗,可能会发生心血管和呼吸系统衰竭,最终死亡。预防性给予苯二氮䓬类药物。根据 CIWA-Ar 评分诊断和严重程度,转移到 ICU。药物治疗合用苯二氮䓬类药物、氟哌啶醇、可乐定和 β 受体阻滞剂;在一些情况,制订饮品和食物。支持性治疗包括治疗营养不良、低血糖、心律不齐、充血性心力衰竭、酒精性肝炎、酒精性胰腺炎、胃肠道出血和神经系统损伤。

• 患者年龄大于 55 岁行全身麻醉时,非心脏手术的术后认知障碍增加。

• 感染的风险增加是因为改变 T 细胞介导的免疫反应以及对外科应激的免疫反应。

 疾病编码

ICD9

• 253.0 肢端肥大症和巨人症。

ICD10

• 195.2 肢端肥大症和垂体性巨人症。

 临床要点

酒精使用障碍鉴定测试(AUDIT)利用 10 个问题,每个问题计分为 0~4 分。总分≥8 分提示酒精滥用或者依赖(注:一个单位等于一小杯酒、一杯雪碧或者半品脱啤酒)。问卷包括:

• 你多久喝一次含酒精的饮料?

• 在特殊的日子里你喝酒喝多少单位?

• 你多久在一个场合喝酒 6 个单位或者以上?

• 在过去的 1 年里,你多久发现你不能停止饮酒?

• 在过去的 1 年里,你有多少次戒酒失败?

• 你因为饮酒而期望什么?

• 在过去的 1 年里你有多少次会需要在酗酒的清晨要先喝一杯酒?

• 过去的 1 年里你有多少次因为喝酒而内疚和悔恨?

• 过去的 1 年里你有多少次因为喝酒而不能回忆起那天晚上发生的事情?

• 你或者其他人因为你喝酒而受伤吗?

• 你有亲戚、朋友、医师或者其他健康工作者关心过你,建议你戒酒吗?

酒精性心肌病 Alcoholic Cardiomyopathy

Christopher Wray, MD 王苑 译 / 王祥瑞 校

 基础知识

■ 概述

• 酒精性心肌病(ACM)是非缺血性的,扩张型心肌病是心肌暴露于毒素造成的。

• ACM 和扩张型心肌病的特征相同(包括疾病的临床分期和进展)。

- 心脏腔室扩张。

- 舒张功能障碍(无症状期)。

- 左心室功能障碍(无症状期)。

- 左心室肥厚(无症状期,随后在症状期室壁变薄)。

- 诊断要根据长期的酒精接触史并排除其他原因引起的扩张型心肌病。

■ 生理

• ACM 的流行病学:

- 扩张型心肌病的第二大致病因素(占所有心肌病的 4%)。

- 在西方国家患病率是变化的,但是在所有非缺血性扩张型心肌病中发病率占 20%~40%。

- 男性高发(女性发病率大约为 15%)。

- 慢性酒精使用引起的扩张型心肌病的发病率比总人口高很多。

- 慢性酒精使用引起的 5 年发病率是 20%~26%。

• 酒精暴露的量和时间:

- 研究表明酒精暴露的量和时间与无症状期和症状期 ACM 的发展无特殊的线性关系,具有变异性。

- 研究表明患者有>90 g/d 的酒精使用史或者饮酒(每次约 12 g)>5 年,其 ACM 的心脏结构和功能发生变化。有症状的 ACM 患者其饮酒史很长(>10 年)。

- 尽管严重酗酒和 ACM 的发展有关,但不是所有的严重酗酒的人都会发展为 ACM。

- 尽管酗酒引起的心力衰竭由其他变异性因素引起,但是每日严重酗酒是预测 ACM 发展的可靠依据。

■ 解剖

• 心脏室壁张力与心肌氧耗紧密相关。

- 左心室张力(T)与压力变化(ΔP)、左心室半径(R)和左心室壁厚度(h)有关,即 Laplace 法则:$T = (\Delta P \times R)/2h$。

- ΔP 反映了左心室必须对抗的后负荷(直接相关)。

- 半径反映了前负荷(左心室收缩末容积)(直接相关)。

- 室壁的厚度由心肌数目决定(成反比)。

- 尽管没有包含在方程内,但心率也决定了心肌氧耗,它决定了张力消耗氧气所需要的时间。

- 左心室为椭圆形,有利于降低室壁张力。

■ 病因/病理生理

• 尽管有大量实验,但是病理生理学原理研究不完全。动物实验证明慢性酒精暴露造成组织学和细胞学特征性的改变,包括:

- 心肌死亡。

- 细胞内细胞器功能不全。

- 收缩蛋白功能障碍。

- 钙稳态异常。

- 活性氧(ROS)的产生。

- 神经激素系统的改变(交感,肾素-血管紧张素,脑啡肽)。

• 临床表现:ASM 表现为阶段性,从无症状期发展为症状期。

- 无症状期:研究表明在 ACM 的早期阶段,左心室以心肌扩张的形式重塑(舒张末期和收缩期的半径),增加左心室的量和左心室肥厚(室间隔肥厚增加)。超声心动图证明舒张功能障碍(左心室早期舒张功能受损)是 ACM 无症状期的早期表现,而非左心室体积或者高血压。早期 ACM 通常左心室射血分数(EF)正常。

- 症状期:左心室扩张和左心室体积进行性增大,收缩功能障碍和 EF 降低。研究表明和 ACM 无症状期相比,症状期患者左心室舒张末期和收缩期的内径更大。

• 张力:扩张型心肌病随着室壁压的增加最后左心室变成近球形(半径增加)。在无症

状期,心室壁肥厚会降低室壁张力。但是,症状期心室壁厚度减小会增加室壁张力(增加心肌氧需求量)。

• 临床诊断根据明显的饮酒史并且排除其他原因的心肌病。

– 病史:排除其他原因引起的扩张型心肌病,最重要的诊断因素是长期的重度酒精使用史。

– 症状/体格检查:有症状的患者可能有心力衰竭的体征和症状。

– 常见的心电图异常包括非特异性的 ST 段和 T 波改变,QT 间期延长和房性心律失常(如房颤)。

– 超声心动图无创的划分左心室大小、舒张功能及收缩功能。

– 没有特异性的病理学或者免疫学指标诊断 ACM。

• 自然史和治疗:

– 尽管酒精的需求量对无症状性 ACM 转变为显性心力衰竭的变数很大,有研究表明收缩功能下降与酒精的使用量以及持续时间显著相关。

– 部分 ACM 患者病理性心脏改变回归至

以前状态与禁酒节制有关。

– 尽管没有治疗 ACM 特异性的方法,ACM 患者左心室功能可以根据治疗扩张型心肌病的标准药物治疗方法改善(利尿剂、强心苷类、ACEI 和 β 受体阻滞剂)。虽然左心室功能提高了,但是依旧饮酒的患者生存率得不到改善。影响接受药物治疗的有症状患者生存率最重要的因素是戒酒。

▪ 围手术期相关

• 慢性酒精中毒术后心脏并发症、低氧血症和感染高发。

• 麻醉实施者应当根据患者既往长期饮酒史高度怀疑 ACM 的可能性。ACM 可能会在围手术期恶化甚至产生不良影响。当无症状患者遇到围手术期由手术、外伤或者休克引起的严重应激时,其心脏储备能力差。术前心脏评估,包括超声心动图,可以评估风险分级和决定这些有长期饮酒史的患者是否术前接受药物治疗。

• 急诊手术中酗酒者会表现为极度兴奋或者有戒断综合征的风险,这两者对 ACM 患

者造成负影响。

临床要点

• 临床上诊断 ACM 是扩张型心肌病的一种,给予明显的长期酒精暴露史并排除引起扩张型心肌病的其他原因可得出诊断。

• 每日严重酗酒是预测 ACM 发展的可靠依据。

• 影响 ACM 患者生存的最重要的因素为戒酒,对于持续饮酒的患者药物治疗不能提高其生存率。

• 外科患者存在 ACM 将会有不良的转归,对既往慢性饮酒的患者,麻醉实施者应当高度怀疑 ACM 的存在。

局麻药的全身性毒性 Local Anesthetic Systemic Toxicity

Angela T. Hsu, MD 彭成为 译 / 张晓庆 校

 基础知识

▪ 概述

• 局麻药的全身性毒性从轻微症状到严重的能导致死亡的神经系统和心血管系统毒性,范围广泛。

• 导致严重局麻药全身中毒的因素很多:

– 实施局麻的技巧。

– 局麻的部位。

– 使用的局麻药类型。

– 使用总量。

– 及时发现以及恰当的处理。

– 患者个体差异的风险因素。

• 除了局麻药全身性毒性,局麻药还有其他副作用:

– 过敏反应。

– 高铁血红蛋白血症。

– 神经毒性(马尾综合征、短暂性神经综合征)。

▪ 流行病学

发病率

• 硬膜外注射:(1.2~11)/万阻滞。

• 骶管注射:(1.3~69)/万阻滞。

• 外周神经阻滞:(7.5~20)/万阻滞。

发病情况

严重的心血管和神经系统损害。

死亡率

根据美国麻醉医师协会(ASA)1988 年至 2000 年的回顾分析,19 例报道中有 7 例局麻药中毒导致了死亡或脑损伤。

▪ 病因/危险因素

• 局麻药全身性毒性的风险因素:

– 局麻的部位:血管丰富区增加了局麻药的摄取率,导致血药浓度升高。肋间＞骶管＞硬膜外＞臂丛＞坐骨神经＞脊神经。

– 局麻的类型:

○ 药效更强、作用时间更长的局麻药毒性也更大。

○ 左旋体(左旋布比卡因和罗哌卡因)似乎比右旋体或消旋体毒性要小。

– 技巧和剂量:

○ 剂量＝容量×浓度。

○ 如果发生了血管吸收,没必要的高剂量会

增加严重毒性的风险。

○ 超声引导下区域阻滞的研究表明,准确给药,较小剂量的局麻药也能达到完善的阻滞效果。

• 患者个体差异的风险因素:

– 极端年龄(<4 个月或>70 岁)。

– 心脏传导障碍或缺血性心脏病。

– 在应用一定剂量的局麻药后,心功能、肝功能、肾功能障碍是比体重和体质指数(BMI)更重要的预测因素。

▪ 生理/病理生理

• 局麻药全身性毒性的机制存在巨大争议。由于伦理学的原因,目前还没有随机对照试验。这一主题的数据来源于动物实验和病例报告。

• 总体来讲,中枢神经系统比心血管系统更敏感。大部分局麻药在癫痫发作剂量的 3 倍才引起心血管毒性。布比卡因的"心血管系统/中枢神经系统"比值似乎较低。

• 缺氧和高碳酸血症可降低抽搐阈值并容易发生心脏毒性。

- 中枢神经系统毒性:病理生理过程分为2个阶段:
- 首先,抑制性神经通路被阻滞,导致兴奋性神经通路占优势。表现为发抖或肌肉震颤,最后进展为强直-阵挛癫痫发作。
- 随着血药浓度增加,抑制性和兴奋性通路均被阻滞。全身性中枢神经系统被抑制,随之而来的就是呼吸停止。
- 心血管系统毒性:普遍认为,最基本的机制是局麻药和Na^+通道结合并阻滞Na^+通道。更高的血药浓度被认为会阻滞心脏Ca^{2+}和K^+通道。局麻药也被认为是β受体阻滞剂。病理生理过程分为2个阶段:
- 在中枢神经系统兴奋阶段,交感神经系统激活,导致心动过速和高血压。
- 随着血药浓度升高,心动过缓、低血压和室性心律失常就会发生。

■ 预防措施

根据2010美国局部麻醉学会实践指南:
- 使用最低有效剂量的麻醉药。
- 增加剂量:每3～5 ml剂量暂停15～30 ml。
- 每次注射之前回抽。
- 考虑使用药理学标志物或实验剂量鉴别血管内误注射。
- 15 μg肾上腺素可增加心率10次/分或升高收缩压15 mmHg。
- 注意β受体阻滞剂、高龄、分娩、全麻复合神经阻滞麻醉可能会抑制这些反应。
- 分娩患者使用芬太尼100 μg可产生镇静作用。
- 超声引导:据报道能降低血管内注射的发生。是否能降低局麻药中毒发生率还有待证实。

 诊断

- 典型的局麻药中毒表现为心血管系统症状紧随中枢神经系统症状,但回顾相关报道,临床表现极其不同。
- 尤其是在使用强效局麻药时,心脏毒性可与癫痫发作同时发生或先于癫痫发作发生。有时,心血管毒性是唯一的表现。
- 中枢神经系统毒性:
- 典型早期表现:口周麻木,金属异味,头晕,幻听或幻视,躁动或震颤。
- 后期症状:癫痫发作,昏迷,呼吸停止。
- 心血管毒性:
- 早期,心脏兴奋:心动过速,高血压,室性

心律失常。
- 之后,心血管抑制:心动过缓,低血压,心肌收缩力减弱,心脏停搏。

■ 鉴别诊断

子宫收缩痛也可引起心率增加。

 治疗

- 气道管理是最重要的。防止低氧血症和高碳酸血症或酸中毒可终止局麻药中毒进展为癫痫发作和(或)心血管系统衰竭,同时还能增加复苏的成功率。
- 对癫痫发作,一线药物是苯二氮䓬类。小剂量的硫喷妥钠或丙泊酚也可以应用,但要意识到这些药物可能会加重低血压或心血管抑制。有心血管抑制征象时应避免应用丙泊酚。未来的研究可能会支持输注脂类作为初始治疗。
- 如果癫痫持续,考虑使用小剂量的神经肌肉阻滞剂以终止肌肉收缩,从而防止氧耗增多和二氧化碳产生增多。癫痫可能会继续存在,即使没有肌肉的强直-阵挛活动。
- 对心搏骤停患者,需要完成标准的"高级心脏生命支持"程序,但要做如下调整:
- 如果需要,给予小剂量的肾上腺素(<1 μg/kg)。
- 避免使用垂体后叶素。
- 避免使用钙通道阻滞剂和β受体阻滞剂。
- 室性心律失常,可应用胺碘酮。避免使用局麻药(即利多卡因、普鲁卡因)。
- 20%脂肪乳剂治疗。
- 在气道控制之后立即开始输注。脂肪乳剂扮演一个"脂肪洗涤槽"的角色,将亲脂性的局麻药从心肌阻滞抽吸出来,从而显著增加复苏成功率。
- 剂量:
○ 单次注射1.5 ml/kg,1 min以上。
○ 循环稳定后,持续输注0.25 ml/(kg·min),至少10 min。
○ 如果患者循环不稳定,重复单次注射量并增加持续输注量至0.5 ml/(kg·min)。
○ 推荐上限用量:10 ml/kg超过30 min。
- 注意:丙泊酚不是脂肪乳剂的替代品。
- 如果对脂肪乳剂和血管加压治疗反应差,可考虑心肺转流术。

 随访

- 延迟性局麻药中毒复发已有报道。

- 严重局麻药中毒患者持续密切监护12 h。
- 维持氧供和通气。
- 一旦局麻药中毒患者病情稳定,立即考虑咨询心脏病专家或危重病专家。
- 推荐患者在监护环境或ICU环境,以观察心脏或中枢神经系统中毒症状复发。
- 脂肪乳剂治疗可能涉及的副作用:
- 全胃肠外营养(TPN)患者应用脂肪乳剂治疗可并发胰腺炎,但是用于局麻药中毒尚未见报道。
- 脂肪乳剂用于局麻药中毒治疗的副作用需要进一步的观察和研究来阐明。

■ 非公开索赔数据

与局麻相关的死亡或脑损伤索赔案例中,局麻药中毒占1/3。

■ 疾病编码

ICD9
- 968.9　其他的和表面麻醉剂引起的中毒。

ICD10
- T41.3X1A　局麻药引起的偶然的、初发的中毒。

② 临床要点

- 准备一个局麻药中毒抢救箱,箱子里备有脂肪乳剂和用法说明书,以随时能处理局麻药中毒。
- 在做局部或神经阻滞麻醉时,使用所需要的最小剂量。
- 使用药理学标志物或实验剂量来鉴别是否误注入血管。
- 每注射3～5 ml药物,回抽注射器,防止误注入血管。并暂停15～30 s,询问患者是否有局麻药中毒的症状并观察患者的体征,然后再继续注射。
- 提高警惕。注药时和注药后均要密切监护患者,需要注意,毒性反应可发生在注药30 min以后。
- 在局麻后出现精神状态异常、神经症状、心血管不稳定性改变,均应考虑局麻药中毒。
- 需注意,>40%的患者不会出现典型的局麻药中毒表现。在严重的病例中,患者可能只有心血管系统的表现。

开颅实施大脑动脉瘤切除 Craniotomy for Cerebral Aneurysm Clipping

R. Alexander Schlichter, MD　崔瓘 译／杨瑜汀 杨立群 校

基础知识

▪ 概述

一般情况

• 通过开放的开颅手术来夹闭一个完整的或破裂出血的未经血管内栓塞治疗的脑动脉瘤。第一次夹闭手术在 1937 年被阐述，血管夹形状和大小一直在不断改进。

• 通过额颞或翼点入路行开颅手术并将额叶和颞叶小心取下。随后暴露 Willis 环，动脉瘤随之定位。在大部分情况下，术前行脑血管造影术以确定大脑动脉瘤的位置、形状和大小。

• 动脉瘤的血液供应是在显微镜下确认的，也可通过超声检测动脉瘤周围的血流。

• 在显微镜直视下可将永久性血管夹放置于动脉瘤颈部周围以阻止血液进入顶部。一般具有磁共振成像和生物相容性。但当夹闭仍然不能解决问题时，通过在脑血管上放置临时血管夹实现止血。临时血管夹大而易于放置和移除，靠近动脉瘤放置使其丧失血流量并提供无血的手术视野。延长的临时性夹闭增加缺血的风险，因此夹闭时应该密切监测脑血管的状态。

• 确认无夹闭后渗漏，可采用以下技术：

– 血管造影。术前或术中放置血管鞘。

– 静脉注射四吲哚花青绿（ICG）。可以在 X 线透视下观察，同时避免静脉注射造影剂和放置血管鞘。然而，这种方法不能完全替代血管造影。

• 开颅动脉瘤夹闭术与血管内栓塞治疗相比的优点包括明确的动脉瘤切除、再出血发生率低、降低成本和动脉瘤不能在血管内进行栓塞治疗时的技术可操作性优势。

• 缺点包括增加出血、卒中、癫痫、心肌梗死、动脉瘤破裂、血管痉挛、可能复发的风险。

体位

• 仰卧位（俯卧位用于罕见的枕动脉瘤）。

• 头部固定在 Sugita（或 Mayfield）框架中。

• 肩部向前微屈，同侧手臂如果会引起压迫或神经损伤时可以叠放在身体上。或者，手臂可以折叠。

• 如果可能的话，左臂左拐＜90°为了方便使用静脉输液，动脉置管和脉搏血氧饱和度监测。

• 手术床旋转 90°～180°。

切口

额颞部或翼点入路切口（枕部罕见）。显露颞肌瓣，钻孔后将骨瓣掀开显露硬脑膜。

手术时间

随动脉瘤大小、位置、形状改变。难点在于动脉瘤颈部形状和血供时程可因术中血管造影延长。

术中预计出血量

• 未破裂动脉瘤：～500～1 000 ml。

• 破裂的：超过 2 000 ml。需要进行交叉配型领血，术中在输血之前要再次核对血制品和患者信息。

住院时间

• 未破裂动脉瘤：8～10 天。

• 破裂动脉瘤：8～10 天及以上，治疗并发症。

特殊手术器械

• Sugita 或 Mayfield 手术架。

• 手术显微镜。

• 多种 MRI 与生物相容的临时或永久的动脉夹。

• 血管造影和相应的放射设备、ICG 荧光透视操作人员。

• 神经监测设备与人员。

▪ 流行病学

发病率

• 脑动脉瘤发生占总人口的 2%～5%。

• 动脉瘤破裂概率约为 1/10 000。

患病率

• 破裂风险每年上升 1%～2%，高峰在40～60 岁。

• 在女性、吸烟者、多囊肾和高血压患者中增加。

发病情况

• 破裂：一生中有 30%～35% 可能。

• 所有原因引起的修复后 1 年发病率：15.7%。

• 手术引起脑卒中：1%～10%。

死亡率

修复后 1 年死亡率：1.6%。

▪ 麻醉目标/指导原则

• 动脉瘤破裂并导致死亡的风险在整个过程中是非常重要的。

• 建立通畅的静脉通路并保证足够血制品供应。

• 麻醉管理主要围绕维持颅内压和足够镇静，最大限度地减少药物对神经监测和潜在的诱导的爆发性抑制的影响。

• 术中神经监测可以帮助监测广泛或局部缺血。

• 围手术期，严密的血流动力学管理对于避免破裂、减少破裂时出血或提高临时动脉夹时的侧支循环血流灌注都是最重要的。

• 术后血管痉挛需要用冲击性 3H 疗法（血容量过多、高血压、血容量稀释）和可能的血管介入。

℞ 术前评估

▪ 症状

• 头痛或神经性改变经常是指导诊断的偶然性症状。

• 癫痫、脑卒中和蛛网膜下腔出血（将引起严重的头痛症状）。

• 蛛网膜下腔出血导致系统性改变，包括心电图改变、心肌病、呼吸衰竭。

病史

• 通常在其他原因或肿瘤患者的脑成像中发现。

• 每 1 000 例中有 1 个动脉瘤患者表现为蛛网膜下腔出血。

• 标准病史问询，重点在于神经和心血管病史。

体格检查

全面神经系统检查。

▪ 用药史

• 尼莫地平用来防止 SAH 后的血管痉挛。

• 抗癫痫药物（苯妥英钠、左乙拉西坦）。

• 他汀类药物（与减少的血管痉挛有关）。

• 类固醇药物治疗脑水肿。

• H_2 受体阻滞剂、非甾体抗炎药物引起的溃疡。

• 大便软化剂（防止紧张）。

▪ 诊断检查与说明

• 全血细胞计数、血型和交叉配型、凝血功能相关检测。

- 头部 CT、MRI。
- 大脑血管造影。

■ 伴随的器官功能障碍

- 脑血管疾病。
- 在年龄较大患者中伴发的心血管疾病。
- 多囊肾(罕见)。

治疗

■ 术前准备

术前给药

应谨慎使用；小剂量咪达唑仑(短时间维持)或阿片类药物可用来麻醉诱导前置管。避免其他镇静剂如东莨菪碱、氟哌利多或地西泮，地西泮可能影响之后的神经检查。

知情同意的特殊情况

- 输血同意。
- 术后再插管可能。

抗生素

第三代头孢菌素治疗革兰阳性菌的皮肤感染。

■ 术中监护

麻醉选择

- 气管内插管的全身麻醉。
- 非常罕见的，"术中唤醒"(头皮切开时 MAC 值较小)用于大脑深处的动脉瘤。

监测

- 标准 ASA 监测。
- 导尿管与尿比重计。
- 动脉置管(诱导前置管以便即时监测，注意库欣反应，随之血流动力学调整)，密切关注实验室检查(血红蛋白、电解质、渗透压)。
- 在蛛网膜下腔出血患者建立中央静脉通路，或是对快速容量复苏或输血足够的大管径(14~18 G)外周通路。
- 术中神经监测：通常用脑电图和脊髓体感诱发电位。
- BIS 监测因为动脉夹的位置或切口不一定可以使用。

麻醉诱导/气道管理

- 安眠药、阿片类药物或镇静药物用来在深诱导中避免咳嗽、呛咳、血压急剧升高和喉镜与插管引起的供氧不足。
- 避免使用克他命和琥珀胆碱，因为它们可引起颅内压升高。如果需要快速诱导(比如 SAH、呼吸衰竭风险)，琥珀胆碱虽然易引起持续性小幅度的颅内压升高，但其代谢迅速可以有效保证气道安全。
- 起效快和维持时间的降压药和升压药需要保证供应，以提供严密的血流动力学控制(低血压可以引起缺血；高血压会导致破裂)。

维持

- 相对于丙泊酚，全静脉麻醉(对于颅内压、大脑松弛、术中神经监测可能有较好的效果)可以使用低剂量吸入性药物、阿片类药物(口服或输注)和肌肉松弛药，一般避免使用氧化亚氮。
- CO_2。呼气末 CO_2 一般保持在 25~30 mmHg。如果考虑到无效腔增加时(慢性阻塞性肺疾病、全肺切除术)，应遵循 CO_2 分压数值。高碳酸血症可导致脑血流(CBF)增加和颅内压增加。CO_2 快速下降增加动脉瘤壁压力造成破裂。严重的低碳酸血症(<25 mmHg)可引起缺血。
- 期间应使用抗惊厥药物。
- 皮质类固醇药物(地塞米松)可以用来治疗脑水肿，预防术后恶心、呕吐。
- 颅内压。甘露醇利尿以减少脑水肿和体积。通过改变尿量来维持正常血容量。
- 液体。选用正常盐水因为其渗透压高，但易造成代谢性酸中毒。
- 术中神经监测。及时交流麻醉状态和神经监测的改变以避免掩盖或误解手术野的变化。
- 严密的血流动力学控制。在临时夹闭或闭塞颈内静脉时准备好升血压(液体、升压药和正性肌力药物)以改善侧支循环。夹闭后准备好将血压回归到正常水平。避免低血压以降低缺血风险。
- 临时动脉瘤夹闭中可以用硫喷妥钠或丙泊酚引起爆发性抑制。
- 温度。适合的术中温度(到 33 ℃)是有争议的，数据显示在未破裂动脉瘤患者中没有益处。

拔管/苏醒

- 对于没有并发症的情况，拔管之前进行神经检查以确定可能的并发症是非常重要的。在要求术后拔管的患者中，再次麻醉和转送到 ICU 之前需要进行神经检查。如果不能行神经检查或神经检查有异常，在转送到 ICU 之前即时的脑成像是必要的。
- 避免弯曲、咳嗽或高血压。
- 如果放置血管造影鞘，患者需要保持平卧位或反特伦德伦伯卧位。

⟳ 术后监护

■ 床旁护理

直接转送到 ICU，首选可实现全部监测的神经外科 ICU。

■ 镇痛

- 镇痛的目标应定为在最小化镇静时治疗疼痛，使用小剂量静脉或口服药物。
- 直肠或静脉注射对乙酰氨基酚。
- 避免非甾体类药物(术后出血)。

■ 并发症

- 动脉瘤的再出血，严密血压控制可以帮助预防再出血。
- 脑卒中和癫痫。
- 应积极治疗血管痉挛，用 3H 疗法(高血压、血液稀释、高血容量)。

■ 预后

在未破裂的动脉瘤患者，预后很好。SAH 患者预后较差，尤其是在发生血管痉挛的时候。

疾病编码

ICD9

- 437.3 脑动脉瘤，未破裂。

ICD10

- I67.1 脑动脉瘤，未破裂。

❓ 临床要点

- 虽然开放动脉瘤夹闭比血管内方法有更高的复发率，血管内栓塞在技术上不太可能实现。
- 破裂的危险性是显著的，而颅内压和血压在夹闭前必须控制。
- 术中神经监测可以帮助监测亚临床的广泛和局部的缺血。

K

抗利尿激素 Antidiuretic Hormone

Daniel R.C. Nieva，MD　张晓 译／宣伟 校

基础知识

概述

抗利尿激素（ADH），又被称为加压素，通过抗利尿作用来调控尿量和渗透压，大剂量的抗利尿激素可以作为有效的血管收缩剂。

生理

- ADH 是一个九肽（由 9 个氨基酸组成），在第八位氨基酸上有个精氨酸后叶加压素基团，因此 ADH 又被称为精氨酸加压素（AVP）。
- AVP（V_1）在低血压或低血容量状态下，是调控血压和心血管交感调控的后备系统。
  - 低血压可被位于左心、主动脉弓和颈静脉窦处的压力感受器感受到，从而增加 AVP 的释放，其浓度可增加至 10～1 000 倍。
  - 在升高的浓度作用之下，AVP 作用于血管平滑肌的 V_1 受体，收缩肠系膜、皮肤及骨骼等组织的血管，从而升高血压。
- ADH（V_2）：当血浆容量降低（5%～10%）、血浆渗透压增加或者出现疼痛、应激或低氧时，ADH（V_2）通过增加肾远曲小管和集合管对水的重吸收和尿的浓缩，从而降低血浆渗透压。
  - 当细胞外液渗透压增加，刺激下丘脑渗透压感受器，使下丘脑的视上核和室旁核的神经细胞分泌的抗利尿激素，经下丘脑-垂体束到达神经垂体后叶释放出来。
  - 在髓襻升支粗段，ADH 可增加 NaCl 的再吸收；但水不能被吸收，因此降低肾小管内液体渗透压。
  - 在集合管，抗利尿激素作用于 V_2 受体，增加膜对水的通透性，因此水按渗透压梯度运动（增加水的重吸收，对电解质无作用）。
- V_3 受体激动剂刺激使促肾上腺皮质激素释放激素释放，从而增加 ACTH 和糖皮质激素的分泌。
- 信号级联放大：
  - V_1 和 V_3 受体与 ADH 结合后，激活磷脂酶 C，促使细胞内 Ca^{2+} 储存于内质网。
  - V_2 受体与 ADH 结合，激活 G 蛋白偶联腺苷酸环化酶。ATP 转化为 cAMP，从而激活蛋白激酶。蛋白激酶使水通道镶嵌于顶端细胞膜上，从而增加水的通透性。
- AVP 促进内皮释放内皮因子Ⅷ和血管

假性血友病因子（vWF）的释放，促进血小板聚集以及促凝血。

解剖

- 下丘脑的视上核和室旁核的神经细胞分泌的抗利尿激素，经下丘脑-垂体束到达神经垂体后叶，储存于垂体后叶颗粒中。
  - 当细胞外液渗透压升高，垂体后叶储存 ADH 的颗粒收缩，并释放 ADH。相反的，若细胞外液渗透压降低，则颗粒扩张，ADH 释放减少。
- ADH 由肝脏和肾脏代谢，半衰期为 5～20 min。

病因/病理生理

- 尿崩症（DI）是以肾浓缩功能障碍为特征的一组临床综合征，原因可以是 ADH 分泌减少（中枢性尿崩症），或者是肾小管对 ADH 敏感性下降（肾性尿崩症）。
  - 中枢性尿崩症病因：头颅损伤和垂体-下丘脑手术（神经外科）、组织结构变化（肿瘤和浸润性疾病等、组织细胞增多症 X）、感染性疾病（脑膜炎、脑炎）、遗传和血管性疾病（垂体卒中）。
  - 肾性尿崩症病因：慢性肾脏疾病、电解质紊乱（低钾血症和高钙血症）、镰状细胞疾病、高蛋白血症，以及药物影响（尤其是锂中毒）。肾性尿崩症的原因可能为肾脏对循环中 ADH 敏感性减低，或是干扰了肾脏重吸收功能。
  - 尿崩症典型症状为多尿和烦渴。
  - 实验室检查结果：血浆渗透压增加和尿液渗透压降低。
  - 在禁水试验中，被检者禁水以诱导脱水状态，验证泌尿系统的保水力。在尿崩症患者中，血浆渗透压增加，而泌尿系统并没有保水。在中枢性尿崩症（下丘脑性）患者中，用 ADH 替代治疗以浓缩尿液。在肾性尿崩症患者中，即使给予外源性的 ADH，肾脏也不能产生高渗尿液。
  - 中枢性尿崩症的治疗包括经鼻给药的 DDAVP（1-脱氨-8-右旋精氨酸加压素）。肾性尿崩症治疗则直接针对潜在的水电解质紊乱，保证足够液体摄入。噻嗪类利尿剂诱导的多尿，引起肾髓质渗透梯度的变化，从而降低尿量排出。

- 抗利尿激素分泌异常综合征（SIADH）的典型症状为过多 ADH 释放引起的液体潴留、低渗血症和低钠血症。
  - 病因：包括颅骨骨折引起的中枢神经系统紊乱、硬膜下或蛛网膜下腔出血、急性脑炎、结核性脑膜炎、吉兰-巴雷综合征（格林-巴利综合征）、恶性肿瘤；药物影响包括抗肿瘤药、催产素、麻醉剂、吩噻嗪类、三环类抗抑郁药、卡马西平；正压机械通气；术后疼痛。
  - 症状及体征：低钠血症引起细胞外液渗透压下降从而引起脑水肿，引起精神异常、癫痫发作和昏迷。
  - 实验室检查结果：血 Na^+ 降低（<130 mmol/L），血浆渗透压降低（<270 mOsm/kg）和高渗尿。
  - 治疗措施：纠正潜在病因，限制饮水量在 800～1 000 ml/d。地美环素可干扰肾脏对 ADH 的作用，服用地美环素几小时后给予 3% 盐水。若血清 Na^+ 补充过快，可引起脑桥中央髓鞘溶解症。

围手术期相关

- 进行所有处理之前，首先要纠正 SIADH 引起的低钠血症（血浆 Na^+ < 130 mmol/L），即使没有症状。低钠血症可能导致严重的脑水肿，可以表现为吸入麻醉药 MAC 降低，或者术后躁动、精神失常或嗜睡。
- 麻醉药物对 ADH 分泌的直接作用微乎其微。手术引起的应激反应间接增加 ADH 的分泌，并可能持续至术后 2～3 天。
- 血管升压素及其合成的激动剂常用来处理在手术中的低血压，以及血管舒张性休克，包括过敏性休克、败血症和心肺复苏（CPR）。
  - 感染性休克（脓毒败血症休克）：内源性血管加压素的损耗引起血管舒张。AVP 联合应用去甲肾上腺素会引起外周血管阻力增大，使动脉血压增加。一些反映肾功能的指标在 AVP 短暂注入后就会发生改善，AVP 联合糖皮质激素使用可减少 28 天内死亡率。在 AVP 相对缺乏的败血症患者中，AVP 可以代替传统缩血管药物单独使用。因此，AVP（0.01～0.04 U/min）常被用作败血症患者的治疗，被写入国际败血症治疗指南。
  - 对于服用 ACEI 或 ARB 药物而引起难治

性低血压的患者,用加压素 1～2 U 可以起到缓解的作用。

－ 心脏停搏:根据 2010 年美国心脏病协会发布的心肺复苏指南,对心搏骤停(无脉无电活动、心室颤动或心动过速)的患者,通过静脉或骨途径注射 40 U 的加压素,可代替第一次或第二次注射的 1 mg 剂量的肾上腺素。

• DDAVP:在患有轻度 A 型血友病和 1 型血管性血友病患者中,围手术期时去氨加压素的应用会增加血管内皮释放内皮释放因子Ⅷ和 vWF。

• 口服 ADH 是没有生物活性的,因为 ADH 会迅速被胰蛋白酶水解,因此 ADH 必须通过非胃肠道途径给药。DDAVP 是临床唯一有效的 ADH 激动剂,通常的有效给药途径是静脉注射、经鼻吸入和皮下注射。

■ 公式

钠缺乏或距达到期望血浆 Na⁺ 值所需摄入 NaCl 量,可通过以下公式计算:

$$[Na^+]所需 = TBW \times ([Na^+]期望值 - [Na^+]测量值),TBW 为身体总质量(kg)。$$

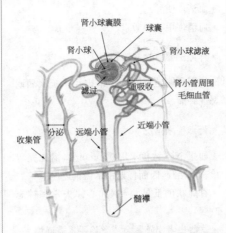

图 1 在髓襻升支粗段,ADH 增加 NaCl 的重吸收,从而降低管内渗透压。在集合管,ADH 增加水的顺渗透压梯度重吸收,尿液进一步浓缩

🛈 临床要点

• 抗利尿激素(ADH)增加 NaCl 在髓襻的重吸收和水在集合管的顺梯度渗透,从而增加水的重吸收,增加尿渗透压,降低血浆渗透压。

• 肾性尿崩症的治疗为直接针对病因治疗,包括饮水和使用利尿剂。中枢性尿崩症的治疗则为经鼻吸入 DDAVP。

• SIADH 的治疗包括对潜在病因的纠正、限制水的摄入、地美环素和必要的数小时后 3% 盐水摄入。如果血清钠离子纠正过快可能引起脑桥中央髓鞘溶解症。

• 低血压引起的 AVP 的浓度过高可引起血管收缩。

• 抗利尿激素和人工合成的激动剂可用来纠正术中低血压、过敏性和感染性休克和心肺复苏。

抗利尿激素分泌不当综合征
Syndrome of Inappropriate Antidiuretic Hormone Secretion (SIADH)

Adam Romanovsky, MD · Sean M. Bagshaw, MD, MSc, FRCPC 孙少潇 译／顾卫东 校

🩺 基础知识

■ 概述

• 抗利尿激素分泌不当综合征(syndrome of inappropriate antidiuretic hormone secretion, SIADH)可致自由水排出不能,表现为低渗透压和低钠血症,但机体总水水平不变。

• SIADH 表现为低钠血症,机体总钠(Na⁺)正常。

■ 流行病学

发病率

它是住院患者低钠血症的最常见原因。

患病率

确切的发病率不清楚。

发病情况

• 低钠血症与住院时间延长和出院后入住长期护理机构的比例增加相关。

• 由于存在基础疾病(如恶性肿瘤),可能会加重病情。

死亡率

低钠血症与住院患者全因死亡率增加相关。

■ 病因/危险因素

• 药物/毒品。

－ 阿片类药物。

－ 抗精神病药物。

－ 选择性 5-羟色胺再摄取抑制剂。

－ 三环类抗抑郁药物。

－ NDMA 受体激动剂(如迷幻药)。

－ 环磷酰胺。

－ 卡马西平。

－ 抗利尿激素类似物(血管升压素、去氨升压素、催产素)。

• 中枢神经系统紊乱。

－ 脑膜炎、脑炎、脑脓肿。

－ 脑卒中。

－ 颅内出血。

－ 经蝶骨垂体手术后。

－ 颅内肿瘤。

• 恶性肿瘤。

－ 肺部恶性肿瘤。

－ 泌尿生殖系统恶性肿瘤。

－ 胃肠道恶性肿瘤。

－ 淋巴瘤。

• 肺部疾病。

－ 肺炎。

－ 肺结核。

－ 肺实质脓肿。

－ 脓胸。

• 其他。

－ 疼痛。

－ 恶心。

－ 应激。

－ HIV 感染。

－ 遗传。

－ 特发性。

■ 病理生理

• 抗利尿激素由下丘脑合成,经垂体后叶分泌。下丘脑渗透压感受器可感知血清渗透压升高,导致抗利尿激素分泌。此外,低血压、低心排血量可激活主动脉弓、颈动脉窦、左心房的压力感受器,刺激抗利尿激素分泌。

• 抗利尿激素与肾髓质集合管的 V₂ 受体结合,导致自由水经水通道蛋白-2 再吸收增加(如无溶质的水)。自由水潴留可稀释血

K

清钠,导致低钠血症,但机体总钠水平不改变。

- SIADH 指抗利尿激素的分泌不依赖于血浆渗透压和容量状态,可导致:
  - 自由水重吸收增加。
  - 血钠浓度降低。
  - 机体总钠不变。
  - 体液量略增加。
  - 尿渗透压增加。
  - 尿量减少。
  - 尿钠排出不变。

▪ 麻醉目标/指导原则

- 在术前发现有症状的急性低钠血症并进行相应处理。
- 慢性低钠血症(>48 h)的患者血钠上升速度不能过快,否则可导致渗透性脱髓鞘(脑桥中央髓鞘溶解)。低钠血症的纠正速度不应超过 0.5 mmol/(L·h)。
- 避免术中输注低渗液体而加重低钠血症。低钠血症加重可导致脑水肿、抽搐,甚至死亡。

Ⓡ 术前评估

▪ 症状

低钠血症:从无症状至恶心、头痛、嗜睡、神志改变、抽搐和昏迷。

病史
病因。

体格检查
- 评估神志。
- 评估容量状态。
- 检查病因。

▪ 治疗史

限制自由水。

▪ 用药史

- 髓袢利尿剂(如呋塞米)。
- 地美环素。
- ADH 拮抗剂(托伐普坦或考尼伐坦)。

▪ 诊断检查与说明

实验室检查
- 血清 Na^+ 浓度>135 mmol/L。
- 血清渗透压<280 mOsmkg。
- 尿(Na^+)取决于钠摄入量,钠的排出不受影响(通常>40 mmol/L)。
- 尿渗透压高,与血清低渗透压不一致。尿

渗透压取决于抗利尿激素升高的程度,通常>300 mOsm/kg,甚至可能更高。
- 血清肌酐和尿素(通常正常)。
- 血清皮质醇。
- 血清促甲状腺激素。

▪ 伴随的器官功能障碍

病因可能是肺部和中枢神经系统疾病或恶性肿瘤。

▪ 延迟手术情况

- 如果 Na^+ 浓度<130 mmol/L,需先完善检查和治疗,因而择期手术需推迟。
- 有症状的低钠血症(如心律失常和神志改变)。
- 这些患者实施紧急或急诊手术需谨慎。

▪ 分类

低钠血症分为急性低钠血症(<48 h)和慢性低钠血症(>48 h 或时间不确定)。

治疗

▪ 术前准备

术前用药
意识水平改变的患者应避免使用苯二氮䓬类药物和阿片类药物。

▪ 术中监护

麻醉选择
如可能,首选区域麻醉,有助于监测神经功能异常患者的临床表现。

监测
- 标准 ASA 监测。
- 动脉和中心静脉置管,方便抽血检查。长时间手术需要经常测定血清钠,以确保血清钠稳定和指导液体管理。

麻醉诱导/气道管理
有症状的患者(尤其脑水肿的患者)气管插管时有增加颅内压的风险。

维持
- 所有麻醉药物都有利有弊。挥发性麻醉药影响脑血流量和氧耗的耦联,导致颅内压增加。
- 血流动力学支持时避免使用血管升压素,因其可作为外源性抗利尿激素,加重低钠血症。
- 液体的选择应根据血清渗透压和尿渗透压的水平。输注的液体的渗透压低于尿渗

透压可加重低钠血症。

- 生理盐水(0.9%氯化钠溶液)和乳酸林格液的渗透压分别为 308 mOsm/kg 和 272 mOsm/kg。对于多数 SIADH 患者,这些液体的渗透压低于其尿渗透压。因此,输注这些液体(通常认为是等张液)可加重低钠血症。这也进一步说明,经常监测这些患者的血清钠水平非常重要。
- 有症状或严重低钠血症患者可能需要输注高渗盐水。输注高渗盐水时应小心,避免血清钠迅速升高。

拔管/苏醒
神志不清和意识水平下降时拔管不安全。

Ⓢ 术后监护

▪ 床旁护理

- 大多数患者可在普通病房进行术后管理,除非患者的意识水平异常。
- 有症状的患者或者血清钠快速变化的患者,在术后恢复室即应严密观察,送重症监护室后应继续密切监测。

▪ 药物处理/实验室处理/会诊

- 重复测定血清电解质(术后疼痛和恶心可加剧 SIADH)。
- 考虑肾内科会诊。

▪ 并发症

- 低钠血症加重可导致脑水肿、抽搐,甚至死亡。
- 慢性低钠血症患者血清钠快速升高可致渗透性脱髓鞘病变。

Ⓘ 疾病编码

ICD9
- 253.6 其他神经垂体疾病。

ICD10
- E22.2 抗利尿激素分泌不当综合征。

Ⓒ 临床要点

- 不要忽略低钠血症,SIADH 需要全面检查。
- 应根据患者的具体情况选择静脉输注液体。输注液体的渗透压低于患者的尿渗透压可加重低钠血症。因此,有可能需要高渗盐水。

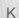

抗凝血酶Ⅲ Antithrombin Ⅲ

Fei Zheng, MD, MPH, MS · Nanhi Mitter, MD   张骁 译/宣伟 校

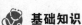 基础知识

■ 概述

- 抗凝血酶Ⅲ(ATⅢ)是重要的抗凝剂之一,它通过抑制丝氨酸蛋白酶来阻止血凝块的形成。ATⅢ又被称作抗凝血酶或肝素辅因子1。
- ATⅢ是使肝素具有治疗功效的基本酶。

■ 生理

- ATⅢ是一个单链糖蛋白,分子量为58 kDa,由肝脏和血管内皮细胞产生,由432个氨基酸组成。ATⅢ在血浆中的半衰期为2~3天。
- ATⅢ抑制丝氨酸蛋白酶(降低Ⅸa、Ⅺa、Ⅻa和纤溶酶浓度)。通过阻断它们的活性,ATⅢ抑制凝血酶和Ⅹa的活性,最后抑制血块形成。
- 抗凝血酶上有2个功能位点:
- 结合丝氨酸蛋白酶的作用位点。
- 结合黏多糖的作用位点(如肝素)。
- 已经研发出ATⅢ浓缩物。最近,有2种静脉内注射的ATⅢ可以使用。
- 人血浆浓聚ATⅢ(Thrombate Ⅲ)。
○ 使用前需置于无菌水中重组,3 h内使用。
○ 需通过静脉注射;若需输入其他药物,不可使用同一通路。
○ 孕妇用药时将其列为B类用药;小儿用药不能确保其安全性。
○ 可能的不良反应:头晕、胸闷、恶心、口腔异味、寒战、肌肉抽筋等。此外,由于其来源于血浆,有潜在的传播感染的可能(如肝炎、克雅病等)。
- 重组人ATⅢ(如ATryn)。由复制了人抗凝血酶基因的转基因山羊产生。
○ 使用之前,需置于无菌水中重组,3 h内使用。
○ 只能通过静脉途径给药,其他药物不能与其一起滴注。
○ 孕妇用药时将其列为C类用药;小儿用药不能确保其安全性。
○ 禁忌证包括对山羊或山羊奶过敏的人群。
○ 常见不良反应:出血和注射部位反应。

■ 解剖

- 由肝脏和内皮细胞产生。

■ 病因/病理生理

- 遗传性或获得性疾病可使ATⅢ水平降低或功能受损。
- 获得途径:
- 功能受损:
○ 肝素化的患者:水平可降低到平均正常浓度的1/3。
○ 雌激素类避孕药。
- 水平降低:
○ 新生儿/婴儿<6个月,由营养不良引起。
○ 妊娠:妊娠晚期、子痫前期、子痫、弥散性血管内凝血(DIC)等。
○ 肝硬化、肾病综合征、雌激素、化疗、营养不良、炎性肠病、小肠切除术后等。
- 遗传性凝血酶缺陷多数为常染色体显性遗传,人群发病率为1/(2 000~5 000)。5%的个体存在血栓性疾病。
- Ⅰ型(定量):不同的DNA突变引起抗凝血酶质量的降低。需行免疫测定诊断。
- Ⅱ型(定性):其中一个氨基酸改变,影响肝素或凝血酶结合位点,导致抗凝血酶功能下降。通过功能测定诊断。
- Ⅲ型:肝素受体不足(抗凝血酶数量和功能均正常)。
- 临床表现:
○ 反复发生的血栓栓塞性事件。
○ 15~40岁为发病高峰期。
○ 最常见的血栓形成部位为腿部。
○ 妊娠期间血栓形成或流产。
○ 肝素抵抗。
○ 家族史。

■ 围手术期相关

- 对于ATⅢ缺陷(数量或质量)的患者的治疗目前是受争议的。最近形成的一些潜在的治疗观点包括:
- 无症状患者:无须预防,但需告知患者在易形成血栓状态下,血栓形成危险性加大(如长期卧床、大手术或创伤、妊娠、肿瘤、口服避孕药等)。
- 肝素一般作为一线药物,但肝素可能会消耗本来浓度就很低的抗凝血酶。肝素结合ATⅢ,引起ATⅢ构象变化,提高ATⅢ的活性4 000倍。
- 华法林作为口服维持治疗药物,在肝素起始治疗后使用。
- 新鲜冷冻血浆输血可以提供一种抗凝血酶,但缺点是可能出现输血相关急性肺损伤(TRALI)和输血相关感染。
- 抗凝血酶浓缩物可以用于以下几种情况:
○ 血栓栓塞的预防和ATⅢ缺陷的治疗,尤其是手术前和围生期的患者。
○ 纯合子的抗凝血酶缺陷对肝素无反应。对于进行择期心脏手术的肝素抵抗患者,2 U新鲜冷冻血浆可有效。
○ 紧急情况(如血栓形成、DIC等)。
○ 危重患者。
○ 禁忌抗凝的患者。
- 甾体类药物可能会刺激抗凝血酶合成,但需要进一步研究。

■ 公式

- 人血浆来源的ATⅢ浓缩物:
- 初始剂量=[(期望值/正常值×100-实际测量值/正常值×100)×体重 kg]/1.4。
- 例如:70 kg的患者,测量凝血酶基线为50%,期望水平为150%。初始剂量=[(150-50)×70]/1.4=5 000 U。
- 维持剂量:60%初始剂量,每24 h给药一次。
- 重组ATⅢ用药剂量:
- 初始剂量=[(100-实际测量值/正常值×1 000)×体重 kg]/2.3(产妇为1.3)。
- 例如:70 kg患者,基线抗凝血酶水平为50%,初始剂量=[(100-50)×70]/2.3=1 522 U。
- 维持剂量=[(100-实际测量值/正常值×1 000)×体重 kg]/10.2(孕妇为5.4)。

？ 临床要点

- 若在肝素干预处理后,ACT水平仍保持不变:
- 冲洗给予肝素的通路。
- 明确肝素是否进入了血流(如静脉通路在血管内)。
- 明确肝素是否过期。
- 追加肝素(最多至600 U/kg)。
- 考虑给予ATⅢ浓缩液。
- 考虑给予新鲜冷冻血浆(FFP,成人2~4 U)。

K

抗纤维蛋白溶解药物 Antifibrinolytics

Christopher Wray, MD　张骁 译/宣伟 校

 基础知识

▪ 概述

- 最近临床使用的第二代抗纤维蛋白溶解药物6-氨基己酸(EACA)和人工合成的赖氨酸类似物氨甲环酸,其作用机制、分子量、代谢途径和临床效应相似。
- 临床应用包括对不同患者和手术的围手术期出血预防和(或)辅助治疗。
  - 需要心肺转流术(CPB)的心脏外科手术。
  - 肝脏移植或者切除。
  - 骨科外科手术(关节畸形矫正、脊椎手术等)。

▪ 生理

- 纤维蛋白溶解的机制及规律:正常情况下溶解纤维蛋白的反应是个复杂的生理学反应,作用为防止血管损伤处过度凝血。
  - 血管损伤激活促凝通路,直到在血管损伤部位形成纤维蛋白凝结块。
  - 血管内的纤维蛋白和凝血酶激活正常的纤溶反应。
- 组织型纤溶酶原激活物(t-PA)和血纤维蛋白溶解酶原为血管内皮细胞中由血管损伤部位释放的丝氨酸蛋白酶。其与纤维蛋白分子上带正电荷的赖氨酸残基结合。
  - t-PA和纤溶酶原与纤维蛋白结合,将纤溶酶原转化为纤溶酶。
  - 纤溶酶直接裂解纤维蛋白凝结块,导致纤维蛋白溶解,凝结快分解。
  - 纤维蛋白溶解的调节通过复杂的局部和全身机制发生。在正常的血管内稳态中,存在另一种微妙的平衡——促凝与抗凝。
- 赖氨酸类似物的作用机制:
  - EACA和TA通过同样的机制,阻止纤溶酶原向纤溶酶的转化,即可逆的抑制纤溶酶原与纤维蛋白表面的赖氨酸正电荷位点结合。
  - 不同于丝氨酸蛋白抑制剂抑肽酶,丝氨酸类似物不能直接抑制纤溶酶的作用。
  - TA的作用效价大概是EACA的10倍。
  - 两种药物血浆半衰期均接近2 h,主要通过肾脏代谢排出。95%的药物直接从尿液中排泄。

▪ 病因/病理生理

- 体内纤维蛋白溶解过度可能存在以下诱因:
  - 疾病状态:败血症、较大的创伤。
  - 大手术:体外循环辅助的心脏外科手术、肝脏移植,以及重大的骨科手术。
- 消耗性凝血病是一种凝血酶和纤溶酶同时发挥作用的状态,存在严重弥漫性大出血的潜在危险。
- 全身纤维蛋白溶解亢进主要表现为组织损伤部位的大量出血。
  - 手术伤口。
  - 血管内导管。
  - 置入性器材,如导尿管。
- 反映纤维蛋白块溶解的实验室异常指标可辅助诊断纤溶状态。包括:
  - 纤维蛋白分解产物的升高。
  - D-二聚体的升高。
  - 纤维蛋白原的降低。
  - t-PA含量升高,活性增强。
  - 凝血弹性描记图的异常。
- 抗纤维蛋白溶解药物的副作用:
- 肾脏:
  - 已有证据表明,长期或大剂量服用EACA可引起一系列的肾毒性(急性肾小管坏死、肌红蛋白引起的肾衰竭、肾小球毛细血管血栓形成)。肾功能正常的心脏手术患者在接受中等剂量的EACA后,其肾功能并没有表现出明显的异常。
  - 重度肾功能不全患者禁用以上两种药物。
- 中枢神经系统:
  - 赖氨酸可以通过血脑屏障,并且有使神经元过度兴奋的潜在性。
  - 相比抑肽酶,TA引起心脏手术患者癫痫发作的危险性更大。
- 免疫系统:
  - 相对抑肽酶等具有较大分子量的分子,赖氨酸有较小的分子量,抗原性较小,不易引起变态反应。
- 促进血栓形成:
  - 在未使用肝素的手术患者中,抗纤溶药物的联合应用会带来潜在的血栓形成的并发症。
  - 对于接受心脏移植和肝脏移植手术的患者,接受抗纤溶治疗后,并没有表现出明确的血栓并发症(心肌梗死、脑卒中、深静脉血栓形成、肺栓塞或肝移植血管栓塞)发生率的增加。

▪ 围手术期相关

- 抗纤溶治疗主要用于控制消耗性凝血病,其主要出现在CPB下心脏手术、肝脏移植及重大骨科手术中。
- 体外循环下心脏外科手术:所有的体外循环仪器的应用,包括心肺转流术,都会导致系统中凝血酶的产生。可以应用肝素来预防严重的血管内凝血,凝血酶的产生贯穿于CPB全程,循环中的凝血酶引起t-PA在整个CPP过程中释放增加,并且在之后的数小时持续升高(伴随纤维蛋白溶解加速)。可以常规预防性应用抗纤维蛋白溶解治疗来降低CPB相关的纤维蛋白溶解。
  - 多项研究表明,相比安慰剂,使用抗纤溶药物可减少术后输血,减少术后再探查风险,减少血浆中纤溶标志物。此外,急性冠状动脉栓塞的发生率也没有增加。在心脏手术的应用,对于TA研究比EACA多。
  - TA可遵循低剂量或高剂量给药原则。低剂量TA:总剂量10 mg/kg,注射速度1 mg/(kg·h)。高剂量TA:总剂量50~150 mg/kg,注射速度1 mg/(kg·h)。
  - EACA剂量用法:术前使用5~10 g,1 g/h输入。EACA最大安全剂量为30~90 g。
  - 肾功能异常时,适当降低剂量。
  - 一些专家建议抗纤溶治疗需在CPB结束后持续12 h,但通常手术结束后即停止抗纤溶处理。
  - 于手术伤口处表面使用TA,被证明可减少术后引流量。
- 原位肝移植(OLT):通常纤溶会增强,尤其是在手术无肝期和新肝早期。OLT术中常发生t-PA活性增加和纤维蛋白溶解酶抑制剂活性的增加。纤维蛋白溶解导致失血量和输血量增加。需常规凝血系列指标检查(血栓弹力图、纤维蛋白原、D-二聚体、FDP等),辅助诊断OLT是否出现过度纤溶。
  - OLT手术中抗纤溶药物的应用,临床上没有统一标准:预防性输液和单次注射是两种常用的方法。
  - TA和EACA在OLT的临床应用已有数年,但是TA研究更广泛。
  - 没有证据表明TA会增加深静脉血栓形成及肺栓塞的发生率。

- EACA：单一使用 EACA 1 g，用于纠正异常纤维蛋白溶解和血栓弹力图。但是，没有明确证据表明 EACA 影响 OLT 的输血需求。

- TA 在队列研究中已被证实可降低 OLT 失血量及降低输血需求。

- 术前重度肾功能损伤患者服用抗纤溶药物会增加急性肾损伤恶化的危险性。

- OLT 手术中，血栓栓塞性并发症较为罕见，但手术时一旦发生便是毁灭性的。因此，应用抗纤溶药物在肝移植中最大的担心是血栓形成。然而抗纤溶药物治疗并没有被证实为这些患者发生血栓栓塞性并发症的明确原因。在已知患者存在高凝状态下时应该保持谨慎抗纤溶治疗。

• 骨科手术：抗纤溶治疗已被用于各种有大出血风险的骨科大手术中，包括成人和儿童脊椎侧凸矫正手术和关节畸形矫正。重大

的时间较长的骨科手术会引起严重的骨和软组织损伤，会引起纤维蛋白溶解。下肢止血带的应用，如在全膝关节置换术中，与纤溶系统的激活有关。

- 全膝关节置换术：研究表明，TA 可降低失血量和输血需求。

- 儿科脊柱侧凸：研究表明，TA 可降低术中失血。

- 术前和术后抗纤溶药物的用法都已经被阐明，包括口服和静脉剂量。

• 抗纤溶治疗的未来方向：

- 纤维蛋白原水平：有效的抗纤溶治疗需要保持纤维蛋白原始终处于一个合适的水平。低纤维蛋白原水平与 CPB 心脏外科手术后大出血相关。冷沉淀的灌输是提高纤维蛋白原水平的标准处理。新开发的细胞因子浓缩物，包括病毒灭活纯化纤维蛋白原，可代替冷沉淀和新鲜冷冻血浆，治疗低纤维蛋

白原血症。

- 抑肽酶：自从 2007 年抑肽酶的使用许可被撤回，使用赖氨酸抗纤溶治疗受到限制。

- CU-2010 是一种与抑肽酶特性相似的人工合成蛋白酶抑制剂，近期发现其可用于抗纤溶治疗，但仍需进行进一步临床试验。

❓ 临床要点

• 某些疾病状态和大手术会造成血管内纤溶系统过度活跃，从而引起临床大出血。

• 随着抑肽酶被禁用，近期抗纤溶治疗被限制于赖氨酸类似物：EACA 和 TA。

• 关于围手术期抗纤溶治疗，TA 比 EACA 的研究更全面。

• TA 已经被用于 CPB 心外科手术、OLT 和重大骨科手术，来改善围手术期出血。

克罗恩病 Crohn's Disease

Andrea Parsons，MD　崔璀 译／杨瑜汀 杨立群 校

🏥 基础知识

■ 概述

• 炎症性肠病（克罗恩病）是胃肠道任意部位的炎症，可以从口腔至直肠末端。这个疾病的特点是缓慢渐进，缓解期和恶化期交替。

• 患者手术治疗与疾病有关的问题，如肠梗阻、直肠周围脓肿、出血、瘘、穿孔、中毒性巨结肠、狭窄和癌症，或对相关问题的处理。

■ 流行病学

发病率

• 美国：每 10 万例中有 3～14 例。

• 双峰分布与诊断峰位于青少年和 20 多岁，然后在 50～70 岁。

患病率

• 美国：每 10 万例中有 26～200 例。

• 女性患病率更高。

• 在父母中一方患有该病的人更易发生。

发病情况

• 克罗恩病没有治疗方法，患者忍受疾病暴发式发展带来的可能的严重的不适和体重减轻。

• 如果药物治疗无效，手术切除炎性肠道是治疗的首选。

死亡率

死亡率很低，但患小肠和大肠癌概率上升。

■ 病因／危险因素

• 确切的病因未知。有一些证据认为正常的肠道菌群可以在有多因素遗传倾向的患者中引发攻击性和不适当的免疫反应。然而，没有特定的环境、饮食或已确定的感染原因。

• 家族性和双生子研究中的高患病率证明有遗传倾向。

■ 病理生理

• 炎症反应导致口和肛门之间的胃肠道的斑片状、鹅卵石样的透壁性炎症。相反，溃疡结肠炎是连续性的、黏膜炎症，多在较低的回肠和直肠。

- 细胞因子导致淋巴细胞分化细胞（主要是辅助性 T 细胞 1 型），导致免疫系统激活、炎症反应和随后的肠黏膜损伤。

- 巨噬细胞引起肉芽肿形成。

- 释放细胞因子包括白细胞介素-1（IL-1），导致腹泻和作为致热原。其他细胞因子包括 IL-6 和 IL-8 的释放，还有肿瘤坏死因子-α（TNF-α）。

• 电解质异常和营养不良继发于腹泻和疼痛。

• 贫血因失血而引起（急性或慢性），或由于铁、维生素 B_{12} 和叶酸吸收不良。

• 脓肿形成继发性腹膜炎并表现为明显腹部疼痛。它可以表现为急性或缓慢的发展，往往是缓慢发展，而且一开始很难定位。这可以进展到严重的疼痛并可用抗生素治疗。

• 内镜下受累组织切片可以诊断。小肠全程成像、CT 扫描、磁共振成像可以帮助诊断。

■ 麻醉目标／指导原则

• 评估疾病的严重程度、最近病情加重状况、血管内液体状态及电解质异常，也要了解治疗和药物使用史。

• 麻醉计划应着重于液体和电解质管理、贫血的评估、甾体类药物使用。

💊 术前评估

■ 症状

症状加重包括腹泻（增加的频率、液状、大便每日量）、腹胀、扩张、不适，特别是饭后抽筋、右下腹部的急性疼痛、极度活跃的肠鸣音、感染、便血（或油腻的、难闻的气味，脂肪性粪便）、恶心和呕吐、体重减轻、口感。

K

病史
- 急性暴发与慢性情况。
- 抗感染、止泻史和抗抑郁药使用。
- 严重性,特别是关于体液和电解质状况。
- 目前的高营养治疗。
- 慢性类固醇药物引起的糖尿病和高血压。

体格检查
- 脱水症状:减少的皮肤肿胀、减少的毛细血管充盈、减少的尿量、心动过速、低血压等。
- 电解质异常的体征:心电图改变、肌肉无力等。
- 直肠皮肤瘘。
- 营养不良和维生素缺乏。
- 下肢肿胀疼痛可能显示深静脉血栓形成(增加风险);呼吸短促或缺氧应考虑的肺栓塞。

▪ 治疗史
手术切除受累肠道。

▪ 用药史
- 维持治疗通常包括 5-氨基水杨酸、类固醇和对于难治性疾病的免疫调节剂(硫唑嘌呤、甲氨蝶呤、英夫利昔单抗)。
- 病情加重一般用 5-氨基水杨酸、糖皮质激素和抗生素治疗。

▪ 诊断检查与说明
- 全血细胞计数评估贫血和血液浓缩。
- 完整代谢测试(BUN/Cr 20:1提示脱水,低碳酸盐值提示由于脱水或感染引起的酸中毒)。
- 凝血功能评估肝脏疾病是否存在。
- 电解质异常或患者要求时考虑心电图。
- 血型检查和抗体筛选,或血型检查和交叉配型。

▪ 伴随的器官功能障碍
肠外表现包括:
- 口腔疾病:口腔炎,发现牙齿之间和下唇或沿舌的两侧或基部的口腔溃疡。
- 关节炎,包括强直性脊柱炎,可导致灵活性和机动性降低以及关节疼痛。代谢性骨疾病也可能存在。
- 皮肤病的范围从结节性红斑(柔嫩、红色结节,出现在小腿和脚踝和手臂)到脓皮病坏疽性肛周病变(肠外瘘、脓肿、肛裂)。
- 眼部疾病:巩膜外层炎、葡萄膜炎和眼干燥症。
- 肾的并发症包括肾结石和肾盂积水。

- 肝:原发性黄疸、液体潴留和原发硬化性胆管炎。

▪ 延迟手术情况
- 大量的血容量减少和(或)电解质紊乱。
- 需要输血的严重贫血。

▪ 分型
- 根据严重程度。
  - 无症状的缓解期。
  - 轻度到中度。
  - 中度到重度。
  - 严重的暴发。
- 根据肠道受累部位。
  - 结肠炎(回肠和结肠受累)。
  - 区域肠炎(如回肠炎和结肠炎)。

💉 治疗

▪ 术前准备
术前用药
- 根据需要应用抗焦虑药物。
- 患者在过去 6~12 个月已治疗 2 周以上应考虑应激剂量的类固醇药物,以避免肾上腺皮质功能不全的表现。有糖皮质激素和盐皮质激素活性的类固醇药物被应用(例如,氢化可的松)。

▪ 术中监护
麻醉选择
- 取决于手术的类型、患者的愿望和外科医师的选择。
- 如果凝血功能异常,椎管内置管可能是禁忌。
- 营养液在术中通常是持续的。如果停止,可能发生低血糖。

监测
- 标准 ASA 监测。
- 时间长情况下、预计的大量体液变化或低容量患者用弗利导尿管。
- 如果适当,中心静脉置管和中心静脉压用于液体管理。

麻醉诱导/气道管理
- 低血容量者考虑诱导足够的液体补充。
- 依托咪酯和氯胺酮可在低血容量是有用的患者,在有升压药可以使用情况下。
- 贫血患者,可考虑诱导前血液准备或输注。
- 为了避免额外的口腔创伤,喉镜和气管插管操作时动作要轻柔。
- 如果口腔溃疡存在,可以避免在口腔留

牙垫。

维持
- 肌肉放松可以帮助手术暴露和腹壁筋膜的缝合。
- 流体管理:使用晶体补充容量不足或不限行失水。患者第三间隙效应和肠水肿风险很高,特别是由于低胶体渗透压。这可使腹部切口闭合更加困难。
- 低白蛋白水平是由于营养不良:调整适当的药物剂量,特别是与高蛋白结合药物。非结合、游离的药物有药理活性,也可被代谢。因此,考虑更小体积的药丸和更频繁的剂量。另外,低蛋白血症可能导致增加的总体液和体积分布。
- 考虑避免肠外科手术中的氧化亚氮,它能使肠道扩大和筋膜关闭更困难。
- 慢性类固醇的使用可能会导致糖尿病,术中血糖管理可能需要给予胰岛素。
- 顽固性低血压可能是由于肾上腺皮质功能不全,用应激性激素治疗。
- 眼保护,以避免恶化眼部症状。
- 皮肤可能是很薄,或因为长期类固醇的使用容易受伤;注意体位,固定时静脉位置、气管插管(ETT)和眼睛。

拔管/苏醒
逆转非去极化肌松药有助于减少患者的虚弱,因为患者往往有潜在的营养不良和电解质紊乱。

❤ 术后监护

▪ 床旁护理
遥测,如果患者有严重的电解质紊乱。

▪ 药物处理/实验室处理/会诊
- 考虑腰麻或硬膜外自控镇痛(PCA)对大肠癌术后疼痛进行控制或剖腹探查。
- 由于代谢性骨病避免使用氯胺酮和非甾体类药物。
- 考虑术后 CBC。

▪ 并发症
高营养可导致低血糖或高血糖、高氯性代谢性酸中毒、液体超负荷、电解质异常、肾脏和肝脏功能障碍。

疾病编码

ICD9
- 555.0 局限性小肠炎症。

- 555.1 局限性大肠炎症。
- 555.9 局限性肠炎,非特定位置。

ICD10

- K50.00 不伴并发症的小肠克罗恩病。

- K50.10 不伴并发症的大肠克罗恩病。

- K50.90 不伴并发症的克罗恩病,非特定位置。

❓ 临床要点

- 克罗恩病会因电解质异常和营养不良导致虚弱,影响麻醉管理和需要特殊围手术期处理。

- 患者通常需要行结肠切除术、直肠切除术、伤口活检、切开/引流、冲洗、清创术、急诊手术穿孔。

控制性降压 Controlled Hypotension

William David Stoll, MD · Catherine Dawson Tobin, MD 崔璀 译 / 杨瑜汀 杨立群 校

基础知识

▪ 概述

- 控制性降压又被称为计划的或人为诱导低血压。这是一种麻醉技术(1917 年库欣博士首次进行阐述),在特定情况下实施以减少出血和输血,并保证清晰的外科手术视野。

- 在 ASA 围手术期输血和辅助治疗指南中着重强调。

- 控制性降压通过使用一种(或一类)药物或挥发性药物降低手术患者的血压。给药后需要达到以下其中任一指标:

- 减少基础平均动脉压(MAP)的 30%。

- 目标 MAP 在 5~65 mmHg。

- 收缩压降低到 80~90 mmHg。

▪ 生理

- 控制性降压通过降低动脉和静脉的出血减少失血。它最常用于骨科、神经外科、整形外科和血管手术以提高手术视野清晰度,减少手术时间和总失血量。

- 血压可以通过无创血压袖带或有创的动脉压(允许每一心跳的监测)进行监测。

- 有很多药物和技术可以使用,可以分类为基础的、辅助的或两者兼有。

- 基础的方法可以单独使用,它们包括区域麻醉、挥发性药物、硝普钠、瑞芬太尼、硝普钠、硝酸甘油、咪噻吩、前列地尔和腺苷。

- 辅助方法用于辅助的有药物剂量限制的或减少其他药物或麻醉技术的不利影响。它们包括 ACEI(卡托普利)、可乐定、右美托咪定、阿片类药物与丙泊酚。

- "两者"描述可单独使用的药物或组合使用,包括 β 受体阻滞剂(拉贝洛尔、艾司洛尔、普萘洛尔)、钙通道阻滞剂(维拉帕米、地尔硫䓬、尼卡地平)和非诺多泮。

▪ 血流动力学

- 血流动力学:血管扩张剂可降低后负荷,改善左心室功能并减少心脏的做功和耗氧量。此外改善的左心室射可以减少 LVEDV/LVEDP,可能改善冠状动脉灌注(但是,这必须与舒张压下降相平衡,见下文)。

▪ 解剖

- 血压测量通常是在上肢利用一个血压袖带或有创动脉压测量。

- NIBP 袖带可用于下肢。有创动脉通常置于桡动脉,也可选择其他部位,如尺侧、股和足背动脉。

- 下肢收缩压读数可以比肱动脉压高 10%~20%。

▪ 病因/病理生理

- 虽然优点颇多,但麻醉科医师在应用于每个个体时仍应权衡利弊。

- 一般风险包括重要器官血流灌注下降,造成缺氧和微循环环失调。一般较难判断,因为氧供的决定因素复杂,包括血压、血红蛋白含量、氧饱和度、组织氧摄取和利用。

- 大脑。CPP = MAP − ICP。其中,CPP 是脑灌注压,ICP 是颅内压力。

- 心肌。并没有明确的最佳灌注压。冠状动脉灌注 = 舒张压 − 左心室舒张末期压力。

- 控制性降压可降低舒张压,但也可以降低后负荷和心肌耗氧。

- 如上述,LVEDV/LVEDP 可能下降,可以抵消减少冠状动脉灌注压力降低。

- 此外,因为左心室仅在舒张期灌注,心率成为一个重要因素。

- 对肾脏功能的影响:

- 对不伴有基础肾脏疾病的患者的研究已经表明,肾脏自主调节一般将 MAP 维持在 80~180 mmHg 可以发挥作用。

- 最近的信息表明肾脏在 MAP 50~60 mmHg 时似乎并没有受到损害。

- 肾脏的代偿机制在 MAP 为 60 mmHg 时可以维持约 200 min。

- 一项研究表明,MAP 在 50 mmHg 维持大约 120 min 将导致尿流率降低,有效肾血流、渗透清除率和内生肌酐清除率降低。但是,所有参数麻醉停止后恢复正常。

- 对肝脏功能的影响。肝脏自主调节的程度未知。不伴有基础肝脏病的患者的研究表明,MAP 在 50~60 mmHg 不出现缺血或影响自主调节。肝酶通常不会增加,增加的肝酶在 14 天后可以恢复正常水平。

- 终末器官疾病患者增加缺血或低灌注风险。

- 脑疾病:

- 慢性高血压,脑血流自身调节曲线右移。

- Williams-Russo 等人进行的一个控制很好的对照研究表明,终末器官患者在 MAP 处于 45 mmHg 和 55 mmHg 时没有表现出长期的认知功能障碍(117 例患者中 44% 有基础 HTN)。表明处于这种压力时,大脑的代谢需求是可以满足的。

- 颈动脉狭窄导致病变远端扩张,因此下降的血压不能代偿进一步扩容。

- 心脏病:

- 慢性高血压显著改变自身调节范围。

- 显著狭窄性瓣膜病变有固定的心输出量,下降的 SVR 或反射性心跳加速可发生于控制性低血压,并且不能耐受性良好。

- 动脉粥样硬化的血管是灌注依赖,血管远端最大限度地扩张(类似于颈动脉狭窄)。

- 肾:急性或慢性肾功能不全可以由术中低氧或低血压的引起。

▪ 围手术期相关

- 实施控制性降压的主要目的是减少出血:

－提供了一个良好的和清晰的外科手术视野，可提高手术的质量和速度。

－减少输血的需求。这是除了感染与系统不良反应外普遍受欢迎的一点。

•适当的辅助手段可以用来帮助监测终末器官灌注和功能以及容量状态。至少包括以下几个方面：

－血流动力学参数，如脉压、脉搏血氧饱和度和动脉波形变化，评估容量状态。

－心电图分析：评估心肌灌注和氧合。

－ETCO$_2$ 减少"无效腔"。

•病理生理学（降低的血压减少肺泡灌注和呼出二氧化碳）：

－尿量是肾脏灌注的一个指标。

－BIS、EEG、SSEP、MEP 监测评估神经系统灌注和氧合。

－血气分析（pH、CO$_2$、HCO$_3^-$、碱缺失）可

以表明无氧代谢的酸中毒状态（乳酸产生）。

－CVP 的趋势可以帮助评估混合静脉氧与氧气在组织水平的运输和利用。

•值得注意的是，这些方法都没有保证终末器官灌注，但可辅助临床效果。

•血流动力学：

－控制性降压对 HR、SVR 和缺血的影响的效果随基础药物或用于实现低血压状态药物的变化而变化。关键点是避免脏器缺血，由于药物的安全使用范围在伴有基础心脏病患者身上很难确定，因此需要因人而异，谨慎应用。

■ **公式**

•BP＝CO×HR。

－其中，BP 是血压，CO 是心输出量，HR 是心率。

正常 BP 为 120/80 mmHg。

•MAP＝[(2×DBP)＋SBP]/3。

－其中，MAP 是平均动脉压，DBP 是心脏舒张压，SBP 是收缩期血压。

－正常 MAP 为 70～110 mmHg。

•CPP＝MAP－RAP（or ICP if greater）

－其中，CPP 是大脑灌注压，MAP 是平均动脉压，RAP 是右心房压，ICP 是颅内压。

－正常 CPP 在 70～90 mmHg。

❓ 临床要点

•外科手术受益于控制性低血压，对个体的风险应进行评估。

•有终末器官损害危险的患者应与外科医师讨论具体实施计划。

•确保使用测定血压的方法可靠。

库欣病 Cushing's Syndrome

Matthew D. Cohen, DO 李佩盈 译 / 俞卫锋 校

🐢 基础知识

■ **概述**

•库欣病特指由促肾上腺皮质激素（ACTH）分泌性垂体肿瘤（通常为微腺瘤）引起的皮质醇增多症。

•然而库欣综合征是由体循环内高水平的皮质醇导致的一系列症状。它是指由各种原因导致的皮质醇增多症。这一综合征最早是由 Harvey Cusing 博士在 1912 年描述的。

•库欣综合征患者通常需要手术切除垂体肿瘤、肺肿瘤、肾上腺肿瘤或进行肾上腺切除术，或进行与库欣综合征无关的外科手术。

■ **流行病学**

发病率

•在美国，据估计，每年有 10～15 人会发展成库欣综合征。

•另一项研究估计库欣病的发病率仅为 2.4/100 万，并指出 1992-1975 年发病率有显著增加。

患病率

•每 100 万居民中有 39.1 人患病。

•性别：女性比男性更常见（15∶1）。

•年龄：一般在 25～40 岁发病。

发病情况

•库欣综合征诱发心血管疾病和高血压的发病率增高，即使患者已接受手术治疗。

•其他并发症包括骨质减少、生殖功能障碍、性功能障碍、糖尿病、抑郁症与骨骼肌萎缩。

死亡率

•死亡率比同年龄或性别的人群高出 4 倍。

•一旦肾上腺肿瘤切除，治愈率为 100%。然而，大多数诊断为肾上腺癌的患者在 2 年内死亡。

■ **病因/危险因素**

•慢性外源性糖皮质激素治疗。

•促肾上腺皮质激素分泌过多综合征中肿瘤相关的综合征占到 80%～85%。最常见的是由垂体腺瘤（Conn 综合征）引起的，也可由小细胞肺癌或其他分泌促肾上腺皮质激素的肿瘤引起。

•ACTH 非依赖性的肿瘤占 15%～20%，可因单侧或双侧肾上腺腺瘤或癌引起。

■ **病理生理**

•各种应激情况如发热、手术、烧伤、锻炼、心理压力，以及低血压可促发 CRH 释放。

CRH 刺激促肾上腺皮质激素（ACTH）从垂体腺体释放进入血液；然后，ACTH 刺激皮质醇从肾上腺释放。

•皮质醇有一个正常的昼夜变化，最高的分泌量出现在早晨 5:00 至 9:00，最低的量出现在 18:00 至午夜。

•皮质醇可影响糖原新生，以及脂肪和蛋白质的代谢；抑制免疫系统；增加心肌收缩力和心输出量；增强儿茶酚胺的升压作用。

•皮质醇水平异常升高可引起：

－血压升高，这是由于去氧皮质醇的升高以及血管对循环中的血管收缩剂的敏感性增强引起的。

－血管性疾病，长期高血压可导致血管功能异常。

－通过胃蛋白酶含量的升高增加胃酸分泌。

－胶原合成减少。

－骨质疏松症，抑制成骨细胞功能和肠道钙吸收。

－高血糖：增加糖原合成酶，增加肝葡萄糖输出量，同时降低胰岛素敏感性。

－低钾血症：可由肾脏的盐皮质激素反应触发钾的排泄增加引起。

－水潴留：盐皮质激素增加可导致水潴留。

－肌肉无力：诱导肌肉的分解代谢异常并减

少肌肉蛋白质以及Ⅱ型肌纤维的合成。
- 高凝状态:可能是由于von Willebrand因子的改变以及对血小板的过度反应。
- 免疫抑制:可能引起白细胞减少,可以抑制对损伤的免疫/炎症反应。

■ **麻醉目标/指导原则**
• 评估合并的疾病,包括糖尿病和心脏或血管疾病。
• 可能会遇到通气困难或插管困难,进行仔细的气道评估。
• 对于应用外源性类固醇的库欣综合征患者,评估潜在的疾病以明确其对麻醉的影响(例如,颈脊柱不稳定的类风湿关节炎患者、克罗恩病与溃疡性结肠炎的患者的电解质紊乱和脱水情况等)。
• 由于血液高凝状态,围手术期血栓的风险增加。

术前评估

■ **症状**
• 免疫功能低下的状态导致的频繁的感染(相对高水平的皮质醇和血糖升高)。
• 钠水潴留引起的水肿。
• 迅速增加的体重。
病史
• 如果疾病是继发于慢性类固醇的使用,确定应用类固醇的指征以及合并疾病(如系统性红斑狼疮等)。
• 慢性或重复性类固醇使用,可能是用于治疗某些慢性疼痛。
体格检查
• 面部肥胖(满月脸)、皮肤变黑与紫纹、痤疮、颈背脂肪沉积(水牛背)、多毛症、水肿。
• 血糖升高。
• 肌肉无力。
• 高血压。

■ **治疗史**
"应激剂量"的类固醇可能对接受手术以及长期类固醇治疗的患者是必要的。

■ **用药史**
• 库欣综合征患者通常会接受抑制肾上腺皮质类固醇产生的药物治疗。
• 酮康唑对麻醉药物代谢的影响:咪达唑仑的水平以及药效可能都会增加;芬太尼的水平可能升高,并导致苏醒延迟或其他不良反应的出现;利多卡因全身水平可能增加。

• 美替拉酮:在美国应用并不普遍,但在其他地方相当普遍。它可能会导致水肿和神经系统不良反应。
• 米托坦:可增强苯二氮䓬类药物、阿片类药物与吸入麻醉药的作用,能提高中枢神经系统抑制或其他副作用。
• 溴隐亭:可抑制促肾上腺皮质激素释放。当与去氧肾上腺素或其他拟交感神经药合用时可导致高血压、室性心律失常或癫痫发作。

■ **诊断检查与说明**
• 血糖。
• 基本代谢情况,评估低钾血症。
• 心电图。
• 如果肺癌是库欣病的潜在病因,应该通过胸部X线片或CT对胸部和气道解剖进行评估。

■ **对妊娠患者的考虑**
• 在妊娠情况下诊断库欣综合征是非常困难的,因为妊娠可合并下丘脑-垂体-肾上腺轴的自然变化。
• 妊娠也可引起体重增加、水肿,甚至高血压及高血糖。

■ **伴随的器官功能障碍**
• 血管与心脏病。
• 糖尿病。
• 高血压。
• 高凝状态。

■ **延迟手术情况**
• 不受控制的高血糖。
• 心电图异常,可能需要进一步的心脏检查。
• 高血压危象。
• 重度低钾血症。

治疗

■ **术前准备**
术前用药
• 苯二氮䓬类药物和阿片类药物可在家中就开始给予。
• 围手术期应考虑使用抗酸剂、H₂受体阻滞剂。
• 应考虑预防深静脉血栓形成(DVT)。
知情同意的特殊情况
• 如果存在困难气道的危险因素,应深入探讨气道管理的备选方案以及风险,包括清醒纤维支气管插管和可能的紧急气管切

开术。
• 有明显肌肉无力的患者,应告知患者术后气管插管/机械通气时间延长的风险。

■ **术中监护**
麻醉选择
• 全身麻醉或区域麻醉技术都可考虑。
• 垂体或肾上腺切除手术需要气管插管全身麻醉。
• 很多患者因预防DVT而使用抗凝药物,因此椎管内麻醉可能是禁忌。
监测
• 如果使用肌肉松弛剂则需要使用肌松监测。
• 额外的术中监测是基于患者的心血管功能、其他合并疾病、预期的手术类型及大小来选择的。
麻醉诱导/气道管理
• 如果没有潜在的困难气道的迹象,则应当进行快速序列诱导及气管插管。
• 如果怀疑有困难气道,考虑进行清醒纤支镜插管、间接视频喉镜或其他方法初步尝试插管。
维持
• 对存在骨质疏松的患者,摆放体位时必须格外小心,因为这些患者非常容易骨折。
• 对肌肉无力患者应减少肌松药的用量。
• 即使不使用肌松药,仍然推荐使用机械通气以避免出现肌肉无力和通气不足。
拔管/苏醒
• 拔管前通过评估潮气量和(或)NIF保证足够的呼吸肌力量。
• 苏醒延迟、低血压和意识障碍可能是分泌ACTH肿瘤切除后类固醇激素缺乏或肾上腺皮质危象的征兆。
• 苏醒延迟可能是由于患者家庭给药中应用阿片类或苯二氮䓬类药物引起的。

术后监护

■ **床旁护理**
根据术中失血事件或其他合并症来考虑是否需要为肾上腺切除术患者提供遥测或ICU(重症监护病房)。

■ **药物处理/实验室处理/会诊**
• 建议术后密切监测血压和血糖。
• 如果手术是治疗性切除垂体腺瘤,术后激素替代治疗必须持续至手术后3~14个月或内源性类固醇激素合成达到正常水平。

• 术后患者可能需要进行内分泌科专科随访,进行病情评估和治疗。

▪ 并发症

• 皮质醇增多症在库欣综合征患者中可引起血液高凝状态,并增加深静脉血栓形成的风险。
• 尿崩症是垂体切除术可能发生的并发症。
• 术后可能出现新的神经功能缺损或脑垂

体激素分泌不足。
• 垂体手术术后的死亡率可达到 2%。

疾病编码

ICD9

• 255.0 库欣综合征。

ICD10

• E24.9 库欣综合征,未分类。

? 临床要点

• 皮质醇增多症可以导致多种疾病,如血管病、冠心病、糖尿病,从而增加麻醉风险。
• 警惕在肾上腺或垂体部分切除术术后早期出现肾上腺皮质功能减退和类固醇撤退症状。
• 在进行肾上腺癌切除术的时候,在关闭切口前要确保伤口没有发生气胸。这是一个常见的并发症,接近 20% 的发病率。

库欣反射 Cushing's Reflex

Steve Wang, MD 李佩盈 译 / 俞卫锋 校

基础知识

▪ 概述

• 颅内压(ICP)快速增高可导致中枢神经代偿性的反应,包括交感神经张力的增加、高血压、反射性心动过缓与呼吸不规则。

▪ 生理学原则

• 大脑的氧耗约占全身氧耗的 20%。它需要利用氧气来维持去极化反应,执行生理功能、自主性活动以及反射活动。神经细胞的稳态的维持也依赖氧。
  - 脑血流(CBF)45～55 ml/(100 g·min)。
  - 脑代谢率为 3～3.5 ml/(100 g·min),它代表了氧气的利用。
  - 大脑无法存储氧和葡萄糖,因此依赖氧和葡萄糖的充足的供应来维持其功能。
  - 当平均动脉压在一定范围内时,脑血流自动调节以保持恒定的血流(恒定的供给氧和葡萄糖)。

▪ 解剖

颅腔的成分包括以下:
• 脑组织。
• 脑脊液(CSF)。
• 血液。

▪ 病因/病理生理

• 颅骨结构坚硬,内含固定容量的脑组织、血液及脑脊液。最初,颅腔内以往物质的容量增加都可被其他物质的减少而代偿,这就避免了颅内压的增加。然而,这种代偿是有限的。当超越了一点限度,微小的容积变化都可造成颅内压的显著上升。增加颅内容

物容积的情况包括:
  - 脑组织:肿瘤、水肿(缺血性脑卒中、脑挫裂伤)、外伤(硬膜外血肿、硬膜下血肿、脑挫裂伤)、大脑假性运动。
  - 脑脊液:脑积水。
  - 血液:缺氧,高碳酸血症、静脉回流受阻:Valsalva 动作或胸内压增高(咳嗽、打嗝、过度 PEEP),癫痫发作,严重的高血压、低血压(血管舒张维持脑血流量可增加脑血容量)。

• 突然或过度增加颅内容积可引起颅内压增高导致脑灌注压(CPP)的减少。CPP=MAP-ICP。在 CPP 下降会损害氧合与底物的传递。
  - CPP<15 mmHg:通常会引起库欣反射。
  - CPP 在 15～30 mmHg:可能引起库欣反应出现。
  - CPP 在 30～45 mmHg:几乎没有库欣反应。
• 反射性心动过缓。血压增高可刺激颈动脉压力感受器——颈动脉窦,导致反射性心动过缓。
• 其他。
  - 在脑干延髓施加的压力可能导致不规则的呼吸。
  - 心排血量在最初可增加,以维持脑灌注压。

▪ 围手术期相关

• 这些体征都提示存在脑缺血,由于颅内压增加引起的脑缺血可造成脑疝,这可能是致命的。
• 这种情况下需要立即给予医疗干预/外科手术,以重建脑血流。
  - 建立气道,并过度通气使二氧化碳分压降低到 30～35 mmHg。降低 PaCO$_2$ 可碱化脑脊液使脑血管收缩。虽然这一效果是有限

的(11～20 h),但这是最快的降颅内压方法。避免过分的过度通气(PaCO$_2$<25 mmHg),因为可能造成脑缺血。
  - 床头的抬高有利于大脑静脉回流至右心房。
  - 丙泊酚可降低脑血流 CBF 和脑代谢 CMR。
  - 应用甘露醇 0.25～1 g/kg 可以在 1～5 min(峰值效应在 20～60 min,持续时间为 6 h)内降低颅内压 ICP。甘露醇是一种高渗剂,可将水分从神经元内通过血脑屏障吸收到血管内。所以它的效果是通过减小颅腔内容物体积而降低颅内压。
  - 同样,高渗盐水也可通过形成渗透压梯度而将水分从颅腔内转移到血管内。此外,高渗盐水可以用在低血压和低血容量的患者中,从而扩充血管内容量。
  - 脑脊液引流是一种快速、可靠的降低颅内压的方法。脑室切开术具有治疗和诊断的优势。
  - 开颅手术可去除病因。在去手术室的途中应该积极给予医疗干预来降低颅内压。
• 库欣反射是一种代偿性反应,以对抗颅内压增高导致的脑灌注压降低。库欣三联征包括:
  - 高血压。收缩压通常是增高的,脉压也增加。
  - 心动过缓是一种晚期反应。通常情况下,初期的交感神经反应会引起心动过速。
  - 不规则的呼吸。在全身麻醉下或气管插管和机械通气的患者,这可能不明显或表现不出来。
• 全静脉麻醉(TIVA)可能掩盖心动过缓的表现。

■ 公式

CPP＝MAP－ICP。其中，CPP 是脑灌注压，MAP 是平均动脉压，ICP 是颅内压。

临床要点

- 颅腔容积的显著增加可导致颅内压增高，

这可能会损害脑血流,引起脑缺血。

- 库欣反射是由于颅内压增高引起的交感神经张力增高,是机体要增加脑灌注的一种自身调节反应。因此,它可能预示严重的颅内缺血,并提示可能发生脑疝。若根据体征明确患者已出现库欣反射,则患者急需紧急医疗干预/手术治疗。若不及时处理,患者可能在短时间内面临死亡

威胁。

- 然而,研究表明,高血压和心动过速可以作为早期和更可靠的预示颅内压增高的信号。
- 持续的 ICP 中度增加,可降低 CPP 导致ICP 监测出现平台波。当库欣的反射被激活,它可增加 CPP 从而消除平台波。

溃疡性结肠炎 Ulcerative Colitis

Andrea Parsons, MD 张细学 译/顾卫东 校

基础知识

■ 概述

- 溃疡性结肠炎(ulcerative colitis, UC)是一种炎性肠病,以炎症引起大肠溃疡为特征性表现。病变常累及直肠,也可延伸至近端结肠。
- UC 患者可入手术室行结肠切除术(根治性)、与回肠造口有关的手术或者与 UC 无关的手术。

■ 流行病学

发病率

- 美国:(2～14)/10 万。
- 发病呈双峰分布:15～25 岁和 50 岁年龄段。

患病率

女性更常见。

发病情况

- 根治方法为结肠切除术。
- 起病突然,可出现明显不适和体重下降。

死亡率

低,但可增加结肠癌的发病率。

■ 病因/危险因素

- UC 的确切病因尚不清楚,免疫系统异常和环境因素可能是其病因。
- 基于家族和双胞胎的研究证实,UC 具有遗传易患性。

■ 病理生理

- UC 是一种炎症性肠病,可导致细胞坏死并发展成溃疡。溃疡可能并发出血、形成脓苔。
- 病因:有证据表明,对于有多因素遗传倾

向的患者,正常的肠道菌群也会触发不恰当的攻击性免疫反应。目前还未发现有特定的环境、饮食或感染性致病因素。

- UC 的炎症常仅局限于结肠和直肠的黏膜;克罗恩病为透壁性病变。另外,UC 的病变是连续的、互相连接的;而克罗恩病的病变则呈斑片状或鹅卵石样。
  - 白细胞介素-1(interleukin-1, IL-1)等细胞因子的释放引起腹泻和发热。其他细胞因子还包括 IL-6、IL-8 和肿瘤坏死因子-α(TNF-α)。
  - 中性粒细胞和单核细胞可致隐窝炎和隐窝脓肿。
  - 细胞因子诱导淋巴细胞分化为 T 细胞(主要是 2 型辅助 T 淋巴细胞,Th2),导致免疫系统激活、炎症反应和肠道黏膜的损伤。
- 腹泻和腹痛导致电解质紊乱和营养不良。
- 失血(急性和慢性)以及铁、维生素 B_{12} 和叶酸吸收障碍导致贫血。
- 内镜下行受累组织活检可确诊。
- 腹部 X 线平片和 CT 扫描有助于明确诊断,特别是对并发症(如中毒性巨结肠)有诊断价值。

■ 麻醉目标/指导原则

- 评估疾病严重程度及合并的器官功能障碍。
- 麻醉方案应关注液体和电解质管理、贫血评估和类固醇激素的使用。

术前评估

■ 症状

- 黏液血便、腹部绞痛、腹部胀气、急性腹痛、无力、直肠出血、发热、体重减轻以及左

下腹痛等提示病情加重。

- 严重病例由于结肠蠕动受影响,可出现中毒性巨结肠,导致结肠穿孔。

病史

- 慢性病的严重程度。
- 近期急性发病情况。
- 合并疾病及治疗的并发症,如长期使用类固醇激素导致的糖尿病、高血压。

体格检查

- 脱水征象:皮肤弹性、毛细血管再充盈、尿量和血压下降,心动过速。
- 电解质异常的体征:肌无力。
- 营养不良和维生素缺乏。
- 下肢疼痛、肿胀可能预示深静脉血栓形成(风险增加);呼吸急促提示可能有肺栓塞。

■ 治疗史

- 病重患者或对药物治疗无反应的中毒性巨结肠患者可选择手术切除结肠。
- 全胃肠外营养(total parenteral nutrition, TPN)。

■ 用药史

- 抗炎药:难治性病例需维持治疗,包括 5-氨基水杨酸、类固醇激素(泼尼松)和免疫调节剂,如硫唑嘌呤、环孢素和英夫利昔单抗。
- 可通过乙状结肠镜/结肠镜下行受累组织活检明确诊断。腹部 X 线平片和 CT 扫描也有助于诊断,尤其对于中毒性巨结肠等并发症有诊断价值。

■ 诊断检查与说明

检查

- 全血细胞计数用于评估贫血和血液浓缩。
- 全套生化检查[电解质和肝功能(liver

K

function tests，LFT）]；BUN/Cr 高于 20∶1 提示可能有脱水，二氧化碳降低提示可能有因脱水或感染所致的酸中毒。

- 如有肝脏疾病则需监测凝血功能。
- 心电图。
- 如有贫血，行血型鉴定和交叉配血。

■ 伴随的器官功能障碍

肠道外表现：
- 眼睛：巩膜外层炎、葡萄膜炎、眼干燥症。
- 肝脏：黄疸、液体潴留、原发性硬化性胆管炎。
- 骨骼系统：包括强直性脊柱炎在内的关节炎，可致关节活动性下降和疼痛，以致活动减少。慢性电解质异常和营养吸收不良可致代谢性骨病。
- 血液系统：自身免疫性溶血性贫血。
- 皮肤系统：结节性红斑（皮肤、踝关节和手臂处出现疼痛的红色小结节）和坏疽性脓皮症（皮肤坏死，形成大溃疡）。

■ 延迟手术情况

- 严重低血容量和（或）电解质异常。
- 需要输血的严重贫血。

■ 分级

- 根据严重程度：
  - 轻度。
  - 中度。
  - 重度。
- 根据结肠累及范围：
  - 直肠炎（仅累及直肠）。
  - 直肠乙状结肠炎（累及直肠和乙状结肠）。
  - 左半结肠炎（累及直肠和脾曲以下结肠）。
  - 全结肠炎（累及全部结肠）。

 ## 治疗

■ 术前准备

术前用药
- 需要时使用镇静剂。
- 如患者在过去 6～12 个月连续 2 周接受激素治疗，为避免围手术期肾上腺功能不全，应考虑给予应激剂量的类固醇激素。应使用兼具糖皮质激素和盐皮质激素活性的类固醇激素。

■ 术中监护

麻醉选择
腹部手术应考虑硬膜外麻醉（即可合用也可不用全身麻醉），便于术中和术后管理。但凝血功能障碍患者禁忌椎管内阻滞。

监测
- 标准 ASA 监测。
- 避免经直肠监测体温。
- 手术时间长、怀疑有低血容量或预计有大量体液转移者需要留置导尿管。
- 以下情况可能需要监测有创动脉压：贫血、基础电解质紊乱、脆性糖尿病（使用激素所致）或预计手术出血量大。
- 行中心静脉置管，以监测中心静脉压或指导液体复苏。

麻醉诱导/气道管理
- 低血容量患者，麻醉诱导前给足液体。
- 依托咪酯或氯胺酮适合低血容量患者；备好血管收缩药。
- 贫血患者，考虑备血或诱导前输血。

维持
- 肌肉松弛剂有助于肠道手术的术野暴露和关腹膜。
- 液体管理：采用晶体液补充液体缺失。注意补充不显性失水。患者有第三间隙水转移和肠道水肿的风险，胶体渗透压低的患者尤易发生，这会导致关腹困难。
- 营养不良性低白蛋白血症：适当调整药物剂量，特别是蛋白结合率高的药物。未结合的游离药物具有药理活性，也可被代谢。因此，可考虑采用小剂量多次给药策略。另外，低白蛋白血症可增加全身含水量以及亲水性药物的分布容积。
- 氧化亚氮可致肠道扩张和腹膜关闭困难，肠道手术应避免使用。
- 糖尿病患者术中可能需要输注葡萄糖和胰岛素。
- 术中顽固性低血压可能是由于肾上腺功能不全，可给予应激剂量的类固醇激素。
- 保护眼睛，避免加重眼部损害。
- 长期使用类固醇激素可致皮肤菲薄和皮肤易损伤；体位放置时应小心，妥善固定静脉通路、气管导管和保护眼睛。

拔管/苏醒
由于营养不良和电解质异常，这类患者常有潜在的肌无力，拮抗非去极化肌松剂有助于改善肌无力。

⊙ 术后监护

■ 床旁护理
如患者有电解质异常，可使用远程监测。

■ 药物处理/实验室处理/会诊
- 切口大的结肠切除患者可使用硬膜外或患者自控镇痛（patient controlled analgesia，PCA）。
- 代谢性骨病患者避免使用酮咯酸和非甾体类抗炎药。
- 术后全血细胞计数（complete blood count，CBC）。

■ 并发症
- 乏力、心律失常、低血糖/高血糖症。
- 静脉高营养相关并发症：低血糖/高血糖、高氯性代谢性酸中毒、液体过量、电解质异常和肝肾功能障碍。

⊙ 疾病编码

ICD9
- 556.8 其他溃疡性结肠炎。
- 556.9 溃疡性结肠炎，非特定。

ICD10
- K51.90 溃疡性结肠炎，非特定，无并发症。
- K51.919 溃疡性结肠炎，非特定，合并非特定并发症。

⊙ 临床要点

- 评估液体状态和电解质水平，并根据情况纠正。
- UC 患者可因电解质异常和营养不良致肌无力。
- 常见手术：结肠切除术、直肠切除术、伤口活检、切开/引流、冲洗和清创；因穿孔或即将穿孔行急诊手术。

K

困难气道 Difficult Airway

Jennifer Wu，MD，MBA　李佩盈 译／俞卫锋 校

基础知识

■ 概述

- 气道管理可能出现困难的方面：
  - 呼吸机。
  - 喉镜。
  - 气管内导管放置。
  - 喉罩（LMA）放置。
- 气道管理最危险的情况是"不能通气，不能插管"。
- 气道评估对预测困难气道至关重要，大多数困难气道或紧急气道与术前解剖或病理危险因素相关。
- 美国麻醉医师协会（ASA）困难气道指南提供了在喉镜插管或机械通气不可行时，对困难气道管理的有效方法。
- 可能需要有经验者的帮助，替代性气道工具和外科气道设备以确保气道安全性。

■ 流行病学

发病率

成人中困难面罩通气的发生率为 5%。

发病情况

大多数不良预后与诱导时气道管理相关。

死亡率

30% 的麻醉死亡率与气道管理相关。

■ 病因/危险因素

- 困难喉镜插管相关的气道评估包括：
  - Mallampati 评分＞2 分。
  - 甲颏距离＜6 cm。
  - 开口度＜4 cm。
  - 颈部活动限制。
  - 颈围＞45 cm。
  - 异常上牙。
  - 阻塞性睡眠呼吸暂停。
  - 舌体大。
- 困难插管史患者很可能存在再次插管困难。
- 病理过程：
  - 气道变形（颌下脓肿、过敏反应）可能使声带显现困难或无法显现。
  - 声音嘶哑可能提示声带病变。
  - 异物压迫气管或支气管可能导致无法平卧呼吸，这可能使麻醉下通气困难或无法通气。

- 某些先天性综合征中解剖缺失与困难气道相关。与困难气道管理相关最典型的情况包括皮埃尔·罗宾综合征、下颌-面发育不良综合征、门克斯病、肢端肥大症。
  - 皮埃尔·罗宾综合征患者下颌发育不全，小颌畸形、腭裂、舌下垂。患者偶有悬雍垂裂、巨舌或喉软骨软化病。
  - 下颌-面发育不良综合征与上颌骨和下颌骨的发育不全、小颌畸形、腭裂相关。随患者年龄增加，气道管理更为困难。
  - 门克斯病为代谢疾病，导致小颌畸形、骨强度差、牙齿易损。
  - 肢端肥大症是由于生长激素过多，可致巨舌、下颌前突、喉软组织肥大、会厌和杓会厌折叠。
- 外部设备可能会使直接喉镜检查困难或无法行喉镜检查。颈托设备不仅与困难喉镜检查相关，也妨碍 LMA 放置和定位。

妊娠注意事项

妊娠与口咽水肿、血管充血更易出血、饱胃和乳房增大阻碍直接喉镜检查相关。

■ 生理/病理生理

- 麻醉患者中，口咽肌张力丧失，软腭、会厌、舌可阻塞气道。体位摆放和使用口咽或鼻咽的通气道可以帮助麻醉患者获得足够的面罩通气。
- 为直接显露声带，气管轴和咽轴必须在同一轴线。通常将患者的头部摆为"嗅花位"，颈部弯曲（通常通过升降头部）和头部过伸。
- 应小心摆放肥胖患者体位。使用特殊斜坡形枕头或一叠布巾垫高使气管和咽轴位于同一直线。使其位于同一直线的体表标志是外耳道和胸骨应成一直线，与地面平行。

■ 预防措施

- 为创建适当的气道管理计划，必须采集详尽病史，包括插管困难、声音嘶哑、呼吸困难、阻塞性睡眠呼吸暂停史。全面气道评估包括相关的解剖评估，有助于预测困难气道。
- 怀疑困难气道时，应随时备有气道替代工具和有经验的助手。
- 当可能通气不足时，应行维持自主通气下

清醒插管。
- 可通过鼻腔或口腔入路行清醒插管。这需要患者合作，呼吸道局部麻醉，可用或不用静脉镇静。

诊断

- 插管成功通常表现为在喉镜下显现声带，直视气管内导管通过声带，插管内冷凝气，两肺可闻及呼吸音，确认呼气末二氧化碳。当声带并未显现时，通常用于确认气管插管的方法不可用，插管失败。改变患者的体位或使用另一个喉镜片可能有助于再次气管插管。然而，应避免过多的喉镜操作以减少气道创伤和水肿。
- 当插管失败时，应考虑寻求帮助。确定面罩通气是否可见胸部上升、呼吸末二氧化碳、两肺呼吸音和维持氧饱和度。
- 如果面罩通气足够，继续行 ASA 困难气道的非紧急气道法。重新插管时可用替代气道设备。如果不能插管，可以唤醒患者或行外科气道。
- 如果诱导失败后不能面罩通气，寻求帮助并插入 LMA。如果 LMA 可以提供足够的通气，继续行非紧急通路。如果通气不足，按照紧急通路操作。此为"无法插管，无法通气"的情形。
- 当出现"无法插管，无法通气"的情形，寻求帮助。尝试无创性紧急通气方法，包括经气管喷射通气、联合导管或硬质支气管镜。若这些方法失败，行环甲膜切开术或气管造口。

■ 鉴别诊断

- 双肺呼吸音的缺失可能为插管进入食管、气胸、气管或支气管异物，体型庞大阻碍听诊，或插管入主支气管。
- 呼吸末二氧化碳缺失可能为插管进入食管、低心输出量、严重的支气管痉挛、呼气末二氧化碳管路弯折或移位或机器故障。

治疗

- 用肩枕或一叠布巾优化患者体位。
- 尝试用不同喉镜片使声带直接可见。Macintosh 喉镜片有助于前位气道的患者，因为 Macintosh 喉镜片间接挑起会厌，

K

Miller 喉镜片直接挑起会厌，Miller 喉镜片适用于会厌大的患者。

- 声门上设备：
  - LMA 是盲视下插管的声门上设备。在"无法插管，无法通气"的情形下有用。许多 LMA 还可以通过光导纤维技术辅助气管插管（开口定位于声门开放）（见下文）。
  - 联合导管为盲视插入气管或食管的双腔设备，可以根据哪个气囊充气和哪个管腔用于通气来行气道通气。
- 纤维支气管镜（FOB）：
  - 清醒 FOB：已知或怀疑困难气管插管者可行清醒 FOB 插管以确保安全。保持自主通气和口咽、喉咽、喉应用局部麻醉来降低对气道内 FOB 的反应。
  - 睡眠 FOB：机械通气患者中可行，可采用使其睡眠的方法。
  - LMA-Aintree 技术先置入 LMA，确认通气。Aintree 插管导管（AIC）由光纤引导通过 LMA 进入气管。当 AIC 放置到位后，拔除 LMA 及光纤。通过 AIC 行气管导管插管，再移除 AIC。

- Bougie 导管：如果声带不可见时，在喉镜引导或盲视下，Bougie 导管可放置入气管。感知气管环，然后气管导管通过 Bougie 导管。
- 可视喉镜包括 CMAC 和 GlideScope。这些设备提供在直视喉镜下可能不可见，尤其是前位气道时的声带视图。
- 外科气道：
  - 有经验的操作者在不到 1 min 内可行环甲膜切开术。它可以在改行气管造口术之前提供一个 24 h 稳定的气道。
  - 气管造口术为一种外科气道，操作时间比环甲膜切开术长。考虑其劣势，风险包括喉返神经、附近的血管结构和甲状腺的损伤。

🔄 随访

- 当发生困难插管时，书面通知患者。强调告知提醒手术和麻醉团队的重要性。
- 书面记录气道有关细节和如何确保安全的细节，保留这些信息在患者的医疗记录中。

▪ 非公开索赔数据

- 近期最常比较 1985—1992 年和 1993—1992 年时间段数据。死亡/脑死亡最常发生在诱导时，但后一时期中诱导期间发生率下降。这种改善可能与 1993 年广泛采用的困难气道指南有关。
- 维持、拔管和恢复期两个时间段的索赔率保持不变。
- 紧急气道和多次喉镜插管时，死亡/脑死亡的概率增加。
- 延迟其他气道管理或外科气道放置导致更恶劣后果。
- 自 1993 年以来，气道指南适用于 8% 的麻醉护理、3% 的危重护理。

❓ 临床要点

- 诱导前详尽病史采集和体格检查有助于麻醉护理团队计划适当的气道管理策略。
- 当不易确保气道安全时，寻求帮助以及早期遵循 ASA 困难气道法。避免重复插管尝试，这可能会导致气道损伤。

扩散 Diffusion

Vijay Tarnal，MBBS，FRCA　李佩盈 译 / 俞卫锋 校

🔬 基础知识

▪ 概述

- 扩散是溶质分子通过一层膜或溶液表面转移的过程。其为被动的过程，净运动顺溶质的浓度（或电子）梯度进行。
- 扩散定律：
  - Fick 定律指出，物质在单位面积的扩散速度与浓度梯度成正比。这适用于单一介质时，扩散速率等于流量乘以浓度。在非单一介质，扩散速率与张力梯度成正比（从气体扩散入液体）。
  - Graham 扩散定律指出，气体的扩散速度与其分子量的平方根成反比。
- 水和其他分子通过生物膜转运，对人体的许多过程至关重要。

▪ 生理

- 扩散被描述为：
  - 简单扩散：溶质从高浓度至低浓度的区域（沿着浓度梯度）的被动过程。氧气、氮气、二氧化碳、尿素、类固醇、脂肪酸以简单扩散做跨膜运输。
  - 离子通道介导：离子通道由嵌入细胞膜磷脂双分子层的多肽亚基组成。这些离子通道使细胞膜选择性通透某些离子，如 Na^+、K^+、Ca^{2+} 和 Cl^-（否则正或负电荷使其无法在生物脂膜运动）。开放和关闭这些离子通道使细胞膜两侧的离子浓度快速变化。
  - 主动运输：这涉及逆浓度梯度运动，并由膜蛋白或载体介导。载体可以是单向转运体（特定的物质）、交换转运体（与另一种物质交换）或同向转运体（传输多种物质），需要消耗化学能量（ATP），如 Na^+ - K^+ ATP 酶载体、Na^+ 和 K^+ 的跨膜梯度。继发性主动转运涉及运输的物质和离子。转运体有 2 个单独的结合位点，如葡萄糖和 Na^+ 在肠道黏膜的运输。
  - 协同运输：因其为高浓度到低浓度的物质被动运输，由整体转运蛋白协助，此为一种误称。不消耗能量。葡萄糖以此机制转运入胞内（图 1）。

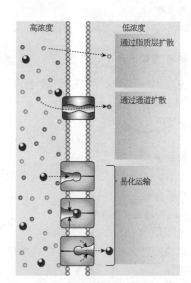

图 1　张力对细胞的影响。大分子物质通过脂质双分子层从高浓度侧直接弥散或借助于离子通道转运至低浓度侧

- 渗透是一种特定类型的扩散，包括水在不同浓度的净运动。张力用于衡量由半透膜分隔的两部分间的渗透压梯度。

- 等张性为溶液中溶质在细胞内外的浓度相同,水进出细胞平衡(图2)。

溶质浓度无差异

等渗溶液

图2 等张情况下红细胞无变形

- 高张性为细胞外溶质的浓度高,水净运动为出胞(图3)。

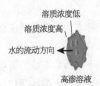

溶质浓度低
溶质浓度高
水的流动方向

高渗溶液

图3 高张力即细胞外溶质浓度升高,使得水分流向细胞外,细胞皱缩

- 低张性为细胞外溶质的浓度低,水净运动为入胞(图4)。

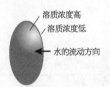

溶质浓度高
溶质浓度低
水的流动方向

低渗溶液

图4 细胞内为高张溶液,胞外为低张溶液,水分从胞外流向胞内

- 通过肺泡-毛细血管膜的扩散:基于局部压力梯度、血液溶解度、组织表面积和组织厚度,气体在肺泡和毛细血管之间扩散。血液中,气体根据其溶解度系数溶解达到平衡状态。气体转运速度与组织表面积成正比。

- 氧气和二氧化碳通过简单扩散在肺泡、毛细血管血液及全身毛细血管血液和组织细胞之间转运。

- 红细胞需要 0.75 s 通过肺循环。二氧化碳在 <0.1 s 内达到平衡,而氧气由于与血红蛋白相连,扩散缓慢,需要稍长时间达到平衡。

- 神经肌肉传递由化学信使(乙酰胆碱)、电压门控受体或膜机械牵张受体介导。

- 乙酰胆碱(ACh)从突触前膜释放,神经-肌肉接头内扩散,与位于突触后膜的乙酰胆碱受体结合。继而引起介导 Na^+ 和 K^+ 的离子通道电导梯度降低。Na^+ 入胞产生正向终板电位,如果达到、生成动作电位,则触发肌肉兴奋/收缩偶联,使肌肉收缩。

▪ 解剖

- 细胞磷脂膜。
- 肺单位:肺泡-肺毛细管膜。
- 神经系统:血脑屏障,神经元轴突。
- 胎盘。

▪ 病因/病理生理

- 组织水肿,间质性肺疾病(如间质纤维化)降低扩散能力,增加肺泡膜与扩散气体之间距离,这将导致增加肺泡-动脉氧梯度(比值)增加。
- 急性肾小管坏死为肾小管暴露于毒素或缺血所致损伤。它可以影响水或尿素通过小管细胞膜扩散。

▪ 围手术期相关

- 氧化亚氮(N_2O)和密闭空间气体扩张。氧化亚氮扩散出血液进入患者气体腔隙。然而,由于氮不溶于血液(氧化亚氮溶解度的1/34),它需要更长的时间从气腔中扩散入血液。"延迟时间"导致大量的氧化氮进入气腔,体积增加和(或)密闭空间内的压力增加。患者并发肠梗阻、气胸、颅内积气,或在行耳、眼睛手术时可能导致严重损伤。气管内管套囊扩张,可能损伤气管黏膜灌注,导致水肿和缺血。减压病患者避免使用氧化亚氮。
- 第二气体效应:当吸入高浓度氧化亚氮和低溶解度的挥发性气体时,肺泡的氧化亚氮快速扩散到肺毛细血管使第二种气体肺泡内浓度增加(挥发性麻醉药)。由于两部分间的更高局部压力梯度,所有肺毛细血管摄入第二种气体增加。
- 扩散缺氧:停止吸入氧化亚氮时,肺毛细血管快速释放出氧化亚氮进入肺泡,减少肺泡氧气浓度。降低从肺泡到肺毛细血管(血红蛋白分子)的氧气分压梯度,与潜在的组织缺氧相关。增加了部分吸入氧气浓度可以预防和纠正暂时低氧血症。

- 在靠近拟阻滞神经处注射局部麻醉药,促进其扩散到神经(增强起效、强度和持续时间)。添加血管收缩药可减少全身吸收,增加局部作用药物量。
- 血脑屏障(BBB):作为一个物理屏障和细胞转运机制系统,溶质以 4 种基本扩散方式通过 BBB(简单、辅助、离子通道介导和主动运输)。因此,BBB 严格控制大脑中的离子浓度,以及防止毒素和血糖变化。甘露醇和高渗盐水等药物用于治疗颅内压(ICP)升高,其治疗基于全身脉管系统高渗环境的建立。因为水以渗透方式自由运动(顺渗透梯度),所以表现为从 BBB 的胞内和细胞间隙到全身血管的净运动。这导致颅内容积减少,因此降低压力。
- 由肠道、舌下、直肠、鼻、肌肉、皮下、黏膜、皮肤吸收的药物取决于以下因素:
- 渗透系数与药物在组织和给药部位的溶解度和流经组织血流相关。
- 浓度梯度由给药部位高浓度药物的浓度和快速血流量维持。
- 提高温度增加分子运动来提高扩散速率。
- 实际上,胎盘是一个脂质双分子层。
- 有些营养物质以主动转运过程通过胎盘屏障。
- 药物通过被动转运扩散。然而,蛋白质结合和膜两侧电离作用影响药物的转运。
- 离子俘获:胎儿血液 pH 低于母体血液。弱碱性药物,如阿片类止痛药和局部麻醉剂,一旦其进入胎儿血液循环,更容易电离化。因为离子不能透过胎盘,它们阻滞于胎儿侧血液循环。胎儿窘迫,pH 更低时可能发生电离化药物积累。
- 在术前准备,外科医师在消毒和切口准备后,行剖宫产全身麻醉诱导,从而减少可透过胎盘的诱导药物和挥发性麻醉药的影响。

❖ 临床要点

- 中耳手术、肠道手术或颅骨切开术中使用氧化亚氮时需注意。
- 除了神经肌肉药物(高分子量和季铵化合物)外,大多用于麻醉的药物可以穿过胎盘屏障。
- 局部麻醉药中加入肾上腺素,通过减少注射部位药物的扩散,来延长阻滞,降低全身毒性的风险。

K

阑尾切除术

Emily L. Drennan, MD　张骁 译/宣伟 校

基础知识

■ 概述

一般情况

- 阑尾炎通常由阑尾内腔阻塞引起,可导致炎症、水肿,并有潜在的内脏破裂危险。
- 阑尾切除术可通过开放腹腔或腹腔镜进行,将怀疑或确定感染和(或)发炎的阑尾切除,移除阑尾以保证阑尾不会破裂而引起腹膜炎。
- 现在首选腹腔镜下阑尾切除术。随着外科套管伸入腹腔建立气腹,可以清楚地看到盲肠牵拉,即可找到阑尾。在阑尾系膜上做一个切口或窗口,钳住并结扎基底部。阑尾可通过套管被移除,并放入一个合适大小的袋子里。相对于开放性阑尾切除手术,其优点包括:术后疼痛轻,切口小(不留疤,美观)及住院时间缩短。缺点包括:花费较多,可能会延长手术时间,由于要向腹腔打气,需要全身麻醉。
- 开放性阑尾切除术需要充分暴露盲肠,从切口处牵拉盲肠,从而暴露阑尾。从基底处钳住并切除,置引流管,缝合切口。
  - 当腹腔镜下行阑尾切除术并非最佳手术方式时,应转为开放性阑尾切除术。
  - 当阑尾炎较为复杂,或患者之前有腹部手术史,腹部粘连严重,状况较差时,常用开放性阑尾切除术。
  - 当患者存在不适宜全身麻醉的高危因素时(如妊娠、肺动脉高压等),可在局麻下行开放性阑尾切除术。

体位

- 开放性:仰卧,手臂露出或收拢。
- 腹腔镜下:仰卧,手臂收拢;外科医师站于患者左侧。手术床向右倾斜,Trendelenburg姿势较适合手术部位暴露。

切口

- 腹腔镜下:脐处 1 cm 切口,下腹部 2~3 个 5 mm 切口便于放置套针。
- 开放性:横向的右侧下象限切口(McBurney 点或 Rockey-Davis 点)。

手术时间

每次 15~60 min。

术中预计出血量

不多于 75 ml。

住院时间

- 简单的阑尾炎住院 24 h。
- 复杂的阑尾炎或阑尾穿孔需平均住院 5 天。

■ 流行病学

发病率

- 在美国,每年约 250 000 例。
- 常见于 10~19 岁。

患病率

在美国,约 7% 的人或多或少受阑尾炎影响。

发病情况

从 5% 到 11%,与阑尾穿孔及腹膜炎严重程度有关。

死亡率

- 至今死亡率为 0.2~0.8%,且与阑尾炎相关,与手术无直接关系。
- 阑尾炎切除术后死亡率:0~0.2%。
- 老年患者死亡率:会有所增加。

■ 麻醉目标/指导原则

- 考虑术前插入胃管,以胃肠减压。
- 呕吐和(或)口服摄入不足等可能引起患者血容量减少。
- 孕妇应明确早产风险。与孕患者协商行脊椎麻醉下的开放性阑尾切除术。

术前评估

■ 症状

- 腹痛。
- 食欲下降。
- 恶心。
- 呕吐。

病史

约 50% 的阑尾炎患者会出现典型的脐周痛转移至右下腹(RLQ)疼痛。

体格检查

- 右下腹疼痛,肌紧张。
- 腹部检查时压痛、反跳痛。
- 直肠检查时疼痛。
- 腰大肌症状,提示盲肠后阑尾。
- 右下腹触及肿块。

■ 用药史

非手术患者考虑进行抗生素治疗,如有严重肺部疾病或近期出现心肌梗死的患者。

■ 诊断检查与说明

- KUB、超声和(或)CT 平扫,可减少误诊。
- WBC 计数差异。
- β-HCG,女性患者中排除异位妊娠。
- 排除其他伴随病,有必要行心电图、生化等检查。

■ 妊娠情况

- 阑尾炎切除术为妊娠期间最常见的手术,发生率为 0.06%~0.1%。
- 妊娠状态下术前诊断较为困难。另外,处于妊娠状态的阑尾炎患者 WBC 增加。
- 为避免辐射暴露,超声诊断优于 CT 平扫。
- 妊娠中期阑尾位于脐周,妊娠晚期阑尾位于腹部右上象限。
- 阑尾切除术相关并发症:流产(4%)、早产(7%)。

治疗

■ 术前准备

术前用药

- GI 预防,包括 H_2 受体阻滞剂、非微粒抗酸治疗,进行可能的术前轻微运动。
- 按需术前补液,补充电解质。

知情同意的特殊情况

不管行开放性还是腹腔镜下阑尾切除术,均应告知患者。

抗生素/常见病原体

- 一种抗生素对于简单的阑尾炎治疗已经足够。
- 甲硝唑联合第一代头孢菌素、氨基糖苷类或喹诺酮。
- 常见感染的微生物为大肠杆菌、拟杆菌、克雷伯杆菌、肠球菌和假单胞菌。

■ 术中监护

麻醉选择

- 腹腔镜下阑尾切除术:
  - 气管内全身麻醉(GETA)。
- 开放性阑尾切除术:
  - 气管内全身麻醉(GETA)。
  - 可用 T_{10} 水平脊髓或硬膜外麻醉。

监测

- 标准 ASA 监测。

• 导尿：患者术前未排空膀胱，或外科医师为提高手术野清晰度要求。

麻醉诱导/气道管理

• 气管插管前应备好连续加压设备。

• 除非有已预测的气道困难，常用气管内插管的麻醉快速诱导。若有气道困难可能性，考虑进行清醒状态下纤支镜气管插管。

• 肌肉松弛剂：琥珀胆碱起效速度较佳，但常有一些患者不适合使用（如儿童、脑卒中患者等）。使用诱导剂量的非去极化肌肉松弛药手术结束后可能肌松效果不能有效拮抗。

• 气管插管后置一口胃管，清空胃内容物。

维持

• 选择吸入药物。

• 肌肉松弛剂有助于外科视野暴露。若气管插管时使用琥珀胆碱，则后续需继续使用非去极化肌松药。

• 若行腹腔镜下阑尾切除术，开始向腹内打气时，可能刺激迷走神经而引起心动过缓，过一段时间可缓解。当患者血流动力学不稳定时，可行放气处理。

• 腹腔镜手术过程中，气腹可使视野更加清晰。但是气腹会减少肺部顺应性和功能残气量，从而影响肺通气。此外 Trendelenburg 位下，直肠受重力影响重新分布，进一步影响肺通气效率。

拔管/苏醒

患者充分清醒，拮抗充分，有能力防止误吸时，方可拔管。

■ **儿科注意事项**

• 因为较难询问病史，儿童阑尾炎较难诊断。因其诊断相对具有挑战性，年龄较小的儿童更常见阑尾穿孔。

• 当儿童无明显危险因素时，可将手术延迟至第 2 日晨。

• 考虑使用同侧腹横肌水平（TAP）阻滞以提高镇痛效果，减少术后麻醉剂使用。

⚙ **术后监护**

简单的阑尾炎术后无需抗生素治疗。

■ **床旁护理**

• 使用平板床。

• 在阑尾穿孔或存在其他并发症时，有时需要自动监测或收入 ICU。

■ **镇痛**

• 通常为轻度到中度疼痛，阑尾切除后疼痛常会加剧。

• 考虑使用静脉推注麻醉剂±酮洛酸。

• 局部方法，包括 TAP 阻滞或椎旁神经阻滞。

■ **并发症**

• 伤口感染。

• 腹腔内脓肿。

• 阑尾瘘。

• 血栓栓塞。

• 手术视野内其他结构损伤。

❓ **临床要点**

• 阑尾炎最常见于年轻患者，比＞60 岁的老年人发病率高。

• 阑尾破裂时，立即行阑尾切除术并非最佳治疗选择。应用抗生素治疗、液体复苏及经皮腹部排液。待患者恢复，再行阑尾切除术。

• 开放性和腹腔镜下阑尾切除术均可时，应考虑患者其他并发症，再决定手术方式。

• 手术的延迟并不能影响患者的转归，延迟诊断才能影响转归。

滥用可卡因 Cocaine Abuse

Nabil Elkassabany, MD 崔瓅 译 / 杨瑜汀 杨立群 校

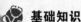

基础知识

■ **概述**

• 可卡因是已知最老的精神类药物。几千年来古柯叶被人们咀嚼和滥用，其提取物盐酸可卡因，已经被滥用超过 100 年了。

• 市售的可卡因为细小、白色、晶体状粉末。它常常与安非他明和海洛因混合，后者组合也被称为"快球"。

• 如今它被合理使用，与局麻药配伍具有收缩血管作用（常用于如眼科、耳鼻喉手术和急诊科的割裂伤修复）。它被列为二级药物。多已经被具有同样作用但副作用小的局麻药取代了。

■ **生理**

• 作用机制：阻滞去甲肾上腺素在交感神经末梢的重吸收，造成一个拟交感的状态。

• 分类：局麻药，酯类。

• 药代动力学：

- 血浆峰值在吸入或静脉摄取后 1～3 min 出现。

- 血浆半衰期范围在 60～90 min。

- 通过血浆酯酶代谢。副产物包括苯甲酰爱康宁、芽子碱甲酯、去甲可卡因。某些代谢物可以在摄取后 3～5 天尿液中检测出来。

• 使用方法包括口服、静脉和肌内注射。

■ **病因/病理生理**

• 中枢神经系统：

- 急性作用：欣快感和对时间、空间的知觉更为敏感，兴奋，躁动，体温高及抽搐。

- 慢性作用：生理依赖与成瘾性发展很快。由血管收缩（急性缺血损伤）和大脑出血等潜在因素可能造成局部神经功能损伤和昏迷。

• 心脏系统：

- 急性作用：心动过速、高血压和心脏冠状动脉痉挛可以导致心肌缺血、心肌梗死，也可导致延长的 QT 间期和室性心律失常。

- 慢性作用：左心室肥大，收缩功能障碍和扩张型心肌病。

• 呼吸系统：

- 急性作用：鼻吸入可引起鼻出血和鼻中隔穿孔。有报道称可卡因滥用后发生"裂肺"，属于急性肺损伤的一种。

- 慢性作用：弥漫性肺泡浸润、肺泡损伤、肺梗死和非心源性肺水肿的病例均有报道。

妊娠注意事项

• 出生时低体重和早产。

• 胎儿宫内发育迟缓促使子宫胎盘灌注减少。

儿科注意事项

• 孕妇滥用可卡因易造成新生儿认知损伤和注意力不集中。

L

• 在校儿童的可卡因滥用不可被忽视。最近的数据显示在 8 年级、10 年级和 12 年级中可卡因滥用的 30 天患病率相比于 20 世纪 90 年代晚期的使用峰值有所下降，并且从 2008 年到 2009 年 8 年级、12 年级中上个月使用率也呈现大幅下降。

▪ 围手术期相关

• 麻醉中的急性可卡因重度反应：
- 心脏：围手术期心肌缺血、充血性心力衰竭和室性心律失常的风险增加。
- 中枢：吸入麻醉药最低肺泡有效浓度(MAC)增加。
• 围手术期评估：
- 获取患者详细而完整的药物使用情况。
- 在有可卡因滥用史的患者，应评估相关系统并发症，如高血压、冠心病、心律失常和慢性心力衰竭。
- 检查鼻孔。
- 实验室检查。尿液药物筛选可以检测代谢物达 72～96 h，这是根据被测代谢物的半衰期决定的。
- 以前，因为潜在的围手术期心肌缺血风险增加，药检阳性时通常建议取消择期手术。最近证据显示，如果患者体检时没有症状和

急性可卡因中毒迹象，QT 间期小于 500 ms 时，全麻下行择期手术是可行的。
• 围手术期管理：
- 在急性可卡因中毒时应谨慎使用 β 受体阻滞剂。不拮抗 α 受体可引起冠状动脉收缩。
- 心肌缺血可用短效 β 受体阻滞剂处理，α 受体和 β 受体阻滞剂合用可以治疗可卡因引起的心肌缺血。
- 麻醉过程中的高血压对间接作用的升压药(如麻黄碱)有抵抗作用，最好用直接作用的升压药(如去氧肾上腺素)治疗。
- 如果考虑鼻插管，由于鼻黏膜可能萎缩，可卡因滥用者中鼻穿孔的概率升高。
- 区域麻醉：
  ○ 患者躁动不配合时需给予足够的镇静。
  ○ 疼痛感觉改变。
  ○ 腰麻或硬膜外麻醉时由于麻黄碱抵抗出现高血压。治疗应包括静脉补液和给予直接作用的 α 受体激动剂。

 疾病编码

ICD9
• 304.20　可卡因依赖。

• 305.60　可卡因滥用。
ICD10
• F14.10　可卡因滥用。
• F14.20　可卡因依赖。

 临床要点

• 可卡因滥用常常是一个混合药物滥用的难题。需要在围手术期询问其他常见滥用的药物及其各自副作用。
• 可卡因滥用者得人类免疫缺陷病毒(HIV)感染和病毒性肝炎的风险增加。风险不仅来自共用污染的针头，也来自沉迷于药效时危险的行为。
• 围手术期对于药物咨询、提供药瘾治疗诊所及行为控制是非常有用的阶段。不要浪费这个机会。
• "霹雳可卡因"是游离盐基可卡因，可以通过类似吸烟方式摄取。它以制作和服用过程中发出的声音来命名。它起效非常快，最大效应出现在 1～3 min。所引发的欣快感是由于中枢多巴胺的释放。它常常与其他成瘾药物混合。"快球"就是混合了可卡因和海洛因，当然会有更多的副作用。

老年生理变化　Geriatric Physiology

Stephen Dechter, DO ・ Bruce Vrooman, MD　张毓文 译 / 张晓庆 校

基础知识

▪ 概述

• 年龄增长与生理功能下降和多种疾病的发生增加有关。
• 老年患者持续增多，需引起关注。麻醉医师掌握老年生理及病理变化是非常重要的。

▪ 生理

• 神经系统：
- 脑代谢降低及脑血管变化包括动脉粥样硬化、血管壁弹性减弱、血管收缩，导致脑血流及脑容量减少。
- 短期记忆、学习功能及信息加工处理能力下降。
- 体温调节受损，自主神经调节及敏感性减弱。
• 心血管系统：

- 动静脉弹性减弱导致收缩压及舒张压升高，脉压增大。
- 由于舒张功能受损动脉收缩功能变得更加重要。
- β 肾上腺素能反应及心肌收缩力下降导致静息及最大心率降低。一般来说，最大心率＝220—年龄
- 心肌缺血及结构力学改变(收缩性、肥厚、扩张)导致 LVEDV、LVESV 及每搏输出量增加。
- 由于 Frank-Starling 机制的存在，静息及运动状态下心输出量不变。
- 瓣膜肥厚钙化。
- 由于机体肌肉重量减少，血管结构气体交换系统变化，老年人氧耗量减少。
- 受损的压力调节机制及心迷走神经功能减弱，导致动脉顺应性下降，流量调节受损。
• 肺功能：

- 通气/血流失调导致氧气交换功能受损；动脉氧分压低，氧饱和度正常。
- 二氧化碳排出正常。
- 缺氧及高碳酸血症反应受损，对心力衰竭、感染等耐受性差。
- 肺总容量(TLC)正常；残气量(RC)可增加 50%；通气量(VC)可因胸廓顺应性下降减少 50%～75%。
- 功能残气量(FRC)因胸廓僵硬每 10 岁增加约 3%(顺应性下降，向外力量增加)。CV 减少明显，导致气道闭合、肺不张、V/Q 降低。
- 由于小气道改变及胸廓顺应性下降，FEV_1 每年减少 20～40 ml；男性 FRC 减少大于女性；导致呼吸耗能增加(20%)。
- 呼吸肌强度、咳嗽及纤毛功能降低。
• 肝脏：
- 细胞及线粒体数量减少，肝细胞内线粒体

积增大以维持功能,引起肝重量及血流下降。

- 药物代谢酶减少。
- 消化道:
- 食管功能及排空能力降低。
- 胃动力、胃酸分泌及吸收功能降低(钙、铁、锌、叶酸、维生素 B_{12})。
- 结肠肌肉收缩及直肠功能减退。
- 肾脏:
- 由于入球小动脉及出球小动脉萎缩,广泛细胞壁硬化及疾病本身(原发性肾衰竭、动脉粥样硬化),肾重量、肾小管重量、肾血流、肌酐清除率及肾小球滤过率降低(30 岁以后每年减少 1%)。
- 药物清除能力下降。
- 钠、钾、氢离子浓度及血管体积通常没有改变。
- 免疫系统:
- 由于 NK 细胞、粒细胞、巨噬细胞功能下降,细胞趋化因子产生,吞噬功能受损,T 细胞、B 细胞不足,自身抗体增多,感染风险增高。
- 内分泌系统:
- 胰岛素抵抗增加,胰岛素分泌功能受损,空腹血糖(FBS)及皮质醇正常。
- 甲状腺素减少,T_4 保持正常。
- 睾酮、雌激素及生长激素减少。
- 肌肉骨骼:
- 肌肉重量、强度及力量降低。
- 骨密度降低。
- 体重增加,身体水分及肌肉量减少,导致机体脂肪含量增加。脂溶性药物(芬太尼、苯二氮䓬类药物)分布容积增高(V_D)。水溶性药物(乙醇、地高辛、庆大霉素)V_D 下降。
- 皮肤:
- 结缔组织弹性、水分及皮肤敏感度降低。
- 胶原蛋白交联增加,引起组织变脆弱。压力性溃疡及皮肤破溃风险增加。

■ 解剖

- 脑重量:减少 15%。
- 血容量:减少 20%~30%。
- 肝体积:减少 24%。
- 肾脏:减少 20%。

■ 病理生理

- 神经系统疾病。
- 55 岁以后每过 10 岁脑血管意外风险加倍(男性 55 岁后的 10 年内脑血管意外风险为 5.9%,70 岁时达 13.7%,80 岁时达

22.3%)。

- 遗传、自身免疫、感染、血管因素或外伤性神经系统损伤可导致痴呆。65 岁以上者可出现不同程度痴呆,发生率为 10%,80 岁以上者发生率为 20%。
- 青光眼、白内障、黄斑变性及老花眼增多。65 岁以上者中有 4%,85 岁以上者中有 16%存在视觉受损。
- 听力丧失可能导致社会孤立及偏执。50 岁以上者中有 20%,80 岁以上者中有 90%存在听力丧失。
- 心血管系统疾病。
- 常应用抗高血压药物治疗高血压。此类药物可引起体位性低血压、尿频、脱水及疲劳等副作用。40 岁时发生率为 44%,70 岁时发生率为 65%。
- 心律失常。治疗包括抗心律失常药、抗凝药及起搏器置入。60 岁时发生率为 2%,80 岁时为 10%。
- 血小板及胆固醇沉积导致冠心病、冠状动脉血流减少。症状包括胸骨后疼痛(33%)、呼吸困难(20%)、乏力、烦躁、充血性心力衰竭、晕厥、心律失常等。55 岁时发生率为 20%,75 岁时发生率为 30%。
- 充血性心力衰竭,表现为呼吸困难及胸痛。应用地高辛及利尿剂治疗,对麻醉有一定影响。60 岁时发生率为 22%,80 岁时发生率为 70%。
- 瓣膜增厚钙化导致瓣膜病。可无症状或疲劳,也可出现呼吸困难。治疗包括抗凝药物及瓣膜置换。75~85 岁时 40%为轻度,13%可表现为重度。
- 肺部疾病。
- 睡眠期间软腭阻塞气道,产生短暂呼吸暂停发作,引起阻塞性睡眠呼吸暂停综合征。表现为疲劳、打鼾、头痛及高血压。老年人睡眠呼吸障碍者的发生率高达 30%。
- 长期吸烟可导致慢性阻塞性肺疾病。>65 岁者发生率为 20%~40%。
- 并发症导致呼吸衰竭(肺炎、左心衰竭)。呼吸做功增加。
- 呼吸系统对缺氧及高碳酸血症反应降低,最大通气量、VC 降低,咳嗽减弱,分泌物排空能力减弱,残气量增多及 V/Q 失调,可能导致需要延迟拔管。
- 免疫系统疾病。
- 肿瘤发病及转移随年龄增加而增多。表现为体重减轻、发热、寒战、夜间盗汗及新发背部疼痛。发生率:50 岁时为 1%,85 岁时为 4%。

- 抗感染能力受损。
- 内分泌系统疾病。
- 糖尿病可导致大小血管疾病。发生率:50 岁时为 10%,75 岁以上时为 20%。
- 肌肉骨骼疾病。
- 骨关节炎增多可能需要关节置换。发生率:70 岁时为 27%,80 岁时为 44%。
- 骨质疏松可能导致骨折增多。发生率:女性 50 岁以上者为 4%,80 岁以上者为 44%。

■ 围手术期相关

- 神经系统。术后认知功能障碍在老年常见。>60 岁患者中术后 3 个月 POCD 为 9.9%,对照组为 2.8%。
- 心脏。心律失常、高血压、低血压增多;诱导时间会受到影响(吸入麻醉药起效时间延长,静脉麻醉药起效时间缩短)。
- 肺。肺水肿、肺炎及误吸风险增高(咳嗽及纤毛清除能力减退)。
- 肝。代谢受损使得诱导剂量减少(如丙泊酚及吸入麻醉药),阿片类、苯二氮䓬类、局麻药及神经肌肉组织药物作用时间延长。
- 肾。肌肉量减少导致血清肌酐基础值低,"正常值"可能是非正常的。药物代谢受损导致半衰期延长;液体平衡可能异常。
- 消化道。胃排空延迟、食管动力受损导致误吸风险增高。
- 肌肉骨骼。乏力,恢复延迟,少动,增加深静脉血栓、肺炎及压疮风险。

■ 图/表

表 1　老年人生理变化

器官系统	参数	改变
神经系统	脑血流	减少
	脑血容量	减少
	短期记忆	减少
	体温	降低
心脏	收缩压	增高
	舒张压	增高
	脉压	增大
	静息心率	减少
	LVEDV	增加
	LVESV	增加
	SV	增加
	CO	不变
	氧耗	减少
肺	氧分压	下降
	二氧化碳分压	不变
	肺总量	不变
	RV	增加
	VC	减少

L

器官系统	参数	改变
	FRC	减少
	CV	减少
	FEV$_1$	减少
	FVC	减少
	纤毛功能	减退
	呼吸肌	减弱
肝脏	重量	减轻
	血流	减少
	药物代谢	减慢
消化道	食管功能	减退
	胃动力	减弱

（续表）

器官系统	参数	改变
	胃酸分泌	减少
	吸收功能	减弱
肾	重量	减轻
	血流	减少
	肌酐清除率	降低
	肾小球滤过率	降低
	电解质	不变
肌肉骨骼	肌肉量	减少
	骨密度	降低
	机体脂肪	增加
	机体水分	减少

（续表）

临床要点

- 由于老年性多系统改变导致围手术期死亡率升高。
- 由于代谢受损（肾、肺、心、血液系统、肝脏），需谨慎选择麻醉诱导药物，极易过量甚至致死。
- 体温调节系统功能受损，需监测体温。
- 需密切监测液体平衡、电解质及氧饱和度。
- 慎用 NSAIDs（肾衰竭、消化道副作用）及阿片类药物（呼吸抑制，镇静，AMS）。

雷诺现象 Raynaud's Phenomenon

Edward Kosik, DO 俞颖 译 / 梁超 校

基础知识

■ 概述

- 雷诺现象（Raynaud's phenomenon，RP）是一种由寒冷或应激诱发的可逆性指动脉过度痉挛。根据如下临床表现，可分为单相、双相和三相反应。
  - 苍白。
  - 发绀。
  - 潮红（充血）。
- 原发性雷诺现象亦称雷诺病或特发性雷诺现象，是指非基础疾病所致的血管痉挛，通常影响所有手指。
- 继发性雷诺现象亦称雷诺综合征，是指由其他疾病如自身免疫性疾病（如硬皮病、系统性硬化病等）所致的血管痉挛，通常较原发性雷诺现象更严重。

■ 流行病学

发病率

- 由于诊断标准不同，准确的发病率仍不明确（为 0.5%～20%）。
- 女性多于男性。
- 原发性多于继发性。

发病情况

- 原发性雷诺现象很少导致手指溃疡或坏疽。
- 继发性雷诺现象的并发症与基础疾病有关。

■ 病因/危险因素

- 原发性雷诺现象：
  - 年龄＜30 岁。

  - 氯乙烯暴露史。
  - 使用振动工具，如电钻。
  - 某些特殊药物应用史（长春碱、顺铂、β受体阻滞剂以及抗偏头痛药物）。
  - 寒冷气候。
  - 吸烟（有争议）。
  - 胸廓出口综合征。
- 继发性雷诺现象。
  - 年龄＞30 岁。
  - 免疫性疾病：硬皮病、系统性硬化病、CREST 综合征。

■ 病理生理

- 雷诺现象的病理生理机制尚不明确，有多种理论及解释。被大家广泛接受的机制涉及血管因素、神经因素与凝血系统三方面，相对于血管扩张，血管收缩相对过度、神经因素可影响血管张力和循环中的递质。
- 血管收缩因子：内皮素-1、神经肽 Y 和血栓塞 A$_2$ 水平上调；雌激素可能在一定程度上增强 α$_2$C 肾上腺素能受体活性表达（可能在女性原发性雷诺现象中发挥作用）。
- 血管扩张因子：具有血管扩张作用的一氧化氮和前列腺素水平下调，前列腺素还可抑制血小板聚集（凝血病），增强纤溶活性。
- 神经因素：降钙素基因相关肽是由神经末梢释放的一种血管扩张因子，原发性和继发性雷诺现象时均减少。
- 血管阻塞和血栓素 A$_2$ 可致凝血系统激活。

■ 麻醉目标/指导原则

- 维持患者正常体温，密切观察四肢末梢情况。
- 避免低血压和低血容量。
- 如需动脉置管，尽可能行股动脉置管。
- 尽可能避免静脉使用血管收缩药物。必要时，应在严密观察下小剂量给药，可考虑使用正性肌力药物和输液加温。
- 区域阻滞时避免使用肾上腺素和去氧肾上腺素。
- 围手术期继续钙通道阻滞剂等药物治疗。

术前评估

■ 症状

- 遇冷时四肢末梢出现疼痛和僵硬。明确患者是否有苍白、发绀或充血表现。
- 收集有关免疫源性病因方面的信息。

病史

- 鉴别原发性和继发性。
- 血管痉挛的发作频率。
- 收集有关免疫源性病因方面的信息。

体格检查

注意观察指端苍白、发绀及充血时的颜色改变。

■ 治疗史

- 严重病例可能已行交感神经切除术，该手术切除支配肢体的交感神经，成功率不

确定。

• 交感神经阻滞可能有效,但可能需要反复实施。

• 如出现组织坏死或坏疽(非常罕见)则可能需要截肢。

■ **用药史**

• 一线治疗。

- 钙通道阻滞剂(硝苯地平、氨氯地平、非洛地平)可扩张肢体血管,减少发作频率和严重程度,同时有助于皮肤溃疡愈合。

- α受体阻滞剂(哌唑嗪、多沙唑嗪)可拮抗内源性去甲肾上腺素的作用。

• 二线治疗。

- 血管紧张素转化酶抑制剂和血管紧张素受体拮抗剂。

- 硝酸甘油贴剂可用于治疗指端皮肤溃疡。

- 西地那非。

- 氟西汀。

- 前列腺素。

■ **诊断检查与说明**

无特异性辅助检查,可根据特定病因进行相关检查。

■ **伴随的器官功能障碍**

有证据表明,有雷诺现象的患者发生脑血管意外的风险增加。

治疗

■ **术前准备**

术前用药

• 钙通道阻滞剂,推荐术前使用家中的给药

剂量或减量给药,以少量水吞服。

• 焦虑可加重某些雷诺现象,可适当应用抗焦虑药物。

■ **术中监护**

麻醉选择

• 全身麻醉和区域阻滞皆可。

• 肾上腺素或去氧肾上腺素可致过度缩血管反应,区域阻滞时应避免使用。

• 止血带的使用存在争议。

监测

• 标准 ASA 监测。

• 尽可能以无创袖带监测血压(而非有创桡动脉测压)。

麻醉诱导/气道管理

• 针对张口度较小(硬皮病)及颈部活动度受限(风湿性关节炎)的患者应准备特殊气管插管工具。

• 如患者有食管运动障碍或胃反流表现,应选择快速序贯诱导。

维持

• 维持血容量充足,避免低血压,保证指端血流灌注。

• 缩血管药物可能引起剧烈血管收缩,应谨慎使用。

• 放置体位时,应注意患者四肢的血流灌注(例如,侧卧位抬高手部应小心)。

• 维持正常体温。

- 提高室温,减少患者与环境间的热辐射。

- 加温毯不仅能减少患者与环境的热辐射,而且能提供主动保温,术前准备室中即可开始使用。

- 静脉输液加温。

- 进展期患者术中戴手套和袜子。

- 使用反射性隔热的覆盖物。

- 戴帽保温。

拔管/苏醒

无特殊,除非患者存在影响呼吸系统的全身性疾病,否则可采用常规拔管标准。

术后监护

■ **床旁护理**

根据基础疾病、手术类型和术中有无特殊事件决定。

■ **药物处理/实验室处理/会诊**

• 镇痛。

- 需考虑疼痛由肢端血管收缩引起。

■ **并发症**

指端缺血和(或)坏疽。

疾病编码

ICD9

• 443.0 雷诺综合征。

ICD10

• 173.00 非坏疽性雷诺综合征。

临床要点

• 维持正常体温。

• 如需动脉置管,充分权衡桡动脉置管的风险和获益,考虑近端血管置管。

• 谨慎使用血管收缩药物。

• β受体阻滞剂(尤其非选择性阻滞药物)可使α受体占优势,引起血管收缩,应避免使用。

类癌肿瘤 Carcinoid

Lori Gilbert, MD 袁亚伟 译/田婕 校

基础知识

■ **概述**

• 类癌肿瘤是罕见的神经内分泌组织肿瘤,它来源于嗜铬细胞。

• 通常来源于肠类癌相关的肝转移瘤,支气管或卵巢原发性肿瘤的血管活性胺和肽直接释放入全身循环系统,也可导致类癌综合

征。患者通常会有面部潮红、腹泻、支气管痉挛、心动过速等症状。

• 类癌危象是转移性类癌的一个潜在的威胁生命的并发症。

■ **流行病学**

发病率

• 随性别、年龄、种族的不同而不同。

• 在美国:每年每 100 000 人中有 2 个人发病,非洲裔男性中比例较高。

• 发病部位:65% 在胃肠道,25% 在肺支气管,10% 在未知位置。在过去的 25 年里,胃肠道肿瘤显著增加。

患病率

• 大多在第 50 年或第 60 年得到诊断,平均患病年龄是 60.9 岁。附加峰值在 25～25

岁及 65～75 岁。

- 50 岁以下的患者中,女性男性之比约为 2∶1;在老年患者中,男性患者占多数。

发病情况

- 因为该肿瘤生长相对缓慢,患者可能很多年都不去就诊;报告中显示,40%～60%的患者是没有症状的。
- 会由于面部潮红、腹泻及喘息而导致某些能力丧失。
- 累及心脏的患者上升至 66%,以覆盖右心瓣膜(三尖瓣)的纤维斑块为特点,最终导致右心衰竭。

死亡率

- 5 年存活率:70%～80%。由于低转移性扩散阑尾及肺类癌肿瘤的存活率相应提高。
- 类癌危象占死亡人数的 50%。

■ **病因/危险因素**

- 大多是散在的。
- *MEN-1* 基因(多发性内分泌瘤 1 型)。在少数患者中,肺、胸腺、胃的神经内分泌肿瘤与甲状旁腺腺瘤、胰腺及垂体前叶瘤有关。5%～10%的胃类癌与 Zollinger-Ellison 综合征及 *MEN-1* 基因有关。
- 第一阶段关系:相对风险为 3.6。

■ **病理生理**

- 类癌会分泌血管活性肽。当肿瘤位于门静脉系统以外时,肽无法被代谢而就此产生症状。这发生在大约 10%的患者中。
- 5-羟色胺(Serotonin)是最主要的。
- 然而,其他肽也可以产生,比如 5-羟色胺、缓激肽、组胺、速激肽、P 物质和促肾上腺皮质激素。
- 两种最常见的症状就是面部潮红及腹泻。其余临床症状包括喘息和皮肤病变,以及可以引起腹膜后纤维化,导致尿道梗阻的纤维组织增生。
- 胃肠道肿瘤一般不出现症状,因为所释放的肽在进入全身血液循环之前必须通过肝脏(并被代谢)。
- 5-羟色胺是一种来源于色氨酸的单胺神经递质。通常,大多数的 5-羟色胺由肠道中的肠嗜铬细胞分泌,并由血小板储存。当血小板聚集形成血凝块时,血小板会释放 5-羟色胺;它会导致血管收缩,辅助止血。当 5-羟色胺代谢为 5-羟吲哚乙酸(5-HIAA)时就可以被测量到。在高剂量条件下,5-羟色胺对心肌有异常的生长促进作用,从而引起心肌细胞增殖。

- 激肽释放酶一种丝氨酸蛋白酶,可将激肽原转化为赖氨酰缓激肽,赖氨酰缓激肽最终转化为缓激肽。它还可以将血纤维蛋白溶酶原转化为血纤维蛋白溶酶。激肽释放酶被认为是造成面部潮红的主要原因。
- 缓激肽是一种有着强有力的血管舒张活性的内源性肽,它可以增加血管通透性,能刺激内皮细胞释放前列环素和一氧化氮。它也能导致非血管(肺)平滑肌收缩。

■ **麻醉目标/指导原则**

- 症状的严重程度是围手术期发病率的指标。对类癌综合征的明显症状(腹泻、面部潮红、喘息)以及与类癌危象相关的心脏功能、高血压/低血压进行评估。
- 在术前应优化药物、循环恢复血量和电解质取代。奥曲肽具有 60～90 min 的半衰期,并且通常都需要围手术期给药。
- 压力、手术操作、β 受体阻滞药物可以增加肽释放。麻醉方案应着重于预防介质的释放及避免触发因素,以及对围手术期类癌危象的处理做准备。

Ⓡ 术前评估

■ **症状**

- 腹泻、面部潮红、呼吸急促、喘息、心悸。
- 运动耐量降低、端坐呼吸、阵发性呼吸困难、外周水肿可能是心力衰竭的征象。

病史

- 发病年龄。
- 触发因素,如压力、酒精、运动、某些食品如奶酪或药物(如儿茶酚胺、5-羟色胺再摄取抑制剂)。

体格检查

- 心动过速、面部潮红、流泪、喘息、面部水肿,反流性杂音。
- 脱水。
- 低血压。
- 心律失常。

■ **治疗史**

- 化疗。
- 栓塞术。
- 住院治疗或者 ICU(重症监护病房)治疗。
- 手术;胃类癌可引起肠梗阻。

■ **用药史**

- 奥曲肽类似于天然生长抑素,减少 5-羟

色胺的分泌(以及促胃液素、血管活性肠肽)。它是一种强效的生长激素、胰岛素和胰高血糖素分泌抑制剂,在治疗腹泻及面部潮红方面很有效。可皮下、静脉注射。

- α 干扰素被认为可以发挥多效性(抑制细胞增殖,影响激素的合成,改变主要组织相容性复合体,增加肿瘤细胞 I 类抗原的表达)。
- 甲基多巴抑制了芳香族氨基酸脱羧反应(5-羟色胺合成)。
- 昂丹司琼是一种抗 5-羟色胺能的药物。
- 吡啶甲酰胺可以用来治疗色氨酸低水平和糙皮病。
- 利尿剂和治疗心力衰竭药物。
- 抑肽酶是一种激肽释放酶抑制剂。

■ **诊断检查与说明**

- 生化全套(可能会显示慢性腹泻对电解质的影响)。
- 肝功能试验(LFT)。
- CBC。
- 尿 5-HIAA 可以预示心脏类癌疾病的进展。
- 心电图(可显示右心室肥厚)。
- 胸部 X 线检查。
- 超声心动图以评估右心及三尖瓣病变。
- 心脏应力试验。

■ **伴随的器官功能障碍**

- 类癌心脏病是晚期并发症,可以发生在 20%～70%的患者中。其特征性病变包括覆盖了正常内皮细胞及右侧心脏瓣膜(三尖瓣)的纤维斑块。
- 支气管受累。
- 皮肤表现(糙皮病样病变)。
- 10%的患者有骨骼转移。

■ **延误手术条件**

- 类癌危象。腹泻会导致脱水、低血压和心律失常伴随意识丧失,可能会危及生命。
- 电解质紊乱。
- 支气管痉挛发作。

■ **分类**

- 非分泌性类癌是没有临床症状的。
- 分泌性类癌是有症状的。

治疗

■ 术前准备

术前用药

• 避免术前组胺释放。

• 昂丹司琼具有抗5-羟色胺的性质。

• 术前24~48 h,持续每6~8 h注射奥曲肽50~250 μg。或者,术后立即50 μg/h静脉输液至少12 h。

• 术前必须进行水合作用。

■ 术中监护

麻醉选择

• 全身气管内麻醉。气管插管可以对气道进行控制,并能提供正压通气。

• 根据手术的类型和患者的容量状况可考虑硬膜外导管放置。在应用大丸药及给药剂量时要十分谨慎,因为患者的血压可能会产生剧烈的波动。

监测

• 大口径静脉通道。

• 液体加温器。

• 有创监测(动脉导管、中心导管及肺动脉导管)可以帮助监测并诊断类癌危象。

麻醉诱导/气道管理

• 喉镜和气管插管可以触发类癌介质释放。在患者未进入"深度睡眠"以前,不可以进行气道处理。

• 阿片类药物,比如芬太尼或瑞芬太尼可抑制与插管有关的有害加压反应。

- 声带注射利多卡因可以减弱反射反应。

- 避免应用琥珀胆碱、美维库铵、阿曲库铵或戊硫代巴比妥,它们可以引起组胺等介质的释放。

维持

• 在整个过程中应持续给予奥曲肽。它的半衰期为90~120 min。

• 应该保持患者在深度麻醉状态,以防止手术刺激肽类释放。

• 血流动力学:

- 低血压:避免血管收缩剂如去甲肾上腺素和肾上腺素,因为它们可以释放如缓激肽等可以加重低血压的物质。静脉输液及小剂量去氧肾上腺素注射是首选。

- 高血压:拉贝洛尔及艾司洛尔,可以加深麻醉。

• 要小心监测液体,累及肝门系统的肿瘤可能导致大量、快速的失血。

• 阿片类药物:避免应用吗啡(组胺释放),瑞芬太尼和芬太尼是比较好的选择。

• 类癌综合征术中最好应用静脉注射奥曲肽20~50 μg治疗(测定血流动力学)。

拔管/苏醒

• 在考虑实施深拔管或拔管时,持续低剂量应用瑞芬太尼以避免咳嗽和紧张。

• 观察支气管痉挛及面部潮红的迹象。

• 保证控制血压的药物随时可用。

 术后监护

■ 床旁护理

ICU设置了静脉奥曲肽、有创监测、液体管理、镇痛药,尤其是在有类癌综合征或危象病史的患者床边备用。

■ 药物处理/实验室处理/会诊

• 先静脉注射再皮下注射奥曲肽。

• 液体管理。

• 受血流动力学支配的心脏研究。

• 电解质/肝功能试验。

■ 并发症

• 奥曲肽的并发症:胃肠道疼痛、恶心、腹泻、胆石形成、脂肪泄。

• 手术切除不充分也可表现为类癌危象。

? 临床要点

• 类癌危象可能由于压力、化疗、某些食物(如奶酪和酒精)及麻醉处理引发。在麻醉与手术之前应始终采取预防措施,比如奥曲肽或水化作用。

• 类癌综合征在肺类癌患者中是非常罕见的,但在胃肠道肿瘤或肝转移瘤患者中是比较常见的。

类风湿关节炎 Rheumatoid Arthritis

Tayab R. Andrabi 王飞 译/梁超 校

 基础知识

■ 概述

类风湿关节炎(rheumatoid arthritis, RA)是一种慢性、系统性的自身免疫性疾病,有如下特点:

• 对称性多关节炎,伴关节畸形,累及范围和程度各异。

• 与关节及腱鞘的滑膜炎有关。

• 关节软骨丢失。

• 关节周围骨质侵蚀。

■ 流行病学

发病率

在美国,每年100 000人中大约有70人被诊断为类风湿关节炎。

患病率

• 女性的患病率比男性多2~3倍。

• 随着年龄的增长而增加,55岁以上女性的患病率接近5%。

• 初次发病年龄大多在30~60岁。

• 占全世界分布的1‰~2%。

发病情况

相对于普通人群,患类风湿关节炎的患者:

• 心力衰竭的风险高1.3~1.7倍。

• 心肌梗死的风险高1.5~2倍。

• 脑卒中的风险高1.4~2.7倍。

死亡率

患者平均寿命缩短10年,类风湿关节炎的标准化死亡率为1.28~3.0。

■ 病因/危险因素

• 类风湿关节炎初始病因还不清楚,目前发现可能与有些因素有关。

• 大约70%的患者的病因与HLA-DR4亚型相关,80%的患者血清类风湿因子阳性。

• 环境因素也可能起一定作用,包括至今未发现的病毒或细菌。

• 其他相关的高危因素包括:性别(女性)、类风湿关节炎家族史、食物过敏史、肠道菌群改变、心理压力、重金属暴露史及吸烟史。

■ 病理生理

目前关于类风湿关节炎的病理机制有两

种理论。第一种理论认为,T 淋巴细胞与未知的抗原发生反应,从而启动疾病并导致慢性炎症过程。第二种理论认为,T 淋巴细胞可能与疾病的启动有重要关系,但慢性炎症由肥大细胞和成纤维细胞的自身聚集导致,与 T 淋巴细胞无关。

▪ 麻醉目标/指导原则

• 仔细评估寰枢关节是否存在半脱位(存在于 25% 的患者)及合并的器官功能障碍,根据不同的临床表现(如肾脏、心脏、肺脏疾病等)制订麻醉方案。

• 对于长期激素治疗的患者应给予应激剂量的激素。

℞ 术前评估

▪ 症状

症状
晨僵、疼痛、乏力、不适和抑郁。

病史
起病隐匿。

体格检查
• 对称性关节肿胀。

• 仔细触诊受累关节有助于鉴别骨关节炎的炎症渗出和骨性膨出。

• 掌指关节尺侧偏斜,掌指关节及指间关节过屈和过伸,肘关节屈曲挛缩,腕骨及趾骨半脱位("向上翘起")。

▪ 治疗史

全关节成形术可减轻疼痛并改善关节功能,其他手术方法包括神经卡压松解术(如腕管综合征)、关节镜手术、切除有症状的类风湿结节。

▪ 用药史

• NSAIDs 类药物。

• 皮质类固醇。

• 改善病情的抗风湿药物:甲氨蝶呤、柳氮磺胺吡啶、来氟米特、依那西普、英夫利昔、阿达木单抗、阿贝西普、美罗华、阿那白滞素、抗疟疾药、金盐、青霉胺、环孢素 A、环磷酰胺和咪唑硫嘌呤。

▪ 诊断检查与说明

• 颈椎 X 线:有些权威机构要求所有类风湿关节炎患者术前行颈椎 X 线摄片或者近期颈椎评估。

• 颈椎 MRI:当患者有明显神经症状、重度疼痛或者 X 线片有明显异常时,应行 MRI 检查。

• 五官科会诊:当患者出现声嘶,怀疑环杓关节受累时,可行纤维鼻咽镜检查。

▪ 伴随的器官功能障碍

• 神经系统:下肢的外周神经系统病变常表现为轻度的、以感觉为主的功能障碍,也可出现腕管综合征、踝管综合征等神经卡压综合征。颈椎急性半脱位是特别令人担忧的并发症,它可引起永久性四肢瘫痪、脊髓坏死和椎动脉受压。临床上有四种亚型:

- 前向型:占寰枢关节半脱位的 80%,由于横韧带破坏,C_1 椎体移至 C_2 的前方,齿状突压迫脊髓的风险增加。44 岁以上的患者寰椎和齿状突之间的距离超过 4 mm 或者年轻患者超过 3 mm,提示存在寰枢关节半脱位。颈部屈曲可加重前向型寰枢关节半脱位的程度。

- 后向型:占寰枢关节半脱位的 5%,齿状突的破坏导致 C_1 椎体相对于 C_2 后向移位,在颈椎后伸侧位 X 线片上更明显。颈部后伸可加重后向型寰枢关节半脱位的程度。

- 垂直型:占寰枢关节半脱位的 10%～20%,C_1 侧块破坏导致齿状突脱位进入枕骨大孔,导致颈髓延髓交界处受压。

- 侧向型或旋转型:罕见,由 C_1/C_2 关节突关节退变导致,常造成脊神经和椎动脉受压。

• 眼:干燥综合征引起的角膜结膜炎(最常见)、巩膜外层炎(轻度疼痛伴眼红)、巩膜炎伴角膜溃疡(少见但严重)。

• 干燥综合征是以泪腺及唾液腺淋巴细胞浸润为特点的慢性炎症性疾病,在类风湿关节炎患者中占 10%～15%,可造成唾液及眼泪分泌障碍,从而导致干燥症:口干(口腔干燥)和干眼症(干燥性角膜结膜炎)。

• 心脏:心包积液、心包炎、心脏压塞、心肌病、淀粉样变性、肉芽肿疾病、心内膜炎、左心衰竭及冠心病。

• 肺脏:间质性肺病导致的限制性通气功能障碍(纤维性肺炎)、类风湿结节、胸壁顺应性下降(肋骨软骨炎)。

• 血管:类风湿性血管炎(甲床末梢坏死)、急性起病的缺血性单神经病(多发性单神经炎)或进行性巩膜炎是雷诺现象的典型表现。

• 肾脏:有 25% 的患者会出现药物治疗引起的慢性肾衰竭。

• 皮下结节是类风湿关节炎关节外损害的典型表现,存在于 20%～30% 患者,常位于手臂及肘的伸侧,以及足和膝关节的受压部位。少数情况下,肺、心脏和巩膜等内脏器官也会有类风湿结节。

• 气道。

- 环杓关节受累可导致呼吸困难、喘鸣、声嘶,偶尔可引起严重的上呼吸道梗阻。患者可出现喉部包块,导致周围结构的明显变形。

- 喉部的淀粉样变性和类风湿结节也可导致喉部梗阻。

- 颞颌关节(temporomandibular joint,TMJ)受累可导致张口困难,从而使直视喉镜置入困难。

- 急性半脱位可引起脊髓及椎动脉受压,导致四肢瘫痪甚或猝死。

• 费尔蒂综合征是一种少见的并发症,表现为脾大及白细胞减少(主要是中性粒细胞减少)。主要的并发症包括反复细菌感染及慢性难治性腿部溃疡。

▪ 延迟手术情况

不稳定的寰枢关节半脱位在择期手术前需先行固定。

治疗

▪ 术前准备

术前用药
患者由于疼痛及不适,术前可能需服用非甾体抗炎药,术前也可考虑给予阿片类药物。

知情同意的特殊情况
如果拟行清醒纤支镜插管(fiberoptic intubation,FOI),术前应该跟患者及家属充分沟通。

▪ 术中监护

麻醉选择
可考虑采用区域阻滞联合或替代全身麻醉。区域阻滞和局部麻醉可避免颈部及气道的操作,避免全麻药的全身性副作用。但类风湿关节炎患者由于颈部屈伸功能障碍,颈部的解剖标志可不清楚,从而使颈部神经阻滞有一定的挑战。

监测
• 标准 ASA 监测。

• 由于存在的血管炎和皮肤薄脆,静脉通路的建立可能比较困难。

• 根据合并疾病及手术过程决定是否行有创监测。

- 由于腕关节屈曲畸形,桡动脉置管可能比较困难。

- 由于颈部活动度受限,颈内静脉置管可

比较困难。

麻醉诱导/气道管理

• 喉罩(laryngeal mask airway, LMA):如果舌根部口咽轴的角度<90°,普通喉罩置入可能比较困难,首选加强型喉罩。插管型喉罩(intubating LMA, ILMA)可用于进行颈椎活动受限时行气管导管盲插。然而,ILMA 插管时,作用于咽后壁 $C_2 \sim C_3$ 水平的力较大,因而 ILMA 的临床应用不如普通气管插管。

• 气管导管:如果患者不存在寰枢关节半脱位和颞下颌关节疾病的症状及体征,不存在颈部活动度下降,可考虑使用直接喉镜。但是,如果怀疑存在上述情况,可考虑采用其他插管方法:

- 可视喉镜。

- 纤支镜插管:如果患者无通气问题,可考虑在镇静下行纤支镜插管。如果怀疑通气有问题,需行清醒纤支镜插管。

- 环杓关节受累的患者可在局麻下行气管切开术。

维持

• 可选择吸入、静脉或静吸复合的平衡麻醉。
• 体位:放置手术体位时需关注术中易受压的部位,保持关节呈中立位。
• 必要时可使用甲基纤维素眼药水滴眼,因为 15%的类风湿关节炎患者有角膜结膜炎。
• 对于每天服用的激素量大于 10 mg 的患者,应给予应激剂量的激素。
• 对于有限制性通气功能障碍的患者,呼吸机的参数应适当调节。

拔管/苏醒

环杓关节受累可导致呼吸困难、喘鸣、声嘶,偶尔可致严重的上呼吸道梗阻。

术后监护

床旁护理

取决于手术过程、合并疾病及术中事件。

药物处理/实验室处理/会诊

• 尽快恢复抗感染药物。
• 继续激素治疗。

疾病编码

ICD9

• 714.0 类风湿关节炎。

ICD10

• M06.9 类风湿关节炎,非特指。
• M06.30 类风湿结节,非特定部位。

？ 临床要点

• 气道及颈部评估相当重要;可能存在寰枢关节半脱位,有可能引起脊髓损伤。
• 区域麻醉可作为全身麻醉的替代方法。

冷沉淀 Cryoprecipitate

Kenichi A. Tanaka, MD, MSc • Satoru Ogawa, MD 崔璀 译/杨瑜汀 杨立群 校

基础知识

概述

• 冷沉淀是来自血浆的血制品,用于低血容量的患者补充凝血因子。
• 输冷沉淀主要用于先天性缺陷的治疗:
- 因子Ⅷ(FⅧ)。
- 血管性血友病因子(vWF)。
- 因子ⅩⅢ(FⅩⅢ)。
- 纤维蛋白原。
- 纤连蛋白。

生理

• 正常凝固是依赖于几个部分:
- 纤维蛋白原被凝血酶转化为纤维蛋白。纤维蛋白是一种聚合的蛋白质,参与血栓形成。
- FⅧ和vWF介导循环中血小板黏附在暴露的内皮下膜。
- FⅩⅢ通过在纤维蛋白单体之间形成共价键促进血块稳定,通过交叉连接 α_2 抗纤溶酶、纤维蛋白单体、纤连蛋白、胶原蛋白和其他蛋白质增强纤维蛋白凝块的机械强度和保护血凝块不被降解。

• 冷沉淀制备:
- 1 个单位新鲜冰冻血浆溶解于 $1 \sim 6$ ℃。
- 上清液沉淀时,冷的不可溶物质开始解冻。
- 它悬浮在小体积的血浆中。
• 冷冻:
- 悬浮物再次冷冻在−18 ℃。
- 得到悬浮物和冷冻之间的时间应尽量缩短到最小。
• 储存:
- 可达 12 个月。
• 内容(约 15 ml 每单位):
- 纤维蛋白原:~350 mg。
- FⅧ:~150 单位;当捐赠者基础水平高的时候上升(如锻炼后)。
- vWF:~150 单位。
- 血浆 vW 因子裂解蛋白酶在冷沉淀中最小。
- FⅩⅢ。
• 解冻冷沉淀。
- 需要 $45 \sim 60$ min。
- 解冻后需要在 4 h 内使用。
• ABO 配型:
- 不做要求,但在输注之前应该考虑到。提取冷沉淀的血浆可含一小部分红细胞。

不兼容的 ABO 细胞将适度清理并且对 RH 血型过敏的可能性不大。然而,体积变大时,这可能是个难题。

• 维持时间:
- 纤维蛋白原:$70 \sim 100$ h。
- FⅧ:12 h。
- vWF:$10 \sim 24$ h。
- FⅩⅢ:$120 \sim 200$ h。
• 特殊处理:
- 通过 $180 \sim 260$ μm 标准输液管给予。
- 考虑与 $10 \sim 15$ ml 正常盐水混合以确保输血袋里没有残留。

病因/病理生理

• 冷沉淀使用的并发症:
- 输血相关急性肺损伤(TRALI)是通过捐赠者血浆里的抗 HLA 抗体引起的。相比于 FFP,冷沉淀引起的 TRALI 风险似乎较低。
- 通过在微循环形成纤维蛋白恶化、弥散性血管内凝血与器官功能障碍。
- 病毒传播。病毒传播的风险,特别是丙型肝炎和人类免疫缺陷病毒,已由供体血的核酸检测显著减少。
- 急性溶血性输血反应,非溶血性发热和过

敏反应，或据报道的血栓形成。然而，这些很少发生。

－静脉和动脉血栓栓塞并发症应注意，因为冷沉淀迅速增加血浆纤维蛋白原、FⅧ和vWF、FⅧ。

－低血钙可能由于大量输血导致的柠檬酸超载。

－血小板微粒可以在血栓形成、炎症和血管反应性起到积极作用。

• 人源性纤维蛋白原是一种潜在的替代产品。然而，不良事件包括血栓形成的并发症及过敏反应。

■ 围手术期相关

• 血浆冷沉淀迅速增加纤维蛋白原、FⅧ、FⅧ、vWF，这些都发挥止血作用。使用指征包括以下：

－先天性纤维蛋白原缺乏症、血管性血友病、预防先天性FⅧ缺乏症（围手术期和围生期）及出血的治疗。然而，在可能的情况下，治疗遗传性FⅧ凝血因子Ⅷ和vWF缺陷的人源性产品应做病毒灭活处理或使用

重组产品。

－微血管出血时大量输血和纤维蛋白原<100 mg/dl。纤维蛋白原不能及时进行测量，临床决策可同意使用冷沉淀。

－在心脏手术后出血，纤维蛋白原水平<150 ml/dl。

－继发于溶栓后的出血的治疗。

－蛇毒引起的出血的治疗。

－医源性胎膜早破。

－羊水栓塞。

－尿毒症：出血的预防和治疗。

－大手术、创伤、烧伤、脓毒症后纤连蛋白缺乏症。纤连蛋白不足损害网状内皮系统清除循环中悬浮颗粒的能力，并引起纤维蛋白微团聚体、胶原碎片和免疫复合物的聚集。

－局部使用纤维蛋白胶（病毒灭活人源性纤维蛋白胶产品优先）。

• 冷沉淀相比于FFP，输注后血液稀释和血小板减少效应出现更少。

• 大量的流动血液在细胞回收系统处理后能降低血浆组分，包括纤维蛋白原。

• 纤维蛋白原测定采用Clauss法大量输注

羟乙基淀粉后可能是虚假提升。

• 血栓弹力图/法可用于指导纤维蛋白原置换。

■ 公式

用于纤维蛋白原的替代治疗，在没有持续消耗或大量出血时，每10 kg体重一个单位增加纤维蛋白原～50 mg/dl。为了增加到100 mg/dl，所需冷沉淀是0.2×体重（kg）。

⚡ 临床要点

• 冷沉淀用于纤维蛋白替代治疗优于FFP，因为输注体积小，TRALI发生率低。

• 相比于纯化人纤维蛋白原，冷沉淀提供临床相关的FⅧ量。

• 假设正常的纤维蛋白原水平在基本水平，血容量约损失1.4倍时纤维蛋白原达到临界水平（1 g/L）。

• 遗传性FⅧ、vWF、FⅧ缺乏，血浆提取的或重组因子浓缩物可用。由于安全性提高冷沉淀为首选。

镰状细胞病 Sickle Cell Disease

Radha Arunkumar, MD 孙少潇 译 / 顾卫东 校

🦴 基础知识

■ 概述

镰状细胞病（sickle cell disease，SCD）是一种以慢性溶血、急性痛性血管闭塞危象和终末器官损害为特点的遗传性血红蛋白病。

■ 流行病学

发病率

• 最常见于非洲和地中海血统的人群，也可见于加勒比海、中美洲和南美洲、中东和印度部分地区的人群中。

• 每年有超过23万名出生于撒哈拉以南非洲地区的儿童发病。

• 北美洲和欧洲每年分别有近2 600名和1 300名儿童发病。

患病率

• 撒哈拉沙漠以南的非洲国家SCD的患病率最高。

• 在美国有5万～10万人罹患该病。

• 每600名非洲裔美国人中有1人罹患

该病。

发病情况

• 大约有30%的患者症状严重，存在广泛的器官损伤和过早死亡。60%的患者的临床表现不严重，10%的患者大多数时间能相对保持健康。

• 增加围手术期发病率的危险因素包括高龄、妊娠、先前存在感染。

死亡率

• 在美国，男性和女性SCD患者的平均死亡年龄分别为42岁和48岁。

• 器官衰竭是围手术期死亡的重要原因。

■ 病因/危险因素

• 成年人的主要血红蛋白是血红蛋白A（HbA），它包含2条α球蛋白链和2条β球蛋白链。在α球蛋白链第6号密码子的单点突变可导致谷氨酸被替换成缬氨酸，并形成血红蛋白S（镰状血红蛋白——镰状细胞病的分子标志）。这个缺陷导致分子表面形成一个新的疏水点（正常为亲水性，并与血

浆接触）。

• 正常人和镰状细胞病患者的脱氧血红蛋白均可形成疏水补丁。而镰状细胞病的血红蛋白有两个疏水点，因而可与其他血红蛋白上的疏水点发生结合，导致脱氧血红蛋白相互聚合成链。因此，血红蛋白四聚体相互聚合（形成长纤维），而不再保持相互独立。

• 导致"镰变"的危险因素。

－由于通气不足和低氧血症导致血红蛋白脱氧。

－由于心排血量下降、低血压、血容量减少或脱水、体外循环，导致灌注减少。

－由于患者不活动、四肢止血带止血和不适当体位，导致静脉淤血。

－酸中毒等代谢因素、低体温、感染。

－酗酒、高海拔地区和长时间飞行也可促使镰状细胞病患者发生并发症。

■ 病理生理

• "镰变"导致原本两面凹陷的柔韧红细胞在脱氧时形成僵硬的镰刀形状。这一改变

可导致细胞膜损伤、溶血、微循环阻塞和伴有血管闭塞危象的器官缺血损伤。

- 血管闭塞是其主要的并发症,临床表现取决于其对血管床的影响。
- 溶血增加。
  - 红细胞的寿命从 120 天降至 15 天,导致贫血。
  - 破坏细胞内一氧化氮(NO)的代谢,并因此降低了一氧化氮的生物利用度,从而引起血管内皮细胞氧化物增多和剪切应力增加,导致内皮炎症、血管收缩和组织缺血。
- 氧合血红蛋白曲线右移($P_{50} = 31$ mmHg,而正常 $P_{50} = 27$ mmHg)。这反映了血红蛋白对氧的亲和力下降。

妊娠注意事项

妊娠期间常发生疼痛危象。

■ 麻醉目标/指导原则

- SCD 的病理生理变化可能需行手术治疗,如脾切除、胆囊切除、小腿溃疡皮肤移植、骨髓炎髓腔刮除、腹部急诊手术、矫形外科手术和剖宫产等。
- 由于"镰变"过程很难逆转,因此围手术期的重点是预防。围手术期管理的目标包括避免酸中毒、低氧血症、脱水、静脉淤血和体温过低。
- 由于长期使用镇痛药,患者对麻醉药物的需求量可能增加。

℞ 术前评估

■ 症状

- 疼痛。
- 发热。
- 呼吸困难、呼吸急促。

病史

- 有非洲裔血统的美国患者应考虑 SCD 可能。
- 病情加重史和住院史。
- 慢性器官损伤的证据,包括肺、肾、肝、脾和大脑。

体格检查

- 生命体征包括吸气时的氧饱和度和疼痛评分。
- 指(趾)炎是全指(趾)炎症,由血管闭塞危象引起,伴有骨梗死,是 SCD 恶化的标志。
- 心脏功能评估。
- 阻塞性和限制性肺病的评估。
- 神经功能评估。

■ 治疗史

- 骨髓移植。
- 交换输血是指用正常细胞替换镰状红细胞,可快速提高血红蛋白水平。因此,它减少镰状细胞数量的同时不增加血细胞比容、全血黏度,不引起铁沉积(输入的含 HbA 的红细胞体积与置换出的红细胞体积相等)。然而,预后研究结果不支持交换输血的使用。
- 输血以维持血细胞比容大于 30%,其有效性还未得到随机试验证实。目前,关于镰状细胞病术前输血方案的随机对照试验正在进行,其研究目的在于比较输血与不输血对预后的影响。

■ 用药史

- 羟基脲可增加 HbF 的产生,已证明其可减少疼痛发作、急性胸部综合征(acute chest syndrom, ACS)的发生和住院率。
- 叶酸。
- 麻醉药。
- 血管紧张素转换酶抑制剂。

■ 诊断检查与说明

实验室检查

- Sickledex 试验——筛查 SCD,将还原物加入外周血涂片,显微镜下可见红细胞镰变。
- 血红蛋白电泳分析——HbS 比例的特异性检测方法。
- 终末器官损害程度评估。
  - 全血细胞计数、凝血试验——贫血。
  - 肾功能检查——血尿素氮、肌酐、蛋白尿分析和隐匿性感染。
  - 肝功能检查和胆红素水平。
  - 心电图、X 线胸片、动脉血气分析、肺功能测试。
- 由于变化较快,应术前 24 h 的血红蛋白检测结果。
- 血型鉴定和抗体筛查,排除由于频繁输血引起的同种抗体产生。

■ 伴随的器官功能障碍

- 中枢神经系统:30 岁以前出现明显脑卒中的概率高达 11%。10 岁以前以缺血性脑卒中常见。30 岁以后的患者更易发生出血性脑卒中。脑卒中的危险因素包括低血红蛋白、白细胞计数升高、同型半胱氨酸水平升高、HbF 比例低、高血压、近期发生急性冠

状动脉综合征或急性冠状动脉综合征频繁发作。缺血性脑损伤引起的认知功能受损可发生在无明显临床表现的脑卒中患者。

- 心血管系统:贫血时,机体通过高动力性循环、增加血浆容量以及早年出现扩张性心肌病进行代偿。
- 急性冠状动脉综合征:由镰状细胞聚集、脂肪栓塞于肺血管内形成血栓所致,是导致患者住院和死亡的主要原因。可表现为呼吸困难、呼吸急促、气喘、发热、胸膜痛或血红蛋白水平下降。X 线胸片可显示新出现的肺浸润。
- 肺:慢性镰状肺病以阻塞性和限制性肺病、呼吸困难、肺动脉高压和肺源性心脏病为特点。
- 肝脏:慢性溶血导致非结合胆红素升高,表现为黄疸及色素性胆结石。
- 腹危象时需要临床医师排除急腹症。
- 骨骼系统:骨髓微血管阻塞可引起背部、股骨、肋骨和胸骨的剧烈疼痛,需阿片类药物止痛治疗,可能导致指炎(早期出现于严重病征)或沙门菌骨髓炎。
- 肾脏:由血管梗阻引起的功能障碍,可引起血尿、尿浓缩能力下降、肾小球损伤和进行性蛋白尿。
- 脾:血细胞急性扣押在脾可致危及生命的贫血、痛性脾大和循环系统崩溃。随着时间的推移,由于血管阻塞性自体梗死,可引起脾萎缩并失去脾功能。患者更易发生致命性的细菌感染。
- 皮肤:痛性溃疡,常见于脚踝周围。
- 疼痛危象是最常见的住院原因,可由血管阻塞相关的缺血和梗死引起。
- 其他:阴茎异常勃起、股骨头坏死、视网膜病变、玻璃体积血和前房积血伴突然失明、失聪。

■ 延迟手术情况

- 需纠正脱水。
- 中高危病例术前应预防性输血,使血细胞比容达到 30%。
- 大手术前可考虑交换输血。

■ 分类

- 纯合子(HbSS):HbS 性状继承自父母双方。
- 杂合子(HbAS):HbS 性状继承自父母一方,HbA 来自另一方;镰状细胞特质(sickle cell trait, SCT)患者是突变基因的携带者,不会表现出 SCD 的临床症状。

治疗

■ 术前准备

术前用药

- 必要时给予抗焦虑药和镇痛药。
- 缩短患儿禁食时间。

知情同意的特殊情况

- 围手术期可能发生镰变和危象。
- 输血。

■ 术中监护

麻醉选择

- 全身麻醉和区域麻醉均可应用。
- 椎管内阻滞。其血管扩张作用及镇痛作用较完善,可能对患者有益。应给予预防性静脉输液,以免发生低血压。

监测

- 标准 ASA 监测。
- 留置导尿管,有助于液体管理和复苏。
- 根据手术种类或患者病情考虑是否行有创监测。

麻醉诱导/气道管理

- 标准诱导方案,诱导药物采用精确滴定给药,以免发生低血压。
- 采用合适的气道管理方法。

维持

- 氧合:增加吸入氧浓度,必要时行呼气末正压通气。
- 灌注:扩容、β 受体激动剂或抗胆碱能药物。
- 根据手术和患者的氧供情况决定是否输血。
- 严格保持患者的正常体温。输注加温液体,使用加温设备,适当提高室温。
- 体位放置应小心。

拔管/苏醒

根据手术情况和术前已有的并发症决定气管拔管时机和出室标准。

 术后监护

■ 床旁护理

病情严重和接受重大手术的患者应入 ICU。

■ 药物处理/实验室处理/会诊

- 在 PACU 和病房应辅助供氧,以避免低氧血症。
- 静脉输液扩容。
- 术后采用阿片类药物和(或)区域阻滞进行充分镇痛。
- 可给予酮咯酸(严重的肺功能和肾功能障碍的患者应慎用)。
- 应用止吐药防止术后恶心、呕吐,以免引起脱水。

- 发生疼痛危象时,可能需要请急性疼痛管理的专科医师会诊处理。

■ 并发症

- 肺不张——PACU 和术后需行胸部理疗和肺部物理疗法。
- 疼痛危象:进行疼痛评分,采用阿片类药物镇痛,联合使用非甾体类药物和对乙酰氨基酚镇痛,可能需行区域镇痛,监测肺功能,心理支持。
- 急性冠状动脉综合征:供氧,有效镇痛,激励型肺活量计,抗生素,输血,呼吸衰竭时实施机械通气,类固醇激素和一氧化氮可能有益。

疾病编码

ICD9

- 282.61 无危象的 HbSS 疾病。

ICD10

- D57.1 无危象的镰状细胞病。

临床要点

围手术期管理目标包括避免缺氧、酸中毒、脱水、低体温和静脉淤血,以及充分镇痛。

磷酸盐 Phosphate

Ravi S. Tripathi, MD · Erik E. Abel, PharmD, BCPS 孙秀梅 译 / 张晓庆 校

基础知识

■ 概述

- 磷酸是细胞内广泛存在的一个阴离子,它是细胞膜结构、维持细胞能量、细胞转运和血红蛋白释放氧气的重要组成部分。
- 磷酸的正常范围为 3～4.5 mg/dl(成人),4～5 mg/dl(儿童)。
- 围手术期的很多情况可出现磷酸不正常,如营养不良、酒精依赖、败血症、创伤、甲状旁腺亢进、肿瘤转移、大手术、糖尿病酮症酸中毒、再进食综合征和与高血儿茶酚胺相关的病理生理状态。

■ 生理

- 参与多种主要生理功能:
- 三磷酸腺苷和磷酸肌酸是以高能磷酸键

形式储存的能量储备。
- DNA 和 RNA 的基因翻译。
- 2,3 二磷酸甘油三酯是氧气转运和释放到组织的关键成分。
- 细胞内代谢有赖于磷酸、葡萄糖和果糖的消化增加、胰岛素水平的增高和刺激 β 肾上腺素能可使磷酸吸收增加。
- 磷酸酯类和细胞膜结构。
- 骨中的羟磷灰石占有人体全身磷酸的 90%,剩余的 10% 在细胞内,细胞外小于 1%。
- 无机磷酸提供酸碱缓冲系统。
- 吸收:其吸收一般超过每日需要量。
- 一般在十二指肠和空肠被动吸收,但低磷酸血症时它变成钠依赖性主动吸收。
- 钙、镁、铝和其他阳离子可通过中和/络合磷酸抑制其吸收。

- 1,25 二羟维生素 D_3 调节其吸收。
- 术后患者磷酸吸收受抑制时可出现低磷酸血症。
- 产生:当身体需要更多的钙时,羟磷灰石分解,磷酸释放。
- 分泌:额外的磷酸通过肾脏和胃肠系统分泌。
- 当磷酸浓度与血浆相同时,磷酸可在肾小球自由过滤;当与钠共同转运时,磷酸在近曲小管重吸收。共同转运可被血浆浓度和甲状旁腺激素调节。
- 甲状旁腺激素通常抑制磷酸重吸收和增加肾分泌,因此高甲状旁腺素血症时,可出现低磷酸血症。另一方面,甲状旁腺功能降低时可出现高磷酸血症。
- 围手术期或创伤患者可出现磷酸肾脏分泌增加。低镁血症和扩容时也出现肾脏分

泌增加。

■ 病因/病理生理

- 吸收增加、骨骼磷释放增加和分泌减少时可出现高磷酸血症。
- 肾衰竭伴有肾小球滤过率低于 25 ml/min 时损害分泌功能。
- 甲状旁腺功能降低时通常伴有低钙血症。
- 组织受损或因恶性血液疾病时细胞翻新率增加，细胞死亡，结构受损，可出现肿瘤溶解综合征。
- 其他原因包括医源性高磷酸血症，如完全胃肠外营养、泻药、服用维生素 D、低温、恶性高热、横纹肌溶解症和大面积肝脏衰竭。
- 当浓度＜1 mg/dl 时为重度低磷酸血症，可表现有呼吸和心血管系统症状，细胞功能受损。
- 增加细胞跨膜摄取是住院和重症患者最常见的原因。
- 磷酸重新分布的原因包括碳酸化合物导致的低磷酸血症、再进食综合征或完全胃肠外营养治疗、糖尿病酮症酸中毒治疗、利尿剂或激素治疗、渗透性利尿、酸中毒、手足抽搐和处于分解状态。
- 败血症、创伤和高儿茶酚胺状态(内源性/外源性肾上腺素或去甲肾上腺素)倾向于降低血清磷酸浓度。
- 长时间呼吸性碱中毒因细胞内 pH 失衡和糖酵解增加引起磷酸摄取增加，甚至机械通气停止后磷酸继续降低。这也可解释革兰阴性细菌性败血症和水杨酸类药物中毒导致的呼吸性碱中毒伴有低磷酸血症。
- 高温和剧烈运动恢复时。
- 进食受限和营养不良时(如酒精依赖)患者可导致全身缺乏。
- 2,3 油磷酸酯降低时氧和曲线左移，使组织供氧降低。
- ATP 浓度降低时可出现呼吸衰竭和心肌能量供应减少。
- 低磷酸血症包括横纹肌溶解症、心肌病、肌肉无力、呼吸衰竭、红细胞和白细胞功能障碍、骨骼去矿物化、代酸和神经系统功能障碍。

■ 围手术期相关

- 高磷酸血症的表现初期与磷酸钙形成相关，进一步发展为低钙血症，治疗包括：
  - 治疗病因。
  - 减少摄入；降低医源性/胃肠外营养供应和增加排出，如使用肠道磷酸结合剂，如枸橼酸钙、碳酸钙、氢氧化铝或司维拉姆。
  - 用盐水扩容或利尿增加肾分泌。
- 低磷酸血症更多见于围手术期，重症患者发生率可达 44％～68％，死亡率增加。
  - 肺部并发症：呼吸肌功能障碍可导致呼吸肌衰竭，使患者不能脱离机械通气。
  - 心脏功能障碍：不常见，表现为心律失常、收缩力降低和急性心力衰竭。
  - 神经系统症状表现为瘫痪、肌病、脑病、谵妄、抽搐和昏迷。
  - 肌力减弱和无力在严重低磷酸血症伴有横纹肌溶解时常见。
  - 血液系统异常包括所有细胞(红细胞、白细胞和血小板)功能失常。
  - 因粒细胞趋化、吞噬和杀菌功能受损可出现免疫功能异常。
- 心脏手术：34.3％的择期心脏手术患者可出现低磷酸血症：
  - 低磷酸血症可使机械通气延长、正性肌力药物需求增加和住院时间增加。
  - 血液、血浆和血小板输入与低磷酸血症相关。
- 肝脏手术：有研究发现肝脏手术时的低磷酸血症发生率为 67％，而另一个研究则发现 100％的肝叶切除术患者出现低磷酸血症。
  - 有低磷酸血症的患者并发症增加；可能的机制为细胞内转移至肝细胞或肾脏造成磷酸浪费。
  - 抗酸药物使术后低磷酸血症增加。
- 创伤：
  - 头部创伤时低磷酸血症和其他电解质异常的发生率高于无头部损伤的创伤患者。
  - 用低温对头部创伤患者进行中枢保护可使低磷酸血症加重。
- 接受肾移植的患者也容易出现低磷酸血症，机制不清。
- 对可能出现再进食综合征的患者，初始可避免含糖类液体，稍后再缓慢引入。
  - 葡萄糖和胰岛素增加细胞对磷和钾的摄取，使低磷酸血症和低钾血症的发生率增加，因此使用含糖类液体可减少电解质紊乱的发生。
  - 如果再进食综合征发生，应缓慢开始营养注入，待电解质平衡后再增加。

■ 公式

- 磷酸疗法可采用磷酸钠或者磷酸钾，口服或静脉均可，一般为 400 ml/kg，可多次补充，静脉补充速度一般 4～6 h，不超过 0.25 mmol/kg，以避免低钙血症和组织损伤。
- 对有高血钾的患者，应选用磷酸钠。

❓ 临床要点

- 低磷酸血症多发生于行大手术患者，如心脏手术、肝脏手术、腹主动脉手术、创伤和烧伤患者。
- 及时发现出现低磷酸血症的危险因素(如术后、营养不良)有助于早期诊断、及时治疗和预防主要并发症(尤其是呼吸衰竭、心力衰竭和死亡)。
- 大剂量静脉补充磷酸纠正低磷酸血症，可因磷酸钙盐沉淀导致低钙血症。补充磷酸时应监测电解质。

L

流量循环 Flow Volume Loops

Sylvia H. Wilson, MD ・ Ilka Theruvath, MD, PhD 林雨轩 译 / 高浩 校

 基础知识

■ 概述

- 肺活量测定法测量的是随时间函数(x轴)变化的肺容积(y轴)。
- 肺活量测定法通过测量在一个给定的时间段内达到的体积(y/x值)确定流速。
  - 流量容积环是一个表示吸气和呼气时气流(y轴)对肺容积(x轴)的函数图形。它测量的是从最大用力呼气到最大用力吸气之间的一个完整的呼吸周期。
  - 容积(x轴)：沿 x 轴从左到右运动表示肺容积减少。
  - 呼气(y 正轴)：曲线从高肺容积到低肺容积移动(x 轴从左到右)。有一个快速上升

到最大呼气流量(PEF),然后是线性下降,表示肺容积减少、气道狭窄、阻力增加。

- 吸气(y 负轴):曲线从低到高肺容积移动(从右到左)呈对称马鞍形状。

▪ 生理

- 肺容积(图 1):通过肺活量测定法测量。

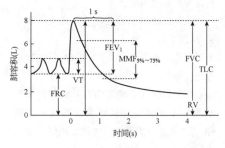

图 1　肺活量测定法和肺容积

- 潮气量(TV):测量机械通气时的空气体积。
- 补吸气量(IRV):从平静吸气末到最大吸气所吸入的空气体积。
- 补呼气量(ERV):从平静呼气末到最大用力呼气所呼出的空气体积。
- 余气量(RV):最大呼气后肺内残余的空气体积,无法用肺活量测定法测量。

- 肺容量(图 1):表示两个或多个肺活量测定法测定的肺容积之和。
- 功能肺活量(FVC):最大吸气后用力呼出的空气体积(不包括 RV)。
  - FVC=IRV+TV+ERV。
- 功能余气量(FRC):用力呼气后肺内残余的空气体积。
  - FRC=ERV+RV。
- 肺总量(TLC):最大吸气后肺内的所有气体的体积。
  - TLC=FVC+RV。
- 肺流量(图 2):

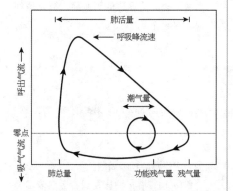

图 2　正常流量循环

- PEF:呼气时最大气体流速(呼气曲线的峰值)。PEF 之后,呼气曲线的斜率几乎是

线性的。它是气道直径、患者做功和呼气肌肉强度的函数。

- 在 50%FVC 的最大呼气流量(MEF_{50}):x 轴中点对应的 y 轴正轴的流量值。
- 在 50%FVC 的最大吸气流量(MIF_{50}):x 轴中点对应的 y 轴负轴的流量值。
- 在正常情况下,MEF_{50} 仅略小于 MIF_{50}(继发于肺动态压缩后导致流量降低)。
- 在病理生理的条件下,MEF_{50} 和 MIF_{50} 之间的差异可以是显著的。

- 比较流量曲线在静息通气与强制吸气和呼气时的改变,体现正常人的通气储备。

▪ 病因/病理生理

- 阻塞性肺疾病(图 3):
- 哮喘、慢性支气管炎、支气管扩张、慢性阻塞性肺疾病。

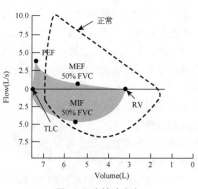

图 3　阻塞性肺疾病

- 曲线左侧移动继发于过度膨胀。"空气残留"导致更高的肺容积和 RV。
- PEF 和 MEF_{50} 显著降低,$MEF_{50} < MIF_{50}$。
- "扇形"呼气循环(y 正轴)显示呼气流量减少(不再是线性的)。
- 因为吸气流量(不是呼气流量)主要在运动期间增加,阻塞性通气疾病患者呼气末肺容积(过度膨胀)也增加。这可能是除了过度膨胀之外存在基线水平的。

- 限制性肺疾病(图 4):

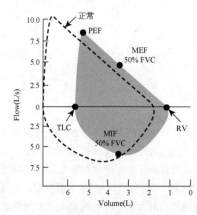

图 4　限制性肺疾病

- 纤维化、脊柱侧凸、肥胖。
- 曲线向 x 轴右侧移动继发于 TLC 减少,肺容量都减少。
- PEF、MEF_{50} 和 MIF_{50} 都减少,流量减少,与吸气和呼气循环 $MEF_{50} \sim MIF_{50}$ 相一致。此外,相比阻塞性疾病,PEF 并不减少或受影响。

- 固定的上呼吸道梗阻(胸腔外,图 5):
- 气管狭窄,甲状腺肿大。

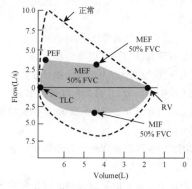

图 5　固定的上呼吸道梗阻

- 容量(x 轴)不受影响。
- 整个呼吸周期的流量减少。
- 吸气和呼气曲线都变得平坦,$MEF_{50} \sim MIF_{50}$。

- 可变的(不固定的)胸腔外(上呼吸道)梗阻(图 6):
- 声带功能障碍,阻塞性睡眠呼吸暂停,气管软化。

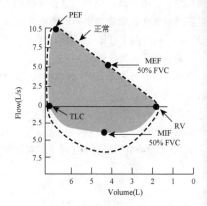

图 6　可变的胸腔外梗阻

- 容量(x 轴)不受影响。
- 吸气流量降低,但不影响呼气过程($MEF_{50} > MIF_{50}$)。PEF 是不变的。
- 吸气曲线平坦。
- 上呼吸道梗阻敏感性测试:检测到异常的前气管腔周长必须减少到小于 8 mm(气管面积减少 80%)。

- 可变的(非固定)胸腔内阻塞(图 7):

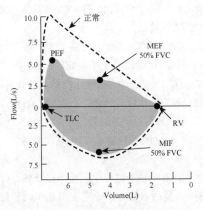

图7 可变的胸腔内阻塞

- 支气管内肿瘤或其他恶性肿瘤导致支气管压缩(前纵隔肿块)。
- 容量(x轴)不变。
- 呼气时流量下降,但不影响吸气相($MEF_{50}<MIF_{50}$);PEF显著降低。
- 呼气曲线明显受到影响。

■ **围手术期相关**

- 流量容积环可以帮助诊断和监测慢性肺疾病的进展。
- 流量容积环多提供一个成像模式选择,在手术室或重症监护室不是立即可行。
  - 哮喘、慢性阻塞性肺病急性加重。
  - 支气管插管。
- 声带功能障碍(图6):流量循环通常用来确诊。
- 前纵隔肿块(图7):除了临床病史和放射成像,流量-容积循环提供了一个工具来衡量肿块对"功能"的影响。呼气循环异常可能在仰卧位时加重,表明可能存在潜在的麻醉诱导和肌肉松弛后完全气道梗阻风险。

■ **公式**

- $FVC=IRV+TV+ERV$。其中,FVC是用力肺活量,IRV是补吸气量,TV是潮气量,ERV是补呼气量。

- $FRC=ERV+RV$。其中,FRC是功能余气量,ERV是补呼气量,RV是残气量。
- $TLC=FVC+RV$。其中,TLC是肺总量,FVC是用力肺活量,RV是残气量。

❓ **临床要点**

- 肺活量测定法是测量体积(y轴)与时间(x轴)的一种方法。
- 流量容积环是气流(y轴)相对肺容积(x轴)的函数,通过肺活量测定法获得 FVC。所有气流的决定因素取决于肺容积。
- PEF、50%FVC的最大呼气流量(MEF_{50})和在50%FVC的最大吸气流量(MIF_{50})在描述动态的气道阻塞时是有用的。流量容积环的容积和形状提供额外的信息。
- 流量容积环对术前评估(声带功能障碍、前纵隔肿块、慢性肺部疾病)和术后评估(哮喘恶化)是有益的。

颅缝早闭症 cranisynostosis

Ellen Y. Wang, MD 崔璀 译 / 杨瑜汀 杨立群 校

 基础知识

■ **概述**

一般情况

- 颅缝早闭是一个或多个颅缝异常的过早闭合的现象,可导致头颅形状异常、大脑发育受限或认知发展受损。
- 无症状情况通常只影响一条颅缝并且呈散发状。
- 所涉及的综合征约占所有病例的20%,超过180种综合征可以引起颅缝早闭,包括 Crouzon 综合征、Pfeiffer 综合征、Apert 综合征和 Muenke 综合征。
- 治疗包括多学科合作方式如经外科、颅面塑性外科、口腔颌面外科、眼科和遗传学。

体位

- 额缝和冠状缝早闭时用仰卧位,尤其是头部小脑休息位。
- 矢状缝和人字缝早闭时用俯卧位,用俯卧位头部固定器,头部拉伸为改良的 Sphinx 体位。

切口

随不同技术改变:
- 开放性颅骨重建术(颅骨切除或缝合线颅

骨咬除)和提拉眶骨。
- 弹簧辅助颅骨成形术用于矢状缝早闭。
- 微创内镜下重建。
- 放置牵拉装置。

手术时间
- 开放手术:3~6 h。
- 内镜手术:1~2 h。

术中预计出血量
- 开放性手术:出血量波动于预计出血量的20%~170%。
- 内镜手术:出血量波动于预计出血量的1%~27%。

住院时间
- 开放性手术:3~4 天。
- 内镜下手术:1~2 天。

手术特殊器械

特殊的体位设备,在需要仰卧位时要垫板。

■ **流行病学**

发病率
- 影响(3~5)/10 000 活产婴。
- 综合征的病例:常有染色体异常。参与颅骨成骨过程的基因发生突变(发现大部分是

成纤维细胞生长因子受体突变)。
- 非综合征的病例较少。但也有报道,家族图谱显示本病为常染色体显性遗传。
- 继发原因包括代谢障碍(甲状腺功能减退症)、胎儿致畸物接触史(苯妥英钠、丙戊酸)和某种形式的黏多糖病(贺勒症)。
- 斜头畸形不要与真正的颅缝早闭混淆。因为前者会出现婴儿猝死综合征,推荐仰卧位睡姿,猝死发生率显著下降。
- 颅缝早闭类型:
  - 矢状缝(~60%)或舟状头。
  - 单侧(前斜头畸形)或双侧(短头畸形)冠状缝(25%)。
  - 额中缝(15%)或三角头畸形。
  - 人字缝(2%~3%)或斜头畸形。

发病率/死亡率
- 颅盖骨畸形。
- 难产引起的视力问题。
- 颅内压增高,视乳头水肿。
- 神经认知、言语和行为异常。

■ **麻醉目标/指导原则**

建议在婴儿期早期修复(在2~6个月),以避免遗留与限制大脑发育有关的后遗症,

以便婴儿认知功能正常发展。

术前评估

▪ 症状

- 术前在身体和精神发展上有轻微的缺陷。
- 关注颅内压增高的症状(视力问题、恶心、呕吐、嗜睡或头痛),这些在稍大的儿童或多颅缝早闭的儿童中更常见。

病史

- 仔细询问早产史和其他可能在综合征病例中出现的合并症。
- 阻塞性睡眠呼吸暂停可以出现在某些综合征中(Apert 综合征、Crouzon 综合征),因为气道解剖结构异常(后鼻孔狭窄或闭锁、气管狭窄或气管软骨异常)。
- 与之相关的先天性疾病与许多综合征(Apert 综合征)有关。
- 颈椎融合(Apert 综合征、Crouzon 综合征、Pfeiffer 综合征)或其他骨、软骨异常(畸形,其他关节的骨性融合)。

体格检查

- 仔细的气道和面部检查在综合征中意味着困难气道存在(小鼻咽部或颈椎融合)。注意大舌、浅眼眶、小下颌和面中部发育不全(出现在 Apert 综合征和 Crouzon 综合征),因为这意味着困难面罩通气。
- 肢体畸形(并趾)可能为开放静脉通路带来困难。

▪ 用药史

需要了解基础药物的使用和过敏史。

▪ 诊断检查与说明

- 基础的全血细胞计数和凝血功能检查。
- 颅骨 X 线平片或超声常规诊断。
- 脑 CT 扫描可以在综合征或复杂病例时有帮助,因为此时体格检查不能提供明确诊断。
- 如果颈椎融合术是一个值得关注的问题,应做颈椎 X 线片检查。
- 类型和交叉最小。如果进行开放的或复杂的过程,一个或多个单位浓缩红细胞(pRBC)单位应在术前手术室内准备好。

▪ 伴随的器官功能障碍

- 如果有并存的先天性心脏病,术前基线心电图和超声心动图检查是必要的,以评估解剖结构和功能。
- 肾功能异常与综合征的表现相关。

治疗

▪ 术前准备

术前给药

- 在年长的有焦虑的儿童考虑口服或静脉术前给药,或有一个父母在场以缓解分离焦虑。
- 有困难气道史,诱导前行静脉置管,考虑应用局部麻醉药膏以减轻静脉置管疼痛。

知情同意的特殊情况

新生儿打开颅骨切除术输血的可能性较高。

抗生素/常见病原体

围手术期预防性应用抗生素在合并先天性心脏病中使用。

▪ 术中监护

麻醉选择

气道插管的全身麻醉。

监测

- 标准 ASA 监测。
- 良好的外周静脉途径(常常 2 条大口径静脉途径)。外周静脉开放不理想时考虑中心静脉置管。
- 考虑桡动脉置管。
- 考虑胸廓、心前区多普勒超声以监测静脉空气。
- 考虑气囊导尿管用于长时程手术。

麻醉诱导/气道管理

- 静脉或用七氟烷吸入诱导。
- 控制通气下经口或鼻气管内插管。考虑肌松药帮助插管。如果预估到困难的气道,确保所有的气道通气支持设备是在手边(LMA、纤维、间接视频喉镜等)。
- 意外拔管或支气管主支插管时可发生在摆放体位,伸/屈头部和仰卧位与俯卧位转换时。固定气管导管(有时用丝线缝或系在牙槽嵴上),并确定气管内的尖端位置是非常重要的。
- 角膜罩可以用来保护眼睛。如果眼睛是突出的,需要行缝合使眼睛闭上。

维持

- 使用挥发性麻醉药复合技术,氧气与氧化亚氮或空气、静脉麻醉药,并复合一种肌松药。研究显示异氟烷-瑞芬太尼和瑞芬太尼复合七氟烷技术是等效的。
- 在颅内压增高的患者中,注意应采取措施避免进一步升高压力。
- 一般情况下,在手术之前行切口部位与局部浸润麻醉(与肾上腺素联用)。
- 用晶体补充累计损失量并维持容量。胶

体(通常是 5% 白蛋白)可以在晶体后使用以处理血压降低。

- 必须密切监测失血量并在需要时给予输血(例如,血流动力学不稳定、血红蛋白<60 g/L)。大部分的失血发生在抬起骨膜时,硬脑膜窦操作与出血的风险增加有关;截骨后,有缓慢而稳定的失血。矢状缝颅缝早闭可能增加对输血的需求,因为其在解剖学位置上接近中缝。
- 在所有的输液过程中应使用过滤器。保存<3 周的浓缩红细胞应该用在年幼的儿童以减少高钾血症的风险。对血小板、新鲜冰冻血浆、冷凝蛋白质的需求是罕见的(在小孩子,应该用 ABO 血型相合的血小板)。
  - 减少同源输血策略:
  - 定向捐赠,或在年龄稍大的儿童实行自体血回输。
  - 急性等容血液稀释尚未发现可以减少输血需求。
  - 围手术期血液回收可以减少输血需求,但有凝血、溶血、细菌污染的风险。
  - 不推荐实施控制性低血压。
  - 术前使用重组人促红细胞生成素可减少输血需求。
  - 综合以上治疗可能会减少输血的需要。
- 如果输血,密切监测电解质(特别是钙和钾)。
- 静脉空气栓塞(颅骨切除术发病率较高)可发生,应立即治疗。

拔管/苏醒

- 手术最后计划拔管。
- 如果患者有困难气道的病史,或有术中通气不稳定的经历时考虑将留置气管导管。

术后监护

▪ 床旁护理

- ICU 监测可用于新生儿以及手术持续时间较长、大量输血要求、呼吸监测和术中血流动力学不稳定的患者。
- 内镜治疗的患者,神经外科常规监测就够了。
- 监测凝血功能和血细胞比容。
- 术后经常进行 CT 扫描。

▪ 镇痛

- 静脉麻醉药(一般护士或患者控制下镇痛)。
- 静脉肌松药(如地西泮)是应对肌肉痉挛用的。

并发症

- 感染(罕见)。
- 输血相关。
- 眼眶或皮质损伤。
- 硬脑膜窦撕裂。
- 脑脊液漏。
- 静脉空气栓塞。

预后

- 需要再次手术与症状和(或)多个颅缝早闭有关。
- 后续步骤包括眶额提起和颅骨顶重建。

- 内镜术后可使用头盔治疗以促进对称增长。

疾病编码

ICD9

- 756.0 先天性颅面骨畸形。

ICD10

- Q75.0 颅缝早闭。

临床要点

- 颅缝早闭是一个复杂的情况,有时累及颅颌面畸形综合征和认知功能障碍,往往需要一个多学科方法。
- 综合征病例也有较高的围手术期呼吸系统并发症发病率,如阻塞性睡眠呼吸暂停、困难气道和气管异常。
- 早期手术干预是标准的治疗,有出血风险尤其是新生儿,需要进行严格的术前评估和术中监测,在出现低血容量之前应尽早输血。
- 静脉空气栓塞的风险是至关重要的,随时准备行心血管复苏。

颅内压增高 Intracranial Hypertension

Shreyas Bhavsar, DO 彭生 译 / 张晓庆 校

基础知识

概述

- 颅内压(ICP)是颅腔内容物施加在硬脑膜的压力,正常值<15 mmHg。
- 颅内压增高(ICH)是一种神经急症,可能导致脑疝,不可逆的神经损害,并发脑血流量(CBF)下降,并最终死亡。
- 治疗包括药物和可能的手术(药物治疗效果不佳者,行肿块切除或去骨瓣减压),以改善脑组织氧合和CBF。

生理

- 颅骨内组成:
  - 脑实质。
  - 脑脊液(CSF)。
  - 血液:动脉和静脉。
  - 一个只有较小额外容积储备(椎间隙提供)的颅内空间。
- Monroe-Kellie假设:颅内容积处于动态平衡;一种组分容积增加将引起其他组分体积的减小,以防止ICP增加。
- 脑灌注压(CPP)=MAP-ICP,其中MAP是平均动脉压,ICP是颅内压。
  - 正常脑自动调节CPP维持在50 mmHg和150 mmHg之间(见公式)。
  - 如果CPP<50 mmHg或>150 mmHg,则脑血流量直接随灌注压变化。
  - 动脉血氧分压(PaO_2):严重缺氧导致脑血管扩张。PaO_2<50 mmHg时脑血流量急剧增加。
  - 二氧化碳分压($PaCO_2$):CBF随$PaCO_2$成正比变化。$PaCO_2$在20~80 mmHg变化时,脑血流为1~2 ml/(100 g mmHg) $PaCO_2$。
  - 脑氧代谢率($CMRO_2$):脑代谢和CBF增加或减少直接相关。

解剖

- 颅内容积组成:
  - 脑组织:80%。
  - CSF:8%~12%。
  - 脑血液。
- ICP增高的放射学影像显示中线移位,基底池消失。

病因/病理生理

- 一旦达到最大容积,容积的增加将快速增加ICP。
- ICP增加的解剖因素:
  - 脑组织:肿瘤、水肿(缺血性脑卒中、脑挫裂伤)、外伤(硬膜外血肿、硬膜下血肿、脑挫裂伤)、假脑瘤。
  - 脑脊液:脑积水。
  - 血液:低氧、高碳酸血症、头部静脉回流受阻、Valsalva动作或增加胸内压(咳嗽、作呕、过度PEEP)、癫痫发作、重症高血压、低血压(通过血管舒张以维持大脑CBF)。

围手术期相关

- ICP增高的临床症状:
  - 头痛。
  - 恶心、呕吐。
  - 周期性或不规则呼吸。
  - 精神状态萎靡(迟钝、昏迷)。
  - 视乳头水肿。
  - 库欣的反应:严重高血压,心动过缓,不规则呼吸。
- 这种反应表明有严重的脑疝。ICP增加导致脑血管压迫和脑缺血。反射性激活稳态机制,通过增加体循环血压(主要是收缩压增加,并因此导致脉压增宽),以维持大脑灌注。通过激活颈动脉压力感受器导致血压增高,相反通过激活迷走神经的反射减慢心率。
- 围手术期处理目标,包括维持CPP方法:
  - 平均动脉压(MAP):增加或维持。
  - ICP:降低或避免增加。
- 监测。
  - 标准ASA监测,要特别注意二氧化碳波形。
  - 连续动脉测压和血气分析(PaO_2、$PaCO_2$、血糖)。
  - 液体出入量,通过尿管和可能存在的中心静脉导管。
  - 连续ICP监测。
  - 神经刺激仪,以帮助确定神经肌肉阻滞的深度。
  - 脑电图在确定巴比妥昏迷镇静的深度,评估癫痫发作和协助建立脑电沉默时或许需要。

• 诱导及气道管理。

- 床头抬高（HOB）30°。促进脑静脉回流，降低颅内血流量。但是，可能妨碍脑组织氧供。

- 插管和控制通气以防（或避免）通气不足。

- 在紧急条件下应使用快诱导插管（RSI）。好处在于可以迅速保护气道和控制呼吸参数（避免缺氧、高碳酸血症），易与琥珀胆碱（司可林）导致短暂的 ICP 升高。但是，如果患者麻醉不充分或只达到局部肌松，置入喉镜和插管时 ICP 增加。

• 通过联用技术，尽量减少任何进一步 ICP 增加。

- 挥发性麻醉药剂量依赖性地降低 $CMRO_2$，扩张脑血管，并增加 CBF。

- N_2O 轻微扩张脑血管。尤其与其他静脉麻醉药合用时效果温和。

- 丙泊酚降低 CBF 和 $CMRO_2$，并具有一定的抗惊厥特性。

- 阿片类药物对 CBF、$CMRO_2$ 和 ICP 没有什么直接的影响。呼吸抑制可能会改变 $PaCO_2$。

- 肌肉松弛对大脑没有直接的影响。

- 琥珀胆碱潜在性地增加 ICP，但可通过使用非去极化肌松药及足够深度的诱导来减轻。

- 头部弯曲和旋转阻碍从大脑静脉回流，应该避免。

- 过度换气：调节二氧化碳分压为 30～35 mmHg 是降低 ICP 最快的技术。二氧化碳分压降低碱化 CSF，引起脑血管收缩。事实上，这种现象掩盖了 CSF 重新调整到正常 pH 的时间（血管收缩效应通常会持续 11～20 h）。避免过度通气（$PaCO_2 < 25$ mmHg），因为它可以导致脑缺血。

- 保持 CPP＞60 mmHg。ICP 增高时，脑灌注是由收缩性高血压和交感神经功能兴奋来维持。就此而言，谨慎治疗高血压，因为它可能会导致脑缺血（低血压是预后不良的独立危险因素）。同时，持续体循环高血压的风险包括脑水肿和颅内出血。此外，脑血管自动调节在受损脑区受到削弱，使全身性高血压管理复杂化。如果治疗，可以泵注短效药物（β受体阻滞剂、丙泊酚），避免 ICP 增加。避免如硝苯地平（心痛定）、硝酸甘油或硝普钠等药物，因为它们可以诱发脑血管扩张，恶化 ICP。

- 甘露醇：是降低 ICP 常用的高渗制剂（剂量依赖性）。静脉负荷量 0.25～1 g/kg 可在 1～5 min（20～60 min 达峰效应，持续时间长达 6 h）降低 ICP。持续的临床效果需要重复给药。优点包括它可清除自由基，减少 CSF 生产。副作用包括低血压（初始的血管扩张反应）、充血性心力衰竭（初始血管内渗透效应）、电解质异常（后利尿）和脑水肿（血脑屏障功能减弱区域，或长期给药后的反弹）。因此，甘露醇禁用于低血容量和低血压的患者。

- 高渗盐水：产生脑间质液转移到血管内的渗透梯度。其降低了全脑容量和 ICP。效果比甘露醇更明显，可以用在低血容量性和（或）低血压需要扩容的患者。可能的副作用包括高氯代谢性酸中毒、血小板功能异常、凝血参数时间延长、渗透性神经脱髓鞘综合征（osmotic demyelination syndrome，ODS）。

- 呋塞米：一种可以降低 CSF 生成的襻利尿剂，比高渗盐水和甘露醇效果差。

- 镇静和止痛：疼痛和激惹增加 ICP，应予以解决。

苯二氮䓬可降低 $CMRO_2$ 和 CBF 而对 ICP 无影响；谨防低血压或高碳酸血症。

- 避免惊厥发作：考虑使用抗癫痫药物，以避免 $CMRO_2$、CBF 和 ICP 显著增加。

- 避免高血糖：和神经功能预后差有关。最佳的目标血糖范围是不确定的，但总体上保持低于 220 mg/dl。

- 糖皮质激素减少原发性和转移性肿瘤血管性水肿。一种常见的方案是地塞米松 4 mg 静注，q6h。类固醇可增加血糖水平，如果不加控制会导致血糖升高。

- 巴比妥镇静并没有显示出较好的预后，但可以考虑在难治性 ICP 升高患者使用。推荐的机制：有减少 CBF、降低 $CMRO_2$ 和动脉扩张（减少 CBF）的双重作用。缺点包括神经系统检查反射的缺失及低血压。

- 脑脊液引流：去除 CSF 是一种快速、可靠降低 ICP 的方法。最常见的方法是通过脑室进行，既是一个治疗性也是一个诊断性操作。缺点包括感染、出血、弥散性脑水肿放置困难或裂隙脑室综合征。光纤监控装置可以放置在蛛网膜下腔、硬膜外腔或脑实质。它们更容易放置，但不能去除容量和不能被重新校准。外置设施可作临时监测，脑室分流可以慢性管理 ICP（即脑积水）。

- 避免高热：温度升高增加 $CMRO_2$ 和 CBF。研究结果已经证明，加重创伤性脑损伤的神经损伤。治疗包括退烧药、降温毯和感染源的治疗。

- 低体温：有争议，没有研究显示可以改善神经功能。可以在难治性严重脑出血患者考虑使用。

• 拔管和苏醒。

- 拔管标准任何外科手术相同（确认神经问题稳定或已经解决）；如果不能拔管，考虑适当的镇静。避免呛咳、使劲、咳嗽加重 ICP 或引起脑出血。考虑可以静注利多卡因，减轻吸痰、拔管时的咽反射。快速清醒对执行术后神经功能评估很重要。

■ **公式**

CPP＝MAP－ICP。其中，CPP 是脑灌注压，MAP 是平均动脉压，ICP 是颅内压。

■ **图/表**

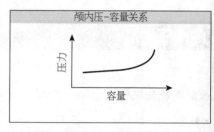

图1 颅内容量增大，开始增加颅内压，补偿机制用尽后固定颅腔内空间耗竭

疾病编码

ICD9

• 348.2 良性颅内高压。

ICD10

• G93.2 良性颅内高压。

临床要点

• 脑出血的治疗包括药物和手术方法。

• 药物治疗。

- 床头高 30°。

- 保证气道安全，确保氧合（$PaO_2 > 60$ mmHg）。

- 过度通气到 $PaCO_2$ 在 30～35 mmHg。

- 保持 CPP＞60 mmHg。

- 甘露醇 0.5～1.0 g/kg 静脉推注。

- 考虑高渗盐水、抗癫痫药、类固醇、巴比妥镇静。

- 利尿剂。

- 避免加重 ICP 的因素。

• 如果 ICP 突然增加或难治，通常考虑外科手术。

- 通过脑室引流脑脊液。

- 去骨瓣减压。

氯化物 Chloride

Amy Barulic, BS, MHS 冯迪 译 / 杨中伟 校

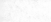 **基础知识**

■ 概述

• 氯离子(Cl⁻)是由氯元素积累一个电子形成的。氯化物也以共价键的形式存在于化合物中。

• Cl⁻ 在细胞内外大量存在。它主要起到了代谢、维持酸碱平衡和保持电中性的作用。大部分成年人血液中 Cl⁻ 的范围在 95~105 mmol/L。

• 影响氯离子水平的药物和麻醉剂(利尿剂、胃肠功能药物、丙泊酚、依托咪酯和苯二氮䓬类)是围手术期需要关注的问题。

■ 生理

• 脑脊液。脉络丛分泌进入脑室的液体依赖透过脉络丛外上皮细胞的钠离子(Na⁺)主动运输。钠离子"携带"大量氯离子以保持电中性。这两种离子结合时,增加脑脊液中渗透活性的离子量,进而引起水的跨膜渗透。在将钾离子与碳酸氢根离子从脑脊液中转出进入毛细血管的同时,少量的葡萄糖转移至脑脊液,从而氯离子浓缩[脑脊液(氯离子)浓度比血浆的高约 15%]。

• 神经细胞静息膜电位。与神经细胞内环境相比氯离子在细胞外维持高浓度(通过半透双层脂质膜结合主动转运过程)。神经元的 Cl⁻ 浓度梯度(细胞外 107 mmol/L,细胞内 8 mmol/L)产生一个能斯特-70 mV 的电势,仅比实际测量值-65 mV(主要因素)略低一些。

• GABA。其为中枢神经系统神经元兴奋性调节中主要的抑制性神经递质。GABA 受体是配体激活的氯通道型受体,可以结合 GABA 神经递质和其他几种药物(催眠药、苯二氮䓬类等)。当与激动剂结合,Cl⁻ 离子通道开放并在浓度梯度的作用下进入细胞,导致超极化(细胞电位变得更负)。通过进一步降低膜静息电位,更易达到动作电位。

• 胃。位于胃体和胃底的内表面上的管状泌酸腺,由胃壁细胞组成。一旦受到刺激,壁细胞(在它们的绒毛状突起)分泌包含 160 mmol/L 盐酸,近乎等渗但 pH 仅为 0.8 的酸性溶液。胃壁细胞形成和分泌 HCl 的速率与泌酸腺深处分泌组胺的肠嗜铬细胞瘤样细胞(ECL 细胞)的数量直接相关。

• 肾脏。

- 继肾小球滤过,滤液进入的近曲小管(PCT)肾单位。上段 PCT 的上皮细胞高度渗透大多数离子和负责约 70% 的 Na⁺(通过 Na⁺-K⁺-ATP 酶转运体),以及重要的水、尿素、有机酸、H⁺、HCO₃⁻、Cl⁻ 和磷酸盐重吸收。负离子"跟随"Na⁺ 吸收保持电中性,其主要通过旁细胞被动扩散途径,也可通过继发性主动转运伴随 Na⁺ 通过管腔膜。

- 相比早期的近端小管(~105 mmol/L),在下段 PCT 的氯浓度(~140 mmol/L)相对较高。这个更高浓度有利于离子通过细胞内连接扩散进入肾间质液。

- PCT 进入高渗的髓质,它变得更窄,最终形成了亨利循环。电解质积极运出腔来创建一个浓度梯度的肾髓质。因此,上皮细胞代谢率很高。大约 25% 的过滤负荷 Cl⁻ 在这里重吸收。

• 血液、造血。碳酸(H₂CO₃),在红细胞(红血球)内形成,可分解成氢(H⁺)和碳酸氢根离子(HCO₃⁻)。

- H⁺ 在红细胞内,并可逆结合血红蛋白,因此血红蛋白分子具有酸碱缓冲功能。

- HCO₃⁻ 通过细胞膜上碳酸氢-氯载运蛋白从红细胞扩散出进入血浆,而 Cl⁻ 扩散入细胞保持电中性。

- 因此,静脉红细胞氯化物含量大于动脉红细胞。这被称为"氯转移"。

• 汗水分泌物。汗腺分泌部位分泌一种被称为主要分泌或前体分泌的液体,然后通过流经管道调节离子成分的浓度。

- 前体分泌液的成分类似于血浆(除去血浆蛋白),Cl⁻ 浓度约为 104 mmol/L。

- 前体分泌液流经腺体管道时大部分的钠和 Cl⁻ 被重吸收。

- 因此,自主神经系统,出汗速率决定了汗水的张力。一个轻微的刺激即可导致钠和氯完全重吸收,形成浓度低至 5 mmol/L 的低渗汗。另外,强烈的交感神经刺激为了保存水分而形成高渗汗(~50~60 mmol/L)。

■ 病因/病理生理

• 高氯血症是指血浆 Cl⁻ 浓度在 107~110 mmol/L 及以上,其病因为腹泻、肾脏疾病、高氯液体输注和药物的副作用等。它可

导致糖尿病患者血糖控制不良、肌无力、深快呼吸、代谢性酸中毒,甚至昏迷。

• 低氯血症是指血浆中 Cl⁻ 浓度低于 95 mmol/L。常见于的胃肠丢失氯化钾(KCl potassium binds with chloride)导致的低钾血症(呕吐、腹泻、鼻胃管抽吸)。低氯血症可能导致肌肉拘挛、手足搐搦、浅的呼吸抑制和代谢性碱中毒。

- 囊性纤维化(cystic fibrosis, CF)是一种由 CFTR 基因突变引起的多器官系统参与的损害 Cl⁻ 运输的常染色体隐性遗传病。

- 慢性炎症、感染和呼吸道破坏引起的进行性阻塞性肺部疾病是其主要死亡原因。

• 巴特综合征(Bartter's syndrome)特征是增厚的髓襻升支中 Cl⁻ 运输能力的受损引起盐耗、代谢性碱中毒与低钾血症。这是一种罕见的疾病。

■ 围手术期相关

• 医源性液体管理。输入大量的生理盐水可导致高氯血症。正常盐水含 154 mmol/L 的 Cl⁻,此外白蛋白和羟乙基淀粉溶液(Hetastarch)都是用生理盐水溶液配置的。高氯血症、非间歇性代谢性酸中毒最初由 HCO₃⁻ 稀释引起。然而,最终 HCO₃⁻ 阴离子在肾脏中被消除以维持电中性(增加氯离子负荷)。代谢性酸中毒的临床结果仍不清楚。然而,试图纠正异常可能会导致更多的问题(医源性原因,如给予额外的高氯晶体液)。

• 甘露醇已被证明能够降低 CF 患者黏液的黏度,目前用于实验治疗 CF 和支气管扩张症患者。经气管吸入甘露醇干粉后,甘露醇的渗透压驱使水进入肺脏稀释黏液。这也有利于物理疗法中的化痰治疗。

• 髓襻利尿剂(呋塞米、布美他尼、托拉塞米)是 PTC 腔表面的 Cl⁻ 结合位点的竞争性拮抗剂。可降低 Na⁺ 重吸收,增加排尿(尿钠增多)。此外可导致引起髓质高渗的逆流交换障碍。

• 噻嗪类利尿药(氢氯噻嗪)从血液中进入 PCT,选择性抑制远曲小管的 Na⁺-K⁺-Cl⁻ 转运。这会损害 Na⁺ 和 Cl⁻ 的重吸收,增加尿液排出(尿钠增多)。

• 抑酸剂口服,无机盐会溶于胃酸,释放阴离子。阴离子会立刻结合中和盐酸,但它们

L

不影响胃液 pH。

· H₂受体拮抗剂是胃壁细胞 H₂受体的竞争性拮抗剂。因此,它能降低壁细胞基础泌酸的量,并降低对刺激的正常应答,进而抑制胃蛋白酶和刺激促胃液素(胃泌素)释放。

· 异丙酚、依托咪酯和苯二氮䓬类通过与GABAA 受体的 β 亚基结合增强与 GABA 受体的结合,从而通过细胞膜超极化抑制应答。

▪ 公式

血浆阴离子间隙(mmol/L)=[Na⁺]−([HCO₃⁻]+[Cl⁻])。

 临床要点

· 大量输注麻醉药(如丙泊酚和异氟烷)能够引起代谢性酸中毒。

· 术中大量使用盐水能够引起非间歇性高氯性代谢性酸中毒。

L

麻醉从业人员药物成瘾 The Addicted Anesthesia Care Provider

Ethan O. Bryson 卫炯琳 译 / 顾卫东 校

基础知识

概述

- 阿片类药物成瘾是麻醉工作场所出现的一个严重问题,以至于有人称之为职业性危害。
- 麻醉从业人员酗酒和对其他物质成瘾的发生率与其他行业人员相似。
- 麻醉从业人员成瘾多选择阿片类药物,常为芬太尼。
- 躯体依赖和精神依赖不可分割。成瘾治疗的成功离不开精神病理学治疗。
- 参加自我救助社团是治疗问题医务人员的重要组成部分。

流行病学

发病率

- 由医疗中心报道的麻醉从业人员药物滥用的发生率为1%(主治医师)~2%[住院医师和注册麻醉护士(certified registered nurse anesthetist, cRNA)]。
- 匿名自我报道的结果显示,药物滥用发生率在10%以上。

患病率

- 麻醉从业人员药物滥用的患病率与整体人群相似,并且往往可反映社区人群的患病率。
- 麻醉从业人员在职期间酗酒和其他药物滥用的患病率为12%~15%。

发病情况

- 成瘾的麻醉从业者除了有药物耐受之外,还可对生理刺激出现高敏反应(如触诱发痛)。
- 这些人更易感染血源性病毒,如HIV、丙肝病毒(HIC)和乙肝病毒(HBV)。
- 长期注射可引起软组织感染。
- 这些人同样也存在药物过量和药物依赖问题,并可能有心理健康问题。

死亡率

麻醉从业者滥用药物导致的死亡率在接受职业培训后的第一个5年内最高,并高于其他科室的医疗从业人员。

病因/危险因素

- 药物滥用的职业暴露可使大脑中的奖赏通路发生敏化,通过改变脑内化学递质,促进药物滥用。
- 许多基因已确认与易发生药物成瘾及具有冒险行为的性格有关。
- 尽管大多数用过静脉麻醉药的人不会发生药物依赖,但喜好猎奇和有反社会性格的人发生药物成瘾的风险更高。
- 有些药物滥用人员自己给药是源于自我治疗精神病症状的尝试。
- 身体疲惫和情绪压抑以及方便接触到滥用药物均可触发易感人员发生药物成瘾。

病理生理

- 中脑边缘系统多巴胺递质的释放可增强药物滥用有关的觅药行为。
- 滥用的药物可改变成瘾大脑内的化学递质释放。GABA、多巴胺和5-羟色胺(奖赏通路相关的神经递质)相对水平的改变可促进觅药行为。

预防措施

- 麻醉从业者发生药物成瘾的主要原因在于他们容易得到阿片类药物和其他精神类药物。严格的管控有助于早期发现并证实可疑的药物滥用事件。
- 麻醉信息管理系统可用于发现麻醉从业人员中可疑的药物使用模式。
- 多余的药物应归还药房并确认药物使用情况。
- 作为一项威慑性措施,建议行药物随机抽查,但大多数非军队医院无此项措施。
- 教育麻醉从业者药物成瘾的风险、症状和体征非常重要。

诊断

- 由于成瘾的麻醉从业者工作中需要接触麻醉药物,因此他们通常在成瘾后期才会被发现。
- 成瘾者无特别的行为模式,短期内的行为改变可能会很轻微。麻醉从业者成瘾后的典型改变包括:
  - 远离家庭、朋友,不参加业余活动。
  - 情绪不稳,欣快和沮丧交替出现。
  - 恼怒、易激惹和敌对情绪增加。
  - 即使不当班亦长时间逗留医院内。
  - 主动承担额外的工作。

  - 回绝午餐或茶点轮换。
  - 频繁要求去洗手间。
  - 开具的麻醉药处方用量越来越大,与所做的麻醉不匹配。
  - 消瘦、皮肤苍白。
- 成瘾者常最后一个认识到存在的问题。
- 重要的是,如果怀疑有麻醉从业人员成瘾,其亲属、朋友和同事应对成瘾这种疾病有清晰的了解,并清楚如何处理。

鉴别诊断

- 有上述行为和体征的麻醉从业者也可能并没有转移和滥用药物。
- 其他可能性包括:
  - 打算合伙开设医疗机构。
  - 试图增加个人收入。
  - 存在精神疾病。

治疗

　一旦确定麻醉从业者需要进行戒断治疗,应转诊给能提供住院治疗、有治疗医务人员资质的机构。

- 得到有相似经历的其他医疗从业人员的支持对于患者的康复很重要。
- 治疗方法包括:脱毒治疗、监督制约、强化教育、参加自我救助团体和心理治疗。
- 单人和团体治疗课程应尝试改变患者的成瘾行为。首次治疗的住院时间需8周至3个月,复发者可能需要12个月。

随访

- 美国国家医学会为成瘾的医务工作者设立了康复治疗项目,以帮助他们恢复工作能力。脱毒治疗成功的麻醉从业者需在严密监督下回归临床工作。
- 治疗后的观察期至少需要5年。期间应强制随机采集尿液和(或)头发样本,检测是否有成瘾药物,并强制参加互助团体、单独治疗和匿名的12步项目。
- 应分步回归工作岗位,以便成瘾的麻醉从业者有足够的时间完成康复疗程,而不受临床工作任务的影响。他们的日常工作量应咨询监督者和治疗专家,按步骤逐渐增加。

• 有药物滥用家族史或合并精神疾病的人员再次成瘾的危险性较高。强烈建议将此类人员调至无法接触精麻药品的医疗部门工作。

■ 非公开索赔数据

回顾数据库内 2 715 例索赔案例,仅有 7 个案例提及药物滥用导致麻醉科医师玩忽职守。

❓ 临床要点

• 麻醉从业者最常滥用的药物是芬太尼。
• 如怀疑同事有药物滥用,应向州级医疗机构或护理健康项目部门汇报。
• 成瘾是一种慢性和易复发的疾病,只有综合采用多种治疗方式才能治愈。
• 法律问题:
 - 如果未将成瘾者送至救助机构,一旦成瘾

的麻醉从业人员出现伤害患者行为,可能被追究法律责任。
 - 不是所有州(美国)都有强制报告的法律条例,应熟悉本州的具体规定。
 - 在没有设立强制报告的州,受害者也有权提起诉讼。
 - 如果你最早得知医疗从业者成瘾,为保护公众以及帮助其本人,你有责任报告。

麻醉机上的氧分析器 Oxygen Analyzers on Anesthesia Machines

Laura L. Roberts, MD • Julie McSwain, MD, MPH 郁庆 译 / 张晓庆 校

🤚 基础知识

■ 概述

• 现代麻醉工作站包括麻醉机、呼吸机、汽化器、显示器、报警装置,连同呼吸和清除系统,一起构成了麻醉输送系统。为了保证氧气的输送,在系统中建立了多种安全机制。
• 两大麻醉系统生产商为北美国德尔格医疗(Telford,PA)和 GE 医疗下属欧美达(Madison,WI)。这两个制造商之间存在差异,但目前的指南一致要求具备以下氧气安全系统:
 - 多个氧源。
 - 氧气供应和压力报警。
 - 敏感的氧浓度监测仪。
 - 血红蛋白氧饱和度监测。

■ 原理

• 存在多个氧源,包括管道、气缸和辅助电源。
• 管道供应:
 - 主气源为麻醉机提供氧气(和其他气体),压力大约在 50 Psi。
 - 直径指数安全系统(DISS)是一种明确的由国家制定气体特异性的系统,确保所有连接麻醉机供应管道匹配。它可以防止错误的管道附件和无意中输送的缺氧气体混合物。
• 钢瓶供应:
 - 在管道发生故障的或者氧源耗竭时的备用装置。
 - PIS 是特异的,国家统一标准的对应于适当的气缸阀的钢瓶阀装置。它可以防止错

误的钢瓶被连接到错误的阀门和不经意地输送一个缺氧气体混合物。
• 辅助供氧:
 - 位于麻醉机上可以向鼻导管、面罩或急救袋提供补充氧气,使麻醉机在关闭状态下仍可以提供。
 - 这个装置没有氧气分析仪,错误操作可能导致缺氧的气体从这个源提供给患者。
• 防止缺氧气体混合物的传递是麻醉输送系统设计中的一个重要考虑因素。通过几个系统的故障安全阀、氧气-氧化亚氮配料系统、一个压力调节和阈值系统、氧浓度监测和氧饱和度监测,确保足够的氧气供应。
• 故障安全阀:
 - 位于氧化亚氮管道源头的下游。
 - 当氧气压力降低,它可以关闭或减少氧化亚氮的供应,这取决于制造商。氧气供应故障报警也被激活。应注意的是,安全阀的运转根据的是氧气压力,而不是流量。如果压力是不变,或系统泄漏发展到远端(下游)的故障安全阀,缺氧的气体仍然可以被输送。
 - 在 Datex-Ohmeda 系统,故障安全阀是一种压力传感器切断阀(PSSV),当氧气压力低于预定的阈值 20 Psi 时,它能完全阻止氧化亚氮和其他气体流量。
 - 在 Drager 系统,氧失效保护装置(OFPD)按比例减少其他气体流量,直到氧气压力下降到阈值,然后气流停止。
• 氧气氧化亚氮混合系统:
 - 确保在使用氧化亚氮时,可确保最低限度的 25% 氧气流动。因为这个系统只与氧化亚氮相连,如果使用其他气体,可能会造成缺氧的混合气体。
 - 在 Datex-Ohmeda 系统,这个联动比例控

制系统通过钢链连接氧和氧化亚氮流量计,当氧化亚氮的流量增长,氧气流量也随着变化。
 - 在 Drager 系统,氧比例监控控制器(ORMC)根据氧气流量,通过流量电阻器和膜片来限制氧化亚氮流量。
• 压力调节和阈值:这些都是设置好的,氧气流量减少到最后,机器则发生故障。
• 激发氧浓度监测仪:
 - 有助于检测缺氧气体混合物的传递。这是唯一可以证实气体混合物中存在氧气的装置。
 - 根据不同的机器类型和制造商,吸入氧浓度是由氧传感器或分析仪来监测的。
 ○ 氧传感器是一个位于靠近吸气单向阀的原电池燃料电池。
 ○ 多气体分析仪含有一个顺磁氧分析仪并通过采集 Y 形接头附近的气体来监测。
• 脉搏血氧饱和度。

■ 解剖

• 气体通过高、中、低 3 个不同压力回路进入麻醉系统。
• 高压回路:由气体钢瓶及其主要的压力调节器组成。
 - E 缸氧和氧化亚氮最初分别为 2 200 和 745 Psi,被下调至约 45 Psi 提供气体。
 - 中间压力回路:由调节的管道或气缸供给、流量控制阀组成。
 - 大多数 Datex-Ohmeda 麻醉机,第二阶段进一步降低氧气压力至 12~19 Psi,氧化亚氮至 26 Psi。
• 低压回路:由流量控制阀组成的普通气体出口。

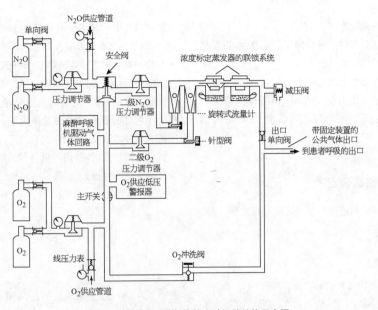

图1 一般使用2种气体的麻醉机的结构示意图

- 氧气流量计通常是在所有其他气体的下端,因为若流量计发生泄漏,缺氧的气体混合物最不可能(但不能防止)与此配置。

■ 病理生理

- 许多情况下可能会发生氧气浓度不足。包括:
- 缺氧的气体从氧气管道或罐中输出。
- 新鲜气体软管与悬挂式螺纹管式呼吸机断开连接。
- 氧气流量控制阀关闭状态。
- 故障安全系统故障。
- 氧化亚氮氧气混合系统故障。
- 低压系统中的氧气泄漏。
- 封闭回路中使用氧流量不足。
- 与气体输送设备相关的不良后果是罕见的,但相关的伤害可能是严重的。在1961—1994年的索赔审查中,气体输送设备的问题占2%,设备相关的不良事件3 791例中占72例。而死亡或脑损伤案例占76%。

表1 麻醉前检验程序中受推荐的基本步骤

启动麻醉机后或改变汽化器后应完成的常规工作	
需完成的项目	负责人
项目#1	确认辅助氧气筒和手动通气装置(气囊)可获得并有功能	麻醉师和技师
项目#2	确保吸引器有足够吸力以清理气道	麻醉师和技师
项目#3	打开麻醉系统,确认连接上交流电源	麻醉师或技师
项目#4	确认所需监护仪可使用,包括警报系统正常	麻醉师或技师
项目#5	确认安装在麻醉机上的备用氧气筒有充足的压力	麻醉师和技师
项目#6	确认管道内气体压力≥50 表压(Psig)	麻醉师或技师
项目#7	确认汽化器内气体充分填充,如果可适用,应紧闭填充开关	麻醉师或技师
项目#8	确认流量计与普通气体出口之间的供气管路中没有泄漏	麻醉师或技师
项目#9	测试净化系统的功能	麻醉师或技师
项目#10	校准或验证氧监测器的标准,并检查低氧警报器	麻醉师或技师
项目#11	确认二氧化碳吸收剂是新的,未被用完	麻醉师或技师
项目#12	执行呼吸回路系统压力和泄漏测试	麻醉师和技师
项目#13	确认在吸气和呼气期间呼吸回路中气体正常流动	麻醉师和技师
项目#14	记录检查过程的完成度	麻醉师和技师
项目#15	确认呼吸机的设置和评估对麻醉护理的准备(暂停麻醉时)	麻醉师

Feldman JM, Olympio MA, Martin D, Striker A. New guidelines available for pre-anesthesia checkout. APSF Newsletter. 2008;23:6 - 7.

表2 麻醉前检验程序中受推荐的基本步骤

在每个步骤完成之前	
在每日检查表中的不同患者之间需要完成子项目	负责人
项目#2	确保吸引器有足够吸力以清醒气道	麻醉师与技师
项目#4	确认所需监护仪可使用,包括警报系统正常	麻醉师与技师
项目#7	确认汽化器内气体充分填充,如果可适用,应紧闭填充开关	麻醉师
项目#11	确认二氧化碳吸收剂是新的,未被用完	麻醉师与技师
项目#12	执行呼吸回路系统压力和泄漏测试	麻醉师与技师
项目#13	确认在吸气和呼气期间呼吸同路中气体正常流动	麻醉师和技师
项目#14	记录检查过程的完成度	麻醉师与技师
项目#15	确认呼吸机的设置和评估对麻醉护理的准备(暂停麻醉时)	麻醉师

Feldman JM, Olympio MA, Martin D, Striker A. New guidelines available for pre-anesthesia checkout. APSF Newsletter. 2008;23:6 - 7.

- 随着监测设备的改善和现代系统的附加保障措施,不利的事件已经减少了。最近的一次审查索赔报告中指出,与麻醉气体输送设备有关的不良事件的数量、严重程度分别下降至1%和30%。

■ 围手术期相关

- 为保证麻醉输送系统的正常功能,减少严重不良事件的风险,过去的几十年中,设备检查表已经被修订:
- 1993年FDA麻醉设备检验建议。此检查清单是最常用的,并包含14个项目,应在初次使用前完成,并在两台麻醉之间简化执行。
- 2008年,预麻醉程序建议。这是新的指南,以解决麻醉工作站的变化,并包含15项,适用于所有现代麻醉系统。初步的麻醉机检查在两台麻醉之间可以简化执行。
- 不管使用哪一种,最重要的术前检查都是:氧气分析仪校准,低压回路泄漏试验,循环系统试验。
- 氧气分析仪校准:
- 麻醉机上的一个更重要的显示器,因为它是唯一一个评估低压回路功能,并检测流量计远端的装置。
- 使用空气时,显示数值应是21%;用纯氧时,数值应该在90%以上或更高。
- 启用低氧浓度报警器。
- 低压回路泄漏试验:

M

－为确保系统的完整性,进行泄漏试验测试是必要的,因为低压回路中的元件很容易损坏和泄漏,并且除了氧气分析器外,低压回路在所有安全装置的远端。

－不同生产商,低压回路试验方法也不同。

一般情况下,在常规气体出口附近的单向阀的存在或不存在,直接决定了使用哪种方法。

◦ 大多数欧美达系统有单向阀,用测试球做负压检漏测试。

◦ 德尔格的机器没有一个止回阀,用来自麻醉机或球囊的气流做正压检漏测试。

• 回路系统测试:

－本试验评估了呼吸回路的完整性,以及气体共同出口处的单向阀。

－堵住 Y 形接头,关闭 APL 阀,然后加压并保持系统压力在 30 cmH₂O 测试回路是否泄漏。进行吸气和呼气,测试单向阀的功能。

临床要点

• 麻醉机制造商和型号之间存在差异,因此在使用过程中必须了解其特定的麻醉系统的功能,包括其报警和安全功能。

• 在使用麻醉机之前,必须对麻醉机进行检测,在两台麻醉之间也应如此。虽然设备清单是很有帮助的,但是要记住这只是建议,可能不包含所有麻醉机的具体说明。麻醉实施者应参考系统说明书。

• 机器故障发生时,备用的氧气和紧急气道设备必须随时可用。

麻醉药戒断 Narcotics Withdrawal

Angela T. Hsu, MD 杨君君 译 / 张晓庆 校

基础知识

概述

• 突然的阿片类药物节制或者在某个麻醉剂依赖的个体中应用阿片类拮抗剂可能会引起身体的不适反应,这些统称为阿片类戒断症状。

• 阿片类戒断是很少有生命危险的,但是存在高度不愉快的体验以及可能在围手术期使得护理复杂化。

流行病学

发病率

• 麻醉镇痛药物是滥用药物中最常见的一类。2009 年达到 397 160 人。

• 在美国 2009 年的急诊室调查中,海洛因使用人数达到了 213 118 人。

患病率

• 在 2002 年,在美国人口中,海洛因依赖的患病率估计为 0.14%。

• 尽管从 2004 年到 2009 年访问者中海洛因的使用没有大的改变,但是麻醉药止痛药相关的访问者戏剧性地上升了。

• 根据最近的评估,在美国大于 200 万人在滥用阿片类药物。

发病情况

• 麻醉药戒断会有身体的不舒适,与交感神经系统高反应性相关。

• 伴随潜在心脏风险因素的患者易出现心律不齐、局部缺血,以及戒断期随之而来的心血管影响。

死亡率

死亡少见。

病因/危险因素

慢性的阿片类依赖的患者,戒断可能会:

• 突然的中断或者显著降低阿片类药剂规则剂量。

• 阿片类拮抗剂的应用:如纳美芬、环丙甲羟、纳洛酮。

• 阿片类激动拮抗剂:喷他佐辛(镇痛新)、布托菲诺、纳布啡、丁丙诺啡。

生理/病理生理

• 阿片类受体曾经被认为只存在于中枢神经系统中,但是最近研究表明它们在全身的器官中都被找到。

• 内源性阿片类物质不仅仅调节疼痛感觉,也帮助调节许多其他生理功能,包括:

－呼吸。

－血压。

－休克和紧张状态。

－加压素释放和肾的水清除。

• 神经适应由于阿片类药的规律使用。

－伴随着高水平的阿片类激动剂的持续存在,会出现阿片类受体下降。

－在细胞水平上存在一些组成部分的改变,在 cAMP 信号级联传递中。

－阿片类持续使用之后 1～4 周后出现生理依赖。

• 阿片类戒断能导致一个许多器官系统出现 cAMP 的突然增加。交感神经系统是阿片类戒断中被影响最突出的。

－肾上腺素水平增加 30 倍和去甲肾上腺素水平增加 3 倍,导致坐立不安、流鼻涕、流泪、发汗、缩瞳、立毛、系统改变。

－在减弱戒断症状中可乐定有益。

预防措施

滥用海洛因者和慢性阿片类依赖患者的管理:

• 围手术期间避免戒断,维持阿片类药的使用。长期阿片类药物(如美沙酮或者丁丙诺啡)应该与短效阿片类联合使用以减少阿片类药的水平和相应的治疗有突破。

• 避免阿片类拮抗剂和阿片类激动拮抗剂在这些患者身上使用,因为它们能够促成急性戒断。

诊断

• 既往史:麻醉戒断和意识状态改变是无关系的,患者能够时常告诉你他们经历过阿片类药物的戒断症状。他们也能告知常规的阿片类药物计划以及最后一次剂量的时间。

• 体征和症状:

－最后一次剂量后 5～24 h 出现症状。美沙酮戒断可能会需要更长时间,但是通常 24～48 h。

－戒断高峰在最后一次剂量后 36～72 h。对于美沙酮,在最后一次剂量后 72～96 h。

－持续时间通常是 5～10 天,典型的美沙酮戒断持续 2～3 周,有时候更长。

－体征:瞳孔扩大、出汗、立毛、心动过速、心室节律障碍、呕吐、腹泻、高血压、哈欠、高热、流鼻涕、焦虑。

－心理上的戒断症状,如烦躁不安和失眠症,可能持续数周到几个月。

症状:对于阿片类的渴望、坐立不安、过敏性,都增加了对于疼痛、恶心、腹部痉挛、肌痛、烦躁不安、失眠、焦虑的敏感性。

- 实验室诊断:尿液或者血液检测确定阿片类和其他非法物质。

■ 鉴别诊断

- 其他造成自主神经失调,意识状态改变、迷惑、幻觉和癫痫,在麻醉戒断中未被发现,但是可能在以下药物戒断中发现:
  - 酒精(乙醇)。
  - 苯二氮䓬类。
  - 巴比妥类药物。
- 其他镇静剂、催眠药。

 治疗

对患者因急症病程实施麻醉:

- 通过应用阿片类兴奋剂终止戒断症状。
- 核查电解质、尿氮和肌酸酐,如果有显著的脱水、呕吐或者腹泻,给液体或者足够的电解质。
- 如果可能的话考虑局部麻醉。
- 对于全身麻醉,挥发性气体±氮的平衡技术是推荐的。
- 当心围手术期的低血压,因为血管内容量损耗是常见的,因为阿片类成瘾和戒断常伴有感冒、营养不良、慢性感染及肾上腺皮质功能不全。

- 可乐定,一个中枢 α_2 受体激动剂,可能被给予通过口服或皮肤药贴,有助于麻醉戒断中出现的交感神经高反应性。
- 非甾体抗炎药,如布诺芬,可以减弱肌肉疼痛。
- 苯二氮䓬类有时候用于治疗焦虑、失眠和肌肉痉挛。然而,考虑到潜在的滥用和生理依赖的高风险,在一线治疗中不被考虑。
- 对于患者急性疼痛的咨询,麻醉解毒是需要的:
  - 考虑应用传统阿片类剂量并且计划逐渐地减弱。
  - 选择转换到长效的美沙酮或丁丙诺啡以逐渐解毒(注:在开始丁丙诺啡之前患者必须完全戒断。作为一个激动拮抗剂,如果过早给予,丁丙诺啡能够促成更严重的戒断)。
- 超快的阿片类解毒剂适用于被给予大剂量阿片类拮抗剂并且在全身麻醉下出现最严重的戒断阶段,已经变得很流行。然而,相比于丁丙诺啡或者可乐定等阿片类解毒,它不是有效的或者安全的。一些严重的副作用,包括可能的心脏的和肺脏并发症,与超快的阿片类解毒剂相关。
- 代替解毒,考虑到在美沙酮上或者丁丙诺啡长期维持,因为这些已经被认为与更高比率的长期计划保留相关。美沙酮长期维持计划的研究已经证明可减少药物并发症、HIV 的传播、死亡数以及增加的社会功能。

 随访

阿片类成瘾的复发概率是非常高的。为在戒断过程中以防止复发,充分的心理支持是需要的。

疾病编码

ICD9

- 292.0　药物戒断。

ICD10

- F11.23　戒断时阿片类依赖。

 临床要点

- 阿片类戒断罕有生命威胁,但是在围手术期可能会让护理复杂化。
- 可乐定可以减弱在戒断过程中出现的交感神经系统高反应性。
- 考虑到滥用阿片类的患者存在其他违法物质滥用的可能性。
- 考虑麻醉药物戒断患者患有的精神病学状况。
- 关注到阿片类成瘾,尤其是静脉类滥用,注意这些患者常常已经有感染性问题,比如肝炎、HIV 感染、心内膜炎、败血症性血栓性静脉炎、蜂窝织炎、脓肿吸入性肺炎、营养不良。

脉搏氧饱和度　Pulse Oximetry

Gundappa Neelakanta, MD　奚丰 译 / 张晓庆 校

基础知识

■ 概述

- 脉搏氧饱和度是一种非常有效的反映血氧水平的无创性连续监测方法。
- 表示为 SpO_2 %。
- 指结合 O_2 的血红蛋白量占血红蛋白总量的百分比,用于衡量血红蛋白可结合多少氧,是最大携带能力的百分比值。
- 探头的两部分可置于人体有良好血流、半透明的部位,如手指或耳垂。
- 发射器结构是由一端产生光,而另一端的光电探测器接收;人体组织位于中间。

■ 生理

- 血液携带氧气输送到组织依赖于血液的总载氧能力、心脏输出量和组织的血流量。血液中几乎所有的氧都以血红蛋白结合形式存在,只有一小部分以溶解的形式存在,因溶解度系数较低(每 mmHg PaO_2 时每分升血液中溶解有 0.003 ml 氧气)。相反,当血液中氧气完全饱和时每克血红蛋白携带 1.34 ml 的氧气(注:血红蛋白氧饱和度依赖于 PaO_2 保持平衡)。
- 氧合血红蛋白曲线:用于描述 PaO_2 和血氧饱和度之间的关系。部分需记牢的数字如下:
  - PaO_2 760 mmHg = SpO_2 100%

  - PaO_2 100 mmHg = SpO_2 97.4%,将 PaO_2 提供超过 100 mmHg 并不会增加携氧能力。
  - PaO_2 70 mmHg = SpO_2 93%。
  - PaO_2 28 mmHg = SpO_2 50%(常记作 P_{50})。
- S 形:血红蛋分子在肺内装载氧气再到组织内释放。
  - 上部的曲线几乎是平的;如此,在肺内(肺泡内) PaO_2 不得不在明显出现血红蛋白氧饱和度变化之前下降至<70 mmHg。这样提供了一个安全范围。
  - 10~40 mmHg PaO_2 的陡峭的部分代表了 PaO_2 只要有一点点变化就会导致氧饱和度巨大的改变。这在 PaO_2 很低的外周组织中担任一个重要的生理功能。因此,PaO_2 的微小变化会导致对组织更大的氧释放。

M

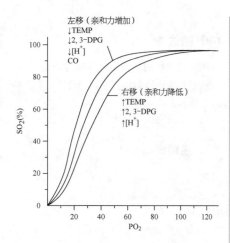

左移（↑亲和力）*	右移（↓亲和力）**
↓[H⁺]（↑pH）	↑[H⁺]（↓pH）
↓2,3-DPG	↑2,3-DPG
↓体温	↑体温
胎儿血红蛋白（HbF）；孕妇；$P_{50}=31$ mmHg $P_{50}=19$ mmHg	
血红蛋白携氧障碍（MetHb，COHb）	血红蛋白病（地中海贫血、镰状细胞血红蛋白病）、SulfHb
吸烟史	慢性贫血 挥发性麻醉药

图1　氧合血红蛋白曲线及变化

＊Hgb 对 O_2 的亲和力↑→Hgb 与 O_2 紧密结合；
＊＊Hgb 对 O_2 的亲和力↓→O_2 在组织中被释放

• P_{50}：是指血氧饱和度为 50% 时的 PaO_2。血红蛋白与氧的结合和分离受到以下几个因素影响：pH、$PaCO_2$、体温和 2,3-二磷酸甘油酸（2,3-DPG）。它们的变化会引起氧合血红蛋白曲线右移或左移。

- 右移预示了血红蛋白对氧亲和力的降低；需要更大的 PaO_2 才能使血红蛋白分子饱和。生理条件有酸中毒，以及较高的 PaO_2 水平、体温和 2,3-DPG 水平。这样的条件在外周组织中普遍存在，促使氧释放。曲线相对平坦的上部受影响较小，从而最大限度地减少了对肺部携带氧的影响。

- 左移预示了血红蛋白对氧亲和力的增加；只需要较小的 PaO_2 就能使血红蛋白分子饱和。生理条件有碱中毒，以及 PaO_2、体温和 2,3-DPG 降低。

• 脉搏血氧饱和度监测是基于含氧和脱氧血红蛋白光学吸收特性有一定差异。

- 氧合血红蛋白可吸收更多的波长为 840 nm 的红外光。

- 脱氧血红蛋白可吸收更多的波长为 680 nm 的红外光。

- 传输方式：发射器和光电探测器位于彼此的正对面。发射出的红光（R）和红外线（IR）

信号由光电探测器接收，计算 R/IR 值并将其转换为 SpO_2% 值。

- 动脉搏动引起穿过监测部位血流量的短暂增多，使光吸收增强。有一计算程序可区分静态组织（如静脉血、骨、皮肤、肌肉等）和动态动脉血的吸光率。

• 脉搏血氧饱和度监测的局限性会导致错误读数、错误警报、数据脱离和饱和度信号缺失。

- 运动假象。

- 不规则的心脏节律。

- 电干扰。

- 强烈的背景光干扰。

- 低灌注或低灌注状态时弱信号。

- 使用升压药。

- 寒冷环境。

- 某些类型的指甲油。

▪ 解剖

• 光学屏蔽探头通常用于手指尖或耳垂。偶尔，在低灌注情况下它也可以被应用于口腔黏膜或鼻翼。

• 这些探头包含手指一侧发光二极管以及对侧一传感器。探头可能会明显变暖，对弱势群体需要更换（早产儿或新生儿）。

▪ 病理生理

• 降低心输出量：导致对组织输氧的减少（原因包括心脏预负荷减少、心力衰竭和休克）。贫血时，脉搏血氧饱和度 SpO_2 可以正常，然而对组织的输氧可能减少。

• 缺氧：机制大致可分为吸入氧浓度低、通气不足、通气-灌注不匹配、分流和心输出量低。各种医疗情况如肺炎、气胸和肺栓塞所引起的缺氧往往是由于上述的机制联合作用。

• 血红蛋白携氧障碍：会影响传统的双波长脉冲血氧计读数的准确性。

- 高铁血红蛋白时会读出 85% 的氧饱和度而不是实际水平。脉搏血氧仪测量两种光波长：660 nm（红光，含氧血红蛋白）和 940 nm（红外光，脱氧血红蛋白）。高铁血红蛋白可吸收这些波长等量的光；搏动和非搏动吸光比值等于 1，相当于 85% 的氧饱和度。正常高铁血红蛋白水平 <1%。

- 碳氧血红蛋白和氧合血红蛋白具有相似的吸收特性。它的存在会给出虚高的数值，因此临床意义重大。碳氧血红蛋白不能携带氧，同时影响组织中的氧分离。通常非吸烟者的碳氧血红蛋白水平 <1.5%，城市居民更高，可与吸烟者一样高达 3%～15%。

- 胎儿血红蛋白不会影响血红蛋白饱和度估计的准确性。然而，HgF 确实会导致血合血红蛋白解离曲线左移（与氧结合更紧密导致低 PaO_2 水平高饱和度）。因此，在外周组织中氧"卸载"减少。

- 镰刀形细胞血红蛋白对氧饱和度的影响在一些研究中存在争议，有的认为有巨大的误差，有的则恰恰相反。

▪ 围手术期相关

• 脉搏血氧饱和度可立即识别缺氧状态，对现代麻醉和重症监护的安全管理有重大贡献。在美国和西方国家的大部分诊所，各间手术室以及围手术期和重症监护病房，这是一种常规的应用监护。

- 显示了与测得的 CO 血红蛋白氧饱和度 75% 以上 SpO_2 有显著的相关性。

- 可用于患者运送以及应用镇静药的手术患者。

- 可用于分娩时胎儿、新生儿苏醒、有肺氧中毒与晶状体后纤维组织增生的早产儿的监护。

• 特殊传感器：

- 先天性心脏病：已开发出显示与低至 60% 饱和度更大相关性的传感器。

- 脉搏变异指数（PVI）等参数源自通气时容积描记波形的变化。这有助于围手术期有目标的液体输注管理。

- 已开发了新的传感器，可以测量更快的脉率，并提供最大的灵敏度以允许快速应用监测信息。

- 存在专门的传感器帮助消防队员和急救人员（EMT）在现场检测一氧化碳中毒，以及在急诊室的诊断和监护。

▪ 公式

每分钟输送的 $O_2 = CO(ml/min) \times [$血红蛋白浓度$(mg/dl) \times 1.34 \times SpO_2] + [0.003 \times PaO_2(mmHg)]$。

🕐 临床要点

• 脉搏氧饱和度只显示血红蛋白的氧饱和度，它不提供 PaO_2 值。所以，解释脉搏血氧饱和度时应谨慎，尤其是 PaO_2 监测至关重要时（例如，胎儿或新生儿监测）。

• SpO_2 的确提供给 PaO_2 一个间接的测量值，当分压 <100 mmHg 时。

• 脉搏血氧读数可以是正常的，而存在贫血时血液的携氧能力可能严重减弱。

慢性心绞痛 Chronic Angina

Piotr K. Janicki, MD, PhD • Marek Postula, MD, PhD 冯迪 译/杨中伟 校

基础知识

■ 概述

• 稳定型心绞痛是指胸部、下颌、肩、背、手臂发生不适的临床综合征,通常由劳累或情绪紧张引起,休息或服用硝酸甘油后可缓解。

• 慢性心绞痛:
- 不增加发病次数或者严重程度,本质上可以预测。
- 可能与心电图上的 ST 段压低相关。
- 可能发生在心肌负荷急性或慢性增加的、冠状动脉看似正常的患者身上。

• 变异型心绞痛和一些稳定型或不稳定型心绞痛患者的冠状动脉痉挛可在心肌负担不增加时引起疼痛。

■ 流行病学

发病率

• 在美国,新发生的冠状动脉发作:1 255 000/年。

• 一年中大约 34% 的人因冠状动脉发作而死亡。

患病率

• 在美国有 1 760 万人患冠状动脉性心脏病(CHD),其中 1 020 万人有心绞痛,有 850 万例心肌梗死(MI)。

• ≥20 岁的妇女中,非西班牙裔白种人年龄影响心绞痛的流行病学因素是 4.5%,非西班牙裔黑种人女性是 5.4%,墨西哥裔女性是 4.8%。在这三个群体的男性患病率分别为 4.7%、4% 和 2.9%。

发病情况

• 稳定型心绞痛新发病例:约 500 000 例/年 Framingham 心脏研究,国家心脏、肺脏和血液研究所。

• 每年约 10% 的稳定型心绞痛患者的症状会恶化,需要血运重建。

死亡率

• 2006 年,美国有 425 425 人死于冠状动脉疾病(CAD),大约每 6 人死亡的人中有一个,总的心血管疾病的病死率为 262.5/10 万。

• 死亡率相关因素:
- 男性更高(25~34 岁高了 3 倍,在 75~84 岁时下降到 1.6 倍)。

- 黑种人比白种人死亡率高,但在 75 岁时差异就消失了。在西班牙裔人群中,冠状动脉疾病的死亡率介于黑种人和白种人之间。

• 围手术期心肌梗死与 30%~50% 的围手术期死亡率相关,而且减少长期生存率。

■ 病因/危险因素

• 最常引起心绞痛的原因:冠状动脉粥样硬化、冠状动脉痉挛、纤维化、栓塞、夹层和动脉炎。

• 不可控的危险因素:年龄、家族史和性别。

• 可控的危险因素:吸烟、血脂异常、糖尿病、高血压、慢性肾脏疾病、肥胖、缺乏体力活动。

■ 病理生理

• 心肌缺血是由于心肌氧供和心肌氧耗量之间的不平衡引起的。

• 心肌供氧状态取决于供氧动脉血氧饱和度,冠状动脉流量取决于冠状动脉管横截面面积和冠状动脉腔。动脉粥样硬化斑块可显著降低冠状动脉的横截面面积和冠状动脉腔。当与心跳过速、心肌收缩力增加和心壁压力增加这些加大氧耗的事件同时发生时,氧供可能会变得不够。

• 缺血减少依赖氧生成的腺苷三磷酸(ATP)。这可导致乳酸性酸中毒,正常 Na^+-K^+ 酶泵的丢失,心肌细胞膜完整性受损,释放刺激心肌纤维及冠状血管上化学性敏感和机械感受性受体的化学物质。

• 心绞痛的主要介质是腺苷,通过刺激腺苷 A_1 受体。

■ 麻醉目标/指导原则

• 术前应评估当前心肌功能和是否有心肌缺血的危险,相关的临床病史可能需要进一步的检查。

• 确保充分的心肌供氧:评估血红蛋白、舒张灌注压、氧饱和度和完全舒张时间(低心率,HR)。

• 避免增加心肌耗氧量:评估心率、心肌收缩力、后负荷和前负荷。

术前评估

■ 症状

• 描述为不适而不是疼痛,也可能难以描述。

• 最常见的位置是胸骨下方,但可以改变。可辐射到左肩和左手臂内侧,甚至到手指、下颚和牙齿,偶尔在右手臂内下侧;也可见于上腹部。

• 发作和缓解是循序渐进的,不适强度增加和减少可持续几分钟。

• 诱发因素:体力活动、寒冷、情绪紧张、性行为、饮食或躺下(这导致了静脉回流的增加和壁压的增加)。

• 持续时间:一般持续 2~5 min,除非患者发生了急性冠状动脉综合征,尤其是心肌梗死。

• 缓解:症状常在休息后消退。

• 相关症状包括气短、嗳气、恶心、消化不良、出汗、头晕、胸闷、湿冷、疲劳。

病史

• 症状的特征和不适所辐射的位置,相关症状,诱发、加重或减轻的因素。

• 完整的合并症的状况,包括心脏危险因素和家族史。

体格检查

• 不适时由于反射性交感神经兴奋引起的心动过速。

• 血压升高。

• 心音:第二心音可能发生变异,因为左心室(LV)缺血性发作时射血时间延长,常听见第四心音,第三心音可延长。

• 杂音:如果缺血导致局部乳头肌功能紊乱产生二尖瓣反流,可能在中期或晚期收缩期生成心尖杂音(尖锐或吹气声但不是特别大声)。

• 心前区搏动:胸壁触诊发现异常搏动与短暂的功能障碍相关。

■ 治疗史

• 冠状动脉造影。

• 血管重建。

• 经皮冠状动脉介入疗法(PCI)。

• 冠状动脉旁路移植术(CABG)。

• 体内埋藏式起搏器。

■ 用药史

• 抗心绞痛治疗。

- 硝酸盐类:通过扩张全身血管而不是扩张冠状血管减少心肌需氧量来发挥抗心肌缺

血作用。

- β受体阻滞剂:通过降低心率和收缩力缓解心绞痛症状。
- 钙通道阻滞剂:舒张冠状动脉、外周血管和降低收缩力,改善心绞痛症状。
• 辅助治疗
  - ACEI:推荐用于稳定型心绞痛,合并高血压、糖尿病、心力衰竭、无症状的左心室功能紊乱或心肌梗死后患者。
  - 血管紧张素受体阻滞剂(ARB):推荐用于有高血压、心力衰竭等推荐使用 ACEI 但不能耐受的患者;或有左心室射血分数≤40% 的心肌梗死。
  - 他汀类药物。
• 抗血小板药:
  - 阿司匹林:最佳剂量在 75～162 mg/d。
  - 氯吡格雷:是阿司匹林过敏者的替代药物。

▪ **诊断检查与说明**

• 实验室检查:血细胞计数(CBC)、血红蛋白、肌酐、快速血糖,如果评估提示临床不稳定则检测心肌损伤指标。
• 静息状态 12 导联心电图(ECG),正常情况下约 50% 的患者有慢性心绞痛。
  - 至少有一项临床危险因素,将要进行血管外科手术的患者。
  - 已知有冠心病(CHD)、外周动脉疾病或脑血管疾病的患者将要进行中度危险的手术。
• 胸部 X 线平片。
• 当怀疑心肌有缺血风险时,要进行运动和应激测试。
• 不能运动的患者行多巴酚丁胺运动心电图或运动心脏成像检查(静脉注射双嘧达莫/腺苷铊-201 和锝-99m 心肌灌注成像)。

▪ **伴随的器官功能障碍**

• 充血性心力衰竭。
• 心律失常。

▪ **延误手术情况**

• 心电图(ECG)ST 段改变。
• 心力衰竭恶化或失代偿症状。
• 肾上腺能激活症状。
• 血压升高,心率加快,伴有血流不稳定的

室上性或室性心律失常。

▪ **分类**

• 加拿大心血管协会心绞痛分级。
  - 0 级:无症状。
  - 1 级:剧烈运动后心绞痛。
  - 2 级:中等程度运动后心绞痛。
  - 3 级:轻微运动后心绞痛。
  ◦ 平路正常速度能走 1～2 个街区。
  ◦ 正常速度能爬一层楼梯。
  - 4 级:不能做任何体力活动。

 治疗

▪ **术前准备**

术前用药

抗焦虑药可用于减少焦虑,相应降低心肌氧需(心动过速、高血压)。

▪ **术中监护**

麻醉选择

• 所有的吸入性麻醉药都有一定的心血管副作用,包括抑制心肌收缩功能和减少后负荷。
• 神经阻滞麻醉方法可导致交感神经阻滞,降低前后负荷。

监测

• 标准 ASA 监测。
• 心电图多导联分析 ST 段,如 II、V_4 和(或)V_5 导联。
• 建议动脉置管监测血压。
• 考虑做经食管超声心动图(TEE)。

麻醉诱导/气道管理

在诱导过程中,置入喉镜和气管插管时,应维持血流动力学稳定:避免过度的心动过速、高血压、低血压,以及药物诱发的心功能抑制。

维持

• 麻醉维持应该避免发生围手术期心肌缺血(由氧需增加或氧供减少导致)。
• 术中缺血管理。
- 氧需增加。
◦ 心率加快:β受体阻滞剂和镇痛药。
◦ 血压增高:加深麻醉,用镇痛剂、降压药。
◦ 肺毛细血管楔压(PCWP)升高:硝酸甘油和利尿剂。
- 氧供减少。

◦ 心率减慢:阿托品和起搏。
◦ 心率升高:β受体阻滞剂和镇痛剂。
◦ 血压降低:降低麻醉深度和血管收缩剂使用。
◦ 肺毛细血管楔压(PCWP)降低:容量和收缩变力性。
◦ 血细胞比容(HCT)<30%,输血。
- 避免低体温。

拔管/苏醒

维持血流动力学稳定,避免增加氧耗的因素(寒战、血管收缩、疼痛、激动)。

(💧) **术后监护**

▪ **床旁护理**

• 警惕胸痛、心律失常和血流动力学不稳定。
• 建议吸氧(鼻导管、面罩)。
• 控制镇痛。
• 维持正常体温。

▪ **并发症**

• 围手术期心肌缺血和(或)心肌梗死。
• 术后有症状性心肌梗死的患者死亡率明显增加(40%～70%)。
  - 术后伴有心电图变化或典型的急性冠状动脉综合征胸痛的患者建议测量肌钙蛋白。
• 围手术期心律失常和传导障碍。

(ICD) **疾病代码**

ICD9

• 411.1 中间冠状动脉综合征。
• 413.1 变异型心绞痛。
• 413.9 其他和未指明的心绞痛。

ICD10

• I20.0 不稳定型心绞痛。
• I20.1 心绞痛。
• I20.9 心绞痛,不明。

(⚡) **临床要点**

• 心血管并发症是非心脏手术中最常见和最令人担心的并发症。
• 围手术期负责患者长期护理的团队应具备鉴别所有的围手术期心血管异常或冠状动脉疾病的危险因素的知识。

M

Jennifer Wu, MD, MBA　冯迪 译 / 杨中伟 校

慢性支气管炎　Chronic Bronchitis

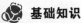 **基础知识**

概述

- 慢性支气管炎是慢性阻塞性肺疾病(COPD)的一种类型,另一种是肺气肿。
- 是指连续 2 年出现超过 3 个月的咳嗽、咳痰。
- 此外,还表现为不可逆的气道梗阻、慢性气道炎症、黏液分泌增多、支气管炎症。
- 根据慢性阻塞性肺疾病全球倡议(GOLD)诊断和治疗。
- 常伴有不同程度的肺气肿疾病。
- 伴有慢性支气管炎的患者术后发生支气管痉挛、喉痉挛、肺不张、喘息、排痰困难以及插管时间延长等的风险增加。此外,术前肺功能检查(PFT)并不能可靠地预测术后结果。
- 门诊手术患者出院回家可能有风险,因此应该仔细检查和筛选手术患者。

流行病学

患病率

- 美国:1 000 万～1 200 万。
- 女性患有慢性支气管炎的人数约是男性的 2 倍。
- >65 岁人群患病率最高。

发病率

- 治疗费用:每年 117 亿美元。
- 住院费用:每年 60 亿美元。

死亡率

- 在美国,是引起死亡的第四大原因。
- 5 年内死亡风险增加,紧随着的是呼吸衰竭。
- 总死亡率与包-年吸烟史(平均每天吸烟包数乘以总的吸烟年数)有关。

病因/危险因素

- 吸烟。
- 呼吸道感染可导致急性发作。

病理生理

- 咳嗽与慢性黏液痰是由于吸入香烟中的有毒颗粒和气体诱发免疫反应导致的。中央气道上皮细胞以及分泌黏液腺体的炎症可增强黏液分泌,降低黏纤毛清除力,增加气道上皮屏障的通透性。

- 炎症细胞释放丝氨酸蛋白酶,增强黏液分泌。
- 来自香烟烟雾的氧化剂诱导 *MUC5AC* 基因,引起黏蛋白过量产生。

- 在 COPD 的早期阶段,黏液高分泌的影响尚不清楚。然而,在疾病后期阶段变得明显。
- 由于阻塞,用力呼气流速降低。
- 残气量(RV)增加。气体潴留导致进一步的过度通气,从而引起总肺容量(TLC)增加和膈膜变平。
- 残气量/总肺容量(RV:TLC)增加。

- 气道反应性可能是吸烟诱导的炎症或慢性疾病发生气道变窄的结果。

- 通气不均导致通气血流比例失调和无效腔增加,引起二氧化碳潴留(CO_2)。由于气道梗阻,肺的一些区域相对于血流灌注处于低通气状态。空气强行从狭窄部位向其他区域弥散,相对于血流灌注,则此处处于通气过度状态。

- 代偿机制:
- 改变通气方式是肺的代偿反应,可降低肺泡塌陷的倾向和肺不张的可能性。
- 慢性缺氧导致红细胞增多,同时伴随血液黏度增加。
- 发绀伴有高碳酸血症,导致呼吸性酸中毒,是慢性支气管炎的代谢代偿。

- 肺心病、长期慢性肺泡缺氧引起肺动脉改变,最终导致肺动脉高压。肺循环高压导致右心室肥厚。长期改变包括右束支阻滞、右心压力增加和右心衰竭。

麻醉目标/指导原则

- 评估疾病的严重程度。
- 优化肺功能。
- 继续维持药物治疗。
- 治疗急性加重。
- 避免围手术期支气管痉挛。

术前评估

症状

- 排痰性咳嗽。
- 气短(SOB)。

病史

- 发作年龄。
- 目前是否吸烟。

- 咳嗽、咳痰的特征。
- 治疗史:
- 急性加重的频率。
- 支气管扩张药的使用。
- 类固醇类药的使用。
- 急救情况。
- 住院史。
- 重症监护病房(ICU)史。
- 气管插管次数。

体格检查

- 喘息。
- 呼吸急促。
- 呼吸延长。
- 呼气相颈静脉怒张(JVD)。
- 发绀。
- 吸入室内空气时低氧饱和度,活动后加重。

治疗史

当基础氧饱和度<88%,或<90%并出现肺动脉高压或右心衰竭症状时需要吸氧。吸氧用于维持动脉氧分压(PaO_2)在 60～80 mmHg,这是当前减少死亡率的唯一方法。

用药史

- 糖皮质激素:
- 吸入性给药对全身影响较小,预定剂量已经表明可以减少急性发作。
- 口服给药引起更多副作用,几乎没有改善治疗效果,可用来治疗急性发作或在手术操作前给病情严重的患者作为预防性用药。

- 支气管舒张剂可减少急性发作与改善症状。
- 抗胆碱能药(异丙托溴铵)。
- β受体激动剂(沙美特罗、沙丁胺醇)。

- 茶碱是一种甲基黄嘌呤,通过舒张支气管平滑肌改善通气。它是磷酸二酯酶抑制剂和腺苷受体拮抗剂。由于较窄的治疗窗和心脏副作用,茶碱现已很少使用。大剂量可导致心动过速、心律失常、低血压及中枢神经系统(CNS)兴奋。

- 感染引起的急性加重期,抗生素治疗有效;预定的、预防性使用抗生素并没有显现出益处。

- 丁氨苯丙酮或尼古丁替代治疗。

M

• 肺心病患者使用利尿剂。

■ 诊断检查与说明

• 基础室内空气氧饱和度。

• 心电图可显示电轴右偏,是由于右心室肥厚导致的。

• 如果怀疑感染,做胸部 X 线(CXR)。X 线胸片可显示过度通气、肺大疱、水疱和肺血管征增加。

• 动脉血气(ABG):常见动脉二氧化碳分压($PaCO_2$)>45 mmHg 和动脉氧分压 PaO_2<65 mmHg。

• 痰标本(中性粒细胞、细菌)。

• 肺功能:第一秒用力呼气量/用力呼气量(FEV_1/FVC)<0.7,使用支气管扩张剂也不可逆。

■ 伴随的器官功能障碍

• 肺心病。

• 肺气肿。

■ 延迟手术情况

• 急性发作表现为呼吸困难、氧需增加、黏液痰增多、疲劳或昏睡,或 $PaCO_2$ 从基线水平增高(或急性呼吸性酸中毒,此时代谢性代偿还没发生)。

• 肺炎或上呼吸道感染。

• 肺水肿。

■ 分型

基于肺量测定法,诊断需满足 FEV_1/FVC <0.7。严重程度按支气管舒张剂使用后 FEV_1 判断:

• 轻度:FEV_1≥80%预计值。

• 中度:FEV_1 在 50%~80%预计值。

• 重度:FEV_1 在 30%~50%预计值。

• 极重度:FEV_1<30%预计值。

治疗

■ 术前准备

术前用药

• 如果咳痰显示有感染则使用抗生素。

• 围手术期继续使用支气管舒张剂改善症状,可通过鼓吹或喷雾给药。

• 吸入性糖皮质激素应继续使用。

• 任意长时间的戒烟都是有益的,但最好在术前 8 周开始戒烟。突然终止,痰量可能增多。

• 如果考虑避免患者出现通气不足或 CO_2 潴留可使用抗焦虑药。这些患者对镇静剂和阿片类药的呼吸系统镇静作用是比较敏感的。

■ 术中监护

麻醉选择

• 建议区域麻醉,避免气道器械使用、机械通气和阿片类药全身给药。

• 区域和全身麻醉联合使用可能有益于术后早期下床活动,减少阿片类药使用,恢复肺功能。

监测

• 标准 ASA 监测。

• 建议动脉置管,多次行动脉血气分析(ABG)。由于无效腔增大,可出现动脉血和呼气末二氧化碳分压之间的差距增大。PaO_2 监测可协助呼吸机参数设置。

麻醉诱导/气道管理

• 缓慢可控的麻醉诱导,以便达到足够的麻醉深度,肌肉松弛后行气管插管。

• 药物。

- 丙泊酚并不能舒张支气管,但可减弱喉反应。

- 氯胺酮可舒张支气管,然而其导致分泌物增加,通常是不可取的。

- 静脉诱导后,可使用挥发性麻醉药以舒张支气管。

- 作为替代,可以选择面罩诱导。

- 插管前利多卡因 1~1.5 mg/kg 静脉注射或 4%喷雾表面麻醉可降低术中或术后咳嗽。

• 如果患者本身有 CO_2 潴留,面罩给氧则避免换气过度。

维持

• 应给患者施行合适的麻醉以避免喉痉挛和支气管痉挛。

• 一氧化氮(NO)可引起肺动脉压升高,常避免使用。

• 通气。

- 氧合最大化,以避免增加肺动脉高压。

- 无换气过度情况下校正严重的高碳酸血症(由于慢性疾病,换气过度可导致呼吸性碱中毒)。

- 呼气末正压通气(PEEP)可避免气道闭塞,改善肺顺应性。

- 吸呼比(I/E)应保证足够的呼气时间,避免自发性 PEEP。

• 足够的静脉输液维持,温暖、湿化的吸入气可使气道黏液软化。

拔管/苏醒

• 拔管前吸痰。

• 考虑在深麻醉情况下拔管。

• 拔管前静脉注射利多卡因可抑制气道反射。

术后监护

■ 床旁护理

• 警惕支气管痉挛。

• 吸氧(鼻导管、面罩)而不抑制高碳酸高碳酸血症。

• 胸部和上腹部的手术与肺不张、低氧血症和基础肺功能与恢复慢有关。术后 2 周,功能残气量(FRC)才能恢复到基线水平。

• 肺部护理。

- 胸部理疗。

- 诱发性肺量测定法。

- 持续气道正压通气(CPAP)。

■ 并发症

• 急性呼吸衰竭。

• 肺不张。

• 支气管痉挛。

• 肺炎。

疾病编码

ICD9

• 491.9　未指明的慢性支气管炎。

• 496　慢性气道阻塞,未分类。

ICD10

• J42　未指明的慢性支气管炎。

• J44.9　慢性阻塞性肺疾病,非特指。

临床要点

• 评估疾病的严重程度以制订合适的术前用药、术中方案、术后拔管、敏感水平和肺康复计划。

• 通过体温升高、痰量多于正常、SOB 培养基中菌量增加来评估呼吸道感染。

• 基础氧饱和度结合患者在家中对氧气的依赖程度,帮助制订麻醉后恢复室(PACU)管理和出院计划。

镁

Matthew C. Gertsch, MD · Nina Singh-Radcliff, MD 彭成为 译/张晓庆 校

 基础知识

■ 概述

- 镁(Mg^{2+})是人体主要的、含量丰富的阳离子,在酶功能、ATP合成、钾平衡、骨稳定和神经传递中发挥作用。因此,镁异常时患者会表现出各种各样的病理生理现象。

- 低镁血症通常出现在围手术期,没有特异性的症状、体征,而且许多病理过程相关(如低钾血症、心律失常、二尖瓣脱垂、偏头痛、焦虑和精神病、纤维肌痛病、糖尿病、听觉丧失、骨质疏松、痛经、哮喘和过敏)。

- 高镁血症的临床表现从反射减退到心搏骤停。常常是为了治疗心律失常、低钾血症、哮喘、子痫前期而外源性输入过多或溶血及肾衰竭引起。

■ 生理

- Mg^{2+}是体内第四重要的阳离子,是细胞内第二重要(仅次于K^+)的阳离子。

- 分布:与K^+相似,Mg^{2+}在体内分布不均衡。它被认为是Ca^{2+}的生理性拮抗剂(控制Ca^{2+}进入细胞内以及细胞内的活动)。在细胞内,它和ATP及酶复合物结合。

- 骨骼(含体内总储备量的近50%)。功能是提供物理结构或框架以及调节钙磷含量。通过与维生素B_6、维生素D、维生素K结合,控制控制钙吸收入骨。因此,其对骨骼的矿化作用是必需的。骨骼也扮演一个"储存库"的作用,在浓度降低时可供使用。

- 肌肉(含体内总储备量的近25%)。通过阻止Ca^{2+}流入,扮演松弛肌肉的角色。

- 神经细胞。

- 核酸聚合物。

- 红细胞:溶血会造成血浆测量值升高的假象。

- 细胞外或血清(含体内总储备量的近0.3%)。以电离的形式与阴离子和蛋白附着。游离Mg^{2+}是活性形式。与钾相似,血浆浓度不能反映体内总存储水平。而且,血浆浓度是尿Mg^{2+}排泄的主要调节器。

- 通过经口饮食摄入,肠道吸收(主要是空肠和结肠)。

- 排泄:肾排泄。

- 调节:主要是肾脏。血浆中的Mg^{2+}通过肾小球过滤至肾小管。沿着肾小管的重吸收调节血浆水平。其过程控制复杂,同时没有信号激素参与这一过程。但是,众所周知,Ca^{2+}和K^+的浓度影响重吸收。

■ 病因/病理生理

- 低镁血症(<1.4 mmol/L)。近年来,低镁血症的发生率有所升高,可能与现代饮食改变有关。研究表明,多达11%的住院患者以及多达65%的ICU患者可有Mg^{2+}缺乏。

- 低镁血症的原因:除了摄入减少,也可因胃肠道和肾脏丢失过多引起。

- 胃肠道丢失可由小肠功能紊乱导致,原因包括急慢性腹泻、吸收不良、容量增加(被动运输减少)以及胃分流术。

- 肾脏丢失可由Na^+重吸收的抑制作用或Mg^{2+}重吸收障碍引起。在肾小管,Na^+重吸收驱动Mg^{2+}的转运。因此,亨利环功能异常和噻嗪类药物会加重Mg^{2+}的丢失。

- 低镁血症的症状和体征无特异性,容易和低钾血症、低钙血症及代谢性碱中毒的症状和体征混淆。典型表现均为神经肌肉兴奋性升高、心律失常及共存的电解质紊乱(低钾血症、低钙血症)。

- 神经肌肉异常:兴奋性表现为震颤、抽搐、强直、Chvostek征及Trousseau征阳性。在中枢神经系统,Mg^{2+}功能是抑制具有兴奋性功能的NMDA受体。因此,可导致全身性的抽搐。

- 心律失常:所有涉及ATP的反应,必须有Mg^{2+}参与,包括Na^+-K^+-ATP酶,低镁血症阻碍K^+流出而功能减弱,静息膜电位增加(负性减小)。这可降低动作电位兴奋阈值。此外,细胞内K^+含量降低,阻碍复极化,从而导致兴奋性增加(室性心律失常:异位心律、室性心动过速、室颤、尖端扭转性心动过速)和传导异常。心电图表现包括QRS波群增宽、尖峰样T波。严重Mg^{2+}缺乏患者T波变平,心肌收缩力减弱。

- 电解质紊乱:

○ 低钾血症:就像刚才提到的,Mg^{2+}是Na^+-K^+-ATP酶发挥完整功能所必需的,低镁血症会导致细胞内K^+含量降低。此外,低镁血症可使K^+在亨利环丢失过多。

○ 低钙血症:Mg^{2+}是甲状旁腺素(PTH)释放所必需的,因此镁缺乏会导致PTH和钙减少。

- 伴随疾病过程(不意味着病因):二尖瓣脱垂、纤维肌痛症、糖尿病、哮喘、过敏、骨质疏松症及痛经。

- 高镁血症(>2.5 mmol/L)的原因有:治疗或摄入过多、溶血、肾功能受损后排泄减少。溶血引起血Mg^{2+}浓度升高,可能是由于细胞内储存增多。

- 高镁血症的症状和体征包括:无力、低血压、呼吸窘迫、心律失常、心搏停止及昏迷。

- 神经肌肉:高镁血症抑制骨骼肌突触前乙酰胆碱释放(表现为无力、反射减退及呼吸抑制)。在平滑肌,Mg^{2+}的钙拮抗作用,导致尿潴留和肠梗阻。在中枢神经系统,Mg^{2+}过度阻滞NMDA受体(其涉及兴奋)。

- 心脏:血管平滑肌松弛引起低血压(Mg^{2+}的钙拮抗作用)。在心肌,高Mg^{2+}浓度可使细胞膜超极化并引起窦性心动过缓、窦房阻滞或房室传导阻滞甚至心搏骤停。

■ 围手术期相关

- 低镁血症可在手术患者中出现。症状和体征没有特异性,常常被低钾血症或低钙血症掩盖。临床表现为心室和神经肌肉兴奋。

- 患者正在服用特定药物(华法林、避孕药、锂、泻药),被诊断为哮喘、过敏、MVP、偏头痛、充血性心力衰竭、急性冠状动脉事件、精神病或大量输血(富含柠檬酸盐的血产品),可有低镁血症,应测定血镁水平。

- 低血镁增加围手术期心律失常风险,并且对神经肌肉阻滞剂有抵抗作用。

- 治疗取决于临床表现的严重性。在诸如尖端扭转性心动过速等紧急情况下,先用含8～15 mmol的镁剂1～2 g静脉注射(超过15 min),之后1 g/h,直至血浆镁浓度正常。

- 高镁血症是由外源性输入过多、肾衰竭或溶血引起,其有一系列围手术期影响,麻醉医师必须能鉴别和恰当处理。

- 静脉麻醉药物和吸入麻醉药的镇静作用可能会叠加。

- 低血压(由于平滑肌细胞内Ca^{2+}含量降低)可由麻醉药直接舒张平滑肌血管或交感神经放电减少共同作用引起。

- 肌肉无力(由于突触神经递质释放受到抑制)可由神经肌肉阻滞药(NMBD)的复合

M

作用引起。此外,Mg^{2+} 的钙拮抗效应可能会加强 NMBD 的作用。

－肌肉无力引起的呼吸抑制可与麻醉药(诸如阿片类、苯二氮䓬类和挥发性全麻药)的作用混合。

－局麻药的作用可被加强。

•子痫前期:产妇应用镁剂,降低子痫发生率。癫痫被认为是由于兴奋性神经递质谷氨酸大量释放,激活 NMDA 受体,导致大量神经兴奋。Mg^{2+} 竞争性拮抗谷氨酸。

－治疗浓度是 5～7 mg/dl,其间进行体格检查(监测深部肌腱反射)和实验室检查。在呼吸抑制或心搏骤停发生前,深部肌腱反射会减少。深部肌腱反射检查很容易进行,非创伤性,检测结果立即呈现。

－子痫前期的不同血浆浓度中毒表现不同:

◦膝反射丧失:7～10 mmol/L。

◦呼吸抑制:10～13 mmol/L。

◦完全心脏传导阻滞:15～25 mmol/L。

◦心搏骤停:＞25 mmol/L。

•镁中毒涉及静脉应用葡萄糖酸钙,Ca^{2+} 可以拮抗 Mg^{2+} 的神经肌肉和心脏作用。在肾功能正常的患者,可应用利尿剂。肾功能异常或肾衰竭的患者可行血液透析。

•其他应用镁剂的情况包括:蛛网膜下腔出血或哮喘患者。

•肾功能降低,血 Mg^{2+} 浓度升高,因为经尿排泄是 Mg^{2+} 唯一的排泄途径。

📋 临床要点

•低镁血症可增加围手术期心律失常和神经肌肉兴奋性。

•高镁血症可与镇静药、低血压、呼吸抑制剂和神经肌肉阻滞剂的作用混淆。局麻药的效应也会与高镁血症混淆。

囊性纤维化 Cystic Fibrosis

Matthew Delph, MD ・ Neal Campbell, MD 李佩盈 译 / 俞卫锋 校

基础知识

■ 概述

- 囊性纤维化(CF)是一种进行性常染色体隐性遗传病,由氯离子转运异常导致,多伴有多器官功能障碍。
- 发病率和死亡率的主要归因于渐进性阻塞性肺疾病慢性炎症、感染和气道破坏。

■ 流行病学

发病率
- 白种人:1:2 500。
- 西班牙裔:1:13 500。
- 非洲裔美国人:1:15 100。
- 每年新增病例:1 000 例。

患病率
- 在美国有近 30 000 例 CF 患者。
- 由于生存率和中位年龄增加,患病率迅速增加。
- 45% 的患者发病年龄超过 18 岁。

发病情况
- 至少每年进行一次住院:35%。
- 最常见的发病原因是肺疾病急性加重期。

死亡率
- 中位生存时间是 38 年。
- 呼吸道疾病占发病率和死亡率的 80%～90%。

■ 病因/危险因素

- 常染色体隐性遗传病。
- 白种人中更常见,这是白种人中最常见的致死性遗传病。
- 更为快速的病程进展与存在胎粪性肠梗阻、吸烟、女性相关。

■ 病理生理

- 7 号染色体上突变的囊性纤维化跨膜调节蛋白(CFTR)的基因可以导致 CF 缺陷,导致氯离子通道蛋白异常,损伤内皮细胞上 cAMP 调节的氯离子转运体。尽管突变种类很多,但 75% 的病例是由于缺失苯丙氨酸(△508)。
- 突变导致氯离子分泌减少,阳离子(如钠离子)吸收增多,水进入细胞。虽然有多

个理论,但没有病理生理的临床症状的共识。
- 突变导致异常黏稠的黏液在肺部、腺体、肝和胃肠道的外分泌腺积聚。见伴随的器官功能障碍部分。

■ 麻醉目标/指导原则

- 术前:评估和治疗伴随的器官系统功能障碍。呼吸系统需要仔细的术前评估;优化可能涉及支气管扩张剂、激发性肺通量测定与体位引流。
- 术中:限制气道操作,湿化气道,充分水合,并调整通气设置增加肺泡扩张,避免肺不张和其他可能加重阻塞性肺疾病的因素。
- 由于阿片类药物对呼吸系统的抑制作用,考虑使用区域或神经阻滞技术减轻疼痛从而减少使用量。

术前评估

■ 症状

- 存在咳嗽。
- 黏液的性质和量。
- 气急,阵发性夜间呼吸困难(PND)、端坐呼吸。

病史
- 诊断时的年龄。
- 疾病进展和严重程度、受影响的器官系统、肺功能状态。
- 上次加重或住院的时间和严重程度。
- 吸烟史。
- 阻塞性睡眠呼吸暂停的病史。

体格检查
- 气道检查、颈部、颞下颌关节的活动性。
- 呼吸功,使用辅助呼吸肌。
- 哮鸣音、湿啰音、呼吸音减低。
- 慢性缺氧体征(杵状指)。
- 肝颈静脉回流征、外周水肿。
- 蜘蛛痣。

■ 治疗史

- 氧疗。
- CPAP 和 BiPAP 使用。
- 胸部物理治疗。
- 肺移植。

■ 用药史

- 类固醇。
- β 受体激动剂和其他支气管扩张剂。
- 重组脱氧核糖核酸酶(化痰)。
- 茶碱。
- 抗生素。
- 胰岛素或口服降糖药。
- 胰腺酶替代。

■ 诊断检查与说明

- 1996 年囊性纤维化协会制定的诊断标准:
  - 存在一个或更多的临床特征,有兄弟姐妹患 CF 的家族史,或新生儿筛查试验阳性,汗水氯化物异常,鼻电位差,已知的 CF 突变。
  - 金标准:汗液氯化物试验,大于 60 mmol/L 为阳性。
- 术前检查:
  - CBC/血生化检查。
  - 凝血功能:PT、PTT、INR。
  - 肝功能可显示胆汁黏度增加,提示肝后梗阻。
  - 基础动脉血气。
  - X 线胸片(CXR):恶性膨胀、气胸、支气管周围增厚。
  - CT 胸部:支气管扩张,肺泡。
  - 肺功能测试(PFT):FEV_1 和呼气峰流速降低的阻塞性模式和残气量(RV)增加。

■ 伴随的器官功能障碍

- 气道表现为鼻息肉和慢性鼻窦炎发生率增加,也可能存在鼻黏膜肥大和增生。
- 肺疾病:表现为气道阻塞、细菌定植、肺不张、缺氧。这是由杯状细胞和黏液增多导致。肺功能检查显示阻塞性通气障碍:FEV_1、肺活量、峰值流量降低,以及 RV 增加。
  - 虽然有多种假设,但有关细菌定植的发生原因没有达成共识,最常见细菌为铜绿假单胞菌、流感嗜血杆菌、金黄色葡萄球菌。
  - 慢性疾病:导致肺动脉高压和肺心病,患者通常需要肺移植。
- 胰腺疾病:表现为继发于碳酸氢盐分泌受损的外分泌和内分泌功能障碍。消化酶持

续存在能导致自身消化和胰腺炎的风险增加。

－胰腺外分泌功能障碍:表现为蛋白质和脂肪吸收不良、发育不良、脂溶性维生素缺乏(维生素 A、维生素 D、维生素 E、维生素 K)。

－胰腺内分泌功能障碍:表现为胰腺 B 细胞的破坏,并可能导致糖尿病(DM)。约 30% 的患者在 30 岁时患糖尿病。

• 肝胆疾病:表现为胆管狭窄所致胆石症和胆囊炎,以及肝硬化、肝癌。肝硬化是第二常见的死亡原因,10% 的患者存在肝硬化,33% 的患者存在肝功能异常,70% 的患者出现脂肪浸润。

• 胃肠道疾病:表现为胎粪性肠梗阻,粪便稠厚会导致远端肠梗阻综合征。胃食管反流病的发生率高。

• 肌肉骨骼的异常:表现为骨密度低、后凸畸形、脊柱侧弯、肋骨骨折。这由维生素 D 的吸收减少、缺乏运动、慢性类固醇治疗、雄激素水平低共同导致。

• 凝血异常:可表现胰腺功能障碍(维生素 K 吸收障碍)与肝脏疾病。

• 生育/不育:大多数男性不育是由于无输精管,女性是由于子宫颈黏液厚而阻止受孕。

妊娠期间注意事项
• 早产的发生率增加。
• 妊娠患者更易患右心衰竭。

■ 推迟妊娠的情况
• 肺部情况急性恶化。
• 肝功能超过正常值 1.5 倍的应进一步检查。
• 凝血功能障碍应予以纠正。

■ 分类
参见疾病编码。

治疗

■ 术前准备

术前用药
• 支气管狭窄或喘息症状存在时考虑术前使用支气管扩张剂。
• 化痰药(DNA 酶)可以用来改善气道

清洁。
• 抗胆碱能药物可进一步使黏液和分泌物干燥,尽量避免用。
• 抑酸剂(H_2 受体阻滞剂)应在患者存在控制不佳的胃食管反流病时考虑使用。

知情同意的特殊情况
术后呼吸衰竭的可能性及呼吸支持的需求。

■ 术中监护

麻醉选择
考虑区域或椎管内麻醉来减少气道操作或辅助术后镇痛。

监测
• 考虑频繁动脉血气或糖尿病患者血糖水平检测,行动脉置管。
• 右心衰竭患者行 TEE。

麻醉诱导/气道管理
• 尽可能考虑镇静以避免气道处理和机械通气。
• 麻醉、静脉或吸入麻醉诱导可。患者可能因 RV 增加表现为吸入诱导时间延长。吸入诱导选择时,考虑七氟烷(血气溶解度高于异氟烷,气道刺激性低于地氟烷)。氯胺酮可增加分泌物,应避免使用。
• 喉罩通气的优点是可降低气道反应性;缺点包括不能以防止 GERD 或气道分泌物反流,在喉痉挛时不能提供明显有效的正压通气,通气和供氧。
• 由于鼻黏膜增生,应避免经鼻气管插管(鼻气道)。
• 由于气管灌洗或支气管镜检查需要,优先选择大号单腔管。
• 神经肌肉阻滞可能导致气道阻塞。
• 未控制的胃食管反流病患者可考虑 RSI。

维持
• 合理平衡使用气体麻醉或全静脉麻醉。挥发性麻醉剂有支气管扩张的潜在益处。
• 湿化吸入气体可以减少稠厚分泌物。
• 术中应考虑频繁吸痰。
• 治疗支气管痉挛使用支气管扩张剂,加深麻醉(挥发性麻醉剂),可用肾上腺素皮下或静脉注射,也可用茶碱、特布他林。
• 避免使用氧化亚氮,由于其增加气胸的风险。
• 限制止痛药使用,由于其可能抑制呼吸。

尝试用非甾体抗炎药和(或)区域/神经阻滞术治疗术后疼痛。

拔管/苏醒
• 确保 NMBD 足够的拮抗。
• 肺泡气管内吸痰,肺泡复张,考虑胸部物理治疗。
• 拔管时患者取头高位(30°~40°)。
• 过早拔管可增加发病率和死亡率。

术后监护

■ 床旁护理
• 轻症和接受不太复杂处理的患者可在 PACU 后监测出院回家。
• 肺部疾病更严重或接受侵入性操作的患者,应在 ICU(重症监护病房)或监测床上监测观察。

■ 药物处理/实验室处理/会诊
• 胸部理疗,CXR。
• 如果术后肺需要机械通气应考虑咨询肺部功能。

■ 并发症
• 呼吸抑制、气道阻塞、肺不张、肺炎、气胸。
• 术后黄疸。

疾病编码

ICD9
• 277.00　无胎粪性肠梗阻的囊性纤维化。
• 277.01　有胎粪性肠梗阻的囊性纤维化。
• 277.02　有肺部表现的囊性纤维化。

ICD10
• E84.0　有肺部表现的囊性纤维化。
• E84.9　囊性纤维化,未分类。
• E84.11　囊性纤维化中的胎粪性肠梗阻。

临床要点

• 改善术前肺功能。术中及术后管理以清除分泌物为目标,将患者作为"阻塞性肺疾病"管理。理想情况下需拔管,但必须权衡风险。
• 评估和治疗 CF 相关合并症。

脑电图 Electroencephalogram

Carsten Nadjat-Haiem, MD 赵延华 译 / 林雨轩 校

基础知识

▪ 概述

• 原始的脑电图（EEG）反映大脑皮质的活动。

• 围手术期脑电图监测可以用来评估麻醉的深度和爆发性抑制，以及间接监测手术中大脑皮质缺血（动脉瘤夹闭、颈动脉内膜剥脱术）。

• 脑电图的分析需要了解不同波形。但是即便是使用高级的定量监测仪，由于脑电图的复杂性也可能会产生误导作用并且导致错误的临床决策。

• 现代监护仪如双频谱指数（BIS）和谱熵（M-熵）想要对这种原始的脑电图进行量化，得出一个易于理解的数字。

• EEG 不仅受到患者所用药物的影响，而且还受到患者的生理和潜在的病理诸多因素的影响。

• 通过原始脑电图来精确评估麻醉深度，可能会降低知晓的发生率并且改善麻醉复苏。

▪ 生理

• 为了获得脑电图（EEG）产生的完整频谱，传统做法是在患者整个头部放置一套完整的"蒙太奇"的电极。在外科手术（如颈动脉内膜剥脱术、动脉瘤夹闭术）过程中，为了发现手术影响所造成的局部缺血以指导手术决策时尤其应该如此。

• 为了监测麻醉深度的目的，3 个或 4 个监测电极放置在额头靠近发际线所获得的脑电图（EEG）足以评估麻醉深度（正数、负数和参考）。其余的头皮可以"忽略不计"，因为额区比后面区域对药物性睡眠更为耐受（额优势），允许有安全边际。

• 表面电极获取树突突触活动的电压波动，大量的电压波动的总和反映在每一个脑电图电极。它们不是特异性地反映树突细胞所产生的电压，也会获取其他多余的电流来源（如面部、眼睛、心脏肌肉及电源）所产生的信号。理解这些信号噪声的产生，对于做出临床决策是至关重要的。

– 肌源性活动产生的波形"漫步"在基线上下，可与 EEG 加以区别。患者眨眼和面部运动引起类似的基线偏离，识别这些干扰信号很容易。

– 肌肉松弛药将消除肌源性活动的干扰。但是，对于轻度入睡以免保留对手术过程的记忆的患者给予肌肉松弛药一定要当心。研究表明，即使没有肌源性活动的干扰，给予肌肉松弛药会抑制脑电图（EEG）。这可能是由于肌梭传入大脑的信号减少，EEG 减慢。

– 线路电流的电子干扰的频率是 60 Hz，易于被检测；脑电图的最大频率通常是 30 Hz。

• 脑电图模式（见表 1）：

– 清醒：高频率和低电压，在监护仪上表现为一条模糊的线。

– 镇静：快速的 α 波活动消失，β 波活动增加。

– 深镇静：β 波活动减慢，出现纺锤形活动。最终，α 波和 β 波活动消失，θ 波出现。

– 全身麻醉：θ 波占主导。α 波和 β 波活动消失，随着深度增加，慢波（δ）占主导地位。

– 深度全身麻醉：等电位脑电图被"爆发"的电活动中断（爆发性抑制）。

– 进一步加深麻醉：抑制时间延长和"爆发"的次数减少。最终，"爆发"消失而以等电位为主。

– 特征可能不会很明显，因为各阶段中间的转变很快速（如在全身麻醉诱导过程中）。

– 生理睡眠和麻醉睡眠很相似，但是不完全相同。

– 不同的麻醉药物会产生不同的脑电波模式。

• 生理睡眠和麻醉睡眠很相似，但是不完全相同。不同的麻醉药物会产生不同的脑电波模式。

▪ 解剖

• 锥体束外神经元排列在大脑皮质。

• 树突的突触活动引起电活动，随时间和地点而改变。

• 头皮电极反映的是锥体神经元树突电位波动的总和。

▪ 病因 / 病理生理

• 清醒患者的基线脑电图有助于建立"正常"EEG 并且与手术过程中病理 EEG 加以区分。

– 低振幅 EEG 可以是药物引起、基因决定、病理或代谢（如低血糖）造成的。

– 健康患者清醒状态下可表现为非常缓慢的 EEG。

– 痴呆患者可能表现为慢波活动增加和快速活动减少。

– 精神分裂症患者的额部慢波增加，α 波减少。

– 酒精通常增加 α 波，严重中毒可能导致爆发性抑制。

– 可卡因和大麻增加 α 活动。

– 脑血管疾病导致 EEG 减慢。

– 严重的脑损伤和大脑性麻痹引起 EEG 明显减慢。

• 脑缺血：已经很明确，EEG 监测可以发现脑缺血（如颈动脉内膜剥脱术、动脉瘤夹闭术）。在稳定的麻醉状态和平稳的手术刺激下，如果血压处在临界值，EEG 减慢时应该警惕脑缺血。

• 脑电图模式改变：低血糖、低体温和低血压会引起 EEG 减慢甚至进展为等电位 EEG。

• △ 模式：

– 可能某些时间段内，尽管麻醉平稳而且手术刺激没有变化，EEG 会转变为以 δ 波为主，提示麻醉过深。其原因不清，意义也还不清楚。如果减浅麻醉深度这种模式仍然持续，必须加以警惕并寻找可能的原因（如脑缺血）。

– 突然出现有害刺激时 EEG 可能出现反常表现，原因仍然未知。这种表现可能给人以增加了麻醉深度的感觉，然而患者实际上是麻醉变浅了。

▪ 围手术期相关

• 脑电图可用于衡量麻醉深度并可能降低术中知晓的风险，同时改善麻醉复苏，并确定脑缺血的风险。

• 脑电图可以作为脑灌注的指标（如颈动脉内膜剥脱术、脑动脉瘤夹闭术）。需要寻找的改变可能是 EEG 突然减慢或出现等电位。

• EEG 对运动的预测能力差，这有几个原因。脑电图反映大脑皮质的活动，麻醉期间的运动不是皮质的现象，而是受大脑更深部位的控制，也受脊髓水平的控制。根据 EEG 监测处于深麻醉的患者可能依然能动。EEG 监测可能表现为深麻醉状态，给予患者伤害性刺激时，脊髓或大脑深部水平将引发患者运动，这些刺激最终将传递到皮质水

平。患者出现运动以后,EEG 将表现为"浅"麻醉状态。如果在更深层次的结构(如丘脑)记录大脑活动,所获得的麻醉深度和患者运动之间的相关性会更好。

• 对于术中知晓和回忆高风险的患者,EEG 很有帮助。创伤患者、急诊剖宫产和接受心脏手术的患者都有高风险。在这些情况下,要么因为不能耐受足够深的麻醉,要么需要紧急的快速诱导,患者出现术中知晓的风险高。脑电图可协助其他参数(眨眼反射、运动、血压、心率等)来反映患者的麻醉深度。

• 巴比妥类药物最初产生快速脑电图波,随着增加剂量,接着 EEG 减慢最终达到等电位。最初的"快速反应"仅见于给予非常小剂量的情况。给予标准诱导剂量则没有这种变化。

• 亚麻醉剂量的异氟烷会产生快速 EEG,增加浓度则 EEG 减慢。异氟烷能产生 EEG 等电位。

• 七氟烷对 EEG 的影响与异氟烷非常相似,但已被观察到高浓度七氟烷会引起惊厥样运动。

• NMDA 受体拮抗剂氯胺酮,引起脑电图的频率增加。这可能会误导医师错误地解释为浅麻醉,导致患者用药过量。它也会导致数字化脑电图监测(如 BIS)的数值增高。

• 氧化亚氮对 EEG 的影响很小。因此,使用氧化亚氮挥发性麻醉药的患者比单纯使用挥发性麻醉药的患者麻醉要深,但是事实上根据 EEG 显示前患者的麻醉深度更浅。氧化亚氮停药几分钟后可能还会导致 EEG 频率减慢。

• 小剂量阿片类药物对脑电图的影响很小,但大剂量会减慢 EEG。阿片类药物会减慢 EEG 或降低在稳定 EEG 情况下患者出现运动的可能性。阿芬太尼可能引发惊厥样运动或激活癫痫样病灶。

• 肾上腺素、麻黄碱可引起脑电图频率增加。

• α_2 受体激动剂如可乐定和右美托咪定,对脑电图的影响与巴比妥类药物、丙泊酚和依托咪酯相似。

■ 图/表

表 1 不同麻醉状态下脑电图频率总结

麻醉深度	脑电图频率	经典频率	脑电图形态	脑电双频指数(BIS)
清醒	快,低振幅	β 波,α 波,快 γ 波,β_2 波		>90
镇静	慢,振幅增加	β 波增多,α 波减少		80~90
浅全麻	继续减慢,出现慢波	出现 α 波纺锤波和 θ 波		60~70
全麻(GA)	继续减慢,显著慢波	主要是 θ 波和 δ 波		40~60
深全麻	主要是慢波	主要是 δ 波		20~40
爆发性抑制	不同程度的爆发性抑制	抑制,δ 波		十位数到个位数

? 临床要点

• 如果通过临床判断、患者因素、临床表现和所使用药物来对脑电图进行解释,脑电图是判断麻醉深度非常有用的工具。

• 使用定量脑电图监测如 BIS 时,不主张不考虑原始脑电图和其他患者因素就加以使用。

• 脑电图是识别脑缺血的金标准。在颈动脉内膜剥脱术或脑动脉瘤夹闭术中,如果 EEG 突然减慢,应该立即重新评估外科手术的影响。

• EEG 对阿片类药物和氧化亚氮相对不敏感,但对卤代挥发性药物非常敏感。因此,在任何麻醉深度下,氧化亚氮和阿片类药物平衡麻醉的患者比单纯吸入麻醉的患者更容易发生体动。

脑动静脉畸形 Cerebral Arteriovenous Malformation

Joseph R. Whiteley, DO · Thomas I. Epperson Ⅲ, MD 杨博宇 译 / 陆秉玮 校

🏵 基础知识

■ 概述

• 脑动静脉畸形(AVM)是指扩张的动脉和静脉的异常缠绕,形成所谓的动静脉团,导致了动脉和静脉未经过真正的毛细血管网而直接形成分流。

• 脑 AVM 可以导致一系列不良反应、破裂(颅内出血)、脑组织局部缺血,诱发癫痫发作。

• 脑 AVM 破裂后,手术可能被推迟直至患者出血后遗症恢复,除非血肿引起临床表现恶化。

• 脑 AVM 的治疗包括预防并治疗栓塞、外科手术切除和立体定向放射外科。

■ 流行病学

发病率

大约每年每 10 万人中新增确诊病例 1 例。儿童占全部 AVM 患者的 3%～19%。

患病率

普通人群中患病率约为 0.01%,报道中患病率在 0.001%～0.52%。

发病情况

• 1%～2% 的脑卒中由 AVM 导致。在年轻人群中,其造成了 4% 的脑卒中以及 9% 的蛛网膜下腔出血。

• AVM 引起的出血中,30%～50% 会遗留永久的神经系统损伤。

死亡率

每年有 2%～4% 引起出血,出血患者中的 5%～10% 最终死亡。

■ 病因/危险因素

• 病因不明。现有两种 AVM 病理假说:胚胎毛细血管系统发育不全和动静脉间原始连接血管残留。然而,宫内超声和新生儿超声并不支持这种说法。

- 目前认为病因是多元化的,包括:
  - 遗传多态性:活跃的血管生成和炎性表型,如血管内皮生长因子 A 和基质金属蛋白酶的超表达。
  - 环境暴露,包括未引起注意的创伤、感染和炎症,但缺乏强有力的证据。
- 绝大多数为散发,而非家族性。

■ 病理生理

- AVM 是高流低阻的分流,缺乏真正的毛细血管床。其病理结果由以下原因导致:
  - 血液从周围组织中分流,导致灌注不当和缺血。
  - 小 AVM 供养血管破裂,或者更常见的、膨胀的静脉暴露于高的动脉压力下,最终破裂。通常,静脉受到毛细血管网后的低压,但是 AVM 存在时,纤细且薄弱的静脉壁受到了异常的透壁高压。
- AVM 是血管的动态病理改变,它们可以变大或者缩小。AVM 的增长、重构和(或)复原与多种因素综合有关,包括分子因素(生长因子和细胞外蛋白)和生理因素(动脉和静脉血流量)。

■ 麻醉目标/指导原则

- 不论是颅骨切开切除术还是栓塞介入术,麻醉的目标是通过控制通气和(或)利尿提供静止的视野,维持脑灌注压(CPP),保持大脑放松,优化手术视野,并且使用麻醉剂降低大脑代谢率以减少脑组织耗氧量。
- 严密血流动力学监测下行快速可控的急救,术后早期神经功能测试。
- 破裂处理:诱导低血压;组合使用巴比妥类、丙泊酚、挥发性麻醉药,降低大脑代谢率以最大限度地保护大脑;避免高血糖和高热。

🅡 术前评估

■ 症状

- 头痛(尤其是偏头痛)。
- 眩晕、头晕。
- 构音障碍或失用症。
- 麻木和刺痛感。
- 杂音,患者可听到。

病史

大多发生于年龄在 20～40 岁的有出血或癫痫的年轻人。

体格检查

- 癫痫。

- 神经损伤。
- 颅内出血,这是最常见的表现(出现于 20%～50% 的患者)。

■ 治疗史

- 低级别病灶(Spetzler-Martin 评分 Ⅰ～Ⅲ)时,行外科手术(开颅手术、显微手术)治疗;高级别病变需要复合治疗。在儿科病例中最为常用。
- 栓塞(微创)可用于治疗,或者可用于消除瘘管和供养动脉以减少血流,为手术做准备。
- 立体定向放射外科治疗(无创)用于 <2 cm 且位置较深、显微外科和血管内技术难以到达的病灶。
- 同时患有其他疾病的老年患者需要细致严格的管理。

■ 用药史

- 抗癫痫药:苯妥英、左乙拉西坦、卡马西平。
- 降压药:
  - 血管扩张药:硝普钠、肼屈嗪。
  - 肾上腺素能受体拮抗剂:拉贝洛尔、艾司洛尔。
  - 钙通道阻滞剂:尼莫地平、尼卡地平、氯维地平。
- 渗透剂(甘露醇、高渗生理盐水)进入颅内血流,可能有助于沿血脑屏障形成浓度梯度。这能够放松大脑并且降低颅内压(ICP)。

■ 诊断检查与说明

- CT:对急性脑出血敏感。
- CTA:使 AVM 血管细节可视化。
- MRI 或 MRA:使 AVM 血管及周围结构可视化。
- 数字减影血管造影(DSA):是诊断 AVM 的金标准。检测相关动脉瘤、静脉流出阻塞和静脉回流的模式。
- 超选择性韦达(WADA)测试(颈内动脉注入苯妥英钠):患者在大脑一个半球的短暂麻醉下,接受一系列的语言与关于记忆的测试,以评估优势半球和手术是否会影响语言和记忆。
- 功能磁共振成像有助于评估脑功能和脑血流动力学之间的关系。成像反映任务相关的脑组织血管反应的变化。它是测试神经活动的一种间接手段,用于设计运动和语言区域的手术方案。

■ 伴随的器官功能障碍

脑动脉瘤出现于 3%～20% 的 AVM 患者中。

■ 延迟手术情况

在出现急性颅内出血时,应推迟手术,除非 AVM 血肿引起 ICP 升高,导致神经功能恶化。

■ 分类

AVM Spetzler-Martin 评分量表:评级越高,手术的风险就越大。Ⅰ～Ⅲ级通常采用手术切除,Ⅲ级及以上的通常栓塞和(或)放射治疗后手术。

参数		得分
最大径	<3 cm	1
	3～6 cm	2
	>6 cm	3
位置	非皮质层	0
	皮质层	1
静脉回流	表浅	0
	深入	1

无可争议的区域:感觉运动、语言或视觉皮质、下丘脑或丘脑核、内囊、脑干。

💉 治疗

■ 术前准备

术前用药

如果没有神经损伤,术前使用苯二氮䓬类。如有意识状态(LOC)不佳,避免使用。

知情同意的特殊情况

伴有脑出血或是脑缺血的患者,如出现失语症、语言障碍或意识丧失可能会造成沟通困难。

■ 术中监护

麻醉选择

通常选用气管内麻醉。

监测

- 标准 ASA 监测。
- 动脉导管(栓塞和手术时)用以直接连续检测血压和取血样,以备前期诱导。
- 开放中央静脉通路,以防大的 AVM 外科切除术中出现大量血液丢失。
- 神经生理监测常用于 AVM 手术。脑电图 EEG 检测可用于发现术中脑缺血,同时也可指导巴比妥类的滴定以"镇压"。
- 体感诱发电位(SSEP)用于检测感觉皮质

和脑干的灌注。

诱导麻醉/气道处理

• 平稳的诱导控制意味着维持充足的 CPP。应该避免低血压，因为其增加动静脉畸形附近的低灌注区域缺血的风险。

• 降低喉镜检查、插管和头部固定引起的高血压反应。措施包括：缩短喉镜暴露时间，深度麻醉和（或）采用短效降压药，如硝普酸钠或艾司洛尔。

维持

• 吸入、静脉注射或混合使用。所有的静脉麻醉都可以优化 SSEP 和运动诱发电位（MEP）。

• 颅骨切开术，大脑足够放松和控制 ICP 可以减少缺血的发生，有利于外科处理。措施包括：取"头上位"（15°），使用利尿剂、脱水剂，脑脊液引流，保持轻度低碳酸浓度，避免使用引起脑扩张的麻醉剂。

• 可以使用巴比妥酸盐以达到脑电图显示的"突发性抑制"。巴比妥酸盐加量将导致苏醒延迟。动物实验显示，如果硫喷妥钠不可选，丙泊酚是一种有效的替代麻醉剂。

• 液体通常采用等渗，无糖水溶液。

• AVM 切除术中严重出血多发生于供养动脉关闭不足；高血压诱发的破裂非常少

见。上述状况出现时，诱导低血压可能有效（尤其有深部动脉血供的大 AVM）。

拔管/苏醒

• 控制下的平稳苏醒。

• 避免高血压、咳嗽或抵抗。使用短效麻醉剂，如利多卡因、硝普酸钠、硝酸甘油、艾司洛尔、硝吡胺甲酯或氯维地平。

• 尽早行神经系统检查以发现手术并发症和血肿形成。

术后监护

■ **床旁护理**

监护病房（ICU）。

■ **并发症**

• 破裂，有 1%～2%。

• 充血性并发症：血流量增加。

• "正常灌注压被打破"是指 AVM 切除术或栓塞术后出现脑水肿和出血。通常认为是长期低灌注导致正常的血流自我调节受损。AVM 切除术造成血液分流至低灌注区域；恢复了正常的动脉压，从而引起高灌注、水肿和出血。

• 阻塞性充血继发于手术结扎邻近的正常

组织造成的静脉回流受阻。

疾病编码

ICD9

• 747.81 脑血管系统畸形。

ICD10

• Q28.2 脑血管动静脉畸形。

临床要点

AVM 妊娠患者应避免疼痛剧烈的分娩，建议行硬膜外麻醉和（或）选择性剖宫产。颅内出血的处理中，妊娠患者接受与常人相同的神经外科管理。对妊娠患者采用的麻醉技术需要考虑到发育中的胎儿；避免某些药物如甘露醇（为避免胎儿脱水，使用襻利尿剂如呋塞米替代）、β 受体阻滞剂（减少胎儿心动过缓，使用 β 受体和 α 受体复合阻滞药如拉贝洛尔）、硝普酸钠（具胎儿氰化物毒性）和苯二氮䓬类（只有长期使用可能有致畸作用）。此外，限制换气过度，以免碱中毒、过度通气诱导脐动脉收缩，导致子宫胎盘灌注减少和氧离曲线左移，从而损害胎儿的氧气输送。

脑脊液 Cerebrospinal Fluid
Brooke Albright, MD, MAJ, MC 李悦 译 / 范逸辰 邵甲云 校

基础知识

■ **概述**

脑脊液是一种透明、无色的液体，包绕中枢神经系统，并为其提供物理保护和稳定的化学性内环境。

■ **生理**

• 脑脊液是中枢神经系统的细胞外液的直接延续。

- 正常成人的脑脊液总量大约为 150 ml，婴儿为 50 ml。

- 脑脊液不断产生又不断被吸收回流至静脉，每天成年人产生的脑脊液量为 500～600 ml。

- 脑脊液的吸收率取决于脑脊液压力的高低，并在相当宽的生理范围内呈相对的线性关系。

• 脑脊液向大脑提供营养物质，同时运输中

枢神经系统的代谢产物。

• 电解质组成：

- 与血浆不同的是，血脑屏障仅允许水、气体和脂溶性物质的扩散，但对糖类、氨基酸和离子需要主动或被动转运。

- 脑脊液主要由钠、氯和碳酸氢盐组成。

- 脑脊液中大部分蛋白质被滤出。

表 1 血浆与脑脊液的对比

	脑脊液	血浆
pH	7.31	7.41
渗透压[mOsm/(kg·H$_2$O)]	289	289
Na$^+$ (mEq/L)	141	140
K$^+$ (mEq/L)	2.9	4.6
Ca^{2+} (mEq/L)	2.5	5.0
Mg^{2+} (mEq/L)	2.4	1.7
Cl$^-$ (mEq/L)	124	101
HCO$_3^-$ (mEq/L)	21	23
糖(mg/100 ml)	61	92
乳酸(mg/100 ml)	28	7 000

• 由于二氧化碳易于通过血脑屏障，血浆 pH 的降低可以导致脑脊液 pH 相应程度的降低。

■ **解剖**

• 产生部位：90% 的脑脊液形成于侧脑室、第三脑室、第四脑室的脉络丛的血液中，其余 10% 在脑实质中产生。

• 营养物质通过脉络丛调控的血-脑脊液屏障或血-脑屏障的毛细血管到达神经元和胶质细胞。

• 血-脑脊液屏障由上皮细胞之间无间隙的紧密连接构成，并以此来调控特定分子的扩散。

• 一旦分子进入脑脊液，可以通过可渗透的室管膜层而到达神经元和神经胶质细胞周围的组织液中。

• 上矢状窦、横窦和其他静脉窦的颗粒状蛛

网膜绒毛可吸收大部分的脑脊液,剩余部分则被颅脑和脊髓蛛网膜下腔的静脉以及颅脑和脊髓的淋巴管所吸收。

■ 病因/病理生理

• 正常的颅内压通常在 5～15 mmHg,由颅内脑脊液、脑组织及颅内动静脉血组成。

• 代偿机制:任何一种颅内容积组成部分的增加一定被另一种颅内容积组成部分的减少所抵消,以防止颅内压升高。最初,当颅内容量增加时,脑脊液会从颅脑内转移到脊髓的蛛网膜下腔来防止颅内压的增高。

• 颅内压升高:当颅内容积持续升高超过了脑脊液重分布的能力,颅内压会呈指数性上升并伴随临床症状。

• 非阻塞性脑积水:是由于脑脊液产生增加或吸收减少所形成的脑积水。堵塞性或非交通性脑积水的出现通常是由于脑脊液循环通路的堵塞而形成的(肿瘤、先天构造异常、感染和创伤)。其治疗方法根据脑积水的形成原因而有所不同。在特定情况下,脑脊液分流可以重分布脑脊液和降低颅内压,从而维持脑灌注(CPP = MAP － ICP,CPP 指脑灌注压,MAP 指平均动脉压)。

• 脑脊液漏:脑脊液可因创伤、颅脑内手术过程、感染、脑积水、先天畸形和新生物等因素渗漏到鼻腔、口腔、耳、皮肤窦道等空腔中。颅前窝的断裂也可导致脑脊液从筛状板漏出,最常表现为耳漏和鼻漏,而且会因一些类 Valsalva 行为(咳嗽、打喷嚏、弯腰、举重物和拉伸等)进一步恶化。

• 硬膜外穿破后头痛(PDPH)最常发生在脑脊液大量漏出后,是一种脑脊液自发性从蛛网膜下腔漏出到硬膜外的现象。

– 是椎管内麻醉最常见的并发症,由于相对较粗的穿刺针破硬脊膜引起。

– 表现为枕颈部僵硬和疼痛、恶心、呕吐,以及单侧或双侧第六对脑神经麻痹导致的复视、眩晕、听力改变、视物模糊、畏光、肩胛区疼痛、面部麻木无力、溢乳和(或)上肢神经根症状。

– 使用血补丁治疗硬膜外穿破后头痛的时机和应用一直存在争议。最近的文献不支持预防性使用血补丁替代其他疗法,因为可得出可靠结论的试验参与者太少了。然而,

基于现存的证据,硬膜外血补丁治疗比保守治疗更有效。

■ 围手术期相关

• 神经轴索阻滞(椎管内麻醉),包括蛛网膜下腔麻醉和硬膜外麻醉,即将局麻药和(或)麻醉剂注入蛛网膜下腔(脊麻)或硬膜外间隙,即神经从脊髓穿出硬膜所到达的区域(硬膜外麻醉)。椎管内麻醉主要用于下肢、下腹部和(或)盆腔手术,其潜在好处在于减少失血量、血凝块、呼吸时切口疼痛、肺不张、肺炎、止痛药物的用量,同时能迅速恢复肠道功能、早期下床活动以及提高患者满意度。对于剖宫产而言,技术简便的椎管内麻醉比全麻更有优势,减少了对母体和胎儿的全身毒性风险,增加了产妇满意度。对于麻醉失败率、术中额外镇痛药的使用、术中转全麻的发生率、产妇满意度和胎儿的情况,硬膜外麻醉和脊麻没有区别。

• 用于椎管内麻醉的局麻药种类是根据它们的比重(如低比重、等比重或高比重)来区分的。比重是指在一定温度下溶质与脑脊液的密度比(37 ℃时 1.000 1～1.000 5)。

– 低比重溶液(浓度＜0.999 8):"向上浮动"。

– 高比重溶液(浓度＞1.000 8):"向下沉"。

– 等比重溶液(浓度在 0.999 8～1.000 8):"停留"在注射点附近。

• 椎管内给予的阿片类药物作用于脊髓胶质区的阿片受体上(主要是 μ 受体)。

– 相较于躯体痛,对于内脏痛的镇痛效果更佳。

– 椎管内使用阿片类药物较使用局麻药的优势在于镇痛的同时不会造成交感神经系统去神经化、骨骼肌无力和本体感觉丧失。

– 镇痛的起效、作用持续时间和在椎管内向头端扩散的程度取决于药物脂溶性。脂溶性低的阿片类药物如吗啡,相比于脂溶性高的阿片类药物如芬太尼,起效较慢、作用时间较长、在脑脊液中存留时间更长、向头端转移更多。

– 咳嗽或紧张也可以影响阿片类药物在脑脊液中的扩散。然而,体位对阿片类药物的扩散通常无影响。

– 血管对椎管内阿片类药物的吸收很少,但

是对脂溶性药物的吸收会相应增加。

– 椎管内阿片类药物的副作用呈剂量依赖性,包括瘙痒、恶心、呕吐、尿潴留和呼吸抑制。

– 吗啡在脑脊液中向头端扩散,可导致给药后 6～12 h 出现呼吸抑制,这是吗啡与延髓腹侧区阿片受体相互作用的影响。

• 脑脊液漏。在硬膜外麻醉时,可能会发生不慎穿破硬脊膜的情况,通过进针过程中硬膜穿刺针中出现温热的脑脊液(相比于用来识别阻力消失的冷盐水)而被发现。当这种情况发生时,脑脊液经硬膜外针穿破孔从蛛网膜下腔流入硬膜外腔,很可能导致穿刺后头痛。

• 脑室引流术:在硬膜下间隙、脑实质或脑室中放置无菌的压力传感器可以测定颅内压以及抽取脑脊液。这种引流系统的主要优势在于当颅内压超过设定值时,可以用来引流脑脊液;另一个优势在于容易获取脑脊液来进行实验室分析。

• 腰部蛛网膜下腔导管:可以经该导管抽取脑脊液或被动引流脑脊液。

– 在一些医疗机构用于胸腹主动脉瘤手术。目的是降低脑脊液压力,增加脊髓血流,以及降低脊髓缺血性损伤的风险。然而现有的证据不完全支持脑脊液引流作为一种脑保护的方法。

– 因为区域不同,腰椎的脑脊液压力可能并不能够准确地反映颅内压。

– 在某些患者(如脑肿瘤),腰椎蛛网膜下置管引流脑脊液会有发生小脑扁桃体疝的风险。

• 脑脊液的 pH 降低:伴发呼吸性酸中毒,通过作用于第四脑室的延髓化学感受器刺激通气功能。随着时间的推移,pH 因碳酸氢盐离子主动转运入脑脊液而恢复正常。相反,在呼吸性碱中毒时,碳酸氢盐离子则从脑脊液中主动转运出。

❓ 临床要点

• 硬脊膜穿破后头痛是最常见的椎管内麻醉的并发症,与脑脊液从蛛网膜下腔漏出到硬膜外有关。

• 脑脊液是颅内压的组成部分之一,在特定情况下,引流脑脊液可降低颅内压并暂时增加脑灌注压。

N

脑室腹腔分流术 Ventriculo-Peritoneal Shunt

Jose M. Soliz, MD · Sessunu M. Zemo, MD   方铮 译 / 顾卫东 校

基础知识

▪ 概述

• 脑室腹腔(ventriculo-peritoneal，VP)分流术将脑脊液从脑室引流至腹腔，以治疗脑积水。

• 脑脊液由侧脑室、第三脑室及第四脑室的脉络丛生成。为了维持体内的平衡和流动，脑脊液以如下方式循环：

– 自第四脑室，进入。

– 经 Luschka 外侧孔和 Magendie 正中孔，进入。

– 蛛网膜下腔，进入。

– 蛛网膜绒毛，进入。

– 静脉窦，进入。

– 静脉回流。

• 正常脑脊液的生成速度为 0.20 ～ 0.35 ml/min。成人脑脊液的总量为125～150 ml。

• 脑积水是先天性或后天性的病理改变，特征性表现为脑脊液增加，可伴或不伴压力增加。病因有三种：

– 脑脊液产生过多。

– 脑脊液通路阻塞(非交通性)。

– 脑脊液吸收减少(交通性)，位于第四脑室出口处的正中孔和外侧孔的近端。

• 手术放置 VP 分流导管时，先在脑室置管部位上方切开，颅骨钻孔，置入细而柔韧的脑室导管。在腹腔置管部位做另一个切口，分离至腹膜。脑室导管连接阀门(颅骨外面)和细长的远端导管(这一装置在脑室压力过大时，阀门开启，引流脑脊液)。采用导引管建立皮下隧道，将远端导管经自头皮经颈部和胸部放至腹膜切口。

• 耳后做一切口有助于建立远端导管的皮下隧道(同时可埋置阀门)。

• 其他脑室分流方法：

– 脑室-心房分流(ventriculo-atrial shunt，VA 分流)。

– 脑室-胸腔分流(ventriculo-pleural shunt，VPL 分流)。

– 腰椎蛛网膜下腔-腹腔分流(Lumbar-peritoneal shunt，LP 分流)。

体位

• 仰卧位，头转向一侧；或轻度侧卧位。

• 额叶或顶叶部位备皮。

• 头部至腹部消毒。

• 手术台转动 90°或 180°。

切口

• 顶骨后部切开，穿刺至侧脑室后角；或沿冠状缝切开，穿刺至侧脑室前角。

• 耳后可能也需做一切口。

• 腹部切开，分离至腹膜。有些医疗中心在腹腔镜下将远端导管置入腹腔，但这可能会增加颅内压(intracranial pressures，ICP)。

手术时间

1.5 h。

术中预计失血量

较少。

住院时间

2～3 天。

特殊手术器械

• 腹腔导管和脑室导管。

• 阀门。

• 分流管(shunt passer)。

▪ 流行病学

发病率

• 活婴中先天性脑积水的发病率为(1～2)/1 000。

• 后天性脑积水的病因较多，发病率各不相同。

患病率

各年龄段人群(从新生儿到老年人)均可发生。

发病情况

手术并发症包括：

• 感染＜1%。

• 颅内出血＜1%。

• 分流装置故障。

死亡率

手术死亡率＜1%。

▪ 麻醉目标/指导原则

• 术前行全面的神经系统检查，记录所有的神经症状或缺陷。

• 降低或避免增加 ICP。

• 手术切开和建立皮下隧道均为疼痛刺激；预防血压和心率的大幅波动。

• 预防术后恶心和呕吐。

• 患者气道保护反射恢复后再拔除气管导管。

术前评估

▪ 症状

• 头痛。

• 视力模糊。

• 恶心、呕吐。

病史

• 明确原因。

• 检查患者用药情况。治疗脑积水的常用药物可引起电解质紊乱及代谢性酸中毒。

体格检查

• 头围增加。

• ICP 增加：恶心、呕吐、神志改变、心动过缓、高血压(Cushing 反应)、不伴高血压的心动过缓、呼吸模式改变、易怒、视神经乳头水肿。

▪ 用药史

• 延缓手术或脑积水的对症治疗。不能作为长期治疗。

– 减少脉络丛分泌：乙酰唑胺、呋塞米、螺内酯及皮质类固醇激素。

– 增加脑脊液吸收：异山梨醇。

– 如发生癫痫，患者可能需要抗癫痫药物治疗。术前应测定药物血清浓度。

▪ 诊断检查与说明

实验室检查

• CT 或 MRI 可确定疾病的部位。

• 腰椎穿刺和颅内压监测可以帮助诊断。

▪ 伴随的器官功能障碍

胃张力减退。

治疗

▪ 术前准备

术前用药

• 避免使用镇静药物；通气不足和(或)缺氧可加剧颅内高压，并可能导致小脑扁桃体疝。

• 可考虑使用 H$_2$ 受体阻滞剂，以降低胃内容物的酸度。

知情同意的特殊情况

• 严重神经功能缺陷的患者可能无法签署

知情同意书。

· 有分流手术失败的可能，可能需要更换或重新放置分流装置。

抗生素/常见病原体

· 使用抗生素的目的在于预防脑膜炎和手术部位感染。最常用的药物有头孢唑林、万古霉素和庆大霉素。

· 常见的致病菌包括金黄色葡萄球菌、甲氧西林耐药金黄色葡萄球菌（MRSA）、表皮葡萄球菌及革兰阴性菌。

■ 术中监护

麻醉选择

全身麻醉。

监测

· 标准 ASA 监测。

· 粗的静脉留置针：18～20 G。

麻醉诱导/气道管理

· 采用丙泊酚或依托咪酯静脉诱导，其起效迅速且可降低 ICP。平均动脉压下降可影响脑灌注压（CPP＝MAP－ICP），应予以避免或给予适当的治疗。

· 饱胃：可考虑使用改良的快速序贯诱导（必要时），以减少误吸的风险。在未达到足够的麻醉深度或肌肉充分松弛之前插管可导致 ICP 升高（由于 Valsalva 动作、咳嗽、呛咳）。尽管琥珀胆碱会暂时升高 ICP，但影响较轻，其起效迅速的益处大于风险。

维持

· 麻醉维持可联合使用吸入麻醉药或静脉麻醉药、氧化亚氮、阿片类药物和（或）肌肉松弛药物。吸入麻醉药破坏脑血流自动调节功能，有可能增加 ICP。

· 通气：如 ICP 增加，可考虑过度通气；否则应维持正常的二氧化碳水平。

· 血流动力学：维持血压正常。切皮和钻孔时可能会发生高血压和心动过速。

· 液体：补充由于呕吐或脱水丢失的水分。其余则根据需要输液。

· 体温：大面积的体表暴露使患者易发低体温。早期使用保温措施。

拔管/苏醒

· 标准气管拔管标准：患者需清醒，听从指令。

· 充分逆转神经肌肉阻滞。

· 拔管前吸引胃管，以防误吸。

· 低体温患者拔管前需先复温。

术后监护

■ 床旁护理

· 中等监护病房或标准病房。

· 是否需要进重症监护病房取决于患者的术前状态和并发症。

■ 镇痛

· 疼痛通常较轻。

· 局麻药切口浸润（头颅和腹部）可减轻不适，减少静脉或口服镇痛药。

· 根据需要使用对乙酰氨基酚、NSAIDs 或曲马多。可能的话，尽量减少阿片类药物的使用，使患者能配合神经系统检查。

■ 并发症

· VP 分流装置易出现故障，常需对分流装置进行维护。据估计，术后 12 个月内，分流失败率可达 30%～50%。

· 感染。

· 脑脊液引流过度或引流不足。

· 血肿或积液。

· 癫痫。

■ 预后

取决于脑积水的原因、相关疾病及其治疗是否成功。

■ 小儿注意事项

由于婴儿的头骨未闭合，因而可以代偿脑脊液的增多。症状/体征包括头部迅速增大、囟门紧张、呕吐、烦躁、惊厥、头皮静脉扩张，以及"夕阳"征/"落日"征（眼睑上抬时，眼睛背离向下）。

疾病编码

ICD9

· 331.4　阻塞性脑积水。

· V45.2　脑脊液引流装置留置状态。

ICD10

· G91.9　脑积水，非特定。

· Z98.2　脑脊液引流装置留置状态。

临床要点

· ICP 升高增加围手术期呕吐的风险，可致误吸。

· 术中可采用过度通气和静脉诱导药物降低 ICP。

· 最大的手术刺激为切皮和建立皮下隧道。

脑栓塞术　Cerebral Embolization

Carsten Nadjat-Haiem, MD · Keren Ziv, MD　杨博宇 译/陆秉玮 校

基础知识

■ 概述

一般情况

· 脑栓塞术在脑动脉瘤、动静脉畸形（AVM）的治疗和颅内肿瘤切除术前准备时，经由神经放射学完成。

· 脑栓塞术适用范围广泛，从非常健康的脑动脉瘤患者（Hunt 和 Hess 分类等级 1，生存率＞70%）到昏迷和濒死患者（Hunt 和 Hess 分类等级 5，生存率＜10%）。

· 于患者而言，栓塞过程可能会时间很长，很痛苦，因此需要监控下的麻醉护理或者全身麻醉。

· 操作时血管鞘从股动脉置入，导管从鞘中进入。靠近动脉瘤时，在透视下推进并且定位导管。然后将带有可拆式线圈的微导管穿过导管，在动脉瘤处展开。线圈通常由直径小于头发丝的柔软铂丝制成，有各种不同的直径和长度。它们灵活且可以形成切合动脉瘤的形状。

· 最终，机体在线圈周围形成血凝块，阻塞血流进入膨起的血管或通路，从而防止血管破裂和血液漏出。这减少了对动脉瘤血管壁的腔内压力。

· 线圈不是栓塞的唯一选择。丙烯酸树脂基黏结剂、onyx 栓塞材料、明胶海绵、聚乙

N

烯醇等也有使用。

体位

- 仰卧位。
- 双侧腹股沟区准备,铺巾,以备导管进入。
- 有透视设备时,请勿接近患者(尤其是拍摄 3D 图像时)。

切口

两侧腹股沟行经皮穿刺以进入股血管。

手术时间

简单的病例在 1~2 h 完成,复杂案例可能花费数小时。

术中预计出血量

- 简单的病例在 1~2 h 内完成,复杂案例可能花费数小时。
- 在动脉瘤或者 AVM 破裂手术中,出血可能会较多,这对血流动力学影响不大,但对中枢神经系统有严重影响。这种情况下,需要紧急进行脑室引流甚至颅骨切开以去除血肿和动脉瘤或 AVM。
- 有极小的风险是隐藏的腹膜后血肿,这可能对血流动力学导致严重影响。

住院时间

患者通常在术后第一天排除颅内病变后出院。根据患者情况,有些可能需要住院多天。

特殊器械

- 具 3D 功能和计算机程序的全面透视设备。
- 造影剂。
- 可拆式线圈或其他栓塞材料。

流行病学

发病率

- 蛛网膜下腔出血(SAH)的发病率是每年 9/10 万。
- 高达 85% 的自发性 SAH 患者是由动脉瘤破裂所致。
- SAH 的其他病因有 AVM(约 10%)、脑出血(约 10%)和其他(如肿瘤)。
- 发病风险因年龄、家族史、高血压、大量饮酒和吸烟而增加。
- 大多数出血来源于小动脉瘤,破裂风险随动脉瘤增大而增加。

患病率

1%~2% 的人有至少一个脑动脉瘤。

发病情况

- 如果动脉瘤破裂早期幸存,25% 的患者生活受到显著的限制,仅有 20% 没有后遗症。
- 其他问题包括长期认识障碍、抑郁、疲劳、头痛、PTSD 和垂体功能减退。

死亡率

- 紧随 SAH 之后,近 50%。
- 颅内动脉瘤或 AVM 患者经过简单的处理后,通常效果很好。

麻醉目标/指导原则

- 在诱导麻醉和刺激过程中,严格控制血压是预防破裂或出血的基本要求。
- 对于破裂的动脉瘤,需要预防血管痉挛和控制增高的 ICP。
- 接近患者有限制,需要优化监控位置,有充足的位置来安置呼吸通路和其他导管。

术前评估

症状

针对出血:增加 ICP,如头痛、恶心、呕吐、感觉异常或局灶性神经系统表现。

病史

- 选择性接受线圈的健康患者无需特殊检查。
- 如发现高血压,详细询问高血压病史。
- 大量造影剂的使用会引起造影剂或贝类过敏。
- 肝素和鱼精蛋白过敏也应该关注。

体格检查

需要进行彻底的神经系统检查以评估患者的基础状态,从而与治疗后进行对比。通过这种方式可以发现微小的变化,有利于及时进行进一步诊断和治疗。

用药史

介入放射学提示为急性栓塞的患者可以使用甘露醇、呋塞米或 3% 盐水控制颅内压;钙通道阻滞剂预防血管痉挛;其他药物控制血压。

诊断检查与说明

- 血红蛋白、血细胞比容:评估 3H 治疗期间,血液稀释的情况。
- 化学检测:评估脑性盐耗(低钠血症和低血钾症),鉴于大脑和心房释放利钠激素和 SIADH。
- SAH 会引起心电图改变,包括 QT 延长、大 Q 波、心律失常和急性缺血表现。

伴随的器官功能障碍

- 节律紊乱发生在高达 90% 的 SAH 患者。
- 一小部分 SAH 患者会由于血管痉挛和高儿茶酚胺水平而出现缺血性心肌病。这需

要和继发于动脉粥样硬化的冠状动脉疾病引起的缺血用相同的方式治疗。通常这种缺血是可逆的,患者可以康复。

治疗

术前准备

术前用药

- 健康的患者可以常规方式用药,需要提的是,短时间内大量术前用药可能引起诱导期和神经系统评估的延迟。
- 感觉异常或 ICP 增高患者的术前用药应当谨慎,毕竟 CO_2 分压的微小变化会引起 ICP 的剧烈改变以及意识不清。

知情同意的特殊情况

患者需要理解:有可能需要长期插管并且有可能会行紧急颅骨切开术。

抗生素/常见病原体

通常无需给予抗生素。

术中监护

麻醉选择

- 仅局部麻醉,需要监护下的麻醉护理;或者选用全身麻醉。
- 局部麻醉可能适合健康和自主意愿强烈的患者,出现脑缺血需要紧急插管的风险最小。
- 监测下麻醉护理,同样适用于健康和自主意愿强烈的患者。应保持轻度镇静,以便与患者沟通和合作。
- 全身麻醉(伴气管插管)是多数情况下的选择。优势有:不动的手术视野,完全控制气道,易于控制血流动力学和 ICP,以及控制并发症(急性破裂、巴比妥酸盐诱导昏迷、治疗癫痫和急性开颅)。

监测

- 标准 ASA 监测。
- 弗利导管。
- 对于动脉瘤或 AVM 破裂的 SAH 患者,应下调放置动脉导管的阈值;如果操作困难,医师可经腹股沟进入。
- EEG 监测和诱发电位并非监护标准,但是在颈动脉瘤巨大,动脉瘤靠近其他腔室,ICP 高,SAH 巨大或有其他脑缺血风险因素的情况下,应当予以考虑。

诱导麻醉/气道管理

- 管理 ICP、血压、脑灌注压(CCP)和气道是主要的问题。
- 未破裂的动脉瘤和 AVM 患者很少有高 ICP。保持血压稳定,波动最小化比维持一个绝对的数值更重要。对于动脉瘤或 AVM

近期破裂的患者,应控制其血压正常或者略低于正常水平,以避免再出血。如果 ICP 升高,降低血压能使 CPP 达到临界值。控制颅高压可采用甘露醇、过度换气、呋塞米和减少或中断吸入麻醉剂[换为丙泊酚、右美托咪定和(或)阿片类药物]。

• 有血管痉挛风险,采用 3H 治疗的患者需要保持血压在正常高值以避免脑缺血。这由加压和增加容积共同完成。

▪ 维持

• 除非按上述方法,ICP 无法控制,可以采用由低水平的吸入麻醉剂达到麻醉平衡。

• 没有证据表明在简单的病例中,某种特定的麻醉优于其他。

• 必须避免活动,利用深度麻醉或者麻痹,尤其是在线圈定位和放置的关键时刻。线圈的定位和放置通常不痛,但是接近硬脑膜、脑干或某些特定部位(如 AVM 栓塞)时,患者可能会活动。

• 为避免术中栓塞,需要采用肝素和其他制剂进行凝血管理,这可能需要相悖于病例的最终结果。常采用鱼精蛋白,要先小剂量试验以评估过敏反应,随后缓慢滴定以避免低血压。

▪ 拔管/苏醒

• 正常状况下,患者平稳地苏醒。

• 在初始喉镜暴露时,可在气管内给予利多卡因。另外,可以在结束前静脉给予利多卡因来减少气道反应。

• 积极的多方式预防呕吐。

🔄 **术后监护**

▪ 床旁护理

大多数患者,甚至择期手术的患者,都需要夜间 ICU 或者降压照顾以进行频繁的神经系统评估。依据患者情况决定是否继续高水平护理。

▪ 监测

• 通常,患者很少出现术后疼痛。局部麻醉的穿刺部位应适当护理。

• 有些患者(特别是 AVM 患者)可能会剧烈头痛,这是由于静脉充血。可以予以小剂量的阿片类药物。头部抬高也可能有所帮助。

▪ 并发症

• 罕见(约 3%),包括出血(动脉瘤穿孔、血管损伤和夹层)或者闭塞(血管痉挛血栓栓塞、线圈位移)。

• 造影剂反应、肾病。

• 穿刺部位出血。

• 腹膜后血肿。

• 感染。

▪ 预后

• 国际蛛网膜下动脉瘤试验表明,如果以生存率和 1 年内癫痫的发展来衡量,简单动脉瘤行血管内弹簧栓塞术优于外科修补,但同时出血的风险有所升高。

• 在复杂动脉瘤中,动脉弹簧栓塞至少与外科修补同样有效。

❓ **临床要点**

• 和颅骨切开术采用一样的标准,也要同样地谨慎操作。准备好寻找出血迹象(如 Cushing 反应)以及改换场地(CT 扫描、手术室)。

• 关键时刻避免患者活动,注意正在操作哪一步骤。麻醉师和神经介入科医师的良好沟通是至关重要的,特别是出现并发症时(促进决策,有助于进一步治疗)。

脑死亡 Brain Death

Stephanie Gargani, MD · Stephen P. Winikoff, MD 袁亚伟 译 / 田婕 校

 基础知识

▪ 概述

• 脑死亡的定义为整个大脑(包括脑干)的关键功能不可逆的停止和完全的消失。

▪ 流行病学

• 器官获取和移植网络确认捐献者死因如下(1988 年 1 月 1 日至 2010 年 11 月 30 日):

– 所有案例:138 321 例。

– 缺氧:16 578 例。

– 脑血管异常、卒中:45 892 例。

– 头部外伤:44 538 例。

– 中枢神经系统肿瘤:883 例。

– 其他:2 618 例。

– 原因未明:119 例。

– 1994 年 1 月 4 日之前未统计:27 693 例。

▪ 病因/危险因素

可分为原发性与继发性(见下)。

▪ 病理/病理生理

• 脑死亡发病机制包括以下的原发性与继发性原因:

– 原发或直接原因是神经元受到破坏:包括重度颅脑外伤、颅内扩张性占位病变、出血性或缺血性脑卒中、缺氧、窒息。

– 继发或间接原因是增加了封闭空间的体积,进而增加颅内压(ICP)。随着颅内压的增加,当其超过了平均动脉血压后,颅内循环随即停止。灌注进一步受损、缺血导致代谢产物堆积、神经受损,最终脑死亡。

– 几天之后,颅内压下降,并使血流进入坏死的脑组织。因为诊断脑死亡能力快速提高,所以明显的坏死证据已很少见。

▪ 预防措施

预防脑损伤的潜在原因是主要目标。如果伤害已经发生,那么必须防止进一步的缺血、颅内压增高、水肿等情况的发生,预防出血最为关键。

🔍 **诊断**

• 美国神经病学学会关于脑死亡诊断标准包括先决条件、3 个主要表现以及一个呼吸暂停测试。

– 先决条件:

○ 与临床诊断脑死亡相一致的急性中枢神经系统灾难的临床或神经影像证据。

○ 排除了复杂的医疗条件下,可能影响最后临床评估的因素(没有严重电解质、酸碱平衡失调或内分泌干扰)。

○ 没有药物中毒或毒害。

○ 核心体温≥32 ℃(90 °F)。

– 大脑死亡 3 个主要表现。

○ 昏迷或无反应:大脑对于四肢疼痛不能做出反应。

○ 缺乏脑干反射。

• 亮光照射瞳孔没有反应,瞳孔大小变化可从中间点(4 mm)到扩张点(9 mm)。

· 眼部运动:无眼头反射(避免对颈椎骨折或颈椎不稳的患者测试),对每耳灌注 50 ml 冷水时,眼睛不会出现偏位(注射后 1 min 内出现,并在测试对侧时至少间隔 5 min)。

· 面部感觉与面部运动反应:用咽拭子触碰没有角膜反射,没有下颌反射,按压甲床、眉弓与颞下颌关节没有反应。

· 咽与气管反射:压舌板刺激后咽部无反应,对支气管吸引无咳嗽反应。

呼吸暂停试验。

- 测试之前要求:

· 核心体温≥36.5 ℃或者 97 ℉。

· 收缩压≥90 mmHg。

· 容量充足(前 6 h 体液正平衡)。

· 二氧化碳分压正常。

· PaO_2 正常(预吸氧使动脉氧分压达到 200 mmHg)。

- 连接氧饱和度探头,断开呼吸机。

- 以 6 L/min 速度传输 100% 的氧气到气管(在隆突水平线放置一个插管)。

- 仔细观察呼吸运动(有充足潮气量的腹式或胸式呼吸)。

- 大约 8 min 之后测量动脉氧气分压值、CO_2 分压、pH,并且重新连接呼吸机。

- 如果没有呼吸运动,动脉 CO_2 分压为 60 mmHg,呼吸暂停试验结果为阳性,这支持脑死亡的诊断。另一种衡量方法是 CO_2 分压超过基础值 20 mmHg。

- 如果观察到呼吸运动,那么呼吸暂停试验为阴性,则试验需要重复。

- 如果在测试过程中,收缩压下降至 90 mmHg,氧饱和度显示极度缺氧和(或)心律失常,则需要重新连接呼吸机。然后立即抽取并分析动脉血液样本。如果 CO_2 分压达到 60 mmHg,或者高于基础值 20 mmHg,则试验结果为阳性;如果 CO_2 分压<60 mmHg,或者与基础值相比增加<20 mmHg,则结果为阴性,因而就需要考虑进行额外的确认试验。

· 确认试验(可选成人,但是推荐用于<1 岁患者)。

- 常规血管造影。

- 脑电图。

- 经颅多普勒超声。

- 超声检查。

- 锝- 99 m 扫描。

- 体感诱发电位。

■ 鉴别诊断

· 鉴别诊断(更多是误诊)时脑死亡可能与其他综合征症状相似(没有证据证明临床脑功能)。所以诊断时必须排除:

- 药物中毒。

- 体温过低。

- 格林-巴利综合征(急性炎症性脱髓鞘性多发性神经病)。

- 神经肌肉阻滞。

- 闭锁综合征。

 治疗

· 目前还没有脑死亡的治疗方案。它是大

脑功能不可逆损伤。

· 正确诊断脑死亡后要注重以下几点:

- 没有不必要的治疗及过程。

- 家庭成员能够见到其最后一面,并能表达哀悼。

- 保护关键器官,如果这些患者或家属有遗愿,可以捐献器官。

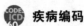 疾病编码

ICD9

· 348.82 脑死亡。

ICD10

· G93.82 脑死亡。

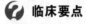 临床要点

· 脑死亡的核心问题是临床诊断。

· 脑死亡潜在的现象可能会干扰诊断结果,因此需要进一步确认试验:如严重的面部创伤、之前存在的瞳孔异常、药物中毒、睡眠呼吸暂停、严重肺部疾病伴二氧化碳潴留。

· 一旦确定为脑死亡,神经系统状态不可逆转。

· 大多数器官移植捐赠者都有脑死亡诊断。尽管缺乏大脑活动并已确认死亡,但是在机械通气下,重要器官的灌注和功能可以得到维持。这为之后的器官移植提供了时间。

脑瘫 Cerebral Palsy

Marc A. Logarta, MD, DABA, FANZCA   杨博宇 译 / 陆秉玮 校

 基础知识

■ 概述

· 脑瘫(CP)是对发育中的胚胎或者婴儿的神经系统受损导致的各种神经系统紊乱的统称。

· 它与不同程度的运动、感觉和智力障碍有关。轻症患者可能功能完好,重症患者甚至在儿童时期就已有很高的致残率和致死率。

· 非进行性疾病,临床上没有神经系统进行性恶化。

■ 流行病学

发病率

发达国家活产婴儿中发病率为 1/450。

患病率

美国全部人口中患病率为 1/350。

发病情况

尽管 CP 常表现为姿势和运动的问题,但是其更严重的影响表现在神经系统、呼吸系统、胃肠道、骨骼肌和泌尿生殖系统。

■ 病因/危险因素

· 先天性脑瘫(80%)。

- 早产(10~50 倍增长中)。

- 新生儿窒息。

- 男性。

- 绒毛膜羊膜炎。

- 先兆子痫。

- 围生期出血。

- 高龄产妇。

- 多肽分娩。

- 初始 Apgar 评分低。

- 产前感染(弓形虫、风疹、巨细胞病毒、疱疹病毒)。

- 血管畸形。

- 代谢紊乱。

- 宫内发育迟缓。

- 胎儿外伤。

- 臀位分娩。

- 母体甲状腺功能减退症。

- 胎儿酒精综合征。

· 获得性 CP(20%):发生在出生 2 年内。

- 脑出血。
- 细菌性脑膜炎。
- 高胆红素血症。
- 病毒性脑炎。
- 脑损伤。
- 新生儿惊厥。

■ 病理生理

- 临床症状可由产前、围生期或出生后的神经损伤。产生损伤的原因可能是毒素、感染、缺氧、血管功能不全、外伤或早产并发症。
- 损伤可能发生在大脑发育的各个阶段，因此产生了一系列不同的临床表现。
- 早产导致 CP 很可能与早产儿的大脑难以代偿身体应激有关。这导致了大脑白质缺血，引起不同程度的室管膜下和生发基质的出血和(或)白质软化。这些部位有控制下肢运动的纤维，故而患者会出现下肢无力和痉挛。
- 如果出血区域从侧脑室向运动皮质下行纤维(半卵圆中心和辐射冠)扩展，上肢将继下肢之后受到累及。
- 高胆红素血症引起的 CP 或围生期缺氧缺血性 CP 会导致锥体外系症状，这常与高渗有关。
- 总而言之，以上各种 CP 危险因素不能用单一因素概括，并且在大多数情况下有多种因素作用。根据定义，CP 是一种有损伤但不引起神经系统临床恶化的非进行性的疾病。

■ 麻醉目标/指导原则

- 评估多器官疾病的严重程度。
- 评估患者的配合度和认知程度。
- 改善肺功能，减少误吸机会。
- 尽快恢复抗惊厥药和解痉药物的使用，以避免癫痫发作和停药反应。

🔬 术前评估

■ 症状

因为患者常伴有活动受限，故而心肺症状难以评估，但是他们可能会患有缺血性心脏病、肺动脉高压和肺心病。

病史
- 高达 70% 的患者可有智力障碍。
- 争取家长、监护人的帮助以深入了解病史，包括既往麻醉的评估，很多 CP 患者有频繁的外科手术史。

- 许多患者因有并发症而归类为 ASAⅢ级或更高。需要评估涉及的多个器官系统。
- 评估液体状态和水化。
- 评估药物方案和疗效。
- 了解鞘内注射巴氯芬泵。
- 评估配合度。
- 了解慢性疼痛情况。

体格检查
- 肌肉挛缩、痉挛，有时会出现肌张力减退。
- 颈部或躯干的张力异常。
- 非对称的姿势、力量或步态。
- 颞下颌关节(TMJ)脱位。
- 脊柱侧凸。

■ 用药史

- 巴氯芬(口服或经鞘内注射泵)：用于减少肌肉痉挛，尤其是下肢。停药反应表现为困惑、伴疼痛的肌肉痉挛、抽搐、血流动力学改变。
- 抗惊厥药：可用于慢性发作性疾病的联合治疗(可增加代谢麻醉药品)。
- 肉毒素：注射，通常用于减少肌肉痉挛和挛缩，也可以用来减少 CP 引起的流涎。
- 患者可能长期应用抗抑郁药、抗生素(治疗反复的感染)和止痛药。

■ 诊断检查与说明

- X 线胸片(CXR)：肺炎、心脏扩大、充血性心力衰竭。
- 心电图：右心衰竭、缺血性心脏病。
- 血常规、电解质、尿素和肌酐。

■ 伴随的器官功能障碍

- 心脏病：据报道，患者合并有缺血性心脏病的概率较高。
- 神经系统：CP 往往表现为包括痉挛和挛缩在内的运动障碍。大多数患者有认知功能障碍和癫痫发作。同时可有视觉、听觉和感觉障碍。神经症和精神疾病也可能发生。
- 肺：慢性肺疾病是一种常见的表现，可由于慢性吸入性肺炎、新生儿呼吸窘迫综合征、支气管发育不良、哮喘、反应性气道疾病或脊柱侧凸导致的限制性肺病。
- 骨骼肌：因为长期运动受限，患者可有明显的骨质疏松并且更容易骨折。挛缩可能导致麻醉后定位和开放血管通路困难。口腔运动稀少可导致 TMJ 紊乱。
- 胃肠道：可能出现营养不良、胃食管反流病(GERD)、流口水和便秘。龋齿和齿列不齐也很常见。

- 免疫系统：营养不良可能导致免疫抑制。
- 泌尿生殖系统：神经源性膀胱会引起慢性尿路感染。反复放置导尿管导致这些患者发生乳胶过敏的风险增加。

■ 延迟手术情况

- 急性呼吸道感染、肺炎。
- 急性巴氯芬停药反应。
- 急性心力衰竭。

■ 分类

根据肌张力和受累的肢体分为以下：
- 痉挛性偏瘫：主要累及一侧肢体，上肢受累较下肢更为常见。
- 痉挛性双瘫：双侧下肢受累较上肢常见。
- 痉挛性四肢瘫痪：四肢受累。
- 手足徐动型、运动障碍 CP：同时有肌张力及锥体外系症状。
- 共济失调性 CP：小脑损害引起的 CP，走路时难以保持平衡。
- 低渗性 CP：肌肉松弛。

治疗

■ 术前准备

术前用药
- 如有条件，可适当使用抗焦虑药物。
- 对于肌张力减退的患者，鉴于镇静剂可以减少气道反射，术前最好避免使用。

■ 术中监护

麻醉选择
鉴于 CP 患者可有显著的心肺功能和认知功能减退，需慎重考虑全身麻醉。

监测
- 标准 ASA 监测。
- 监测尿量。

诱导麻醉/气道管理
- 气道管理可能比较困难，因为 TMJ 紊乱、脱位和牙列不齐。
- 患者可能有反应性气道疾病。
- 由于神经肌肉接头的乙酰胆碱受体上调，患者可能会对非去极化神经肌肉阻滞剂的敏感性降低。但是，鉴于容量分布有所改变，神经肌肉接头处的药物含量可能会有所增加。这些变化极有可能相互抵消。
- 琥珀胆碱的使用被认为是安全的。
- 对胃食管反流(GERD)的患者，通过静脉快速依序诱导是恰当的。然而，并没有强有力的证据表明，它比吸入诱导更安全，或是

N

对减少被动反流更有效。

维持

- 保持患者的体温，因为 CP 患者肌肉萎缩，更易产生低体温。
- 最小肺泡浓度（MAC）和药物清除率可能会受到抗惊厥药物的影响。

拔管/苏醒

- 如果使用肌松剂，应确保患者完全恢复。
- CP 患者常有分泌物增加，故而完好的咳嗽反射是预防术后肺部并发症的关键。
- 预防术后恶心、呕吐。

术后监护

■ 床旁护理

- 有严重合并症、癫痫或有巴氯芬停药反应的患者需要在高度依赖的环境中进行监测。
- 警惕呼吸功能障碍、低体温、缺氧。
- 呼吸疗法和诱发性肺量测定法。

- 吸氧（鼻导管或面罩）。
- 鉴于患者常有交流障碍，确保镇痛适度。

并发症

- 围手术期误吸：支持治疗，包括吸氧、胸部物理治疗，以及危重时进行通气支持。
- 巴氯芬停药反应：可表现为焦虑、困惑、疼痛、肌肉痉挛、癫痫发作和自主神经紊乱。一旦发生，迅速恢复巴氯芬使用。
- 癫痫发作：可由抗惊厥药物血液浓度不足或电解质异常导致。寻找围手术期降低癫痫发作阈值的其他原因。应用苯二氮䓬类治疗，支持治疗，尽快恢复之前的抗惊厥治疗。

疾病编码

ICD9

- 343.0 先天性双侧瘫。
- 343.1 先天性单侧瘫。

- 343.9 婴儿期脑瘫，非特指。

ICD10

- G80.0 四肢痉挛性脑瘫。
- G80.1 痉挛性双侧脑瘫。
- G80.9 脑瘫，非特指。

❓ 临床要点

- 评估疾病的严重程度，以便制订合适的麻醉方案。
- 取得父母或监护人的帮助，他们有时对既往手术和麻醉剂有广泛的了解。
- 评估心肺状态，鉴于这些患者可能有广泛的并发症，包括肺动脉高压、慢性吸入性肺炎、脊柱侧弯和缺血性心脏病。
- 尽快恢复正常的抗惊厥药和解痉药阻止癫痫发作和停药反应。
- 鉴于患者通常会有沟通障碍，应确保术后给予适度的镇痛。

脑血管痉挛 Cerebral Vasospasm

Victor Duval, MD 李悦 译 / 范逸辰 邵甲云 校

👊 基础知识

■ 概述

- 脑血管痉挛定义为一根或多根主要脑动脉在一定时间内的异常收缩，通常继发于蛛网膜下腔出血或颅脑外伤。
- 基底池出血量以及是否存在脑室内出血与临床上严重的脑血管痉挛的发生与发展密切相关。
- 可以通过临床表现、血管造影或经颅多普勒（TCD）来诊断。
- 继发的脑血流量（CBF）减少可导致缺血和梗死，这是蛛网膜下腔出血后永久性神经损伤和死亡的主要原因。

■ 流行病学

发病率

- 高达 70% 的蛛网膜下腔出血患者经血管造影证实存在血管痉挛。
- 30%～40% 的患者会出现脑缺血和脑梗死的临床症状。

患病率

估计每年多达 120 万的患者会出现继发于颅内出血后血管痉挛所引起的永久性或

致命性神经损伤。

发病情况

最迟在蛛网膜下腔出血后 14 天可以发现脑血管痉挛。症状从微小的局灶性缺损到严重性神经损伤表现不一，典型的症状高峰期在 3～12 天。

死亡率

蛛网膜下腔出血患者中发展为血管痉挛的死亡率是无血管痉挛的 3 倍。

■ 病因/危险因素

- 蛛网膜下腔出血所致血管痉挛的原因仍不明确。有人认为可能是因为蛛网膜下腔的积血导致脑血管收缩。多种成分和分解产物都可能是致病因素。氧合血红蛋白的多种特性使之成为最有可能的因素。
- 基于早期表现的 Fisher 分级对于症状性脑血管痉挛具有很好的预警作用。在基底池和脑室内存在的浓稠血液或脑实质出血与神经系统预后不良的相关性最高。
- 虽然 68 岁以上的患者更容易发生症状性血管痉挛，但年轻患者更易通过血管造影发现血管痉挛的证据。
- 女性、高血压、颅内压增高、吸烟史、可卡

因使用史也会增加发生脑血管痉挛的风险。

■ 病理生理

- 血管平滑肌收缩导致管腔狭窄和血流受阻，脑血管阻力从远端小动脉转移到 Willis 环的主要分支，这种变化削弱了大脑的自动调节能力，从而使血压（BP）成为决定受累血管血流量的主要因素。
- 也有证据表明脑血管会发生组织学改变，包括血管壁的三层结构增厚、外膜炎症和内膜增生。但是这些发现的临床价值尚不明确。

■ 麻醉目标/指导原则

- 由于大脑的自我调节能力受损，在整个围手术期应该避免低血压。此外，脑血流量主要与血压水平有关。
- 高血压、高血容量和血液稀释（3H 疗法）可能会降低脑缺血的风险。但是，该疗法与某种重要并发症密切相关，因而必须仔细权衡这种未经证实的益处。推荐使用有创监测手段。
- 尽量避免使用挥发性麻醉药。脑血流量（CBF）和脑氧消耗代谢率（CMRO$_2$）不匹配

N

可能会导致脑内未受累部位的脑血管阻力降低,减少痉挛血管远端的灌注。在脑血管痉挛的情况下,使用静脉麻醉药物(如丙泊酚)更为有利。

Dx 术前评估

■ 症状

- 意识水平降低是脑血管痉挛的最常见表现。
- 如果没有意识水平的整体下降,患者很少会出现局灶性神经系统病变的表现。

病史

脑血管痉挛通常在蛛网膜下腔出血2周内发生。患者往往存在脑血管病的共同致病条件,如高血压和吸烟史。

体格检查

局灶性神经功能损伤取决于受累的血管。相应结局为对侧性的,包括脑神经、运动功能和感觉功能。脑干功能和协调能力一般完好。

■ 治疗史

- 脑血管收缩患者可能有过脑血管瘤手术夹闭或血管内栓塞治疗史。
- 3H疗法被广泛地运用。

■ 用药史

- 多数症状性脑血管痉挛的患者用钙通道阻滞剂治疗。尼莫地平已经被证实对治疗脑血管痉挛有一定益处。但是,静脉注射同等剂量尼卡地平的治疗效果并不确定。
- 其他已经被试过的药物治疗包括硝普钠、镁、环孢素、促红细胞生成素和内皮素受体拮抗剂克拉生坦。

■ 诊断检查与说明

- 检查电解质,尤其是怀疑有脑性耗盐综合征或抗利尿激素分泌异常综合征的患者。
- 全血计数。
- 心电图:"峡谷样T波"很常见。其他非特异性的T波改变、QT间期延长、ST段压低和U波也可能发生。心电图的变化通常不能反映心肌功能障碍的程度,也不能预测心力衰竭的发展程度。心电图应用于发现潜在的致命性心律失常,包括QT间期延长导致的尖端扭转型室性心动过速,这种情况通常发生于严重的蛛网膜下腔出血患者。
- 肌钙蛋白水平升高常见,但往往低于心肌缺血的肌钙蛋白水平。

■ 伴随的器官功能障碍

- 心血管系统:
  - 脑血管痉挛本身可以导致不明原因的低血容量。
  - 可逆性心肌顿抑可在蛛网膜下腔出血时发生。其严重程度与神经损伤程度相关。
  - 在某些特定遗传条件下如多囊肾、主动脉缩窄、纤维增生和结缔组织病,动脉瘤更易发生。
- 吸烟的患者应评估肺功能。同时,神经功能状态差的患者发生通气障碍的风险更高。
- 接受3H治疗的患者有发生心、肺、肾脏并发症的风险。

■ 延迟手术情况

- 在蛛网膜下腔出血后,手术夹闭或放射介入治疗血管痉挛的时机延误,可能造成严重的后果,包括再出血和破坏性神经损伤。
- 如果怀疑缺血性心脏病,超声心动图在指导术中管理方面有一定的帮助。

■ 分级

- Fisher分级根据蛛网膜下腔出血在CT上的表现来分级,并使其与临床上显著血管痉挛的发生风险相关联。
  - 1级:没有明显的出血表现。
  - 2级:蛛网膜下腔出血层厚度<1 mm。
  - 3级:蛛网膜下腔出血层厚度>1 mm。
  - 4级:任何厚度的蛛网膜下腔出血合并存在脑室出血或脑实质出血。

治疗

■ 术前准备

术前用药

抗焦虑药物几乎不需要使用而且可能干扰神经系统的检查。

知情同意的特殊情况

因为血管痉挛会影响感觉中枢,因此患者本人无法签署知情同意书。更好的方法是确定一位代理人替患者做决定,并充分告知神经系统并发症及其发生风险。

■ 术中监测

麻醉选择

气管内全身麻醉。

监测

- 标准ASA监测。
- 通常使用有创动脉监测,在麻醉诱导前放置导管最为有效。
- 中心静脉监测可能有助于指导液体管理(尤其是老年人)或升压药支持,也可以用于预警心肌功能障碍。

麻醉诱导/气道管理

- 具体的麻醉用药应该基于个体化的原则以达到上述的麻醉目标。
- 在蛛网膜下腔出血早期未完全形成血块时特别容易再出血,常继发于收缩期高血压和心动过速。在诱导时出现的再出血通常是致命的。因此避免过度的、持续性收缩期高血压,以及为患者快速建立安全气道是至关重要的。另一方面,为将缺血风险降到最低,应该避免持续性低血压。

维持

- 吸入麻醉药可以增加脑血流量,削弱大脑松弛和维持高脑灌注压的能力。丙泊酚在这方面更有优势。
- 可以用去氧肾上腺素和多巴胺提高平均动脉压。
- 最近的证据表明,除非有必要暂时降低颅内压,应该避免过度通气,血管收缩会进一步加重缺血状态。
- 甘露醇的剂量和使用时机根据外科医师的喜好而有所不同。通常剂量范围为1～2 g/kg,可在诱导后或切皮时给予。在硬脑膜打开时外科医师可能会要求追加额外的剂量。

拔管/苏醒

- 目标是患者能够参与神经功能的测试而且足够舒适,以减少对拔管的反应。拔管前15～20 min使用相对低剂量的芬太尼有很好的效果;也可以考虑瑞芬太尼持续输注;静脉注射利多卡因也可以抑制咳嗽反射。
- 苏醒期出现高血压和心动过速很常见,而且通常与疼痛刺激无关。使用β受体阻滞剂治疗最为有效。
- 应预防术后恶心、呕吐,以降低呕吐引发严重颅内压升高导致术后出血的风险。

术后监护

■ 床旁护理

根据临床和影像学结果确诊的蛛网膜下腔出血后血管痉挛的高危患者应至少每2 h监测一次神经功能的改变,通常在监护病房进行。低风险的患者可以每4 h监测一次。

■ 药物处理/实验室处理/会诊

- 有脑血管痉挛风险的患者通常行尼卡地

平滴注,可进一步使用升压药(如去甲肾上腺素)来维持平均动脉压在基线以上10%~20%。

• 常规实验室检查包括全血细胞计数、生化检查和肾功能检查。

• 经颅多普勒可以作为有用的筛查工具,但存在一定的技术限制。磁共振血管造影更加可靠。脑血管造影是诊断的金标准。

• 如果有心、肺或肾脏并发症的临床表现,应及时向相关医师咨询。

▪ 并发症

• 对于术中存在大出血的风险应该做相应准备。大出血可能导致恶性的具有破坏性的脑水肿。在这种情况下应该立即进行脑保护和降低颅内压。

• 任何神经外科手术都有颅内出血的风险。

患者在术后24 h之内需要密切监测神经系统功能。

• 术中存在发生脑梗死的潜在风险,尤其是存在持续性低血压的患者。在术后,可表现为延迟苏醒、精神状态的改变或局灶性神经功能损伤。

• 任何上述并发症造成的神经系统损伤可导致气道反应性降低,使患者存在吸气功能障碍的风险。

• 3H疗法可以导致额外的并发症,如脑水肿、心肌缺血、肺水肿和低钠血症。患者应在监护病房密切监测。推荐行中心静脉压监测。

疾病编码

ICD9

• 435.9 非特定短暂脑缺血。

ICD10

• G45.9 短暂性脑缺血发作,非特定性。

❓ 临床要点

• 蛛网膜下腔出血的程度和随后的神经系统状态可以预测脑血管痉挛发生的可能性。

• 在蛛网膜下腔出血或脑动脉瘤夹闭后经常观察意识程度的改变,评估2周内血管痉挛发生的可能性。

• 为了尽量减少缺血的风险,避免术中持续低血压很重要。

• 3H疗法的优势还有待证实。此外,它可能导致严重的并发症,尤其是当患者没有受到密切监护时。

脑血流量 Cerebral Blood Flow

Jayson T. Maynes, MD, PhD · Ivan M. Kangrga, MD, PhD 杨博宇 译 / 陆秉玮 校

🧠 基础知识

▪ 概述

• 虽然大脑只占身体质量的2%,但是它占身体代谢需求的20%,并接受心输出量的14%。

• 脑血流量(CBF)存在区域差异,可以反映代谢需求(脑氧代谢率CMO₂)。

− 灰质CBF值为80 ml/(100 g·min)[CMRO₂是6 ml/(100 g·min)]。

− 白质CBF值为20 ml/(100 g·min)[CMRO₂是2 ml/(100 g·min)]。

− 全脑平均CBF值为50 ml/(100 g·min)[CMRO₂是3.2 ml/(100 g·min)]。

• 人口统计和CBF:女性CBF高于男性,且随年龄增加而降低。

▪ 生理

• 大脑需要底物和氧化剂的持续供应以满足高代谢的需要。

− 葡萄糖是主要的代谢前体,它的消耗量是5 mg/(100 g·min);约90%的葡萄糖是有氧代谢。当无法满足需要,次之的代谢前体有乙酰乙酸盐和β-羟丁酸盐。

− 大脑中没有三磷酸腺苷(ATP)存储机制。故而,如果失去氧气供应,ATP水平会在7 min内降为0。

− 大脑能量的40%用于基本功能(膜电位、"管家"活动),其余60%用于功能活动(信号传导)。

• 脑氧摄取比高于体循环。颈静脉血氧饱和度(S_jO_2)在45%~60%,相比之下,一般静脉血氧饱和度(S_vO_2)在55%~70%。

• 区域血流。CBF缺乏全脑控制。作为替代,大脑各区域可以通过异构和控制稳态的方式各自控制血流量。维持CBF的稳态机制,包括代谢、温度、代谢产物、$PaCO_2$、PaO_2、血黏度和自我调节。

− 代谢。血流-代谢耦合是脑循环中最重要的中介,在睡眠和全身麻醉时也是如此。$CMRO_2$因大脑区域不同而变化。在正常情况下,它的主要影响因素是睡眠或清醒、温度、年龄和神经活动程度(如癫痫状态)。

− 体温降低1℃(功能和基础能量需求),$CMRO_2$随之降低5%~7%(CBF也随之降低)。Q_{10}的CBF是2(表示当体温下降10℃时,反应率降低的倍数,是一个无单位的量)。18~20℃时,代谢活动被完全抑制。

− 代谢产物。大脑血管舒张和血流-代谢耦合的介质有谷氨酸(间接导致血管舒张,前馈机制)、花生四烯酸衍生物、一氧化氮(NO)、前列腺素E_2(PGE₂)、腺苷、钾、血管活性肠肽、乳酸和二氧化碳(CO_2)。

− $PaCO_2$。CO_2透过血脑屏障(BBB)并改变脑脊液的pH。$PaCO_2$每增加1 mmHg(当$PaCO_2$位于25~75 mmHg),CBF线性增加2%~4%[1~2 ml/(100 g·min)]。这一变化在数秒内开始,2 min内达到平衡。导致CO_2减少反应的情况有严重的颈动脉狭窄、头部创伤、蛛网膜下腔出血、低血压、心力衰竭、女性以及年龄(>40岁)。酸和质子本身不能越过血脑屏障。

− PaO_2。$PaO_2<60$ mmHg将引起CBF的升高,6 min达到平衡。

− 黏度。血黏度主要取决于血细胞比容和温度。随着血黏度降低,CBF由于血液流变学改变而增加。这一效应对微血管循环的影响并不一致,其还受局部因素影响。因此,广泛利用低血细胞比容改善微循环血流不能实现。此外,黏度降低会增加颅内压(ICP)。

− CBF自我调整。正常情况下,平均动脉压(MAP)在60~160 mmHg,CBF变化最小。小动脉(血管壁平滑肌)和毛细血管(包围毛细管的周细胞)的扩张或收缩都是对管组压力的反应,是为了保持稳定的血流量。但是,大动脉和静脉系统不参与动脉的血流变化。值得注意的是,自我调节的范围基于各人基础血压,有显著的个体化差异。

• 全脑和区域内的血流可以采用氧化亚氮的代谢和氙CT扫描/Xe间隙来衡量。两者

都不常用。

■ 解剖

- 通常而言,颈总动脉的分支供应大脑,椎动脉的分支供应小脑。

- 颈内动脉供应的所有区域都有良好的侧支循环,除了大脑中动脉。这个区域最易出现缺血。

- 经典的脑底动脉环(Willis环)作为侧支循环,仅在50%的人中存在。

- 上级交感神经节可产生交感神经刺激传至大脑血管,这在大脑损伤和脑卒中后出现的血管痉挛中起重要作用。

■ 病因/病理生理

- 颅内拱顶形成的固定容积由脑组织(80%)、血液(12%)和脑脊液(8%)组成。ICP高于30 mmHg时,通常引起CBF的病理改变(ICP升高,定义为大于15 mmHg)。这时CBF严格依赖流量(完全依赖MAP更甚于ICP)。

- 库欣反应:ICP升高,随后脑缺血而引起的一种生理现象。表现为:

  - 高血压(增加脑灌注压或CPP)。
  - 心动过缓(高血压引起的不当反射)。
  - 呼吸不规律(脑干压力引起),并不总是可见。

- 影响大脑自我调节的因素。

  - 创伤或创伤性脑损伤。
  - 血氧不足。
  - 高碳酸血症($PaCO_2 > 60$ mmHg)。
  - 高剂量吸入性麻醉剂。
  - 蛛网膜下腔出血。
  - 缺血性脑血管疾病。

- 缺血。由于区域差异,一个区域内的CBF并不能纠正另一个易缺血区域的流量。

  - 正常成人的CPP值为80~100 mmHg。
  - CPP<50 mmHg表现为脑电图变慢。
  - CPP在25~40 mmHg及以下会产生平坦的脑电图。
  - CBF在15~20 ml/(100 g·min)及以下提示等电脑电图信号。
  - CBF<5 ml/(100 g·min)将产生不可逆转的损伤。

- 脑基底异常血管网:进入大脑结构的更深层的侧支循环血管网的建立是由于长期的颈内动脉狭窄或畸形。血管病理显示血管内膜增生,弹性纤维形成,并且保留了介质和动脉外膜。这可能是由于基本成纤维母细胞生长因子的增多。Moya-Moya区域对

CO_2反应性下降,仅依赖于CPP来避免低灌注(缺血)和高灌注(破裂)。狭窄血管周围的大脑表现出$CMRO_2$的降低和区域血流量的增加,同时伴有氧摄取率的升高(血液供应不足的表现)。10岁以下和40多岁是出现症状的两个年龄高峰。小儿患者通常表现为缺血(约80%),而成年人主要表现为破裂(40%~65%),通常在基底神经节。症状可由$PaCO_2$降低(咳嗽、哭闹、焦虑、换气过度),使血管收缩、局部缺血而引起。在麻醉时,确保脆弱区域的血流供应至关重要。这是通过恢复术前体积(静脉输液),避免大脑血管收缩(避免诱发前哭闹和换气过度),无论术中脑电图有或没有脑血氧定量检测,进行频繁的血气分析以避免通气不足(分水岭缺血)和过度通气(通过大脑血管扩张从Moya-Moya区域分流血液)。术中应努力降低$CMRO_2$(用足量的阿片类、麻醉剂以避免术中痛苦,避免高热)。血液分流也可能发生经过一段时间的高热后体温恢复正常时,这时脑电图可能还需要时间恢复正常。

- 颈动脉狭窄、颈动脉内膜切除术(CEA)。狭窄会影响CBF和灌注压力,导致晕厥发作、缺血和脑卒中;修复是为了恢复血液流动。术中,MAP(以及CPP)可以因压力的增大和减小而迅速改变,颈动脉窦控制释放儿茶酚胺,迷走神经兴奋引起心动过缓。术后可能产生高灌注综合征,其病因尚不清楚,但与术后原本低灌注的区域发生高血压有关,通常直到术后数小时才会出现。

- 脑动脉瘤破裂、蛛网膜下腔出血。脑动脉瘤所在区域将出现血流量不足或者缺血。血管外的血红蛋白可能会引起大脑血管痉挛,进一步加剧缺血。

- 血管痉挛可采用尼莫地平或3H疗法:血液稀释、高血容量和高血压。

■ 围手术期相关

- 麻醉剂将降低神经功能性耗能,但并不影响其基础耗能。因此,所有吸入性麻醉剂、异丙酚和巴比妥酸盐可以减少$CMRO_2$,形成反映电活动静息的平缓脑电图,但是不会有更进一步的表现(不同于体温过低)。

  - 区域差异。丙泊酚和巴比妥酸盐相较于吸入性麻醉剂,能使$CMRO_2$更大幅度地降低,这是意外之喜。此外,$CMRO_2$的下降并非全脑统一的,丙泊酚和巴比妥酸盐造成的$CMRO_2$下降在小脑和深层结构更为明显,而吸入性麻醉剂对大脑皮质影响更大。

  - 直接作用。丙泊酚和巴比妥酸盐对脑血管影响很小,但是可能会通过降低MAP引起CPP下降。丙泊酚有轻微的脑血管收缩作用。阿片类对CBF的直接影响最小(如果MAP恒定);相反,阿芬太尼和去甲哌替啶有可能诱发癫痫,导致癫痫区域局部$CMRO_2$升高。氯胺酮增加局部的$CMRO_2$,CBF随之升高。它还能舒张脑部血管,增加ICP,也可能会诱发癫痫。

  - 自我调节。吸入性麻醉剂扩张大脑血管,但是并不破坏其自我调节。自我调节的作用是短暂的,在5 h内,血流量可恢复正常。

- 慢性高血压患者的CBF。自我调节区域是右移而且血管狭窄,因此患者存在低血压(对正常人而言是适度的)时,就可能出现缺血。围手术期,应当保持患者血压在一个较高水平来代偿,以避免缺血。通常而言,建议改变小于基础值的30%。

- 围手术期脑卒中。术后脑卒中的概率很小(0.08%~0.4%),但是在已确诊有脑血管疾病的患者中,概率略有升高(0.4%~3.3%)。接受过开放性心脏手术的患者脑卒中的风险最高(4%)。记录术前神经损伤是必要的,有助于确定患者大脑中易缺血部位,有助于记录术后改变,并且可以推测患者出现拔管困难的风险(累及脑神经或存在认知障碍)。术后脑卒中后死亡率很高(26%)。

- 脑电图。在术中或出现事故(如CEA中颈动脉收缩,决定是否进行动脉分流)时,相较于绝对值,脑电图频率的趋势和突然变化更为重要。

- 脑血管解剖。对于相关手术,脑底动脉环的开放和侧支血流的存在,可以在术前采用脑血管造影术进行检测。这可能有助于评估脑缺血的概率。

■ 公式

- CPP=MAP−CVP(或ICP),取较大值计算。CPP是脑灌注压,MAP是平均动脉压,CVP是中央静脉压力,ICP是颅内压。

🛈 临床要点

- 在如CEA、近端胸主动脉瘤修补等病例中,术中血液分流可能与CBF增加有关。

- 地氟烷和七氟烷在维持血流-代谢耦合方面优于异氟烷。

- 丙泊酚有轻微脑血管收缩作用,它不会增加脑血容量或ICP,但可能降低CPP继发于

全身血压的下降。

• 可以通过 3 min 双侧大腿充气加压来测试大脑动态地自我调节,当两侧袖带压同时降低时,可由大脑多普勒测试 CBF 变化。

• 部分脑血管痉挛可以使用尼莫地平预防,但是如果痉挛已发生,尼莫地平的效果将大大降低。

• 如患者有 ICP 升高、眼内压增加或癫痫发作史,应该避免使用氯胺酮。

内镜鼻窦手术 Endoscopic Sinus Surgery

Shannon M. Gossett-Popovich,MD 林雨轩 译 / 程鑫宇 邵甲云 校

基础知识

▪ 概述

一般情况

• 内镜鼻窦手术也称为 FESS(功能性内镜鼻窦手术)。一般情况下,可以改善鼻窦通气和引流的外科干预手段较为有限,它可作为诊断和治疗方法(又称 Messerklinger 技术)。

– 适应证包括:

○ 药物难治的慢性鼻窦炎。

○ 复发性鼻窦炎。

○ 鼻息肉。

○ 控制鼻出血。

○ 鼻窦黏液囊肿。

○ 切除鼻腔肿瘤。

– 向鼻腔中插入硬性鼻内镜直视鼻窦开口。

– 手术过程包括切除窦口鼻道复合体的阻塞组织、黏液引流,同时保护正常的、非阻塞性的解剖结构和黏膜。

• 其他适应证包括:

– 颅底手术:

○ 脑脊液漏修补。

○ 内镜垂体手术。

– 眼眶手术:

○ 眼眶减压术。

○ 泪囊鼻腔吻合术。

○ 视神经减压术。

体位

• 90°垂直仰卧位或 180°水平仰卧位。

• 反 Trendelenburg 体位,头抬高 30°～40°,降低动脉压和预防静脉充血(改善手术条件和减少出血)。FESS 术中采用头高位有潜在的静脉空气栓塞的风险。

切口

内镜插入鼻腔。这是一种从前鼻孔到鼻后区域彻底检查鼻腔的微创技术。

手术时间

1～3 h。

术中预计出血量

100～300 ml。

住院时间

门诊手术或住院 1 天。

特殊手术器械

• 硬性光纤鼻内镜。

• 血管收缩药(可卡因或局部麻醉药混合肾上腺素)帮助减少手术野出血。

• 术中图像传导系统。

▪ 流行病学

发病率

鼻窦炎是一种很常见的疾病(每年有 3 100 万美国人受其影响)。

患病率

哮喘、过敏性疾病、鼻中隔偏曲和曾经接受鼻部手术的患者需要外科手术干预的可能性增加。

发病情况

主要并发症:发生率为 0.44%(非内镜手术为 1.4%)。脑脊液漏占所有主要并发症的一半(0.2%)。

死亡率

死亡风险极低。

▪ 麻醉目标/指导原则

• 防止气道污染。

• 妥善处理术后疼痛和避免术后恶心和呕吐,可以帮助术后早日恢复和出院。

• 提供最佳的手术条件,减少出血的风险。

术前评估

▪ 症状

慢性鼻窦炎、鼻息肉、鼻出血、嗅觉障碍、鼻塞、后鼻漏、头痛以及面中部疼痛。

病史

• 曾经接受鼻部手术、鼻息肉、鼻中隔偏曲。

• 哮喘、变态反应性疾病。

• 活动性感染、炎症。

• 胃食管反流病(GERD)。

• 血管瘤。

▪ 体格检查

• 头部和颈部检查:气道、鼻部畸形。

• 心肺功能检查:喘息、呼吸道阻塞。

▪ 用药史

• 术前使用类固醇可以改善鼻窦炎和鼻息肉患者的手术条件。

• 术前抗生素被认为可能降低感染和炎症风险。

• 增加围手术期出血风险的药物(抗凝和血小板药物)应该在术前停药(但应该结合患者病史仔细考虑停止这些药物可能带来的风险)。

– 阿司匹林、非甾体抗炎药、维生素 E、银杏、人参和大蒜制剂应在手术前 7 天停药。

▪ 诊断检查与说明

• CBC、PT/PTT、INR、血型鉴定和抗体筛查。

• CT 扫描鼻窦来确定疾病严重程度和病理组织(帮助制订手术计划)。

• 如果存在血管瘤,应考虑介入栓塞术以减少出血的风险。

▪ 伴随的器官功能障碍

肺功能障碍。

治疗

▪ 术前准备

术前用药

在内镜前由外科医师使用可卡因或局麻药与肾上腺素,收缩血管,减少鼻窦组织的血流量。

知情同意的特殊情况

术中必要时输血,可能性虽然低,但应明确告知并获得患者或家属同意。

抗生素/常见病原体

• 头孢菌素最常被用于预防葡萄球菌感染。

• 57% 的外科医师选择使用抗生素预防感染,但是缺乏确凿的证据支持预防性使用抗

生素。

■ 术中监护

麻醉选择

- 轻度镇静下局麻：仔细选择患者是必要的，高度警惕血液、分泌物在呼吸道积聚。
- 用气管导管（ETT）或喉罩通气（LMA）进行全身麻醉。

监测

- 标准 ASA 监测：通常仅需要无创的袖带血压，除非患者有相关并发症需要有创动脉血压监测。
- 液体流量大而通畅的静脉通路。
- 术中应保持眼睛无覆盖。外科医师将持续监测有无眼眶肿胀、瞳孔传入障碍或眼睑挫伤。

麻醉诱导/气道管理

- 缓慢控制诱导（除非患者需要快速顺序诱导）。
- ETT 和 LMA。
- ETT 需要更高的麻醉深度，保持目标血压。插管前声带处使用局麻药可以减少术后喉痉挛的风险。避免 ETT 固定过紧；减小呼气末正压保持较低的中心静脉压和静脉充血。
- LMA 提供完美的手术条件。可以降低插管时对交感神经的刺激，保护上呼吸道免受污染，使得苏醒平稳。然而，LMA 不能防止反流，因此禁忌证包括食管裂孔疝、GERD、肥胖和饱胃。

维持

- 全静脉麻醉（TIVA）：通常使用丙泊酚和瑞芬太尼，因为它们很容易控制目标心率和血压，保持平稳和快速苏醒。瑞芬太尼有助于维持血流动力学稳定，诱导时可产生轻微低血压；它通过减少心输出量而没有扩张外周血管的作用来降低血压，但是会导致术后恶心、呕吐（PONV）。
- 为了方便放置 ETT 和（或）进行正压通气可以使用神经肌肉阻滞剂。
- 补液应谨慎，避免患者容量超负荷、血压升高，如果患者情况合适可使用控制性低血压。
- 考虑控制性低血压，减少出血和改善手术条件。
- 术前剂量的 α_2 受体激动剂可乐定（5 μg/kg）对某些患者可能会有帮助。
- 血管舒张药降低全身血管阻力（SVR）和维持较低的平均动脉压（MAP）<50 mmHg 可以改善手术条件。
- 有研究发现心动过缓可以改善手术条件。相较于用血管舒张药降低平均动脉压，用短效的 β 受体阻滞剂如艾司洛尔降低心率可以提供更好的手术条件。
- 控制低血压应该谨慎使用，存在 0.6% 的缺血性器官衰竭的风险。
- 推荐术中使用止吐剂减少 PONV，应该根据每个患者的个体情况来选择。

拔管/苏醒

- 气道中可能有血液和分泌物，应该彻底清除。
- 避免咳嗽和用力呼吸导致的静脉充血和出血。
- 喉痉挛会导致负压性肺水肿。
- 最好等到气道反应完全恢复后拔管。

🔄 术后监护

■ 床旁护理

门诊手术，如果大量失血或存在并发症应住院观察一晚。

■ 镇痛

- 可能需要在术后早期使用阿片类镇痛药（特别是在使用瑞芬太尼后）。
- 非阿片类镇痛药如 COX-2 选择性非甾体抗炎药。

- 提供有效的镇痛而不影响血小板功能或改变出血时间。
- 有血栓性并发症风险的患者使用 COX-2 选择性药物应极度谨慎。
- 因非选择性非甾体抗炎药存在围手术期出血的风险，应该避免使用。
- 尚未发现手术野局部使用长效局麻药可改善术后疼痛。

■ 并发症

- 外科手术失败。
- 一般风险包括出血、栓塞、感染、麻醉相关副作用和输血。
- 损害相邻组织结构。
- 大脑：脑脊液漏、脑膜炎、头痛、出血。
- 眼：失明、视力改变、复视、鼻泪管损坏、眼眶外肌肉损伤、眶内出血、泪液分泌增加。
- 鼻：出血、嗅觉缺失、粘连。
- 颈动脉损伤导致脑卒中或死亡。

■ 预后

- 手术成功率为 80%～90%。
- 有周期性发作的急性或慢性感染性鼻窦炎和有面部疼痛、鼻塞症状的患者的预后有所改善。

❓ 临床要点

- 出现严重并发症的风险较低的微创手术（脑脊液漏最常见）。
- 手术的目的是恢复鼻窦通气和鼻窦正常黏膜纤毛的引流。
- 已证明在大部分患者使用丙泊酚、瑞芬太尼的全静脉麻醉和喉罩通气全麻可提供完美的操作条件。
- 认识到微创手术条件可能增加患者围手术期出血的风险很重要。

内镜下逆行胰胆管造影 Endoscopic Retrograde Cholangiopancreatography

Basavana G. Goudra, MD, FRCA, FCARCS · Vinay Chandrasekhara, MD 林雨轩 译 / 程鑫宇 邵甲云 校

🤚 基础知识

■ 概述

一般情况

- 内镜下逆行胰胆管造影（ERCP）是用可弯曲的内镜、透视镜检查胆道系统和（或）胰管的一种治疗与诊断手段。
- 适应证包括由胆总管结石、狭窄、乳头狭窄或胰头占位引起的阻塞性黄疸。ERCP 也可用来治疗复发性或慢性胰腺炎（胰管狭窄或结石）相关的胰管畸形、胆管和胰管瘘（外伤或医源性损伤）、胆管炎（长时间胆汁淤积引起的胆道感染）及壶腹部肿瘤的评估。
- 将侧视内镜经口腔插入到达十二指肠降

N

部大乳头的位置,在有或没有导丝辅助的情况下置入导管,向目的管道(胆道、胰腺管或都选择)注射造影剂并置入实时透视内镜来实现可视化。

• 根据 ERCP 检查结果制订其他治疗方案。通常行内镜下括约肌切开或 Oddi 括约肌切开引流胆汁和胰腺分泌物,也可在胆道或胰管放置支架促进引流。胆道结石可用球囊导管或取石篮取出,也可以用机械碎石器击碎。

体位

• 通常采取俯卧位,头部左偏。
• 患者无法耐受俯卧位时(并存疾病、近期腹部手术),采取侧卧位或仰卧位。

手术时间

30～60 min,取决于内镜操作者的个人经验和操作方式。

术中预计出血量

无出血。

住院时间

• 可以在门诊手术室进行;除非出现并发症,否则无须办理住院。
• 若为住院患者进行非紧急手术,这些患者往往为 ASA 3 级或 4 级,因伴发复杂的肝胆问题或胆管炎引起的脓毒症。

特殊手术器械

包括导丝、交换平台、取石设备、胰胆管支架和扩张器。

▪ 流行病学

发病率

• 在美国估计超过 2 000 万成年人患有胆石症,每年花费 62 亿美元。
• 5%～10% 的患者因胆囊结石接受腹腔镜胆囊切除术,18%～33% 的急性胆源性胰腺炎患者同时患有胆总管结石。
• 胰腺癌在常见的肿瘤中排第 10 位,但是在美国和全世界范围内均是导致患癌患者死亡的第 4 位主要原因。

患病率

• 约 1.41% 的男性和女性将被诊断为胰腺癌,2010 年美国约有 43 140 例新发病例被确诊,占所有癌症的 2.8%。
• 在美国每年有 2 000～3 000 例肝外胆管细胞癌新发病例被明确诊断。

发病情况

并发症的发生率低,包括出血、胆管炎、穿孔和胰腺炎。

死亡率

ERCP 相关并发症的总体死亡率是 0.6%。

▪ 麻醉目标/指导原则

• ERCP 给麻醉科医师带来的独特挑战:
- 通常在手术室外进行。
- 患者通常缺乏安全的气道管理,希望保留自主呼吸(SV)。
- 与内镜共用气道。
- 患者处于俯卧位。
- 实施静脉麻醉。
- 刺激强度可能类似于小手术。
• 可利用多种静脉麻醉技术来达到保留自主呼吸、维持血流动力学稳定以及对刺激无反应的目标。
• 严重肝脏疾病患者需要调整药物剂量,因其可能影响药物分布、延长药物作用时间(经肝脏清除的药物)并增强游离药物(有活性的)的有效性(白蛋白和其他血浆蛋白减少)。
• 与静脉给药不同的是,向胆管或胰管注射造影剂通常不会导致肾衰竭,不需要术前检查肌酐水平。

术前评估

▪ 症状

• 腹部或背部疼痛。
• 黄疸。
• 体重减轻。
• 恶病质。
• 腹水。
• 焦虑、抑郁。

病史

• 近期已实行或准备行胆囊切除术,有胆瘘史。
• 体重减轻、黄疸、腹部和背部疼痛,怀疑胰腺占位或胆管细胞癌。
• 近期胰腺炎史、胆结石、酗酒、慢性胰腺炎。
• 肝移植。
• 原发性硬化性胆管炎。
• 乙型或丙型肝炎。

体格检查

• 胆管炎 Charcot 三联征:黄疸、发热、右上腹疼痛。
• 评估慢性肝病的体征。
• 需要气道支持或保护时应检查气道。

▪ 用药史

近期或长期使用阿片类药物可能会增加麻醉药使用量。

▪ 诊断检查与说明

肝功能检查和肝功能标志物(INR、血小板计数)。

▪ 伴随的器官功能障碍

• 肝功能不全可导致肝性脑病、肾衰竭或心肺功能不全。
• 胰腺功能障碍。

💉 治疗

▪ 术前准备

术前用药

• 适当使用抗焦虑药。
• 急性或慢性疼痛患者考虑使用镇痛药。

知情同意的特殊情况

• 气道干预导致的误吸、脓毒血症及出血风险。
• 向患者解释深度镇静和现实目标,即患者接受的并非典型的"全身麻醉"。

抗生素/常见病原体

胆管炎或持续胆道梗阻的患者可能需要抗感染。经典的抗生素包括氟喹诺酮类/氟喹诺酮类＋甲硝唑或联用 β-内酰胺类抗生素/β-内酰胺酶抑制剂(如氨苄西林-舒巴坦或哌拉西林-他唑巴坦)。

▪ 术中监护

麻醉选择

• 深度镇静通常选用全静脉麻醉。虽然通常被认为是"局麻观察",但是患者不会对刺激有记忆或反应,因此也可以归类为全身麻醉。通常将丙泊酚与阿片类药物或氯胺酮结合使用来保留自主呼吸。
• 气管内全身麻醉很少使用,取决于麻醉医师对患者气道状态的评估(如 Mallampati 4 级、误吸风险高、病态肥胖)以及手术难度大或预期时间较长。

监测

• 标准 ASA 监测。
• 对已经建立动脉通路的住院患者进行持续有创血压监测。

麻醉诱导/气道管理

• 使用异丙酚和芬太尼深度镇静。
- 插入鼻导管(绕过口咽和内镜)向下咽部提供 FiO_2 为 1.0 的高流量通气。
  ○ 通过使用气管导管接头和 MaPleson C 或其他便携回路,可在内镜使用时提供某种程度的正压通气。

• 可以使用声门上喷射通气装置提供间歇或持续的高频通气,可以维持氧供和深度的镇静。

• 患者取仰卧位,预充氧后用标准方式行气管内麻醉诱导,酌情考虑快速顺序诱导。确认导管位置并合理固定后,调整患者体位,注意身体受压部位。

维持

• 深度镇静:可使用多种方案,通常以丙泊酚为主。追加药物时应酌情减量。尽管允许麻醉药物在同一个注射器或补液里混合用药,但这种方法限制了某种药物剂量的调整。

- 丙泊酚是一种 GABA 受体激动剂,有镇静作用;在较高剂量时可以产生意识消失和遗忘作用。然而,其药代动力学和药效学的变异度高达 300%,可能导致意外的呼吸暂停。此外,丙泊酚并没有镇痛作用(或可靠的遗忘作用)。

- 氯胺酮提供镇痛作用的同时可以保留自主呼吸,但是会导致心动过速、唾液分泌过多(可以引起喉痉挛)和其他突发事件。

- 瑞芬太尼是一种有效的镇痛药(作用于 μ 受体)。但是存在呼吸抑制、心动过缓、恶心、呕吐和胸壁强直的副作用,因而在内镜检查中的单独使用受到了限制。

- 右美托咪定具有镇静和镇痛作用。但受其起效时间和作用时间较长的限制,在内镜检查中较少使用。此外,它会导致严重的心动过缓和低血压。

• 在不同刺激程度下合理使用药物,同时保证患者的自主通气,比使用任何药物或技术都更为重要。

拔管/苏醒

使用强效、短效催眠药和阿片类药物,患者通常在停药后 5~7 min "醒来"。使用长效药物或药物清除能力降低会延长苏醒时间。

🔬 术后监护

■ 床旁护理

• 大多数都是在门诊进行。

• 根据并存疾病和生命体征调整住院患者的监护需求。

■ 镇痛

无特殊需求。

■ 并发症

• 常见的手术并发症:

- 出血。
- 感染。
- 穿孔。
- 胰腺炎。
- 腹部绞痛通常随着充气的气体吸收而消失。

• 常见的麻醉并发症:

- 术后恶心、呕吐。
- 呼吸抑制、缺氧、氧饱和度低。

❓ 临床要点

• 鼻导管使用禁忌包括使用抗血小板药物和肝病导致的凝血功能障碍。

• 与其他常规内镜操作相比,该手术持续时间长且镇静要求高,大多数医疗中心需要麻醉人员采用丙泊酚深度镇静而非静脉保留意识镇静。

尿崩症 Diabetes Insipidus   Keren Ziv, MD · Linzy Fitzsimons, MD   李佩盈 译 / 俞卫锋 校

🏥 基础知识

■ 概述

• 尿崩症(DI)是以少尿、烦渴为特征的疾病进程,由以下原因导致:

- 抗利尿激素(ADH)分泌减少或缺乏。
- 肾水平的 ADH 功能拮抗。

• 病因多样:

- 神经源性。
- 肾源性。
- 致渴性。
- 妊娠期性。

■ 流行病学

发病率

• 发生于 30% 的垂体外科手术术后,但是这一过程为暂时的。

• 因 DI 病因多样,很难确定总体发病率。

患病率

• 1/25 000。

• 男性和女性患病率相同。

发病情况

• 严重脱水导致高钠血症。

• 患者合并基础疾病,年老或年幼者可能发生高热和心血管衰竭。

死亡率

• 几乎没有,尤其是没有合并症的成年患者。

• 在儿童患者延误治疗或老年患者进展至完全心血管衰竭时可能死亡。

■ 病因/危险因素

• 神经源性:脑内下丘脑 ADH 产生减少,危险因素包括:

- 创伤。
- 位于垂体或下丘脑区域的肿瘤。
- 垂体或下丘脑区域的手术。

• 肾源性:肾抗利尿激素敏感性下降。儿童最常见的原因是遗传,90% 与 AVPR2 突变基因相关,其编码功能后叶加压素受体(V2R)。在成人中,获得肾源性 DI 通常继发于药物使用:锂、膦甲酸、西多福韦、两性霉素 B、地美环素,以及慢性高血钙和高血钾。

• 致渴性:渴中枢缺陷(位于下丘脑),这导致渴觉和饮水增加,继而抑制抗利尿激素分泌和增加尿量。

• 妊娠期尿崩症:妊娠期间所有妇女胎盘产生血管升压素,可分解抗利尿激素。当血管升压素过度产生时,发生妊娠期尿崩症,这是最常见的病因,可由去氨加压素治疗。

- 小部分患者渴觉机制破坏导致 DI,这不被去氨加压素改善。

- DI 也与妊娠其他疾病相关,如子痫前期和 HELLP 综合征。在这些疾病中,肝源性血管升压素被激活,终止妊娠是唯一的治疗措施。

■ 病理生理

• 下丘脑:室旁核和视上核产生抗利尿激

素。抗利尿激素转运至神经垂体后叶存储备后续使用。当机体感知水电解质紊乱时释放。

- 肾脏:是抗利尿激素的主要靶器官和储水器官;抗利尿激素作用于集合管和远曲小管(DCT),允许更多的水重吸收入体循环,继而尿液浓缩。

- 渴觉:下丘脑感知血清渗透压降低后调节。

- DI中,无论抗利尿激素分泌不足或肾对抗利尿激素反应异常。这导致以下病理过程:

- 尿量增多,水保留于尿中(多尿症)。
- 机体水分减少(脱水)。
- 血清(Na^+)增加。
- 晶体渗透压增加。
- 尿渗透压或比重降低。
- 尿钠减少。
- 机体全身钠量没有改变。
- 尿钠排泄无变化。

▪ 麻醉目标/指导原理

- 患者围手术期高钠血症与或尿量过多时应评估DI的可能性,特别是合并创伤、肿瘤、垂体或下丘脑区域术后期和妊娠期时。
- 已知DI的患者围手术期可能存在电解质紊乱,麻醉前实验室检查很重要,围手术期麻醉科医师可能需给予处理。

Ⓓ 术前评估

▪ 症状

- 急性起病的多尿(4~18 L/d),通常发生于神经手术术后24~48 h。
- 烦渴,通常渴求冷液体。
- 血容量减少,依据口渴机制是否完好。
- 夜尿、儿童遗尿、厌食症、疲劳。

病史

- 中央型DI通常急性发生于垂体或下丘脑手术、脑创伤或恶性肿瘤患者。
- 家族性肾源性DI在儿童期早期发病。
- 神经性烦渴通常病史较长。

体格检查

- 典型者少。
- 脱水。
- 极少情况下膀胱扩张。

▪ 治疗史

患者清醒时通常饮足够多的水来补充尿量丢失,然而渴觉不足的患者,可以依据患者血清情况予以葡萄糖和水处理或静脉注

射低渗液体。血清钠不应降低过快,理想情况为0.5 mmol/(L·h)。

▪ 用药史

- ADH疗法:去氨加压素(DDAVP)是合成模拟内源性抗利尿激素,抗利尿和降低血压的效果更明显。它与肾集合管V_2受体结合,造成肾脏水重吸收增加(增加尿渗透压,减少尿量,不影响钠、钾或肌酐再吸收)。

- 静脉注射:1~2 μg, bid, 15~30 min起效。
- 口服:0.5 mg, bid, 60 min起效。
- 鼻腔吸入:5~40 μg, bid。
- 作用持续时间变异性大,可为5~21 h。另外,其通过肾脏排泄,因此肾衰竭时作用时间延长,应考虑调整剂量。

▪ 诊断检查与说明

- 尿比重<1.005。
- 尿渗透压<200 mOsm/L。
- 血清(Na^+)>145 mmol/L。
- 去氨加压素试验用于区分病因为神经源性或肾源性。如果去氨加压素可以减少尿量和增加渗透浓度,为垂体抗利尿激素的产生不足,肾脏功能正常。如果DI为肾源性,去氨加压素不会改变尿量或渗透浓度。
- MRI技术作为诊断工具。

▪ 延迟手术情况

电解质异常和脱水在术前需纠正。

▪ 分类

- 神经源性。
- 肾源性。
- 致渴性。
- 妊娠性。

💉 治疗

▪ 术前准备

术前用药

若有临床指征,考虑经鼻或静脉给予去氨加压素。

▪ 术中监护

麻醉选择

除外常规神经麻醉注意事项,没有特殊的麻醉选择。

监测

- ASA监测。

- 依据患者疾病和手术需要选择附加监护。监测血清钠和渗透浓度需要动脉通路(或中心静脉通路)。
- 插导尿管用于精确记录进出液体量,也避免膀胱过度扩张,同时能连续监测尿钠和尿比重。

麻醉诱导/气道管理

常规神经麻醉诱导。

术中维持

- 常规神经麻醉维持和注意点。
- 液体治疗。
- 监测出入量。
- 静脉输注低渗液体(与患者血清渗透压相比)来补足尿量。
- 如用葡萄糖或水作为液体替代治疗,必须监护以免高血糖发生。一般来说,应限制每小时输注500~700 ml,监测血糖水平。
- 为了改善术中情况必须用甘露醇或呋塞米时,这可能影响液体丢失和代替。密切监测电解质、血糖和血清渗透浓度。由于尿比重可能误导治疗,还需监测血流动力学,用于辅助液体替代治疗。

- ADH治疗。
- 起始可用去氨加压素1~2 μg/kg,静脉或皮下给药,持续至围手术期。
- 如果尿量2 h内持续在200~250 ml/h以上且尿比重<1.005或尿渗透浓度<200 mOsm/L,可重复剂量用药。
- 考虑伴垂体前叶功能不全和应激剂量糖皮质激素使用。

拔管/苏醒

常规神经麻醉注意事项。

⊚ 术后监护

▪ 床旁护理

患者需要连续实验室检查,可能需要使用去氨加压素。

▪ 药物处理/实验室处理/会诊

- 去氨加压素。
- 仔细衡量I/Os,监测低血容量,尤其是患者不可自由饮水时。
- 连续监测血清/尿钠水平和血清/尿渗透浓度水平。
- 内分泌和神经科会诊。

▪ 并发症

如果未经治疗,可能导致严重的高钠血症和相关紊乱的后遗症。

疾病编码

ICD9

• 253.5 尿崩症。

ICD10

• E23.2 尿崩症。

临床要点

• 尿崩症可能由 ADH 分泌缺陷和肾对 ADH 反应不良导致。

• 表现为多尿、烦渴、尿渗透浓度低和高钠血症。

• 可能继发于神经手术后,尤其是垂体和下丘脑手术。

• 通常出现在术后 24～48 h 内且为暂时性。

尿毒症 Uremia

Rongjie Jiang, MB, MS · Kirk H. Shelley, MD, PhD 张细学 译 / 顾卫东 校

基础知识

概述

• 尿毒症或血液中尿素升高特指继发于肾功能损害后的毒素蓄积。它不包括肾脏疾病的其他常见临床表现,如细胞外容量异常、无机离子浓度紊乱和肾脏合成物缺乏。

• 氮质血症指无症状的血中尿素水平升高。

• 尿毒症综合征指正常由肾脏清除的毒素物质聚集,引起的一系列症状:
  - 厌食症。
  - 恶心。
  - 呕吐。
  - 皮肤瘙痒。
  - 贫血。
  - 疲乏。
  - 凝血功能异常。

• 尿素氮排除障碍不是上述所有症状的原因,但却是疾病严重程度的良好指标。

流行病学

发病率

2007 年,有 11.1 万例患者进入美国终末期肾病(end-stage renal disease, ESRD)研究项目。

患病率

截至 2007 年 12 月 31 日,ESRD 资助项目共登记了 527 283 例患者。

发病情况

尿毒症患者围手术期的发病率为 54%(8 项研究报道的发病率为 12%～64%)。

死亡率

接受普外科手术的尿毒症患者的死亡率为 4%;接受心脏手术者为 10%。

病因/危险因素

ESRD 常见原因包括:

• 糖尿病(40%)。

• 高血压(27%)。

• 慢性肾小球肾炎(13%)。

• 囊性肾病(3.5%)。

• 间质性肾病(4%)。

• 梗阻性尿路疾病。

• 狼疮性肾病。

• 人类免疫缺陷病毒(HIV)感染。

病理生理

• 尿毒症的毒素包括水溶性小分子物质、脂溶性小分子物质,以及稍大的中分子物质。

• 小分子量水溶性化合物(<500 Da)。
  - 尿素。
  - 胍类。有些精氨酸类似物是一氧化氮(nitric oxide, NO)合酶的竞争性抑制剂(可导致血管收缩和高血压)。非对称二甲基精氨酸与心血管事件强烈相关。
  - 草酸盐。
  - 磷酸盐,浓度升高导致瘙痒或甲状旁腺功能亢进。
  - 肌酐是肾功能的指标,肌酐蓄积没有明显的直接副作用。

• 小分子量脂溶性、蛋白结合复合物,不能被目前的透析方法有效清除。
  - 酚类。
  - 同型半胱氨酸:典型肾衰竭患者的同型半胱氨酸水平较正常升高 2～4 倍,是心血管疾病的独立危险因子。
  - 吲哚类化合物可诱导肾小球硬化。
  - 呋喃丙酸乙酯与神经功能异常相关。

• 较大的中分子物质(>500 Da),可被高通量膜滤过。
  - β_2 微球蛋白与透析相关淀粉样变性相关
  - 甲状旁腺激素。
  - 晚期糖基化终末产物(advanced glycosylation end, AGE)。
  - 瘦素,抑制食欲。
  - 促炎细胞因子,如 IL-1、IL-6、TNF-α。
  - 免疫补体成分。

• 肾替代疗法的适应证不一定与尿毒症毒素重叠。
  - 容量过多。
  - 高钾血症。
  - 严重代谢性酸中毒。
  - 可透析物质中毒。
  - 有症状的尿毒症。

麻醉目标/指导原则

尿毒症与肾衰竭的围手术期管理常有交叉(重叠)。尿毒症特指肾衰竭时有机代谢废物蓄积导致的病理生理改变。

术前评估

症状

尿毒症相关症状。

病史

• 肾脏疾病的病因。

• 评估合并疾病。

体格检查

• 易淤青或出血。

• 胸膜炎性痛、心包摩擦音意味着可能存在尿毒症性心包炎。

治疗史

透析治疗是首选治疗方法。需重点了解透析的时间、上次透析情况、并发症、体重变化(>2 kg 意味着血容量的丢失),并与术后治疗做好衔接。

药物治疗

磷酸盐结合剂、骨化三醇、红细胞生成素。

▪ **诊断检查与说明**

• 电解质、血糖、钙、磷、镁。

• 尿素氮和肌酐。

• PT、PPT。

• 全血细胞计数、肝酶、白蛋白、胆红素。

• ECG、胸部 X 线片。

• 如果有指征,应行应激试验和(或)冠状动脉造影。

• 如怀疑有左心功能障碍或尿毒症性心包炎,行 2D 超声心动图检查。

▪ **伴随的器官功能障碍**

• 神经系统:肾性脑病、外周神经病变、记忆损害、不能制定计划、注意力不能集中。

• 心血管系统:进展性动脉粥样硬化、高血压、尿毒症性心肌病、心包炎和容量过多。如果需要重建血运,冠状动脉旁路移植术比冠状动脉介入手术更合适,因为后者再狭窄率较高。

• 胃肠道系统:胃瘫、尿毒症性肠胃炎、恶心、呕吐。

• 电解质紊乱:低钠血症、高钾血症、高磷血症、高镁血症和低钙血症。

• 代谢系统:胰岛素抵抗可加速血管疾病的出现。

• 血液系统:血小板功能障碍与尿毒症和贫血的严重程度相关。正色素性正常红细胞贫血可能是由于尿毒毒素(和红细胞生成素减少)抑制骨髓所致。

• 内分泌系统:继发性甲状旁腺功能亢进和糖耐量下降。

▪ **延迟手术情况**

• 透析:首选在手术当日和(或)大手术后 24～48 h 内进行非肝素化血液透析。

– 尿毒症透析治疗的患者如果术前有严重高血压,可能是容量过多的信号,提示需行透析治疗。

– 高钾血症和代谢性酸中毒也应考虑术前行透析治疗。

 治疗

▪ **术前准备**

术前用药

• 抑制胃酸:尿毒症或糖尿病患者可能有胃瘫。

• 择期手术前数周可使用重组红细胞生成素或达依泊汀将血红蛋白水平升高到 12～

13 g/dl(120～130 g/L)。尽可能避免输血,以减少白细胞抗原暴露,从而增加后续可能的肾移植成功率。

• 尿毒症性出血的治疗包括:

– 去氨加压素(1-deamino-8-D-arginine vasopressin, desmopressin, DDAVP)0.3 μg/kg 静脉或皮下注射,持续 6～8 h。可提高循环中Ⅷ-vWF 复合物的水平。

– 冷沉淀 10 单位静脉输注,输注时间＞30 min;作用持续时间 12～18 h。含有Ⅷ-vWF 复合物。

– 结合雌激素 0.6 mg/(kg·d),静脉注射 5 天。作用持续时间 14 天。

知情同意的特殊情况

为保护已建立或将要建立的动静脉瘘通路,避免在同侧手臂穿刺、测量血压或中心静脉置管。

▪ **术中监护**

麻醉选择

• 椎管内麻醉:尿毒症患者的 PT、PTT 和血小板计数通常正常,但也可能由于血小板功能障碍,导致出血时间延长。因此,应仔细评估硬膜外置管的风险与收益。

• 常用气管插管全身麻醉,以降低误吸的风险。

监测

• 标准 ASA 监测。

• 急诊和大手术考虑行动脉有创测压。

• 急诊和大手术适合监测中心静脉压。超声引导下中心静脉置管有助于降低误穿动脉的风险。

• 脓毒性或心源性休克患者,考虑放置肺动脉导管或行经食管超声心动图(transesophageal echocardiography, TEE)检查。

麻醉诱导/气道管理

• 气道操作应轻柔,避免损伤和出血。

• 怀疑胃瘫时,应考虑快速序贯诱导。

• 尿毒症和高血压患者诱导时常有血压和心率的大幅波动。如果患者合并冠心病,可给予 5 μg/kg 芬太尼或 0.5～1.0 mg/kg 艾司洛尔,以减少插管反应。

维持

• 有证据表明,地氟烷和异氟烷可安全用于肾功能受损患者。理论上,七氟烷的氟化代谢物以及与氢氧化钠或氢氧化钡吸收剂合用时生成的复合物具有潜在的肾毒性。

• 避免使用经肾排泄的非去极化肌松剂,包括潘库溴铵、罗库溴铵和维库溴铵。顺阿曲库铵和阿曲库铵通过霍夫曼降解,更适合尿

毒症患者。拮抗剂的剂量不变;50% 的新斯的明通过肾脏排泄。胆碱酯酶拮抗剂清除延长可在一定程度上拮抗肌松剂残留。

• 芬太尼、舒芬太尼、阿芬太尼和瑞芬太尼等阿片类药物主要通过肝脏代谢,因此适合尿毒血症患者。吗啡的活性代谢产物为吗啡-6-葡糖苷酸(morphine-6-glucuronide, M6G),在肾衰竭时可蓄积,对中枢神经系统和呼吸系统有抑制作用。哌替啶代谢产物为去甲哌替啶,在肾衰竭时有蓄积作用,可引起癫痫发作。

• 术中常选用生理盐水。但是大量生理盐水可导致高氯性代谢性酸中毒,从而升高血钾,乳酸林格液则不会。

• 尿毒症患者应避免输注大量浓缩红细胞,因其可加重高血钾。如果预计要输血,应准备好连续静脉-静脉血液透析(continuous venovenous hemodialysis, CVVHD)。连续静脉-静脉血液滤过(continuous venovenous hemofiltration, CVVH)可去除多余的液体而不影响溶质,因此仅用于容量过负荷。

拔管/苏醒

药物清除时间可能延长。因此,需确保神经肌肉阻滞已充分逆转且患者已完全清醒。

 术后监护

▪ **床旁护理**

• PACU,然后转运至普通病房或行远程监护。

• 如果不稳定,入 ICU 治疗。

▪ **药物治疗/实验室检查/会诊**

透析治疗。

▪ **并发症**

尿毒症性出血。

 疾病编码

ICD9

• 585.9 慢性肾脏疾病,非特指。

• 586 肾衰竭。

ICD10

• N18.9 慢性肾脏疾病,非特指。

• N19 非特指的肾衰竭。

 临床要点

• 除了肾衰竭患者外,尿毒症患者的围手术

期治疗也需要特别注意。尿毒症属于肾脏病的一种;两者并不互相排斥,不能被看成是"孤立"的疾病。

• 治疗尿毒症性出血可使用 DDAVP、冷沉淀或结合雌激素。

尿量 Urine Output

Jiadong Wei, MD • Jean Charchaflieh, MD, DrPH, FCCM, FCCP　张细学 译 / 顾卫东 校

基础知识

■ 概述

• 尿量(urine output, UO)是一段时间内生成的尿液量,取决于容量状态、肾功能、肾灌注情况和生理需要量。

• 成人正常尿量在 0.5～1 ml/kg(中等体型的成人 30～40 ml/h)及以上,儿童接近 1 ml/(kg • h)。

• 尿量取决于:

- 肾小球毛细血管内静水压和胶体渗透压。

- 局部和全身神经体液因素的影响。

- 完整的肾-输尿管-膀胱反馈环。

• 尿量是器官灌注不足/休克、急性肾衰竭、脱水或失血以及容量过负荷等全身并发症的早期预警指标。

■ 生理

• 肾血流量(renal blood flow, RBF)占心输出量(cardiac output, CO)的 20%～25%;而肾脏重量约占体重的 0.5%。

• 肾小球内肾小动脉内的压力驱使液体和溶质超滤进入肾小球囊(Bowman's capsule)。当超滤液通过肾小管时,其中的液体和溶质被重吸收,超滤液容量减少;剩余的废物被排出。

• 肾小球滤过率(glomerular filtration rate, GFR)是血液滤过肾小球的速度,正常值为 90～120 ml/min。测量 GFR 的方法:静脉内给予无毒、无代谢、能自由透过肾小球的物质,且其在肾小管既无分泌也无重吸收(如菊粉或肌酐)。入球小动脉扩张、出球小动脉收缩或血压升高时,GFR 增加。

• 激素。

- 血管紧张素 II 对肾单位有多种作用。可增加平均动脉压,收缩出球小动脉的作用>入球小动脉,增加 Na$^+$ 从近曲小管(proximal convoluted tubule, PCT)主动转运回血浆,并诱导前列腺素的释放。因此,血管紧张素 II 对肾血流量(renal blood flow, RBF)和尿量的影响是可变的。

- 前列腺素扩张肾皮质血管,收缩肾髓质血管(增加肾血流量和尿量)。

- 甲状旁腺素(parathyroid hormone, PTH)和成纤维细胞生长因子-23(fibroblast growth factor-23, FGF-23)促进磷酸盐(PO$_4^{3-}$)主动转运回血液(增加尿量)。

- 醛固酮增加远曲小管(distal convoluted tubule, DCT)和集合管处 Na$^+$ 的重吸收(减少尿量)。

- 血浆渗透压调节垂体后叶释放抗利尿激素(antidiuretic hormone, ADH)。ADH 的释放促进远曲小管和集合管的水被重吸收(减少尿量)。

• 输尿管蠕动(ureteral peristalsis, UP)以及膀胱、肾脏和输尿管之间的相互作用(肾-输尿管-膀胱反馈环)都可影响肾血流量和尿量。

• 排尿前尿液储存在膀胱,排尿可随意控制,由脊髓反射通路调控。

■ 解剖

• 每侧肾脏约含 100 万个肾单位,肾单位由一个肾小球和一套肾小管构成(图1)。

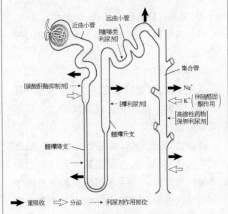

图1　肾小球功能解剖示意图

• 肾小球是被肾小囊围绕的毛细血管丛,肾小球与肾小管相连。

• 动脉血经入球小动脉进入肾小球,经较细的出球小动脉流出肾小球。

■ 病因/病理生理

• 尿量异常:

- 少尿:成人和儿童:<0.5 ml/(kg • h);婴儿:<1 ml/(kg • h)。

- 无尿:<50 ml/h。急性无尿常是尿路梗阻或急性肾衰竭(acute renal failure, ARF)的征象;而慢性无尿常出现在终末期肾病(end-stage renal disease, ESRD)。

- 多尿:成人:>3 L/24 h;儿童:>2 L/(m^2 • 24 h)。可源于生理性、药理性或病理性原因,如不可吸收溶质或水的排出。尿频或夜尿与多尿不一定相关。

• 急性肾损伤(acute kidney injury, AKI):可能出现少尿(预后较差)、多尿或尿量正常,死亡率非常高。尿液诊断标准有助于鉴别肾前性和肾性急性肾损伤(表1)。

- 肾前性急性肾损伤可因低灌注或低血容量引发(如纳差、出血、心源性休克、过敏性休克或感染性休克)。

- 肾性急性肾损伤可由急性肾小管坏死(包括横纹肌溶解和中毒性肾病)、肾小球肾炎、血管性疾病和间质性肾炎等引起。急性肾小管坏死的少尿期可持续 1～6 周,随后是多尿期。尿量可用于诊断和分期。

- 肾后性急性肾损伤由尿流阻断引起(如尿排空不能、良性前列腺增生症、前列腺癌、宫颈癌、腹膜后纤维化、腹膜后淋巴瘤、转移癌和肾结石)。

• 现有两项急性肾损伤分期标准,均采用尿量或血清肌酐(serum creatinine, SCr)作为分期指标。应用时取两项指标中严重者。

- RIFLE:(risk:危险,injury:损伤,failure:衰竭,loss:肾功能丧失、end-stage renal disease:终末期肾病)。前三期(危险、损伤、衰竭)反映了急性肾损伤的严重性,对应急性肾损伤网络分期(acute kidney injury network, AKIN)的三期。后两期(肾功能丧失和终末期肾病)反映了急性肾损伤的持续时间。

- AKIN:急性肾损伤网络分期标准。

N

– R期(AKIN 1期)的定义为SCr较基础值升高0.3 mg/dl或者尿量<0.5 ml/(kg·h),持续6 h。I期(AKIN 2期)的定义为SCr升高至基础值的2倍或尿量<0.5 ml/(kg·h),持续12 h。F期(AKIN 3期)的定义为SCr升高至基础值的3倍或尿量<0.3 ml/(kg·h),持续24 h,或12 h无尿。

• 慢性肾病(chronic kidney disease, CKD):CKD早期,肾脏丧失浓缩功能,排稀释性尿液(多尿、夜尿)。晚期CKD,肾脏的浓缩和稀释功能均丧失,因此尿液渗透压接近血浆渗透压。肾功能丧失的最主要原因是失去功能肾单位,部分原因是肾髓质逆流机制的损害。损伤最终会累及有功能的肾单位,这是因为不断增加的代偿性滤过需求最终会超过其承受范围,从而造成损害。

• 尿崩症。

– 中枢性尿崩症(central diabetes insipidus, CDI)的病因是下丘脑渗透压感受器[视上核(室旁核)或视交叉-垂体束上半部分]释放ADH减少。大部分CDI病例是源于神经外科手术、创伤、肿瘤、浸润性疾病或特发性疾病。其他病因包括:缺氧性脑病、Wolfram综合征、室上性心动过速发作后(post-supraventricular tachycardia, SVT)和神经性厌食症。

– 肾性尿崩症(nephrogenic diabetes insipidus, NDI)的病因是肾小管对ADH抵抗。NDI可以是遗传性的(抗利尿激素V₂或水通道蛋白-2基因突变),也可由药物引起(锂剂、西多福韦或高钙血症)。

– 测定血浆ADH水平是鉴别CDI和NDI的最好方法。

– 禁水试验加上注射外源性ADH可用于CDI、NDI与原发性烦渴症的鉴别。

■ 围手术期相关

• 全身麻醉(general anesthesia, GA)、应激、创伤和手术(特别是主动脉夹闭和主动脉开放)主要通过影响肾脏的滤过、重吸收而影响肾功能。其机制包括影响交感活性、肾素-血管紧张素-醛固酮系统(renin-angiotensin-aldosterone system, RAAS)、血管容量、外周血管阻力(systemic vascular resistance, SVR)、心输出量、血压、肾血流量和肾毒素。

• 吸入麻醉和静脉麻醉比较:两种方法均可降低血压、心输出量和外周血管阻力,导致肾血流量再分布,增加Na⁺、水重吸收,从而造成尿量减少。

• 药物:

– 小剂量去甲肾上腺素[0.2 μg/(kg·min)]可优先收缩出球小动脉(增加肾血流量和尿量)。大剂量[2 μg/(kg·min)]时收缩所有血管(降低肾血流量和尿量)。

– 小剂量多巴胺[2 μg/(kg·min)]可优先扩张肾血管(增加肾血流量和尿量)。

– 麻醉性镇痛药和巴比妥类药物可轻度降低肾小球滤过率,可致术后少尿。

– 输尿管蠕动(ureteral peristalsis, UP):

– UP增加可致尿量增多:胆碱能激动剂、肾上腺素能受体拮抗剂、新斯的明,可能还有吗啡。

– UP减少可致尿量减少:肾上腺素能受体激动剂。

• 平面高于T₄的区域麻醉(regional anesthesia, RA)导致交感神经阻断,造成肾血流自主调节功能丧失。此时,肾血流和滤过作用直接取决于灌注压的高低。区域麻醉时,其他影响尿量的因素还包括循环内儿茶酚胺水平、肾-血管紧张素-醛固酮系统、抗利尿激素、激素和前列腺素的水平。

• 术后AKI:与非少尿性AKI相比,少尿性AKI(特别是老年患者)与死亡率升高和长期肾损伤相关。

• 全身性疾病可能影响尿液的输送(如尿路感染、阑尾炎、局限性肠炎、溃疡性结肠炎和腹膜炎)。

• 术后AKI的危险因素:

– 年龄>65岁。

– 急诊手术。

– 高风险手术。

– 心脏疾病:缺血性心脏病、充血性心脏病、心脏风险指数(cardiac risk index, RCRI)评分>2。

– ASA分级Ⅳ/Ⅴ级。

– 术中少尿:留置导尿管的患者应该至少每30 min监测一次尿量。尿量减少时应迅速评估可能的原因。

– 肾前性:低血容量(继发于液体丢失、出血或非显性失水)、低血压或某些药物所致的肾灌注压下降。围手术期少尿最常见的原因是肾前性因素,但肾性和肾后性因素也应考虑。

– 肾后性:导尿管留置不当或打折;导尿管头端高于尿平面(如导尿管头端朝向膀胱顶部,而尿液因重力作用位于膀胱下部)。

– 肾性:肾毒性药物、横纹肌溶解或长期肾前性原因导致急性肾小管坏死。

– 液体冲击试验:通常一次输注血容量的10%(如75 kg男性的血容量大约为4 900 ml;10%为490 ml,3倍的晶体液冲击量可以增加10%的血容量)。然后再评估利尿。如果不成功,可考虑再次给予5%～10%的液体冲击量。对于充血性心力衰竭和肾脏疾病患者,可减少首次和第二次的冲击量。

■ 公式

• 正常的肾小球滤过率(90～120 ml/min)因年龄、性别和体重不同而不同。

• Schwartz小儿肾小球滤过率:GFR=(δ×身高[cm])/SCr(δ值:低体重新生儿取0.33,足月产儿取0.45,2～12岁儿童和13～21岁女孩取0.55,13～21岁男孩取0.7)。

• 成人估计的GFR(estimated GFR, eGFR),也称为肌酐清除率(creatinine clearance, CCr)。Cockcroft-Gault公式:CCr=(140－年龄)×体重×0.85(女性)×1.73/(72SCr×BSA)(译者注:BSA为体面积)。

• 改良肾病饮食(modification of diet in renal disease, MDRD)公式:GFR=175×(标准化SCr)1.154×年龄－0.203×1.212(若是黑种人)×0.742(若是女性)。

• 排钠分数(fractional excretion of Na, FE_{Na})=尿钠/血浆钠÷尿肌酐/血肌酐。

• 肾衰指数(renal failure index, RFI)=尿钠×血肌酐/尿肌酐。

表1　尿诊断指标

指标	肾前性	急性肾小管坏死
尿/血渗透压	>1.5	1～1.5
尿Na⁺(mmol/L)	<10	>40
排钠分数(FE_{Na})	<1%	>1%
肾衰指数	<1	>2
尿素氮/肌酐	>20	<10

疾病编码

ICD9

• 788.42　多尿期。

• 788.5　少尿和无尿。

ICD10

• R34　无尿和少尿。

• R35.8　其他多尿。

临床要点

• 液体复苏和(或)严格的液体管理时均需

要精确的尿量信息。重症患者进行液体监测至关重要。

• 实时和准确地监测尿量可以优化 ICU 患者的临床管理,有助于早期发现 AKI。

• 尿量似乎是判断 AKI 患者预后的有效指标。

• 利尿剂可用于增加尿量和(或)改变电解质水平(也有副作用)。碳酸酐酶抑制剂作用于近曲小管;襻利尿剂作用于髓襻升支;噻嗪类利尿剂作用于远端小管;保钾利尿剂作用于皮质集合管中对醛固酮敏感的主细胞。

尿渗透压 Urine Osmolality

Andaleeb Abrar Ahmed, MBBS, MD, MPH • Jill Eckert, DO   张细学 译 / 顾卫东 校

 基础知识

▪ 概述

• 尿渗透压反映的是具有渗透活性的微粒浓度;其范围为 50(最大尿稀释)~1 200(尿浓缩极限)mOsm/kg。主要微粒包括:钠、氯、钾、尿素。

• 测量值用于评估:

– 血浆电解质及液体的平衡。

– 肾脏的浓缩和稀释功能,即肾脏对血浆渗透压变化做出的反应。

• 正常生理情况下,尿液的比重随尿渗透压的变化而变化。

▪ 生理

• 名词解释

– 一个渗透克分子:相当于阿伏伽德罗常数($6.02×10^{23}$)的微粒数量。

– 克分子渗透压:每升溶液中有渗透活性的微粒数量(mmol/L)。

– 重量渗透压:1 kg 溶剂中有渗透活性的微粒数量(mmol/kg)。对于稀释溶液,克分子渗透压和重量渗透压可以相互转换。

– 张力:两种溶液的渗透压被半透膜分开。可透过半透膜的溶质逐渐达到平衡,不能透过半透膜的溶质形成溶液的张力。人体内,张力是指细胞外液的状态(细胞外液相对于细胞内液)。

• 肾脏通过三个生理过程调节尿液浓度(和渗透压)。

– 通过逆流交换和尿素循环维持髓质间质的高渗透性。这是一个主动转运和耗能的过程。

– 髓襻升支和髓襻降支对水的渗透性不同。

– 精氨酸加压素(arginine vasopressin, AVP;原称 antidiuretic hormone, ADH)作用于远端小管和集合管上的 V_2 受体,增加水的通透性。水沿渗透梯度流向高渗的肾髓质。渗透压增高时 AVP 释放;非渗透性

刺激包括疼痛、恶心、精神紧张和细胞外液减少。

• 血清渗透压:渗透阈值介于 270~290 mOsm/kg。钠离子是血浆中的主要电解质,对血浆渗透压起决定作用;钠离子浓度的变化反映/伴随着水平衡的变化。

• 低血浆渗透压:AVP 释放减少导致稀释尿液的排出增加

○ 低尿渗透压(<100 mOsm/kg)。

○ 低比重尿(<1.003)。

○ 肾保钠作用。

– 高血浆渗透压:AVP 释放增多导致浓缩尿液排出增加。

○ 高尿渗透压(在 200~300 mOsm/kg 及以上)。

○ 高比重尿(>1.02)。

▪ 解剖

• 渗透压感受器位于下丘脑前部成对的视上核与视旁核,AVP 也在此处合成。感受器受到刺激时(如高渗透压、低细胞外容量),AVP 通过轴突转运至垂体后部,并进一步分泌。

• G 蛋白偶联的 V_2 受体位于集合管细胞膜基底外侧,对 AVP 起反应。AVP 可诱导 V_2 受体激活,导致集合管主细胞水通道蛋白-2 构成的水通道插入顶膜。

▪ 病因/病理生理

• 结合病史和体格检查、血浆渗透压、血清钠和容量状态,尿渗透压可用于鉴别高钠血症、低钠血症、多尿、抗利尿激素分泌不当综合征(syndrome of inappropriate antidiuretic hormone, SIADH)和脑性耗盐综合征(cerebral salt wasting, CSW)的病因。

• 导致尿渗透压升高(尿液浓缩)的情况有:

– 脱水/低血容量。

– SIADH。

– 术后状态。

– 溶质性利尿(葡萄糖、甘露醇、造影剂)。

– 高蛋白质饮食。

– 急性肾小管坏死缓解期。

– 梗阻解除后多尿。

– 盐皮质激素和糖皮质激素分泌不足。

– 充血性心力衰竭、肝硬化。

– 非渗透性 AVP 释放所致甲状腺功能减退。

– 药物:卡马西平、选择性 5-羟色胺再吸收抑制剂、催产素、环磷酰胺、氯贝丁酯(安妥明)、长春新碱、氯磺丙脲和精氨酸加压素。

• 导致尿渗透压降低(尿液稀释)的情况有:

– 尿崩症。

– 烦渴状态(精神病)。

– 静脉输注低张性液体。

– 急性肾小管坏死。

– 药物:锂剂、地美环素、格列本脲和妥拉磺脲。

• 脱水/低血容量可表现为低血压、心动过速和皮肤弹性降低。实验室检查可发现:

– 尿渗透压:升高。

– 尿量:减少。

– 血清渗透压:通常升高。

– 血清钠:低钠血症和高钠血症均可发生。

– 体内总钠量:下降。

• 术后状态(高 AVP 状态):

– 尿渗透压:升高。

– 尿量:不定。

– 血清渗透压:下降。

– 血清钠:下降。

– 体内总钠量:不变或下降。

• 溶质性利尿:

– 尿渗透压:升高。

– 尿量:升高。

– 血清渗透压:通常升高。

– 血清钠:取决于溶质种类。

– 体内总钠量:下降。

• 盐皮质激素和糖皮质激素分泌不足:

- 尿渗透压:增高。
- 尿量:下降或正常。
- 血清渗透压:不定。
- 血清钠:下降。
- 体内总钠量:盐皮质激素分泌不足时明显下降,糖皮质激素分泌不足时正常。
• 充血性心力衰竭和肝硬化:
- 尿渗透压:下降。
- 尿量:不定。
- 血清渗透压:下降。
- 血清钠:下降。
- 体内总钠量:增高。
• 神经外科手术后或低渗性低钠血症引起的中枢神经系统受损,均可能出现 SIADH 和 CSW。实验室检查发现:
- 尿渗透压:增高。
- 尿量:下降。
- 血清渗透压:下降。
- 血清钠:下降。
- 体内总钠量:正常。
• 中枢性尿崩症可继发于垂体切除术后、垂体柄损伤、头外伤、核团上或核团内肿瘤/囊肿。实验室检查发现:
- 尿渗透压:降低(<250 mOsm/L)。

- 尿量:增加。
- 血清渗透压:增加。
- 血清钠:增加。
- 体内总钠量:正常。

■ **围手术期相关问题**

• 尽管全身麻醉可升高血浆 AVP 水平,但还是会干扰尿液浓缩能力。

• 术后阶段,非渗透性 AVP 释放和静脉输入低张性液体可致低钠血症(尿渗透压升高)。

• 经尿道前列腺切除术中冲洗用的液体有甘氨酸、山梨醇或甘露醇,这些液体可通过开放的前列腺静脉窦迅速吸收,导致低钠血症、容量过负荷和低渗透压。

• 甲氧氟烷有肾毒性,可引起多尿,特别在浓度>1 MAC、持续时间>2 h 的情况下(2 MAC 小时)。发达国家已不再使用该药。

■ **公式**

• 自由水清除率(free water clearance, C_{H_2O})$= V - (U_{osm}/P_{osm}) \times V$,$U_{osm}$(mOsm/kg)为尿渗透压,$P_{osm}$(mOsm/kg)为血浆渗透压,V 为尿流率。$C_{H_2O}$ 是肾小管水调节能

力的指标。$C_{H_2O}>0$ 提示肾脏稀释尿液,而 $C_{H_2O}<0$ 则意味着肾脏保水,可能是 AVP 的作用。

• 尿液/血浆渗透压值($U_{osm}:P_{osm}$)>1.5 表明尿液浓缩功能完好,而急性肾衰竭时出现等渗性利尿($U_{osm}:P_{osm}=1$)提示存在急性肾小管坏死(acute tubular necrosis, ATN)(未使用利尿剂)。

• 血浆渗透压(mOsm/kg)$=(2 \times [Na^+])+(BUN/2.8)+(血糖/18)$。

• 体内总水量(total body water, TBW)$=$ 体重(kg)$\times$ 体重分数(%)。儿童体重分数为 0.6;非老年男性和女性分别为 0.6 和 0.5。老年男性和女性的体重分数分别为 0.5 和 0.45。

• 钠缺失(mmol/L)$=$ TBW $\times$ $[Na^+]_{理想}-[Na^+]_{实测}$。

 临床要点

除病史、症状、体征、体检、血清钠和渗透压、尿量外,尿渗透压也有助于低钠血症、高钠血症、多尿、CSW 和尿崩症的诊断。

凝血酶原时间 Prothrombin Time

Parisa Partownavid, MD   奚丰 译／张晓庆 校

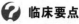 **基础知识**

■ **概述**

• 凝血酶原时间(PT)检查是一种凝血筛查试验,是使用凝血药时最常见的检查。

• 它可用于评估外源性凝血途径以及最后共同途径凝血机制的完整性(图1)。

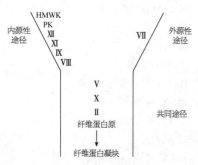

图1 凝血机制示意图

HMWK=高分子量激肽原;PK=前激肽释放酶。

• 仿照外源性凝血途径,在人体血浆中加入钙和凝血酶原(组织因子,凝血因子Ⅲ)后至血浆凝固的时间即为 PT(单位:s)。

■ **生理**

• PT 涵盖了多个凝血因子作用于外源性和共同途径。以下是这些因子以及其作用途径:
- 因子Ⅶ(外源性途径)。
- 因子Ⅴ(共同途径)。
- 因子Ⅹ(共同途径)。
- 因子Ⅱ(共同途径)。
- 纤维蛋白原(共同途径)。

• 肝脏合成了凝血因子Ⅴ和纤维蛋白原。凝血因子Ⅱ、Ⅶ 和 Ⅹ 都是维生素 K 依赖性因子,也在肝脏中合成。

• 正常范围:取决于各实验室使用的试剂和仪器。在某种程度上,国际标准化比值(INR)被用来规范 PT 结果。组织因子(TF)制造商提供了一个国际敏感指数(ISI),源

自国际 TF 参考值并用来计算 INR 值。

■ **病理生理**

• 外源性凝血途径和共同途径凝血因子的缺乏或抑制均会导致 PT 的延长。病因可能是全身性疾病、维生素 K 拮抗剂或维生素 K 缺乏、先天性凝血因子缺乏、抑制剂和人为因素。

• 全身性疾病:
- 肝脏疾病:除了 vWF 和因子 Ⅻ 的亚基,其他所有的凝血因子均在肝脏中合成。
- 结缔组织疾病:产生狼疮抗凝物。
- 淀粉样变性:导致缺乏凝血因子 Ⅹ。
- 骨髓增殖性疾病:导致缺乏凝血因子 Ⅴ。
- 弥散性血管内凝血和纤溶蛋白溶解。

• 抗凝治疗:
- 华法林可抑制维生素 K 环氧化物还原酶合成凝血因子Ⅱ、Ⅶ、Ⅸ、Ⅹ(共同途径、外源性途径和内源性途径)。PT 是检测凝血

因子Ⅶ和Ⅹ活性最为敏感的试验。

- 肝素作用于抗凝血酶Ⅲ,导致其结构改变,使其活性增加了1 000～3 000倍。被激活抗凝血酶Ⅲ使凝血酶和凝血因子Ⅹ(共同通路)失去了活性。PTT是一个更敏感的测试肝素效果的试验。

• 维生素K缺乏:
- 营养摄入减少。
- 吸收不良。

• 先天性凝血因子缺乏症:
- 凝血因子Ⅱ、Ⅴ、Ⅶ或Ⅹ(为常染色体遗传)。

• 抑制剂存在:
- 针对特异性凝血因子的特异性因子抑制剂(如凝血因子Ⅷ或凝血因子Ⅴ抑制剂)。
- 非特异性抑制剂(如狼疮抗凝物)。

• 人为因素:
- 血浆样本为脂血、黄疸或发生溶血(受到光照干扰)。
- 患有红细胞增多症的患者其血细胞比容偏高(血浆中凝血比值偏高)。
- 即使不存在上述情况时,仍需要重复测试。

■ 围手术期相关

• 若全麻手术患者PT异常时,应避免下列几种情况:
- 鼻腔通气或经鼻插管。
- 使用与食管和胃相关的器械。
- 在胸部或颈部行中心静脉置管。在胸部压迫止血很困难,但在颈部是可行的。如果试图在颈部置管,使用超声引导可以减少刺穿颈动脉。

• 对于椎管内麻醉,PT延长可增加脊髓周围出血的风险(图2)。
- 硬膜外血肿是公认的区域麻醉最严重的出血性并发症。
- 发病率:因椎管内阻滞引发出血性并发症所导致的神经功能障碍的实际发病率尚不清楚。尽管文献报道硬膜外麻醉时发病率

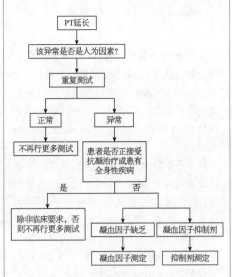

图2　PT延长分析

<1/150 000,腰麻时发病率<1/220 000,但最新的流行病学调查表明,在某些患者中频繁行椎管内阻滞其发病率可高达1/3 000。

• 麻醉管理:对于正接受抗血栓治疗的患者,应依据个人情况决定行腰麻、硬膜外麻醉、镇痛及拔除导管的时机。权衡椎管内血肿的风险与区域麻醉对特定患者的益处。当放置腰椎或硬膜外穿刺针、导管时,在定位、持续硬膜外置管和导管的拔除的全程中,患者的凝血状态应一直处于最优化状态。

• 在神经丛或外周神经阻滞时,相关的出血风险仍不明确。
- 神经功能损害:外周神经的解剖特点降低了不可逆性神经缺血的概率(不同于硬膜外)。
- 大出血:血管鞘内出血(尤其在神经丛内)会导致血细胞比容显著下降。
- 发病率:由于其并发症的罕见和随机对照试验的缺乏,可用信息都来自个案报告。与外周神经阻滞相关的出血性并发症的总体

发病率较低。
- 麻醉管理:在权衡区域麻醉的益处与血肿和出血等并发症对神经损害的风险后,根据麻醉科医师的意见来决定施行外周神经或神经丛阻滞(单次注射或连续导管输注)。一般来说,在肢体表面阻滞时,解剖结构很明确,超声显像清晰,很容易发现血肿并压迫止血。在更深区域神经阻滞时(如后路腰丛神经阻滞、锁骨下臂丛神经阻滞),可能不容易发现出血并发症,尤其是使用连续导管技术时。

• 华法林治疗:
- 在治疗初期,PT主要反映了凝血因子Ⅶ的减少,凝血因子Ⅶ的半衰期约为6 h。
- 在华法林治疗停药后,尽管PT或INR缩短(标志了活性凝血因子Ⅶ恢复),但最初的1～3天人体凝血状态仍不足以达到止血效果。
- 除非PT/INR正常,否则在行椎管内阻滞前应提早4～5天停止华法林治疗。
- 对于急诊患者,可以通过口服或静脉注射维生素K或者输注新鲜冰冻血浆来逆转华法林的效果。

■ 临床要点

• 对于常规的凝血试验尚缺乏统一的意见或指导方案。通常当临床或用药史表明有潜在的凝血功能障碍时进行检查。

• 当某些出血性疾病不能通过PT检查发现时,如何诊断这类疾病非常重要。这类疾病包括:
- 血小板质和量的缺乏,需要专门的血小板功能检查。
- 血管性血友病,需要针对血管性血友病因子的检查。
- 凝血因子ⅩⅢ缺乏,需要专门的因子ⅩⅢ筛查或功能检查。
- 纤溶酶原激活物抑制剂1缺乏,需要专门的检查。

N

帕金森病 Parkinson's Disease

Christine E. Goepfert, MD, PhD, DESA 郁庆 译 / 张晓庆 校

 基础知识

▪ **概述**

• 帕金森病是一种常见的慢性、渐进性、神经退行性疾病，表现为运动功能减退、僵硬、静止性震颤、姿势不稳。

• 严重的选择性的黑质纹状体多巴胺能神经元丢失和 α-突触核蛋白体（Lewy 小体）的存在。

▪ **流行病学**

发病率

• 总体而言：每 100 000 人中有 13.4 例。

• 北美：100 万人。

患病率

• 随年龄增长：60 岁为 1%，85 岁以上为 4%～5%。

• 种族：西班牙裔＞非西班牙裔白种人＞亚裔＞黑种人。

• 性别：男性稍大于女性。

发病情况

见伴随的器官功能障碍。

死亡率

• 与一般人群相比，男性死亡率高，伴随有步态障碍，无静止性震颤。

• 肺炎是最常见的终末事件。

▪ **高危因素**

• 病因不明，但认为原因是多方面的，可能是一个组合的多基因遗传、环境暴露，以及基因与环境的相互作用。

• 遗传因素（重要）：多基因位点（Park1 - 17、SPG11、ACA2，3）。大多数是零星的，有家族病史，占所有病例的 20%。

• 环境因素和毒素：杀虫剂、除草剂（百草枯）、金属、化工产品（油漆、胶水、溶剂、印刷制品、汽油、石棉、清漆或污渍）、井水、生活在工业化国家的农村地区、务农（仅男性）。

• 特发性：病理蛋白质聚集（α-突触核蛋白体、泛素化蛋白）、氧化应激、线粒体功能障碍、干扰细胞内信号传导、锰平衡失调、神经性炎症。

▪ **病理生理**

• 帕金森病主要从神经元的异质种群退化，

在黑质致密部最明显（SNPC）和胺类脑干神经核。这导致 GABA 无拮抗活性，基底神经节细胞核和丘脑核的合成抑制以及运动皮质的抑制。临床影响出现在丢失 80% 纹状体多巴胺和 50% 黑质神经元的丢失时。

• 路易小体同时被发现。它们是神经细胞的细胞质内含物，球形，嗜酸性蛋白的聚集体，并由大量蛋白组成（α-突触核蛋白体、帕金蛋白、泛素、synphilin 蛋白和神经丝蛋白）。它们被认为干扰正常的细胞过程隔离蛋白，对保护细胞存活（或者，据推测，它们是保护和隔离有害蛋白质聚集体）。

▪ **麻醉目标/指导原则**

• 患者在术后肺部并发症的风险，主要是由于误吸。适当剂量的麻醉管理的目的是在完全清醒的患者具有积极的保护性反射。

• 心血管不稳定可能会导致药物相互作用、营养不良和自主神经系统功能障碍。

• 患者可能更容易出现体温过低，继发于营养不良和自主神经系统功能紊乱。

术前评估

▪ **症状**

• 运动症状：运动徐缓、运动减少、僵硬、震颤、姿势不稳、吞咽困难。

• 左旋多巴引起的肌张力障碍。

• 混乱，痴呆。

病史

"震颤麻痹"，由 Dr. James Parkinson 于 1817 年在伦敦第一次提出。

体格检查

张口度降低因为僵硬。

治疗史

• 手术：GPI 苍白球毁损术、VL 丘脑切开术。

• 深部大脑刺激。

– Vim（震颤）。

– STN 和 GPI（僵硬、运动障碍）。

• 实验疗法：干细胞疗法、胎儿组织移植、肾上腺髓质移植。

▪ **用药史**

• 目标：增加基底核区多巴胺（不是外周），

减少乙酰胆碱对神经元的副作用。

• 左旋多巴（与多巴脱羧酶抑制剂甲基多巴肼或苄丝肼）：最有效的药物，以改善运动症状，但半衰期较短。副作用：症状波动，剂峰异动症及动作徐缓和急性多巴胺的副作用（恶心、呕吐、体位性低血压、幻觉、精神错乱）。

• COMT 抑制剂（恩他卡朋、托卡朋）：通过阻止其代谢，延长左旋多巴的半衰期。副作用：肝衰竭。

• 多巴胺受体激动剂。麦角类和非麦角类直接刺激纹状体上的受体。麦角类相关的副作用：肺纤维化、心脏瓣膜纤维化、红斑性肢痛症、多巴胺能不良反应（恶心、呕吐、体位性低血压、幻觉、冲动控制障碍、睡眠发作、下肢水肿）。

• 抗胆碱能药物。对震颤最有效，但因其认知副作用而使用受限，如混乱和幻觉、尿潴留、心动过速、干口和眼干燥症。

• NMDA 受体拮抗剂（金刚烷胺）。从中央神经元释放多巴胺和延迟吸收；同时抗胆碱。副作用：幻觉、困惑、腿部水肿、尿潴留。

• MAO - B 抑制剂（司来吉兰、雷沙吉兰、苄甲炔胺）。通过阻断多巴胺 MAO - B 氧化增加多巴胺。副作用：5 -羟色胺综合征、饮食限制。

▪ **诊断检查与说明**

• 电解质、血清白蛋白、转铁蛋白：可能因为营养不良而精神错乱。

• 血糖：如果服用司来吉兰。

• 肝酶：如果服用托卡朋。

• 心电图：评估心律失常，如果服用金刚烷胺（QT 间期延长）。

• X 线胸片、肺功能检查、血气分析：如果存在呼吸功能障碍。

▪ **伴随的器官功能障碍**

• 神经精神症状：嗅觉障碍（70%～100%）、疲劳（40%～70%）、抑郁（25%～50%）、精神错乱（16%～40%），多数可见并随着多巴胺能药物应用而增加；痴呆（25%～35%）；冷漠；冲动和强迫行为（性抑制）；认知障碍；睡眠障碍；不宁腿。

• 疼痛（40%～70%）：继发于肌张力障碍和

肌硬结。

- 眼科:减少睫毛反射,眼睛干涩,眼跳。
- 运动:
  - 迟缓/功能减退:构音障碍、吞咽困难、运动减少、步伐变小、推进和后退、字体过小、表情缺乏、冻结。
  - 僵硬:颈、颌、挛缩。
  - 震颤:静止(上部),姿势。
  - 姿势不稳定:跌倒,大关节运动减少,失去平衡。
- 气道和呼吸系统:咳嗽反射减弱;内在咽喉肌肉由于僵硬功能不良;动作迟缓;协调性降低;1/3 的患者存在阻塞性通气模式。
- 自主神经系统:姿势不稳、尿失禁、胃轻瘫、不良心血管控制、受损的温度调节、出汗障碍。
- 心血管系统:心律失常、下肢水肿、直立或药物引起的低血压。
- 胃肠功能:吞咽困难、唾液分泌增多(70%～80%),由于自动吞咽减少;体重减轻;营养不良。

▪ 延迟手术情况

长期不充分的药物治疗可能会妨碍拔管。

▪ 分类

Hoehn 和 Yahr 将 PD 分为 1～5 级。
统一帕金森病评定量表(UPDRS):
- 心理、行为、情绪。
- 日常生活活动。
- 运动症状。

治疗

▪ 术前准备

术前用药
- 苯二氮䓬类:提高灵敏度,作用时间长。
- 继续服用帕金森药物接近手术时间(除了在 DBS 手术)。
- β受体阻滞剂:抑制震颤。
- 抗胆碱药:苯海拉明可减少震颤和提供镇静。

知情同意的特殊情况
痴呆高达 35%,可能需要从家属或授权律师获得同意。

▪ 术中监护

麻醉选择
- 区域麻醉:当可行时,有效避免了气道仪器的使用。
- 椎管内麻醉技术,但因交感抑制可引起低血压。
- 全身麻醉:继发于低血容量、去甲肾上腺素耗竭、自主神经功能紊乱、营养不良,可能会出现血流动力学不稳定,药物引起的低血压。

监测
- 常规 ASA 监测。
- Foley 导尿管,尿失禁者用。
- 有创监测,可根据疾病的严重程度、合并症和外科手术类型决定。

麻醉诱导/气道管理
- 介于低血压的风险诱导应选择滴定式给药。硫喷妥钠、依托咪酯已被证明是临床安全的;丙泊酚可引起运动障碍和消除震颤(在 DBS 放置避免),但是效果是不可预知的;氯胺酮即使在小剂量时也可引起交感神经反应,滴定式给药震颤、构音障碍有较好的控制效果。
- 如果存在电解质紊乱,则诱导时增加心律失常的风险。
- 误吸的风险:如果有胃轻瘫、唾液分泌过多、吞咽困难,考虑一个快速顺序(或改良)诱导。避免使用琥珀胆碱避免高钾血症。
- 在气道检查(开口度小),颈部僵硬,预计将有困难的气道。

维持
胃管置入可引流并减少胃内容物。胃管在吸痰拔管前留置。

拔管/苏醒
- 麻醉药物需求量较低。
- 阿片类:芬太尼和吗啡已被证明会导致肌肉僵硬,阿芬太尼可以导致急性肌张力障碍的反应。这些影响可以逆转纳洛酮。哌替啶禁忌与司来吉兰(MAO 抑制剂)合用,可引起高热、肌肉强直。瑞芬太尼已被证明抑制震颤。
- 挥发性麻醉剂:可抑制多巴胺的再摄取,增加自发性和去极化引起多巴胺释放。氟烷可引起心律失常,由于心脏对儿茶酚胺的敏感性。异氟烷、恩氟烷、七氟烷、地氟烷已被证明是临床安全的。然而,外周血管扩张

可能加重已存在的低血压。
- 肌肉松弛剂:非去极化剂已被证明是临床安全的。
- 右美托咪定已被证明是非常适合的,即使在 DBS,然而它有引起低血压的风险。

⚕ 术后监护

▪ 床旁护理

ICU 床如果患者需要术后保留气管插管,或可能需要再插管。

▪ 药物处理/实验室处理/会诊
- 非甾体抗炎药:很好的辅助用药。
- 尽快恢复帕金森病的药物。

▪ 并发症
- 吸入严重的低血压。
- 误吸、呼吸衰竭、咳嗽反射不良导致的呼吸系统功能不全。
- 精神障碍:低剂量的苯二氮䓬类药物或抗精神病药(氯氮平、奥氮平、利培酮、喹硫平)。
- 拔管后喉痉挛。
- 与单胺氧化酶抑制剂合用时药物协同作用对血压有影响。

🔢 疾病编码

ICD9
- 332.0 震颤麻痹。

ICD10
- G20 帕金森病。

❓ 临床要点
- 彻底的术前评估是不可缺少的。
- 在非帕金森病手术,药物治疗需要保持精确。
- 长时间的手术,左旋多巴可以通过胃管,阿扑吗啡可以皮下注射(和止吐药)。
- 需要避免诱发因素和药物。
- 麻醉药加重预先存在的动脉血压过低,是常见的。
- 避免呼吸并发症(特别是误吸),应该是一个重要的麻醉目标。

膀胱镜检查

Jonathan Anson，MD　李佩盈 译／俞卫锋 校

 基础知识

▪ 概述

一般情况

- 膀胱镜用于观察和检查尿道和膀胱的内表面，是一种内镜方法。
- 膀胱镜可为柔性或硬性，可插入尿道。其末端为镜头或光纤设备，通过近端目镜和监视器使内表面可视化。
  - 用无菌液体扩张膀胱来改善可视化程度。
  - 膀胱镜配有额外的管道使仪器插入，用于活检、支架置换、扩张、激光、取石、膀胱内给药[例如，卡介苗（BCG）：牛分枝杆菌的活减毒菌株作为非肌层浸润性膀胱癌的辅助治疗]。
- 这种内镜技术的调整/增强包括经尿道膀胱肿瘤切除术（TUR-BT）和经尿道前列腺切除术（TURP）。使用电切镜来移除组织。
- 适应证包括：频繁泌尿道感染（UTI）、血尿、尿标本中出现异常的细胞、慢性骨盆疼痛、膀胱炎、排尿困难、前列腺、结石、异常新生物、肿瘤、息肉所致的梗阻。
- 输尿管镜更为细长，用于观察和检查输尿管、上尿路结构。

体位

- 截石位。
- 通常需要头高足低位。

切口

经尿道天然开口。

手术时间

5 min 到 1 h。

预计出血量

很少。

住院时间

依据病理学检查，许多操作是在门诊基础上进行的。

特殊手术器械

- 膀胱镜。
- 输尿管镜。
- 电切镜。

▪ 流行病学

发病率

每年约有 67 000 例新发膀胱癌。

患病率

男性膀胱癌的患病率比女性高 3 倍，大于 55 岁的患者更为常见，白种人患病率高于非裔美国人 1 倍。

发病情况

- 疼痛。
- 泌尿道感染。
- 尿路梗阻。
- 膀胱、尿道或尿道穿孔或损伤。

▪ 麻醉目标/指导原则

- 截石位和头高足低位会导致功能残气量减少（FRC）和肺顺应性降低。
- 操作过程中保持患者不动以降低膀胱或输尿管穿孔风险。防止腿部移动来避免髋关节损伤直至手术结束，或患者不再取膀胱截石位。
- 患者多为老年人，合并症多。通常要考虑年龄因素和调整药物剂量。
- 脊髓损伤患者可发生自主神经反射亢进，因此可用椎管内麻醉或全身麻醉来预防这种情况与膀胱扩张。
- 如果使用激光治疗，患者和手术室人员应使用护目镜。

 术前评估

▪ 症状

- 常无症状。
- 可出现血尿。
- 腹痛、侧腹部痛。
- 尿频、尿急或排尿困难。
- 尿路梗阻致无尿。

病史

- 血尿。
- 结石。
- 膀胱肿瘤/癌。
- 泌尿道感染。
- 尿路梗阻。
- 肾积水。

体格检查

- 心动过速或发热可能提示感染。
- 心肺检查。

▪ 用药史

- 治疗良性前列腺增生（BPH）的 α 受体阻滞剂可以与麻醉剂产生复合降压作用。
- 5-α 还原酶抑制剂治疗良性前列腺增生。

- 抗毒蕈碱能药物治疗膀胱过动症（膀胱过度活动症）。
- 治疗勃起功能障碍的药物为一氧化氮衍生物，可以与麻醉剂产生复合降压作用。
- 抗凝血剂和血液稀释共存可能为椎管内麻醉禁忌证。

▪ 诊断检查与说明

- 怀疑急性肾损伤时行代谢功能检查。
- 血尿时行血常规及凝血因子检查。
- 尿路感染时行尿分析和尿培养。
- 按标准心电图检查及胸部 X 线检查。
- 尿路梗阻、肾积水时行肾脏超声。
- 腹部 X 线平片或 CT 扫描可显示结石。

▪ 伴随的器官功能障碍

- 急性肾损伤，特别是尿路梗阻（肾后性衰竭）时。
- 慢性肾脏病。
- 人工心脏瓣膜或心房颤动的患者可能因使用肝素或华法林而发生血尿。
- 尿路感染或肾盂肾炎患者发生尿脓毒症。

妊娠注意事项

- 妊娠期间的结石发病率与正常人群相同。妊娠中期和妊娠晚期结石发生更常见。结石通常自发排出，但患者存在脓毒症或尿路梗阻时，膀胱镜和支架放置可能是必要的。输尿管镜取石术后并发症的发生率在妊娠患者和非妊娠患者没有差异。
- 可以应用椎管内或全身麻醉。腰麻和硬膜外阻滞可以减少药量，且在妊娠早期存在潜在困难气道的患者中应考虑使用。
- 目标：避免致畸药物，维持氧合和基线血流动力学，如果可能的话提供左侧卧位。
- 在术前、术中及术后胎儿监测中咨询产科医师指导。

治疗

▪ 术前准备

术前用药

- 适当使用抗焦虑药。老年患者谨慎使用。
- 适当使用阿片类药物。

知情同意的特殊情况

接受监护下麻醉或区域阻滞复合 MAC 的患者，仍应签署全身麻醉的知情同意书。

抗生素/常见病原体

- 第一步:在术中 1 h 内应用氟喹诺酮类药物。
- 第二步:甲氧苄啶-磺胺甲噁唑或庆大霉素和氨苄西林。
- 大肠杆菌是最常见的微生物。

术中护理

麻醉选择

- 局部麻醉通常用于软性膀胱镜诊断性检查。
- 软性膀胱镜诊断性检查的患者在不能耐受局部麻醉时应考虑监护下麻醉。
- 椎管内麻醉达 T_{10} 平面水平足够大多数泌尿科手术。然而其不能可靠地阻滞闭孔神经。在 TURP 综合征中,清醒患者的精神状态变化是最佳监测。
- 区域麻醉。如果预期行膀胱壁切除术,可采用闭孔神经阻滞,可与椎管内麻醉相结合。当刺激神经时,这能够防止患者体动,并降低膀胱穿孔的风险。
- 通常采用全麻。

监测

- 标准 ASA 监测。
- 有创监护取决于患者的合并症。

麻醉诱导/气道管理

- 全麻喉罩气道(LMA)或气管插管(ETT)。
- 如果患者禁食,没有误吸风险,并有"足够"的 FRC,可以采用 LMA。声门上型设备可减少哮喘或慢性阻塞性肺疾病(COPD)患者气道反应性的发生率。操作中可能仍需使用肌肉松弛药。
- 如果患者非禁食,存在误吸风险,或截石位和头低足高位可能会阻碍自然通气(如躯体肥胖,肺顺应性降低),应该采取气管插管(ETT)。

- 肾衰竭或高钾血症患者,琥珀胆碱相对禁忌。若行快速顺序诱导,考虑罗库溴铵(缺点=持续时间可能延长)或顺阿曲库铵(缺点=起效时间延长)。

维持

- 挥发性麻醉剂与静脉麻醉剂平衡应用。
- 某些情况下手术冲洗液可被吸收。TURP 术可致前列腺静脉窦开放风险最高。因此,应尽可能缩短冲洗时间。
- 血流动力学应保持接近基线值,特别是在有终末器官损害的患者。
- 由于冷的冲洗液可能导致低温。可以通过提高室温、上半身空气保温毯或加热液体来维持正常温度。
- 麻醉药。喉罩插管且存在自主呼吸的患者,根据呼吸速率麻醉药滴定给予。
- 如给予庆大霉素或患者低体温,非去极化肌松药的持续时间可能延长。
- 如果进行透视,应实施防辐射安全措施。
- 如果利用激光治疗,患者和手术室工作人员应佩戴激光防护镜。

拔管/苏醒

- 急症出现前止吐。
- 确保完全无体动直到不再取截石位。
- 清醒拔管后肌肉松弛逆转时,常规呼吸参数。

术后监护

床旁护理

- PACU 即刻术后护理。
- 非遥测床适合大多数住院患者。
- 如果患者有心律失常或严重心血管疾病史,选用遥测病房。
- 经尿道前列腺电切综合征患者入住重症监护病房(ICU)。

镇痛

- 部分患者术后感觉更舒适(例如,取石后)。
- 静脉注射阿片类药物过渡至口服阿片类药物。

并发症

- 监测尿量,导尿管内可能形成血栓。
- 腹痛和放射肩痛提示膀胱穿孔。
- UTI。
- 支架移位。
- TURP 综合征。
- 输尿管穿孔。
- 自主神经反射亢进。
- 血尿,Foley 导尿管中血凝块。
- 急性肾损伤。
- BCG 导致脓毒症和膀胱炎。>70 岁患者,尤其是重复剂量使用时,发生率相当高。

预后

尿道梗阻可能导致不可逆的肾损伤。可逆性依赖于梗阻的持续时间和严重程度。

临床要点

- 患者多为老年人,合并多种并发症,需要详细的术前评估。
- 闭孔神经阻滞是在 TUR-BT 术中闭孔神经刺激的简单有效手段。
- 给予庆大霉素后,非去极化肌松药的作用持续时间可能延长。
- 没有研究显示全身麻醉与椎管内麻醉相比,能改善肾功能预后。
- 应用椎管内麻醉能够在发生 TURP 综合征时早期识别精神状态改变。

喷射通气 Jet Ventilation

Huafeng Wei, MD, PhD　彭生 译/张晓庆 校

基础知识

概述

- 喷射通气的特征是系统开放,高频及低潮气量。
- 特征是正压通气,吸气通过喷嘴输送脉冲压力,呼气是通过射流周围被动呼出;无专

门的呼出路径。
- 喷射通气可通过声门上、声门下和气管内进行。此外,它还可以通过受控或通过自动装置完成输送。
- 当手术野和气道共用时,麻醉实施者可以使用喷射通气;或在"无法插管,无法通气"的困难气道时。

生理

- 喷射通气的优点和理想功能包括一个开放的系统、高频率、低潮气量通气。
- 吸气和呼气是开放的系统。射流喷嘴的是小内径(ID),且不"密封"的气道[不同于气管导管(ETT)的气囊]。此外,没有专用

呼气通路[不同控制机械通气（CMV）]；采用喷嘴周围空间呼出。此外，脉冲式射流经文丘里效应夹带空气进入（高速脉冲产生的气流边缘负压力，带动空气或氧气从开放环境中进入气道）。

- 高频（>60 次/分）。空气滞留和随后的肺泡开放导致"自发性 PEEP"，没有此效果，所产生的低潮气量将不能够吹进肺泡优化 V/Q。因此这是一个可以期待的增加气道压(P_{aw})和氧分压(PO_2)效应，但是存在高碳酸血症和气压伤的危险。
- 低潮气量。对应低气道峰压（PIP）和低胸内压力，增加静脉回流。
• 喷射通气部件包括气体源、喷射阀和喷射喷嘴。
- 气体源：墙壁上的中心供氧或氧气瓶的氧气或空氧混合气体均可。
- 喷射阀：通过电动或手动控制阀打开和关闭来产生脉冲喷射。气体间歇地通过阀门以不同的频率产生脉冲射流。
- 喷嘴：内径大约 2 mm 脉冲管从喷射阀喷射。有不同长度的各种导管（如 14 G 或 16 G 探针导管、经气管喷射导管、热交换管及软抽吸导管）。
• 工作参数和设置，包括呼吸频率、驱动压力、吸气时间、氧浓度、加湿。
- 呼吸频率：15～150 次/分。随着频率的增加，呼气时间减少，会导致生理有益的自发性 PEEP。呼气时间不足，导致空气堆积肺泡扩开，致相应的 V/Q 值和氧合得到改善。
- 高频率，导致胸壁运动减少，从而提供更"安静"的手术域。然而，与持续机械通气（CMV）比较，较短的呼气时间结合小潮气量，可以出现二氧化碳排放消除（高碳酸血症）和更大的无效腔通气（低效率通气）。
- 驱动压力是指施加在喷射阀的压力。成人中，通常会设置在 20～25 Psi，最大为 50 Psi。驱动压是决定潮气量和每分通气量的最主要因素。
- 吸气时间通常设定在 30%～40%。它限定了吸气时间和呼气时间比值。此值增加潮气量和氧合（由于减少呼气时间和自发性 PEEP）增加。
- 氧浓度：设定在 100%，并且喷嘴处的氧浓度。由于文丘里效应和开放系统，实际肺泡内氧浓度是显著减少（图1）。
- 加湿：长时间使用喷射通气时，应对喷射脉冲气体加湿，避免气道黏膜损伤或形成气道黏液和血块阻塞气道。

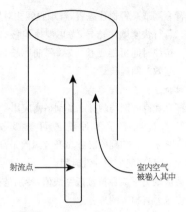

图1 室内空气喷嘴的文丘里效应图

射流点 室内空气被卷入其中

• 因为喷射通气过程是一个开放的系统，所以监测有限。下列指标不能被精确监测和测量。
- 氧浓度。依照文氏管效应，气体进入肺泡，沿轴线逐渐减少。从周围开放系统进入的空气与喷射进入的氧气相互混合并稀释，降低了肺泡实际交换部位的氧浓度。
- 呼气末二氧化碳（PET CO_2）。由于是开放系统，沿气道的轴线变化。
- 气道压。因为湍流，随气道轴线增加，高频时更显著。
- 潮气量。主要根据驱动压变化。

▪ 解剖

喷射通气的方法包括声门上、声门下和气管内。
• 声门上喷射通气（SJV）。喷嘴被定位声带上指向声门开口部位。属于非创伤性，气压伤发生率较其他方式低。此外，建立更快。可用在"不能插管，不能通气"和困难气道的情况，以及上消化道内镜病例。也可以把喷射通气接到喉罩上使用。
• 声门下喷射通气。喷射喷嘴位于声带的下方。夹带进入的空气较少（文丘里效应），与喉声门上相比更可能导致喉痛。在共用气道时使用，另外也可以接在气管插管上使用。
• 经气管喷射通气（TTJV）。射流喷嘴经环甲膜置入。它有创伤性，气压伤风险较高（紧急气道时高达 10%）。用在"不能插管，不能通气"的情况，然而使用时必须避免气道完全阻塞情况以防止气压伤。

▪ 病因/病理生理

• 气压伤，当压力积聚在一个封闭的组织口袋里，类似于不断吹气球，直到它最终爆炸。高压系统可以导致的损伤包括气胸、纵隔气肿和皮下气肿。有已知气压伤或上气道

全梗阻时，避免使用，需要预先把气体呼出。另外，一些预防措施的建议包括：
- 在择期手术病例学习使用，而不是在紧急 TTJV 时。
- 保持呼吸道系统开放，避免压力堆积在一个封闭口袋里。
- 考虑使用无创喷射通气（声门上）。
- 使用低驱动压力（<25 Psi），低频（<120 次/分）。
• 高碳酸血症。高频喷射通气时加重，尤其是肥胖患者，减少了胸壁顺应性，或在 COPD 患者，增加了基线的二氧化碳水平。考虑切换到 CMV 模式，定期检查 $PETCO_2$ 避免高碳酸血症和低碳酸血症。如有动脉置管，查动脉血气。或许可以通过增加潮气量解决（增加驱动压力或吸气时间，或降低呼吸频率）。
• 氧气不足会导致肺泡扩张不充分（通气不足）。在有基础肺疾患者更常见。或许可以通过增加氧浓度、驱动压力或吸气时间加以预防。增加周围氧浓度可以增加输送的 FiO_2。
• 加湿不足可能导致坏死性气管支气管炎和黏液凝块介导的气道阻塞。如果长期通气要进行加湿（目前的临床研究没有一个确定的时间点）。

▪ 围手术期相关

• 凭借系统开放、高频率、小潮气量的特征，喷射通气通常用于呼吸支持和特定临床情况下的机械通气。
• 开放系统：
- "不能通气，不能插管"紧急气道，包括在 ASA 困难气道。TTJV 相对更快，更容易实施，在紧急气管切开更经常使用。环甲膜切开使用环甲膜穿刺针或 14 G 或 16 G 针。
- 消化内镜：经鼻道 SJV，可以供氧和通气，不用插管或其他通气装置。
- 困难气道管理。用在直接喉镜纤维支气管镜气管插管时，有明确气道给氧。
- 开放气道的耳鼻喉科病例，如硬质支气管、声带或其他上呼吸道手术。如期间上呼吸道的手术，外科医师和麻醉者必须共享气道，使用气管插管阻挡手术视野；相反地，手术器械可使气道不能密闭。高频喷射通气（HFJV）可连续或间歇地充氧和通气。
- 胸或肺病例，如单肺通气、支气管镜检查或气道肿瘤切除术、气管切除术、支气管瘘。
• 高频可以提供最低的膈肌运动。
• 电生理手术，如心房纤颤或心房扑动消

融。少运动可以更精确地发现病灶进行消融,可相对减少手术时间。

－冲击波碎石。CMV 或 SV 通过 LMA 通气导致显著的呼吸运动,类似于打一个"移动的目标"。可在高频通气来实现最小化膈肌运动,为碎石提供最佳环境。

－小潮气量,低胸腔内压力。最小化对静脉回流的干扰,可以改善低血容量或休克患者的血流动力学。动物实验显示,高频通气(100 次/分)较 CMV 显著提高血压和心输

出量。采用心电图的 R 波触发的同步喷射通气呼吸可显著提高实验动物的心功能。

－全静脉麻醉(TIVA)可用于 HFJV 时的全麻维持。依照具体情况采用镇静药。阿片类药物或肌肉松弛剂平衡麻醉。

 临床要点

• 喷射通气是具有独特特征与 CMV 不同的技术。它提供了一个开放式通气,呼吸频

率在 12～1 000 次/分和更大的无效腔通气(成人 V_D 通常在 150 ml;可以提供高效的充氧和通气,机制不明)。此外,喷射通气还有低 PIP、自发性 PEEP 等有用的特点(高频率的结果)。不能使用吸入麻醉药,且加湿效果差。

• 围手术期使用包括外科期待的"静止"术野手术、共享气道和困难气道。

• 不幸的是,FiO_2、$PETCO_2$、P_{aw} 和潮气量监测效果差。

皮质醇 Cortisol

Joe C. Hong, MD 崔璀 译 / 杨瑜汀 杨立群 校

基础知识

▪ 概述

• 皮质醇是一种类固醇激素,属于糖皮质激素。在应激中起重要作用。尤其是,皮质醇:

－刺激糖异生。

－抑制炎症。

－维持血管对儿茶酚胺的反应性。

• 皮质醇由肾上腺皮质合成并分泌。它受垂体前叶产生的促肾上腺皮质激素(ACTH)调控。ACTH 反而受下丘脑产生的促皮质素释放激素(CRH)调控。皮质醇可通过负反馈机制抑制 CRH 和 ACTH 分泌。

• 24 h 节律引起 CRH、ACTH 和皮质醇循环释放。对于夜晚睡觉的人,皮质醇水平在傍晚最低,睡醒前最高。

• 病理状态包括库欣综合征(糖皮质激素过量)和艾迪生病(肾上腺皮质功能不全)。

▪ 生理

• 皮质醇是类固醇激素,它可以进入细胞并与胞内胞质受体结合。此时结合体促进 DNA 转录,调节皮质醇的蛋白生成。

• 皮质醇刺激糖异生:

－肌肉蛋白分解增加合成减少,因此为肝脏糖异生提供更多的氨基酸。

－减少对胰岛素的敏感性和脂肪组织对葡萄糖的利用。

－脂质分解增加,为糖异生提供更多底物。

• 皮质醇抑制炎症:

－抑制 IL-2 生成和 T 淋巴细胞增殖。

－抑制肥大细胞和血小板组胺和 5-羟色胺释放。

－通过抑制花生四烯酸形成减少白三烯和前列腺素合成。

▪ 解剖

• 含 CRH 神经元位于下丘脑室旁核。CRH 释放入下丘脑垂体门静脉血液并运输到垂体前叶,在这里它可以刺激 ACTH 分泌。

• CRH 刺激的垂体前叶合成并分泌 ACTH 进血。

• 皮质醇由肾上腺皮质束状带释放。

• 肾上腺是由产生儿茶酚胺的内髓质和分为三个组织学区域的皮质组成的。从外往里:最外层的球状带是醛固酮的来源。往下是束状带,产生糖皮质激素。最内层皮质网状带负责雄激素分泌。

▪ 病因/病理生理

• 皮质醇过剩状态(库欣综合征):

－由内源性分泌过多或医源性超生理剂量治疗疾病所致。

－内源性分泌过多。大多数的例子与促肾上腺皮质激素产生过多有关(80%)。这些疾病包括生成 ACTH 的垂体腺瘤和来自肿瘤的异位 ACTH 生成,如肺小细胞癌和胰腺癌。

　ACTH 非依赖的如皮质醇分泌的肾上腺腺瘤(或癌)造成剩下的内源性皮质醇过多的情况(20%)。

－当内源性皮质醇来自垂体产生的过多的促肾上腺皮质激素,这种疾病被称为库

欣病。

－慢性过量糖皮质激素的引起生理变化。这些包括向心性肥胖、满月脸、紫纹、肌肉萎缩、骨质疏松、多毛和色素沉着。临床症状包括葡萄糖不耐受、高血压、低血钾性碱中毒和白细胞增多。

－内源性的糖皮质激素过多的治疗需要手术切除。

• 皮质醇缺乏状态:

－原发性肾上腺皮质功能不全是由于肾上腺皮质不能生成糖皮质激素和盐皮质激素(艾迪生病)。

　。最常见的原因是自身免疫性破坏肾上腺皮质导致急性肾上腺疾病。肾上腺激素不足的其他原因包括转移到肾上腺皮质的疾病,肾上腺出血、肾上腺感染性疾病[结核、机会性感染(包括 HIV 感染、真菌血症)]和淀粉样蛋白浸润。

　。促肾上腺皮质激素(ACTH)升高,但糖皮质激素和盐皮质激素水平下降。

　。临床表现与肾上腺皮质激素缺乏有关。低血糖是由皮质醇缺乏引起。低血压、体位性低血压、高钾血症、代谢性酸中毒和血液浓缩是由盐皮质激素缺乏引起的。色素沉着由升高的促肾上腺皮质激素分泌引起的。其他体征和症状包括乏力、疲劳、嗜睡、厌食、恶心、腹痛、氮质血症、高钙血症、抽搐、发热、晕厥。

　。治疗:糖皮质激素替代治疗(氢化可的松、泼尼松、甲泼尼龙)和盐皮质激素(氟氢可的松)。

－继发性肾上腺皮质功能不全由垂体前叶生成促肾上腺皮质激素减少引起。

P

○ 最常见的继发性肾上腺皮质功能不全的原因是停止糖皮质激素治疗。其他原因包括垂体肿瘤、垂体手术或放射、产后垂体功能减退(席汉综合征)、垂体结节浸润。

○ 慢性皮质类固醇治疗:抑制下丘脑和垂体前叶,分别造成 CRH 和 ACTH 生成减少。CRH 和 ACTH 水平下降引起束状萎缩,导致糖皮质激素缺乏症。在生理应激时,患者不能立即增加皮质醇的产生,导致急性继发性肾上腺皮质功能不全。

■ 围手术期相关

• 皮质醇过多状态:

- 库欣综合征患者必须使血糖、血压、血管内容量状态和电解质在术前得到改善。

- 库欣综合征患者的体型(向心性肥胖、满月脸、水牛背)可能存在气道缺陷。

- 高皮质醇状态导致免疫抑制和伤口愈合不良。无菌技术对所有手术程序和置管,以及尽量减少医源性感染都是至关重要的。

- 仔细的定位很重要,因为严重的骨质疏松增加骨折风险。

- 库欣综合征患者在肾上腺切除术时应在术中给予氢化可的松,因为他们有术后急性糖皮质激素缺乏的风险。氢化可的松可以逐渐减少,因为之前静止的对侧肾上腺皮质恢复皮质醇的产生。

• 皮质醇缺乏状态:

- 肾上腺皮质功能不全患者应继续盐皮质激素和糖皮质激素替代治疗,直至其手术时间。过度缺乏的临床特点包括高钾血症、低钠血症、代谢性酸中毒、心肌传导缺陷。

- 氢化可的松兼有糖皮质激素和盐皮质激素活性。因此,它是一个治疗肾上腺皮质功能不全理想的药物。

- 增加的糖皮质激素围手术期应激剂量可能是必要的,因为这些患者可能无法产生足够的应激反应量。传统推荐为氢化可的松 200 mg/(70 kg・d)。然而,更小剂量的 100 mg/(70 kg・d)也被证实是有效的。

- 围手术期氢化可的松的补充量要基于预期手术应激、创伤的相对程度和麻醉深度。

❓ 临床要点

• 库欣综合征者必须改善其血糖、血压、血容量状态和手术前电解质水平。他们的伤口愈合不良和伤口感染风险增高。

• 库欣综合征患者的体型(向心性肥胖、满月脸、水牛背)可能会存在气道缺陷。

• 肾上腺库欣综合征患者在肾上腺切除术时,在手术中应给予氢化可的松,因为他们有术后急性糖皮质激素缺乏的风险。

• 肾上腺皮质功能不全患者应继续盐皮质激素和糖皮质激素替代治疗,直至手术。肾上腺皮质激素严重缺乏的临床特点包括高钾血症、低钠血症、代谢性酸中毒和心肌传导缺陷。

• 外源性糖皮质激素的急性戒断在围手术期可引起急性肾上腺皮质功能不全。

脾切除术 *Splenectomy*

Emily L. Drennan, MD 孙少潇 译 / 顾卫东 校

🩸 基础知识

■ 概述

一般情况

• 正常成人脾脏的重量约为 5 oz,大小为 5 in×3 in×6 in。其功能包括过滤血液、产生免疫调理素以及其他补体成分。

• 脾切除术的适应证:

- 球形红细胞增多症。

- 转移性恶性肿瘤。

- 脾创伤。

- 特发性血小板减少性紫癜(idiopathic thrombocytopenic purpura, ITP)。

- 血栓性血小板减少性紫癜(thrombotic thrombocytopenic purpura, TTP)。

- 球形红细胞增多症。

- 镰状细胞病。

- 淋巴瘤。

- 脾脓肿。

- 脾囊肿。

- 脾静脉血栓形成。

- 肝硬化。

- 食管静脉曲张。

• 可采用开放性手术,也可在腹腔镜下行脾切除术。只要器官的大小不是问题,倾向于采用后一种方法。

• 开放性脾切除术包括找到和游离胃短动脉、脾结肠韧带和下极血管。在脾门处结扎血管、脾和膈肌游离,从腹腔中切除脾。止血和评估出血量,关闭切口。

• 腹腔镜脾切除术取头高足低位。腹部开 3 个或 4 个 10 mm 的孔。采用与开放性手术相同的方法解剖脾。脾游离后,在收集袋内粉碎脾并取出,或者扩大切口取出脾。

• 20% 的患者存在副脾。有副脾的患者因血液系统疾病接受脾切除术时,可能无法如预期得到治愈。

• 存在脾切除术禁忌证的患者(由于严重并发症)可采用脾射频消融术(radiofrequency ablation, RFA)和脾动脉栓塞术等其他治疗方法。此外,脾切除前也可先行这些手术,以减少脾的体积或血液供应。

• 部分脾切除术可保留脾的重要免疫功能,目标是保留至少 25% 的正常脾。

体位

• 开放性手术:仰卧位。

• 腹腔镜手术:半侧卧位,左上肢外展于头上方。

切口

• 开放性手术:正中或左肋下切口。

• 腹腔镜手术:4～5 个 1 cm 的切口,脐孔为放镜头的孔,其他操作孔位于左上腹部。

手术时间

• 45～60 min,如果脾特别大或患者既往有上腹部手术史时,手术时间可能延长。

• 腹腔镜手术的时间较长,2～3 h。

术中预计出血量

100～300 ml。

住院时间

• 开放性手术:5～7 天。

• 腹腔镜手术:1～3 天。

特殊手术器械

术前针对肺炎球菌、脑膜炎球菌和流感嗜血杆菌行预防感染治疗。

■ 流行病学

发病率

• 在过去的 20 年中,随着对无脾相关并发症认识的加深,脾切除术的数量已经大大减

少。为了保持患者的免疫功能,外科医师更愿尝试保留受损的脾。

- 美国国家手术质量改进项目的数据表明,2005—2008 年美国共进行了 2 167 例脾切除术。

患病率

在美国和欧洲,特发性血小板减少性紫癜的患者达 9 万人,这是最常见的非外伤性脾切除术的适应证。

发病情况

- 取决于手术的指征。
- 外伤患者的并发症取决于是否存在其他合并损伤。
- 开放性手术的并发症发病率为 28.9%,腹腔镜手术为 11.7%。
- 最常见的并发症是肺不张,25% 的腹部手术可出现肺不张。

死亡率

手术死亡率<1%。

▪ 麻醉目标/指导原则

- 保持足够程度的肌松,这有助于手术野暴露、气腹的建立和维持,以及通过腹部小切口切除肿大的脾。
- 根据需要进行成分输血,以维持凝血功能,尤其需输注血小板。

 术前评估

▪ 症状

- 左上腹疼痛、腹胀。
- 由于脾压迫胃部,早期可出现饱腹感。

病史

- 脾外伤。
- 脾切除的基础病变(如镰状细胞病)。

体格检查

- 右上腹触及肿大的脾。
- 病因与免疫系统疾病有关时,可伴有广泛淋巴结肿大。
- 由于脾充血,左上腹或上腹部可闻及杂音。

▪ 用药史

术前接种肺炎球菌、脑膜炎球菌和流感嗜血杆菌疫苗。

▪ 诊断检查与说明

- 超声检查明确有无脾大。
- 核素扫描可发现副脾。
- 术前全血细胞计数,以评估贫血和血小板数量。

▪ 伴随的器官功能障碍

可能存在免疫缺陷或肝功能障碍,具体取决于手术指征。

🔩 治疗

▪ 术前准备

术前用药

术前接种疫苗,尤其是肺炎球菌疫苗。

知情同意的特殊情况

- 如果拟行腹腔镜手术,应告知家属有转开放性手术的可能。
- 讨论术后疼痛管理时应告知可能需行硬膜外阻滞及其相关的风险,尤其对于血小板减少的患者。拟行腹腔镜手术时,应告知术中如中转开放性手术,术后可能需放置硬膜外导管。

抗生素/常见病原体

- 术前抗生素应覆盖皮肤菌群,如第一代头孢菌素或克林霉素。
- 术后是否需预防性应用抗生素仍有争议。<5 岁的患儿有术后预防性应用抗生素的指征,但成人通常不用。存在潜在免疫缺陷的患者术后预防性口服青霉素可能有益,但这方面仍缺乏具体的数据。
- 术后感染常见的病原菌包括:
  - 荚膜细菌。
  - 金黄色葡萄球菌。
  - 革兰阴性细菌。
  - 疟疾。
  - 巴贝西虫病。

▪ 术中监护

麻醉选择

- 全身麻醉。
- 开放性手术可选择硬膜外术后镇痛,尤其脾切除是腹部分期手术的一部分且腹部正中切口较大时。血小板减少症患者(TTP、ITP)或其他凝血功能障碍(肝病静脉曲张)的患者不适合硬膜外镇痛。

监测

- 标准 ASA 监测。
- 有合并疾病或巨脾时可行动脉置管。

麻醉诱导/气道管理

- 标准诱导。
- 开放性手术和腹腔镜手术需用带套囊的气管导管。

维持

- 诱导后应放置鼻胃管减压,以便改善手术

野暴露,方便分离脾和胃之间的胃短动脉。
- 选择吸入麻醉药和肌松药,以改善手术野暴露。
- 气腹可降低肺顺应性。腹内压常规为 15 mmHg。可降低气腹压以改善通气。
- 头高足低位可使腹腔脏器在重力作用下往盆腔移动,从而有助于改善某些呼吸力学指标(吸气峰值压力、功能残气量、肺顺应性),但有降低心脏前负荷的作用。
- 血栓弹力图可用于指导术中血小板的输注。

拔管/苏醒

- 标准拔管。
- 开放性脾切除术后需保留鼻胃管。腹腔镜手术在拔除气管导管后不一定需要保留胃管(取决于手术医师的习惯)。

⚡ 术后监护

▪ 床旁护理

- 开放性脾切除术后发生肺不张及膈肌功能障碍的风险较高。
- 凶险性脓毒血症最常发生在脾切除术后早期,可表现为发热、菌血症、凝血功能障碍并快速进展为休克,需行紧急治疗。

▪ 镇痛

- 患者自控镇痛。
- 如果没有禁忌证,可给予酮咯酸。
- 硬膜外导管给予负荷剂量后持续输注。

▪ 并发症

- 出血。
- 脾切除术后凶险性脓毒血症。
- 慢性血小板增多症。
- 门静脉血栓形成。
- 胰腺炎。
- 左下叶肺不张。
- 伤口感染。
- 膈下脓肿。
- 术后高凝状态。

小儿注意事项

- 小于 5 岁的患儿脾切除术后凶险性脓毒血症的发生率显著升高。小于 1 岁的婴儿的发生率为 10%(风险最高)。
- 术后 2 年发生脾切除术后脓毒血症的风险仍较高。

▪ 预后

- 一般较好,主要与基础疾病及创伤的严重程度有关。

P

- 脾切除后血小板增多症可给予阿司匹林或羟基脲治疗,但其疗效不确定。
- 脾切除术后凶险性脓毒血症急症的,病死率可达50%～70%。
- 有数据表明,脾切除术有增加肺动脉高压的风险。

 临床要点

- 目前脾切除术大多采用腹腔镜手术,慢性ITP是最常见的适应证。
- 最严重的并发症是术后脓毒血症,尤其多见于儿童。
- 尽管硬膜外术后镇痛有一定益处,但血小板减少或凝血功能障碍的患者禁忌使用。

贫血 Anemia

Gregory M. T. Hare, MD, PhD · Katerina Pavenski, MD, FRCPC 王苑 译 / 王祥瑞 校

基础知识

概述

- 贫血的定义为女性血红蛋白浓度<12 g/dl(120 g/L)和男性<13 g/dl(130 g/L)。
- 红细胞(RBC)和正常血红蛋白(Hg)对于氧气运输至组织至关重要。它们有助于血液黏度,有利于止血。

流行病学

发病率

- 高度变异性和依赖病因与人口统计。
- 11%～76%的患者可能术前存在贫血。90%的患者术后发生贫血。

患病率

约25%的贫血是由营养、感染、恶性肿瘤和基因引起的。约50%的患者贫血的原因是铁缺乏。

发病情况

在特殊人群中,急性和慢性贫血增加脑卒中、心肌梗死和肾损伤的风险。贫血增加围手术期发病率和可能需要异体血输血的概率,后者延长住院时间,术后感染和死亡率也增加。

死亡率

术前贫血是死亡率的独立因素,可能与需要异体血输入有关,这会增加手术死亡率和重症患者数目。

病因/危险因素

- 生成减少或损害:
 - 营养缺乏(铁、叶酸、维生素 B_{12})。
 - 由于肾衰竭,促红细胞生成素(EPO)减少。
 - 骨髓原因:再生障碍性贫血、不典型增生、癌或者纤维化。
 - 慢性炎症:如慢性疾病的贫血(ACD)。
- 破坏增加(溶血):
 - RBC:

 ○ 膜病。
 ○ 血红蛋白病:镰状细胞病、地中海贫血(珠蛋白生成障碍性贫血)。
 ○ 酶缺陷。
 - RBC 外:
 ○ 免疫(同种或者自身抗体介导)。
 ○ 微血管病变(弥散性血管内凝血、血栓性血小板减少性紫癜)。
 ○ 大血管病变(瓣膜)。
 - 感染(疟疾)。
 ○ 其他(烧伤)。
- RBC 丢失。
 - 出血(胃肠道出血、经血过多、手术等)。
 - 献血。
 - RBC 封存(与脾大有关)。
 - 稀释。
 - 医源性(如液体复苏)。
 - 妊娠。

病理生理

- 贫血引起的发病率和死亡率的机制目前还不明确。可能与血液氧含量不足以及组织氧气运输缺乏有关。
- 铁缺乏可能与营养摄入不良、需求量增加(儿童、妊娠、哺乳)、慢性血液丢失和吸收障碍有关。
- 维生素缺乏与口服摄入量少、吸收障碍或者需求量增加(如叶酸缺乏症)有关。
- 肾衰竭影响 EPO 的生成,最终导致贫血。
- ACD 是慢性严重的。前炎性因子介质和RES 细胞改变铁稳态,影响红祖细胞增生、EPO 生成和红细胞寿命,引起贫血。
- 溶血性贫血影响红细胞生存的致病因多样,可以是先天的,也可以是后天的。
- 恶性肿瘤,血液性和固体,导致贫血的原因是肿瘤占据骨髓或者治疗恶性肿瘤的方法(放疗、化疗)引起骨髓抑制。
- 除了铁缺乏,妊娠增加血浆容量形成稀释性贫血。稀释性贫血还可以由治疗出血而进行性液体复苏引起的。

麻醉目标/指导原则

- 输一个单位的 RBC 增加血红蛋白约1 g/dl(10 g/L)和 HCT 3%。
- 决定输血不应当仅根据 Hg 水平,临床情况必须考虑在内。大多数指南推荐输血的指征是 Hg<6.5 g/dl(65 g/L),Hg>10 g/dl(100 g/L)多数不推荐输血。6.5～10 g/dl(65～100 g/L)是灰色区域,决定输血应当根据临床情况,包括进行性的血液丢失、存在合并症、贫血的症状和氧气运输受限的体征或者血流动力学不稳定。

术前评估

症状

- 疲乏、头晕、晕厥、心理受伤。
- 心悸。
- 呼吸急促和(或)劳力性胸痛。
- 黄疸、深色便、胆结石(怀疑溶血性贫血)。

病史

- 贫血病史和治疗日期。
- 慢性炎症病史(狼疮、关节炎)。
- 主要器官功能不全病史:肾、心、肝、肺。
- 非法毒品和酒精摄入史。
- 癌症和治疗史。
- 慢性血液丢失病史。
- 胃肠道疾病和手术史。
- 已经诊断的遗传性 RBC 疾病史。

体格检查

- 结膜苍白。
- 呼吸急促、心动过速、收缩期杂音、CHF症状。
- 肿块、淋巴结肿大、器官肿大症。

治疗史

铁剂、促红细胞生成素(ESA)、维生素

P

B_{12}、叶酸、输血。

▪ 用药史

骨髓毒性药物：免疫抑制剂（如硫唑嘌呤）、化疗（如环磷酰胺）、抗惊厥药物等。

▪ 诊断检查与说明

- Hg、RDW、MCV（平均红细胞体积）。低MCV（小细胞性贫血）提示缺铁性贫血（IDA）或者珠蛋白生成障碍性贫血。高MCV表明维生素 B_{12} 或者叶酸缺乏、肝脏疾病和过度酗酒。
- 网织红细胞计数反映了骨髓对贫血的储存能力。低的网织红细胞计数说明有严重的贫血，提示既缺乏补血药，又有骨髓疾病。
- 血涂片。
- 铁蛋白、血清铁、TIBC、铁饱和度。低铁蛋白和铁饱和度提示缺铁性贫血（IDA）（注：铁蛋白是急性期反应物，作为慢性炎症患者铁储存量的指标不准确）。
- 可溶性铁蛋白受体可以用来鉴别 IDA 和ACD。低的可溶性铁蛋白受体提示 ACD。
- 叶酸、维生素 B_{12}。
- CRP 是炎症标志物，可以用来评估 ACD的患者。
- 标准生化检查，如肌酐、转氨酶和胆红素，对于确定肾脏和肝脏疾病有帮助。

▪ 延迟手术情况

- 影响脑和心肌氧供的症状。
- 如果出现明显的贫血（Hg＜10 g/L），基于安全应当推迟手术。患者术前接受内科或者血液科医师的评估和治疗，特别是对那些拟行可能出现大量失血的手术、罕见血型或体内存在大量抗异体红细胞抗原的患者，以及那些因宗教的原因而拒绝输血的患者。

▪ 分型

- 形态学：小细胞、大细胞、正常细胞。
- 动力学：RBC 产生减少、RBC 破坏增多、RBC 丢失增多、封存和稀释。

 治疗

▪ 术前准备

术前用药

- 纠正贫血，使用补血药（维生素或矿物质）和 ESA。
- 紧急手术的显著贫血（如没有时间进行血液保护或者其他有效措施）可以考虑异体RBC 输注。
- 注射抗纤溶药物（如氨甲环酸）和局部止血药物以减少血液丢失。

知情同意的特殊情况

- 讨论输注血产品的可能性以及解释相关风险。
- 解释血液保护的风险和益处（如 ESA 相关的血栓栓塞风险）。

▪ 术中监护

麻醉选择

根据手术操作选择。神经技术的研究意义重大。

监测

标准 ASA 监测。

麻醉诱导/气道管理

防治低血压。

维持

- 术中血液丢失是全血失血。实验学数据不能在一开始反映这一现象，直到容量再分布发生时出现变化。
- 评估海绵、纱布、铺巾、地面和吸引器内的血液丢失量。
- 使用血液回收设备。

- 避免低体温。
- 使用对点测试（不确定这个测试，如果适用）来指导血液治疗。

拔管/苏醒

术后拔管和呼吸机通气治疗适用于大量容量转移和已经开始输血。

 术后监护

▪ 药物处理/实验室处理/会诊

- 密切监测 Hg 水平和症状、出血情况，适当时考虑输血。避免过度输血；稳定的患者，输完 1 单位的血一段时间后重新评估。
- 减少不需要的血液丢失，采血使用儿科管。
- 咨询血液科或血液保护医师的意见，协助补充铁和其他药物治疗以优化 Hg。
- 勿忘预防血栓形成，特别是术前接受 ESA和氨甲环酸（TXA）患者。

 疾病编码

ICD9

- 280.9　缺铁性贫血，非特异性。
- 284.9　再生障碍性贫血，非特异性。
- 285.9　贫血，非特异性。

ICD10

- D50.9　缺铁性贫血，非特异性。
- D61.9　再生障碍性贫血，非特异性。
- D64.9　贫血，非特异性。

临床要点

- 活动性出血的患者比非出血的患者更需要积极输血。
- 使用所有临床分析来支持输血的决定。
- 治疗和诊断择期手术术前的贫血以避免贫血和输血的风险。

平板运动试验 Treadmill Stress Test（TMST）

Kenneth F. Kuchta, MD　张细学 译 / 顾卫东 校

基础知识

▪ 概述

- 平板运动试验（treadmill stress test, TMST）是一项传统的冠状动脉疾病筛查试验，其侵袭性最小且性价比最高，同时还有

较好的敏感性和特异性。
- 冠状动脉疾病和其他心脏疾病患者静息时的心电图可能正常；而增加心肌氧耗后，心脏病变的特征就可能显现出来。
- TMST 主要用于诊断冠状动脉疾病、检查心脏储备功能和判断各种疾病的预后：

－胸痛的评估。
－确诊或疑似的冠状动脉疾病。
－心肌梗死后的随访。
－心脏瓣膜疾病。
－心脏瓣膜置换术后随访。
－术前评估心血管功能状态。更为重要的

是,甄别术中可能发生缺血性事件的患者。

• TMST 的字面意思仅描述了增加心脏应激的方法,而没有说明如何发现心肌缺血。监测心肌缺血的传统方法是连续心电图监护。近年来也常使用铊、其他核医学方法或超声心动图探测心肌缺血,而增加心脏应激的方法仍为平板运动。本书其他章节已介绍了这些应激试验,因此本章仅介绍采用平板运动增加心脏应激、以 EKG 作为心肌缺血探测手段的应激试验(确切地说是平板运动心电图)。

▪ 生理

• 心脏是需氧器官,从有氧代谢获取能量的能力有限。静息状态时,心脏从冠状动脉循环摄取的氧已接近最大值。

• 运动(TMST 时)或手术应激时氧的需求量增加,心肌可通过增加冠状动脉血流量增加氧供(通过舒张血管降低血管阻力,但冠状动脉疾病患者此能力常受限)。

• TMST 通过模拟手术应激评估心肌缺血的风险。

• 步骤:

- 准备:恰当的心脏评估,包括病史和体检。

- 监护:放置心电图电极(12 导联)行连续心电图监测,绑好无创血压袖带,测量血压基础值。

- 运动方案:常用 Bruce 方案(也可用其他方案)。从低速运动开始;逐级增加运动负荷,每级按方案要求的速度和坡度运动 3 min。连续监测心电图,一般每级的第 2 min 记录血压(如有需要,可增加血压测量的频率)。

- 运动终点:达到目标心率,通常采用年龄预计最快心率的 85% 作为运动终点,这一终点能保证患者达到足够的应激水平。例如,50 岁患者的预计最快心率为 170 次/分,所以其目标心率应为 144 次/分。此外,偶尔也会采用运动负荷限制和时间限制作为运动终点。

- 测试参数:

◦ 基础心电图。

◦ 运动时间。

◦ 最快心率。

◦ 运动负荷的代谢当量。

◦ 心电图结果:ST 段改变、心律失常。

◦ 血压变化。

◦ 运动期间症状。

◦ 可包括其他主观评价指标。

▪ 解剖

• 每一导联的 EKG 反映的是各自方向轴上的心电活动,属于二维度量方法;而心脏是三维器官,所以需进行多导联监测。可以根据各导联心电图的正常与否推测相应的供应血管,但由于可能存在解剖变异,因此精确定位病变血管需通过有创检查。

• 下壁导联(Ⅱ、Ⅲ 和 aVF):下部心肌;通常由右侧冠状动脉供血。

• 侧壁导联(aVL、Ⅰ、V_5 和 V_6):左心室侧壁;通常由左回旋支和左前降支供血。

• 前壁导联(V_3 和 V_4):心脏前壁;通常由左前降支供血。

• 室间隔导联(V_1 和 V_2):室间隔;左前降支供应室间隔前 2/3。

▪ 疾病/病理生理

• 心电图解释的具体标准可能有不同。

- 最重要的发现是 ST 段的抬高或压低(水平或斜向下压低超过或等于 1 mm 且持续至少 60 ms)。

- 提示(或支持)心肌缺血的其他表现:

◦ 与心绞痛相符的胸痛。

◦ 收缩压下降超过 10 mmHg。

◦ 出现 S3 或 S4 杂音提示可能存在心功能障碍或心肌缺血。

◦ 出现严重心律失常(室性心动过速、室性期前收缩、快速性心律失常)或心电图改变[一度房室传导阻滞(atrioventricular block, AVB)、束支传导阻滞(bundle branch block, BBB)、半支阻滞、房室传导异常、T 波低平或 P 波改变]。

• 结果报告:

- 阳性:缺血可能性高。

- 阴性:缺血可能性低(最好已到达足够的应激水平)。

- 不确定(如出现无 ST 段改变的心律失常)。

- 结果无法解释,可能的原因:

◦ 设备故障。

◦ 无法完成试验(可能由于去适应作用、疲劳、跛行或不合作)。

◦ 使用 β 受体阻滞剂、固有心率减慢(如起搏器依赖患者)可使患者的心率无法达到预计最快心率。

• 根据患者是否达到运动目标(最大限度以上还是低于最大限度),判断试验结果的可靠性。

• 术前平板运动试验结果阳性者,通常需行心导管检查,以明确诊断和指导干预措施的制定(如血管成形术或心脏手术)。不确定结果和不能解释的结果通常需要改变应激试验方案或者实施心导管检查。

▪ 围手术期相关问题

• 冠状动脉疾病。手术患者可能患有已确诊的疾病或者隐匿性疾病,围手术期可能出现相应的临床表现。

- 高龄、高血压、高胆固醇血症和吸烟是手术患者并存冠状动脉疾病的危险因素。

- 糖尿病不仅是无症状心肌缺血的危险因素,而且增加其发生率。

- 外周血管疾病与冠状动脉疾病呈强相关(约 2/3 的患者患有严重冠状动脉疾病)。跛行常常限制运动耐量和完成平板运动目标(低于最大限度)。

• 运动耐量。患者的运动耐量是心血管功能评估的基石,决定患者何时能行术前应激试验。如前所述,糖尿病和跛行可限制此项评估试验。

▪ 公式

预计最快心率＝220－年龄(可接受的运动终点是此值的 85%)。

疾病编码

ICD9

• V81.2 其他或非特定心血管疾病的筛查。

ICD10

• Z13.6 心血管疾病的筛查。

临床要点

• 影响运动试验实施或结果解释的因素:

- 不能长距离行走(跛行或者去适应作用的患者)。

- 束支传导阻滞者(难以解释 ST 段改变)。

- 心率无法增加者(服用 β 受体阻滞剂或起搏器依赖的患者)。

• 此传统心脏应激试验可用于识别因心肌缺血需行冠状动脉造影、冠状动脉成形术或者冠状动脉旁路移植术的患者,以降低非心脏择期手术的风险。此策略有以下几项局限性:

- 冠状动脉旁路移植术后再行非心脏手术虽然降低了心血管风险,但心脏手术相关的并发症和死亡率也不容忽视。

- 冠状动脉血管成形术和支架术可能并不改善长期预后,但患者由于需要抗凝治疗,因而可能会延误非心脏手术。

- 已有证据显示,β 受体阻滞剂和他汀类药物等保护性措施,可降低心血管病高危患者的发病率和病死率。

脐带脱垂 Umbilical Cord Prolapse

Natesan Manimekalai, MD　张细学 译 / 顾卫东 校

基础知识

■ 概述

- 脐带脱垂到宫颈管,紧邻胎先露或在胎先露前,可致脐带受压甚至胎儿窘迫,常发生于破膜时或破膜后。
- 脐带脱垂是产科急症;处理不及时可致新生儿死亡率和患病率显著升高。

■ 流行病学

发病率

- 总发病率:约 0.4%。
- 臀先露(译者注,原文 breach 应为 breech):约 1%。

发病情况

- 对胎儿的影响与窒息相关,可导致运动和认知功能障碍。
- 对母亲的影响与急诊剖宫产术相关:疼痛、子宫内膜炎、肠/膀胱损伤和(或)出血。

死亡率

婴儿死亡率:约 15%。由于剖宫产技术、宫内复苏和新生儿重症监护治疗技术的进步,过去 20 年内婴儿死亡率已有显著下降。

■ 病因/危险因素

- 胎膜早破。
- 臀先露。
- 脐带过长。
- 胎儿早产。
- 子宫扩张:羊水过多、多胎妊娠和多胎分娩。
- 产科干预:人工破膜、胎头外倒转术、双胞胎第二胎内倒转术和放置宫内测压管。

■ 生理/病理生理

- 脐带脱垂至胎先露前,导致胎儿血流减少或中断。子宫收缩进一步影响胎儿-胎盘灌注。
- 脐带暴露在子宫外的低温环境,导致脐动脉痉挛,进一步减少胎儿氧供。
- 胎儿缺氧表现为严重的胎心减速及胎儿心动过缓。
- 如果脐带受压未能马上得到缓解,可致胎儿死亡。

■ 预防措施

- 产科关注的问题:

- 如果胎先露部尚未衔接,人工破膜应当慎重。
- 宫内复苏措施有助于进一步缓解脐带受压,改善预后。
- 产科和麻醉科共同关注的问题:
- 如果脐带先露,应紧急行剖宫产。
- 卫生保健机构联合鉴定委员会(Joint Commission on Accreditation of Healthcare Organizations)推荐接生和分娩机构应进行急诊剖宫产模拟演练,并在模拟演练后听取整个团队的汇报。急诊剖宫产模拟演练和手术流程的标准化有助于缩短决策至分娩的时间,改善胎儿和母体的预后。

诊断

由产科医师团队做出诊断。

- 子宫颈检查:在阴道或外阴看到或触到脐带。
- 胎心监测:变异减速、胎心过缓。
- 对于高危产妇,人工破膜前行分娩期超声扫描或彩色多普勒有助于明确诊断。

治疗

- 子宫内复苏措施:
- 一旦确诊脐带脱垂,处理的重点是立即分娩。
○ 应迅速评估宫颈扩张程度和胎儿状态。如果宫口全开且分娩已启动,则经阴道分娩。
○ 如果经阴道分娩尚未启动,则行剖宫产。
- 在准备剖宫产的同时,产科团队应尝试缓解脐带受压,方法如下:
○ 手法将胎先露抬离脐带。
○ 置产妇于头低足高体位、左侧卧位或者胸膝位,以减轻对脐带的压迫。
○ 留置导尿管,注入约 500 ml 生理盐水扩张膀胱,以抬高胎先露部,从而减轻对脐带的压迫。
○ 尽量少动脐带。
○ 对露出阴道外的脐带用温热敷料包裹,防止脐血管痉挛。
○ 使用子宫收缩抑制剂停止子宫收缩。
- 麻醉前准备:
- 建立静脉通路,并启动快速补液。
- 评估气道。
- 采用非重复吸入面罩给予高流量氧气,以

增加胎儿氧供。如果准备行全身麻醉,给患者预给氧。

- 检查脐血管搏动。
- 应用柠檬酸钠、甲氧氯普胺和(或)H₂ 受体阻滞剂预防误吸。
- 如果没有椎管内分娩镇痛而胎儿又有窘迫征象,应实施全身麻醉。
- 腹部常规消毒铺巾后,快速序贯诱导,同时按压环状软骨。
- 避免过度通气,因可降低子宫血流。
- 胎儿娩出前,以 1 MAC 的吸入麻醉药维持。
- 胎儿娩出后,吸入麻醉药浓度减至 0.5 MAC,以减轻对子宫的松弛作用。
- 气管插管前,放置胃管排空胃内容物。
- 清醒后再拔除气管导管,警惕反流误吸。
- 如果产妇全身麻醉的风险高(如因难气道等),则应优先选择椎管内麻醉。
- 如果已经有预置的硬膜外导管,3% 氯普鲁卡因 20 ml 可以在 3 min 后达到手术麻醉平面。
- 蛛网膜下腔麻醉可以在头低位、侧卧位和胸膝位下实施。避免坐位下行蛛网膜下腔麻醉。麻醉期间应连续监测胎心音。
- 新生儿复苏。
- 脐带脱垂后娩出的新生儿均需要进行复苏。分娩时,新生儿复苏小组(neonatal resuscitation team, NRT)应在场。应由治疗产妇以外的医护人员专门负责新生儿复苏。
- 复苏的首要步骤是清理呼吸道、拍打刺激新生儿和保暖。评估新生儿的呼吸、心率、皮肤颜色和肌张力。
- 如果新生儿呼吸暂停、喘息或心率持续低于 100 次/分,应采用带活瓣的球囊行正压面罩通气和(或)行气管插管。复苏有效的标志是心率上升。
- 如正压通气 30 s 后心率仍小于 60 次/分,应开始胸外按压,按压和通气比为 3:1。
- 如正压通气和胸外按压后心率仍小于 60 次/分,可使用肾上腺素,静脉用量为每次 0.01~0.03 mg/kg。

随访

- 产妇术后使用患者自控镇痛。
- 局麻药浸润。
- 腹横肌平面阻滞。

- 早期下床活动。
- 预防深静脉血栓形成(DVT)。

 疾病编码

ICD9

- 663.00 分娩合并脐带脱垂,非特定治疗阶段或不适用。
- 762.4 影响胎儿或新生儿的脐带脱垂。

ICD10

- O69.0XXO 分娩合并脐带脱垂,非特定。
- P02.4 (怀疑为)脐带脱垂的新生儿。

临床要点

- 脐带脱垂是产科急症。
- 危险因素包括:脐带过长、臀先露、早产、子宫扩张、人工破膜或胎膜早破。

- 临时减轻脐带受压的方法包括手法托举胎先露部、胸膝位、子宫收缩抑制药和扩张膀胱。
- 急诊分娩对降低胎儿的死亡率和发病率至关重要。
- 急诊剖宫产是复杂的手术过程,需要多学科团队(产科医师、护士、麻醉科医师、儿科医师和后勤人员)之间进行有效的沟通。

脐疝 Omphalocele

John T. Chalabi, MD · Swati Patel, MD 郁庆 译/张晓庆 校

 基础知识

▪ 概述

- 脐疝是一种腹部正中腹壁薄弱缺损。突出的内脏被以下组织包绕:
  - 内表面为腹膜。
  - 外表面为羊膜。
  - 两层之间有华氏胶组织。
- 其原因归结于妊娠 6～10 周发生的生理性中肠疝(PMH)导致突出的肠管无法回到腹腔。
- 缺陷通常在产前超声检查时被发现(妊娠 12 周后)。脐疝通常含有小肠和肝脏,然而大肠、膀胱、脾、胃、子宫、卵巢也可以存在。
- 对生理的影响取决于缺陷的大小和其他变异。肠功能通常被保留。然而,相关先天性异常(见伴随的器官功能障碍)发生率高。
- 手术治疗:
  - 分期修补:张力缝合(7～10 天腹部的内容逐渐减少)。
  - 小的缺损可行直接缝合。
  - 巨大脐疝一般行延迟闭合(几个月后)。

▪ 流行病学

发病率

每 1 000 个出生婴儿中有 1.5～3 例。

患病率

- 美国国立卫生研究院(NIH)罕见病办公室(ORD)将脐疝列为"罕见病",在美国＜200 000 人患该病。
- 男女比例为 1:1。

发病情况

- 在没有其他异常的情况下,长期发病率约为 20%。

- 主要并发症:
  - 呼吸衰竭。
  - 发育迟缓。
  - 肠缺血、梗阻,短肠综合征。
  - 切口感染裂开。

死亡率

文献报道,伴随有相关异常的死亡率达61%,相反没有的则＜15.5%。

▪ 麻醉目标/指导原则

- 保持足够的通气。
- 维持血流动力学稳定和避免低血容量。
- 为了防止突出的内脏损伤。
- 维持正常体温。
- 纠正低血糖。

术前评估

▪ 症状

多变,可以无症状,也可以有严重的呼吸循环不稳定,取决于疝的大小、伴随疾病和新生儿储备。胃食管反流病(GERD)不常见。

病史

- 脐疝的大小。
- 分娩方式(阴道、剖宫产等)。
- 任何伴随疾病、症状。
- 血流动力学稳定和容量状态。
- 酸碱状态和潜在的与早产或发育不良有关的肺部疾病。

体格检查

- 膜覆盖缺陷范围从 2～15 cm。
- 呼吸:寻找呼吸窘迫的迹象(大的缺陷常常在产房就需要插管)。

- 心血管系统:寻找继发于低血容量的血流动力学不稳定(脉搏微弱,远端灌注不良,响亮的杂音和血氧饱和度下降,提示先天性心脏病的存在。

▪ 用药史

- 广谱抗生素。
- 全肠外营养(TPN)。
- H_2 受体阻滞剂。

▪ 诊断检查与说明

- 血常规、电解质、血糖、凝血功能、血型交叉配血试验和血气。
- X 线胸片、超声心动图。

▪ 伴随的器官功能障碍

- 染色体异常,特别是三体 13、14、15、18 和 21,目前比例高达 30%。
- 心脏缺陷是常见的,30%～50% 的病例中可发现心脏缺陷。
- 目前高达 40% 的患者伴有神经管缺陷。
- 10% 的患者伴有 Beckwith-Wiedemann 综合征。它表现为巨舌症、脏器肿大、早期血糖(胰腺增生和胰岛素过量),儿童期发生肾母细胞瘤、肝母细胞瘤和神经母细胞瘤的风险增加。
- 脐疝伴随的 Cantrell 五联征,心脏异位、前膈疝、心包膜缺陷、不同程度的先天性心内畸形和胸骨下端缺损。
- 如果存在器官功能障碍,与早产儿有关。

▪ 延迟手术情况

- 不像腹裂缺损,肠是被囊完全覆盖,保护它免受感染和大量液体丢失。这样就有

时间：
- 手术修复之前进行全面评估合并症。
- 矫正血流动力学不稳定。
• 大缺陷（巨型脐疝），如果迅速缩小，可能导致通气障碍，阻碍静脉回流，造成主动脉-下腔静脉直接受压（腹腔室隔综合征）。这类缺陷可能需要几个月的时间来修复。

■ 分类

脐疝分为：
• 小(2 cm)。
• 中(2～5 cm)。
• 巨(6 cm,更大)。

治疗

■ 术前准备

术前用药
无。

知情同意的特殊情况
• 存在风险,特别是相关的异常。
• 术后需继续保留气管插管。

■ 术中监护

麻醉选择
选择气管插管全身麻醉。

监测
• 标准 ASA 监测:脉搏血氧饱和度仪应放在横膈膜上面和下面。
• 监控在吸气峰压(PIP)显著增加,潮气量的减少或氧饱和度直至关腹。这些异常可能表明,不能耐受手术闭合。
• 必要的有创监测:

- 预计存在呼吸障碍（大型缺损、肺发育不良等）或者有先天性心脏病或循环不稳定,需放置动脉导管监测血流动力学和动脉血气分析。
- 中心静脉压（CVP）。
- Foley 导尿管。

麻醉诱导/气道管理
• 快速顺序诱导前行胃肠减压。
• 根据血流动力学状态和共存的心脏条件选择诱导药物。
• 面罩通气注意避免肠管扩张。
• 如果需要的话,应选择允许高压通气的气管导管。

维持
• 通常使用阿片类药物和挥发性药物。而选择合适的药物应根据合并症的情况来决定。
• 肌松药,使腹部肌肉放松。
• 氮气应尽量避免,因为其可能导致肠管扩张与疝复位困难。
• 避免体温过低:液体加温,全身暖毯,升高房间温度。
• TPN 患者,下降到 1/2 的维持量并且监测低血糖。
• 所需液体的可以高达 50～200 ml/(kg・h),取决于涉及的肠道大小和暴露程度。大量的液体需求同时要权衡共存的心脏疾病。

拔管/苏醒
• 大多数患者术后仍保持机械通气。
• 缺损比较小的患者可考虑术后拔管。
- 考虑患者的合并症、大小、血流动力学状态。

术后监护

■ 床旁护理

NICU。

■ 药物处理/实验室处理/会诊

视情况而定。

■ 并发症

• 呼吸衰竭/破坏。
• 肺水肿。
• 血流动力学不稳定。
• 电解质紊乱。
• 感染:GI(坏死性小肠结肠炎)、腹膜炎的伤口、肺等。
• 腹腔室隔综合征。
• 肾血流灌注降低继发高血压。
• 术后肠梗阻需长期 TPN(较腹裂畸形较少)。

疾病编码

ICD9
• 756.72 脐疝。
ICD10
• Q79.2 脐膨出。

临床要点

• 评估相关的异常(染色体、先天性心脏病、神经管缺陷)。
• 术前应适当的容量复苏。

起搏器依赖 Pacemaker, Dependent

Peter M. Schulman, MD ・ Marc A. Rozner, PhD, MD 郁庆 译 / 张晓庆 校

基础知识

■ 概述

• 没有公认的定义。起搏器依赖可以发生于放置常规的起搏器(PPM)或植入心律转复除颤器(ICD)患者。
• 起搏适应证(无论是常规 PPM 或 ICD)包括心动缓慢或内在节律不足或重度需要 β 受体阻滞剂。
- 心动过缓或内在节律不足:窦房结病变、

房室结疾病、神经心源性晕厥、长 QT 综合征
- β 受体阻滞剂:心动过速综合征、肥厚型梗阻性心肌。
• 双心室起搏的适应证[心脏再同步治疗(CRT)]包括心肌病左心室射血分数≤35%。
• 绝对的起搏器依赖(PD)被定义为心室起搏停止后缺乏内在的心脏节律(停顿)。
• 功能性起搏器依赖被定义为心脏再同步

治疗(CRT),患者心室起搏停止后或双心室起搏失败后心脏内在节律不足带来的症状。
• 术前,对于心脏植入式电子装置的患者(CIED),我们可能会需要额外地去了解起搏器当前设定的参数,特别是起搏模式和速率。起搏器依赖性的识别,将提醒围手术期小组血流动力学的高风险,设备故障导致严重的伤害甚至死亡。重点注意减少围手术期的电磁干扰(EMI)的机会,因为它可以干扰 CIED 功能,可能会导致心室过感知和起

搏抑制。

■ 流行病学

发病率

- 因定义和测试技术的不同差异大。
- 在一般人群中的发生率逐年增加，植入永久 PPM 的人群在 30 年内增加 2.7 倍。
- 高度房室传导阻滞（AVB）患者的 PD 发生率较患窦房结病变（SND）患者发生率高。在较早的研究中，AVB 患者 PD 的发病率为 24%～50% 和 SND 患者为 6%～12%。在近期的研究中，因为诊断标准不同，发生率少多了。
- 在最近的一项研究中，PPM 患者新发 PD 年增长率为 1.6%。
- 心脏手术后 1%～3% 的患者需要 PPM，其中许多会发生 PD。

患病率

- PPM 患者中，PD 的患病率与之前出版的 5%～30% 范围很不相同。
- 在最近的一项研究，2.1% 的 PPM 患者有 PD，而房室传导阻滞患者比病窦综合征或心房颤动（房颤）患者有较高的患病率。

发病情况

- 虽不能量化，但 PD 有着升高的发病率。
- 突然停止起搏后可能出现显著症状，有严重的室性心动过缓、血压过低、晕厥、脑灌注不足，甚至死亡。

死亡率

- 无法量化。
- 除去总体死亡率，PD 与心血管疾病可能互相关联。
- 突然停止起搏后有心搏骤停的风险。

■ 病因/危险因素

- 窦房结病变（可包括 PD）。
- 高度的心脏阻滞（可以包括 PD）。
- 房室结射频消融治疗难治性房颤（几乎总有 PD）。
- 神经心源性晕厥（很少 PD）。
- 心脏外科手术（可以包括 PD）。
- 既往心肌梗死（MI，可以包括 PD）。
- 永久起搏器植入术前临时起搏（可以包括 PD）。

■ 生理/病理生理

- 起搏系统由一个脉冲发生器和引线组成。脉冲发生器含有电池和电子或计算机装置，最常植入锁骨下方的前胸肌筋膜。目前大多数系统采用经静脉放置导线接触心内膜。

相同的电极用于检测心脏发出的固有的电脉冲传递电刺激使相应心室心肌发生去极化。心房电极放置在右心耳尖。右心室电极放置在右心室心尖部或流出道的头端。对于双心室起搏（CRT），还要放置第三根导线在冠状静脉窦以起搏左心室。有时候，这根导线会放置在心外膜。

- 基本设置包括：
- 起搏模式：由放置位置决定。
- 位置 1：心室起搏。
- 位置 2：室内感测。
- 位置 3：响应感测。
- 位置 4：有无速率调节程序。
- 位置 5：多点起搏，如果存在。
- 较低的节率。
- 上跟踪率[双腔起搏（DDD）]。
- AV 延迟。
- 需求模式。指在不考虑潜在的节奏下的起搏。ICD 时不可用，除非电击疗法被禁用。例子包括：
- AOO：非同步心房起搏。
- VOO：非同步心室起搏。
- DOO：非同步房室顺序起搏。
- 速率调节。指的是检测运动和增加起搏率的能力（目前所有的新设备）。各种传感器都包括机械和电子元件。掌握传感器类型和设置的知识可以防止不恰当的治疗和对患者的伤害，从皮肤的准备或电气干扰医源性的传感器刺激可能会增加患者在围手术期的起搏心率。
- 房室顺序起搏（DDD 模式，也被称为 P 波同步心室起搏）是美国最常见的起搏模式。它可以保持房室同步性，避免心房收缩对抗封闭的房室瓣，它可引起眩晕或搏动症状，称为心脏起搏器综合征。
- 电池耗尽导致起搏系统故障以及不能为 ICD 提供高电压治疗。在电池电压过低的情况下，起搏器会因为电磁干扰而有电重置的风险。起搏模式的变化旨在限制电池耗电；有些 CIED 患者将从双室起搏转变成单室起搏，检测电压需择期更换电池。
- 在植入后的前 6 周内，彻底脱离是罕见的。然而，导线纤维化导致的传感或起搏阈值问题，并导致导线断裂或绝缘故障仍然是重要的长期难题。

■ 预防措施

- 重新调整的非同步模式可以防止不适当的电磁干扰引起起搏抑制。对于 PPM（但不适用于 ICD），大多数发射器对磁铁的位

置产生感应转换为在制造商特定的速率非同步起搏确定电池的性能。在 ICD 放置一个磁铁通常会暂停或无法进行抗心动过速检测或治疗，但很少改变起搏（仅 Sorin 公司的 ICD 改变 ICD 起搏频率，但不改变起搏模式，当暴露于妥善放置磁铁时）。

- 需要非同步起搏的 ICD 患者总是需要正式的设备重调。值得注意的是，许多 CIED 总是让自己的磁开关程序处于关闭状态。
- 减少术中的电磁干扰：
- 应尽可能采用双极电刀。
- 短，间断电灼应使用最低的能量。
- 手术中应放置电流返回（"地"）芯板，使电流不穿过胸前或起搏系统。

诊断

- 每一次常规设备跟踪随访时，心脏病/心脏起搏器组进行 PD 测试。各种测试旨在低起搏率下建立不充分或不存在的内在节奏。通过临时进行低心室率（30～40 次/分）来检查，同时评估一个潜在的节奏和（或）相关症状的发作。
- 据美国心律协会（HRS）/美国麻醉医师协会（ASA）共识声明，每个患者选择任意电生理治疗前，应获得其 CIED 临床病例，减少或消除 CIED 功能紊乱，并且应该和患者的 CIED 医师取得联系。在没有病例的情况下，HRS/ASA 声明，进行术前询问，以确保适当的设备功能和编程方面即将到来的程序。为进行手术，一些参数（如减少夜间起搏频率或房室延迟）可能需要改变，特别是预期有大失血或体液转移的。在一般情况下，不应该信任患者的陈述；很多所谓起搏器检查就只有一个简单的 12 导联心电图评估，而且患者很少能理解或了解 CIED 或联警报。

治疗

围手术期临时起搏方式可用于稳定紧急或突发起搏适应证的患者：经食管、经皮和经静脉起搏。食管起搏（EP）利用一种特制的食管听诊器有两个不锈钢环，旨在刺激左心房。EP 需要完整的心房和房室结功能；房颤或房扑以及显著的房室结病变是绝对禁忌的。经皮起搏是利用 2 个电极板通过外部除颤器实现的。经静脉起搏是通过经中央静脉放置临时起搏导线，使其尖端位于右心室来实现的。它是更可靠的，比 EP 或经皮起搏可以用更长的时间。

随访

PPM 的患者应至少每年进行一次全面设备检查。ICD 的患者应每 3～6 个月进行一次全面的设备检查,CRT 的患者应每 3 个月检查一次。对于一些低风险、非起搏器依赖的、用最新的发射器的患者,电话咨询可以代替来院检查。术后,必须注意确保 CIED 功能良好。CIED 在受电磁干扰的情况下,特别是发现起搏抑制观察或有输血,应检查。HRS/ASA 指出,任何高风险的患者,或在术前或术中进行编程,或者起搏或 ICD 功能发现问题时,术后检查应在出监测环境之前进行。对于低风险患者,一个 CIED 检查在患者离开 PACU 后到门诊检查。术后检查场所应是术前决定好的,因为患者的

CIED 医师应参与围手术期规划。

■ 非公开索赔数据

起搏系统的分析显示,在多个级别的故障。1990—2002 年 FDA 的数据分析显示,在美国,分别有 225 万 PPM 和 415 780 例 ICD 植入。每年 PPM 的故障更换率为 4.6/1 000,植入 ICD 的为 20.7/1 000。61 人死亡归因于发电机故障。装置的机械问题越来越常见;报道的 ICD 导线失败率在 8 年为 28%～40%。

疾病编码

ICD9

- V45.01　心脏起搏器。

- V45.02　自动植入式心脏原位除颤器。

ICD10

- Z95.0　安装心脏起搏器状态。
- Z95.810　自动心脏(植入)除颤器。

临床要点

在起搏系统故障的情况下,PD 患者有严重的损伤或死亡的高风险。从电磁干扰等因素分析,围手术期起搏系统的故障是很难预测和发生的。术前考虑的关键是 PPM 患者确定有无 PD,因为 EMI 是可能存在的。当 EMI 可能(如术中单极电凝),PD 患者可能需要重新编程的一个非同步起搏模式或应用临时起搏方式。

气道火灾　Airway Fire

Charles E. Cowles, Jr., MD　王苑 译 / 王祥瑞 校

基础知识

■ 概述

- 外科手术中着火可以发生在患者身上或者气道内。最常见的是由火源靠近开放性的氧气输送管道引起的,如电刀和激光。
- 气道火灾定义为气道内或者呼吸回路火灾。很多火灾发生于头部或者颈部的小手术,由使用易着火的装置、建议面罩或者鼻导管。
- 手术室(OR)火灾、气道火灾的预防取决于:
- 理解三要素(点火装置、燃料、氧化剂)如何相互作用引起火灾。
- 认识 OR 的基础知识设备、材料和氧气供应,这些都是三要素的组成部分。
- 警惕三要素相遇的情况。

■ 流行病学

发病率
- 每年发生约 650 例(1∶87 646)。
- 实际发病率要高,但是手术火灾未报道。

患病率
每年有 20～30 例严重损伤的病例。

死亡率
每年有 2～3 例死亡。

■ 病因/危险因素

- 高危操作:火源接近氧化剂(氧气和氮氧化合物)。有报道称,头部和颈部手术易发生火灾,如气管切开术、气道内镜手术或者头部和颈部的皮肤手术。
- 麻醉管理监测(MAC)/镇静病例,特别是:
- 开放输氧,$FiO_2 > 30\%$。
- 铺巾技术使氧气聚集在铺巾之下,易积累。
- 阻塞性睡眠呼吸暂停或者其他疾病的患者(功能残气量减低)在没有氧气供应的情况下无法耐受镇静。
- 剑突以上的头部和颈部手术。
- 使用激光或者激光靠近气道。
- 消毒和铺巾:
- 使用含有酒精(乙醇)的消毒液后未充分干燥或使用过多消毒液。
- 易燃的消毒液用于毛发的位置或者身体的缝隙,或者在头部和颈部手术中使用含有易燃消毒液的大体积海绵(26 ml)。

■ 生理/病理生理

- 当同时存在引发火灾的三要素时,则发生火灾。
- 火源。

- 电刀(ESU)、电凝、激光和光源。
- 通常由外科医师控制。
- 燃料。
- 含有酒精的消毒液、毛巾和敷料。
- 由 OR 的护士控制。
- 氧化剂。
- 氧气和氧化亚氮。
- 通常由麻醉科医师提供。
- 在富含氧气的环境中发生火灾会突然产生火花,然后数秒内发生损伤(灭火非常快)。

■ 预防措施

- 通常火灾的发生是因为手术组成员缺乏沟通。
- 损伤和破坏通常是因为对于火灾处理的不协调或者偶然所致。
- 评估每台手术的火灾风险,特别是 MAC 下头部和颈部的手术。
- 在手术期间进行火灾评估。
- 给 OR 每个组员分配特殊任务来应付火灾。
- MAC/镇静技术带来的高风险:
- 除非临床需要,一般不供氧。
- 在使用火源之前允许氧化剂水平降低,这需要几分钟。
- 如果 $FiO_2 > 30\%$,这需要:
- 和手术组沟通。

Q

○ FiO_2 浓度使用氧气混合器或者麻醉机上常见气体出口。

○ 考虑使用气管插管或者声门上装置如喉罩（LMA）来减少开放性的氧气流出，特别是剑突上的手术。

○ 使用铺巾时防止氧气聚集，方便通气开放。

• 消毒和铺巾。

- 允许易燃的手术消毒液如含有酒精的液体在铺巾前充分干燥。

- 评估糟糕的操作，认为是暂停操作的一部分。

- 避免将 26 ml 的易燃液体用于头部和颈部手术。

• 全身麻醉，特别是剑突上的手术。

- 使用气管插管。

- $FiO_2 < 30\%$ 可以降低火灾的风险，特别是口腔烧灼的风险。

- 降低电刀的功率也可以减少气道火灾的风险。

• 激光手术。

- 使用合适类型和频率的激光。

- 使用指示剂燃料如亚甲蓝在激光管的远端，用于监测难以发现的破裂。

- 使用湿润的纱布或者海绵包裹气道。

- OR 特殊火灾演习包括患者的撤离方法、小组成员的调动，包括外科医师和麻醉科医师。

• 知道灭火器和气源阀门开关的位置。

• 为高危因素的手术准备一手推车，里面有生理盐水或者水瓶、灭火器和指导方法的指示牌。

诊断

• 通过怀疑和调查任何烟雾的气味，听到"砰"的一声，或者看到烟雾或火花。

• MAC 中过度移动的患者。

• 酒精燃烧的火焰几乎看不见，在光亮的手术灯下也很难看到。

治疗

下面的步骤越快执行越好。顺序不重要，最重要的是快速地完成任务。

• 停止操作，以评估情况。

• 关闭气源。

• 拔除气管导管（ETT）。

• 撤除铺巾。

• 往气道内注入生理盐水或者水。

随访

• 非气管插管的患者：评估烟雾的损伤。

• 气管插管的患者：

- 检查拔除的 ETT 以发现气道内可能的残留物。

- 重新建立气道，但是避免使用氧化剂，避

免气道内可能残存的火种复燃。

- 如果是低位气道损伤，使用纤支镜探查。

• 如果初次尝试灭火不成功，使用灭火器，如需要则计划撤离 OR。

• 如果火灾或者烟雾存在，激活火灾警报系统，通知当地消防部门，根据当地法规上交包裹到消防办公室。

• 转移到烧伤的设施。

■ 非公开索赔数据

• MAC 导致的死亡或者毁容的索赔接近 150 万美金。

• 大多数是由头部和颈部的手术引起的。

• 74% 的烧伤病例是由氧气供应引起的。

临床要点

• 只能根据临床需要进行开放性的氧气输出，氧气浓度 > 30% 时火灾风险大。

• 特殊预防措施应用于高风险手术，如当火源接近氧化剂的时候。

• 氧化亚氮支持燃烧的程度和氧气相同。

• 调查声音、气味和噪声，这些都可能与 OR 火灾有关。

• 对需要 MAC/镇静病例中，如果患者需要氧气浓度 > 30% 而点火源在使用的情况下，使用 ETT 或者喉上型装置提供氧气。

气管及环状软骨切除术 Tracheal and Cricotracheal Resection

Francisco Rivas-Doyague, MD · Juan Moya-Amorós, PhD 卫炯琳 译 / 顾卫东 校

基础知识

■ 概述

——— 一般情况

• 目前，手术切除仍是治疗气管狭窄（Kuester术）和环状软骨狭窄（Pearson术）的金标准。手术纠正的目的包括确保正常呼吸而不需气管造口、可经口进食以及保持发音功能。

• 确保气道通畅后，使颈部处于过伸位状态，颈部切开，分离至气管前表面，同时注意避免损伤喉部神经和其他结构的完整性。Kuester术是将狭窄的气管段切除，再行端-端吻合（或"气管牵引"）。Pearson术切除气管和环状软骨前部，可能还需切除外侧环状软骨弓，然后行环状软骨-气管吻合。气管开

放后插入无菌气管导管（endotrachealtube，ETT）。切除的气管长度平均为 1.5～6 cm。

• 切除部位位于远端气管时，需部分或全部切开胸骨；少数情况下，需经右胸处理隆突旁狭窄。

• 良性病变。

- 炎性狭窄和气管食管瘘（tracheoesophageal fistula，TEF）造成患者需长期机械通气（气管内插管），是手术治疗的最常见病因。

- 外伤性狭窄，先天性狭窄（较少见）。

- 系统性疾病：淀粉样变、韦氏肉芽肿病（不多见）。

• 恶性病变。

- 原发性气管肿瘤（< 气管新生物的 0.1%）：鳞状细胞癌、腺样囊性癌（柱状细胞

肿瘤）、类癌。

- 继发性气管肿瘤（局部浸润）：来源于甲状腺、纵隔、肺、食管。

体位

• 仰卧位，颈部过伸，双臂贴身包裹固定。肩胛部和两侧肩胛线之间垫高。

• 经胸手术取侧卧位。

切口

• 颈部切口：适用于喉部和颈胸段气管手术。

• 部分/全部胸骨切开：适用于气管下段和隆突手术。

• 经右胸切口（罕见）：用于隆突旁狭窄手术。

手术时间

180～240 min。

术中预计出血量

<150 ml。

住院时间

10～15 天。

特殊手术器械

- 无菌气管导管。
- Montgomery T 管(偶尔):术后作为气管支架和气道的联合导管,是无气囊的 T 型硅胶管,长头置入气管,短头从气管造口处伸出。控制通气时需堵住气管外部分和(或)气管内的上升放端,以防漏气。
- 硬质气管镜/软质气管镜。

■ **流行病学**

发病率

- 声门和声门下狭窄:1.5%～3%。
- 重度气管狭窄罕见,常发生于气管造口术后,11% 为轻度狭窄(气管直径缩小<10%)。
- TEF<1%。

发病情况

- 轻度并发症的发生率约为 29%,需行内镜下治疗(肉芽肿、局限性狭窄)。
- 缝线裂开的发生率约为 2.9%。

死亡率

- 气管切除术:2.4%～4.5%。
- 环状软骨切除术:1.6%～5.5%。

■ **麻醉目标/指导原则**

已行支气管镜治疗的患者常发生耐甲氧西林金黄色葡萄球菌感染和铜绿假单胞菌感染。

术前评估

■ **症状**

- 吸气性呼吸困难和进行性加重的喘鸣。
- 声嘶和咳痰困难(不常见)。
- 气管拔管后窒息。
- 无症状,在支气管镜检查时偶然发现。

病史

- 在 ICU 内长时间气管内插管。
- 既往内镜下治疗的评估。
- 因呼吸困难和喘鸣至急诊就诊。

体格检查

- 深吸气时高调喘鸣音。
- 发声困难(不多见)。
- 颈部听诊可闻及管样杂音增强。
- 如有气管造口,必须对造口进行评估:造口的口径、与中线的位置关系、是否有肉芽肿形成。

■ **用药史**

- 皮质类固醇激素吸入剂:减轻黏膜的炎症反应。
- 化痰剂:有助于气管、支气管内分泌物的排出。

■ **诊断检查与说明**

- 凝血功能检查。
- EKG、胸部 X 线检查。
- 纤维支气管镜检查。评估狭窄处口径、长度、离声门距离和病变所处阶段(纤维化、急性/亚急性感染、气管软化、TEF)和声带活动度。
- 颈部 CT 检查(矢状面重建):评估狭窄部位的长度。
- 评估营养状况。

■ **伴随的器官功能障碍**

- 取决于患者在 ICU 留治的原因,需要长期气管插管或气管切开。
- 神经系统病变:精神状态改变和无法合作可增加术后并发症,可能是手术的相对禁忌证。
- 手术禁忌证:预期寿命<2 年。

治疗

■ **术前准备**

术前用药

- 皮质类固醇激素可减轻气管水肿;长时间大剂量使用可影响伤口愈合,应予避免。
- 促胃肠动力药、胃液分泌抑制剂可降低误吸风险。
- 使用化痰药,术前胸部物理治疗训练。

知情同意的特殊情况

- 术后需留置 Montgomery T 管。
- 复发和(或)喉上神经损伤可致发声困难。
- 伤口裂开时需要紧急行气管切开。

抗生素/常见病原体

麻醉诱导后给予阿莫西林克拉维酸 2 g,q8h,至术后 3 天。

■ **术中监护**

麻醉选择

- 全身麻醉。
- 是否需要实施区域麻醉取决于手术入路(如开胸手术可行硬膜外隙或椎旁置管)。

监测

- 标准 ASA 监测。

- 放置两根粗的外周静脉留置管。
- 动脉置管实时监测血压并行血气分析。左侧桡动脉置管可避免术中处理头臂干时对监测的干扰。
- 呼吸功能监测:压力-容量曲线、二氧化碳监测、潮气量。常用单腔气管导管。

麻醉诱导/气道管理

- 备好以下器械:各种不同型号的气管导管,包括 5.0 和 6.0;困难气道处理工具和小儿纤维支气管镜。
- 气管切开的患者。可常规诱导。如有可靠的气道,可经口气管插管(orotracheal intubation, OTI),置入小口径导管。如气管导管无法通过狭窄处,先用硬质气管镜扩张狭窄处,然后再插入加强型气管导管。维持足够的麻醉深度和肌松,以免发生呛咳,从而造成气道严重损伤或出血。
- 非气管切开患者。由于存在插管困难可能,建议使用短效药物。可疑插管困难的患者,可考虑行清醒 FOI 或硬质气管镜扩张狭窄处后插入加强型气管导管。行硬质气管镜检查时,需根据外科医师、患者情况、麻醉医师和医疗机构的具体情况决定麻醉供氧技术(喷射通气、无呼吸氧合、通过侧孔正压通气)和药物使用。

维持

- 手术分离期间,在气道打开前可以使用吸入麻醉药,但之后需改为全静脉麻醉(total intravenous technique, TIVA)。
- 摆放体位前放置鼻胃管(nasogastric, NG),以便术中辨别食管(也利于术后管理)。
- 保持直接触及患者头部,这样可在术中开放气道时,供短暂或间断性暂停呼吸。在隆突上气管开口处直接置入无菌气管导管,连接呼吸环路(既可提供持续性通气又可避免影响手术野)。稍稍退出口腔气管导管,导管前端留于声门下,以备无菌导管拔除后再次插入。
- 缝合前部气管时,患者头部需置于过曲位。

拔管/苏醒

- 需在手术室内且外科医师在场的情况下拔管。
- 确保自发呼吸良好、肌松完全恢复;避免剧烈咳嗽和呛咳,拔管前吸尽气道内分泌物。
- 术后通气不可采取颈部过伸位。
- 临床持续监测呼吸功能(如喘鸣消失)。

术后监护

■ **床旁护理**

- 床的前部抬高 45°,保持颈部屈曲位。有

Q

些医疗中心将头部固定于床上,头的两侧放两个枕头,以防止头部活动。

• 术后24~48 h间断吸引鼻胃管。引流量不多(24 h流量<150 ml)时,可在拔除鼻胃管前,先将其与收集袋相连接。

• 禁食直至肠蠕动恢复。常让患者用吸管吸入少量的水,以测试能否耐受口腔进食。

• 第一天每4 h行一次雾化吸入,之后每6~8 h一次。环境空气应保持湿润。

▪ 镇痛

• 除胸骨切开和开胸手术外,其他手术方式对术后镇痛的要求较低;可考虑硬膜外和椎旁置管镇痛。

• 颈部入路手术通常只需联合使用非甾体抗炎药和对乙酰氨基酚镇痛,必要时可加用阿片类药物。

▪ 并发症

• 声门及声门下水肿(喘鸣、呼吸困难)时用皮质类固醇激素治疗。

• 吻合口裂开(皮下气肿、呼吸窘迫)时,采用纤维支气管镜经口气管插管(插至吻合口之下),行手术修补,缝合部位可行气管造口。

• 动脉气管瘘(咳嗽、大量咯血、呼吸窘迫、休克)1‰~2‰,经口气管插管后,手术修补,以隔离瘘口±动脉旁路。

• 慢性并发症包括:

– 肉芽组织。使用可吸收材料后少见;激光治疗。

– 再狭窄。可能的处理方式:再手术、激光治疗、置入内支架。

▪ 预后

气管狭窄治愈率约为93.7%;环状软骨狭窄治愈率为90.3%。

🔤 疾病编码

ICD9

• 519.19 气管和支气管的其他疾病。

ICD10

• J39.8 上呼吸道的其他特殊疾病。

❓ 临床要点

• 对于长期经口气管插管和机械通气的患者,建议行纤维支气管镜检查是否有气管狭窄。

• 狭窄小于1 cm且无周围狭窄,有残余软骨支撑,以及患者合并其他疾病时,可采用内镜扩张、二氧化碳激光或支架置入等治疗方法。然而,这些处理事实上也可能加重损伤。

• 对于TEF,首选手术治疗。

• 对于重度气道狭窄者,首选的治疗方法是采用细气管导管(5~9 mm)经口气管插管,以及在专业医疗中心采用硬质气管镜行扩张术。

• 留置Montgomery T导管的患者可能需要进行后续处理(如肉芽肿切除)或其他相关的操作,需要有专业的管理。

气管食管瘘修补术 Tracheoesophageal Fistula Repair

Ellen Y. Wang, MD 卫炯琳 译 / 顾卫东 校

基础知识

▪ 概述

• 气管食管瘘(tracheoesophageal fistula, TEF)是由于先天性或获得性原因导致气管与食管之间形成连通。确切的病因未明,胚胎发育期前肠发育成食管和气管时两者未分开可能是其发病原因之一。气管食管瘘通常伴发于食管闭锁(esophageal atresia, EA)和其他先天性畸形,尤其多见于VACTERL综合征。VACTERL综合征包括以下3项或3项以上的病变:

– 脊柱畸形:半椎体、椎体融合、脊柱侧弯(发生率为17%)。

– 肛门畸形:肛门闭锁、泄殖腔畸形(发生率为12%)。

– 先天性心脏病:室间隔缺损、动脉导管未闭、法洛四联症、房间隔缺损、房室管、主动脉缩窄和右位主动脉弓(20%~25%)。

– 气管食管瘘。

– 食管闭锁。

– 肾脏畸形:肾缺如或肾发育不良、马蹄肾、输尿管畸形(16%)。

– 四肢畸形:桡骨发育不全、桡骨缺失、并指(趾)、多指(趾)(10%)。

• 其他相关的综合征包括DiGeorge综合征、Pierre-Robin综合征、Holt-Oram综合征、CHARGE综合征和多脾综合征。

• 获得性TEF比先天性TEF更罕见。获得性TEF可继发于恶性肿瘤、炎性过程、摄入腐蚀性物质或外伤。少数情况下经气管插管长时间机械通气也可发生TEF。

• 一期修补术包括分离结扎瘘口以及食管一期吻合。

• 如新生儿无法耐受一期手术(由于低体重、肺部感染或其他先天性畸形),可先行胃造瘘术,以减少胃内压和反流物入肺,并放置中心静脉导管行肠外营养。

• 如食管缺口大于3 cm,可选择以下几种处理方式:

– 推迟一期修补术,等待食管发育。

– 分次拉伸食管,以增加食管长度。

– 上拉胃部。

– 以一段小肠或胃代替食管,修补缺口。

体位

• 仰卧位用于硬质气管镜或支气管镜检查瘘口,在瘘口放置Fogarty球囊导管。

• 左侧卧位用于右胸切开术;右侧卧位用于左胸切开术。

• 双肩垫高以使颈部暴露理想。

切口

• 右胸切口;右位主动脉弓时选择左胸切口(2.5%)。

• 如有可能,可选择胸膜外径路进入后纵隔。

• 或者选用胸腔镜经胸腔入路。

• 高位H型TEF可选择右颈部切口(H型的70%)。

手术时间

一期修补术为2~4 h。

术中预计出血量

少。

住院时间

数周至数月。

▪ 流行病学

发病率

• 活产儿中的发病率为1:3 000~1:4 000,其中20%~30%为早产儿。

• 90%TEF伴发于EA。

- TEF 分型（Gross/Vogt 分型）：
- A/Ⅱ型：单纯食管闭锁，无气管瘘道，占 4%～7%。
- B/Ⅲa 型：食管闭锁，食管近端与气管相连，远端形成盲袋。
- C/Ⅲb 型：食管闭锁，食管远端与气管形成瘘，近端形成盲袋，约占 90%。
- D/Ⅲc 型：食管闭锁，食管远端和近端均与气管相连。
- E/H 型：单纯 TEF，食管连续，与气管之间形成瘘道，占 4%。
- F 型：食管狭窄。

发病情况/死亡率

- 生存率通常＞90%。
- Okamoto 分级（2009）：
- Ⅰ级：出生体重＞2 kg，无严重心脏畸形（生存率100%）。
- Ⅱ级：出生体重＜2 kg，无严重心脏畸形（生存率81%）。
- Ⅲ级：出生体重＞2 kg，伴严重心脏畸形（生存率72%）。
- Ⅳ级：出生体重＜2 kg，伴严重心脏畸形（生存率27%）。

▪ 麻醉目标/指导原则

- 避免误吸至关重要。患者术前应禁食，取半卧位，以避免反流，间断/持续吸引上端盲袋。
- 避免正压通气，尤其在置入 Fogarty 球囊导管或结扎瘘管前。高气道压导致的胃扩张可使功能残气量减少，影响通气和氧合，并增加误吸的风险。

🔍 术前评估

▪ 症状

- 误吸所致的肺部疾病或早产所致的呼吸窘迫综合征。
- 早产引起的其他情况：低血糖、低钙血症、窒息/心动过缓和贫血。

病史

- 由于食管闭锁使得胎儿无法吞食羊水，所以羊水过多时应引起怀疑。
- 出生后，新生儿常出现口腔分泌物增多、呕吐、发绀、吸引后呛咳缓解、喂食后反流加重、吸引管进入食管无法超过 9～10 cm。
- H 型 TEF 因反复肺炎后被确诊。
- 手术前应补充含糖液以防脱水和低血糖，纠正酸碱平衡失调，改善呼吸状态。

体格检查

- 可有低体重。
- 呼吸窘迫，需机械通气支持。
- 空气进入胃内导致腹部膨隆。
- 可有骶凹。

▪ 用药史

应获取完整的药物治疗史，包括血管收缩药和镇静药的使用、近期输血史和过敏史。

▪ 诊断检查与说明

- X 线平片可发现胃部气体，食管闭锁患者的食管盲袋可见造影剂，胃管盘曲在上端食管袋。
- 可用内镜或支气管镜进行直视检查，尤其可用于获得性 TEF 的诊断。
- 应行胸部、腹部、骨盆和脊柱 X 线检查、超声心动图、肾及腰部超声检查。
- 术前测定血细胞比容、电解质、血糖、BUN 和 Cr。

▪ 伴随的器官功能障碍

- 20%～25% 的 TEF 患者存在先天性心脏病。
- 单纯食管闭锁者多合并其他畸形，而单纯 TEF 少有其他畸形。

💉 治疗

▪ 术前准备

术前用药
通常不需要。

知情同意的特殊问题
- 术后机械通气和 ICU 监护。
- 输血可能。

抗生素/常见病原体
预防性使用抗生素的目的在于减少肺部感染的风险。

▪ 术中监护

麻醉选择
气管插管全身麻醉，可联合也可不联合硬膜外置管。

监护
- 标准 ASA 监护。监测导管放置前和放置后的脉搏氧饱和度。
- 良好的外周静脉通路（通常为双路大口径静脉通路）。周围静脉不能满足需要时，可考虑中心静脉置管。
- 动脉监测，优先选择右侧桡动脉（导管放

置前）或脐动脉置管，以严密监测血气和持续监测血压。

麻醉诱导/气道管理
- 麻醉诱导前行食管盲袋吸引。
- 考虑清醒气管插管。
- 也可选择面罩诱导，通过调整静脉麻醉药剂量（丙泊酚、芬太尼或氯胺酮），保留自主呼吸（或稍给予正压通气）。此法常用于先在支气管镜行 Fogarty 球囊导管封堵瘘道时。
- 硬质支气管镜检查结束后，可在直视下行气管插管。气管导管也可先置入右主支气管，然后慢慢往后退，直至双侧呼吸音出现为止。可用带气囊的气管导管阻塞 TEF，并用纤维支气管镜定位。瘘口位于隆突以下时（占 11%）需行左主支气管插管。
- 插管之后，注意确认导管的头端需超过瘘口，以保证肺通气和防止胃扩张，避免胃内容物反流进入肺部。体位变换后应再次确认气管导管的位置。

维持
- 采用平衡麻醉技术，可使用吸入麻醉药、纯氧或空氧混合、麻醉性镇痛药以及肌松药。避免使用氧化亚氮。术中调整吸入氧浓度以保证导管放置前的 SPO_2＞95%。
- 无脊柱异常的患者在保证气道安全后，可选择全身麻醉复合区域麻醉技术，以利于术后早期拔管。硬膜外导管可在胸段、腰段或骶部置入，向头侧置管达 T_6～T_7 水平。硬膜外腔造影可确定导管头端的位置。
- 以下情况可导致氧合和通气困难：
- 肺萎陷可限制有效通气，可能需要间断复张肺。
- 血凝块和分泌物可阻塞气管导管，需要经常吸引。
- 气道的手术操作可引起人为梗阻。
- Fogarty 球囊导管的移位可造成气管堵塞。
- 瘘口漏气导致通气不足，胃扩张可造成误吸或通气受限。
- 低体重新生儿需行人工通气，尤其在肺部手术操作引起肺顺应性改变时。
- 由于手术出血较少，含糖晶体液常可满足维持容量的需要。贫血的早产儿可能需要输血。容量超载可致肺水肿，应尽量避免。
- 必要时间断行血气分析，监测 pH、PO_2、PCO_2、血细胞比容、血糖和电解质，特别是胸腔镜手术时，其呼气末 CO_2 监测不一定正确。
- 新生儿的体温监测十分重要。应加温补

Q

液并保持手术室温暖。

拔管/苏醒

· 健康婴儿行单纯 TEA 修补者,术后可考虑早期拔管。但应权衡拔管的益处和重新插管的风险,以及对修补部位的影响。

· 大多数患儿术后需机械通气支持 24～48 h,并在术后数天避免面罩通气,以减少食管缝合处的张力。

· 长缺损的食管闭锁修补常需长时间的机械通气支持。

术后监护

■ 床旁护理

· 需 ICU 监护。

· 术后吸引应小心操作,可在吸引管上做好标记,以避免插过吻合口。

· 避免颈部过伸,以防增加吻合口张力。

· 可用肌松药抑制自主呼吸。

■ 镇痛

持续输注阿片类药物或硬膜外镇痛。

■ 并发症

· 吻合口或瘘口部位瘘或狭窄、食管反流或食管蠕动障碍。

· 上呼吸道和下呼吸道反复感染、气管软化、瘘复发。

· 开胸术后综合征引起的脊柱侧弯和胸壁畸形。

■ 预后

呼吸系统并发症(阻塞性和限制性通气障碍、气道高反应和肺炎)以及消化道并发症(反流、吞咽困难、蠕动障碍)可能伴随终生,并且常常需手术治疗。

疾病编码

ICD9

· 530.84 气管食管瘘。

· 750.3 气管食管瘘,食管闭锁和狭窄。

ICD10

· J86.0 脓胸合并瘘。

· Q39.1 食管闭锁合并食管气管瘘。

· Q39.2 先天性气管食管瘘无食管闭锁。

临床要点

· 新生儿的食管闭锁/TEF 修补手术极富挑战,仔细的术前计划以及同术者的沟通非常必要。

· 新生儿手术管理的挑战还包括建立动静脉通路、容量和电解质管理以及体温调节。

 # 气管狭窄 Tracheal Stenosis

Spyros D. Mentzelopoulos, MD, PhD · Kalliopi Athanassiadi, MD, PhD · Iosifina Kolliantzaki, MD 卫炯琳 译 / 顾卫东 校

基础知识

■ 概述

· 成人的气管长 9～15 cm,由 15～20 个"C形"的气管软骨纵向排列而成,软骨环之间以弹性纤维组织相连,气管后方以气管平滑肌相连。

· 成年男性气管的平均内径为 19～21 mm,成年女性为 16～17 mm。

· 希腊语"stenosis"意思为(异常的)管腔变窄。气管狭窄的症状取决于狭窄的程度。

■ 流行病学

发病率

· 成年人和儿童的获得性声门下狭窄:80%以上是由于长期气管内插管和(或)气管造口。

· 所有气管插管的患者中:气管狭窄的发生率为 10%～31%,有症状的气管狭窄<5%。

发病情况

取决于狭窄程度、解剖学范围、病理基础、相关的合并症、治疗策略和治疗相关性并发症。

死亡率

取决于病因和狭窄的形态。手术治疗相关的围手术期和(或)术后死亡率为 0～33%。

■ 病因/危险因素

· 先天性气管狭窄:继发于气管或胸腔内大血管的发育异常。

· 获得性气管狭窄:常继发于经口气管插管或气管造口,气管内出现肉芽组织,并转变成纤维组织。气管导管的气囊压力>30 mmHg 时,可致气管毛细血管灌注障碍,继而引发黏膜溃疡、软骨炎、软骨坏死、肉芽组织生长、纤维狭窄和环形狭窄。气管导管前端也会反复碰伤气管前壁或后壁,后壁损伤还可导致气管食管瘘。

■ 病理生理

· 呼吸气体的流动特性。流体以稳定、平行的方式流动时呈现为层流。相邻流体层之间呈平滑直线流动,无相互掺混。其类似于"同心流体管",管腔的中心处流速最大(约为管腔内平均流速的 2 倍),层流最外层的流体相对静止。

· 流体力学中,雷诺数(reynolds number,Re)指在一定的流体中惯性力和黏性力量级的比。当 Re<2 300 时,表示流体的流动为层流;当 Re>2 300 时,表示流体不再以恒定的速度直线运动;当 Re>4 000 时,表示流体的流动为湍流(随机、混乱,气体颗粒在涡流中打转,压力和速度会随时改变)。

· 气管狭窄时,Re 可>10 000。此时,由于气体涡流导致动能消耗增加。此外,气管狭窄段的下方可出现气管腔扩张,导致气流突然减速和(或)气流分离。后者可导致气流中心形成喷射流,其周围被慢速涡流包围,使得摩擦耗能进一步增加。狭窄导致的阻力/摩擦力能耗可使呼吸做功大幅增加,从而最终导致呼吸困难,尤其是在狭窄程度进行性加重的情况下。

· 分型。根据狭窄的性质和部位,可分为吸气性梗阻和呼气性梗阻,固定型梗阻和可变型梗阻。在吸气和(或)呼气动作结束前,吸气气流量和(或)呼气气流量达到平台,导致流量受限。这一(最大)平台气流量不会因患者用力呼吸而增加。

- 固定型梗阻。指狭窄段的横断面积在呼吸循环中固定不变。可引起吸气相流量受限,也可引起呼气相流量受限,与狭窄部位无关。

- 可变型梗阻。指狭窄段的横截面积部分

取决于气管的跨壁压,且这种压差在吸气相和呼气相可发生改变。狭窄段气管发生最大塌陷的时间与狭窄的部位有关。胸腔外气管狭窄可位于:

○ 上 1/3 气管。吸气时气管管腔内的压力低于气管管腔外(大气压)的压力,导致气管壁塌陷,引起吸气相气流受限。

○ 下 2/3 气管[和(或)主支气管]。呼气时气管管腔外压(胸腔内压)高于气管管腔内压,导致气管壁塌陷,引起呼气相气流受限。

■ 麻醉目标/指导原则

• 气道狭窄可给气道控制和通气维持带来挑战。

• 术前评估时需全面了解气管狭窄的性质(结构和功能)、严重程度(数字分级)、部位以及伴随疾病的可能影响。

术前评估

■ 症状

• 可突然发生,也可表现为进行性加重,包括不能耐受运动和咯血。

• 静息时,狭窄超过 70%～75% 才出现症状。发绀为晚期症状,常提示气道已完全梗阻。

• 常与支气管哮喘混淆,气管狭窄时用支气管扩张药物无效,仰卧位或颈部后伸时症状加重。

病史

既往有气道操作史(如经口气管插管或气管造口)及相关并发症(如气道损伤)、手术史、气道和(或)相邻解剖结构外伤和合并症。

体格检查

干咳、气喘发展为活动时喘鸣、上腔静脉综合征。

■ 治疗史

支气管镜下干预措施:

• 激光切除术。

• 机械(如球囊)扩张。

• 支架置入。

• 腔内照射(偶尔辅以化疗和放疗)。

• 气管手术。

■ 用药史

• 局部使用丝裂霉素 C。

• 病灶处注射长效皮质醇。

■ 诊断检查与说明

• 全血细胞计数。

• 肺功能检查。

• CT 和仿真支气管镜(virtual bronchoscopy):多排螺旋 CT 行冠状位重建、矢状位重建及三维重建,仿真支气管镜已成为目前最先进的评估主气道狭窄的方法。

• MRI。

• 纤维支气管镜检查。

■ 伴随的器官功能障碍

• 先天性狭窄。可能同时存在血管变异(肺动脉吊带、无名动脉起源异常或双主动脉弓)、心脏变异(室缺或房缺、肺动脉闭锁)或食管变异(近端闭锁伴远端气管食管瘘)以及其他(椎体、肛门、肾脏和四肢)畸形。

• 成人气管狭窄。可能合并严重心脏病(充血性心力衰竭)、呼吸疾病(阻塞性气道疾病)以及血管病变(胸主动脉瘤),从而加重病情,增加死亡率。

■ 延迟手术情况

择期手术前需改善基础疾病,术前应对严重或恶化的气管狭窄进行充分的评估和治疗。

■ 分类

• 不同的数字对应相应的气管腔横截面积减少的百分比:

- 0:0。
- 1:<50%。
- 2:26%～50%。
- 3:51%～75%。
- 4:76%～90%。
- 5:91%至完全阻塞。

• 狭窄分型。

- 按结构分型(4 种亚型)。
○ 外生型/管腔内型。
○ 外部压迫型。
○ 形变型。
○ 瘢痕型/挛缩型。
- 按动态/功能分型(2 种亚型)。
○ 气管软骨受损/软化。
○ 隔膜形成。

• 按狭窄部位分型。

- Ⅰ型:气管上 1/3。
- Ⅱ型或Ⅲ型:气管中段或气管下 1/3。
- Ⅳ型或Ⅴ型:左或右主支气管。

治疗

■ 术前准备

术前用药

• 严重或变化的气管狭窄患者应避免使用任何可能引起呼吸抑制的术前用药。

• 可用止涎药,但使用止涎药容易形成黏液栓,从而加重狭窄。

• 必要时可考虑使用湿化的氧气、外消旋的肾上腺素以及类固醇激素。

知情同意的特殊情况

术中可能发生危及生命的并发症,如气道完全梗阻。

■ 术中监护

麻醉选择

• 取决于手术方式和狭窄程度。

• 为避免气道内置管和气道损伤/水肿,可选用局麻和区域麻醉。

监测

标准 ASA 监测。

麻醉诱导/气道管理

• 诱导前充分的预供氧(如予以纯氧呼吸 5～15 min)。

• 气道安全前,可采用吸入麻醉药慢诱导,保留自发呼吸。

• 或者在呼吸囊-面罩辅助通气下,以滴定方式给予短效静脉麻醉药,直至睫毛反射消失。

• 准备好各种型号的气管导管。

维持

• 可采用吸入麻醉药或静脉麻药(如丙泊酚)复合阿片类药物(如芬太尼和瑞芬太尼)。

• 使用外源性呼气末正压通气(positive end-expiratory pressure,PEEP)以稳定主气道,避免气管导管远端发生气管萎陷。

拔管/苏醒

• 标准拔管程序。注意拔管动作应轻柔。

• 如诱导时存在气道损伤,检查气管导管周围有无漏气,可使用类固醇激素,保留气管导管。

术后监护

■ 床旁护理

取决于手术方式、伴随疾病和术中事件。长时间气道损伤行气道管理的患者需要仔细监测和处理。

Q

▪ 药物处理/实验室处理/会诊

• 必要时,可使用湿化氧气、外消旋的肾上腺素、利尿剂、类固醇激素和抗反流药物。

• 胸部物理疗法有助于排出分泌物。

▪ 并发症

气道损伤或水肿。

疾病编码

ICD9

• 519.19 气管和支气管的其他疾病。

• 748.3 喉、气管、支气管的其他异常。

ICD10

• J39.8 上呼吸道的其他特殊疾病。

• Q32.1 其他先天性气管畸形。

临床要点

• 气管起自环状软骨下缘(第 6 颈椎水平),下至隆突(直立位时第 5~6 胸椎水平)。气管的上 1/3 在胸腔外(即位于胸骨上凹上方),与甲状腺、食管和喉返神经共处于气管前层内。气管下 2/3 段位于胸腔内。

• 在中纵隔内,下段气管被主动脉弓、左喉返神经、食管、右迷走神经、奇静脉和上腔静脉包绕。

气管造口术 Tracheostomy

Kelly Bruno, BS, MD 卫炯琳 译/顾卫东 校

基础知识

▪ 概述

• 气管造口术是手术建立气道的方法,通过切开气管前壁,从而置入造口管或气管导管(endotracheal tube,ETT)。

• 适应证

- 上呼吸道梗阻,如头颈部肿瘤、血管性水肿、会厌炎、声带功能障碍、严重睡眠呼吸暂停。

- 严重面部或鼻部创伤、水肿或皮下气肿。

- 为气道分泌物排出困难或无法咳嗽的患者清洁肺部,这种情况多见于脑血管疾病或肌肉病变患者。

- 需长时间机械通气者(尤其在 14 天以上者)。

- "无法通气且无法气管插管"的紧急情况。另外一种情况是患者已行紧急环甲膜切开,但需要进一步建立稳定的气道。

• 气管造口套管的优势:

- 减少约 150 ml 的无效腔,有助于提高通气效率。

- 改善舒适度(避免了口咽和下咽部的呕吐反射)。

- 患者可说话和口腔进食。

- 减少呼吸做功。

• 气管造口套管的缺点:

- 无法通过上呼吸道进行正常的空气湿化、加温和过滤。

- 气管和支气管上皮细胞干燥,导致分泌物增加,可能会造成造口套管堵塞。

• 气管造口技术:

- 手术切开(surgical technique,ST)操作步骤:解剖标记胸骨上凹、环状软骨上缘和甲状软骨。用含有血管收缩剂(减少出血)的局麻药浸润麻醉 Jackson 三角区(下缘为胸骨上凹,外侧缘为两侧的胸锁乳突肌,上缘为环状软骨)。自环状软骨下缘至胸骨上凹做一正中垂直切口(2~3 cm),至皮下组织(有些临床医师在第 2 气管软骨环上缘做 2~3 cm 的横向切口)。电灼或结扎止血,以改善手术视野,防止血液流入气道。拉钩暴露手术视野,钝性分离暴露气管环。通常需向上牵引甲状腺峡部。在第 2 和第 3 气管环之间正中垂直切开气管,置入大小合适的润滑的造口套管。置入套管后,将缝线一头固定于气管中线,另一头缝于皮肤,以备造口套管移位时方便解剖气管和再次置入套管。最后将套管和皮肤固定。

- 经皮气管造口术(percutaneous tracheostomy,PCT)操作步骤:可由经过训练的医师在重症监护室(intensive care unit,ICU)或手术室操作完成。相比 ST,PCT 的性价比更高,且操作快速、易于掌握。此外,PCT 可在床旁进行,因而可减少重症患者转运带来的风险。文献报道的 PTC 技术较多,其中最常用的是 Ciaglia 技术。此技术在第 1 和第 2 气管环或第 2 和第 3 气管环间置入一金属导丝,沿导丝置入扩张管,行逐级扩张,直至在气管壁上形成大小合适的开口。

体位

• 患者取仰卧位,颈部后伸。消毒范围从下颌至双侧乳头。

- 双侧肩下垫高,以助颈部充分后伸。

- 使用头圈固定患者头部。

- 颈部疾病或脊柱不稳定可影响颈部的后伸和体位的放置。

切口

• ST 术:第 2 气管环上做 2~3 cm 的横向或纵向标准切口。

• PCT 术:用静脉套管针在相应气管环表面的皮肤行穿刺。

手术时间

• ST:15~35 min。

• PCT:5~15 min。

术中预计出血量

很少。

住院时间

取决于基础疾病。通常需要接受长时间的机械通气。

特殊手术器械

• 手术器械或 PCT 套装。

• 气管造口套管。

• Ciaglia PCT 时可能需要纤维支气管镜引导导丝置入。

▪ 流行病学

发病率

ICU 内最常用的操作技术。由于循证依据不充分,美国各地的 ICU 中气管造口术的使用比例差异较大。

患病率

随着重症监护的加强而增加。

发病情况

• 术中并发症:出血、空气栓塞。

• 术后早期并发症:套管堵塞或移位、气胸、皮下气肿、肺炎、气管感染。

• 术后晚期并发症:声门下或气管狭窄、气管皮肤瘘、肉芽组织生长造成气管梗阻、气

管动脉瘘导致大出血(多见于 ST 术)。

• 研究显示,相比气管切开术,PCT 早期并发症的发生率更高,包括气管撕裂、气管食管瘘以及插入气管旁间隙等。

死亡率

最常见死亡原因是大出血和套管移位。

▪ 麻醉目标/指导原则

• 呼吸做功由抗弹性回缩做功和抗阻力做功两部分组成。相比气管插管术,气管造口可通过减少气道长度和改善分泌物吸引,减少抗阻力做功。此外,气管造口还可通过减少上呼吸道的无效腔(包括鼻、口腔、喉部),提高呼吸效率。

• 术前评估应包括气管造口的适应证、生理状况和头、颈、咽喉部的生理异常情况。对于血流动力学不稳定的患者,不宜通过气管造口行长期机械通气。

• 存在气道梗阻时,应查看 CT、纤维支气管镜和喉镜检查的结果。

• 降低吸入氧浓度可减少气道烧伤的发生率。

术前评估

▪ 症状

• 气道梗阻:烦躁、发绀、意识改变、窒息、意识模糊、呼吸困难、气喘、惊恐、喘鸣。

• 脑血管疾病:瘫痪、麻木、麻刺感、视觉改变、口齿不清、无法说话、吞咽困难、平衡和协调功能丧失、人格改变或情绪改变、嗜睡以及意识丧失。

• 面部或鼻部创伤:面部感觉改变、面部骨骼或鼻骨畸形、牙齿脱落、复视、呼吸困难。

病史

• 患者通常存在上呼吸道梗阻、大量上呼吸道分泌物或需要长期机械通气支持。

• 对于择期气管造口术,麻醉前应全面复习病史并进行术前讨论。

• 对于急诊气管造口术或在 ICU 内行气管造口的患者,复习病史时应尤其关注有无低氧血症、低血容量、低血压和酸中毒。

体格检查

• 发现是否存在操作困难的因素,如肥胖、颈短、皮下气肿和水肿。

• 气道梗阻:呼吸音减轻、呼吸浅快或呼吸变慢。

• 脑血管疾病:肌力减退、神经系统检查发现异常。

• 面部或鼻部外伤:鼻、眼、口流血,破裂,眶周青紫和水肿。

▪ 用药史

手术期间禁用抗凝药,以免切口部位出血或血液流入气道。

▪ 诊断检查与说明

血细胞比容和凝血因子:如有凝血功能障碍的临床表现(或可疑)时应进行监测。血小板计数应至少为 50 000/μl。严重凝血功能障碍患者不应行 PCT。

▪ 伴随的器官功能障碍

• 可能存在各种合并症,取决于气管造口的基础疾病。应根据患者的个体情况进行评估。

• 需要气管造口行长期机械通气的 ICU 患者,其病情往往较重,死亡率较高。

治疗

▪ 术前准备

术前用药

无。

知情同意的特殊情况

• 意识清晰患者行择期气管造口时,应由患者签署知情同意书。

• 无意识的患者在紧急情况下可免去签署知情同意书(默许)。

抗生素/常见病原体

预防性使用针对皮肤致病菌的抗生素。

▪ 术中监护

麻醉选择

• ST 术常用气管插管全身麻醉(用原来的气管导管或重新插管)。危险气道患者(如上呼吸道梗阻)必须保留自主呼吸,因而不宜使用镇静药物或只能轻度镇静。上述两种情况都需使用缩血管药物。

• PCT 常在气管插管全身麻醉下进行。

监测

标准 ASA 监测。

麻醉诱导/气道管理

• 由于需要长期机械通气而行气管造口术的患者,通常已有气管导管。

• 对于上呼吸道梗阻及其他可疑困难气道的患者,可考虑:

- 纤维支气管镜引导气管插管(清醒或全身麻醉下)。行清醒插管时,需做好表面麻醉,轻度(或不用)镇静,并给予供氧。对于疑似气管受压的患者,考虑使用小口径的气管导管。

- 无气管插管下行气管造口时,保留患者自主呼吸,予以轻度(或不用)镇静和供氧。

• 在"无法通气且无法插管"的情况下,可考虑置入喉罩、双手面罩通气、声门上喷射通气或在手术入路准备好后唤醒患者。

维持

• 在手术切口和皮下组织注射局麻药和血管收缩药(减轻疼痛和出血)。

• 镇静需保留自主呼吸时,可用阿片类药物、丙泊酚、氯胺酮或右美托咪定维持。使用时应仔细滴定给药剂量。

• 全身麻醉维持可采用吸入麻醉或全静脉麻醉。手术暴露无需使用肌松药。

- 手术切开气管前,应降低吸入氧浓度,以避免气道烧伤(在新鲜气体中加入空气)。另外,需记录造口前的潮气量和吸气压力,以同造口套管置入后进行比较。

- 手术刀切开气管时,常切破气管导管气囊,可放掉气囊中的气体并稍稍退后气管导管(不要退出气管)。对于气管插管困难或无法再次气管插管的患者,如存在气管造口困难,可在气管内置入一根交换导管,以便引导再次气管插管。

拔管/苏醒

• 一旦套管置入到位,连接呼吸机。通过监测呼气末二氧化碳、潮气量和气道压峰值,确认套管位置是否正确。

• 连接呼吸机后,用胶带或绑带固定气管造口套管。

• 套管成功置入后,拔除气管插管。

术后监护

▪ 床旁护理

• 通常在 ICU,常规清洁造口套管、内套管和气管造口,保持合适的湿度,避免出现套管移位和阻塞等危及生命的情况。

• 根据厂商推荐的方案常规吸引套管,以保持套管通畅。

• 气管造口周围皮肤可用过氧化氢液消毒,之后再用生理盐水冲洗。

▪ 镇痛

• 对乙酰氨基酚。

• 阿片类药物。

• 局麻药浸润。

▪ 并发症

• 出血。无名动脉位于胸骨下方,在胸廓上口水平自左向右跨过气管前方。

• 造口周围脂肪液化、气管感染。

- 皮下气肿、纵隔气肿。
- 气胸。
- 管腔狭窄。
- 套管移位或阻塞。
- 气管食管瘘。
- 神经损伤。切口偏离中线时,有可能损伤喉返神经。

 疾病编码

ICD9
- V44.0　气管造口状态。

ICD10
- Z93.0　气管造口状态。

 临床要点

　　为了避免转运危重患者,也可在床旁行气管切开。麻醉科医师应准备好所有的药物和气道工具。

气胸 Pneumothorax

Moustafa Ahmed, MD · Nina Singh-Radcliff, MD　孙秀梅 译 / 张晓庆 校

 基础知识

■ **概述**

- 气胸是指空气或气体泄露或留置在脏层和壁层胸膜之间的腔隙。腔隙内的负压消失引起肺内分流、肺塌陷和血流动力学不稳定。
- 定义:
- 闭合性:胸壁完整,未开放。
- 开放性:胸壁开放,空气进入胸腔。
- 张力性气胸:空气进入途径存在活瓣,只能进入,不能离开,引起纵隔受压和移位。
- 自发性原发性气胸(PSP):无潜在疾病。
- 继发性自发性气胸(SSP):因疾病引起。
- 创伤性:医源性或因创伤事件引起。
- 气胸患者围手术期的表现有:
- 发生于创伤后。
- 医源性:发生于放置中心静脉导管、臂丛阻滞、气压伤或手术后。
- 已诊断且已放置胸导管。

■ **流行病学**

发病率
- 美国每年出现约 20 000 例自发性气胸。
- 自发性原发性气胸(PSP)约占 55%。
- 继发性自发性气胸(SSP)约占 45%。
- 臂丛阻滞时,锁骨上路径发生率最高,发生率为 0.5%～6%,用超声引导后发生率下降。

患病率
- PSP 的复发率为 28%,SSP 为 43%。复发一般发生在 6 个月至 3 年后。
- 男性复发率高于女性。

发病情况
　　新病例的每年医疗费用约为 130 000 000 美元。

死亡率
- SSP 的死亡率和并发症率高于 PSP。
- 死亡多由呼吸衰竭和心搏骤停引起。

■ **病因/危险因素**

- PSP 无潜在的肺部疾病,多发生于下列情况:
- 高瘦男性,10～30 岁。
- 吸烟者。
- 先天性紊乱如马方综合征和家族性气胸。
- 大气压改变或精神变动。
- 孕妇。
- SSP 出现于有肺部疾病的患病。
- 气道疾病:慢性阻塞性肺疾病、哮喘、肺纤维化。
- 感染性肺部疾病:结核、肺尘埃沉着病(尘肺)、坏死性肺炎、间质性浆细胞肺炎。
- 先天性肺纤维化:肉状瘤病、组织细胞增多病 X 型。
- 结缔组织病:类风湿关节炎、强直性脊椎炎、多发性肌炎/皮肤性肌炎、硬皮病、马方综合征、Ehlers-Danlos 综合征。
- 创伤性气胸:
- 创伤事件:穿透性、非穿透性、肋骨骨折、潜水、飞行。
- 医源性:创伤性诊断和辅助操作时,如气管病理检查、胸腔穿刺、机械通气、胸膜腔病理检查、中心静脉导管置入和臂丛阻滞。

■ **生理/病理生理**

- 胸腔由以下部分构成(进入和出去):
- 胸壁:僵直,可外向扩张。
- 壁层胸膜:构成肋骨笼状结构的内膜,随肋骨移动而移动。
- 胸膜间隙:负压间隙,含有少量液体(润滑和辅助运动)。连接胸壁和肺脏,使它们一

个随着另一个的移动而移动。
- 脏层胸膜:附着在肺脏、血管和气管上的薄膜。
- 肺脏:有一定硬度的软组织,可内向塌陷。
- 空气泄漏或滞留在胸膜腔可使腔内负压消失,导致肺脏塌陷和胸膜外向扩张,进一步引起:
- 肺内分流向肺不张的区域(有灌流,无通气)。
- 肺容量降低使肺顺应性降低,进而使气道压升高。
- 如果因单向活瓣导致的吸气相胸腔内空气留滞而形成张力性气胸,胸腔内压力持续增高,压迫推移纵隔内器官。严重低血压或心脏停搏、缺氧及呼吸停止均可发生。

■ **预防措施**

- 机械呼吸应控制好气道压。
- 锁骨下静脉置管。
- 最好用超声引导。
- 机械通气患者,穿刺时应降低潮气量;清醒自主呼吸患者,应让患者呼气后屏住呼吸。
- 浅进针。
- 避免多次尝试。
- 行臂丛阻滞时,应选用超声引导,尤其是锁骨上入路。
- 劈开胸骨时,屏住呼吸。

诊断

- 术中:
- 病史:创伤患者,近期中心静脉导管置入或双侧臂丛神经阻滞、高气道压机械通气、近期手术史、吸烟者、高瘦男性或有肺部疾病的患者。
- 症状:取决于气胸的范围和发病速度。清

醒患者,突然胸痛伴随气促和咳嗽。

- 体检:
- 一般情况:缺氧、发绀、心动过速和低血压。
- 胸:快速浅呼吸、呼吸困难、气管移位、胸壁不能活动、颈部血管扩张、胸部膨胀且两侧不对称、过清音、气胸侧呼吸音减弱或消失、喘鸣音或支气管音缺乏。
- 贝克三体征:颈静脉扩张、血压低和心音低。
- 动脉血气:PaO_2 低,肺泡-动脉氧分压差 (A-a) 升高(a/A 比例降低)。
- 胸部 X 线(CXR)可确诊并明确气胸范围和位置。吸气期效果最好。但血流动力学不稳定高度怀疑气胸时应先用针穿刺排气。
  - 非张力性气胸:脏层胸膜从壁层胸膜分离,表现为一条白线,没有肺组织或血管与胸壁相连。
  - 张力性气胸:肺组织塌陷环抱心脏,受累及的肺脏透明(气体),纵隔移位于对侧。
- 超声检查:用于创伤患者易操作,提高早期诊断率。敏感性为 95%～100%,与 CT 扫描比,优于 CXR。

■ 鉴别诊断

- 急性冠状动脉综合征。
- 主动脉壁夹层形成。
- 食管痉挛。
- 急性心包炎。

- 肺栓塞。
- 胸腔渗出。
- 肺炎。
- 气管异物和阻塞。
- 食管穿孔。

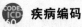 治疗

- 根据临床表现而非气胸范围选择治疗方案。可选用胸导管或胸廓造口引流气体使再扩张。引流装置有三部分组成:引流室、收集管和液体平面。用 X 线明确导管位置。
- 张力性气胸为临床急诊,应用针刺减压。将 14 号血管穿刺针在第 2 肋骨间隙与锁骨中线交接点穿入胸腔。如果血管穿刺针不够长或者患者胸壁太厚,应选择第 4 或第 5 肋间穿刺,然后置入胸腔导管。

随访

- 持续漏气需要胸科手术会诊。手术指征有:
- 持续漏气超过 5～7 天或者放置胸腔引流管 5～7 天后肺脏仍不能重新扩张。
- 自发性血胸。
- 患者为飞行员和潜水员等专业人士。
- 孕妇。
- 两侧同时自发性气胸。
- 对侧首先出现气胸。

- 同侧再出现气胸。
- 当无手术指征或患者拒绝手术(复发率高)时可用化学胸膜固定术。将硬化剂注入胸膜间隙诱导无菌性炎症使脏层和壁层胸膜粘连。药物包括四环素、米诺环素、滑石粉和多西环素(强力霉素)。
- 治愈前应防止气流移动。
- 应禁止潜水。

疾病编码

ICD9

- 512.0 自发性张力性气胸。
- 512.81 原发性自发性气胸。
- 512.89 其他类别气胸。

ICD10

- J93.0 自发性张力性气胸。
- J93.9 气胸,非特指。
- J93.11 原发性自发性气胸。

临床要点

- 需要手术的患者可能已放置胸腔引流管,麻醉科医师应明确放置引流管的原因、气胸的范围和目前引流管的状态。
- 创伤患者应避免使用 NO,因为患者可能合并气胸。同时应密切观察患者是否有贝克三体征出现。

前负荷

Larry C. Field, MD • Daniel M. Rusu, MD 周玲 译 / 张晓庆 校

 基础知识

■ 概述

- 除非有特别指出,前负荷一般描述的是舒张末期充盈左心室的血容量(例如,心室充盈末期),也称为左心室舒张末容积(left ventricular end-diastolic volume,LVEDV)。前负荷的概念适用于心脏的各个腔室。
- 心脏前负荷的直接测量需要测量各个相关腔室的血容量。可由超声心动图完成,术中也可进行此项检查,此外也可用 MRI、CT、核素扫描和心导管检查进行测量。在

围手术期,前负荷通常是通过静态心脏充盈压和(或)充盈压、心输出量的动态关系进行间接评估。

■ 生理

- 静态测量前负荷:心脏前负荷主要取决于 Frank-Starling 机制下的心脏表现。Frank-Starling 曲线表明的是前负荷和收缩力的效应关系(测量的是每搏量)。除非每个腔室都处于过度拉伸的状态,否则前负荷的增加[舒张末容积(end-diastolic volume,EDV)]将增加心肌内在收缩力,并增加每搏量。

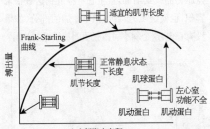

图 1 Frank-Starling 曲线(http://www.ncbi.nlm.nih.gov/books/NBK2220/)

- 心室前负荷(充盈量)增加:增加充盈压(增加总血容量,降低静脉顺应性,头低足高位时重力作用)或增加心肌顺应性。腔室顺应性取决于相关压力增加时的 EDV 变化。

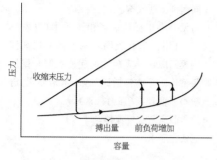

图 2　搏出量取决于前负荷

• 心室前负荷降低：低血容量（脱水、出血），心房收缩受阻（缺少心房泵血），增加心率（降低充盈时间），降低后负荷（较小的残余舒张末容积）和舒张期心功能衰竭（舒张受限/顺应性）。

• 尽管压力检测通常作为前负荷测量的替代方法，但必须注意的是，压力-容量关系并不是线性的，而且通常是动态变化的。

- 在没有明显肺部疾病或二尖瓣疾病的情况下，肺动脉楔压（pulmonary artery occlusion pressure, PAOP）大致等于 LVEDP，LVEDP 被认为与 LVEDV 成正比。

- 在无三尖瓣病变的情况下，中心静脉压（central venous pressure, CVP）或右心房压（right atrial pressure, RAP）大致就等于右心室舒张末压（right ventricular end-diastolic pressure, RVEDP），RVEDP 被认为与 RVEDV 成正比。

- 在没有明显的右心病变、肺部疾病或二尖瓣病变时，充足的 RVEDV（由它的替代者 CVP 测量）也被认为是充足的 LVEDV（体循环的前负荷）。

- 压力替代测量法并非从 0 开始增加（压力-容量关系的斜率接近于 0），增加至心室容量在 40～50 ml 及以上。每单位前负荷容量的充盈压为曲线式增加，直至心室容量到达舒张容积，也就是压力-容量斜率增加的部分（如果没有心包，这个斜率可以更明显线性的关系）。

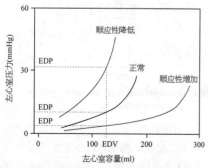

图 3　左心室的压力-容量关系（http://www.cvphysiology.com/Cardiac% 20Function/CF014.htm）

• 动态测量前负荷：进行容量反应测试时，不同前负荷情况下的每搏量或血压变化趋势比静态的压力替代测量法更加有用。

- 相比血管容积，总血容量低时（相对的血容量不足，低前负荷），充足的补液试验（30 min 内给予 ＞10 ml/kg 的晶体液）可产生暂时性的血压增加和 CVP/PAOP 的小幅度持续增加（＜3 cmH$_2$O）。

- 当总血容量与血管容积接近，但心脏前负荷还是低时，充足的补液试验可以产生持续的血压和 CVP/PAOP 升高（＞3 cmH$_2$O）。

- 当总血容量过量，心脏前负荷储备已经耗竭，正在进行的补液试验并不会进一步增加血压、心输出量，但是会持续显著地增加 CVP/PAOP。

- 被动抬腿或头低足高位可给患者一个明显的容量试验，以此决定是否进行容量反应。

• 在常规控制性正压通气（潮气量＞8 ml/kg）、窦性心律情况下，心肺的互相影响可使前负荷随呼吸周期而发生改变。

- 收缩压、脉压和每搏变异率增加，意味着对心脏前负荷依赖性增加，同时提示正在进行补液反应。

◦ 根据不同的无创心输出量测量方法，SVV＞11%～13% 通常提示容量不足。

◦ 脉氧饱和度波形随呼吸变化，＞14% 可提示容量不足。

◦ 同样地，主动脉血流流速变化＞12%（由心动超声图或食管多普勒超声测量）高度提示容量不足。

- 利用床旁超声观察静脉系统，上腔静脉（inferior vena cava, IVC）扩张指数＞12% 提示容量不足。当正压通气妨碍血液回流至右心时，IVC 可发生淤血。

• 自主呼吸的患者，IVC 下降＞50% 提示 CVP＜10 cmH$_2$O，提示存在容量不足。

■ 解剖

• 微观地讲，前负荷描述的是肌细胞拉长时的肌节长度。

• 宏观地讲，前负荷描述的是肌细胞单方向拉长时的肌节长度所组成的一个立体心室内的血容量。

妊娠注意事项

• 为了避免子宫压迫下腔静脉，建议将子宫置于左倾位（臀部左倾或将床转向左侧），而临产（＞24 孕周）时可以取仰卧位。

• 子宫压迫下腔静脉可能阻碍静脉回流，降低前负荷，导致心输出量减少 30%。

■ 病理生理

• 容量过负荷。在总体腔室过度拉长的情况下，显微镜下心肌纤维（肌球蛋白和肌动蛋白）的拉伸已超过它们自身所能产生最佳重叠位置的能力，致使收缩力下降，随后发生心力衰竭。

• 舒张功能障碍可导致充盈压增加，代偿机制可以维持足够、最小的 EDV。这些代偿状态下的患者属于相对"前负荷依赖"，通常显得对充盈压、容量的减少更为敏感。

• 心肌缺血。心脏腔室的舒张期充盈包括心肌细胞的主动（早期）舒张和心室壁的被动拉伸（顺应性）两部分。心室腔的主动舒张在心肌缺血时减少。在缺血组织，舒张（舒张期）异常先于收缩（收缩期）异常发生。阻碍主动舒张（缺血时）将导致舒张期心室充盈减少，同时使顺应性下降（同等充盈压下，心室容量下降）。

• 左心室肥大（left ventricular hypertrophy, LVH）。由于心室壁增厚，顺应性降低，LVH 可伴随：

- 后负荷增加：高血压、病态肥胖和主动脉狭窄，导致慢性做功增加。

- 顺应性降低：浸润性疾病，如淀粉样变性或心脏肿瘤，可增加心肌的僵直。

• 节律紊乱（心动过速、心脏传导阻滞、房颤或房扑）通过减少协同的主动舒张过程或单纯减少总充盈时间，从而阻碍充盈。

• 三尖瓣狭窄和二尖瓣狭窄导致 CVP 和 PAOP 的测定值增加，而 RVEDP 和 LVEDP 仍旧正常（瓣膜狭窄产生压力梯度，可干扰 CVP 和 PAOP 估测相对应的 RVEDP 和 LVEDP）。

• 心包积液、呼气末正压（positive end-expiratory pressure, PEEP）、张力性气胸、胸腔积液或巨大腹内压产生的外部压迫，可使心室顺应性被动减少。

• 心室内充盈缺损（肿瘤或血块）和造成心室间相互依赖的室间隔漂移（严重肺动脉高压、高水平 PEEP、RV 梗死）可能会限制心脏各腔室的舒张期充盈。

• 充盈压的替代指标（CVP 和 PAOP）在分辨舒张功能障碍和收缩功能障碍时并不完全可靠。几项危重病患者的研究显示，高达 55% 的患者通过经食管的超声心动图进行容量评估与静态肺动脉导管压的评估结果并不一致，这些患者中有 32%～44% 最终显著改变了药物治疗方案。

Q

■ 围手术期相关

• 容量反应是指前负荷（容量实验）增加产生显著的每搏量增加（导致血压和心输出量增加）的能力。

– 出现容量反应表明 LV 处于 Frank-Starling 曲线的上升段（意味着 LVEDP 的增加可增加相应的心室收缩力）。

– 无容量反应表明 LV 处于 Frank-Starling 曲线的下降段（意味着 LVEDP 的增加不能使收缩力增加）。

• 许多病理生理过程改变了测量充盈压和实际前负荷之间的正常关系，导致很难正确理解充盈压。

■ 公式

• SV＝EDV－ESV。其中，SV 表示每搏量，EDV 表示舒张末容积，ESV 表示收缩末容积。

• 射血分数＝（EDV－ESV）/EDV。

• 每搏变异率（stroke volume variation，SVV）＝（SV_{max}－SV_{min}）/SV_{mean}，SV 与脉搏曲线下的面积成正比。

🔆 临床要点

• EVD 的心脏超声评估是决定前负荷的金标准。当心脏超声用于优化前负荷时，需注意充盈压需达到所需要的前负荷，并且需要保持（但是顺应性会随着时间而改变）。

• 对补液试验进行动态压力检测（包括动脉和静脉），相比于静态前负荷压力替代法（CVP、PAOP），能较好地指导正在进行的液体复苏。

• 正压机械通气时，由心肺相互作用引起的 SVV 是一项比静态灌注压更可靠的容量反应评估方法。

– 在呼吸周期的被动呼吸阶段必须要监测 CVP/PAOP，以避免由主动吸气力带来的人为改变（呼气期 PEEP 的传递仍可抬高测量的充盈压）。

– 由于相对较高的胸内压，正压通气（特别是更高的 PEEP）阻碍了舒张期心室充盈，因此需要更高的充盈压（CVP/PAOP）来维持前负荷。

• 前负荷的测量或容量反应并不意味着一定需要补充容量。如果患者血压正常，由终末器官功能（例如，尿量）推定出的心输出量正常，不管 SVV 或 CVP 多少，保守性的液体治疗可能更加适合。

• LVH 患者需要更高的充盈压以维持正常或充足的 EDV。在无心脏超声的情况下，如果患者心脏多年间都是在对抗高后负荷的情况（例如，慢性未控制的高血压或病态肥胖）下做功，或者心电图上显示高电压改变时，可以从临床角度怀疑 LVH。

• 低充盈压通常伴随着不满意的充盈量（例如，补充容量反应），而高充盈压与充盈量之间相关性差（因为既存的病理生理改变或测量困难）。随着充盈量的测量值增加，推定的压力-容量关系的可靠性下降（由于高 CVP/PAOP 而决定限制液体时，可以考虑行心脏超声或动态前负荷监测，以确定前负荷状态）。

前列腺切除术 Prostatectomy

Matthew D. Cohen, DO　奚丰 译 / 张晓庆 校

🤚 基础知识

■ 概述

一般情况

• 前列腺切除术：

– 手术目的：包括因膀胱排出障碍需减小前列腺的大小，或者切除前列腺继发肿瘤。

– 手术方法：有开腹、腹腔镜、机器人辅助（RALRP）或经尿道（TURP）。

• 经尿道前列腺电切术（TURP）用于治疗因前列腺增生导致的膀胱排出障碍，但不是治疗前列腺癌的方法。这种手术使用一种专门的膀胱电切镜进行，用一个环形电烙器穿过膀胱镜切除尿道内被前列腺侵犯的部分。更新的技术是使用激光（汽化术 PVP、绿激光）汽化前列腺中造成阻碍的部分。手术区域几乎无出血。

• 开腹、经会阴前列腺癌根治术（RPP）或经耻骨后前列腺癌根治术（RRP）术者能直视手术野。这类手术通常用于较大的肿瘤或明显的腹腔转移性疾病，往往失血量大并可能延长住院时间。然而，这在很大程度上取决于外科医师的个人技术和其他患者因素。一些研究表明开腹手术更有利于肿瘤预后和改善控尿率，但也有研究予以否认。

• 机器人辅助和腹腔镜技术通常被用于限制性疾病：机器人辅助提高了灵敏性。与开腹相比，并发症的发生率和肿瘤的预后等数据存在相互矛盾。尽管手术创伤较小，但肠道损伤、尿道直肠瘘的发生率似乎更高。

体位

• TURP：截石位，手臂外展。

• 开腹手术：仰卧位，手臂外展。

• 开腹 RPP：截石位，手臂外展。

• 腹腔镜手术/机器人辅助手术：截石位，手臂包裹，头低足高（达 40°）。

切口

• TURP：无，设备通过尿道置入。

• 腹部：下腹正中切口或下腹横切口。

• RRP：会阴部。

• 腹腔镜手术/机器人辅助手术：4～5 个小切口。

手术时间

• 手术时间因医院和手术医师技术而不同。

• TURP：1～2 h；存在高风险的 TURP 并发症时，时间相应延长。

• 开腹手术：1～3 h。

• RPP：3 h。

• 机器人辅助手术：2～4 h。

术中预计出血量

• TURP：＜500 ml。

• 简单开腹手术：500 ml。

• RRP：200～1 500 ml。

• 机器人辅助手术：50～1 000 ml。

• 一些前列腺癌患者围手术期存在轻度 DIC，可能导致比预期更大的出血量。

住院时间

• 大部分患者在术后第一天出院。

• TURP 患者术后当晚需观察有无明显出血。

• 开腹手术：1～3 天。

特殊手术器械

• TURP 需要膀胱镜检设备和液体灌注系统。

• 前列腺激光汽化时，手术室中工作人员，包括患者，必须佩戴护目镜以降低因激光光

纤破裂导致激光暴露造成的伤害。

- 机器人辅助手术:达芬奇机器人外科手术系统。

▪ 流行病学

发病率

>80%的男性会发生良性前列腺增生,约20%需要手术治疗。

患病率

截至 2007 年 1 月 1 日在美国大约有 2 276 112 人诊断为前列腺癌。

发病情况

- 手术并发症包括出血、感染、尿失禁、阳痿。
- TURP:显著术中出血(10%)、排泄障碍(6.5%)、TURP综合征(2%~5%)、膀胱或尿道穿孔(<0.5%)。
- 机器人/腹腔镜手术:术后视力下降(缺血性视神经病变)是一种罕见但严重的并发症,可能与术中长时间头低位、低血压和显著的血液稀释有关。

死亡率

TURP 与开腹手术 30 天死亡率<1%。

▪ 麻醉目标/指导原则

- 虽然 TURP 和机器人辅助手术是微创手术,但应当考虑到患者通常是老年人或存在严重合并症。
- 麻醉科医师必须警惕在分离背深静脉丛时静脉气体栓塞的可能。
- 在机器人辅助手术期间恰当的液体管理有助于手术的预后。在分离背深静脉丛和切除前列腺前减少补液可明显地降低术中出血量。

术前评估

▪ 症状

- 良性前列腺增生(BPH):排尿困难、尿流细和夜尿。
- 晚期或转移性疾病:骨痛、贫血、肾衰竭。

病史

- 询问常见的合并症,如慢性阻塞性肺疾病、冠心病、尿潴留、肾衰竭。
- 患有青光眼、脑卒中病史或脑动脉瘤患者可能不适合采用需要头低足高位的机器人辅助手术或腹腔镜手术治疗。

体格检查

- 完整的体格检查包括心肺听诊和外周脉搏评估。

- 标准的气道检查。
- 神经系统检查可以帮助确定预先存在的神经损伤。

▪ 用药史

- 化疗药物。
- α受体阻滞剂。

▪ 诊断检查与说明

- 根治性前列腺切除术在术前应检查血红蛋白、血细胞比容、血型鉴定和抗体筛选。基于患者因素和术者技术、预计失血量,考虑是否进行交叉配血。
- 选择椎管内麻醉时应检查血凝常规和血小板计数,尤其是既往史提示凝血异常时。
- 其他检查(如心电图、超声、肺功能检查)应根据患者状况而定。

▪ 伴随的器官功能障碍

- 长期、严重、未经治疗的前列腺肥大和尿潴留可导致肾功能不全和氮质血症。
- 转移性疾病可能转移到脑、脊柱或腹部脏器。

治疗

▪ 术前准备

术前用药

- 应谨慎使用苯二氮䓬类药物,因为这类药对于老年患者的作用时间可能延长。
- 围手术期β受体阻滞剂维持原状。

知情同意的特殊情况

- 施行 RALRP 时,应向患者交代手术体位以及存在于面部肿胀、神经麻痹、术后视力减退和可能需要气管插管(因气道水肿)的风险。
- 施行椎管内麻醉时,无论是用于 TURP 的麻醉还是开腹手术的术后疼痛管理,麻醉的风险和益处都应交代清楚。

抗生素/常见病原体

- 预防性使用抗生素已被证明可以减少术后尿路感染、菌血症、高热以及额外的围手术期抗生素用量。
- TURP:
  - 氟喹诺酮类或甲氧苄啶-磺胺甲基异噁唑(TMP - SMX)是首选抗生素。
  - 或可选择使用氨基糖苷类±氨苄西林或第一、二代头孢菌素。
- 开腹或腹腔镜手术:

  - 首选第一、二代头孢菌素类、氨基糖苷类+克林霉素或甲硝唑。
  - 或可选择使用氟喹诺酮类或氨苄西林/舒巴坦。

▪ 术中监护

麻醉选择

- 开腹手术:可选择气管插管全身麻醉、硬膜外麻醉或全身麻醉联合硬膜外麻醉。
- 硬膜外麻醉可减少术后深静脉血栓和肠梗阻的风险。少量证据表明,相对于低级别肿瘤,硬膜外麻醉与改善肿瘤的预后有关。
- TURP:可选择全身麻醉(GA)或椎管内麻醉(需达到 T_{10} 水平)。考虑的因素包括:
  - 允许连续监测患者的精神状态,防止 TURP 综合征或液体超负荷。
  - 不阻滞闭孔神经反射。闭孔神经起源于 $L_2 \sim L_4$,走行靠近前列腺尿道、膀胱颈和膀胱侧壁。冲洗液使膀胱扩张,导致闭孔神经靠近膀胱侧壁。如此,电流传导刺激神经引起下肢内收肌反射。外科医师可通过阻滞闭孔神经来防止这一情况发生(需要阻滞其未分为前后支近端)。
- 腹腔镜/机器人手术:气管插管全身麻醉。

监测

- 标准 ASA 监测。
- 根治性前列腺切除术需建立 2 条通畅的静脉通路。
- 术中尿量监测通常不可靠。可见血尿。
- 机器人手术需使用动脉监测,操作机器人时严格禁止靠近患者。

麻醉诱导/气道管理

根据患者的合并症或体格检查(如困难气道),根据需要改变诱导方式和气道管理。

维持

- 任何维持术中平稳的方法都是适当的。
- TURP 术中,确保足够的麻醉深度以防止患者不自主运动伤及尿道外括约肌,导致术后尿失禁。注意:未使用肌松药的全身麻醉不能防止闭孔神经反射的发生。术中补液应慎重,当冲洗液经开放的前列腺静脉丛吸收后可导致容量超负荷。
- 机器人辅助手术术中肌松特别重要;操作机器人时一旦患者有动作可能会伤及患者本身以及机械设备。

拔管/苏醒

机器人辅助手术常发生上呼吸道水肿,拔管前需进行气管闭塞试验以确保气道通畅。

术后监护

▪ 床旁护理

常规外科病房，除非患者的病情需要更先进的心脏监测。

▪ 镇痛

- 开腹手术常用静脉、口服和（或）硬膜外镇痛联合使用。
- 对于微创手术，静脉应用或口服镇痛药即可。

▪ 并发症

- 术后勃起功能障碍：无论哪种手术方法，

保护性功能关键在于对神经血管束的保护。

- 膀胱切开取石术易损伤闭孔神经。
- 直肠损伤。
- 迟发性出血。
- 术后初期常见尿失禁，但超过 90% 的患者最终都能恢复。
- TURP。
- 冲洗液吸收相关并发症（TURP 综合征、低温、充血性心力衰竭、弥散性血管内凝血、失明）。
- 菌血症、败血症。
- 膀胱破裂。

▪ 预后

- 对于 BPH，一旦梗阻解除预后良好。

- 对于恶性肿瘤，前列腺切除术后 10 年存活率为 70%～85%。如果发生转移，5 年和 10 年存活率分别为 60% 和 30%。

临床要点

- 需行前列腺切除术的患者常为老年人，合并多种疾病。
- TURP 术后有多达 6%～7% 的患者发生急性败血症。表现为心动过速、发热、畏寒，严重者可导致并发心血管功能衰竭的"感染性休克"。
- 施行机器人辅助手术的患者应该缓慢调整体位至头低足高位，以保证足够的通气、血流动力学的稳定和体位的稳定性。

前置胎盘 Placenta Previa

Peter H. Kim, MD · Mark Zakowski, MD 孙秀梅 译 / 张晓庆 校

基础知识

▪ 概述

- 前置胎盘是妊娠的一种情况，当胎盘覆盖全部或部分子宫颈内口时诊断为前置胎盘。
- 前置胎盘完全覆盖宫颈口。
- 部分前置胎盘覆盖部分宫颈口。
- 胎盘的一边或底部的一部分嵌入宫颈口内部。

▪ 流行病学

发病率

存活新生儿中发病率为 2.8/1 000。

患病率

- 剖宫产是完全或部分前置胎盘的绝对指征。宫颈口扩张将导致生产时自发的、危及生命的产妇大出血。
- 根据世界卫生组织（WHO），前置胎盘是产科输血的第一危险因素。前置胎盘中的植入胎盘是指胎盘深植于子宫壁从而使产妇危险性增加。这会导致胎盘剥离困难，手动分离胎盘导致出血，甚至需要子宫切除术。胎盘植入的发生率：
- 无瘢痕子宫的发生率为 3%。
- 一次剖宫产后发生率为 11%。
- 两次剖宫产后发生率为 40%。

死亡率

- 将所有产妇统计在内，产妇死亡率为

0.03%。大多数的死亡是由于产妇出血和弥散性血管内凝血（DIC）。

- 新生儿死亡率为 10.7/1 000 出生儿。大多数的死亡是由于早产儿和（或）胎儿生长限制。

▪ 病因/危险因素

- 病因未明。
- 风险因素包括上一次怀孕为前置胎盘，子宫有瘢痕，多次生产和生育间隔密集、多胎、高龄产妇。
- 孕妇年龄＞35 岁发生前置胎盘的可能性比年龄＜25 岁的孕妇高 3 倍。

▪ 病理生理

未发现特殊过程。

▪ 麻醉目标/指导原则

- 急诊手术时如果必须选择全身麻醉，应评估孕妇气道。
- 应首选局部麻醉。全身麻醉因气道并发症使产妇死亡率风险增加 1.7 倍。这主要是由于分娩时孕妇容易出现气道水肿，使面罩通气和气管插管困难，孕妇肺功能残气量下降（FRC）和需氧量增加。
- 准备产妇大出血的应急方法。
- 确保足够的静脉通道。
- 完成血型检查和交叉配血。
- 在手术室内，O 型 Rh 阴性或已完成交叉

配血（首选）的红血细胞以及新鲜冰冻血浆、血小板应准备好，如有可能可准备好激活因子Ⅶ。

- 确定胎盘的位置，对其风险进行评估。胎盘嵌顿使风险增加，如果胎盘覆盖以前子宫瘢痕也使风险增加。

术前评估

▪ 症状

轻度头痛或头晕。

病史

- 出血时间：前置胎盘引起的阴道出血一般发生在妊娠中期或晚期，为无痛性阴道出血；与此相反，胎盘破裂导致的阴道流血伴随疼痛。前置胎盘导致的出血可自动停止，但会再次出现。
- 子宫手术或损伤史：子宫瘢痕使发生前置胎盘的风险增加。

体格检查

- 无痛性阴道流血，低血压，心率快，非确定性胎心跳动。
- 如果在妊娠 24 周和 34 周之间诊断为前置胎盘，可给予皮质类固醇加速胎儿肺成熟，因为前置胎盘孕妇易发生早产。
- 可考虑容量扩张。

▪ 诊断检查与说明

- 评估出血的严重程度：血红蛋白和血细胞

Q

比容。数值可能会假性正常,因为没有进行液体治疗,可能存在容量不足。

- 评估凝血状态:血小板、PT/PTT、INR 和纤溶酶。
- 血型和交叉配血。
- 腹部超声:确认前置胎盘及其类型。评估胎盘嵌顿的可能性。
- 怀疑胎盘前置时应避免阴道检查。

▪ **延迟手术情况**

如果产妇血流动力稳定和阴道流血控制住,应推迟剖宫产,提高胎儿肺成熟度。

▪ **分类**

边缘、部分、全部。

 治疗

- 在完全或部分前置胎盘时应选择剖宫产。
- 手术时间应由确定母体和胎儿的情况决定。

▪ **术前准备**

术前用药

- 防止误吸的药物:柠檬酸钠、西咪替丁和(或)甲氧氯普胺。
- 安定类和阿片类药物能透过胎盘屏障,对新生儿有抑制作用,应避免使用。
- 应检查血型和交叉配血,准备 4~6 个单位红细胞;急诊不允许交叉配血时,可使用 O 型阴性血液。应选用快速输血装置和洗血球机。

知情同意的特殊情况

- 产妇血流动力学不稳定时选用全身麻醉。
- 可能需要输血液制品。
- 可能需要有创监测如动脉压监测和中心静脉导管。

▪ **术中监护**

麻醉选择

- 首选神经阻滞。
- 有活动性出血或血流动力学不稳定时选用全身麻醉。

监测

- 标准监测:脉搏血氧饱和度、无创血压、心电图、温度和二氧化碳趋势图。
- 有需要时可选用有创监测,动脉和中心静脉置管。

麻醉诱导/气道管理

- 首选局部麻醉。
- 需要全身麻醉时采用快速诱导,血流动力学不稳定时。
- 选依托咪酯(0.3 mg/kg)或氯胺酮(1.5 mg/kg)。
- 做好面临困难气道的准备。插管失败在产妇的发生率为一般人群的 7 倍。
- 可选用去极化肌松剂,琥珀胆碱(1~1.5 mg/kg)。因产妇血容量增加使血浆中假性胆碱酯酶浓度降低。

维持

- 婴儿团队应在手术室准备好。
- 全麻可选用吸入麻醉剂和 NO。婴儿出生后,应减低吸入药浓度至<0.5MAC 以降低对子宫收缩力的抑制。
- 阿片类药物:钳夹脐带后可静脉或硬膜外给予。
- 肌松剂:可用非去极化肌松剂关腹。剂量不受妊娠的影响。
- 容量:
- 扩容维持血流动力学稳定,BP >100 mmHg,心率(HR)<120 次/分,尿量>0.5 ml/(kg·h)。可尽早选用胶体(如 6% 羟乙基淀粉或 5% 白蛋白)。
- 估计失血比较困难(一般低估 33%~50%)。应定量失血,包括开腹的海绵和床垫。
- 需要大量输血时,红细胞和血浆的比例应维持在 1:1。1 U 血小板对应 4 U 红细胞。
- 温度维持:应尽量维持常温。可选用液体或气体温。大量失血和输液时,患者以发生低温和寒战,从而增加代谢需要。
- 婴儿娩出后应增加子宫收缩减轻出血。
- 首量催产素后可追加 20 U。
- 可用甲基麦角新碱 0.25 mg 肌内注射,不要静脉使用。
- 可用 15 甲基前列腺素 F_{2a} 250 μg 肌内注射或直接注入子宫。
- 也可选用米索前列醇 1 000 μg 肛门使用。
- 其他可选的控制出血的措施有:
- 放射科采用动脉栓塞。
- 子宫内球囊填塞。
- 外科结扎子宫和胃下动脉。

拔管/苏醒

- 拔管标准包括呼吸和氧合充分,有气道保护反应。
- 拔管前应充分吸引胃管。
- 预防性使用止吐药。

 术后监护

▪ **床旁护理**

在恢复室和产后阶段应持续监测出血和 DIC。存在中到重度出血时应留在 ICU 直到血流动力学稳定,出血停止后几小时。

▪ **药物处理/实验室处理/会诊**

追踪血红蛋白、血细胞比容和凝血指标。

▪ **并发症**

- 产妇出血。
- 子宫下段收缩不良可使前置胎盘分离后出血增多。
- 剖宫产可使胎盘子宫种植的概率增加。
- 前置胎盘时增加胎盘植入的危险。
- 如果出血难以控制,可能需要结扎子宫脉或切除子宫。
- DIC。

 疾病编码

ICD9

- 641.00　前置胎盘无出血,非特指的护理或不适用。
- 641.10　前置胎盘出血,非特指的护理或不适用。

ICD10

- O44.00　特定前置胎盘无论是否出血,特指妊娠期。
- O44.10　前置胎盘出血,非特指妊娠期。

 临床要点

- 前置胎盘的标志是无痛性阴道出血。它可全部前置或部分前置,可位于低位或边缘。胎盘前置增加胎盘嵌顿的危险。
- 出血可停止,但再出现时可加重。
- 边缘或低位胎盘前置时可考虑阴道分娩,但完全或部分前置硬性剖宫产。
- 前置胎盘增加出血,应开放静脉和备好血液制品。

前纵隔肿瘤 Anterior Mediastinal Mass　　　　　Shital Vachhani, MD　张骁 译 / 宣伟 校

 基础知识

■ **概述**

• 前纵隔肿块包括畸胎瘤、甲状腺肿瘤、淋巴瘤和胸腺瘤。纵隔肿块可在麻醉诱导、肌肉松弛和无创正压通气时，引起危险的甚至致命的心血管及肺组织的压迫。

• 患者于手术室行穿刺或肿块切除术，可以通过胸骨切开术、胸廓切开术、经颈部纵隔镜检查、前部胸骨旁纵隔镜检查、电视辅助胸腔镜穿刺手术或者清醒状态下 CT 引导的经皮穿刺。

• 有一些未明确诊断的前纵隔肿块（AMM）患者被急诊送入手术室进行升主动脉瘤和剖宫产手术。

■ **流行病学**

发病率

• 纵隔肿瘤中一半为前纵隔肿瘤。

• 切除的肿块中 60% 为神经源性肿瘤、胸腺瘤和良性囊肿。

患病率

在儿童中，淋巴瘤是最常见的前纵隔肿瘤，紧接着是生殖细胞肿瘤和胸腺瘤。

流行情况

• 前纵隔发现的肿瘤相比于其他纵隔区域的肿瘤更趋向为恶性。

• 围手术期并发症的发生率取决于肿块是否压迫血管或肺组织。

死亡率

未知。

■ **病因 / 危险因素**

• 取决于肿块组织的诊断，一般源于基因突变。

• 通常为无意间发现。

■ **病理生理**

• 自主通气时，气道由于胸廓内基础负压以及胸膜黏附胸壁而保持打开。

• 胸廓内肿块和胸腔外肿块。

- 胸廓内肿块通常被发现存在于胸腔内。自主呼吸时，吸气相向上、外扩张胸腔，将肿块抬起，远离血管和肺组织。在直立位，呼气相一般不会出现症状。但在半坐位或者仰卧位，呼气可造成组织压迫。

- 胸腔外肿块位于胸腔外，可进一步被分为可变化的和固定病灶。

• 可变化的病灶：气道组织赘生（打鼾）、气管软化塌陷等。自主呼吸时，吸气时气道会发生梗阻。负压由胸壁产生，在肿瘤的远端，导致气道塌陷。呼气时，此时胸内压力由腹部肌肉产生，在肿瘤的远端，使气道扩张。

• 固定损伤：甲状腺肿。气流受阻发生于吸气相和呼气相。

• 前纵隔内肿瘤（胸廓内肿块）可以导致组织的外在压迫。

- 呼吸系统：气管、主支气管。肿块压迫气管 / 支气管，可导致通气量不足，而与此同时肺血流并没有变化。最终导致 V/Q 不匹配，称为肺内分流。

- 心血管系统：大血管、右心室流出道（后纵隔肿块较易影响左心房、左心室）。肿块侵占不会造成血流动力学变化，而压迫的临床结果类似于心脏压塞。右心室衰竭会引起低血压和肺生理无效腔增加（肺泡血流减少，即使是在气管阻塞不存在时也可发生低血氧）。

• 婴儿和儿童的气道更容易被压迫，比成人更易受外源性气管阻塞的影响。

• 上腔静脉（SVC）综合征：上腔静脉壁较薄，较易受大的纵隔肿块影响。因此，若大肿块压迫影响上半身的静脉回流，会引起组织间隙水肿。因此，低血流阻力的血管会代偿性的扩张。

■ **麻醉目标 / 指导原则**

• 麻醉管理取决于肿块所处位置、病理类型和手术过程。

• 在麻醉诱导和整个手术过程中，都要明确心脏、大血管和气管受压迫情况。

术前评估

■ **症状**

• 呼吸系统症状：干咳、喘鸣、气喘、呼吸困难、端坐呼吸，半卧位或卧位时加重。

• 晕厥。

• 可以无症状，仅在做胸部平片时意外发现。

病史

平躺时气促或咳嗽。

体格检查

• 辅助肌使用增加。

• 多血症面孔（上腔静脉综合征）。

■ **治疗史**

若纵隔肿瘤为淋巴瘤，则需明确是否使用过甾体类药物或为减小瘤体行过放疗。预处理的缺点是可能影响组织病理（诊断）。

■ **用药史**

• 支气管扩张剂。

• 甾体类药物，作为联合化疗药物的一种。

■ **诊断检查与说明**

• 检测呼吸流速-容量曲线，在端坐和平躺位置时寻找外源性或内源性压迫（可以观察 FEV_1 的下降和在仰卧位时呼气流量峰值）。然而这些检查的预测价值受到质疑，现在更多的依赖新的、复杂的显像检查。

• 胸部 X 线平片经常无意间发现纵隔肿瘤，需行进一步影像学检查。

• 动脉血气。

• 需行胸部 CT、MRI 检查，明确肿块位置，以及气管和心血管被压迫的程度；不能平躺的患者需行 30° 半卧位、侧卧或俯卧位。

• 超声心动图用来评估心血管影响（肿块直接影响、心脏压力或心包渗漏等）。前侧肿块通常压迫右侧心脏。

• 若为胸腺瘤，需通过检测乙酰胆碱受体抗体排除重症肌无力。

• 细针抽吸组织活检。

■ **伴随的器官功能障碍**

• 上腔静脉综合征症状。

• 体位改变引起心脏和气管的压迫。

• 甲状旁腺肿瘤可引起甲状旁腺功能亢进。

• 胸腺瘤可并发重症肌无力或免疫缺陷。

■ **延迟手术情况**

• 若患者可以接受放射治疗或甾体类药物治疗，以减小肿块体积（则应该推迟手术）。

• 若患者存在严重气道压迫可能，但没有体外循环机器和灌注师，应该推迟手术。

■ **分级**

纵隔肿块的描述基于其相对于心脏的

Q

位置：
- 前纵隔肿块：畸胎瘤、甲状腺瘤、恶性淋巴瘤、胸腺瘤。
- 中纵隔肿块：淋巴结、血管瘤。
- 后纵隔肿块：食管和神经源性肿瘤、动脉瘤。

 治疗

▪ 术前准备

术前用药
- 如果患者有症状，则不可使用苯二氮䓬类或阿片类药物，以免加重呼吸系统症状。
- 如果患者清醒，可行半卧位纤支镜检查（由于气管被压迫），可用格隆溴铵止涎，使用利多卡因进行气道的表面麻醉。

知情同意的特殊情况
- 通过胸廓切开术或胸骨切开术来进行肿瘤切除的患者应该放置胸段硬膜外导管。
- 术后必要时维持气管插管通气。
- 可能会需要建立体外循环。

▪ 术中监护

麻醉选择
- 如果条件允许，在保持自主通气的情况下插入气管插管。
- 需要准备硬性支气管镜，外科医师必须在场，一旦发生气管塌陷，需要立即处理。硬性支气管镜可插入压迫的远端，支撑压迫部位，保证充足的氧供和通气比。
- 若该肿块有压迫气管的可能，则需要做清醒状态下的纤维支气管镜检查。气管插管的作用类似于硬性支气管镜，将塌陷的部位撑开。

监测
- 如果患者有上腔静脉综合征，需要股静脉穿刺置管，建立静脉通道。
- 置动脉导管测量和控制血压；如果动脉导管置于右侧，可作为头臂干的纵隔压迫指示器。

麻醉诱导/气道管理
- 若有严重梗阻的潜在危险性，则需要局麻下股动脉插管体外循环随时待命。若患者无症状，并且没有明确证据证明肿块会压迫呼吸系统或心血管系统，则尽量控制缓慢诱导。
- 若不确定，则尽量保持自主呼吸，使用吸入麻醉剂、氯胺酮或者右美托咪定，保证气道安全。
- 在诱导麻醉时，需要外科医师在场，以防肿块压迫气道，自主呼吸丧失；或者小号气管导管无法通过。硬支气管镜可以被送至压迫部位远端，撑开气管。

维持
- 在肿块较大情况下，虽然自主通气是理想状态，但常用挥发性吸入性药物伴随正压通气来优化手术条件。
- 使用短效麻醉药物较为理想。
- 如果可以，避免使用肌松药。若手术需要肌松药，应该首先进行手控辅助呼吸，已确定正压通气是否可行。
- 压迫和心肺衰竭。
- 插入气管内导管或者硬质支气管镜。
- 唤醒患者，恢复自主呼吸。
- 侧卧位或俯卧位；体位的变化可使肿块位置变化从而减轻压迫。病史和体检时患者是否会随体位变化而压迫减轻是决策的重要依据。
- 仰卧位时胸部压迫症状加重。
- 胸骨切开术和手术提高肿块位置，使肿块脱离大血管。

- 体外循环。

拔管/苏醒
- 拔管需在患者完全清醒的状态下进行，需要准备硬支镜，以防发生气管塌陷。
- 寻找因肿瘤压迫而可能存在的气管软化。

术后监护

▪ 床旁护理
- 硬板床更佳。
- 根据手术情况决定是否有必要进入 ICU。

▪ 药物处理/实验室处理/会诊
- 行血常规检查，判断是否有贫血。
- 对于放置胸段硬膜外导管的患者，应该提供急性疼痛服务。

▪ 并发症
- 手术引起的周围结构破坏（如横膈膜、喉返神经）。
- 气胸。

诊断编码

ICD9
- 519.3　其他纵隔疾病，未分类。

ICD10
- J98.5　纵隔疾病，未分类。

临床要点

- 病史、体格检查及影像学检查有助于判断纵隔肿瘤的压迫情况。
- 主气管并发症更常见于术后，而非术中。

清醒开颅术 Awake Craniotomy

R. Alexander Schlichter, MD　张骁 译／苏殿三 校

基础知识

▪ 概述

一般情况
- 有证据证明颅骨环钻术在史前就已出现。现代清醒开颅术开始于 1886 年在可卡因局部麻醉下进行，1930 年加了镇静技术。
- 现今，当患者脑肿瘤或癫痫灶与脑功能区接近时，需行清醒开颅术（Broca，Wernicke）。
- 不同的麻醉技术由患者和手术者偏好所决定。在认知测试和肿瘤切除术时，患者必须保持清醒。然而线性和分区操作、颅骨切开、骨瓣移除、硬脑膜关闭等操作可在充分镇静与全身麻醉交替情况下执行（"沉睡—清醒—沉睡"技术）。

体位
- 在"沉睡—清醒—沉睡"技术中，麻醉诱导后摆好患者体位，镇静处理，在加深镇静前应对患者舒适度进行评估。
- 仰卧位，肿块向左，患者面向麻醉科医师。
- 患者左臂折叠于胸前，右臂伸出。受压部位给予垫枕。
- 患者位于 Mayfield 架中。镇静患者首先

检查头皮区,在进针处加局部麻醉。

• 按上述描述覆盖患者,留一个窗口和麻醉师交谈。这也是紧急通气的窗口。

• 对于少见的右侧清醒开颅术,上述姿势均颠倒。

切口

颞部切口:叩诊颞部,钻孔,骨瓣移除,硬脑膜切开。

手术时间

3~5 h。麻醉和手术准备时间比标准开颅术时间长。

术中估计出血量

300~500 ml。可会有更多出血,因此需要有适当的麻醉通路和充足的血制品。

住院时间

未出现并发症时需 3~5 天。

特殊手术器械

• Mayfield 架。

• MRI。

• 手术显微镜。

• 特殊手术巾单,用于接触患者。

• 语言映射电极和神经监测人员。

• 癫痫时用冰生理盐水。

流行病学

发病率

• 该病灶是否行清醒开颅术由神经科外科医师和机构决定,因此不同中心之间并不相同。

• 麻醉技术的改进使清醒开颅术手术数量增加。

患病率

• 取决于病灶种类和部位。

• 大部分癫痫患者均接受药物治疗,是否行手术治疗由医疗机构决定。

发病情况

低。选择性清醒开颅术的患者多数较健康。肿瘤通常较小但位于脑组织。

死亡率

低。

麻醉目标/指导原则

• 不同机构镇静和镇痛药物的选择不同,手术理想药物应起效快,持续时间短,容易测定。

• 是选择"沉睡—清醒—沉睡"技术还是选择深度镇静,取决于患者和手术者的意愿。仅镇静是可行的,因为头皮阻滞可为头皮切开/开颅术提供适当的麻醉,大脑无真正的痛感。过度镇静会因 CBF 和(或)ICP 升高

而导致呼吸阻塞、呼吸暂停、气道失去控制或肺换气不足。

• 个人的安慰和交流是使患者镇定的有效方法。应于术前一晚与患者会面,或与患者电话讨论。

• 可能很快发生癫痫发作、脑卒中和过度镇静。紧急情况下应备好呼吸道药物和设备。

术前评估

■ 症状

语言认知功能障碍,表达(Broca)或重复(Wernicke)。

病史

• 语言认知功能障碍,癫痫。

• 常规的脑影像学检查时偶然发现的肿瘤。

• 需评估心智、幽闭恐惧症、焦虑、药物和酒精滥用、睡眠呼吸暂停和 BMI 等。

体格检查

• 进行全套神经系统检查,包括语言功能。

• 心肺听诊。

• 气道检查。

■ 用药史

• 地塞米松减少血管源性肿瘤水肿。

• 抗惊厥剂(苯妥英钠、左乙拉西坦)。

■ 诊断检查与说明

• 全血细胞计数(CBC)、定血型和筛查。

• 生化检查、凝血功能检查。

• 头部 CT、MRI、功能性磁共振(fMRI)。

■ 伴随的器官功能障碍

多数患者心血管方面相对健康。大部分并发症为头痛、癫痫或认知语言障碍。

治疗

■ 术前准备

术前用药

• 地塞米松负荷剂量后予以输注。

• 使用镇静药物后,在连线和 Foley 导尿管置入之前,应考虑使用小剂量咪达唑仑。头皮阻滞之前先注射小剂量瑞芬太尼。

• 止吐药物应与非镇静药物一起使用,如 5 - HT₃A 和地塞米松(用于治疗脑水肿)。地塞米松应在清醒患者中缓慢注射,因其可导致严重直肠瘙痒和烧灼感。

• 准备抗癫痫药物。

• 抗副交感神经药除非必要,则应避免。若

使用量抗副交感神经药物,患者会在认知测试过程中出现口干等现象。

知情同意的特殊情况

• 必须告知患者手术进行到关键部位时,患者要保持清醒状态。强调可以在任何时候与麻醉科医师交流。

• 有癫痫发作风险者,可能要进行气管插管。

• 需进行手术备血。

抗生素/常见微生物

皮肤上常见到革兰阳性菌(头孢菌素、万古霉素用于过敏治疗)。

■ 术中监护

麻醉选择

• 镇静包括静脉注射镇静剂和镇痛剂(最常用右美托咪定、瑞芬太尼和丙泊酚)。丙泊酚和瑞芬太尼可单独使用,但会引起镇静过度、高碳酸血症和呼吸道问题。地西泮镇痛与氟哌利多和一种阿片类药物使用,与心情烦躁、过度镇静和低血压相关。

• "沉睡—清醒—沉睡"状态时,常联合应用大于镇静剂量的右美托咪定、瑞芬太尼和丙泊酚,肿瘤切除后重新开始。

监测

• 标准 ASA 监测。

• 动脉置管用于每搏监测和实验室检查。

• 为了迅速苏醒和输血,需使用 2 个大孔径静脉通路(14~18 号)。

• 当静脉状态都较差时使用中心静脉通路。清醒状态下置管会引起患者应激反应。

• 配备尿比重计的导尿管。清醒患者,尤其男性,尿道用利多卡因可在置管时以及之后减轻不适。

• BIS 监测有助于在 GA 或深度镇静时引导麻醉深度。

• 专业人员使用语言映射电极神经监测。

麻醉诱导/气道管理

• 头皮阻滞:通常在患者轻微镇静时进行(在患者进行"沉睡—清醒—沉睡"麻醉诱导前),可监测局部麻醉的毒性。经常用 0.5% 布比卡因或罗哌卡因。手术医师可在刺入点、切口位置和硬脑膜注射 1% 利多卡因。

• 镇静:通过鼻管、面罩和储氧面罩给予氧气。

• "沉睡—清醒—沉睡":常放置 LMA,用辅助通气或自主通气。控制通气与低 CO_2 有关。相反的,双头鼻喇叭放置的蝶颚骨阻滞可保留自主呼吸,比 LMA 麻醉深度更浅。鼻喇叭安放在远处,在监测时患者可讲话。

阻塞仍然可能发生。

维持

- 镇静：右美托咪定 1 $\mu g/kg$ 10 min，输液 0.2~0.5 $\mu g/(kg \cdot h)$。瑞芬太尼 0.01~0.05 $\mu g/(kg \cdot min)$。只镇静时，应少量使用丙泊酚。处理硬脑膜时，患者可有牵拉或疼痛的感觉。

- "沉睡—清醒—沉睡"：右美托咪定 1 $\mu g/kg$ 10 mins，输液 0.2~0.5 $\mu g/(kg \cdot h)$。瑞芬太尼 0.01~0.05 $\mu g/(kg \cdot min)$ 和丙泊酚 40~80 $\mu g/(kg \cdot min)$。滴定测量呼吸速率和 $ETCO_2$。若使用 LMA，用压力支持通气控制 CO_2。暂停丙泊酚，状态由沉睡转为清醒。

- 大脑松弛：甘露醇和（或）襻利尿剂利尿。利尿可抵消由高 CO_2 张力下引起的大脑松弛度降低。

- 认知检测：患者是清醒的、有反应的，并可参加认知检测。当患者处于 LMA 或 ETT 下全身麻醉状态时，应避免咳嗽、喉痉挛、呛咳或谵妄。认知检测包括一系列神经病学的检测：算数、字母、名字、词语联想、图片和简单运动指令。这些简单的测试进行时，神经外科医师电刺激大脑部位，确定切除是否安全。

- 肿瘤切除：检测后，患者保持先前状态，以保证肿瘤的切除未误切其余功能部位。

- 癫痫预防：由于大脑被直接刺激，癫痫的

可能大大增加。抗癫痫药应在手术一开始即给予。冰生理盐水应备好冲洗该区域。紧急呼吸系统药物和设备应备好。

- 肿瘤移除后，患者可在有效气道保护下予深度镇静或全身麻醉，直至手术结束。

拔管/苏醒

- "沉睡—清醒—沉睡"：当患者正在呼吸并可按指令操作时，停止药物，拔除 LMA。通过鼻管呼吸的患者，清醒状态先可先将鼻管移除。

- 应行神经生理检查，以确定术中无神经认知功能改变。

术后监护

床旁护理

ICU：若患者无神经生理改变，可快速转至普通病房。

镇痛

- 头皮阻滞残余效果还在时，疼痛通常较轻。可用右美托咪定缓解。
- 静脉推注或口服短效阿片类药物。
- 口服、纳肛和静脉推注对乙酰氨基酚。

并发症

- 术后可发生脑水肿。神经生理检查出现

任何异常均应检查是否为脑水肿，并行神经系统影像学检查。

- 术后癫痫（1%~11%的发病率）可给予合适的抗癫痫药物。患者继续给予规律药物处理。
- 术后恶心、呕吐时应予以非镇静类止吐药。

预后

预后较好：残余癫痫活动或肿瘤生长可能需要另外的手术。

❓ 临床要点

- 患者拒绝是行清醒开颅术的禁忌证。若患者存在以下症状：药物或酒精滥用、肥胖、智能障碍、焦虑、幽闭恐惧症、睡眠呼吸暂停和胃食管反流，应仔细行相关检查。
- 交流和安慰是保持患者镇静和合作的主要措施。
- 手术区域适当的头皮阻滞和额外的局部麻醉，可增加成功概率。
- α_2 受体激动剂（右美托咪定）可提高镇静作用，呼吸系统抑制较少。
- 癫痫和气道不通畅永远是危险因素。保证气道药物和设备保持可立即使用状态。

氰化物中毒 Cyanide Poisoning

Praveen Kalra，MBBS，MD，FCCP　李佩盈 译／俞卫锋 校

🧠 基础知识

概述

- 氰化物是一种极易挥发的液体，在过去被用作化学战剂。今天，它最常出现在火灾烟雾或硝普钠应用中。

- 氰化物是一种线粒体毒素，可抑制线粒体细胞色素氧化酶的活性，是一种正常细胞呼吸所必需的酶。氰化物中毒的结果是，阻碍细胞从动脉血中摄取和使用氧。

- 临床表现和实验室检查结果提示细胞不能利用氧气，尽管氧气充分存在并可用，但在充分供应中也存在饥饿现象。

- 毒性取决于暴露量、暴露途径以及暴露时间，可发展迅速，在数分钟内死亡，也可以在数小时内发生。

流行病学

发病率

由于氰化物中毒常并发一氧化碳中毒，估计发病率差异很大。

发病率/死亡率

没有明确的数据。

病因/危险因素

- 从火灾中吸入烟雾是发达国家中氰化物中毒最常见的原因。氢氰物是由碳基和氮基材料的燃烧产生的，高浓度的氰化物是由塑料、聚合物、合成纤维、羊毛和丝绸的基质燃烧产生。在大多数火灾受害者的血液中发现，有毒和（或）致死浓度的氰化物。

- 硝普钠（SNP）使用也是危险因素之一。尽管更具安全性的药物使用减少了 SNP 的使用，但 SNP 的血药浓度的可控性（快速起效快速消除）使它在某些情况下仍然是一个非常具有吸引力的选择。应用 SNP 后产生氰化物毒性的风险在低蛋白血症、体外循环和应用中高剂量的情况下会有所增加。

- 采矿金属提取、摄影、珠宝电镀、塑料和橡胶制造等的工业接触都增加氰化物的暴露。
- 自杀或杀人未遂。
- 食品如苦杏仁、桃、梨、苹果等。
- 杏也可造成氰化物中毒。

生理/病理生理

- 氰化物毒性是通过抑制电子传递链

（ETC）中最后的酶——细胞色素氧化酶阻碍细胞的有氧呼吸。

• 通常，ETC连接了电子供体（NADH）和电子受体（氧）之间的反应。ETC位于线粒体内膜，当电子从呼吸链传递下来时，会产生一个质子梯度以及跨线粒体膜的能量电位。潜在的能量穿过。当质子通过三磷酸腺苷（ATP）合成酶（下梯度）跨过线粒体膜时，即利用以上能量电位：ATP → ADP＋H^+。

• 通常情况下，氧是细胞色素氧化酶中的终端电子受体。通过这种方式，细胞有氧呼吸能够使1个葡萄糖分子产生36个ATP。

• 氰化物分子通过减少氧，抑制细胞色素 C 氧化酶；它能比氧更紧密地与铁离子（Fe^{3+}）结合。这样它阻碍了ETC，并抑制了氧化磷酸化。

• 于是细胞采取无氧呼吸（没有氧气），它效率较低，除了产生乳酸外，只能产生2个ATP。

• "供应充分但仍然饥饿。"尽管有充足的氧气供应，细胞仍然缺氧，因为它们不能利用氧。

• 此外，氰化物也非特异性抑制抗氧化剂（过氧化氢酶、谷胱甘肽还原酶、超氧化物歧化酶），这导致有毒的氧自由基的堆积。此外，它导致谷氨酸的释放，并抑制了谷氨酸脱羧酶（GAD），此酶负责合成γ-氨基丁酸（从而降低了癫痫的发作阈值）。

• SNP与氧合血红蛋白的 Fe^{3+} 共价键结合，产生高铁血红蛋白和SNP^-。SNP^-是一个不稳定的小分子，可自发地分成1个一氧化氮（治疗性）和5个氰化物（有毒副产品）分子。这种缓慢的释放氰化物的过程通常可允许身体有时间进行解毒，从而不干扰细胞正常呼吸。去毒化过程有两种方式。

- 高铁血红蛋白（通常占所有血红蛋白的2%）可与氰化物结合产生氰化高铁血红蛋白（无毒，非携氧血红蛋白）。

- 硫代硫酸钠通过肝脏和肾脏的硫氰酸酶与氰化物结合产生硫氰酸。硫代硫酸钠水平耗竭可能与血液中高浓度的氰化物水平、高浓度SNP水平以及低浓度硫代硫酸钠水平（例如，营养不良、术后状态等）有关。因此，它是氰化物毒性发展的"限速"步骤。

- 吸收。氰化物通过呼吸道和黏膜迅速吸收。它可以通过胃肠道和皮肤吸收。蛋白

质结合率达60％；分布容积：1.5 L/kg。

▪ 预防措施

• 当应用硝普钠时，初始速率不应超过0.3 $\mu g/$（kg・min），不能以最大速率10 $\mu g/$（kg・min）维持超过10 min以上。此外，使用连续输注>2 $\mu g/$（kg・min）时，避免总剂量>500 $\mu g/kg$（此时氰化物产生的速率可能超过机体内源性机制可以处理的速率）。

• 如果患者有肝功能损害的情况则更容易发生氰化物中毒，因此应考虑减少上述剂量。有肾功能不全时更有可能出现硫氰酸盐中毒。

⚕ 诊断

• 患者可以出现非特异性的症状和体征，此外没有快速的血氰化物测定试验证实氰化物中毒。

• 低氧、乳酸水平的升高、代谢性酸中毒被认为是氰化物中毒的特征。

• 围手术期，麻醉科医师应该对有火灾烟雾暴露史，尤其是口鼻孔略带烟尘的患者，是否存在氰化物中毒保持高度警惕，并在除外一氧化碳中毒时谨慎地排除氰化物中毒。此外，应用硝普钠的患者也可能出现以上症状，在适当情况下，也应予以排除。

• 中枢神经系统：头痛、意识障碍、头晕、面部潮红、眩晕、惊厥、昏迷。在非致命的水平，患者可能主诉闻到杏仁的味道或感觉忐忑不安。氰化物中毒的幸存者可能由于基底神经节损害而发展成帕金森病。

• 心脏：最初出现心动过速和高血压（代谢性酸中毒的交感反应），接着是心动过缓和低血压、房室传导阻滞以及心血管性虚脱。

• 呼吸：早期症状是过度通气，这可增加吸收剂量。接着是呼吸过缓、肺水肿、无发绀（因为混合静脉血氧饱和度是增加的）、呼吸暂停、呼吸停止。

• 胃肠道：呕吐、腹痛。

• 肾脏和肝脏衰竭。

• 皮肤：晚期出现皮肤潮红色和樱桃红色。

• 慢性氰化物中毒可以导致头痛、Leber神经病变和烟草性弱视。由于静脉氧浓度升高，视网膜静脉可能会出现亮红色。

▪ 诊断检查与说明

实验室/检查

• 血液中氰化物的浓度。实验室测量可提供明确的诊断。由于结果无法立即或"实地"出来，因此对于最初的管理帮助不大。然而，由于氰化物的快速代谢和血液样本的不稳定，样品应尽快发送。毒性阈值范围为0.5～1 mg/L，致命的阈值范围为2.5～3 mg/L。

• 由于无氧代谢与乳酸生产，动脉血气分析可发现严重的代谢性酸中毒（低 pH 和低碳酸氢盐）。

- PaO_2 高（表示尽管细胞缺氧但无法提取和利用氧）。

- 肺泡动脉氧梯度<10 mmHg。肺泡动脉氧梯度减小是由于高含氧的静脉血导致了更高的动脉血氧水平。

• 由于无氧呼吸乳酸水平在动脉和静脉血中都能增加，并在存在其他原因，如癫痫发作、呼吸暂停或给予儿茶酚胺时更进一步增加。

• 阴离子间隙：$[Na^+]$ － $([Cl^-] ＋ [HCO_3^-])$>15；阴离子间隙受到未测定的离子浓度变化的影响，在很多情况下是乳酸。碳酸氢盐缓冲液可以结合并中和乳酸，从而降低乳酸浓度。

• 混合静脉血氧饱和度。若静脉血氧饱和度异常增高，则反映组织和细胞不能利用氧（尽管在缺氧条件下）。

监测

• 脉搏血氧饱和度测定法：也可正常，尽管细胞缺氧。

• 心电图：心动过速后心动过缓、AV阻滞。

• 无创血压：高血压后低血压。

• 有创动脉监测：放置动脉导管可允许频繁的动脉血气监测来指导治疗。

▪ 鉴别诊断

• 一氧化碳中毒。

• 三环类抗抑郁药中毒。

• 异烟肼过量。

• 有机磷中毒。

• 水杨酸中毒。

 治疗

• 氰化物中毒可迅速致死，因此必须及时识

别和早期治疗来挽救生命。

• 去污染。院前急救应包括将受害者从氰化物污染区转移至新鲜空气区并去除受害者身上被污染的衣物，如果有皮肤接触需清洗皮肤，如果误食，则需灌胃和使用活性炭处理。如果应用硝普钠（SNP），应立即停止给药。

• 支持治疗。给予 100％氧可以加速氰化物通过呼吸排泄和激活线粒体酶。此外，一氧化碳中毒还需要高浓度的氧气治疗并插管（特别是由于气道水肿引起的烟雾吸入性肺损伤）。

• 苯二氮䓬类药物控制癫痫发作，碳酸氢钠可用于治疗代谢性酸中毒（pH<7.1）。

• 解毒剂治疗。氰化物解毒剂工具包（CAK）是目前美国唯一可用的试剂盒。它是由两种亚硝酸盐和硫代硫酸钠组成的。亚硝酸盐使氧气（亚硝酸戊酯、亚硝酸钠）与血红蛋白形成高铁血红蛋白，并与氰化物形成氰化高铁血红蛋白。硫代硫酸钠是硫氰酸酶的天然底物并促进氰化物向硫氰酸盐的转换。硫氰酸盐是一个可排泄和毒性较低的化合物。解毒试剂盒有一些副作用是有争议的。大剂量的亚硝酸盐会导致高铁血红蛋白血症，这是非常危险的（降低血液运输氧气到细胞的能力，皮肤和黏膜变蓝，呕吐，休克，昏迷）。治疗可使用 1％亚甲基蓝 1～2 mg/kg。

• 另外，硝酸钠 300 mg 超过 2～4 min 静脉注射；硫代硫酸钠 12.5 g 初始剂量静推和 30 min 内重复 6.25 g 静脉滴注。

疾病编码

ICD9

• 989.0 氢氰酸和氰化物的毒性反应。

ICD10

• T65.0X1A 氰化物的毒性反应，意外中毒。

• T65.0X2A 氰化物的毒性反应，自杀性中毒。

• T65.0X3A 氰化物的毒性反应，初次接触。

临床要点

• 麻醉科医师可能在围手术期遇到在火灾烟雾吸入（除一氧化碳中毒）或当利用硝基扩血管药（特别是 SNP）而导致氰化物中毒的患者。

• 氰化物结合在细胞色素 C 氧化酶等，从而防止氧接受施主电子。通过阻碍氧化磷酸化，阻止有氧代谢，尽管有正常的氧气供应，但机体仍然通过产生乳酸进行无氧呼吸。

全脊髓麻醉 Total Spinal

Sharon L. Lin, MD • Jane C. Ahn, MD 卫炯琳 译 / 顾卫东 校

基础知识

▪ 概述

• 全脊髓麻醉是由局麻药误入颅内蛛网膜下腔所致。常见的原因有误穿破硬脊膜、硬膜下扩散或者硬膜外导管移位等。

• 早期的症状和体征包括烦躁、手臂和头部麻木/乏力以及呼吸困难。局麻药进入脑干后，可迅速出现窒息、低血压、心动过缓和意识丧失。

• 影响局麻药在蛛网膜下腔扩散的因素有：
- 剂量。
- 患者体位和药物比重。
- 患者的自身情况。
- 腰麻/硬膜外麻醉技术。

• 由于存在全脊髓麻醉的风险以及局麻药有全身毒性作用，因此行椎管内阻滞或区域阻滞时，应准备好麻醉机、气管插管和心肺复苏等设备。

▪ 流行病学

发病率

• 硬膜外置管后全脊髓麻醉的总发生率<0.03％。

• 腰麻时全脊髓麻醉的总发生率为 0.2％。

发病情况

如处理得当，病情常较轻，死亡率较小。

死亡率

常由于窒息和循环崩溃的发现和处理不及时所致。窒息未发现时，死亡率可达100％。

▪ 病因/危险因素

• 操作失误导致穿破硬脊膜。
• 硬膜外导管移位。
• 蛛网膜下腔置管。
• 局麻药硬膜下腔扩散，导致高位阻滞。
• 腰硬联合麻醉（combined spinal epidural，CSE）。
• 硬膜外隙注入大剂量药物（压迫椎管，促使药液向头侧扩散）。
• 高位胸段硬膜外隙注入局麻药。
• 腰麻时注入大剂量局麻药。
• 眼球后阻滞。
• 外周神经阻滞。
- 肌间沟阻滞。
- 腰丛阻滞。
- 肋间神经阻滞（药物注入硬脊膜神经根袖，沿神经根扩散）。
- 全身麻醉下行神经阻滞。

• 妊娠。
• 慢性疼痛治疗技术。
- 颈椎注射。

▪ 病理生理

• 局麻药作用于脊髓，阻滞快钠通道及神经传导。通过阻滞手术区域的感觉和运动神经，达到围手术期镇痛和麻醉的目的。

• 如果局麻药在鞘内扩散至头部，则可导致全脊髓麻醉等不良后果。全脊髓麻醉指局麻药进入颅内的蛛网膜下腔，导致患者突然出现窒息、心动过缓、低血压和意识丧失。

• 病理生理和临床表现取决于局麻药到达的脊髓节段，可从高位脊髓阻滞到全脊髓麻醉。
- 胸段：胸部感觉消失和肋间肌麻痹导致呼吸困难。高位脊髓阻滞时，患者常主诉呼吸异常，但吸气、咳嗽和说话一般都正常。
- 颈段：阻滞节段更高时，可阻断膈神经（$C_3 \sim C_5$），患者立即出现呼吸衰竭。
- 脑干：如局麻药到达此节段，可致颈部以下的感觉和运动神经被阻滞。此外，动眼神经副核（Edinger-Westphal nucleus）发出的迷走神经传出信号被阻断，导致瞳孔扩大，对光反射消失。呼吸中枢低灌注可致呼吸

停止。

- 大脑：局麻药扩散至第四脑室时，出现意识丧失。蛛网膜下池内的三叉神经运动支被阻滞时，出现下颌肌肉无力。

• 心血管反应。

- 血管扩张。动、静脉扩张导致前负荷/每搏输出量（静脉回流）减少和后负荷（体循环阻力）降低。

- 心动过缓。原因为迷走神经相对亢进和 $T_1 \sim T_4$ 的心加速神经纤维被阻滞。此外，右心房充盈压的下降也可导致心率减慢。

- 每搏输出量和心率的下降导致心排血量减少。

- 低血压和低氧血症可致心跳停止。

• 局麻药向头侧扩散的范围取决于局麻药的剂量、患者的体位和自身情况以及操作技术。

- 局麻药剂量与药物浓度、容量、比重和是否加入血管收缩剂有关。

- 患者体位和药物比重的相对关系（头低足高位时使用高比重药物，头高足低位时使用低比重药物）。

- 患者的自身情况包括体重、年龄、性别、腹压和椎管的解剖结构。

- 穿刺技术包括穿刺针型号、注射位置、针尖斜面朝向、注射速度和反复抽吸。

• 妊娠。孕妇腹压增加，硬膜外静脉扩张，导致腰椎管内容积变小。高位脊髓阻滞或全脊髓麻醉可导致严重的胎心减慢。

• 阻滞时间至少可持续至注射后 30 min。

• 尽管全脊髓麻醉多在硬膜外阻滞和腰麻时发生，但周围神经阻滞时（如肌间沟臂丛阻滞）也可发生。

■ 预防措施

• 局麻药注射。避免硬膜外隙快速大量注药；避免硬脊膜意外穿破；疑似硬脊膜穿破时，应采用小剂量的局麻药。

• 尝试回抽是否有脑脊液。硬膜外置管前或注药前应尝试此动作。与 10 ml 或更大的针筒相比，用 3 ml 针筒回抽更容易发现脑脊液。注药前常规确认回抽无脑脊液。

• 缓慢注射。以递增的方式给药（每次 3 ml），同时连续监测和评估患者有无高位脊髓阻滞的症状和体征（除了评估局麻药中毒外）。

• 妊娠患者。使用低剂量的局麻药。

• 推注药物后检查感觉平面。可通过温度觉、针刺感和触觉消失来进行评估。

• 一项 61 例患者的回顾性研究结果显示，硬膜外阻滞失败后转成腰麻不会增加高位脊髓阻滞的发生率。然而，硬膜外隙有局麻药时还是应额外警惕（取决于剂量和时间），可考虑减少腰麻的局麻药剂量或容量。

诊断

• 症状、体征和体格检查。

- 关键是早发现。

- 患者在血压下降前可有恶心或主诉"难受"，手指发麻提示阻滞平面已达 T_1 以上。

- 呼吸：窒息和肺通气不足的早期体征包括呼吸无力、发音困难和无法咳嗽。突发呼吸停止是由于脑干呼吸中枢低灌注所致。

- 心脏：低血压、心动过缓、循环崩溃和室性心律失常。

- 神经系统：突发意识丧失、运动不能、瞳孔扩大无对光反射、颈部皮肤感觉消失、双手麻木和无力。

- 常对事件失去记忆。

• 诊断步骤。

- 硬膜外导管持续回抽出温热清澈的液体。

- 实验室检测结果显示，回抽出的液体葡萄糖呈阳性，浓度接近血清水平。

- 血清内局麻药浓度检测可用于鉴别全脊髓麻醉和局麻药误入血管（紧急情况下不常用）。

■ 鉴别诊断

• 高位腰麻。

• 硬膜下阻滞。

• 局麻药误入血管。

• 脑血管意外。

治疗

• 预防。

• 停止给局麻药，供氧，立即呼吸支持，准备气管内插管。

• 血流动力学。

- 扩容。

- 血管升压素。

- 停止手术。

- 采用头低足高位治疗高血压会使阻滞平面升高，应避免。

- 采用抗胆碱能药物（阿托品）或间接兴奋 β 受体（麻黄碱）治疗心动过缓。

随访

• 神经功能完全恢复的时间取决于注入的局麻药量。腰麻剂量的全脊髓麻醉通常在 $1 \sim 2$ h 后开始消退，而硬膜外阻滞的药物误入蛛网膜下腔时，阻滞作用可持续数小时（由于注入的局麻药较多）。

• 无中心静脉通路时，可开放中心静脉，以便监测和治疗。

• 血流动力学稳定后可继续进行手术。

• 应保留气管导管，行机械通气，直到阻滞作用完全消退（气道反射出现、自发呼吸完全恢复）。如有需要，可行镇静治疗。

■ 非公开索赔数据

• 1 480 例针对外科麻醉和产科麻醉的索赔案中，高位脊髓阻滞或全脊髓麻醉共 79 例（占 5%）。

- 在上述 79 例中，16 例患者死亡（20%），23 例存在永久性损害（29%），39 例存在暂时或非致残性损害（29%），1 例预后不详。其中 47 例（59%）索赔案需要赔付，平均赔付额 75 350 美元（赔付额为 15 700~9 000 000 美元）。

疾病编码

ICD9

• 995.22

ICD10

• T88.59XA 其他麻醉并发症，初诊。

临床要点

• 高位脊髓阻滞和全脊髓麻醉是椎管内麻醉的致命性并发症，及时发现呼吸抑制或窒息能将病情和死亡率降至最低。

• 医源性和可预防性。在连续监护下缓慢实施椎管内麻醉，间断回抽查看是否有脑脊液，有助于防止全脊髓麻醉。

醛固酮 aldosterone

Joe C. Hong, MD   王苑 译 / 王祥瑞 校

基础知识

概述

• 醛固酮是盐皮质激素家族中的类固醇激素,对维持血管内容量及钠平衡起着至关重要的作用。

• 醛固酮是由肾上腺皮质球状带分泌和合成的,与低血容量、肾灌注减少、高血压和酸中毒有关。

• 疾病状态包括 Addison 病(醛固酮减少症)和 Conn 综合征(醛固酮增多症)。

生理

• 醛固酮是胆固醇在肾上腺皮质内由细胞色素酶 p450 家族催化合成的。它是类固醇激素,通过与细胞内胞质受体结合发挥作用。这个复合物进入细胞核,促进 DNA 转录,生成蛋白质,最终介导醛固酮的作用。

• 肾素-血管紧张素系统(RAS)调节:

- 血容量降低继发减少肾灌注压。

- 肾素由入球小动脉旁肾小球旁细胞分泌,对肾灌注压降低应答。

- 肾素催化血浆中血管紧张素原转化为血管紧张素 I。

- 血管紧张素转化酶(ACE)主要在肺内催化血管紧张素 I 转化为血管紧张素 II。

- 血管紧张素 II 激活醛固酮的合成与分泌。

• 促肾上腺皮质激素(ACTH):醛固酮被 ACTH 调控(由垂体前部分泌)。

• 醛固酮调节容量和血压通过:

- 结合位于肾单位主要细胞上的盐皮质受体。上调钠/钾通道从而影响远曲小管和集合管对钠的重吸收和钾的分泌。净效应是恢复血管内容量和血压。

- 作用于远曲小管末端和集合管 α 内层细胞,做肾泌氢功能增加。

解剖

• 醛固酮是由肾上腺皮质球状带产生的。

• 肾上腺是由分泌儿茶酚胺类的内髓质和分 3 个组织学区域的外皮质组成的。从外到内分别为:

- 最外层球状带,产生醛固酮。

- 下面是束状带,产生糖皮质激素。

- 皮质的最内层是透明层,产生雄激素。

病因/病理生理

• 原发性醛固酮不足(Addison 病)——醛固酮减少:

- 最常见的原因是肾上腺皮质自身免疫破坏,造成急性肾上腺危象。其他原因造成醛固酮不足包括肾上腺转移疾病、肾上腺出血、肾上腺感染(结核、HIV 机会感染、真菌感染)和淀粉样浸润。

- 表现为 ACTH 增加,而糖皮质激素和盐皮质激素减少。

- 临床表现和肾上腺皮质激素缺乏相关。低血糖是由于皮质醇缺乏引起的。低血压、高钾血症、代谢性酸中毒和容量浓缩是由醛固酮缺乏引起的。ACTH 增多引起皮肤色素沉着。其他体征和症状包括虚弱、疲劳、嗜睡、厌食、恶心、腹痛、氮质血症、高钙血症、抽搐、高热和晕厥。

- 治疗:糖皮质激素(氢化可的松、泼尼松、甲泼尼龙)和盐皮质激素(氟氢可的松)替代治疗。

• 继发性肾上腺皮质功能不足是由 ACTH 分泌不足引起的,主要造成糖皮质激素不足。盐皮质激素不足也可见,但程度较轻。

- 继发性肾上腺皮质功能不足最常见的病因是糖皮质激素治疗突然戒断反应。其他因素包括垂体瘤、垂体手术或者放射、产后垂体功能减退(Sheehan 综合征)和垂体肉瘤浸润。

- 长期糖皮质治疗抑制下丘脑和垂体前叶,使促肾上腺皮质激素释放激素(CRH)和 ACTH 降低。降低的 CRH 和 ACTH 造成束状带萎缩,形成糖皮质缺乏。当患者处于生理应激状态下,不能很快地产生皮质醇,最终形成肾上腺皮质激素缺乏。

• 原发性醛固酮增多症是由醛固酮分泌肿瘤引起的。

- Conn 综合征(分泌醛固酮的肾上腺腺瘤)是最常见病因。双侧肾上腺皮质增生不多见。

- 表现为高血压、低钾血症、代谢性碱中毒和低肾素。其他症状和体征包括抽搐、多尿和尿液不能浓缩。

- 原发性醛固酮增多症患者有 0.5%～1%合并高血压。

- 治疗:药物治疗使用螺内酯(醛固酮受体拮抗剂),外科肾上腺切除术。

围手术期相关

• 醛固酮不足:

- 肾上腺皮质功能不全的患者应当继续使用盐皮质激素和糖皮质激素替代治疗直至手术当天。醛固酮分泌不足的显著临床表现包括高钾血症、低钠血症、酸中毒和心肌传导减弱。注射盐皮质激素(氟氢可的松 0.05～0.1 mg/d)可以在围手术期使用。剂量必须小心滴定以避免高血压。

- 另外围手术期应激剂量的糖皮质激素也有必要使用,因为患者自身不能产生足够的量来应对应激反应。传统推荐氢化可的松 200 mg/(70 kg · d)。但是,小剂量 100 mg/(70 kg · d)也被成功使用。

- 围手术期氢化可的松的剂量基于操作引起的应激反应、创伤的程度和麻醉深度。

• 醛固酮增多:

- 择期手术患者由于肾上腺皮质功能障碍应当优化方案。术前心电图、血糖和血清电解质(特别是钠和钾)应当检查。容量状态和血压也应当检查。

- 原发性醛固酮增多症(Conn 综合征)的患者应当怀疑并发高血压和低钾血症、严重的难治性高血压、肾上腺偶发瘤或者年轻时期发病的高血压。

- 降压药(如螺内酯)应当维持至手术当天。仔细的术前心脏评估很重要,因为这些患者心脏并发症多。血清钠特别是血清钾的含量术前务必检查,低钾血症很常见。严重低钾血症的患者术前接受钾剂治疗。

临床要点

• 肾上腺皮质功能不全的患者盐皮质激素和糖皮质激素都缺乏。氢化可的松可以激活糖皮质激素和盐皮质激素,是治疗肾上腺皮质激素功能不全的理想替代品。

• 醛固酮不足的患者应当使用氟氢可的松直到手术当天。低钾血症酸中毒或者低血容量术前应当纠正。术前必须补充盐皮质激素(氟氢可的松 0.05～0.1 mg/d)。剂量须严格掌控以防高血压。

• 原发性醛固酮增多症(Conn 综合征)应当高度怀疑合并的高血压和低钾血症、严重的难治性高血压、肾上腺偶发瘤和高血压或者年轻发病的高血压。

妊娠期高血压综合征 Pregnancy Induced Hypertension

Richard C. Jensen, MD · Judith A. Turner, MD, PhD 周玲 译 / 张晓庆 校

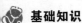

基础知识

■ 概述

- 妊娠期高血压综合征(pregnancy induced hypertension, PIH)是指一系列妊娠时期发生的高血压疾病,包括妊娠期高血压(gestational hypertension, GH)、慢性高血压、子痫前期和子痫。

- GH 是指之前没有高血压或子痫前期征象的女性出现收缩压(SBP)>140 mmHg 或舒张压(DBP)>90 mmHg 的情况,在妊娠 20 周出现,产后 12 周恢复正常。

- 慢性高血压是指妊娠前已患有高血压(SBP>140 mmHg 或 DBP>90 mmHg)或在产后 12 周之内血压仍未恢复正常。

- 子痫前期是指在妊娠 20 周后出现高血压和蛋白尿,且在产后 6~12 周恢复正常。子痫是指有子痫前期症状和体征的女性出现新发的抽搐或不可解释的昏迷。

■ 流行病学

发病率

- 约 20% 的妊娠出现高血压。
- 约 5% 的妊娠可发生 GH。
- 1%~2% 的妊娠可发生慢性高血压。
- 在美国,约 5% 的妊娠可发生子痫前期、子痫。近 20% 患有慢性高血压的女性发展为子痫前期。

发病情况

- 持续高血压可导致终末器官损伤,如肾衰竭、左心室肥大和(或)脑血管事件。
- 母亲致病率与包括肺水肿、弥散性血管内凝血、肝破裂、HELLP 综合征(溶血、肝酶升高、低血小板)在内的子痫前期、子痫及抽搐相关。
- 胎儿致病率与胎盘分离、宫内生长受限和早产的发生率增加相关。

死亡率

- 在美国,PIH 是除了肺栓塞和出血之外的母亲死亡的第三大原因,约占所有死亡中的 10%,颅内出血为主要病因。
- 患有 PIH 的情况下,大约有 10% 的新生儿死亡。

■ 病因/危险因素

- GH 危险因素:既往妊娠过程中有 GH 史。

- 慢性高血压危险因素:
  - 原发性慢性高血压:肥胖、美籍非洲人、盐摄入增加、高脂血症、家族史。
  - 继发性慢性高血压:口服避孕药、肾脏疾病、主动脉狭窄、内分泌紊乱。
- 子痫前期、子痫危险因素:
  - 母亲:年龄>40 岁、美籍非洲人、肥胖、高血压、糖尿病、血栓性血管疾病(有趣的是,吸烟可降低此风险)。
  - 妊娠期相关:初产妇、多次妊娠史、葡萄胎妊娠。
  - 胎儿:<28 孕周。
  - 父亲:既往有子痫前期病史的女性的丈夫。

■ 病理生理

- 慢性高血压:肾上腺素过度活跃和钙离子稳态的改变导致外周血管阻力下降和心脏激惹,血管活性增加导致全身血管阻力增加,肾脏对水和盐的重吸收增加,导致循环血量增加。
- 子痫前期的病因仍不明确。

■ 麻醉目标/指导原则

- 控制高血压(目标:收缩压<140 mmHg,舒张压<90 mmHg)。
- 评估疾病的严重程度和终末器官损伤。
- 评估子痫前期,重度时需进行预防性抽搐治疗。
- 早产且<36 孕周时,使用倍他米松加速胎肺成熟。
- 在无凝血异常或血小板减少的情况下,首选区域麻醉。神经轴麻醉可辅助控制高血压,在紧急情况下可避免全身气管内插管麻醉。
- 有指征时考虑紧急分娩。指征包括胎儿状态不良时胎儿心率持续增强>10 min、胎盘分离、终末器官损伤和(或)抽搐。

术前评估

■ 症状

- 减少胎儿活动。
- 子痫前期:呼吸急促,腹痛,抽搐,视觉紊乱,头痛。

■ 病史

- 产前病史:初产妇、多次妊娠史、葡萄胎妊娠。
- PIH 风险因素。
- 胎儿异常、宫内生长受限。
- 需要紧急剖宫产时,须禁食。

体格检查

- 气道:咽喉部水肿。
- 肺:肺水肿、低氧血症。
- 心血管:高血压、LV 肥大和(或)CVP 降低。
- 血液:贫血、血小板减少和(或)弥散性血管内凝血(DIC)。
- 肾:GFR 降低、蛋白尿增加、尿酸增加、尿蛋白/尿肌酐增加和(或)少尿。
- 肝:血清转氨酶升高、肝水肿、肝血肿、门管周围肝坏死,伴随 Glisson 囊破裂的肝出血。
- 神经:脑水肿、脑出血。
- 胎盘:宫内生长受限,胎儿状态不良时的胎儿心率监测和(或)胎盘分离。

■ 用药史

- GH 或慢性高血压:甲基多巴 250 mg 口服,每天 2 次,每天最大剂量为 3 g;拉贝洛尔 100 mg 口服,每天 2 次或 3 次,每天最大剂量为 1 200 mg;硝苯地平:每天 30~90 mg 口服,每天最大剂量为 120 mg。

- 子痫前期、子痫:抗高血压药:肼屈嗪:每 15 min 静注 5~10 mg;拉贝洛尔:每 10 min 静注 20 mg 直至最大剂量 300 mg;预防抽搐:4~6 g 静脉注射负荷量,大于 15 min。随后 1~2 g/h 静脉输注。

- 麦角碱(如马来酸甲麦角新碱)需避免使用,因为可导致高血压危象。

- 早产时使用倍他米松促进胎肺成熟。

■ 诊断检查与说明

- 实验室:尿液分析检查蛋白尿、CBC(特别是血小板和 HCT)、CMP(镁)、凝血功能、血型和交叉配血试验。

- 影像学检查(如果有指征):X 线胸片(肺水肿)、头部 CT[用于确诊脑水肿、大脑皮质沟回的缺失和(或)脑出血]、腹部超声、CT 或 MRI(如果怀疑肝梗死、血肿或破裂)、心脏超声(如果怀疑心功能不全)。

▪ 延迟手术情况

• 严重 PIH 时优先考虑促胎肺成熟（妊娠 24～34 周时），考虑推迟分娩至全身性使用激素 48 h 后。

• 全身麻醉诱导前优先控制血压，即使是在紧急分娩的情况下。

▪ 分类

• GH：妊娠 20 周后出现升高且在产后 12 周内恢复正常。

• 慢性高血压：妊娠期高血压或妊娠过程中出现高血压且在分娩后不能恢复正常。

• 子痫前期、子痫：妊娠 20 周之后新发的高血压和蛋白尿。

• 慢性高血压并发子痫前期：患有慢性高血压的孕妇发展为子痫前期。

 治疗

▪ 术前准备

术前用药

• 全身麻醉时预防误吸（非颗粒型抗酸剂、甲氧氯普胺、H_2 受体阻滞剂）。

• 控制血压。

• 子痫前期、子痫的抽搐预防。

知情同意的特殊情况

• 区域麻醉和凝血异常。

• 在血小板减少、凝血功能异常和（或）出血的情况下准备血制品。

• 有严重、难以控制的高血压和（或）终末器官损伤的情况下，可能需要创伤性检查。

▪ 术中监护

麻醉选择

• 神经轴麻醉（脊髓麻醉或硬膜外麻醉）为首选。禁忌证包括患者拒绝、颅内压增高（intracranial pressure，ICP）、无法合作、有凝血异常的依据、局部感染的征象。

• 紧急分娩情况下可考虑全身麻醉：胎儿窘迫、胎盘分离、肝破裂、严重肺水肿、抽搐和（或）终末器官功能不全。

- 伴随的误吸风险增高，短暂性新生儿呼吸抑制，严重高血压和脑出血。

- GETA 时母亲的死亡率是神经轴麻醉的

7 倍之多。与普通群体相比，孕妇插管失败的可能性升高超过 10 倍。

监测

• 脉氧饱和度：肺水肿、呼吸抑制和（或）误吸性肺炎的情况下，SpO_2 会下降。

• BP 监测：如果是顽固性高血压（BP＞180 mmHg/120 mmHg）或需要反复抽取血液样本的情况下，考虑创伤性 BP 监测。

• 中心静脉压：确定容量状态和使用扩血管药时有用。

• 少有肺动脉导管的指征，但是在严重心脏疾病和（或）肺动脉高压的情况下可能有用。

• 尿量：在评估容量复苏和肾功能方面有用。

• 胎儿心率监测。

麻醉诱导/气道管理

• 在分娩前限制使用苯二氮䓬类和阿片类药物，使用的话可能出现新生儿呼吸抑制。

• 对紧急分娩采用全身麻醉。

- 快速序贯诱导加上环状软骨压迫，尽可能减小误吸风险。

- 通过加深麻醉、使用瑞芬太尼和（或）艾司洛尔来避免喉镜引起的高血压反应。

维持

全身麻醉可合并使用吸入麻醉药和氧化亚氮（笑气）。吸入麻醉药＜0.5MAC 可使对子宫收缩力降低的影响减到最小。在夹闭脐带后可静脉给予阿片类药物和苯二氮䓬类。硫酸镁可延长非去极化肌松药的作用时间。

拔管/苏醒

• 气道水肿可能需要再插管。

• 紧急状态和拔管可能出现严重高血压和脑出血。

术后监护

▪ 床旁护理

• 血流动力学稳定的患者可常规回产后病房观察。

• 子痫前期、子痫的孕妇需使用硫酸镁至产后 24 h。子痫前期及其所有并发症都可在分娩后再次发生。

• 有严重终末器官损伤的依据，则是进入

ICU 的指征，包括肾衰竭、脑出血、肝破裂和（或）肺水肿。

▪ 药物处理/实验室处理/会诊

• 持续抗高血压治疗直至血压正常。

• 持续监测血小板、INR/PT、肝酶、BUN/Cr 直至数值正常。

• 子痫的情况下，最后一次发作之后持续预防抽搐 24 h。

▪ 并发症

• GH 和慢性高血压：子痫前期—子痫的发展、出血性脑卒中、胎盘分离。

• 并发症与预防抽搐时使用的硫酸镁有关：母亲中毒、子宫收缩乏力、产后出血、胎儿窘迫。

疾病编码

ICD9

• 642.90　未明确的高血压合并妊娠、分娩或分娩后期，未明确是因为处于监护阶段或不适。

ICD10

• O13.1　妊娠期高血压伴或不伴显著蛋白尿，前 3 个月。

• O13.2　妊娠期高血压伴或不伴显著蛋白尿，中间 3 个月。

• O13.9　妊娠期高血压伴或不伴显著蛋白尿，后 3 个月。

临床要点

• PIH 是指一系列的疾病：妊娠期高血压、子痫前期、慢性高血压（伴或不伴有子痫前期）。

• 子痫前期的特征是妊娠 20 周后出现的高血压和蛋白尿。治疗包括积极的 BP 控制、预防抽搐和监测终末器官损伤。唯一根治性治疗措施是分娩出胎儿和胎盘。

• 剖宫产时，神经轴麻醉优于全身麻醉。当要实施 GETA 时，对 BP 不稳定性要有预计，并且要有相应处理，对困难气道要有所准备。

妊娠期凝血生理学 Blood Coagulation Physiology in Pregnancy

Andrew Geller, MD · Mark Zakowski, MD · Sivam Ramanathan, MD 袁亚伟 译／田婕 校

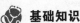 **基础知识**

■ 概述

- 正常妊娠时，血液会从妊娠后 6～8 周变为高凝状态，分娩后的第 1 个月再转变回妊娠前状态。
- 妊娠期间的血液高凝状态可以使分娩期和产后期的失血量降至最少。

■ 生理

- 妊娠期间的血液高凝状态源自多种机制：
- 促凝物质水平升高：V因子、Ⅶ因子、Ⅷ因子、Ⅸ因子、Ⅹ因子，以及Ⅻ、vWF、纤维蛋白原、凝血素。
- 抗凝因子水平的减少：Ⅺ因子和ⅩⅢ因子、S蛋白。
- 纤溶酶原激活物抑制剂 1 和 2 的增加所导致的纤维蛋白溶解减少。

■ 病因/病理生理

- 血栓栓塞：深静脉血栓形成（DVT）和肺栓塞（PE）是产妇发生并发症和死亡的最显著原因，每 1 600 名孕妇中会发生 1 例。
- 促发因素包括：血液高凝状态，妊娠子宫对下腔静脉的压迫造成的静脉扩张及受阻。
- 血栓主要发生在下肢静脉系统，比较少见的会发生在盆腔静脉。
- 诊断检测主要包括下肢深静脉系统超声及 D-二聚体水平。如果怀疑 PE，则可行肺通气扫描、MRI/MRA，或者 CT 血管造影。
- 建议有高风险因素的女性（比如卧床、术后期或者先前已经有血液高凝状态疾病）要进行预防。
- 可以通过皮下注射普通肝素，每 12 h 一次（调整至治疗水平 PTT 的中线区）；或达肝素钠 200 U/kg，皮下注射，24 h 一次；或者依诺肝素 1 mg/kg，皮下注射，每 12 h 一次，以预防血栓形成。
- 在分娩时要中断血栓预防治疗。
- 妊娠性血小板减少症：血小板计数 70 000～150 000/μl。
- 发生在＜10% 的妊娠过程中，通常发生在妊娠第 3 个月。
- 现提出的病因包括血容量增加（稀释）和血小板清除增加。

- 该情况通常不需要治疗。
- 特发性血小板减少性紫癜（ITP）。
- 发生在＜3% 的妊娠过程中，通常发生在 T_1 或 T_2 孕期。
- 用糖皮质激素和（或）静脉注射抗体进行治疗。
- 溶血、转氨酶升高、低血小板计数（HELLP）综合征。
- 严重先兆子痫发生在妊娠 20 周后，直到分娩前 2 天。
- 抗血小板 IgG 水平的增加、凝血级联反应（血小板消耗）的激活和脾内血小板集聚都可以造成血小板减少症。
- 肝破裂、弥散性血管内凝血（DIC）、急性肾衰竭、急性呼吸窘迫综合征（ARDS）、休克、脑卒中均可以导致死亡。
- 治疗方法就是支持治疗。
- 静脉注射硫酸镁可预防癫痫发作。
- 收缩压 ＞ 160 mmHg 或舒张压 ＞ 90 mmHg 时应控制血压。
- 最终治疗方法就是分娩胎儿及胎盘。
- 血栓性血小板减少性紫癜（TTP）。
- 血小板减少症是由于 vWF 蛋白酶受损导致血小板聚集。
- 在妊娠的任意期间（妊娠头 3 个月至产后）都可发生。
- 严重者可给予血浆置换治疗。
- 溶血尿毒综合征（HUS）。
- 微血管损伤导致的微血管病性溶血性贫血。
- 产后发生的患者中有 90% 是在产后平均 26 天发病。
- 可能需要透析治疗。

■ 围手术期相关

- 高凝状态增加血栓栓塞的风险。
- 并发症包括胎盘血栓形成、胎儿流产、DVT、PE、CVA 和皮质静脉血栓形成。
- 预防血栓栓塞（行外科手术、剖宫产术后），方法包括穿弹力袜、连续进行腿部伸缩、早期下床活动及预防血栓形成。
- 某些先天性遗传性凝血功能障碍可能得到改善或恶化，这取决于妊娠期间以下特定的因素是否增加或减少。
- 低纤维蛋白原血症和血管性血友病可能

改善。
- Ⅺ因子缺乏可能恶化。
- 低凝状态可能会导致：
- 增加产后出血风险。
- 增加胎盘早剥的风险。
- 增加了治疗过程中胎儿状态异常的风险。
- 椎管内麻醉是禁忌的，因为会增加出血和硬膜外血肿形成的风险。
- 通常来讲，对于椎管内麻醉，稳定的血小板计数＞80 000/ml 才是足够的。

注意

- 抗凝预处理方法。
- 低分子肝素（LMWH）应在择期引产或剖宫产前 36 h 更改为皮下注射或静脉注射普通肝素。
- 许多医师喜欢在第 36 周调整为普通肝素，避免在低分子肝素治疗过程中加入调整工作，这样可延缓或预防硬膜外血肿。
- 在预产期前 4～6 h，肝素静脉用药应该被停止。
- 对椎管内阻滞前抗凝。
- 如果每日总剂量＜10 000 U，每 12 h 注射一次，则肝素的皮下注射不是椎管内阻滞禁忌证。
- 常规剂量 LMWH 治疗后至少需要等到 12 h 后才能进行椎管内阻滞。如果使用更大的剂量，则需等待 24 h。
- 可以在椎管内阻滞 1 h 后给予肝素静脉给药。
- 应在最后一次肝素给予后至少 2～4 h 再拔出硬膜外导管（PTT 测量可能是必要的）。
- 硬膜外导管拔出至少 2 h 后再重新分次给予或者一次性给予（规律地给予）普通肝素（为了预防 DVT）。如果严格遵守指南来应用，肝素剂量（5 000 U，皮下注射，每 12 h 一次）和 LMWH 剂量（比如依诺肝素 1 mg/kg，皮下注射，每 24 h 一次）不会增加椎管内阻滞血肿形成的风险。
- 术后抗凝指南。
- 预防：阴道分娩 12 h 后可重新给予肝素，剖宫产术后则 24 h 后给予 LMWH 治疗。
- 治疗方案：分娩后等待 24 h。

临床要点

- 有早期流产史的患者需要弄清楚遗传性凝血功能紊乱如何治疗。

R

R

• 血液高凝状态会带来 PE 的风险,是世界上最主要的孕妇死亡原因。

• 应该对 DVT、PE 及皮质静脉血栓形成的症状进行评估,并且放宽治疗的指征。

• 妊娠期 DIC 与胎儿死亡综合征、先兆子痫、HELLP 综合征、胎盘早剥、大量输血、子宫破裂、羊水栓塞密切相关。

• 孕妇对抗凝剂的使用需要与正确的用药时间、局部麻醉及分娩指南相协调。

妊娠期糖尿病 Gestational diabetes

Peter Drocton, MD · Mark Zakowski, MD   张毓文 译 / 张晓庆 校

 基础知识

▪ 概述

• 糖尿病(DM)是一种常见的代谢紊乱。

- 1 型糖尿病指原发性胰岛素缺乏。

- 2 型糖尿病指原发性胰岛素抵抗。

• 妊娠期糖尿病(GDM)指由于妊娠期激素变化导致妊娠期首次发现的糖尿病。

• 妊娠前糖尿病发生在妊娠前。

• 术前合理控制血糖可减低围生期并发症,60～95 mg/dl(3.3～5.3 mmol/L)为目标血糖。

▪ 流行病学

发病率

妊娠期糖尿病发生率约为 7%。特定种族发生率更高(拉丁美洲人及美国黑人)。

患病率

暂不详。

发病情况

• 母体症状与以下有关:

- 与 1 型糖尿病相关,1%～2% 妊娠期糖尿病患者会发生酮症酸中毒。

- 约 50% 的患者发生严重低血糖,在 1 型糖尿病中发生率更高。

- GDM 产妇更易发生妊娠期高血压疾病及先兆子痫。

- 终末器官损害包括视网膜病变、肾病综合征及神经系统疾病。

- 心律失常。

• 新生儿症状表现:

- 低血糖。

- 低钙血症。

- 肺表面活性物质缺乏导致呼吸窘迫综合征。

- 高胆红素血症。

- 巨大儿存在肩难产及产伤。

- 出生缺陷(尤其是存在妊娠前糖尿病)。

致死率

妊娠前 DM 围生儿死亡率约为 5%。

▪ 病因/危险因素

• GDM 病因学:可能由于妊娠期激素水平(荷尔蒙)改变导致胎儿动用备用葡萄糖。

• 危险因素:肥胖、高龄、GDM 病史、DM 家族史。

▪ 病理生理

• 正常妊娠引起:

- 胰岛素敏感性下降约 50%。

- 由于妊娠期抗胰岛素激素增加导致胰岛素需求增多。胎盘催乳素引起激素分泌增加,提高胎儿葡萄糖利用率。

• 胎儿:

- 母体胰岛素不能通过胎盘。

- 妊娠 36 周以前脂肪酸不能用于供能。

• 妊娠期糖尿病:

- β 细胞供能受损导致胰岛素释放不足。

- 与非妊娠期糖尿病孕妇相比胰岛素敏感性下降。

• 血糖控制不良会导致胎盘退化、钙化。

• 疼痛可提高皮质醇水平,进一步降低胰岛素敏感性。

▪ 麻醉目标/指导原则

• 以下可增加全麻风险:

- 困难气道可能。

- 糖尿病患者胃动力不足可引起误吸。

- 心律失常及血流动力学紊乱。

• 区域麻醉(如蛛网膜下腔阻滞或硬膜外阻滞)较全麻更优越。给药后可能需要应用血管加压药物。

• 分娩并发症包括不明原因的高龄产妇胎儿宫内死亡。建议 GDM 产妇在 40 周分娩;妊娠前即有糖尿病的产妇,需在 39 周分娩。

℞ 术前评估

▪ 症状

确诊前,患者主诉烦渴、多尿、视物模糊或者体位性不适感。

病史

• 评估血糖控制情况、高血糖及低血糖发作情况。

• 存在心血管疾病、自主神经功能紊乱或其他合并症如神经病变等。

体格检查

• 高血压可能继发于子痫前期妊娠期高血压。

• 评估心肺情况。

• 神经系统检查发现末梢神经病变。

• "祈祷征"——手指不能握向手掌,由于颈活动受限可能存在困难插管。

▪ 治疗史

饮食或锻炼控制失败者在空腹血糖 > 105 mg/dl(5.83 mmol/L)通常需要胰岛素治疗。

▪ 用药史

• 可应用口服降糖药(格列齐特)。

• 二甲双胍非常规用药,但妊娠前糖尿病口服此药患者可持续服用。

• 应用胰岛素需考虑胰岛素抵抗。

• 妊娠前糖尿病患者胰岛素用量增加 50%。

• 产后胰岛素需求迅速减少(产后第一天减少 15%)。

▪ 诊断检查与说明

• 妊娠 24～28 周检查,空腹血糖 > 126 mg(7 mmol/L)或 OGTT 口服 2 h 后 > 200 mg(11.11 mmol/L)。

• 频繁监测血糖。

• 糖化血红蛋白在 4%～6% 正常,> 7% 提示控制不良。

• 妊娠期高血压疾病子痫前期需查血小板、凝血因子、纤维蛋白原、尿蛋白。

• 需更频繁检查胎儿情况。

• 羊水穿刺检测胎肺成熟度:卵磷脂/鞘磷

脂>2,磷脂酰甘油(肺泡表面活性物质)及板层小体(表面液泡)。

■ **伴随的器官功能障碍**

• 心血管影响包括高血压、心脏病及肾病。
• 神经系统疾病。
• 增生性视网膜病变。
• 胎儿肺泡表面活性物质生成延迟。

■ **延迟手术情况**

• 无明确肺成熟障碍者妊娠<39周行择期剖宫产术。
• 胎儿情况允许时先处理中重度低血糖或高血糖。

■ **分型**

• 妊娠期分型:
– A1型:妊娠期,饮食控制血糖者。
– A2型:妊娠期,胰岛素或口服降糖药控制血糖者。
• 妊娠前糖尿病分型:
– B型:确诊糖尿病<10年。
– C型:确诊糖尿病>10年。
– R型:糖尿病视网膜病变。
– F型:糖尿病肾病。
– T型:糖尿病肾移植。

 治疗

■ **术前准备**

术前用药

• 抗酸药及胃动力药(甲氧氯普胺)。
• 全麻或区域麻醉前予以充分补液。

■ **术中监护**

麻醉选择

• 区域麻醉可提高母体安全性。

麻醉诱导/气道管理

• 充分评估,Stiff-Joint综合征可因颈活动受限导致困难插管。
• 需加强心血管系统监护,很多情况可能需要使用血管活性药。

维持

• 可使用胰岛素(0.8~1 U/kg)维持血糖在70~90 mg/dl(严格控制)或80~100 mg/dl。禁食患者需注射葡萄糖5~10 g/h。
• 剖宫产时保护四肢,糖尿病患者更易发生神经病变或神经损伤。
• 存在心血管疾病或子痫前期(肺水肿风险增高)者需严格控制液体。

拔管/苏醒

全麻患者拔管前进行泄漏试验。液体超负荷可能导致气道水肿。

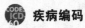 **术后监护**

■ **床旁护理**

• 胰岛素治疗者需加强护理。
• 母体存在严重合并症者需加强护理。

■ **药物处理/实验室处理/会诊**

• 围生期监测血糖。
• 产后可停止胰岛素注射。

■ **并发症**

• 母体:

– 高血糖。
– 糖尿病酮症酸中毒。
– 再次怀孕发生GDM风险为40%~50%。
– 发展为2型糖尿病(60%)。
– 感染风险增加(白细胞功能受损)。
• 新生儿:
– 呼吸窘迫综合征需要吸氧或气管插管。
– 需防止低血糖。
– 高胆红素血症。
– 女性发生GDM风险增高。

疾病编码

ICD9

• 648.83 母亲糖耐量异常,产前状况或合并症。

ICD10

• O24.419 特指控制的妊娠期糖尿病。

临床要点

• 避免妊娠期高血糖可提高母婴预后。
• 密切监测血糖。手术期间可能需要注射胰岛素及葡萄糖。
• 妊娠期高血压疾病及先兆子痫GDM的发生率是普通者的2倍。
• "祈祷征"可导致关节活动受限,引起困难插管。
• 产后胰岛素需求减少。
• 常规检查新生儿血糖及胆红素水平。

妊娠主动脉下腔静脉压迫 Aortocaval Compression of Pregnancy

Kanishka Monis • Poovendran Saththasivam, MD 张骁 译/宣伟 校

基础知识

■ **概述**

• 主动脉下腔静脉压迫表现为妊娠时子宫压迫主动脉和下腔静脉(IVC)。
• 妊娠仰卧位低血压综合征描述了妊娠晚期孕妇仰卧位时,迅速出现低血压、心血管系统衰竭等症状,当转为侧卧位后,症状立即减轻或消失的一组综合征。典型症状和体征包括心动过缓、面色苍白、大汗淋漓、头晕、眼花、恶心等。

■ **流行病学**

发病率

• 100%妊娠晚期的孕妇经历过不同程度的主动脉下腔静脉压迫。
• 约15%妊娠晚期的孕妇出现过仰卧位低血压综合征。

发病情况

主动脉压迫可引起子宫胎盘灌注下降和胎儿低血氧。

■ **病因/危险因素**

• 仰卧位。
• 多胎妊娠。
• 肥胖。
• 羊水过多。
• 子宫肌瘤("纤维瘤")。
• 胎儿臀先露、横位和斜位,增加主动脉下腔静脉压迫危险。

■ 生理/病理生理

• 静脉：下腔静脉压迫阻碍静脉回流,增加下肢静脉压力。

– 前负荷降低导致搏出量和心排血量降低 10%~20%。

– 通过侧支静脉(脊柱内椎静脉、椎旁静脉和硬膜外静脉)经下腔静脉回流的血液减少。

• 动脉：腹主动脉压迫导致外周血管灌注降低。

– 外周血管灌注压下降,导致子宫胎盘血流不足,可表现为胎心监测时心跳减速。

• 分娩时子宫收缩和胎儿下降通常会降低主动脉下腔静脉压迫的危险。但主动脉下腔静脉压迫病例仍发生于分娩时和产后期。

■ 预防措施

• 避免仰卧位：

– 完全侧卧位可降低主动脉下腔静脉压迫的发生率。

– 用骨盆支撑物或倾斜窗体 15°,可增加舒适度并有助于剖宫产。

– 双腿弯曲减轻腰椎前凸,缓解下腔静脉压迫。

– 将一腿盘曲在另一腿上可缓解骨盆压力,减轻下腔静脉压迫。

• 确保适当的血管血容量和血管紧张度。产妇低血压时增强主动脉下腔静脉压迫。

• 若计划行剖宫产术,胎儿生产速度很重要,避免耽搁,考虑将产妇置于倾斜体位。

诊断

• 主动脉下腔静脉压迫在妊娠 38 周时最严重,在胎儿头部进入产妇骨盆时压迫症状减轻。

• 症状出现往往很快(平均 3~10 min)。

• 当患者处于仰卧位时出现症状。

• 大多数病例中,产妇心率增加。剧增的心率或突然心动过缓,可能是晕厥的先兆。

• 胎儿心音减速,预示胎儿窘迫。

• 症状：

– 呼吸困难。

– 恶心、呕吐。

– 出汗。

– 眩晕。

– 焦虑、易激惹。

– 意识丧失。

• 体征：

– 产妇心动过速或心动过缓。

– 低血压。

– 面色苍白、发绀。

– 皮肤湿冷。

– 胎心监护不佳。

– 下肢血管肿胀。

■ 鉴别诊断

• 肺血栓栓塞。

• 羊水栓塞。

• 高位轴索阻断。

• 子宫破裂。

• 胎盘早剥。

• 心肌梗死。

治疗

• 侧卧位或将妊娠子宫推向患者左侧 (LUD)：一些产妇行 LUD 后,仍存在仰卧位低血压综合征。

• 液体负荷可使主动脉下腔静脉压迫最小化。

• 负荷量血管升压素(去氧肾上腺素或麻黄碱)处理低血压。

随访

• 应对孕后期孕妇进行宣教,认识主动脉下腔静脉压迫症状,避免仰卧位。

• 麻醉科医师应谨慎,做好准备,识别主动脉下腔静脉压迫,尤其是对于仰卧位体位的孕妇。此外,分娩时硬膜外麻醉和推注负荷量会引起低血压(抑制交感神经),增加压迫作用。

疾病编码

ICD9

• 59.2　静脉压迫。

• 71.80　其他妊娠和产后期静脉并发症,非特异性的如护理不佳不包括在内。

• 671.81　其他妊娠、生产和产后期静脉并发症,提及或未提及产前状态。

ICD10

• I87.1　静脉压迫。

• O22.8X9　其他静脉妊娠并发症,非特指的孕期。

• O22.8X1　其他静脉妊娠并发症,前 3 个月

临床要点

• 主动脉下腔静脉压迫发生于妊娠 20 周,孕周 38 周时其反应最大。

• 胎儿头部进入骨盆,主动脉下腔静脉压迫即缓解。

• 妊娠仰卧位低血压综合征可表现为持续低血压和心动过缓。

• 主动脉压迫引起的胎盘血流不足可表现为胎心监测异常。

• 侧卧位或将子宫左侧推移可缓解主动脉下腔静脉压迫。

溶血性贫血　Hemolytic Anemia

Malina M. Varner, MD · Kathleen S. Donahue, DO, FAAP　张毓文 译 / 张晓庆 校

基础知识

■ 概述

• 溶血性贫血指红细胞溶解造成红细胞减少(RBC)的一种疾病。

• 200 余种原因可导致溶血性贫血,主要归结为以下两种因素：

– 先天性：血红蛋白病、酶缺陷及细胞膜缺陷。

– 获得性：细胞损伤引起免疫反应造成脾破坏增加；红细胞表面异常免疫复合物形成(诱发溶血)。

• 围手术期根据病因学管理。术前评估、术中管理、术后护理需要加强。

■ 流行病学

发病率

占贫血原因的 5%。

发病情况

• 与贫血原因有关。

• 患者可有腿部溃疡、叶酸不足、含铁血黄

素沉着及胆结石。

• 可诱发心脏病患者心绞痛及心力衰竭。

■ 病因/危险因素

• 先天性(多在幼年时期确诊):

- 血红蛋白病:镰状红细胞、珠蛋白生成障碍性贫血。

- 酶缺乏:G-6-PD 缺乏。

- 细胞膜缺陷:遗传性球形红细胞增多症。

• 获得性:

- 机械损伤:人工瓣膜、体外循环、先兆子痫。

- 脾功能亢进。

- 烧伤。

- 药物引起红细胞氧化应激(硝酸盐、亚甲蓝、甲基多巴、利巴韦林)。

- 感染:疟疾、大肠埃希菌 0157:H1、产气荚膜杆菌 C。

- 自身免疫性溶血性贫血(AIHA)。

- 输血相关。

■ 病理生理

• 遗传性溶血性贫血。多种原因导致红细胞溶解:

- 血红蛋白病。镰状红细胞病平均红细胞寿命只有正常的一半。与以下因素有关:细胞通过毛细血管时细胞膜机械性损伤;氧自由基损伤;镰状细胞聚集成簇时抗体产生。

- 酶。G-6-PD 缺乏导致还原性谷胱甘肽不能生成,使血红蛋白不能抗氧化应激。氧化血红蛋白在红细胞沉积形成海因小体,会被脾脏清除。

- 细胞膜结构。遗传性球形红细胞增多症其细胞形状异常,导致脾脏破坏,因此寿命缩短。

• 获得性溶血性贫血。

- 机械性损伤:人工瓣膜、体外循环、子痫、溶血性尿毒症综合征(HUS)、DIC。

- 暴露在危险因素下。

- 疾病(疟疾侵袭红细胞引起破坏)。

- 药物可能导致免疫介导的溶血。

- 细胞溶解引起血红蛋白及 LDH 释放。

■ 麻醉目标/指导原则

• 尽管溶血性贫血仅占贫血原因的 5%,其仍需要在术前进行诊断排除。确诊后,需确定病因加强管理。

• 手术前需请血液科会诊,排除罕见病因引起的贫血。

术前评估

■ 症状

• 贫血:携氧能力下降导致心绞痛、呼吸困难及乏力。

• 胆红素释放过多导致胆结石,引起右上腹痛。

病史

• 通常通过实验室检查偶然发现。

• 遗传性:可通过家族史知晓。

体格检查

• 全身苍白。

• 结膜苍白。

• 心动过速、气促、低血压。

• 脾大,右上腹触诊软。

• 腿部溃疡。

• 急性胸痛(镰状红细胞病)。

■ 治疗史

• 与病因相关。

• 镰状红细胞病:输血、脾切除术。

• 自身免疫性:类固醇、血浆置换。

• 药物引起:停用可能引起贫血药物。

■ 用药史

依据病因,可给予叶酸、铁剂替代疗法及类固醇激素。

■ 诊断检查与说明

• CBC:低血红蛋白、正常 MCV。红细胞增多与 MCV 有关。

• 结合珠蛋白(触珠蛋白)因与游离血红蛋白结合减少。

• 骨髓幼稚细胞释放致网织红细胞增加。

• 红细胞破坏导致 LDH 水平升高。

• 胆红素:非结合胆红素水平升高。

• 外周血涂片检查可发现遗传因素导致的红细胞异常。

• WBC 及血小板计数可用于鉴定有无血液系统恶性疾病。

• 因手术创面失血可能增加,手术前需交叉配血。

• 患者贫血需输血或具有罕见抗体(通常具有反复输血史)时,需术前做好配型。

• 血流动力学异常或急性胸部综合征患者需进行胸部 X 线检查。

■ 伴随的器官功能障碍

• 镰状红细胞病:脾梗死。

• 缺氧引起的心肌梗死。

• 肾衰竭。

■ 延迟手术情况

• 急性心血管系统失代偿。

• 急性胸部综合征。

• 感染引起的败血症。

• 需换血疗法。

■ 分型

• 先天性。

• 获得性。

治疗

■ 术前准备

术前用药

• G-6-PD 缺乏患者避免应用可引起氧化应激(溶血可能)的苯二氮䓬类及芬太尼静脉注射来缓解焦虑及疼痛。

• 镰状红细胞病患者需换血或适当水化治疗。术前血红蛋白量没有统一标准,但一些临床医师认为应输血维持血红蛋白在 10 g/dl(100 g/L)以上。

• AIHA,应用大剂量糖皮质激素是否有益存在争议。然而,此类患者可能维持慢性免疫抑制。如果需要可考虑给予冲击剂量的类固醇。

知情同意的特殊情况

患者需签署输血知情同意书。

■ 术中监护

麻醉选择

• 结合外科手术及患者合并症。

• 避免使用会引起氧化应激溶血的药物。

- 对乙酰氨基酚。

- 抗生素包括青霉素、呋喃类抗生素、异烟肼及氯霉素。

- 磺胺类衍生物如呋塞米。

- 抗疟药。

- 其他药物包括亚甲蓝、奎尼丁、维生素 K 衍生物、丙磺舒及硝普钠。

• 区域或椎管内麻醉可减少术后疼痛及应激。显著镇静作用的药物可能引起缺氧及高碳酸血症加重镰状红细胞病的病情。

监测

• 标准 ASA 监测。

• 有创监测根据外科手术部位、手术时间及患者合并症决定。需频繁测量的可考虑。

• 导尿管留置可帮助判断血红蛋白尿。

麻醉诱导/气道管理

- 取决于外科部位。
- G-6-PD缺乏患者需避免缺氧及低血压防止病情加重。

维持

- G-6-PD缺乏症。避免氧化应激如缺氧、低血容量、低温及特殊药物。应用苯二氮䓬类药物、芬太尼、丙泊酚及氯胺酮未见引起溶血的报道。
- 水化治疗、避免低氧、低体温及酸中毒，可防止镰状细胞危象。
- 急性溶血性输血反应表现为低血压、心动过速及血尿。
- 立即停止输血。
- 立即开始抢救，维持血流动力学稳定、充分水化、利尿（治疗急性肾衰竭）。
- 再次进行交叉配型检查。

拔管/苏醒

给予充分镇痛及氧合避免应激引起急性溶血反应。

🔄 术后监护

▪ 床旁护理

取决于手术类型。

▪ 药物处理/实验室处理/会诊

- 血液学检查。
- 术后CBC。

▪ 并发症

- 急性溶血造成携氧能力下降引起血流动力学紊乱。

- 游离血红蛋白升高沉积引起急性肾衰竭。

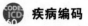 疾病编码

ICD9

- 282.0　遗传性球形红细胞增多症
- 283.9　获得性溶血性贫血，非特指。

ICD10

- D58.0　遗传性球形红细胞增多症
- D59.9　获得性溶血性贫血，非特指。

❓ 临床要点

手术室内急性溶血性贫血多与输血及药物使用相关。出现溶血后需立即停止使用相关药物，同时予以抢救支持治疗。

乳房切除术 Mastectomy

Edna Ma，MD　彭成为　译／张晓庆　校

🧬 基础知识

▪ 概述

一般情况

- 乳房切除术是一种部分或完全切除单侧或双侧乳房的外科手术。这个手术主要用于切除已确诊的乳房癌性肿瘤或预防性切除可能患癌的乳房（防止基因易患倾向者患癌）。
- 乳房肿瘤切除或广泛局部切除术涉及外科切除可疑肿瘤和环绕在周围的正常乳房组织边缘，要尽可能多地保留正常乳房组织。
- 作为阶段性目标，外科手术可能涉及腋窝淋巴结探查和切除，称为前哨淋巴结活检。因为乳房淋巴结引流，前哨淋巴结是首个可证实有其他转移性疾病存在的腋窝淋巴结。
- 一些患者选择乳房切除术后立即重建（在同一个麻醉下），包括背阔肌皮瓣或横向腹直肌皮瓣（transverse rectus abdominis myocutaneous，TRAM）组织移植或置入一个组织扩张器。

体位

仰卧位，上肢能自由活动，以便手术中接近腋窝。

切口

- 接近覆盖肿瘤的部位。

- 如果使用保留乳头技术，可采用乳晕切口。

手术时间

取决于病变范围和是否重建，时间可变化：1～5 h。

术中预计出血量

从<50 ml到几百毫升，取决于重建的范围。

住院时间

乳房切除术可以当日出院。

特殊手术器械

- 如果安排前哨淋巴结活检，将蓝色染料（由外科医师实施）或少量放射性标志物（由放射科医师实施）注射在肿瘤附近，使淋巴管和淋巴结染色，以便使前哨淋巴结更直观。
- 手术过程中可使用盖氏计数器定位摄取最活跃的淋巴结。

▪ 流行病学

发病率

- 女性：124.2/（10万·年）。总发病率有下降趋势，与停止激素替代治疗有关。
- 男性：占所有乳腺癌的1%。

患病率

美国女性最常见的癌症（不包括皮肤癌）。

发病情况

1998年到2007年，乳腺癌发病率下降了2%。降低仅发生在50岁以上者。

死亡率

- 美国女性癌症死亡原因中，乳腺癌排在第二位。
- 幸运的是，从1990年（死亡率为2.3%，40～50岁者为3.3%）以来，总的趋势在下降。这主要归功于乳腺X线技术以及治疗水平的提高。
- 在美国，将近1/35的妇女死于乳腺癌。

▪ 麻醉目标/指导原则

- 在做出诊断或可能性诊断后，患者可能会焦虑。
- 在这类患者中疼痛和术后恶心、呕吐是最常见的问题。多模式、非阿片用药方案已被提倡和研究（包括对乙酰氨基酚、右美沙芬、塞来昔布、加巴喷丁、地塞米松、全静脉麻醉及术中应用昂丹司琼）。

💊 术前评估

▪ 症状

症状从没有症状至皮肤改变、疲劳、明显的包块以及少见的肿瘤侵犯骨引起的疼痛、

有明显不同。

病史

风险因素包括：年龄（＞50岁），家族史（第一代亲属），较早的初潮、更年期推迟、第一次妊娠年龄较大以及从未妊娠者（推测其乳房雌激素暴露时间延长）。

体格检查

- 可能包括表面皮肤改变（"橘皮样"皮肤）、乳头溢乳、患者自己或常规体检时发现明显的包块。
- 病变也可能被乳房X线筛选发现。

■ 用药史

- 化疗药物：多柔比星、环磷酰胺、紫杉醇、多西紫杉醇。
- 激素治疗：他莫昔芬（三苯氧胺，混合雌激素兴奋-拮抗剂）或来曲唑（一种用于终止雌激素作用的芳香酶抑制剂）。
- 化疗止吐药：昂丹司琼或甲氧氯普胺。

■ 诊断检查与说明

- 患者的病史中有标准的筛选试验（如CBC、化学药物）。
- 肿瘤晚期或新近化疗的患者可能伴有全血细胞减少症。
- *BRCA1*和*BRCA2*是乳腺癌的易感基因。*HER2/neu*是一种原癌基因，也是在乳腺癌中表达。

■ 伴随的器官功能障碍

- 除了区域淋巴结转移，转移性疾病包括骨骼、肝和肺。
- 评估化疗药物（多柔比星）引起的器官损伤。

 ## 治疗

■ 术前准备

术前用药

- 考虑使用抗焦虑药物并滴定给药，直至有效。
- 术前充足补水可降低术后恶心、呕吐（postoperative nausea and vomiting, PONV）。

知情同意的特殊情况

- 患者常较早到达，以便放射科放置金属线定位肿瘤部位或注射放射性核素进行淋巴显像。在这种情况下，应确保在使用抗焦虑药物之前签署手术同意书。
- 如果乳房肿瘤切除术或组织活检术在深度镇静下完成，应讨论合适的镇静目标。

抗生素/常见病原体

- 乳房肿瘤切除术和组织活检术可能不需要预防性应用抗生素。然而，穿刺针定位和金属丝置入需要预防性应用。
- 广谱第三代头孢菌素，如头孢唑林，可抗皮肤菌群。

■ 术中监护

- 深度镇静可能更适用于乳房肿瘤切除术或组织活检术。
- LMA（喉罩）或ETT（气管内插管）全麻适用于乳房切除术。
- 为了给外科医师提供一个静止的手术野，重建手术常常需要实施神经肌肉阻滞。所以，也可以选择ETT。
- 文献中，颈部硬膜外麻醉（cervical epidural anesthesia, CEA）作为单一的麻醉技术已有讨论，因为其有麻醉效果好、可以避免PONV、价格便宜等优势。因为已报道的并发症，很少实施。
- 文献中，胸部硬膜外麻醉（thoracic epidural anesthesia, TEA）用于改良根治术作为单一的麻醉技术已有讨论，因为其有比全麻术后镇痛效果好、恢复快、价格低等优势。

监测

- 标准ASA监测。
- 避免在手术同侧手臂建立静脉通道和无创血压监测（non-invasive blood pressure, NIBP），以把淋巴水肿和干扰手术的风险最小化。
- 如果有化疗用的留置导管，可以使用。考虑使用肝素冲洗端口。

麻醉诱导/气道管理

- 深度镇静：滴定给药至适合局麻注射的深度。
- 全麻：静脉诱导。如果静脉通道建立困难或受限，可行面罩诱导。

维持

- 平衡的应用静脉或吸入麻药。基于丙泊酚的全静脉麻醉可能会降低PONV。
- 地塞米松用于PONV，诱导后立即使用，以避免肛门瘙痒或灼痛。
- 如果外科医师注射亚甲蓝染色，可由于全身性吸收导致脉搏氧读数一过性降低。

拔管/苏醒

标准的拔管程序。

 ## 术后监护

■ 床旁护理

- 对不复杂的乳房切除术，通常临时床位就够了。
- TRAM重建术后护理要求较高。

■ 镇痛

- PCA。
- 留置导管输入局麻药至伤口（如"On-Q PainBuster"泵）。
- 胸部硬膜外镇痛。
- 肋间神经阻滞。

■ 并发症

- 阳性边缘要求重新切除。
- 感染。
- 血肿或皮下积液。
- 淋巴水肿。
- 重建失败。
- PONV。

■ 预后

预后取决于分期。Ⅰ期（$T_1N_0M_0$）5年生存率为92%，Ⅳ期（任何T，任何N，M_1）是14%。

疾病编码

ICD9
- 174.9 乳房恶性新生物（女性），非特指。

ICD10
- C50.919 非特异性女性乳房非特定部位的恶性新生物。
- C50.929 非特异性男性乳房非特定部位的恶性新生物。

临床要点

- 潜在的麻醉干预可减弱外科应激反应和肿瘤的发生，包括采用区域麻醉、COX抑制（如塞来昔布、吲哚美辛）、正常体温和β受体阻滞剂。
- 动物研究表明，区域麻醉降低新陈代谢和取得最优的术后镇痛效果。外科手术和全身麻醉可能抑制免疫系统、激活神经内分泌和交感神经系统。
- 免疫抑制以及由此促进癌症的进展，细胞因子、趋化因子、前列腺素和COX被认为可以终止这一过程。此外，疼痛可刺激下丘脑-垂体-肾上腺素轴并激活交感神经系统。动物研究还证实：这些可导致免疫抑制和自然杀伤T细胞活性抑制，因此促进肿瘤的发展。

乳胶过敏 Latex Allergy

Marc A. Logarta, MD, DABA, FANZCA 彭生 译 / 张晓庆 校

 基础知识

■ 概述

• 乳胶过敏表现为各种临床症状,通常分为Ⅳ型和Ⅰ型过敏反应。

• Ⅳ型超敏反应是细胞介导的或迟发型反应。它经常发生于接触面,并且发生于暴露48~72 h后。通常被称为变应性接触性皮炎、T 细胞介导的变态反应或化学过敏。

• Ⅰ型超敏反应是 IgE 介导的,并立即导致症状。它是全身性的,范围从接触性荨麻疹到职业鼻结膜炎、哮喘、过敏性反应。

• 胶乳是在手术室过敏反应的第二常见的原因。在全身麻醉下,表现为心血管损害、气道水肿和梗阻、潮红和水肿。

■ 流行病学

发病率

• 自从采用常规预防措施后,对乳胶的敏感性一直在明显上升。

• 在美国,全麻患者发生威胁生命的过敏的发生率为 1/(30 000~50 000)。

患病率

• 美国整体人群(致敏或过敏):1%~2%。

• 医务工作者:3%~14%。

• 橡胶工业工人:10%。

• 脊柱裂和先天性泌尿生殖系统异常:24%~60%。

死亡率

在麻醉状态下的过敏反应有 3.4% 的死亡率。

■ 病因/危险因素

• 过敏性反应。

• 长时间反复接触乳胶(重复膀胱导尿、脊柱裂患者,多次手术,特别是剖腹手术)。

• 职业接触乳胶(医护人员、乳胶厂工人)。

• 荨麻疹。

• 哮喘。

• 鼻炎。

• 脊柱裂患者。

• 过敏性患者。

• 女性占优势。

• 对各种水果(香蕉、油梨、芒果、西瓜)和栗子的交叉过敏反应。

■ 生理/病理生理

• 生胶乳是从橡胶树(巴西橡胶树)中的乳状汁液,其中加入氨水可作为主防腐剂。

• Ⅰ型超敏反应是 IgE 介导的反应,以天然橡胶胶乳为抗原。它可以表现为轻度至危及生命的症状,包括接触性荨麻疹、职业性鼻结膜炎、哮喘、过敏性反应等。

- 当暴露的(空气传播、胃肠外、黏膜途径)乳胶抗原诱导 CD4+ 细胞和 T 细胞产生 IL-4、IL-5、IL-6、IL-10、粒细胞、巨噬细胞集落刺激因子(GM-CSF)和肿瘤坏死因子(TNF)时会发生乳胶过敏。这些细胞因子和介质导致特异性胶乳抗原的 IgE 抗体产生。

- 一旦再次暴露(空气传播、胃肠外、黏膜途径)到胶乳抗原,乳胶介导的 IgE 分子交联到肥大细胞的表面。结果导致肥大细胞脱颗粒和介质释放,如组胺、类胰蛋白酶、慢反应物质 A(SRS-A)、前列腺素、白三烯等。

- 这些介质增加黏液分泌、毛细血管的通透性、支气管平滑肌张力(H₁ 受体活化缓激肽),以及减少动脉张力(H₂ 受体活化)。表现为支气管痉挛,V/Q 失调,低氧血症和低血压。

- Hageman 因子的激活可以发生弥散性血管内凝血(DIC)。

- 液体渗出到血管外间隙导致临床血容量不足,可能导致心肌缺血。

• Ⅳ型超敏反应是 Langerhans 细胞和 T 细胞对橡胶化学品产生的接触性皮炎反应。暴露后 48~72 h 接触区域出现红斑、水疱、鱼鳞纹、色素沉着、苔藓样皮肤。

• 刺激性接触性皮炎不是乳胶过敏;实际上,它是乳胶相关最常见的反应,并且不危及生命。它源于橡胶生产过程中添加的各种碱性化学品。皮炎在几分钟到几小时内出现,表现为伴有瘙痒的局部皮肤腐蚀、红斑、开裂、干燥和龟裂。

■ 预防措施

• 在已知有乳胶过敏的患者中预防胶乳暴露,是防止潜在威胁生命的过敏反应的重要方法。每个机构应制订乳胶安全规范,应包括所有参与管理患者的工作人员对风险患者的识别,建立无乳胶的环境,密切配合。

• 整个围手术期和住院期间绝对避免和任何含乳胶产品接触是必不可少的。麻醉设备可能含有乳胶的产品包括乳胶手套、一些注射器活塞、Foley 导管、药物小瓶用橡胶塞、一次性麻醉包、绷带(黏合剂)、止血带、一些气管插管、螺纹管、三通、输血加压带、一些面罩。所有医疗级产品的包装制造商应说明任何的乳胶成分。

• 术前预防用皮质类固醇和抗组胺剂是有争议的。最好的结果是,它可能会减弱反应,但不会真正阻止过敏性反应。

• 乳胶过敏的患者,应安排在第一台手术,因为此时乳胶过敏原的数量可能最低。一例手术结束后,空气中胶乳抗原可悬浮多达 5 h。

• 无乳胶房间应使用非含胶乳物品,所有乳胶手套和产品应从手术室被除去。房间也应该标记为无乳胶房间。

• 复苏室应邻近手术室。

• 美国过敏和免疫委员会推荐高风险患者应在无乳胶手术室进行临床测试。

 诊断

• 体征和症状取决暴露于胶乳的类型、途径和量以及个人的灵敏度。

- 清醒的患者可表现为接触部位肿、荨麻疹、伤痕、打喷嚏、流鼻涕、眼睛发红和流泪、咽痛、胃肠道痉挛、气喘、气短、胸闷肿胀。呼吸道症状包括:双肺啰音、喘鸣、发绀。

- 麻醉的患者可能有更可疑的表现。皮肤病症状(荨麻疹、伤痕、潮红、肿胀)可能不会在贴膜和保温设备下立即得到确认。大约 1/3 的患者首先表现为过敏性休克时的低血压。此外,呼吸道表现,如双肺啰音也不会得到立即确认。

• 监测

- 无创血压监测:寻找几分钟内恶化的低血压,一些患者血压急剧下降。

- 心电图:心动过速,心律失常,ST 段改变;无脉性电活动可能是过敏性休克的第一个表现。

- 气道压力监测:在机械通气患者可以表现出高峰压和高平台吸气压力。如果患者支气管痉挛严重,也可产生自发性 PEEP,进一步促进低血压。用 LMA 通气时肺顺应性降低可能无法立即识别。

R

- EtCO$_2$：或许出现一个向上倾斜增加的 CO$_2$ 图形。应当指出的是，当使用如面罩全麻或镇静患者辅助吸氧（鼻咽通气道、口罩）等喉上装置发生气道完全闭塞时，会出现 CO$_2$ 波形消失。

- 肺动脉导管（PAC）或经肺热稀释脉搏轮廓连续监测技术（PiCCO）：如果已经放置，会出现全身血管阻力降低。

• 血清类胰蛋白酶水平应在事件发生时送检，并在 1 h、6～24 h 后再次送检。

• 血清学试验：实行时没有过敏反应的风险，若患者既往史显示极有可能有过敏反应则可以选用该试验。

- 放射变应原吸附剂试验（radioallergosorbenttest, RAST）能够测量药物-特异性 IgE 抗体在血清中的水平。具有高度特异性（80%～87%），但敏感度低（50%～60%），假阴性发生率为 25%。

• 皮肤试验：有诱导全身性过敏反应的风险，因此应仅由受过训练的医师在有紧急处理能力的场所进行。

- 皮肤点刺试验是使用不同稀释浓度的抗原溶液。它已被认为是非常敏感和非常特异的。

- 皮内测试使用的是抗原溶液。

- 斑贴试验（Patch testing）对确立接触性皮炎（Ⅳ型变态反应）的诊断有效。

▪ 鉴别诊断

• 源于其他抗原的过敏反应（神经肌肉阻断剂、抗生素、鱼精蛋白、输血）。

• 哮喘。
• 血管性水肿。
• 心源性休克。
• 感染性休克。
• 类癌综合征。
• 肺栓塞。

💉 治疗

• 源于胶乳过敏的治疗原则和任何其他类型的过敏反应没有区别。

• 中断接触乳胶。

• 与手术室团队及时沟通紧急情况。

• 100% 的氧气；早期插管，保持呼吸道通畅。

• 肾上腺素 10～100 µg 静脉注射。

• 有必要吸入支气管扩张剂。

• 按照临床指征静脉输注晶体液。

• 苯海拉明 50～75 mg，静脉注射。

• 氢化可的松高达 200 mg，静脉注射或甲泼尼龙 1～2 mg/kg。

• 如有严重酸中毒，考虑给予碳酸氢钠。

• 如果事先没有，应行中心静脉置管，作为监测和治疗使用。

🔄 随访

• 一旦发生过敏反应，患者应在 ICU 中密切监测，因为高达 20% 的患者可有复发症状。

• 如果患者经历了第一次过敏反应，那么就应该请过敏科医师或皮肤科医师进一步测试。并充分告知情况，并戴 Medic-Alert 手环，说明他们的过敏情况。

• 如果乳胶过敏的患者没有发生过敏反应，他们可以在得到持续乳胶注意事项提醒情况下转到病房。

疾病编码

ICD9
• V15.07　乳胶过敏。

ICD10
• Z91.040　乳胶过敏状态。

❓ 临床要点

• 自从在医疗环境采用常规预防措施后，乳胶过敏现象一直在上升。

• 对于已知乳胶过敏者，可以让手术室团队做好准备，以避免潜在的危及生命的反应。除了绝对避免含乳胶制品，安排患者为第一台手术。因为过敏原可在空气中悬浮达 5 h。

• 未知过敏造成的威胁最大，因为出现的症状和体征不属于特定乳胶过敏，因此可能被耽搁。皮肤表现在手术铺巾覆盖下可能不会马上被发现，心血管虚脱（低血压、PEA）可能是首发症状。此外，灌注不足，可能会延迟皮肤表现。

• 麻醉科医师要熟知在手术室内的胶乳抗原产品。此外，麻醉科医师负责清理出这些产品（一次性麻醉包、止血带、注射器塞、药物小瓶用橡胶塞、一些面罩、气管内导管等）。

三尖瓣闭锁 Tricuspid Atresia

Nirvik Pal　张细学 译／顾卫东 校

基础知识

▪ 概述

- 三尖瓣闭锁(tricuspid atresia, TA)是一种三尖瓣(tricuspid valve, TV)发育不良的先天性心脏病,可造成右心房血流(right atrium, RA)进入右心室(right ventricle, RV)受限。
- 三尖瓣闭锁心脏为"单心室心脏",左心室向体循环和肺循环平行供血。

▪ 流行病学

发病率
- 占所有先天性心脏病的1%～3%。
- 近20%的TA患者合并其他先天性缺陷。

发病情况
- 生长迟缓。
- 充血性心力衰竭(congestive heart failure, CHF)。

死亡率
- 如不经手术纠治,约60%死于婴儿期。
- 手术死亡率<2%。

▪ 病理生理

- 正常生理情况下,回心血液进入右心房,经三尖瓣流入右心室。TA患者血流方向异常,因此必须存在心房间的交通(右向左分流)。
- 肺血流量(pulmonary blood flow, PBF)取决于各自的解剖,其来源有:
  - 生理(左)单心室。
  - 未发育的右心室。
  - 肺动脉导管未闭(patent ductus arteriosus, PDA)。
- 外周血管阻力(systemic vascular resistance, SVR)与肺血管阻力(pulmonary vascular resistance, PVR)的比值决定了血流的模式。
  - 高PVR导致血液更多流向体循环,发绀和低氧血症更明显。
  - 高SVR导致血液更多流向肺循环,可出现充血性心力衰竭的症状和体征。
- 氧合和未氧合血液在以下部位混合:
  - 未闭的卵圆孔/房间隔缺损。
  - 室间隔缺损(如果存在)。
- 左心室,起到单心室的作用。随着时间的

推移,容量过负荷和慢性低氧血症可损害其功能,并导致:
- 射血分数下降。
- 二尖瓣环扩张。
- 二尖瓣关闭不全。

▪ 麻醉目标/指导原则

维持"心脏网络"。

- 心率:维持与年龄相适应的心率,保持窦性心律。
- 收缩力:保持心肌收缩力(避免使用心脏抑制药物)。
- 前负荷:优化前负荷。
- SVR:低PBF的患者,维持高SVR,以增加PBF和改善氧合。而高PBF患者,维持低SVR,以增加体循环前向血流和防止肺水肿。
- PVR:PBF低则降低PVR,而PBF高则升高PVR。保持足够的功能残气量(functional residual capacity, FRC),以改善通气而不干扰血流动力学。

术前评估

▪ 症状

- 生长迟缓。
- 气短。

病史
- 可早期发现也可晚期发现,取决于病变的范围和严重程度。
- 心动过速。
- 黑蒙(卒中/心律失常)。

体格检查
- PBF减少:血氧饱和度严重降低、发绀。
- PBF过多:氧饱和度正常,肺顺应性下降可致心室功能衰竭和慢性充血性心力衰竭时的心室扩张。
- 低心排量状态:氧饱和度中度下降,混合静脉血氧饱和度低、代谢性酸血症、肝大、外周水肿和颈静脉搏动增强。
- 单一第二心音、中等收缩期杂音。
- 杵状指。

▪ 治疗史

- 目标:心脏移植或者通过重建体循环和肺循环之间的"串联"循环,以阻止或延迟肺高压的发展。即"单/一心室修复术"(Fontan术),需分阶段实施。

- 阶段Ⅰ:(0～6个月)目的是平衡肺循环和体循环血流,为肺动脉发育提供机会。低PBF的患者可行分流手术(如改良的Blalock-Taussig分流术);而高PBF的患者可行肺动脉环缩术,以限制流向肺部的血流。
- 阶段Ⅱ:(4～8个月)目的是先前的分流满足不了患儿的生长时,维持肺循环和体循环之间的平衡。此阶段常采用双向Glenn分流术或半Fontan术,也称为单腔静脉-肺动脉连接术(上腔静脉与肺动脉相连)。
- 阶段Ⅲ:(15月龄～3岁)目的是以串联的方式(Fontan生理)完全将体循环血流导入肺循环。亦即全腔静脉-肺动脉连接(上腔静脉和下腔静脉均连至肺动脉)。该手术的实施通常需要等到(单)心室在新的舒张末容积下有了足够的心室顺应性。

▪ 诊断检查与说明

- 血红蛋白。
- 凝血试验、肝功能(评估凝血因子合成功能)。
- 心电图:左侧的ST段和T波异常。
- 胸部X线平片:心脏肥大(慢性心衰时),肺血管异常,具体取决于PBF。
- 超声心动图:三尖瓣闭锁、房间隔缺损和右心室发育不全。也有可能存在室间隔缺损、主动脉缩窄、主动脉下狭窄、大动脉转位(transposition of great arteries, TGA)。评估心室功能障碍程度。
- 心导管:确认大血管位置、评估血流动力学状态(肺血管压力)。

▪ 伴随的器官功能障碍

- 红细胞增多症。
- 凝血功能障碍。
- 心律失常。
- 脑血管意外。

▪ 分型

三尖瓣闭锁:
- Ⅰ型:大血管关系正常(69%)。
- ⅠA:无室间隔缺损,伴肺动脉闭锁(9%)。
- ⅠB:限制性室间隔缺损,伴肺动脉瓣狭窄(51%)。
- ⅠC:非限制性室间隔缺损,不伴肺动脉瓣狭窄(9%)。

- II 型:右襻大血管转位(28%)。
- II A:室间隔缺损,伴肺动脉闭锁(2%)。
- II B:室间隔缺损伴,肺动脉瓣狭窄(8%)。
- II C:室间隔缺损,不伴肺动脉瓣狭窄(18%)。
- III型:左襻大血管转位(3%)。

 治疗

■ 术前准备

术前用药

避免过度镇静,以防低氧血症和高碳酸血症。如需要,可以考虑经鼻滴咪达唑仑。

知情同意的特殊情况

血细胞比容过高(>70%)和因循环淤滞致神志改变的患者,可考虑静脉放血治疗。

■ 术中监护

麻醉选择

全身麻醉。

监测

- 标准 ASA 监测。
- 有创动脉压监测。
- 中心静脉置管易形成静脉血栓,或可考虑直接经胸左心房置管。

麻醉诱导/气道管理

吸入或静脉麻醉诱导后平衡麻醉维持。

维持

- 调节肺血管阻力:
- 肺血管阻力取决于肺动脉大小和肺小动脉阻力,影响因素依次为 PaO_2、pH、$PaCO_2$ 和交感神经刺激。PaO_2 和 pH 降低可减少肺血流;而 $PaCO_2$ 升高和交感神经刺激加强则增加肺血流。根据情况(肺血流增加或减少),可通过调整上述参数调节肺血流。
- 部分或完全腔静脉-肺动脉吻合的体外循环后:
- 维持最佳的功能残气量(避免肺膨胀过度

或不足);以最适呼吸频率(<20 次/分)、吸气时间(<1 s)和呼气末峰压(peak end-expiratory pressure, PEEP, <6 mmHg)维持正常二氧化碳水平。
- 体外循环后使用改良超滤(modified ultrafiltration, MUF)和术后失血减少及肺功能改善相关。
- 氧化亚氮可用于持续肺动脉压力升高的患者。
- 心功能障碍患者可能需要多巴胺强心支持。米力农等强心扩血管药能在降低肺动脉压的同时增加心肌收缩力/射血分数。
- 轻度高碳酸血症。如果是部分腔静脉-肺动脉吻合(Glenn 分流术/半 Fontan 术),$PaCO_2$ 维持在 45~50 mmHg 可增加脑血流量,并最终通过上腔静脉-肺动脉吻合增加肺血流,改善全身氧合。
- 全腔静脉-肺动脉吻合术常常需在通道上开孔,以向心室提供部分前负荷,其代价是在低血容量和循环淤滞时会暂时降低血氧饱和度,通常可出现动脉氧饱和度<85%和混合静脉血氧饱和度降低。左心房和右心房之间 7 mmHg 的压差通常足以维持被动的前向肺血流。

拔管/苏醒

早期拔管对于部分和完全腔静脉-肺动脉吻合术是有益的,因为自主呼吸时的血流动力学和肺循环更稳定。

 术后监护

■ 床旁护理

- 无论行何种修复术,所有患者术后均需在 ICU 进一步治疗,直到血流动力学稳定。
- TA 修复术后的患者如需行非心脏手术,术后可能需要入 ICU 或加护病房(high dependency unit, HDU)进一步治疗,具体取决于手术性质、患者的病理生理状态和术前功能状态。

■ 药物处理/实验室处理/会诊

- 经治的心脏科医师:深入了解患者当前的状态。
- 请血液科医师会诊:如果考虑放血治疗。

■ 并发症

- 低氧血症:多见于部分腔静脉-肺动脉吻合术后;有用的措施包括:维持正常的功能残气量、$PaCO_2$ 和呼吸频率,缩短吸气时间,采用最小的呼气末峰压。
- 低心输出量状态:完全腔静脉-肺动脉吻合术后常见。纠正低血容量状态、机械通气和强心药物支持可能有帮助。
- 心律失常:快速性心律失常限制舒张期肺血流,患者很难耐受。
- 后遗症:心律失常、血栓、心室功能障碍和蛋白丢失性肠病。
- Fontan 术后实施非心脏手术:静脉压增高、凝血功能障碍、通气策略调整和维持正常血容量可导致失血增加。有必要与患者的心脏病医师讨论其解剖和病理生理状态。

疾病编码

ICD9
- 746.1 三尖瓣闭锁和狭窄,先天性。

ICD10
- Q22.4 先天性三尖瓣狭窄。

临床要点

- 必须彻底理解患者目前的血流动力学状态。
- 低 PBF 患者:麻醉管理的目标为增加 PBF。
- 高 PBF 患者:麻醉管理的目标为降低 PBF,预防充血性心力衰竭的出现和加重。

疝修补术 Herniorrhaphy

Emily L. Drennan, MD 张毓文 译 / 张晓庆 校

基础知识

■ 概述

一般情况

- 疝为组织从薄弱腔隙突出形成。

- 疝可发生在腹壁任何位置,以下部位常见。
- 腹股沟疝及股疝从腹部薄弱位置疝出。直疝从腹股沟管后壁疝出,斜疝从腹股沟环疝出。

- 脐疝可为先天性或获得性的。先天性脐疝为胎儿血管经腹壁肌肉薄弱处疝出。脐疝也可后天出现,同样部位持续紧张引起进行性肌肉强度减弱,最终使得腹内容物疝出。

- 切口疝从腹壁手术切口疝出。常见于腹部正中切口、切口感染或外伤。

- **概念：**
- 可回纳疝：是指给予适当压力后疝内容物通过疝出通道回纳复位。
- 不可回纳疝：不能通过加压手法复位。
- 嵌顿疝：指疝出物被疝环卡住，局部血供受阻者。

- 疝的大小不同于腹壁薄弱处，小疝环更易引起绞窄疝。

- 择期或急诊疝修补术。
- 择期修补可避免疝嵌顿或绞窄。
- 当出现疝嵌顿时为避免出现内容物坏死、腹膜炎等需急诊手术。

- 一期手术可应用网片对腹壁薄弱部位加固修补。网片修补可用于脐疝或腹股沟疝，取决于修补方式。

- 选择腹腔镜手术或切开手术取决于外科医师及疝本身的特点，如位置、大小及疝内容物与腹壁粘连程度。
- 腹股沟疝：可选择腹腔镜或切开手术，腔镜可用于探查腹膜前及腹膜内。
- 腹壁疝：可选择腹腔镜或切开手术。
- 脐疝：可选择腹腔镜或切开手术。

体位
- 腹股沟疝：仰卧位。
- 腹壁疝：仰卧位。

切口
- 腹壁、脐部、切口疝：切口位于疝出部位。
- 腹股沟疝。
- 切开：腹股沟 3～4 in。
- 腹腔镜：3～4 个切口用于置入 Trochar。

手术时间
- 时间长短取决于疝大小。
- 腹股沟切开疝修补术约需 1 h。

术中预计出血量
- 发生概率极低。
- 巨大腹部疝范围广、粘连严重者，由于失血难以吸引，失血量可能难以估计。

住院时间
- 简单来说，疝修补术可为门诊手术。
- 巨大疝修补术、绞窄疝或疝环引起疝囊结构改变需要住院治疗。

特殊手术器械
- 腹腔镜手术：腹腔镜屏幕、相机、Trochar 等。
- 网片。

流行病学

发病率
- 美国：每年疝修补术超过 100 万台，为外

科手术中最常见的。
- 腹股沟疝为最常见类型。
- 男性较女性多见，比例可达 19：1。
- 儿童腹股沟疝发生率为 4.4%。

患病率
腹股沟疝大约为 4.6%。

发病情况
- 修补术并发症。
- 粘连。
- 感染。
- 慢性疼痛。
- 复发。
- 漏诊并发症。
- 肠嵌入。
- 肠梗阻。
- 腹膜炎。

死亡率
- 择期手术罕见。
- 急诊疝修补术死亡风险增加 7 倍，与高龄、肠缺血、需要切除肠有关。

麻醉目标/指导原则
- 首选椎管内麻醉（腹股沟、股疝）或全麻（切口疝、脐疝）。
- 最大限度减少可引起出院延迟的术后并发症（恶心、疼痛）。

Ⓡ 术前评估

症状
- 通常无症状。
- 局部肿物。
- 肿物区疼痛。
- 绞窄疝可表现为病灶区疼痛、恶心及呕吐。

病史
- 腹压增高引起局部膨出。
- 病史或曾行腹部手术。
- 家族史。
- 疾病史，如前列腺增生症或慢性咳嗽等，可引起腹内压增高的情况。
- 新发恶心、呕吐及腹痛可能是由于疝气导致肠梗阻。

体格检查
- 站立或腹内压增高时可见局部肿块增大。
- 如肿块增大或饱满，评估其可回纳性至关重要。

用药史
无。

诊断检查与说明
- 术前检查了解有无合并疾病。
- 腹部 X 线平片或 CT 扫描可用于判断疝内容物。
- 如考虑存在肠绞窄，行 WBC 及 BMP 评估是否存在败血症及电解质紊乱。

伴随的器官功能障碍
绞窄疝可能引起其他器官受累。最常见受累器官为小肠或结肠，表现为肠梗阻或肠绞窄。

治疗

术前准备

术前用药
- 如无肠梗阻则常规术前用药。
- 绞窄疝误吸风险增高；可予 H_2 受体阻滞剂。肠梗阻时禁用甲氧氯普胺。

知情同意的特殊情况
腹腔镜手术时需告知有开腹可能。

抗生素/常见病原体
- 第一代头孢菌素类。
- 皮肤菌群，包括葡萄球菌、链球菌最为常见。

术中处理

麻醉选择
- 腹股沟疝：
- 可予以生殖股神经、髂腹下神经或髂腹沟神经阻滞。
- 椎旁神经阻滞。
- 椎管内阻滞。
- 全身麻醉。
- 股疝及脐疝：
- 全身麻醉。
- 椎管内阻滞。
- 腹腔镜手术需气管内全身麻醉。

监测
标准 ASA 监测。

麻醉诱导/气道管理
- 切开手术如不需要肌肉松弛（腹股沟疝）可给予 LMA 喉罩。
- 存在误吸风险或急诊手术者考虑快速诱导插管。

维持
- 静吸复合麻醉，如在切口暴露或闭合时有需要可给予肌松剂。
- 腹股沟疝行区域阻滞时可考虑予小剂量

苯二氮䓬类、阿片类药物或丙泊酚。

拔管/苏醒

- 避免会引起腹内压增高的咳嗽、呛咳反射，以免造成缝合线断裂或网片段裂移位。尽可能在镇静状态下舒适拔管。
- 如果术前存在肠梗阻，患者需清醒拔管，麻醉药拮抗完全，气道保护性反射恢复。

儿童注意事项

- 儿童最常见类型为腹股沟疝。
- 儿童疝修补术后复发率较低。
- 骶管阻滞可提供良好的术后镇痛。
- 存在严重肺部合并症者首选椎管内麻醉。
- 儿童手术腹腔镜没有明确优势，同时其可能引起手术时间延长、费用增加及术后不适。

术后监护

▪ 床旁护理

- 择期疝修补术无明显严重并发症（尤其是区域阻滞下腹股沟疝修补术）。
- 急诊手术可因肠绞窄等原因引起术后败血症。

▪ 镇痛

- 切口处局部浸润麻醉为术后最佳镇痛方式。
- 区域阻滞，如骶麻、连续硬膜外阻滞、硬膜外长效吗啡、腹直肌鞘阻滞（TAP）。
- 阿片类药物。
- NSAIDs类药物，如静脉注射酮咯酸氨丁三醇或口服布洛芬，口服对乙酰氨基酚。

▪ 并发症

- 疝气复发。
  - 单纯切开修补手术为10%。
  - 网片修补为1%。
- 邻近结构损伤，如小肠、膀胱、精索、神经、血管等。
- 出血。
- 感染。
- 慢性疼痛。
- 术后尿潴留。

▪ 预后

- 除有复发风险外，预后良好。

- 急诊手术术后30天死亡率显著增加。

疾病编码

ICD9

- 553.8 其他指定部位疝，未提及梗阻和坏疽。
- 553.9 非指定部位疝，未提及梗阻和坏疽。

ICD10

- K46.0 非特指的腹疝伴梗阻，无坏疽。
- K46.1 非特指的腹疝伴坏疽。
- K46.9 非特指的腹疝，无梗阻及坏疽。

临床要点

- 非急诊腹股沟疝修补术，开腹修补予区域麻醉复合镇静可最大限度降低风险，同时减少费用，提高患者满意度。
- 急诊疝修补术致死风险显著提高，因此尽可能在条件较好、疝囊较小时行择期手术。

烧伤

Naola Austin, MD · Andreas Grabinsky, MD　袁亚伟 译/田婕 校

基础知识

▪ 概述

- 麻醉科医师是治疗重度烧伤患者及处理烧伤重建的多学科综合治疗团队中的重要成员。
- 重度烧伤严重影响每一个器官系统，面临多种医疗上和心理上的挑战，必须得到迅速而谨慎的处理。

▪ 流行病学

发病率

美国：每年70万例发病；其中男性：70%，女性：30%；＜5岁的儿童：17%；＞60岁的患者：12%。

患病率

- 轻度烫伤：占居民总数的6/1 000。
- 严重烧伤：占居民总数的5/10万。

发病情况

慢性疼痛、对容貌的影响、与挛缩相关的肢体功能障碍、长期康复、需要再次手术、经济影响。

死亡率

- 总死亡率为3.7%，随着年龄的增长而增高（年龄＜16岁：0.3%～1.0%；年龄＞80岁：27.0%）。
- 随体表面积（%TBSA）增加而增高。
- 随烟雾吸入性损伤增加而增高。

▪ 病因/危险因素

- 病因：火焰烧伤（41.6%）；烫伤（31.0%；儿童中存在更高的风险）；与热的物体接触（8.8%）；电伤（3.8%）。
- 事故环境：家庭（66%）；因私（66%）；因公（14.6%）；娱乐（4.8%）。

▪ 病理生理

- 重度炎症与许多烧伤后的并发症有关：毛细血管壁损伤、血管内的血浆和蛋白质损耗、间质水肿（水肿高峰期出现在24 h）。
- 热、浓烟和有毒气体吸入造成的吸入性损伤，直接损害上、下呼吸道和肺部；一氧化碳吸入会产生碳氧血红蛋白；吸入氰化物烟雾导致线粒体电子传递功能抑制。

▪ 麻醉目标/指导原则

- 如果怀疑有吸入性损伤或呼吸道水肿，在水肿加重导致气管插管困难或无法插管之前，尽早开放气道。
- 适当的液体管理、维护正常体温、血糖控制、预防性使用抗生素和通气管理，已被证实可以改善ICU结果；以上监测应当由麻醉医师扩展到整个围手术期。

术前评估

▪ 症状

吸入性损伤的症状：变声、吞咽困难、呼吸困难。

病史

烧伤的病因、吸入性损伤危险因素（封闭

的空间、意识丧失)、合并伤、既往健康状况。

体格检查

- 吸入性损伤症状包括烧焦的眉毛或鼻毛、面部烧伤、面部水肿、咳出含碳化物的痰液、呼吸窘迫、吸气性喘鸣。
- 标准的气道检查。
- 烧伤面积的大小(%TBSA)。

■ 治疗史

- 气道管理,开放静脉通路,补液。
- 急性肾损伤患者透析:早期连续静脉-静脉血液滤过可能会减少28天死亡率、急性肺部损伤的严重程度及呼吸窘迫。
- 血浆置换疗法可降低炎症反应,这尚在研究中。
- 输血:合并症患者更应该输血,特别是小面积烧伤(<10%TBSA)患者。但是,这可能增加感染并发症和死亡率,目前尚未有研究提供合并症患者的理想输血范例。

■ 用药史

- 治疗瘙痒的药物纳曲酮可能会影响术中阿片类药物的需求。
- TPN应在围手术期持续应用。患者代谢亢进,对热量的要求增加。
- 插管患者的镇静。
- 麻醉剂。

■ 诊断检查与说明

- CBC。
- 完全代谢全套。
- 凝血功能全套。
- ABG检查基础酸碱状态、乳酸盐、基本缺失趋势。
- 一氧化碳和高铁血红蛋白的水平。
- 类型。
- 基础X线胸片。

■ 伴随的器官功能障碍

- 心血管系统:血管内血容量不足、降低全身血管阻力、抑制心肌收缩和深静脉血栓形成。
- 肺:肺水肿、气体交换受损、胸壁和呼吸道顺应性降低、纤毛功能失调、呼吸衰竭、PNA和ARDS。
- 肾脏:急性肾损伤。
- 肝脏:充血、脂肪沉积、胆汁淤积、小叶中心坏死,并激活急性期反应物。
- 胃肠道:应激性溃疡、蠕动减弱、肠梗阻、吸收减少、细菌移位、水肿、腹腔高压、腹腔

间隔综合征。

- 骨骼肌:急性和慢性消耗、挛缩。
- 神经内分泌:高代谢增加儿茶酚胺和分解代谢激素、耗氧量、二氧化碳释放量、肌肉消耗和葡萄糖代谢紊乱。

■ 延迟手术情况

治疗一氧化碳中毒需要高压氧,应权衡是否需要急诊手术。

■ 分类

- 烧伤度:
- I度,浅表烧伤延伸到表皮,发白、不起水疱,有强烈疼痛感。
- 浅II度,浅表部分皮层烧伤延伸到真皮乳头层,发白,起水疱、严重的疼痛感。
- 深II度,深部部分皮层烧伤延伸到网状真皮层,不发白或起水疱,疼痛感轻。
- III度,皮层全层烧伤延伸到皮下组织或更深,干旱如皮革,发白,疼痛感最轻。
- 烧伤面积:
- Wallace九分法可以用来评估成年人烧伤度(%TBSA)。
- Lund-Browder表可以用来评估儿童烧伤度(%TBSA)。
- ABA分级系统:
- 轻微烧伤:成人<10%TBSA,儿童或老年<5%TBSA,全层烧伤<2%。
- 中度烧伤:成人10%~20%TBSA,儿童或老年5%~10%TBSA,全层烧伤2%~5%;高压烧伤、环形烧伤、疑有吸入性损伤及并发症。
- 大面积烧伤:成人>20%TBSA,儿童或老人>10%TBSA,全层烧伤>5%,高压电烧伤、已知的吸入性损伤;面部、眼、生殖器、关节或显著合并伤等任何显著烧伤。

🔧 治疗

■ 术前准备

术前用药

- 苯二氮䓬或氯胺酮可以缓解焦虑,减少阿片类药物的需求。
- 与苯二氮䓬相比右美托咪定可改善ICU中烧伤患者的镇静水平。

知情同意的特殊情况

- 无法提供知情同意的情况下,必须要得到患者的一位亲属或两位医师的同意方能进行紧急处理。
- 头部或颈部严重烧伤的患者,可能无法插

管并且需要外科手术开通气道。

■ 术中监护

麻醉选择

大多数烧伤患者需要全身麻醉。然而,有些情况下局部麻醉也是一种选择。

监测

- 标准ASA监测。
- 动脉内血压,股动脉穿刺常用于儿科患者。患者中脉搏消失的发生率为1.9%,有些需要通过血栓切除术进行治疗;为了避免临界血缺,应进行远端脉搏监测。
- 中心温度。
- 气囊导尿管。
- 血管通路:尽可能将大口径静脉导管置入非烧伤部位;大多数患者一旦稳定后,就需要中心静脉通路:骨内通路可用于基础复苏。

麻醉诱导/气道管理

- 早期快速序贯插管或清醒纤维支气管镜插管可能是吸入性损伤或呼吸道水肿患者最安全的方法。
- 琥珀胆碱可以在烧伤后的最初48 h内使用,但是不能在烧伤48 h之后或1年内使用(神经肌肉接头受体增殖)。
- 非去极化肌松药对烧伤患者是安全的。

维持

- 预防性抗生素:物理屏障的损伤和免疫受损的状态下增加了感染的可能性(绿脓杆菌常见)。
- 吸入性麻醉或静脉麻醉为宜。
- 通气:一氧化碳中毒患者宜采用高FiO_2。高频震荡通气可以改善急性呼吸窘迫综合征患者的氧合;术中考虑利用ICU呼吸机。
- 液体复苏治疗烧伤休克,保持血流动力学稳定和尿量排出。
- Parkland公式:1%TBSA的乳酸林格液4 ml/kg应用24 h,前8 h应用总量的一半,剩余的一半在后16 h应用。
- 改良的Brooke公式:1%TBSA的乳酸林格液2 ml/kg应用24 h。
- 儿童<20 kg:1%TBSA的乳酸林格3 ml/kg应用24 h后,补每小时维持量(第一个10 kg补液4 ml/kg+下一个10 kg补液2 ml/kg+1 ml/kg)。
- 过度复苏或"液体蠕动"可加重肺水肿、胸壁水肿、四肢或腹部筋膜室综合征。胶体是否可以改善临床结果仍未见证明。
- 继发吸入性损伤时,24 h液体需求量要增加。中心静脉压力和尿排出量可协助临床

管理。

• 避免低温：烧伤切除术中体温降低可引发术后肺部炎症。与正常体温相比，温度下降超过1℃，术后24 h中性粒细胞增多。

• 监测血红蛋白、电解质、凝血以及酸碱状态。

• 大剂量阿片类药物镇痛；药物分布容积增加会降低药物的浓度。

• 局部麻醉经常与肾上腺素合用，减少失血。

• 严格控制血糖（血糖<150 mg/dl）并减少波动，可降低ICU患者脓毒症比率和死亡率。处理应扩展到整个围手术期。

拔管/苏醒

重度烧伤或吸入性损伤患者，有可能在急性烧伤后期、在手术后或ICU期间保持插管。有研究表明，这些患者拔管失败率显著增高，比一般的ICU患者高30%。

 术后监护

■ **床旁护理**

转移到烧伤中心的适应证为：年龄<5岁或>60岁；烧伤面部、手、会阴、关节或其他功能区域；>15%TBSA的部分皮肤层或>5%的全层皮肤烧伤；吸入性损伤；化工、高电压；伴随性创伤。

■ **用药处理/实验室处理/会诊**

重度烧伤永久性地改变了患者和家人的生活，需要来自疼痛专家、康复医学专家、整形外科医师、心理医师、物理治疗师、社会工作者和财务顾问长期的、多种形式的支持。

■ **并发症**

肺炎（3%）、尿路感染（2%）、伤口感染（2%）、呼吸衰竭（3%）、败血症（2%）、蜂窝织炎（1.5%）、肾衰竭（1%）。

❓ **临床要点**

拔管时考虑麻醉"备用"，并且利用一个细管交换器拔管，以防止再插管。

射血分数 Ejection Fraction

Amrik Singh, MD 赵延华 译 / 林雨轩 校

 基础知识

■ **概述**

• 射血分数（ejection fraction, EF）被定义为心室收缩期射出的血量占心室舒张末期容积的百分比。EF通常适用于左心室（LV）。

• EF正常范围为55%～70%。

■ **生理**

• 射血分数：$EF=(EDV-ESV)/EDV$。

- 舒张末期容积（EDV）：心脏收缩之前即刻心室内血液的容积。

- 收缩末期容积（ESV）：心脏收缩之后即刻心室内血液的容积。

- 心搏量等于EDV和ESV之差（$SV=EDV-ESV$）。

- $EF=SV/EDV$。

• 在心脏收缩期，随着LV压力高于主动脉压力，主动脉瓣打开。EDV的一部分被射出到主动脉，直到主动脉瓣再次关闭，LV进入其等容舒张期。即使在心肌收缩力相同的情况下，所测定的EF会随前负荷和后负荷的变化而变化。

• Frank-Starling定律：左心室（LV）舒张末期容积（EDV）的增加会导致心肌长度增加和心肌收缩力增加，从而导致EF增加。这种机制在衰竭的心脏中被耗竭。

• 超声心动图通过M模式、2D和3D模式测定EF，是最常用的技术。

- M模式测量的是中间部位心室的舒张末期内径在收缩期内的缩短分数（FS）。在没有理想图像或由于时间关系的情况下，FS数值乘以2可以获得一个粗略的EF估计值。不同轴面心室存在不对称性收缩时，其准确性降低。FS正常范围为25%～45%。

- 2D超声心动图应用辛普森的方法来计算左心室（LV）的EDV和ESV。该方法是将左心室（LV）分割为多个圆盘，不同圆盘的容积可以相加。可以通过心尖部（经胸超声心动图）或食管中段（经食管超声心动图，TEE）的二腔心和四腔心的视图来获取数据，不受心室异常大小或不对称的影响。面积变化分数（fractional area change, FAC）可粗略估计EF，测量的是收缩期观察区域的变化率，是通过描记舒张末期和收缩期左心室中段部分的面积来计算的。当心室沿其长轴不对称收缩时测量结果不精确。

- 3D超声心动图可以避免应用M模式与2D模式需要用到的一些固有的几何学假设和数学模型，因为3D超声心动图能获得真实的左心室（LV）图像并且能更准确地评估局部的功能障碍。

• 左心室造影：

- 经造影剂直接注入左心室腔，获取心脏舒张期和收缩期的图像，通常是右前斜30°的视图。

- 该方法常用于诊断或治疗性心导管置入术、血管造影术。

- 该方法禁用于有造影剂肾病风险的患者。

• 磁共振成像（MRI）：

- 由于分辨率高而且不同检查者之间的差异很小，该方法的准确度很高，被认为是金标准。

- 应用辛普森方法计算左心室容积。

- 不良反应少。

• 计算机断层扫描（CT）：

- 需要静脉注射造影剂。

- 需要较慢的窦性心律，以获取高质量图像。

- 可以评估冠状动脉的钙化。

• 核医学技术：

- 需要静脉注射放射性示踪剂和分析记录到的心脏图像。

- 例如，用锝-99标记患者的红细胞，经静脉重新注入体内后对左心室进行高帧频成像。

■ **解剖**

• 去极化导致钙离子流入心肌细胞，钙离子内流的数量加上前负荷（心肌的长度）和后负荷（全身血管阻力、血液黏度、主动脉瓣狭窄）决定收缩的力量。

• 心脏作为闭合系统工作，因此尽管左心室和右心室的大小、厚度、心室内压力不同，但

是有相同的 EF。

- 应用线性方法测量 EF 时,局部室壁运动和动脉瘤畸形会影响其计算。

▪ 病因/病理生理

- EF 是一个很好地反映左心室收缩功能的临床指标。低 EF 提示心肌缺血或非缺血性心肌病导致的收缩功能障碍,通常会引发充血性心力衰竭(CHF)的症状和体征。EF 正常的 CHF 表明有显著舒张功能不全。一生中患心力衰竭的风险在男性和女性均为 20%。
- 心室收缩功能正常时,舒张末容积(EDV)较高(如静脉回心血量增加或主动脉瓣关闭不全)将导致 EF 增高。因此,在测量 EF 时报告前负荷状态是很重要的。
- 后负荷较低(如体循环血管阻力低或严重二尖瓣反流)会增加 EF。在这些情况下测量的 EF 若为正常,可能实际上提示存在收缩功能障碍。

▪ 围手术期相关

- 低 EF 患者的主要目标是:
  - 关注心脏收缩功能障碍的病因。
  - 改善术前心血管状态。
  - 维持基础血流动力学。
  - 尽量降低心血管系统的应激。
  - 对于缺血性心脏病的患者,应完善术前治疗,减轻术前焦虑,通过控制心率、心肌收缩力和心室壁张力来降低心肌氧耗。通过维持最佳血红蛋白水平、氧合和冠状动脉灌注

压(CPP)来改善心肌氧供。

- 急性心力衰竭时应推迟择期手术。
- 避免麻醉剂引起过度的心肌抑制,应减慢药物在体内的循环时间并且麻醉后应缓慢苏醒。
- 有创心血管监测对指导血管内容量状态和密切控制血流动力学可能是必要的。
- EF 严重降低(<35%)的患者可能已经接受过心脏再同步治疗和(或)放置过植入式复律-除颤器,需要合适的管理。
- 慢性 CHF 患者的 β_1 受体下调,可能使其对于能够改善心肌收缩力和 EF 的 β 受体激动剂治疗的反应性降低。β 受体阻滞剂长期治疗会上调这些患者的 β_1 受体,已经显示能提高存活率。
- 舒张性心力衰竭的发生率随着年龄而增加。慢性高血压或主动脉缩窄引起的左心室肥大增加心脏的僵硬度,降低顺应性。维持前负荷和充足的心脏舒张时间。正性肌力药物如米力农可能会有效改善心排血量。大多数麻醉药不损害心脏舒张功能。

儿科注意事项

与成人相比,儿童特别是新生儿心脏的心肌顺应性较差。因此,对心率、前负荷和后负荷的轻微改变敏感得多。

▪ 公式

- SV=EDV−ESV。其中,SV 是每搏量,EDV 是舒张末期容积,ESV 是收缩末期容积。

- EF=(100×SV)/EDV。
- 其中,EF 是射血分数,SV 是每搏量,EDV 是舒张末期容积。
- FS(缩短分数)=100×[(左心室舒张直径)−(左心室收缩直径)]/(左心室舒张直径)。
- FAC(面积变化分数)=100×[(左心室舒张面积)−(左心室收缩面积)]/(左心室舒张面积)。
- CPP(冠状动脉灌注压)=(动脉舒张压)−(左心室舒张末压)。

▪ 图/表

指标	正常值(均值)
EDV	120 ml
ESV	45 ml
SV	75 ml
EF	55%~70%

🔔 临床要点

- EF 是测量心脏收缩功能的指标。
- 低 EF 通常提示缺血性或非缺血性心脏病。
- EF 正常并不能排除心力衰竭,可见于舒张功能障碍的患者。
- 保证术前改善心功能,围手术期维持心肌氧供/氧需正平衡。
- 注意麻醉药物会降低心血管系统的储备功能和过度抑制心肌。

深麻醉下拔管 Deep Extubation (Anesthetized Extubation)

Katy E. French-Bloom, MD 李佩盈 译 / 俞卫锋 校

🖐 基础知识

▪ 概述

深麻醉下拔管为在患者仍然处于麻醉或深度麻醉时拔除气管导管(ETT)。
它要求:

- 完全拮抗肌肉松弛。
- 患者保持一个可接受的呼吸频率和潮气量。
- 患者对咽部吸引无反应。
- 拔管者必须保持警惕,注意气道维护直到患者完全清醒。

- 在正压呼吸时拔除气管导管。

注意

这是一个有争议的技术。在大多数术后情况中为非强制性的。当进行深拔管时,注意你在放弃一个安全气道。

老年人注意事项

可有利于伴随某些疾病的患者,包括高血压和慢性阻塞性肺疾病。

儿科注意事项

有利于某些儿科手术。记住,环状软骨是儿童气道最狭窄的部分。在常见喉部水肿

的情况下,谨慎拔管。因为其气道窄小更容易受水肿损害。

妊娠注意事项

在被认为饱腹和肺吸入高风险的患者中为禁忌证。

▪ 生理

- 麻醉深度的 4 个阶段:
  - 阶段 1(镇痛):特征是膈肌和肋间肌运动、呼吸缓慢规律和眼睑反射存在。
  - 阶段 2(谵妄):特征是呼吸不规则和不可预知,瞳孔反射扩张,眼睑反射存在。临床

上重要的反射,如呕吐、喉痉挛或心律失常的风险增加。

- 阶段3(手术麻醉):这个阶段分4个水平。
- 水平1:轻微的躯体松弛,呼吸周期规律,眼外肌活跃。
- 水平2:呼吸波动,吸入短于呼气,眼球静止。
- 水平3:腹部肌肉放松,膈肌呼吸明显,眼睑反射消失。
- 水平4:肋间肌完全瘫痪,肋骨运动矛盾,呼吸不规则,瞳孔放大。
- 阶段4(呼吸麻痹):肌肉松弛,眼睛放大和扩张。

■ 解剖

- 咽:咽部气道指从后方的鼻部到环状软骨。
- 喉:位于第3～6颈椎水平;它是发声器官,有阀门作用,可防止消化道内容物损伤下呼吸道。
- 会厌:纤维软骨,是喉的一部分。它有黏膜覆盖,从舌会厌襞到舌咽表面。从会厌入咽喉、悬于喉部入口上。在吞咽时关闭气道的作用并非完全必须。

■ 围手术期相关

- 深麻醉拔管的优点:
- 减少拔管时的血压波动,血压(高血压)和心率(心动过速)的波动较小。
- 减少咳嗽和呛咳的发生。
- 减少缺氧发生。
- 减少喉气管损伤。
- 减少屏气,支气管痉挛。
- 深麻醉拔管的缺点/并发症:
- 如果在患者处于清醒和麻醉状态之间(阶段2)拔管,可发生喉痉挛或支气管痉挛。

- 放弃安全气道。
- 呼气。
- 负压肺水肿。
- 在脱管后,可能需要鼻、口腔通气道或喉罩气道(LMA)。

- 深麻醉拔管指征:
- 具体手术包括:
  - 未夹闭的颅内动脉瘤。
  - 开放全眼外科手术。
  - 颅内动脉瘤夹闭术。
  - 鼓室成形术。
  - 甲状腺、甲状旁腺手术。
  - 扁桃体、腺样体切除术。
  - 切除喉乳头状瘤。
- 患者的具体合并症:
  - 高血压。
  - 心动过速。
  - 反应性气道疾病。
- 深麻醉拔管禁忌证:
- 面罩通气困难。
- 困难插管。
- 误吸、饱腹风险增加。
- 可能引起气道水肿的手术。
- 肥胖。
- 阻塞性睡眠呼吸暂停(相对)。
- 神经-肌肉疾病,如原发性疾病、脱髓鞘疾病、肌无力综合征、离子通道肌强直。
- 深麻醉拔管前(成人和儿科患者相同)
- 必须完全逆转肌松药。
- 必须保持足够的麻醉深度;眼睛在中线,代表麻醉深度至少为阶段3。
- 患者应吸入100%氧气。
- 患者必须保持一个可接受的呼吸速率和深度。
- 患者后咽部必须彻底吸引,且应对此无反应。

- 在阻塞性风险的患者中(如舌体大),放置一个润滑良好的鼻导管。
- 用麻醉储气囊给予正压呼吸,使分泌物从声门排出后拔除ETT。
- 深麻醉拔管后立即:
- 患者供氧:成人采用面罩通气,儿童采用面罩或吹氧通气。在阶段2拔管时,可能发生喉痉挛。
- 喉痉挛是由于吸入气体、分泌或异物对声门或声门上的直接刺激,导致长期剧烈的声门闭合。患者通常可发出从高亢刺耳到完全失声的声音。喉痉挛的治疗包括认识到这种情况,然后治疗得当;部分喉痉挛可以用100%氧气吸入、CPAP、托下颌,而完全喉痉挛(或不间断的部分喉痉挛)需要使用丙泊酚或肌肉松弛剂(最常见的为琥珀胆碱)。
- 重新摆放头位,托下颌,插入口腔或鼻腔通气道或面罩正压通气,可缓解舌体或冗余组织所致的阻塞。
- 深麻醉拔管后的恢复室护理:
- 儿童和成人患者的"无接触"技术包括不接触气道或在气道内操作直到患者完全清醒。
- 患者在PACU期间必须密切监护。

❓ 临床要点

- 深拔管是一种可用于某些情况,如最小化血流动力学变化或避免呛咳是对术后有益的一项技术。
- 主要缺点是麻醉医师放弃一个已知的安全气道选择一个非安全的气道管理方式。
- 深拔管确有优势,但如果不警惕可能导致不良并发症。

神经放射学的麻醉 | Anesthesia for Neuroradiology

Eman Nada, MD, PhD 周姝婧 译 / 王祥瑞 校

基础知识

■ 概述

一般情况

- 成像技术的进步和神经放射学介入操作领域的发展使得"手术室外"对麻醉工作的需求增加。然而,这方面仍存在一些挑战。

- 辐射暴露危害:电离辐射的早期效应是呈剂量依赖性的,随着辐射剂量的增大,风险也增大(可在暴露后数年发生)。
- 特殊的手术室环境:操作室往往挤满了大型设备难以移动,麻醉的空间通常很小;大型的辐射防护罩和沉重的铅衣使室内移动和接近患者变得困难,气道可能距离机器和

麻醉科医师都非常遥远,房间昏暗,医疗辅助人员对麻醉支持可能并不熟悉(有经验的帮助通常都在远程进行)。
- MRI的危害:铁金属材料具有弹射性,可能引发事故,电噪声可以干扰监测波形,噪声可能会分散注意力,电磁波可能使患者身体与监测导线接触的区域或者在有金属植

S

入物的患者发生烧伤，而在危及情况下，撤回磁管并在房间内安排事故车约需 90 s（患者必须被从房间内转运离开）。

• 血管造影的介入操作可粗略地分为以下几类。

－管腔闭塞：颅内和硬脑膜动静脉畸形（AVM）、肿瘤滋养血管、颅内动脉瘤和瘘管的栓塞治疗。

－管腔开放和重建：动脉粥样硬化病变的血管成形术和急性缺血性脑卒中溶栓或取栓术。

• 术中磁共振成像系统（IMRIS）可应用于：

－脑肿瘤切除。

－植入深部脑刺激电极（DBS）和脑电图（EEG）电极。

• 以下诊断性操作通常需要在麻醉下进行。

－小儿患者。

－不能合作的或者幽闭恐惧症患者。

－患者病情复杂，需要严密监测血流动力学情况。

体位

• 诊断性操作和介入性血管造影操作：仰卧抱臂。

• 术中 MRI：仰卧位、俯卧位、侧卧位和半坐位。

切口

• 诊断性和介入性操作：通常通过股动脉插管，有时也用颈动脉或者肱动脉。

• 术中 MRI：开颅手术切口。

手术时间

• 诊断性操作：30～60 min。

• 血管造影介入治疗：4～6 h。

• 术中 MRI：4～6 h。

预计术中出血量

• 诊断性和血管造影介入治疗：无出血或少量出血。

• 术中 MRI：50～500 ml，取决于病变部位和大小，以及操作的复杂程度。

住院时间

诊断性操作：门诊或住院。

特殊手术器械

• 造影剂。

• 传递线圈的血管内导管、可拆卸的球囊和栓塞剂。

• MRI 室需特别配备供手术所需的兼容的麻醉机、监护仪和其他设备。

▪ 流行病学

发病率

• 据估计，在 2009 年，共施行 40 663 例颅内

血管造影术、109 000 例颈动脉内膜切除血管成形术和 700 000 例经血管内动脉瘤修复术。

• 在 2010 年，约有 1 047 例神经介入的 MRI 操作被实施，相较于 5 年前这项技术刚开始实施时，这个数字增长了 300%。

致残率

见"并发症"。

死亡率

静脉应用造影剂：过敏反应的发生率为 1/170 000。

▪ 麻醉目标/指导原则

• 即使是因诊断性操作而仅接受深度镇静、镇痛的患者，也应进行全面的术前评估。

• 出于麻醉安全考虑，必须遵守"手术室外"标准，包括：

－可靠的氧源和备用氧源。

－气道设备（如人工呼吸机）。

－标准的 ASA 监护。

－吸引。

－如果使用挥发性麻醉剂，则需安装废气吸收装置。

－麻醉药物和急救药物。

－充足的空间。

－可提供心肺复苏的设备和人员。

－充足的安全电输出。

－可依靠备用电池提供充足的照明。

• 保持区域静止，以及患者气道显露可见、血流动力学稳定。

𝐃𝐱 术前评估

▪ 症状

取决于诊断和适应证。

病史

• NPO 状态。

• 海鲜、碘、静脉造影剂或鱼精蛋白过敏反应。

• 患者是否能够平卧，是否有鼾症和睡眠呼吸暂停病史。

• 获得性或植入性金属装置，大范围文身，永久性眼部妆容。

体格检查

• 取决于诊断或适应证，应包含一项基线水平的神经学检查、Glasgow 昏迷评分、与疾病相关的特异的评分系统（蛛网膜下腔出血的 Hunt Hess 分级以及卒中的 NIHSS）。

• 全身检查和气道检查。

▪ 用药史

• 介入操作：抗血小板药物、抗凝药，用于脑保护或者减少血管痉挛的钙通道阻滞剂，预防或治疗血管痉挛的 3H 疗法（高血压、血液稀释和高血容量）。

• 术中 MRI：激素、利尿剂、抗惊厥药。

• 止痛药物：治疗头痛药、术中 MRI 操作时的镇痛药。

• 与患者的合并症相关的特殊用药。

▪ 诊断检查与说明

实验室检查/研究

• 静脉应用造影剂前通常需检测患者血 BUN/Cr 水平。

• 取决于合并症。

▪ 伴随的器官功能障碍

取决于需要进行的操作。

治疗

▪ 术前准备

术前用药

• 按需给予抗焦虑药物。老年或意识改变的患者以及因癫痫需置入 EEG 电极的患者应慎用或避免使用。

• 卒中的患者通常处于饱胃状态，应考虑应用抑酸药和减少胃容量的药物。

• 计划行 DBS 的帕金森病患者应在手术日晨服用多巴胺能药物和抗胆碱能药物。

• 肿瘤患者可能需要增加类固醇药物或者抗癫痫药物的剂量。

• 在"高危患者"，皮质激素以及可能的抗组胺药可降低造影剂的过敏反应。

• 辐射安全：铅衣、甲状腺防护罩和防护眼镜均应佩戴，如果合适的话，也应给患者佩戴（以及麻醉科医师）。

• 一旦手术开始，患者的操作可能遇到各种困难，因此应细致谨慎行事。

知情同意的特殊情况

• 儿童患者需获得家长的知情同意。

• 不合作的或者认知功能改变的患者需获得一名家庭成员或者律师的知情同意。

抗生素/常见病原体

• 诊断性操作和介入性血管造影：通常认为是清洁手术。

• 术中 MRI：皮肤病原体，通常给予第三代头孢菌素。

■ 术中监护

麻醉选择

- 诊断性操作可能仅需要最低程度的镇静或者清醒镇静,有时候甚至可以由非麻醉科医师实施镇静。当患者需要深度镇静、镇痛或全身麻醉时,通常需要麻醉科医师的参与。是否需要麻醉科医师主要取决于以下因素:操作本身、患者体位、患者合并症、是否可以接触到患者,以及当患者气道梗阻或窒息的情况下易于给予通气或气管内插管。
- 介入性操作:一般选择全身麻醉,深镇静、镇痛通常用于一些血管再通操作。
- 术中 MRI:全麻。在 MRI 引导下切除语言功能区的占位时,有时会采取清醒开颅手术的方法。

监测

- 标准 ASA 监测。
- 介入性操作和术中 MRI 需要监测有创动脉压。
- 在一些神经病理栓塞性操作中需监测神经生理诱发电位。
- 颅内压(ICP)监测。
- 活化凝血时间(ACT)。
- 神经肌肉抽搐监测。
- 在接受局麻监护的患者中检查其神经功能。
- Foley 导管监测患者尿量。
- 鼻咽温探头可能会干扰血管成形画面,腋下或者皮肤探头可能是更好的选择。在进行术中 MRI 时,可采用腹股沟光纤探头。

麻醉诱导与气道管理

- 准备好在不很理想的体位下行麻醉诱导和气道管理。
- 麻醉诱导后为了使成像设备自由移动或者在 MRI 扫描时将设备转移至安全的磁场区域,通常需要加长型气管导管和输液通路。

- 一些术中需要 MRI,手术室在扫描设备外区域配备有诱导室,这使得在诱导阶段麻醉科医师可以获取任何麻醉器械。诱导完毕后患者在辅助/控制通气(气囊和回路)下被转移至扫描设备处。
- 相较于喉罩,肌肉松弛后行气管内插管使气道更易于固定、安全性更高,可控性更佳。

维持

- 应仔细固定患者体位的压力点,因为手术开始后患者即被无菌巾覆盖,且其双上肢均被裹起,很难被触及。
- 针对造影剂的肾保护措施:目前还没有一种策略被证明有效并获得一致赞同。对于肾功能受损的患者,通常采用术前水化的方法。严重的致命性造影剂反应中,有 2/3 发生于应用造影剂后最初的几分钟内。
- 无论是否将导管置入血管内,患者都需要行肝素化。应监测 ACT 指导治疗。无论是否使用肝素,都应准备好鱼精蛋白。
- 由神经介入科医师在操作后应用抗血小板药物。

拔管/复苏

- 避免使患者咳嗽、呛咳或用力,这些可导致高血压并增高颅内压。
- 应使患者足够清醒并接受神经学检查。

术后监护

- 可能需要将患者经长距离转运至术后苏醒室(PACU),应适当准备好监护设备、额外的氧气、通气设备和急救药物。
- 标准的 PACU 内患者评估流程、患者管理流程和转出规则。
- 拔除腹股沟处股动脉内鞘后数小时内不可弯曲患者的腹股沟部位。如果需要头高位,那么可以考虑将患者置于反 Trendelenburg 位。

■ 床旁护理

各种床位均有可能。

■ 镇痛

- 介入性神经放射学操作术后通常无痛,而且术中在穿刺部位已注射局麻药物。
- 短效麻醉药物通常比长效麻醉药物更可取。

■ 并发症

- 穿刺部位血管穿孔。
- 误使非病变血管闭塞。
- 造影剂碘的过敏反应的表现不一,轻者只有轻微的症状如弥散性荨麻疹和瘙痒,重者可出现喉头水肿、威胁生命的心律失常、低血压、支气管痉挛、肺水肿、抽搐、晕厥,甚至死亡。已经证实,非离子型造影剂介质可显著降低其发生率。
- 造影剂肾病:通常在注射造影剂后 1~3 天发病。高危因素包括:已存在肾脏疾病、容量不足、大剂量或重复应用造影剂以及同时应用其他肾毒性药物。口服或静脉应用茶碱、乙酰半胱氨酸、非诺多泮、他汀类药物或者波生坦(一种内皮素拮抗剂)对此类肾损伤并非总是有效。

■ 预后

各不相同,取决于患者术前合并症、潜在的病理基础、操作的部位和手术范围。

临床要点

- 在参与具有挑战性的病例前,麻醉科医师勿忘穿戴具有防辐射作用的铅材质的套装。
- 预期潜在的并发症,保证适当的麻醉设备。
- 当患者接受栓塞手术或者血管再通术时,应用持续输注肌肉松弛药的全身麻醉有助于使患者处于静止状态,有助于手术的进行。
- 切除靠近语言功能区的肿瘤时,可能需要应用镇静技术或者"睡眠—清醒—睡眠"技术。

 神经肌肉接头 *Neuromuscular Junction*

Sukhdip Singh, MD · Patricia Dalby, MD 杨君君 译 / 张晓庆 校

基础知识

■ 概述

- 神经肌肉接头(NMJ)描述了神经末梢的突触和肌膜的连接。
- 神经肌肉接头是各种药物起作用很重要

的位点。此外,它受到各种疾病、功能紊乱、病理过程的影响。

■ 生理

- 乙酰胆碱(ACh)是由乙酰辅酶 A 和胆碱经胆碱乙酰转移酶催化在神经元合成,然后

包装成囊泡。
- 从神经末梢释放乙酰胆碱:
  - 在神经动作电位,钠离子通道开放和允许钠离子大量涌入细胞内,接下来是神经终末梢去极化。
  - 神经末梢去极化引起的钙离子通道开放,

S

使钙离子进入神经细胞。

- Ca^{2+} 内流动员含乙酰胆碱囊泡连接到突触前神经膜(活动区)的释放位点。

- 囊泡内容物(ACh)释放到突触间隙。

• 肌纤维动作电位的产生:

- 乙酰胆碱在突触间隙扩散和结合到肌纤维上的乙酰胆碱受体(AChR)。

- 结合乙酰胆碱受体,打开阳离子通道,其导致钠离子和钙离子内流。

- 离子进入会产生一个终板电位(EPP)。如果 EPP 大于阈值电位,产生肌纤维动作电位导致肌肉细胞收缩。

• 乙酰胆碱在突触间隙的降解通过乙酰胆碱酯酶去终止这个过程。

■ 解剖

• 运动神经元分为多个分支,在肌细胞突触前失去髓鞘。

• 所有的肌肉细胞由一个单一的运动神经元供给构成一个运动单位。

• 在神经末梢和肌细胞膜之间有个间隙称为突触间隙。突触后膜有皱褶或内陷形成初级和次级裂隙。乙酰胆碱受体聚集在褶皱的顶部。

• 突触前神经末梢膜加厚叫动作电位,在这周围聚集着富含乙酰胆碱的小泡。

• 直接围绕在 NMJ 的肌肉区域为周围区。

• 接头后乙酰胆碱受体有 3 种类型:成熟型(或连接式)、未成熟型或(接头外)与神经 α7 型。

■ 病因/病理生理

• 正常神经肌肉传递的生理过程受到各种疾病和病理生理状态的影响。

• 乙酰胆碱受体上调:乙酰胆碱未成熟受体增加在损害的 48 h 之内。

- 相关的条件包括脑卒中、脊髓损伤、烧伤、长期制动、延长暴露于神经肌肉阻断药、多发性硬化症和吉兰-巴雷综合征。

- 未成熟型乙酰胆碱受体对非去极化肌松药有抵抗。

○ 临床意义:琥珀胆碱(SCH)不能在损害的 24 h 之内使用。琥珀胆碱的使用导致钾离子外流增加和高钾血症。

• 重症肌无力(MG):自身抗体直接抵抗突触后乙酰胆碱受体,导致受体数量减少。

- 临床意义:重症肌无力的患者抵抗琥珀胆碱,但反应是不可预知的;患者通过血浆置换或吡斯的明治疗可以降低拟胆碱酯酶活性,导致琥珀胆碱(SCH)作用增强。这类患

者对非去极化肌松药非常敏感。

• 兰伯特-伊顿肌无力综合征(LEMS):自身抗体直接抵抗突触前的电压门控钙离子通道,从而降低在运动终板乙酰胆碱的释放。

- 临床意义:有兰伯特-伊顿肌无力综合征(LEMS)的患者对去极化和非去极化肌松药都非常敏感。

• 肌营养不良症:Duchenne 型和贝克型肌营养不良症,有抗肌萎缩蛋白生成的缺陷,导致不存在或异常的抗肌萎缩蛋白。神经肌肉接头有额外的肌接头受体上调。

- 临床意义:这些患者对琥珀胆碱非常敏感,可导致高钾血症和心搏骤停。对非去极化肌松药的反应是可变的,从正常到增加敏感性。虽然未经证实,与恶性高热和横纹肌溶解的相关性已经有提议。

• 强直性肌营养不良症的特点:延迟或减缓肌肉松弛伴随自主收缩。这表现为肌强直和后来发展到肌肉无力和萎缩。

- 临床意义:SCH 禁用,因为它可诱发强直性收缩、牙关紧闭,导致气管插管困难。虽然它对非去极化肌松药的反应是正常的,但由于潜在的肌肉萎缩,减少剂量是必需的。抗胆碱酯酶药物,如逆转剂,能促成肌强直。

■ 围手术期相关

• 神经肌肉监测:在全麻状态评估神经肌肉阻滞(NMB)。

- 单一抽搐:通常每 10 s 给予 0.1 Hz 的幅度并且增加,直到电流稍大于最大刺激的需要量。在神经肌接头阻滞之后抽搐高度比较则是相对于最大的抽搐高度。

○ 建立一种药的药效学性能是必要的,但是个体来说需要确定抽搐的高度的基准。

- 4 个成串刺激(TO4):4 个 2 Hz 刺激,每 10~12 s 重复。每个抽搐的强度在没有神经肌肉阻滞的情况下是相等的。但是神经肌肉阻滞后,有一个与阻滞力度相关的降低。这种现象的发生是由于神经肌肉阻滞后,对于第一次抽搐来说乙酰胆碱的量是足够的,但是接下来每个刺激时乙酰胆碱的量会减少。

○ 衰减是第 1 次抽搐(T_1)到第 4 次(T_4)抽搐的相对下降的现象。一个常见临床实践是比较第 1 次抽搐与剩余 3 次抽搐的强度。

○ 当第 1 次抽搐 90% 的力度被抑制,只有 1 次抽搐被感知;如果 75% 被抑制,有 3 次抽搐可以被感知。

○ 常用的临床相关性是如果 T_4/T_1 约为

0.75,然后一个清醒的患者可以产生 15 ml/kg 的肺活量,伴有有效的咳嗽和维持头部抬高。

- 双脉冲刺激(DBS):2 个短脉冲刺激,以 50 Hz 的 3 个刺激传递,间隔 750 ms。

○ 可能增加手动知觉减退,因为对 3 个强烈刺激的反应是感觉到一块肌肉收缩。

○ 当存在 DBS 衰竭时,有 75% 的可能出现 TO4<0.6,但如果不存在 DBS 衰竭,有 90% 的可能出现 TO4≥0.6。

- 强直刺激:50 Hz,5 s。

○ 与 TO4 一起临床用于测量肌肉松弛的程度。

- 强直后计数(PTC):在 50 Hz 5 s 刺激之后以 1 Hz 3 s 的刺激测量。

○ 如果 PTC 为 10,那么表现与 T_1 或者 90% 抑制类似。如果没有 PTC,那么神经肌肉阻滞很深几乎不能被可靠的逆转。

○ 强直后易化发生的原因是有效的强直刺激导致乙酰胆碱量增加,释放到突触间隙。

• 作用于神经肌肉接头的药物:

- 去极化肌松药:模仿乙酰胆碱的作用。引起运动终板持续性去极化,导致初始收缩伴有长时间的肌肉松弛。

○ 长期服用 SCH 可导致 II 阶段阻滞,表现为非去极化肌肉松弛。

- 非去极化肌松药:与乙酰胆碱竞争通过阻止乙酰胆碱与乙酰胆碱受体结合:

○ 抗胆碱酯酶抑制乙酰胆碱的降解。乙酰胆碱的浓度增加,易与乙酰胆碱受体起作用,可以"逆转"的非去极化肌肉松弛(增加乙酰胆碱的比例)。

- 其他影响神经肌肉传递的药物:包括挥发性麻醉药、巴比妥类药物、酒精(乙醇)、可卡因、局部麻醉药、氨基糖苷类抗生素、吩噻嗪类和钙通道阻滞剂。

• 神经肌肉疾病:临床意义在于"病理生理学"片段的特殊紊乱。

- 这些患者容易出现麻醉药物心脏和呼吸抑制增加。

- 口咽肌肉无力,喉反射下降及胃排空时间延长会使这些患者术中误吸及术后呼吸无力的风险增加。

- 区域阻滞和局部麻醉是首选。如果需要,全身麻醉可用短效药物维持。

- 由于高钾血症和恶性高热的风险应避免 SCH。

- 非去极化肌肉松弛药也应避免。如果肌肉松弛是必要的,短效药物(如美维库铵)可以使用。

■ 图/表

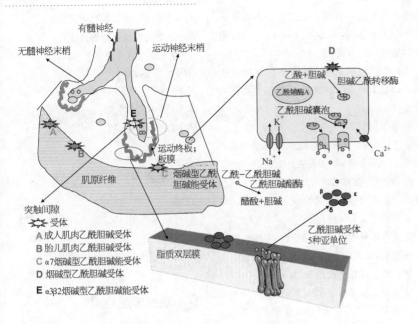

有髓神经

运动神经末梢

无髓神经末梢

D

乙酸+胆碱

胆碱乙酰转移酶

乙酰辅酶A

乙酰胆碱囊泡

K^+

Na^+

Ca^{2+}

运动终板；
板膜

肌原纤维

烟碱型乙酰
胆碱能受体

乙酰-乙酰胆碱

乙酰胆碱酯酶

醋酸+胆碱

β α
δ α
ε

乙酰胆碱受体
5种亚单位

突触间隙

☆ 受体

A 成人肌肉乙酰胆碱受体
B 胎儿肌肉乙酰胆碱受体
C α7烟碱型乙酰胆碱能受体
D 烟碱型乙酰胆碱受体
E α3β2烟碱型乙酰胆碱能受体

脂质双层膜

临床要点

• 全身麻醉时对神经肌肉接头监测最常见的部位为尺神经、面神经，但其他外周神经，如正中神经、胫后神经和腓总神经也可使用。

• 神经肌肉紊乱疾病患者和烧伤状态 24 h 后应避免使用琥珀胆碱，主要由于其增加高钾血症的风险。

• 避免用胆碱酯酶抑制剂逆转Ⅱ阶段阻滞，因为逆转反应是不可预测的。

• 患者服用某些抗生素，如氨基糖苷类、多黏菌素 B，可能使其对非去极化肌松药更敏感。

S

神经源性肺水肿　Neurogenic Pulmonary Edema

Keren Ziv, MD · Carsten Nadjat-Haiem, MD　杨君君 译 / 张晓庆 校

基础知识

■ 概述

• 神经源性肺水肿是一种因急性的、潜在的、严重的中枢神经系统损害而产生的威胁生命的症状，如蛛网膜下腔出血、长时间的癫痫或者外伤性的脑损害。

• 神经源性肺水肿具有标志性的肺间质和肺泡液体增加，伴随着呼吸困难、呼吸急促、心动过速性的肺底湿啰音、丰富的泡沫痰、可能性的咯血，以及血氧不足。它的发展通常在受伤后几分钟到几小时。

■ 生理

• Starling 方程式在血管内和血管外之间的液体流动方面概述过流体静力学和胶体渗透压的影响作用。

- 毛细血管流体静压：压力驱使液体离开毛细血管，并且在毛细血管小动脉的末端时最高，在小静脉末端则是最低的。

- 毛细血管胶体渗透压：血浆蛋白通过渗透性作用驱使液体进入毛细血管。蛋白质不易穿过内皮细胞，因此不能在两个分隔间质达成平衡。白蛋白在肺部胶体渗透压下占

据达 70％～80％。

- 经毛细血管的渗透性：血管壁到水分子的渗透性。毛细血管半渗透膜允许水分子比蛋白质更自由的通过。如果在血管壁的细胞间的间隙扩大，那么蛋白质的渗透性增加，最后导致肺水肿。

■ 解剖

• 神经源性肺水肿触发区域定位在：

- 下丘脑。

- 颈髓。

- 髓质。包括一些重要的被相信通过交感神经刺激对神经源性肺水肿有促进作用的中心：孤束核、最后区、内侧网状核、背核（胸核）。在髓质的孤束核和释放肾上腺素的神经的 A1 组织的围手术期双侧病变能造成高血压和神经源性肺水肿。

■ 病理生理

准确的机制是未知的。颅内压增高、脑部损伤或者出血被认为造成局部缺血或者髓质中心的压缩，它是被认为在 Starling 驱动力后的事件的喷流：

• 已经增加的肺部毛细血管流体静压造成

一个向外的从肺部毛细血管的液体驱动力。

- 刺激性的中枢神经系统损伤引起巨大的交感神经兴奋。这会导致全身动脉高血压、末梢血管收缩、增加的肺动脉压力和血管收缩。

- 增加的心肌负荷（氧耗）造成心功能的恶化。左心室功能的下降导致左心房压力增加伴随着肺水肿。

• 增加的肺动脉渗透性是导致神经源性肺水肿的一个关键阶段。

- 独立的血流动力学：一些研究建议肾上腺激活增加了肺部血管的渗透性。肾上腺素和去甲肾上腺素能够：

  ○ 直接影响血管渗透率的增加。

  ○ 间接通过促进第二信使的激活，伴随着血管渗透性的增加，比如组胺或者缓激肽。

- 独立的血流动力学：爆破理论被 Theodore 和 Robin 在 1975 年提出，即一系列肺部毛细血管压力的增加，造成一个从高阻力系统循环到低阻力肺部循环的内部血管容积的改变。

• 微小的脉管损伤可能会导致严重的肺部血管收缩；肺部渗透性的快速增加最后导致水肿。毛细血管胶体渗透压：增加的渗透性允许蛋白质通路通过毛细血管，然后运用胶体渗透压驱使液体从毛细血管中出来。研究

S

已经证明那些患者的肺泡液与神经源性肺水肿有一个相似的血浆的蛋白质集中区。

▪ 围手术期相关

- 神经源性肺水肿的患者有一个非常差的预后。
- 与60%～100%的死亡率相关。
- 反映出潜在原发病的严重性,因此是一个不祥的征兆。
- 一个来自非创伤性的颅内的出血的680例后期死亡的患者的回顾性研究显示,肺水肿在大约75%的事件中出现。
- 神经源性肺水肿可能来自不同种类的脑损伤,最常见的是:
- 致命的蛛网膜下腔出血:70%的患者可见。
- 癫痫持续状态:30%的患者可见。
- 外伤的脑部损伤:50%的患者可见。
- 发病。
- 即刻出现(几分钟到几小时),最常见。
- 拖延(若干天)也可以见到,少见。
- 相关的血流动力学改变和心脏异常:
- 神经源性休克。
- 左心室衰竭;常常是短暂的和可逆的。
- 提高的肌钙蛋白水平;不能必要的显示为永久性的心肌损害。
- X线胸片:
- 双肺渗出;可能是一个"蝴蝶"形状。
- 心脏轮廓是正常的。
- 不同的诊断包括:
- 吸入性肺炎。
- 心功能障碍:神经源性肺水肿伴随着心脏改变,通常被错误地认为是冠心病。心电图和心肌酶谱在区别心脏梗死和神经源性心肺功能异常是无用的,因为它们在这两种情况下都不正常。神经源性肺水肿的短暂特性有助于区别神经源性和心源性肺水肿。

- 急性呼吸性窘迫综合征。
- 治疗:
- 潜在的神经源性损伤。因为全部结果依赖于刺激的造成,应该努力关注这方面,重视降低颅内压方面。
- 支持治疗包括在伴有或者不伴有机械通气的情况下的氧气的补充,根据低氧血症的严重度。
  ◦ 氧分压大于94%。
  ◦ 呼吸性气道末正压的实施应该被最佳化的平衡,以减少颅静脉回流受阻和颅内压的恶化。
- 药物治疗:在评估治疗人类神经源性肺水肿的药物的有效性方面的研究甚少。然而,以下药物可能会很实用:
  ◦ β受体阻滞剂可能会减少肺部毛细血管渗透性,但是通常在心肺功能和血流动力学改变的进程中是禁忌的。
  ◦ 多巴酚丁胺可能增加心肌输出量,拮抗α受体激动,并且促进利尿(改善肾灌注)。
  ◦ 类固醇没有在人体试验并且可能会有害。
  ◦ 利尿剂应该在低血容量时避免使用,有低血压风险(能使脑灌注压恶化)。然而,甘露醇常用来减少脑水肿,但是不能证明它对肺水肿有好处。
  ◦ 氯丙嗪,通过阻滞α受体起作用,已经在一些报道中使用。

▪ 公式

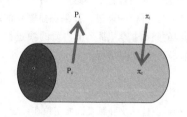

P_c=毛细血管流体静压。
P_i=组织间质压。
π_c=毛细血管血浆胶体渗透压。
π_i=组织间质胶体渗透压。
o=经毛细血管渗透率。
NDF=净驱动力。
NDF=$(P_c-P_i)-O(\pi_c-\pi_i)$。
当NDF>0:滤过。
当NDF<0:再吸收。

疾病编码

ICD9
- 514 肺淤血与实变。

ICD10
- J81.1 慢性肺水肿。

临床要点

- 神经源性肺水肿是一种严重的神经功能紊乱的急性综合征。通常具有自限性,死亡主要是因为其潜在的神经性损伤。
- 治疗手段主要为降低颅内压。
- 神经源性肺水肿大部分能在数天内被控制。
- 近来有报道称在蛛网膜下腔出血之后的神经源性肺水肿的患者通过以下方法成功治疗:
- 即刻对颅内高压治疗,通过插管、镇静、甘露醇/高渗性生理盐水,以及负荷剂量的硫喷托纳。
- 抑制α受体过度激动用多巴酚丁胺。

神经源性休克 Neurogenic Shock

Keren Ziv, MD • Carsten Nadjat-Haiem, MD 杨君君 译 / 张晓庆 校

基础知识

▪ 概述

- 神经源性休克是一种分布性休克,主要由于交感神经活动的缺失和副交感神经(迷走神经)活动的亢进。
- 通常因为相关的高节段的脊髓损伤(SCI),如颈椎或高胸椎(通常高于 T_6 椎体水平),也可由区域麻醉(高位阻滞)导致。

- 对于神经性休克没有公认的定义。一些定义为收缩压<100 mmHg 与心率低于60次/分,也有其他定义为收缩压低于90 mmHg。总体而言,这是一个有着显著的平均动脉压下降,通常伴有相关症状的病症。
- 神经性休克不同于脊髓休克。脊柱休克被定义为暂时性脊髓反射活动丧失,发生在联合或接近联合的脊髓损伤下段。这个休克不是针对循环系统,是指反射活动。

▪ 流行病学

发病率
- 每100万人口中有15～52.5例。15～35岁男性为80%,儿童中为5%。
- 在最近的一项研究中,有490例患者出现孤立性脊髓损伤、神经源性休克:
- 颈髓损伤:19.3%。
- 胸外伤:7%。

腰椎损伤：3%。

发病情况

- 严重的低血压可能会导致显著对大脑、肾脏和心脏的终末器官损害。
- 进一步的神经损伤是由于不稳定的脊柱，特别是在气管插管期间。

死亡率

未经治疗的神经源性休克可能由于器官灌注不足导致死亡。

■ **病因/危险因素**

- 对中枢神经系统的严重损伤：
- 脑。
- 颈髓。
- 胸段脊髓。
- 其他原因包括：
- 腰麻。
- 药品。
- 情感压力。
- 疼痛。
- 中枢神经系统功能障碍。

■ **生理/病理生理**

- 自主神经系统：
- 副交感神经由颅骶出，节前神经元和节后神经元连接紧挨着靶器官。
  - 脑神经：CN 3、CN 7、CN 9、CN 10。
  - 骶神经：S_2、S_3、S_4。
- 交感节神经元由胸腰椎流出，$T_2 \sim L_2$ 出脊髓神经，通过腹根和突触与节后神经元在椎旁相连。心脏交感神经元由 $T_1 \sim T_4$ 阶段流出。
- 神经源性休克是由于中断脊髓交感神经外流引起的血管紧张性外周动脉床张力缺失，以及代偿性反射性心动过速的丧失。这导致：
- 增加的静脉血容量。
- 减少的静脉回流。
- 降低的心输出量。
- 低温。
- 温暖、干燥的皮肤，由于丧失出汗的能力。

- 心动过缓（没有抵抗的副交感神经张力通过迷走神经）。

■ **预防措施**

原发性损伤的预防。

诊断

- 神经性休克是排除性的诊断。
- 经典的研究结果：
- 低血压。
- 心动过缓。
- 运动和感觉障碍（与之相对应的脊髓损伤程度）。
- 四肢温暖。
- 椎体损伤的影像学证据。
- 然而，只有20%的患者存在经典的神经性休克症状。
- 诊断可能是困难的，由于相关的伤害。头部受伤可使运动、感觉评估变得不可能，或低血压可能是由于伴发伤（如出血）。因此，对神经源性休克做出诊断之前，必须寻求其他的原因。

■ **鉴别诊断**

- 合并低血容量性休克，由于隐匿性出血来源于腹部、胸部等。
- 孤立的头部损伤会导致库欣三联征（高血压、心动过缓、呼吸异常），与休克相反。
- 脊髓休克是由于脊髓反射损失在脊髓损伤以下水平，不是循环的病因；典型的症状消失在3～6周。"休克"是一种误称。

治疗

- 必须保证足够的静脉通路和安全气道。保持颈椎制动的技术在气管插管时是必要的。
- 监测。除了标准的监测，有创监测有助于帮助处理（动脉、中心静脉、肺动脉导管，经食管超声心动图）。
- 液体复苏增加有效循环血容量。根据血

液损失，输血是需要的。导尿管需要放置以防膀胱功能丧失，评估容量复苏。

- 往往需要使用血管加压药，如果单纯的液体复苏不能治疗低血压。
- 正性肌力药物，如多巴胺、多巴酚丁胺和肾上腺素，可增加心输出量和灌注压。
- α肾上腺素能药物的输注（去氧肾上腺素或去甲肾上腺素或加压素）可提供直接血管收缩，血压升高。孤立的收缩活动有潜在的加重心动过缓的作用。
- 存在严重心动过缓时，阿托品或可能需要临时起搏器。
- 手术可能需要稳定脊髓，特别是在完全横断或异物的清除。
- 脊髓损伤的大剂量激素治疗有中心依赖性，需与急诊、神经外科或骨科联合讨论。

随访

- 持续时间是可变的，可能会持续几小时到几周。
- 恢复通常是不完全的，体位性低血压可能持续存在。

疾病编码

ICD9

- 958.4　创伤性休克。

ICD10

- T79.4XXA　创伤性休克，最早出现。

临床要点

- 分布性休克是降低的交感神经张力与缺乏对抗的迷走神经张力引起低血压和心动过缓。
- 最常见的病因是高位脊髓损伤。
- 可能导致器官灌注不足和死亡。
- 液体治疗是初始治疗，用以维持血流动力学稳定的血管加压药可能是必要的。

肾后性急性肾损伤　*Postrenal Acute Kidney Injury*

Jonathan Anson, MD　周玲 译／张晓庆 校

 基础知识

■ **概述**

- 急性肾损伤（acute kidney injury, AKI）指

肾功能的突然降低造成酸碱平衡失调，同时伴有液体和电解质的紊乱。

- AKI分为：
- 肾前性。

- 肾性。
- 肾后性：只占所有AKI的5%～10%，但是通常很容易逆转。
- 患者在围手术期可表现为：

- 行暂时性或永久性的手术治疗缓解既有的尿道梗阻。
- 腹部或盆腔手术可提前放置支架。
- 继发于机械性梗阻的 AKI 症状或体征，可伴有无尿、少尿。
• 通过肾后性疾病可逆转的特性可及时做出诊断。

■ 生理

• 肾单位是肾脏发挥功能的基本单位。
- 传入小动脉在 Bowman 囊（杯状结构）内形成肾小球毛细血管，在静水力的作用下滤过进入肾单位之后通过传出小动脉离开。
- 尿液超滤是从近端小管进入 Henle 襻再进入远端小管，最终到达收集管。
• 肾小球滤过率（glomerular filtration rate, GFR）是指单位时间内通过肾脏滤过的血浆容量，用于评估肾功能。GFR 可通过计算患者的肌酐清除率来估计。此外，肌酐清除率的趋势可用来预测围手术期预后。

■ 解剖

• 肾脏大体解剖。
- 包括外侧皮质和内侧髓质。
- 肾动脉、肾静脉和输尿管在凹侧中部的肾门处进出肾脏。
- 在肾门处，输尿管扩张进入肾盂。肾盂进一步分为许多管状的肾盏，肾盏联合形成肾实质。
- 由交感神经 $T_8 \sim L_1$ 节前神经纤维支配。
- 副交感神经来自迷走神经。
• 输尿管大体解剖：
- 肌性管状结构将尿液从肾盂推进到膀胱。
- 腔内排布变移上皮（移行上皮）。
- 在腰大肌前方下行，在髂动脉的分叉处跨过骨盆边缘。
- 输尿管在膀胱输尿管结合处进入膀胱。
- 输尿管膀胱瓣阻止尿液反流。
• 膀胱大体解剖：
- 可以收集从肾脏排泄出来的尿液的一个中空、肌性、弹性器官。
- 膀胱壁由称为逼尿肌的平滑肌组织构成。
- 内部表面由移行上皮、立方上皮细胞组成，这些细胞可以扩大和收缩以满足容量改变的需要。
- 交感神经由 $T_{11} \sim L_2$ 支配。
- 副交感神经由 $S_2 \sim S_4$ 支配，膀胱扩张促使副交感神经收缩逼尿肌从而排出尿液至尿道。

■ 病理生理

• 肾后性肾衰竭发生在双侧肾血流均受阻的情况，即在一侧肾受阻的同时另一侧肾出现病变，或者膀胱或输尿管的部分或完全梗阻。以下为特殊情况：
- 双侧输尿管受阻，如结石或狭窄。
- 膀胱梗阻。
- 神经源性膀胱。
- 前列腺增生。
- 肾盂梗阻。
- 血块。
- 膀胱、前列腺或子宫颈部肿瘤。
- Foley 导尿管机械性梗阻。
• 尿液流出受阻增加了肾脏的腔内压，导致：
- 肾血流降低。
- 肾小球滤过率降低。
- 肾小管功能降低，远端小管受损阻碍钠的重吸收，同时伴有高钾性肾小管性酸中毒。
- 未明机制的系统性高血压，可能涉及肾素-血管紧张素系统激活和容量过负荷。
- 肾小囊、收集系统或膀胱扩张可导致疼痛，常见的例子为输尿管结石引起的急性完全性梗阻，缓慢进展的梗阻（如肿瘤）反而可能没有那么痛。
- 长时间梗阻导致小管萎缩和不可逆损伤。

儿科注意事项

儿童尿道梗阻最常见的原因是解剖异常，包括输尿管狭窄、输尿管肾盂或输尿管膀胱连接处狭窄。

老年注意事项

良性前列腺增生（benign prostate hypertrophy, BPH）的发生率随着年龄增长而增加。80 岁以上男性中 8% 患有 BPH，因此发生尿道梗阻和肾后性衰竭的风险更高。

妊娠注意事项

• 80% 的孕妇可在正常检查中发现无症状的肾盂积水和输尿管积水。
• 更可能发生在右侧。
• 发生肾盂肾炎的风险之一是收集系统发生扩张。

■ 围手术期相关

• 肾后性肾功能不全的高危患者：
- 抗胆碱能药（急性或慢性）：可降低逼尿肌收缩力，使术后患者风险增加。
- 麻醉药：降低逼尿肌收缩力和减轻输尿管绞痛。
- 良性前列腺增生：术中使用麻醉药之后可使风险增加，残留剂量可致慢性 α 阻滞。
- 神经轴麻醉：阻滞 $S_2 \sim S_4$ 神经根可导致膀胱收缩力降低，高龄、BPH 史和神经轴中使用的麻醉药可以增加额外的风险，所以神

经轴麻醉过程中必须要留置导尿管。
- 术前肾脏受损：手术的应激反应可降低 RBF 和 GFR，最终导致缺血性损伤。在既往有肾后性疾病的情况下可加重。
• 围手术期肾后性 AKI：通常表现留置导尿管的患者出现尿量的减少或无尿。在考虑肾前性或肾性病因之前首先要排除导管打折、血块或其他可逆性梗阻。也可表现为高血压或低血容量。
• 在苏醒室（post anesthesia care unit, PACU）出现肾后性 AKI 通常表现为不能自主排尿。心动过速、高血压、腹痛很常见。可以考虑膀胱超声检查以避免留置导尿管。如果在超声上确认了膀胱充盈的情况可以留置导尿管。在任何情况下能够自主排尿都不是转出 PACU 的指征（泌尿科手术、腔镜手术或神经轴麻醉的情况下可能使用导尿管）。
• 在病房或 ICU 出现肾后性 AKI：表现为液体过负荷的体征（心动过速、高血压或严重时可有肺水肿）同时伴有尿量的减少或无尿。可出现高钾血症和代谢性酸中毒。

℞ 诊断

• 肾小管压力增加使 BUN 重吸收增加，可导致血 BUN/Cr>15，然而这并不是急性损伤的标志。可以持续监测其趋势以追踪随时间推进的肾损伤进展。
• 在肾小管功能仍处于代偿状态时，钠分次排泄率（fractional excretion of sodium, FE_{Na}）最初可<1%。
• 肾脏超声检查是诊断泌尿系统梗阻的检查方法，它可以评估肾盂积水或输尿管积水，避免使用造影剂的风险。有 25% 为假阳性。最初阶段可出现假阴性，因为收集系统（扩张为阴性）的顺应性低、特发性腹膜炎或收集系统周围肿瘤（预防扩张）。
• B 超检查阳性时可考虑 CT 扫描。
• 当高度怀疑结石时可考虑静脉肾盂造影（intravenous pyelogram, IVP），假阳性情况较低，因此可以确定梗阻的确切情况，检查时需要造影剂。造影剂需小心使用，因为它容易导致过敏并且可能加重肾损伤，通常联合使用碳酸氢类可以降低肾损伤的风险。

℞ 治疗

主要治疗目标是尿液流出道的再建，特别是完全性梗阻的情况时。其次才是病因性治疗。
• 早期泌尿科会诊。
• 如果已有的导尿管不在位时需要再次插入导尿管。

- 对完全性梗阻、感染、AKI、移植肾或妊娠进行临时处理,需快速缓解梗阻从而避免肾功能退化。包括膀胱镜检查并逆行置入支架或经皮置入肾造瘘管。两者都有较高的成功率和较低的并发症发生率。
- 一项 meta 分析比较了逆行支架和经皮置入肾造瘘管在缓解梗阻和解决脓毒血症方面并没有哪一方更占优势。
- 梗阻缓解后,如果出现尿液混浊即可行抗生素治疗,通常经验性用药可选氟喹诺酮或氨苄西林/庆大霉素,等培养结果出来后再做调整。
- 在梗阻缓解之后利尿剂可导致 UOP 高达 500~1 000 ml/h(继发于过度的静脉补液导致的容量扩张和持续的高尿量)。由于低血容量和低血压需要适当的补液治疗和监测也可导致这种情况。
- 在急性感染治疗 2~3 周后再行病因性治疗。
- 梗阻纠正后肾脏的恢复取决于梗阻的时间和严重性。

■ 公式

- 钠分次排泄率(fractional excretion of sodium,FE_{Na})=(尿钠/血钠)/(尿肌酐/血肌酐)

由急性透析质量指导组创建的 RIFLE 标准提供了 AKI 的统一定义,根据 SCr 的升高和尿量的改变进行分期,包括了 3 个损伤阶段的分期和 2 个预后阶段的分期。
- 危险:SCr 升高 1.5 倍,GFR 降低 25%,6 h 内 Uo<0.5 ml/kg。
- 损伤:SCr 升高 2 倍,GFR 降低 50%,12 h 内 Uo<0.5 ml/kg。
- 衰竭:SCr 升高 3 倍,GFR 降低 75%,24 h 内 Uo<0.5 ml/kg 或 12 h 无尿。
- 丧失:完全丧失肾功能需要透析>4 周。
- 终末期肾脏疾病=完全丧失肾功能需要透析>3 个月。
- 如果 RIFLE 分期增加,死亡率增加。

疾病编码

ICD9

- 584.9 急性肾衰竭,非特异性。
- 599.60 尿道梗阻,非特异性。

ICD10

- N13.8 其他梗阻和反流性尿路病变。
- N17.9 急性肾衰竭,非特异性。

❓ 临床要点

- 导尿管的机械性梗阻是在 PACU 发生无尿的最常见原因。早期识别扭曲打折的导管可以避免昂贵的检查和对患者的伤害。
- 肾脏超声检查是评估肾盂积水的一项非创伤性检查,对已有 AKI 的患者来说,避免使用具有潜在肾毒性的造影剂。
- 在尿道梗阻解除之后及出现解除梗阻后的利尿作用时,需密切关注患者的容量状态。
- 经过肾脏代谢或消除的药物可能需要调整剂量。
- 可能出现电解质紊乱:
- 低钠血症:如果是水过多引起的,$U_{Na}>$ 20 mmol/L。如果是钠过度潴留引起的,$U_{Na}<$20 mmol/L。
- 高钾血症:可以看到 T 波高尖,心律失常。慢性高钾血症的耐受性好于急性高钾血症。

肾前性急性肾损伤 Prerenal Acute Kidney Injury

Nina Singh-Radcliff,MD　周玲 译 / 张晓庆 校

🫀 基础知识

■ 概述

- 急性肾衰竭(acute renal failure,ARF),也称为急性肾损伤(acute kidney injury,AKI),以肾小球滤过率(glomerular filtration rate,GFR)的快速下降为特征,同时伴有氮质血症,伴或不伴少尿。
- 肾前性 AKI 是指抵达肾脏的血流减少从而继发的肾功能丧失,也被称为肾前性氮质血症。这与影响肾脏本身的肾性 AKI 和排尿受阻的肾后性 AKI 不同,肾前性 AKI 是 ARF 最常见的病因,可导致:
- 血容量减少。
- 低血流状态。
- 血流流向肾脏受阻。
- 由于肾前性 AKI 通常是可逆的,因此早期识别和治疗潜在病因十分重要。

■ 流行病学

发病率

- 不同的研究和患者群体之间差别很大。

- 5%~8%的住院患者和大约 50%的 ICU 患者患有各种病因的 AKI。
- 肾前性原因大约占所有 AKI 病例的 75%。

发病情况

AKI(所有病因)可导致:
- 液体过负荷。
- 电解质紊乱。
- pH 异常。
- 药物的代谢和清除受影响。
- 代谢物的排除受影响(尿毒症)。

死亡率

绝大多数肾前性 AKI 患者可以完全地恢复肾功能,但是他们的住院死亡率增加至少 2 倍。

■ 病因/危险因素

- 肾前性 AKI 的病因可以分为:
- 低容量状态:低血容量(烧伤、水肿、腹泻、呕吐、出血和脱水)。
- 低灌注状态:低血压、休克(心源性、感染性、过敏性)、肝硬化、降低肾小球毛细血管灌注的药物(ACEI、NSAIDs)。
- 血流抵达肾脏受阻:肾动脉狭窄或栓塞、肾脏创伤、主动脉夹闭。
- 使肾前性 AKI 风险增加的因素:
- 重病患者。
- 暴露于肾毒性药物的患者(静脉造影剂、氨基糖苷类、NSAIDs 等)。
- 既往有肾病史的患者。

■ 生理/病理生理

- 决定肾血流(renal blood flow,RBF)的因素:
- 心输出量:肾血流量占约 20%心输出量,对一个 70 kg 成人来说相当于 1 L/min。肾脏并没有高代谢需求,但却起着过滤和维持内环境稳定的作用。
- 肾脏灌注压取决于肾动脉的动脉平均压(mean arterial pressure,MAP)和肾小动脉的血管阻力,主要是传入小动脉和传出小动脉。
- RBF 和 GFR 的自主调节(内源性机制)可弱化血压波动造成的有害效应,但是它并不能完全减轻血压变化。MAP 在 80~

180 mmHg 时，RBF 和 GFR 保持相对恒定。自主调节有 2 个机制：血管平滑肌的肌源性反应(舒张的快反应)和肾小球反馈(致密斑内的盐敏感细胞释放血管收缩递质)。
- 外源性因素(体液神经系统)：双向调节的影响发生在血管收缩和舒张体液系统。
  ○ 肾素-血管紧张素-醛固酮系统反馈机制。
  ○ 抗利尿激素(antidiuretic hormone, ADH)。
  ○ 交感系统/肾上腺素能系统激活。
  ○ 肾上腺素能系统的激活和醛固酮Ⅱ起主要影响，独立又协同地影响肾小球滤过。两者之间的相互作用复杂且重要。
- 肾灌注减少激活内源性和外源性调节机制，从而尽可能补偿和维持 GFR。
- 早期：
- 肾实质仍然保持完整且有功能。
- 实验室检查显示钠重吸收和尿液浓缩，$FE_{Na} < 1\%$。
- 血流持续减少。
- 不同的患者，减少的时间、减少的程度有很大差别。
- 通常，完全缺血 30~60 min 可导致永久性不可逆细胞损伤，导致继发性肾性 AKI(急性肾小管坏死)。
- 严重低灌注可导致选择性肾血管和内脏血管床收缩，以保证脑和心脏的灌注。

▪ 预防措施

- 治疗的基石是预防，预防再预防。目标导向的治疗可以对补液治疗、血管活性药、正性肌力药和输血情况下的前负荷、后负荷和心肌收缩力进行优化，从而减轻 AKI 的进展。
- 低血容量需要液体复苏。
- 密切监测围手术期隐性失液、失血量和尿液，这样可以早期和提前干预。
- 容量状态评估是一个基于生命体征(心率、血压)、监测(尿量、动脉血压波动、中心静脉压、肺动脉导管测量值和心脏超声)和体格检查(黏膜、毛细血管充盈)的临床判断。
- 液体替代治疗可给予晶体液和胶体液甚至血制品，目前争论的焦点在于最佳的方式和预后研究。
- 过度的液体复苏可导致腹腔间室综合征并阻碍肾脏灌注。
- 给予生理盐水大于 30 ml/kg 可导致非阴离子间隙的高氯性代谢性酸中毒和高钾血症。高氯血症可降低 RBF、GFR 和尿量。
- 低血容量状态需要采取措施恢复肾脏灌注。
- 治疗或改善潜在的病因最重要。
- MAP 在 80~160 mmHg 时自主调节可以维持一个固定的 RBF，然而此曲线可以在慢性高血压的情况下右移，因此需要更高的压力。
- 适当的使用正性肌力药和血管收缩药，以促进血流和灌注。
- 肾保护：使用具有药理作用的药物(如多巴胺、非诺多泮、他汀类和碳酸氢类)旨在减少潜在的术中肾脏病理改变。然而，自始至终这些药物不可能预防或减少 AKI。
- 避免潜在的肾损伤：肾毒性药物，如碘造影剂、NSAIDs、ACEI 和氨基糖苷类抗生素。

 诊断

- RIFLE/AKIN 分类将肾衰竭的定义标准化。
- 肾前性疾病分为：
- 尿液检查通常是正常的，可能会有酮体阳性。
- BUN/Cr > 20：1，减少抵达肾脏的血流可导致 BUN 有更多时间被重吸收。
- 尿钠 < 20 mEq/L。
- $FE_{Na} < 1\%$。
- 尿渗透压 > 500 mOsm/kg。
- 单看实验室检查数值，肾前性 AKI 反映的是"正常"肾功能，即保钠及浓缩尿液的能力。

▪ 鉴别诊断

AKI 病因要鉴别肾前性、肾性和肾后性，

多方面损伤后最常发生的后果是 AKI 及因此而产生的急性肾小管坏死。

 治疗

- 根本在于治疗潜在的病因。
- 为了实行目标导向的治疗，考虑创伤性监测，即动脉血压和中心静脉压或肺动脉导管。
- 用晶体液、胶体液或血制品保证容量充足。注意过度水化导致的组织水肿。
- 改善心功能、心输出量。
- 保持肾脏灌注压。
- 对于有肾性肾衰竭的患者：
- 肾脏替代治疗(renal replacement therapy, RRT)。
- 尚未证实多巴胺和襻利尿剂可以改善预后、减少 RRT 及改善生存率。

 随访

肾功能在 24~72 h 内恢复至正常。

疾病编码

ICD9
- 584.9 急性肾衰竭，非特指。

ICD10
- N17.8 其他急性肾衰竭。

临床要点

- 相较于肾内原因，肾前性氮质血症(和肾后性 AKI)不损伤肾脏组织。肾前性疾病的实验室检查反映出肾脏(现存的)保钠和浓缩尿液的能力。
- 严重的氮质血症可以降低蛋白结合率和增强部分麻醉药的效应。

肾切除术 *Nephrectomy*

Emily L. Drennan, MD 杨君君 译 / 张晓庆 校

基础知识

▪ 概述

一般情况

- 肾切除术是外科手术切除全部或者部分

肾脏的术式。
- 肾切除术程序包括：
- 简单：单独移除肾。指征：包括感染、梗阻和高血压。
- 局部：移除一部分肾。指征：包括团块或

者肿瘤。如果肾脏包块小于 4 cm 并且定位在肾的可接近区域中，作为保护肾单位的一种方法在不断流行。
- 根治：移除肾涉及周边的脂肪、肾上腺，还有输尿管。指征：肾小细胞癌。

－供体:移除一个健康的肾、输尿管,并且尽可能多的肾血管。指征:肾移植。

•程序:肾切除术能开腹做,腹腔镜,或者机器人设备做。腹腔镜方法的优点包括更少的疼痛,更早的 PO 摄入量和更短的住院治疗。这些必须与潜在的更长的手术时间,以及依赖于外科医师的经验水平相权衡。并且,气腹术严重减少了肾血流量。

－开腹和腹腔镜下肾切除包括肾暴露、控制和肾门肾血管的结扎、尿管的结扎,以及肾摘除。

－开腹和腹腔镜下肾部分切除术包括肾和肾门的暴露、团块的轮廓(通过直接可见或者是超声)、肾被冰覆盖(为了减少肾的新陈代谢率或者氧耗)、肾动脉夹闭,在尽可能短的时间内切除团块(以减少肾缺血时间),再灌注。再灌注后,出血应该被控制,肾实质关闭以避免尿泄漏,以及伤口关闭。对于肾切除术后肾衰竭的高风险患者,应该徒手压迫肾动脉而不是夹闭。

体位
•弯曲侧卧位:腹膜后的方法。
•仰卧位:经腹部的方法。

切口
•腹腔镜:3～4 个小切口在上腹部,1 个在脐部。
•开腹肾切除术:肋骨下、腰椎、腹膜后的或者侧面的切口。

手术时间
•2～3 h 对于其中任何一种方法。
•腹腔镜手术的时间更多地依赖于外科医师的经验。

术中预期出血量
•200～500 ml。
•失血量会显著增高对于部分肾切除术和肾切除术用来摘除巨大肿瘤涉及肾血管或者下腔静脉。

住院时间
•腹腔镜:1～2 天。
•开腹:5～7 天。

特殊手术器械
•腹腔镜:腹腔镜显示器和设备。
•部分肾切除术可能需要术中超声定位损害。
•如果有显著的肿瘤侵犯下腔静脉,对于肾细胞癌的肾切除术可能需要心肺旁路。

儿科手术考虑
•指征包括肾团块、无功能性肾、肾异常、膀胱输尿管逆流,以及多囊发育不良肾。
•腹腔镜、开腹、部分以及全部肾切除术都可能依赖于病理学。

■ 流行病学

发病率
在美国,大约 25 000 例肾切除术和 5 000 例部分肾切除术每年进行。

患病率
肾细胞癌在 50 岁或者更老的男性中最流行。

发病情况
•肾衰竭需要透析。
•心血管事件,包括围手术期心肌缺血。
•出血。
•呼吸系统并发症,包括肺炎、肺栓塞或者呼吸衰竭。
•周围结构损伤,在左肾切除术时可能伤及脾或胰腺。
•如果部分肾切除术未实行,可能有尿瘘。

死亡率
•依赖于手术进程的指征和范围,死亡率小于1%～5%。
•单纯的供肾切除术的围手术期死亡率为 0.03%。
•肾细胞癌的肾切除术死亡率依赖于癌症的分级和并发症。

■ 麻醉目标/指导原则

•如果部分肾切除术被实施,对于失血量的准备在切除肿块期间非常重要。
•避免对残留的肾组织更深的损害。
－肾毒性药物。
－低血压。
－血容量过低。
－败血症。

术前评估

■ 症状
•可能包括一个位置肿胀、疼痛、血尿症,以及高血压。
•供肾切除术基本都是健康的。

病史
•手术指征。
•包括曾有的手术史,可能由于粘连造成潜在的手术困难。
•既往史包括过度吸烟史,评估术中和术后并发症的风险。

体格检查
没有特别的体格检查结果,一个可触及侧腹部的团块可能在肾肿瘤的患者身上出现。

■ 用药史

•对于肾功能不全和贫血的患者用促红细胞生成素。
•口服抗高血压药控制血压。

■ 诊断检查与说明

•血型鉴定和抗体筛选。
•CBC。
•骨形成蛋白。
•尿酸。
•肌酐清除率。
•心电图,如果年龄大于 50 岁或者存在临床风险因素的患者。
•大部分患者术前 CT 扫描来描绘肿块的尺寸和范围,识别可能延长外科手术时间或增加出血量的非正常解剖。
•对于肾肿瘤的患者,胸 X 线、骨透视或者 PET 透视可能会实施,用以判断是否有肿瘤转移。

■ 伴随的器官功能障碍

•对于继发性高血压的简单肾切除术,可能有显著的心肌损伤,由于长时间存在的左心室做功。
•肾细胞癌可能有赘生综合征,包括红细胞增多、血钙过多和高血压。
•捐赠肾切除术应小心扫描,基本没有器官功能损害。

💉 治疗

■ 术前准备

术前用药
•没有特殊的术前用药。
•患者肾损害和严重贫血时可考虑用红细胞生成素。

知情同意的特殊情况
•对于全部腹腔镜程序,患者必须被告知有5%的可能性转为开腹手术。
•如果计划实行硬膜外,患者应该在术前知情。
•输血可能根据原发疾病、术前贫血程度,以及预期的手术时间。

抗生素/常见病原体
•对于大部分肾切除术,简单的术前给予一定剂量的一代头孢就足够了。
•如果对于慢性感染,覆盖革兰阴性厌氧菌是必需的。

▪ 术中监护

麻醉选择

- 全身麻醉适用于腹腔镜或者开腹手术。
- 对于开腹手术,全麻复合硬膜外麻醉可能会有益。在放置硬膜外导管之前评估是否会应用心肺旁路(肿瘤侵犯腔静脉)。抗凝对于心肺旁路是必需的,因此硬膜外麻醉是心肺流转的禁忌。
- 硬膜外或蛛网膜下麻醉需要 T_8 的皮肤平面。

监测

- 如果伴随器官功能障碍,术中有创动脉监测可以被使用,对于部分肾切除术,或者预计有大量出血的肾脏手术。
- 中心静脉导管可以评估中心静脉压,可以用于指导液体管理和应用血管加压药或者液体复苏。
- 导尿管监测尿量。

麻醉诱导/气道管理

静脉诱导是最常见的,小儿患者除外。

维持

- 吸入药的选择。
- 顺阿曲库铵在肾功能不全的患者是可用的肌松剂,因为它的清除不依赖肾功能。

拔管/苏醒

在拔管之前确保充分的疼痛控制和血流动力学稳定。

术后监护

▪ 床旁护理

- 对于大部分患者普通床位是合适的。
- 对于有多种药物使用的患者,显著的术中出血,或者其他术中并发症的患者术后监测或者 ICU 的床可能是必需的。

▪ 镇痛

- 开腹手术:硬膜外,除非禁忌。
- 腹腔镜手术:静脉镇痛。
- 吗啡有活性代谢物,需要肾脏清除。所以,在肾功能不全时它会累积,导致呼吸抑制。

▪ 并发症

- 发生率:腹腔镜手术为 $8\% \sim 17\%$;开腹手术为 $2\% \sim 4\%$。
  - 肾衰竭。
  - 出血。
  - 感染。
  - 神经损伤。
  - 体位损伤。
  - 膈膜损伤伴随气胸需要放置胸导管。

▪ 预后

- 与手术的进程有关。
- 对于肿瘤患者的肾切除术,其预后依赖于肿瘤的类型和分级及合并症。
- 接受简单的肾切除术的患者是通常健康年轻,预后良好。

疾病编码

ICD9
- V59.4 供肾。

ICD10
- Z52.4 供肾。

临床要点

- 麻醉选择依赖于手术进程和肾切除术的手术方法。
- 对于部分肾切除术,最重要的是要有足够的静脉通路,因为损害部分的切除可能导致短时间内大量血液丢失。

肾上腺切除术 Adrenalectomy

Joe C. Hong, MD   王苑 译 / 王祥瑞 校

基础知识

▪ 概述

一般情况

- 肾上腺切除术适用于任何肾上腺恶性病变、可疑病灶或者激素分泌性病变。
- 当病变是良性时考虑在腹腔镜下切除,有利于减少疼痛,快速康复和减少并发症。
- 开放性肾上腺切除术用于较大的或者恶性肿瘤的整体或局部切除术,可以经前路、后路及胸腹联合切口进行操作。
  - 前路可以探查整个腹腔和治疗双侧肾上腺疾病或者其他腹腔内病理结构。但是作为主要的剖腹手术,存在长期肠梗阻、肺功能不全和疼痛的可能。
  - 后路避免了胸腔和腹膜腔,这减少了肠道损伤或者肺部问题。但是它限于肿瘤 <5 cm 和排除转移或其他腹腔内病变。
  - 胸腹联合方法允许直接接触较大的肿瘤和肾上腺整个切除。但是,它限制了经腹的探查,如果对侧肾上腺需要切除,则要重新定位和二次切口。

体位

- 腹腔镜:采用侧卧位。手术台在患者腰侧弯曲,患者处于轻微的反向 Trendelenburg 体位用于防止腹腔镜器械。
- 开放性肾上腺切除术:仰卧位。

切口

- 腹腔镜:腹腔镜下四孔,肋缘下 2 cm,各部分之间不少于 5 cm。
- 开放性肾上腺切除术:单侧肋下、双侧肋下和腹部正中切口都适用。

手术时间

- 腹腔镜:2.5～3.5 h。
- 开放性肾上腺切除术:通常为 2～3 h,若邻近组织浸润则要附加时间。

术中预计出血量

- 腹腔镜:50 ml。
- 开放性肾上腺切除术:100～200 ml。

住院时间

- 腹腔镜:常规健康患者可以于 24 h 内出院。根据患者的合并症的情况安排长期住院,需要监测血压或者考虑激素替代治疗。
- 开放性肾上腺切除术:通常为术后住院治疗 4～5 天。

特殊手术器械

- 腹腔镜器械和超声刀或者双极电凝。
- 有创监测和经食管超声心动图用于管理嗜铬细胞瘤的患者。

▪ 流行病学

发病率

- 腹部 CT 扫描发现率为 $0.6\% \sim 1.3\%$。

・尸检发现患者无肾上腺疾病证据的：1.4%～9%。

患病率
・无功能性肾上腺皮质腺瘤：70%。
・肾上腺转移瘤：21%。
・嗜铬细胞瘤：11%。
・皮质醇分泌腺瘤：2%～15%。
・醛固酮瘤：2%。
・肾上腺皮质癌：1.2%。

发病情况
・取决于肾上腺肿块的性质。
・醛固酮瘤会有明显的高血压、低钾血症和代谢性碱中毒。
・皮质醇分泌腺瘤有不稳定糖尿病、明显的高血压、低钾血症和代谢性碱中毒。
・嗜铬细胞瘤常常有明显的长期的儿茶酚胺类引起的心脏发病率、高血压、心律失常、扩张型和肥厚型心肌病和充血性心力衰竭。

死亡率
取决于肾上腺肿瘤的性质。

■ 麻醉目标/指导原则
・了解肾上腺激素活性对生理学影响对于麻醉管理至关重要。
・醛固酮瘤患者一般有自己的降压药（通常为螺内酯），持续用药到手术当天。这些患者增加的心脏合并症应当仔细地进行心脏评估。术前检查血清钠，特别是钾的含量。严重低血钾的患者术前进行钾剂替代治疗。
・库欣综合征的患者必须使术前血糖、血压、血容量和电解质处于最佳水平。库欣样变化（向心性肥胖、满月脸、水牛背）能造成气道问题。术中补充氢化可的松很有必要，因为可以避免术后发生急性糖皮质激素缺乏症的风险。

 治疗

■ 术前准备

术前用药
・标准术前焦虑安慰方法。
・如嗜铬细胞瘤患者行肾上腺切除术，巴比妥类和阿片类术前用药对于清醒患者的动脉穿刺置管有帮助。
・皮质醇分泌瘤患者和行双侧肾上腺切除术的患者术前必须静脉注射氢化可的松。

知情同意的特别情况
如有计划，中心静脉置管和硬膜外导管置入的特殊问题需要讨论。

抗生素/常见病原体
・第一代头孢类抗生素，如头孢唑林，在手术划皮前使用。
・对头孢类药物过敏者用克林霉素替代。

■ 术中监护

麻醉选择
・选择气管内全身麻醉技术。
・开放性肾上腺切除术患者选择硬膜外镇痛对术后有帮助。

监测
・标准 ASA 监测。
・患者有合并症时使用有创监测。
・嗜铬细胞瘤：动脉穿刺置管监测血流动力学，中心静脉置管用于输液管理和使用血管活性药物。如果儿茶酚胺类诱发明显的心肌病，需要肺动脉导管和 TEE。

麻醉诱导/气道管理
・诱导和气道管理根据术前气道的评估进行。
・嗜铬细胞瘤：置入喉镜和气管插管时需要深的麻醉平面。
・皮质醇分泌肾上腺瘤：库欣样改变（向心性肥胖、满月脸、水牛背）可能提示需要气道管理。

维持
・吸入麻醉和补充阿片类药物最为合适。
・氧化亚氮应当避免因为在腹腔镜手术或者开放性肾上腺切除术中肠道扩张会限制术野。开放手术后气胸的发病率增加也使得氧化亚氮成为禁忌。

拔管/苏醒
标准保管指征。

🔄 术后监护

■ 床旁护理
・对于常规简单的操作，标准的病床足够。

・嗜铬细胞瘤患者血压不稳定需要术后输注血管活性药物的应当在 ICU 监测。

■ 镇痛
・腹腔镜肾上腺切除术的耐受性较好。患者能够在术后 1 天可由静脉镇痛药转变为口服镇痛药。
・硬膜外镇痛为开放性肾上腺切除术提供完美的镇痛方式。
・患者自控镇痛（PCA）用于没有硬膜外镇痛患者的开放性肾上腺切除术术后镇痛。

■ 并发症
・术中并发症包括大量出血，因为邻近肾动脉、肾静脉、腔静脉和主动脉。
・嗜铬细胞瘤患者在肾上腺切除术中发生高血压和低血压危象。术后此类患者易发生低血压和低血糖。
・急性肾上腺功能不全可在皮质醇分泌瘤和双侧肾上腺切除术中发生。推荐围手术期静脉注射氢化可的松 100 mg, q8h。
・胰腺损伤导致胰腺炎。
・膈肌损伤和气胸。
・腹腔镜手术改为开放肾上腺切除术。
・腹膜转移癌。

■ 预后
取决于类型、恶性性质、局部和远处转移的程度。

❓ 临床要点
・了解肾上腺激素活性对生理学影响对于麻醉管理至关重要。
・行双侧肾上腺切除术的患者围手术期需要应激剂量的激素。术后需要糖皮质激素和盐皮质激素的替代治疗。
・皮质醇分泌瘤的患者围手术期也需要应激剂量的激素。术后静态的肾上腺不能产生足够的皮质醇。
・嗜铬细胞瘤患者行肾上腺切除前必须有足够的 α 受体阻滞。
・如果患者术后呼吸窘迫考虑气胸。

S

肾小球滤过率 Glomerular Filtration Rate

Gregory E. R. Weller，MD，PhD 张毓文 译／张晓庆 校

 基础知识

概述

• 肾小球滤过率（GFR）为评估肾功能最好的指标。

• GFR 为单位时间内有功能肾单位两肾生成滤液的量。GFR 降低通常见于以下疾病：

- 严重并发症。

- 术中或术后并发症，如肾衰竭、心血管并发症、电解质紊乱等。

• 肾小球滤过率不易测量。因此，常通过评估血肌酐清除率等来评估 GFR，各自存在不同优缺点。

生理

• 肾血流占心输出量的 20%～30%。

• 滤过：

- 血液经入球小动脉进入肾小球，经肾小球毛细血管后由出球小动脉排出。

- 电解质通过毛细血管进入肾小球囊。滤过液通过近端小管、集合管、远端小管，在形成尿液排出前经肾小管重吸收（多数肾小球滤过液重吸收入体循环）。

- 出球小动脉直径小于入球小动脉，形成静水压，与渗透压一起完成超滤。

• GFR 调节：

- 肾血流及 GFR 在平均动脉压保持 70～170 mmHg 时通过自身调节机制维持。

- 除此之外，GFR 还受血压影响。慢性高血压、高血脂、肥胖及胰岛素抵抗患者肾自主调节功能受损。

- GFR 与肾血浆流量（RBF）的比值，即肾小球滤过形成原尿的血浆占流经肾脏功能组织的血浆总量的百分数，为肾小球滤过分数（FF），在正常环境下约为 20%。入球小动脉舒张或出球小动脉收缩均会使得 FF 增加以维持低肾血流量下的 GFR。

- 肾小管流量增加 GFR 下降（球反馈）。

- 交感神经受刺激后肾素血管紧张素激活，入球小动脉收缩，GFR 下降。

• GFR 测定：

- GFR 可通过测定血浆内较为稳定的内源性代谢产物（如肌酐）或外源性（如菊糖）获得，此种物质可以自由滤过，而不会（或很小程度）通过肾小管重吸收的物质。GFR ＝（尿浓度×尿量）/（血浆浓度）。

- GFR 可通过内生肌酐清除率（CCr）获得，通过肾小管分泌肌酐计算 GFR 通常较实际 GFR 高 5%～20%。西咪替丁可竞争性抑制肾小管分泌肌酐。

- CCr 最好通过测量 24 h 尿液获得，但此种测量方法有一定难度。

- 肌酐为骨骼肌肌氨酸降解产物。肌肉量较多（如男性，美国黑种人）血肌酐（SCr）可能较高。相反肌肉量少（营养不良、截瘫）肌酐生成会减少。

- 许多因素被用于评估 CCr 或 GFR，包括 SCr、年龄、种族、性别、升高、体重、BUN、血清白蛋白等。

- 大多数实验室采用同位素技术代替以前的方法测定肾小球滤过率。此测量结果较 SCr 估值低约 5%。

- 最近发现半胱氨酸蛋白酶抑制剂评估 GFR 较肌酐更准确，但大多数公式仍然需要用 SCr。

• 正常值：

- 成人 GFR 正常值为 110～130 ml/(1.73 m² · min)（由于肾功能与肾大小有关，而肾大小与体表面积呈正相关，故 GFR 通常以体表面积计算）。

- 早产儿相应 GFR 更低。

儿科注意事项

• 男孩较女孩略高。

• 足月儿 GFR 为成人的 15%～40%。出生后 2 周 GFR 翻倍，并持续缓慢增长，在出生后 1～2 年内达到成人水平。

• 儿童采用 Schwartz 公式评估 GFR（Cockcroft-Gault、MDRD、CKD-EPI 公式均为成人）。

老年人注意事项

• 老年人肌肉量减少，故肌酐生成减少，因此其 SCr 更低。

• 老年人，由于血管硬化、肾实质萎缩，RBF 及 GFR 降低。

病理生理

• GFR＜60 ml/(1.73 m² · min) 提示慢性肾病。

• GFR 在减少一半后出现临床症状。

• 在 GFR 低于＜60 ml/(1.73 m² · min) 时慢性肾病并发症的发生率增加。

• 慢性肾病分级：

- 1 级：GFR＞90 ml/(1.73 m² · min)（肾损伤 GFR 正常）。

- 2 级：GFR 60～89 ml/(1.73 m² · min)（轻度肾损伤）。

- 3 级：GFR 30～59 ml/(1.73 m² · min)（中度）。

- 4 级：GFR 15～29 ml/(1.73 m² · min)（重度）。

- 5 级：GFR＜15 ml/(1.73 m² · min)（肾衰竭，需透析治疗）。

围手术期相关

• 术前肾功能下降提示术中、术后极易出现肾衰竭。

• 区域麻醉较全麻对 GFR 影响小。

• 挥发性麻醉药物剂量依赖性减少 RBF 及 GFR，主要对心输出量及血压有影响，吸入麻醉药不直接影响肾功能。

• 慢性肾衰竭导致以下：

- 贫血（促红细胞生成减少）。

- 电解质紊乱（如高钾血症）。

- 心脏病（高血压、冠心病、CAD）。

- 凝血疾病（血小板功能减退）。

- 低蛋白血症。

- 胃容量增大。

- 感染并发症增加（如败血症）。

• CRF 患者通常为糖尿病患者。

• CRF 患者通常存在动静脉瘘，引起静脉、动脉置管困难。

• 围手术期管理：

- 经肾清除、吸收、分泌或代谢的药物〔如抗生素、肌松剂（如琥珀胆碱、泮库溴铵）、H₂ 受体阻滞剂、吗啡、哌替啶及造影剂等〕需调整剂量。

- 动脉置管（由于心脏并发症及需监测血分析，ABG）及中心静脉开放（因容量紊乱）指征放宽。

- 严格控制术中容量，加强监护，监测液体入量及尿量。

- 监测，必要时补充电解质。

公式

以下公式广泛使用。

• Cockcroft-Gault 公式：

- 1976 年问世。

- 评估 CCr。
- CCr＝（140 － 年龄）× 体重 ×（女性 0.85)/(72×SCr)mg/dl。
- 不区分种族。
- 不按体表面积。
- 与年龄相关。
- 大多数会损伤肾功能的药物剂量通过此公式估算。
- 4-变量 MDRD 公式：
- 2000 年制订。
- 评估 GFR。
- 基于 MDRD 研究人群。
- GFR＝Const×（SCr)$^{-1.154}$×（年龄)$^{-0.203}$×（女性 0.742)×（美国黑种人 1.210）ml/(1.73 m² · min)；Const＝175(SCr 校正至 IDMS 标准）或 186(未校正)；SCr 单位为 mg/dl。
- GFR60 ml/(1.73 m² · min）以上时此值会被低估。
- 不通过体重计算；体重过大者会被低估。
- 6-变量 MDRD 公式：
- 1999 年制订。
- 评估 GFR。
- MDRD 公式的扩大版本。

- GFR＝Const×（SCr)$^{-0.999}$×（年龄)$^{-0.176}$×（女性 0.762)×（美国黑种人 1.18)×（尿素氮)$^{-0.170}$×（白蛋白）＋0.318 ml/(1.73 m² · min)；Const＝160(SCr 校正至 IDMS 标准）或 170(未校正)；SCr 单位为 mg/dl。
- 在 GFR 较高时会低估 GFR。
- 不按体重计算，体重大者患者会被低估。
- CKD - EPI 公式：
- 2009 年面世。
- 评估 GFR。
- 改进 MDRD。
- GFR＝141×最小(SCr/k, 1)^a×最大(SCr/k, 1)$^{-1.209}$×0.993^{Age}×（女性1.018)×（美国黑种人 1.159）ml/(1.73 m² · min)；k 值女性为 0.7，男性为 0.9；a 值女性为 －0.329，男性为 －0.411；SCr 单位是 mg/dl。
- 偏倚较 MDRD 小，更加准确，尤其在 GFR 较高患者。
- Schwartz 小儿公式（传统）：
- 1976 年问世。
- 评估儿童 GFR。
- GFR＝k×身高/SCr。
- k 值早产儿为 0.33，足月儿为 0.45，1～

12 岁儿童为 0.55。
- GFR 单位为 ml/(1.73 m² · min)；身高单位为 cm；SCr 单位为 mg/dl。
- Schwartz 小儿公式（校正)：
- 2009 年问世。
- GFR＝0.413×身高/SCr。
- 反映 IDMS 标准化 SCr。

■ 临床要点
- GFR 是评估肾功能最好的综合指标。
- 应用明确的经验证过的 SCr 评估 GFR：
- 应用 CKD - EPI 或简化 MDRD 评估临床 GFR。
- 应用 Cockcroft-Gault 公式评估药物剂量 GFR。
- 应用改进 Schwartz 公式评估 12 岁以内儿童 GFR。
- GFR 低于 60 ml/(1.73 m² · min）的患者肾功能显著受损，更易发生重要系统并发症（贫血、容量紊乱、电解质紊乱、心脏病等），术中、术后并发症的发生风险增高。
- 许多经肾代谢的药物在 GFR 降低时需减少用量。

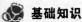
肾性急性肾损伤 Intrarenal Acute Kidney Injury
Andaleeb Abrar Ahmed, MBBS, MD, MPH · Jill Eckert, DO　彭生 译／张晓庆 校

基础知识

■ 概述
- 急性肾衰竭（ARF），又称急性肾损伤（AKI），其特点为肾小球滤过率（GFR）迅速下降，伴或不伴有氮质血症、少尿。它分为三类：
- 肾前性。肾血流量受损。
- 肾性。涉及肾实质损伤的疾病（也可以由肾前性原因造成）。
- 肾后性。尿从肾脏排出受损。
- 预防和管理肾性 ARF 的措施包括周密的术前评估、避免肾毒性药物、维持正常血容量及密切围手术期监测。

■ 流行病学

发病率
- 1％的普外手术患者，术后发展为 AKI。
- 1％～7％的围手术期 AKI 患者，需要肾脏替代治疗。

- 35％～40％的 AKI 病因归于肾内原因。

患病率
- 5％～7％的住院患者和 30％的 ICU 患者可诊断为 AKI。
- 急性肾小管坏死（ATN）占 AKI 的 85％。
- 造影剂肾病（CIN）是住院患者 AKI 的第三大原因。

发病情况
　AKI 与住院时间延长、医疗费用增加相关。

死亡率
- 术后 AKI 较术后肾功能正常患者长期生存率恶化。
- 非心脏手术后的 AKI 是院内死亡率的独立预测因素。
- 重症病房 AKI 患者死亡率为 50％或更高。

■ 病因/危险因素
- 肾性 AKI 从病因上可分为 4 类。

- 急性肾小管坏死。
○ 低血压或休克导致的缺血。
○ 肾毒性药物。外源性原因：包括 NSAIDs 类、放射性造影剂、血管紧张素转换酶抑制剂、血管紧张素受体拮抗剂，抗生素，如氨基糖苷类、两性霉素 B、抗反转录病毒药物。内源性原因：如横纹肌溶解。
- 肾小管间质疾病。
○ 过敏性间质性肾炎（AIN），源于抗生素（青霉素类、头孢菌素、磺胺类）、NSAIDs 类、质子泵抑制剂、抗惊厥药（苯妥英、丙戊酸钠）。
○ 感染（双侧肾盂肾炎）。
○ 浸润（白血病、结节病、淋巴瘤、骨髓瘤、尿酸）。
- 肾脏大血管疾病。
○ 肾动脉阻塞（粥样硬化斑块、血栓形成、栓塞、血管炎、胆固醇栓塞）。
○ 肾静脉血栓形成，或压迫。
- 肾小球和微循环的疾病。

◦ 肾小球肾炎。

◦ 血管炎、胶原血管病。

◦ 微血管障碍（溶血性尿毒综合征、血栓性血小板减少性紫癜、先兆子痫）。

◦ 恶性高血压（HTN）。

• 危险因素包括：

- 伴有合并症（心力衰竭、肝功能衰竭、糖尿病、慢性肾病）。

- 高龄。

- 脓毒症。

- 术前肾功能不全。

- 长期低血容量。

- 高 ASA 分级。

• 手术相关的因素包括：

- 急诊手术。

- 腹腔手术。

- 心脏手术。

- 血管外科。

- 主动脉夹闭和下腔静脉阻断（IVC）。

- 主动脉内球囊反搏。

- 器官移植。

■ 生理/病理生理

• 三期：

- 前期：以 GRF 急性下降，肌酐（Cr）和尿素氮（BUN）急性增加为特征。

- 持续期：GFR 呈现持续的严重下降；时间不等（1～2 周）；BUN、Cr 继续增高。

- 恢复期：以尿量增加尿素氮、肌酐恢复到损伤前为水平为特征。

• 肾小球滤过率。GFR 急性下降是 AKI 的确诊标志。可能的机制包括：

- 由于肾功能自动调节中断的肾小球滤过压降低。

- 源于正常的肾小管上皮细胞破坏的肾小球滤过回漏。

- 源于上皮细胞脱落肾小管的阻塞。

• 组织病理学。微血管炎症、细胞凋亡和内皮细胞功能障碍在 AKI 的病理生理学中发挥重要作用。近端肾小管上皮源于无核细胞坏死，但是基底膜保持完整，所以管状上皮再生是可能的。

■ 预防措施

• 任何导致血压降低的麻醉技术都可以导致 GFR、肾血流量和尿液下降。细心的椎管内麻醉可实现交感神经阻滞到 T_4 到 T_{10} 的水平，有利于降低交感神经导致的肾血管收缩。然而，椎管内麻醉继发的低血压可能会损害肾灌注。

• 除了辅助利尿，襻利尿剂和甘露糖醇在预防或治疗 ARF 时没有作用。

• 只要有可能，低渗或等渗的、非离子造影剂应予以考虑。

 诊断

• 病史：

- ATN：暴露于肾毒性药物、近期手术、出血、低血压、慢性肾功能不全病史、败血症的证据、肾盂肾炎、横纹肌溶解症病史（创伤、药物滥用、癫痫发作、尿色）、肿瘤溶解综合征（最近的化疗）、骨髓瘤（骨痛）、溶血（近期输血）。

- AIN：近期用药、发热、皮疹、关节痛。

- 恶性高血压：头痛、神经功能障碍、心力衰竭、视乳头水肿。

- 动脉栓塞：血管手术、心房颤动、溶栓或抗凝。

- 肾小球肾炎、血管炎：水肿、鼻窦炎、尿血、咯血、高血压、近期感染、皮疹。

• 症状通常缺失，早期阶段 ARF 仅有轻度，或非特异性表现。

• 尿液分析（U/A）。

- 棕色颗粒管型和肾小管上皮细胞：ATN。

- 白细胞管型、嗜酸性粒细胞尿：肾盂肾炎、间质性肾炎、胆固醇栓子。

- 红血细胞（RBC）的管型：肾小球肾炎。

- 结晶尿：药物毒性反应、肿瘤溶解综合征。

- 蜡样管型：慢性肾衰竭。

- 细菌：肾盂肾炎。

- 蛋白尿：肾小球肾炎、血栓性微血管病、胆固醇栓塞、肾病综合征、血管炎、ATN、恶性 HTN 和肾静脉、动脉血栓形成。

- 血尿：肾小球肾炎、肾静脉/动脉血栓形成、血管炎。

• 血清肌酐（Cr）、尿素氮和尿指数

- 血清 BUN/Cr＞20：1，有可能肾前性；＜20：1，有可能为 ATN。

- 尿钠（mmol/L）：＜20，可能为肾前性；＞40，可能为 ATN。

- 钠排泄分数（FE_{NA}）（%）：FENA = $[(U_{NA} \times P_{Cr})/(P_{NA} \times U_{Cr})] \times 100$，U＝尿，P＝血浆，NA＝钠，Cr＝肌酸酐。如果 FENA ＜1%，可能为肾前性；如果 F_{ENA}＞2%，可能为肾性。

- 尿素排泄分数（FE_{urea}）（%）：FE_{urea} = $[(U_{urea} \times P_{Cr})/(P_{BUN} \times U_{Cr})] \times 100$。$FE_{urea}$＜35%提示肾前性病因。

- 尿渗透压（mOsmol/kg）：＞500，可能为肾

前性；＜400，可能为 ATN。

- 尿/血浆肌酐（U_{Cr}/P_{Cr}）：＞40，可能为肾性；＜20，可能为 ATN。

• GFR 评估：

- 肌酸酐清除率（ml/min），通常用来估计的 GFR。

- 肌酐清除率＝（$U_{Cr} \times U_v$）/P_{Cr}，×1 440，U_v 是 24 h 尿量（ml）。

- 肾小球滤过率是用肾脏病膳食改良试验公式（MDRD）或 Cockcroft-Gaut 公式估算。

- 肾脏超声检查：评估肾脏大小、肾实质和排除尿路梗阻。

- 血清电解质、动脉血气（ABG）、CBC、心电图。

■ 鉴别诊断

• 肾前性急性肾衰竭。

• 肾后性急性肾衰竭。

 治疗

• 肾内科会诊可能需要电解质、严重的氮质血症或难治性容量超负荷进行管理。血液透析（HD）、连续性肾脏替代疗法和透析都可以考虑。

• 早期的目标导向脓毒症的复苏。

• 限制蛋白质，低钾饮食。

• CIN：N-乙酰半胱氨酸（600 mg，口服，每天 2 次），静脉碳酸氢钠。

• 代谢性酸中毒：碳酸氢盐。

• 恶性高血压和先兆子痫：控制血压。

• 尿毒症出血：去氨加压素。

• "肾用剂量"（对肾脏血管起主要作用的）的多巴胺和非诺多泮是不太可能有益的。

 随访

• ARF 的并发症包括死亡、心律失常、容量超负荷、高钾血症、代谢性酸中毒、感染、心包炎、血小板功能异常、出血、贫血和长期肾替代疗法。

• 更密切的血流动力学监测可能需要进 ICU。

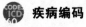 **疾病编码**

ICD9

• 584.9 急性肾衰竭，非特异性。

ICD10

• N17.9 急性肾衰竭，非特异性。

S

临床要点

ARF 患者一般不做非急诊手术,直到情况得到改善。如果有必要做如下处理:

- 避免在围手术期使用肾毒性药物(如氨基糖苷类和酮咯酸)。

- 容量。维持正常容量状态,必要时考虑有创监测(如动脉、中心静脉、肺动脉导管)。避免使用利尿剂,直到容量足够。

- 经肾清除的药物作用持续时间延长(如苯二氮䓬类)。此外,吗啡的活性代谢物(吗啡-6-葡萄糖醛酸)和哌替啶可能积聚,从而导致长期的活性。芬太尼和氢吗啡酮可能是更好的选择。

- 肌肉药。高钾血症或未知血钾患者避免使用琥珀胆碱。顺阿曲库铵和阿曲库铵不依赖器官清除,可以考虑使用。此外,高钾血症可增强去极化肌肉阻滞剂作用,并减弱非去极化肌肉阻滞剂的作用。

- 抗生素。根据所估计的 GFR 进行调整。

- 实验室检查。反复的电解质和动脉血气分析应予以考虑。

- 避免使用含钾溶液,如乳酸林格液。每单位红细胞悬液中约有 4 mmol 的钾,可因储存时间而增加(慎用多源性或陈旧性血制品)。

- 可能需要术后机械通气和入住 ICU。

肾血流量 Renal Blood Flow

George J. Ranier, MD　施芸岑 译 / 梁超 校

基础知识

概述

- 肾血流量(renal blood flow, RBF)是指单位时间内通过肾脏的血量。肾血浆流量(renal plasma flow, RPF)是指单位时间内通过肾脏的血浆量。讨论肾小球滤过率(glomerular filtration rate, GFR)时,使用肾血浆流量更适合(细胞成分不能通过肾小球毛细血管)。

- 肾脏能够接纳庞大的血流量,这不仅由于它有很高的代谢需求,还因为它也是重要的滤过和内稳态调节器官。正常的 RBF 约为心输出量的 20%,70 kg 的成年人为 1 L/min。

生理

- 通过肾脏的血流最终进入肾皮质内的肾单位,肾单位是基本的滤过单位。每个肾单位由肾小体(包括小动脉和毛细血管)和肾小管组成。

- 肾小体中,血液从入球小动脉进入肾小球,再从出球小动脉流出。

- 肾小球由毛细血管网组成,位于肾皮质内,是滤血浆形成尿液的第一步。从入球小动脉进入肾小球后,未被滤过的血液从出球小动脉流出,进入肾小管周围毛细血管网。

- 肾小球被肾小囊包绕,滤过的血浆通过肾小囊进入肾小管,最终生成尿液进入肾盂。

- 肾脏内的血流,和其他器官一样,可以通过欧姆定律计算得出。即压力(P)等于流量(Q)乘以阻力(R),故 $Q = P/R$。

- RBF 取决于肾动脉的平均动脉压和肾小动脉的血管阻力,主要是入球小动脉和出球小动脉。

- 血流阻力取决于三个因素:血管的长度、半径和血黏度。血流阻力和半径的 4 次方成反比(泊肃叶定律)。

- 肾皮质血流的特殊性在于肾皮质有两套血管系统。一套由入球小动脉和出球小动脉组成;另一套由肾小球毛细血管网和肾小管周围毛细血管网组成。

  - 肾血管的阻力主要由这两套血管系统的阻力构成。

  - 由于血管以"串联"连接,所以无论入球小动脉或出球小动脉的血管紧张度发生变化,都会对肾血流量产生相同的影响。

  - 血流阻力的变化是可以叠加的。

  - 肾小管周围毛细血管在入球小动脉、肾小球和出球小动脉的最下游,因而血管压力较低。这一点非常重要,因为肾小球毛细血管的压力高是为了利于血浆的滤过,而较低的肾小管周围毛细血管压则更利于肾小管的重吸收。

- 肾血浆流量从肾小球毛细血管滤过后,滤液进入肾小囊。单位时间内生成的滤液的量即为肾小球滤过率。

  - 肾小球滤过率与肾血浆流量的比值称为滤过分数,正常值为 0.2。

  - 正常成年男性的肾小球滤过率约为 180 L/d。肾小球滤过率占血浆容量的比例较大,使得肾脏能够有效地排出代谢废物,维持机体内环境的稳定。

  - 毛细血管的滤过率取决于滤过膜表面积、膜通透性以及有效滤过压。

  - 肾小球滤过率可以通过公式 $K_f(P_{GC} - P_{BC} - \pi_{GC})$ 计算得出。滤过系数 K_f 是滤过膜通透性和表面积的乘积,P_{GC} 是肾小球毛细血管静水压,P_{BC} 是肾小囊内的静水压,π_{GC} 是肾小球毛细血管胶体渗透压。肾小球滤过率等于滤过系数 K_f 和有效滤过压(跨肾小球静水压和胶体压的代数和)的乘积。

- RBF 和 GFR 的自我调节机制减缓了血压波动的损害作用。正常动脉血压的波动范围很大,而肾小球毛细血管的血管壁很薄,在血压过高时很容易被损坏。

  - 当平均动脉压波动在 80~180 mmHg 范围内时,肾血流量和肾小球滤过率可通过自身调节机制得以维持稳定。

  - 自身调节主要通过两种机制:血管平滑肌的肌源性反应和管球反馈。肌源性反应能够对牵拉做出快速反应,而管球反馈则通过致密斑的盐浓度感受细胞释放缩血管物质。

  - 在肾单位内,入球小动脉和出球小动脉的变化可以调节肾小球毛细血管内的静水压。这种对于肾小球滤过率的调节不受肾血流量的影响。

  - 需要注意的是,自身调节机制减缓了平均动脉压改变对肾血流量和肾小球滤过率的直接影响,但并非没有影响。

解剖

- 肾脏是双侧对称的腹膜后脏器,每一个重约 150 g,血供来自两侧的肾动脉。

- 根据功能和解剖的不同,肾脏可分成外层的肾皮质和内层的肾髓质。

- 血液从肾动脉流入肾脏。肾动脉逐步分出叶间动脉、弓状动脉和小叶间动脉。这些动脉分支从内层向肾皮质行走。最终,小叶间动脉在皮质内发出入球小动脉。入球小动脉接着进入肾小球,形成毛细血管"丛"。肾小球和包绕在它周围的肾小囊构成肾小

体(肾小体均位于肾皮质内)。

• 通过肾小球,约 20% 的血浆被滤过进入肾小囊内,剩下的 80%(包括细胞成分)则流入出球小动脉。

• 出球小动脉内的血流根据肾小球在肾内的所在位置不同,可以进入不同的通路。皮质肾小球发出的出球小动脉可以进一步分出次级毛细血管,称为肾小管周围毛细血管网,它们分布在整个肾皮质内。这些毛细血管最终汇入静脉,血液离开肾脏。另一些靠近髓质部位的肾小球发出的出球小动脉则穿过髓质的外部,分支形成直小血管。直小血管和肾小球均参与水和溶质的交换,以使肾脏能够维持体内的水电解质平衡。

• 流经肾脏的血液都会通过肾皮质,而只有一小部分血液会进入肾髓质(髓质的血流要少于皮质)。由于这种不均等的血流分布,肾髓质在低灌注的情况下更容易发生缺血性损伤。

• 肾脏受到交感神经的支配,通过控制出球小动脉、入球小动脉、近球小体和部分的肾小管来调节肾血流量。而副交感神经则几乎对此没有影响。

■ 病因/病理生理

• 围手术期的肾脏损害造成的急性肾损伤(acute kidney injury, AKI)主要由两个因素导致:低灌注/缺血和肾毒性药物。当血清肌酐的绝对值升高 0.3 mg/dl 或较基础值上升 50% 时,即可诊断 AKI。此外,尿量 < 0.5 mg/(kg·h) 持续时间 ≥ 6 h 时也可诊断 AKI。

• 根据解剖,AKI 可分为三类:肾前性、肾性和肾后性。

• 肾前性 AKI 是由于肾脏低灌注造成的直接肾损伤,也是 AKI 最常见的原因。

- 低灌注的可能原因包括脱水、急性失血、脓毒血症、充血性心力衰竭、主动脉阻断、肾动脉血栓或栓塞,以及其他可引起细胞外液或循环容量减少的因素。

- 肾脏完全缺血 30~60 min 会造成细胞不可逆损伤。

- 血管紧张素转化酶抑制剂和非甾体抗炎药由于降低肾小球毛细血管的灌注,也可能会引起肾前性 AKI。

- 在早期的肾前性 AKI 中,肾实质的结构和功能仍然完好。在这一时期,自身调节机制通过调节入球小动脉和出球小动脉的收缩来维持 GFR。

- 肾前性 AKI 一旦被确诊,通常很容易被逆转。但如果没能及时发现,则会进一步发展为肾小管细胞损伤和肾性 AKI。

- 肾前性 AKI 也被称为肾前性氮质血症。

• 肾性或肾实质性 AKI,按照累及肾单位的部位进行分类,包括肾小管性、肾间质性、肾血管性和肾小球性。

- 急性肾小管坏死是发生在肾小管的特定性损伤,它是 RBF 减少引起的缺血所造成的最常见的损伤。它可经历 4 期:起始期、进展期、维持期和恢复期。每一期都有特征性的细胞变化和 GFR 改变。

○ 第一期(或起始期),细胞内 ATP 被耗竭。肾小管上皮细胞损伤、水肿,形成大疱。之后进入进展期,出现炎症和微血管扩张。随着损伤的进展,细胞开始坏死、脱落,并在远曲小管上形成脱落物。这使得 GFR 进一步减少。在第三期(维持期),GFR 降至最低,但细胞已逐步开始修复。在最后的恢复期,GFR 随着细胞功能的恢复而逐渐上升。

○ 除了肾灌注不足,许多毒性物质可引起急性肾小管坏死,包括静脉造影剂、氨基糖苷类抗生素、NSAIDs、横纹肌溶解引起的亚铁血红素释放、可卡因等。

- 微血管或大血管病变引起的低灌注也会造成肾实质性 AKI。在某些微血管病变中,肾小球毛细血管栓塞以及微血管闭塞都会造成急性肾损伤。例如,血栓性血小板减少性紫癜、HELLP 综合征及溶血性尿毒症综合征。大血管病变则以阻塞大血管的动脉粥样硬化栓塞事件为特征。

- 肾后性 AKI,顾名思义,肾后性 AKI 是由于尿路流出道的梗阻引起的。梗阻可以发生在从输尿管到尿道的任何部位。例如,前列腺肥大、泌尿生殖道肿瘤、肾结石、血栓、痛风引起的尿酸沉积、多发性骨髓瘤患者出现的轻链蛋白沉积。

■ 围手术期相关

• 麻醉和手术最常引起的是 RBF、RPF 和 GFR 的下降。这并不令人惊讶,因为多数的麻醉药物都会降低血压和心输出量。此外,手术刺激引起的儿茶酚胺类的释放更加

剧了肾血管的阻力,从而降低肾血流量和肾血浆流量,进而导致 GFR 下降。

• 短时间的肾脏相对性低灌注在围手术期并不少见,这是由手术和麻醉操作共同引起的。

- 随着 RBF 的减少,肾脏通常可通过代偿机制来维持滤过。在肾小球毛细血管,通过出球小动脉的收缩维持正常的滤过分数。虽然这可降低 RBF,但提高了肾小球毛细血管内压,从而正常的 GFR 得以维持。

- 长时间肾脏低灌注(伴随血管阻断、出血或脓毒血症等情况)可引起入球小动脉收缩,从而导致 RBF 进一步减少。结果引起滤过分数和 GFR 下降,导致氧供不足,并可能引发 AKI。

- 少尿指尿量小于 0.5 mg/(kg·h),少尿对 AKI 的预测价值有限。

• 给动物注射去甲肾上腺素等常用缩血管药物可降低 GFR。这可能也适用于人类,但文献检索时发现有相反的研究结果。

• 区域阻滞的影响取决于它们对血压和心输出量的作用程度。由于影响 RBF 的因素较多,包括阻滞的节段、有无基础疾病、内源性儿茶酚胺水平、血管紧张素、抗利尿激素和其他影响循环的因素,因而很难对区域麻醉对 RBF 和 GFR 的影响给出一个确切的结论。但也有一些 meta 分析发现,硬膜外麻醉可降低围术期肾脏疾病的发病率。

■ 公式

• 血流量＝MAP/阻力。血流量指肾血流量,MAP 指平均动脉压,阻力指肾血管阻力(主要由入球小动脉和出球小动脉阻力构成)。

• 肾小球滤过率:GFR = K_f(P_{GC} − P_{BC} − π_{GC})。

• 滤过分数:FF = 肾小球滤过率/肾血浆流量。

🕐 临床要点

• 即使顺利的麻醉和手术也会引起 RBF 和 GFR 下降。

• 肾脏有自身调节功能,即使在 RBF 下降时也可维持 GFR 稳定,有时甚至会通过收缩血管进一步降低 RBF。

肾移植 Kidney Transplantation

Kenneth F. Kuchta, MD 彭生 译/张晓庆 校

S

基础知识

■ 概述

一般情况

- 用于终末期肾病(ESRD)治疗或当前透析患者,延长患者寿命,提高接受者的生活质量。
- 终末期肾病可源于多种原因,包括糖尿病、高血压、肾小球肾炎、多囊性肾病、慢性肾盂肾炎和系统性红斑狼疮。
- 过程:留置可以输液和冲洗的无菌三腔尿管(用于持续的膀胱冲洗和潴留的血凝块冲洗)。腹膜外间隙被解剖切开,暴露髂血管和膀胱。髂外静脉被夹闭后,与供肾静脉吻合(肾静脉至髂静脉吻合术)。髂外动脉被夹闭后,吻合到供肾动脉(肾动脉至髂动脉吻合术)。然后移除夹闭夹(供体输尿管吻合到接受者的膀胱)。在可视条件下用抗生素冲洗膀胱,从黏膜切除膀胱逼尿肌。
- 随着免疫抑制和器官保存技术的进展,器官捐赠网络的发展,补偿机制的建立使肾移植发展成为一种比较常见的方法。
- 从有限的供体库已经扩展了活体捐献。活体供者可能是相关的或不相关的"好心人"配型,甚至捐款。

体位

仰卧位。

切口

移植肾侧下腹部至髂窝。

手术时间

3 h。如果再加胰腺移植(糖尿病),时间可能会增加1倍。

术中预计出血量

通常<200 ml。

住院时间

3~7 天。

特殊手术器械

整合了整个器官移植的多学科移植小组。

■ 流行病学

发病率

- 2008 年美国做了 17 413 例移植。
- 其中 11 382 例是死亡捐献者。
- 5 968 例是活体供者。

患病率

- 2008 年在美国有 547 982 例 ESRD。
- 382 343 例采用透析治疗。

- 165 639 例进行了肾移植。

发病情况

- 心血管疾病和感染性疾病似乎是 ESRD 的主要病因。感染和透析及其他独立病因有关。
- 血管问题是一个额外的常见住院原因。

死亡率

- 2008 年 88 620 例 ESRD 患者死亡。

■ 麻醉目标/指导原则

- 给"干"肾衰竭患者的足够容量是肾移植的目标。接收者,往往有心血管疾病,使他们有慢性心力衰竭的风险。
- 一旦容量负荷足够,则新的肾脏需要一个适当灌注,可使用正性肌力药物,如多巴胺。
- 这些患者往往有低碳酸氢盐、高钾、低血细胞比容;差值过多或许术前需要透析或输血处理。

术前评估

■ 症状

对新近出现的变化要查明病因,尤其是出现胸部疼痛、呼吸困难或运动耐力下降。

病史

- 通常肾移植患者会进行广泛的术前评估。对于死者捐赠移植,我们的目标是让患者处于最佳移植状态,并会出现限制警告。尽管这样,麻醉术前评估可以作为最后的确保患者的病情没有发生重要变化的机会。因此,术前访视可关注:
- 通常的透析时间表和最近的透析。
- 胸痛、呼吸困难、心脏病史和评估、运动耐量病史。
- 在糖尿病患者,治疗持续时间和通常的血糖水平。
- 出血倾向。

体格检查

详细的心血管检查,检查时特别注意容量状态和最近的变化。

■ 用药史

通常 ESRD 患者使用多种药物:β受体阻滞剂、钙通道阻断剂、利尿剂、血管紧张素转换酶抑制剂/血管紧张素 II 受体阻滞剂、他汀类药物、蛋白泵抑制剂、泻药、铁/促红细胞生成素、维生素、电解质补充剂和胰岛素(糖尿病)。

■ 诊断检查与说明

- 电解质,尤其是钾的水平和酸中毒的证据。
- 术前葡萄糖。
- 血红蛋白和血细胞比容。
- 查看任何术前心脏工作情况,包括运动试验和心电图。

■ 伴随的器官功能障碍

- 糖尿病。
- 高血压。
- 心血管疾病。
- 约50%的移植患者死于心血管疾病或脑卒中。
- 通常的动脉粥样硬化性心血管病的危险因素(吸烟、高血压、血脂异常和血脂水平、糖尿病、男性、高龄)经常发生在肾衰竭患者。
- 对于心血管病患者肾衰竭是一个挑战。贫血、容量负荷过重,以及不稳定的血压增加这些患者的风险。
- 对于已经移植的患者,免疫抑制剂、移植排斥和功能障碍可以进一步增加心脏风险,对管理是一个挑战。
- 肺动脉高压。
- 各种出血异常。
- 丙型肝炎。
- 贫血。

治疗

■ 术前准备

术前用药

由患者的并存疾病和一般状况来确定。

知情同意的特殊情况

对计划中的或可能要用到的创伤性监测知情同意,回顾并存疾病,交代术后气管插管和入住 ICU 的可能性(尽管不是很常见)比较合适。

抗生素/常见病原体

泌尿系统手术常规使用抗生素治疗。

预防感染措施对围手术期免疫抑制患者至关重要。

■ 术中监护

麻醉选择

- 大部分在全身麻醉下做。

• 可以在腰麻或硬膜外麻醉下做。一些中心也报道在全麻联系区域麻醉下做,可以减轻术后疼痛和改善呼吸功能。考虑到尿毒症性凝血障碍及因为透析和潜在术中使用残存的肝素,极大挫伤对区域麻醉的积极性。

监测

• 中心静脉监测对整个围手术期的容量负荷有用的。静脉开放困难,频繁抽血和潜在的多巴胺使用也需要放置中心静脉。有使用胸腺球蛋白计划(有血管硬化风险)也鼓励放置中心静脉导管,但是也有把药物稀释后通过粗大静脉成功使用的报道。

• 动脉测压和其他有创操作依患者当时医疗条件而定。一些中心试图尽量减少对桡动脉的使用,可以作为透析备用。

• 留置"三腔"尿管不但是为了监测再灌注后的排出尿量,而且经常是夹闭后用于膀胱冲洗。完全排空功能可以更精确地评估从新移植肾输尿管吻合口产生的尿量。

麻醉诱导 / 气道管理

• 琥珀胆碱将增加血钾水平 0.5～1 mmol/L(无肾脏疾病的也是一样),但可用于血钾不高患者。

• 对 NPO 和糖尿病性胃轻瘫患者应考虑快诱导。

• 由于患者通常是透析后,因此容量偏低,丙泊酚应当慎用,可以考虑使用依托咪酯。丙泊酚,事实上,也经常很好耐受。

• 维持。

• 肌松:顺阿曲库铵有霍夫曼消除的理论优势(不依赖于肾脏代谢)。肾衰竭患者,罗库溴铵、维库溴铵和米库氯铵(美维松)全部作用延长。不建议使用长效肌松药物。细心监测下使用中效肌松药。

• 阿片类药物:哌替啶和吗啡大剂量使用,

有造成肾脏排泄活性代谢产物积累的可能。哌替啶的代谢产物,去甲哌替啶,可引起癫痫发作。芬太尼、阿芬太尼、舒芬太尼、瑞芬太尼药物效应对肾衰竭影响最低。

• 吸入麻醉药:有些医师因为有潜在的肾毒性避免使用七氟醚。另外一些不相信,认为是缺乏有说服力的证据,即使是在肾功能不全患者。

• 免疫抑制与血流动力学变化的由专门机构管理;最好术前在涉及的团队之间达成共识。免疫抑制可以从他克莫司(通常在术前期间口服)开始,其次是类固醇和巴利昔单抗或胸腺球蛋白。胸腺球蛋白必须缓慢(通常超过 6 h)给予,通过 0.22 μm 过滤器进入高流量血管(以减少血管硬化)。

• 如果担心吻合口,肝素可能是需要的。

• 呋塞米和甘露醇可以用于利尿。

• 如果有 CVP 用来管理输液,到再灌注时应达到理想水平。

• 加用多巴胺[或许在 2～10 μg/(kg · min)],以达到足够的肾灌注血压。

• 建议定期检查电解质(糖尿病患者增加葡萄糖)。

拔管 / 苏醒

大多数患者在手术结束后拔管。容量过多或其他并发症可能会妨碍立即拔管。

术后监护

床旁护理

除非具有潜在的疾病或中间并发症,通常不需要去 ICU。

镇痛

• 轻中度疼痛常用不经消化道的麻醉药品,

通常是一个 PCA 泵或硬膜外镇痛。

• 酮咯酸和其他 NSAIDs 由于有潜在的肾毒性副作用,应该尽可能避免。

• 并发症。

• 心血管并发症:心力衰竭、心肌梗死、脑卒中。

• 肾功能延迟恢复、移植失败、排斥、血管血栓形成。

• 感染。

预后

肾移植后的 5 年生存率为 70%,而在相对的透析组只有 30%。移植后严重的合并症减少或完全得到解决。

疾病编码

ICD9

• V42.0　肾移植。

• 585.6　终末期肾疾病。

ICD10

• N18.6　终末期肾疾病。

• Z94.0　肾移植。

临床要点

通常在肾衰竭时关切的限制液体量在新的肾脏期待充分灌注下要明显转变。因此,容量是移植后经典的管理(在确保容量足够时,必要时用一种正性肌力药物,如小剂量多巴胺)。谨慎这样做是希望新的肾脏开始产生尿。容量超负荷,尤其是在肾功能延迟恢复患者,尤其是在有可能转好的少数病例。如果有怀疑,必要时术后期应气管插管,考虑有创监测及透析。

肾主动脉瘤修复 Pararenal AAA Repair

 E. Gail Shaffer, MD, MPH · Richard McAffee, MD　张凌 译 / 张晓庆 校

基础知识

概述

一般情况

• 尽管主动脉腔内修复(EVAR)日益普及,但腹主动脉瘤开放性修复仍然是一个重要的治疗手段。此外,也可在腔内修复未遂或失败后进行。

• 开放性与腔内修复术的选择取决于许多因素,包括外科医师的偏好、患者的意愿、动脉瘤的特点(大小、形状和位置),以及合并症。

• 小心剥离和暴露动脉瘤之后,患者肝素化。首先阻断远侧主动脉(防止动脉血栓事件),然后阻断近侧。对于肾腹主动脉瘤,阻断通常低于肾动脉的水平,然而在某些情况

下可能有必要在肾上水平夹闭。

• 首先缝合移植物的近侧,然后固定移植物。去除近端主动脉钳,检查近端缝合线有无出血。

• 然后缝合移植物远侧到主动脉或髂动脉,去除移植物固定钳,评估流量。如果没有泄漏,除去远侧动脉钳。

• 与外科医师进行讨论后用鱼精蛋白拮抗

肝素。

体位
- 仰卧位入路。
- 仰卧位左侧抬高的腹膜后入路。

切口
- 经腹膜:腹中线。
- 腹膜后:沿第10肋斜切口伸向脐。

手术时间
2～5 h。

术中预计出血量
- 约500 ml。
- 腹主动脉瘤破裂则增加。

住院时间
- 开放性修复:5～10天。
- 主动脉瘤破裂:10天以上。

特殊手术器械
- 应对大量失血的措施,包括自体血回输和快速输液。
- 神经监测通常不使用,但广泛的、"二进宫"主动脉瘤修补或胸主动脉瘤修补时可考虑。

■ **流行病学**

发病率
- 初诊:约200 000/年。
- 主动脉瘤破裂:(35 000～40 000)/年,超过50%是通过开放性修复治疗。
- EVAR转开腹:约3%。

发病情况
- 随着年龄、显著吸烟史、高血压(HTN)、男性、家族史和结缔组织疾病更流行。
- 最有意义的破裂风险预测指标是直径和扩张速度。

患病率
开腹修补术相比EVAR具有较高的发病率和死亡率。然而,在比较长期存活时此差别并不显著。

死亡率
择期主动脉瘤修补术28天死亡率范围为男性3.3%～27.1%,女性3.8%～54.3%;5年死亡率为男性12.9%～78.1%,女性24.3%～91.3%。年龄、充血性心力衰竭、脑血管疾病和糖尿病是5年死亡率的独立危险因素。

■ **麻醉目标/指导原则**
- 患者可出现需要被独立评估和优化的多个并存的问题。
- 主动脉夹闭和开放时,可观察到较大的血流动力学变化;实施麻醉者必须与医师不断地沟通,并了解每个阶段的生理变化和治疗方式。

术前评估

■ **症状**
- 主动脉瘤扩大可能出现疼痛。
- 搏动性肿块会引起背部和腹部疼痛。

病史
- 常无症状。
- 引起脑、心脏、肾和周围血管疾病。

体格检查
腹部包块和杂音可能存在或不存在。

■ **用药史**
- β受体阻滞剂可以降低心脏发病率和死亡率(DECREASE研究),围手术期应持续应用。控制心率(HR)和负性肌力作用降低了收缩压,减少了对瘤壁的冲击。
- 他汀类药物的多效性可以减少术后心、脑、肾疾病的发病率,应在围手术期继续应用。

■ **诊断检查与说明**
- 电解质、BUN、肌酐。
- 血红蛋白、血细胞比容。
- 凝血指标(PT、INR、PTT)。
- 心电图(进一步的心脏处理需根据症状和心电图检查结果)。
- 如果有显著吸烟史、慢性阻塞性肺疾病(COPD)需查X线胸片。
- 心脏的评估可能包括压力测试和心导管检查。

■ **伴随的器官功能障碍**
- 周围血管疾病。
- 脑血管疾病。
- 慢性阻塞性肺疾病。

治疗

■ **术前准备**

术前用药
- 抗焦虑药需要,焦虑可能会增加血压和主动脉瘤破裂的风险。
- β受体阻滞剂已被证实在大血管手术的患者中可以降低发病率和死亡率;滴定到心率80次/分。
- 围手术期可开始他汀类药物治疗。
- 应当在病房进行交叉匹配试验。

知情同意的特殊情况
- 可能需输血。
- 有创监测。
- 在ICU术后气管插管。

抗生素/常见病原体
皮肤菌群;第一代头孢菌素,如头孢唑林。

■ **术中监护**

麻醉选择
一般气管内麻醉±T_8硬膜外置管用于术后镇痛。

监测
- 2个大口径的静脉通路。
- 动脉置管:考虑于诱导前安置。
- 中心静脉导管,应考虑压力监测。
- 肺动脉导管:合并症者测肺动脉压(PAP)、MVO_2、CO、SVR监测的基础上。
- 导尿管。
- TEE取决于合并症。

麻醉诱导/气道管理
- 缓慢、控制的诱导是必要的,以确保麻醉足够的深度,尽量减少血流动力学改变。低血压会影响灌注;HTN可导致动脉瘤破裂(腔内压力、咳嗽、呛咳等)。
- 硬膜外有利于术后镇痛;通常谨慎地等到主动脉开放以后,血流动力学稳定时,硬膜外注入起始剂量并开始给药。

维持
- 平衡吸入或静脉技术可以被利用。
- 交叉夹紧主动脉。
  - 前负荷:增加量可变(从最小到显著)。
  - 阻断增加了后负荷。远端夹闭,后负荷的增加较少。钳以上发生代偿性血管扩张。左心室(LV)功能差的患者可能无法容忍增加的心肌工作和耗氧量。如果不能正确地预期会导致心肌缺血和"瞬间"肺水肿。在夹闭时应用血管扩张剂(硝普钠、尼卡地平、丙泊酚)治疗。
  - 心率:一般没有变化。
  - 正常心脏的收缩力会增加;在那些CAD或CHF患者,心脏可能无法补偿。
  - 心输出量:没有变化(或左心室功能障碍的设置降低)。
  - 钳子远端的SVR增加以保持灌注,因此应用血管扩张剂,降低心肌负荷和损害灌注压。远侧组织缺氧导致无氧代谢与乳酸的生产和血管活性代谢物(氧自由基、细胞因子和前列腺素)的积累。
  - 主动脉开放。
  - 前负荷随着扩张的动脉床充盈而降低,扩

S

容应在开放之前进行。

- 后负荷急剧减小。预期开放前数分钟考虑用去氧肾上腺素或去甲肾上腺素，必要时给负荷量。

- 心率：可反射性地增加以回应低血压。

- 收缩：远端缺血代谢物被冲走可能影响收缩力，考虑使用正性肌力药物。

- 心输出量的变化是可变的；如果前负荷足够，后负荷的急剧下降有利于提高心输出量。然而，低血容量或缺血性代谢物常导致心输出量减少。

- PAP 可因高碳酸血症、酸中毒、缺血性代谢物而增加。

- 如果低血压不能医疗管理，用药物纠正，可能有必要让外科医师重新夹紧主动脉。

• 肾灌注可能会受到损害。肾脏保护措施仅限于保持足够的容量状态，避免低氧血症和灌注不足，以及使用甘露醇和碳酸氢钠。

• 保持正常体温与有源变暖的设备（强制空气加热器等），以抵消从大切口、内脏暴露、皮肤向室内空气，并延长手术时间预期的热损失。

• 扩容：可有大量隐性失水。显著失血是可能的，特别是在主动脉瘤破裂时。

拔管/苏醒

• 标准拔管标准；特别注意失血、血流动力学和常温。复杂的手术或合并症可以保证让患者术后气管插管。

• 顺利拔管（避免咳嗽和呛咳）。

• 高血压和心动过速的控制是非常重要的，考虑 β 受体阻滞剂和（或）血管扩张剂（推注或滴注）。

• 术后神经系统检查应评估脑及外周血缺血。

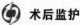 **术后监护**

■ **床旁护理**

• 大多数患者应转 ICU 治疗。

• 严密控制血压，以减少从移植部位出血，通常需要静脉输液。

■ **镇痛**

• 患者可有显著的疼痛。

• 如果放置硬膜外导管，确保麻醉平面、注药速度和浓度是足够的。确保凝血正常后方可拔除导管。

■ **并发症**

• 心脏并发症，如心肌缺血或梗死、高血压（最常见）。

• 出血或凝血功能障碍。

• 下肢或肠管缺血。

• 肾衰竭。

• 呼吸衰竭。

■ **预后**

• 开放性修复相比 EVAR 再次手术的发生

率小。

• 延迟移植并发症，在开放手术发生率非常低（小于 2.5%）。

• 相比 EVAR，30 天死亡率较高；然而在 12 个月死亡率的观察没有差别。

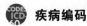 **疾病编码**

ICD9

• 441.4 未提及破裂的腹主动脉瘤。

ICD10

• I71.4 腹主动脉瘤，未破裂。

临床要点

• 开放性肾动脉瘤修补是一个大血管手术，需要外科医师和麻醉科医师之间的密切合作。

• 存在严重并发症的患者；除非有证据，否则，假设所有患者有心脏和大脑的血管疾病。

• 血流动力学的变化需要加以预期从主动脉阻断到开放。在与医师讨论，药物干预使这些变化可以达到最小化。

• 快速失血可能引起血流动力学的变化。划皮前应在手术室内备好血，大口径静脉通路是必不可少的。

声带麻痹 Vocal Cord Palsy

Angela Truong, MD • Dam-Thuy Truong, MD　方铮 译 / 顾卫东 校

 基础知识

■ **概述**

• 声带（vocal cord，VC）麻痹是指由于迷走神经或其分支喉上神经（superior laryngeal nerve，SLN）和（或）喉返神经（recurrent laryngeal nerve，RLN）损伤造成的 VC 不能运动。

- SLN 支配环甲肌（VC 张肌）。

- RLN 支配环杓后肌（VC 外展肌）和其余的喉内肌（VC 内收肌）。

• VC 固定指喉关节紊乱等原因造成的 VC 不能运动。

• VC 麻痹可影响喉的重要生理功能：呼

吸、吞咽、气道保护以及发音。损伤可能是：

- 单侧或双侧。

- 涉及部分或完全切断。

- 头颈部手术后的并发症，有可能造成气管拔管后的气道梗阻。

- 麻醉需要关注嗓音外科学（phonosurgery）。

■ **流行病学**

发病率

• 甲状腺切除术后 1.6%～2.9%；左侧 VC 累及是右侧的 2 倍。

• 心血管外科手术后：2.3%。

患病率

年龄 >50 岁、高血压、糖尿病（diabetes

---

mellitus，DM）和长时间插管时患病率增加。

发病情况

• 呼吸困难、吞咽困难、无效咳嗽以及反复误吸。

• 心理困扰和声音受损对职业的影响。

死亡率

罕见，可由于：

• 头颈部手术拔管后完全性气道梗阻，继发于未预料的双侧喉返神经部分损伤。

• 双侧 VC 麻痹时肺误吸和反复吸入性肺炎。

■ **病因/危险因素**

• 手术损伤（44%）。

双侧 VC 损伤可发生于甲状腺、甲状旁腺、食管和气管手术后。

左侧 VC 麻痹可发生于纵隔或心脏手术后,这是由于左 RLN 穿行至颈部前先从主动脉弓下绕行。

- 癌症(17%),包括喉癌、软骨瘤/软骨肉瘤以及鳞状细胞癌。
- 气管插管损伤或长时间插管(15%),导致声门下狭窄。
- 神经病学原因(12%)包括糖尿病、肌萎缩性侧索硬化症、重症肌无力。
- 炎症性病因包括 Wegener 肉芽肿病、淀粉样变、结节病、多发性软骨炎和胃食管反流病(gastroesophageal reflux diseases, GERD)。
- 自发性(12%)。

■ 病理生理

- VC 麻痹可源于三个水平的损伤:
- 中间的迷走神经主干。
- 外周的迷走神经分支。
- 直接损伤 VC 本身。
- 损伤 SLN:环甲肌不能拉紧 VC,造成声音无力和沙哑。
- 损伤 RLN:外展肌更易受损。神经部分损伤可致外展肌麻痹,而完全横断可致外展肌和内收肌同时麻痹。
- 单侧完全横断:导致一侧 VC 麻痹,VC 在内收位和外展位之间,位于中线外侧。由于正常侧 VC 代偿性地移向麻痹侧 VC,发音影响不严重。
- 单侧部分横断:如果外展肌麻痹比内收肌更严重,受累的 VC 位于中线内收位,可影响声门的开放。
- 双侧完全横断:VC 位于内收位和外展位之间。常被错误地认为会导致两侧声带固定于中线位置,造成气道完全梗阻。实际上,完全横断可同时麻痹外展肌和内收肌,患者仍能呼吸,只是声门的开放较正常小。这种情况类似于给予琥珀胆碱后,VC 仍处于开放位,允许通过气管导管。
- 双侧部分横断:如果外展肌瘫痪而内收肌功能仍保留,内收肌将两侧声带牵拉至中线,造成气道完全梗阻。

■ 预防措施

- 避免气管插管损伤和长时间插管。
- 在术中找到并保护 RLN,防止神经损伤(尤其在甲状腺切除术)。RLN 入喉部位通常位于甲状软骨下角下方 0.5~1 cm。
- 使用带有神经刺激器的气管导管

(Xomed-Treace, Jacksonville, FL),可帮助探测 RLN 的位置,尤其在以下高风险情况下:
- 巨大肿瘤引起解剖变形。
- 甲状腺切除术。
- 颈部放疗后严重纤维化。
- 已存在 VC 麻痹的患者行双侧气管旁淋巴结清扫。

■ 诊断

- 头颈部手术后 VC 麻痹的诊断:
- 手术结束时确保神经肌肉阻滞已完全逆转,已恢复自主呼吸。
- 患者深吸入麻醉下拔除气管导管,立刻插入喉罩。
- 使用纤维支气管镜评估 VC 的运动。
  - 患者苏醒后,如果 VC 在正常呼吸、深呼吸、咳嗽以及发声能运动,则可以拔除气管导管。
  - 如存在严重的 VC 麻痹,为了控制和保护气道,可能需要再次插管。静脉使用类固醇激素以减轻水肿。手术引起的水肿缓解后,可尝试拔管。如果反复尝试拔管失败,应改行气管造口术。
- 作为伴随疾病术前已存在的 VC 麻痹的诊断:根据病史、体格检查以及诊断性操作。
- 病史:既往有无手术气管插管史,是否有引起的 VC 麻痹的其他原因。
- 询问症状:声音发生变化的时间,有无呼吸困难、吞咽困难。
- 体格检查:评估患者的声音,听有无呼声和发音嘶哑。评估患者的呼吸,呼吸可有喘鸣音。
- 采用间接喉镜、直接和纤维鼻咽喉镜检查喉部:评估黏膜瘢痕、声门下狭窄、杓状软骨活动情况、VC 是否不对称及其活动情况。
- 视频动态喉镜(videostrobolaryngoscopy):
  - 存在不对称的黏膜波模式时,可提供 VC 异常的信息。
  - 使用光脉冲研究 VC 活动的连续相。
  - 评估振动周期中两侧 VC 的活动范围和对称性。
- 喉肌电图(laryngeal electromyography, EMG):分析环甲肌和甲杓肌的电运动单位,以分别检测 SLN 和 RLN。
  - 鉴别神经肌肉病变与 VC 及喉关节固有病变。
  - 损伤后 1 个月(基础值)和损伤后 2 个月(随访)分别进行测试,评价 VC 的恢复情

况,从而有助于判断预后。
- 肺功能检查和绘制流量-容积环:检查结果和胸腔外气道梗阻的检查结果相似(自主呼吸时)。
  - 吸气环变平。
  - 呼气环正常。
- 从颅底到纵隔的 CT 扫描:有助于评估迷走神经及喉返神经的行进路途中是否存在病理改变。
- 孕妇、儿童和神经疾病患者可行 MRI 检查,以代替 CT。

■ 鉴别诊断

- 环杓关节强直:通过喉镜直接观察及触诊可疑关节可确诊,以明确 VC 不能活动是由关节强直引起。也可行喉部 EMG 检查。
- 喉部的血管性水肿。
- VC 息肉,导致上呼吸道梗阻的喉肿瘤:通过 CT 扫描确诊。
- 声门下狭窄。
- 气管狭窄和肿瘤。
- VC 功能性矛盾运动:吸气时 VC 内收。

■ 治疗

- 发音锻炼。
- 药物治疗:
- 胃食管反流病(GERD)的反流治疗。
- 皮质类固醇激素用于治疗累及喉部的炎性疾病。
- 糖尿病神经病患者血糖的优化管理。
- 手术治疗
- 单侧的 VC 麻痹:主要关注的是声音质量。
  - 如果发音治疗效果不满意,可行声带内移术,将移位和固定的 VC 移向中线。
  - 声带注射特氟龙、胶原蛋白、自体脂肪、钙羟基磷灰石。
  - 累及的喉部肌肉选择性神经再支配术。
- 双侧 VC 麻痹:主要关注的是气道梗阻。
  - 通过气管造口术解除梗阻并扩大声门。
  - 永久性手术:声带后端切开术、杓状软骨切除术、声带外移术。
  - 试验性手术:神经-肌肉移植至环杓后肌、电起搏。
- 完全无功能喉伴危及生命的反复吸入性肺炎:实施全喉切除术作为最后的治疗手段。

■ 随访

55% 的双侧 VC 麻痹患者可自行恢复;其

中,50%的患者在初诊1年以内恢复。

■ 非公开的索赔数据

1998 年 ASA 已结案的索赔中,VC 麻痹占总索赔的 0.6%(4 183 例索赔中有 25 例)。

疾病编码

ICD9

- 478.30 声带或喉麻痹,非特指。
- 478.31 单侧声带或喉麻痹,部分的。
- 478.32 单侧声带或喉麻痹,完全的。

ICD10

- J38.00 声带和喉麻痹,非特指。
- J38.01 声带和喉麻痹,单侧。
- J38.02 声带和喉麻痹,双侧。

临床要点

- 已有 VC 麻痹的患者行全身麻醉时需特别注意的问题:
- 已有 VC 麻痹的患者存在反复吸入性肺炎的风险,择期手术需待肺炎缓解后进行。
  - 气管插管时应尽可能防止损伤。
  - 对于气道正常的患者,直接喉镜有利于直接看到气管导管通过声门的过程。
  - 对于困难气道的患者,纤维喉镜有助于直视 VC 和气管。
  - 需注意的是,气管导管是在盲视下沿纤维支气管镜通过 VC,因而有可能造成进一步损伤。
- 警惕拔管期间存在损伤受累 VC 的风险;可能导致呼吸道梗阻或出现误吸。
- 麻醉监护下行声带内移术患者的特别注意事项:

- 操作步骤包括:
  - 在甲状软骨翼板上开窗。
  - 在该窗口置入植入物以内移受累的 VC。
  - 患者按指令发音,纤支镜观察受累 VC 的活动,以调整 VD 的内移。
  - 将植入物固定在理想的位置。
- 麻醉目标:
  - 软骨开窗时患者应舒适。
  - 在置入和固定时患者应能配合和发声,以达到最佳的 VC 中线距离。
- 药物使用:
  - 4% 利多卡因气道雾化,以抑制喉部反射。
  - 抗胆碱能药物(如东莨菪碱或格隆溴铵)干燥气道,减少分泌物。
  - 皮质类固醇激素(如地塞米松)减轻 VC 水肿。
  - 镇咳药物(如可待因)减少手术操作中的咳嗽。

声门上通气装置 Supraglottic Devices

Jennifer Wu, MD, MBA　孙少潇 译/顾卫东 校

基础知识

■ 概述

- 声门上通气装置是置于声门上的盲插型气道支持装置。它们:
- 支持自发呼吸和(或)有限的正压通气。
- 可作为计划的或紧急的气道通气装置。
- 常一次性使用。
- 一般不含乳胶。
- 市场上常用的声门上通气装置包括:
- 喉罩(laryngeal mask airway, LMA)。
- 联合导管。
- 引流型喉管(King LT-D/LTS-D)(有吸引功能)。

■ 生理

- 适应证:声门上通气装置适用于需要面罩通气而又不必行气管插管的患者。
- 优点:
- 与面罩通气相比,更安全,通气时无须用手,可减少吸入性麻醉药物泄漏至手术室。
- 避免使用喉镜暴露(和肌松药)。
- 如需行全身麻醉,可避免气道刺激(如气道高反应性疾病)。
- 可减少术后咽喉痛。

- 困难气道处理方案的组成部分。可用于面罩通气困难的患者。此外,可作为气管插管的通道,尤其在困难气道情况下。可通过气管导管、交换导管、Aintree 导管或纤维支气管镜,具体取决于喉罩的类型。
- 放置:诱导后,将喉罩盲插至咽部,置于声门上方。新鲜气体通过管道直接进入喉入口。
- LMA。
- 四个主要部件:软套囊、通气管道、充气球囊、连接口。
- 套囊的设计符合咽的轮廓,其开口面向喉口。
- 通气管道为大口径的单管腔,可通过相应尺寸的气管导管。
- 不同的厂家有不同型号的喉罩,应根据患者的体重选择相应型号的喉罩。
- 可用于"无法插管、无法通气"的困难气道。
- 联合导管。
- 四个主要部件:两个套囊、双腔导管、两个充气球囊和两个连接口。
- 远端的套囊较小,可容纳 15 ml 气体。近端的套囊较大,能容纳 85 ml 气体。分别用于密封上呼吸道和将气管与食管分开。

- 采用盲插,远端套囊可进入气管也可进入食管。采用哪根导管通气取决于远端套囊所在的位置。
- 如果远端套囊插入气管,则可通过远端套囊的管道直接将气体送入气管;如果远端套囊插入食管,可通过位于远端和近端套囊之间的多个开口向喉口输送气体。
- 只有成人用的 37 Fr 和 41 Fr 号导管,不能用于小儿人群。
- 引流型喉管(King LT-D/LTS-D)。
- 四个主要部件:两个套囊、单腔管、一个充气球囊和连接口。
- 采用盲插,导管进入食管(大小和角度使其较易进入后侧通道)。同时给两个套囊充气(一个位于口咽,另一个位于食管),两个套囊均为高容量低压套囊。
- 套囊之间有多个通气孔,通过通气孔向喉口输送气体。
- 单腔导管可放入支气管镜或交换导管,经咽部套囊的斜坡直接进入喉口,以更换导管或进行检查。
- King LTS-D 有两个管腔/侧孔,可置入吸引管、交换导管或纤维支气管镜,进入远端开口(食管),不会影响通气。
- 根据身高选择型号。

◾ 解剖

- LMA。
- 使用胶冻润滑套囊，以减少和硬腭的摩擦。使用利多卡因胶冻可致患者术后感觉麻木不适。
- 喉罩置入时套囊可全部或部分充气，也可不充气。
- 通常用惯用手持喉罩，并保持患者头部后仰。
- 套囊沿硬腭置入。
- 需注意不要拖拽舌头。可用非惯用手的手指、压舌板或喉镜（或提起下颌）使舌离开硬腭。
- 喉罩应越过会厌，最终放置在咽喉部的声带上方。通气口应位于中线，直对声门开口。
- 通过评估潮气量和压力观察有无漏气，以确认喉罩的位置良好。
- 可以在套囊充满、部分充满气体或不充气的状态下，拔除喉罩。有些人主张在套囊不放气的状态下拔除喉罩，以带出分泌物。

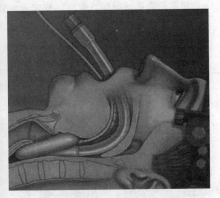

图1　喉罩。单腔、单套囊、单气囊

- 联合气管导管。
- 插管时应抽瘪套囊并用胶冻润滑。
- 采用盲插，用惯用手将导管轻柔地插入，直至上门齿位于导管的两条黑线之间。导管不应拖拽舌；插管时可使用上面提到的技术。
- 远端套囊注入10~12 ml气体，通过远端连接导管通气，同时上腹部听诊有无气过水声或双侧肺部听诊有无呼吸音。
- 如果肺部闻及呼吸音，提示导管已进入气管，与标准的气管导管同样使用，远端套囊保持充气，通过远端导管通气。
- 大多数情况下，在上腹部可闻及气过水声，提示导管进入了食管。将两个套囊充气，以防止气体从食管或向后从口咽/鼻咽部漏出。由近端导管通气。新鲜气体通过远端套囊上方的多个通气孔进入气管。

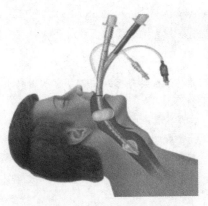

图2　联合导管。双腔、双套囊、双气囊

- 引流型喉管（King LT-D）。
- 插管时应抽瘪套囊并用胶冻润滑。
- 用惯用手将引流型喉管盲插入食管，直至上门齿位于导管的黑线之间。使用非惯用手帮助张口，必要时提起下颌。有人提倡用侧入法插管，当导管头端位于舌根后方时，将其旋转回中线。
- 远端套囊进入食管后充气，近端套囊在舌根部充气。
- 评估通气阻力和潮气量，可能需要轻轻往回拉导管。不能在套囊充气时进导管。
- 使用King LTS-D通胃的管腔时，需润滑吸引管。

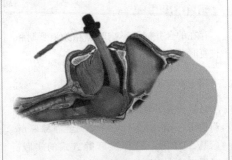

图3　King LT-D。单腔、双套囊、单气囊

▪ 病因/病理生理

- 声门上通气装置的相对禁忌证包括：
- 误吸风险：因为这些装置位于声门上方，未将气管与食管分开，因此没有防误吸的作用。对于孕妇或有误吸风险的患者，应选择气管插管。
- 腹部或胸部大手术。
- 通气所需的吸气压较高时。声门上通气装置不适用于腔镜手术或头低足高位的手术。此外，肥胖和患有限制性肺部疾病的患者呼吸系统顺应性也较低。
- 患者体位影响声门上通气装置的位置和密闭性。声门上装置不应用于俯卧位患者。患者头部后仰和张口度改变时，喉罩可出现

漏气和套囊压力改变。
- 可能的困难：
- 位置不佳或错误，导致密闭不良或严重漏气。
- 牙齿损伤。
- 出血。
- 咽喉痛。
- 呃逆。
- 迷走反射。
- 喉痉挛：由于声门上装置位于声带上方，因此对喉痉挛没有保护作用。当麻醉深度不足时，喉痉挛可随时发生。

▪ 围手术期相关

- 由于没有刺激气管，使用声门上装置不易出现支气管痉挛和咳嗽，并可避免因直接喉镜暴露引起的交感神经刺激。
- 置入前需行全身麻醉诱导，但可以不用肌松药和喉镜。
- 管腔较气管导管粗，患者可采用自发呼吸。
- 除了可以有选择地使用，声门上通气装置还可用于困难气道的处理。当喉镜暴露失败并且通气困难时，可盲插入喉罩（或其他声门上通气装置）。
- 对于声门上装置的充气量和最佳套囊压力仍有争议。按照厂家推荐的充气量不至于造成充气过多和套囊压力过大。
- 有些装置本身有一个内置的牙垫。否则，应准备牙垫或纱布，以防咬瘪导管。
- 有些装置有胃管置入的通道。否则在不影响密闭性的情况下，很难或无法置入胃管。
- 喉罩可辅助气管插管。置入喉罩，确认通气正常，采用喉罩- Aintree导管转换技术。在纤维支气管镜引导下，将Aintree气管插管导引管（Aintree Intubation Catheter, AIC）通过喉罩置入气管。取出喉罩和纤维支气管镜，AIC留在气管内。沿AIC插入气管导管，取出AIC。

❷ 临床要点

- 声门上装置可用于"无法插管、无法通气"的患者。
- 不能防止气管发生胃内容物误吸和喉痉挛。
- 与喉罩和气管导管相比，联合导管发生咽喉痛、吞咽困难和上呼吸道血肿的概率较高。食管破裂是罕见的并发症，但已有报道。因此，食管病变的患者禁忌使用联合导管。

时量相关半衰期 Context-Sensitive Half-Time

Elizabeth Rebello，MD　崔璀 译／杨瑜汀 杨立群 校

 基础知识

▪ 概述

• 时量相关半衰期是一个不同于消除半衰期的药代动力学参数。

• 它被定义为维持某血药浓度恒定一定时间停止输注后血浆药物浓度下降50%所需的时间，它包括以下几个方面：

- 多室系统。
- 分布和消除的概念。
- 输液维持时间。

• 时量相关半衰期的概念的提出提高了对持续输注麻醉药后药代动力学的参数的理解。

▪ 生理

• 通过计算机模拟证明，药物的消除半衰期或药物在血浆中的浓度下降到它的原始值的一半所需要的时间，通常被用来描述药物临床疗效的持续时间。

• 一室药代动力学模型：对一室模型中药物代谢，消除半衰期提供了一个合理的描述。它反映了代谢容量。然而，在描绘多室模型药物的药代动力学时，它的意义是有限的。

• 多室药代动力学模型：时量相关半衰期提供了描述多室模型中药物代谢速率较为合理的方法。因此，它在描述静脉麻醉药和镇痛药代谢中是有价值的。

- 梯度。室间浓度梯度是药物扩散驱动力，血浆药物浓度不同的程度和方向随着时间的推移而不同。
- 持续输注。当药物是多室药物动力学模型时，通过持续输注给药，中枢药物水平会：
  ○ 立即增加。
  ○ 在给药后短时内下降，因为再分布到外周室。
  ○ 逐渐下降后直至与周边室达到平衡，继发于药物代谢或消除。这假设输入量不超过身体的代谢、消除率。
- 停止输注。
  ○ 如果达到室间平衡，血浆浓度会经过一段时间的代谢和消除才会下降。最终，该药物将从外周室回到血浆，通过这样的方式维持了血浆药物的浓度，并扩大其药理作用。
  ○ 如果输液停止时中央与外周室没有达到平衡，药物在血浆内将继续重新分配以及被代谢和消除。最终，梯度将有利于药物由外周室向血浆扩散（扩大药理作用）。

• 时量相关半衰期是：

- 独立于消除半衰期的一个药理学参数。对于多室模型，它更适合描述药物分布而不是消除半衰期。
- 药物持续时间的参数，它随着维持时间的增加而增加。
- 不是一个恒定的数字。血浆浓度随时间波动与分布过程的相关效应，在每种药物都是不同的。
- 不同药物进行比较的参数，可帮助选择合适的输注药物。

▪ 解剖

• 中央室：血浆。
• 周围室：肌肉、脂肪等。

▪ 病因/病理生理

存在的合并症可影响时量相关半衰期和恢复时间。

▪ 围手术期相关

• 时量相关半衰期的概念增加了选择适当药物用于输注的认识并发展全静脉麻醉（TIVA）作为一种标准麻醉方式的实践。时量相关半衰期在静脉镇痛药和麻醉药开发的相关文献被作为用于描述一种药物（丙泊酚）是否适合泵注的参数。时量相关半衰期甚至在输注很长一段时间内不能显著延长。表明丙泊酚适合用于持续输注。

- 芬太尼：时量相关半衰期在2 h后显著延长，不太合适长期持续输注。
- 舒芬太尼：时量相关半衰期长时间维持后不延长，适用于持续输注。
- 阿芬太尼：相比于舒芬太尼时量相关半衰期更长。
- 瑞芬太尼：时量相关半衰期不受输注维持时间的影响，非常适合持续输注。
- 咪达唑仑：时量相关半衰期比丙泊酚更长。
- 右美托咪定：时量相关半衰期在短期输注时较短，随输注时间延长显著增加（>8 h）。
- 氯胺酮：时量相关半衰期非常短，然而能随着输液时间的增加而增加，甚至超过丙泊酚限制。时量相关半衰期并不始终是临床相关参数。
- 吸入麻醉：地氟烷、七氟烷、异氟烷和恩氟烷时量相关半衰期都很小（<5 min）并且不随着持续时间延长而显著增加。
- 不能直接体现患者从静脉麻醉中苏醒的所需时间，静脉麻醉药作用部位不在血浆而在大脑。

• 恢复是指清醒并可以维持自主通气。

- 决定于一些因素，如输注结束时血浆药物浓度和清醒时血浆药物浓度之间的差值。
- 效应室药物衰减时间或效应室浓度衰减到一定程度所需时间，可以在临床上预测麻醉后恢复。
- 可能会受到药物相互作用和合并症的影响。

• 相比于挥发性麻醉药，静脉麻醉药对SSEP影响较小。各种药物输注和药物的组合使用时伴或不伴挥发性药物/氧化亚氮。它们包括丙泊酚、依托咪酯、巴比妥类药物、氯胺酮、阿片类药物、苯二氮䓬类药物和其他药物（右美托咪定、可乐定、氟哌利多）。选择通常根据血流动力学参数、副作用和时量相关半衰期。

临床要点

• 时量相关半衰期是输注后血浆药物浓度下降50%所需时间。

• 它考虑到再分布和药物代谢的影响。

• 时量相关半衰期提高了我们对持续输注麻醉药物后药代动力学的了解。此外，它补充了药物输液时的选择的基础，鼓励采用全静脉麻醉作为一个标准的麻醉方式。

• 时量相关半衰期并不直接描述一个患者从静脉麻醉药中恢复所需时间。

食管插管 Esophageal Intubation

Michael Carter, MD, PhD · Laura F. Cavallone, MD 林雨轩 译 / 刘洋 校

基础知识

▪ 概述

• 由于解剖结构毗邻,在尝试气管插管时,可能发生食管插管。气管导管误入食管或在调整位置的过程中移位进入气管的可能后果包括:
- 损伤食管。
- 胃胀气和误吸。
- 缺氧。
- 心血管功能衰竭。
• 经口胃管、经鼻胃管以及食管温度探头在插入食管的过程中,也可以引起食管损伤和增加麻醉相关损伤索赔风险。

▪ 流行病学

发病率

• 在非手术紧急情况下食管插管的发生率从 1.3% 到 5% 甚至更高,因不同地区的研究报道而异。
• 实际发生率可能更高,因为许多食管插管被及时发现并加以纠正而没有上报。

发病率和死亡率

• 美国麻醉医师协会(ASA)索赔项目数据显示,在呼吸道损害的索赔事件中,食管插管占 13%,严重者导致患者永久性脑损伤或死亡。
• 以往报道显示,食管穿孔占食管损伤索赔的 90%。
• 食管穿孔可能导致感染、纵隔气肿、胸膜炎或脓肿形成。如果未经治疗可能发展为休克或死亡。治疗方法通常是外科手术。如果在 24 h 内处理,可能完全恢复。如果延误治疗,死亡率预计高达 50%。

▪ 病因/危险因素

• 地点:
- 院外创伤地点的首批救治者。
- 急诊室。
- 院内手术室外(紧急气道)。
• 困难气道。
• 头部错位伤。
• 转运途中。
• 年龄 >60 岁。
• 女性。
• 解剖异常(气管食管瘘、喉部肿块)。

▪ 生理/病理生理

• 食管损伤:正常气管有软骨环支撑呈开放状态,是气管导管(ETT)的通道。食管本身是塌陷的,ETT 插入的过程中(即使不用导芯)会撕裂黏膜引起穿孔。
• 误吸风险增加。食管插管后尝试通气造成胃胀气。胃内压力升高显著增加反流误吸的可能性。
• 无效供氧造成低氧血症会导致血管扩张,心率和心输出量代偿性增加以提高灌注。
• 可能导致心血管功能衰竭。血管最大限度的扩张会导致低血压,引起灌注减少、休克和心力衰竭。

▪ 预防措施

• 患者体位:根据身体状态和合并症获得患者通气的适当体位。
• 适当的监测:在患者插管前确保脉搏血氧和二氧化碳监测可用。
• 可视化气管插管:可视化图像引导气管插管通过声门。
• 如果怀疑困难气道,准备可视化插管设备。
• 遇到困难气道的情况下,遵循 ASA 困难气道处理原则,而不是盲目插管。

诊断

• 肺部听诊无法辨别双侧以及各个区域呼吸音。
• 腹部听诊出现气过水声。
• 纤维支气管镜检查是确认导管位置的金标准。通过 ETT 插入一般可见气管环和肌肉。
• 实时超声:甲状腺水平的横向视图可用于检测食管插管。由于这项技术不普及,限于有超声操作经验的人员使用。
• 插管后,食管探测设备(EDD)附着在 ETT,给导管提供真空。出现阻力表明 ETT 周围腔塌陷,提示食管插管。
• 胸部 X 线检查:因为气道邻近并覆盖在食管之上,无法鉴别食管插管和气管插管,且获得结果较慢。因此,不建议作为确认气管插管的首选。然而,在其他方法确认气管插管后确定 ETT 的位置(隆突距离)是有效的。

• 术后可见继发于食管插管、口胃管、胃管和温度探头损伤的胸部和(或)腹部疼痛。

▪ 监测

• 呼气末二氧化碳波形:呼气末二氧化碳波形消失或随时间减小。插管前面罩通气可能导致胃充气,注入混合气体(包含呼出二氧化碳)。也可能与无效腔通气(心搏骤停、肺栓塞)混淆。
• 脉搏血氧测量:如果插管前给氧充分,食管插管后可能显示正常的指脉氧波形。然而,没有肺通气,残留的氧气被肺毛细血管内的血流摄取,随着时间的推移耗尽。随着 PaO_2 开始下降,氧饱和度开始下降。下降时间取决于患者预充氧后剩余有效容量。低心输出量或心搏骤停患者的脉搏血氧测量可能不可靠。
• 呼气末二氧化碳监测器是手术室外常用的设备(如应急反应小组、紧急气道等)。可以快速检测患者的呼气末二氧化碳。心力衰竭患者可能出现假阴性(心输出量减少)或假阳性(面罩通气胃充气)。

▪ 鉴别诊断

关键是立即识别 ETT 误入食管。食管插管经常需要区别于其他 ETT 错位或插管后无法进行肺部通气。鉴别诊断包括:
• ETT 尖端在杓状软骨或以上水平的咽部插管。
• 选择性支气管插管。
• ETT 形成疝阻塞导管尖端通气。
• 严重的支气管痉挛导致无法通气和减少二氧化碳回流。
• 低心输出量状态和肺栓塞(可能会出现极低 $ETCO_2$)。

治疗

• 及时诊断至关重要。
• 当导管在食管内时,建议通过 ETT 进行抽吸。
• 必须立即移除 ETT 并再次插管。气道管理技术或装置在这时可以适当调整。
• 再插管之前应给予通气支持(面罩通气,必要时加压给氧)。
• 酌情追加麻醉药。
• 食管穿孔需要手术咨询和修复。

S

随访

- 气管插管后任何重新定位或气道操作需要复查和评估生命体征，并监测以确保 ETT 仍在气管内，而不是误入食管。
- 在食管插管确诊后，必须观察患者是否有胸部或腹部疼痛，这是食管穿孔的首要症状。发热、心动过速、呼吸困难、呼吸急促是食管穿孔后的进展症状。如果怀疑损伤应立即进行外科会诊。

▪ 非公开索赔数据

- 如上所述，从 ASA 非公开索赔项目的分析数据（1986 年到 2000 年）报道与死亡或永久性脑损伤有关事件，食管插管占 13%。
- 分析以前的索赔（1961 年到 1996 年）显示，相比同期气道损伤，食管损伤占麻醉过程中气道损伤的 18%，死亡率最高（19%）和索赔金额最大（平均支付 138 975 美元）。

❓ 临床要点

- 确认 ETT 位置应包括体格检查以及监测，只依赖一个方法可能会延误诊断。
- 如果气道暴露困难，应保持高度怀疑。如果不确定或患者的临床迹象显示通气和氧合不足，尽快考虑可视化确认（纤维支气管镜、可视喉镜）。不要等到血氧饱和度下降再来验证。
- 发现任何可疑并发症及时外科会诊，注意可能存在的食管穿孔。
- 了解围手术期其他情况可能涉及的"食管插管"和它们相关的风险。定位的设备可能导致损伤或穿孔，尤其是有食管疝或憩室炎的患者：
- 食管温度探测器。
- 口胃管或鼻胃管。
- 经食管多普勒技术和超声心动图。
- 很少见，但发现在气管插管时，通过气管造口或气孔可发生食管插管。在未确诊的气管食管瘘的情况下，应考虑到即使通过气管正确插入，也可能进入食管。

食管裂孔疝 Hiatal Hernia

Zhuang-Ting Fang, MD, MSPH　张毓文 译 / 张晓庆 校

👊 基础知识

▪ 概述

- 食管裂孔疝指胃的一部分通过食管裂孔隔膜突出入胸腔。
- 用于防止胃内容物反流的食管下括约肌功能受损，导致患者误吸风险增高。因此，围手术期患者可能出现以下情况：
- 吸入性局限性肺炎。
- 吸入性肺炎（延迟反应）。
- 食管裂孔疝患者多因胃食管反流病（GERD）接受治疗。术前症状控制不佳患者误吸风险增加。

▪ 流行病学

发病率

- 随年龄增加而增加：<40 岁患者约为 10%，>70 岁患者约为 70%。
- 病态肥胖的发生率增高。

患病率

食管裂孔疝较常见；30% 的患者上消化道影像学检查可发现活动性食管裂孔疝。

发病情况

行食管裂孔疝修补术患者中约 24% 主诉术后不适。

死亡率

高龄患者因合并症及外科手术并发症死亡率升高（约为 2.4%）。

▪ 病因/危险因素

- 食管裂孔疝可分为先天性及获得性。
- 获得性食管裂孔疝的发病因素：
- 随年龄增长，肌肉张力减弱。
- 女性，孕期可致腹内压增高。
- 肥胖腹内压增高。
- 低纤维饮食引起的长期便秘。
- 腹水。

▪ 病理生理

- 食管下括约肌（LES）上端位于膈肌裂孔膜内，下端通常位于腹腔内。LES 被食管韧带固定在腹腔。贲门及食管远端被此结构分隔，防止胃内容物反流入食管。
- 食管裂孔疝分两种类型。
- 滑疝：胃及食管下端部分滑动入胸腔。此型最为常见。
- 食管周围疝：食管及胃解剖定位正常，部分胃可通过裂隙。此型不常见，嵌顿后可导致疝出部分胃缺血。
- 食管裂孔疝表现为 GERD，也可表现为类似心绞痛的胸痛。食管裂孔疝引起 GERD 由以下因素导致：
- 吞咽时胃液通过疝反流入食管。
- 食管裂孔处收缩导致胃进入 LES 及膈膜之间。
- 任何引起腹内压急剧升高的因素都会使 LES 张力升高。

- 糖尿病胃轻瘫及胃溃疡可使胃排空延迟，引起存在食管裂孔疝的患者症状加重。
- 凡延迟胃排空的药物如阿片类、β 受体阻滞剂、三环类抗抑郁药、抑酸药三氧化铝可引起食管裂孔疝患者误吸风险增高。

▪ 麻醉目标/指导原则

- 麻醉管理目标是避免误吸；诱导前需充分考虑采取合适的技术。
- 开放性或腹腔镜下胃底折叠术可用于治疗食管裂孔疝。与开腹手术相比，腹腔镜胃底折叠术可减少患者术后疼痛及住院天数，利于患者更快的恢复工作，同时可起到减小切口的美容效果。缺点包括症状复发、吞咽困难、手术失败及胃胀不适增加。

℞ 术前评估

▪ 症状

- 消化不良、上腹痛、恶心、呕吐、反胃及胸痛。合并心血管疾病患者在 GERD 治疗开始前需排除心源性胸痛。
- 慢性反流误吸可表现为反酸或突发呛咳、喘息。

病史

烧心。

体格检查

严重胃酸反流患者上腹部柔软。

▪ 治疗史

胃底折叠术失败。

▪ 用药史

- H_2 受体拮抗剂:减少胃酸分泌量同时提高胃液 pH。
- 质子泵抑制剂为 GERD 最有效的治疗药。减少壁细胞分泌氢离子,提高胃液 pH。
- 抑酸剂:通常提高胃液 pH,但同时增加胃容量。
- 甲氧氯普胺:促进胃排空,增加 LES 张力,为一种止吐剂。不影响胃液 pH。

▪ 诊断检查与说明

- 全血细胞计数、电解质、尿常规及肌酐。
- 怀疑误吸者需胸部 X 线检查。
- 钡剂造影。
- 胃镜检查。

▪ 伴随的器官功能障碍

- GERD。
- 慢性误吸。

▪ 延迟手术情况

饱胃患者择期手术应该推迟。

▪ 分型

- 滑动疝（Ⅰ型）。
- 食管周围疝（Ⅱ型、Ⅲ型及Ⅳ型）。

治疗

▪ 术前准备

术前用药
- GERD 治疗药需持续应用至术前。
- 抑酸剂可快速减少胃酸,但可导致胃容积轻度增加。
- 甲氧氯普胺可用于减少胃容积。

知情同意的特殊情况
误吸风险。

▪ 术中监护

麻醉选择
- 全身麻醉,予以快速气管内插管控制气道（快速诱导）,可避免胃内容物反流-入口咽或肺。如考虑存在困难气道,需在诱导前插管（清醒纤支镜插管）。
- 面罩加压通气及喉罩为全麻禁忌。
- 最低肺泡有效浓度,避免过度吸入导致的反射消失及误吸。
- 必要时可考虑应用小剂量镇静复合区域麻醉。

监测
标准 ASA 监测。

麻醉诱导/气道管理
- 需备好吸引器,确保随时可用。
- 非困难气道、有症状食管裂孔疝患者予以快速顺序诱导。需尽管快速控制气道,但仍需等待诱导药物及肌松药充分起效以避免咳嗽、呛咳反射（会将胃内容物呕出）。
- 诱导应用琥珀胆碱（司可林）1.5 mg/kg 或罗库溴铵 1~1.2 mg/kg 及诱导剂包括丙泊酚、硫喷妥钠及依托咪酯。
- Sellick 手法（诱导时压迫环状软骨）用于堵闭食管避免胃内容物反流入口咽及肺。
- 患者取反 Trendelenburg 位减少被动反流（重力）。
- 需准备不同型号气管导管及喉镜,便于快速插管。

维持
- 气管插管后留置胃管,便于引流胃内容物直至手术结束。
- 采用短效麻醉药维持麻醉,便于快速苏醒。
- 慎用非去极化肌松剂,避免术后肌肉松弛。

拔管/苏醒
- 吸引时移除胃管。
- 使用肌松剂者需确定肌松完全恢复或被拮抗。

- 患者完全清醒后才能拔除气管导管以保护气道。
- 患者取反 Trendelenburg 位减少被动反流。
- 预防术后恶心、呕吐。

术后监护

▪ 床旁护理

取决于外科手术、患者合并症及术中情况。如怀疑肺部误吸,需加强监护防治呼吸衰竭及缺氧。

▪ 药物处理/实验室处理/会诊

需谨慎选择术后镇痛药,因其会延迟胃排空及引起呕吐、反流（过度镇静）。

▪ 并发症

- 围手术期误吸:予以支持治疗,包括口咽吸引、气管插管保护气道、维持氧供,严重患者需机械通气行纤支镜检查及肺灌洗术。
- 胃折叠术并发症包括气胸、胃食管肝脏受伤、出血及感染。

疾病编码

ICD9
- 553.3 未提示梗阻和坏疽的膈疝。
- 553.3 食管裂孔疝。

ICD10
K44.9 膈疝无梗阻和坏疽。

临床要点

- 确诊食管裂孔疝患者围手术期需加强护理,减少误吸风险。
- 误吸可导致致命性局限性肺炎或吸入性肺炎。
- 需进行经食管超声心动图检查者食管破裂风险增加。

视网膜剥脱 Retinal Detachment

GundappaNeelakanta, MD · Allen Hu, MD 郝光伟 译 / 梁超 校

基础知识

▪ 概述

一般情况
- 视网膜剥脱是指视网膜与其下方的视网膜色素上皮细胞（retinal pigment epithelium, RPE）分离,通常伴有视网膜下积液。神经组织细胞由于失去营养供给而死亡,导致失明。可分为以下四型。
  - 孔源性剥脱（rhegmatogenous, rhegma 就是撕裂）:玻璃体液通过视网膜孔流入并积存于视网膜下,形成夹层,导致视网膜与眼球壁分离（最常见）。此类剥脱可为圆形或三角形。
  - 牵引性剥脱:眼内瘢痕组织收缩牵拉视网

S

膜组织,使其与眼球壁分离(糖尿病患者多见)。

- 渗出性或浆液性剥脱:葡萄膜炎或脉络膜瘤时液体积聚于封闭的腔隙内。和孔源性剥脱不同的是,其液体并非来源于视网膜内的裂孔。

- 牵引性、孔源性混合性剥脱。

• 视网膜剥脱是常见的眼科急症,需要紧急手术以防失明。外科修复的原则是确定和处理病因,重建视网膜和眼球紧密黏附[气性视网膜粘结术和(或)巩膜扣带术]。

- 裂孔的治疗原则为促进外面的视网膜层与视网膜色素上皮细胞之间的黏结,常用方法有电气透热疗法、冷冻疗法、激光眼内光凝术及间接激光光凝术。注意:裂孔并不一定导致视网膜剥脱,此时可在办公室环境下行预防剥脱治疗。

- 巩膜扣是缝合或结扎在巩膜上的硅胶条带或海绵状物,它可使巩膜向剥脱的视网膜靠近,并建立视网膜和视网膜色素上皮细胞之间的连接。此种方法可促进裂口关闭,降低牵拉及其他可导致或加重视网膜剥脱的因素。

- 玻璃体切割术需要在眼内对视网膜进行手术。3个小切口分别用于向眼内注射液体、置入纤维光源以及操作器械(显微剪、镊子、刀、玻璃体切割机等)。器械可用来去除眼内玻璃胶冻样物,然后行气性视网膜粘结术(在玻璃体内注入气体或空气以从内部磨平视网膜)。填塞剂通常为某种在眼内可持续存在6周的气体,如六氟化硫或全氟丙烷。如果需要填塞更长时间的话,可考虑硅酮油,但今后需另行手术取出硅酮油。

• 视网膜剥脱手术后患者需保持特定体位,以使填塞剂抵住视网膜裂口。

体位
• 仰卧位,头部制动(固定前额)并遮住非手术眼,身体及整个面部用手术巾覆盖。
• 术中不方便接近气道。

切口
球结膜下部或外侧切口进入眼球。

手术时间
不定,1～3 h,取决于视网膜剥脱的部位和范围以及所需要采取的操作(巩膜扣、玻璃体切除、注入气泡、激光、冷冻固定术或烧灼术)。

术中预计出血量
很少,通常不重要。

住院时间
大部分患者手术当天从恢复室回家,极少数患者需住院治疗。

特殊手术器械
配有广角视觉系统及特殊平面元件的玻璃体切除机、激光、冷凝及透热装置。

▪ 流行病学

发病率
不常见,美国通常为36 000/年,估计普通人群发病率为12/10 万,每年发病风险为0.01%,终身患病风险为0.6%。

发病情况
• 累及黄斑时预后较差。
• 由于视觉缺失或视敏度下降,对患者的影响很大。

死亡率
罕见。

▪ 麻醉目标/指导原则

• 紧急手术少见。大多数情况下,黄斑未累及可在7日内手术,否则需在24 h内手术(黄斑受累)。

• 球后神经阻滞(或全身麻醉)可使患者保持安静、眼球静止及镇痛或麻醉。

• 如采取全身麻醉,平稳诱导和苏醒是避免眼内压增加的关键。

• 可能需要注入六氟化硫或全氟丙烷等长效气体,以治疗视网膜剥脱,该类患者术中及术后6周内禁用氧化亚氮(笑气)。动物实验表明应用75%氧化亚氮(笑气)25 min后,眼内压成倍增加,这可导致视网膜动脉堵塞、视网膜缺血及视力丧失。尽管该类气体腔内存留时间仅有28日,手术后6周给予氧化亚氮(笑气)仍可能导致永久性视力丧失。

 术前评估

▪ 症状
• 视网膜剥脱本身不会引起闪光感和看见悬浮物,但剥脱时也可发生。
• 黄斑未累及时视敏度可正常。黄斑受累时,中央视区及视敏度均受影响。

病史
• 近视眼、白内障手术、严重的眼部创伤、眼部感染、网格状退行性变,青光眼患者容易发生孔源型视网膜剥脱。
• 网格状退行性变是牵引性剥脱的最常见病因,其发生风险随近视程度增加而增加。
• 无痛性视觉丧失。

• 创伤性视网膜剥脱多有眼部直接创伤病史。

体格检查
• 在巩膜抑制的情况下行直接或间接眼底检查,可见随眼球运动而自由波动的不透明的、被抬起的皱缩的视网膜。
• 视网膜裂孔常为多发裂孔。

▪ 诊断检查与说明
• 创伤引起的眼前房或玻璃体积血等严重的媒介浑浊是行视网膜直接检查的指征。
• B超检查可排除视网膜剥脱。

▪ 伴随的器官功能障碍
常无。

🗡 治疗

▪ 术前准备

术前用药
• 对即将进行的眼部手术,患者通常很紧张,他们非常关心术后疼痛以及视力恢复情况。
• 耐心细致地解释、确保镇痛效果以及静脉注射适量的咪达唑仑对缓解患者紧张焦虑的心情很有帮助。

知情同意的特殊情况
由于视力障碍,患者通常无法阅读知情同意书。

抗生素/常见病原体
• 通常不需要全身应用抗生素。
• 手术结束时结膜内注入抗生素。

▪ 术中监护

麻醉选择
• 大部分操作可在局麻下完成,通常选择球后或球周神经阻滞。

- 球后神经阻滞可提供良好的镇痛以及眼肌麻痹,并发症(很少见)包括眼球穿孔(尤其是眼内压增高的患者)、球后出血及局麻药通过视神经周围的硬膜袖进入脑脊液,导致低血压、呼吸暂停及心动过缓。治疗手段主要有血流动力学支持以及足够的通气,直至局麻药药效消失,通常需要数小时不等。

- 球周神经阻滞并发症较少,但有时可能达不到满意的麻醉效果。常常需要追加表面麻醉,尤其是在手术时间较长的情况下。

• 患者或外科医师的喜好以及原定手术需扩大时,可选择全身麻醉。

监测
- 全麻时行标准 ASA 监测及神经肌颤搐监测。
- 由于极少有血流动力学变化,通常不需要进行有创监测,但需视患者具体情况而定。

麻醉诱导/气道管理
- 球后神经阻滞时,在眼眶内缘上方置入穿刺针,通过眼球轴心线后,针尖向头侧偏移,朝向眼眶顶点。穿刺针的长度和粗细、局麻药种类和剂量的选择以及是否需添加辅助药物需视具体情况而定。
- 球后或球周神经阻滞需在麻醉监护下完成。在操作过程中可单独或联合应用丙泊酚、阿芬太尼、瑞芬太尼、芬太尼等麻醉药物,以取得良好的镇静效果。其目的在于不引起严重心肺抑制的情况下给予足够的镇静、催眠以及镇痛。
- 如果是由眼外伤引起的视网膜剥脱,则需要考虑饱胃以及其他损伤等情况;大部分患者可等到胃排空后再行手术。
- 如需行全身麻醉,注意平稳诱导以避免咳嗽及呛咳。气管插管是最安全的气道管理办法。

维持
- 单纯静脉麻醉可给予麻醉监护,注意避免过度镇静导致低氧、高碳酸血症以及不能服从指令。
- 全麻的维持可选择吸入麻醉药,但禁用氧化亚氮(笑气)。如果应用了氧化亚氮(笑气),则在注入眼内气体之前需停用氧化亚氮(笑气)20~30 min。
- 可采用小剂量滴定法给予芬太尼或长效阿片类药物(术后镇痛),作为辅助镇痛药物。
- 全麻时给予神经肌肉阻滞剂(行神经肌肉功能监测),可避免患者意外体动。
- 预防性应用止吐药,因为恶心、呕吐可提高眼内压。

拔管/苏醒
- 手术结束时,拔管前可将局麻药(通常选择布比卡因)注入或滴入球后间隙,以提供术后镇痛。
- 气管拔管过程中需避免咳嗽及呛咳,有时可选择深麻醉下拔管,可联合应用吸入或静脉麻醉药,或者向气管导管内滴入利多卡因。

术后监护

■ 床旁护理

无须进行特殊监测。但为保护气道及氧供,应指导患者尽量使头部维持特殊体位(如头低位)。达到出苏醒室标准后,可让患者出室并直接回家。

■ 镇痛

术后镇痛可选择口服可待因和对乙酰氨基酚,作用维持 24 h。严重疼痛需眼科医师评估后决定下一步治疗方案。

■ 并发症
- 巩膜扣:脉络膜或视网膜嵌顿、脉络膜上或视网膜下出血、斜视或复视、近视眼加重、迟发性眼球突出、扣带感染等。
- 玻璃体切割术和气性视网膜黏结术:诱导白内障、青光眼、视网膜损伤、视神经损伤、眼内出血等。
- 有病例报道气/液交换时发生静脉空气栓塞,但很少见。

■ 预后

在适当的外科干预情况下,手术成功率达到 90%~95%,然而在上述患者中,40%的患者的视敏度只有 20/50,甚至更差。术后视敏度下降程度与术前是否累及黄斑及剥脱时间长短有关,还和黄斑是否水肿及皱纹形成有关。

疾病编码

ICD9
- 361.00 伴有视网膜缺陷的视网膜剥脱,非特指。
- 361.81 牵引性视网膜剥脱。
- 361.9 非特指视网膜剥脱。

ICD10

H33.009 伴有视网膜损伤的非特定视网膜剥脱。

H33.20 浆液性/渗出性视网膜剥脱。

H33.40 牵引性视网膜剥脱。

临床要点
- 大多数视网膜剥脱需要行手术治疗。然而,很少有视网膜剥脱需要紧急手术,大多数患者可等到充分的术前评估和准备后再行手术治疗。
- 六氟化硫或全氟丙烷等长效气体可注入玻璃体内的腔隙中作为填塞剂,该类患者术中及术后 6 周内禁用氧化亚氮(笑气)。
- 此外,视网膜撕裂患者可在办公室内在局部麻醉下注射上述气体(气性粘结术)。如该类患者行非眼部手术时,应询问患者近期有无此类病史。

室间隔缺损 // Ventricular Septal Defect

Alain A. Salvacion, MD · James D. Boone, MD 方铮 译 / 顾卫东 校

基础知识

■ 概述

室间隔缺损(ventricular septal defect, VSD)是指室间隔存在开口或缺损。

■ 流行病学

发病率
- 活婴:(1.56~53.2)/1 000。由于影像学技术和筛查技术的提高,检出率较前增加。
- 平均发病率为 2 829/每 100 万活婴。

患病率
- 最常见的儿童先天性心脏病(congenital heart disease, CHD)。
- 第二常见的成人 CHD(仅次于二叶主动脉瓣),占心脏缺损的 10%~15%。
- 1 个月时发现的 VSD 中,80%可自发闭合。

发病情况
- 取决于 VSD 大小、肺血管阻力(pulmonary vascular resistance, PVR)以及左向右分流的程度。
- 多发 VSD、肺动脉高压及复杂的联合畸形可增加疾病的严重程度。
- VSD 修补的总体风险<5%。
- 2 岁前行 VSD 修补的预后较好。

死亡率
- 根据 VSD 自然病程的研究,27%的患者在 20 岁以前死亡,53%的患者在 40 岁以前死亡,69%的患者在 60 岁以前死亡。
- 经内科或外科治疗 25 年后的总生存率

为 87%。

■ 病因/危险因素

- 病因学。
- 可由于发育缺陷、心内膜垫/室间隔的融合或对齐失败。
- 心肌梗死。
- 医源性原因通常与心内置入导线和外物等操作有关（如电生理消融）。
- 先天性心脏病的危险因素。
- 母亲使用大麻和酒精。
- 母亲和父亲使用可卡因。
- 父亲有 VSD，后代的发生率为 2%。
- 母亲有 VSD，后代的发生率为 6%～10%。
- 唐氏综合征等染色体异常疾病可增加 VSD 的发病风险。

■ 病理生理

- 对生理的干扰取决于缺损的大小、左向右分流的程度以及 PVR。
- 小的 VSD 肺血流仅有轻度增加，功能异常较小。
- 低 PVR 时，中或大的室缺可伴有显著的左向右分流。随着时间的推移，肺血管容量超负荷可发展为肺动脉高压，并导致右心衰竭。
- 久而久之，PVR 的增加变得不可逆，导致反向分流和艾森门格综合征（右向左分流、发绀、肺血管性疾病）。

■ 麻醉目标/指导原则

- 评估疾病严重程度和左向右分流量，明确是否存在肺动脉高压、心衰和艾森门格综合征。
- 避免体循环阻力（systemic vascular resistance，SVR）急性和持续性增加或 PVR 降低，因其可加重左向右分流。
- 重点保护心室功能，特别是右心室功能。
- PVR 的大幅增加可导致右向左反向分流，影响氧合功能。
- 吸入麻醉药和静脉麻醉药均可耐受。静脉麻醉药的起效变慢（分流导致药物在心肺内再循环，影响药物进入动脉系统）。吸入麻醉药（特别是可溶性药剂）的起效加快（肺毛细血管摄取肺泡内药物减少，肺泡内药物浓度增加，脑内浓度也随之增加）。

🅡 术前评估

■ 症状

- 评估心衰的症状，如呼吸困难、端坐呼吸和阵发性夜间呼吸困难。

- 评估心律失常的症状，如心悸。
- 婴儿体重增加缓慢，生长不良。

病史
- 确诊时的年龄。
- 运动耐受性。
- 伴随的其他心脏缺陷和异常。

体格检查
- 右心室衰竭的体征包括外周性水肿、颈静脉怒张、肝颈静脉回流征、腹水、肝大。
- 左心室衰竭的体征，如肺水肿。
- 心律失常的体征包括心动过速或不规则脉。
- 全收缩期杂音，最佳听诊位置在胸骨左缘。

■ 治疗史

既往治疗 VSD 或其他先天性心脏缺损的手术操作。

■ 用药史

- 治疗心衰的药物。
- 治疗肺动脉高压的药物。
- 抗心律失常药物。
- 抗凝药物。

■ 诊断检查与说明

- ECG 可显示右心房电轴偏移、右心室肥大或左室肥大。
- 起病时 X 线胸片可正常，心衰时可出现心脏增大和肺水肿。
- 超声心动图可用于诊断。
- 心脏 MRI 也可用于诊断。
- 右心导管评估肺血管阻力和肺动脉压，尤其适用于大的缺损或长时间缺损。
- 左心导管可用于老年人及有 CAD 风险的患者。
- 计算肺循环血量：体循环血量（Qp∶Qs）分流指数，1.5～2 及以上是手术的指征。

■ 伴随的器官功能障碍

- 左心室衰竭时肺水肿。
- 易患肺部感染。
- 右心室衰竭时，由于肝脏充血导致肝功能障碍。

■ 延迟手术的情况/条件

- 如患者液体超负荷，需改善容量状态。
- 如肺动脉压可逆，则需降低肺动脉压。
- 治疗肺部感染。
- 控制心律失常。

■ 分类

- 膜周部（70%）。

- 肌部（20%）。
- 漏斗部（5%）。
- 流入道（5%）。

治疗

■ 术前准备

术前用药
- 如果患者有艾森门格综合征，麻醉管理应非常慎重，因为高碳酸血症和缺氧会增加肺血管阻力，加重右向左分流（影响氧合）。
- 可预防使用抗生素。

知情同意的特殊问题
如果患者是未成年人，需取得父母的同意。

■ 术中监护

麻醉选择
- 取决于手术操作及外科医师、患者和麻醉科医师的喜好。
- VSD 较小的患者可耐受所有种类的麻醉。
- 艾森门格综合征的患者左心室和（或）右心室受损，如手术操作允许，可考虑采用局麻及外周神经阻滞。

监护
- 取决于手术操作的范围。
- 小的 VSD 无须行有创监测。
- 大的缺损和长期的缺损患者可行动脉置管连续监测血压，中心静脉置管可方便缩血管药物的给药及药效监测。
- 对于容量变化大的病例，可考虑使用肺动脉导管和（或）经食管超声心动图。

麻醉诱导/气道管理
- VSD 小的患者可耐受各种诱导方式。
- 心脏储备差的患者应避免使用抑制心肌收缩功能的麻醉药。
- 肺动脉高压患者应避免缺氧、高碳酸血症和酸中毒（尤其对于艾森门格综合征的患者）。

维持
- 术中应避免外周血管阻力持续升高（加重左向右分流）及肺血管阻力降低。
- 右心室和左心室功能受损的患者发生液体超负荷的风险增加，应严密监测。
- 静脉内用药的起效可变慢（进入体循环的量减少；左心室分流进入右心室）。相反，吸入麻醉药的起效可加快（肺泡浓度增加，因而脑内浓度增加）。

拔管/苏醒
- 时机合适时拔除气管导管。
- 艾森门格综合征患者对高碳酸血症和缺氧的耐受差。

术后监护

床旁护理

• 密切监测容量状态。

• 监测心律失常。

• 高危手术、大 VSD、心功能差和艾森门格综合征的患者需进 ICU 监护。

药物处理/实验室处理/会诊

请有 CHD 方面经验的医师会诊可能有一定帮助,尤其对于复杂缺损的患者。

并发症

• 监测心脏储备功能差的患者的液体负荷以及右心室/左心室功能的恶化。

• 患者存在心律失常的风险。

疾病编码

ICD9

745.4 室间隔缺损。

ICD10

Q21.0 室间隔缺损。

临床要点

• 需评估疾病的严重程度、分流程度和方向及心肌受损的程度,以便制订合理的麻醉方案。

• 由于存在左向右分流,静脉麻醉用药起效慢;吸入麻醉药(尤其溶解度大的药物)的起效加快。肺泡浓度/吸入浓度(F_A/F_I)的上升更加迅速。

室性期前收缩 Premature Ventricular Contractions

J. Aaron Williams, MD 周玲 译 / 张晓庆 校

基础知识

概述

• 室性期前收缩(premature ventricular contractions, PVC)是指由一个异位心室起搏点造成的不协调心室收缩,PVC 也指室性期前节律(ventricular premature beats, VPB)和室性期外收缩。

• PVC 是一个常见的非病理性过程,但是如果围手术期新发或发作频率增加的话,提示麻醉科医师可能存在以下潜在的病理改变:

- 缺氧。

- 高碳酸血症。

- 酸中毒。

- 心肌梗死。

流行病学

发病率

• 发病时多数为无症状,并且会持续一段时间,因此很难估计发生率。

• 随着年龄的增长而增加。

• 多见于男性及非裔美国人(与高加索人相比)。

患病率

• 由于监测的时间长度不同,数值有很大不同,长时间监测导致检测率较高(例如,单次心电图对比 2 min 心电图对比 24 h Holter)。

• 50%年轻人和女性可以检测到 PVC(通过 24 h Holter)。

• 在一项研究中老年人出现每小时 30 个 PVC 的发生率接近 30%(Lown 分类 2)。

发病情况

• 心悸引起紧张,或者不常见的晕厥前驱症状或晕厥发作。

• 与基础疾病有关。

• 长时间二联律可导致心肌病变,不管既往有无其他疾病过程。

死亡率

• 与潜在的病因相关,或者进展为更为恶性的心律失常。

• 增加死亡率的情况:

- 频率/个数增加。

- 多形性波形。

- 持续 PVC(成对,NSVT)。

- 运动过程中,尤其是运动之后出现复杂心律失常。

病因/危险因素

• 术前:

- 正常变异。

- 低氧血症。

- 高碳酸血症、酸中毒。

- 心肌缺血、梗死。

- 肺栓塞。

- 电解质紊乱:低钾血症、低镁血症和高钙血症(可由术中使用呋塞米、甘露醇和静脉注射对比显影剂造成)。

- 任何高儿茶酚胺状态。

- 药物:肾上腺素、去甲肾上腺素、多巴胺、地高辛、三环类抗抑郁药(氟卡尼等)。

- 心动过缓。

- 焦虑。

- 局部激惹、机械因素:中心静脉导管的导丝或导管、肺动脉导管、手术工具或置于手术区域(特别是在开放性心脏手术和胸外科手术、Nuss 手术中)。

- 慢性疾病:高血压、左心室肥大、既往心肌梗死史、心肌病、心脏瓣膜病。

- 刺激性事件:运动、吸烟/暴露于尼古丁、服用咖啡因和巧克力。

生理/病理生理

• 大致上有三种机制:

- 自主性增强:电解质紊乱和儿茶酚胺增多的状态可影响膜静息电位/心室起搏细胞的自主性。

- 诱因激活:缺血、地高辛。

- 折返现象:缺血区域和陈旧性梗死灶可导致正常的冲动传导受延迟和造成"期外"或"非同步"的延迟性冲动。

• 可能来源于单侧或双侧心室的单个或多个病灶(例如,在 SA - AV 结或希氏-浦肯野系统之外)。

• 血流稳定性:

- 可造成血流动力学不稳定:在心室舒张时缺乏心房兴奋可导致每搏量和心输出量减少(特别是二联律或频发 PVC)。

- 本质上多为良性,也可能预示着潜在的恶性疾病。

- 在某些情况下可进展为恶性心律失常。

预防措施

• 在手术室,避免低氧血症、高碳酸血症或酸中毒、低血压或心动过速(心肌缺血)和其他前文提到的病因。

- 长期的β受体阻滞剂治疗适用于某些情况(例如,有症状的发作、MI后心律失常等)。
- 门诊患者:避免咖啡因、尼古丁、酒精和巧克力。同样,草药和减肥药也含有激动剂(如伪麻黄碱等)。

诊断

▪ 术中

- 主要是基于心电图诊断:1A 级。
- 室性期前去极化。
- 无 P 波(如同房性期前去极化/收缩一样)。
- 宽大畸形的 QRS。
- 下一次正常搏动前可有代偿性间期。
- 搏动前后的 RR 间期通常是固定的。
- 如果为多灶性,QRS 为多形性。
- 指脉氧或动脉波型可用来排除电干扰,患者有活动或者患者周围有活动的情况。如果是"真的",可见异常出现波形较小的脉搏/搏动(高度)。
- 初步诊断检查:
- 如果考虑新发心肌缺血,12 导联心电图有助于诊断。
- 动脉血气有助于查出酸中毒、低氧、高碳酸血症。
- 查电解质。
- 如果考虑心肌缺血,初步的心肌酶谱检查。
- 其他诊断检查:
- 如果考虑中心静脉或导丝残留,查 X 线胸片。
- 地高辛浓度(如果使用的话)。
- 尿液毒品筛查。
- 心脏超声。

▪ 清醒或门诊患者

- 病史。
- 许多患者为无症状。
- 与心悸有关(PVC 之后的强化搏动)是因为由阵发性室性心动过速(non-sustained

ventricular tachycardia,NSVT)或室性心动过速(ventricular tachycardia,VT)造成的一个"间歇"。
- 既往二联律或进展为 NSVT、VT 时发生晕厥前驱症状或晕厥的情况。
- 术前心电图有表现,但是更可能出现在术中心电图中(相比于术前的 10 s 心电图、术中会监测更长时间)。
- 诊断性检查:
- 24 h Holter:1A 级。
- 心脏应激试验。
- 冠状动脉血管造影。
- 电生理检查。
- Lown 分类系统
- 0=无 PVC。
- Ⅰ=每小时<30 个 PVC。
- Ⅱ=每小时≥30 个 PVC。
- Ⅲ=多形性 PVC。
- Ⅳa=成对(正常心律后面接连跟着 2 个 PVC)。
- Ⅳb=室性心动过速(连续≥3 个 PVC)。

▪ 鉴别诊断

- 由活动引起心电图异常的人为因素(患者或有其他人接触患者)。
- 来自电灼或 ESWL 的心电图人为因素。
- 房性期前收缩。
- 窦性停搏。
- 二度房室传导阻滞Ⅰ型或Ⅱ型。
- 三度房室传导阻滞。

治疗

- 处理包括纠正或治疗基础病因,同时保证血流动力学稳定。
- 稳定:如果为新发,查明病因。如果没有,提高警惕,查明可能的继发性原因。
- 不稳定:停止手术操作(气腹、心包操作等)和(或)完成或取消手术。考虑植入

BLS/ACLS(例如,无脉 VT 时可除颤等)。
- 适当地治疗继发性病因:
- 电解质替代治疗。
- 对呼吸酸中毒改变通气。
- 如果置管太深,中心静脉导管重新操作。
- 如果出现急性冠状动脉综合征或缺血,平衡心肌氧供和氧耗。
- 症状治疗:围手术期可用利多卡因或美托洛尔抑制 PVC,有助于维持血流动力学稳定。但是,并未对这一特定情况做过研究,因此并不能因此延误其他前文提及的治疗。

随访

- 如果术前已知有过晕厥前驱症状或晕厥史,必须在手术操作前考虑心脏评估。
- 对于术中新发 PVC,根据病史和情况,采取心内科会诊、远程监控和(或)进一步检查等措施。
- 消融术可能对恶性心律失常或频发 PVC 的患者有益。

疾病编码

ICD9
- 427.69　其他期前性节律。

ICD10
- I49.3　室性期前去极化。

临床要点

- PVC 代表着不同的临床情况,从良性病变到严重的病理过程。
- 虽不常见,但它们可能进展为更为恶性心律失常。
- 治疗围绕着确诊和治疗原发病而进行。
- 虽不常见,但 PVC 是直接治疗的指征(β受体阻滞剂、消融术)。

室性心动过速 Ventricular Tachycardia　　　　Rob C. Tanzola,MD,FRCPC · Brian Milne,MD,MSc,FRCPC　方铮 译 / 顾卫东 校

基础知识

▪ 概述

- 室性心动过速(ventricular tachycardia,VT)

的起搏点位于房室结以下。心电图特征为心率>100 次/分,QRS 波群增宽(>120 ms)。
- 可按 QRS 波形、持续时间和(或)对血流动力学的影响进行分类。

- QRS 波形:单形性或多形性。
- 持续时间:持续性(发作时间>30 s)或非持续性(发作时间<30 s)。
- 血流动力学:稳定或不稳定。

流行病学

发病率
- 全身麻醉时的室性心律失常(包括室性期前收缩):6.3%(严重 0.6%)。
- 冠心病高风险患者发生围手术期 VT 或每小时室性期前收缩>30 个:44%(术中发生率 15.7%)。

发病情况
- VT 常提示存在潜在的心脏病变。
- 持续性 VT 可致低心排血量和(或)进展为室颤。

死亡率
取决于 VT 的病因和持续时间以及患者的生理储备。

病因/危险因素
- 后天性心脏病:心肌病、心肌瘢痕、心肌缺血、心肌炎。
- 先天性心脏病:主动脉缩窄、三尖瓣下移畸形(Ebstein's anomaly)、法洛四联症、Brugada 综合征。
- QT 间期延长:先天性和(或)药物引起(如氟哌利多、美沙酮、索他洛尔、普鲁卡因胺、多潘立酮、胺碘酮)。
- 中枢神经系统疾病:蛛网膜下腔出血、脊髓损伤。
- 呼吸衰竭:缺氧、高碳酸血症。
- 电解质异常:低钾血症、高钾血症、低镁血症、酸中毒。
- 过度的交感神经刺激:拟交感药物、内源性儿茶酚胺(如围手术期应激、嗜铬细胞瘤)。
- 体温不稳:低体温(<28 ℃)、恶性高热。
- 药物过量(如洋地黄类药物、可卡因、三环类抗抑郁药、局麻药)。
- 医源性:弱电/强电电击、心脏刺激(如肺动脉导管)。

病理生理
- VT 的发生机制包括折返形成,自律性增加及触发活动。
- 折返机制需要存在多条潜在的激活通道,一条通道存在单向阻滞,阻滞区域的传导缓慢,使得冲动折返进入环路。
  - 单形性 VT 的常见原因。
  - 举例:心肌梗死瘢痕。
- 自律性增加引起心室潜在起搏细胞的快速放电。
  - 心肌动作电位 4 期自发形成的冲动(平时

形成逸搏心律)成为心脏的起搏点。
  - 举例:损伤组织(急性缺血、陈旧性心梗)释放的儿茶酚胺和交感神经刺激增强导致自律性增加。
- 触发冲动继发于后除极(前一个动作电位导致心肌膜电位振荡)。
  - 早期后除极发生于心肌动作电位的平台期,可致室性期前收缩或多形性 VT。
  - 延迟后除极是由于细胞内钙增加所致,常与使用 β 受体激动剂和(或)地高辛有关。

预防措施
- 避免交感神经刺激:足够的麻醉深度、控制疼痛。
- 没有证据表明预防性使用抗心律失常药物具有生存获益。相反,预防性使用抗心律失常药物可导致心律失常。
- 植入式心律转复除颤器(implantable cardioverter-defibrillators, ICD):可降低左室功能障碍患者猝死的发生率。
- 长 QT 间期综合征的治疗:β 受体阻断剂、避免使用延长 QT 的药物、ICD、避免低钾血症或低镁血症、左颈胸交感神经节切除术、星状神经节阻滞。
- 麻醉时降低心律失常发生的风险:
  - 诱导/维持:丙泊酚、七氟烷、氧化亚氮。
  - 避免刺激交感神经的药物:氟烷、氯胺酮、拟交感药物。

诊断
- VT 的鉴别诊断可能比较困难且耗时。对于血流动力学不稳定的患者,重点应放在快速处理而不是诊断。
- 心肌梗死、心绞痛或心衰病史可增加发生 VT 的可能性。
- VT 的 ECG 表现:
  - QRS 波群增宽(>120 ms)。
  - 房室分离:可见 P 波在 QRS 波群之中或之间。出现的概率<50%。
  - 融合搏动:正常节律和异位节律的动作电位相会合,形成复合的 QRS 波群。
  - 夺获搏动:心房冲动到达房室结时心室肌处于可去极化状态,结果形成一个形态正常的 QRS 波群。
  - 胸导联同向性:$V_1 \sim V_6$ 的 QRS 波群的主波方向一致,诊断 VT 的特异性为 90%。
- 动脉测压可发现血压的变化,反映心房对心室充盈的影响。
- 中心静脉和肺动脉导管波形可呈现高大

的"A"波,反映了心房收缩时房室瓣处于关闭状态。

鉴别诊断
其他宽 QRS 波群心动过速。
- 室上性心动过速(supraventricular tachycardia, SVT)伴室内差异传导,占宽 QRS 波群心动过速的 15%。
- 预激心动过速(如 Wolff-Parkinson-White 综合征)。
- 心室起搏节律。

治疗
- 无脉性 VT:
  - CPR。
  - 除颤(双相 200 J,单相 360 J)。
  - 不要因为判断单形性或多形性 VT 而延误除颤。
  - 明确并治疗诱因
- 稳定的单形性 VT:
  - 普鲁卡因胺:20~50 mg/min 静脉输注,直到心律失常被抑制、发生低血压或 QRS 增宽 50%。最大累积剂量为 17 mg/kg 或每 5 min 100 mg。如存在 QT 间期延长或严重的左心室功能障碍,应避免使用。
  - 胺碘酮:10 min 内缓慢静注 150 mg(必要时可重复一次),随后 1 mg/min 输注 6 h。
  - 索塔洛尔:5 min 内缓慢静注 1.5 mg/kg。如 QT 间期延长或严重的左心室功能障碍,应避免使用。
  - 利多卡因(二线治疗药物):终止 VT 的效果不如普鲁卡因胺、索他洛尔和胺碘酮。
  - 血流动力学稳定的 VT 避免使用维拉帕米和地尔硫草,以免引起严重低血压。
  - 选择同步电复律:100 J(单或双相)。如果无反应,可逐步提高电复律能量。
  - 抗心动过速起搏:内置起搏器或体外起搏(很少使用)。
- 多形性 VT:
  - 如患者有进展为 VF 的趋势,立即除颤。
  - 评估除颤后的 QT 间期。QT 间期正常的患者,缺血是导致多形性 VT 最常见的原因,采用胺碘酮和(或)β 受体阻滞剂治疗。
- 尖端扭转性 VT:
  - 除颤(双相 200 J,单相 360 J)。
  - 避免使用延长 QT 间期的药物。
  - 避免使用 IA 和 III 类抗心律失常药物(K^+ 阻断作用)。

- 纠正电解质。15 min 内静脉注射硫酸镁 1～2 g。如患者存在低钾血症,补钾(维持血钾浓度在正常水平高限 4.5～5 mmol/L)。

- 提高心率:阿托品、异丙肾上腺素和心脏起搏,心率增快至 90 次/分以上,以抑制早期后除极,缩短 QTc。

• 家族性长 QT 间期综合征:

- 避免交感神经刺激。

- 考虑使用 β 受体阻滞剂。

- 胸段硬膜外,左星状神经节阻滞,左侧心交感神经切断术。

小儿注意事项

• 小儿室性心律失常的原因包括先天性心脏病、心肌病、炎症性心肌病和电性肌病(electrical myopathies)。

• 许多结构正常的心脏可发生可耐受的室性期前收缩和 VT。良性的 VT 具有正常的窦性心律复极化、正常的心室功能以及无猝死家族史。

• 如血流动力学不稳定,心脏电复律 0.5～2 J/kg。

妊娠注意事项

• 分娩期间儿茶酚胺的升高可诱发 VT。

• 新发的 VT 应考虑是否有围生期心肌病。

• 血流动力学不稳定以及药物治疗失败的患者可行心脏电复律。

随访

• 有创监测及术后送 ICU。

• 12 导联心电图:监测 QT 间期及有无心肌缺血。

• 实验室检查:电解质、Ca^{2+}、Mg^{2+}、动脉血气分析、心肌酶谱、毒理学筛查。

• 超声心动图:评估结构性心脏疾病以及心肌缺血的证据。

• 心脏病学/电生理学专家会诊。

- 抗心律失常治疗。

- 电生理检查、消融或 ICD。

- 治疗/随访冠心病。

• 可选择 MRI 作为 ARVC 的影像学检查方法。

• 对家族性疾病进行基因筛查。

▪ 非公开的索赔数据

• 74 件已结案的麻醉期间 VT 的索赔:

- 70％发生在全身麻醉期间,19％发生在区域阻滞中,8％发生在麻醉监护中。

- 原因:原因不明(25％),药物或剂量错误

(12％),局麻药血管内注射/吸收(10％),气道管理(9％),电解质紊乱或不恰当的液体管理(7％)。

疾病编码

ICD9

• 427.1 阵发性室性心动过速。

ICD10

• 147.2 室性心动过速。

临床要点

• VT 的常见病因:低氧血症、低镁血症、低钾血症/高钾血症、心肌缺血、肺栓塞以及过度的交感神经刺激。

• 血流动力学不稳定的 VT 应立即除颤(双相 200 J,单相 360 J)。

• 血流动力学稳定的 VT 可使用抗心律失常药物或同步心脏电复律(100 J)。

• 有 VT 病史的患者应避免使用诱发 VT 的麻醉药:琥珀胆碱(高钾血症)、氟哌利多(QT 间期延长和尖端扭转性 VT)、纳洛酮(阿片类药物依赖患者刺激交感神经)。

嗜铬细胞瘤 Pheochromocytoma

Joe C Hong, MD 孙秀梅 译 / 张晓庆 校

基础知识

▪ 概述

• 嗜铬细胞瘤是少见的内分泌紊乱肿瘤。嗜铬组织分泌儿茶酚胺,主要特征为儿茶酚胺升高。

• 10％的嗜铬细胞瘤存在于肾上腺外,可出现于任何嗜铬组织存在的部位,如腹腔、肠系膜、肾脏、下腹部、睾丸和脊柱旁交感神经丛。

▪ 流行病学

发病率

美国约每年发现 800 例。

患病率

约 5 000 个高血压患者中有一个合并嗜铬细胞瘤,无性别区别。

患病率和死亡率

• 两者皆增加,尤其是心血管系统,由终末

器官内儿茶酚胺水平增高引起。

• 术中诊断的术前未发现的嗜铬细胞瘤可使合并症和死亡率增加 50％,主要有心肌梗死和脑血管意外引起。

• 术前诊断及合理的治疗和麻醉处理可明显降低围手术期死亡率和合并症。

▪ 病因/危险因素

家族史、多发性内分泌瘤(MEN)综合征或 von-Hippel-Lindau 病。

▪ 病理生理

• 绝大多数情况自然发生。也有一部分为家族遗传性综合征,如单纯家族性嗜铬细胞瘤、MEN Ⅱa 和Ⅱb 型、神经纤维瘤、结节性硬化病、von-Hippel-Lindau 病和 Sturge-Weber 综合征。

• 10 定律:有 10％为家族性、10％为双侧、10％出现于肾上腺外、10％为恶性。

• 嗜铬细胞瘤可合成、储存、分泌儿茶酚胺(去甲肾上腺素、肾上腺素和多巴胺)。约90％的患者主要分泌去甲肾上腺素。

▪ 麻醉目标/指导原则

• 术前患者必须先后应用 α 受体和 β 受体阻滞剂,补充容量和改善受损器官功能。

• 术中手术医师和麻醉科医师必须良好沟通以预防血压波动的发生。

术前评估

▪ 症状

• 儿茶酚胺过多的生理表现:头痛、心悸和出汗最常见。

• 其他症状包括焦虑、潮红、腰痛、腹痛、眩晕、恶心、呕吐、体重减轻和便秘。

病史

• 未明确诊断时,如果患者表现为顽固性高血压,如虽然用多种抗高血压药物,血压仍

得不到控制，或表现为间断性、突发性高血压，且伴发头痛、心悸、多汗和苍白。

• 明确诊断后，仔细复习患者血压日志、抗高血压方案、治疗时间、最后剂量时间可有助于确定有效的α受体阻滞剂治疗。

• 病史可有助于鉴别发现α受体阻滞剂治疗的其他指征，如鼻塞和直立性低血压。

• 相关系统检查应包括神经系统、心血管系统、血液系统、胃肠系统、肺和骨骼肌肉系统。

体格检查

• 持续或间断性高血压为最常见的表现。

• 其他体征包括发热、心动过速、直立性低血压和腰部可触及的包块。

■ 用药史

• 术前应用α受体阻滞剂治疗对控制血压、改善儿茶酚胺引起的血管收缩和低血容量至关重要。

• 口服苯氧苄胺：非竞争性α₁和α₂受体阻滞剂，应在术前几周开始且根据需要增加剂量。

• 术前口服哌唑嗪和多沙唑嗪：α₁受体阻滞剂，起效快速，半衰期短。容易调整剂量。但作为竞争性拮抗剂作用容易被高儿茶酚胺浓度所抵抗。

• 酚妥拉明为静脉用竞争性α₁和α₂受体阻滞剂，起竞争性拮抗作用可被高儿茶酚胺浓度所抵抗。

• β受体阻滞剂应仅用于用α受体阻滞剂取得理想治疗效果后(如果没有取得理想治疗效果时使用，可使未拮抗的α肾上腺作用增加而导致充血性心力衰竭)。β受体阻滞剂可控制心动过速、心律失常和心肌缺血。多选美托洛尔。洛贝妥洛尔对β和α受体的阻断作用为3∶1，也可选择。

■ 诊断检查与说明

• 24 h尿儿茶酚胺和儿茶酚胺代谢产物升高为最敏感的实验室诊断指标。

• CT和MRI可明确诊断嗜铬细胞瘤。

• ¹³¹I-meta-iodobenzyl guanidine(MIBG)扫描可用于肿瘤复发、转移和肾上腺外肿瘤的诊断。

• 未治疗的患者因血浓缩表现红细胞增多而使血红蛋白增高。α受体阻滞剂可使血容量扩张，降低血红蛋白水平至正常。

• 应测量血生化、血糖和肾功能。

• 应查心电图以发现心律失常、缺血和左心室肥厚。

• X线胸片可发现充血性心力衰竭。

• 心脏超声可评估心肌病或运动耐受降低。

■ 伴随的器官功能障碍

• 心血管系统：心律失常尤其是室速和室颤的危险增加。慢性高儿茶酚胺可引起扩张或肥厚型心肌病、充血性心力衰竭、心肌炎和心肌梗死。

• 肺脏：扩张型心肌病可引起心源性肺水肿或非心源性肺水肿。

• 胃肠系统：高儿茶酚胺状态可降低胃肠蠕动导致肠梗死和顽固性便秘。

• 肾脏：肿块导致的肾动脉狭窄和高血压危象导致肾梗死，可引起肾衰竭。

• 血液系统：血管阻力增加导致的血容量降低引起红细胞增多症。

• 代谢改变：葡萄糖耐受性降低可导致糖尿病和乳酸中毒。

■ 延迟手术情况

没有得到治疗的新近诊断的嗜铬细胞瘤。

治疗

■ 术前准备

术前用药

苯二氮䓬类和阿片类药物有助于清醒时动脉监测置管。

■ 术中监护

麻醉选择

• 绝大多数的嗜铬细胞瘤在腹腔镜下切除，插管深麻醉是最好的选择。

• 神经阻滞。

• 开放性肾上腺切除术可选神经阻滞进行切口止痛。如果不采用，通过阻断交感神经在预防儿茶酚胺升高和结扎静脉后的低血压没有优势。

监测

• 标准ASA监测。

• 动脉压。

• 中心静脉导管，出现儿茶酚胺导致的心肌病或充血性心力衰竭时可放置肺动脉导管。

• 导尿管。

麻醉诱导/气道管理

• 麻醉诱导应在动脉压监测建立和抗高血压、心动过速药物准备充分后开始。

• 置喉镜前应施行深麻醉。丙泊酚可用于诱导，应避免氯胺酮，可引起交感神经系统兴奋。

• 琥珀胆碱(司可林)导致的颤动可引起腹内压力升高，可加重肿瘤压迫而增加儿茶酚胺的释放。

• 非去极化肌松剂(美维松和卡肌宁)可引起组胺释放，类似于儿茶酚胺释放，应尽量避免。

• 潘可洛宁能够兴奋交感神经，也应避免。

维持

• 应维持深麻醉。可选用不影响心脏对儿茶酚胺敏感的阿片类和吸入类麻醉药物。

• 腹腔充气和操作肿瘤时可挤压肿瘤使儿茶酚胺分泌增加而使血压和心率增加。

• 可随时中心静脉输注或停止硝普钠以控制血压。也可以应用硝酸甘油、酚妥拉明、尼卡地平和艾斯莫洛尔。

• 肿瘤的静脉引流端结扎使儿茶酚胺水平剧烈下降，合并α受体阻滞使血压剧烈下降。

– 静脉引流端结扎前扩容可缓解去除儿茶酚胺释放导致的血压下降。

– 通过中心静脉给垂体加压素可缓解低血压，因其不受α受体阻断的影响，因这时α受体阻断仍未恢复。

– 去氧肾上腺素、去甲肾上腺素和肾上腺素也可用于治疗低血压，但也许需要大剂量α受体阻滞剂。

– 肿瘤结扎后应间断检查血糖，因儿茶酚胺降低可导致低血糖。

拔管/苏醒

根据常规拔管标准。

术后监护

■ 床旁护理

患者血压不稳定，需要血管活性药物，因留置ICU观察。

■ 并发症

• 多数并发症与儿茶酚胺水平变化导致的血压和心率极端变化有关，表现为脑梗死、脑出血、心肌缺血和心肌梗死，其他终末器官损伤和死亡。

• 常见的术后并发症包括低血压、高血压和低血糖。

– 低血压因α受体阻滞剂的残留作用、容量不足、肾上腺素能降低及非肿瘤肾上腺不能分泌足够的儿茶酚胺有关，因其功能已被慢性抑制。

– 高血压一般与儿茶酚胺在肾上腺能神经

末梢的残留有关,有时可持续至术后1周,其他可能的原因有容量过多、肾动脉结扎及残余肿瘤。

❓ 临床要点

- 嗜铬细胞瘤可表现为5P:压力、疼痛、出汗、心悸、面色苍白。
- 应首先给嗜铬细胞瘤患者α受体阻滞剂,

然后如果患者标有心动过速,可给予β受体阻滞剂;术前应调整受损的其他器官的功能。酚妥拉明为首选,因为它通过非竞争性抑制。

- α受体阻滞剂治疗的理想状态为:血红蛋白正常表明血管容量扩张,血压正常,无鼻塞。
- 麻醉诱导插管、腹腔充气、肿瘤操作和肿瘤静脉引流端结扎的血压剧烈波动。

- 动脉置管监测血压、中心静脉置管监测容量及应用血管活性药物,有充血性心力衰竭时放置肺动脉导管。
- 硝普钠和艾斯莫洛尔是术中抗高血压的最佳选择。
- 容量扩张和垂体加压素是术中结扎静脉引流端出现低血压的最好选择。
- 术后常见并发症为低血压、高血压和低血糖。

S

手术部位感染与预防 Surgical Site Infections，Prevention

Edward C. Nemergut 孙少潇 译 / 顾卫东 校

基础知识

▪ 概述

手术部位感染(surgical site infection, SSI)是由手术伤口引起的皮肤或皮下组织细菌感染。1992年,CDC对"伤口感染"的定义进行了修订,将其命名为手术部位感染,以免手术切口感染和创伤伤口感染两个概念混淆。

▪ 流行病学

发病率

- 手术部位感染的总发生率为3%,但具体发生率会随手术种类、外科医师、医院和国家的不同而不同。
- 据统计,手术部位感染的发生率在常见院内感染中排第2位或第3位,仅次于尿路感染和下呼吸道感染。
- "污染"手术的感染发生率通常最高。在CDC对院内感染控制效果(Study on the Effect of Nosocomial Infection Control, SENIC)的研究中,结肠癌手术患者伤口感染的风险为9%～27%。
- "清洁"手术的感染发生率通常较低。
- 美国每年有50万例手术部位感染。

发病情况

- 疾病严重程度与感染的部位和感染组织的深度密切相关。例如,心脏手术后胸骨深部伤口感染往往较严重,而皮肤浅表脂肪瘤切除后的皮肤感染常较轻。然而,尽管大多数手术部位感染较浅,却可引发手术相关并发症,甚至导致死亡。
- 在美国,每例感染平均延长住院5～20天。一项对欧洲手术部位感染的发生率和

经济负担的回顾性分析表明,由手术部位感染延长的住院天数平均为9.8天。

- 手术部位感染也会延长ICU停留的时间,并使再次住院率增加5倍。
- 许多伤口感染的患者通常在伤口完全愈合前已出院,这些患者仍需要换药和家庭护理,因此他们出院后的医疗费用也会增加。患者可能需要长期静脉应用抗生素,因而仍需要留置中心静脉导管。

死亡率

死亡率与并发症率相似,也与感染的部位和感染组织的深度密切相关。例如,心脏手术后胸骨深部伤口感染的相关死亡率为6%～30%,平均在13%左右。

▪ 病因/危险因素

- 手术种类。
- 细菌污染的性质和范围。
- 低体温。
- 高血糖。
- 伤口内存在异物。
- 低血容量。
- 患者免疫功能抑制。
- 输血。
- 预防性抗生素应用不当或不足。
- 美国国家院内感染监测系统(the National Nosocomial Infection Surveillance System, NNISS)可以根据手术种类、ASA分级和手术时间对危险进行量化。

▪ 病理生理

- 伤口污染。
- 即使手术技术很完美,"清洁"手术伤口也不可避免地会受到细菌的污染。防止污染

发展成感染,依赖于患者完善的免疫系统。手术后的最初几个小时是关键时期。这段时间内,污染发展为感染的过程要么被抑制要么进一步发展(即使数天内感染并不明显)。

- 免疫反应。
- 机体对细菌病原体的第一道防线是中性粒细胞的非特异性杀伤作用,这一过程需要氧的参与。氧化杀伤作用依赖于氧分子形成具有杀菌作用的超氧化物自由基,此过程由NADPH氧化酶催化。因此,感染的风险大小与伤口及感染部位的氧分压相关也就不足为奇了。在一项研究中,直肠手术75 min时的上臂组织氧分压可预测术后手术部位感染,而这些感染通常要在1周后才能被确诊。
- 调整优化。
- 感染的预防主要围绕对伤口生理状态的调整。足够的组织灌注可提供充足的氧化底物和中性粒细胞。
- 为了让抗生素发挥作用,手术切皮之前应保证皮肤和皮下组织中有一定量的抗生素。

▪ 预防措施

- 手术治疗改进项目(Surgical Care Improvement Project, SCIP)是全国性的合作项目,已在美国开展多年,目的在于大幅降低手术死亡率和发病率,包括手术部位感染的发生率。有些建议适用于外科医师(如适当地备皮),而有些则适用于麻醉医师。
- 抗生素的给药时机和种类。
- 及时应用抗生素对于感染的预防很重要,

其目的为在切皮前组织内有足够浓度的抗生素。大多数推荐意见建议在切皮前15~60 min静脉应用抗生素。

- 选择针对最有可能引起手术感染的细菌的抗生素也很重要。一般来说,第一代头孢菌素(如头孢唑林)适合大多数的"清洁"手术。对于"污染"手术,第二代头孢菌素(如头孢西丁)可能更适合。β-内酰胺过敏患者需要另加考虑。
- 麻醉科医师常负责抗生素的应用,因此应熟悉目前的抗生素使用指南。
- 调整优化伤口的生理状态。充分的组织灌注有助于提供充足的氧化底物及中性粒细胞。
- 维持正常的体温(>36℃)。
- 在1996年的一项结直肠手术研究中,随机分入低体温组患者的手术部位感染率是正常体温组患者的3倍。此外。低体温组的住院时间延长了2.6天。
- 控制高血糖。
- 心脏手术患者围手术期高血糖与手术部位感染密切相关。但也应避免积极控制血糖引起的低血糖风险。建议血糖的控制应因人而异、因疾病而异。大多数研究建议通过静脉输注胰岛素控制血糖水平低于180 mg/dl(10 mmol/L)。
- 高氧。
- 研究表明,常压高氧(~80%)可降低术中

和术后即刻手术部位感染的风险。值得注意的是,在证明高氧有效的试验中,高氧至少需持续至术后2 h。
- 仅术中常压高氧能否降低手术部位感染的风险仍不清楚。一项荟萃分析结果表明,尽管高氧的作用有限,但对减少手术部位感染的发生还是有益的。

诊断

- 1992年修订的切口手术部位感染的CDC标准是手术后30天内的切口部位感染,且具备下列事项之一:
- 切口或筋膜层以上引流出脓液。
- 闭合伤口的液体培养分离出病原菌。
- 外科医师有意打开伤口(除非伤口培养阴性)。
- 外科医师或主治医师诊断为感染。
- 深部手术伤口感染的CDC标准是术后30天内发生手术相关的感染,累及筋膜层或其下方的组织或腔隙,且具备下列事项之一:
- 筋膜层下方间隙引流出脓液。
- 当患者发热(>38℃)和(或)局部疼痛或压痛时,伤口自发裂开或外科医师有意打开,除非伤口培养阴性。
- 直接检查、术中或病理组织检查发现脓肿或感染的其他证据。
- 外科医师诊断为感染。

治疗

手术部位感染通常采用抗生素和(或)手术引流联合治疗。

随访

- 通常需要有计划地使用抗生素。
- 某些情况下需回手术室进行清创。

疾病编码

ICD9
- 998.59 其他术后感染。

ICD10
- T81.4XXA 操作后感染,初诊。
- T81.4XXD 操作后感染,复诊。
- T81.4XXS 操作后感染,后遗症。

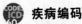 临床要点

- 虽然手术部位感染通常被认为是手术并发症,但如果麻醉科医师能积极参与感染预防,可使手术部位感染的发生率降低。研究表明,麻醉科医师及时应用抗生素的比例约为92%。
- 给患者保温。
- 有高血糖倾向患者应检查和控制血糖。
- 如果没有禁忌证应考虑应用常压高氧。

手术室火灾 Operating Room Fires

Jeanna Blitz, MD · Shawna Dorman, MD   郁庆 译 / 张晓庆 校

基础知识

■概述

- 手术室火灾是指任何在手术室或操作室被点燃的火灾。
- 麻醉实施者应知道手术和呼吸道火灾的处理和预防。
- 手术火灾被定义为那些发生在患者身上或患者周围的火灾。
- 气道火灾被定义为在患者的气道或呼吸回路内点燃的外科手术。
- 所有的火灾需要点火、氧化剂和易燃物三要素。因此,在高风险的情况下,预防应针对减少或消除这些元素之一。

■流行病学

发病率

- 难以准确评估,因为食品和药物监督管理局没有要求手术室工作人员报告火灾。
- 在美国,每年有550~650例外科手术火灾。
- 其中21%涉及气道。

患病率

手术室火灾毁容或致残案例估计在每年发生20~30例。

死亡率

手术室火灾致死亡的每年发生1~2例(大多是气道火灾)。

■病因/危险因素

- 火灾三要素:
- 点火:电灼、激光、光纤光源、除颤器、高速钻头。
- 氧化剂(易燃气体):氧气和氧化亚氮。
- 燃料:手术前乙醇消毒准备、ETT、呼吸回路、手术单、体毛、鼻导管、面罩、肠道气体。
- 高风险的外科手术被定义为随时可能出现的点火源靠近富氧环境。
- 剑突以上操作,打开氧源镇静(面罩、鼻导管)。
  - 白内障手术。
  - 颈动脉内膜切除术(颈段)。

◦去除皮肤病变。

◦面部整容。

◦眼睑成形术。

－气道内操作。

◦气管切开术。

◦活检(声带,气管)。

－去除病灶。

◦口咽程序。

▪生理/病理生理

•氧气降低了燃料的燃点。

－即使在室内空气中不会燃烧的材料也会在富氧环境中进行燃烧。

－富氧火焰更热、更激烈、更迅速地传播。

•富氧环境被定义为任何环境中的氧浓度＞21%,或压力＞160 mmHg。

－手术巾从开放氧源(漏气、面罩、鼻导管)吸收氧气。

－气道内操作进入的是一个封闭的、富氧环境。

•氧化亚氮通过分解和释放热量与氧气,支持燃烧。

▪预防措施

•大多数,但不是全部,手术室、外科手术和呼吸道火灾是可以预防的。

•提供安全的房间空气镇静。

－选择肺功能正常的患者。

－合理应用催眠药、镇静药、阿片类药物。

－使用脉搏血氧仪和呼气末 CO_2 监测患者的氧合和通气状况可以早期诊断通气不足,减少缺氧事件。

－氧饱和度处于92%是安全和可接受的,但＜90%是不可取的,因为氧解离曲线的陡峭部分,患者处于快速氧不饱和的风险中。

•在任何头颈部手术通过一个开放的氧源进行操作时,需保持氧浓度＜30%。

－鼻插管时可维持流量小于 4 L/min,如果点火源距离氧源大于 10 cm 并且头部没有披遮住。

－ Venturi 面罩夹带空气可降低 FiO_2。

－当口罩不适合临床情况时,用软管"吹"。

－一个彩色适配器的使用可能有助于提示 FiO_2。

－确认该设备是否正确地将暴露于火源的区域进行取样。

－空氧混合设备,混合医疗气体和氧气,使得气体来源氧浓度范围可从 21%~100%。

－它们准确可靠,但不是每个手术室都有备用。

－内置的氧气采样可以利用提供一个更为可控的氧输送系统。5.0 气管插管连接管可以连接到回路的 Y 形接头,和鼻导管或面罩也可以连接。限压阀需要完全关闭,新鲜的气流(氧气和空气)可以相应地调整。注意不要输送氧化亚氮。

－贴上胶带可使伤口与富氧环境隔离。

•患者如果吸入氧浓度＜30%不能维持氧饱和度＞92%,尽快改为全麻,而不是仅仅增加 FiO_2。气管内插管或声门上型装置能将把富氧环境局限在呼吸回路中和患者的肺里。

•直到所有易燃物已充分干燥,再行铺巾。

•水溶性手术用润滑油润滑头发和胡须,可使不可燃。

•在高风险手术中推荐使用双极电刀而非单极。

•双极型器件创造的小或无火花,并没有被记录到引起任何外科手术的火灾。

•气道内或涉及口咽组织的操作,可通过以下减少火灾可能:

－在组织周围和气管导管放置湿海绵。

－使用激光不能穿透的导管行气管插管。聚氯乙烯管很容易被激光穿透,在管腔内释放氧气,并且它们在氧气浓度低至 25%也可以燃烧。因此,被认为是最不安全的选择。

－进入气道前 2 min 降低 FiO_2,并以 5~10 L/min空气洗去多余的氧。

－鼓励外科医师用手术刀代替电进入气道。

－避免氧化亚氮。

Dx 诊断

•火焰或烟雾的存在通常是显而易见的。

•不寻常的噪声或感觉到温暖。

治疗

•在发生外科手术起火事件中:

－从患者身上取走燃烧物质。停止所有气道气体的流动。

－找团队中另一个人熄灭火焰。

－评估患者的伤情,必要时治疗。

－控制出血。

－如果有危险,疏散患者。

－使用水溶液来扑灭非电气火源。

◦然而,由于手术巾的阻隔可能不允许水到达火源。

◦如果需要使用二氧化碳灭火器。

－不要使用火毯,因为这将会使火包裹在患者身上。

•在发生气道起火事件中:

－首先拔除气管导管或喉罩。

－关闭氧气或氧化亚氮。

－移除手术巾。

－在气道内注入盐水,以确保火焰熄灭。

－空气下给患者面罩通气直到所有的火被抑制。

－重新保护患者的气道。

－检查患者的伤情并进行相应的治疗。

◦火灾后应进行硬质支气管镜气道检查。

随访

•一旦大火已被扑灭,评估火灾损害程度与手术医师商量是否继续手术。每一个决定都应该根据火灾的危害、手术的紧迫性和患者的稳定性做出。

•当可能发生烟雾吸入性损伤时,应降低患者气管插管指征及时插管,这样可以延迟肺水肿的发生。

•如果患者在火灾时醒来,他/她可能会回忆起火焰的气味,以及由此产生的疼痛。请求精神科会诊,了解并解释事件。

•请求整形外科医师会诊处理皮肤和气道烧伤的管理。

▪非公开索赔数据

•目前美国标准协会(ASA)只有任务指南,但不久会制定出人人必须遵守的准则。

•据称 17%的麻醉医疗事故索赔与手术烧伤相关。

临床要点

•大多数外科手术火灾是可以预防的。

•认识到哪些外科手术可能存在手术火灾,了解气道火灾高风险(扁桃体切除、气管切开、白内障、钻孔、颈动脉内膜切除术)。

•在照顾一个具有自然气道和开放性氧源的高危患者时,警惕是极为重要的。最大限度地减少或消除富氧是防止火灾发生的根本。

•如果患者不能耐受 FiO_2＜30%,快速改成全麻给患者提供安全气道。

•考虑烟雾吸入性损伤的可能性,与热损伤气道、颗粒刺激和气体伤害相关。

手术室内用电安全 Electrical Safety in the Operating Room

David P. Frey, DO · Adam Thaler, DO 赵延华 译 / 林雨轩 校

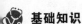 **基础知识**

概述

- 当人体构成电路的一部分或形成完整电路时,会发生电休克或电击伤。
- 手术室(OR)内的用电事故众多,必须要确保用电安全。
- 电击伤分类:
  - 强电击:大量电流,其结果包括轻者不适感而重者死亡。
  - 弱电击:无法察觉的微小电流,能使对电流敏感的患者死亡。
- 标准的电源线:
  - 火线:将电流从电源传输到仪器。
  - 零线:将电流从仪器传输回电源。
  - 地线:是第三根线,处于最低的位置,作为安全装置。其插脚是最长的,以确保最先插入电源插座。
- 接地是一个有歧义的术语,因为对于电源和仪器来说它有两个不同的意思。

流行病学

发病率

医院内 40% 的用电事故发生在手术室。

发病情况

烧伤、惊厥、肌肉收缩、呼吸麻痹和室颤(Vfib)。

死亡率

无法确定。

病因/危险因素

- 每一台电器都是潜在危险的来源,需要医疗团队所有成员正确理解用电安全。这些例子包括:
  - 设备未接地,如果连接仪器的地线受损,最终在给仪器充电时可能会放电给患者、医护人员或两者都有。
  - 电源线损坏。
  - 植入式心脏除颤器(ICD)。
  - 食管温度探头。
  - 导电液体。
  - 电刀(ESU)。
  - 激光。
  - 心电图导线。
- 对电流敏感的患者:是指体内有某种传导装置(起搏导线、中心静脉导管等)与心脏内很小的区域直接接触。

生理/病理生理

- 电通常被认为是通过导电材料的电流,需要电压来源、两个不同的电位和用于传导电流的闭合电路。
- 欧姆定律:表述为电压等于电流乘以电阻;$V = I \times R$(适用于直流电);类似于心血管系统,即血压等于心输出量(CO)乘以血管阻力。
  - 电压(V):是驱动电流对抗电路中电阻的力量,其测量单位为伏特。它反映的是(高电位和低电位之间)电位差,类似于血压。
  - 电流(I):是电荷的流动,其测量单位为安培。传统上认为是正电荷从高电位(正极)流向低电位(负极)。但是,电流测量的是带负电荷的电子的流动,因此带正电荷电子的流动方向是相反的(从低电位流向高电位)。电流分为直流(DC,只向一个方向流动)或交流(AC,流动方向周期性变化,是由电力公司提供的)。电流类似于心输出量。
  - 电阻(R):可以被认为是对抗电流的力量,其单位是欧姆。人体组织本身对电流有抵抗。电阻越高,电流通过所需的电压越高。
  - 电阻抗(Z):对于交流电来说,电阻称为电阻抗($V = I \times Z$)。
- 无线电频率:测量单位是赫兹(Hz),是指在 1 s 内交流电改变方向的次数。电力公司的交流电是 120 V/60 Hz。常见的无线电频率:
  - 60 Hz:家用电器。
  - 200 kHz~3.3 MHz:高频电刀。
  - 54~880 MHz:电视信号。
- 损伤的严重程度取决于电流数、电流持续时间和电流密度(单位面积上的电流量)。当电流增加或作用于较小的区域时,电流密度增加。外科电刀的工作原理就是如此,电刀头上有密集电流。
- 强电击:是指大量电流流经人体。60 Hz 电流经过普通人体 1 s 所造成的影响:
  - 1 mA:这是能够感知的阈值。
  - 5 mA:不对人体产生伤害的最大电流。
  - 10~20 mA:产生维持肌肉收缩前的摆脱电流。
  - 50 mA:疼痛、昏厥,能维持机械活动;心跳和呼吸能维持。
  - 100~300 mA:室颤;呼吸中枢完好无损。
- 弱电击:是指微量电流流经人体,对电流敏感的患者会受伤或死亡。
  - 0.1 mA:室颤(需要注意的是,强电击的感知阈值是 1 mA)。
  - 0.01 mA:手术室(OR)内仪器设备已知的最大漏电流。
- 直流电(DC)通常被认为比交流电(AC)安全;直流电需要大约 3 倍的电流才能产生 60 Hz 交流电造成的损伤。然而,这并不意味着直流电就是安全的,因为它依然会导致死亡。
- 温度:电流通过任何类型的电阻都会升高该物质的温度,可能导致热损伤,其程度从细胞破坏到烧伤。
- 电外科学:高频电流不会导致心室颤动,只会导致烧伤。
  - 单极:电流会通过患者以及粘贴在患者身上的连接板,返回电刀设备(形成完整的电路)。连接板(一块大的蓝色粘贴片)是离散电极,有较大的表面积,能使电刀电流以低密度电流离开患者身体。如果不正确使用,有可能形成高电流密度并且烧伤患者。如果未使用连接板或导线断开,电刀电流有可能会流经其他途径(包括外科医师、心电图电极和假肢等),并且导致损伤。
  - 双极:这种装置只在 2 个电极之间传递电流,类似手术镊子。功能电极和返回电极是两个刀片,因此与单极电极相比,无需连接板而且所需功率低得多。
- 植入式除颤器(ICD)干扰:除颤器可能将电流错误地识别为心律失常,从而引发对抗心动过速的起搏或除颤。新一代的除颤器的绝缘性能得以改进,已经研制出基于频率的除颤器,能够识别电流干扰。但是,美国麻醉医师协会(ASA)仍然推荐在手术前直接对起搏器重新编程或者用磁石将其关闭。

预防措施

- 麻醉科医师应该知道手术室内用电安全措施存在一定的差异。
- 独立供电系统:大多数手术室(OR)的电源使用单独的变压器,将其与实际的电源分开。当人体与这种独立供电系统的两根线接触形成电路时才可能被电击,因此这在很大程度上降低了电击危险。与此相反,在非

独立电源系统中人体接触地面就可形成电路,因此人体站在地上接触到火线时就会形成电路。

• 线路密闭性监控(LIM):持续监控独立供电系统的完整性。连接仪器后由于本身就存在的泄漏电流,该系统的密闭性降低。该系统的完整性用毫安(mA)表示,如果总泄漏电流达到2～5 mA就会报警。这不是流通电流的数值,而是发生故障时的泄漏电流。因此,报警不一定显示存在紧急情况,而是系统的密闭性降低。仪器会继续工作,但是独立供电系统的安全性就没有了。应该注意的是,LIM不是为了防止弱电击,因为它的设定阈值高于1 mA。

• 地线:电源线中第三根,处于最低的位置;在故障时是电阻最小的路径。大部分的电流将沿着地线避开人体而返回。如果没有地线或被断开,人体会经历相当大甚至是致命的电击。此外,地线能够分散泄漏电流,该电流对于敏感患者来说可能是致命的。

• 医院等级的出口:可通过绿点识别。该出口的地线连接方面已经被证明比非医院等级的出口更为完整。

• 应急出口:可通过红色插座识别。当电力故障时,这些插座通过备用发电机提供电源。

• 医院等级的插头:通过使用透明塑料或方便拆卸的构造,能够直视下检查地线的完整性。

• 应急电源:要求所有医院都要有备用电源。当发现电力公司电源中断后数秒内发电机就应该启动。同样,如果只是医院内少数几个房间的电源中断,发电机可能不会启动工作。

• 损坏的设备和电源线修好前不能使用。所有设备必须经过定期维护和检查。

• 拔电源线时要抓住电源插头。

• 不要把电线放到地上,避免碰到导电液体、被仪器碾压受损以及绊倒医护人员。

• 加长的多出口电源插座容易被液体污染。如果可能的话,尽量避免使用。

• 电外科学:确保连接板合理放置。对于电流敏感患者应使用双极电极。双极电极很少甚至不会产出火花,还没有引起火灾的记录。

 诊断

• 在安装了线路密闭性监控(LIM)的手术间,泄漏电流达到预先设定的报警限度时会报警,通常为2～5 mA。

• 对于电流敏感患者,弱电击会导致室颤。

• 使用电刀时如果需要调高其设置,可能提示连接板的位置放置不当或错误。

 治疗

• 如果线路密闭性监控(LIM)报警:

－按顺序地拔除最后连接上去的仪器,因为它可能是引起报警的那台仪器。出现问题的仪器应该被拔除并送去维修保养。

－如果该仪器是用于维持生命并且必不可少,它可以继续使用。但是,该电源系统不再是单独的,存在发生严重电击的风险。

－仪器本身可能没有故障,只是连接了太多设备,因为泄漏电流会叠加在一起。过多地使用延长电线会增加泄漏电流。

－如果找不到引发故障的设备,应该扩大搜索范围,包括插座、扩展盒和环境中的危险因素(如地面上的水洼)。

• 如果出现断电:

－大多数情况下,应急发电机会提供电源,但是重要仪器应该配有应急计划。

－使用电池供电的光源:在找到手电筒前使用喉镜和手机进行照明。

－靠电池供电的监护仪和工作站:准备进行手动通气。除了地氟烷外的吸入麻醉药会继续蒸发而发挥作用。

随访

如果围手术期发生了断电或意外,应该告知患者并且给予必要的关心护理。

疾病编码

ICD9

• 994.8 触电和电流的非致命性影响。

ICD10

• T75.4XXA 触电,初次接触。

临床要点

• 仪器生产厂家通过缩短电源线,确保符合泄漏电流的标准。使用电源延长线可能会增加泄漏电流。

• 线路密闭性监控(LIM)并不能防止弱电击的发生。

输尿管膀胱再植术 Ureteral Reimplantation

Rebecca A. Drinkaus, MD 张细学 译 / 顾卫东 校

 基础知识

■ 概述

• 输尿管膀胱再植术采用开放手术或者腹腔镜手术将输尿管重新植入膀胱壁,用于治疗膀胱输尿管反流(vesicoureteral reflux, VUR)。VUR时,异位的输尿管使尿液反流到肾脏集尿系统。

• 未纠正的VUR可致反复尿路感染(urinary tract infection, UIT)、尿道扩张、肾盂肾炎和肾脏瘢痕形成。疾病严重时可致高血压、发育障碍和肾功能不全。

• VUR的分型:

－原发型(儿童期出现):是最常见的反流类型,原因是膀胱壁内输尿管较短,导致输尿管膀胱连接部(ureterovesical junction, UVJ)闭合不全所致。

－继发型:与膀胱内压力异常升高有关,导致膀胱收缩时输尿管膀胱连接部无法关闭。

• 采用抗生素治疗还是手术治疗取决于VUR的分级、患者的年龄和症状。

• 国际反流研究小组(international reflux study group, IRSG)根据泌尿系统逆行充盈和扩张的程度对VUR进行分级:

－Ⅰ级(轻度):反流仅限于输尿管,不伴扩张。

－Ⅱ级(轻度):反流充盈输尿管和集合系统,不伴扩张。

－Ⅲ(中度):反流充盈输尿管和集合系统,伴轻度扩张,肾盏轻度钝化。

－Ⅳ(重度):反流充盈输尿管和集合系统,伴重度扩张,肾盏钝化。输尿管可见一定程度的迂曲。

V（重度）：集合系统大量反流、重度扩张。所有肾盏钝化伴乳突压迹消失，可见肾内反流。输尿管扩张和迂曲明显。

- VUR的初始治疗包括连续抗生素预防治疗（continuous antibiotic prophylaxis, CAP）和内镜下注入聚糖酐/透明质酸共聚物。

- VUR常见于儿童，也可见于青春期和成年后。很多低分级的VUR可自行缓解，24个月内的自行缓解率为61%。

- 有多种手术修复方法，包括膀胱内和膀胱外再植技术。

- 腹腔镜下膀胱再植技术住院时间短、出血量少，但技术要求高。

体位

仰卧。

切口

低位横切口。

手术时间

2～4 h。

预计出血量

小儿开放手术常<100 ml。

住院时间

开放手术平均住院3天。

特殊手术设备

- 膀胱镜设备：常用于膀胱输尿管再植术前确定解剖结构，明确是否存在炎症或感染。
- 腹腔镜设备。

■ **流行病学**

发病率

- 1%的儿童人群患有VUR。

- 患者的种族、性别和年龄：VUR多见于女性，但在婴儿期，男性的发病率更高、病情更严重。VUR在非洲裔美国儿童中的发病率较少。

患病率

- 由于病情严重程度不一、没有症状和缺乏无创诊断工具，患病率尚不明确。

- 原发型VUR有很强的遗传倾向，兄弟姐妹的患病率为27.4%；患病父母的子女的患病率为35.7%。

发病情况

手术的成功率约为98%。

死亡率

无合并疾病的患者手术风险低。

■ **麻醉目标/指导原则**

- 区域麻醉可用于术中和术后镇痛。
- 减少术后膀胱痉挛。
- 维持水化和足够的尿量。

Dx 术前评估

■ **症状**

- UTI（发热、排尿困难、尿频、胃纳差）。

- 肠道和膀胱功能障碍（bowel and bladder dysfunction, BBD）的症状：尿频尿急、排空时间延长、日间遗尿、会阴/阴茎痛、屏气动作、便秘/大便失禁。

- 患者在肾脏已有瘢痕形成时可能仍然无症状。

病史

- 反复UTI，甚至在抗生素治疗期间。
- 评估区域麻醉的禁忌证。
- 肾功能不全的病史。

体格检查

- 常规体检很少见阳性体征，除非存在严重肾脏疾病。
- 评估高血压。

■ **药物治疗**

抗生素治疗感染。

■ **诊断检查与说明**

- 血清肌酐。
- 血清电解质。
- 手术前数周应行尿培养，以便治疗已存在的感染。

- 排泄性膀胱尿道造影（voiding cystourethrogram, VCUG）、放射性核素膀胱造影术（radionuclide cystography, RNC）。

- 二巯基丁二酸肾显像（DMSA）可发现肾皮质损伤和瘢痕形成

■ **伴随的器官功能障碍**

评估肾功能不全的病史。

💉 治疗

■ **术前准备**

术前用药

术前可使用苯二氮䓬类药物减轻焦虑，如果没有静脉通路，可于术前30 min口服，以达药物最大吸收和疗效。

知情同意的特殊情况

- 有可能从腹腔镜手术中转为开放手术。
- 区域麻醉的知情同意。

抗生素/常见病原体

- CAP治疗的患者仍有可能发生感染。甲氧苄啶-磺胺甲噁唑、甲氧苄啶和呋喃妥因

可用于预防性抗生素治疗。

- 儿童UTI最常见的病原菌为大肠埃希菌，并可继发其他革兰阴性菌感染。

■ **术中监护**

麻醉选择

- 气管插管全身麻醉。

- 区域麻醉（骶骨内麻醉±置管或硬膜外置管）可辅助全身麻醉。如果高度怀疑膀胱炎症或感染，膀胱镜检查后常行区域阻滞（万一手术取消）。

监测

- 标准ASA监测。

- 1～2路外周静脉通常已足够。

- 导尿管通常由手术医师当场放置；然而，有研究显示，留置导尿管与住院时间延长和膀胱痉挛相关，因而有些手术医师可能不放置导尿管。如果考虑行区域麻醉，与手术医师商讨是否留置导尿。如果不放置导尿管，在手术开始或结束时给予单次骶管内注射，手术结束时拔除骶管或硬膜外导管。

麻醉诱导/气道管理

开放静脉通路之前，可面罩吸入氧化亚氮或七氟烷。在焦虑的大龄儿童或青少年中，可在静脉开放前先吸入氧化亚氮，随后进行静脉诱导。

维持

- 可使用空气-氧气混合气体。腹腔镜手术时应避免使用氧化亚氮，以防胃扩张。

- 整个手术过程中均应使用肌松药，腹腔镜手术更有必要使用肌松药。

- 镇痛：开放手术和腹腔镜手术可使用小剂量阿片类药物；手术结束时可根据呼吸频率进行剂量滴定。由于阿片类药物可导致尿潴留，可采用硬膜外麻醉进行术中持续镇痛，以减少阿片类药物的用量。

- 给药时应考虑患者的年龄、体重和是否有并存疾病。

- 腹腔镜手术应监测腹腔积气和空气栓塞等并发症。

- 液体：有时无法监测尿量，术中液体丢失不多。应维持输液和补充非显性失水。

- 如果预期手术时间较长，应考虑将测量血压的袖带移至对侧肢体。

拔管/苏醒

- 气管拔管前，再次给予局麻药或麻醉性镇痛药。

- 苏醒前可给予首剂酮咯酸。肾功能障碍患者避免使用。

术后监护

床旁护理

普通病房,监测氧饱和度。

镇痛

• 静脉阿片类药物(芬太尼、吗啡、氢吗啡酮)可用于减轻术后切口痛。如果静脉和鞘内同时给予阿片类药物,可能发生呼吸抑制。

• 连续硬膜外麻醉可用于术后镇痛。硬膜外自控镇痛(patient controlled epidural analgesia, PCEA)仅用于有足够的体力和认知力按压镇痛泵的患者。这类患者的年龄通常需大于 7 岁。最好用于青少年或年龄更大的患者,他们可耐受较大剂量的麻醉药,并且副作用较少。

• 术后常见膀胱痉挛痛。酮咯酸可降低术后膀胱痉挛的频率和严重程度,进而缩短住院时间。

并发症

• 持续 VUR 伴 UTI。

• 一侧修复后对侧可能发生反流。

• 水肿、血凝块或黏膜下血肿可致尿路梗阻。推荐术后复查肾脏超声,以检查梗阻情况。

预后

• 开放手术后反流缓解率:98%。

• 内镜下注射后缓解率:50%～92%。

疾病编码

ICD9

• 593.70 非特指的膀胱输尿管反流或非反流性肾病。

ICD10

• N13.70 膀胱输尿管-反流,非特指。

临床要点

• 区域麻醉技术可提供良好的镇痛。

• 酮咯酸控制膀胱痉挛可增加患者的满意度,缩短住院时间。

• 术中和术后连续使用抗生素。

• 输尿管再植术的预后较好。

输血感染 Transfusion Infections

Anh-Thuy Nguyen 卫炯琳 译 / 顾卫东 校

基础知识

概述

• 公共卫生状况的改善降低了输血感染的风险。当前发生输血感染的风险已远低于输血反应的风险。

• 尽管输血可能感染病毒和寄生虫,但最常见的输血感染还是细菌感染。此外,流动人口献血者的增多可导致输血感染种类更为复杂。

流行病学

发病率

• 下述疾病在献血人群中的发病率和患病率不同于普通人群。对献血者和血液进行筛选后,发病率和患病率还会发生变化。因此,输血风险经常引用文献中的数据。

• 病毒感染。

- 巨细胞病毒(cytomegalovirus, CMV):50%～70%的成人为携带者。

- 肠病毒。

- EB 病毒(Epstein-Barr virus, EBV):90%的成人为携带者。

- 病毒性甲型肝炎(hepatitis A virus, HAV):仅献血者筛查;病毒性乙型肝炎(hepatitis B virus, HBV):1/50 万每单位暴露(per unit exposure, PUE);病毒性丙型肝炎(hepatitis C virus, HCV):1/200 万 PUE。

- HIV:1/200 万 PUE。

- 人细小病毒 B19:50%～60%的 30 岁以上成年人的血清反应呈阳性,90%的 60 岁以上人群血清反应为阳性。

- 人类 T 细胞白血病病毒 1 型(human T-cell lymphotropic virus-1, HTLV - 1):<1/65 万 PUE;HTLV - 2:<1/65 万 PUE。

- 西尼罗河病毒(West Nile virus, WNV)(黄病毒科):流行地区为(2.2 ～ 10)/10 000 PUE。

• 细菌感染:最常见。

- 血小板为室温存放,发病率最高:1/10 万 PUE;致死率为 1/50 万 PUE。相对于单一供血者的单采血小板,混合制备随机供血者的血小板细菌感染的风险更高。

- 红细胞:发病率为 1/500 万 PUE;致死率为 1/800 万。

• 寄生虫感染。

- 巴贝西亚病(Babesia spp.):1979 年至 2008 年期间超过 70 例感染,其中 12 例死亡。

- 美洲锥虫病(Trypanosoma cruzi):少有病例报道。

- 疟疾(Plasmodium spp.):<1/100 万 PUE(流行区域更多),致死率 11%。

• 其他。

- 变异型克-雅病(variant Creutzfeldt-Jakob disease, vCJD)(人类疯牛病):少有病例报道。

• 新的传染病威胁。

- 严重急性呼吸综合征(severe acute respiratory syndrome, SARS)、猴痘、利什曼原虫、流感、登革热、基孔肯亚病毒(Chikungunya virus, CHIKV)、异嗜性小鼠白血病病毒(xenotropic murine leukemia virus, XMRV)。

病因/危险因素

• 献血者人群。

• 采血技术。

• 储存环境。

病理/病理生理

• CMV。通常无症状;有症状的患者常出现类似于传染性单核细胞增多症的症状(发热、腺体肿胀、乏力)。免疫低下者病情常较严重,包括发热、肺炎、肝脏感染、贫血和视网膜炎。有症状的患儿可发生神经系统损伤以及发育障碍。

• 肠病毒。目前已发现 66 种人类肠病毒(如脊髓灰质炎病毒、柯萨奇 A 病毒、柯萨奇 B 病毒和埃可病毒)。其症状包括轻度呼吸道疾病(普通感冒)、胃肠道感染、手足口病、胸膜痛、急性出血性结膜炎、疱疹性咽炎、无菌性脑膜炎、心肌炎、严重新生儿脓毒血症样病、急性弛缓性瘫痪。

• EBV（疱疹病毒 HHV－4）。感染时35％～50％会发生传染性单核细胞增多症。EBV 感染可增加免疫受损者患 Burkitt 淋巴瘤、鼻咽癌、B 细胞淋巴瘤的风险。

• 甲型肝炎是一种自限性疾病，不会演变为慢性病程，血站一般不做筛查。

• 乙型肝炎是一种急性感染性疾病，可导致急性重型肝炎（暴发性肝炎）。6％～10％的感染者成为慢性病毒携带者。慢性 HBV 感染可导致肝硬化和肝细胞性肝癌。

• 丙型肝炎。80％的感染者为无症状。急性感染可有流感样症状、黄疸、腹痛、乏力和纳差等症状。慢性感染可导致肝硬化和肝细胞性肝癌。

• HIV。很多感染者在若干年内可能无症状或仅有轻微症状。感染的前几周内，可能有流感样症状。若干年后可出现淋巴结病、腹泻、消瘦、发热、咳嗽、呼吸急促以及AIDS。此外，可能存在夜间盗汗、寒战、持续数周体温＞38 ℃、持续口腔溃疡、头痛、视力模糊以及皮肤病损。

• 人细小病毒 B19 可使健康患者出现轻微症状（儿童出现拍打样脸颊、局限性关节炎、成人出现感冒样症状）。细小病毒可致AIDS 患者发生再生障碍性贫血，镰状细胞贫血和遗传性球形红细胞增多症的患者发生再生障碍性危象，导致胎儿严重贫血，引发胎儿水肿，造成流产或死胎。

• HTLV 与急性 T 细胞性白血病/淋巴瘤的发病有关。

• WNV。80％的感染者无症状。有症状的感染者中，多数有流感样症状。1/150 的感染者会发展为重症，出现高热、颈项强直、呆滞、定向障碍、昏迷、震颤、抽搐和瘫痪。症状可持续数周，神经系统影响可为永久性。

• 菌血症的症状和体征可包括高热、白细胞计数增加（如患者无中性粒细胞减少症）、呼吸急促、心动过速、低血压、胃肠道症状（如恶心、呕吐或腹痛）。大肠杆菌：腹泻，通常为便血，并且可导致肾衰竭。产酸克雷伯菌：肺炎、腹泻。肺炎克雷伯菌：肺炎、脓胸。铜绿假单胞菌：心内膜炎、脑膜炎、脑脓肿、骨髓炎、恶性外耳道炎、脓疱型坏疽为特征的皮损。黏质沙雷菌：肺炎、脑膜炎、脑脓肿、骨髓炎、皮肤溃疡。金黄色葡萄球菌：心内膜炎、肺炎。里昂葡萄球菌：心内膜炎。

– 梅毒（梅毒螺旋体）：梅毒 4 个期有不同的表现。第 1 阶段或一期梅毒：皮肤损害（硬下疳）；第 2 阶段或二期梅毒：手掌和足底皮疹及黏膜损害，有时可合并淋巴结病；第 3 阶段或隐性梅毒：无症状但可传染他人；第 4 阶段三期梅毒：影响多个器官，如树胶肿、心血管梅毒、神经梅毒。

• 耶尔森菌：肝脓肿、肾脓肿、脾脓肿、肺脓肿、蜂窝织炎、脓性肌炎、肺炎、脑膜炎、眼球炎、心内膜炎、骨髓炎、感染性真菌性动脉瘤。

• 寄生虫感染。

– 巴贝虫病：由红细胞内巴贝虫原虫引起的蜱传疟疾样疾病。症状包括发热、溶血性贫血、血红蛋白尿。

– 美洲锥虫病：急性期症状包括流感样症状、心肌炎和门戈脑炎。慢性病症可影响神经系统（脑病、痴呆、运动障碍）、消化系统（巨结肠、食管扩张）以及心脏（心肌病）。

– 疟疾：症状包括流感样症状、贫血、黄疸、抽搐和昏迷。

• 其他。vCJD 为快速进展性痴呆，伴有身体功能受损和语言功能受损以及痉挛。

■ 预防措施

• 献血史简化问卷（Abbreviated Donor History Questionnaire，ADHQ）主要询问预测近期感染的相关问题。

– 今天："今天你是否健康或感觉良好？"

– 过去 12 个月："你是否输过血？""是否接受过器官、组织或骨髓移植？""是否接受过骨或皮肤移植？""接触过其他人的血液吗？""是否被针尖意外刺伤？""是否与 HIV/AIDS 的人或 HIV/AIDS 血液检测阳性者有过性接触？""是否与卖淫者或同接受金钱、毒品以及其他支付方式的性交易人员有过性接触？""是否与用针筒注射毒品或类固醇以及无医师处方药品的人员有过性接触？""是否与血友病患者或输注过凝血因子聚合物的人员有过性接触？""是否与肝炎患者有过性接触？""是否有过文身？""是否有过耳朵或其他身体部位打孔？""是否接受过淋病或梅毒治疗？""是否被青少年看守所、拘留所、监禁所或监狱拘留超过 72 h？"女性献血者："是否与有同性性行为的男性有过性接触？"

– 在过去 3 年内："你是否离开过美国或加拿大？"

– 从 1980 至今："是否在欧洲连续或累计逗留时间超过 5 年？""是否在英国接受过输血治疗？"

– 从 1977 年至今："是否因金钱、毒品或其他回报进行过性交易？"男性献血者："是否与其他男性发生过性关系，哪怕仅一次？"

– "你 HIV/AIDS 血清检查是否为阳性？""是否使用过针筒注射毒品类固醇或其他任何无医师处方的药物？""是否使用过凝血因子复合物？""是否得过肝炎？""是否得过疟疾？""是否得过美洲锥虫病？""是否得过巴贝虫病？""是否接受过硬脑膜（或颅骨）移植？""是否与非洲出生或非洲居住者有过性接触？""曾经去过非洲？""你的亲属是否得过克-雅病？"

• 献血时正确的血液采集技术包括穿刺采血前消毒献血者皮肤，将开始的10～30 ml 血液存入单独包装的完整袋子，与采血袋分开。

• 冷藏可抑制病原体生长；消灭梅毒螺旋体。

• 优先使用单采血小板，以减少受血者感染。

• 供血中白细胞减少提示献血者存在免疫系统受损和免疫缺陷，可能感染 CMV（降低感染风险）、肠道病毒（感染风险可忽略）、EBV、美洲锥虫病。

• 病原体减少法或病原体灭活/减少法（pathogen inactivation/reduction technologies，PRT）包括热处理、溶剂/去污剂处理（solvent/detergent，S/D）以及用成分血浆衍生疗法过滤。其他仍在欧洲使用但美国已不再使用的方法包括亚甲蓝处理新鲜冷冻血浆、螺旋体拦截系统或血小板拦截系统（可阻止 DNA 复制）以及采用维生素 B_2（核黄素）或光照处理血小板。

• 使用病毒和细菌探测法（NAT、血清学检测、抗体结合试验）。

– CMV：颗粒凝集反应和酶联免疫吸附（enzyme-linked immunosorbent assay，ELISA）试验。

– 供血病毒筛查：NAT（核酸测试或核酸扩增技术）、HBV DNA NAT、HCV RNA NAT、HIV RNA NAT、WNV NAT。

– HTLV Ⅰ/Ⅱ：抗 HTLV Ⅰ 和抗 HTLV Ⅱ。

– 梅毒：梅毒螺旋体试验。

– 克氏锥虫抗体筛查。

🅧 诊断

• 对输血后感染保持高度警惕。

• 对受血者进行疑似病原体检测,如细菌、分枝杆菌、真菌、病毒、寄生虫等。

• 对输血后出现的难以解释但又符合输血传播性感染的临床事件(如脑炎、脑膜炎)、其他无法解释的中枢神经系统异常、脓毒血症、溶血性贫血和(或)发热(如感染巴贝虫或疟疾时)以及死亡进行深入调查。

• 对供血者进行常规病原体筛查。如果供血者献血时的检测指标为阴性但供血者随后发现存在感染,而且受血者在输血前无类似感染史,应对受血者在输血后 6 个月内进行所有的输血感染检测。

 鉴别诊断

• 输血反应。

• 其他来源的感染。

治疗

• 如果在输血期间发生发热、心动过速或发现血袋颜色有问题,应停止输血。

• 对患者血液和血袋进行培养。

• 采取支持治疗(如抗生素、抗病毒药物、血管加压素以及必要时输液)。

• 对感染进行相应治疗。

 疾病编码

ICD9

• 999.34　输血、输注或推注血液和血制品后的急性感染。

ICD10

• T80.22XA　输血、输注或推注血液/血制品后的急性感染。

临床要点

虽然筛查技术已有所改进,但感染性疾病仍是输血时实际存在的不良后果。

输血相关性急性肺损伤　Transfusion-Related Acute Lung Injury(TRALI)

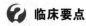

Marc A. Logarta　卫炯琳 译 / 顾卫东 校

 基础知识

▪ 概述

• 输血相关性急性肺损伤(transfusion-related acute lung injury, TRALI)是与异体输血紧密相关的并发症。目前,TRALI 已成为发病率和死亡率最高的输血相关病,已超过传染病的发病率和死亡率。

• 近年来,已确定了诊断 TRALI 的临床和影像学标准:

- TRALI 为急性起病,低氧血症(PaO$_2$/FiO$_2$<300,吸空气 SpO$_2$<90%或其他组织缺氧的证据),X 线胸片显示双肺浸润,但无左房高压的证据。

- 输血前无 ALI。

- 发生于输血期间或输血后 6 h 内。

- 与其他 ALI 危险因素无关。

• TRALI 的临床特点与非心源性肺水肿或其他原因引起的 ALI 难以鉴别。

▪ 流行病学

发病率

• 由于诊断不明、进程快以及发生率低,发病率常被低估。最近才提出了被大家接受的诊断标准。

• 红细胞:1∶4 000～1∶557 000 单位。

• 新鲜冰冻血浆(fresh frozen plasma, FFP):1∶7 800～1∶74 000 单位。

• ICU 人群:8%(采用当前的诊断标准,根据最近的前瞻性队列研究)。

发病情况

• 所有患者均需增加氧供。

• 75%的患者需机械通气。

死亡率

• 死亡率为 6%～20%。

• 2006 年美国报道死亡 35 例(超过其他原因导致输血致死例数的总和)。

• 明显低于其他类 ALI 的死亡率(40%～60%)。然而值得注意的是,输注血液制品是引发(其他类)ALI(从而导致死亡)的独立危险因素。

▪ 病因/危险因素

• 不同成分的血制品:全血、浓缩红细胞、单采血小板、全血血小板、新鲜冷冻血浆、冷沉淀、粒细胞、静注免疫球蛋白以及干细胞制品(含大量血浆的血制品内含量更高)。

• 从经产妇供血者采集的血浆中含有高水平的抗人类白细胞抗原(human leukocyte antigen, HLA)抗体和抗人中性粒细胞抗原(human neutrophil alloantigen, HNA)抗体。这两种抗体在母体与胎儿血液接触时产生,存在于 25%的血制品。

• 既往曾诱发过 TRALI 的供血者,多达 65%。

• 多次接受输血的受血者。

• 器官移植的受血者。

• 重危的受血者;"首次打击"。

▪ 病理生理

• 病理生理机制仍不明确。目前的证据显示,存在免疫抗体介导和非免疫介导两条途径。

• 免疫介导(抗体介导的 TRALI)。与供血者白细胞凝集(HLA-Ⅰ、HLA-Ⅱ、中性粒细胞特异性)抗体结合和激活受血者的中性粒细胞。被激活的中性粒细胞聚集(或被捕获)于肺毛细血管床。在约 6%的 TRALI 病例中,供血者的中性粒细胞与受血者白细胞凝集抗体结合,激活的中性粒细胞聚集于肺血管床。

• 非免疫介导("二次打击"现象)。"首次打击"涉及免疫致敏和连续的激活和损伤。重症患者遭受脓毒血症、恶性肿瘤、近期手术、细胞因子治疗、大量输血、心脏疾病或创伤时易发生肺血管内皮损伤。"二次打击"由 TRALI 诱导的介质介导。输入供体血浆时,供血保存期间积聚的生物活性脂质、抗体、细胞因子和内毒素等介质可激活聚集(或被捕获)在受血者肺毛细血管床中的中性粒细胞。

• 无论是免疫介导还是非免疫介导,激活的中性粒细胞均可聚集和滞留于肺毛细血管床,并释放各种炎性介质(IL-1、IL-6、TNF、IL-18)、小颗粒物质、氧自由基以及蛋白酶,促发补体级联反应。最终,两条途径均导致内皮损伤、蛋白渗出和肺水肿。

• 病理学发现:

- 间质性肺水肿和肺泡内肺水肿,水肿液为含蛋白的液体。

- 中性粒细胞外渗至间质和肺泡内,肺毛细血管内中性粒细胞增多。

临床表现:

- 因血管通透性增加,导致液体和蛋白渗入肺间质和肺泡内(非心源性肺水肿的特征,心源性肺水肿因静水压增高所致)。

- 肺泡性肺不张导致 V/Q 比例失调和低氧血症。

- 症状、体征、实验室检查结果以及影像学表现类似于急性呼吸窘迫综合征(acute respiratory distress syndrome,ARDS)。

■ 预防措施

- 加强临床医师对 TRALI 的认识,提高对 TRALI 的警惕性。

- 采用男性供血者的血浆(美国红十字会的血浆 95% 来自男性供血者)。

- 使用"新鲜"血小板和红细胞,可减少脂质致敏反应。

- 对经产妇供血者,应检查 HLA 抗体和抗中性粒细胞抗体,以发现现有风险的供血者。

- 确诊 TRALI 病例,以找到此病例的供血者的其他血液。对供血者进行问卷调查。如果问卷的答案提示供血者有问题,暂缓其供血行为。

- 使用混合溶剂/去污剂处理血浆(欧洲)。

诊断

- 体格检查:

- 体征可包括呼吸急促、缺氧、心动过速、低血压和发热。

- 一般情况:气短。

- 呼吸系统:需要吸入高浓度氧才能维持氧饱和度、双肺散在湿啰音、口唇和甲床发绀。

- 心脏:排除心源性肺水肿,包括排除颈静脉怒张或第三心音奔马律。

- 监测:

- 心电图:排除心源性肺水肿可能,包括排除 ST 段改变、T 波倒置和心律失常。

- 有创动脉监测:频繁检查动脉血气。

- 肺毛细血管楔压:应显示左侧填充压正常。

- 诊断步骤:

- 胸部 X 线摄片:双肺渗出影(即使症状改善时仍持续存在)。

- 动脉血气:PaO₂/FiO₂<300。

- 经食管超声:有助于排除其他诊断(如心源性肺水肿)。

- 抗原抗体检测:供血者的血液样本应在所有供血输注完成后保存 6 h,或者直接对供血者采样。对样本应检测 HLA-Ⅰ、HLA-Ⅱ和中性粒细胞特异性抗体。

- 供血者血清与受血者白细胞进行白细胞交叉配型;如结果为阳性,可确诊免疫介导的 TRALI。

■ 鉴别诊断

- 输血相关性循环超负荷(transfusion-associated circulatory overload,TACO)。

- 非心源性肺水肿、哮喘引发的 ARDS、肺炎、肺挫伤、休克、创伤、脓毒血症。临床上可能难以鉴别。

- 心源性水肿。

- 过敏和过敏反应。

- 血制品遭细菌污染(脓毒血症)。

- 急性溶血性输血反应。

治疗

- 停止输血。

- 轻症者给予氧疗,但通常需要行气管插管和机械通气。

- 如需机械通气,应采用合理的通气策略以免加重肺损伤。与治疗其他 ALI 的通气策略相同,建议避免吸气峰压过高。

- 通知血站并回收剩余供血进行检测。

- 严重低血容量时考虑扩容治疗。与心源性肺水肿和 ARDS 的不同是,TRALI 不需要应用利尿剂。

- 是否使用类固醇激素仍存在争议。目前为止,没有确切证据显示类固醇激素能改善预后。

- 需给予血流动力学支持。

- 与其他原因所致 ALI 相比,免疫介导的 TRALI 预后相对较好。大多数病例可在 1~5 天内康复。

疾病编码

ICD9

- 710.0 输血相关性急性肺损伤(TRALI)。

ICD10

- J95.84 输血相关性急性肺损伤(TRALI)。

临床要点

- TRALI 是美国输血相关发病率和死亡率的首要原因。

- 首先进行排除性诊断,近年来已制定了更明确的诊断标准。

- 治疗应包括早期诊断和氧疗。应考虑到有可能存在其他导致急性呼吸窘迫和 ALI 的病因,因其治疗有很大的不同。

术后低氧血症 Postoperative Hypoxia

Suzanne Strom, MD 周玲 译 / 张晓庆 校

基础知识

■ 概述

术后低氧血症是指动脉血氧分压(arterial, oxygen tension,PaO₂)<60 mmHg,氧饱和度(oxygen saturations,SpO₂)<90%。

■ 流行病学

发病率

- 在复苏阶段,术后呼吸问题是最常见的并发症。

- 最多 30% 术后患者在呼吸室内空气时 SpO₂<90%。

■ 病因/危险因素

- 术后低氧血症最主要的原因是气道梗阻和低通气。

- 气道梗阻。病因包括:

- 舌后坠。

- 喉痉挛。

- 会厌水肿。

- 分泌物。

- 呕吐或气道内有血块。

- 手术导致颈部血肿,压迫气管。

- 无意中将纱布遗留在口腔、气道或者食管内,可造成急性或延迟性完全性气道梗阻。

- 声带麻痹。

- 低通气:是指 PaCO₂>45 mmHg,全身麻醉后常见。多数情况下,低通气是轻度的,而且往往不被发现,除非 PaCO₂>60 mmHg

或动脉血 pH<7.25。高碳酸血症能够刺激交感神经系统,表现为心动过速、高血压和心脏易激惹。呼吸驱动力降低可由以下几方面造成:

- 麻醉药残留及术后镇痛(最常见)。
- 肌松拮抗不充分、过量、低体温、与抗生素的相互作用(克林霉素)、肝肾功能不全、电解质紊乱等引起的肌松药残留。
- 中枢神经系统病变及缺血。
- 通气不足可由切口疼痛、膈肌功能障碍、腹胀及包扎过紧造成。

• 功能残气量(functional residual capacity, FRC)降低可致右向左内分流增加,增加闭合气量。常见原因包括:

- 肺不张。
- 实质性渗出(包括由误吸引起的病变)。
- 大气胸。
- 胸腔积液。
- 急性肺损伤(acute lung injury, ALI)或急性呼吸窘迫综合征(acute respiratory distress syndrome, ARDS)。
- 吸收性肺不张。
- 支气管痉挛。

• 当以上原因不能解释低氧血症时,必须排除其他原因:

- 由心肌梗死、充血性心力衰竭、休克、心律失常或心脏压塞引起的低心排症状。
- 寒战增加 O_2 消耗。
- 肺栓塞,尤其是患者主诉呼吸困难时。

• 危险因素:

- 年龄。
- 妊娠。
- 肥胖。
- 吸烟。
- 心肺疾病。

■ 生理/病理生理

• 低氧导致正常的细胞代谢和氧化磷酸化的氧供不足。在低氧状态下,无氧代谢能够继续产生 ATP,然而这是不够的,并且其会产生乳酸。进行性乳酸酸中毒阻碍酶的功能和浓度梯度。

• 缺血和逐渐加重的酸中毒可减少氧的传递并增加心肌氧的需求。持续缺氧最终导致细胞死亡。

• 颈动脉体(在颈总动脉分叉处)和主动脉小体(在主动脉弓处)对缺氧敏感,这些外周感受器通过舌咽神经连接呼吸中枢产生反射性肺泡通气增加。但是,当 PaO_2 < 50 mmHg 即 SpO_2 80% 时,感受器并不能很好地产生反应。

• 症状:低氧刺激交感神经系统,最初产生心动过速、血压升高、心输出量增加。晚期症状包括心律失常、心动过速、心动过缓、高血压、低血压和心脏停搏。

• 必须要注意伴随的高碳酸血症,它可以在低氧引起的代谢性(乳酸)酸中毒基础上造成呼吸性酸中毒。

■ 预防措施

• 提高 FiO_2:

- 对于深度镇静或者全身麻醉后的患者都要考虑这一方法,健康患者也可能出现一过性低氧。
- 如果有 SpO_2 监测且患者处于清醒状态,可以不再给予这一措施。在某些有疑问的病例,动脉血气具有指导意义。
- 对于有低氧可能的患者,可延长吸氧时间(基本情况差,腹部或胸部操作)。
- 离开恢复室时,对于 COPD 或者有 CO_2 潴留史的患者,如果要转入没有持续氧饱和度监测的地方,一定要特别小心。
- 除非有手术禁忌,否则床头予以抬高至少30°。同时鼓励咳嗽和深呼吸。

 诊断

• 确认低氧饱和度的方法。

- 确认 SpO_2 所显示的心率与心电图一致。
- 确认波形。
- 将指脉氧探头放在不同手指、耳垂、鼻孔和鼻翼上。
- 测试动脉血气确认,也有助于鉴别完全性分流或 V/Q 严重失调、低 FiO_2、低通气、V/Q 小幅度失调。

• PaO_2 与 SpO_2 之间的相关性受到低体温、低循环灌注、电热反应、活动、周围光照和应用甲基蓝的影响。

• 评估:

- 呼吸频率(阿片类药物引起的低通气表现为大潮气量低呼吸频率)。
- 气流。
- 呼吸模式。
- 劳力性呼吸(辅助肌)。
- 胸壁活动。
- 嗜睡。
- 气道梗阻。完全性梗阻时,每次呼吸时胸壁下降而腹部抬起,而不是腹部胸部同时抬起。部分梗阻时,一般表现为呼吸时伴有喉鸣音。

• 可以通过让清醒患者持续抬头 5 s 或者对无意识患者使用神经刺激器来评估肌松药残留情况。

• 便携式胸片可以分清肺不张、渗出或气胸。

■ 鉴别诊断

评估肺泡-动脉(alveolar to arterial, A-a)血氧分压差可以帮助寻找病因。肺泡氧分压公式如下:

• $PAO_2 = FiO_2(P_B - P_{H_2O}) - (PaCO_2/RQ)$

- PAO_2 为肺泡氧分压。
- FiO_2 为吸入氧浓度。
- P_b 为大气压(海平面水平 760 mmHg)。
- P_{H_2O} 为气道内水蒸气压(47 mmHg)。
- $PaCO_2$ 为动脉血二氧化碳分压。

 治疗

• 提高吸入氧浓度。

• 气道梗阻最为常见,唤醒嗜睡患者,抬颌,推下颏,插入口咽或鼻咽通气道。床头抬高有助于改善气道解剖上的问题。

• 改善解剖方面的因素。

• 如果考虑喉痉挛,予持续正压通气。如仍不缓解,给予琥珀胆碱(20 mg/kg)并持续正压通气。

• 如果是由阿片类药物引起的呼吸抑制,成人可考虑用纳洛酮 0.04 mg 滴定逆转阿片类药物的作用。注意副作用,如疼痛、交感神经刺激和肺水肿。

• 如果胆碱酯酶抑制剂还没有用到最大量,可继续使用,治疗暂时性神经肌肉无力。如已经达到最大剂量,采取支持性措施:

- 面罩通气。
- 根据指南给予创伤性气道装置(LMA 或 ETT)。

• 对于意识丧失的患者或者高碳酸血症、中毒患者,插入喉罩(laryngeal mask airway, LMA)或者气管内插管进行再通气是必要的。与手术刚开始时相比,反复使用气道设备或者术中应用液体可使会厌区视野变差。可以考虑改变插管方式以确保气道,如插管探条、环甲膜切开、间接可视喉镜或者经气管喷射通气。

• 会厌水肿可导致喘鸣,可静注地塞米松 0.5 mg/kg,最大剂量 10 mg(起效慢)或者用 2.25% 肾上腺素 0.5 ml 加 3 ml 生理盐水进行雾化(起效快)。

• 如果考虑切口血肿,应立即切开。

- 维持足够的心输出量和血红蛋白水平。

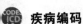
疾病编码

ICD9

- 799.02 低氧血症。
- 997.01 中枢神经系统并发症。

ICD10

- G97.82 其他操作后神经系统并发症和疾病。
- R09.02 低氧血症。

临床要点

- 在排除其他问题之前，总是认为低 SpO_2

数值是正确的。
- 当心血管指标异常时，低氧血症总是排在鉴别诊断第一位，如高血压、心动过速、心律失常，术后患者也可表现为恶心或者神志改变。

术后恶心与呕吐 Postoperative Nausea and Vomiting

Christine E. Goepfert，MD，PhD，DESA   周玲 译 / 张晓庆 校

S

基础知识

▪ 概述

- 目前术后恶心与呕吐（postoperative nausea and vomiting，PONV）仍是术后主要的不良反应，带给患者的痛苦比术后疼痛更大。
- PONV源于多种因素，对于易感患者（女性、晕动症史、PONV史、非吸烟患者、长时间手术）可能是麻醉药催吐（如吸入麻醉药、阿片类药物）引发的结果。

▪ 流行病学

发病率

可达80%。

患病率

女性PONV是男性的3倍，最高达80%。

发病情况

呕吐可以导致极为少见但后果相当严重的事件，如视网膜剥脱、伤口裂开、伤口出血、误吸、皮下气肿或食管破裂等。

死亡率

未证实。

▪ 病因/危险因素

- 使用吸入麻醉药和阿片类药物（最常见）的全身麻醉（general anesthesia，GA）是已知的最强相关因素。
- 危险因素及独立预测因子：
  - 女性，高龄患者除外，不依赖于麻醉技术（最强预测因子）。
  - 非吸烟患者（发生率是吸烟患者的1.8倍）。
  - 既往PONV和（或）晕动症病史。
  - 低龄：儿童＞3岁，青少年，年轻人，与性别无关。
  - 麻醉时间长。

- 术后使用阿片类药物。
- 有相关证据的因素：
  - 弱相关性：焦虑。
  - 无相关性：高 FiO_2、生姜。
- 无相关证据的因素（与个人影响相对应）：肥胖、面罩通气、使用鼻胃管或口胃管、静脉使用新斯的明、月经周期、天气和月相。
- 区域麻醉：神经轴阻滞和外周神经阻滞可以将PONV发生率降低至少1/4。危险因素和独立预测因子包括：女性、晕动症病史、术前心动过速、术前使用阿片类药物、普鲁卡因椎管内注射、使用去氧肾上腺素或肾上腺素、低血压或椎管内阻滞高于 T_4。

▪ 生理/病理生理

- 化学催吐感受区，位于第四脑室底部极后区，接受来自不同外周神经及中枢的呕吐神经元发出的传入信息，对胃肠道内的有毒物质、气味和视觉、药物（阿片类）和毒素做出反应。
- 孤束核不仅接受来自前庭系统和胃肠道迷走神经的传入，还有大脑皮质、小脑、迷走和舌咽神经。前庭系统由运动触发，也可能由麻醉药及阿片类药物引起。皮质受到情感、疼痛、预期和人格的影响。
- 延髓外侧网状核在髓质整合呕吐信息，然后作为呕吐中枢发挥作用。
- PONV在女性中发生率高并且随着年龄的增长持续升高直至老年阶段，但原因目前仍不清楚。但已明确和月经周期无关。
- 尼古丁间接刺激GABA介导的脑内多巴胺释放，尼古丁的撤出可降低术后脑内多巴胺浓度，减少化学催吐感受区内多巴胺的活化。
- 小于3岁的儿童并不产生PONV，而青少年及青年人的风险却相当高。男性PONV发生率随年龄增加而降低，其原因仍在探

究中。
- 长时间及复杂手术更会导致PONV，同时也取决于吸入麻醉药及术中阿片类药物的使用。手术类型并不是PONV的独立预测因子，潜在因子为性别、手术时间、吸入麻醉药、术中阿片类药物。与PONV相关的唯一手术类型是小儿斜视手术。
- 阿片类药物：
  - 术前阿片类药物：研究极少，无相关性。
  - 术中阿片类药物：与剂量相关，与类型无关。
  - 术后阿片类药物：PONV双倍风险，与剂量相关而不是类型相关。
- 丙泊酚具有镇吐特性，呈剂量相关，麻醉剂量效果最好。
- 吸入麻醉药有强烈的致吐作用（剂量相关）。不同吸入麻醉药异氟烷、恩氟烷、七氟烷与地氟烷之间无差别。
- 氧气亚氮（笑气）导致PONV效应较弱，通常作为吸入麻醉药的辅助用药。

▪ 预防方法

- 风险评分。患者的基础得分决定了止吐措施的有效性。由Apfel、Koivuranta等设计的简化版风险评分确定了4个预测因子：女性、晕动症病史和（或）PONV史、非吸烟者和术后使用阿片类药物。当出现0、1、2、3或4项风险因素时，住院患者24 h之后发生PONV的风险分别为10%、20%、40%、60%和80%。
  - 低风险患者的预防（1项风险因素，风险评分＜10%）：极少需要预防。呕吐时治疗的风险（镇静、头痛、低血压、QT间期延长、尖端扭转型室速等）需要考虑到患者的需要及医学上的顾虑（一位中年男性吸烟者做纤维喉镜检查），权衡利弊。
  - 脑卒中险患者（2～3项风险因素，危险评

分 20%～40%）：考虑使用 1～2 种止吐药物或措施[例如,使用阿片类药物且未加用其他止吐药的全静脉麻醉（total intravenous anesthesia, TIVA）,或使用 4 mg 地塞米松和神经阻滞减少阿片类药物的需求]。例如,一个中年非吸烟女性,无其他危险因素,做阑尾切除术。

- 高风险患者（＞3 项风险因素,危险评分＞60%）：考虑联合治疗（例如,椎管内麻醉取代全身麻醉,或者 TIVA 加用其他止吐药）。例如,一个年轻非吸烟女性,做开颅脑内肿瘤切除术。

• 治疗指南建议门诊者接受长效的止吐措施。

• 不同机制的止吐药物有叠加效应。

诊断

• 恶心：有想要呕吐的感觉同时伴有胃部的不适,可由 VAS 评分来评估。

• 呕吐：通过口排出胃内容物。

■ 鉴别诊断

需要鉴别恶心与呕吐发生的原因是麻醉还是手术或药物引起的。例如,颅内压增高、肠梗阻、长时间禁食、化疗引起恶心与呕吐（chemotherapy induced nausea and vomiting, CINV）。

治疗

• 这是一个自限性的过程,但是 PONV 极大程度地降低了患者的满意度。

• D_2 受体拮抗剂既可预防性用药也可用于急性 PONV 的治疗。

- 甲氧氯普胺（苯酰胺）25～50 mg 静脉注射：锥体外系副反应（肌张力障碍、静坐不能、烦躁、焦虑、坐立不安）发生率最大为 0.8%。

- 氟哌利多（丁酰苯类）0.625～1.25 mg 静脉注射：副作用呈剂量相关,包括镇静、锥体外系反应。FDA 给予黑框警告,因为低剂量的氟哌利多仍有导致致死性心律失常的可能,包括尖端扭转型室速。用药前,先查 12 导联心电图,避免用于 QT＞450 ms 的女性和 QT＞440 ms 的男性。必须注意的是,其他麻醉药通常导致更显著的 QT 间期延长。

- 氟哌啶醇（丁酰苯类）1～2 mg 肌内注射：在美国禁止静脉使用。

• 组胺（H_1）受体拮抗剂可以产生镇静作用,可导致苏醒延迟。

- 苯海拉明 25 mg 静注：作为 H_1 受体拮抗剂作用于孤束核、其他呕吐中枢和前庭系统。也可作为弱的胆碱能药。

- 赛克利嗪（苯甲嗪）50 mg 静注或异丙嗪 25 mg 静注：均为非特异性抗组胺药,等效于抗胆碱能药。禁用于青光眼、前列腺增生。副作用包括尿潴留、视力模糊、口干和极少见的锥体外系反应。

• 抗胆碱能药：中枢毒覃碱样受体拮抗剂。

- 阿托品：因其能跨过血脑屏障,因此对 PONV 有治疗作用,但是因半衰期短,效果略差。

- 东莨菪碱透皮贴剂 1 mg/24 h：透皮贴剂可持续 72 h 发挥作用。副作用包括视觉干扰、瞳孔扩大、口干、眩晕及易激惹,特别是在贴剂除去之后接触眼睛。

• 激素：地塞米松 4～5 mg 静脉注射,中枢性抑制孤束核,但并不作用于极后区。一般在诱导后使用,因为它可能造成严重并强烈的直肠烧灼感,而且起效慢（多为预防性用药）。

• 5-羟色胺（5-HT_3）受体拮抗剂是最常用的预防性止吐药的类型。它对各个中枢层面上导致 PONV 的核团均有作用。与 QT 间期延长及心律失常有关。

- 昂丹司琼 4 mg 静脉注射,血浆半衰期为 4 h。

- 托烷司琼 2 mg 静脉注射：当最大剂量达到 80 mg 时可出现 QT 间期延长。

- 多拉司琼最小有效剂量为 12.5 mg 静脉注射。50 mg 等效于昂丹司琼。血浆半衰期接近昂丹司琼的 2 倍。

- 格拉司琼 1 mg 静脉注射（最低剂量 0.1 mg 也是有效的）,血浆半衰期与昂丹司琼相仿。

• 神经激肽（NK1）拮抗剂作用于胃肠道通路上的迷走传入神经和极后区,能够竞争性抑制 P 物质。

- 阿瑞吡坦 40 mg 口服能够有效制止呕吐,但对恶心无效。

- 其他研究中的 NK 拮抗剂：卡索吡坦和罗拉吡坦。静脉使用福沙吡坦仅被批准用于 CINV。

• 其他药物：

- 术前用药米氮平 30 mg 口服可以减少焦虑从而减少 PONV 的发生。

- 阿片类拮抗剂可使胃排空延迟减少,因此也是有效的,纳洛酮 0.25 μg/(kg·h)相对

于空白对照组效果明显。

• 其他治疗方法：

- 生姜：研究并未明确其有效性。

- 补充大量晶体液：对于迟发性 PONV 可能有益,可能是由于手术后早期饮水的需求减少。

- 通过针刺、针灸或经皮神经刺激、激光刺激或电针对 P6 内关穴进行刺激,有证据表明对 PONV 有效,特别是高危患者。

随访

• 补救措施需早期开始以改善结果（如出院时间）。推荐的药物补救措施包括：

- 如果之前在手术室内未给予的话,5-羟色胺受体拮抗剂为首选。

- 地塞米松。

- 抗多巴胺能药。

- 刺激 P6 内关穴。

- 东莨菪碱透皮贴剂。

- 非阿片类镇痛药,如 NSAIDs。

- 如果一种药物已经给予,可以给予另一种药物,这样效果更好。

• 区域阻滞,如外周神经阻滞及留置导管技术,可在术后镇痛时减少口服或阿片类药物。

■ 非公开索赔数据

PONV 在 2011 年的已结案诉讼中并未提及。

疾病编码

ICD9

• 787.01 伴有呕吐的恶心。

• 997.49 其他消化系统并发症。

ICD10

• K91.89 其他操作后并发症和消化系统紊乱。

• R11.2 伴有呕吐的恶心,非特指。

临床要点

• PONV 中一个无法改变的危险因素是手术时间的长短。

• 最有效的止吐策略是避免诱发呕吐的因素,使用吸入麻醉药和阿片类药物的全麻醉可以由非阿片类药物的区域阻滞而取代。

• 对易感患者进行全身麻醉,建议采用

TIVA 加用或不加用其他止吐措施。

• 阿片类药物的 PONV 属性与(等效)剂量相关,与类型无关。

• 局麻或区域麻醉时 PONV 的发生率并不为 0。然而与全身麻醉相比,只有其 1/4。

• 目前已知的止吐策略并不能完全消除

PONV。在极高危的患者中,可以考虑采用包括独立作用的技术和药物在内的多模式治疗方案。

术后肺部并发症　Postoperative Pulmonary Complication

Kalpana Tyagaraj, MD　周玲 译 / 张晓庆 校

 基础知识

■ 概述

对于行非心脏手术的患者来说,术后肺部并发症(postoperative pulmonary complications, PPC)和心脏并发症一样常见,同样会增加致病率、致死率和住院时间。

■ 流行病学

发病率

5%～10%的患者可经历 PPC。

发病情况

最重要的 PPC 是:肺不张、肺炎、呼吸衰竭和潜在慢性肺部疾病加重。

死亡率

对腹主动脉瘤(abdominal aortic aneurysm, AAA)修补术后发生术后呼吸衰竭(postoperative respiratory failure, PPF)的患者进行随访,住院死亡率达到 40%～42%(没有发生术后呼吸衰竭的患者只有 6%)。

■ 病因/危险因素

患者相关

• 年龄:独立而重要危险因素。80 岁以上患者,30 天总死亡率为 6.2%。因为年龄是一个无法修正的因素,潜在的并发症风险并不全是转化成高死亡率,也不能因为年龄大而拒绝手术。

• 慢性阻塞性肺疾病(chronic obstructive pulmonary disease, COPD):最常见的危险因素。严重 COPD($FEV_1 < 40\%$预测值)的患者术后发生重大并发症的可能性增加 6 倍。尽管风险增加,但禁忌水平的肺功能并不是手术的绝对禁忌证。必须权衡手术和并发症的利弊关系。完善的术前评估包括确认高风险患者和积极治疗。对于有症状未进行容量锻炼或者急性加重的患者,应将择期手术推迟。

• 吸烟:即使没有 COPD,当前吸烟患者发生并发症的风险增加 2 倍,近 2 个月内吸烟患者的风险最高,戒烟 6 个月以上和不吸烟的患者风险相仿。戒烟后 1 年内,术后肺炎的风险仍然较高。

• ASA 分级:PPC 发生率随着合并症的增多而增大。Ⅰ级:1.2%,Ⅱ级:5.4%,Ⅲ级:11.4%,Ⅳ级:10.9%。

• 肥胖(BMI>30 kg/m^2):可造成肺容量减少,V/Q 失调,相对性低氧血症,术后可能加重。严重时,可发生肺动脉高压、肺心病和高二氧化碳性呼吸衰竭(Pickwickian 综合征)。

• 哮喘:增加术后气管痉挛、低氧血症、高碳酸血症、咳嗽不充分、肺不张和肺部感染的风险。术前控制不佳可增加风险。

• 阻塞性睡眠呼吸暂停(obstructive sleep apnea, OSA):患者术后发生呼吸恶化、严重低氧血症和高碳酸血症的风险增高,肥胖患者合并睡眠呼吸暂停可能存在气管插管困难和术后早期上呼吸道梗阻,需要再插管或其他治疗。

操作相关

• 手术部位:PPC 发生率与手术部位到膈肌的距离相反。胸外科手术后并发症的发生率为 19%～59%,上腹部手术为 17%～76%,下腹部手术为 0～5%。AAA 修补术后风险最高。

• 手术时间:相比于小于 2 h 的手术,超过 3～4 h 的手术发生率较高(40%)。

• 麻醉技术:相比于椎管内麻醉和脊麻,全身麻醉(general anesthesia, GA)发生重大并发症的风险较大。相关机制主要为 GA 相关的呼吸改变,镇静药、麻醉药和肌松药残留。麻醉时间也与 PPC 相关。

• 急诊手术:实行保护性措施的时间有限(例如,完善的术前呼吸肌锻炼),增加 PPC 发生率。

■ 生理/病理生理

• 术中改变:多数 PPC 是因为诱导时正常的呼吸肌活动被破坏,并持续到术后阶段,协调性活动的缺乏使效率下降,功能残气量(functional residual capacity, FRC)减少,导致肺不张。值得注意的是,胸壁反常活动和肺不张与机械通气相关。

- 吸入和静脉麻醉药影响呼吸中枢的调节。呼吸肌驱动力的神经源性改变导致呼吸抑制。

- 气道工具可产生反射刺激和炎症因子的释放,最终导致气管收缩。气道压增加限制呼气气流,可产生过度充气,有气压伤和异常气体交换的风险。

- 气管内插管和麻醉蒸发气体可阻碍黏膜纤毛转运功能。

- 长时间手术和麻醉抑制炎症细胞的作用,造成术后感染。

- 心肺旁路可造成急性肺损伤。

- 手术创伤和气压伤可导致气胸。

- 喉痉挛可导致负压性肺水肿。

- 在诱导、苏醒或术中使用声门上工具或深镇静状态下可发生胃内容物误吸。

• 术后改变:最显著的影响是胸外科手术和腹部手术的创伤。原因包括切口破坏呼吸肌(肋间肌和腹肌)的功能,术后疼痛限制自主呼吸幅度,内脏刺激减少膈神经运动、限制膈肌下降。FRC 和呼吸肌功能的降低可在术后持续数天。长时间肺不张可导致肺炎。腹腔镜技术也有可能刺激腹部内脏影响呼吸机制。

■ 预防措施

• 术前风险评估:完整的病史和体格检查有助于确定 PPC 风险因素。查找有无吸烟史、低活动耐量、无法解释的呼吸困难或咳嗽。COPD 的表现,如呼吸音降低、哮鸣音、水泡音或呼气时间延长,应考虑进一步检查。

- 肺功能检查(pulmonary function tests, PFT):几项常规 PFT 回顾性研究中发现,除了行肺切除的患者,在预测术后并发症方面仅有小部分受益。术前肺活量检查并不

能预测腹部手术后的并发症。因此,检查仅限于那些有不明原因的呼吸困难或低活动耐量或需要行切除术的患者。

- 动脉血气(artery blood gasses, ABG):测定 pH、PaO_2、$PaCO_2$,确定基础值,用于判断是否有变化。

- X 线胸片:对健康患者极少有评估价值,常规术前评估是不必要的。

- 多导睡眠图:对于有睡眠呼吸暂停的患者,必须通过睡眠研究进行确诊和评估严重性,严重性根据呼吸暂停-低通气指数和睡眠时的最低氧饱和度值来判断。

- 预测术后呼吸衰竭的多因素风险指数:使用由 44 家医疗中心发起并批准的呼吸衰竭风险指数。

- 有助于评估围手术期出现 PPF 的风险(定义为术后 48 h 仍不能拔管),PPF 被认为是最严重的 PPC。

- 手术特定的风险因素为最高值,特别是手术类型,但是干预和降低这些因素的可能性很小。

- 患者相关的因素可以先进行治疗或优化,这在降低 PPF 风险中起重要作用。

• 减少 PPC 的术前策略:

- 禁烟 8 周。

- 适当的围手术期液体管理。

- 纠正可能的营养不良。

- 肺部锻炼。

- 教授和训练患者肺部扩张和呼吸肌锻炼的方法。

- 急性支气管炎给予抗生素治疗。

• 减少 PPC 的术中策略:

- 间断给予短效肌松药。

- 可以的话行区域麻醉。

- 极度高危患者,考虑创伤小、时间短或改良的操作。

- 可以的话,以腹腔镜手术代替开腹手术。

- 对已知或可能存在睡眠呼吸暂停患者,围手术期给予的镇静药和麻醉药必须减量。

• 减少 PPC 的术后策略:

- 肺扩张方法:诱导性肺活量训练、深呼吸锻炼、间歇正压通气(intermittent positive pressure breathing, IPPB)、持续气道正压(continuous positive airway pressure, CPAP)、体位性引流、拍打和振动、咳嗽、吸引和活动。

- 控制疼痛:充分的术后镇痛有助于术后早期下床和肺的扩张,从而减少术后肺部并发症。上腹部操作、硬膜外镇痛可降低肺部并发症发生率和缩短住院时间。在硬膜外使用镇痛药,作用时间长,可减少过度镇静和呼吸抑制,最小限度地减少感觉运动的丧失。

- 良好的血糖控制可减少机械通气的并发症,但其对 PPC 的影响仍不明确。

胃肠减压:对术后恶心与呕吐(postoperative nausea and vomiting, PONV),无法耐受经口进食,或有症状的腹胀患者可以适当地选择性使用鼻胃管。但是腹部手术后常规使用鼻胃管与肺炎的高风险相关。

- 全肠外营养:尽管营养不良是 PPC 的风险因素,但是除了特别严重的营养不良或长期肠内营养摄取不足的患者之外,常规使用全肠外营养不见得比肠内营养或静脉营养有更多好处。

- 预防静脉血栓形成(venous thromboembolism, VTE):目前已明确,手术是产生深静脉血栓和肺栓塞的危险因素。此风险受到患者和操作相关因素的影响,在高危患者中适当溶栓是必需的。

■ 图/表

预测术后呼吸衰竭的多因素风险指数

手术类型	
AAA 修补	27
胸部	21
神经外科手术,上腹部或外周血管	14
颈部	11
急诊手术	11
白蛋白(<30 mg/dl)	9
BUN(>30 mg/dl)	8
部分或完全依赖状态	7
COPD 史	6
年龄(岁)	
>70	6
60~69	4

■ 疾病编码

ICD9

• 518.0 肺塌陷。

• 997.32 操作后误吸性肺炎。

• 997.39 其他肺部并发症。

ICD10

• J95.2 非胸科手术后的急性肺功能不全。

• J95.821 急性操作后呼吸衰竭。

• J95.89 其他操作后并发症和呼吸系统疾病。

■ 临床要点

• PPC 显著增加整体围手术期的致病率和死亡率。

• 围手术期肺部管理目标是确认患者是否有术后肺部并发症的高危风险,从而可以采取适当措施减少风险。

术后寒战 Postoperative Shivering

Jose M. Soliz, MD 周玲 译 / 张晓庆 校

基础知识

■ 概述

术后寒战是指非自主的、肌肉震颤活动,最终导致产热增加,常见于麻醉苏醒期。

■ 流行病学

发病率

• 全身麻醉后的苏醒阶段 40% 的患者可出现术后寒战。

• 椎管内麻醉后 30% 的患者可出现术后寒战。

• 寒战发生率受到核心温度的影响:

- 35.5 ℃,50% 的患者可出现寒战。

- 34.5~35.4 ℃,90% 的患者可出现寒战。

发病情况

• 最大可增加氧耗 300%,最终在高危患者身上发生心血管不良事件的概率增加。

• 增加 CO_2 产生。

• 增加血浆儿茶酚胺浓度。

• 增加眼内压和颅内压。

• 增加术后疼痛和不适感。

• 低体温可加重术后出血,延长神经肌肉阻滞,苏醒延迟,延迟伤口愈合,增加手术部位感染风险。

死亡率

心血管不良事件和感染风险的增加可使死亡率间接升高,但目前没有数据证实。

■ 病因/危险因素

- 为低体温的并发症之一,最常发生。
- 正常体温时发生寒战见于:
- 年轻人。
- 长时间手术。
- 整形外科手术。

■ 生理/病理生理

- 下丘脑视前区是主要的自主体温调节中枢。当此区域变冷时,一群被称为 Renshaw 细胞的抑制性神经元反复发出抑制作用,从而引起寒战。因此,寒战作为一种正常、生理性的保护机制通过消耗能量来产生热量。
- 围手术期低体温。
- 全身外周血管扩张导致热量出现从核心到外周的再分布,一般这情况发生在第一个小时。
- 通过辐射、传导、对流和蒸发,热量从患者逐渐向周围环境丧失。
- 麻醉药和寒战。在手术过程中,麻醉药物增加寒战阈值以对抗术中寒战。然而,随着术后血浆浓度的降低,可发生寒战。
- 神经轴麻醉和寒战。脊髓麻醉和椎管内麻醉阻滞交感神经,导致血管扩张和热量丢失。产生术后寒战的机制仍不明确。
- 寒战反映出运动神经元的功能,因此暗示运动神经阻滞并不能产生肌肉震颤活动。
- 最初阶段脊髓麻醉比椎管内麻醉更快地降低核心温度,因此,更快地达到寒战阈值。
- 非体温调节性寒战:寒战不能和低体温状态分开。其病理变化并没有完全清楚。可能的原因包括:
- 手术组织的损伤导致致热源的释放。
- 麻醉药。
- 术后疼痛。
- 交感活动降低。
- 未抑制的脊髓反射/下行控制丧失。
- 肾上腺抑制。
- 发热。
- 呼吸性碱中毒。

儿科注意事项

- 新生儿的体表面积大,围手术期易产生低体温。此外,新生儿对冷刺激不能产生寒战反应,这些机制直到 6 个月至 1 岁时才会发育起来。减少热量丧失以及产热的方法有:
- 通过释放去甲肾上腺素收缩外周血管:可导致肺血管收缩和右向左分流(缺氧、发绀),同时也会减少组织灌注,造成组织缺氧和代谢性酸中毒。
- 非寒战性产热(non-shivering thermo-genesis, NST):棕色脂肪组织的代谢可增加氧的消耗和二氧化碳的产生,氧需求的增加可导致低氧和代谢性酸中毒,二氧化碳产生增加可导致呼吸急促(如果不能充分呼出增加的部分,可导致呼吸性酸中毒)。而且,吸入麻醉药抑制棕色组织代谢,增加手术室内新生儿对低体温的易患性。

妊娠注意事项

孕妇可在椎管内使用哌替啶、芬太尼、阿芬太尼和吗啡以治疗寒战。静脉使用丙泊酚也可减少对冷的反应。寒战也可发生在正在生产的孕妇身上,即使她没有接受神经轴麻醉,推测在生产过程中可能存在非体温调节机制引起的寒战。

■ 预防措施

- 避免低体温最好在术后阶段进行复温。以下方法可以促进复温:
- 术中体温监测:核心温度可以通过测量远端食管、鼻咽、鼓膜或肺动脉得到。
- 毛毯及布可以减少对较冷环境的热辐射。
- 强力空气加热设备不仅减少对较冷环境的热辐射,主动加热患者。这是目前被认为最有效的方法。
- 增加手术室环境温度以减少对环境的热辐射。
- 加热液体和血制品。
- 湿化麻醉回路。

◎ 诊断

肉眼可见的表面肌肉收缩。

■ 鉴别诊断

- 抽搐。
- 低钙、低钾导致的肌肉抽搐。
- 发热患者寒战。
- 帕金森患者或帕金森样综合征患者的锥体外系症状。

◎ 治疗

- 低体温性寒战:在苏醒室时使用保温毯或空气加热设备进行保温。
- 非体温调节性(在保温的同时出现低体温性寒战)可用药物治疗:
- 哌替啶 12.5 mg 或 25 mg 静脉注射:通过 κ 受体起作用。
- 格拉司琼 40 mg/kg 静脉注射:通过 5-HT$_3$ 起作用。
- 曲马多 0.1 mg/kg 静脉注射:通过单胺能通路进行调节。与哌替啶相比,镇静作用较小。
- 阿片类(吗啡、芬太尼):可能通过镇痛效应。
- 毒扁豆碱 0.04 mg/kg 静脉注射:胆碱能抑制剂,可跨过血脑屏障,下丘脑-垂体-肾上腺轴的胆碱能刺激可导致肾上腺加强分泌精氨酸加压素、肾上腺素和去甲肾上腺素,这些神经递质被认为参与了体温调节。毒扁豆碱可导致心动过缓和胃肠道不适。
- 预防性氯胺酮 0.5 mg/kg 静脉注射:NMDA 受体拮抗剂。
- 可乐定 75 μg 静脉注射:中枢 α$_2$ 受体激活剂。可降低血压。
- 氯丙嗪 10~20 mg 静脉注射:减少寒战的确切机制仍不明确,可能是通过抗多巴胺能或抗胆碱能通路。
- 多沙普仑 100 mg 静脉注射:中枢性增加寒战阈值,减弱阿片受体活性。
- 右美托咪定 1 μg/kg:可能是减少中枢肾上腺能活性。

◎ 随访

- 如果患者处于低血容量状态,复温可导致血管扩张导致低血压、反射性心动过速和心肌缺血。复温的同时需补充血管内容量。
- 当阿片类药物用于治疗寒战时可发生阿片相关副反应。监测呼吸抑制、嗜睡、神志改变、恶心、呕吐和瘙痒。

■ 非公开索赔数据

有 28 起诉讼(总共 3 000 例)是关于使用加热设备后发生皮肤烫伤。其中 18 起是将静脉液体袋和水瓶与患者皮肤直接接触导致的,5 起是由循环加热水毯造成。

◎ 疾病编码

ICD9
- 995.89 其他特定副反应,未分类。

ICD10
- T88.51XA 麻醉后低体温,初次发生。

◎ 临床要点

- 关键是预防低体温。
- 术中给予强力空气加热是预防低体温的最有效措施。
- 不同药理学的药物可用于治疗,哌替啶(12.5 mg 或 25 mg 静脉注射)效果最好。

术后黄疸 Postoperative Jaundice

Catherine Dawson Tobin，MD • William David Stoll，MD　周玲 译 / 张晓庆 校

 基础知识

■ 概述

• 术后黄疸是一系列临床情况的综合，包括低血压、低氧血症、色素过多或脓毒血症，且合并有临床证据的肝炎。
- 术后 2 周内明显。
- 47%肝硬化患者可发生。
- 无肝病患者不常见。
• 肝脏生化检查异常（liver chemistry tests, LCT），此外也可以出现在 25%～75% 的无肝病患者。典型患者为轻度升高。
• 对术后 LCT 异常和黄疸进行分类，可以划分为以下 4 种：
- 胆红素产生增加（肝前性）。
- 肝细胞疾病（肝性）。
- 胆汁淤积（肝后性）。
- 既往肝病史。

■ 流行病学

发病率

• 择期腹部手术：<1%。
• 心脏手术：26.5%。
- 二尖瓣置换（mitral valve replacement, MVR）的同时行冠状动脉搭桥术（coronary artery bypass, CABG）高于单独行 CABG 或者主动脉瓣置换（aortic valve replacement, AVR）合并 CABG。
- 心脏移植：57%。
• 男性发生术后非结石性胆囊炎的比例高于女性，所有发生急性胆囊炎的儿童可达到 70%。

发病情况

术前肝硬化患者在术后发生并发症的概率达 30%，最常见的是肺炎。肝硬化是黄疸最常见的原因。

死亡率

• 术后黄疸：
- CABG 或 MVR 术后死亡率为 5.5%。
- 术前肝硬化患者术后 30 天死亡率达 11.6%。
• 非结石性胆囊炎的死亡率达 70%。

■ 病因/危险因素

• 既往肝病史：病毒性肝炎、肝硬化、酒精性肝炎、单核细胞增多症、先天性疾病。

• 大量出血需要输血。
• 术中长期低血压。
• 药物：红霉素、氯丙嗪、氟烷、恩氟烷、磺胺类、青霉素、苯妥因、甲基多巴、对乙酰氨基酚、甲基睾酮、利福平、异烟肼和硝基呋喃妥因。
• 血液系统疾病：镰状细胞病、血友病、G-6-PD 缺乏、自身免疫性贫血。
• 心脏机械瓣膜。
• 心脏手术中：长时间体外循环，主动脉夹闭，应用主动脉内球囊反搏，术前心力衰竭导致肝功能障碍和手术类型。
• 全肠外营养（total parenteral nutrition, TPN）：短期应用可导致脂肪肝和胆汁淤积，而长期应用可导致脂肪性肝炎、胆汁淤积和非结石性胆囊炎。
• 非结石性胆囊炎：男性，包括心脏和胃肠道在内的大手术，创伤，烧伤和肾衰竭，呼气末正压通气（positive end expiratory pressure, PEEP），TPN 至少 3 个月和重症患者。

■ 生理/病理生理

• 血红素是一个非烷基基团，是以铁原子为中心的卟啉基团。最常见于红细胞内的血红蛋白分子。
- 通常在网状内皮细胞内降解成未结合（间接）胆红素。
- 未结合胆红素为非水溶性，可和白蛋白结合，在肝脏内与糖醛酸结合。
- 结合（直接）胆红素为水溶性，可通过胆汁和尿液排出。
- 正常实验室值：
  ○ 总胆红素：0.2～1.9 mg/dl。
  ○ 直接胆红素：0～0.3 mg/dl。
  ○ 间接胆红素：0.2～0.7 mg/dl。
• 黄疸是高胆红素血症的临床表现，指皮肤、巩膜及黏膜上出现黄色色素沉着。
• 肝前性术后黄疸是因为红细胞降解增多，非结合胆红素增高。这可以抑制与肝脏结合成结合胆红素的能力。在围手术期，这可能是由于：
- 溶血（血红蛋白的破坏和释放），可由输血、血液疾病、机械瓣膜和心脏手术造成。
- 血肿吸收。
• 肝性术后黄疸是由肝脏结合胆红素的能

力下降造成。围手术期病因主要有：肝细胞损伤（缺血、药物、病毒）或术前存在肝脏疾病。
- 缺血性损伤的病因有：心源性或非心源性休克、低氧或手损伤（肝动脉结扎、肝移植术后）。
- 药物、TPN 和吸入麻醉药。
- 病毒感染可在术后 3 周表现出来。2001 年，疾病控制及预防中心报告指出，在美国，输一个单位的血导致丙肝感染的风险低于 1/100 万。
- 患有未确诊的肝脏疾病在术后也可出现。例如，未确诊的胆汁淤积性肝病，如原发性硬化性胆管炎或原发性胆汁硬化。另一种可能性是 Gilbert 综合征，最常见的是遗传性非结合性高胆红素血症。
• 肝后性术后黄疸是由于无法排出结合性胆红素造成的。肝内或肝外原因均有可能造成胆道梗阻或胆汁淤积。
- 肝内胆汁淤积可由术后良性胆汁淤积、非结石性胆囊炎、脓毒血症或药物诱导产生。
- 肝外胆汁淤积可由胆总管结石症、胆管炎、非结石性胆囊炎、上腹部手术、术后胰腺炎、术后胆管损伤、狭窄或肿瘤或未确诊的肝脏疾病，如原发性胆汁硬化。
• 对正常人来说，术后异常的 LCT 可能是由于肝血流减少或手术操作造成。

■ 预防措施

• 肝硬化及急性病毒性肝炎患者不行择期手术。
• 尽可能避免 TPN 和输血。
• 避免使用氟烷。
• 避免在患者身上使用同一针筒或多种剂量的药瓶来预防传染性疾病（如肝炎）的传播。
• 避免严重低血压。

诊断

• 根据临床表现、手术史以及实验室结果来确诊。
• 胆红素生成过多（肝前性）表现为未结合胆红素升高，可导致：
- 网织细胞计数升高。
- 低结合珠蛋白。
- 有裂红细胞。

- AST 及 LDH 升高（碱性磷酸酶和 ALT 不会大幅度升高）。

• 肝细胞损伤引起的结合减少可表现为未结合胆红素升高，可导致：

- 转氨酶升高（正常值的 5～100 倍）。
- LDH 升高。
- 碱性磷酸酶升高（正常值的 2 倍）。
- 甲肝及乙肝病毒血清学阳性，PCR 检测丙肝 RNA 阳性。ALT 及 AST 升高至正常的 10 倍，LDH 和碱性磷酸酶小幅度增加。
- 氟烷性肝炎表现为发热、关节痛、皮疹、嗜酸粒细胞增多，需反复暴露于氟烷。

• 胆红素排出减少表现为结合胆红素升高，也可导致：

- 碱性磷酸酶升高（正常值的 3 倍）。
- 白陶土样便。
- 瘙痒。
- 胆道狭窄、胆漏、残留的胆总管结石可表现为上腹部或右上区疼痛、发热和黄疸。
- 非结石性胆囊炎表现为胆囊壁增厚，在 B 超上显示 ＞ 4 mm，对胆囊收缩素（cholecystokinin，CCK）无反应，壁内气体，泥沙样黏膜壁。

妊娠期注意事项

需将子痫前期或妊娠期急性脂肪肝（acute fatty liver of pregnancy，AFLP）列为可能的诊断。

 治疗

• 推迟其他所有择期操作。

• 如果考虑是由药物引起的黄疸，停用药物。

• 胆汁淤积时，考虑开腹或腹腔镜下切除胆囊，合并使用抗生素，或者内镜或放射技术下干预，合并使用抗生素。如果病情严重生命体征不稳定，可行经皮胆囊穿刺。严重病例可导致 PT 升高，可给予维生素 K。

• 肝脏低灌注时，给予有创血压监测，避免进一步的低灌注。

• 药物高敏感相关性肝损伤时，使用皮质激素。

• 暴发性肝衰竭时，考虑肝移植。

• 正常患者出现 LCT 升高时可不用干预，但需持续关注。然而，如果加重或恶化，请肝脏科会诊。

■ **非公开索赔数据**

• 氟烷性肝炎：38 起诉讼。

- 氟烷合并未预计的状况：2 起。
- 氟烷合并肝毒性化学治疗：1 起。

- 所有 41 起病例中，3 起发生于 1990 年，1997 年最多。
- 20 名患者（49％）死于氟烷性肝炎。

• 感染性肝炎：2 起诉讼。

- 乙肝：重复使用针筒。
- 丙肝：重复使用多剂量药瓶（至少有 41 人正在诉讼中）。

疾病编码

ICD9

• 782.4　黄疸，非特异性，非新生儿黄疸。

• 997.49　其他消化系统并发症。

ICD10

• K91.89　其他操作后并发症和消化系统疾病。

• R17　非特异性黄疸。

临床要点

• 完整的病史采集和体检，关注手术原因、术中缺血性不良事件、药物和术前肝病。

• 考虑采用右上腹超声检查排除非结石性胆囊炎（高死亡率）。

• 尽可能避免使用氟烷。

术后认知功能障碍 Postoperative Cognitive Dysfunction

Richard M. Rivera，MD　周玲 译 / 张晓庆 校

 基础知识

■ **概述**

• 术后认知功能障碍（postoperative cognitive dysfunction，POCD）是指手术后以脑内信息处理出现急性或持续性紊乱为特征的认知功能衰退，包括以下方面。

- 领导能力。
- 语言。
- 注意力。
- 知觉。
- 表达能力。
- 学习。
- 记忆。
- 抽象思维。
- 但是，患者一般仍具有定向力。

• 一般发病于术后几天之内，有 1％ 的老年人可以持续 1 年。对大多数的老年人来说，

是可逆的。此外，POCD 与谵妄、术后谵妄（postoperative delirium，POD）和痴呆是有区别的。

- 谵妄（DSMIV）：是指以环境认识的减少和注意力的紊乱为特征的智力状态改变，可能伴有幻觉、定向障碍或暂时的记忆障碍。此外，患者可表现为活动减退或者活动过多，以及各种混合性精神障碍。

- 术后谵妄：是指患者术后出现的谵妄状态。患者多数在术后恢复室表现清醒，而在术后 1～3 天发病。

- 痴呆（DSMIV）：是指从先前的功能水平上认知和行为能力发生渐进式下降，包括以下一个或几个方面：记忆、推理、语言、视觉处理、领导能力、社交行为和人格。它由脑病引起。

直到目前，尽管在麻醉学和公众已经提高了对 POCD 的认识，但是 POCD 仍缺乏统一的定义和研究，相关研究也面临着研究方法的

限制。

■ **流行病学**

发病率

• 术后 1 周：

- 心脏手术：30％～80％。
- 非心脏大型手术：19％～26％。
- 小手术：7％。

• 全身麻醉和椎管内麻醉无明显区别。

患病率

相对于年轻患者，老年患者更容易在术后 1 周至 3 个月内出现 POCD。

发病情况

• 导致患者住院时间延长，在家中需要更多照顾。

• 增加从劳动力市场中退出的可能性。

死亡率

如果发生在出院的时候并且持续了 3 个

月,最终可导致术后1年内的死亡率增加。

■ 病因/危险因素

- 高龄。
- 大手术。
- 应激反应。
- 低血压。
- 脑缺氧。
- 微血栓。
- 心脏手术。
- 麻醉。
- 遗传因素。

■ 生理/病理生理

- POCD确切的病因目前尚不清楚:
- 年龄:白质和灰质的改变可能导致认知储备的下降,这在某种程度上可以被高的教育程度抵消。
- 应激反应:手术导致神经内分泌激素、细胞因子和皮质醇的改变,大手术可增加应激反应。
- 低血压:研究表明,老年高血压患者术中维持较低的平均动脉压,可增加术后1天至1周内认知障碍的发生率。
- 脑缺氧:心脏手术中,脑氧饱和度的降低可增加POCD风险。
- 微血栓:根据整形外科的多普勒测量分析,微血栓可能是POCD发展中的一个危险因素。
- 与全身麻醉相比,区域麻醉并不减少POCD的发生率。但是,对于老年患者来说,麻醉深度过深可能与1年以上的死亡率相关。
- 通常来说,APO-E 4等位基因与阿尔兹海默症有关,POCD患者中一部分人也有

表达。

- 将来的研究可能更关注于:
- 年龄因素在POCD中的作用。
- 遗传易患性。
- POD和POCD之间的关系。
- 术前"脑功能锻炼"及术后干预是否会减少POCD的发生和(或)持续时间。

■ 预防措施

- 目前无特异及有效的预防方法。
- 术前测试可能对POCD高风险患者有益。
- 术中维持收缩压>90 mmHg,特别是高血压患者。
- 维持足够的脑灌注压,特别是心脏手术以及需要沙滩椅体位的手术。
- 考虑利用BIS监测麻醉深度避免麻醉过深。
- 术中通过放置连续硬膜外导管及区域阻滞来减少围手术期应激,并且保留到术后。
- 麻醉的选择上,区域麻醉或者全身麻醉,并不影响POCD发生率。

诊断

- 针对POCD,目前并无标准、统一的测试。POCD的诊断是基于术前及术后认知功能下降而做出的。
- 目前有多项检查可以用来辅助评估记忆力、感觉运动传导速度、认知适应性和运动方面的表现:
- 精神状态简易速检表(mini mental status examination, MMSE):目前使用最多,应试者需要5~10 min完成。
- 画钟试验。
- 文字学习记忆测试。

- 图形及故事学习记忆测试。

■ 鉴别诊断

- POD。
- 痴呆。
- 急性酒精戒断。
- 麻醉药或镇痛药残留。

治疗

目前POCD无特效治疗措施。

随访

- 如果一个患者疑似或者诊断为POCD,必须和患者本人、家属及手术医师进行沟通。
- 出院后患者可能需要更多的照顾,如果有需要,应安排老年科医师或者精神科医师随访。

疾病编码

ICD9
- 293.9 非特异性短暂器质性精神异常。

ICD10
- G97.82 其他操作后神经系统并发症和疾病。

临床要点

- 当神经外科手术需要沙滩椅体位时,动脉换能器必须放置和调零于耳道水平。
- 考虑采用区域及硬膜外阻滞行超前镇痛从而将手术应激反应最小化。
- 考虑采用BIS监测量化药物及吸入药物剂量。

术后肾功能不全 Postoperative Renal Dysfunction

Patrick Kim, MD · Selma Ishag, MB, BS, MD 周玲 译 / 张晓庆 校

基础知识

■ 概述

- 急性肾损伤(acute kidney injury, AKI)是常见的术后并发症,具有远期和近期的重大影响。
- 急性肾功能损伤系统将AKI分为:
- 第1阶段:血肌酐SrCr升高>0.3 mg/dl

或基础值的1.5~2倍,或6 h尿量(urine output, UOP)<0.5 ml/(kg·h)。
- 第2阶段:SrCr升高2~3倍,或12 h UOP<0.5 ml/(kg·h)。
- 第3阶段:SrCr升高3倍或基础值>4 mg/dl的患者出现急性升高>0.5 mg/dl,或24 h UOP<0.5 ml/(kg·h)或12 h无尿,或患者需要肾脏替代治疗(renal

replacement therapy, RRT)。
- 尽管SrCr是AKI定义的基础,但它并不是一个非常敏感的指标。
- 损伤2~3天后SrCr情况可以反映GFR的改变。
- 随着患者的年龄、习惯和血容量不同而程度不同。
- 新的AKI生化指标正在发展中:

- 中性胶原相关的脂质载运蛋白（NGAL）在缺血损伤后可以上调小管上皮细胞。尿液和血浆中的浓度均被研究中。

- KIM-1：在损伤后由未分化小管细胞高度表达的跨膜蛋白。

- 半胱氨酸蛋白酶抑制剂 C：所有有核细胞均可产生。它能够自由渗透和完全重吸收并被小管降解，反映肾小球滤过率，而不是小管损伤。数值尚未确定，但是可以在肌酐升高发生之前识别 AKI。

- IL-18：损伤后小管上皮前炎症因子被近端小管活化。在重症患者身上可作为死亡的预测因子。

■ 流行病学

发病率
- 以往文献中对于急性肾衰竭的定义有很大差异，因此很难确定。
- 差别大取决于手术。预计 1% 非心脏大手术和 25% 心血管手术患者可发生。

患病率
依患者的数量不同而不同。发生在 5%～7% 住院患者和 30%～35%ICU 患者。

发病情况
重要性：术后急性肾衰竭增加围手术期感染风险、延长 ICU 时间和（或）住院时间、肾脏替代治疗（renal replacement therapy, RRT）、加重冠状动脉疾病从而增加长期致病率。

死亡率
重要性：患者血浆肌酐增加到 2 mg/dl 或需要透析的患者 30 天内死亡率增加 8 倍。住院患者即使只有 SrCr>0.5 mg/dl 的中度增高也会使住院死亡率增加 6.5 倍。

■ 病因/危险因素
- 高风险手术包括：心脏和血管手术、心脏及肝脏移植、肝胆手术及需要使用造影剂的操作。
- 高风险患者包括：
- 肾功能不全，包括轻度至中度。
- 腹水。
- 未控制的充血性心力衰竭。
- 急诊手术。
- 年龄>65 岁。
- 糖尿病。
- 高血压。
- 男性。

■ 生理/病理生理
- 肾脏总血流（total renal blood flow,

TRBF）占心输出量的 20%，组织的氧输送为 80 ml/(min·100 g)。
- 肾皮质接受最多的 TRBF，但是氧的提取却很低（约 20%）。
- 肾脏髓质血流较小却具有较高的氧提取率（约 80%），这是因为肾小管重吸收功能的高代谢需求。因此，肾髓质对缺血性损伤很敏感。
- 急性肾小管坏死（acute tubular necrosis, ATN）时，缺血和（或）直接肾毒性物质导致凋亡和小管细胞脱落，同时会募集血管激活和炎症介质加重缺血性损伤。小管细胞丢失，肾小球滤过液渗漏至肾间质，从而导致水肿并可能进展为慢性炎症和纤维化，最终发展为慢性肾病。
- 围手术期，多种因素可导致肾功能不全：
- 术前：术前禁食、肠道准备导致低血容量。
- 术中：麻醉药对血流动力学和肾灌注的影响，手术技术对肾血流量的影响（腹腔镜技术），出血，麻醉和手术的神经内分泌反应，过度液体复苏。
- 使用肾毒性药物，如造影剂、抗生素、NSAIDs 等。

■ 预防措施
- 治疗的重点是预防。
- 药物干预仍有争议，除了在肾移植再灌注之前使用甘露醇之外，围手术期进行药物干预并非一定对预防肾衰竭有益。
- 维持足够的血压。
- 在平均动脉压（mean arterial pressures, MAP）在 80～160 mmHg 时，自主调节机制可以维持恒定的肾血流。
- MAP 在 75 mmHg 左右时需改善肾脏血流动力学。
- 慢性高血压时自主调节曲线右移，因此要保持更高的血压。
- 保证正常容量。
- 低血容量时肾脏氧供可减少，导致缺血性 ATN。
- 过度的液体复苏导致腹腔间隔室综合征 [腹内高压（intra-abdominal hypertension, IAH）] 并阻碍肾灌注。
- 给予的生理盐水如果>30 ml/kg 可导致非阴离子间隙型高氯性代谢性酸中毒和高钾血症。高氯血症可减少肾血流、肾小球滤过率和尿量。
- 白蛋白并不一定比晶体液有益，除非在某些特殊情况下，如肝硬化患者合并自发性腹膜炎。

- 在羟乙基淀粉对肾脏是否安全这个问题上目前仍是矛盾的。
- 维持足够的血红蛋白水平和心输出量以优化肾脏的氧供。
- 避免肾毒性药物。
- 碘造影剂目前使用越来越频繁，可导致造影剂引起的急性肾损伤（contrast induced-acute kidney injury, CI-AKI）。此外，它直接对肾小管细胞产生毒性，造成肾血管收缩。不幸的是，目前还没有根本性的方法可以持续减少或消除这一风险。可以考虑以下步骤：充分水化，目标 UOP 达到 100～150 ml/h，可能可以"冲洗"掉造影剂以减少与肾小管细胞的接触时间。抗氧化剂（如 N-乙酰半胱氨酸、他汀类）和尿液碱化剂（如碳酸氢钠）可能会减少自由基相关的小管细胞凋亡。在正常患者中使用低渗造影剂（大约是血浆渗透压的 2 倍）或对有 CI-AKI 风险的患者使用等渗造影剂。避免同时使用其他肾毒性药物，也不要反复（72 h 内）使用造影剂。
- NSAIDs 抑制能扩张血管的前列腺素，通过收缩传入小动脉来降低肾小球滤过压，在高危患者中避免使用。然而在一项研究中发现，供肾者术后给予 NSAIDs 并不会长期损伤肾功能。
- ACEI 和 ARB 类：通过扩张传出小动脉降低肾小球滤过压，避免低血容量。
- 抗生素如氨基糖苷类可在近端小管聚集，因此会造成 ATN。
- 其他肾毒性药物包括抗纤溶药（如抑肽酶）、免疫抑制剂（如环孢霉素和他克莫司）、化疗药（如顺铂）。

⚕ 诊断
- 病史和体格检查包括药物的回顾、围手术期暴露于肾毒性物质、容量和血流动力学评估。
- 尿液分析中，透明管型提示肾前性氮质血症，ATN 可见带色素的管型。
- 肾前性氮质血症时尿溶质的浓度升高并倾向于钠潴留。这将导致比重>1.015，渗透压>350 mOsm/kg 和尿钠<20 mmol/L。
- 钠排泄分数（fractional excretion of sodium, FE_{Na}）有助于鉴别肾前性氮质血症和 ATN。FE_{Na} 水平<1% 提示肾前性氮质血症，>3% 提示 ATN。但是，对有肾前性氮质血症的患者使用利尿剂可提高 FE_{Na}。
- 尿素排泄分数有助于鉴别肾前性氮质血

症和 ATN。

- 新的生化指标(如 NGAL 和 KIM-1)对鉴别 ATN 和其他原因的 AKI 有重要作用。
- 排除尿道梗阻。
- 肾脏超声检查。
- 腹部和盆腔的高分辨率 CT 扫描。

■ 鉴别诊断

- 肾前性 AKI 是由真正的低容量或有效循环血量减少(如肝硬化、CHF)造成。
- 内源性 AKI 是因为肾小管、间质或肾小球损伤。
- ATN 是内源性 AKI 最常见的原因。可由缺血(长时间完全或相对低血压)、暴露于肾毒性物质和(或)脓毒血症患者释放的内毒素和炎症因子造成。
- 急性间质性肾炎是指淋巴细胞的间质性浸润,继发于使用 NSAIDs 或抗生素。
- 急性肾小球肾炎以快速进展为特征,可见于链球菌感染后或心内膜炎的情况。
- 肾后性 AKI:盆腔手术中无意识地损伤膀胱和输尿管可引期围手术期尿道梗阻,术中确认可静脉使用亚甲蓝或靛胭脂。

💉 治疗

- 主要是支持性治疗。
- 在发展为典型的适应证(即高钾血症、代谢性酸中毒、容量过负荷和有症状的尿毒症)之前,可先应用 RRT。关于 RRT 的最佳方式(持续血液透析还是间歇血液透析)和剂量(透析强度),目前仍存在争议。

🔄 随访

- 基本代谢情况。
- 钠和尿素能够自如地排出。
- 尿特定比重。
- 术后尿量。
- 24 h 肌酐清除率。

■ 非公开索赔数据

1978—2006 年有 75 起关于围手术期肾衰竭的非公开索赔数据。

- 男性:53%。
- 年龄>53 岁:50%。
- ASA 分级 3~5 级:45%。
- 术中少尿或无尿:31%。
- 急诊手术(ASA 分类):29%。
- 血管手术:16%。
- 心脏手术:3%。
- 导致肾功能不全/衰竭的围手术期事件。
- 患者情况或手术因素:17%。
- 错误输血:15%。
- 电解质紊乱或不适当的液体治疗:13%。
- 错误用药:12%。
- 大量血液丢失:8%。
- 结局和义务:
- 死亡率:47%。
- 低标准的麻醉监护:48%。
- 赔偿、安置患者:56%。
- 赔偿中位数:255 000 美元(范围:4 000~3 625 000 美元)。

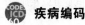 疾病编码

ICD9

- 584.9 急性肾衰竭,非特定。
- 997.5 泌尿系统并发症,未归类。

ICD10

- N17.8 其他急性肾衰竭。
- N99.89 其他操作后并发症和泌尿系统疾病。

❓ 临床要点

- 除了维持充足的肾脏灌注压和液体水化,没有太多的干预手段可以主动地预防术后肾衰竭。
- 术中尿量低并不一定和术后肾衰竭相关。
- 腹腔镜手术过程中的少尿可由气腹压迫肾脏和血管引起。通常在不充气之后可以缓解。避免气腹充气压>15 mmHg。

术后胸痛 Postoperative Chest Pain

Philip Levin, MD 周玲 译 / 张晓庆 校

基础知识

■ 概述

- 术后胸痛可与胸部任何结构有关,包括心脏、肺、食管、肌肉、骨骼和皮肤。除了可能的无伤原因(反流),必须要排除威胁生命的情况,一旦确诊,立刻治疗。
- 患者主诉新发心绞痛样的胸痛较为少见,因此回顾病史很重要,评估风险有助于区分胸痛是否为心脏来源。

■ 流行病学

发病率

- 术后心肌梗死:0~4%,取决于冠状动脉疾病(coronary artery disease, CAD)风险分层。

- 患有 CAD 或 CAD 风险的患者:3.9%,为主要的围手术期心脏事件。

死亡率

非心脏手术后患者发生心肌梗死,住院死亡率达 10%~15%,与没有心肌梗死的患者相比,至少 1 年内的死亡风险都将增加。

■ 病因/危险因素

- 急性心肌梗死(myocardial infarction, MI)、心绞痛:CAD、继发于手术的贫血、高血压(hypertension, HTN)、术前使用可卡因或类似兴奋剂、近期放置冠状动脉支架、高风险手术、脑血管疾病、使用胰岛素治疗的糖尿病、术前检查出现心力衰竭体征、术前血肌酐>2 mg/dl、术中发现长期存在问题的 ST-T 波出现新改变。

- 主动脉夹层:经穿刺/切开置管行检查,主动脉手术。
- 肺栓塞(pulmonary embolism, PE):肥胖、长期不活动、股骨骨折、妊娠、肿瘤、既往 PE 史、血栓家族史、心律失常、最近未服用抗凝或抗血小板药物。
- 气胸:手术损伤胸部或膈肌、中心静脉置管、臂丛阻滞、呼吸机并发症。
- 误吸性肺炎:活动障碍、高龄、急诊、最近一次进食、病态肥胖、插管及拔管时出现不良事件、胃排空延迟、食管下段括约肌张力下降。
- 胃食管反流疾病(gastroesophageal reflux disease, GERD):GERD 病史、食管下段括约肌张力下降(如妊娠)、某些药物(如抗胆

碱能药）。

- 内脏穿孔：腹部或胸部手术并发症。
- 肋软骨炎：胸部手术，手术过程中取侧卧位，手术过程中反复轻微创伤。

生理/病理生理

- MI：手术及相关创伤、疼痛、低体温和贫血可诱发炎症、高凝状态，引起冠状动脉斑块破裂和动脉栓塞。ST 段抬高型 MI 与心脏表面冠状动脉的完全栓塞有关。心肌氧供和氧耗的严重不平衡可导致梗死。
- 心绞痛：心肌氧供和氧耗的不平衡可引起胸痛，导致儿茶酚胺和皮质醇增加。与 MI 不同，动脉并未完全堵塞，很少造成永久性心脏损伤，但是这预示着可能发生 MI。
- 主动脉夹层：内膜层撕裂，紧随着形成内膜下血肿并扩大。它会产生一个假腔，使从主动脉来的血进入主血管的量减少。如果夹层涉及心包区域，可导致心脏压塞。
- PE：一个疏松的血栓掉落然后将肺血管栓塞。下肢深静脉血栓（deep vein thrombosis, DVT）可由静脉淤滞、高凝状态和血管壁炎症（围手术期增加）引起。行妇科手术或经历大创伤的患者可能会有深静脉血栓，可通过腘血管向近端移动然后造成肺栓塞。
- 气胸：空气进入胸腔时发生。张力性气胸（空气能进入，但因为"活瓣"机制不能排出）导致肺塌陷、危害呼吸和纵隔飘移。
- 内脏穿孔：胃肠道壁上有一个洞或有一个撕裂口，空气可进入腹腔，刺激膈肌导致胸痛。
- 误吸性肺炎：当物体（食物、异物）或液体（胃内容物、血或唾液）从咽喉部通过气管进入肺部时发生。后果取决于类型、数量和误吸物的 pH。胃内酸性物质造成肺泡-毛细血管破坏，导致间质性水肿、肺泡内出血、肺不张、气道阻力增加，通常伴有低氧血症。
- GERD：当胃内容物反流至食管时发生，可造成相应症状，同时伴或不伴有食管黏膜的损伤（例如，食管炎）。通常是食管下段括约肌失调所致。
- 食管痉挛：仍不清楚，但认为其与食管抑制性神经的丧失有关。
- 肋软骨炎：肋软骨或肋胸关节的炎症反应导致局部疼痛和压痛。

预防措施

- 心脏事件：术前服用 β 受体阻滞剂和他汀类药物并在围手术期阶段持续服药。使用双联抗血小板药物治疗以降低急性支架栓塞风险的患者在停药之前，放置金属裸支架的患者至少需等待 6 周，放置药物洗脱支架的患者至少需等待 1 年。治疗术后易出现贫血、低体温、低血压或 HTN、疼痛，尽可能减少心肌氧供和氧耗失调。
- PE：早期下床活动，机械和（或）药物预防性抗栓治疗被证实为有效。
- GERD：围手术期应用抗胃酸反流药物。

诊断

- MI 或心绞痛：症状多变，包括心动过速或心动过缓、低血压或 HTN、呼吸急促、出汗和第四心音。充血性心力衰竭（congestive heart failure, CHF）的体征包括第三心音（奔马律）、肺部啰音、下肢水肿和颈静脉压升高。心电图改变：ST 段抬高（V_1、V_2 或 V_3 导联≥2 mm，其他导联≥1 mm）或至少两个相邻导联压低（≥1 mm），至少两个相邻导联出现 T 波对称倒置（≥1 mm）。相邻导联可见新发 Q 波。
- 主动脉夹层：高血压（继发于儿茶酚胺释放）、低血压（迷走张力过高）、心脏压塞、低血容量、晕厥、神志改变。CHF 或气管/支气管压迫可导致呼吸困难。食管压迫可导致吞咽困难。可出现舒张期杂音，氧饱和度下降。必须考虑动脉血管 CT 扫描。
- PE：由于 DVT 导致的单侧下肢水肿，低氧血症（<95%），脉搏>94 次/分。大 PE 可引起急性肺心病从而导致低血压。可有哮鸣音。心电图改变：Ⅰ 导联出现 S 主波，因为右心室损伤Ⅲ导联可出现 Q 波和 T 波倒置。Ⅱ 导联可见 P 波高尖，新发右束支传导阻滞，电轴右偏或新发房颤。氧饱和度下降。D-二聚体是一个独特降解产物，由纤溶酶介导的交联纤维蛋白水解产生。PE 时可升高（非特异性）。高分辨率 CT 血管造影是敏感的诊断工具。如果不能做这个检查，可行 V/Q 扫描（敏感性和特异性较低）。多普勒超声检查 DVT 也有助于诊断。
- 气胸：患侧呼吸音下降或缺失，伴有呼吸困难，指脉氧下降。范围大时可致低血压。
- 误吸性肺炎：呼吸急促，心动过速，呼吸音降低，啰音，实变区叩诊浊音和低氧血症。X 线胸片最初可表现为正常，CT 扫描可能更

快地发现征象。

- 内脏穿孔：腹部反跳痛和发热。血液大量丢失和感染性休克可继发低血压。腹部 X 线平片可出现游离气体。
- 肋软骨炎：受累的肋软骨关节有叩痛。
- 心电图：如果患者有束支传导阻滞、慢性 ST 段改变或起搏器，心电图可能无法解读。
- 血肌钙蛋白浓度：可用于确诊梗死，心肌缺血或 PE 时可出现典型的上升和缓慢下降。
- 经胸或经食管的心脏超声检查（transthoracic or esophageal echocardiogram, TTE 或 TEE）：心脏超声上出现新发室壁活动异常可能是 MI，新发右心室功能不全提示 PE。
- 放射核素扫描：心肌梗死时核素扫描可出现新发的心肌缺损。
- 胸部 X 线片：可排除气胸，检查纵隔是否增大（主动脉夹层）或渗透性改变（误吸性肺炎）。PE 时，早期的片子可能为正常。偶尔可出现血栓近端肺血管扩张而远端血管塌陷。24~72 h 后，肺表面活性物质的丢失可造成肺不张和像肺炎一样的肺渗出。误吸性肺炎通常在影像学上出现征象较晚。
- 动脉血气：肺炎、气胸和 PE 时可能存在低氧和呼吸性酸中毒。
- 白细胞计数：细菌性感染合并误吸性肺炎时升高，PE 和内脏穿孔（如果合并脓毒血症）的时候也是。但是，创伤和大手术后也可升高。
- 吞钡试验：如果临床治疗中质子泵抑制剂并未起作用，仍有可能是食管原因引起的胸痛，可以做吞钡试验，排除食管痉挛或膈疝（与 GERD 相关）。
- 食管胃十二指肠内镜检查：可用于排除食管炎和胃溃疡。弥散性食管痉挛可行食管测压做进一步检查，也可同时监测食管下段括约肌（有助于检测 GERD）。

鉴别诊断

- 心源性：急性心肌梗死、心绞痛、主动脉夹层。
- 肺：栓塞、气胸、误吸性肺炎。
- 胃肠道：胃酸反流、食管炎、食管痉挛、内脏穿孔。
- 皮肤肌肉：肋软骨炎。

治疗

- MI 和血流动力学稳定：可能需要心内科医师甚至重症医学团队会诊。处理包括吸

氧,药物处理,包括使用吗啡充分镇痛(减少交感刺激并降低前负荷)、硝酸甘油(降低心脏前负荷并且扩张冠状动脉)、静脉注射β受体阻滞剂(降低心肌氧耗,不适用于失代偿性 CHF、严重 COPD、休克时严重低血压)和阿司匹林 325 mg(减少血小板聚集)。如果高度怀疑血块破裂以及接受可能出血的情况下,可静脉使用普通肝素(减少血栓形成)。心内科医师可能推荐开始使用 ACEI 和他汀类药物。

• MI 和血流动力学不稳定:心内科医师会诊,可能需要经皮心导管行冠状动脉治疗。放置心脏支架的患者近期未服用抗栓药时,需要立刻排除急性支架栓塞。

• 主动脉夹层:胸外科医师会诊,维持心率在 60~80 次/分(β受体阻滞剂),收缩压保持在 100~120 mmHg。充分镇痛以保持脉搏和血压在目标范围内。根据部位及夹层类型可能需要急诊手术。

• PE:保证氧供使肺血管扩张,使用血管收缩剂和静脉补液来治疗低血压。用肝素抗凝,考虑普通或低分子肝素预防凝血。在使用肝素和溶栓治疗之前,先与外科或重症医学团队协商,因为患者术后大出血的风险增加。

• 小范围气胸:通常可自行吸收,可不用干预,如果范围大,在肺的周围放置胸引管抽吸空气有助于肺的再次膨胀。

• 内脏穿孔:需要手术干预。

• 误吸性肺炎:上呼吸道吸引各种胃内容物,供氧,有呼吸衰竭或氧合差的症状时考虑插管,根据病情严重性请肺科或重症医学会诊。

• GERD 或食管炎:抗酸剂、H_2 受体拮抗剂或质子泵抑制剂。

• 肋软骨炎:让患者放心,并充分镇痛。

疾病编码

ICD9
• 338.18 其他急性术后疼痛。
• 786.50 胸痛,非特异性。

ICD10
• G89.18 其他急性操作后疼痛。
• R07.9 胸痛,非特异性。

临床要点

• 术后胸痛可由多种病因造成,立即鉴别并治疗威胁生命的病因很重要。
• 回顾患者病史和术中记录可成为寻找术后胸痛原因的线索。例如,患者是否术前患有 CAD 或 GERD。
• 行体格检查,有指征时可行诊断性检查。
• 立即进行治疗,需要时请专科会诊。

术后谵妄 Postoperative Delirium

Carlee Clark, MD · Horst Rieke, MD, PhD 周玲 译 / 张晓庆 校

基础知识

概述

• 《精神障碍诊断及统计手册(第 4 版)》(DSM Ⅳ)中对于谵妄的诊断是:
- 缺乏注意力的意识障碍,常伴有认知改变或者在短时间(数小时至几天)内发生的感觉异常,可有反复发作。
• 具有连续性:
- 活动增多型:异常心理活动,常伴有拉扯静脉通路及监护设备、易与工作人员及家属产生争执、视幻觉、易惊醒、过度警觉。夜间常见。
- 活动减少型:不抱怨,无精打采,可听从指令。最常见但不容易被诊断。
- 低警觉状态:可见于使用镇静药之后或者嗜睡状态。
• 术后谵妄与手术有时间上的关系,多发生于术后 2~7 天。

流行病学

发病率
• 术后谵妄。
- 髋关节骨折:4%~53%。
- 心脏术后:32%~38.5%。

- 老年患者:15%~53%。
- 普外科手术:5%~15%。
• 创伤和 ICU 患者:60%~80%。
• 内外科住院患者:15%~60%。

患病率
5%~50%。

发病情况
• 增加住院及 ICU 时间。
• 增加住院费用。
• 出院后依赖看护。
• 需要安排家庭护理的比例高。
• 认知功能减退。

死亡率
• 术后谵妄的患者死亡率为 15%~20%。
• 发生谵妄的老年患者和 ICU 患者 6 个月内死亡率增加。
• 发生谵妄的患者 12 个月内死亡率增加 62%。

病因/危险因素

• 术前危险因素:
- 严重疾病。
- 疾病的严重程度。
- 既往谵妄史。
- 酒精滥用史。

- 吸烟史。
- 术前较低的脑功能状态。
- 术前使用尼古丁类镇痛药。
- 术前抑郁及痴呆。
- 帕金森病史。
• 术中危险因素:
- 血管手术。
- 心脏手术。
- 髋关节骨折。
- 急诊手术。
- 术中大出血。
• 术后危险因素:
- 术后输血。
- 术后血细胞比容<30%。
- 严重术后疼痛。
- 大剂量苯二氮䓬类药物。
- 术后应用多种用药。
- 电解质异常。

生理/病理生理

• 在谵妄的发生及进展方面,其确切的病理生理仍不清楚,但是它与许多不同的病因有关。
• 神经递质不平衡:胆碱能递质的相对缺乏可导致中枢系统胆碱能减少,多巴胺、

GABA 和 5-羟色胺增加。随着年龄增长，脑内乙酰胆碱相对缺少，例如痴呆患者，有较强的易患性。围手术期：

- 药物：类固醇、抗胆碱能药、苯二氮䓬类、阿片类、部分麻醉药、抗惊厥药、溴化物和抗生物。
- 代谢及内分泌紊乱：电解质紊乱、脱水。
- 戒断综合征：酒精、苯二氮䓬类、阿片类。
• 麻醉类型：在谵妄的发生方面，MAC、全身麻醉或者区域麻醉之间无明显区别。
• 全身炎症反应是仅次于手术操作的重要因素：手术组织损伤引起的炎症反应可导致细胞因子、TNK、组胺及皮质醇的释放。
• 解剖结构缺陷：CT、MRI、PET 能显示脑内解剖结构改变，包括额叶前部、非优势侧顶后区、基底节、枕颞叶皮质。

■ 预防措施

术前确认患者的危险因素，术中及术后尽可能减少危险因素。预防手段与治疗方法相似。
• 心脏手术谵妄预测评分。
• 普通择期手术谵妄预测评分。
• 非药物治疗法（见治疗部分）。
• 在术前或术后使用氟哌啶醇，但极少数数据支持这一做法。
• 非典型抗精神病药，但数据显示并不支持预防性用药。
• 与苯二氮䓬类相比，在呼吸机依赖的患者身上使用右美托咪定，可减少谵妄的发生，更快地减轻症状。
• 避免使用苯二氮䓬类。
• 避免使用多种药物。
• 充分的镇痛治疗。

 诊断

• 谵妄的诊断是基于 DSM Ⅳ 中描述的临床症状和体征。
- 急性起病，病程中有症状波动。
- 无法组织思维。
- 缺乏注意力的意识改变。
- 诊断需排除器质性病变。
- 通过详细完整的病史及全身体格检查来寻找危险因素或者新的病理改变。
- 基本代谢检查、全血细胞计数及动脉血气。
- 血氧饱和度、体温、心电遥测、血压监测。
- 患者多存在睡眠干扰。
• ICU 用谵妄诊断量表（confusion

assessment method for the ICU, CAM - ICU)可用于能够言语交流和不能言语交流的患者。

■ 鉴别诊断

• 低氧血症。
• 高碳酸血症。
• 中枢神经系统或全身性感染。
• 脑血管事件。
• 低血糖或高血糖。
• 电解质异常。
• 尿潴留。
• 酒精或药物戒断。
• 痴呆。
• 药物的使用。

治疗

• 注重改善患者认知，减少副反应，如反流误吸、长期行动不便、认知障碍，甚至死亡。
• 首选非药物干预。
- 重要的是重新定位人物、地点和时间。家人同时在场会有一定帮助。
- 改善睡眠质量和数量，必要时辅助睡眠。
- 纠正日夜周期，夜间关灯，白天开灯。
- 一天多次刺激性活动，和家人一起游玩，看电视，猜谜。
- 早期活动，包括肢体活动和物理治疗。
- 尽可能快地更换眼镜和助听器。
- 拔除不必要的导管，特别是 Foley 导尿管和中心静脉导管。
- 如果可能的话，避免约束。
- 营养和水分。
- 避免尿潴留。
- 患者需要看护以免自我伤害。
• 避免使用可能加重术后谵妄的药物，如苯二氮䓬类、抗胆碱能药物、激素和阿片类。
• 使用多模式镇痛完善术后镇痛治疗，这样可以减少阿片类药物的需要量。
• 抗精神病药：根据美国心理协会和重症医学协会的推荐，静脉使用氟哌啶醇是治疗谵妄的首选药物。
- 作用机制（MOA）：多巴胺受体拮抗剂，导致多巴胺神经递减少。
- 剂量：轻度症状及老年患者：0.5～2 mg 静脉注射；中度症状：2.5～5 mg 静脉注射；重度：5～10 mg 静脉注射。每 30 min 可重复使用，直至激惹状态缓解。
- 维持：在急性期按需给药的基础上，每 4～

6 h 重新安排给药计划。最大日剂量为 20 mg。
- 副作用：镇静，心电图上 QT 间期延长。并非 FDA 认可的适应证，对其可能导致的心律失常（包括尖端扭转型室速）给予黑框警告，锥体外系症状，拟抗胆碱能效应。
- 开始治疗前须有基础心电图检查。
• 当患者有氟哌啶醇禁忌证时，可考虑非典型抗精神病药。
- 喹硫平：
  ○ MOA：多巴胺、5-羟色胺、组胺、α_1 受体和 α_2 受体阻滞剂。
  ○ 剂量：25～100 mg 一天 2 次，口服，最大日剂量为 200～400 mg。因为只有口服制剂，因此不适合用于急性期。
  ○ 副作用：心电图上 QT 间期延长，锥体外系症状，抗胆碱能效应，镇静。
- 奥氮平：
  ○ MOA：多巴胺、5-羟色胺、组胺受体拮抗剂。
  ○ 剂量：每天 2.5～5 mg 口服、肌内注射或舌下含服。最大日剂量为 20 mg。急性期可肌内注射。
  ○ 副作用：心电图上 QT 间期延长，锥体外系症状，抗胆碱能效应，镇静。
- 右美托咪定：
  ○ MOA：α_2 受体激动剂。
  ○ 剂量：0.2～1.0 $\mu g/(kg \cdot h)$。
  ○ 副作用：心动过缓，低血压。
  ○ 目前需要更多关于非机械通气患者谵妄发作时使用右美托咪定情况的数据。

随访

• 谵妄患者需要进行连续的评估，评估症状是否进展或缓解。常需要转入 ICU 治疗。
• 谵妄停止后数日方可停用药物。

疾病编码

ICD9
• 293.9 非特定性短暂性器质性精神异常。

ICD10
• G97.82 其他操作后神经系统并发症和疾病。

临床要点

• 术后谵妄多发于术后 2～7 天。

· 谵妄有 3 种亚型:活动增多型、活动减少型及混合型,活动减少型多数不能确诊,因为患者不具有破坏性。

· 谵妄筛查有助于确认患者的风险,最小化围手术期风险因素,也可以采取预防性手段。预防与治疗谵妄的一线治疗是非药物治疗。

· 氟哌啶醇是谵妄的药物治疗中的常用药物。在使用氟哌啶醇治疗之前必须先确认患者心电图情况,因为它可引起 QT 间期延长。

术前上呼吸道感染 Upper Respiratory Infection, Preoperatively

Elizabeth Rebello, MD 张细学 译 / 顾卫东 校

 基础知识

■ 概述

· 小儿在手术当天常合并上呼吸道感染(upper respiratory infection,URI)症状,这可导致呼吸道不良事件的风险增加:
- 喉痉挛。
- 支气管痉挛。
- 憋气。
- 动脉氧饱和度降低。

· 是否取消手术目前仍存在争议。

· 术前评估应指导优化麻醉方案,预判并控制好围手术期呼吸道不良事件。

■ 流行病学

发病率

小儿 URI 发生频率:
· <5 岁的儿童平均发生 5~6 次/年。
· 症状持续 7~10 天。
· 肺部残余影响持续 2~6 周。

患病率

不清楚。

发病情况

· 无 URI 的儿童发生围手术期不良事件的风险:
- 每 5 例择期手术的儿童中有 1 例发生术中轻度不良事件。
- 每 10 例中有 1 例发生术后轻度不良事件。
· 合并 URI 的儿童发生围手术期不良事件的风险:
- 合并 URI 的儿童发生围手术期不良事件的风险增加 7 倍,气管插管者风险增加 11 倍。
· 两组严重不良并发症的发生率较低。

■ 病因/危险因素

· 合并 URI 的儿童发生围手术期不良事件的危险因素包括:

· 病毒性鼻咽炎占所有 URI 的 95%。
○ 鼻病毒最常见。
○ 其他病毒包括:流感病毒、副流感病毒、冠状病毒和呼吸道合胞病毒。
- 大量分泌物。
- 吸烟。
- 鼾症。
- 鼻腔充血。
- <5 岁儿童气管插管。
- 早产(<37 周)。
- 气道手术。
- 高反应性气道疾病。

■ 生理/病理生理

· 感染后高气道反应可以持续超过 6 周。
- 机制不清,可能由神经介导。
- 病毒神经氨酸酶可抑制毒蕈碱受体。
- 毒蕈碱受体被抑制,导致乙酰胆碱增加和支气管收缩。
· 病毒感染导致肺生理的改变:
- 用力呼气量减少。
- 功能残气量下降。
- 肺弥散功能下降。
- 肺内分流增加。

■ 预防措施

· 劝告父母避免将患儿暴露于吸烟环境。
- 暴露于吸烟环境的患儿喉痉挛的发生率增加 10 倍。

 诊断

· 如果有呼吸道症状,需要鉴别是感染性还是非感染性疾病,两者有一定相似性。
- 感染性:病毒性、细菌性。
- 非感染性:过敏性。
· 病毒培养和实验室检查:
- 缺乏敏感性。
- 在择期手术前和急诊手术前不太可行。
· 临床判断与父母的意见:

- 如果是择期手术且患儿存在嗜睡、发热、咳嗽有痰、化脓性鼻炎和干啰音,大多数麻醉医师会取消手术。如果患儿有轻到中度的 URI 且病情稳定,大多数麻醉科医师会继续手术。然而,许多病例是介于这两者之间,麻醉科医师的临床判断取决于父母的意见和病情的紧急程度。目前尚无这方面的临床实践指南。
- 父母反馈患儿存在"感冒"是麻醉并发症的临床预警指标。

■ 鉴别诊断

· 上呼吸道感染:
- 流涕。
- 充血。
- 咳嗽。
- 下呼吸道感染:
○ 喘息。
○ 湿啰音。
○ 水泡音。
○ 排痰。
· 变态反应。
· 血管舒缩。

 治疗

· 如果决定继续手术,麻醉管理目标包括:
- 减少分泌物。
- 减少对高反应性气道的刺激。
- 在深麻醉状态下进行气道吸引。
· 气道管理的选择。应注意的是,拔除气管导管时不良事件的发生率比放置气管导管时更高。
- 气管内插管:
○ 提供更安全的气道。
○ 因气道的激惹和操作,围手术期并发症的风险增加。
- 喉罩:
○ 可能是合适的备选方案。
○ 咽喉痛和术后恶心、呕吐的风险减少。

可减少呼吸系统不良事件的发生率。但如果过去 2 周内有 URI,则不良事件增加。

- 预先给予支气管扩张剂和类固醇激素:轻到中度哮喘的患儿,预先给药可减少气管插管时呼吸道的阻力。
- 利多卡因:可减少气道高反应性,但常规使用利多卡因仍缺乏足够的证据支持。
- 挥发性麻醉药:
  - 一项随机对照研究表明,七氟烷与氟烷的呼吸系统事件发生率相似。
  - 与七氟烷诱导、异氟烷维持麻醉相比,七氟烷诱导和维持可降低围手术期不良事件的发生率。

🔄 随访

- 如果因为 URI 重新安排手术时间,应推迟至 URI 后 4 周。

- 对于轻度 URI,推迟 1～2 周可能就足够了。
- 有关预后的研究结果不一致。

■ 非公开的索赔数据

- 来自"小儿围手术期心跳停止登记"(Pediatric Perioperative Cardiac Arrest Registry)的数据显示,围手术期小儿心跳骤停和死亡的病因与 URI 无关。
- 非公开的成人和儿童索赔案例研究数据表明,没有和 URI 有关的案例。

🔖 疾病编码

ICD9

- 465.9　非特定部位的急性上呼吸道感染。

ICD10

- J06.9　急性上呼吸道感染,非特指。

❓ 临床要点

- 有 URI 的患儿是否继续择期手术,取决于何种选择对患儿最安全。
- 无并发症的轻度呼吸道感染的患儿麻醉管理较为安全。
- 有大量分泌物、咳嗽带痰、化脓性鼻炎、发热和鼻充血的患儿,围手术期不良事件的风险增加。
- 暴露于吸烟环境的患儿喉痉挛的风险增加。
- 术前全面评估有助于预测 URI 患儿的预后,指导制订麻醉方案。

术中经食管超声心动图　Intraoperative Transesophageal Echocardiogram

Nanhi Mitter, MD · Mary Brady, MD, FASE　彭生 译 / 张晓庆 校

🏥 基础知识

■ 概述

- 1970 年首次被心脏科医师发明使用,被用来检测左心室功能。
- 一个 M 型超声探头被用来监测搭桥(CABG)术中的心脏影像。

但是具有以下几个缺点:

- 由于是外科医师操作,只能是间断测量。
- 图像不能再现。
- 最早的经食管超声心动图(TEE)探头由一个导线和乙烯食管听诊器导管组成。经过持续改进,目前已经具备以下功能:
- 多普勒技术,包括彩色血流多普勒。
- 有 M 型、2D、3D。
- 国家级的两个超声心动图标准:
  - 2004 年以来的高级版。
  - 2009 年以来的标准版。

■ 生理

- 多普勒技术可以监测心脏内红细胞流动速率。
- 简化的伯努力方程(Bernoulli equation)可以估算两个室腔内压力差。等式采用多普勒技术测量的速率进行计算。

$$\Delta P = 4V^2$$

- 特别情况下,伯努力方程可以通过计算三尖瓣反流速率估测右心室收缩压(RVSP)。
- 伯努力方程还可以用来评估房室潜在狭窄的梯度。LVOT 与 AV 之间的压力梯度可以通过测量主动脉流速估算。
- 彩色多普勒技术可以直接估算血流。迎向探头的血流用红色显示,反向探头用蓝色显示。
- BART:可以协助记忆 TEE 的血流方向和探头的关系:蓝(blue)离(away)红(red)迎(towards)。

■ 解剖

全面的检查可以 Shanewise 等列出的图像轮廓为基础。20 幅图像可以全面描述术中检查。如果时间不充分(如急诊),可以做一个精简检查,从下面的 8 幅图像获得信息。

■ 病因/病理生理

- 室腔大小:异常室腔大小和病理条件有关。如左心房增大可见于重度二尖瓣反流。
- 左心室功能:左心室功能有很多测量方法,包括辛普森公式、每搏输出量、面积变化

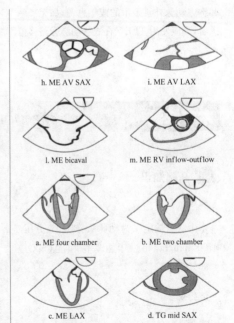

h. ME AV SAX　　i. ME AV LAX

l. ME bicaval　　m. ME RV inflow-outflow

a. ME four chamber　　b. ME two chamber

c. ME LAX　　d. TG mid SAX

率、应变率成像及组织多普勒速度成像等方法。最简单的估算 EF 的方法是经胃、经胃乳头肌中左心室短轴法测量心内膜厚度及偏移。这种方法也有助于评估缺血,因为其代表了 3 条主要冠状动脉的灌注。

- 容量:大致的左心室充盈度,可以通过经胃乳头肌中部左心室短轴技术估算左心室

S

舒张末期容积反应。

• 瓣膜评估:完整的评估需要有正常瓣膜的解剖知识,才能根据2D超声评估异常解剖。这些可以通过跨瓣膜多普勒(流体力学或频谱技术)证实。2D超声和多普勒的使用可以进行对先天和(或)人工瓣膜(存在/不存在的正常的射流或异常的瓣周漏)跨瓣血流(结构和功能)进行详细检查。

• 主动脉评估:应该包括询问从根到降主动脉的斑块、解剖、动脉瘤和血栓(除了升主动脉远端和弓部,因为有左主支气管中间的空气阻隔,超声不能渗透到检查部位)。

• 附加评估:胸腔积液、心包积液和心腔内占位也应该评估。还可以使用下腔静脉直径(吸气和呼气之间比值)估计中心静脉压。从右心房舒张期萎陷和右心室(RV)充盈下降的心包积液的特殊迹象评估心脏压塞情况。

• TEE是成年患者复杂先心病重建后心脏解剖成像的无价之宝。

■ 围手术期相关

根据2010年ASA/SCA指南,指示可分为:

• 心脏的:

-"对于所有打开的心脏手术(如瓣膜手术)和胸主动脉外科手术的成年患者,如无禁忌患者,都应使用TEE。在冠状动脉旁路移植

手术考虑使用。

• 非心脏手术:

- 对已经明确或可疑心血管疾病择期手术患者,有可能导致严重血流动力学,肺或神经系统并发症患者或许可以使用TEE。

• 如果有设备和专家可用,得到正确治疗仍存在不能解释的威胁生命的循环不稳定性,应考虑使用TEE。

• 重症监护室(ICU):

- 对于危重患者,准备改变治疗方案,但又不能及时通过心脏超声心动图或其他方式获得诊断信息时,考虑使用TEE。

- 3个低血压原因,TEE很有用。

◦ 低血容量。

◦ 缺血(最易识别:TG LV mid pap SAX)。

◦ 心脏压塞。

- 区域室壁异常,可如下评估:

◦ 正常:>30%。

◦ 运动不足:<30%。

◦ 纹丝不动:无动作。

◦ 运动障碍:收缩期反常运动。

• 禁忌证(完全性,依靠个人临床判断):

- 绝对禁忌。

◦ 有前期食管手术史。

◦ 狭窄。

◦ 气管食管瘘。

◦ 食管损伤。

◦ 食管憩室。

◦ 结肠替代术。

- 相对禁忌。

◦ Barrett食管。

◦ 食管裂孔疝。

◦ 大的降主动脉瘤。

◦ 单侧声带麻痹。

◦ 食管静脉曲张。

◦ 放疗后治疗。

◦ 以前有减肥手术治疗史。

• 并发症罕见,包括:

- 食管穿孔。

- 食管损伤。

- 血肿。

- 喉麻痹。

- 吞咽困难。

- 牙齿受伤。

- 死亡。

• 伪影。

- 有多种类型的超声伪影。这些细节可以在下列参考文献中找到。

 临床要点

重点是要注意ASA/SCA围手术期指南提出,"熟练,对于不正确干预造成的不良后果,是最重要的"。

术中缺氧 Hypoxia, Intraoperatively

Suzanne Strom, MD 张凌 译 / 张晓庆 校

基础知识

■ 概述

术中缺氧被定义为动脉氧分压(氧分压)<60 mmHg,相当于血氧饱和度(SpO$_2$)<90%。

■ 流行病学

发病率

7%的麻醉手术患者可发生一过性术中缺氧。

患病率

• 缺氧可发生在麻醉的所有阶段,尤其是在诱导期。

• 它最常发生在ASA分级Ⅲ和Ⅳ级的患者。

发病情况

缺氧性脑损伤、心肌缺血、脑卒中、肾损伤。

■ 病因/危险因素

• 供氧不足导致吸入氧浓度降低。可能的原因有:

- 管道O$_2$电源故障、空罐、低氧混合气体。

- 高海拔:

• 肺泡通气量不足和肺泡通气不足。肺泡气体方程如下:$F_A = [(P_{barometric} - P_{H_2O}) \times (FiO_2)] - (PaCO_2/0.8)$;肺泡二氧化碳增加会降低FAO$_2$,进而降低氧分压。

- 中枢神经系统抑制:毒品、结构或缺血性病变导致的呼吸抑制。

- 电路或机器断开。

- 梗阻:上呼吸道、黏液栓、气管导管(ETT)扭曲、气管导管套囊疝出。

- 呼吸机设置、参数设置不当。

• 静脉混合。在正常情况下,存在来自胸膜肺门静脉,支气管静脉和冠状动脉窦的固有生理性分流(约5%)。

• V/Q不匹配:

- 无效腔:肺栓塞、严重低血压、心脏停搏。

- 分流:支气管痉挛、哮喘、肺炎、支气管插管、肺水肿、误吸、缺氧抑制肺血管收缩(HPV)、气胸、胸腔积液、血胸、急性肺损伤(ALI)、急性呼吸窘迫综合征(ARDS)。

• 右向左解剖分流:

- 房间隔缺损。

- 室间隔缺损。

• 扩散缺陷。扩散能力取决于肺泡壁厚度、

可用于气体交换的面积、气体的双方之间的分压差。

- 壁增厚。肺纤维化（慢性）或肺水肿（急性）。

- 心动过速后继发的平衡时间减少。

• 过多的代谢需求 O_2，如高热、甲状腺功能亢进、寒战、恶性高热（导致混合静脉血氧饱和度降低）。

• 受损组织的氧输送/灌注。

• 心肌梗死。

• 充血性心力衰竭。

• 冲击。

• 心律失常。

• 心脏压塞。

• 脓毒症。

• 动静脉畸形。

■ **生理/病理生理**

• 有氧代谢。葡萄糖的每个分子可以产生正常的细胞代谢和氧化磷酸化下 36 个 ATP。

- $C_6H_{12}O_6 + 6O_2 \longrightarrow 6CO_2 + 6H_2O +$ 能量。

- 创建的能量被存储在 ATP 的第三磷酸键。ATP 被用于肌肉收缩、离子泵、细胞分泌和蛋白质的合成：能量 + ADP + 磷酸 → ATP。

- ATP 不能储存，必须不断地形成，要求底物和 O_2 的恒定供给。

• 无氧代谢。当 O_2 不可用，无氧代谢发生制造 ATP，但它是低效率的（一个葡萄糖分子产生 2 个 ATP），并产生乳酸。渐进乳酸性酸中毒损害酶的功能和离子浓度梯度。

• 低氧感受器在颈动脉体（在颈总动脉的分叉）和主动脉体（围绕主动脉弓）。这些外设传感器通过舌咽神经中枢性呼吸中心相互作用产生肺泡通气反射增加。缺氧受体活性不会明显增加，直到氧分压下降低于 50 mmHg，在该点的血氧饱和度为 80%。

• 补偿机制。当有氧气供给需求失衡，机体动员其代偿机制，以保证足够的可用性（例如，增加氧气提取和心输出量）。

• 缺氧的症状。早期迹象是交感神经系统活化的结果并包括心动过速、高血压和增加心脏的输出。晚期症状包括心肌心律失常、心动过缓、低血压、心搏骤停。

■ **预防措施**

• 提供足够的氧浓度补充。

• 仔细监控通气不足的迹象。

诊断

• 验证所有低血氧饱和度测量。

- 确保血氧率与相关的心电图跟踪。

- 验证波形的准确性。

- 移动脉搏血氧饱和度探头至不同的手指或耳垂、鼻孔或鼻翼。

• 检查氧浓度测量。

• 评估通气是否足够。

- 如果患者没有插管，听有无喘鸣、打鼾、气流声缺乏。

- 如果患者插管，手控通气评估肺顺应性和肺不张的肺段。

○ 顺应性增加：考虑套囊泄漏或充气不足，套囊位于声门上，回路泄漏。

○ 顺应性降低：考虑支气管痉挛、气胸、主支气管插管、肺水肿、咬管、分泌物堵塞或 ETT 扭曲。

- 听诊肺部评估。

○ 双侧呼吸音：排除主气管插管、气胸。

○ 喘鸣音：排除支气管痉挛、吸入、肺栓塞。

○ 湿啰音或啰音：排除肺水肿。

- 检查呼气末二氧化碳（ETCO₂）来验证插管和评估异常，如梗阻。

• 便携式 X 线胸片可确定肺不张、浸润或气胸。

• 测量动脉血气评估动脉血氧分压。血氧饱和度是一种非侵入性的显示器，可能不能准确地反映设置的氧分压：低温、血液循环不良、电灼、运动、环境照明、一氧化碳中毒、亚甲蓝管理和氰化物中毒。此外，氧分压值可以用于计算 A/a 值。

■ **鉴别诊断**

• 评估肺泡-动脉（A-a）梯度可以帮助确定原因。执行增加氧浓度时可利用 A-a 梯度。

• 吸氧可以帮助区分通气不足和 V/Q 失调。

- 低氧浓度，通气不足和 V/Q 失配，增加 FiO_2 可增加氧饱和度。

- 大的分流（＞总心输出量的 25%），血流如果从不通气流的肺泡回流或右至左解剖分流，由于不暴露于增加的氧部分，氧饱和度不变。

治疗

• 增加氧浓度输送到 100%，而评估可逆的原因。

• 肺不张是最常见的原因；肺泡复张非常有效：

- 增加潮气量（V_T）10～12 ml/kg。

- 添加呼气末正压（PEEP）。

- 肺泡复张。

- 另外，有些缺氧患者有急性肺损伤或急性呼吸窘迫综合征，管理基于肺保护性通气策略（LPVS），使用较低的 V_T 减少额外的呼吸机相关性肺损伤。

• 分泌物：吸引气管导管，考虑支气管。

• 咬管：放置一个牙垫，加深麻醉，使用神经肌肉阻断药。

• 支气管痉挛：使用雾化支气管扩张剂，加深吸入麻药或丙泊酚麻醉。

• 通气不足：调整分钟通气量。在未插管患者，缓解可能的上呼吸道阻塞（抬下颌，双手托颌法，置入口咽通气道，吸口咽部，申请正压面罩通气，或考虑 LMA/ETT 插入）。

• 气胸：如果血流动力学不稳定，穿刺减压；如果时间允许，应插入胸引管。

• 扩散问题：如果肺水肿，通过增加扩散的表面积来增加肺泡压力[如果未插管，行持续气道正压通气管理（CPAP）；如果插管，行 PEEP]。

• 机械问题：如果有怀疑，立即转换为呼吸辅助囊，同时寻找原因（断开，内部问题）；寻找病因的同时警惕患者恶化。

• 保持足够的心输出量和血红蛋白水平。

• 如果适当的干预措施不能解决缺氧，尽快终止手术。

随访

■ **非公开索赔数据**

• 在 1986 年关闭的索赔审查，与呼吸事件相关的不良后果构成伤害的最大一类（522/1 541；34%）。死亡或脑损伤占案件的 85%。大多数结果（72%）被认为通过进行监测能更好地预防。通气不足（196；38%）是损伤的三种机制之一，占不良呼吸事件的 75%。

• 在 2000 年的审查，当广泛引入脉搏血氧饱和度和监测的 ETCO₂ 后，与呼吸事件相关的不良后果显著下降。

疾病编码

ICD9

• 799.02　低氧血症。

• 998.9　未特指的并发症，其他未分类。

ICD10

• R09.02　低氧血症。

- T81.89XA Oth 并发症,NEC,INIT。

临床要点

• 始终假定低血氧饱和度是准确的,直到证明并非如此。

• 肺不张是术中缺氧的最常见的原因。插管患者具有功能残气量(FRC)降低的风险,如肥胖、妊娠、腹腔镜手术和头低足高位置时,可能需要定期进行肺泡复张。同样,闭合容量增加的患者,如老年人,也有必要进行肺泡复张。

• 低氧在鉴别诊断中应该总是优先考虑异常的心血管生命体征,如高血压、心动过速和心律不齐,以及恶心和精神状态改变。

术中心肌缺血 Intraoperative Myocardial Ischemia

Alan P. Zaggy, MD 彭生 译 / 张晓庆 校

S

基础知识

■ 概述

• 术中氧供氧需失衡时会出现心肌缺血。这会导致如下围手术期事件:
- 充血性心力衰竭(CHF)。
- 心律失常。
- 心肌梗死(MI)。
- 心源性休克和终末器官损害。
- 死亡。

• 完整的术前心脏评估可以确诊或怀疑冠状动脉疾病(CAD)疾病。病史和体检,结合实验室检查、心电图和应激测试(应激心电图、超声心动图、核素扫描),可以证实或否决心肌缺血风险。

■ 流行病学

发病率

• CAD,是心肌缺血的主要因素,影响超过 11 万美国人。

• 围手术期心肌缺血的发生率是未知的,因为需要一个大规模的监测技术(单导联或多导联心电图、有或无 ST 段自动分析增强功能、肺动脉导管、TEE 等)和其他个性化的监测。

患病率

CAD 在一般人群中随着年龄而增加。

• 15～44 岁:4‰。
• >65 岁:80‰。

发病情况

心肌缺血可导致心肌梗死、心律失常、心力衰竭。

死亡率

围手术期心肌梗死仍然是老年患者术后死亡的主要原因。

■ 病因/危险因素

• 术前风险因素:
- 年龄增加。
- 既往有心肌梗死。
- 心绞痛。
- 心律失常。
- 高血压。
- 糖尿病。
- 周围血管疾病。
- 高胆固醇血症。
- 吸烟。

• 围手术期的危险因素:
- 高血压。
- 低血压。
- 缺氧。
- 血液稀释。
- 心动过速。
- 心脏做功、张力增加。

■ 生理/病理生理

• 缺血是氧供减少、氧需增加的结果。

• 氧供下降是冠状动脉血流量减少或血液氧含量降低的结果:
- 冠状动脉灌注压降低源于舒张压下降和左心室舒张末期压力增加。CPP＝DBP－LVEDP,CPP 是冠状动脉灌注压,DBP 是舒张压,LVEDP 是左心室舒张末压力。
- 冠状动脉狭窄(不变的)或血管痉挛(可变的)阻塞冠状动脉血流。狭窄远端,血管为维持血流而最大限度地扩张。然而,它缺乏进一步补偿血流量下降的能力。
- 血栓栓塞现象。血流缓慢,炎症和心动过速可以带走血栓并阻塞冠状动脉,降低冠状动脉血流量。
- 心动过速减小舒张时间,也就是左心室灌注期。在心脏收缩期,左心室腔内的压力超过 CPP,血流量只出现在舒张过程中。
- 液携氧能力降低源于红细胞丢失、贫血、血氧饱和度下降或低氧血症。

• 心脏做功增加,心肌氧需增加。
- 心动过速增加心肌极化、去极化及机械性收缩和舒张的次数。
- 收缩力增加。肌细胞去极化后的机械收缩及肌节缩短的能量消耗。
- 心室壁张力增加发生于:
  ○ 后负荷增加(压力功):全身(或肺)血管阻力、室腔内压力和半径增加,以及高黏滞,主动脉顺应性降低。
  ○ 前负荷增加(容量负荷)。
- 心室肥大。肌肉质量增加,需要为每次收缩提供更大能量。此外,心内膜下"分水岭"在氧供减少及氧需增加时更有可能发生缺血。

■ 预防措施

• 优化心肌供氧。
- 保持平均动脉压。挥发性或静脉全麻药及椎管内阻滞均可降低血压。可以考虑复合 N_2O 降低用量及使用小剂量血管升压素输注,适当给予液体或(和)血液制品。
- 降低左心室舒张末压。考虑增强收缩力,促进排空,降低前负荷。
- 降低血栓栓塞现象的风险。
  ○ 与外科医师和首诊医师、心脏病专家一起讨论使用的血小板抑制剂或其他抗凝剂,或高风险心脏事件的围手术期管理。
  ○ 他汀类药物的多效性已被证实,可以改善血管内皮功能,增强粥样硬化斑块的稳定性,减少氧化应激和炎症,抑制血栓形成。特定人群可能受益于新开始的术前管理。另外,服用他汀类药物患者突然停药与心脏事件增加相关。
- 使用 β 受体阻滞剂、钙通道阻滞剂和阿片类药物可降低心率。避免有低血压时使用具有影响交感或迷走神经的药物,导致心率增加(反射性)。提前预防放置喉镜、切皮、手术刺激及拔管导致的心率增加。
- 通过足够血红蛋白水平和氧分压优化血液氧含量。考虑输血,增加 FiO_2,调整呼吸机参数(呼吸频率、潮气量),并给予 PEEP。

- 降低心肌耗氧需。
- 如上所述,降低心率和提前估计可能导致心动过速的激发药物及事件。
- 降低收缩力,可能的话通过去除交感神经刺激,给予β受体阻滞剂,避免药物正性肌力使用。然而,射血分数/每搏输出量的降低可以增加 LVEDP(降低 CPP),减少前向血流。
- 降低前负荷。可能的话,考虑用利尿剂、硝酸盐类血管扩张药、限制液体、促进前向血流。
- 减少后负荷。人为降低全身血管阻力可能危及平均动脉压应谨慎进行。

诊断

- 生命体征:心动过速、低血压、高血压、心脏停搏。
- 心电图。标准导联监测(标Ⅰ、Ⅱ、Ⅲ)是相对不敏感,但可以通过将Ⅲ导联放置在左肩的心脏高点作为修正的 3 导联:Ⅰ、Ⅱ、改良 V_5。可监测左心室的前(Ⅱ)和外侧(V_5)壁心肌缺血(最常发生缺血区域)。带自动 ST 段分析的诊断方式相比较 5 导联心电图较粗糙。术中 12 导联心电图检查一般是烦琐而不切实际的。但是,可疑心肌缺血时应该考虑使用。
- ST 段压低或抬高。
- T 波改变。
- 心律失常。
- 传导异常。
- 肺动脉导管可以表现出 LVEDP 或 PCWP 增加,反映缺血状态在左心室顺应性的变化,或乳头肌缺血急性二尖瓣关闭不全。这些变化的原因一定要和其他假阳性区分开。心输出量和混合静脉血氧饱和度下降也提示缺血。
- 经食管超声心动图(TEE)。新发的室壁运动功能减退、运动障碍、收缩期薄、厚异常,新乳头肌功能不全、二尖瓣关闭不全。

■ 鉴别诊断

- 假阳性 ST 段变化可能源于:
- 二尖瓣脱垂
- 年轻的高血压患者 LV 超载可导致假阳性 ST 段改变。
- 左束支传导阻滞。
- 预激综合征。
- 右束支传导阻滞。
- 洋地黄、三环抗抑郁药、利尿剂。
- 人工心脏起搏器。
- 心律失常出现在拟交感神经药物,代谢异常,药物毒性。

治疗

- 许多治疗类似预防措施,但在侵入性程度、有创监测水平有不同,以作为是否需要中止手术及术中或术后心脏评估。此外,因为心脏是全身血供的泵,氧耗降低可能源于氧供下降。这需要小心泵注和优化。
- 用β受体阻滞剂和去除恶性刺激降低心率,增加氧供降低氧需。β受体阻滞剂需要恰当泵注,以避免不希望的收缩力下降。
- 用心肌抑制剂(β受体阻滞剂、挥发性麻醉)降低收缩力,以降低心肌功,同时保持适当的正向流量、每搏输出量。
- 优化 BP,平衡冠状动脉灌注和心肌张力(后负荷)。
- 用血管升压类药物(α受体激动剂,如去氧肾上腺素、去甲肾上腺素、后叶加压素)增加平均动脉压力。大剂量多巴胺和肾上腺素主要是α效应,但可能伴随有心动过速。考虑撤除降低全身血管阻力的药物(如挥发性全麻药、静脉全麻和硬膜外输注)。
- 硝酸酯类降压药、挥发性全麻药、钙通道阻滞剂减低后负荷。
- 降低前负荷,用血管扩张剂如硝酸甘油(即时)或利尿剂如呋塞米(20～30 min 起

效)。此外,降低 LVEDV/LVEDP 可以优化 CPP。
- 增加血氧含量。
- 输血可以提高血红蛋白水平,但与代谢异常、免疫反应、黏度增加相关,并恶化重症患者的预后。
- 增加氧气输送。
- 优化通气、灌注(潮气量、呼吸频率、PEE)。
- 终止或酌情简化手术过程。
- 心脏病的评估在术中或在恢复室进行都可以。

随访

- 心电图。12 导联心电图连续监测的患者。
- 查心肌酶评估心肌损伤。肌钙蛋白(12 h 达峰值),CK - MB(相对峰值在 10～24 h),乳酸脱氢酶(至少 72 h 达峰值)。
- 心内科会诊,评估动态心脏监测或血管造影,急性介入治疗,以及持续的风险因素。

疾病编码

ICD9

- 414.8 慢性缺血性心脏病的其他特殊形式。

ICD10

- I25.89 其他慢性缺血性心脏病。

临床要点

- 面对手术干预,血流动力学监测,并注意维持在基线水平,很大程度上可以起到预防作用。
- 准确的心电图电极位置,特别是Ⅱ、V_5 位置,是心肌缺血监测的基石。
- 治疗包括尽力恢复血流动力学基线和生理条件。

术中知晓 Awareness Under Anesthesia

Dave Nisha Davendra Pharm D, Do · Stephen P. Winikoff, MD 张骁 译/苏殿三 校

基础知识

■ 概述

- 麻醉过程中"知晓"表示,在预期的全麻过

程中大脑被刺激唤醒,且该刺激可被精确记忆。
- "苏醒麻痹"包括要求麻醉苏醒时无法苏醒,原因可能是神经肌肉阻滞药物使用有

差错。
- 较为罕见,患者非常关注这一问题,它与术后不良精神心理后遗症有关。
- 非公开索赔数据显示两大引起术中知晓

S

的原因:
- 浅麻醉("不充分")。
- 麻醉剂输送问题。

▪ 流行病学

发病率

- 在美国,每年 60 000 例成人因术中知晓备受困扰。
- 可精确回忆的占该患者的 0.13%。
- 术中清醒的手术过程:
- 创伤外科:11%～43%。
- 心脏手术:1.5%。
- 产科急诊手术:0.4%。
- 儿童的发病率呈现增长趋势,0.6%～2.7%。
- 非公开索赔数据表明,术中知晓占所有索赔的 2%。

患病率

非公开索赔数据表明,大部分患者是女性、ASA 分级 Ⅰ～Ⅱ、<60 岁及行择期手术。

发病情况

- 术后后遗症持续时间不定(33%～69%),其包括:
- 睡眠障碍,包括梦魇。
- 有白天焦虑和无端恐惧倾向,最坏的结果是出现创伤后应激障碍(PTSD)。10%～25% 经历 PTSD 的患者不能自我恢复,需行干预治疗。
- 逃避以后的就医活动,包括麻醉剂的使用。
- 经历过不能动或存在无助感的患者,术后精神心理后遗症如 PTDS 持续时间更长。

▪ 病因/危险因素

- 麻醉不充分术中知晓的危险。但在特定患者中,使用很小剂量麻醉药可引起血流动力学不稳定。
- 心血管储备有限:心脏压塞、冠状动脉疾病。
- 血容量不足:败血症、创伤。
- 剖宫产手术:为降低子宫松弛、新生儿危险和低血压,可使用低浓度吸入性麻醉剂,停用苯二氮䓬类药物。
- 心肺转流术:常使用低浓度吸入性麻醉剂和高剂量阿片类药物维持血流动力学稳定。因为患者低体温同时使用的转流泵能够"提供吸入麻醉",可能停用麻醉机的吸入麻药。
- 麻醉剂输送问题:
- 机器故障影响麻醉给药。蒸发罐和循环

泄漏会使原本足量的麻醉剂不足。
- 麻醉时含氮药物、阿片类或肌肉松弛剂依赖,增加术中知晓的危险。吸入麻醉药更容易使记忆缺失。使用神经肌肉阻滞药物时浅麻醉体征不明显。
- 在手术结束时过早停止麻醉剂,会增加术中知晓的危险。
- 插管困难时需要重复尝试保护气道,需要补充麻醉药。
- 麻醉需求增加的患者,当给予正常剂量麻醉剂时,可能处于剂量不足状态。
- 小儿患者。
- 慢性酒精滥用者。
- 阿片类和可卡因滥用者
- 多重用药:应用细胞色素 P450 可提高药物代谢速率。
- 服用 β 受体阻滞剂和钙通道阻滞剂的患者对麻醉不足的反应不明显。
- 已出现术中知晓的患者,将来再次出现的风险增大。

▪ 生理/病理生理

- 镇痛药和催眠药的相互作用是麻醉深度和苏醒生理学的基本原理。
- 催眠药引起 CNS 抑制。
- 镇痛药和催眠药共同作用可加深麻醉深度,降低可能的反应能力。
- 全身镇痛药和局部麻醉药的使用,使手术刺激在达到皮层水平引起苏醒前得到减轻。
- 患者可回忆在全麻过程中发生的事情。曾经有报道,在给予全麻诱导和维持药物时,出现一系列的认知活动,包括知晓伴随或不伴外显记忆、内隐记忆的无意识知晓。
- 外显记忆是现在经历的事情的有意识地收集。
- 内隐记忆是行为表现的改变,可由目前经历的事情引起,但无意识地收集当时的经历。
- 术中知晓的理解多种多样:
- 最常见:声音、交谈、麻痹、焦虑、无助、疼痛和恐慌。
- 最不常见:视觉感知、气管插管和无痛感知手术。
- 有证据表明,身体和心理的反应可体现个体对疼痛刺激的感觉,不管是有意识的还是无意识的。
- 有目的的运动表明苏醒和手术刺激的机动反应。
- 自主呼吸的呼吸速率和通气量,以及心率和血压的变化,有利于对苏醒生理性反应的

识别。

▪ 预防措施

- 近些年来,随着并发症鉴别能力和对危险因素和病因的理解的提升,术中知晓的发生率大大降低。
- 术前措施包括对患者和设备的评估:
- 查看患者的病历卡,对是否发生过术中苏醒或潜在危险因素加以了解。
- 与患者见面,评估患者焦虑情况和麻醉史。
- 告知有高危险度的患者术中苏醒的可能,并签署知情同意,适当使使者消除疑虑。
- 术前对需进行检查的麻醉仪器和设备列清单,检查并确保麻醉剂按规定种类和剂量输入患者体内。术前处理范围应延伸,包括静脉通路功能正常、注入泵正常、各连接处正常等。
- 术中处理包括充足的使用药量和监测。
- 当行浅麻醉的患者有可能出现术中知晓时,强烈建议使用遗忘性药物(苯二氮䓬药物、东莨菪碱)。
- 麻醉诱导时剂量应足(开始时也需足量)。在快速插管时,应考虑使用大于刚好达到"沉睡剂量"的静脉麻醉诱导剂。
- 气管插管困难(预料或未预料到的)时,需予以额外诱导麻醉剂量。
- 挥发性麻醉剂需保持在 0.8～1.0 MAC 及以上,同时监测呼气末浓度。
- 肌肉松弛剂,若手术过程不必要,使用应降至最小,因为运动是浅麻醉状态最佳的指征。
- 氧化亚氮和阿片类麻醉剂应与有效的吸入麻药联合使用,以降低术中苏醒的发生率。
- 怀疑麻醉剂量不充足时,应及时处理,加大麻醉剂量,使用苯二氮䓬类药物。
- 脑电双频指数(BIS)是处理后的脑电图,显示单一无量纲数,范围从 0(相当于 EEG 沉默)到 100(想到与完全清醒和警觉)。数值为 65～85 时,提示为镇静;数值为 40～65 时提示为全麻。使用 BIS 监测 FDA 状态,引导麻醉实施,可能降低成人在全麻和镇静时伴有记忆的术中知晓的发生率。然而,研究表明,BIS 数值<65 时也可发生术中知晓,所以该监测技术的可靠性需要怀疑。
- 规范手术室行为。患者会有听觉记忆。

℞ 诊断

用改良 Brice 调查问卷进行术后调研。

- 睡着前你所记得的最后一件事是什么?
- 清醒时你所记得的最后一件事是什么?
- 你还记得其他介于睡着和清醒时的事情吗?
- 你在手术睡着时做梦了吗?

 治疗

- 与患者讨论,以获得患者经历的更多细节部分。
- 为了质量管理,关于术中知晓时间的报告应尽量完整。
- 向患者道歉,并提供心理咨询和支持。
- 将此事的发生告知患者的外科医师、护士及其他有关人员。
- 应通知患者进行术中知晓登记,鼓励患

者拨打电话(206)616-2669,并准备纸质版登记资料。登记的患者应符合以下条件:

- 手术必须是全麻下进行的。
- 患者年龄必须在13岁及以上。
- 当应该睡着和无意识时,可回忆手术时发生的事情或感觉。

随访

■ **非公开索赔数据**
- 术中知晓索赔为79例(占所有4 183件索赔的1.9%)。
- 其中18件为苏醒麻痹,其中大部分表现为监护不充分,包括标签和用药错误。

- 其中61例诉全麻时有记忆,其中大部分为妇女,使用了含氮药物—麻醉药—肌松药方法。

临床要点

- 全麻术中知晓是在手术时意外发生的清醒或意识恢复事件,可伴或不伴有痛觉。这是一个可怕的经历,可导致情绪衰弱和创伤后应激障碍。
- ASA指南建议考虑术前给予遗忘性药物处理,尤其是预计使用浅麻醉时,使用大于"沉睡剂量"麻醉剂诱导麻醉,避免使用肌肉松弛剂,除非必须。
- 浅麻醉是术中知晓的最常见原因。

双腔支气管导管 Double Lumen Tube

Siamak Rahman, MD 李佩盈 译 / 俞卫锋 校

基础知识

■ **概述**

- 双腔气管导管(DLT)是最常用的单肺通气(OLV)或肺隔离技术。其他技术利用单腔气管导管:
  - 封闭支气管阻塞管(Univent阻塞管)。
  - 导线引导支气管内堵塞管(Arndt阻塞管)。
  - Fogarty导管可作为支气管阻塞管。
- 双腔管先进入气道,在右侧或左主支气管放置远端管腔,近端管腔定位于气管。通过气管和支气管气囊充气,经不同导管的管腔对每一个肺进行肺通气,在双腔管近端连接器处仅对所需气道通气,以实现肺隔离。
- OLV指征包括:
  - 出血、脓肿或支气管胸膜瘘时,将一侧肺与另一侧隔离。
  - 为辅助外科视野单独使左肺或右肺塌陷。

■ **生理**

- 双腔管用于隔离通气,其益处超过其他促进肺塌陷和吸引,以及对充气不足肺行持续气道正压(CPAP)的技术。DLT包括:
  - 一个气管和支气管腔。
  - 两管腔均有气囊。

- 左侧或右侧。
- 气管腔:比支气管腔长度短。设计允许其在隆突上方管腔通气。35F和37F双腔管气管腔内径分别是4.5 mm和4.7 mm,比支气管腔粗2 mm。39F和41F双腔管气管和支气管腔的内径分别为4.9 mm和5.4 mm。
- 支气管腔:管腔长度超过气管腔。从气管至末端点距离固定,设计目的为通气经此腔入主支气管。
- 套囊:各自监测气球用于气管和支气管腔的远端气囊的充气和放气。支气管套囊通常是蓝色,辅助确定其位置(行支气管镜检查时可经过气管腔)。

■ **解剖**

- 气管支气管树始于环状软骨水平的气管,正常成人为11~13 cm长。在隆突水平分为左、右主支气管(T_5)。
- 左主支气管:与气管成45°角,5 cm后分叉至肺上叶和肺下叶。
- 右主支气管:与气管成25°角,正常成人中,较短的距离(1~2.5 cm)后分叉到肺上叶、肺中叶和肺下叶。

■ **病因/病理生理**

- 声带损伤。
- 水肿。
- 创伤。

■ **围手术期相关**

- 准备:由于其直径较大和需要定位到特定的主支气管,放置DLT具有挑战性。
  - 除外详尽气道检查,如若可用,为了解气管腔的变化、解剖异常、包块、积液和脓肿、出血和血肿,麻醉科医师应检查颈部和胸腔图像。
  - 检查肺功能。严重的限制性肺疾病和DL_{co}差的患者,通常不能耐受OLV。
  - 与外科医师讨论手术方案。有些患者术后需用单腔管(需要更换导管),而有些则需要继续选择性通气(保留DLT和利用两种不同呼吸机)。
  - 设备:不同大小的喉镜片和纤支镜。考虑准备间接可视喉镜、导管更换器或橡胶探条。
  - 困难气道:在怀疑(或未知的)困难气道时,最好放置单腔管和支气管阻塞管来隔离肺。然而,当必需DLT时,可以放置单腔管,然后用导管更换器来更换DLT。用纤支镜确认定位适当。
  - 规格:DLT中最常用Robert-Shaw管。其可用尺寸为35F、37F、39F和41F,这指的是外径。一些支持者建议选择适合的最大管径导管以减少换管和阻塞的可能性,这能导致血氧不足、肺隔离失败、气道阻力增加、纤支镜难以通过或气管阻塞。其他人

建议行小于常规大小导管来插入减少创伤。一项研究表明，选择较细的导管不影响血氧不足，需重新定位或成功的肺隔离的发生率。一些研究表明可用 CT 或 MRI 成像来衡量气管粗细，用以指导 DLT 规格选择。一般来说，大多数成年男性为 37F 或 39F，大多数成年女性用 35F 或 37F。

- 方向性：大多数需要在肺隔离和 OLV 情况下使用左侧 DLT。如果计划行左肺切除术，在外科医师封闭支气管前将左侧 DLT 退回气管。放置右侧双腔管更具挑战性，右肺上叶分支和支气管腔的起始处的适当通气定位（Murphy eye）。其主要用于左肺手术。

- 插管：导管顶端一旦通过声带，立即朝向目标插管的支气管方向旋转 90°。

- 确认位置：

  - 选择性地夹紧和松开气管、支气管的同时行人工通气和肺部听诊是确定双腔管定位适当的技术之一。

  - 然而，纤支镜为确认双腔管定位合适的金标准。纤支镜通过气管腔置入，DLT 位置合适时，目的支气管中可见隆突和充气的套囊（很少在隆突处可见）。为达到适当的右侧 DLT 位置，需通过纤支镜经支气管腔在右上肺叶分叉处定位 Murphy Eye 的侧缝。

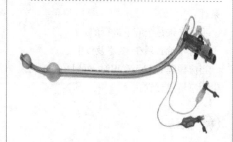

图 1 双腔气管导管：导管接头、管芯、2 个指示套囊、管腔（气管和支气管）、不同颜色的套囊

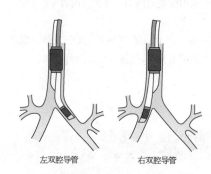

图 2 支气管导管位置正确。在这两种情况下，其近端的气管管腔位于气管内。左双腔导管的支气管管腔位于左主支气管内。值得注意的是，左上肺叶开口较远，因此不容易出现对位不良的情况。右双腔导管的支气管管腔位于右主支气管内，右上肺叶开口较近，因此容易出现对位不良的情况

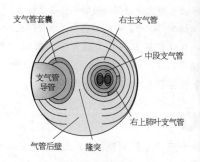

图 3 左双腔导管准确放置后，纤支镜经主管腔插入至隆突上所见到的影像

☯ 临床要点

- 选择比常规 DLT 更细的导管与低氧血症、需要更高的套囊充气压力或重定位的发生率增加等不良结果不相关。

- 尤其是选择较常规更粗的导管时，应缓慢推进 DLT，以防止支气管损伤和破裂。

- 因为双腔管体积大，更难放置，在已知的困难气道患者放置双腔管的过程更为困难。

- 左侧 DLT 技术可用于所有肺隔离。

水泥植入综合征 Cement Implantation Syndrome

Valbona Kanarek，MD · Stephen P. Winikoff，MD 杨博宇 译 / 陆秉玮 校

基础知识

▪ 概述

- 水泥植入综合征（CIS）是发生于接受骨水泥型全髋关节置换术（THA）的患者中的一种罕见的和致命的潜在并发症。

- 甲基丙烯酸甲酯（MMA）或骨水泥，用于固定关节植入物，可导致外周血管扩张、脂肪和骨髓栓塞、肺凝血级联反应激活。

- CIS 发生在假体插入时，并具有以下一系列临床特点：

  - 缺氧。

  - 全身血管阻力降低（SVR）。

  - 肺血管阻力增加（PVR）。

  - 意识模糊。

  - 心律失常或心脏停搏。

▪ 流行病学

发病情况

- 由于漏报和（或）各种各样的临床表现，实际发病率未知。

- THA 中低血压发生率：2%，定义为收缩压下降＞30%。

- 氧饱和度下降超过 5%：17%。

- CIS 与其他使用骨水泥的术式相关（椎体成形术、全膝关节置换术、髋关节人工股骨头置换术）。

死亡率

- 心肺并发症引起 THA 的术中死亡率：0.11%（非骨水泥型 THA 为 0）。

- 骨水泥型 THA 中病理性骨折：4.3%。

- 老年患者及心肺功能受损患者中死亡率增加。

▪ 病因/危险因素

- 注射骨水泥加压内固定。

- 年龄增长。

- 免疫力低下。

- 肺动脉高压。

- 心肺功能受损。

- 骨转移与病理性髋关节骨折、股骨骨折。

- 卵圆孔未闭（PFO）。

- 反常性栓塞和神经系统后遗症风险增加。

- 先前未内固定的股骨发生 CIS 风险增加，可能由于有更多的潜在易栓材料，并且先前

经骨水泥固定后的股骨内表面渗透性下降。

■ 病理生理

• 骨水泥用以改善股骨与假体接触面积。

• CIS确切发病机制尚不清楚。已经建立了几个解释血流动力学和肺改变的模型，涉及机械和（或）化学成因。

• MMA单体模型表明，循环中的MMA颗粒可造成肺动脉压力（PAP）恶化或降低SVR。这些单体与组胺、IgE释放（补体可能激活）有关：

- 肺动脉收缩。

- 微血管通透性增加。

- 非心源性肺水肿。

- 支气管痉挛。

- V/Q失调（由于通气减少，未氧合血入全身血循环）。

- 缺氧。

• 栓塞模型为机械和化学模型。在股管准备、假体插入、放置水泥时，可经食管超声（TEE）在右心房发现骨髓、脂肪、纤维蛋白、血小板栓子。这可导致：

- 肺血管机械性梗阻导致V/Q失调（无效腔：通气但灌注不足）和右心室（RV）后负荷增加，致功能障碍（中心静脉压升高，颈静脉压升高）。

- 血管活性物质致肺血管内皮细胞损伤，如凝血酶、血小板活化因子、内皮素-1。

◦ 分流增加。

◦ PVR增加。

◦ 右心室后负荷增加。

◦ 心输出量（CO）降低和SV降低，导致大脑和心脏缺血（心律失常，ST段改变）。

◦ 组织凝血活酶和腺嘌呤核苷酸导致SVR严重减少，导致加重脑低灌注，产生意识模糊或丧失。

• 多模态模型：CIS很可能发生了上述的一系列过程。然而，上述每个过程在临床表现中起作用的程度取决于患者本身的心血管功能。机械损害（脂肪、骨髓、血小板碎片）和化学损害（肺血管内皮损伤释放的血管活性物质）对于SVR、PVR、心功能的影响，以及V/Q失调（分流增加和无效腔增加），是因人而异的。

• PFO存在时，可发生骨髓碎片反常性栓塞。碎片绕过肺到达全身、脑或冠状动脉，可导致栓塞性脑卒中或急性冠状动脉缺血。栓塞并不总是与这些血流动力学改变相关，且栓塞程度与低血压或缺氧血症的严重程度无关。

■ 预防措施

• 尽量减少CIS发生的麻醉策略：

- 维持正常血容量。

- 加入骨水泥前，增加FiO_2。

- 在高风险的患者中避免应用氧化亚氮，它可以增加空气栓子的大小以及增加PVR。

• 减少CIS发生率的外科策略：

- 假体插入前，在股骨上钻一个通风孔。这减少了髓内高血压和血栓形成的风险。

- 利用非骨水泥假体。这增加了长期利益，但要求患者有良好的骨生长（年轻人），可能增加恢复时间。

诊断

• $ETCO_2$降低是无效腔加重的敏感指标。CIS可以导致肺血管微血栓形成、心输出量下降。组织持续排出二氧化碳，但在这两个情况下，二氧化碳不能通过肺泡毛细血管从肺泡中呼出（$PaCO_2$增加）。

• 除了标准的麻醉监测，建议在高危患者中加用有创血流动力学监测。

• CVP监测用以指导：

- 液体管理。

- 右心房充盈压。

- 正性肌力药注入。

- 但是，它并不是监测左心室功能的可靠指标。

• 动脉压监测可以提供：

- 连续血压监测。

• PaO_2监测可以发现氧分压变化，但是脉搏血氧饱和度读数为100%。

• 肺动脉导管（PAC）可以提供：

- CVP。

- PAP。

- 左心室舒张末期压力。

- CO。

- 混合静脉血氧饱和度。

- SVR。

• 高危患者TEE可监测发现：

- 大型栓子。

- 室壁运动异常。

- 心功能变化。

■ 鉴别诊断

• 急性冠状动脉综合征。

• 肺栓塞。

• 心源性休克。

• 脑血管意外。

治疗

• 吸入纯氧以优化缺血区氧输送。

• 麻黄碱、肾上腺素或米力农以支持右心室血流动力学。米力农是磷酸二酯酶抑制剂，可增加收缩力、降低后负荷（PVR）。

• 去甲肾上腺素、麻黄碱或肾上腺素维持SVR。

• PEA时采用按压式心肺复苏。

随访

如果血流动力学稳定，考虑继续外科治疗。

临床要点

• 加入骨水泥时，警惕生理参数。

• 情况较差的患者采取静脉输液及有创监测。

锁骨下动脉盗血综合征 Subclavian Steal Syndrome

Rongjie Jiang, MD, MS · Jeffrey J. Schwartz, MD　孙少潇 译 / 顾卫东 校

基础知识

■ 概述

• 锁骨下动脉盗血综合征是当椎动脉近端的锁骨下动脉闭塞或严重狭窄（80%）时，同侧手臂运动后出现的短暂脑缺血发作。

• 上肢运动时，血液从同侧椎动脉逆流至锁骨下动脉，引起大脑动脉环的血流减少，导致暂时性脑缺血。

• 冠状动脉-锁骨下动脉盗血综合征是左锁骨下动脉近端严重狭窄时左乳内动脉（left internal mammary artery，LIMA）冠状动脉搭桥手术（coronary artery bypass，CABG）后的罕见并发症。上肢运动时，因血流从心脏逆流至同侧手臂，导致心绞痛发作。

■ 生理

• 锁骨下动脉盗血是与血流相关的现象。

S

- 静息状态下,当锁骨下动脉近端阻塞时,手臂的血供依赖于来自头部、肩部和颈部的侧支循环,特别是来自同侧椎动脉的逆向血流。
- 手臂运动时,上肢血管扩张,血管床阻力降低。更多的血液从对侧椎动脉血液进入基底动脉,并经同侧椎动脉向下逆流至锁骨下动脉,以增加手臂的血供。
• 冠状动脉锁骨下动脉盗血可发生在近端左锁骨下动脉显著狭窄的患者,使用左乳内动脉行冠状动脉搭桥术后,血液从心脏逆流至手臂。

▪ 解剖

• 正常情况下,两侧上肢的血压相近。双上肢血压有明显差异时提示可能存在锁骨下动脉狭窄或主动脉缩窄。
• 椎动脉起自锁骨下动脉近端的上方,汇入基底动脉,成为大脑动脉环的一部分。
• 大脑的侧支循环主要由大脑动脉环构成。动脉环位于视交叉和下丘脑周围。
- 前部:由起源于左、右颈内动脉的左、右大脑前动脉构成。左、右大脑前动脉之间通过前交通支相连。
- 后部:由基底动脉分出的左、右大脑后动脉构成。
- 外侧部:左、右大脑后动脉与颈内动脉通过左、右后交通动脉相连。
- 乳内动脉起自锁骨下动脉近端下方,与椎动脉相对。

▪ 病因/病理生理

• 引起锁骨下动脉近端阻塞性病变的最常见原因是动脉粥样硬化。
最常见的部位:
- 左锁骨下动脉(62%)。
- 右锁骨下动脉(28%)。
- 右侧的无名动脉(10%)。
- 其他不常见的原因包括:
  ○ 大动脉炎。
  ○ 颞动脉炎。
  ○ 主动脉缩窄修复术后。
  ○ 主动脉弓或锁骨下动脉的先天性病变。
  ○ 法洛四联症行布莱洛克-陶西格分流术后。
  ○ 胸廓出口锁骨下动脉受压。
• 并非所有椎动脉逆流都会引发神经症状。这些患者大部分时间并无症状。通常只有当颅内侧支循环也发生阻塞性病变时才出现症状。80%的锁骨下动脉盗血综合征患者有对侧椎动脉或颈动脉疾病。
• 停止手臂运动后,锁骨下动脉盗血综合征的神经症状通常可缓解。常见的症状包括:

- 头晕(50%)。
- 复视(19%)。
- 晕厥(18%)。
- 构音障碍(12.5%)。
- 共济失调。
- 视力模糊。
- 口周麻木。
- 感觉异常。
- 梗死较罕见。
• 其他症状:
- 运动诱发手臂疼痛。
- 同侧手臂脉搏减弱或缺失,两侧上肢的收缩压显著不同(>20 mmHg)。
- 锁骨上窝血管杂音。
• 左锁骨下动脉近端狭窄的患者使用左乳内动脉行冠状动脉搭桥术后如反复出现心绞痛,提示有可能存在冠状动脉锁骨下动脉盗血综合征。

▪ 围手术期相关

• 最常见的病因是动脉粥样硬化。对常见危险因素进行调整后,锁骨下动脉狭窄与总死亡率、心血管疾病死亡率的增加存在相关性。其与冠状动脉疾病存在相同的危险因素:
- 高龄。
- 男性。
- 家族史。
- 吸烟。
- 高胆固醇。
- 糖尿病。
- 高血压。
- 高同型半胱氨酸血症。
• 需明确是否存在其他不常见的病因,并针对这些病因制订麻醉方案,进行相应的术中监测。
• 诊断性检查不仅可明确诊断,同时也有助于了解颈总动脉近端和锁骨下动脉远端的情况,排除可能存在的侧支循环病变。
- 颈动脉多普勒超声(结合二维超声和脉搏波多普勒)。并存颈动脉严重狭窄时,常需先行颈动脉内膜剥脱术,然后再重新评估持续性神经症状。
- 四根脑血管造影。
- CT血管造影。
- 患者有肾功能不全时,行磁共振血管造影。
• 保守治疗包括控制血压、降脂、控制血糖、戒烟、阿司匹林抗血小板治疗。
• 手术治疗只针对有症状的患者。
- 锁骨下动脉腔内血管成形术和(或)支架植入的成功率是86%~93%。并发症发生率为3%~17%。支架植入后12~48个月

再狭窄率发生为0~16%。支架植入后需服用阿司匹林和氯吡格雷6~12个月,以减少发生再狭窄的风险。
- 胸外颈总动脉-锁骨下动脉旁路重建术(使用人工血管)行血管吻合时,需要短暂夹闭颈总动脉,患者通常可以耐受。对侧颈总动脉或颈内动脉存在明显病变时,需放置腔内分流导管。
- 胸外锁骨下动脉转位术(锁骨下动脉-颈动脉吻合)。较颈总动脉-锁骨下动脉旁路重建术解剖的范围更广,可能损伤膈神经或胸导管。
- 当同侧颈动脉存在明显病变时,可行腋动脉-腋动脉旁路重建术。人工血管通常放置在胸骨上方的皮肤下面。腋动脉-腋动脉旁路重建术后行胸骨切开术时,可能会损伤植入的血管。
- 锁骨下动脉内膜剥脱术需要切开胸廓,临床上很少实施。
• 术后监测:
- 手术部位出血。
- 神经功能状况(由靶血管血栓形成、颈动脉或椎动脉远端栓塞引起的脑缺血性事件)。
- 测量双上肢血压。
• 为了防止冠状动脉-锁骨下动脉盗血综合征,行左乳内动脉冠状动脉搭桥术前,应排除左锁骨下动脉近端高度狭窄。至少需检查双上肢无创血压。两上肢血压相差15 mmHg提示锁骨下动脉的狭窄>50%。如果存在锁骨下动脉近端狭窄,行CABG前应先行锁骨下动脉支架成形术,然后才能行左乳内动脉原位搭桥术。在紧急情况下,可选择离断左乳内动脉,作为左前降支的搭桥血管。

▪ 图/表

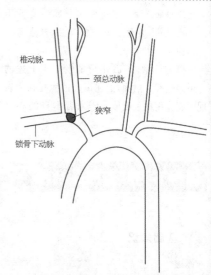

图1 在椎动脉近端的锁骨下动脉梗阻。手臂运动时,手臂的血管扩张(阻力减少)。血液从脑部血管流向低阻力区,造成椎动脉的血液逆流,导致"盗血"

疾病编码

ICD9

- 435.2 锁骨下动脉盗血综合征。

ICD10

- G45.8 其他短暂脑缺血发作和相关综合征。

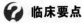 **临床要点**

- 双上肢肱动脉血压相差 15 mmHg 提示锁骨下动脉的狭窄大于 50%。

- 即使存在同侧椎动脉逆流，大多数锁骨下动脉近端狭窄的患者可无症状，只需要保守治疗。

S

胎儿的心跳 Fetal Heart Tones

Richard C. Month, MD 林雨轩 译 / 高浩 校

🫀 基础知识

▪ 概述

- 电子连续胎心监测已成为分娩期胎儿安全管理的主要方法。这项技术利用胎儿心率和收缩的时间的变化来推断新生儿分娩期的状态。

- 作为产科患者护理团队中的一员，麻醉科医师必须理解这些术语，正确评估病情进展，并进行有效沟通。

- 胎儿心率(FHR)可以通过连续多普勒超声从外部或胎儿头皮电极获得。

- 子宫收缩模式可以通过分娩力外部监测或内部的宫腔压力传感器获得。

- 超过 90% 的安全胎儿心率与评分在 8 分以上的 5 min Apgar 评分相关。然而，不可靠的胎儿心率监测使假阳性率高达 50%。

▪ 生理

- 胎心率是交感神经和副交感神经系统相互作用的动态结果。

- 胎儿压力感受器和化学感受器对窒息、酸中毒、贫血和(或)感染做出应答。这些外周和中枢受体活动间接引起交感神经和副交感神经紧张，导致监测仪上胎心的改变。

- 这些改变将从 4 个单独并相关的参数进行讨论：基线、变异、加速和减速。

- 基线：

－任意 10 min 内胎儿的平均心率。

－正常值是每分钟 110～160 次(bpm)。

- 变异：

－ 10 min 内胎心率中不规则波动的频率和振幅。

－分为缺失(没有基线波动)、轻度(相对于基线＜5 bpm 的波动)、中度(相对于基线 6～25 bpm 的波动)或重度(相对于基线＞25 bpm 的波动)。

－中度的改变被认为是正常的。

- 加速：

－胎儿心率视觉上明显增加，至少 15 bpm 且持续至少 15 s。

－妊娠不足 32 周的，胎儿心率增加至少 10 bpm 至少 10 s 就可以认定为胎心加速。

－胎心加速是胎儿良好的表现，然而没有胎心加速也可以是正常的。

- 减速：

－胎儿心率视觉上突然明显减少 15 bpm 且

持续至少 15 s。

－早期减速：逐渐发生，均匀减速，胎儿心率的下降与恢复和子宫收缩相关；减速的最低点与收缩峰值同时出现(图 1)。

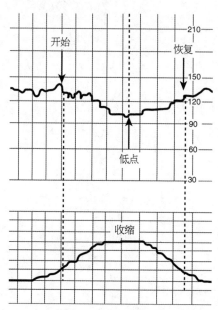

图 1　早期减速。心率(FHR)缓慢对称性下降和恢复发生在子宫收缩最强的时间段

－晚期减速：胎儿心率缓慢、对称的减速和恢复，与子宫收缩有关；减速的最低点出现在收缩峰值后(图 2)。

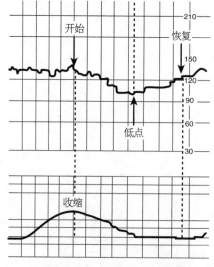

图 2　晚期减速。胎儿心率缓慢、对称的减速和恢复发生在子宫开始收缩之后

－可变减速：胎儿心率突然不对称降低和回升，与子宫收缩有关；开始、最低点和持续时间随连续收缩变化(图 3)。

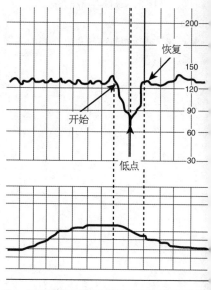

图 3　可变减速。FHR 突然不对称的减速和回升持续大于 15 s，不到 2 min

▪ 病因/病理生理

- 基线：

－胎儿心动过缓：通常与胎儿窒息和酸中毒有关，特别是当以前 FHR 是正常的。在极少数情况下，胎儿心动过缓是由母亲或胎儿的疾病引起，包括某些自身免疫性疾病。

－胎儿心动过速：最常继发于产妇感染和(或)发热(如绒毛膜羊膜炎)。心动过速的其他原因包括胎儿贫血、血容量减少或先天性心脏病。

- 变异：

－完整的变异意味着胎儿有完整的交感和副交感神经系统，进一步说就是有完整的中枢神经系统。

－变异减少意味着胎儿中枢神经系统抑制，可能原因：

◦ 胎儿窒息和酸中毒。

◦ 正常胎儿睡眠。

◦ 产妇用药(β 受体阻滞药、阿片类药物、抗焦虑药、镁、锂)。

◦ 产妇全身麻醉。

- 加速：

－胎心加速是胎儿良好的表现，间接提示中枢神经系统的完整性。

－然而，没有胎心加速属于非特异性的标志，本身既不可靠也不安全。

- 减速：

－早期减速与胎头在产道内受压有关。胎

儿颅内压增加导致反射性心动过缓。它通常预示即将分娩。

- 晚期减速与子宫胎盘功能不全有关。
  ○ 氧供不足导致胎儿酸中毒和缺氧。通过激活化学感受器，心率减慢使摄氧增加和减少氧耗，血液集中转向供应最重要器官（脑、心脏、肾上腺）。
  ○ 通常是异常和预后不良的标志。
- 可变减速与脐带压缩有关。
  ○ 脐动脉受压导致胎儿胎盘循环阻力升高，使胎儿全身血管阻力突然增加。从而激活胎儿压力感受器引起快速反射心动过缓。
  ○ 如果胎儿持续长时间或重复酸中毒导致氧合恶化，后果令人不安。
- 正弦型胎儿心率。
  ○ 胎儿心率的特殊模式。平稳正弦波每分钟 3～5 个周期，持续 20 min 或更长时间。
  ○ 通常被认为是异常的。
  ○ 与慢性胎儿贫血（Rh 同种免疫接种）、胎儿、胎儿-母体出血或者急性胎儿窒息有关。

▪ 围手术期相关

- 存在一个三层 FHR 分类系统来帮助确定胎儿酸血症的存在或是否需要干预。
- 分类Ⅰ：胎心监测是正常的（安全的），表明胎儿健康。它包括所有以下：
  - FHR 基线 110～160 bpm。
  - 中等的变化。
  - 没有晚期或可变减速。
- 分类Ⅱ：胎心监测的意义不明确。监测结果不能归入类别Ⅰ或Ⅲ。应该经常重新评估。
- 分类Ⅲ：胎心监测异常（令人不安）和高度胎儿酸中毒可能。应该进行迅速干预，包括产妇低血压的纠正、吸氧治疗、改变体位等。它可能表明需要进行紧急分娩。它包括以下：
  - 缺乏变异。
  ○ 周期性晚期减速。

  ○ 周期性变异减速。
  ○ 胎儿心动过缓。
  - 正弦 FHR 模式。

❓ 临床要点

- 正常胎心监测与 8 分以上的 5 min Apgar 评分相关。然而，异常监测结果的假阳性率高达 50%。
- 监测描述由 4 部分组成：基线、变异、加速和减速。胎儿中枢神经系统异常或缺失变异可以与呼吸窘迫和（或）胎儿窒息有关。然而，研究没有证明它对围生期死亡率或儿科神经系统疾病发病率的影响。
- 晚期减速是子宫胎盘功能不全的结果，提示胎儿缺氧，是异常的。
- 胎心监测分为 3 类：①监测是正常的，说明胎儿健康；②监测是不确定的；③监测是不正常的，需要干预。

胎儿心血管生理学 Fetal Cardiovascular Physiology

Richard C. Month, MD 林雨轩 译 / 高浩 校

基础知识

▪ 概述

- 胎儿的血液循环系统主要是由一个循环组成，与婴儿或成人有两条并行循环路径（肺循环和体循环）不同。
- 在子宫内，右心室（RV）是最主要的体循环心室，左心室（LV）的主要作用是将"高"含氧的血液泵到冠状动脉和大脑。
- 这是由一系列分流完成的：
  - 静脉导管（DV）将富含氧的血液从脐静脉（UV），绕过肝脏分流到下腔静脉（IVC）。
  - 动脉导管（DA）将血液从肺动脉，绕过肺部、头部和上肢分流到降主动脉。
  - 卵圆孔（FO）将血液从右心房（RA）分流入左心房，绕过肺部。
- 低阻力的胎盘作为气体交换的器官，而高阻力肺循环是主要旁路。

▪ 生理

- 胎儿在相对缺氧的环境中，子宫特殊生理结构可以最大限度地提高输送到大脑和心脏的氧气量。
- 同时，胎儿环境的维持也取决于缺氧程度。
  - 缺氧时一氧化氮的产生减少，同时肺血管

缺氧性收缩。肺动脉压力增高导致右心压力增加，通过 FO 保持右向左分流。
  - 缺氧也会导致循环前列腺素增加，保持 DA 和 DV 的开放。
- 分娩标志着胎儿循环系统开始快速且剧烈地向正常的宫外循环过渡。这些变化可能需要长达好几天才能完成。

▪ 解剖

- 正常的宫内循环：
  - 氧合血始于胎盘通过 UV 回到胎儿血液循环。
  - 大部分的氧合血绕过肝脏通过 DV 进入 IVC 和右心房。
  - 通过 IVC 返回的血液的 40%，通过 FO 进入左心房。
  - 血液进入 LV，注入升主动脉。70% 的血液流到上肢和大脑（氧合相对较好），通过上腔静脉（SVC）回到 RA。
  - SVC 血液返回进入 RA，优先穿过三尖瓣进入 RA。只有 10% 的血液通过 FO 回到 SVC。
  - 血液随后进入 PA，90% 是通过 DA 分流到降主动脉。
  - 大约 40% 的心输出量通过脐动脉回到胎盘（剩余流向下肢和器官）。
- 正常过渡到宫外循环：

  - 左、右心压力快速变化导致分流减少。
  ○ 随着脐带夹闭，低压胎盘从新生儿的血液循环移除。新生儿后负荷增加，右心压力增加。
  ○ 同时随着新生儿的第一次呼吸，循环氧气张力迅速增加，导致缓激肽和一氧化氮增加，肺血管阻力降低。子宫内负责维持 DA 开放的前列腺素迅速下降。
  - 压力的这些变化导致 FO 和 DA 血流减少，并最终关闭。
  ○ 出生后压力即刻发生改变，原发隔被推向继发隔，FO 立即功能性关闭。隔膜的融合发生在出生后的前 3 个月。
  ○ DA 关闭通常发生在出生后的前 3～10 天。

▪ 病因/病理生理

- 宫内胎儿缺氧会导致"潜水反射"。
  - 心率减慢以降低心肌需氧量。
  - 血液优先分流到大脑、心肌和肾上腺。
  - 结果产生短暂高血压，然而随着缺氧持续，心输出量和心肌收缩性下降，最终导致低血压。
  - 这些变化可能导致新生儿萎靡、新生儿期缺氧、迟发改变（见下文）。
- 宫内胎儿肺循环的改变会导致新生儿循环系统发育延迟或缺陷。

- 孕妇使用非甾体抗炎药可以引起子宫内 DA 关闭,这将导致肺血流量增加和肺血管肥厚。肥厚也可见于妊娠晚期和慢性胎盘功能不全。

- 先天性膈疝和胸膜积液可导致肺萎陷和肺血管床面积降低。这可能导致新生儿期肺动脉高压。

- 宫外循环功能过渡障碍:

- 新生儿对短暂的缺氧耐受良好。然而,长时间的缺氧和酸中毒,可能导致胎儿过渡到新生儿时期生理功能受损。这种疾病称为新生儿持续性胎儿循环或持续性肺动脉高压(PPHN)。

○ 由于缺乏缓激肽和 NO,持续的缺氧使肺血管维持在宫内收缩水平。高肺血管阻力增加通过 DA 的血流,机械地维持它的开放。

○ 高肺动脉压力导致右心压力高,阻止 FO 的功能性关闭。

○ 缺氧也会导致前列腺素水平持续升高,进一步维持 DA 开放。

- PPHN,如果未经处理,会导致长期的缺氧,不可逆性肺动脉高压和右心衰竭。

- 治疗的目的是纠正缺氧的可逆性原因,必要时吸氧。

■ 围手术期相关

• 维护胎儿血液循环:胎儿血液循环,特别是动脉导管未闭,可以通过药物维持(静脉注入前列腺素),也可为先天性心脏疾病患者行手术治疗,减少氧合血的外流。例如:

- 主动脉瓣狭窄。
- 主动脉闭锁。
- 左心发育不良综合征。
- 完全性大动脉转位。

■ 图/表

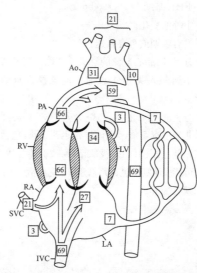

图 1 胎儿血液循环。数字是左心室和右心室输出量达到的百分比。Ao:升主动脉,PA:肺动脉,RV:右心室,LV:左心室,RA:右心房,SVC:上腔静脉,LA:左心房,IVC:下腔静脉(改编自 Ostheimer GW, Anaesthetists' role in neonatal resuscitation and care of the newborn. J Anaesth, 1993, 40: R50 - R63, 许可)

⑦ 临床要点

• 胎儿的血液循环系统是以 RV 为主要循环心室,LV 主要运送血液到大脑和心肌。这可能通过 3 个主要分流:DV、DA 和 FO。

• 新生儿的第一次呼吸引起氧分压的增加,降低肺血管阻力,而脐带夹闭导致全身血管阻力增加。这导致 DA 和 FO 功能性关闭。

• 延迟过渡到新生儿循环可能由新生儿期持续的缺氧和酸中毒或心肺结构异常导致,并可能导致持续的胎儿血液循环或 PPHN(合并持续缺氧和右心衰竭)。延迟转变的主要治疗方法是通过呼吸机治疗避免和纠正缺氧和酸中毒。

• 在某些先天性心脏病,注射前列腺素能保持 DA 开放直到手术。

胎盘植入   Placenta Accreta

Izabela M. Wasiluk, MD · Nina Singh-Radcliff, MD   孙秀梅 译/张晓庆 校

 基础知识

■ 概述

• 胎盘植入是指胎盘对子宫壁异常深而坚固的附着,分离胎盘时可引起大量出血,甚至危及生命。

• 胎盘植入的鉴别诊断包括其他原因导致的产后出血:

- 子宫:收缩迟缓、破裂、翻转、胎盘滞留。

- 非子宫原因:阴道破裂、会阴血肿和凝血功能障碍。

• 早期发现时,可选择能处理术后出血的医疗设施,行择期剖宫产和子宫切除术。

- 安排在能够处理术后出血的医疗设施。

- 多学科小组(产科医师、麻醉科医师、新生儿专家和放射介入科医师)可在手术室待命。

- 应尽量保留子宫。

- 应检查血型,做好交叉配血,准备好输血,可备好血液回收设备,并通知血库。

- 应选用减少出血的技术,包括留置胎盘在子宫内。

- 可考虑硬膜外置管。

• 然而,当在胎盘分离时或被诊断时,围生期护理对医疗团队来说变得紧迫且具有挑战性,产妇的合并症和死亡率增加。

■ 流行病学

发病率

• 美国产妇的发病率为 1/2 500。

• 前置胎盘使其发生率增加,10% 的前置胎盘产妇出现胎盘植入。

• 过去 50 年来,因剖宫产增加,胎盘植入的发生率增加了 10 倍。无瘢痕子宫的发生率为 3%,超过 5 次剖宫产的发生率可达 67%。

患病率

因产妇肥胖、多胎妊娠(辅助受孕技术导致)使剖宫产率增加,同时出现头位和臀围胎儿时也更多选用剖宫产而非阴道生产。

并发症

• 子宫全切除,失去生育能力。

• 凝血功能障碍,DIC。

• 低血压。

死亡率

孕产妇死亡率为 7%。

■ 病因/危险因素

- 剖宫产次数(相对危险系数为 11.32)。
- 产妇年龄＞35 岁(相对危险系数为4.45)。
- 前置胎盘(相对危险系数为 2.28)。
- 子宫肌瘤切除术史。

■ 病理生理

- 通常蜕膜层防止胎盘绒毛膜通过子宫内膜向子宫肌层的附着,因此生产时胎盘容易从子宫壁脱离。
- 胎盘植入时,滋养层进一步侵入薄的发育不良或形态较差的蜕膜,如子宫下段或子宫手术后形成的瘢痕部位。
- 这可导致生产时胎盘不能与子宫分离或者分离后大出血。

■ 麻醉目标/指导原则

- 麻醉管理和效果取决于胎盘植入的诊断时间,都需要多学科团队。
- 早期诊断或胎盘分离前,外科处理往往选择择期剖宫产和子宫切除。减少出血的措施包括子宫动脉球囊结扎或可逆性栓塞、子宫内方形止血缝合和子宫切除时保留胎盘在子宫内。
- 新近的趋势是保守处理,保留子宫以保留生育能力。这需要采取一些上述的措施,如减少子宫血流利于胎盘从子宫分离。
- 这两种情况下,麻醉科医师需要准备好处理产后出血,包括输入多单位血液制品、使用血液回收机、抗纤维蛋白溶解药或重组因子。应使用大直径静脉输液针。
- 选择全麻或硬膜外麻醉可参考以下几个因素:择期或急诊手术、容量状态、精神状态、是否形成凝血功能障碍和患者及麻醉科医师的意愿。

术前评估

■ 症状

- 生产以前一般无症状。
- 妊娠晚期可出现阴道出血。

病史

剖宫产史和前置胎盘史、子宫肌瘤摘除术史、手法胎盘剥离史。
- 高龄产妇。

体格检查

- 生产后手法分离胎盘时阴道大量流血。
- 胎盘在生产半小时后不能分离。

■ 治疗史

见减少出血的措施。

■ 用药史

可不用。

■ 诊断检查与说明

- 45%的胎盘植入孕妇有 α 甲胎蛋白升高。
- 组织学检查是确诊的唯一方法。
- 超声检查的敏感性较高,为 0.77;特异性为 0.96。
- 当超声检查不能明确诊断时,磁共振可提高准确性,其敏感性为 0.88,特异性为 1.0。

■ 伴随的器官功能障碍

- 有可能侵入子宫肌层或浆膜层及其相邻结构。
- DIC。

■ 延迟手术情况

- 择期手术时,需要多学科团队。应做好血型检查及交叉配血。洗血球机、重组凝血因子或抗纤维蛋白溶解的药物应准备好。
- 急诊手术不应该推迟。

■ 分类

根据胎盘对子宫肌层的侵入状况,有 3 种变异:
- 胎盘植入:绒毛膜与子宫肌层粘连。
- 植入性胎盘:绒毛膜侵入子宫肌层。
- 穿透性胎盘:胎盘绒毛穿透子宫肌壁达浆膜面。

治疗

■ 术前准备

术前用药
- 择期手术应排空胃及应用抗胃酸药。
- 急诊手术时应选择合适时机补液扩容(选用晶体、胶体和血液制品)和应用加压素。

知情同意的特殊情况

择期手术应讨论有创监测、输血液制品和麻醉选择。

■ 术中监护

麻醉选择
- 一般选全麻,尤其是急诊手术。
- 如果采用硬膜外麻醉,择期剖宫产子宫切除术可用连续硬膜外阻滞。当出血引起血

流动力学不稳定循环系统不能代偿时应改为全麻。

监测
- 标准监测。
- 置入两个粗静脉针。
- 可选用有创动脉置管、测压和实验室取血监测。条件许可时,应用无创监测心排量、心排指数、肺血管阻力和肺血管阻力指数。
- 可放置中心静脉导管用于输液、压力监测和输入药物。

麻醉诱导/气道管理
- 在腹部、外科团队及血液制品准备好后,再快速诱导进行全麻,以缩短从诱导到婴儿产出的时间,减少胎儿与全麻药物的接触。
- 如果选用硬膜外阻滞,给予冲击量局麻药,控制麻醉平面部高于 T_6。

维持
- 如果剖宫产时偶然发现有胎盘植入,应通知放射科医师行介入治疗以减少子宫切除前和胎盘分离前出血。
- 输入血液制品时,应以血细胞比容/血红蛋白水平、血小板值、凝血参数、血栓弹性图和临床指征为依据。
- 可用血液回收机将从手术野收集的血液进行清洗和过滤再回输。当大量自体血回输时,可因凝血因子和血小板的丢失而出现凝血紊乱。
- 重组激活因子Ⅶ是有效的促凝血因子,可介导部分凝血过程,常用于血友病,但也被用于顽固性出血。研究表明顽固性出血早期使用效果优于最晚期使用,可抑制血栓并发症甚至 DIC 的发生。
- 氨甲环酸为合成的赖氨酸类物质,可预防顽固性出血。氨甲环酸能够可逆性地抑制纤溶酶原在纤维蛋白分子表面与负电荷赖氨酸位点的结合,由此阻止纤维蛋白溶酶原转换为纤维蛋白溶酶。

拔管/苏醒
- 拔管标准包括:
  - 血流动力学稳定。
  - 容量补足。
  - 无液体转移导致的气道水肿。
  - 符合其他拔管标准。
- 如果硬膜外置管但怀疑凝血异常时,不要拔出导管,直至问题解决和 PT、PTT、INR 恢复至正常范围。

术后监护

■ 床旁护理

应直接转入 ICU。

■ 药物处理/实验室处理/会诊

• ICU 内监测血流动力学。
• 维持氧合、循环稳定,控制出血和凝血功能紊乱。

■ 并发症

• 出血性休克,循环崩溃。

• 子宫收缩乏力。
• 凝血功能障碍、DIC。
• 子宫切除。

❓ 临床要点

• 胎盘植入可引起产后大出血。

• 有前置胎盘和剖宫产史的孕妇患胎盘植入的危险性增加。
• 剖宫产同时切除子宫(胎盘留在原位)是胎盘植入的常用处理方法,择期手术时也考虑保留子宫。
• 采用多种措施紧急抢救可改善临床转归。

胎盘早剥 Placental Abruption

Rajeshwary Swamidurai,MD 孙秀梅 译 / 张晓庆 校

基础知识

■ 概述

• 胎盘早剥是妊娠 20 周后未成熟的胎盘在胎儿未产出之前全部或部分从子宫壁剥离。
• 可无症状或伴有阴道出血。

■ 流行病学

发病率

• 生产时发病率为 0.5%～1%。
• 临床发病率持续增加,非洲裔美国孕妇占大多数。
• 妊娠后 24～26 周为发病高峰,发病率随妊娠期延长而降低。

发病情况

• 取决于早剥的严重程度和是否发生 DIC、肾衰竭、输血反应、终末器官坏死、出血性休克、子宫破裂,且因出血不能控制而行子宫切除。
• 影响胎儿死亡率的因素有妊娠时间、胎盘早剥的位置和严重程度。这可导致胎儿缺氧、贫血、中枢神经系统异常、宫内生长迟缓、发育迟缓、早产或死胎。胎盘后部早剥预后最差。

死亡率

围生期死亡率为 11%～12%。

■ 病因/危险因素

• 母体危险因素有:
- 早剥史。
- 吸烟史、可卡因和其他药物滥用史。
- 酗酒。
- 高血压或先兆子痫。
- 怀孕中期甲胎蛋白升高。
- 血栓形成。

- 叶酸缺乏或贫血。
- 胎盘前置或妊娠早期出血。
- 子宫纤维肌瘤或肿瘤。
- 高龄产妇。
- 血高半胱氨酸。
- 妊娠期因急慢性疾病住院治疗。
• 手术或特异性风险因素:
- 创伤或家庭暴力。
- 脐带伞形附着。
• 胎儿相关危险因素有:
- 多胎妊娠,子宫遭受突然减压。
- 羊水过少。
- 胎膜早破;宫内感染或绒毛膜炎。
- 男性胎儿。

■ 病理生理

• 胎盘早剥由一系列病理生理过程引起,但多数情况下每个病例的具体机制不同。未满月早剥的机制不同于满月早剥。急慢性炎性反应中的炎症介质可促进母体金属蛋白酶-9 的生成,使其在妊娠未足月时产生增多。金属蛋白酶-9 有益于胎儿产出后胎盘自子宫体分离。
• 胎盘血管异常、血栓形成和胎盘灌注不良是胎盘早剥形成的病理基础。急性小血管痉挛合并蜕膜血管血栓形成可导致蜕膜和胎盘交界面血管坏死和出血,使子宫内胎盘灌注不良。某些患者可能由于滋养层的不正常侵入使螺旋动脉破裂而使胎盘早期剥脱。
• 可卡因导致血管收缩,使子宫血管痉挛而导致胎盘灌注不良和剥脱。
• 吸烟可使毛细血管脆性增加、子宫胎盘循环改变和动脉破裂从而出现早剥。尼古丁可引起子宫和脐带动脉收缩,结合碳氧血红

蛋白增高,降低血氧和引起缺氧、胎盘微血管梗死、坏死,甚至早剥。
• 急性剪切压力可影响胎盘-蜕膜交界面而导致早剥。一般出现在过度扩张的子宫(羊水过多或多胎妊娠)的膜破裂后迅速减速或突然减压。

■ 麻醉目标/指导原则

• 如果母体稳定,胎儿足月或接近足月且状态平稳,可考虑阴道分娩。
• 如果母体存在低血压、凝血异常或胎儿窘迫,可在硬膜外镇痛下行阴道分娩。
• 当出现死胎或严重早剥时,如果进展稳定也可选择阴道分娩。但行硬膜外麻醉前应评估是否存在凝血功能障碍。

℞ 术前评估

■ 症状

• 阴道出血、腹部或后背疼痛。
• 子宫频繁收缩。
• 胎儿窘迫或胎儿死亡。

病史

可能的危险因素与症状相关,诊断主要根据临床表现。

■ 治疗史

• 持续高流量吸氧。
• 维持子宫左倾位。
• 监测出血。如果出现 DIC,手术之前尽可能地纠正凝血功能障碍。
• 放置粗静脉针,给予盐水或乳酸林格液。

■ 诊断检查与说明

• 评估出血:血红蛋白和血细胞比容。

• 评估凝血状态：血小板、纤维蛋白原、FDP、PT、APTT、D-二聚体。

• 评估容量和肾脏功能：BUN 和电解质。

• 血型和交叉配血。

• 腹部和阴道超声：超声敏感性不高，但阳性预测值(PPV)高。

■ 伴随的器官功能障碍

DIC、肾衰竭、出血性休克、子宫破裂、顽固性出血、末梢器官缺血性坏死。

■ 延迟手术情况

• 如果胎儿未足月，但无窘迫表现，胎盘剥离的可能性小，产妇可住院保守治疗，继续妊娠，促进胎儿肺成熟。患者应转至有婴幼儿医护能力的医疗中心以治疗未成熟婴儿。

• 如果母体不平稳，胎儿也不能保证安全，应急诊行剖宫产。

■ 分类

早期、完全或部分分离。

治疗

■ 术前准备

术前用药

存在 DIC 时应检查血型和交叉配血，准备好血液、新鲜冷冻血浆(FFP)和血小板。

知情同意的特殊情况

• 可能需要输血液制品。

• 手术后可能需要气管插管。

• 可能需要有创监测。

■ 术中监护

麻醉选择

急诊剖宫产时由于可能存在的 DIC 和出血导致的低血容量一般选择全麻。

监测

• 除常规监测外，中心静脉压监测有利于液体管理。

• 可动脉置管行持续动脉压监测。

• Foley 导尿管有益于液体管理。

麻醉诱导/气道管理

• 选择不抑制血流动力学的药物，如氯胺酮和依托咪酯。

• 应采取快速诱导气管插管(RSI)和压迫环状软骨以减轻误吸。

• 插管时喉部黏膜水肿合并凝血功能障碍可出现顽固性出血。

• 做好面临困难气道的准备，应准备好喉罩、纤支镜和可视喉镜。

• 如果时间允许，困难气道时可用纤支镜行清醒插管。

维持

• 胎儿娩出前可用 50% 的 N_2O 结合氧以减少吸入麻醉剂的使用。

• 婴儿出生后，可增加 N_2O 浓度同时降低吸入药浓度以促进子宫收缩，可静脉辅助阿片类和咪达唑仑。

• 这类患者倾向于发生子宫收缩无力，所以胎儿娩出后应立即给予催产素。

拔管/苏醒

• 应在控制出血、凝血功能障碍和低血容量纠正后拔管。

• 如果患者接受大量血液、血液制品或液体，或者仍然存在出血或凝血功能障碍，则不应该拔出导管，应转至 ICU 看护。

术后监护

■ 床旁护理

多数产妇在产后情况改善。如果低血压和凝血功能障碍持续存在，则患者应转至综合 ICU 继续观察和治疗。

■ 药物处理/实验室处理/会诊

• 术后可继续使用催产素；术后应密切观察且进行液体管理。

• 应持续观察血红蛋白、血细胞比容和生命体征。

• 如果怀疑 DIC，应监测凝血指标和 D-二聚体。

■ 并发症

• 产后可出现子宫收缩无力甚至需要子宫切除。

• 持续的低血容量可导致急性肾小管坏死。

• 凝血介质可使慢性肾衰竭患者出现肾皮质坏死。

• 因大量出血而导致的低血容量可掩盖严重先兆子痫，因此应严密观察以免误诊。

疾病编码

ICD9

• 641.20　胎盘早剥，非特指的护理或不适用。

• 641.23　胎盘早剥，产前状况或合并症。

ICD10

• O45.90　非特指的胎盘早剥，未指定妊娠期。

• O45.91　非特指的胎盘早剥，妊娠前期。

• O45.92　非特指的胎盘早剥，妊娠中期。

临床要点

• 出现胎盘早剥时，实施腰麻或硬膜外麻醉之前应排除 DIC 引起的凝血功能障碍和大出血引起的低血容量。

• 大量出血或 DIC 时应快速补液扩容，以避免结果恶化。

糖尿病　Diabetes Mellitus

Zhuang-Ting Fang, MD, MSPH　李佩盈 译 / 俞卫锋 校

基础知识

■ 概述

• 糖尿病(DM)在近几十年发病增多，可能与肥胖密切相关。

• DM 是美国人群致残和致死的主要原因之一，每年经济损失达 1 710 亿美元。

■ 流行病学

发病率

美国：每年新发 130 万病例。

患病率

美国：2 580 万人患糖尿病，占人口的 8.3%。

发病情况

外科手术围手术期和麻醉并发症的危险因素。

死亡率

美国的第七死因。

▪ **病因/危险因素**

• 1型糖尿病:
- 基因和家族史。
- 感染或胰腺疾病。
• 2型糖尿病:
- 肥胖或超重。
- 糖耐量受损。
- 胰岛素抵抗。
- 高血压。
- 妊娠期糖尿病病史。
- 久坐不动的生活方式。
- 家族史。
- 多囊卵巢综合征。
- 年龄。
- 种族背景:糖尿病常发生于非洲裔美国人、西班牙裔美国人、印第安人、亚洲裔美国人及太平洋岛民。

▪ **病理生理**

• 通常血糖由如下机制严密调控:
- 激素系统包括降低血糖的胰岛素和升高血糖的调节激素(如胰高血糖素、肾上腺素和皮质醇)的平衡。
- 神经机制:多种器官有血糖感受器,能够传递信息。
- 总之,这些系统通过调控内源生成和血糖入胞来调节糖类代谢。
• 1型糖尿病由于胰腺分泌胰岛素绝对缺乏,细胞无法吸收葡萄糖,导致代谢异常,包括高血糖、脂类分解、蛋白质水解和酮体生成。
• 2型糖尿病由胰岛素缺乏和胰岛素抵抗导致,造成脱水和高渗状态。2型糖尿病患者通常不易发生酮症,因为其循环中的胰岛素浓度能预防酮体生成。

▪ **麻醉目标/指导原则**

• 术前禁食、长效胰岛素或口服降糖药、手术应激可导致低血糖或高血糖。应酌情行围手术期血糖监测和处理。
• 终末气管损伤可见微血管、小血管疾病,术前应评估严重性。维持血流动力学稳定以避免心、脑、肾灌注。
• 考虑胃轻瘫和肺吸入的可能性;如果风险高,采用NPO指南,预防胃容量和胃酸减少,行带气囊的气管插管。

Dx 术前评估

▪ **症状**

• 多尿、多饮、多食与高血糖相关,可能提示糖尿病起病。
• 自主神经病变与围手术期低血压相关,眩晕和晕厥可提示。阳痿是自主神经功能障碍的一个征象。
• 视力降低与视网膜病变相关。

病史

• 评估代谢控制:日常血糖水平/范围,日常饮食摄入,机体活动,糖化血红蛋白水平。
• 伴随器官功能障碍的严重程度评估并酌情优化。术前心肌梗死是临床围手术期心脏事件预测指标。术前检查和控制高血压。
• 胃轻瘫表现为消化不良、恶心、呕吐、腹泻、腹胀。

体格检查

• 通常为非特异性。
• 体格检查异常通常与糖尿病相关的发症有关。
• 僵硬关节综合征:关节活动限制可与潜在困难气道相关。
• 直立性低血压或静息时心动过速与自主神经病变相关。

▪ **用药史**

• 外源性胰岛素:胰岛素类型包括快速(优必林、门冬胰岛素、赖谷胰岛素)、短效(常规胰岛素)、中效(NPH)、长效(诺和平)和预混胰岛素(优泌林70/30、诺和灵70/30、诺和锐70/30、优泌林55/50、优必林75/25)。
• 口服药物:①磺脲类药物,刺激胰腺释放更多胰岛素(格列吡嗪、格列本脲、格列美脲)。②双胍类药物,改善葡萄糖入胞能力(二甲双胍)。③噻唑烷二酮类药,胰岛素增敏剂(吡格列酮、罗格列酮)。④α葡萄糖苷酶抑制剂(阿卡波糖、米格列醇),阻断消化酶消化淀粉,延缓血糖升高。⑤米格列醇(瑞格列奈、那格列奈),刺激胰腺释放胰岛素增多。
• 二肽基肽酶Ⅳ抑制剂(西他列汀、他格列汀)增加胰腺胰岛素分泌和减少肝脏葡萄糖产生。联合疗法结合上述机制以改善血糖控制(格列本脲/二甲双胍;格列吡嗪/二甲双胍;罗格列酮/二甲双胍)。血管紧张素转换酶抑制剂或血管紧张素受体拮抗剂对糖尿病合并慢性肾衰竭和肾功能不全的患者除治疗高血压外,还存在保护作用,这可能

与顽固性低血压相关。

▪ **诊断检查与说明**

• 实验室检查:血糖、糖化血红蛋白、BUN/Cr(肾功能)、电解质。
• 心电图:无症状心肌缺血或陈旧心肌梗死。
• 如有指征行心脏应激检查。

▪ **伴随的器官功能障碍**

• 神经系统:脑血管病(脑卒中);肾小球系膜直接扩张,慢性高血糖损伤导致的外周神经损伤。
• ≥40岁的患者中28.5%存在视网膜病变,它是20~74岁的成年人新发失明的主要原因。
• 心血管:心脏疾病(68%的≥65岁,死于糖尿病相关疾病患者),机制复杂,多因素,且与小血管和微血管功能障碍有关。高血压(67%的糖尿病患者),加重可能由于局部肾素-血管紧张素系统激活。
• 肾脏:肾衰竭的主要原因(微血管病变)。
• 代谢:糖尿病酮症酸中毒是最严重的急性代谢症。1型糖尿病中低血糖比DKA更常见且危险。

▪ **延迟手术情况**

• 严重低血糖或高血糖,尤其是患者存在酮症酸中毒或高渗性非酮症昏迷症状时。
• 急性感染。
• 严重脱水或电解质紊乱。

▪ **分类**

• 1型糖尿病(胰岛素依赖性)病因为绝对胰岛素缺乏,继发于免疫介导或特发性病因。患者易发生酮症。
• 2型糖尿病(非胰岛素依赖性)通常在成人起病,相对胰岛素缺乏或抵抗。

 治疗

▪ **术前准备**

术前用药

• 口服降糖药应持续至手术当日上午,以避免围手术期低血糖。二甲双胍应术前24 h停用,其与致命性代谢酸中毒相关。
• 长效胰岛素的夜间剂量和日间剂量通常减少(或维持),以避免禁食患者低血糖。
• 检查血糖水平。

▪ 术中监护

麻醉选择

• 依据手术类型、持续时间、并发症和患者意愿。

• 区域麻醉(脊髓麻醉、硬膜外麻醉或外周神经阻滞)可能调节胰岛素分泌和分解代谢激素,阻滞全麻患者的机体对手术的应激。然而,它增加严重低血压(尤其是自主神经功能病变的患者)、感染和血管损伤的风险。证据表明糖尿病患者外周神经对局麻药毒性更敏感,用于定位的标准神经刺激器可能有效性减低。

监测

• 标准 ASA 监测。

• 有创血液监测(患者并存严重 CAD、自主神经病变、长时间全身麻醉手术中密切监测血糖)。

麻醉诱导/气道管理

• 僵硬关节综合征患者考虑困难气道的可能性。

• 静脉诱导应仔细滴定以免低血压。

- 苯二氮䓬类和依托咪酯可能减少 ACTH 分泌并阻断肾上腺类固醇生成,这可以相对地减少皮质醇合成。

- 丙泊酚可能使自主神经病变患者发生严重低血压。

• 胃轻瘫患者应选用快速顺序诱导来减少误吸风险。

维持

• 全身麻醉,"平衡技术"(挥发性麻醉药、镇静剂、静脉麻醉剂)更为合理地减少每种药物的潜在代谢紊乱。挥发性麻醉药可能损害胰岛素对手术和全麻的交感刺激所致血糖升高的反应。

• 丙泊酚全静脉麻醉可能导致低血压。此外,因糖尿病患者脂质代谢受损,丙泊酚代谢能力可能下降。

• 镇静药对血流动力学稳定、代谢稳定和激素稳态有益。

• 血糖控制:尤其是不稳定糖尿病患者,应考虑术中监测和静注胰岛素(葡萄糖)治疗(30～60 min,术中静脉给药负荷量或持续输注)。持续血管内血糖监测有助于危重重患者围手术期密切控制血糖。目前,这种方法不常用。

• 维持正常体温,体温过低加重术后胰岛素抵抗。

拔管/苏醒

• 确保患者肌肉松弛药完全代谢或被充分逆转。拔管前患者应清醒且存在完整保护性呕吐反射。

• 预防术后恶心和呕吐。甲氧氯普胺(胃复安)通过促进胃排空,尤其是在胃轻瘫患者中,可减少术后恶心、呕吐(PONV)。

⚡ 术后监护

▪ 床旁护理

• 密切监测以发现和治疗低血压、心肌缺血和急性肾衰竭。

• 在某些情况(不稳定,高手术风险)下,应每小时测血糖(和治疗)。

• 密切监测,注意呼吸功能障碍、低温和缺氧。

• 避免过度镇静,这可能延误低血糖或酮症酸中毒的神经系统改变的诊断。

▪ 并发症

• 代谢异常(低血糖、高血糖、乳酸酸中毒)。

• 心肌梗死。

• 围手术期误吸。

• 急性肾衰竭。

• 感染。

🔢 疾病编码

ICD9

• 250.00 无并发症的糖尿病,2 型或未分类,控制尚可。

• 250.01 无并发症的糖尿病,1 型(青少年型)或未分类,控制尚可。

ICD10

• E10.9 1 型糖尿病,无并发症。

• E11.9 2 型糖尿病,无并发症。

❓ 临床要点

• 患者应早期安排手术,优先考虑第一台。

• 并存终末器官疾病(脑、心脏、肾)的患者可能不能耐受低氧或低血压。

糖尿病酮症酸中毒 Diabetic Ketoacidosis

Matthew V. Satterly, MD · Ori Gottlieb, MD 李佩盈 译 / 俞卫锋 校

基础知识

▪ 概述

• 糖尿病酮症酸中毒(DKA)是高血糖、酮血症和酸血症的三联症。

• DKA 通常与 1 型糖尿病(DM)相关,也可以与 2 型糖尿病过度应激情况下(脓毒症、创伤等)相关。

• 它依据 pH、血清碳酸氢盐和精神状态分为轻度、中度或重度。

• DKA 不同于高血糖高渗性非酮症酸中毒(HHNK),后者通常缺少酮体和酸血症,且在 2 型糖尿病患者中更常见。HHNK 常血清葡萄糖浓度更高,可能超过 1 000 mg/dl,血清渗透浓度可能超过 380 mOsm/kg。

▪ 流行病学

发病率

• 2003 年美国有 11 500 例患者因 DKA 出院。

• 据人群研究估计,每年每 1 000 个糖尿病患者中 4.6～8 人发生 DKA。

死亡率

有经验的中心死亡率<5%。

▪ 病因/危险因素

• 大部分由感染或停用胰岛素引发。

• 也可能由主要疾病如心肌梗死(MI)或脑血管意外(CVA)引发。

• 酮症酸中毒也可表现为饥饿或急性酒精中毒。

▪ 病理生理

• DKA 由体内循环胰岛素相对短缺导致,产生葡萄糖摄取和外周组织利用受损。这可能继发于:

- 急性缺乏(缺乏胰岛素输注)。
- 需求增加(脓毒血症或其他高代谢状态)。
• 糖异生:为应对胰岛素缺乏和提供细胞所需葡萄糖,机体释放反调节激素(如胰高血糖素、皮质醇、儿茶酚胺、生长激素)。
• 脂类分解:机体发生脂肪酸氧化或脂类分解,为组织提供能量底物。脂类分解的副产物称为酮体。
- β-羟丁酸(羧酸而非酮体)
- 乙酰乙酸。
- 丙酮:由乙酰乙酸脱羧产生。
• 血容量减少和电解质紊乱糖尿引起渗透性利尿导致:
- 脱水:平均每个患者减少 5～8 L。
- 电解质丢失,尤其是钾和钠。因渗透性利尿和慢性分解代谢状态致钾缺乏,缺钾范围为 200～400 mmol。然而高钾血症往往最初由缺乏胰岛素(通过 Na^+-K^+-ATP 酶减少 K^+ 转运入细胞)和代谢性酸中毒引起。因渗透性利尿致钠缺乏,为 350～600 mmol,但是由于失水多于失钠,患者最初通常表现为低血容量性高钠紊乱。
- 阴离子间隙酸中毒:酮体为机体缓冲酸。

■ 麻醉目标/指导原则

• 延迟择期手术:目标为入手术室前尽量纠正诱发因素,重建正常体液容量、电解质水平。
• 急诊手术指征可能为 DKA 的诱发因素,因此术前纠正并不总是可能的。这种情况下,立即着手恢复正常体液容量和充分补充电解质为首要任务,然后再纠正高血糖。
• 如果可能的话,对于胰岛素依赖型糖尿病患者,应尽早安排当天手术以减少术前禁食时间和缺乏胰岛素所致的脂类分解、酮症。

Dx 术前评估

■ 症状

虚弱。

病史
• 评估糖尿病严重程度、DKA 发作前状况和并发症。
• 问诊糖尿病用药:胰岛素治疗依从性以及最终剂量。
• 评估诱发因素:败血症、胰腺炎、心肌梗死、脑血管意外、药物(皮质类固醇、噻嗪类、拟交感类)。

体格检查
• 多尿。

• 烦渴。
• 体重减少。
• 呕吐。
• 腹痛。
• 脱水。
• 特殊气味:由于呼出丙酮,呼出气呈水果味。
• 酸中毒恶化时,深大费力吸气后呼气急促(Kussmaul 呼吸)。
• 精神状态改变。
• 休克。
• 昏迷。
• 容量状态:皮肤肿胀,黏膜干燥。

■ 治疗史

• 容量复苏。
• 补充电解质。
• 如果诱发因素为心肌缺血或梗死时,行急性冠状动脉综合征治疗。
• 如果诱发因素为脑血管事件时,行中风(脑卒中)治疗。

■ 用药史

• 胰岛素。
• 如果诱发事件为脓毒症和感染征象,应用抗生素。
• 碳酸氢钠。

■ 诊断检查与说明

• 血糖。
• HbA_1C:控制不良可能表明存在糖尿病相关并发症。
• 酮尿:尿液中存在 β-羟基丁酸、乙酰乙酸盐和(或)丙酮。以尿液试纸监测。
- 少量<20 mg/dl。
- 大量>80 mg/dl。
• 电解质:高氯阴离子间隙酸中毒:$AG = [Na^+] - ([Cl^-] + [HCO_3^-])$。
• BUN 和血肌酐。
• ABG(pH)。
• 血清渗透压。
• CBC:白细胞增多可能与酮症酸中毒相关,并不一定为感染。
• 淀粉酶:可能由于 DKA 中的非胰腺来源增多。

■ 伴随的器官功能障碍

• 神经病变:自主神经系统功能障碍可能导致血压和体温调节困难。
• 心血管疾病:DM 围手术期通常由心源性

疾病导致残疾和死亡。
• 无酶糖基化和异常蛋白质形成可能导致顺应性下降,从而导致插管困难。
• 胃轻瘫:尽管 DM 患者为禁食状态,但仍应认为其为"饱胃"状态。
• 肾功能不全。

■ 延迟手术情况

延迟择期手术:目标是入手术室前尽可能纠正诱发因素,重建正常体液容量和电解质水平。

分类	轻度	中度	重度
pH	7.25～7.3	7.0～7.25	<7.0
HCO_3^- (mmol/L)	15～18	10～15	<10
精神状态	警觉	嗜睡、浅昏迷	昏迷

 治疗

■ 术前准备

术前用药
急诊手术时,容积复苏,胰岛素输注,电解质补充的强化治疗应持续至入室途中。

知情同意的特殊情况
• 无判断能力和气管插管患者不能签知情同意。
• 告知家属病情的严重性、急诊手术性质、死亡率增加。

■ 术中监护

麻醉选择
根据手术需要,除非发生精神状态改变时,才必须气管插管保护呼吸。

监测
• 标准 ASA 监测。
• 动脉通道可能利于对低血容量性或脓毒性休克患者进行频繁的实验室检查以及动态血压监测。
• Foley 导尿管:密切监测出入量。
• 中心静脉导管:指导液体治疗。

麻醉诱导/气道管理
• 怀疑饱胃或误吸风险时考虑快速诱导插管。
• 低血容量患者诱导时血流不稳定,考虑应用依托咪酯和(或)氯胺酮。
• 诱导用药可能影响血糖稳态但临床上不显著。

维持
• 重症监护治疗应以相同方式持续至手

术室。

- 实验室检查:
- 每小时检测血糖。
- pH。
- 电解质(钾)。
- 术中监测β-羟基丁酸有助于观察对治疗反应的趋势和提示处理方法。
- 容量复苏。
- 0.9% NaCl:第一个小时15~20 ml/kg。
- 0.45% NaCl:如果血清钠位于或高于正常值(实验室基础)4~14 ml/(kg·h)。
- D5(5%葡萄糖溶液)0.45% NaCl,当血糖水平<200 mg/dl时应开始应用D5 0.45% NaCl。
- 也可使用乳酸林格液(LR),鉴于其pH(或对pH的影响)可能更为有效。还应注意LR包含4 mmol/L的钾。
- 仅用液体补充治疗可使血糖水平每小时降低50 mg/dl。
- 依据心脏和肾脏病理调整治疗。
- 昏迷和外科血液丢失患者也应给予液体复苏。
- 如果输注浓缩红细胞,由于存在柠檬酸葡萄糖可能加重高血糖,洗涤细胞更为有益。
- 胰岛素治疗。
- 常规胰岛素:初始剂量0.1~0.2 U/kg。
- 胰岛素输注:0.1 U/(kg·h),血糖降低目标为每小时50~75 mg/(dl·h)。如果血糖降低不及预期,考虑输注速度加倍。
- 持续输注直至血糖<200 mg/dl,然后降低速度至0.02~0.05 mg/(kg·h)和考虑皮下注射胰岛素治疗。
- 补钾治疗。
- 如果[K+]<3.3 mmol/L,停止胰岛素,补充钾。
- 如果[K+]>5.3 mmol/L继续输注胰岛

素,每2 h监测血钾。
- 如果[K+]=3.3~5.3 mmol/L补液时每升液体中含钾20~30 mEq。
- 碳酸氢钠:有争议且通常不推荐,在难治性酸中毒(血清pH<7.15和HCO₃⁻<10 mmol/L)时可考虑使用。
- 正常体温:低体温降低对胰岛素的反应。

拔管/苏醒

依据精神状态、容量情况和血流动力学稳定性进行。

术后监护

床旁护理

- 需入住ICU的患者通常存在精神状态改变、血容量减少或者需要升压药物或胰岛素输注治疗。
- 如果DKA治疗有效,阴离子间隙(<12)减小,血清葡萄糖降低<200 mg/dl,碳酸氢钠水平≥188 mmol/L和pH>7.3,可以考虑使用遥测床。

药物处理/实验室处理/会诊

- 内分泌科会诊可能有益。
- 频繁血糖检查。
- 电解质监测:酸中毒纠正后钾离子向胞内移动。
- 适当纠正酸血症时,酮血症和酮尿可能持续1~2天。
- 一旦DKA缓解且患者开始饮食,考虑恢复其术前的胰岛素疗法或必要时以短效、长效药物开始新的治疗。

并发症

- 过度胰岛素治疗可能导致低血糖。
- 过于积极的液体复苏治疗可能导致肺水

肿和(或)充血性心力衰竭。
- 如果复苏不充分,可能发生持续性休克。
- 过度补充电解质(钾)可能导致心律失常。
- 中央脑桥髓鞘溶解可能是由于第一个24 h内速度在10~12 mEq/h及以上,纠正低钠血症。

疾病编码

ICD9
- 250.10 糖尿病酮症酸中毒,2型或未分类,控制尚可。
- 250.11 糖尿病酮症酸中毒,1型(青少年型),控制尚可。
- 250.13 糖尿病酮症酸中毒,1型(青少年型),控制尚可。

ICD10
- E13.10 1型糖尿病酮症酸中毒,无昏迷。
- E10.10 2型糖尿病酮症酸中毒,无昏迷。

临床要点

- 三联症:高血糖、酮血症和酸血症。
- 低血容量和高渗透浓度可能危及生命,因此容量复苏为首要。
- 分析DKA病因并治疗。
- 术前评估应该包括未治疗糖尿病的相关慢性并发症,因为这些疾病可能产生严重的围手术期的影响。
- 术前和术中目标应该是模拟正常代谢,通过逐步纠正和频繁监测,审慎滴定来实现正常液体容量、血糖、pH、血清钾和其他电解质正常。

体感诱发电位和运动诱发电位 Somatosensory- and Motor-Evoked Potentials(SSEP and MEP)

Carsten Nadjat-Haiem, MD 孙少潇 译 / 顾卫东 校

基础知识

概述

- 诱发电位是刺激感觉或运动通路引起的神经系统电生理反应。
- 有神经损伤风险的手术监测体感诱发电

位(somatosensory-evoked potential,SSEP)和运动诱发电位(motor-evoked potential,MEP)有助于评估大脑、脑干、脊髓和周围神经系统的完整性。
- 术中诱发电位的变化可由缺血、手术损伤以及生理和药物作用引起。生理因素包括

二氧化碳和氧张力、血压、酸碱平衡、血细胞比容、体温。
- 除了需提供合适的监测条件,对于麻醉医师而言,了解各类麻醉药的作用对维持适当的麻醉深度和血流动力学平稳是至关重要的。

■ 生理

• 20 世纪 80 年代,人们开始使用体感诱发电位监测,使神经系统的预后有了一定的改善。然而即使如此,有些患者仍可能出现运动功能障碍,这是因为 SSEP 无法监测运动通路的完整性。

- 20 世纪 80 年代中期,经颅刺激器的出现使得评估运动通路的完整性成为可能,但最初的运动诱发电位监测质量较差。

- 20 世纪 90 年代初,高频多脉冲刺激器的出现(现在采用强直后运动诱发电位)显著改善了记录的结果。

• 诱发电位是测量神经系统受到电、感觉或磁刺激后的电位反应。

• 体感诱发电位用于评估感觉神经通路的完整性。

- 脊髓感觉信号的传递主要通过脊髓后部,其血液供应主要来自一对脊髓后动脉。

- 常通过电极产生刺激信号,电流作用于附近的周围神经(如正中神经、胫后神经、腓神经),神经冲动沿脊髓后部向头侧传递。

- 在皮质下水平(如颈部、脊椎和硬膜外隙)、头皮的皮质水平或对侧大脑皮质记录电位。

- 与脑电图相比,以这种方式产生的电位较低。因此,除经计算机平均外,还需采用重复刺激和叠加法,以获得稳定的波形。

- 振幅是峰电压与谷电压的差。振幅变化以相对于基础电压的变化百分比表示。

- 潜伏期是指从开始刺激到峰反应的时间。潜伏期的长短取决于记录的位置(例如,相对于皮质水平,刺激信号传递至皮质下水平所需的时间较短)。常通过比较测定值与基础值的差异来反映潜伏期的改变。

• 运动诱发电位用于测定运动神经通路的完整性。

- 脊髓运动信号的传递通过脊髓前部,其血液供应来自单一的脊髓前动脉(起源于椎动脉),在脊髓尾部由节段性动脉和根髓大动脉(Adamkiewicz)汇入。

- 经颅给予运动皮质电或磁刺激以生成诱发电位,刺激信号向尾侧传递至周围神经。

- 在脊神经、周围神经或远端肌肉水平进行记录。

- 与体感诱发电位不同,运动诱发电位的个体差异较大。振幅和潜伏期基础值和测定值的差异并无临床意义。因此,运动诱发电位常以有或无来表示。

■ 解剖

• 体感诱发电位的传导通路:
- 外围刺激。
- 周围神经。
- 背根神经节。
- 脊髓后柱神经核团的一级纤维。
- 交叉至对侧的二级纤维。
- 内侧丘系至丘脑。
- 至额顶叶感觉运动皮质的三级纤维。

• 运动诱发电位的传导通路:
- 运动皮质刺激。
- 皮质脊髓束。
- 脊髓前角。
- 周围运动神经。

■ 病因/病理生理

许多疾病和情况可影响体感诱发电位和运动诱发电位的监测,包括传导通路沿途的物理性损伤、慢性肾功能衰竭、肝性脑病、甲状腺功能亢进、糖尿病、肌阵挛、癫痫、脑卒中、昏迷、弗里德赖希共济失调、吉兰-巴雷综合征、脑白质营养不良、多发性硬化症、多发性神经病和 Reye 综合征。

■ 围手术期相关

• 体感诱发电位监测。仍缺乏判断诱发电位的变化是否具有临床意义的标准。

- 潜伏期延长:变化 7%～10% 不会引起神经功能损害。增加 50% 通常提示有神经系统后遗症。

- 振幅下降比潜伏期延长更敏感。

• 挥发性麻醉药和体感诱发电位。对突触传递的抑制作用大于对轴突传递的抑制作用。

- 表现为剂量依赖性的振幅减少和潜伏期延长。此外,还可导致波形的变化。

- 对于大多数基线测定良好的患者,在皮质水平记录时,如果没有使用氧化亚氮,即使 1 MAC(也可是 1.3 MAC 的七氟烷和地氟烷)的吸入麻醉药对读数的影响也较小。

- 记录点远离刺激点时对读数的影响较大(如在皮质而不是脊髓水平记录)。

• 氧化亚氮和体感诱发电位:

- 当氧化亚氮吸入浓度在 60%～70% 时,可出现皮质波幅的减小而潜伏期不受影响。

- 等效浓度(根据 MAC 值)的氧化亚氮对读数的抑制作用大于挥发性麻醉剂和大多数静脉麻醉药。

静脉麻醉药对体感诱发电位的影响小于挥发性麻醉药。

- 丙泊酚对体感诱发电位的调节作用类似于巴比妥类药物。即使大剂量诱导(2.5 mg/kg)通常也不会引起振幅的变化,但可能会将潜伏期延长 20%。丙泊酚和阿片类药物全静脉麻醉开始时可引起振幅显著减小和潜伏期延长,但是这些变化通常在 30 min 后即可回到基线。

- 依托咪酯可使皮质层振幅增加达 400%,但使皮质下振幅下降 50%。

- 氯胺酮也将增加皮质振幅,但对皮质下波形没有影响。

- 应用大剂量的巴比妥类药物时仍可进行体感诱发电位监测,但可能会延长潜伏期和减小振幅。

- 大剂量阿片类药物对 SSEP 影响较小。总体而言,在等效的基础上,丙泊酚与阿片类药物麻醉方法降低振幅和延长潜伏期的作用明显小于其他麻醉方法。

- 苯二氮䓬类药物对 SSEP 没有显著的影响。大剂量时也至多产生中度的影响。

- 神经肌肉阻断药对体感诱发电位没有影响,反而可通过消除肌电干扰,改善记录结果。

- 可乐定、右美托咪定、腺苷和氟哌利多等药物对体感诱发电位的影响很小。

• 区域麻醉可减小甚至消除体感诱发电位,这一作用取决于阻滞的程度。

• 代谢对体感诱发电位的影响:

- 低体温过可延长潜伏期,但振幅的变化不定。体温低至脑电图呈等电位时仍可监测到 SSEP。

- 低碳酸血症可缩短潜伏期,但对麻醉患者的振幅没有影响。轻度高碳酸血症则没有影响。

- 轻度缺氧(PaO$_2$ 至 48 mmHg)不影响体感诱发电位,但严重缺氧可降低振幅,延长潜伏期。

- 自动调节水平以下的低血压将降低振幅但不影响潜伏期。

- 血液稀释对振幅的影响:血细胞比容在 16%～20% 时增加,在 11%～15% 时降低。

• 运动诱发电位监测。为了增加振幅反应,现在的刺激技术通常选用多点脉冲刺激技术。一般来说,运动诱发电位有很大的个体间和个体内检测差异。由于这种差异的存在,目前仍缺乏判断是否会引发损伤的具体标准。因此,有些医师会采用有或无运动诱发电位作为临床决策的依据。

- 挥发性麻醉药和运动诱发电位：
- 低浓度时即可显著影响运动诱发电位。
- 只有使用多点脉冲刺激时，异氟烷的浓度才可提高到 0.5 MAC。
- 当浓度为 0.75 MAC 和 1 MAC 时，仅有 61％和 8％的概率能产生足够的反应。
- 直接刺激运动皮质允许七氟烷或异氟烷的浓度提高到 1.5 MAC。
- 在脊髓水平测量允许使用较高浓度的挥发性麻醉药而不影响运动诱发电位（1 MAC 产生的影响较小）。
- 氧化亚氮和运动诱发电位：
- 如果使用多脉冲刺激，50％浓度的氧化亚氮合并阿片类药物、氯胺酮和小剂量丙泊酚 [50 μg/(kg·min)] 等其他麻醉药不会引起明显的肌源性反应。
- 大剂量的氧化亚氮会降低振幅。
- 在脊柱记录运动诱发电位允许氧化亚氮的浓度达 70％。
- 静脉麻醉药和运动诱发电位：
- 由于丙泊酚代谢速度快、剂量可滴定以及消除快速，已成为运动诱发电位监测时的首选麻醉药。但超过一定剂量，丙泊酚也可抑制运动诱发电位。丙泊酚注射速度在 75～100 μg/(kg·min) 时，33％～83％的患者运动诱发电位可被抑制。超过这个速度时，仅有 60％～88％的患者能记录到运动诱发电位。这种抑制作用无法通过增加刺激的脉冲数来抵消。
- 依托咪酯是运动诱发电位记录时理想的麻醉药。0.3 mg/kg 的诱导剂量可抑制运动诱发电位 2～5 min，随后逐渐回到基线。以 10～30 μg/(kg·min) 输注依托咪酯可获

得良好的运动诱发电位。应在依托咪酯对肾上腺皮质轴的抑制作用和获得高质量运动诱发电位之间进行权衡。
- 硫喷妥钠的总剂量达 4～9 mg/kg 时可失去运动诱发电位。
- 100 μg/(kg·min) 美索比妥合用氯胺酮 [20 μg/(kg·min)] 和 25％氧化亚氮时，即使采用单刺激也可产生足够的肌源性运动诱发电位。
- 单脉冲时，与等效的丙泊酚比较，美索比妥和依托咪酯合用时获得的运动诱发电位更好。
- 氯胺酮与依托咪酯相似，获得的运动诱发电位较好。当患者的运动诱发电位从边缘开始时，强烈建议使用氯胺酮。
- 采用多个成串刺激时，阿片类药物对运动诱发电位的影响较小。单次注射（如芬太尼）可抑制运动诱发电位数分钟。瑞芬太尼对运动诱发电位的影响较其他阿片类药物小，因而是理想的选择。
- 苯二氮䓬类药物对运动诱发电位的抑制弱于丙泊酚或硫喷妥钠。常规术前用药剂量对运动诱发电位无影响。以 0.1 mg/(kg·h) 的速度持续输注咪达唑仑对运动诱发电位没有影响。
- 神经肌肉部分阻滞使得单颤搐高度降至基础值的 20％～50％时，不仅有助于手术野暴露，同时也可进行运动诱发电位监测。进一步加深神经肌肉阻滞可增加每次监测之间的差异，并导致振幅降低。降低神经肌肉阻滞程度可减少反应的变异。已存在神经肌肉无力的患者应避免应用肌松药，以免失去运动诱发电位。当使用部分神经肌肉阻

滞时，监测颤搐高度的肌肉群应与监测运动诱发电位的肌肉群一致。
- 代谢对运动诱发电位的影响：
- 临床相关温度（32～38 ℃）对运动诱发电位的影响较小。
- 控制性降压使平均动脉血压至 60 mmHg 时对运动诱发电位的影响较小。
- 如果在肌肉水平记录运动诱发电位，下肢和脊髓完全缺血 2 min 即可发现运动诱发电位变化，但如果记录脊髓电位，则需要 30 min。

■ 公式

- 振幅＝波峰波谷的电压差。
- 潜伏期＝从刺激到峰反应的时间。

⚡ 临床要点

- 区域麻醉可减少甚至消除感觉诱发电位和运动诱发电位，具体取决于阻滞的程度。
- 氯胺酮、依托咪酯、咪达唑仑和小剂量丙泊酚输注的全静脉麻醉可获得最好的运动诱发电位和极佳的感觉诱发电位。
- 进行运动诱发电位监测的患者需要放置软的牙垫。
- 麻醉科医师、外科医师和电生理医师应通力合作，明确监测的目的，制订好术前计划，以获得稳定的监测结果。
- 手术关键步骤时（如脊柱侧凸手术撑开时）应尽可能避免麻醉药和生理情况的变化，以免混杂因素干扰感觉诱发电位和运动诱发电位的监测。

体外冲击波碎石术　Extracorporeal Shockwave Lithotripsy

James J. Konvicka, MD　林雨轩 译 / 刘洋 校

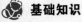 基础知识

■ 概述

一般情况

- 体外冲击波碎石术（ESWL）是一种微创技术，在 1980 年引进，治疗不能通过尿道排出的结石。
- 它是泌尿科医师治疗肾结石、近端结石、尿路中段结石的首选技术。ESWL 与内镜（膀胱镜检查）技术相比：

- 治愈率是相等的。
- 显著减少治疗费用。
- 微创。
- 定位结石的方法：
- 双相或单相透视可用于不透过射线的结石，可以在输尿管注入造影剂来显示可透过射线的结石（尿酸）。
- 超声能够提供足够大的所有结石的图像，但充气的肠襻可能限制输尿管结石的成像。
- 在 ESWL 前，通常经膀胱镜置入支架来帮

助结石通过输尿管。
- 结石在体内粉碎变成碎片，可以由身体自发排出。
- 软组织密度几乎没有区别。因此，冲击波穿过组织消耗最小能量。
- 结石和液体接触面密度有显著差异，随着冲击波集中在一个区域，提供了主要的能量耗散。
- 碎石是由于克服结石抗张强度的能量。
- 重复这个过程，直到结石粉碎成理想的＜

1 mm 的碎片,可以自行无痛排出体外。

• 为了避免心律失常(R on T 综合征),老一代的碎石仪在心电图出现 R 波后 20 ms 的不应期里发出冲击波。因此,治疗时间由心率决定。现在已经开发使用较低的能量和功能不依赖于心电图的碎石仪。

体位

• 根据结石的位置采取仰卧位、截石位、侧卧位或俯卧位。

• 放置小的充水或硅胶膜垫在患者的皮肤作为耦合介质,从而避免侵入式的生理改变。第一代碎石器要求患者沉浸在水中作为耦合介质。

切口

通过尿道行输尿管镜检查。不需要皮肤切口。

手术时间

• 老式碎石机:心电图 R 波后可能引发 1 500～2 000 次震动。

• 通常 35～45 min。

术中预计出血量

少量。

住院时间

无;通常门诊手术。

特殊手术器械

• 碎石机:有能源、聚焦装置、耦合介质和结石定位系统组成。

• 输尿管镜。

• X 线检查、输尿管造影剂。

• 超声。

▪ 流行病学

发病率

在美国,泌尿系统结石的发病率是每年 16.4/万。

患病率

• 男性是女性的 3 倍。

• 30～40 岁是发病高峰。

发病情况

1%～4%结石碎片堆积在输尿管;发生更大结石的风险增加(聚集>2.0 cm² 为 10%)。

死亡率

最低。

▪ 麻醉目标/指导原则

• 减轻 ESWL 冲击波的震动通过皮肤影响组织和脏器,引起疼痛和不适。

• 最大限度地减少患者运动和呼吸对碎石的影响,减少对周围组织损伤,减少手术时间。

▷ 术前评估

▪ 症状

• 类似阑尾炎的腰痛。

• 肾功能不全或肾衰竭。

• 阻塞性肾盂肾炎或肾盂炎。

病史

• 筛查禁忌证。

- 绝对禁忌证。

○ 出血性疾病或使用抗凝药。

○ 妊娠。

- 相对禁忌证:

○ 主动脉钙化或肾动脉瘤。

○ 未经治疗的尿路感染。

○ 起搏器或 AICD(埋入式自动复律除颤器)。

○ 神经刺激器植入。

○ 病态肥胖。

▪ 体格检查

血尿。

▪ 用药史

• 止痛剂。

• 如果存在感染,使用抗生素治疗。

▪ 诊断检查与说明

• 妊娠试验。

• 尿常规和尿培养。

• KUB 检查不透过射线的结石。

• CT 扫描获得解剖学信息。

• 心脏起搏器和除颤器:心脏起搏器通常转化为需求模式,因为冲击波可能被误解为"感觉到"信号,抑制或触发活动。除颤器可能将冲击波误认为心律失常和不当冲击。任何心脏起搏设备功能的失活应与其他公司或诊所的设备一致,以确保能正常激活也能正常失活。

▪ 伴随的器官功能障碍

有梗阻时可能存在肾功能不全。

💉 治疗

▪ 术前准备

术前用药

• 接触冲击波的皮肤区域局部应用局麻乳膏,可能会降低静脉镇痛药的需求。

• 抗焦虑药和麻醉剂应根据需要定量使用。

知情同意的特殊情况

• 与安装心脏起搏器和除颤器的患者探讨围手术期管理。

• 与接受深镇静或轴索阻滞的患者讨论合理镇静目标和可能转换为全身麻醉。

抗生素/常见病原体

• 首选是氟喹诺酮类或复方磺胺甲噁唑(复方新诺明)。

• 替代选择:氨基糖苷类、氨曲南、氨苄西林、第一或第二代头孢菌素或阿莫西林/克拉维酸。

▪ 术中护理

麻醉选择

• 气管插管全身麻醉(ETT):

• 减少呼吸道吸气和呼气时膈肌运动以及允许短暂缺氧的潜在好处。

• 气管插管全身麻醉和喷射通气(喷射适配器连接到 ETT)可以用来减少运动、冲击波的数量和麻醉时间。喷射通气相关的缺点包括:

- 气压性创伤的风险和高碳酸血症。

- 无法测量潮气量和 FiO_2。

- 需要静脉麻醉技术(实际增加麻醉时间和手术时间)。

• 全身麻醉与喉罩通气(LMA):缺点包括潜在的胃肠充气,会影响外科医师视野。LMA 放置经口胃管可能会减轻这个问题。此外,自主呼吸能使结石在冲击波作用范围内外移动(在全身麻醉下吸气和呼气都是活动过程)。

• 深镇静:优势包括避免气道操作和恢复时间更快。缺点包括平躺困难、呼吸可能使结石发生移动和刺激过程中镇静的局限性(如膀胱镜检查和支架放置)。

• 轴索麻醉(需要达到 T_6 水平):硬膜外麻醉剂注射可能形成硬膜外隙气体-组织界面,这可能在冲击波下造成损害。脊麻技术可以避免这种并发症。缺点包括平躺和呼吸使结石发生移动。此外,需要达到的节段水平(T_6)会引起呼吸辅助肌的运动阻滞;肺疾病患者可能依赖这些肌肉来保持足够的通气和氧化。

监测

标准 ASA 监测。

麻醉诱导/气道管理

• 诱导前,通常先定位结石,固定患者体位。在诱导后完成俯卧和横向定位。

• 标准的诱导技术。

维持

• 全身麻醉通常用挥发性麻醉药维持。利用喷射通气时,需要使用静脉注射技术。

- 通气。
- 自发呼吸可能让结石移出冲击波区域，这可能会延长治疗时间。
- 呼吸肌麻痹和控制通气允许短暂的缺氧和控制呼吸。
- 使用旧式碎石器，冲击波发射在 R 波后，心率慢会增加治疗时间。
- 透视过程要求辐射安全。

拔管/苏醒

这个手术的苏醒没有特殊问题出现。

⚡ 术后护理

▪ 床旁护理

恢复至出院回家。

▪ 镇痛

- 疼痛通常是轻微的，描述为酸痛。
- 结石碎片引起的肾绞痛并不少见。
- 因为冲击波集中在皮肤，瘦的患者感受到更多的痛苦。

▪ 并发症

- 腰部瘀斑、血尿和结石碎片相关的肾绞痛较常见。
- 肾周血肿。
- 急性和慢性高血压。
- 菌尿和脓毒症。
- 少见并发症可能包括肺挫伤、咯血、胰腺炎、脾血肿、肝功能测试升高（一过性）和相邻胆石碎片胆绞痛。

▪ 预后

- 取决于结石大小、组成和位置，治愈率＞90％。然而，结石会复发。
- 与其他结石去除术相比，ESWL 有相似的成功率。

❓ 临床要点

- ESWL 是微创手术，相比开放性手术，发病率和死亡率降低。
- 老一代技术可能会触发 R 波。
- 外科医师可能要求对患者进行全麻气管插管与肌肉松弛。

体外循环 Cardiopulmonary Bypass

Sascha Beutler, MD, PhD · Daniel Castillo, MD　袁亚伟 译／田婕 校

🦠 基础知识

▪ 概述

- 体外循环（CPB）是指用一种特殊的装置（常被称为"心肺机"）暂时接管心脏和肺的功能。
- 它使回流的静脉血流从心脏改道进入体外循环机，在这里携带氧气（O_2）和释放二氧化碳（CO_2）。循环血液由大动脉进入体循环。
- 几乎所有的血液都流经心脏和肺部。
- 机器由被称为灌注师的专职医疗人员操作。
- CPB 在外科手术中使用：
- 冠状动脉搭桥手术。
- 心脏瓣膜修复或置换。
- 修复大的隔膜缺损。
- 修复和（或）缓解先天性心脏缺陷。
- 修复一些大的动脉瘤（颅内动脉瘤、主动脉瘤）。
- 肺血栓切除。
- 当器官氧合或灌注不能由其他方式（例如，局部麻醉剂的全身毒性、前纵隔肿瘤）维持时所采用的措施。

▪ 生理

- 体外循环机的基本环路：
- 静脉套管放置在右心房和（或）上、下腔静脉，来接收并使患者的血液从进入心脏和肺转向进入静脉贮血器。
- 氧合器：血液从静脉贮血器进入氧合器携带氧气（膜氧合比气泡氧合创伤少）。
- 热交换器：然后血液通过热交换器，热交换器的功能是降低或升高患者体温到特定温度。
- 主泵：一个滚轴泵或离心泵。
- 滚柱泵：该泵的控制器是由几个旋转的、"按摩"管道的电力驱动的泵制成。这个旋转的动力轻轻推动血液通过导管。
- 离心泵：通过改变泵头部的旋转速度，血液流动由离心力产生。许多人认为这种类型的泵优于滚柱泵，因为它对血液产生的破坏少。
- 动脉插管：置于升主动脉；主泵将血液通过动脉插管泵入患者的全身血液循环。
- 动脉线路滤波器：包含在体外循环回路中，使栓子被输送到患者体内的可能性最小。
- 体外循环机其他成分：
- "LV 出口"是一个将血液从左心室抽吸出来的套管，以防止其扩张〔Laplace 定律，张力＝（压力×半径）/壁厚；半径增加会增加张力和心肌耗氧量〕。血液来源于心最小静脉和直接注入左心室的支气管静脉。
- "心内吸引"是抽吸套管，从开放的心腔或手术区域去除和抽吸未稀释或"干净"的血液。
- "自体血回收"系统从已稀释的血液和已经暴露于可能有害的物质（如炎性细胞因子）的血液中收集和洗涤红细胞。
- "心脏停搏泵"管理着心脏停搏液。
- 监测和通路：
- 动脉输血导管在 CPB 开始之前放置：通常外周血流不搏动，因此无创血压袖带将无法正常工作。
- 开放大口径的静脉通路以防 CPB 术前或术后发生显著的液体转移和（或）失血。
- 诱导之后要放置中央静脉通路；肺动脉导管（PAC）也可以考虑。
- 在没有禁忌证时，放置经食管超声心动描记探头作为指示装置。
- 麻醉处理：
- 短效麻醉剂（芬太尼）进行平衡麻醉，短效静脉包括丙泊酚和现代挥发性麻醉剂。局部缺血发生之前使用挥发性麻醉剂似乎能保护心肌细胞。
- 现在高剂量麻醉技术通常不使用。
- 补充技术的普及程度（如椎旁阻滞）有所增加，以减少全身药物的使用，改善镇痛控制，改善术后肺功能。

▪ 病理生理

- 全身炎症反应综合征（SIRS）：可能由心外科手术体外循环引起。

- 可能的原因包括血液成分与旁路循环的人造表面接触、缺血再灌注损伤、内毒素血症和手术创伤。

- 数据表明复杂的、一系列原因会导致白细胞和内皮细胞的活化，导致不同器官细胞功能障碍。

- 接受体外循环的患者应用类固醇可能有一些好处。

• 体外循环并发症：

- 继发于炎症反应的毛细血管渗漏综合征（见上文）。

- 溶血。

- 血栓阻断血液循环（特别是氧合气）或输送血凝块进入患者血循环。

- 空气栓塞。

- 如果通路连接中断，则会失血（组织缺少血液灌注）。

- 3%～6%的患者发生 I 型中枢神经系统疾病。

- 高达 15% 的患者发生长期认知功能障碍。

- 高达 1.5% 的患者发生急性呼吸窘迫综合征。

- 肾功能不全，1%～2% 的患者需要血液透析。

• 因此，一个心脏手术只在需要的几个小时才使用体外循环（CPB）。氧合器制造商建议，大多数氧合器最多连续使用 6 h，虽然有时使用长达 10 h。当需要较长时间的心肺支持时，应该利用体外膜肺氧合（ECMO）或心室辅助装置（VAD）。

■ **围手术期相关**

• 当允许患者的静脉血通过静脉套管，远离心脏而进入体外循环机时，体外循环就启动了。准备体外循环时，血管夹放置在静脉套管处；去除血管夹通常标志着启动体外循环。

- 进行体外循环时需要加肝素抗凝，因为旁路泵和手术伤口的组分可强有力地刺激血栓形成。

- 主动脉插管前静脉内给予肝素并检查活化凝血时间（ACT）；目标 ACT 随体外循环的类型（肝素涂层与非肝素涂层）和外科手术的类型而变化。

- 达到可接受的泵流量后，平均血压稳定，主动脉被夹闭，注入冷停搏液（见下文），心脏用 0 ℃盐水局部冷却，使其停止搏动。

• 停搏液是包含高浓度的钾和其他电解质的溶液。它的作用是抑制和保护心肌。当心脏没有血流通过时，停搏液每 20～30 min 使用一次。

- 顺行停搏血液通过冠状动脉，血流是顺行的。

- 逆行停搏通过位于右心房内的导管施用，血液直接进入冠状窦。血液心肌逆向流动通过冠状静脉。

• CPB 的最佳行为：

- 目前，患者 CPB 期间的管理大体上随科室和医师（外科医师、麻醉师、灌注师参与）而改变。

最佳灌注方案循证知道准则已经颁布。该准则描述了生理参数（平均动脉压、泵流率、血细胞比容、温度）和技术（肝素与非肝素环路、动脉线路滤器、搏动与非搏动泵、离心泵与滚柱泵）可优化灌注。

• 阿尔法稳态与 pH 稳态：

- 阿尔法稳态动脉血气不是温度校正的。旁路循环低温期间，因为二氧化碳不再以气体形式存在而是溶解在血液中而发生碱性偏移（气体形式储存的动能较少，导致二氧化碳分压降低）。这导致未校正的氧合血红蛋白解离曲线向左移动；二氧化碳不会被添加到机体中，全身二氧化碳保持相同。阿尔法稳态最常用于成人。

- pH 稳态动脉血气是温度校正的。二氧化碳被加入氧合器，以校正在较低温度下的碱性偏移，并将二氧化碳分压升至正常水平。这抵消了氧合血红蛋白解离曲线的左移。它最常用于新生儿和婴儿心脏手术，因为可以对这些患者的神经系统起到保护作用。

• 成人和小儿 CPB 的比较：在成人和小儿患者行体外循环的差异显著（表1）。

表1　成人和儿童患者体外循环的差异比较

体外循环参数	成人	儿童
体温	很少低于 30 ℃	经常低于 30 ℃
循环抑制	很少使用	经常使用
泵的稀释效应	25%～30%	150%～300%
添加剂	偶尔添加血液（如低血细胞比容）	常规添加血液和白蛋白
全身灌注压（mmHg）	50～80	20～50

（续表）

体外循环参数	成人	儿童
阿尔法与 pH 稳态的影响	很小（中等低温）	显著（深度低温）
葡萄糖调节		
低糖血症	经常	经常
高糖血症	频繁	较少

• 深低温循环抑制（DHCA）指在没有任何灌注（血流）的情况下维持机体。

- 最常使用于小儿心脏手术和成人主动脉弓的动脉瘤修复手术。

- 对患者实施 CPB 和冷却，诱发全身体温过低，这是深低温循环抑制开始的前提条件。

- 附加措施是进一步降低大脑的代谢需求，并提供深低温停循环期间的脑保护：冰帽，给予巴比妥类和甘露醇。

- 最后，流向所有器官的血流停止，包括脑。

- 在成人中，深低温停循环可以提供长达 30～45 min 的脑保护。

• 体外循环终止：

- CPB 的终止只有在患者的核心体温足够低（约36.5 ℃），并重新建立通气的情况下开始。

- 去除主动脉夹闭，多数情况心脏跳动自行恢复；如果心率过低，可以使用临时起搏。

- 通常逐步进行 CPB 的终止：缓慢降低泵流速，同时缓慢增加回心血量。

- 一旦患者完全脱离体外循环并且生命体征稳定，就要除去静脉和动脉插管。

- 使用精蛋白拮抗肝素诱导的抗凝治疗。在给全部剂量之前，先给予试验剂量的精蛋白（通常为 10 mg，静脉给予），以防过敏反应（重度肺动脉高压，需要重新建立体外循环）。

🕐 **临床要点**

• 体外循环是一种暂时接管心脏和肺功能的技术。

• 某些外科手术只有在体外循环的辅助下才能进行。

• 体外循环有自己的病理生理学特征和并发症。

• 成人和儿童患者体外循环的指标和操作有显著差异。

• 已经制定了循证实践指导方案，以优化灌注和结局。

体温过高 Hyperthermia

Praveen Kalra, MBBS, MD, FCCP 张凌 译／张晓庆 校

 基础知识

■ 概述

- 体温过高定义为核心体温高于正常昼夜范围（36～37.5 ℃），原因是体温调节功能障碍。
- 它并不等同于发热，后者在下丘脑的水平调节，原因是炎症和细胞因子释放。常见于 ICU 和围手术期患者（手术或术后有发热）。术后发热包括肺炎：
  - Wind——风（肺等原因造成误吸、肺栓塞、肺炎）。
  - Water——水（尿路感染）。
  - Wound——创伤（手术部位感染）。
  - Walking——步行（深静脉血栓形成）。
  - "What did we do"——"医源性"（药物、输血、血管、尿道、鼻和腹部置管）。
- 围手术期体温过高的相关因素包括被动升温（保温过度，最常见于婴幼儿和儿童）、药物反应［恶性高热（MH）、抗精神病药物恶性综合征（NMS）］，硬膜外麻醉的产妇发生率增加。

■ 流行病学

发病率

- 在服用精神病药物的患者中 NMS 的发生率在 0.02%～3%。
- 不明原因术后发热：发生率仍然不明确。研究表明，它是常见的，常在 48 h 内恢复，无需抗生素治疗。

发病情况／死亡率

- 中暑死亡率：21%～63%。
- MH：1%～17%（不用丹曲林时，高达 70%）。
- NMS 死亡率：10%～20%。

■ 病因／危险因素

- 围手术期医源性因素。
  - 导电加热系统。
  - 液体和血液加温器。
  - 温暖的手术室。
  - 药物反应。
  - 恶性高热：琥珀胆碱（司可林）、吸入麻醉药。
  - 神经安定药（NMS）。
  - 阿托品。

- 水杨酸盐。
- 锂。
- 拟交感神经药。
- 5-羟色胺综合征。
- 发热（Wind、Water、Wound、Walking、"What did we do"）。
  - 尿路感染。
  - 脓肿。
  - 导管相关感染。
  - 脓毒症。
  - 脑膜炎。
  - 肺炎。
  - 肺不张。
  - 伤口感染。
- 内分泌因素。
  - 甲状腺功能亢进症。
  - 甲状腺危象。

■ 生理／病理生理

- 身体温度应当保持在窄范围内，并且产热和散热达到平衡。它是由位于前丘脑的体温调节中枢调节，有昼夜变化。
  - 从代谢过程产热，从环境中吸热。
  - 散热主要是通过蒸发到环境中（相对湿度高于 75% 时无效）。散热的其他方法包括辐射（红外电磁能量发射）、传导（热直接转移到相邻温度较低的物体）、对流（热直接传递到对流气流）。然而，当环境温度超过皮肤温度时这些方法都是无效的。
- 温度升高导致耗氧量和代谢率增加，产生呼吸急促、高碳酸血症和心动过速，以及降低的混合静脉血氧饱和度。因此，增加氧气的需求会加重已经存在的心脏和肺功能不全。高于 37 ℃ 时，每增加 1 ℃ 对应于氧消耗增加～13%。42 ℃（108 ℉）以上，氧化磷酸脱开，使酶失效，患者面临多器官功能衰竭的危险。肝细胞、血管内皮细胞、组织和神经组织是最敏感的。
- 体温过高不涉及体温调节中枢的重置，后者仍然保持不变，并可能导致无法控制的体温升高，可以迅速致命。
- MH 是由使用或暴露于琥珀胆碱或吸入麻醉剂诱发的一种罕见的遗传性疾病。它表现为肌细胞肌质网释放过量的钙而导致的高代谢危象。尽管名称为"恶性高热"，温度升高是一个迟发现象，伴随高碳酸血症、

心动过速、酸中毒、高钾血症，并可能有横纹肌溶解。
- NMS 是一种抗精神病药的特异反应，可能是中枢的结果。它表现为精神状态改变、僵化、发热和自主神经功能异常。它多见于抗精神病药（氟哌啶醇、氟哌利多、氟奋乃静），然而所有种类的多巴胺受体阻断剂可能会导致 NMS（氯氮平、奥氮平、甲氧氯普胺、异丙嗪）。虽然这不是一个剂量依赖性现象，但较高剂量是一个危险因素。
- 内分泌失调。甲亢和甲状腺危象表现为基础代谢率增加，最终产热异常增加。
- 硬膜外镇痛的产妇更容易出现高热和明显的临床发热。相信是由于胎盘和绒毛膜羊膜炎。然而，具体机制至今未明。因为其潜在的新生儿脑损伤（脑性麻痹、脑病、学习缺陷），可能导致更多数量的剖宫产。此外，热传递到新生儿可能导致不必要的新生儿败血症。
- 发热是由外源性或内源性致热源引起的。外源性热原主要是微生物或其毒素（由革兰阴性细菌产生的脂多糖内毒素）。内源性热原主要是细胞因子（IL-1、IL-6、肿瘤坏死因子、睫状神经营养因子）。致热源与下丘脑室周血管内皮的相互作用是提高体温调节设定点的第一步。
  - 术后即刻发热。发生在手术室内或手术后数小时时，往往无需治疗并且经常原因不明（外伤、感染、输血或药物是最常见的原因）。
  - 术后急性发热。手术后第 1 周，通常是由于手术部位感染、呼吸机相关性肺炎、误吸、血管内导管感染、泌尿道感染引起。
  - 术后亚急性发热。手术后 1～4 周，包括抗生素相关性腹泻、发热性药物反应、血栓性静脉炎发热。
  - 延迟性术后发热。手术 4 周后，包括感染。

■ 预防措施

- 温度监测术可以帮助避免过度加热所致的医源性体温过高，也可以协助及早发现其他原因。
- 询问患者既往史或 MH 家族史，避免使用诱发药物。
- 手术部位感染可通过加强无菌操作来减少，并应考虑预防性应用抗生素。

• 中心静脉置管应该执行最严格的无菌操作。

• 应实施 ICU 综合治疗,以避免呼吸机相关性肺炎、深静脉血栓形成和肺栓塞。

诊断

• 热暴露、感染或某些干扰体温调节的药物使用史。

• 生命体征:温度升高;热型可能是有帮助的。窦性心动过速、呼吸急促、脉压增宽和低血压。温度 $>41.5\ ℃$,可见于中枢神经系统出血的严重感染。严重高热($>110\ ℉$ 或 $40\ ℃$)的最重要的原因是中暑、MH 和 NMS。温度脉冲解离(相对缓脉)见于伤寒、布鲁菌病、钩端螺旋体病。

• 应进行体检评估感染。胸部听诊可揭示啰音或呼吸音减弱;导尿管可能会出现混浊;伤口、中心静脉和外周静脉部位可出现红斑或化脓。

• 诊断程序:

－全血细胞计数、基础代谢率、电解质、尿素氮、肌酐、肌酸激酶和肝酶。

－ PT、PTT 和 INR,因为有 DIC 的风险。

－尿肌红蛋白。

－毒理学筛查。

－ X 线胸片可显示肺水肿。

－心电图可显示窦性心动过速。

－血、尿、导管(静脉、中心静脉)和痰培养。

－如考虑中枢神经系统感染,应行头颅 CT 及腰椎穿刺。

监测

• 考虑核心温度(如直肠)的评估。

• 监测呼气末 CO_2 检测 MH。

• 由患者的临床状况决定是否需要有创监测:动脉置管、动脉血气、CVP、混合静脉血氧饱和度。

治疗

• 取决于诱因。

• 应用直肠或食管探头连续监测核心温度。

• 冷水浸泡是快速冷却的最有效的方法,但监测和实施较为复杂。替代方案包括应将冰置于腋窝、腹股沟、颈部。然而,清醒患者可能难以耐受。高寒缺氧、冷水洗胃、降温毯、温水加上大风扇空气流通可以增加蒸发。

• 避免使用 α 肾上腺素能药物;血管收缩使散热减少。

• 冷却方法的过程中发生寒战可以适量用哌替啶,可乐定或苯二氮䓬类抑制。

• 对乙酰氨基酚可治疗发热(感染、输血)和某些原因导致的体温过高。然而,对环境性高热无效。解热剂对中暑无效,因为相关机制不涉及下丘脑调节点的变化。

• 中暑、NMS 和 MH 需要确保气道、呼吸、循环;启动快速冷却和治疗并发症。

• MH 和 NMS 要求立即脱离诱发药物。MH 需要丹曲林、利尿、治疗酸中毒和高钾血症。美国的 MH 协会提供 24 h 顾问支持。1-800-MH-HYPER。NMS 治疗是有争议的,在很大程度上不支持使用丹曲林、溴隐亭、金刚烷胺。

• 应找出感染部位并用抗生素治疗。经验认为,不明原因的发热,术后无感染不宜用抗生素治疗;通常无需干预,于 48 h 内好转。

• 中心静脉感染需要拔除感染位置导管。

随访

急性 MH 后咨询。确诊需行药敏试验。

疾病编码

ICD9

• 995.86　恶性高热。

ICD10

• T88.3XXA　恶性高热因麻醉,初发。

• T88.3XXD　恶性高热因麻醉,继发。

• T88.3XXS　恶性高热因麻醉,后遗症。

临床要点

• 体温过高被定义为由于体温调节障碍引起的昼夜节律正常的核心体温,在 36～37.5 ℃ 及以上。

• 温度升高伴随耗氧量和代谢率增加,导致呼吸深快和心动过速。

• 鉴别诊断非常广泛,包括感染、内分泌、中枢神经系统和毒理学。

• 管理包括启动快速冷却和治疗并发症。

同步间歇指令通气 Synchronized Intermittent Mandatory Ventilation(SIMV)

Lan Chi Tran, MD · Daniel R. C. Nieva, MD　孙少潇 译 / 顾卫东 校

基础知识

■ 概述

• 同步间歇指令通气(synchronized intermittent mandatory ventilation, SIMV)是一种随时间切换的通气模式,提供较小的通气量,允许患者在预设的机械通气之间进行自发呼吸。它有三种不同类型的呼吸模式防止呼吸叠加:

－控制或指令呼吸。设定备用呼吸频率,以防呼吸暂停或过度通气。

－辅助(同步)呼吸,辅助同步窗中的自发呼吸。如果预设的呼吸正好落在患者最大吸气(呼吸叠加)或用力呼气(不同步)时可引起气道峰压升高。辅助呼吸可避免因此造成的气压伤。

－自发呼吸,在同步窗之外(可给予压力支持)。

• SIMV 最初被用作撤机通气模式。现在,SIMV 已成为 ICU 的主要通气模式。在手术室,SIMV 在全身麻醉中的应用也越来越普遍。其优点包括:

－提高患者的舒适度。

－减少因不同步或呛咳引起的呼吸机对抗。

理论上可以减少镇静药和肌松药的使用。

－减少过度通气,防止氧离解曲线左移(不利于 O_2 在组织中的释放)。

• 需要设置的参数:

－ FiO_2。

－呼气末正压通气(PEEP)。

－支持模式,设定潮气量(SIMV－Vol)、压力控制水平(SIMV－PC)或压力支持水平(SIMV－PSV)。

－感应灵敏度。

－备用呼吸频率(respiratory rate, RR)。

－触发窗。

- 吸呼比。

▪ 生理

- 全通气支持和部分通气支持。患者窒息、镇静或使用肌松药时需行全通气支持。患者存在自发呼吸时行部分通气支持。
- SIMV的交互参数。切换窗旨在患者呼吸周期的呼吸暂停时给予机械通气。如果患者存在自发呼吸，预设的机械通气可与之同步。呼吸环路中（气管导管接口）的流量传感器可检测到自发呼吸。流量传感器由气道压的变化、气流和呼吸运动触发。自主吸气结束时，流量切换（负责呼气相向吸气相转换）可终止呼吸机驱动的呼吸并改善人机同步，因为患者可调节吸气的长度。这些参数的功能在于防止呼吸叠加。
- 患者触发的呼吸与呼吸机触发的呼吸。自发呼吸落在切换窗时，可给予呼吸支持或同步通气。自发呼吸落在同步窗外时不会给予呼吸支持，除非设置了压力支持通气（SIMV-PSV）。
- 呼吸做功（work of breathing, WOB）。自发呼吸耗能，机体需做功。如果不给予通气支持，可致做功增加、呼吸急促、呼吸模式异常和呼吸肌疲劳。SIMV-PS可支持自发呼吸，减少呼吸做功，减少浅快呼吸。浅快呼吸可导致肺不张和分流增加。因此，呼吸做功和吸气压力支持成反比。然而，呼吸支持并不能排除患者呼吸时用力，其呼吸做功与其他控制通气模式相同。
- 设置：
- FiO₂：与大多数通气模式相同，需要选择 FiO_2。通常由 1.0 开始，逐渐下调 FiO_2，以避免氧中毒和表面活性物质生成减少。
- PEEP：可减少呼气期肺不张，从而改善氧合，增加肺容量（通过增加功能残气量）和肺顺应性。最佳PEEP是指使静态顺应性达到最大程度时的 PEEP 水平（通常为 5～12 cmH_2O）。应避免 PEEP 上升到 12～15 cmH_2O 及以上，否则可致肺泡过度扩张和心排血量减少。
- 通气支持方法（容量控制与压力控制）。容量支持通气时（SIMV-VC），为每次机械通气或同步呼吸设定一定的潮气量。吸气峰压（peak inspiratory pressure, PIP）随着肺顺应性的改变而改变。顺应性突然下降可导致气压伤。压力控制通气时（SIMV-PC），为每次机械通气或同步呼吸设定一定的压力。它可防止高 PIP，从而避免气压伤。但肺顺应性改变时，潮气量也会相应发生改变。每次呼吸的潮气量可能变化较大，有发生低碳酸血症的风险。吸气压力支持（SIMV-PS）通常设定为 PIP 和 PEEP 差的 30%～50%，可帮助自发呼吸患者克服气管导管和呼吸环路的阻力。
- 感应器灵敏度是指触发呼吸机通气所需的吸气负压，通常设定为 1～2 cmH_2O。备用 RR 通常设定为 8～12 次/分。呼吸频率过快可减少呼气时间，导致肺泡气体储留，形成内源性 PEEP。
- 触发窗是指呼吸机等待患者吸气时的呼气暂停时段。呼吸机会和触发窗内的自发呼吸保持"同步"并给予通气支持。
- 吸呼比通常设定为 1：2。存在阻塞性气道疾病、呼吸叠加和内源性 PEEP 时，可改为 1：（2.5～4）。肺顺应性差或 ARDS 时，可考虑采用反比通气。

▪ 解剖

SIMV 时，自发呼吸的深度和频率由患者自身驱动，需呼吸机做功。

▪ 疾病/病理生理

副作用与其他机械通气模式相同：

- 呼吸机相关性肺炎（ventilator-associated pneumonia, VAP）。
- 氧中毒：长期接触 FiO₂＞0.5 的氧气时，由于肺泡膜长期暴露于高氧，可致肺泡膜损伤。其发病机制与氧化产物生成、脂质过氧化反应、蛋白氧化损伤以及细胞死亡有关。
- 吸入氧分压过高可致吸收性肺不张。在通气不良的肺泡，血液对氧的摄取和吸收超过肺泡内氧的补充，肺泡发生"塌陷"（分流）。
- 支气管肺发育不良。新生儿接受正压通气和暴露于高氧血症可致慢性肺损伤。毒性因子可损伤小气道和微血管，从而影响肺的隔膜。SIMV 引起新生儿慢性肺损伤的风险较小。
- 气压伤/容量伤。呼吸机参数设定不当，气道平台压＞30 cmH_2O，气道峰压＞40 cmH_2O。SIMV 引起气压伤/容量伤的风险较其他控制通气模式小。
- 急性肺损伤（acute lung injury, ALI）。肺泡扩张压过高可致血管滤过压增加、微血管对蛋白质的通透性增加、肺毛细血管应力性破裂以及表面活性物质失活。可影响气道内黏液的流动，导致肺泡破裂。机械损伤可致液体、蛋白质和血液渗漏至组织间隙和肺泡内。
- V/Q 失调。肺泡扩张可压迫血管，导致肺泡灌注减少。
- 心排血量减少。正压通气时胸膜腔内压增加，可致右心充盈减少，导致心脏前负荷减少，这在低血容量时更明显。
- 如 SIMV 时无压力支持通气，患者的呼吸做功可增加，可引起呼吸肌疲劳。

▪ 围手术期相关

- 术中使用阿片类药物、镇静药和吸入麻醉药的患者自发呼吸的频率和呼吸做功会减少，SIMV 可保证这些患者的最低每分通气量。它是苏醒期撤机的有用工具，允许患者从全呼吸机支持平稳过渡到部分呼吸机支持，最后过渡到不需呼吸机支持的自发呼吸。可通过以下方法完成撤机：
- 减少备用 RR 和（或）潮气量（减小容量或压力设置），要求患者自发呼吸的比例增加。
- 减少通气，将 PaCO₂（允许性高碳酸血症）升高至高于窒息阈值，可刺激自发呼吸。
- 相反，增加通气或 SIMV 频率（过度通气），将 PaCO₂ 降至静息时的 PaCO₂（窒息阈值），可抑制呼吸的驱动。
- 在 ICU，SIMV 是帮助患者机械通气撤机的常用方法。针对成人的研究结果表明，采用 SIMV 后的撤机时间、镇静药的用量、撤机时呼吸肌疲劳、ICU 停留时间、死亡率和其他控制模式（IMV 和 AC）相比有统计学差异。可通过以下方法完成撤机：
- 在患者可耐受的基础上（监测浅快呼吸指数和动脉血气），每 12 h 将开始设定的通气频率降低 2～4 次/分，直至 2～4 次/分。
- 增加压力支持（5～8 cmH_2O），以帮助克服气管导管、呼吸环路和管路阀门的阻力。
- 如果患者可以耐受备用 RR＜4 次/分，时间＞120 min，可考虑拔管。
- 和其他控制通气模式相比，SIMV 可降低新生儿的气道峰压，减轻慢性肺损伤。

▪ 公式

- 潮气量取决于肺的状态：
- 正常成年人：8～10 ml/kg（理想体重）。

- ARDS/ALI:5~8 ml/kg(理想体重),平台压<30 cmH$_2$O。

• 理想体重:
- 男:50+0.91(身高-152.4),身高单位为 cm。
- 女:45.5~0.91(身高-152.4),身高单位为 cm。

• 静息时每分通气量:TV×RR。(正常成年人:5~8 L/min)。

• 肺顺应性=△体积(L)/△压力(cmH$_2$O)。

■ 图/表

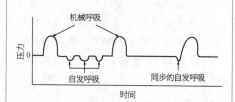

图1 同步间歇指令通气(SIMV)时三种不同呼吸模式的压力-时间曲线

🕐 临床要点

• SIMV 提供的备用通气频率和潮气量不与患者的自发呼吸对抗。

• SIMV 适用于全身麻醉,患者因使用麻醉药物或阿片类药物而致 RR 和呼吸做功减少时,呼吸机可保证最低每分通气量,促进患者自发呼吸恢复。

同步心脏电复律 Synchronized Electrical Cardioversion

Susan Kaplan, MD   孙少潇 译 / 顾卫东 校

🩺 基础知识

■ 概述

一般情况

• 同步电复律是在择期或紧急情况下,将外加的短脉冲直流电(direct current, DC)通过胸壁,将某些异常节律转为正常窦性心律(normal sinus rhythm, NSR)。可用于:
- 心房颤动(是择期治疗最常见的指征)。
- 折返性室上性心动过速(supraventricular tachycardia, SVT)。
- 房性心动过速。
- 有脉性单形性室性心动过速(ventricular tachycardia, VT)。

• 择期心脏电复律(cardioversion, CVN)通常是由心脏病学家或电生理学家在可控的情况下实施。

• 紧急或急诊心脏电复律可能由麻醉科医师在围手术期实施。

• 通过电极板或自黏电极双相同步放电(电极板或贴片)。
- 电流为前外(AL)方向或前后(AP)方向。
- 电极位置:电流为前外方向时,电极位于胸骨旁和心尖下。前后方向时,电极位于胸骨旁和左肩胛下。
- 电极应牢固地贴紧胸壁,涂抹足量的导电膏,以防皮肤烧伤或电流扩散异常。
- 如果装有起搏器或内置型心律转复除颤器(internal cardioverter defibrillator, ICD),电极应远离该装置 15 cm,并最好采用前后方向电流。

• 直流心脏电复律所需的能量取决于潜在的节律(双相模式)。
- 房颤心律:120~200 J;如果初次电击失败,逐步增加能量(200 J,然后 360 J)。
- 房扑心律:50~100 J。
- 有脉性单形性室性心动过速:100 J;如果初次电击失败,逐步增加能量(200 J,然后 360 J)。

• 选择 QRS 波群的 R 或 S 波时进行同步和放电,以避免在心肌相对不应期(T 波峰顶)放电,这会导致恶性室性心律失常。

• 常见的手术问题。
- 抗凝不足[国际标准化比值(international normalized ratio, INR)<2.0~3.0]。
- 经食管超声心动图(transesophageal echocardiography, TEE)发现心房血栓,禁忌行直流心脏电复律。
- 经胸阻抗受影响。
  ○ 体质指数增加。
  ○ 肺气肿。
  ○ 电极和胸壁接触不良。
- 无法转为窦性心律。
- 心动过缓。

• 禁忌证:
- 窦性心动过速、多源性房性心动过速、洋地黄中毒。
- 抗凝不足。
- 存在心房血栓。
- 无脉性室速、心室颤动(ventricular fibrillation, VF)。

体位
• 仰卧位,手臂贴于身体两侧。
• 可在手术室、急诊室、担架上或者医院的病床上实施。

切口
• 无。
• 电极板或自黏电极。

手术时间
• 放电时间数秒。
• 如需多次放电,需要数分钟。
• 麻醉时间:5~10 min。

术中预计出血量
无。

住院时间
• 择期 CVN 通常在门诊实施,结束后观察数小时。
• 亚紧急或紧急 CVN 在手术室或床旁实施。

特殊手术器械
• ECG/带同步放电功能的除颤仪。
• 电极板(和导电膏)或自黏电极。

■ 流行病学

发病率
无法获得。

发病情况
• 胸壁酸痛或疼痛,尤其在重复放电后。
• 心律失常。
• 起搏器或 ICD 等设备故障。
• 口部外伤。
• 皮肤烧伤(导电胶不足)。

死亡率
少见。

■ 麻醉目标/指导原则
• 需要短时间的遗忘和痛觉缺失。
• 严重心脏疾病和心功能障碍的患者即使

减少镇静药物剂量并小心滴定剂量，也导致可能导致病情迅速恶化。

- 应采取预防措施，避免放电期间患者受伤。
- 尽管选择性 CVN 常在手术室外实施，但准备的药物和设备应与手术室的标准相同。
- 围手术期紧急直流 CVN 可挽救不稳定心律失常患者的生命。

Dx 术前评估

症状

- 心悸、心跳不规则。
- 气短、胸痛。
- 乏力、运动耐受性差。
- 头晕、头昏、晕厥。
- 有些患者无症状。

病史

- 发病日期、频率、症状持续时间。
- 既往心房扑动、心房颤动、VT 史。
- 心脏和非心血管疾病，心血管疾病的危险因素（缺血、心肌梗死、瓣膜病、冠心病）。
- 酒精、咖啡因、药物、吸烟史。
- 既往的干预措施（起搏器、ICD、CVN、消融手术）。
- 药物或剂量变化。

体格检查

不规则，不规则的脉搏。

用药史

- 新发心房颤动（<48 h）：血栓栓塞的风险较低，CVN 后通常不需要抗凝治疗。
- 阵发性心房颤动（7 天内自发终止，通常在 24 h 内自发终止）。
  - 全量抗凝。
  - 如果 INR 在 2.0～3.0 及以下，应行 TEE 检查，以排除血栓。
  - 如果无明显的血栓，CVN 前必须给予肝素。
  - CVN 后抗凝治疗应持续 4 周。
- 抗凝药包括华法林（最常用）、阿司匹林、肝素、低分子肝素和氯吡格雷。
- 持续性心房颤动（>7 天），与阵发性心房颤动的治疗相同。
- 长期心房颤动患者需药物预防脑卒中或其他栓塞事件、心房重构、心动过速诱导的心肌病。
- 控制心率药物。
  - β 受体阻滞剂。
  - 钙通道阻滞剂。
- 节律控制药物。
  - 氟卡尼、普罗帕酮。

- 索他洛尔、多非利特、伊布利特。
- 胺碘酮、决奈达隆。
- 维拉帕米。
- 奎尼丁。

诊断检查与说明

- ECG。
  - 心房颤动：不规则的 RR 间期，没有 P 波。
  - 心房扑动：锯齿形波。
  - SVT。
  - 房性心动过速。
  - 单形 VT。
- 凝血功能。
- X 线胸片，以发现潜在的心肺疾病。
- 经胸心超，发现心脏疾病、心房扩大、心房血栓。
- 24 h 心电图监测或事件记录，以诊断阵发性 AF。
- 电解质、全血细胞计数、INR。
- 肾功能、肝功能和甲状腺功能。
- 在紧急情况下，不能因完成上述检查而延误治疗。

伴随的器官功能障碍

- 结构或心脏瓣膜病、高血压、冠状动脉疾病。
- 肥胖、阻塞性睡眠呼吸暂停综合征、糖尿病。
- 甲状腺功能亢进。
- 脑卒中，心脏、肺、肾脏、四肢的血栓栓塞疾病。

治疗

术前准备

术前用药

- 焦虑患者可给予苯二氮䓬类药物。
- 必要时给予肝素。
- 必要时给予抗心律失常药物。

知情同意的特殊情况

- 如发生恶性室性心律失常或心搏停止且对药物无反应时，行紧急插管或 CPR。
- 可能引起口腔损伤。

术中监护

麻醉选择

介于全身麻醉深度和镇静深度之间。

监测

- 标准 ASA 监测。
- 静脉输注晶体液（18 G 或 20 G）。严重心脏疾病患者的液体输注应小心。

麻醉诱导/气道管理

- 自发呼吸患者经鼻导管或面罩（简单、非重复吸入型）辅助给氧。
- 如果出现气道阻塞或呼吸暂停：
  - 托下颌。
  - 正压通气。
  - 在无法面罩通气等罕见的情况下，紧急插入气管内管（endotracheal tube, ETT）或喉罩（laryngeal mask airway, LMA）。
- 诱导药物滴定给药，直至眼睑反射和眉心反射消失。
  - 常用丙泊酚。
  - 射血分数（EF）在 30%～40% 及以下的患者可用依托咪酯代替丙泊酚。
- 药物依赖的患者可能需增加阿片类药物的用量。
- 有些患者（如困难气道、误吸风险）需选择插管方法（LMA、ETT）。

维持

- 手术时间较短，通常不需要额外给药，需重复行 CVN。
- 应备好急救药物（如阿托品、麻黄碱、去甲肾上腺素和肾上腺素）。

拔管/苏醒

- 诱导药物再分布至外周室后，患者苏醒并能听从指令。
- 通常需 5～7 min，因多次复律而重复给药时，苏醒时间会延长。

术后监护

床旁护理

- 选择性 CVN。
  - 门诊观察。
  - 确保麻醉复苏平稳。
  - 治疗术后恶心和呕吐等问题。
- 亚紧急、紧急 CVN。
  - 观察以确保麻醉复苏平稳，维持正常窦性心律。
  - 纠正血流动力学不稳定。

镇痛

- 通常不需要。
- 芬太尼或酮咯酸减轻疼痛（酸痛）。

并发症

- 与操作有关的并发症。
  - 转正常窦性心律失败。
  - 心动过缓、房颤再发。
  - R-on-T 现象、恶性室性心律失常、心搏停止（罕见）。

- 意外电击医护人员。
• 与麻醉相关的并发症。
- 镇静时间过长。
- 缺氧或者无法面罩通气。
- 术后恶心和呕吐。
- 误吸。
- 放电时患者牙关咬紧致舌、口唇破裂。

▪ 预后

• 心房颤动时间<1 年且无基础心脏疾病,

复律的成功率为 90%。心律失常时间>5 年或心房直径>5 cm,成功率为 50%。

• 有脉搏的成人单型性 VT 对单次 100 J 的复律反应较好。

🕐 临床要点

• 心房颤动(<1 年)行选择性 CVN 时,单次100～200 J 的复律的成功率为 90%。心房颤动时间超过 5 年时,成功率降至 50%。

• 诱导药物应缓慢滴定给药,尤其对于低 EF 的患者。

• 保护患者免受损伤,避免医护人员被意外电击。

• 围手术期早期行直流电 CVN 可拯救不稳定心律失常患者的生命。

• CVN 后恶性室性心律失常、心搏停止的发生很罕见,但应做好准备。

• 同步复律对局灶性和多源性房性心动过速无效。

吞咽困难 Dysphagia

John Henao, MD • Andrew Herlich, DMD, MD, FAA 李佩盈 译 / 俞卫锋 校

基础知识

▪ 概述

• 吞咽困难为协调受损、梗阻或虚弱影响吞咽生物力学所致异常吞咽。
- 吞咽痛:吞咽时疼痛。
- 癔球症:感觉一块异物在喉中。
• 吞咽困难往往伴有严重并发症,包括困难气道和误吸高风险。
• 并存某些并发症患者经常患有未确诊的吞咽困难。

▪ 流行病学

发病率

终身总发病率为 7%。

患病率

• CVA 患者:>30%。
• 65 岁以上患者:40%。
• 帕金森患者:52%～82%。
• 阿尔茨海默症患者:84%。
• 福利院老年人:>84%。

发病情况

• 一般情况下,美国入院患者中每 1 000 例中有 4～8 例吸入性肺炎。
• 多达 40% 的吞咽困难患者发生误吸,但因病因不同发生率不同。

死亡率

• 与吞咽困难的潜在病因有关。
• 误吸致 3.8%～4.6% 的致死风险。

▪ 病因/危险因素

• 慢性胃食管反流。
• 发育性残疾。

• 年龄增加。
• 感染(肉毒素、白喉、莱姆螺旋体、艾滋病、假丝酵母菌、疱疹、巨细胞病毒、梅毒)。
• 药物:抗胆碱能类、HMG-CoA 还原酶抑制剂、甲氧氯普胺(胃复安)、化疗药物、镇静剂、抗精神病药物、精神安定剂、抗酸药、抗组胺药和非甾体抗炎药)。
• 神经损伤(颈脊髓前损伤>颈脊髓后损伤、脑血管意外、痴呆、创伤性脑损伤)。
• 神经肌肉变性(肌萎缩性侧索硬化症、多发性硬化、肌病)。
• 呼吸(插管>48 h、气管造口术、呼吸机依赖)。
• 物质(酒精、香烟)。
• 手术相关(头部、颈部或食管、颈椎、颅内、胸、辐射后影响)。

▪ 病理生理

• 吞咽根据功能和解剖特征分为 3 个阶段:
- 口腔期(准备和推进部分):改变了食物块大小、形状、体积和 pH。它涉及颈 V、Ⅶ 和 Ⅻ 神经控制的自主和非自主机制,并依赖于口唇、咀嚼肌、唾液、舌。舌控制不良是最常见的功能障碍。
- 吞咽期:全咽管(包括喉部)升高。该反射由 CN Ⅸ 和 Ⅹ 神经控制,依赖于会厌、舌骨、喉、咽壁、软腭、舌和声带。吞咽功能障碍为误吸最常见的原因。
- 食管期涉及环咽肌松弛和促进食物进入食管,随后食物块主要通过蠕动移动。该反射由脊髓控制,依赖蠕动和下食管括约肌松弛。

▪ 麻醉目标/指导原则

• 患者可能为低血容量性。减少口服摄入会导致高离子性高渗透压和胞内收缩性的高钠血症。评估容量状态和制订液体治疗方案。
• 预测困难气道,吞咽困难往往由解剖扭曲所致。
• 审慎使用经食管设备(NG OG、食管听诊器、经食管超声)。
• 误吸风险增加,在某些情况下(包括咽障碍,如 Zenker 憩室或 GERD)应行快速顺序插管。

术前评估

▪ 症状

• 口腔或咽部吞咽困难:吸入性肺炎,声音或讲话改变,起始吞咽困难,过度分泌唾液、鼻反流,吞咽后咳嗽,窒息或感觉的食物黏在喉,反射性咳嗽同时声音湿(发长"e"音时发出"咯咯"声,有 84% 的阳性预测价值)和体重降低。
• 食管吞咽困难:吸入性肺炎、胃灼感、吞咽时疼痛,食物残渣反流,吞下后感觉食物黏在喉或上胸部,体重降低。
• 缺少症状可能提示阴性误吸(更常见于老年男性)。

病史

• 起病时间或症状频率,进展速度。
• 与液体和固体的关系。
• 饮食习惯改变。
• 疼痛。

- 流口水或面部肌肉无力。
- 体重减低或发育不良。
- 口臭。
- 误吸或复发性肺炎。
- 创伤，包括头部、颈部、胸部。
- 神经或神经肌肉障碍。
- 咽下酸性物质或异物。

儿科注意事项

吞咽障碍更常见于合并多种障碍的儿童。其他病史可能包括讨论吞咽孔径的生长发育、正常口部运动反射发育、摄食行为的成熟度和机体生长所需营养的获取情况。

体格检查

- 一般：综合征/非综合征和颅面异常。
- 鼻：鼻后孔闭锁、先天性肿块。
- 口腔：牙齿，呕吐反射，上颚，舌，扁桃体。
- 下咽部：肿块影响，分泌物。
- 喉：先天性异常，肿块，声带活动性，音质。
- 颈部：骨赘，肿块存在，甲状腺。
- 儿科：观察喂养和吸吮和评估食管通畅（考虑使用 NG 管）。

治疗史

- 预先放置胃管，以避免经口进食所致误吸。
- 肉毒毒素注射治疗失弛缓症。

用药史

- 硝酸盐、钙通道阻滞剂、西地那非或肉毒杆菌毒素注射治疗贲门失弛缓症。
- 外用类固醇或白三烯受体抑制剂治疗嗜酸性粒细胞性食管炎。

诊断检查与说明

- 改良吞钡（MBS）或光纤内镜评估吞咽（FEES），感知测试（FEEST）评估机械障碍。这是诊断患者可能发生肺炎和诊断误吸、吞咽问题的金标准。
- 胃镜检查（EGD）：评估机械障碍。
- X 线：评估误吸（透明度不一，肺下叶浸润，空洞疾病）或运动性障碍（液气平对不存在胃泡）。
- 测压法：评估运动性障碍。
- pH 监测：评估反流。
- 头部和胸部 CT：评估肿块。

伴随的器官功能障碍

- 参见"病因/危险因素"。
- 阻塞性睡眠呼吸暂停。

延迟手术情况

- 疑似误吸所致肺炎。

- 低血容量和高钠血症。
- 新发可疑吞咽困难。缺乏吞咽反射，无法控制口咽分泌物。

分类

- 侵入：物质进入喉部到真声带水平。
- 误吸：物质移动到真声带下，进入气管。

治疗

术前准备

术前用药

怀疑低血容量时考虑静脉输注液体。

知情同意的特殊情况

认知功能下降，可能需要来自家人或委托人的同意。

术中监护

麻醉选择

依据手术种类和患者并发症。

- 如果选择全身麻醉，鉴于误吸风险，应行气管内插管。
- 如果选择镇静，应建立镇静的目标，尤其是在仰卧位时，过度镇静可导致误吸。

监测

标准监测。

麻醉诱导/气道管理

存在口腔部疾病如肥厚性扁桃体和先天性缺陷时，应预计困难插管的可能。

维持

- 胃内吸引以减少胃容量和误吸风险。在腭咽闭合不全、食管狭窄、肿物或 Schatzki 环的患者中直接放置设备入食管十分困难。
- 液体过多致合并症加重，平衡此风险的同时应补充液体缺少。补充液体缺少且平衡液体过多风险时可能加重并发症。

拔管/苏醒

- 患者取头高位，以防止上呼吸道阻塞或误吸。
- 确保完全逆转神经肌肉阻断剂。
- 老年、帕金森病或阿尔茨海默症患者可能发生术后谵妄，进一步增加误吸风险。
- 频繁评估气道开放性。

术后监护

床旁护理

依据手术，保持适当营养和水分的能力，误吸风险，以及共患疾病的存在。

药物处理/实验室处理/会诊

咨询：耳鼻喉、胃肠道、言语语言病理学（SLP）、营养师、运动疗法（PT）和作业疗法（OT）。66.8％的吞咽困难患者继发于神经性病因，这可在 SLP 治疗后吞咽功能改善。

并发症

- 气道阻塞。
- 吸入性肺炎。
- 支气管痉挛。
- 慢性胸部感染。
- 死亡。
- 脱水。
- 营养不良。
- 小儿并发症：呼吸暂停、心动过缓、窒息发作、反应性呼吸道疾病、支气管炎、肺不张。

疾病编码

ICD9

- 787.20　吞咽困难，未分类。
- 787.21　吞咽困难，口腔期。
- 787.22　吞咽困难，口咽期。

ICD10

- R13.10　吞咽困难，未分类。
- R13.11　吞咽困难，口腔期。
- R13.12　吞咽困难，口咽期。

临床要点

- 异常吞咽可能导致误吸，增加肺炎发生的可能性。
- 病史和恶性肿瘤相关症状：吞咽困难恶化，体重减低，酒精或烟草使用、长期 GERD。
- JCAHO 要求所有脑卒中患者在开始口服饮食前行吞咽困难筛查。
- 尽管食管活检正常，间断固体食物吞咽困难患者需行食管活检，排除嗜酸性食管炎。
- MBS 和 FEES 是用于评估吞咽困难最好的测试。
- 因在老年人吞咽困难可能出现非典型症状，或症状可能归因于其他共存疾病，常延误诊断。此外，老年患者不太愿意寻求医疗护理，他们经常忍受症状直至好转。

外周静脉开放困难 Difficult Peripheral Intravenous Access

Bradley A. Stone，MD　李佩盈 译／俞卫锋 校

 基础知识

■ **概述**

- 如下情况需要静脉开放：
- 静脉血检查。
- 增强造影。
- 液体复苏。
- 药物治疗。
- 输血制品。
- 短期肠外营养。
- 当需要如下情况时考虑静脉开放困难：
- 多次尝试。
- 特殊专业人员（静脉注射组、麻醉科、器官移植科）。
- 静脉可视化技术。

■ **流行病学**

发病率

普通人群中为5%。

发病情况

- 静脉炎：
- 机械性。
- 感染性。
- 化学性。
- 渗透（非起疱性）。
- 外渗（起疱性药物）。
- 血栓形成。
- 神经损伤。
- 血肿。
- 筋膜室综合征。
- 未识别的动脉内置管。
- 疼痛。
- 焦虑。
- 患者满意率低。

死亡率

在低血容量性休克紧急需要抢救用药，无法建立外周静脉通道可能威胁生命。

■ **病因/危险因素**

- 静脉显现困难。
- 肥胖。
- 肤色深。
- 皮肤疾病。
- 静脉细小。
- 年龄<3岁。
- 外周灌注减少。

- 静脉脆弱：
- 年老。
- 营养不良。
- 药物：
- 华法林。
- 抗血栓药。
- 皮质类固醇。
- 患者不合作。
- 位置局限：
- 先前多处静脉置管或静脉药物滥用所致静脉炎。
- 计划行四肢手术。
- 先前乳房切除术或腋窝淋巴结切除。
- 分流术/动静脉瘘管。

■ **生理/病理生理**

- 静脉通路需要相对较直的静脉部分和足够血压充盈，从而使静脉可见或可感知。
- 优先考虑静脉开放部位。
- 上臂。
- 掌部，背部静脉网。
- 前臂：头静脉、贵要静脉、前臂正中静脉。
- 肘前窝：头静脉、贵要静脉、肘正中静脉。
- 足部（大部分为儿童）：大隐静脉、小隐静脉、足背静脉网。
- 头皮静脉（主要为年龄<6个月）。
- 脐带静脉（婴儿）。
- 颈外静脉。
- 避免开放以下部位静脉：
- 近心端：通常从远心端部位向近心端穿刺。
- 关节部位：弯曲和伸展将增加静脉炎和渗透的发生。
- 前臂远端头静脉毗邻桡神经（输液护士协会指南）。
- 手掌或手腕侧静脉：毗邻正中神经（输液护士协会指南）。
- 可见静脉瓣。
- 慢性肾脏疾病患者为将来透析需保存非惯用手的如下静脉（国家肾脏基金会指南）：
- 腕部头静脉。
- 肘前头静脉。
- 前臂贵要静脉。

■ **预防措施**

- 如果需行困难静脉开放，考虑使用以下技

术提高成功率。
- 在静脉穿刺前广泛搜索以找到最佳靶静脉。
- 增加静脉体积。
- 在高于穿刺点8 cm以上处使用止血带或血压袖带，压力小于动脉舒张压。
- 将肢体置于相关位置。
- 轻拍静脉。
- 若充盈不充分，考虑：
- 加温肢体。
- 血管舒张药：局部使用硝酸甘油软膏。
- 对不合作患者予以镇定。
- 口服：咪达唑仑、可乐定、氯胺酮。
- 鼻内：咪达唑仑、右旋美托咪定。
- 肌肉注射：氯胺酮。
- 吸入：氧化亚氮、七氟烷。
- 使用局部麻醉预防疼痛和患者随后动体。
- 皮内注射利多卡因。
- 经皮利多卡因和丙胺卡因（EMLA）。
- 电离子透入疗法利多卡因（Numby）。
- 绷紧皮肤固定静脉。
- 斜面向上进针。
- 确认静脉导管放置正确。
- 导管内回抽血液。
- 以最小压力输注液体。
- 近心端应用止血带可减慢输液速度。
- 红外成像和超声可检测渗透。

 诊断

专业静脉穿刺人员两次尝试失败。

治疗

如有需要使用静脉成像技术。

- 透照法指利用亮光光线通过手部或静脉穿刺点邻近部位。
- 适用于浅静脉。
- 最经济的方法。
- 需要黑暗的房间。
- 设备接触皮肤。
- 技术人员必须一手持有光源。
- 深肤色的效果欠佳。
- 未经批准的设备可导致烧伤。
- 近红外成像。
- 适用于浅静脉。
- 更加昂贵。

- 不需要黑暗的房间。
- 设备不接触皮肤。
- 操作者双手不受限。
- 不受肤色影响。
- 二维图像限制感知静脉深度。
- 超声：
- 适用于深静脉。
- 最为昂贵,然而许多麻醉科或急救科已经备有该设备。
- 不需要黑暗的房间。
- 设备接触皮肤,需要涂凝胶于皮肤上。
- 一手持超声波换能器。
- 有经验者可行毗邻肱动脉和正中神经的臂静脉置管。
- 深静脉可能需要更长的导管和(或)导丝。
- 可据如下行紧急或替代静脉通路开放：
- 颈内、锁骨下或股静脉放置中心静脉导管。
- 骨内通路。
- 气管：适用一些药物而非液体。"NAVEL"药物包括纳洛酮、阿托品、抗利尿激素、肾上腺素、利多卡因。
- 静脉切开术需要更长置管时间。

 随访

如果不能建立静脉通路,考虑：
- 静脉通路替代途径：中央静脉或骨内通路。
- 给予药物的替代方法：口服、皮下、肌内注射。

■ 索赔数据

- 最常见的静脉导管相关并发症(140例总投诉)：
- 皮肤脱落或坏死：28%。
- 肿胀、炎症、感染：17%。
- 神经损伤：17%。
- 筋膜室综合征所致筋膜切开瘢痕：16%。
- 空气栓塞：8%(大多数空气栓塞由自体血回输机中血袋空气导致)。

- 治疗静脉外渗时所用热敷所致烧伤：3%。
- 55%的并发症与药物或液体外渗相关,最常见于：
- 硫喷妥钠。
- 血管加压药(多巴胺、多巴酚丁胺、肾上腺素)。
- 氯化钙。
- 有趣的是,曾行身体同侧的手臂、腋窝淋巴结切除术的患者中没有因静脉置管并发症而索赔的事件发生。
- 总体中位赔偿款是47 475美元。

临床要点

- 关注输液护士协会和国家肾脏基金会指南,可以多了解避免在哪些静脉进行穿刺。
- 肢体加温使血管有效扩张。
- 透照法和红外成像辅助浅静脉穿刺。
- 超声对深静脉可视化十分有效。

W

外周血管病 Peripheral Vascular Disease

Eric W. Nelson, MD 孙秀梅 译 / 张晓庆 校

基础知识

■ 概述

- 器质性外周血管病(PVD)是指除心脑外,外周血管动脉硬化。
- 因血管狭窄硬化使组织灌注不良,类似于冠状动脉或颈动脉疾病。
- PVD是系统性疾病,影响多个系统的循环功能,如肾脏、四肢和胃。
- PVD患者可行血管相关性或非血管相关性手术：
- 美国心脏协会围手术期指南将外周血管手术定为高危手术。
- 行非血管手术时,患者若患有多种合并症,归类于中到重度危险患者。

■ 流行病学

发病率

- 人群发病率为12%～14%。
- 20%的患者年龄超过70岁。
- 3个糖尿病患者中有1个患者年龄超过50岁。
- 血管内手术增加明显,在美国每年约有1 300例腹主动脉瘤(AAA)修补术。

患病率

50%的患者约在6年内需要手术或有主要事件。

死亡率

超过5年的死亡率约为33.2%。

■ 病因/危险因素

- 糖尿病。
- 高胆固醇血症。
- 冠状动脉疾病。
- 高血压。
- 肾衰竭。
- 吸烟。

■ 病理生理

- PVD分为器质性(动脉硬化所致)和功能性(血栓形成、栓塞、急性创伤、血管炎和自身免疫疾病)两类。本章讨论器质性PVD。
- 动脉粥样硬化为一广泛发生的慢性低度炎症反应过程,可形成粥样斑块,由此可发生急性血栓形成事件。
- PVD影响动脉和静脉系统,损害组织灌注,引起末梢慢性缺血,增加完全阻塞和梗死的危险。

■ 麻醉目标/指导原则

心肌梗死是PVD患者的主要合并症,因此麻醉中和围手术期均应采取心脏保护措施。

术前评估

■ 症状

- 间歇性跛行为早期典型症状。
- 休息时疼痛代表受累及的肢体末梢缺血,应引起警惕。
- 肢体末梢出现颜色改变。

病史

- 患PVD的时间和疾病进展、日常活动水平、疼痛有关。
- 应全面了解其他血管疾病病史,如心血管、脑血管和肾血管疾病,完善检查,以决定最佳麻醉方式和监测。

体格检查

- PVD的5P症状：疼痛(pain)、苍白

（pallor）、麻木（paresthesia）、麻痹（paralysis）和无脉（pulselessness）。

• 听诊血管杂音，触诊病变部位有震颤。

• 皮肤检查：萎缩、变细、脱发、干燥、皮屑脱落、红斑和指甲变脆。

■ 用药史

• 心脏保护类药物：β受体阻滞剂、他汀类药物、阿司匹林和血管紧张素（ACE）抑制剂。

• 西洛他唑和己酮可可碱可减轻跛行，但不能降低死亡率。

• 口服降糖药和胰岛素为常用药，术日早晨应停用长效口服药以避免围手术期低血糖。应停用二甲双胍类，以避免代谢性酸中毒。

• 抗凝药：血小板抑制剂、肝素类和溶栓药物可加用或继续服用，但应与外科医师和心脏医师具体讨论。

■ 诊断检查与说明

• 检查电解质评估肾功能。

• 血常规评估是否有贫血及血小板异常。

• 检查心电图明确有无心律失常、缺血改变和梗死。

• 可行心脏压力测试评估潜在性缺血：如果心脏对运动耐受良好，>4METS，不需要做进一步的心脏检查（可排除冠心病，但PVD也可影响日常活动水平，与冠状动脉疾病无关）。

• 合并肺功能障碍的患者可做肺功能测试，尤其对行影响术后肺功能的手术（如胸科和上腹部手术）。

■ 伴随的器官功能障碍

• 冠状动脉疾病。

• COPD。

• 脑血管疾病。

• 肾衰竭。

■ 延期手术情况

• 非血管手术：如果患者出现跛行或休息痛恶化，表示PVD出现新的进展，应进一步检查和治疗。

• 合并冠状动脉疾病或心脏病，但无心脏检查或处理，应延期手术。

■ 分类

根据缺血Fontaine分期（Fontaine stages for ischemia）分类如下。

• 轻度跛行。

• 间歇性跛行（行走150 m出现疼痛）。

• 休息痛。

• 坏疽出现。

 治疗

■ 术前准备

　术前用药

• 抗焦虑药可缓解血压升高和心率增快。

• β受体阻滞剂应持续应用，并调整剂量维持理想的心率。

• 可吸氧。

• 可用静脉或非注射胰岛素将血糖控制在理想水平。

• 合并肺部疾病时应使用支气管扩张药和激素类。

• 合并胃轻度瘫痪或胃延迟排空时应使用抗酸类、胃动力药物或降低胃酸类药物。

　知情同意的特殊情况

• 如果患者有神经性血管病史，且已丧失自主意识，可要求其代理人签署知情同意书。

• 建议戒烟。

■ 术中监护

　麻醉选择

• 对PVD手术后效果的研究未发现一种麻醉方式绝对优于另一种麻醉方式，目前也没有指南推荐参考建议。因此麻醉的选择应平衡收益、风险及易于操作和实施。

• 硬膜外和腰麻：

－优点是阻断手术引起内分泌系统的应激反应，避免气道操作和机械呼吸，减少了与全麻有关的血流动力学不稳定和高凝状态，提高肢体末端的血流灌注，缩短患者制动时间，减少阿片类药物的使用（降低呼吸系统并发症）。

－缺点是神经阻滞操作带来的并发症（感染、血肿、困难操作、平面过高、药物误注入血管）和使用抗凝药时的神经阻滞禁忌证。

• 末梢神经阻滞：

－优点有阻断手术引起内分泌系统的应激反应，避免气道操作、机械呼吸和静脉应用阿片类药物。

－缺点包括手术野阻滞不完善、局麻药中毒、镇静的副作用（缺氧和高二氧化碳）和对同时应用抗凝药的疑虑（在胸部行臂丛神经阻滞）。

• 全麻：

－优点是手术环境、控制呼吸和患者不希望清醒状态下手术。

－采用监护静脉镇静（MAC）联合局麻药浸

润可避免上述的大多数缺点。

　监测

• 标准ASA监测。

• 监测心电图ST段有助于发现PVD患者的围手术期心肌缺血。

• 患者并发冠状动脉疾病、左心室功能降低时应考虑有创动脉压监测。血压有剧烈波动或需要密切监测时也应放置。应在诱导前置人，PVD常出现置管困难。

　麻醉诱导/气道管理

严密监测心率、心电图和动脉压，及时处理异常情况，保证心肌供氧和灌注充分，维持合适的麻醉深度，保持血流动力学稳定和器官灌注良好。

　维持

• 调整心肌供氧和需求比例在理想状态，如果需要，可开放多个有创监测。

• 慢性高血压时脑灌注压力曲线可能右移，应维持血压在基础水平的20%左右波动。

• 应维持常温，避免寒战引起的心肌耗氧量增加。

• 应对长期患有糖尿病的患者控制血糖。

　拔管/苏醒

• 避免血压和心率波动，如果出现应及时处理。

• 对患COPD的患者，可考虑深度麻醉状态下拔管以避免气道痉挛。

 术后监护

■ 床旁护理

• 因多数患者并发冠心病，应持续监测。

• 应监测患肢的脉搏和颜色，追踪病情是否恶化。

■ 药物处理/实验室处理/会诊

• 病情允许时，应及早恢复使用心脏保护药物。停用他汀类药物可增加心脏并发症和死亡率。

• 严格控制血糖可改善伤口愈合，减少感染。

• 可根据实验室基础代谢的化验结果（BMP），补充电解质。复查血常规，可输血以增加氧供（但输血也有内在风险）。

■ 并发症

• 心肌梗死是PVD的主要并发症。

• 肢体末梢缺血。

• 肾脏疾病恶化。

• 脑血管意外。

临床要点

- PVD 手术被认为是高危手术。患者一般

在药物治疗和血管内介入治疗失败后再选择外科手术治疗。

- 患者一般患中重度心脏合并症,从而增加围手术期并发症和死亡率,如高血压、冠状

动脉疾病、脑血管疾病、糖尿病和吸烟引起的肺部疾病。

- 应详细了解患者的心脏病史以评估围手术期发生心肌梗死的可能性。

围手术期抽搐 Perioperative Seizures

Wendy HP Ren, MD, FAAP 孙秀梅 译 / 张晓庆 校

 基础知识

概述

- 围手术期抽搐多出现于既往有抽搐病史的患者,特别是以下几种情况多发:
  - 经常性抽搐。
  - 近期抽搐发作。
  - 同时服用多种抗癫痫药物。
- 抽搐也可以出现在代谢失调、局麻药中毒及其他麻醉药。有时肌阵挛也可被误认为是抽搐。
- 目前没有研究表明麻醉种类和手术与抽搐有关。

流行病学

发病率

- 一般人群:所有需要麻醉的人发病率为 0.03%。
- 抽搐患者:发病率为 2%~5.8%。
- 儿童患者和智力发育不完善的人群发病率升高。

发病情况

与患者的基础情况密切相关,与麻醉种类无关。多出现在有经常性抽搐、临近手术前有抽搐发作和服用多种抗癫痫药物的患者。

死亡率

- 围手术期抽搐多数可自行缓解,无需药物处理。
- 可能会引起头部、舌部及四肢的损伤,也可能引起内容物误吸。
- 持续时间较长的抽搐可引起脑缺血,导致昏迷甚至死亡。

病因/危险因素

- 围手术期患者禁食和焦虑,引起抽搐的主要危险因素有:
  - 抗癫痫药中断(停服或延期服用)。
  - 胃对抗癫痫药物的吸收改变。
  - 电解质紊乱。

- 失眠。
- 有可能引起抽搐的麻醉药物有:
  - 吸入麻醉药(如安氟烷和七氟烷)的药物浓度变化过快。
  - 局麻药(如利多卡因和布比卡因)有潜在的致搐作用,即使它们的浓度低于毒性水平。
  - 镇静催眠药(如丙泊酚、依托咪酯、氯胺酮和美索比妥)。
- 当然,多数麻醉药有潜在致抽搐和对抗抽搐的作用。

生理/病理生理

- 据推测围手术期抽搐的发生可能是因为麻醉使兴奋性和抑制性神经递质失衡,从而导致抽搐阈值改变。多数抽搐发生在麻醉诱导时和麻醉深度变化明显时。
- 智力和体力障碍的人群不但抽搐发病率高,而且并发症发生率和死亡率也高于一般人群。这个群体容易出现多发性抽搐,这是因为他们进行一般的检查和治疗时也需要麻醉,如放射检查和牙齿检查与治疗,而对抽搐所导致的损伤的手术同样也需要麻醉。一般人群很少需要这些麻醉。
- 局麻药中毒。
  - 中枢神经系统比心血管系统对局麻药敏感,早期症状包括麻木、金属味觉、头晕、视力和听力障碍、震颤,进一步则表现为抽搐和昏迷。
  - 首先,中枢神经的抑制性通路不能对抗兴奋性通路,表现为肌震颤进而发展为强制性肌痉挛。随着血药浓度的升高,兴奋性和抑制性通路被阻滞,中枢神经系统受抑制,进而使呼吸系统抑制。
  - 强效、作用时间长和 R 异构体类局麻药(如布比卡因)毒性作用更强。
  - 低氧和高二氧化碳可降低抽搐阈值。
- 神经性低血糖症可表现为头痛、意识模糊、反应迟缓、抽搐和昏迷。接受胃肠外葡萄糖溶液营养的患者在溶液突然停止时容

易出现这种情况。新生儿因肝脏发育不成熟无糖原储存、使用长效胰岛素的糖尿病患者、口服降糖药合并禁饮食也容易出现低血糖。缺氧导致的脑缺血除引起神经损伤外也可引起抽搐。

- 电解质异常(如低钠血症和低钙血症)也引起抽搐阈值降低。
- 高热性抽搐:尚未见报道。病毒感染可引起体温快速上升,术中温度一般不出现急剧变化,尤其是有监测时。

预防措施

- 对术前抽搐频繁发作的患者,应做好充分的治疗准备。避免术前漏服抗癫痫类药物。如果不能口服,应考虑静脉注射。
- 对术前用胃肠外葡萄糖营养的患者,应逐渐而不是突然停止,术中应多次检测血糖。
- 糖尿病患者应在术前检查血糖,术前应避免长效胰岛素和口服糖尿病药物。糖尿病患者应尽量安排做第一台手术,以避免长时间禁食。
- 对有高热抽搐的患者,应监测温度,必要时采用经口或肛门降温措施。

诊断

- 一般根据症状做出初期诊断,不缓解的抽搐,强制性抽搐。有的抽搐有意识消失或淡漠。
- 癫痫状态是指当抽搐持续较长时间、反复出现的抽搐伴有意识消失或意识淡漠超过 30 min。

鉴别诊断

- 延迟清醒或出现意识淡漠,但同时应合并存在以下情况:
  - 麻醉药残留,如吸入药、阿片类药物、安定类。
  - 昏迷。
- 抽搐样或震颤样动作可能与以下因素

有关:
- 寒战或者颤动。
- 败血症。
- 神经肌肉症状。
- 恶性高热。
- 甲状腺危象。
- 应该注意的是神经肌肉综合征、恶性高热和甲状腺危象科引起抽搐。
• 麻醉药引起的肌肉震颤的病理机制目前并不清楚,但其表现与致搐作用不同。

 治疗

• 围手术期震颤多能自行缓解。
• 在缓解抽搐的同时,应积极治疗其病因,如缺氧、代谢紊乱和保持抗癫痫类药物的有效治疗水平。
• 支持措施包括面罩或皮球供氧,误吸时应置侧卧位,创伤时应考虑内伤的可能性。
• 持续超过 5 min 的抽搐应给予安定类药物。如无效,因给予巴比妥类或苯妥英钠。有癫痫史的患者,家人或许能提供有效的缓解措施。
• 不缓解的癫痫应考虑全麻以避免脑缺血和昏迷,同时应尽快请神经内科会诊。麻醉诱导后(可用丙泊酚及依托咪酯)应尽快进行脑电图检测。维持除用吸入药类外,丙泊酚和依托咪酯也是不错的选择。当出现剧烈运动或舌咬伤时,可选肌松剂,但肌松剂不能抑制电流引起的抽搐。

 随访

脑电图和神经内科随访。

临床要点

• 对术前有抽搐经常发作的患者,无论做何种手术和麻醉,都应充分做好处理抽搐的准备。
• 围手术期抽搐多见于诱导和急诊手术患者,多数不需要处理。但应积极治疗病因,如缺氧、代谢紊乱和保持抗癫痫类药物的有效治疗水平,同时考虑支持措施和预防损伤。

围手术期高血压 Perioperative Hypertension

Cameron J. Ricks, MD · Nina Singh-Radcliff, MD 郁庆 译 / 张晓庆 校

W

 基础知识

■ 概述

• 高血压:
- 收缩压>140 mmHg。
- 舒张压>90 mmHg。
• 高血压危象或高血压意外。
- 收缩压>180 mmHg。
- 舒张压>120 mmHg。
- 伴随着靶器官功能障碍,如高血压脑病、脑出血、蛛网膜下腔出血、急性脑卒中、不稳定型心绞痛、急性心肌梗死、充血性心力衰竭、急性肾功能不全、急性主动脉夹层。
- 高血压急症被定义为血压急剧升高,但不伴有把器官功能障碍。

■ 流行病学

发病率

• 目前,全世界高血压患者可能高达 10 亿人。在美国,超过 5 000 万人患有高血压并且需要某种形式的治疗。
• 原发性高血压占 90%～95%。
• 继发性高血压占 5%～10%。

患病率

围手术期:舒张压大于 110 mmHg 已被证明能增加心脏并发症,如心动过缓、心动过速和缺血。

死亡率

• 全世界有 710 万人死亡可归因于高血压。

• 高血压患者的围手术期死亡率相比血压正常患者围手术期死亡增加了 3.8 倍。而术后 30 天发生心脏意外的死亡率是同年龄对照者的 4 倍。

■ 病因/危险因素

• 原发性高血压:久坐不动的生活方式、压力、肥胖(特别是内脏肥胖)、低血钾、盐敏感性、酒精(乙醇)的摄入、维生素 D 缺乏、高龄、家族史。其他相关因素包括肾素升高、交感神经系统过度兴奋、胰岛素抵抗(X 综合征或代谢综合征)与低出生体重。
• 继发性高血压:由肾脏、血管、心脏、内分泌系统疾病继发,如肾动脉狭窄、主动脉的缩窄、嗜铬细胞瘤、先兆子痫与库欣病。

■ 生理/病理生理

• 收缩压。
- 在心脏内,它指的是心脏收缩时的压力,依赖有创监测。
- 在外周,它可以由无创血压袖带测量。测的是在心脏收缩期喷射血液对周围血管产生的脉动压力。
- 收缩期占整个心脏收缩舒张周期的 1/3。
• 舒张压。
- 它指的是心脏舒张时的压力。
• 平均动脉压是心脏和外周血管系统的平均压力。计算如下,MAP＝2/3 舒张压＋1/3 收缩压。

• 原发性高血压的原因还不能被很好地解释。
- 早期阶段,心输出量增加,总外周阻力正常。
- 随着时间的推移,心输出量下降到正常水平,但总的外周阻力增加。
- 其理论包括对肾脏无法排泄钠,引起利钠因子增加(钠离子增加,总外周阻力增加);过度激活的肾素-血管紧张素系统引起血管收缩,水钠潴留(血容量增加导致高血压)和过度的交感神经系统,导致增加的应激反应。
- 最终的结果是血管内容积减少,外周阻力增加。
- 随着时间的推移,导致围手术期血流动力学不稳(见下文)和终末器官的损害。
  ◦ 中枢神经系统。
  ◦ 心脏。
  ◦ 肾脏。
  ◦ 视网膜。
  ◦ 代谢系统。
• 术前:患者可对手术流程和麻醉出现焦虑情绪,或者因为不按既往服用降压药物。
• 术中:麻醉诱导常常会引起血压的下降,其原因有诱导药物、血管内血容量不足和高血压管理后的相对低血容量。喉镜的置入常常增加交感反应引起血压增高。麻醉维持过程中经常发生低血压、直接血管扩张以及交感阻滞有关。
• 术后:麻醉苏醒早期与疼痛刺激、低温、缺

氧、血管内容量超负荷相关。此外,术后24~48 h与液体滞留血管内造成的血管内高血容量有关。

■ 预防措施

• 术前评估时注意消除患者焦虑以及给予合理应用降压药物的建议。

- 术前诊所对于及时发现高血压有帮助,尽早寻求初级保健师优化控制不良高血压。

- 手术前的晚上进行电话沟通(或延续到术晨,给予正确的术前降压药物的医嘱)充分讨论手术过程,消除焦虑可以帮助控制血压。

• 麻醉诱导和喉镜置入插管:考虑可能带来的各种情况。与不同的血流动力学反应有关。

- 丙泊酚可降低前负荷、后负荷和收缩力,小剂量使用和缓慢推注可有效降低低血压的发生。

- 依托咪酯可提供更稳定的血流动力学。依托咪酯和丙泊酚结合诱导可以避免低血压和高血压。

- 大剂量麻醉诱导药物可减少喉镜带来的交感反应。虽然它保留了心肌收缩力,但可能抑制交感神经,导致心动过缓和血管扩张。

- 插管前常规应用血管活性药物来应付插管带来的高血压是一种坏习惯。

- 静脉或局部应该利多卡因可减少喉镜引起的交感反应。

- 在面罩通气过程中,挥发性麻醉药可使交感反应迟钝。

- 气道内操作应快速、有效地进行。

- 术前行动脉导管或频繁的血压测量(改变频率),可有效指导药物应用。

• 术中:低刺激期间可能遇到的血压过低,可能引起重要器官灌注不足的低血压状态。

- 容量状态评估:禁食、麻醉维持、无意识和失血、其他原因(如败血症和过敏反应)。容量替代治疗,避免容量过多导致术后体液转移。

- 滴定式给药和缓慢硬膜外注射评估效果,有机会治疗低血压。

- 心率和心律需尽可能控制在最佳。

- 减少挥发性气体应用,或者使用 TIVA 维持患者无意识。

- 氧化亚氮能维持血流动力学的程度要高于挥发剂,同时可减少挥发性气体用量。

- 在手术刺激过程中,高血压患者可能有过度反应。考虑应用短效药物,特别适合短暂的手术刺激(例如,丙泊酚、挥发剂、艾司洛尔、硝酸甘油、钙通道阻滞剂)。

• 紧急情况下:考虑长效抗高血压药物,如果患者的血压开始上升。选择包括美托洛尔、拉贝洛尔、肼屈嗪。

• 术后:抗高血压药物的医嘱应确定适当的剂量。如果无效,考虑替代药物、遥测或转入重症监护病房。应提供适当的术后疼痛管理(考虑适当的区域阻滞、PCA、局部浸润)。疼痛、焦虑、谵妄、低氧和高碳酸血症,可导致高血压,应适当管理。

◉ 诊断

• 无创动脉监测(前臂、手臂、小腿)和(或)有创动脉监测(桡动脉、肱动脉、腋窝动脉、股动脉、足背动脉)。

• 高血压危象。

- 中枢神经系统症状,包括脑卒中后运动、语言、视觉障碍,或高血压脑病后意识障碍,头痛,抽搐。

- 心脏症状包括心绞痛或类心绞痛(清醒患者),心电图改变,患者血压下降,心律失常,心力衰竭和饱和度下降。

- 肾:高血压肾病。

- 视网膜:高血压性视网膜病变。

- 代谢:血糖水平升高。

■ 鉴别诊断

• 非准确测量,如袖带大小不合适,或不恰当的放置位置。

• 库欣反应,颅内压增高(平均动脉压增加以维持足够的脑灌注,往往伴有心动过缓的和不规律呼吸)。

◉ 治疗

• 在实施治疗前,仔细确认不同肢体的血压,选择正确的袖带大小和正确的测量技术。

• 依据患者既往病史和(或)术前评估,确认患者的基础值。评估靶器官损害。

• 高血压急症。

- 取消手术。

- 开通静脉通路。

- 静脉药物治疗,静脉注射或静脉滴注;美托洛尔、拉贝洛尔、肼屈嗪、地尔硫䓬或硝酸甘油。

- 安排紧急转入急诊或直接转入重症监护病房。麻醉科医师需要协调上一级或特殊护理。取消手术和告知患者和他的家庭医师进行随访,在家需要测量血压,带药回家服用。在门诊中心,考虑打电话进行医院转移。

- 放置动脉导管。

• 高血压紧急状态。

- 回顾抗高血压药物。

- 考虑让患者带回家用药,一小口水送服,或进行等效静脉用药(美托洛尔、肼屈嗪),或加用另外静脉抗高血压药物。

- 与患者建立良好的沟通,治疗患者焦虑,必要时使用抗焦虑药物。

- 决定是否进行手术取决于以下几个因素:手术的紧迫性(癌症)、血压测量、其他的并发症、麻醉科医师的个人经验、基础血压等。

• 麻醉诱导和喉镜置入的刺激是短暂的;血压紊乱应采用短效药物,以避免"大起大落"。

• 术中:考虑去氧肾上腺素、麻黄碱或肾上腺素静脉注射治疗低血压。

- 如果认为低血压的原因是挥发剂致全身血管阻力明显降低,考虑应用去氧肾上腺素激动 α 受体和避免灌注血压波动。

• 术后:麻醉苏醒早期可与疼痛刺激、低温、缺氧、容量超负荷相关。针对原因重点治疗。

◉ 随访

• 未找出明确原因的高血压:应该跟他们的家庭医师进行随访并进一步检查。

• 高血压紧急状态:应考虑入院,或转入重症监护病房治疗。

• 高血压急症:应立即用静脉药物治疗,目标血压降低不超过 20%,并转移至重症监护病房,用于监测和静脉血压控制。

■ 非公开索赔数据

无。

◉ 疾病编码

ICD9

• 401.9　非特指的原发性高血压。

• 405.99　其他非特指的继发性高血压。

ICD10

• I10　原发性高血压。

• I15.9　非特指的继发性高血压。

◉ 临床要点

• 在取消手术前仔细考虑患者的基础血压,权衡手术的紧迫性和类型。

• 高碳酸血症、缺氧、疼痛刺激是术中及术后高血压的常见原因。

围手术期脑卒中 Perioperative Stroke

Nina Singh-Radcliff，MD · Praveen Kalra，MBBS，MD，FCCP 孙秀梅 译／张晓庆 校

基础知识

概述

- 围手术期脑卒中以缺血性和血栓性（出血性少见）多见，可出现严重合并症，死亡率高。
- 术后和术中的发生率为 83％和 17％，多出现在术后第 1 天（45％）。
- 与心脏病类似，麻醉科医师应将危险因素分类，降低危险因素，采取预防措施，降低发生率。

流行病学

发病率

- 围手术期脑卒中的发病率为 0.1％～5％。
- 术中低血压（1％）、颈动脉狭窄（3.6％）和心脏手术（5％）增加围手术期脑卒中的发生率。

患病率与死亡率

急性期死亡率：16％～50％，早期死亡率可能由于脑梗死的进一步扩大、脑水肿和颅内压升高。晚期死亡率可能由于误吸、肺炎、败血症、心肌梗死或代谢紊乱。

病因/危险因素

- 患者相关性因素：既往脑梗死或一过性缺血发作（尤其 6 个月内）、高龄（＞70 岁）、女性、长骨骨折、高血压（尤其控制欠佳的高血压）、糖尿病、先兆子痫、外周血管疾病、颈动脉病、心律失常、收缩功能障碍（EF＜40％）、肾脏病变、高凝状态和瓣膜疾病。
- 术中危险因素（手术相关性因素）：手术种类、麻醉方式（全麻与神经阻滞或与局麻相比）、手术时间、体外循环因素、主动脉阻断时间、主动脉近端粥样硬化病变的处理、心律失常、高血糖、低血压或高血压、控制性低血压、急诊手术、内镜术后气栓形成、血管内介入手术、骨科手术后脂肪栓形成、卵圆孔（PFO）未闭患者术后深静脉血栓形成。
- 术后相关因素：心力衰竭、低射血分数、心肌梗死、心律失常（尤其是房颤）、脱水、失血、高血糖和感染。

生理/病理生理

- 围手术期脑卒中主要为缺血性和血栓性，主要通过患者自身危险因素、手术应激、炎性反应和麻醉相关的血流动力学变化等相关因素共同作用而引起。
- 围手术期脑卒中患者中有 27.6％的患者合并房颤。房颤可引起心脏血栓（尤其术前停止抗凝药时）和脑循环低灌注（因快速心室率和低血压）。围手术期电解质失衡、交感神经刺激和肺部并发症预示术后新房颤的出现。
- 心脏瓣膜病和人工瓣膜常伴发血栓，尤其是在术前准备停止抗凝药时。
- 人群中有 30％的人有 PFO。PFO 使右心房的血与左心房的血直接相通。这使来自静脉输液或其他静脉导管的气泡容易进入脑和心脏动脉（肺循环能够吸收和排除来自静脉系统的气泡）。
- 手术创伤引起组织和细胞内皮损伤。微循环失调、炎性反应和氧化反应降低一氧化氮释放、诱导高凝状态、促进血管收缩、促使白细胞凝集和血栓形成。有研究证明，凝血系统激活可持续至术后 21 天，这可导致纤溶系统受损。组织纤维蛋白溶解原激活剂（t-PA）降低，但组织纤维蛋白溶解原激活剂抑制剂 1 型升高，同时升高的还有纤维蛋白原降解产物、凝血酶-抗凝血酶复合物、血栓前体和 D-二聚体。
- 颈动脉剥脱术：钳夹动脉时可引起缺血、血栓和栓子形成，甚至颅内出血。颈动脉剥脱术因技术失误或者部位不理想引起的血栓和血栓栓塞形成，可导致约 38％的患者出现围手术期脑卒中。为评估血管内血栓或其他原因，一般需重做手术或重新探查。
- 心外科手术科从多方面增加术后近期和远期脑卒中和认知功能障碍（如执行功能障碍、近期记忆力下降和精神行为缓慢）的发病率，这些原因包括心脏内手术、手术创伤、术前血管疾病、温度变化、术后房颤、体外循环和低灌注。心脏内手术产生气栓和微粒栓子。术后 30％～50％的患者发生房颤（以术后 2～4 天多见），研究认为与术后电解质失衡和血管内液体转换有关。体外循环引起气体、脂肪、血小板和纤维素集聚在体循环从而导致脑卒中，这多发生在主动脉钳夹和松开时。
- 麻醉引起的脑卒中与血流动力学变化有关，如低血压和低血氧，有证据表明它们可导致高凝状态。
- 慢性高血压使脑灌注曲线右移，这影响患者对血压突然下降的反应。
- 脱水使抗凝血酶Ⅲ水平降低和静脉血凝而促进血栓形成。

预防措施

- 充分评估危险因素，积极处理合并症。高危患者应将危险因素降至最低，如有可能可避免手术。
- 颈动脉疾病尤其症状明显的颈动脉狭窄患者，应用多普勒超声进行评估。当狭窄大于 60％时应在术前考虑纠正，但应全面权衡推迟手术的利弊。行心脏手术的同时行颈动脉再通仍没有定论，反对的观点认为颈动脉再通可使脑卒中和心肌梗死的危险增倍。但是，血流动力学的急剧变化、无症状性狭窄，尤其是双侧狭窄带来的风险可能超过手术带来的风险。阿司匹林及其他抗血小板药物可降低这些风险，但不增加出血的危险。
- 近期脑卒中：研究表明延迟 2～6 周能够使神经功能状态得到稳定，脑血管储备恢复到正常。但是急诊手术、脑卒中程度和合并症必须综合考虑以获得最好综合疗效。
- 围手术期必须预防和治疗感染，如肺部、泌尿系统、伤口和中心静脉置管。白细胞计数增加可增加脑卒中和房颤的发病率。
- 脑保护可降低脑氧耗，措施包括巴比妥类、抑制冲动发作、全麻和低温。
- 神经监测（颈动脉剥脱术和脑血管瘤钳夹术）包括功能、血流和压力监测。这有助于发现缺血性事件，但这些监测为非直接监测，有假阳性。
- 麻醉的选择：局麻加麻醉监护可降低脑梗死的发病率。硬膜外麻醉可降低栓子的发生，可能通过下肢血流增加降低静脉淤滞而实现。但应预防、避免和积极处理交感神经阻滞导致的低血压。
- 心脏手术：应尽可能选择微创手术。缩短体外循环时间、减少低血压时间、降低有钙化病变的主动脉创伤，体外循环中保持平均动脉压偏高（尤其合并颈动脉病变时）。心腔内常规排气，体外循环采用搏动灌注、低温、α 状态 pH 管理。可采取预防房颤的措施，如维持水、电解质平衡、选用胺碘酮、β 受体抑制剂和他汀类。高危患者（如有脑梗死和一过性脑缺血病史、房颤形成）可选用静脉使用肝素。房颤患者选用时应在窦律回复后至少 30 天方可停用。

- 对高危患者可采用手术过渡期抗凝和抗血小板疗法(如肝素、argatroban)以缩短危险期。

- 恢复抗凝或抗血小板治疗应有外科和原发病治疗团队共同决定,应全面评估活动性出血如引流、伤口出血及血红蛋白水平。

- 抗凝药或抗血小板制剂不需要暂停的手术有:牙齿手术、关节穿刺、白内障手术、胃肠镜加取病理标本。这些手术很少引起出血。有研究报道,行膝关节和髋关节手术时INR 在 1.8~2.1 可继续服用华法林,但创伤增加时应暂停服用。

- 他汀类药物可降低主要大血管和心脏手术的脑卒中的发生率(降低 3%),但对非心脏手术的影响不详。机制可能与稳定动脉粥样斑块、刺激 NO 释放扩张血管、抑制血栓形成和血小板聚集、降低 C 反应蛋白有关。围手术期无需暂停他汀类药物,围手术期是否开始应用他汀类尚无明确指南(包括药物种类、开始时间、服用持续时间、有效剂量、患者选择等)。

- 阿司匹林可使围手术期脑卒中降低 7%。

- β 受体阻滞剂:目前尚无明确结论,因能够降低心脏事件和死亡率,但却因降低血压和心率而增加脑卒中发病率。

 诊断

- 突然丧失一部分脑功能或精神状态改变。

- 麻醉延迟清醒应该首先排除药物影响(神经肌肉阻断剂、阿片类、苯二氮䓬类及其他镇静剂)或代谢影响(低温、低血糖、酸中毒、碱中毒、低钠血症、高钙血症、低氧血症)。

- 非增强头颅 CT 或 MRI。

- 食管超声或经胸超声可有助于发现大小血栓和 PFO。

- 神经内科会诊。

■ **鉴别诊断**

- 麻醉延迟苏醒。

- 谵妄。

- 术后代谢毒物紊乱,如低血糖、急性肾衰竭、药物中毒和肝脏衰竭。

- 抽搐。

- 颅内压升高和水肿。

 治疗

- 因并发症和死亡率高,预防最关键。

- 有误吸危险时,应首先插管。

- 血栓引起的脑卒中,在症状发作 48 h 内可除去出血危险后考虑溶栓治疗,溶栓术禁用于大手术后,这时可选用血管内机械去除治疗。应咨询神经内科和脑卒中治疗团队。

- 颅内压增加时应考虑脑室切开引流以防止进一步的损伤。

- 可考虑用低温、巴比妥类诱导性昏迷或抑制脑活动降低氧消耗。

- 应维持正常血糖,高血糖可恶化预后,引起房颤。

- 对血压的维持尚无定论:多数指南认为当血压不超过 220/110 mmHg 时无需处理,以下情况除外:活动性冠心病、心力衰竭、主动脉夹层形成。应进行动脉血压监测,可考虑静脉给予洛贝妥洛尔、尼卡地平、硝酸甘油及硝普钠等。

- 如果患者术前有高血压,如果患者神经症状稳定,抗高血压药物脑卒中后 24 h 重新开始。

- 预测和预防脑卒中的并发症:常见并发症有心肌梗死、心力衰竭、吞咽困难、误吸、肺炎、尿路感染、DVT、PE、脱水、营养不良和压疮。

随访

- 神经内科咨询。

- 理疗和职业治疗。

临床要点

- 围手术期脑卒中是一个严重并发症,与一些手术和麻醉因素有关。

- 围手术期的大多数脑卒中与围手术期血栓形成有关。

围手术期失明 Perioperative Blindness   John L. Ard Jr., MD 郁庆 译 / 张晓庆 校

 基础知识

■ **概述**

- 非眼部手术后视力丧失是一种破坏性的并发症,最常见于:
  - 脊柱手术。
  - 心脏手术。
  - 与头颈外科手术相关。

- 最常见的诊断包括:
  - 后部缺血性视神经病变(PION)。
  - 前部缺血性视神经病变(AION)。
  - 视网膜中央动脉阻塞(CRAO)。
  - 枕叶梗死(皮质盲)。

- 虽然少数患者能恢复部分视力,然而临床上往往改善是微不足道的,并且还没有成熟

的治疗方案。

■ **流行病学**

发病率

取决于手术类型:

- 心脏外科手术 8.64/万。
- 脊柱融合术:3.09/万。
- 阑尾切除术:0.12/万。
- 发病年龄介于 5~81 岁。
- 男性>女性。

患病率

取决于诊断。

- 缺血性视神经病变(ION,前部和后部):
  - 通常是双侧的、无痛的视力丧失。
  - 瞳孔传入缺陷或不反应。

- 没有光觉。

- 色觉下降或消失。

- 视网膜中央动脉阻塞(CRAO):
  - 单侧视力丧失。
  - 没有光觉。
  - 传入瞳孔缺损,俯卧脊柱手术后,它常与眶周或眼睑水肿、球结膜水肿、眼球突出、上睑下垂有关。

- 皮质盲:
  - 患者视力下降,视力正常,瞳孔反应,角膜反射,正常眼运动。

■ **病因/危险因素**

- 缺血性视神经病变(后):这种并发症的病因或原因不明,但它可能是动脉血管损伤灌

注不足或俯卧位静脉压力升高和(或)间质组织水肿引起的。

- 最常见的发生在俯卧位脊柱手术的时间长(6 h)和大失血量(>1 L)。在心脏外科手术、头颈外科手术中也有同样的情况发生,但很少发生在其他类型的手术中。

- 其他相关因素(不一定是致病因素):
  - 低血压。
  - 贫血。
  - 过多的液体管理。
  - 升压药。
  - 静脉压升高。

• 缺血性视神经病变(前):病因不明,但与后部缺血性视神经病变相似,可能是血管损伤的动脉灌注不足或静脉压升高引起的。最常见于心脏手术后,但也可以发生在俯卧位脊柱手术和头颈部手术。

• 视网膜中央动脉阻塞在心脏手术最常见;这种直接增加眼压导致的损伤则多发生于脊柱手术。

• 皮质盲:病因是大脑的枕叶脑缺血和梗死(视觉皮质所在区域)。也可能由于心脏或血管手术过程中继发于大血管的操作引起的栓子造成,或继发于低血压低灌注。大脑的顶枕区是大脑中与大脑后动脉分水岭,该区在低血压期间或有栓子阻断阻塞可能发生梗死。停止血液循环后约 6 min,神经元细胞死亡。

- 危险因素:
  - 高血压。
  - 糖尿病。
  - 肾功能不全。
  - 吸烟史。
  - 慢性阻塞性肺疾病。
  - 周围血管疾病。
  - 心脏病。

■ 生理/病理生理

• 视神经的正常解剖:
- 包含起源于视网膜神经节细胞的有髓鞘的轴突。
• 神经纤维从远端至近端:
- 头和眼部分贯穿巩膜。
- 眶部长度为 3 cm。
- 视神经管延伸至视交叉;然后穿过大脑。

- 视觉皮质位于大脑的枕叶(最终目的地)。
- 动脉血供(受解剖变异):
  - 在筛板前:来自睫状短动脉。
  - 在筛板后:来自 Zinn 血管环。
  - 眶部:来源于软脑膜循环、眼和视网膜动脉的终末支。
- 视神经视网膜静脉回流:眼部及眶部回流至视网膜中央静脉。

■ 预防措施

• 发生于俯卧位脊柱手术的缺血性视神经病变:病因是不确定的,预防措施还需探索。

- 胶体以及晶体溶液可用于大出血病例的复苏。

- 如果可能的话,头部应该被放置在一个高于心脏水平的位置。

- 头部应处于中间位置。

- 进行长时间脊柱手术时要考虑到。

• CRAO:
- 易发生于脊柱手术:确保头部合适位置,经常检查眼睛,以确保眼睛不受压力。

- 心脏手术:应努力减少术中栓塞的发生率。

 诊断

• 术后即刻评估患者。患者恢复意识,视力减退通常很容易被发现。

• 紧急的眼科会诊是必要的。
- PION:最初视神经乳头是正常的。
- AION:眼底检查可见视盘水肿和出血。
- CRAO:眼底检查可见典型的黄斑和视网膜水肿、樱桃红斑点或视网膜血管变细。

• 如果检查后不能确诊,则应进行神经系统显像检查,推荐进行磁共振成像。

■ 鉴别诊断

角膜擦伤。

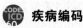 治疗

• 缺血性视神经病变(前和后):
- 提高血红蛋白水平,改善血流动力学状态和氧合。

- 药物降低眼内压,如乙酰唑胺,已被证明是无效的。

• 视网膜中央动脉阻塞:
- 提高血红蛋白水平,改善血流动力学状态和氧合。

• 皮质盲:
- 通过提高脑灌注压和血细胞比容,增加氧气输送到大脑的视觉皮质。

⚡ 随访

根据眼科医师指导。

■ 非公开索赔数据

• 1999 年美国麻醉医师协会建立术后视力丧失登记处围手术期 ION 的机制探讨。

• 截至 2006 年,已收集 93 例脊柱手术病例。

- 83 例被诊断为 ION。
- 10 例被诊断为 CRON。

ICD 疾病编码

ICD9
• 362.31 视网膜中央动脉阻塞。
• 377.41 缺血性视神经病变。
• 377.75 皮质盲。

ICD10
• H34.10 视网膜中央动脉阻塞,非特定眼。
• H47.019 缺血性视神经病变,非特定眼。
• H47.619 皮质盲,非指定侧脑。

❓ 临床要点

• 进行长时间脊柱外科手术的患者预期有大量出血的术后失明的风险增加。

- 术前访视可提示这类患者的视力丧失风险。

- 考虑中心静脉压监测。

- 晶体胶体同时使用,进行液体复苏。

- 麻醉记录单记录眼睛检查。

- 这种损伤很少发生,所以研究有难度。

围手术期他汀类药物的使用 Perioperative Statins

N. Matthew Decker, BS · Nina Singh-Radcliff, MD　孙秀梅 译 / 张晓庆 校

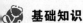 **基础知识**

▪ 概述

- 他汀类药物是 3-羟基-3-甲基戊二酰辅酶 A(HMG-CoA) 还原酶的竞争性抑制剂。它们首先用于治疗高胆固醇血症和降低低密度脂蛋白-胆固醇(LDL-C)。
- 他汀类药物的其他作用有:
  - 改善血管内皮功能。
  - 免疫调节。
  - 稳定动脉粥样硬化斑块。
  - 抑制血栓形成。
- 围手术期他汀类药物的使用将得到扩展和进一步明确。

▪ 生理

- 药理学:首要作用是在肝内竞争性抑制 HMG-CoA 还原酶,降低胆固醇合成。HMG-CoA 还原酶催化甲羟戊酸根的合成,后者是胆固醇合成的限速酶。
- 降低肝内细胞胆固醇的合成和释放,引起肝外单细胞表面低密度脂蛋白受体表达的上调,从而增加低密度和极低密度脂蛋白的清除。
- 多效性作用:
  - 改善内皮细胞功能。内皮细胞功能受损与以下后果密切相关:
    - 高胆固醇和动脉粥样硬化损害内皮细胞依赖性血管扩张和 NO 产生。
    - NO 抗感染、抗血栓、抑制趋化因子产生和血栓形成,抑制左心室重构,保护左心室功能。
  - 免疫调节作用:他汀类通过以下途径降低炎症反应和稳定动脉粥样斑块。
    - 降低 LDL:LDL-C 的正常氧化还原反应通过巨噬细胞产生抗原反应,促进炎症反应。
    - 抑制白介素(IL):动脉粥样硬化斑块发生炎症反应过程,产生炎性物质如 IL-6。
    - 抑制肿瘤坏死因子(TNF):TNF 为动脉粥样硬化斑块发生炎症反应过程中产生的促炎症因子。
    - 降低 C 反应蛋白(CRP):CRP 为肝细胞对 IL-6 和 TNF 产生反应时形成,它是炎性反应的普遍产物,与冠状动脉疾病密切相关。

- 抑制血栓形成:他汀类药物治疗可降低血小板凝集抑制血栓形成。静脉血栓形成增加心肌梗死和脑卒中的危险。

▪ 病因/病理生理

- 他汀类药物的副作用少见,与剂量相关。
  - 肌肉损伤:横纹肌溶解症(少见)。与氯贝丁酯或胺碘酮(可达龙)或维拉帕米合用时发生率增高。
  - 一过性血尿:不引起肾衰竭或肾损伤。
  - 轻度肝脏毒性:
    - 0.5%～2% 的患者出现与剂量相关的肝脏转氨酶升高。
    - 肝功指标不正常,临床价值不大,很少发生肝衰竭。
    - 胆汁淤积和急性肝病时不推荐使用他汀类药物。
  - 有致畸性,孕妇慎用。
  - 可引发糖尿病。
- 围手术期使用他汀类药物引起的副作用(肌肉痉挛或疼痛、黄疸或肝胀痛)应随访肌酸激酶或肝功能,并停用他汀类药物。

▪ 围手术期相关

- 心脏保护。
- 围手术期心肌梗死:
  - Ⅰ类心肌梗死(冠状动脉斑块破裂):他汀类药物能稳定冠状动脉粥样斑块,降低Ⅰ类心肌梗死的发生率,减少冠状动脉血栓形成。
  - Ⅱ类心肌梗死(因氧供需失衡所致):他汀类药物无效。
  - 减少心律失常:通过抗感染作用实现。他汀类药物可降低房颤的发生率,但其抗室性心律失常作用有待于进一步证明。
  - 瓣膜作用:炎性反应可导致瓣膜炎症和钙化。
    - 抑制炎症反应和稳定瓣膜内皮,可抑制炎症进展导致的狭窄。
    - 他汀类药物治疗可减低风湿性主动脉瓣和二尖瓣狭窄。
    - 他汀类药物治疗是否降低瓣膜术后的并发症发生率和死亡率(死亡率用 Euroscore 为标准)及改善长期存活率尚无一致结论。
  - 心脏术后全因死亡率:长期服用他汀类药

物和仅术前使用均明显降低全因死亡率。
- 血管保护。
  - 降低血栓形成和静脉副作用。
  - 动脉粥样硬化:
    - 罗苏伐它汀和阿托伐它汀可降低 LDL 至少 40%,使硬化萎缩。
    - 可使高危患者的 LDL-C 降低至 < 70 mg/dl。
  - 腹主动脉瘤(AAA):他汀类药物可减慢小 AAA 的扩张。可通过其免疫调节机制改善介入途径和手术修补的效果。
  - 颈动脉疾病:他汀类药物可减缓颈动脉内中膜的增厚速度,降低血管内血栓形成,从而降低脑梗死和心血管事件的发生。
  - 外周动脉病:他汀类药物可减少心脏事件,降低围手术期死亡和肾衰竭的发生率。
- 保护肾功能。
  - 冠状动脉介入治疗时给予他汀类药物可减低造影剂引起的肾病(CIN)。
  - 大血管疾病:长期使用他汀类药物可降低肾功能不全发生率和改善肾损伤患者的转归。但其负荷剂量未明。
- 神经保护。
  - 脑梗死:降低大血管手术术后的脑梗死发生率。与 β 受体阻滞剂合用时,可降低 CABG 后的脑梗死发生率。
  - 对脑病的影响无结论。
- 其他作用。
  - 败血症:他汀类药物有助于抑制 IL-6 和 NTF 的产生,可抑制血栓形成。研究发现他汀类药物可降低感染率和死亡率,但需要随机临床试验决定具体临床应用方法。
  - 气道反应性:他汀类药物可降低气道的高反应性。
- 围手术期开始应用他汀类药物的策略:围手术期使用他汀类药物可改善围手术期效果,但目前对药物剂量、种类、应用时间均缺乏详细的应用指南,危险性不同的患者之间的应用区别也应明确。
  - 应用指征:目前多用于高危心脏病患者。缺血性心脏病患者应与阿司匹林和 β 受体阻断剂合用,并注意药物剂量的调整。
  - 药物种类:
    - META 分析表明罗苏伐它汀或阿托伐它汀≥20 mg/dl(药效:罗苏伐他汀＞阿托伐他汀＞普伐他汀＞司伐他汀)可取得理

想治疗效果,使 LDL-C 降至理想水平。

- 罗苏伐他汀具有与其他药物类似的治疗效应和副作用,但其优势是其副作用与剂量相关。

- 氟洛伐他汀的药效比罗苏伐他汀和阿托伐他汀弱,但其半衰期长,释放时间长,这很适用于不能立即口服的手术后患者。它不经过肝脏代谢,也是有肝损伤患者的首选。

- 治疗时间:

○ 在心脏和血管手术患者,术前开始用药,短时间治疗≤7 天,可降低围手术期并发症。

○ 如果条件许可,应在术前一天或术前一天的晚上开始应用。

○ 冠状动脉介入手术前给予大负荷量的他汀类药物可降低心肌损伤和主要心脏事件。

• 停药时间:

- 他汀类药物应持续服用至开放或血管内介入治疗之前,术后应尽早恢复。

- 研究发现大血管手术后停止他汀类药物心脏死亡率增高,可发生再次心肌梗死。

- 如果肾下血管瘤术后延迟 4 天恢复应用他汀类药物,心肌坏死率增加,术后住院时间延长,死亡率增加。

- 停用他汀类药物可引起严重冠心病。

老年人注意事项

围手术期使用他汀类药物对老年、高危患者手术效果的影响远大于年轻患者。

 临床要点

• 他汀类药物有多重功效,可改善高危和一般危险患者的围手术期手术效果。

• 术后停用他汀类药物可增加术后并发症和死亡率。行血管手术(开放或血管内介入)时,他汀类药物应持续应用至术前,术后应尽早恢复使用。

• 需要进一步的随机临床试验证明他汀类药物在围手术期使用的多重功效及应用策略。

胃切除术 Gastrectomy

Allen Alexander Holmes, MD, MS   张毓文 译 / 张晓庆 校

W

🔬 基础知识

■ 概述

一般情况

- 胃切除术包括全胃切除术和胃部分切除术。最常见的适应证是胃癌、胃外伤及不能控制的活动性溃疡出血。有些减肥过程可能需要功能性胃大部切除术。

- 打开腹腔后,需要解剖分离脾胃韧带及胃结肠韧带。钳夹十二指肠端,切开并闭合断端,然后钳夹胃并切除(部分或全部)。空肠断端通常采用 Roux-en-Y 吻合。全胃切除术采用食管空肠吻合术,胃部分切除术采用胃空肠吻合术。

- 胃癌需要进行 D1 或 D2 淋巴结清扫。

- 通常放置空肠造瘘管(J 管)用于术后营养。

- 在剖腹探查前可以选择腹腔镜探查进行评估。远端胃切除术仅限于疾病早期或疾病的缓解期。

体位

- 仰卧位。

- 消毒范围从乳头连线至耻骨。

切口

- 腹正中切口±侧向延伸("L"或 Makuuchi 切口)或双侧肋缘下切口(人字形切口)。

- 腹腔镜手术需要 3~5 个小切口放入套管针(Trocar)。

手术时间

3~6 h,取决于淋巴结清扫范围及吻合口缝合方法(人工缝合或吻合器吻合)。

术中预计失血量

- 单纯性手术:100~200 ml。

- 淋巴清扫(尤其涉及脾及胰腺周围)或全胃切除术:失血量会更多。

- 活动性出血性溃疡或外伤:可能导致大量失血。

住院时间

7~14 天,取决于对进食的耐受性。

特殊手术器械

腹腔镜设备。

■ 流行病学

发病率

美国 2010 年新确诊胃癌病例有 21 000 例。

患病率

- 幽门螺杆菌感染与远期胃癌发生相关。

- 胃癌患者平均在 70 岁。

发病情况

- 胃部分切除术与全胃切除术并发症的发生率分别为 9% 及 13%。

- 淋巴结清扫术后并发症的发生率升高,如果切除脾或邻近器官并发症发生率会翻倍。

死亡率

- 美国 2010 年胃癌死亡人数达 10 570。日本、冰岛、智利及澳大利亚死亡人数更多。

- 胃部分切除术及全胃切除术围术期死亡率为 1% 及 2%。

■ 麻醉目标/指导原则

- 避免输液过多;液体平衡可以影响术后并发症及死亡率(尤其是心肺相关的)。

- 如果腹腔镜下不能完成手术,可能改为开腹手术。术前进行腹腔镜检查可减少此种情况发生。

- 留置硬膜外导管进行术后镇痛。

📋 术前评估

■ 症状

- 常常无症状。

- 隐痛、恶心、消化不良、饱腹感、体重减轻。

- 出血性溃疡、平滑肌肉瘤及巨大腺癌,可有黑便。

病史

- 评估合并症。

- 术前胃肠道准备。

- 吸烟、酗酒、食用腌制食物等。

体格检查

- 常为非特异性。

- 罕见的明显上腹部肿块。

■ 用药史

- 术前化疗可提高胃癌患者的生存率。但是化疗可能对多种器官产生影响:

- 骨髓抑制。

- 5-氟尿嘧啶:冠状动脉痉挛。

- 蒽环类药物:心脏毒性。
- 顺铂:肾脏毒性。
- 单抗类:心脏及肺毒性。
- 溃疡。减少胃酸药物包括抑酸药、H_2 受体阻滞剂及质子泵抑制剂。

■ 诊断检查与说明

- CBC 评估骨髓功能。
- 生化检查(胃肠道准备后电解质紊乱)。
- 硬膜外麻醉前 PT、APTT 检查,尤其是近期化疗者。
- CT 或 PET 扫描。
- 内镜检查。

■ 伴随的器官功能障碍

- 肿瘤分型:
- 腺癌(90%～95%)。
- 淋巴瘤。
- 平滑肌肉瘤。
- 胃肠间质瘤。
- 良性肿瘤。
- 高龄患者常有合并症。
- 药物难治性溃疡可能合并出血、穿孔、幽门梗阻。

治疗

■ 术前准备

术前用药

- 苯二氮䓬类药物:用于抗焦虑。
- 胃肠道药物:减少胃容量及胃酸,可以降低患者反流的风险。
- 奥曲肽:可减少良性肿瘤血管活性物质释放。
- 与外科医师协商预防深静脉血栓形成。

知情同意的特殊情况

需告知硬膜外导管置入风险及受益。

抗生素/常见病原体

- 消化道内厌氧菌。
- 第二代或三代头孢菌素(头孢替坦、头孢西丁、头孢曲松)。
- 厄他培南(24 h 一次)。
- β-内酰胺过敏者应用喹诺酮类联合甲硝唑。

■ 术中监护

麻醉选择

- 全麻复合硬膜外。
- 硬膜外导管(中胸段)用于术后镇痛。

监测

- 标准 ASA 监测。
- 动脉置管用于需要实时监测血压及频繁实验室检查者。
- 中心静脉置管用于外周大口径静脉针置入困难者。
- 无创血流动力学监测用于避免液体超负荷。

麻醉诱导/气道管理

全麻时快速诱导可用于胃肠道准备不充分者。

维持

- 静吸复合麻醉。
- 常应用肌松剂以便于手术视野暴露。
- 镇静剂或持续硬膜外镇痛。术中可通过硬膜外加药。然而,交感阻滞可能引起血容量减少或出血;一些麻醉科医师等到失血停止后再追加药物以避免此种情况。
- 液体管理应该达到有效的循环容量并且需避免间隙液体超负荷。

拔管/苏醒

- 清醒拔管可减少误吸风险。
- 仔细保护所有的引流管,因为一旦被拔除,在不重新打开切口情况下很难再次置入。

术后监护

■ 床旁护理

- 全胃切除或任何原因导致的大量失血需要床边监护(ICU 远程监护)。
- 单纯的部分胃切除术无其他疾病的患者选择普通病床即可。

■ 镇痛

- 硬膜外镇痛除了可以有效减轻术后 72 h 内疼痛,还可以降低术后肺部并发症。计划拔除导管前应考虑有无深静脉血栓形成。
- 尽管证据不足,但持续双侧 TAP 阻滞可替代硬膜外阻滞减少阿片类药物使用。

■ 并发症

- 吻合口瘘。
- 术后出血。
- 肿瘤患者为深静脉血栓及肺栓塞高危人群。
- 术后肺部感染。
- 进食不耐受。
- 倾倒综合征:由于未充分消化的食物进入小肠导致。症状包括速发或迟发的腹部绞痛、恶心。

■ 预后

II级胃癌 5 年生存率为 30%～50%,III级为 10%～25%。

临床要点

- 与外科医师沟通,确认所有的 NG 管。
- 外科医师缝合远端食管时会压迫心脏并产生低血压。
- 近期化疗可能造成多脏器功能紊乱。

胃食管反流病 Gastroesophageal Reflux Disease

Tara L. Paulose,MD　张毓文 译/张晓庆 校

基础知识

■ 概述

- 胃食管反流病(GERD)是指胃内容物由于以下原因非正常地反流入食管。
- 食管下端括约肌松弛或无力。

- 胃内压升高。
- 可导致全麻期间或镇静期间的肺内误吸。

■ 流行病学

发病率

- 人群发病率为 20%～40%。

患病率

与年龄、性别无关。

发病情况

- 不适感。
- 可导致化生(Barrett 食管),低分化、高分化异型增生,最终导致腺癌。

• Barrett 化生增加罹患腺癌风险,为普通人群的 30～60 倍。

死亡率

食管癌位居全球肿瘤死亡的第 7 位,因 GERD 导致的死亡目前还没有明确报道。

■ 病因/危险因素

• 孕妇。
• 肥胖。
• 胃排空延迟;糖尿病,迷走神经切断术史。
• 存在食管裂孔疝。
• 存在腹腔疾病;肿瘤。
• 摄入刺激性食物、药物:
　- 咖啡因。
　- 乙醇。
　- 钙通道阻滞剂。
　- 硝酸盐类。
　- β受体阻滞剂。
　- 孕激素。

■ 病理生理

• 病理生理改变是多种因素引起屏障压升高导致胃内酸性内容物反流至食管;屏障压＝胃内压－食管下压力。可由以下因素引起。
　- 胃内压增高。
　- 食管下括约肌发育不良。
　- 食管下括约肌松弛扩张。
• 反复长期暴露在酸性内容物下可导致食管发生不典型增生及腺癌。

老年人注意事项

老年人群常表现为不典型症状(如"心绞痛")并服用加剧食管反流药物(如 NSAIDs)。

儿科注意事项

儿童中常见,尤其在出生后第 1 年内,以严重的食管下括约肌功能不良为表现。

妊娠注意事项

孕妇因腹内压升高、子宫增大、孕酮对食管下括约肌的综合作用使得其尤为高危。

■ 麻醉目标/指导原则

• GERD 可以导致任何可能引起气道反应降低的麻醉期间胃内容物反流误吸入肺(包括镇静)。
• 术前中和胃酸,减少胃内容物,以最大限度地降低反流误吸风险。
• 降低误吸风险:快速诱导,声门上人工通气时避免将气体挤压入胃,气管插管通气优于声门上通气。

 术前评估

■ 症状

• "烧心";无心脏疾病的心绞痛。
• 存在胃内容物反流。
• 口中金属味。
• 胸腔满胀感。
• 咳嗽。
• 吞咽困难。
• 声音嘶哑。

病史

• 主要了解症状的发生、频率及严重程度。
• 卧位或弯腰时症状加重。
• 空腹时症状存在。
• 睡觉时采取高枕位,无心脏病史。
• 禁食(NPO)确诊。
• 回顾会增加反流误吸风险的合并症(如糖尿病、食管裂孔疝、肠梗阻、住院时间延长、阿片类药物使用等)。

体格检查

• 无典型体征。
• 牙酸蚀病。
• 喘息:一种罕见的表现。

■ 治疗史

• 生活习惯改变:
　- 减肥。
　- 避免刺激性食物、药物。
　- 延长进食与平躺间隔时间。
　- 少食多餐。
　- 床头端抬高。
• 常规临床治疗后症状仍存在的,可考虑胃底折叠术。

■ 用药史

• 抑酸药可快速提高胃内容物 pH。制酸剂会在酸性胃液中释放阴离子;阴离子结合并中和盐酸。升高胃液 pH 可以使得胃蛋白酶失活,胃蛋白酶可与胆汁结合并刺激促胃液素(胃泌素)释放;可加强食管括约肌张力。非颗粒抑酸剂可以更好地混合,因此较颗粒抑酸剂常用,而且其较少引起异物反应。长期使用可碱化尿液导致泌尿系统结石。
• H_2 受体拮抗剂减少壁细胞分泌胃酸及对刺激的反应(如食物、组胺、胰岛素、咖啡因)。其可以竞争拮抗胃壁细胞组胺及 H_2 受体。胃酸减少,胃蛋白酶失活。长期使用可抑制 P450 还原酶,延长华法林、利多卡因及地西泮作用时间。

• 质子泵抑制剂不可逆的与壁细胞 H^+ - K^+ -ATP 酶结合并抑制该酶活性,抑制"质子泵"及胃酸。此为胃酸产生的最终步骤,因此可抑制约 100% 的胃酸分泌。

■ 诊断检查与说明

• 主要靠症状诊断。
• 对患者进行内镜检查、24 h 食管 pH 监测、食管测压、X 线胸片或者胃排空。但这些检查并不是术前常规检查。
• 心电图及心肌酶谱检查排除心脏疾病。

■ 伴随的器官功能障碍

• 食管炎导致 Barrett 食管。
• 增加食管腺癌风险

■ 延迟手术情况

总的来说,由有经验的医师操作,保证气道通畅,不需要延期手术。

治疗

■ 术前准备

术前用药

• 抑酸剂:用于急需减少胃酸分泌时(如剖宫产术),术前 15～20 min 用药。成人应用柠檬酸钠:10～30 ml 每 6 h 口服;儿童:5～15 ml 每 6 h 口服。胃扩张导致胃液增多,可加重恶心、呕吐、反流误吸(可抵消 pH 降低的益处)。
• H_2 受体拮抗剂不能改变已生成胃液的 pH,仅对胃液产生起作用。起效时间为 20～30 min(充分起效要 60～90 min)。雷尼替丁 50 mg 静注(用 20 ml 生理盐水或 5% 葡萄糖糖溶液稀释)。法莫替丁 20～40 mg 静注。
• 质子泵抑制剂不改变已生成胃液的 pH,仅对胃液产生起作用。泮托拉唑 40 mg 静注即可起效。
• 胃动力药可促进胃排空,减少胃内容物;同时可以增加 LES。

知情同意的特殊情况

• 深度镇静麻醉增加呕吐、误吸风险。不应选择深度镇静,可考虑浅镇静或行气管内麻醉。
• 需要患者完全清醒后拔除气管导管。

■ 术中监护

麻醉选择

• 气管插管全身麻醉。

- 深度镇静可能抑制气道反应,尽量选择浅镇静或不镇静。

监测

常规 ASA 监测。

麻醉诱导/气道管理

- 预充氧。
- 低风险患者常规诱导。
- 高风险患者快速诱导。快速诱导即不予以面罩加压给氧,应用诱导药及肌松剂肌肉松弛后立即予气管插管。在诱导后气管插管位置确定前压迫环状软骨。快速诱导时气道压<20 cmH_2O;压迫环状软骨可降低反流风险。
- 采取头高位诱导;反 Trendelenburg 位(抬头仰卧位)优于"背抬高"。抬头仰卧位利用重力作用减少反流。背部抬高可增加胃内压力。
- 有严重的 GERD 病史或"饱胃患者"采取清醒插管,该方法目的是让患者在麻醉诱导前保留气道保护性反射及食管括约肌功能,在降低气道反应后给予气管插管。
- 气管内导管可有效减少胃内容物反流入肺。双管型喉罩可用于低危患者,尽管其为声门上通气装置,但是通过其中一条管道可以排空胃内容物(通过负压吸引)。

维持

胃管置入可引流并减少胃内容物。胃管在吸痰拔管前留置。

拔管/苏醒

- 吸出胃内容物。
- 拔管前应用抑酸剂,H_2 受体拮抗剂或者胃动力药。
- 规范拔管。患者应在完全清醒、肌松残余作用已被拮抗、气道保护性反射恢复后拔管。
- 床头端抬高。

术后监护

床旁护理

- 取决于手术方式及患者的合并症。
- 有误吸可能,气道不稳定或者气道反应弱,需要进入 ICU 治疗。

药物处理/实验室处理/会诊

- 患者苏醒期间可能因反流出现胸痛。尽管 GERD 可能性大,仍需排除有生命危险的情况(心、肺)。
- 消化科会诊了解 GERD 的严重程度及转归。

并发症

- 吸入性肺炎。
- 术后胸痛。
- 术后肺部并发症。

疾病编码

ICD9

- 530.81 食管反流。

ICD10

- K21.9 无炎症的胃食管反流病。

临床要点

- GERD 可增加患者反流误吸及呼吸系统并发症风险。
- 详细的病史采集,合理的术前用药,制订合适的麻醉方案可以提高患者安全。

无创袖带血压监测 Non-Invasive Blood Pressure Cuff

Viachaslau Barodka,MD 杨君君 译 / 张晓庆 校

基础知识

概述

- 无创血压(NIBP)提供收缩压(SBP)、舒张压(DBP)、平均动脉压力(MAP)、脉冲压力(PP)的直接估测。
- 在心脏循环的动脉中,读数基于血液射到全身动脉生成的压力变化(脉冲波)。

生理

- 听诊法:根据听诊柯氏音。通常,动脉中的血液流动是层流,不产生声音,而湍流流动会发出声音。
  - 充气袖带会引起机械收缩和动脉变形。
  - 当袖带压力大于收缩压,动脉全封闭在整个心脏循环中,没有声音。
  - 袖带压力<SBP 和>DBP,湍流发生。在袖带放气时第一次出现的声音表明SBP。
  - 当袖带压力<DBP,动脉完全开放,动脉血流是层流,没有声音。声音的消失或经过进一步的放气出现的低沉的声音表明 DBP。
  - 示波技术:利用压力传感器来测量袖带压力振荡。
  - 在闭塞袖带中压力变化的幅度被测量一旦袖带压力<SBP;血液会通过遮挡部分的动脉和动脉脉冲将传送到袖带的空气中(产生袖带压力波动或振荡)。
  - 最大幅度的振荡显示平均动脉压。不同的设备,利用不同的算法和系数,以获得的读数(例如,测平均动脉压来推断 SPB 和 DBP,测平均动脉压和 SBP 来推断 DBP 等)。
  - 振动测量测量要经过几个心动周期,每次增加放气量以消除明显的呼吸变化或运动伪迹的影响。
- 血压:主要是心输出量(CO)和外周血管阻力(PVR)的产物:MAP = (CO×SVR),SVR 是全身血管阻力。
  - 动脉血管的顺应性对血压有显著影响。平滑收缩(血管收缩)和动脉硬化(动脉粥样硬化)导致血管弹性差(阻力增加),并降低了适应每搏输出量增加的能力(SBP 增加、DBP 降低、MAP 不变)。
  - 心输出量增加(增加泵入动脉循环血量)会增加血压。
  - 流变:黏度影响全身血管阻力(SVR),因此增加黏度会增加 SVR 和 BP。
  - 由于 BP 是依赖于 CO 和 SVR,MAP 可以作为一个替代,以评估这些因素(容量状态、收缩力、心率、灌注节率)。MAP 是特别重要的,因为它反映的是灌注压。MAP 可以使用下面的公式估计:MAP=1/3 SBP + 2/3 DBP。

解剖

- 位置:NIBP 袖带放置在上肢或下肢;读数相应的记录肱动脉或股动脉压力。"充气囊"应在动脉上(以使过多的外部压力不需要压缩动脉),理想部位为下边缘,袖口应为约肘窝 2 cm 以上(避免工件在肘部弯曲)。
- 平心脏水平精确测量。如果下肢低于心

脏的水平,这将高估血压。如果下肢是心脏的上方水平,会降低血压。根据袖口是在右心房上方或下方,应加或减去 0.7 mmHg/cm 加以修正。

· 尺寸:应配合上下肢尺寸准确测量血压。

- 袖带的宽度应为上下肢周长的 40%:以提供足够的阻塞。

- 袖带的长度应为上下肢长度的 60%(例如,上肢:肩膀到肘;下肢:膝关节至踝关节)以提供足够的血流阻塞。

- 如果对于上下肢的长度来说,袖口太小或者袖带太紧,血压会错误地变高。它将不能将压力充分地播散在动脉表面。

- 如果袖口太大,或者袖带放气太快,血压会错误地变低。血压在表面播散太大从而在示波器上产生衰减效应。

▪ 病因/病理生理

由于 BP 是依赖于 CO 和 PVR,MAP 也可以作为一种替代评估 PVR 和构成 CO 的因素(容量状态、收缩力、心率、灌注节率)。

· 低血压状态:

- SVR 降低。

◦ 麻醉药物(血管扩张)。

◦ 脓毒症。

◦ 神经源性休克。

◦ 贫血。

◦ 过敏反应。

◦ 严重缺氧和酸中毒。

◦ 低钙血症。

◦ 动静脉畸形与分流。

◦ 降低的心输出量。

◦ 负性收缩。

◦ 缺血。

◦ 梗死。

◦ 主动脉瓣狭窄。

◦ 降低的前负荷(低血容量、增加的静脉容量、降低的左心室顺应性、梗阻如压塞)。

◦ 压塞。

◦ 心律失常。

· 高血压状态:

- 增加 SVR。

◦ 交感神经刺激。

◦ 血管活性药。

◦ 疼痛。

◦ 低温。

◦ 主动脉缩窄。

◦ 中心大动脉的夹闭。

- 增加心输出量。

◦ 交感神经刺激。

◦ 疼痛。

◦ 积极的正性肌力药物。

◦ 从血容量增加前负荷。

◦ 心率增加。

· SVR 或 CO 下降可以通过增加在其他方面补偿,从而保持相同的 MAP。例如,心肌病患者心输出量低,PVR 增加以维持 MAP。脓毒症患者 PVR 低,心输出量增加以维持 MAP。

▪ 围手术期相关

· 袖带基础血压仍然是在围手术期使用的标准的方法。顾名思义,它有无创的好处,以及提供一个整体的血流动力学评估。局限性:

- 动态和搏动的"快照"循环。不能提供动态读数。

- 肥胖:上下肢的圆锥形形状可以导致压力

在动脉表面上不均匀的分布。

- 颤抖会干扰测量。

- 降压:低血压时振荡测量可能不容易被袖带和换能器检测到。

- 室性心律失常可干扰振荡测量。

· 成人在静息状态下,正常收缩压为 90～120 mmHg,舒张压为 60～80 mmHg。充分的 MAP 有助于优化重要脏器(脑、心、肾)的灌注。然而,正常 BP 的价值本身不能保证充足的灌注。例如,低 CO 和组织灌注掩盖在高 SVR 的假象下有正常的 MAP。

· 高 BP 施加 LV 的额外后负荷,导致增加左心室氧耗,并可能促成缺血发作。此外,它可以增加围手术期出血,并可能导致出血性脑卒中或主动脉动脉瘤破裂。即使是血压轻度升高,对于主动脉夹层的患者也可能是致命的。

▪ 公式

MAP = 1/3 SBP + 2/3 DBP;MAP 是平均动脉压,SBP 是收缩压,DBP 是舒张压。

MAP = CO × SVR;CO 是心输出量,SVR 是全身血管阻力。

☯ 临床要点

· NIBP 是一个标准的 ASA 监测项目,它提供了整体血流动力学功能的评估。

· 无创血压的局限性包括:

- 无法检测到动态血压。

- 低压力下不准确。

- 需要选择适当的袖口大小。

- 心律失常、运动和寒战时降低了准确度或无法衡量。

无脉性电活动 Pulseless Electrical Activity

J. Scott Bluth, BS · Nina Singh-Radcliff, MD   奚丰 译 / 张晓庆 校

基础知识

▪ 概述

· 无脉性电活动(PEA),以前被称为电机械分离(EMD),被定义为在缺乏同步的心肌细胞缩短时的心脏电去极化。有新的证据表明,它是一种伴有不同变化水平的血压和心脏活动的异质性的临床状态:

- 假性 PEA:严重低血压,无临床可发觉的

脉搏、残余心脏活动。

- 真性 PEA:完全没有血压和心脏壁运动。

· 治疗需要启动高级心脏生命支持(ACLS)同时诊断和治疗潜在的病因;在过去 10 年内这种方法尚未发展使用。近期 PEA 发生率的增长引起了许多人的兴趣,建立了动物模型来更好地了解发病机制以便于提高疗效和生存率。

· 麻醉科医师必须意识到潜在的、常见的可

能促发 PEA 的围手术期事件,如缺氧、血容量不足、钾异常、低体温、酸中毒、正在使用 β 受体阻滞剂和钙通道阻滞剂,以及肺栓塞、低血糖、心脏压塞、张力性气胸和冠状动脉血栓形成。

▪ 流行病学

发病率

· 在所有院内心搏骤停的患者中占 35%～

40%。
- 在所有院外心搏骤停的患者中占 22%~30%。
- 暂无假性 PEA 患者的数据。

死亡率
- 院内 PEA 心搏骤停：在 62% 拥有良好神经系统预后的患者中有 11% 存活。
- 院外 PEA 心搏骤停：2.5% 可存活至出院。
- PEA 预后略好于心搏停止。

■ 病因/危险因素

PEA 和其他形式的心搏骤停通常是由一系列可逆状态所引起的，简单地将其分为"H′s"和"T′s"两型。当正在进行抢救生命时应考虑到并及时纠正这些因素。
- 缺氧（常见的围手术期原因）。
- 高钾血症或低钾血症。
- H⁺（酸血症）。
- 血容量不足（常见的围手术期原因）。
- 低体温。
- 高血糖。
- 心脏压塞。
- 张力性气胸。
- 血栓症，冠状动脉血栓形成。
- 血栓症，肺栓塞。
- 毒素（中毒）。
- 外伤。

■ 生理/病理生理

- 电去极化通常发生于心室机械收缩和血液喷射后。这一过程快速且简练，但是有几个临床状态可以阻碍它。
- H 型和 T 型两种均累及心脏、呼吸和代谢紊乱，最终导致共同的终点：无意义脉搏电活动。确切的发病机制尚不清楚，但是有证据表明心肌缺血是常见的病理生理的损害，要么是由于前负荷减少，要么是由于心肌收缩力降低。
 - 前负荷减少可能是由于血容量不足、张力性气胸、心脏压塞或肺动脉血栓形成。
 - 心肌收缩力降低可能是由于缺氧、低体温、钾异常、酸中毒或冠状动脉血栓形成。
- 全心肌缺血最终会导致缺氧、酸中毒和迷走神经紧张增加。这些紊乱被认为会导致去极化作用和应激反应解偶联，最终发生 PEA。
 - 缺氧会引起无氧代谢和乳酸性酸中毒，最终导致高钾血症。它具有负性肌力作用。
 - 缺氧和代谢产物的积累所引起的细胞内

酸中毒可能是造成钙与肌钙蛋白 C 亲和力减弱的原因。它具有负性肌力作用。
 - 迷走神经紧张增加会降低心率和血压。
- 动物研究表明，再灌注后的钙吸收可能涉及 PEA，或者就是 PEA 导致的结果。在一明显的心肌细胞吸收钙的现象后常有细胞肿胀、线粒体和肌原纤维损伤以及线粒体内磷酸钙沉积。钙吸收的增加被视为会损害钙通道电压门、内质网的钙储存和钙对肌钙蛋白 C 的亲和力。
- β受体阻滞剂和钙通道阻滞剂的使用与 PEA 发生率的增加以及伴随的心室颤动减少相关。病因已被认为是与它们的负性肌力作用有关。

■ 预防措施

避免 H 型和 T 型的 PEA。

Ⓓ 诊断

- 既往史提供了相关可能病因的信息（药物过量、糖尿病、冠状动脉疾病、外伤、气管插管、中心静脉导管置入等）。
- 体检应包括脉搏触诊、体温、气管移位、呼吸音、颈静脉怒张评估。
- 诊断过程/其他：
 - 血糖。
 - 钾离子水平。
 - 动脉血气分析。
 - 超声心动图对心脏压塞、血容量不足的评估。
 - 手持式多普勒排除假性 PEA。
- 监护。
 - 脉搏血氧饱和度、血压袖带和动脉血压，可发现脉搏或机械收缩的缺失。
 - 心动过速和高血压往往在发病前先发生。然而，围手术期这种情况缺乏特异性（手术刺激、浅麻醉、麻黄碱等）。
 - 心电图可在 PEA 发病前预先提示病因（常适用于术中事件）。
  ○ T 波高尖：考虑高钾血症。
  ○ T 波倒置（U 波）：考虑低钾血症。
  ○ ST 段改变：考虑心脏血栓（心肌梗死）。
  ○ 宽大 QRS 波群：考虑心肌损害、高钾血症、缺氧。
  ○ 宽大而缓慢的 QRS 波群：考虑三环类抗抑郁药、β受体阻滞剂、钙通道阻滞剂等药物过量。
  ○ 狭窄 QRS 波群：考虑血容量不足、肺栓塞、心脏压塞。

■ 鉴别诊断

- 假性 PEA。
- 心搏骤停时的植入式心脏起搏器。

⊙ 治疗

- PEA 的高级心脏生命支持（ACLS）。
 - 苏醒时目标是维持心搏骤停人体必需脏器的灌注，同时诊断并治疗潜在的原因直至自主循环恢复（ROSC）出现。
- 在手术室里，开始心肺复苏，管理或提高氧流量，使用除颤器。
- PEA 不是一个可电击复律心律，因此它的抢救方法不同于心室颤动和心动过速。
 - 进行持续 2 min 的胸外按压和通气。实施胸外按压的施救者应每过 2 min 轮换。
 - 肾上腺素（每 3~5 min 静推 1 mg）或用血管升压素（40 U 静推）替代第一或第二剂的肾上腺素。
 - 注意，PEA 或心搏停止时不推荐常规使用阿托品。
 - 2 min 后检查可电击复律。
 - 如果电击复律了，应用合适的抢救方法。
 - 如果没有电击复律，检查脉搏。如果有脉搏，开始复苏后护理。如果没有脉搏，继续胸外按压和心律诊断。
- 在进行 ACLS 期间，还应当关注气道管理。
 - 围手术期中，患者的气道可能已被固定，应当确认气道位置正确。
 - 当患者正在被施行监测麻醉（MAC）时，应行面罩通气或气管插管。
 - 面对要使用声门上结构时，适当的话考虑气管插管提供正压通气。
 - 关键在于减少气道插管时胸外按压的中断时间。
 - 鉴别诊断：当在进行 CPR 时，施救者应该检查潜在的可逆 H 型和 T 型原因并尽可能纠正它们。
 - 应使用 FiO₂ 为 100% 的氧流量治疗缺氧。
 - 高钾血症：可联合使用钙、碳酸氢钠、葡萄糖和胰岛素治疗，以稳定心肌细胞和细胞内钾转移。给予呋塞米以提高钾排泄。
 - 氢离子过剩（酸中毒）：可用静滴碳酸氢钠和过度通气来治疗。
 - 血容量不足：可通过静脉输液或严重大出血时输血来纠正。
 - 低体温：可通过主动使环境温度升高来纠正。
 - 心脏压塞：可通过外伤行胸外手术或超声

心动图引导下行心包穿刺来治疗。

– 张力性气胸:可通过针刺减压和胸腔引流管置管术来治疗。

– 冠状动脉血栓形成:可考虑溶栓治疗、冠状动脉再灌注和紧急体外循环。

– 肺栓塞:当怀疑或已知是肺梗死时考虑溶栓治疗。

– 毒素:许多药物过量的情况下可使用活性炭。一些毒素需要专门的矫正措施,而之后常常进行 ACLS。当出现 ROSC 且无其他明确原因时推荐紧急毒理学会诊。

– 头颈部外伤需要稳定颈椎。使用双手托颌法来建立开放气道。

随访

• 术中心搏停止后 ROSC:继续手术的决定取决于初试事件是否已解决(或会复发)以及手术的急迫、紧急程度。术后,患者应被送入监护病房以便于监测和按需进行治疗。

• 手术室外心搏停止后 ROSC:患者应被转移进加护病房以便于进一步稳定病情并按需进行治疗。不能应答的患者应被考虑转移到可提供综合护理的设施,如严密的心脏、神经系统和代谢监测。

• 避免过度通气。过度换气会增加胸内压,但会降低心输出量。

• 诱导性低体温被认为可以保护神经和内脏。

• 必要时行冠状动脉造影和 PCI,这对心电图不显示 ST 段抬高的昏迷患者是有帮助的。

疾病编码

ICD9

• 427.5 心搏骤停。

ICD10

• I46.9 心搏骤停,原因未明。

• I46.8 基于其他原因的心搏骤停。

临床要点

• PEA 是指一组异质性心律失常,其特征是无脉动但存在一些不同于 VT 或 VF 类型的电活动。

• 治疗包括建立 ACLS 并同时诊断和治疗刺激原因。

• 尽管病因种类繁多,但都有相同的病理生理机制。初次的全心肌缺血事件后,会发生缺氧、酸中毒、迷走神经紧张增加。目前发病机制尚不完全清楚,但是有一个更新的事件引起人们的兴趣,心脏停搏中 PEA 的发生率增加。更深入的了解可能改善治疗和预后。

W

无效腔量 Dead Space
Siamak Rahman,MD 李佩盈 译 / 俞卫锋 校

基础知识

■ 概述

• 无效腔(VD)表示有通气但无血流灌注的肺区域。围手术期其包括:

– 生理性无效腔:解剖无效腔和肺泡无效腔。

– 管道无效腔:多数新生儿中关注的问题。

• 无效腔/肺泡通气量(VD/VA)增加可致二氧化碳潴留。因此,任何导致 VD 增加的原因都需要增加通气支持/参数来保持二氧化碳分压正常。

■ 生理

• 生理无效腔(VD_{total})不参与二氧化碳或氧气交换。它是由两种不同的肺容量组成。

– 解剖无效腔($VD_{anatomic}$):不参与气体交换的上气道结构(包括鼻、咽、喉、气管和大气道),这些容量并未到达肺泡水平,不参与气体交换,因而"浪费"。它占潮气量 1/3(或 2 ml/kg)。

– 肺泡无效腔($VD_{alveolar}$):通气肺泡接收最小血流量,包括 1 区和非依赖性肺区。

– 生理无效腔=解剖无效腔+肺泡无效腔。

• 设备,机械无效腔:围手术期麻醉气体输送系统和监护仪可以增加无效腔;在儿科患者中其为重要因素。随着通气量增加,更少新鲜气体进入患者的肺泡参与气体交换。这也适用于重症监护病房中气管插管和机械通气患者。

– 气管导管或喉罩:无效腔体积为患者门齿以上的部分(ETT 可减少)。然而,值得注意的是插管可使 1/2 的解剖无效腔被绕过(鼻咽及口腔无效腔体积)。

– 气道适配器:直头和弯头可增加~2 ml 的无效腔。

– 呼气末 CO_2 监测仪:可以增加~8 ml 无效腔。$ETCO_2$ 监护仪位置越接近气管插管,无效腔越小。

– 延长设备,如螺纹管。

– 面罩。

– 加湿器(HME)。

– Y 型管:成人~8 ml;儿童~4 ml。

– 单向阀故障。

– 贝恩(Bain)回路漏气或中央部分损坏。

– 碱石灰耗竭:其独特之处在于清除环路中的二氧化碳,因此当它耗尽时,它就不再参与"通气"。

• 玻尔方程始于 20 世纪初。无效腔率通过血气检测测定动脉 CO_2($PaCO_2$)和平均呼出 CO_2($PeCO_2$)计算。

$$\frac{VD}{VT} = \frac{PaCO_2 - PeCO_2}{PaCO_2}$$

呼气末二氧化碳($ETCO_2$)通常用于替代平均呼出 CO_2。

– Fowler 法:通过一次或多次呼吸中氮气冲洗量来测量无效腔。患者吸入 100% 氧气,通过单向阀呼气,测量氮气含量和体积。此方法在围手术期不常用或不可用。

– 呼吸效率:定义到达肺泡的新鲜气体体积(肺泡潮气量)除以每次呼吸吸入的气体的总体积(总潮气量)。正常健康的成年在平静自主呼吸时,其通常为 60% 和 70%(这意味着 30%~40% 吸入新鲜气体不到达肺泡)。

■ 病因/病理生理

• 病理状态下肺泡无效腔可以增加。有通气无灌注时,肺泡被定义为 V/Q 无限大的肺单位。它们包括:

– 肺栓塞。

– 低心排血量。

– 机械通气或呼气末正压(PEEP)使肺泡压力增加。

- 慢性阻塞性肺疾病。
- "分流无效腔"是肺右向左分流的错误描述,肺右向左分流使静脉血中 CO_2 含量较动脉血中增高从而产生动脉呼气末二氧化碳差异。然而,当分流值较低时,分流的影响较小,当分流达到 50% 时其影响显著。
- 高碳酸血症可能有明显影响:
  - 直接增加脑血流和颅内压。
  - 增加肺动脉压。
- 交感激活可导致心动过速、高血压或心律失常。

■ 围手术期相关

- 评估和测量 VD/VA 或无效腔为匹配通气和灌注提供指导,可用于:
  - 评估急性呼吸窘迫综合征的死亡率,VD/VA 增加与肺损伤的严重程度相关。
  - 当增加 PEEP 或提高氧合时显示肺复张与过度扩张。
  - 预测小儿及成人拔管成功。
  - 诊断和评估肺栓塞的严重程度。肺泡无效腔可增至过高值(复发性肺栓塞时占潮气量 80%~90%)。
  - 通过关于肺泡无效腔体积变化来为呼吸机支持的危重患者提供有效信息。
- 呼吸模式:快浅呼吸可见于腹部或胸部切口疼痛时,这可以导致小潮气量,增加无效

腔通气的分数(可能达到 >50%)。连续硬膜外麻醉在术后期间可能会减少此呼吸方式(以及肺不张),在肺储备低功能差时益处明显。
- 肺栓塞:脂肪、静脉、空气或血栓栓塞现象可能导致术中突发肺血管阻塞。V/Q 不匹配可使肺泡无效腔突然增加和 $ETCO_2$ 降低($PaCO_2$ 提高)。
- 新生儿和婴幼儿无效腔:设备无效腔在这型人群中更需关注。一个 5 kg 的新生儿存在约 10 ml 的无效腔,设备无效腔再增加数毫升,可导致 VD/VA 显著增加。
- 气管造口术:减少无效腔通气和提高通气效率。研究表明,气管造口术可使 VD 降低 70 ml,呼吸功减少 30% 以上。
- 代偿呼吸方法:自主呼吸,非气管插管患者呼吸窘迫时,其本能地取单向呼吸模式来避免重复吸入鼻腔中高 CO_2 气体。这种方法包括通过用鼻吸气和用口呼气。

■ 公式

- $VD_{total} = VD_{anatomic} + VD_{alveolar}$
- 玻尔方程始于 20 世纪:

$$\frac{VD}{VT} = \frac{PaCO_2 - PeCO_2}{PaCO_2}$$

  - $PeCO_2$ 是 CO_2 在混合呼出气体的部分 CO_2 压力,与平均呼出 CO_2 或呼气末 CO_2

相等。
  - $PaCO_2$ 等于动脉血 CO_2 分压。

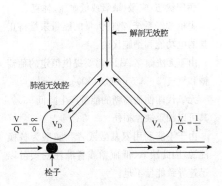

图 1　总无效腔等于解剖无效腔＋肺泡无效腔

❓ 临床要点

- 肺功能正常的患者呼气末二氧化碳分压及动脉血二氧化碳($PaCO_2$)间差距小,为 0~5 mmHg。生理无效腔造成这个正常的差异。在病变肺部,因通气-灌注不匹配使差异增加。
- 静脉空气栓塞时,生理无效腔增加,通气-血流匹配恶化,同样使 $ETCO_2$ 突然降低。虽然 $ETCO_2$ 对空气栓塞敏感,但其为非特异指征,也可以见于其他类型栓塞、大量血液丢失、循环骤停或与麻醉回路断开连接。

W

无氧代谢　Anaerobic Metabolism

Amar M. Bhatt, MD　王苑 译 / 王祥瑞 校

 基础知识

■ 概述

- 无氧代谢是机体在不良灌注时对应激的持续反应和维持生命活动的有效措施的机制,直到良好的环境得以恢复。
- 人体主要的能量来源是葡萄糖的有氧代谢。
  - 有氧代谢:发生于有充足的氧气供应时。氧分子作为电子受体形成 ATP(三磷酸腺苷),产生最大的能量。
  - 无氧代谢:发生于灌注不足和氧气供需不平衡时。机体 ATP 通过快速的糖无氧酵解,可以产生乳酸(巴斯德效应)。

■ 生理

- ATP 是核苷酸提供机体所有细胞的化学

能量,由碳水化合物(主要)和非碳水化合物代谢产生。
- 有氧代谢(氧依赖)通过细胞质内和线粒体内葡萄糖的代谢产生,一分子的葡萄糖产生 36 个 ATP。
  - 糖酵解:葡萄糖的 6 碳结构最初分解为 3 碳结构的丙酮酸。此过程发生于细胞质内,产生 2 个 ATP。
  - 三羧酸循环(Kreb 循环):使用丙酮酸以及氧气,三羧酸循环通过 8 步以及 18 个不同的酶使得每个葡萄糖产生 2 个额外的 ATP。此外,副产品 NADH、$FADH_2$、GTP 等可转化为 ATP。
  - 氧化磷酸化:NADH 和 $FADH_2$ 在线粒体中代谢并使得每个葡萄糖分子产生 24 个 ATP。这就是氧化磷酸化(电子呼吸链),被

质子梯度所驱动。
- 糖异生:缺乏葡萄糖供应,机体使用非碳水化合物(如乳酸、甘油、单一氨基酸或者脂肪酸)来产生葡萄糖。糖异生发生于肝脏细胞的细胞质和线粒体内,肝功能不全或者衰竭导致低血糖,需要提供葡萄糖液。
- 糖分解:机体可以转化碳水化合物复合物,如糖原变葡萄糖。通路常发生在肝脏和肌肉,也需要良好的肝功能。
- 无氧代谢(氧独立)发生于氧的需求量高于供应量。每个葡萄糖分子只能产生 2 个 ATP。
  - 在氧气降低/缺乏的情况,丙酮酸通过乳酸脱氢酶产生乳酸,为无氧代谢的终产物($丙酮酸 \xrightarrow{乳酸脱氢酶} 乳酸$)。
  - 生理状态(运动):无氧阈值在动态运动中

是个理论点,肌肉组织在无氧代谢下转化为额外的能源。

- 病理状态:应激、缺氧或低血压、休克。

• 中枢神经系统:消耗大量的能量来维持正常的电功能和细胞代谢。

- 由于无法储存 ATP,需要提供恒定的葡萄糖和氧气[$3\sim3.5$ ml O_2/(100 g·min)]。
- 无氧代谢使葡萄糖的能量产生降低95%。其可以加重缺血损伤。
- 由于不能利用氨基酸或者脂肪酸为替换能源,因此缺氧、低血糖或者灌注受损可以迅速导致能量不足。

• 心肌:由于需要恒定的能量来源,心肌高度依赖脂肪、碳水化合物和氨基酸的有氧代谢。在缺血或者缺氧的情况下,乳酸或者无氧代谢(和有氧代谢相比)产生的能量不足以产生心脏功能和心室收缩。

• 肺:乳酸性酸中毒刺激外周和中枢化学感受器来增强延髓呼吸中枢。这导致代偿性氧气摄入和二氧化碳排出。酸碱平衡的改变,酸中毒的通气反应主要驱动中枢化学感受器,而外周化学感受器主要受缺氧的影响。

• 血红蛋白:酸中毒降低氧气和血红蛋白的结合律,促进氧气上载/运输至酸中毒组织,使得氧离曲线右移。

■ **解剖**

红细胞不具有线粒体。

■ **病因/病理生理**

• 乳酸蓄积发生于无氧代谢造成阴离子间隙代谢性酸中毒。

- 阴离子间隙是用来描述在代谢性酸中毒状态下的"不能测量的阴离子"(如乳酸、乙醇、尿素、某些毒素、酮体)。
- 正常人乳酸的浓度是 $0.5\sim1.0$ mmol/L,病理状态下超过 2.0 mmol/L。
- 剩余碱是围手术期常用的测量指标。

• 围手术期乳酸中毒造成的组织缺氧由以下的组合引起:

- 低血容量(如创伤患者失血性休克)。
- 低灌注(如心脏术后的心源性休克或者心肌缺血事件)。
- 低血压(如脓毒血症患者血管舒张)。
- 上述多因素组合。例如,创伤患者发生心

脏挫伤、内脏穿孔合并低血容量、低灌注和低血压。

• 乳酸酸中毒导致组织一些细胞和微血管变化。

- 可能加剧神经元和胶质细胞结构损伤。
- 为了维持正常的酸碱平衡环境,细胞利用蛋白质转运和酶的激活来维持二氧化碳、碳酸盐及质子的稳定。

■ **围手术期相关**

• 高乳酸血症的成因:

- 乳酸生成增多(A 型):无氧代谢。
- 乳酸清除减少(B 型):肝脏疾病、高代谢状态和丙酮酸脱氢酶抑制。
- 患者通过这两个机制发展为乳酸酸中毒(如肝脏衰竭和休克)。
- 丙酮酸测量用于鉴别乳酸酸中毒的 A 型和 B 型。
  ◦ 乳酸与丙酮酸比值>25:1表明组织缺氧的机制是 A 型乳酸酸中毒。
  ◦ 正常乳酸和丙酮酸的比值(10:1)与 B 型乳酸酸中毒有关。

• 无氧代谢是围手术期间常见的生理紊乱过程,由氧气的供应和需求不匹配引起:

- 缺氧/低氧血症:食管或主气道插管、缺氧混合物、低通气、V/Q 比例失调、分流。
- 低灌注:低血压、低血容量、出血、心脏损伤、休克。
- 血管舒张:麻醉药物、神经阻滞、过敏性或者感染性休克。

• 心肺转流:乳酸与灌注不足有关。这不仅仅用来预测,还是评估组织恢复灌注的治疗方法的有效性指标。

• 高乳酸血症和 ICU 住院时间延长有关,并且增加术后通气治疗、肾功能不全、感染并发症和循环障碍的风险。

• 传统上的滴定治疗方法不能确保微血管床的灌注。例如,正常或者稍高的血压可能是血管对低心排的收缩反应。

• 感染性休克:高乳酸血症在脓毒血症或者脓毒血症性休克患者的病因是多因素的。

- 低血容量:脓毒血症休克与液体反应生理相关。因此,增高的乳酸提示是"干"患者。
- 低灌注:脓毒血症合并高代谢状态,增加糖酵解。患者有"正常"充盈压力(如中心静

脉压)和心指标(如心指数),可能没有足够的氧气运输。

- 细胞缺氧:尽管有充分的容量和灌注,脓毒血症依旧在细胞水平上发生组织功能不全和细胞损伤。
- 乳酸是脓毒血症和脓毒血症休克的良好的预后指标。无低血压但是有感染性休克风险的患者,血清乳酸水平可以表明组织的低灌注状态;乳酸增加(>4 mmol/L 或者35 mg/dl)可能预示氧气运输不足。早期的治疗目标应当考虑患者的感染和(或)乳酸水平的增高。
- 作为脓毒血症存活指南的一部分,脓毒血症的患者复苏包括但不限制于:
  ◦ 最小晶体输入量为 20 ml/kg。
  ◦ 血管收缩要维持平均动脉压>65 mmHg。
  ◦ 获得血液培养和使用适当的抗生素。
  ◦ 维持足够的中心静脉压和中心静脉氧饱和度。

■ **公式**

• 葡萄糖 + 2ADP + 2P$_i$ → 2 乳酸 + 2ATP+2H$_2$O

• 丙酮酸+NADH+H$^+$ ←→ 乳酸+NAD$^+$

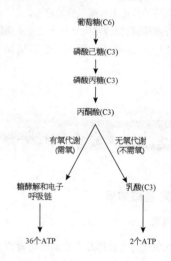

🕐 **临床要点**

• 乳酸可以是无氧代谢和组织缺氧的指标。

• 当组织获得足够的氧气运输,乳酸和碱缺失测量可以作为足够组织灌注的指标。

误吸 Aspiration   Kanishka Monis, MD · Poovendran Saththasivam, MD   张骁 译 / 宣伟 校

基础知识

■ 概述

• 误吸的定义为将胃内容物、口咽内容物及其他异物吸入喉部和下呼吸道。其可分为两大类。

- 吸入性局限性肺炎:误吸物为无菌的酸性的胃内容物,导致肺化学性损伤,又被称为Mendelson综合征。

- 吸入性肺炎:误吸有微生物定植的分泌物而引起的感染及病理过程。

• 尽管麻醉时误吸较为少见,但误吸为麻醉相关死亡和ICU呼吸机相关性肺炎(VAP)的重要原因。

■ 流行病学

发病率

(3.1～10.2)/10 000 全麻患者。

发病情况

• 肺炎。

• 肺脓肿和脓胸。

• 急性肺损伤(ALI)。

• 急性呼吸窘迫综合征(ARDS)。

死亡率

3.8%～4.6%,若大量误吸可达25%。

■ 病因/危险因素

• 老年人或儿童。

• 麻醉时饱胃。

• 妊娠。

• 危重病。

• 急诊手术。

• 胃食管反流病。

• 糖尿病性胃轻瘫。

• 肥胖。

• 气道困难。

• 酸性内容物 pH<2.5。

• 胃容量>0.4 ml/kg。

• 气道反射缺失。

- 药物、酒精过量。

- 无意识全麻患者、深度镇静、创伤患者。

- 神经障碍性吞咽困难。

■ 生理/病理生理

• 人体内存在一些结构和反射来对抗误吸。

- 食管上括约肌(UES):

- 环咽肌充当咽部括约肌的角色,将食管上部与下咽部分开。

- 使用硫喷妥钠、琥珀胆碱、咪达唑仑和氟烷后张力下降。

- 使用氯胺酮后张力增加。

- 食管下括约肌(LES):

- 位于胃与食管交界处。

- 组成部分:膈肌的右侧十字部分,食管和胃底边界在左侧构成的锐角,在食管下端形成一个吊索结构。

- 使用阿片类、吸入性药物和硫喷妥钠后张力下降。

- 使用止吐药(甲氧氯普胺)、胆碱能药物、琥珀胆碱后张力增加。

- 气道反射:

- 喉痉挛:真性或假性声门关闭引起缺氧,然而可阻止异物吸入声门。

- 咳嗽:强有力呼气气流可将异物从气道带出。

- 呼气:无先前的吸气下强有力的呼气。

- 间歇性喘息:浅呼吸时声带快速开合,减少异物误吸。

• 误吸后果:

- 大颗粒异物误吸可导致气道阻塞。被阻塞肺段无法通气,但血流灌注如前,则引起通气血流比值(V/Q)不匹配、分流、低氧血症,甚至死亡。

- 吸入性局限性肺炎,酸性胃内容物引起炎症反应,间接引起肺组织损伤、气道收缩和水肿。细胞因子和趋化因子的释放激活炎性因子、中性粒细胞和巨噬细胞的聚集。肺防御的改变可能引起细菌感染。

- 吸入性肺炎时,口咽分泌物和被污染的胃内容物因其含细菌及细菌分泌物,会引起急性肺炎。吸入性肺炎常见的病原体有革兰阳性球菌、革兰阴性菌和厌氧菌(很少)。

■ 妊娠情况

• 妊娠患者在生产过程中误吸危险度增加,因为:

- 胃排空时间延长。

- 胃容量增加。

- LES松弛,原因主要有孕酮作用,增大的子宫的压迫,而存在向上的压力压迫LES。在中期妊娠时常被当作"饱胃"患者处理。

■ 预防措施

• 术前充分禁食,控制胃内容物和胃容量。

消化食材	最少禁食时间(h)
清水	2
母乳	4
婴儿奶粉	6
非人乳	6
便餐	6

• 降低胃酸浓度:

- 柠檬酸钠为一种非特异性抗酸药,可升高胃内 pH,增加胃运动。

- H_2 受体拮抗剂抑制胃酸分泌,从而降低胃内容物酸度及胃容量。

• 减小胃容量:

- 甲氧氯普胺是一种抗多巴胺类和抗胆碱类药物,可加速胃排空,提高 LES 紧张度。

- 麻醉诱导前或后,置鼻胃管,可抽吸部分胃内容物以胃肠减压。

- 原位鼻胃管应在气管插管前予以放置。值得注意的是,它可以形成一个机械屏障,保护 LES 对抗误吸。

• 环状软骨按压术(Sellick手法):

- Sellick 于 1961 年描述的一种预防全麻快速诱导期间误吸的方法。

- 用向上和向后的压力压迫环状软骨,使食管压迫至颈椎,从而封闭食管。建议压力为30～40 N(操作时难以衡量)。

- 理论上,该操作可一定程度上阻止胃内容物误入咽部,以及误吸入气管支气管树。

- 最大限度上减少无意识患者的胃胀气和误吸,但是由于压迫气道,降低了有效通面罩气量。若操作过早,会引起患者不适。

• 早期用有气囊的气管内插管可减轻但不能消除胃内容物误吸的危险。

- 过足气囊压力可破坏气管黏膜微循环,从而导致坏死。气囊压力不足影响通气效果,声门上异物仍可泄漏至气管支气管树。

- 使用尽可能薄的气囊(低压力,高容量)可保证气道的密封性。可阻止皱褶的产生,从而降低因气管内插管皱褶产生而引起的声门上异物误吸入气管支气管树。

■ 妊娠注意事项

• 考虑到所有生产的孕妇均有"饱胃",不管

W

距上次进食时间多久。

- 若可以,避免全麻。

- 若需行全麻,考虑使用甲氧氯普胺、柠檬酸钠和 H_2 受体拮抗剂。

• 疾病预防控制中心(CDC)认为半仰卧位是降低误吸和 VAP 风险的有效措施。

- 半仰卧位时,胃内容物反流的作用被重力作用平衡。

- 一些研究表明,ARDS 患者俯卧位可有效减少胃内容物误吸和 VAP 风险。

诊断

• 麻醉诱导或气管拔管后呕吐。

• 症状:

- 术后患者咳嗽、声嘶、盗汗、气促、胸膜炎性疼痛、肌肉痛及不适等。

• 体征:

- 手术进行时:低氧血症、喘鸣、支气管痉挛或喉痉挛。

- 手术后:发热、发绀、呼吸急促、吸气性喘鸣(阻塞处损伤靠近气管处)、肺部啰音、应激状态。

• 诊断检查和影像:

- ABG:增加的肺泡-动脉氧梯度和低氧血症。

- CXR:显示实变或混浊不透明。CXR 改变可能会延迟,误吸 12~24 h 后可能无变化。

- CBC:差异。

- 痰培养。

▪ 鉴别诊断

• 肺血管栓塞。

• 肺空气栓塞。

• 肺结核。

• ARDS。

• 药物反应。

• 哮喘。

• 支气管痉挛。

• 喉痉挛。

• 心肌梗死。

治疗

• 麻醉诱导时呕吐:

- 立即让患者处于 Trendelenburg 体位,防止将胃容物误吸入气管。

- 抽吸上呼吸道。

- 气管内插管,气囊充气。

- 气管内用软的吸引管吸引异物;支气管镜下移除较大吸入物。

• 手术进行时呕吐(配备声门上导气装置或面罩通气):

- 移除声门上导气装置,进行辅助持续环状软骨压迫。

- 头朝下或侧卧位。

- 给予 100%氧气。

- 给予琥珀胆碱和气管内插管保护气道。

- 加快手术速度。

- 苏醒时误吸:

- 头朝下或侧卧位以避免呕吐物误吸入气道。

- 咽部吸引。

- 给予 100%氧气。

- 重新插管以保护气道。

• 误吸的处理中,没有证据支持使用类固醇。

- 明确感染微生物种类后,应考虑抗生素治疗。

- 在肠梗阻状态下,误吸物可能为肠内容物,吸入性肺炎患者使用抗生素时应考虑到革兰阴性和革兰阳性菌。

• 吸入性局限性肺炎和吸入性肺炎的处理中,没有数据支持使用类固醇类药物。

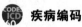 随访

▪ 非公开索赔数据

• 4 459 例全麻相关案例:

- 误吸是首要或次要的引起死亡的原因(其中死亡 158 例,占 3.5%)。

- 误吸是不良事件发生的首要原因,占全部这些病例的 1.75%。

- 产科相关误吸占全部病例的 21%。

疾病编码

ICD9

• 482.9　细菌性肺炎,未明确细菌种类。

• 507.0　固体或液体引起的局限性肺炎。

ICD10

• J15.9　未明确细菌种类的细菌性肺炎。

• J69.0　由食物或呕吐物误吸引起的局限性肺炎。

临床要点

• 所有脑卒中患者均应行吞咽异常检查,以避免误吸情况发生。

• 感觉中枢功能下降的患者,气道不能有效自我保护,有较高的误吸危险。

• 存在误吸高危因素的机械通气患者,体位应选择半卧位,床头抬高 30°~35°。

吸呼比 I:E Ratio

Siamak Rahman, MD 　张凌 译 / 张晓庆 校

🐾 基础知识

■ 概述

· I:E 描述的是吸气时间与呼气时间的比。

- 每次完整的呼吸机辅助呼吸在进入呼气时间(E-时间)之前都分配了一定的吸气时间(I-时间)。

- 每次呼吸吸气时间和呼气时间之和(总持续时间)相等。

- 呼吸机每分钟呼吸频率恒定,这决定了每次呼吸的长度。频率 20 次/分时每次呼吸 3 s,频率 10 次/分时每次呼吸 6 s。

· 设定 I:E。

- 充足的吸气时间可使不张的肺段复张。

- 充足的呼气时间可避免气体残留。

■ 生理

· 吸气时间:是指容量控制(VC)送入规定潮气量或压力控制(pressure control)维持规定压力的持续时间。

- 需要足够的 I-时间让正压吸气量复张萎陷的肺段(使气体从顺应性较高的肺泡重新分布到顺应性较低的肺泡)。持续气道高压比压力瞬间增加能更有效地复张肺泡。此外,持续的肺泡膨胀能减少无效腔,可能是通过将气体输送到灌注较好(顺应性较差)的区域。

- 容量控制通气。随 I-时间增加,吸气峰压和湍流减少;有更多的时间来传送设定的潮气量。峰压下降也使静脉回心血量(和心输出量)增加,特别是在容量减少的患者。

  ○ 吸气停顿。潮气量输送完成后,可设定一个暂停以维持肺泡膨胀(优化灌注通气)。设定时,此暂停编入 I 吸气时间:I:E=(吸气时间+呼气暂停时间):呼气时间。

- 压力控制通气(PCV)。随吸气时间增加,潮气量更大,结果湍流降低;有更多的时间使萎陷的肺段保持在给定的压力。

· 呼气时间。充足的呼气时间,让肺泡在下一轮正压吸气之前排空。

· 选择合适的 I:E 是在降低气道峰压、减少湍流、增加潮气量和允许足够的呼气时间、保存前负荷之间找平衡。

- 成人。正常的自主呼吸通常是 1:(1.5~2.5)。

- 儿童。正常幼儿自主通气的 I:E 通常为 1:3。

· 逆呼吸通气(IRV)。理论上,吸气时间延长可以在较低的呼气末正压(PEEP)和肺泡峰压水平维持平均气道压力(MAP)和潮气量,前提是不会发生过量的呼气末气体残留。

■ 病因/病理生理

· 如果进行潮气量输送的时间不够或过早到压力限制可能会出现低通气和呼吸性酸中毒。

· 如果肺泡在下一轮呼吸之前没有足够的时间清空则可发生气体残留。这可能会导致肺泡过度膨胀,呼气末持续正压(称为内源性 PEEP)导致气压伤或由于胸腔内压力增高导致心血管危害。可能会导致这种结果的情况包括:

- 吸气时间增加或反吸气时间。

- 阻塞性疾病状态如哮喘或慢性阻塞性肺疾病(COPD)。

- 高呼吸率,从而缩短绝对呼气时间。已经在高频震荡通气(HFOV)中观察到。

■ 围手术期相关

· 时间转换用于压力体积双重控制(限制压力的容量控制)模式。设定 I:E 或吸气时间,流量进行相应调整,以确保设定潮气量被递送。

· 容量转换。设置气流,当设定潮气量输送完毕则吸气时间结束。

· 增加氧浓度无法改善低氧血症。反转 I:E 可以促进潮气量从顺应性较高的肺泡向顺应性较低的肺泡重新分配。全身麻醉患者对此耐受性良好,但清醒或轻度镇静的患者,对此耐受性不佳。

· 急性呼吸窘迫综合征(ARDS)。逆 I:E 已经用于降低吸气峰压和气压伤。此外,一个长的、持续的吸气相降低了平均气道压力,同时在给定的氧浓度下增加了动脉血氧分压。尽管气体交换有好处,对延长吸气时间感到不舒服的警醒患者,肌松可能是必需

的。然而,不同 I:E 的 PCV 或 PCIRV(反比)对成人急性呼吸窘迫综合征(ARDS)患者的呼吸力学、气体交换以及血流动力学方面的改善相比常规的 VC 加 PEEP 未能显示任何短期的有益效果。

■ 图/表

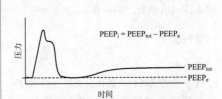

图 1 测量内源性 PEEP:在呼吸暂停患者,内源性 PEEP 的定量测量可以通过呼吸机的呼气暂停保持控制来获得。这使得肺泡和呼吸机之间的压力平衡,允许测量总的 PEEP。总 PEEP 值可以从气道压刻度盘或 PEEP 显示读取

内源性 PEEP=总 PEEP-设定 PEEP

吸呼比	吸气时间(s) RR 10	呼气时间(s) RR 10	吸气时间(s) for RR 6	呼气时间(s) for RR 6
1:4	1.2	4.8	2	8
1:3	1.5	4.5	2.5	7.5
1:2.5	1.7	4.3	2.8	7.2
1:2	2	4	3.3	6.6
1:1.5	2.4	3.6	4	6
1:1	3	3	5	5
1.5:1	3.6	2.4	6	4

RR=10 和 6 s/呼吸相关。6 被呼气时间和呼气时间分开[6/(吸气时间+呼气时间)]。例如,吸呼比为 1:4,6/(1+4)=6/5=1.2 s。其值可乘以比值;例如,吸气时间 1.2×1=1.2 s;呼气时间 1.2×4=4.8 s。注:吸气时间加呼气时间应等于 6 s。

❓ 临床要点

· 普通的,自主呼吸 I:E 是 1:2。在机械通气时,I:E 通常设定为该值。

· 在机械通气患者,增加吸气时间可以提高氧合或减小吸气峰压;然而,它可能会导致内源性 PEEP、气压伤或患者耐受性差(镇静的患者)。

· 吸气暂停时间是固定的潮气量设置并输送完成后的可选模式。

吸气性气道阻塞综合征 Pierre Robin Sequence

Mohamad Iravani, MD · Swati Patel, MD　孙秀梅 译 / 张晓庆 校

基础知识

▪ 概述

- 皮埃尔·罗班综合征代表各种程度的小颌畸形，主要包括下颌发育不全、舌下垂和腭裂。
- 心血管和神经肌肉系统也有可能累及。
- 同义词：Pierre Robin 系列、Pierre Robin 畸形、Robin 系列、Pierre Robin 形态缺陷。

▪ 流行病学

发病率

可单独出现或合并其他复杂并发症，如遗传性耳聋-色素性视网膜炎综合征（Stickler syndrome）、脑肋下颌综合征（cerebrocosto-mandibular syndrome）、腭心面综合征（velo-cardiofacial syndrome）、胎儿酒精综合征（fetal alcohol syndrome）和 18 三体。80% 的患者表现为其他综合征症状的一部分。

患病率

- 1/20 000～1/8 500。
- 男女比例为 1∶1。

发病情况

气道阻塞和发育迟缓。

死亡率

相关研究报道为 2.2%～26%。

▪ 病因/危险因素

未明，可能与 2q32.2～33.2 缺失有关。

▪ 病理生理

- 此综合征是因为一系列事件导致的异常，而非各种异常的集合。
- 下颌发育不全是起始事件，导致舌后坠及失去颏舌肌的支持和协调功能。这导致舌进一步后坠，加重气道阻塞。
- 慢性气道阻塞可导致发育停止、肺动脉高压和肺心病。
- 腭裂是因舌发育过程中不能下降而产生，同时影响腭中间融合。
- 严重气道阻塞出生后需立即处理，俯卧位或侧卧位可有助于保持气道通畅（诱导和插管时的体位）。1 岁时下颌的进一步生长、舌自主运动的发育、咽喉部肌肉协调能力的改善使气道阻塞减轻。

▪ 麻醉目标/指导原则

- 存在舌后坠合并小下颌时，保持气道开放是围手术期的主要目标。
- 诱导：保留自主通气直到气道得到安全控制。
- 拔管：患者必须完全清醒，肌松完全恢复。此外，舌缝线、严密监测和紧急开放气道设备必须齐备。
- 当患者表现为严重气道阻塞、需要多次手术或预防慢性阻塞性肺疾病和肺动脉高压时可行气管切开。

术前评估

▪ 症状

- 表现为从无到严重的气道阻塞，引起呼吸窘迫、缺氧和高二氧化碳血症。
- 病情严重时可出现发育迟滞和喂养困难。

病史

- 呼吸困难和气道阻塞，包括需要改变体位以保持气道通畅。
- 需要供氧。
- 完整的心脏病史以排除先天性心脏病。
- 应查看以前的麻醉记录以得到相关气道管理信息。

体格检查

- 生命体征。
- 保持气道开放的体位。
- 气道阻塞程度。
- 下颌发育不全的程度和舌后坠的程度。
- 心脏杂音。
- 其他异常。

▪ 治疗史

- 如果气道阻塞不能改善，则可行鼻咽通气道、唇舌粘连或紧急气管切开。
- 下颌分离可用于缓解气道阻塞和避免气管切开；但不影响喉镜 Cormack Lehane 的评分。

▪ 诊断检查与说明

根据症状和合并症的严重程度，可行心脏超声、CXR（通气过度、肺炎和心力衰竭）和动静脉血气分析。

▪ 伴随的器官功能障碍

- 眼部疾病，如先天性白内障和视网膜剥脱。
- 神经性听力丧失。
- 肺动脉高压、肺心病和慢性缺氧。

▪ 延迟手术情况

任何上呼吸道感染的表现可导致手术推迟，如鼻分泌物、肺听诊异常和咳嗽。

治疗

▪ 术前准备

术前用药

- 由于气道阻塞的高发病率，术前要应尽量避免使用苯二氮䓬类。
- 应使用抗胆碱类药物减少口腔分泌物，抑制迷走反射。

知情同意的特殊情况

因气道管理困难，术前应报告知患儿父母可能的后果及气管切开的可能性。

▪ 术中监护

麻醉选择

尽可能选用区域阻滞。

监测

放大屏幕上的 ETCO$_2$ 波形；高危患者放置动脉导管。

麻醉诱导/气道管理

- 推荐保留自主呼吸的情况下在患者清醒时行纤支镜经鼻或口插管。
- 诱导前应准备气管切开托盘，气管切开医师也应在现场。
- 应保留自主呼吸，避免使用肌松剂。
- 可用 4% 的利多卡因行气道表面麻醉，以抑制插管反应（注意预防对婴儿的毒性）。
- 应选择能够维持合适麻醉深度、预防喉痉挛且保留自主呼吸的麻醉诱导剂。
  - 七氟烷和丙泊酚有引起气道阻塞和呼吸困难的可能。
  - 可选择氯胺酮和右美托咪定。它们能够保留自主呼吸，同时提供合适的麻醉深度。同时使用时，右美托咪定可抵偿氯胺酮的交感神经兴奋和分泌物增多副作用。
- 变窄的喉腔可导致诱导时纤支镜插管困难，可采用托下颌、前拉（用巾钳、缝线或纱布）舌，应注意预防水肿及损伤。
- 可通过喉罩行纤支镜插管。
- 可通过可视喉镜插管。
- 插管成功后，可用缝线固定气管导管以增加安全性。

维持

出现水肿时可使用激素类(如地塞米松)。

拔管/苏醒

• 完全清醒,能够自主呼吸且潮气量足够大时拔出气管导管。

• 可用舌缝线帮助维持气道开放。

术后监护

■ **床旁护理**

应采用一对一的护士管理以严密监测呼吸,紧急开放气道设备应准备好。

■ **药物处理/实验室处理/会诊**

可行血气分析,可请 ENT 医师会诊,随时准备急诊手术。

■ **并发症**

气道阻塞和缺氧。

疾病编码

ICD9

• 756.0 颅骨和面部骨骼异常。

ICD10

• Q87.0 影响面部美观的先天性畸形综合征。

临床要点

• 在确认气道安全或明确面罩通气安全前应保持自主呼吸。

• 手术过程中可缝合气管导管。

• 术后可应用舌线牵拉固定舌,减少阻塞。

• 拔管后随时准备再插管。

吸烟 Smoking

Jagan Devarajan, MD, FRCA · Beth H. Minzter, MD, MS, FIPP　孙少潇 译/顾卫东 校

基础知识

■ **概述**

• 麻醉科医师在围手术期常可遇到有短期和长期吸烟后遗症及心肺血管并发症的患者。

• 实施手术可以为吸烟患者提供长期戒烟的机会和动力。由于医院内禁止吸烟,因此患者不得不戒烟。麻醉科医师在术前应劝告患者禁烟。作为医护人员,麻醉科医师有责任劝患者永久戒烟。

■ **流行病学**

患病率

• 目前大约 1/5 的美国成年人吸烟。

• 男性的吸烟率(23.9%)略高于女性(18%)。

发病情况

吸烟可影响机体的各个器官系统,不利于身体健康。还可影响患者的体能、耐力和健康。

死亡率

每年(44.3 万人死亡)每 5 名死亡者中有 1 人的死因与吸烟直接或间接有关。吸烟引起的死亡比艾滋病、吸食毒品、酗酒以及交通事故死亡人数的总和还要多。

■ **病因/危险因素**

烟草的烟雾中含有超过 25 种致癌物质,最有害的产物为尼古丁、焦油和一氧化碳。烟雾颗粒包含至少 3 500 种化合物,大多数是致癌物质和自由基。

烟草中含有尼古丁(2%~5%)、糖(主要为还原型)(8%~25%)和水分(10%~

14%)。

■ **病理生理**

尼古丁可刺激节前自主神经受体,导致肾上腺释放肾上腺素,神经末梢释放去甲肾上腺素,中枢神经系统释放多巴胺和内啡肽。上述神经递质介导不同的认知和行为学表现,包括吸烟相关的欣快感。因此,烟草是高度成瘾的物质。

■ **麻醉目标/指导原则**

戒烟:理想情况下应该在手术前 8 周停止吸烟(应该在医师办公室或在安排手术时建议患者戒烟)。如果未在术前 8 周戒烟或患者无法停止吸烟,建议至少在术前 24 h 或在术前晚停止吸烟,以减少尼古丁和一氧化碳的不良影响。

术前评估

■ **症状**

COPD 和心血管症状。

病史

• 吸烟史。

• 呼吸:感染、近期 COPD 急性加重、呼吸困难、易疲劳。

• 心血管:冠状动脉疾病(coronary artery disease, CAD)(如先前的心肌梗死和胸痛)以及周围性血管疾病(如跛行和静息痛)的证据。

体格检查

呼吸系统和心血管系统的体征。

■ **治疗史**

心理咨询。

■ **用药史**

• 尼古丁替代疗法。

• 安非他酮(非典型抗抑郁药)。

■ **诊断检查与说明**

• 肺功能测试(pulmonary function test, PFT)提示阻塞性病变(FEV_1 的下降较 FVC 减少更明显,FEV_1/FVC 比值减小)。

• 动脉血气可显示低氧血症和高碳酸血症。

• 碳氧血红蛋白监测可测定血中一氧化碳的水平。

■ **伴随的器官功能障碍**

• 呼吸系统:吸烟是肺癌和 COPD 的最常见病因。围手术期吸烟可增加气道的反应性,增加对化学刺激物的敏感性,促进黏液分泌。全身麻醉期间吸烟者的支气管黏液转运明显慢于不吸烟者。一氧化碳可降低氧气与血红蛋白的亲和力,从而降低血液中总的氧含量。吸烟者围手术期喉痉挛、支气管痉挛、氧饱和度降低、肺炎、呼吸衰竭、非预计的 ICU 治疗和需机械通气支持的概率明显增加。

• 心血管系统:冠状动脉疾病、脑血管疾病和脑卒中的风险增加 2~4 倍。通过加速动脉粥样硬化,吸烟可间接增加围手术期心脏病的发病率和死亡率。一氧化碳可导致心肌损害,原因包括慢性烟雾暴露、心肌对病

毒感染的易感性增加以及引发心肌病和慢性心力衰竭等。围手术期吸烟可增加心率、血压和心肌收缩力,导致心肌做功和耗氧量增加。此外,吸烟还可增加血浆儿茶酚胺水平。

- 肝脏系统:诱导肝微粒体酶。因此,通过肝脏代谢的药物可能需要增加剂量(如苯二氮䓬类药物和吗啡)。
- 内分泌系统:增加抗利尿激素的分泌,导致稀释性低钠血症。
- 血液系统:血红蛋白、红细胞、白细胞、血小板和纤维蛋白原生成增加。尽管吸烟者血栓栓塞疾病的发病率增加,但深静脉血栓形成(deep venous thrombosis, DVT)的相对风险并不比不吸烟者高。
- 伤口和骨的愈合:损伤免疫反应,更容易出现与伤口愈合相关的术后并发症,如伤口裂开和感染。也可影响骨折愈合并导致脊柱融合不良。接受膝关节和髋关节置换的患者戒烟可使伤口的感染率从23%降至4%。
- 致基因突变:增加肺、口腔、肾、膀胱、子宫、胃等部位癌变的风险。
- 产妇与胎儿健康:增加不孕、流产、宫外孕、胎膜早破、前置胎盘和胎盘早剥的风险。吸烟母亲新生儿早产、低体重儿、死胎和婴儿猝死综合征的风险明显高于不吸烟母亲。

▪ 延迟手术情况

COPD急性加重。

治疗

▪ 术前准备

术前用药

- 抗焦虑的药物可减少戒烟对心理的影响。
- 由气道反应性疾病引起可逆性支气管痉挛的患者可应用支气管扩张药。
- 活动性呼吸道感染患者应用抗生素。
- 排痰。行雾化吸入和胸部理疗以促进分泌物的清除,激励型肺量计锻炼。
- 中重度可逆性气道疾病的患者可考虑使用类固醇激素。但类固醇激素并不能产生即刻效应,使用时需权衡其利弊。

知情同意的特殊情况

需告知术后可能的肺部并发症,如呼吸衰竭、计划之外的ICU治疗、肺炎、喉痉挛、支气管痉挛、术后可能需要呼吸道治疗和雾化吸入。

▪ 术中监护

麻醉选择

- 局部麻醉或区域麻醉往往优于全身麻醉(避免气道刺激、正压通气和不可预测的阿片类药物作用)。
- 椎管内阻滞可用于手术麻醉。运动阻滞超过T_{10}水平可显著减少肺功能受损患者的用力呼气气流。
- 硬膜外阻滞用于术后镇痛,有助于促进深呼吸和咳嗽,改善呼吸道管理。

监测

- 脉搏血氧饱和度:存在碳氧血红蛋白时可高估氧合水平,可能需要多波长的脉搏血氧仪,以获得准确的读数。
- 心电图ST段分析有助于发现心肌缺血。
- 动脉置管。重大手术时(尤其神经外科手术),强烈推荐行$PaCO_2$监测,以估计$PaCO_2 - EtCO_2$压差(吸烟者的压差增加)。

麻醉诱导/气道管理

- 预给纯氧(除氮法)可以抵消闭合容量和一氧化碳水平增加的不利影响。
- 静脉诱导药物的剂量足够时可获得满意的效果。尽管硫喷妥钠不会引起支气管痉挛,它也不会抑制气道反应。
- 静脉注射利多卡因可减少诱导插管时的气道反应。除静脉给药外,也可在插管前声带局部喷利多卡因。
- 麻醉药"兴奋期"应避免气道内操作和手术刺激,以降低呼吸相关不良事件的发生率。

维持

- 由于挥发性麻醉药对支气管反应具有保护作用,可作为首选。诱导时避免使用高浓度地氟烷,以防发生屏气和喉痉挛。地氟烷可刺激长期吸烟者的呼吸道相关受体,从而刺激交感神经肾上腺系统,导致血压升高和心动过速。没有大疱性肺气肿的患者并不禁忌使用氧化亚氮,但潜在的呼吸道病变可降低患者对吸入氧浓度下降的耐受力。
- 神经肌肉阻滞剂。如果应用神经肌肉阻滞剂,应进行肌松监测,以滴定肌松药的剂量。在诱导和维持阶段,较低血浆浓度的尼古丁即可通过刺激烟碱型乙酰胆碱受体,增加肌松药的需要量,但尼古丁对不同肌松药的影响并不一致,肌松监测有助于预防呛咳和支气管痉挛。

拔管/苏醒

- 麻醉兴奋期拔管可导致喉痉挛、支气管痉挛和屏气。必要时可考虑"深麻醉拔管"。

- 尼古丁具有抗伤害性感受作用,并可减少恶心、呕吐的发生,但仍需预防性应用止吐药物。

术后监护

▪ 床旁护理

取决于手术类型、术中事件以及术后是否需要保留气管导管和进行机械通气。

▪ 药物处理/实验室处理/会诊

- 在PACU及病房通常需要辅助给氧。
- 由于药物代谢增加和痛阈降低,镇痛药的需求量常增加。强烈推荐使用患者自控镇痛(patient-controlled analgesia, PCA)。必要时可考虑行区域阻滞、硬膜外阻滞和手术野阻滞。
- 需进行呼吸锻炼、物理治疗和激励型肺量计锻炼。
- 预防深静脉血栓形成。
- 严密观测伤口,以早期发现和治疗伤口感染。
- 可使用尼古丁贴片预防尼古丁戒断症状。尼古丁贴片是否增加伤口感染概率仍不清楚。

▪ 并发症

尼古丁戒断症状、镇痛不足、伤口愈合不佳、深静脉血栓形成、术后肺部并发症。

疾病编码

ICD9
- 305.1　吸烟引起的疾病。

ICD10
- Z72.0　吸烟。

临床要点

- 医院是禁烟场所,应强制患者不吸烟,这将使他们有机会体验戒烟的益处,并且尝试今后继续戒烟。
- 麻醉科医师应遵循由ASA戒烟工作小组设计的简便三步法:
  - A——询问患者吸烟状况。
  - B——建议吸烟者戒烟。
  - R——建议吸烟者拨打全国免费戒烟热线。
- 麻醉科医师也应该建议并帮助吸烟者在术后病房戒烟。有吸烟相关并发症的患者更易听从医师的术后指导意见。

• 戒烟对肺的影响。戒烟 72~48 h 后纤毛功能得到改善，1~2 周后痰液产生减少，4~6 周后肺功能改善，6~8 周后肺泡巨噬细胞的免疫功能得到提高。术前戒烟时间短于 8 周的患者术后肺部并发症发生率（56%）与吸烟至术前的患者（48%）无明显差别。相比之下，术前戒烟时间大于 8 周的

患者（17%）术后肺部并发症发生率与不吸烟者（11%）接近。

• 戒烟对心血管的影响。即使短期的戒烟对心血管系统也是有益的。尼古丁和一氧化碳等主要有害物质的消除半衰期较短（分别为 1 h 和 4 h）。戒烟 8 h 血压和心率降低。12~24 h 后，一氧化碳水平恢复正常，氧分压和体温上升至正常水平。24 h 后，急

性冠脉事件的风险下降。1 年后，发生冠心病的风险降低 50%。5 年后，脑血管意外和冠心病风险降低至非吸烟者水平。

• 戒烟 1~2 天可引起过度焦虑和黏液分泌增加，患者并可处于支气管痉挛和高凝状态。尽管如此，这些症状可通过使用抗焦虑药、支气管扩张药和抗凝药得以缓解。通过围手术期持续戒烟，患者可从中长期受益。

系统性红斑狼疮 Systemic Lupus Erythematosus

Chitra Ramasubbu, MD　卫炯琳 译 / 顾卫东 校

基础知识

■ 概述

• 系统性红斑狼疮（systemic lupus erythematosus，SLE）的发病机制复杂，与针对各种细胞成分的自身免疫反应有关。

• 同时或相继具备以下 11 项标准中的 4 项可诊断。

- 红斑：蝶形或圆盘状。
- 光过敏。
- 口腔溃疡。
- 浆膜炎（心包炎、胸膜炎）。
- 关节炎。
- 肾脏疾病（蛋白尿、管型尿）。
- 神经功能障碍（抽搐、精神错乱）。
- 血液系统异常（贫血、白细胞减少、血小板减少）。
- 抗 DNA 抗体阳性、抗 Sm 抗体阳性、抗磷脂抗体阳性。
- 抗核抗体阳性。

• 累及多个器官和系统时可出现多种临床表现。麻醉科医师应对疾病有全面的了解和认识，以优化围手术期管理。

■ 流行病学

发病率

每年 2~7.6 例/10 万人。

患病率

• 国民健康调查报告：53.6/10 万人。

• 女性患病率为男性的 10 倍，育龄妇女好发。

• 加勒比黑种人女性的患病率较普通人高 9 倍。

发病情况

• 一项纳入 1 000 名患者随访 10 年的多中心研究显示：关节炎占 48%；蝶形红斑占

31%；活动性神经病变占 28%；神经系统受累占 19%；雷诺现象占 16%；浆膜炎占 16%；血小板减少占 13%；血栓形成占 9%。

• Framingham Offspring 研究结果显示：44~55 岁女性 SLE 患者心肌缺血的发病率是健康女性的 50 倍。

死亡率

• 发病后 10 年的生存率为 92%。

• 发病后 20 年的生存率为 68%。

■ 病因/危险因素

• 确切病因仍不清楚，可能与人种、存在多个易感基因位点、激素水平以及环境因素等有关。

• 育龄妇女。

• 非洲裔美洲妇女。

• 使用外源性激素。

• 高血压病史。

• Ⅰ/Ⅱ型日光反应性皮肤。

• SLE 家族史。

• 吸烟。

■ 病理生理

目前的推测是，疾病的表现与异常的细胞凋亡以及淋巴细胞免疫耐受机制异常有关。

- DNA 甲基化加速了细胞凋亡，伴有细胞表面表达血浆抗原和核抗原。

- 正常情况下，淋巴细胞不会攻击这些自身抗原，但淋巴细胞信号异常时，可导致这些细胞表面抗原受到攻击。

- 抗原-抗体免疫复合物可集聚于微血管内，并导致补体激活。激活的补体沉积于肾和皮肤的基底膜。

■ 麻醉目标/指导原则

• 评估病情的严重程度，包括是否存在急性

发作和终末器官损害等。重点关注心血管系统、肺和肾脏。

• 评估长期使用类固醇激素的患者是否需要给予应激剂量的糖皮质激素。

术前评估

■ 症状

• 气短。

• 胸闷。

• 咳嗽。

• 呼吸急促。

• 神经病理性疼痛。

病史

• 回顾病史和是否存在终末器官损害的表现。

- 急诊就医和住院史。

- 治疗史。

- 诱因。

• 与患者的风湿科医师沟通有助于了解其病史、病程和当前治疗方案等方面的信息。

体格检查

• 心血管系统检查。

- 杂音提示可能存在瓣膜疾病。

- 心音减弱和心包摩擦音提示可能有心包炎。

• 肺部检查。

- 呼吸音减弱或消失以及呼吸音变粗提示可能有胸腔积液、间质性肺病和肺炎。

• 检查寰枢关节半脱位体征。

■ 治疗史

• 慢性肾病患者血液透析史或肾移植史。

• 心脏压塞者心包穿刺或心包开窗手术史。

• 利布曼-萨克斯心赘生物患者行机械瓣膜置换术。人工瓣膜易引起心瓣膜炎反复发作。

X

■ 用药史

- 环磷酰胺：心脏毒性。
- 硫唑嘌呤和甲氨蝶呤：肝脏毒性。
- 甲氨蝶呤：肺纤维化；与 NSAID 药物合用可导致急性肾功能衰竭和全血细胞减少症。
- 吗替麦考酚酯：全血细胞减少症。
- 长期服用类固醇激素：高血糖、高脂血症、骨质疏松症和高血压。
- NSAID 类药物，阿司匹林：消化性溃疡、血小板抑制。
- 羟氯喹：肾毒性、心脏毒性、神经毒性。

■ 诊断检查与说明

- 全血细胞计数，以排除贫血、血小板减少症和白细胞减少症。如有贫血，应考虑检查有无溶血性贫血。
- 电解质，尤其有狼疮性肾炎的患者。
- 肝功能，检查有无自身免疫性肝炎或药物性肝损害。
- 凝血因子，狼疮性凝血功能障碍患者 PTT 可升高。
- 抗体和补体水平，如升高，应与既往的检查结果比较。
- 抗磷脂抗体，提示血栓形成风险增加。
- 胸部 X 线片，有助于发现肺间质性病变、肺炎和胸腔积液。
- 心电图，有助于发现心肌缺血、急性右心衰竭或室性期前收缩。
- 超声心动图，有助于发现心内膜炎和瓣膜疾病的征象。

■ 伴随的器官功能障碍

- 神经系统。
- 即使不存在经典的危险因素，脑血管疾病的风险亦可增加。
- 常见偏头痛或紧张性头痛。
- 心脏。
- 心包炎、心包积液和心脏压塞。
- 羟氯喹治疗可导致 QT 间期延长。
- 常见的心律失常包括窦性心动过速、房颤和房室传导阻滞。
- 约 1/10 合并有利布曼-萨克斯心瓣赘生物的 SLE 患者心超下可发现非感染性疣状赘生物。
- 肺部。
- 常见的肺实质病变包括肺纤维化、弥漫性肺泡出血和急性狼疮性肺炎。
- 心包炎患者可见胸腔积液。

■ 延迟手术情况

- 急性发作。

- 浆膜炎（心包炎、胸膜炎）。
- 上呼吸道感染。
- 肺炎。

治疗

■ 术前准备

术前用药

- 过去 6～12 个月中使用类固醇激素超过 2 周的患者应给予应激剂量的类固醇激素，以免发生肾上腺功能不全。应给与兼有糖皮质激素活性和盐皮质激素活性的类固醇激素。
- 必要时给予抗焦虑药物。
- 有血栓形成病史的患者可给予治疗剂量的抗凝药物。术前应和外科医师及血液科医师沟通。
- 需预防误吸。
- 适当的抗生素治疗，以降低感染风险。

知情同意的特殊情况

如需行有创监测，应和患者讨论其必要性并告知。

■ 术中监护

麻醉选择

对于凝血功能障碍、正在接受或术后需立刻接受抗凝治疗的患者，禁忌行椎管内麻醉和区域麻醉。

监测

- 标准监测。
- 高风险手术（高心脏风险的患者人群）可考虑使用有创动脉压监测。

麻醉诱导/气道管理

- 喉罩放置于声门上，因而可减轻气道刺激和水肿。活动期 SLE 患者即使行短时间气管插管也可发生插管后声门下狭窄。
- 气管插管。
- 胃食管反流患者（11%～50% 的患者）可选择快速序贯诱导插管（rapid sequence intubation，RSI）。
- 喉头水肿、声门下狭窄和声带麻痹可导致喉镜暴露困难和气管插管困难。
- 1/3 患者存在口腔黏膜溃疡，喉镜暴露时应轻柔操作。
- 肌松。
- 可能需要增加非去极化肌松药的用量。有研究显示，维库溴铵需增加 20%，泮库溴铵需增加 45%，阿曲库铵需增加 37%。
- 服用环磷酰胺（假性胆碱酯酶抑制剂）的患者琥珀胆碱作用时间会延长，琥珀胆碱由

血浆中的假性胆碱酯酶代谢。

维持

- 摆放体位时使用体位垫有助于避免周围神经受压，防止骨质疏松患者骨折。
- 眼部保护和润滑有助于预防角膜擦伤。口腔干燥综合征（Sjögren's syndrome）患者易发生角膜擦伤。
- 免疫抑制剂的药物相互作用。
- 氧化亚氮可加重骨髓抑制。
- 肌松药（见前文）。
- 狼疮性肾炎。
- 合理的液体治疗，以维持足够的尿量（经常监测并调节输液）。
- 避免低血压，避免肾毒性药物。
- 避免雷诺现象。
- 维持体温正常。
- 吸入气体加温湿化。

拔管/苏醒

环杓关节炎可导致气管拔管后气道阻塞。

🔄 术后监护

■ 床旁护理

- 警惕气道阻塞。
- 考虑辅助给氧（鼻导管、面罩）；采用激励型肺量计减少肺不张。
- 预防血栓形成的措施包括早期活动和使用抗凝药物。
- 良好的疼痛控制。

■ 并发症

普鲁卡因胺、肼屈嗪、异烟肼、青霉胺和α-甲基多巴可导致药物性 SLE。

📋 疾病编码

ICD9

- 710.0 系统性红斑狼疮。

ICD10

- M32.9 系统性红斑狼疮，非特定。

❓ 临床要点

- SLE 患者的围手术期管理需因人而异。
- 评估疾病严重程度和器官累及情况，以制订合适的麻醉计划。
- SLE 患者可能需行与疾病相关的手术（如肾移植、心包开窗术），也可能行与 SLE 不相关的手术（如剖宫产）。

细胞膜 Cell Membrane

Dorothea Rosenberger Parravano, MD, PhD 杨博宇 译 / 陆秉玮 校

基础知识

▪ 概述

• 包围细胞和大多数细胞器的脂质细胞膜。它的主要功能是控制物质进出的通道,以建立和维持细胞内稳态。

• 细胞膜可分为可兴奋性细胞膜(神经元和肌细胞)和不可兴奋性细胞膜(管状或皮肤细胞)。

• 细胞膜也参与细胞-细胞黏附、分子储存、受体结合、细胞信号转导与细胞间通信等过程。

▪ 生理

• 主动和被动转运是离子、分子和蛋白质通过细胞膜的机制。

- 被动转运包括颗粒或电荷从高浓度到低浓度运动(扩散)。

◦ 离子通过细胞膜是基于特定离子的电化学梯度及其物理性质。"能斯特方程"定义了电压梯度,此时某种离子在细胞内、外达到平衡。

- 主动转运需要能量(三磷酸腺苷,ATP)来对抗上述梯度转运。

◦ 原发性主动转运直接从 ATP 水解获得能量。释放的磷酸盐可供载体磷酸化。Na^+-K^+-ATP 酶是一种主动转运蛋白,Na^+ 和 K^+ 可对抗各自的浓度梯度以维持跨膜电化学梯度。

◦ 继发性主动转运包括一种载体,其具有特定离子的结合位点及另一种与离子一同转运的物质。共同转运的物质可以与离子运动方向相同或相反。小肠黏膜上的 Na^+-葡萄糖转运蛋白就是一个例子。

◦ 胞吞和胞吐作用属于主动运输,包括膜泡形成,以摄取和释放细胞内与细胞外的大分子物质。运输小泡通过膜内陷形成。实例包括:运动终板的乙酰胆碱通过胞吐从突触小泡排出,通过受体介导的胞吞而摄取胆固醇。

• 膜受体和通道:

- 氨基酸、儿茶酚胺、肽和复杂分子或药品的细胞内摄取需要细胞膜受体。

- 受体和通道可为配体、电压、机械门控。

- 配体门控离子通道由化学信使调控(如乙酰胆碱)。

- 电压门控受体需要电构象变化,并由膜电位变化控制。在可电兴奋的神经或肌细胞上存在电压门控的 Na^+ 通道和 K^+ 通道。

- 机械门控或代谢型受体受 G 蛋白介导的影响。

◦ G 蛋白可以控制具有刺激或抑制作用的第二信使的释放。

◦ 几个 G 蛋白可以由一个单一的受体激活,并通过几个相关的效应蛋白放大信号。

◦ G 蛋白受体调节交感和副交感神经的神经递质的释放。

• 膜电位:

- 所有活细胞的静息电位被称为膜电位。

- 动作电位的产生是在刺激反应下,神经或肌肉细胞大幅改变细胞膜的离子电导率,导致冲动沿神经元传播或骨骼肌、平滑肌细胞的收缩和松弛。

▪ 解剖

• 细胞膜由双层磷脂、胆固醇、糖脂构成(图1)。

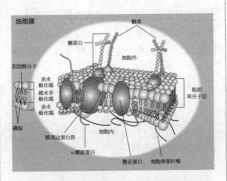

图 1　细胞膜、脂质双分子层和膜整合蛋白

• 脂质双分子层决定了细胞膜的基本结构,并将细胞内部与细胞外空间分离。双层膜的流动性使单个脂质分子在单层中能迅速扩散。但同时,双层结构对于绝大多数极性分子具有高渗透性。

• 内外膜脂质数量不同,反映了特定细胞膜有不同的功能。

• 磷脂及其片段参与细胞内信号通路,具有两亲性,含极性和非极性端。极性端向外,非极性端向内。

• 胆固醇有助于保持膜的完整性,参与细胞信号转导,并可保持膜流动性(分离磷脂,使脂肪酸链不会凝聚结晶),占据细胞膜成分的一半。

• 糖脂仅在细胞膜的外膜中存在。

• 多糖链外套是包绕细胞膜外膜的膜蛋白,保护细胞膜免受化学性和机械性损害,是细胞外基质的一部分。

• 蛋白质被嵌入在双层中,也可以中断双层。

• 整合蛋白中断双层。离子通道、黏附分子、载体蛋白、第二信使和 G 蛋白是整合蛋白,负责物质的跨膜转运。

▪ 病因/病理生理

• 大脑:血脑屏障是由围绕脑毛细血管的紧密连接形成,分离脑脊液与血液。血脑屏障可以保持脑内的葡萄糖浓度、神经递质和其他重要物质水平与身体的其他部分处于不同水平,还能够防止许多病原体进入大脑。通常大分子或极性分子不可透过,仅离子和亲水性非电解质小分子可透过。巴比妥类、丙泊酚、依托咪酯和苯二氮䓬类可以通过血脑屏障。当细胞间连接被破坏,水、电解质和亲水性大分子进入血管周围脑组织,将导致血管源性脑水肿。

• 心脏:电解质紊乱可导致静息电位改变,引起电传导异常。高钾血症导致静息膜电位升高(负性减少,如从 − 90 mV 到 80 mV),复极速度加快。

• 肺:由于分压梯度,氧气和二氧化碳在肺泡-毛细血管屏障间自由扩散,完成空气和血液之间的交换。基底膜的破坏可以导致蛋白质(胶体)运动增加,由此产生了渗透压梯度,使水可以进入肺实质。这种破坏可以导致肺泡-毛细血管屏障"增厚"以及增加肺泡萎陷(降低 FRC),显著影响氧气和二氧化碳扩散(非心源性肺水肿)。

• 肠:胃壁细胞可以通过 H^+-K^+-ATP 酶分泌 H^+ 入肠腔。组胺通过 H_2 受体(G蛋白驱动机制)以及乙酰胆碱通过 M3 受体(Ca^{2+} 作为第二信使)刺激胃酸分泌。过度刺激导致胃酸过高、黏膜屏障损害,引起组织溃疡。H^+-K^+ 泵抑制剂(如奥美拉唑)可降低胃液酸度。

• 肾脏:滤过、重吸收、浓缩以及排尿依赖肾单位和管状细胞的孔窗、受体、载体、通道。管状细胞通透性增加导致大量蛋白质进入尿液,这是肾功能不全的早期迹象。肾逆流转运缺陷使浓缩能力受损,可以表现为多尿

或无尿。氨基糖苷类抗生素可损害肾小管上皮细胞、影响细胞的流动性和 Na^+-K^+-ATP 酶,可能导致肾衰竭。

- 内分泌:

- 碘进入甲状腺细胞依靠 Na^+/I 继发性主动转运蛋白。硝酸盐或高氯酸盐与碘竞争转运体,造成碘摄取减少。这导致了循环中的甲状腺激素下降、TSH 增加和甲状腺肿形成。

- 葡萄糖通过易化扩散或伴随 Na^+ 的继发性主动转运进入细胞。葡萄糖转运蛋白是降糖药的新的潜在靶点。

- 过敏反应:触发物质主要诱导 IgE 相关通路。接触过敏原后 IgE 产生,并与肥大细胞和嗜碱性粒细胞上的高亲和力 IgE 膜受体结合,导致各种炎症介质释放(如组胺、类胰蛋白酶、前列腺素和白三烯),影响皮肤、呼吸系统、胃肠道、心血管和中枢神经系统,造成低血压、心动过速、水肿等临床症状。

▪ 围手术期相关

- 苯二氮䓬类与 GABA 受体结合,促进 GABA 神经递质与 Cl^- 通道结合,将 Cl^- 转运到细胞内(超极化膜静息电位)。

- 局部麻醉药抑制 0 期去极化相关的快速 Na^+ 通道。围手术期时用于干扰感觉、运动、自主神经传导。持续时间可变,取决于受体亲和性以及药物及其副产物的降解、分布和代谢。

- 阿片类药物与大脑、脊髓和周围组织的 μ、kappa、ORL1、NMDA 受体结合,引起疼痛缓解、呼吸抑制、镇静、瘙痒、便秘。

- 丙泊酚、依托咪酯、氯胺酮与 GABA 和 NMDA 受体结合,诱导产生可逆性意识和感觉丧失。诱导剂的作用、持续时间和副反应取决于与 GABA 受体的亲和力、受体亚型、特定亚基。

- 丙泊酚与 GABA-A 受体结合。丙泊酚也能阻滞 Na^+ 通道,并可能对各种内源性阿片受体有作用。

- 依托咪酯也与 GABA-A 受体结合。

- 氯胺酮为 NMDA 受体拮抗剂,也可与多巴胺受体和阿片受体结合,这取决于给药剂量。

- 神经肌肉阻滞药可用于易化插管、外科手术及机械通气。

- 非去极化肌松剂(如泮库溴铵)为烟碱受体竞争性拮抗剂,防止乙酰胆碱与受体结合。

- 去极化肌松剂(如琥珀胆碱)模拟乙酰胆碱,与受体结合,使平滑肌细胞去极化(引起收缩)直至去极化肌松剂与受体分离前,可防止乙酰胆碱与受体结合。

- 吸入性药物具有镇静催眠作用,可能是由于其与 NMDA 受体结合(作为受体阻滞剂)以及与 GABA 受体结合(抑制作用增强)而产生。然而,大多数的细胞机制仍然未知。

▪ 公式

能斯特方程:决定离子跨膜流向。流向与细胞内外离子浓度梯度有关。

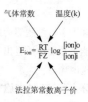

✋ 临床要点

恶性高热(MH):在 ryanodine 受体遗传性缺陷的个体中,应用吸入性麻醉剂和(或)琥珀胆碱,可以导致危及生命的高分解代谢状态。已经确定约 6 个基因位点与这一反应相关,肌质网(SR)ryanodine 受体蛋白表达基因至少有 25 个突变。特定基因座形成 Ca^{2+} 通道,控制肌质网的 Ca^{2+} 细胞内外流动。Ca^{2+} 过量导致肌肉僵硬,是 MH 的主要症状。

其他症状包括高呼气末二氧化碳、体温升高、心动过速、高钾血症、呼吸、代谢性酸中毒、横纹肌溶解。肌松剂丹曲林钠,可以阻止 Ca^{2+} 从肌质网进一步排出,是目前已知唯一有效的 MH 危象解救药物。

细胞外液 Extracellular Fluid

Venugopal S. Reddy, MD, EDIC, FFARCS 林雨轩 译 / 刘洋 校

🫀 基础知识

▪ 概述

- 普通成年男性,水占体重的 60%;普通成年女性,水占体重的 50%。水分布在两个间隙,保持动态平衡:

- 细胞内隙(intracellular compartment, ICC):占身体总重量的 40%,占全身水的 66%(一个 80 kg 的男性约 28 L)。它主要由 K^+、蛋白质和有机阴离子组成。

- 细胞外隙:占身体总重量的 20%,全身水的 33%(一个 80 kg 的男性约 14 L)。它主要由 Na^+、Cl^- 和碳酸氢盐组成。这个间隙进一步细分为:

○ 组织液(存在于细胞或组织之间的体液):占身体总重量的 15%,占全身水的 24%(一个 80 kg 的男性约 10 L)。

○ 血管内液(等离子体):占身体总重量的 5%,占全身水的 10%(一个 80 kg 的男性约 4 L)。

○ 跨细胞液(正常间隙外的液体,如脑脊液、黏液、消化液):占身体总重量的 2%,占全身水的 2%~4%(一个 80 kg 的男性为 1~2 L)。

- 蛋白质、离子和水在各间隙间运动。尽管间隙之间的成分不同,身体的各个间隙之间保持渗透平衡,但有短暂波动。

- 细胞内←→细胞外间隙:细胞膜由双脂层膜载满蛋白质受体和离子传输通道组成,调节蛋白质和离子的运动。水在膜两侧自由移动。

- 间质←→血管内液:这两个间隙被毛细血管内皮细胞分隔开,允许离子和水自由通行(基于扩散原理),大的蛋白质分子不能自由通过(红细胞、血小板、白蛋白等)。

▪ 生理

- 细胞外液(ECF):体积与总钠含量成正比。它由以下成分组成:

- 血管内液(intravascular fluid, IVF):就是循环血量。35%~40% 的体积由红细胞组成(血细胞比容);另外 7% 由蛋白质和脂质组成。

- 组织间液(interstitial fluid, ISF):是毛细血管和细胞之间的空间,代表细胞的环境。

组织液和血管内液被毛细血管内皮分隔,毛细血管内皮允许离子自由通过,大蛋白质分子不能通过。由于组织间液与细胞内液是动态平衡的,它在身体不同区域、不同组织的成分存在差异。

- 细胞外液和细胞内液成分:
  - 细胞外液主要包含大量的 Na^+、Cl^- 和碳酸氢盐。此外,还包含细胞营养物质,如葡萄糖、脂肪酸和氨基酸。这些物质不能自由通过细胞,但可以基于代谢需求进行调节,通常与激素(胰岛素、生长激素等)相关。
  - 细胞内液主要包含 K^+,其次是 Mg^{2+} 和磷酸盐。离子浓度通过离子通道和 ATP 泵调节。
- 血管内液和间质液:离子成分非常相似,差异主要在于氯和蛋白质浓度。
- 细胞外液的稳态:通过调节机制使得全身水和渗透压在一个狭窄的范围内波动。全身水和渗透压主要由肾脏维持。
- 渗透压感受器:
  - 抗利尿激素(antidiuretic hormone, ADH):也称为精氨酸加压素。在下丘脑室旁核和视上核合成。抗利尿激素是肾排水的主要决定因素。
  - 肾素-血管紧张素-醛固酮:肾小球球旁细胞分泌肾素。肾素将血管紧张肽原转换为血管紧张肽 I,然后转化为血管紧张素 II。
  - 心房钠尿肽:心房扩张刺激心房细胞分泌心房钠尿肽;抵抗醛固酮效果,导致利尿。
  - 肾脏对上述激素做出应答来维持体内稳态。本质上,它们也保持钠平衡,最终决定了细胞外液体积。
- 关于毛细血管过滤的 Starling 定律表示全身或肺毛细血管在任意位置的净流体过滤。$Q = K_a[(P_c - P_t) - s(\Pi_c - \Pi_t)]$:
  - Q=流体净流量;>0 表示毛细血管流出,<0 表示流入毛细血管。
  - K_a=毛细血管渗透性。
  - P_c=毛细血管静水压,动脉毛细血管末端的显性压。
  - P_t=间隙静水压。
  - s=Staverman 反射系数,由白蛋白、肺淋巴流动、细胞间隙结构和顺应性共同决定。
  - Π_c=胶体渗透压,静脉毛细血管末端的显性压。
  - Π_t=组织胶体渗透压。
- 增加毛细血管静水压(P_c),降低胶体渗透压(Π_c),增加组织胶体渗透压(Π_t)会促进血

管床液体过滤到细胞间隙导致间质水肿。增加间隙静水压(P_f),降低组织胶体渗透压(Π_t)会降低过滤。同样重要的是,毛细血管通透性增加和肺淋巴流量减少往往促进水肿的形成。
- 可以测量的变量:毛细血管静水压临床用于测量肺毛细血管楔压(PCWP)。可以测量的另一个变量是胶体渗透压(Π_c),无法直接测量的是间隙压力、毛细血管渗透压和 Staverman 反射系数、白蛋白、肺淋巴流动、间隙结构和顺应性。
- 动脉血管的静水压大于渗透压,所以净流动有利于水和其他溶质被传递到组织液。在静脉端,渗透压更大,所以净流动有利于物质传递回毛细血管。这种差异是由血液的流动方向和水净流动到组织液产生的溶质不平衡导致的。

▉ 病因/病理生理

临床体液失调的描述常常基于细胞外液条件。一些规则也应该考虑:两个间隙(几乎)总是渗透平衡的,血管内液不穿过细胞膜(水可以);正常的肾脏、激素功能和口渴机制最终使体内恢复平衡。

- 低渗扩张(摄取水过多):主要干扰自由水增加,通过两个间隙扩散(增加 ECF 和 ICF)。其次降低 ECF 和 ICF 的渗透压。
- 低渗浓缩(肾脏排泄盐):主要损害是减少 ECF 和 ICF 的渗透压。因为水跟随钠一起被排泄,ECF 和 ICF 体积也减小。
- 等渗扩张(等渗晶体液、充血性心力衰竭、肾疾病):体液总量和渗透压增加,因此 ECF 或 ICF 渗透压没有改变,但 ECF 和 ICF 体积增加。细胞间隙给造成的水肿提供了一个"缓冲"。
- 等渗浓缩(出血、烧伤):主要的损害是全身液体体积和渗透分子减少,因此不改变 ECF 或 ICF 的渗透压。ECF 体积减小为主,为了维持组织灌注和循环,液体可以从间质和细胞内流出(这能力是有限的)。
- 高渗扩张(高渗盐水、甘露醇、高血糖):主要作用是增加全身渗透压,使 ECF 渗透压远远大于 ICF。因此,水从细胞内移向血管内,ECF 体积增加。
- 高渗浓缩(隐性损失,如出汗、呼吸道蒸发):主要表现为自由水的损失,减少 ECF 和 ICF 体积约 1 400 ml(原始灌注体积的 7 倍)。还有表现是渗透压增加,尽管全身渗透压没有增加。

- 第三间隙损失:早期研究(20 世纪 60 年代)提示在大手术或创伤时,ECF 将出现重新分配,不再参与维持血流动力学状态或尿液排出量。这种所谓的"第三间隙"导致大量液体输注后常见的广义组织水肿。第三间隙造成的成分损失相当于 ECF 和电解质成分以及少量的蛋白质。这种损失可以通过输注晶体补充,如乳酸林格液或生理盐水。第三间隙损失取决于组织损伤的严重程度、损伤持续时间和低血压。

▉ 围手术期相关

- 生理盐水和乳酸林格液与 ECF 有相似的渗透压。因为 ECF 的 2/3 是间质内液,大多数晶体分配到间质内导致间质水肿。
- 5% 葡萄糖是低渗溶液,渗透压 270 Osm 左右。随着葡萄糖的代谢,血浆渗透分子减少,水均匀地分布到所有的间隙。当细胞内液渗透压较高时,大部分水会进入细胞内,导致细胞水肿。
- 高渗盐水:渗透压为 2 500 Osm 左右,血浆渗透压为 290 Osm。注入 200 ml 7.5% 高渗盐水将迅速增加血管内容积,是原始灌注体积的 7 倍。高渗溶液增加血浆容积的机制主要从细胞内转移获得(还有一小部分从其他间隙获得)。这个概念已经用于低血容量性休克的早期管理。血容量增加持续 30~45 min。为了延长高渗盐水的作用时间,一些临床医师使用含右旋糖酐的高渗盐水加强效果。
- 胶体:增加蛋白质胶体渗透压(在等渗晶体溶液中)导致血浆胶体渗透压增加。胶体可以扩充 100%~150% 的血容量。这种做法的优点是扩充血容量但不伴随间质扩张。
- 高渗溶液:甘露醇和尿素有助于将水从细胞间隙中移除。其作用机制是高渗溶液成分无法穿过细胞膜,因此优先增加了 ECF 渗透压。甘露醇通常用于神经外科和颅内压增高的患者。如果血脑屏障破坏,溶液能够进入细胞内,则同样增加细胞内渗透压。

▉ 公式

一个 80 kg 男性的体液分布:
液体总量=80×0.6=48 L。
细胞内液(ICC)=80×0.4=32 L。
细胞外液=80×0.2=16 L。
组织液=80×0.15=12 L。
血容量=80×0.05=4 L。

■ 图/表

表 1　体内液体分布

	占总体重比例	量(80 kg的男性)	占全部体液比例
全身水	60%	48 L	100%
细胞内液	40%	32 L	66%
细胞外液	20%	16 L	33%
组织液	15%	12 L	24%
血容量	5%	4 L	10%

表 2　体内液体成分

电解质	血浆(mEq/L)	组织间(mEq/L)	细胞内(mEq/L)
Na$^+$	142	145	10
K$^+$	4	4	160
Cl$^-$	101	114	3
HCO$_3^-$	27	31	10
Ca^{2+}	5	5	2
Mg^{2+}	2	2	26
pH	2	2	100
蛋白质	16	1	65

❓ 临床要点

• 在动态平衡期间,身体的所有间隙液体都是渗透平衡的。在瞬态变化、病理或治疗过程中,液体流动基于静水力学、胶体渗透压和渗透力。

• 细胞外液(ECF)主要包含 Na$^+$、Cl$^-$ 和 HCO$_3^-$。ECF 与总钠含量成正比。

• 间质和血管内有相似的离子成分,发生主要变化的是氯化物和蛋白质的浓度。

下肢截肢术 Lower Extremity Amputation

Menelaos Karanikolas, MD, MPH　彭成为 译 / 张晓庆 校

🔬 基础知识

■ 概述

一般情况

• 下肢(LE)截肢术是最古老的外科手术。可分为:
- 小范围的:切除一个趾或足的一部分。
- 大范围的:切除腿的一部分。可进一步分为膝以下截肢术(BKA)和膝以上截肢术(AKA)。

• 下肢截肢术的手术指征:外周血管疾病(PVD)的终末期、创伤、肿瘤、感染、先天性肢体缺陷,以及疼痛、无功能肢体。近年来,由于假肢技术提高,选择性截肢指征放宽。

• 从长期功能性结果来看,外科技术很重要。充气止血带的应用减少了失血,降低了输血的需求量。切除之后,肌肉群被隔离,主要的动脉、静脉和神经也被分离出来。将动脉和静脉血管分别结扎,防止形成动-静脉瘘。神经在拉力下尽可能靠近近心端切断,然后允许它回缩至软组织内,以防止神经瘤形成。

• 切断骨,骨断端应光滑,使术后软组织损伤和使用假肢后疼痛的可能性降至最小。几种技术(肌肉成形术或肌肉固定术)常用来放置超过骨断端的肌肉。保留足够的皮肤覆盖肌肉,并取得一个对称的、光滑的、无张力的切口关闭效果。在手术结束,放置引流管,防止伤口血肿形成。

• 离断式(或开放式)截肢术是一种比较快捷的手术方式,常用于感染或污染性创伤,或者不确定是否能存活的肢体。这种手术在残肢末端留有开放伤口。如上文所述相同,血管结扎,神经切除,但伤口不缝合。相反,伤口用纱布和绷带包扎。当感染风险降低之后,在较高的位置修正或移植残肢。

• 注意处理术后疼痛和抑郁,从长远考虑,适当地应用假肢非常重要。

体位

仰卧位:臀部垫高常用于防止肢体旋转。

切口

前面或后面,超过缺血坏死组织线。

手术时间

1~2 h。

术中预计出血量

• BKA:200 ml。
• AKA:>250 ml。

住院时间

超过 7 天。

特殊手术器械

• 锯子或截断机。
• 充气止血带。
• 血管外科和整形外科手术器械。

■ 流行病学

发病率

美国每年 30 000~40 000 例。

患病率

截至 2005 年,美国有 160 万人失去下肢,到 2050 年,这个数字可能会增加 1 倍。

发病情况

心脏疾病、呼吸系统疾病(大部分患者是吸烟者)、感染(大部分患者是糖尿病患者)、伤口不愈合、再截肢、急性疼痛、幻肢痛(PLP)、残肢痛等。

死亡率

有伴发病的患者人群死亡率非常高,膝关节上截肢术的术后中位生存期是 20~27 个月,膝关节下截肢术为 52 个月。

■ 麻醉目标/指导原则

• 维持血流动力学稳定:这些患者有很高的冠心病风险,因此应避免低血压和心动过速。止血带疼痛可引起心动过速和高血压,可使用 β 受体阻滞剂、阿片类药物或加深麻醉来处理。根据术前血红蛋白量和手术失血情况,必要时输注红细胞。

• 采用硬膜外麻醉或区域阻滞麻醉可以避免全身麻醉和机械通气,并且可以减轻术中和术后疼痛。但是否能减少幻肢痛(PLP)的发生,目前还不清楚。

℞ 术前评估

■ 症状

• 严重的缺血性和神经病理性下肢疼痛。
• 冠状动脉疾病症状或缺血性心脏病症状。

病史

询问糖尿病史、吸烟史、高血压病史、慢性阻塞性肺疾病病史、冠心病或充血性心力衰竭症状。肾衰竭患者确认血液透析的时间。

体格检查

无特殊考虑。

■ 用药史

• 围手术期持续应用 β 受体阻滞剂。
• 抗血小板药物:通常术前停用 7~14 天,但停用的风险(即冠状动脉或脑血管血栓形

成)应和外科医师和首诊医师讨论。此外，紧急截肢时这一方案不可行。

- 口服降糖药应持续至手术当日早晨，以防止禁食患者出现高血糖。围手术期可监测血糖，应用胰岛素控制高血糖。
- 抗高血压药物在围手术期应持续应用。但 ACEI 与严重低血压相关，术前 24～48 h 应停用。

▪ 诊断检查与说明

- 心电图（冠状动脉疾病）。
- 血红蛋白：推荐＞10 g/dl 可确保充分的氧气运输，有利于伤口愈合。
- 糖尿病患者的血糖：高血糖增加伤口感染的风险。
- 血清白蛋白：＜3.5 g/dl 说明患者有营养不良，增加伤口愈合不良的风险。

▪ 伴随的器官功能障碍

- 呼吸（COPD 与吸烟相关）。
- 心血管。
- 肾脏、外周与中枢神经系统（脑卒中史、糖尿病神经病变）。

 ## 治疗

▪ 术前准备

术前用药

- β受体阻滞剂，必要时使用胰岛素。
- 需要纠正凝血功能时输注 FFP（PT 延长，INR）。贫血患者考虑输注红细胞，以增强氧气运输能力，从而提高伤口愈合能力。

知情同意的特殊情况

BKA 的心脏风险是中级，而 AKA 是高心脏风险的手术。有报道，围手术期死亡率，相对于 AKA 的 2.8%～35%，BKA 为 0.9%～14%；而中位生存期，AKA 为 20～27 个月，BKA 为 52 个月。

抗生素与常见病原体

- 对皮肤微生物，头孢唑林 1～2 g 推注。
- 对污染伤口感染或坏疽，可能需要增加抗生素。

▪ 术中监护

麻醉选择

- 患者如果在抗凝治疗或抗血小板治疗中，选择全身麻醉。
- 区域麻醉复合或不复合全身麻醉。
- 如果没有禁忌证，椎管内麻醉（脊麻或硬

膜外麻醉）是个很好的选择。潜在的好处包括：增强了围手术期镇痛效果；当交感神经阻滞时增加肢体血供；减少术中出血；降低深静脉血栓形成风险。
- 抗凝治疗的患者可考虑区域阻滞（股神经和坐骨神经）。

监测

需要严格控制血压者考虑有创动脉压监测，以及血糖和血红蛋白监测。

麻醉诱导/气道管理

有误吸风险的患者，如有糖尿病、疼痛、创伤者，应考虑气管插管全身麻醉。应采用快速序贯式诱导。

维持

- 充气止血带的使用可以显著降低出血量和输血需求量，但也引起明显的血流动力学波动。
- 充气止血带"充气"：
- 后负荷：外周阻力机械性增加（因为血管阻断），随后因为止血带压迫造成疼痛，去甲肾上腺素分泌增加。
- 前负荷：因为充气之前使用"驱血法"，导致前负荷增加。
- 心输出量：开始没有变化，逐渐增加超过基线。
- 充气止血带"放气"：
- 后负荷：机械性降低，并且因为酸性代谢产物（如乳酸）释放入循环再灌注，引起血管舒张。
- 前负荷：因为血液返回残肢，前负荷降低。
- 心输出量：截肢之后心输出量通常增加，但是由于前、后负荷降低，血压会降低。总体来讲，因为切除了缺血肢体，进入循环的酸性代谢产物较少，所以与非截肢手术相比，低血压发生较少。

拔管/苏醒

无特殊。

⚡ 术后监护

▪ 床旁护理

- 术后恢复室，然后回到常规病房。
- 术前如果有严重疾病，术毕可以考虑送入 ICU。

▪ 镇痛

术后急性痛、慢性幻肢痛（PLP）和残肢痛是需要重点关注的问题。幻肢痛的病理生理尚不完全清楚，但皮质层的再认知扮演了

主要角色。截肢前的剧烈疼痛与幻肢痛密切相关。几种镇痛药的应用，包括截肢前镇痛、连续神经阻滞、连续硬膜外阻滞、硬膜外或静脉氯胺酮和口服加巴喷丁均有利于防止幻肢痛的发生，但都不确定。然而，最新的数据表明，不管应用哪种镇痛模式，围手术期充分镇痛可降低幻肢痛的发生率和发作强度。一旦发生幻肢痛，治疗非常困难。

▪ 并发症

- 心血管系统（心肌梗死、心律失常、充血性心力衰竭、脑卒中）。
- 呼吸系统（肺炎、呼吸衰竭）。
- 溃疡、坏疽、伤口不愈合。
- 骨髓炎。
- 慢性疼痛、抑郁、失能。

▪ 预后

- 外周血管疾病导致的截肢：15%～30%的患者 3 年内对侧也需要截肢。
- 创伤性截肢：不管截肢位置高低，均会导致严重长期的失能。
- 儿科骨肿瘤截肢：幸存者会有显著的教育缺失和失业。
- 截肢位置高低十分重要，因为截肢位置越高，步行时能量消耗越多，步行速度越慢。近年来，越来越多地采取膝关节下截肢术，而膝关节上截肢术倾向于减少。

疾病编码

ICD9
- 897.4 创伤性腿部截肢（完全）（部分），单侧，部位未定，未提及并发症。

ICD10
- S88.919A 完全性无病变创伤低位腿部截肢术，位置未定，初始。
- S88.929A 部分性无病变创伤低位腿部截肢术，位置未定，初始。

❓ 临床要点

- 膝关节上或膝关节下截肢术是主要的临床手术方式，围手术期发病率和死亡率高。
- 实施膝关节上或膝关节下截肢术的患者多伴有多种合并症，包括糖尿病、冠状动脉疾病、COPD、肾功能不全、外周神经病变。
- 围手术期充分镇痛可能会降低幻肢痛的发生率。

下肢血管旁路移植术 Lower Extremity Bypass

Kenneth F. Kuchta，MD　彭成为 译／张晓庆 校

 基础知识

■ **概述**

一般情况

• 大部分外周血管疾病患者需要就医。血管内球囊成形术是一种创伤较小的操作，但其治疗效果持续时间也短，而且当血管闭塞发生后无法实施。

• 下肢血管分流术的治疗目的是提高血流量、减轻疼痛、改善功能、提高生活质量，以及防止并发症。

常见原因：

- 动脉粥样硬化引起的动脉闭塞性疾病，最常见。

- 血管栓塞性、炎性或创伤性事件。股动脉和腘动脉瘤以及假性动脉瘤常需要修复以防止血栓形成和瘤体破裂。

- 囊肿形成，压迫。

- 作为肿瘤的一部分切除。

• 手术开始时先建立一个替代性的血流通道绕行至阻塞区域，以恢复下肢和足部的血流。替代性的血流通道包括各种切取的静脉血管（大隐静脉或其他来自腿部或手臂的静脉）或人工假体移植物。

• 急性栓塞是一种外科急症，需要立即血栓切除、溶栓或分流术。

体位

• 通常取仰卧位。

• 偶尔需要其他体位，如某些腘窝的动脉瘤需要俯卧位。

切口

• 要能够充分暴露邻近的末梢吻合血管。

• 为了切取移植血管，常需要另外的切口（通常比较长），因此原位血管移植或血管内移植可能创伤最小。

手术时间

变化较大（从 1 h 至 1 天），取决于手术范围和解剖复杂程度。

术中预计出血量

• 通常失血量较小。

• 二次修复手术、移植物感染或手术进展困难会增加出血量。

住院时间

非复杂病例 3～5 天。

特殊手术器械

缺乏稳定自体移植物的患者（预先切取静

脉血管），可能需要人造移植物（如聚四氟乙烯）或冷藏血管。对感染区域，冷藏血管优于聚四氟乙烯。

■ **流行病学**

发病率

随着年龄增加，外周动脉疾病（PAD）发病率增加。

患病率

• PAD 的估计偏差较大，美国心脏病学会（AHA）声称美国有 800 万人患病。

• 55 岁以上成人，大约 20％会受到 PAD 的影响。

发病情况

• 按照"国家外科质量改进组织（NSQIP）"2004 年的数据，成年人 30 天的患病率是 18.7％。

- 伤口并发症（占所有并发症的 75％）：伤口裂开、伤口和移植物间隙感染、败血症、出血、移植失败。

- 全身性并发症：失败至放弃、重新插管、肺炎、肾衰竭、肺栓塞、脑卒中、昏迷、心搏停止、深静脉血栓。

- 肢体缺血进行外科手术的患者发病率也很高：30.1％。

死亡率

• 手术死亡率：1％～3％。

• 按照"国家外科质量改进组织（NSQIP）"2004 年的数据，死亡率是 2.3％，有严重肢体缺血的患者，死亡率增加至 3.6％。

■ **麻醉目标/指导原则**

• 虽然外科手术本身不会给麻醉科医师带来高难挑战，但是患者的并存疾病会带来巨大风险，所以应仔细评估和注意围手术期管理。

• 美国心脏病学会（AHA）指南分级，把腹股沟分流术评为高风险手术（与大动脉开放手术等级相同，高于诸如颈动脉内膜切除术和血管内大动脉修复术之类的中等风险手术）。

- 跛行使得临床评估更加困难（不能进行运动耐量试验和运动平板试验）。

- 冠心病与外周血管疾病共有的风险因素可能同样适用于下肢血管分流术的患者。因此，有腹股沟血管疾病可能是患冠心病的一个"标志"。

 术前评估

■ **症状**

• 早期，轻微间歇性跛行：活动后腿部肌肉疼痛或疲乏感，休息后好转。

• 后期，严重致残性跛行或休息时疼痛：平躺时疼痛加剧，直立时疼痛减轻。

• 足趾或足部溃疡不愈合。

• 急性栓塞的典型表现是 5P 征：疼痛（pain），苍白（pallor），无脉（pulselessness），感觉异常（paresthesias），麻痹（paralysis）。

• 心血管状态：

- 既往心脏病史的评估，是否有胸痛和呼吸困难。

- 运动耐量试验应考虑，患者因为跛行可能会有无症状性心脏病，他们常会说自己因为跛行而行走受限，但没有胸痛。运动耐量试验作为一种心功能储备筛选试验，在这些患者中常存在不确定性。

病史

重点关注心、脑、肾脏动脉粥样硬化的证据，以及由于跛行限制患者的活动，可能会掩盖冠心病的症状。

体格检查

• 外科医师查体可有：末梢脉搏减弱或消失，伴下肢苍白、发绀，皮肤发红、发冷、萎缩，毛发或足趾甲脱落。

- 踝肱指数（踝部动脉压与肱动脉压之间的比值）：比值＜0.9 或＞1.3 为异常，≤0.4 提示严重外周血管病变。

• 进一步的评估需要血管造影术，同时还可尝试血管成形术、支架术等微创手术。

• 反映心力衰竭的心脏实验室检查。

• 颈动脉杂音会比较明显，虽然颈动脉超声已经完成。

• 肺部检查可提示吸烟的副作用。

■ **诊断检查与说明**

• 电解质、尿素氮、肌酐、血糖。

• 心电图。

• 胸部 X 线。

• 心脏压力试验、心脏超声和（或）心导管数据可能作为心脏评估的一部分。

■ **伴随的器官功能障碍**

• 全身性血管病：心脏和大脑。

- 吸烟的影响。
- 糖尿病。
- 高血压。
- 血脂异常。
- 肾衰竭。

 治疗

■ **术前准备**

术前用药

- 围手术期可以开始使用β受体阻滞剂。
  - 有研究表明,术前1周开始使用β受体阻滞剂效果最佳。
  - 最新的研究表明,β受体阻滞剂可以降低心肌梗死的发生率,但会增加脑卒中的发生率,有较高的死亡率。但剂量是相关高风险的关键。

知情同意的特殊情况

- 可能输血,已计划好的或可能的有创监测。
- 心、脑血管风险回顾。

抗生素/常见病原体

使用常规针对皮肤微生物的抗生素,除非已明确的肢体感染使用特定的抗生素。

■ **术中监护**

麻醉选择

- 全身麻醉、硬膜外麻醉、脊髓麻醉甚至神经阻滞都可选择。
- 硬膜外麻醉可以避免使用气道管理设备以及全身麻醉的潜在应激反应,还能提高移植物的通畅率。硬膜外麻醉减少心、肺并发症及移植物血栓的报道常见。
- 全身麻醉的优势是气道安全、避免交感神经阻滞引起的血流动力学波动,以及长时间手术的耐受性(和患者要求采用全麻)。
- 外周神经阻滞是椎管内麻醉有禁忌时的替代方案,如抗凝、抗血小板治疗的患者。

监测

- 有创动脉测压有利于动脉血压监测和频繁抽血患者。
- 预计长时间手术患者需要放置导尿管,而且有助于监测容量状态。
- 根据患者的原有疾病考虑放置中心静脉导管。有较严重心脏疾病的患者可考虑放置肺动脉导管和(或)经食管超声。

麻醉诱导/气道管理

缓慢的、控制性诱导可减小血流动力学波动。

维持

血流动力学稳定对维持大脑、心肌、肾脏血液灌注非常关键。

拔管/苏醒

- 手术结束拔管通常是可行的。
- 苏醒和拔管时血流动力学稳定对心脏疾病患者是非常有益的。

 术后监护

■ **床旁护理**

根据患者的基础疾病和手术过程决定是否转入ICU,否则转入普通病房。

■ **镇痛**

轻至中度疼痛可用阿片类药物镇痛,如果有硬膜外导管存在,使用硬膜外镇痛。

■ **并发症**

- 心血管和脑血管并发症。
- 随着人工血管应用的增多,移植物血栓形成也增加。
- 感染(包括术前已经存在的感染加重)。但是血管再生可以促进感染好转和缺血伤口的愈合。

■ **预后**

对有跛行的患者,未来心血管事件的可能性要高于肢体缺血事件。

 临床要点

血管内介入手术已经开始取代许多下肢血管分流术(发病率和死亡率降低),剩余的外科操作手术常常非常复杂并具有高挑战性。

先天性膈疝 Congenital Diaphragmatic Hernia

Ranu Jain, MD 崔璀 译 / 杨瑜汀 杨立群 校

 基础知识

■ **概述**

- 先天性膈疝(CDH)就是婴儿部分膈肌未完全发育。膈肌缺损导致腹腔内容物进入胸腔,通常影响正常肺部发育。
- CDH所引发的急症甚至威胁到新生儿生命安全。

■ **流行病学**

发病率

活产儿:1/5 000~1/2 000。

患病率

- 在女性更常见。
- 左侧的CDH更常见。
- 在其他系统发育正常的CDH患儿,未来妊娠时母体复发的概率仅有2%。

发病情况

与肺发育不全程度及合并症相关。

死亡率

- 40%~62%(在其他方面健康的患儿中下降)。
- 死亡率与初始肺泡气动脉血氧分压差有关,手术修复后A-a梯度:
  - <400 mmHg:可能存活。
  - 400~500 mmHg:中等机会。
  - >500 mmHg:不可存活。
- 在儿童期甚至是成年期出现(莫尔加尼疝),有极好的预后,死亡率甚微。

■ **病因/危险因素**

- 原因仍然未知。
- CDH与基因有关,在直系兄弟姐妹或父母之一有CDH时患病风险上升。

■ **病理生理**

- CDH是由于周围和中心的膈肌不能完全融合所致。
- 呼吸系统:肺部发育不全继发于腹部内容物压迫。气道异常分化导致支气管、肺泡和肺动脉分支减少。此外,存在表面活性物质的缺乏和肺动脉过早肌化。严重程度与膈疝发生于妊娠的时期早晚有关(通常在第8周)。

- 机械性异常时由于膈疝导致腹部内容物进入纵隔,引起膈肌向对侧移位。
- 循环血管活性介质增加,机体的敏感性也上升,进一步使得 CDH 相关的肺动脉高压恶化。

■ 麻醉目标/指导原则

- 应在出生后紧急回纳突出的内容物并关闭膈肌。然而,肺发育不全或持续性肺动脉高压的新生儿手术治疗可以延期至生理状态稳定后。术前稳定生理状况延期修复手术变成了标准治疗。
- 需考虑的生理状态包括血氧低、高碳酸血症、败血症、肺动脉高压和相关的右向左分流、可能的气胸和肠扭转。
- 目标:
- 足够的气体交换并阻止代谢性或呼吸性酸中毒恶化,使用呼吸机时避免吸入性肺损伤。
- 避免负压吸引。
- 充分镇痛。
- 维持正常体温、血容量状态和电解质平衡。

🗘 术前评估

■ 症状

- 发绀。
- 心动过速。
- 呼吸急促,呼吸抑制,鼾症,严重的呼吸窘迫。
- 一小部分患者(约5%)主要表现为肠梗阻和轻度呼吸困难。

病史

- 生育史。
- 早产儿。
- 体重。
- 肺部状态:氧气需求,插管史;如果插管,注意通气设置和气管内导管型号。
- 其他先天性异常(心脏异常出现在约25%的病例)。
- 先天性异常或恶性高热家族史、体外膜肺氧合史。

体格检查

- 腹部肠鸣音。
- 舟状腹,桶状胸。
- 肺部听诊显示典型的左侧流入道困难(左后外侧疝)和右侧胸部心脏听诊音改变。

■ 治疗史

- 新生儿微创手术已经初步应用(如气管球囊封堵)以促进发育不全的肺生长,但对生存率的影响尚不清楚。
- 宫外疗法可以用于膈肌缺损较多时肺严重发育不全。
- ECMO:继发于凝血功能异常和颅内出血。适应证包括:
- 妊娠期>35周。
- 没有颅内出血。
- 没有不能修复的发绀型先天性心脏病。
- 没有不能修复的相关异常。
- 家长同意配合治疗。
- 氧化氮可以促进平滑肌舒张并短期内提高动脉氧合。其作用有争议性,它可以在一开始帮助稳定生理状态,但不能减少对ECMO 的需要,也不能降低死亡率。
- 允许性高碳酸血症,$PaCO_2$ 达到 60 mmHg,可以减少通气支持和气压伤,并可以扩张肺血管,在肺发育不全时有优势。然而,这也具有争议性。
- 高频通气。在常规通气不能逆转高碳酸血症时可以使用高频通气。它可以避免对肺的损伤并维持呼气末肺容积而减少过度扩张。

■ 用药史

- 镇静和肌松用于插管患者以避免通气的不同步,并减少可能增加肺血管抵抗的儿茶酚胺释放。
- 在手术室内静脉补液和完全肠道外营养仍应继续。

■ 诊断检查与说明

- 羊膜穿刺和染色体核型分析用于染色体异常或低水平的甲胎蛋白。
- 产前超声可以提示羊水过多,心脏被推到膈肌损伤的对侧,肠道环在胸腔可见。
- 胸部 X 线片。典型表现是左后外侧的 CDH,包括充满气与水的环形肠道在左半胸,心脏则转到右半胸,伴或不伴气胸。
- 超声心动图评价心肌功能及判断左心室体积是否下降。
- 脑部超声评估脑室出血、缺氧缺血改变及主要的颅内异常。

■ 伴随的器官功能障碍

- CNS:神经管功能缺陷或脑积水。
- 颅面部、四肢或脊柱畸形。
- 泌尿生殖器异常(6%~8%)。

■ 延迟手术情况

待发育不全的肺功能趋于稳定和PPHN。

■ 分类

- 胸腹膜裂孔疝:即后外侧横膈疝,左右两侧都可以发生。占所有病例的95%以上。
- 先天性胸骨后膈疝:即胸骨后或胸骨旁疝发生于膈肌右侧(莫尔加尼疝)。新生儿可能无症状,然而,仍然推荐修复手术以避免肠绞窄。这类病例约占2%。
- 膈膨出:表现为膈肌部分或所有移位至胸腔。这种罕见 CDH 的发生是由于膈肌不完全肌化或是膈神经分布不完全,可以发生在单侧或双侧。轻微的横膈膨出可以是无症状的。然而,严重的病例可以表现为类似于胸腹膜裂孔疝的呼吸困难。

治疗

■ 术前准备

术前用药

患者需要插管、镇静和肌松。

知情同意的特殊情况

- 需要术后插管。
- 需要术后 ECMO 支持。
- 可能需要术后硬膜外镇痛。

■ 术中监护

- 气管插管下的全身麻醉。
- 硬膜外用于术后镇痛。

监测

- 标准 ASA 监测。
- 脉搏氧饱和度仪置于动脉导管前(右手)和动脉导管后(左右均可)可以帮助动脉导管开放时评估右向左分流。在 PPHN,导管前 PaO_2 高一些。
- 动脉置管用于多次血气分析。

麻醉诱导/气道管理

- 考虑患者有误吸的风险。在诱导之前应吸出胃内容物,之后迅速依次给予琥珀胆碱或罗库溴铵,清醒插管也可以使用。
- 手术开始之前,患者应开放静脉通道并准备好血制品以治疗可能的术中出血。
- 在插管后,可以放置硬膜外导管,经颅、腰或胸部等位置都可以选择以提供胸壁或腹部的镇痛。
- 术中维持。
- 维持采用阿片类药物和(或)吸入性麻醉药复合神经阻滞,因为氧化亚氮(笑气)可以扩张空腔脏器并压缩肺部,一般避免使用。
- 通气。30~60 次/分以维持 PIP < 25 cmH_2O,使得气压伤发生率最低。

- PaO$_2$>50 mmHg 可以在组织水平提供足够的氧气运输。高浓度可能导致机械通气需求增加通气或引起气压伤。
- 选择更低的 FiO$_2$ 避免早产儿的视网膜病变,最佳的 FiO$_2$ 可维持导管前 SpO$_2$ 为 95%~100%。
- 液体。提前加温,静脉液体和(或)血制品应提前加热避免体温降低。
- 使用含右旋糖酐的液体是由于新生儿肌糖原储备下降。
- 不显性失水取决于膈疝大小。
- 失血一般不多。
• 血细胞比容:需要维持在 30%~35%。新生儿血红蛋白对氧气的亲和力上升,对2,3-DPG 敏感性下降,这可加剧细胞缺氧。
• 张力性气胸时胸导管引流是必要的。

拔管/苏醒
• 婴儿气道压增高和(或)肺动脉高压时需要术后拔管。
• 采用静脉药物镇痛或通过硬膜外镇痛。

⚡ 术后监护

▪ 床旁护理
NICU 或 PICU。

▪ 药物处理/实验室处理/会诊
• 血气分析:评估氧合、通气及可能的术后酸中毒。
• CBC:估计手术失血和术中补液后血细胞比容。
• 通气设定:低峰值压力避免损伤正常肺。
• 在婴儿低血压和缺氧时,要考虑正常侧的气胸。

▪ 并发症
• 通气不足。
• 气胸。
• 代谢性酸中毒。
• 低温。

• 以上所有情况可以导致动脉导管未闭或异常的右向左分流(如 ASD)。

疾病编码

ICD9
• 756.6 膈膜异常。

ICD10
• Q79.0 先天性横膈、疝气。

❓ 临床要点

• CHD 虽然发病较急,但应在术前保证呼吸和心脏功能的稳定。这可能需要用到 ECMO 或一氧化氮。ECMO 推荐用于可逆的新生儿呼吸衰竭。
• 预后与器官发育不全和呼吸肌畸形程度相关,这些因素易导致肺顺应性降低和通气不足的风险增加。

纤毛功能 Ciliary Function

Thomas Ledowski, MD, PD, DEAA, FANZCA　冯羽敬 译 / 潘钱玲　陈蔡旸 校

X

🥚 基础知识

▪ 概述
• 纤毛功能和黏液层的完整性是决定黏膜纤毛清除率(mucociliary clearance, MC)的两大重要因素。
- 毒素、粉尘、微生物及其他滞留在黏液中的微粒可通过纤毛向头侧的摆动,被从呼吸系统中清除。
- 除了吸附多种物质并且阻止其进一步深入呼吸道外,气管支气管黏液还具有直接的抗菌作用和免疫功能。
• 临床上,纤毛功能和黏液层的完整性应被视为决定 MC 的整体因素。

▪ 生理
• 纤毛。
- 呼吸道中的纤毛将黏液向头侧"清扫",直到将其排出体外。
- 在微观水平上,ATP 酶激活,导致 ATP 水解,使连接纤毛微管的动力蛋白臂构象改变,ATP 酶提供相邻微管 A 和 B 相对滑动的动能(参见"解剖"部分)。

- 纤毛的弯曲或者"摆动"是因为动力蛋白的初始活化只发生在半数微管中,另一半是背向运动活化的纤毛。分别称为有效摆动(或主要弯曲)和恢复摆动(或叫反向弯曲)。
- 纤毛摆动频率为 11~15 Hz。
• 黏液。
- 黏膜下腺分泌液体主要在神经控制下进行,通过迷走神经刺激导致腺体分泌增加(通过 ACH 的释放)。
- P 物质和血管活性肽(vasoactive intestinal peptide, VIP)是促进黏膜分泌上调的二线调节机制。
- 在细胞水平上,液体分泌主要是由 Cl$^-$ 和 HCO$_3^-$ 的主动分泌驱动的,创造管腔内的负电荷势能,通过细胞旁紧密连接拉动阳离子进入。形成的渗透压梯度驱使水分子穿过黏膜屏障。
- 黏膜含有约 95% 的水分。
- 气管黏液清除速度是 4~20 mm/min,外周气道的清除速度慢一些。

老年人注意事项
• 老年患者的纤毛摆动频率和 MC 明显下降(几乎只有一半)。

- 超微结构上,微管异常随年龄增长而增多。

▪ 解剖
• 纤毛。
- 纤毛分布于上呼吸道(鼻腔、鼻窦、咽鼓管、中耳)和下呼吸道(从气管到终末细支气管),其长度可由 5~7 μm(气管)减小至 2~3 μm(细支气管)。
- 每个纤毛细胞有 100~200 根纤毛,总共约有 3×10^{12} 根纤毛。
- 细胞膜外的每根纤毛下方,纤毛轴丝由超过 250 个蛋白质组成的:"9+2"结构排列,其中 9 组周围微管(微管 A 和微管 B 组成)围绕中央微管。
- 周围微管 A 有一个内侧动力蛋白臂和一个外侧动力蛋白臂,通过连接蛋白连接。
- 中央微管和周围微管通过轮辐形成复杂的微管单位,即 1 根纤毛。
• 黏液。
- 黏弹性凝胶层分布于所有的由纤毛覆盖的呼吸道上皮细胞,一共分成 2 层。
  - 位于深层类似液体的凝胶层,允许纤毛自由运动。

- 位于浅表的凝胶层,可以吸附物质的黏膜层。
- 黏膜下腺的组成。
  - 包含浆液细胞和黏液细胞的分泌腺体。浆液细胞内顶端的囊泡分泌溶菌酶、乳铁蛋白、IgA、过氧化物酶和白蛋白。黏液细胞产生由凝胶形成的黏蛋白或多糖。
  - 导管。
  - 纤毛形成的管道通过平滑肌和黏膜固有层最终通向呼吸道表面。

■ 病因/病理生理

- 特定条件或疾病时,手动或机械通气和药物可以导致 MC 降低。
- 特定条件及疾病。
  - 不动纤毛综合征(卡特金纳综合征),动力蛋白臂或者轮辐缺失致使纤毛功能受损或完全丧失。
  - 哮喘导致气道表面炎症和腺体分泌过度。
  - 慢性阻塞性肺疾病和支气管扩张可能导致上皮损伤。
  - 囊泡纤维化,氯离子通道运输障碍引起脱水和黏液增厚。
  - 韦格纳肉芽肿。
  - 细胞毒素引发急性呼吸道感染。
  - 严重疾病如重症监护病房(ICU)患者。
  - 极端温度。
  - 睡眠。
  - 静止。
- 与人工或机械通气相关的因素。
  - 高流量新鲜气流导致黏液干燥。
  - 高气道压降低纤毛摆动频率。
  - 气道未加以湿化导致黏液干燥。
  - 支气管吸痰可能导致上皮损伤。
  - 气管插管(与喉罩相比 MC 会下降)。
- 药物。
  - 挥发性麻醉药(氟烷、异氟烷、七氟烷、地

氟烷)可以较强抑制氯离子通道。挥发性麻醉药对 MC 的抑制作用可持续 60～90 min。
- 吗啡对气道作用的证据有争议。
- 与吗啡相比,瑞芬太尼可以降低 MC。
- 戊巴比妥具有抑制纤毛的作用。
- 替马西泮、地西泮。
- 临床剂量的氯胺酮。
- 阿托品对 MC 作用的证据有争议。
- 呋塞米。
- 烟草。
- 乙醇。
- 某些特定情况、通气模式或药物也能导致 MC 增加。
- 某些特定情况。
  - 锻炼。
  - 改变体位有助于黏液排出。
- 通气模式。
  - 呼气末正压,研究和证据主要来自囊泡纤维化患者。
  - 经鼻持续气道正压,可能只具有短期效应。
  - 空气加湿(例如,通过 HME 装置)。
- 药物。
  - 在体外实验中发现超过临床使用剂量的氯胺酮能增加 MC。
  - 抗胆碱能药,证据相互矛盾。
  - β_2 肾上腺受体激动,证据相互矛盾。有研究表明,它们可以刺激纤毛运动频率,分泌黏液。但对 MC(特别是疾病状态肺 MC)的作用尚不清楚。
  - 甲基黄嘌呤。
- 对 MC 可能没有显著影响的药物。
  - 丙泊酚。
  - 咪达唑仑。
  - 右美托咪定。
  - 硫喷妥钠。

- 芬太尼。

■ 围手术期相关

- MC 对于维持通畅的气体交换极其重要,这是由于:
- 维持肺的正常生理功能。
- 预防感染。
- 预防气道阻塞和肺不张。
- 保证肺泡表面活性物质的功能。
- 围手术期可以通过湿化气道或者尽量避免不利的通气方式(如上所述),减少肺部并发症的发生。
- 与气道插管相比,使用喉罩可以降低 MC 损害。
- 吸烟对 MC 及 ICU 患者的肺部并发症有负面影响。
- 戒烟不会对 MC 的功能产生即刻的影响。事实上,与不吸烟患者相比,吸烟患者在术前 8 周以内戒烟,黏液分泌能力可大约提高 50%;戒烟 8 周以上仅上升 25%;手术前戒烟大于 6 个月与不吸烟患者相比无显著差异。

🕐 临床要点

- 维持 MC 的正常功能很重要。
- 保护 MC 的简单方法是气道湿化、低流量麻醉、避免高压/高容量通气。
- 尽管普遍认为术前戒烟有益,但是戒烟在几周内对 MC 的影响可能并不明显。实际上,戒烟可能在初期降低 MC,其临床意义目前还不清楚。
- 易发生呼吸道并发症的患者(如囊泡纤维化患者),麻醉管理要多加注意,避免阻碍 MC 的物质。
- 对于全麻或已经存在气道疾病的患者,没有"特效"的药物治疗来改善 MC。

纤维蛋白原 Fibrinogen

Kenichi A. Tanaka, MD, MSc · Satoru Ogawa, MD   林雨轩 译 / 高浩 校

基础知识

■ 概述

- 纤维蛋白原或凝血因子 I,通过凝血酶转化为纤维蛋白,是凝血系统的一个关键组成部分。

- 围手术期,低纤维蛋白原血症可以通过纯化人体纤维蛋白原、冷沉淀或新鲜冷冻血浆进行治疗。

■ 生理

- 正常成人血浆纤维蛋白原为 1.5～3.5 g/L

(150～150 mg/dl)。在肝脏合成,炎症状态时增高(感染、妊娠等)。
- 生理功能:纤维蛋白原在伤口被活化血小板上的糖蛋白 II b/III a 受体所吸附。纤维蛋白原在凝血酶裂解多肽的作用下形成纤维蛋白单体。凝血酶也激活凝血因子 XIII,使纤

维蛋白单体联结成网。纤维蛋白上的结合位点（赖氨酸残基），能促进血纤维蛋白溶酶原和组织型纤溶酶原激活剂的激活。

• 纯化人纤维蛋白原（冻干的）目前适用于患有先天性纤维蛋白缺乏症发生急性出血的患者（如脱纤维蛋白血症、低纤维蛋白原血症）。

－ 来源于混合人体血浆。

－ 浓缩物经巴氏杀菌（热处理），60 ℃ 20 h使病毒失活。

－ 可以在 2～8 ℃存储30个月。

－ 治疗目标水平是 1.0～1.5 g/L（或 100～150 mg/dl）。

－ 据报道，在先天性低纤维蛋白原血症患者，纯化人纤维蛋白原的半衰期为（78.7±18.1）h。

■ 病因/病理生理

• 因子Ⅰ缺乏：表现为混合型凝血障碍，同时影响血小板及凝血功能。

－ 定性：

◦ 纤维蛋白原异常是凝血因子Ⅰ缺乏的结果。患者很少表现为出血。事实上，一些人倾向于形成血凝块。通常不需要任何治疗，如冷沉淀、新鲜冷冻血浆或纯化纤维蛋白原。偶尔，患者可能需要服用抗凝药物。

－ 定量：常染色体显性遗传，可以影响男性和女性。

◦ 纤维蛋白原缺乏血症是完全没有纤维蛋白原，通常在新生儿期被诊断。通常表现为脐带、泌尿生殖系统和中枢神经系统出血。

◦ 低纤维蛋白原血症是指血浆纤维蛋白原降低（<100 mg/dl）。临床症状可以表现为轻度、中度、重度出血不等。

• 血浆纤维蛋白原增加：

－ 脑卒中：与首发的、致命性或非致命性、出血性或缺血性脑卒中的发病风险的增加相关。

－ 冠状动脉疾病：患者发生冠状动脉疾病的风险增加，特别是有心肌梗死病史的患者。

－ 独立危险因素。一些研究表明，纤维蛋白原水平增加对心肌梗死和脑卒中发病机制的影响超过同型半胱氨酸、胆固醇以及其他脂质的增加。

－ 在因各种原因死亡的人群中（包括男性和女性），作为一个重要的死亡独立预测指标，由于其能够促进血栓形成，促发潜在的心肌

梗死和脑卒中缺血。

－ 癌症、糖尿病、高血压：增加这些疾病发生的风险。

－ 炎症过程：纤维蛋白可能在炎症过程中发挥作用，如风湿性关节炎的发展。

－ 改善水平，戒烟、锻炼和药物已被证明可降低风险。

• 纤维蛋白原替代的并发症：

－ 纯化纤维蛋白原：

◦ 在发生弥散性血管内凝血（DIC）的患者，可能会通过在微循环形成纤维蛋白加重凝血障碍和器官功能障碍。

◦ 过敏反应。

◦ 病原体传播的风险被认为是低的，但是对于非包膜病毒（包括细小病毒 B19 和甲型肝炎）还是有一定的风险。

◦ 应警惕静脉和动脉血栓栓塞并发症。

◦ 纯化人纤维蛋白原在孕期或哺乳期妇女中安全性尚未通过临床对照试验验证。

• 冷沉淀和新鲜冷冻血浆置换的并发症：

－ 容量过负荷和血细胞比容下降。

－ 输血相关的急性肺损伤。

－ 冷沉淀血栓栓塞风险。

－ 感染性传播。

－ 急性溶血性输血反应、非溶血性发热、过敏反应。

－ 低钙血症。

■ 围手术期相关

• 纤维蛋白原的测量：

－ Clauss 方法用来测量纤维蛋白原浓度（30～60 min 的周转时间）。在大量输注羟乙基淀粉后它可能会假性升高。

－ 透射电子显微镜可以用细胞松弛素 D（FIBTEM 值为 7～10 mm 或更低表明血浆纤维蛋白原<150 mg/dl）来测量纤维蛋白（ogen）特殊凝块。

• "获得性"低纤维蛋白原血症：

－ 创伤和手术期间纤维蛋白原水平降低，可能伴随出血。假设正常的纤维蛋白原水平是基线，失血达血容量的 1.4 倍时，纤维蛋白原达到临界水平（1 g/L 或 100 mg/dl）。

－ 血液回收：术中大量出血经血液回收系统处理，可能会耗尽血浆凝血因子，包括纤维蛋白原。

－ 播散性 DIC 与严重脓毒症和子痫相关。

－ 纯化纤维蛋白原替代：

－ 不需要检测血型但是必须进行解冻。

－ 与注入新鲜冷冻血浆（FFR）相比，不太可能诱发血液稀释和血小板减少。

• 产科出血后，应该评估纤维蛋白原水平。

• 血纤维蛋白黏合剂：人血浆衍生纤维蛋白原在临床上用作血纤维蛋白黏合剂（Tisseel, Crosseal Evicyl）进行局部止血。

■ 公式

• 剂量（mg/kg 体重）＝［目标水平（mg/dl）－测量水平（mg/dl）］/1.7（mg/kg 体重）。

• 将血浆纤维蛋白原从 99 mg/dl 提高至 150 mg/dl，所需剂量（150 － 99）/1.7 ＝ 30 mg/kg。

• 如果出血和纤维蛋白原水平是未知的，推荐的初始剂量为 70 mg/kg。

■ 图/表

	FFP	纯化纤维蛋白原
剂量	8 U	4 g
容量(ml)	2 000	200
Δ纤维蛋白原(g/L)	1.0	1.2
ΔHct(%)	－11	－1.5

❓ 临床要点

• 在先天性纤维蛋白原缺乏症患者中，纤维蛋白原替代治疗减少出血和血栓栓塞并发症，与减少侵入性操作有关。

• 抗纤维蛋白溶解剂（ε - 氨己酸和氨甲环酸）可能对于稳定纤维蛋白和抵抗纤维蛋白溶酶导致的过早降解有效。所以不建议在 DIC 病例中使用。

• 革兰阳性细菌（如金黄色葡萄球菌）将纤维蛋白原转化为纤维蛋白作为一种防御机制，使脓肿形成。

• 当血红细胞流经形成的凝块时，可以被纤维蛋白分解。这些破碎的红细胞被称为裂细胞，可以导致微血管病性溶血性贫血。

• 在急性呼吸窘迫综合征，中性粒细胞导致毛细血管渗漏，使纤维蛋白原和蛋白质进入肺空间形成透明膜。

• 雌激素会增加纤维蛋白原的合成和抑制抗凝血酶Ⅲ。

• D-二聚体是测量纤维蛋白裂解产物的一个有用的实验室指标，排除低风险患者的肺栓塞。在纤维蛋白溶解过程中，激活的纤溶酶降解交联纤维蛋白，释放纤维蛋白降解产物并暴露 D-二聚体抗原，通常情况下人体不进行该过程，除非凝血系统激活。

消化道出血 Gastrointestinal Blood Flow

Megan M. Freestone-Bernd, MD · Mary E. McAlevy, MD 张毓文 译／张晓庆 校

 基础知识

■ **概述**

- 内脏血液循环包括胃、肠、胰、肝、脾的血流。
- 静息状态下，内脏血液循环占心输出量的15%～25%，血流量相当于 30～250 ml/(100 g·min)。
- 内脏血液循环经肝门静脉进入下腔静脉，最后进入全身循环。

■ **生理**

- 消化吸收时消化系统血流量增加。
- 以下因素可引起消化吸收时消化系统血管舒张、血流增多。
  - 副交感神经系统激活，促进促胃液素、促胰液素、血管活性肠肽及胆囊收缩素的分泌。
  - 舒血管素及缓激肽释放（由消化腺体直接分泌入消化道）。
  - β受体激动。
  - 脂肪酸及葡萄糖生成。
  - 消化期间代谢率增加，氧浓度降低。
- 交感神经系统亢进，α受体激动，抗利尿激素、血管紧张素、内皮素促进内脏血管收缩。
- 肝动脉缓冲反应（HABR）是指机体在循环低灌注时通过增加肝动脉血流保护肝脏的一种反应。可能由低灌注期间血管舒张素作用于肝动脉引起。

■ **解剖**

- 腹腔干。起于腹主动脉，分为胃左动脉、肝总动脉和脾动脉，胃左动脉分支至食管腹段、贲门和胃小弯附近的胃壁，肝总动脉分为肝固有动脉和胃十二指肠动脉。脾动脉沿胰上缘蜿蜒左行至脾门，分为数条脾支入脾。
- 肠系膜上动脉。发自腹主动脉，分为多支小动脉，供应小肠及胰腺血供。
- 肠系膜下动脉。发自腹主动脉，分为多支小动脉，供应结肠血供。
- 肠系膜上下动脉。形成动脉分支连接成桥提供侧支循环，降低缺血风险。
- 门静脉。胃、脾、胰、肠血液通过门静脉进入肝脏，其血供占肝脏的70%。肝其余血供来源于肝动脉。
- 肝静脉。肝脏血液（门静脉及肝动脉）由此汇入下腔静脉。

■ **病理生理**

- 急性循环衰竭。
  - 内脏血流减少。失血超过全血容量30%会减少肝脏氧供。另外，不同部位缺血情况不同；腹腔干较肠系膜上动脉、肠系膜下动脉及肝动脉更加耐受缺血。
  - 右心衰竭患者易发生严重肝损伤。血清谷氨酸氨基转移酶及天冬氨酸氨基转移酶可升高20倍。此种肝损是可逆的，常发生在收缩压<75 mmHg且持续时间超过15 min者。
- 交感神经系统高度兴奋（如休克、出血或者低血容量）可导致：
  - 内脏血管收缩。体循环可增加 200～400 ml 血液。
  - 内脏血供减少。
- 血液稀释。有研究表明存在内脏血流量增加，提高血氧含量维持组织灌注。
- 肝硬化致门静脉扩张。血液流出受阻导致消化道血流增多。最终，门甲压力过高、血液流出受阻共同导致侧支循环形成。这些侧支血管引起蜘蛛痣、痔及食管静脉曲张等。
- 肠系膜血管闭塞激活内脏交感神经系统，引起腹部器官缺血、严重的组织缺氧及缓激肽和前列腺素释放。从而引起反射性血压增高、心率增快及心肌收缩力增强。肠系膜上动脉对此反应较腹腔干更明显。

■ **围手术期相关**

- 腹腔镜检查时气腹可能引起内脏血流减少。气腹压力为 12～15 mmHg，高于正常门静脉压力。心输出量减少肠系膜血管收缩导致器官灌注及门静脉血流减少。
- 体外循环导致全身炎症反应可能引起消化系统渗透压升高，导致局部缺血再灌注。体外循环期间消化道血流不变而黏膜血流可减少50%左右。围手术期容量负荷及早期术后肠内营养可能提高黏膜血流。
- 主动脉夹闭。主动脉夹闭可导致夹闭近端血管扩张（减少心肌后负荷）、远端血管收缩（维持灌注压）。主动脉夹闭较远端血管夹闭影响更大。
  - 内脏血管收缩增加前负荷。
  - 机械性夹闭后增加后负荷。肾下血管夹闭、内脏血管舒张可帮助缓解后负荷的增加。
  - 增加心肌做功。心室功能减退可因心肌做功及心肌氧耗增多难以耐受，可能出现心肌缺氧及心力衰竭。可给予血管扩张药如硝普钠、尼卡地平及丙泊酚。

 临床要点

- 血管升压素及α受体激动剂会导致肠道血管收缩。
- β受体激动剂会导致肠道血管舒张。
- 肝脏缓冲系统在静脉血流减少时通过提高肝动脉血流增加肝脏血供。
- 气腹、麻醉方法及患者体位可引起内脏血流减少。
- 围手术期扩容可减少体外循环期间消化道黏膜损伤。

小儿呼吸系统生理学 Pediatric Respiratory Physiology

Kimberly Howard-Quijano, MD · Samuel H. Wald, MD 郁庆 译／张晓庆 校

基础知识

■ **概述**

- 儿科患者有着与年龄相关的呼吸生理与生长变化。年龄越小，与成人相比生理学差异越大。
- 一般情况下，儿科患者有：
  - 呼吸频率快。
  - 氧气消耗快。
  - 气道阻力高。
  - 功能残气量（FRC）小。
  - 肺顺应性低。
  - 每千克体重潮气量或无效腔量恒定。
- 新生儿胸部的形状和顺应性导致呼吸功增加和FRC减少。这与氧气消耗量的增加相

关,可导致期间的呼吸暂停期快速减少。

- 婴儿和幼儿呼吸系统持续发育,直到大约 10 岁。

- 婴幼儿和成人气道之间的解剖差异以及麻醉增加上气道阻塞的敏感性,这使得新生儿和婴儿面罩通气和插管可能更困难。

■ 生理

- 顺应性:

- 在子宫内,呼吸功能由低阻力的胎盘完成,而肺仍然是塌陷的。

- 在出生时,呼吸转移到新生儿的肺部。第一次呼吸需要大的压力($40\sim80$ cmH_2O),以克服表面张力,以使肺膨胀。在足月儿,适当的表面活性剂有助于降低膨胀的压力。

- 由于肺泡弹性纤维相对缺乏和不成熟,新生儿和婴儿有肺顺应性降低(相比年龄较大的儿童和成人)所致的气道阻力增加。直到 $8\sim10$ 岁肺泡才发育成熟。

- 除了肺顺应性降低,新生儿的胸壁顺应性增加。这种顺应性的增加源于软骨质肋骨和胸部肌肉有限。更少的弹性会降低胸壁回弹,使动态 FRC 降低和呼吸做功增加。随着孩子的成长,呼吸做功减少和 FRC 增加,胸壁顺应性降低。

- FRC:成人 FRC 为成人肺总容量(TLC)的 50%,然而在全身麻醉下婴幼儿 FRC 低至 $10\%\sim15\%$。

- 当 FRC 下降到小于闭合容量,发生小气道闭合与潮气量呼吸,导致恶化的肺不张、通气灌注比例失调,动脉血氧浓度降低。

- 胸壁顺应性增加引起的 FRC 降低被自主呼吸婴儿在呼气相早期持续膈肌活动所克服,以及相对呼吸急促(与开始吸气到呼吸前期产生的内源性 PEEP)和呼吸肌持续的紧张性活动。

- 在全麻下,尤其是肌肉松弛剂,新生儿增加动态 FRC 的代偿机制消失,增加发生肺不张、呼吸功能不全的风险。

- 通气:新生儿的快呼吸速率,将逐渐降低,直至青春期接近成人的水平。

- 新生儿的二氧化碳(CO_2)反应曲线右移,并有一个下降的斜率。因此,较高的动脉 CO_2 刺激分钟通气量的增加,与年龄较大的儿童和成人相比,应答反应也受损。

- 二氧化碳响应曲线斜率随出生后的年龄而增加。

- 氧合:新生儿和婴儿的新陈代谢和氧气消耗量增加。

- 新生儿低氧血症的双峰响应。随着通气

量的持续减少,最初有一个短暂的通气量增加。这种减少被认为继于直接抑制延髓呼吸中心,在早产儿更为明显。

- 在新生儿的循环主要的胎儿血红蛋白(HGB)使血红蛋白氧解离曲线左移。血红蛋白 F 降低,$2,3$-DPG 增加血红蛋白-O_2 亲和力和由此 O_2-血红蛋白解离曲线左移产生的较低 P50 的 O_2-血红蛋白解离曲线左移(血红蛋白 50% 饱和的氧分压)。

- 新生儿 P50＝19 mmHg。
- 3 个月婴儿 P50＝27 mmHg。
- 9 个月婴儿 P50＝$29\sim30$ mmHg。
- 成人 P50＝27 mmHg。

- 血红蛋白浓度增加对新生儿患者维持足够的氧输送是必需的。

■ 解剖

- 儿童气道,尤其是新生儿和婴儿:因与成人气道的解剖差异,相比之下,新生儿和婴儿面罩通气和气管插管更具挑战性。

- 较大比例的枕部和舌。
- 喉位置较高($C_2\sim C_4$ 水平,成人 C_6)。
- 声带前附着更明显。
- 长马蹄形会厌。
- 较短的气管和颈部。

- 5 岁之前,环状软骨是小儿气道最狭窄处。成人最窄处为声门。

- 小于 5 个月的婴儿只通过鼻呼吸。

- 新生儿胸壁由软骨肋骨横向连接到脊柱。这会导致胸壁顺应性增加和呼吸做功增加,有效通气量减少。

- 儿科患者上下呼吸道的绝对直径小得多。

- 泊肃叶层流定律(Poiseuille 定律)($R=8Ln/\pi r4$,其中 R 是电阻,r 为半径)表明,气道半径减小一点,将导致气道口径大大减少。与成人相比,因小儿的气管和气管的直径较小,气道口径 $1\sim2$ mm 的水肿将造成更大的阻力。

■ 病理生理

- 新生儿和婴儿有周期性呼吸。80% 足月儿和 100% 早产儿在睡眠可以有 10 s 的呼吸暂停症状,无发绀、心动过缓。全身麻醉增加了周期性呼吸的频率或"术后呼吸暂停"。

- 婴儿越小,术后呼吸暂停的危险性越大,早产儿有最大的风险。全身麻醉时,新生儿术后可能需要 24 h 呼吸暂停监测。

- 与术后呼吸暂停有关的因素包括手术范围、麻醉技术、贫血和术后缺氧。

- 小儿患者在手术当天或短时间内可能经

常发生上呼吸道感染(URI)。

- URI 6 周内,小儿患者可有高反应性气道,更容易发生支气管痉挛、喉痉挛、全身麻醉后呼吸系统并发症。

- URI 患者呼吸道并发症的危险因素如下:

- 患者的年龄小。
- 发热、鼻塞症状,流鼻涕或咳嗽。
- 反应性气道疾病史。

- 喉痉挛:持续紧密闭合的声带内收肌收缩。在浅麻醉的状况下,近期或当前存在 URI、气道异常、耳鼻喉手术史、过度的低碳酸血症更容易发生喉痉挛,喉痉挛可能发生在诱导时或紧急情况下。治疗喉痉挛包括增加麻醉深度、正压通气和(或)松弛肌肉。

- 先天性综合征,可以由解剖异常造成,面罩通气或气管插管更困难。与困难气道相关的综合征包括:

- Pierre Robin 综合征。
- 发育不全。
- Goldenhar。
- 黏多糖贮积症。
- 唐氏综合征。
- 爱德华综合征(Edwards)。
- 费里曼-谢尔登综合征(Freeman-Sheldon)。
- Kenny-Caffey 综合征。
- Schwartz-Jampel 综合征。
- 猫叫综合征(Cri du chat)。

■ 围手术期相关

- 婴儿全身麻醉诱导时更容易发生低氧和缺氧。

- 对麻醉引起的上气道阻塞更为敏感。
- 呼吸暂停期间 FRC 降低和氧耗增加。

- 小儿气道解剖可以使面罩通气和气管插管技术难度更大。

- 合适的体位可以改善面罩通气和气管插管。
- 适当的面罩大小、口腔气道、下颌或下颌的牵张可以改善面罩通气。
- 选择型号和大小合适的气管导管(ETT)对于小儿气管插管非常重要。

- 气管导管大小可以用"(年龄/4)+4"计算。
- 深度可由"3×ETT 大小"估计。
- 见表 2。

- 鉴于小儿气道最窄处为环状软骨,需要通过声门,所以保证 ETT 周围气管壁压力在 $20\sim25$ cmH_2O 很重要,确保 ETT 不会引起气道水肿和术后可能出现的喘鸣或阻塞气管。

- 气压伤。新生儿和婴幼儿发育中的肺更容易发生气压伤。

X

- 压力控制（PC）或容量控制（VC）通气均可用于术中，PC 是比较常用的方法，可以防止气压伤。
- 高浓度的氧气可以对新生儿造成伤害，特别是早产儿。
- 应用能保持足够氧合的最低 FiO_2 在易感人群中预防早产儿视网膜病变。
- $100\%FiO_2$ 预吸氧 5 min 后能导致吸收性肺不张。
- 呼气末正压（PEEP）可以帮助抵消全麻时婴儿 FRC 降低。
- 小于 6 个月的婴儿，推荐的 PEEP 压力为 6 cmH_2O。
- 6 cmH_2O PEEP 也可以帮助对抗吸入高浓度 O_2 引起的吸收性肺不张。
- 早产儿容易出现更多的麻醉并发症，包括插管困难、面罩通气困难、术中及术后通气障碍。
- 气道较小，使插管在技术上更困难。
- 肺泡表面活性剂少，肺泡不成熟，气道直径小，降低肺顺应性和通气能力。
- 胸壁不成熟可以降低 FRC。
- 发育不全的呼吸中枢，低氧通气反应降低和较高的呼吸暂停阈值。
- 慢性或频繁的低氧血症和高碳酸血症存在发展为持续性肺动脉高压可能性。肺血管阻力增加可导致经卵圆孔或未闭的动脉导管的右向左分流。
- 增加了术后呼吸暂停的危险。

■ 公式

- ETT 大小＝（年龄/4）＋4
- 插管深度＝3×ETT 大小
- Poiseuille 定律：$R = 8Ln/\pi r4$
- R＝阻力。
- L＝长度。
- n＝黏度。
- r＝半径。

■ 图/表

表 1　年龄与肺生理

项目	新生儿	婴儿	幼儿	学龄儿童
体重(kg)	2.5～5	5～10	10～20	＞20
呼吸频率(次/分)	40～60	30～60	30～40	12～20
潮气量(ml/kg)	8～10	8～10	8～10	8～10
氧耗[ml/(kg·min)]	9	7	6	3.5
功能残气量(ml/kg)	10	15	30	30
阻力[cmH_2O/(L·s)]	40	30	20	1～2

表 2　年龄与气道

年龄	导管内径(mm)	LMA大小	双腔管(Fr)	气管(mm)
＜1	3.5～4.0	1～1.5	—	＜5
1～4	4.0～5.0	1.5～2	—	5～7.5
4～6	5.0～5.5	2～2.5	—	8
6～8	5.5～6.0	2.5	—	9
8～10	6.0cuffed	2.5～3	26	9～10.5
10～12	6.5cuffed	3～4	26～28	10～12

临床要点

- 儿科患者呼吸生理与年龄相关，早产儿和新生儿呼吸生理学与成人呼吸生理学有很大不同。
- 氧气消耗量的增加。
- FRC 降低导致呼吸暂停期间血氧饱和度快速下降。
- 未成熟的呼吸中枢，通气反应降低，缺氧，CO_2 响应曲线右移，呼吸暂停阈值降低。
- 术后喉痉挛、呼吸暂停和全身麻醉呼吸系统并发症风险增加。
- 早产儿和新生儿术后喉痉挛、术后呼吸暂停和全身麻醉呼吸系统并发症风险增加。

小儿心脏生理　Pediatric Cardiac Physiology

Johanna C. Schwarzenberger，MD　郁庆 译 / 张晓庆 校

基础知识

■ 概述

- 由于对新生儿和不断生长的婴儿行心导管检查是一项非常难的技术，对胎儿、新生儿和儿科患者的心血管系统的大多数生理数据来源于对绵羊的侵入性研究。在许多哺乳动物物种的发育中，心肌肌肉的分子功能已被调查，但人类的数据仍然缺乏。
- 小儿心血管系统从胎儿期到青春期有着巨大的变化，掌握不同发育时期小儿心血管特征至关重要。

■ 生理

- 循环系统。出生后，新生儿的心脏适应循环系统产生的负荷。当肺取代低阻性胎盘进行气体交换时，肺血管阻力在出生的最初几天内连续下降，肺血流量比胎儿循环高出20 倍。此外，右心室不再有胎儿期的高后负荷。肺血管床的重建受多方面的因素影响：
- 暴露于氧气下，肺血管扩张。
- 通气间接改变肺泡表面张力，从而影响血管周围组织的压力。
- 肺的代谢环境变化：前列腺素、缓激肽、组胺、血管紧张素Ⅱ。
- 心输出量。与成人心脏相比，新生儿的每公斤体重心输出量是很高的。在新生儿中，心输出量达 200 ml/(kg·min)。这种高水平值提示新生儿高氧耗，如调温、生长和呼吸功。随着呼吸力学在气体交换中变得更有效，心输出量将减少到正常成人的水平。到了青春期，心输出量等同于成年人[相当于 2.5～3 L/(m²·min)]。
- 心脏功能的结构和细胞方面。
- 胎儿。最初，新生儿心肌细胞包含不成熟肌原纤维，排列无序。出生后不久，胎儿细胞分裂过程被心肌肥大替代以促进心肌的生长。此外，有一个依赖不发达的横管系统和肌质网的不成熟的钙离子通道。
- 新生儿。在出生时，肌原纤维的规模和结构开始发生变化，并持续直到它们成为成年型组织。这涉及：
  - 细胞核减小但细胞质增加。
  - 随着细胞表面积的增加，肌膜和横管系统在出生后随之发育。T 小管内陷是有效的兴奋收缩偶联的关键。
  - 成熟的肌质网及其钙释放通道发生与 T 小管发育同时发生。
- 新生儿心肌收缩。尽管细胞在发育，但新生儿心肌的有效收缩量仅为成人的 50%。其结果是，新生儿的心脏通过增加心脏速率，提高心输出量，而不是通过提高其前负荷。

• 新生儿壁张力（一种前、后负荷功能）。Frank-Starling 机制提示收缩力的增加与舒张期心肌纤维的拉伸程度成正比。在体内，后负荷受心脏肌肉产生的壁应力影响，还受血管阻抗和喷射压力影响。拉普拉斯（Laplace）定律定义了壁应力：周壁应力（T）等于压力（P）乘以半径（r）除以 2 倍壁的厚度（h）。通常，后负荷也依赖于前负荷。增加左室舒张末期容积。它也影响心肌泵血时遇到的阻力。静脉回流是由右心房压力决定的。如果右心房压力增大，被动静脉回流必须承受的惯性质量。小儿心脏左室功能降低，可导致左室发生缺血再灌注损伤。

• 新生儿心脏、神经、激素和局部介质对血管张力的影响。

– 从新生儿到成人的血管神经支配和响应不断发生发展变化。交感神经系统在出生时是不完整的，而副交感神经系统是完整的。全身血管发展形成传入和传出的信号多重效应，在心脏、平滑肌血管和内分泌系统（例如肾上腺）形成一个庞大的网络。此外，通过位于颈动脉体、主动脉弓和心房壁的压力感受器和化学感受器，形成复杂的反馈回路。

– 通过血管张力的局部调节反应对低氧血症、高碳酸血症和酸中毒、低血流量。血管内皮细胞通过自分泌、旁分泌、内分泌作用释放激素因子。调解因子包括前列腺素、一氧化氮、磷酸钾通道和内皮素。

– 糖皮质激素受体也参与维持血管张力。低皮质醇可能会导致心脏功能受损和低血管张力。

■ 解剖

• 在子宫内的循环模式是相似的。与成人左、右心室的不同任务相比，胎儿有 3 个血管床（肺、全身和胎盘），连接分流胎儿循环。右心室进行 2/3 的收缩工作，从而成为占主导地位的心室，因而相比左心室它有更强大的心肌。

– 胎盘。含氧的血液从胎盘进入脐静脉，流经静脉导管至下腔静脉进入右心房。

– 右心房。心输出量分为两个路径，通过未闭的卵圆孔到左心房或通过三尖瓣进入肺血管。血液大部分进入左心房和肺静脉的连接从此处穿过二尖瓣和主动脉瓣到冠状动脉、升主动脉，头部血管最后通过降主动脉血管。对进入三尖瓣的血液，由于高血管阻力，只有 7％ 通过肺部；其余的分流通过动脉导管未闭（PDA）的降主动脉。

• 在出生时，胎盘夹闭后，卵圆孔和 PDA 关闭，从而建立一个成人心脏循环模式，将血泵至全身系统。

■ 病理生理

• 循环过渡期通过开放的卵圆孔和（或）PDA 还存在右向左分流，持续存在则提示先天性心脏病或严重的肺部疾病的存在（胎粪吸入、膈疝、脓毒症）。其临床表现为缺氧、高碳酸血症、代谢性酸中毒。这种潜在的病理状态可增加肺血管阻力导致右心房压力的增加，利于通过未闭的卵圆孔向左心内分流以及通过未闭的动脉导管向右心外分流。

• 先天性心脏病可能存在：

– 全身灌注减少。低输出可由一个失败的心室或左向右分流导致 $Q_p > Q_s$ 引起。

– 呼吸急促可由缓慢发展的肺血管阻力下降、血红蛋白浓度下降引起。PVR 降低导致肺血流量增加继发左向右分流。生理性贫血，是促红细胞生成素减少造成的，是对相比子宫相对高氧环境的应激反应。

– 当肺血流量减少，右向左分流（未经氧合的血液绕过肺部进入体循环）可出现发绀。

• 流出道阻塞肺血管床的肺血流量明显减少，可出现青紫。在法洛四联症婴儿可见，可出现异常的呼吸模式、严重发绀、意识水平的变化。

■ 围手术期相关

• 与成人一样，充足的氧气输送到组织依赖于全身血流量、血红蛋白浓度和血红蛋白氧饱和度。

• 儿科心脏的特点包括：

– 心动过缓/副交感神经的应激反应，新生儿通过副交感神经系统产生应激反应。由于新生儿心脏的做功与心率相关，避免或预处理迷走神经反射是非常有必要的。副交感神经阻断预处理，如阿托品，是明智的。通过全身麻醉和加护病房的镇静，减轻迷走神经刺激的影响。

– 当使用 β 受体阻滞剂或吸入麻醉剂，心脏的交感高输出状态使新生儿容易发生心血管抑制。

– 新生儿的心脏是通过增加心率而不是增加前负荷以增加心脏输出量的。然而，足够的前负荷还是必须保持的，可减少禁食时间和（或）术前静脉输液维持。

– （再）建立静脉回流的平衡和最佳的右房压、心室舒张末期压力、心室后负荷，正性肌力药物可能是必要的。要注意的是正性肌力药物的反应可能因新生儿心脏交感神经系统发育不完全而下降。

– 为使心脏最佳做功，提高钙离子水平可能是有必要的。

– 肾上腺在婴幼儿血管升压素治疗无效时，应当考虑皮质功能减退的可能。

■ 公式

• 心输出量＝心率×每搏量

• 全身氧输送＝全身血流量（Q_s）×动脉血中的氧含量

• LaPlace 定律：$T = P \times r/2h$

• Ohm 定律：$R = P/Q$

■ 图/表

表 1　心血管系统变化与年龄

年龄	呼吸频率（次/分）	心率（次/分）	SBP（mmHg）
0～6 个月	30～50	120～140	65
6～12 个月	20～40	95～120	85～90
1～5 岁	20～30	90～100	95
6～10 岁	18～25	80～100	95
>10 岁	12～25	60～100	120

❓ 临床要点

• 与成年人相比，新生儿心脏未发育成熟。

• 其特点有：

– 收缩力弱。

– 纤维缩短速度慢。

– 对外源性儿茶酚胺反应弱。

• 心输出量的提高依赖心率增加。

• 在新生儿中，体温过低会严重影响全身灌注。由于新生儿缺乏寒战反应，产热依靠棕色脂肪。棕色脂肪释放去甲肾上腺素引起三酰甘油（甘油三酯）氧化，应对低体温的神经传入。这个过程会增加新生儿的耗氧量，容易产生乳酸（代谢性酸中毒可能发生）。酸中毒合并高去甲肾上腺素水平增加肺血管阻力。低温引起 PVR 增加，可能使新生儿循环回到循环过渡状态，无法维持足够的组织灌注和氧供。

哮喘 *Asthma*

Nina Singh-Radcliff，MD　张骁 译／苏殿三 校

基础知识

概述

- 哮喘表现为各种刺激物引起的伴有可逆性气道阻塞的支气管高反应性状态。哮喘为可逆性，但慢性气道炎症也是该疾病的主要特点。
- 反应性气道或支气管高反应性也可见于慢性支气管炎、肺气肿、过敏性鼻炎以及呼吸道感染疾病。

流行病学

发病率

美国的发病率为 7%，近年来呈现增高趋势。

患病率

- 过半病例发生于 10 岁以下的儿童。
- 1/3 的病例发生于 40 岁以上的成年人。
- 30 岁以下人群的男女患病率比为 2：1，30 岁以上人群的男女患病率趋于平衡。

发病情况

- 哮喘患者的围手术期发病率为 0.17%～2.4%。
- 每天约有 40 000 人次因哮喘无法正常工作、上学。
- 每天约 3 000 人次发生哮喘。
- 每天哮喘急诊挂号量可达 5 000 人次。
- 院内哮喘每天约发生 1 000 人次。

死亡率

每年 5 000 人次。

病因/危险因素

- 过敏原。
- 药物因素（阿司匹林、β 受体阻滞剂、非甾体抗炎药、磺胺类药物等）。
- 感染（即使在非哮喘患者中，病毒性呼吸道感染疾病也可引起气道阻力升高，这可能是支气管平滑肌的胆碱能机制引起的）。
- 运动（运动后引起）。
- 精神压力。
- 天气寒冷。
- 自主神经系统调节失常。
- 气管插管、黏液、唾液所致（麻醉相关）。
- 前列腺素在流产或手术分娩的妊娠期妇女中应用。

病理生理

- 以上述及的哮喘诱发因素可引起支气管平滑肌的收缩。同时，迷走神经和交感神经可对气道张力起到直接调节作用。
- 对于急性哮喘，炎性水肿和黏液栓的形成可加剧气流受限。而慢性哮喘中，受损的呼吸道上皮和肺间质可发生气道重塑、加厚和异常相互作用。这些改变是永久性的，可引起气道进行性损伤。
- 淋巴细胞、嗜酸性粒细胞、中性粒细胞、肥大细胞、白三烯和细胞因子等参与了免疫炎症反应通路。
- 支气管狭窄增加：
- 呼吸功。
- 气流受限。
- 通气/血流比值不平衡（通气下降可致血液分流）。
- 肺血管阻力（PVR）。
- 右心室后负荷。
- 残气量（RV）。
- 功能残气量（FRC）。
- 肺总量（TLC）。
- 氧气消耗量。
- 二氧化碳生成量。
- 支气管狭窄减少：
- 气流。
- 一秒用力呼气量（FEV$_1$）。
- 补呼气量（ERV）。
- 补吸气量（IRV）。
- 一秒用力呼气量/用力肺活量比值（FEV$_1$/FVC）。
- FEV 25%～75%。
- 肺动态顺应性。
- 辅助呼吸肌的参与可以维持潮气量。
- 病程初期，高通气量可能引起呼吸性碱中毒。一段时间后，气流受限的加剧和呼吸肌疲乏可引起二氧化碳潴留，因此二氧化碳分压的正常化其实反映了失代偿。极度的气流受限可限制心脏充盈和"肺填塞"，可能引起无脉心电活动。

麻醉目标/指导原则

- 评估疾病的严重程度，完善肺功能，并治疗急性加剧性哮喘。
- 麻醉方案应尽量避免或抑制气道高反应

性的发生，一些通常不能引起气道反应的刺激物可能在此情况下促发导致威胁生命安全的支气管收缩。
- 诊断并治疗围手术期支气管收缩。

术前评估

症状

- 气短。
- 胸闷。
- 咳嗽。

病史

- 初次发病年龄。
- 诱发因素。
- 治疗史。
- 疾病加剧的频率。
- 夜间醒来次数。
- 吸入性药物的应用。
- 类固醇冲击剂量。
- 因发病急诊情况。
- 因病住院情况。
- 因病入住 ICU 情况。
- 因病插管治疗情况。

体格检查

- 呼气时哮鸣音。
- 辅助呼吸机的使用。
- 呼吸急促。
- 呼吸音减弱或听不到。

用药史

- "控制"改善气道环境。
- 吸入性类固醇。
- 茶碱。
- 白三烯受体拮抗剂。
- 色甘酸。
- "应急缓解"主要针对急性支气管痉挛（迅速发生的）。
- β 受体激动剂。
- 抗胆碱药。

诊断检查与说明

- 肺功能测试可辅助诊断及评估疾病的严重程度及其对治疗的反应（FEV、FEV$_1$/FVC）。
- CXR（高通气量、肺炎、CHF）。
- 心电图（急性右心衰竭、PVC）。
- 嗜酸性粒细胞增多。

- 动脉血气分析(二氧化碳分压和氧分压测定)。

伴随的器官功能障碍

- 77%的患者同时患有胃食管反流病(GERD),GERD的控制可能改善哮喘症状。

延迟手术情况

- 急性加剧性哮喘。
- 慢性鼻窦感染。
- 上呼吸道感染。
- 肺炎。

分类

根据起病的症状、夜间醒来次数、β受体激动剂应用后短期内缓解情况、病情对日常活动的影响、肺功能和口服固醇类药物的应用,将哮喘分为以下几个等级:

- 轻度。
- 中度。
- 重度。
- 极重度/哮喘持续状态。

治疗

术前准备

术前用药

- β受体激动剂。
- 大剂量类固醇用药(如果近期有用药或大型手术,应尽量避免肾上腺皮质危象的发生)。
- 类固醇脉冲治疗(疾病严重期或行大型手术期间注意避免围手术期症状加剧)。
- 抗焦虑药。

术中监护

麻醉选择

- 为避免使用经气道的通气设备和二期危象的发生(有较高的支气管收缩风险),考虑选用局部麻醉。
- 选用喉罩,置于声门上。与气管内导管(ETT)相比,喉罩对气道的刺激更小。

监测

- 标准ASA监测。
- 上升的$ETCO_2$波形提示有气道阻塞物的存在,波峰前的缓慢上升表明呼气梗阻。
- 在高危患者的麻醉中,应使用动脉导管以检测动脉血气。

麻醉诱导/气道管理

- 喉镜检查、气管插管、吸痰以及低温气体

的吸入可加剧气道的高反应性。

- 在插管之前,患者应被深度麻醉。要确保麻醉诱导药物的剂量足够,以及神经肌肉阻滞完全,同时要保证合适的麻醉时间。应用麻醉诱导药物以降低平滑肌的反应性,同时应用NMBD来抑制咳嗽、呕吐和呛咳。这些一般都是由骨骼肌作用的,一旦被激发,这些气道反应可短时间内产生刺激性受体并引发气道的高反应性。
- 在应用气道设备之前,使用球囊面罩进行2~3 min的吸入性麻醉剂用药(可起到有效的支气管扩张作用)。
- 氯胺酮是唯一的可扩张支气管的静脉麻醉诱导药物,丙泊酚和依托咪酯较硫喷妥钠能起到更好的降低气道反应的作用。
- 利多卡因可降低易激惹性,然而局部应用时还是要特别注意,局部喷雾时可能引发气道反应并可引起支气管痉挛。
- 琥珀胆碱可能引起组胺的释放,不过目前的研究并未表明这一现象与临床用药有关。
- 在使用快速序贯诱导时,在患者被深度麻醉成功之前,应评估气道操作可能造成的误吸或支气管收缩的风险。

维持

- 保持患者的"深度麻醉"状态,否则,一些无害的刺激物可能引起气道阻力的升高(唾液、黏液、ETT)。
- 降低吸呼比(提高呼气时间以避免气流阻塞,与肺气肿患者的吹笛样呼吸现象相似)。
- 确保吸入气体是潮湿、温暖的。
- 液体湿化软化黏液分泌物。

拔管/苏醒

- 确保深度麻醉状态下拔管(在麻醉药物药效足够抑制气道高反应性的情况下拔管)。
- 如果有些情况下不允许在患者充分清醒之前拔管,应在拔管时用药抑制气道反应(静脉注射利多卡因、支气管扩张剂、肾上腺素、右美托咪定)。
- 在没能应用足够剂量的抗胆碱能药物的情况下,新斯的明可能会引起支气管收缩。
- 抗胆碱能药物可使分泌物变稠。

术后监护

床旁护理

- 警惕支气管痉挛。
- 吸氧(鼻插管、面罩)。
- 定期支气管扩张剂治疗。
- 鼓励呼吸和深呼吸。

- 早期活动。
- 良好的镇痛。
- 控制胃食管反流。

并发症

- 术中支气管痉挛的诊断要点如下:
- 气道峰压(PIP)升高。
- $ETCO_2$曲线呈降支。
- 呼气性哮鸣音。
- 治疗包含以下几点:
- 使用吸入性麻醉剂加深麻醉。吸入性麻醉剂一般有较好的支气管扩张功能,并可以通过调节细胞内钙离子直接引起支气管平滑肌细胞增大。然而,如果没有或只有很少气道运动存在的话,这种方式可能无效。
- 通过静脉用药加深麻醉。丙泊酚不具备支气管扩张功能,但它可以抑制气道反应。
- 吸入性β受体激动剂。沙丁胺醇可起到支气管扩张的作用,但可能要喷数次(8~10次)才能确保药剂通过又长又细的ETT管到达作用部位。现在有很多方便送药的机械设施可协助完成此步骤。
- 静脉用类固醇药物。该用药不可阻碍其他紧急治疗。
- 肾上腺素(大剂量静脉注射或SQ或予静脉输注补液),交感神经可通过$β_2$受体激动剂作用缓解支气管痉挛。
- 也可考虑应用茶碱,虽然茶碱更多被用于症状的控制和预防。除此之外,如果术后持续使用茶碱则需要检测其治疗指数和疗效水平。
- 氦氧混合气体可以改善气道层流,但也会降低吸入氧浓度(FiO_2),且并无治疗效果。
- 镁(可能引起困倦或促使代谢性骨关节疾病的发生)。
- 避免使用可致组胺释放的药物(如吗啡、万古霉素等)。

疾病编码

ICD9

- 493.90 哮喘,未明类型,非特指。
- 493.92 哮喘,未明类型,(急速)恶化。

ICD10

- J45.901 非特异性哮喘,(急速)恶化。
- J45.909 非特异性哮喘,单纯性。

临床要点

• 评估疾病严重程度,从而执行合适的麻醉方案。

• 在哮喘患者中,某些通常不会引起气道反应的刺激物也可能引起威胁生命安全的支气管收缩症状。因此在实施气道操作前,应确保患者充分麻醉诱导完成,并且在手术中保持充分深度的麻醉,并于术后行"深拔管"。

• 术中支气管收缩主要表现为监护仪 PIP 波形上升、ETCO₂ 曲线呈现下降趋势,并出现哮鸣音。

• 并非有哮鸣音即哮喘,应排除其他事先被诊断为支气管痉挛的因素。

• 哮喘的存在会提高术后支气管痉挛、血氧不足、血碳酸过多症、咳嗽不充分、肺不张和肺炎的发生率。

心脏压塞 Pericardial Tamponade

Lori Gilbert, MD 郁庆 译 / 张晓庆 校

基础知识

概述

• 心脏压塞是一种由心包腔积液引起的临床综合征,造成心包腔内压力增加,限制心脏充盈和降低心输出量。压塞可由于积液、外伤或心脏破裂导致血、脓液或空气积累造成。

• 心脏压塞可由心脏缓慢或快速压缩造成。大量、缓慢进展的慢性积液通常由于代偿性心包伸展而耐受性良好。然而,即使有代偿,仍有一个临界点,心包积液减少心腔容积,增加腔内压力,导致前负荷和心输出量大幅减少。急性压塞是一种医疗紧急情况,如果不快速识别和治疗,可能是致命的。

流行病学

发病率

• 在美国,每 10 000 个人中有 2 例。

• 大量心包积液的患者(定义为超声心动图中大于 10 mm),35%～47%会进展为心脏压塞。

• 终末期肾脏疾病患者(ESRD)、心包炎及心包积液导致心脏压塞的发生率增加。

• 恶性胸腔积液是最常见的导致心脏压塞的原因。

患病率

• 最常见于中老年人群。

• 外伤或 HIV 相关的心脏压塞多见于青壮年。

• 在结核病流行地区,心包炎是心包积液和心脏压塞的一个重要原因。

死亡率

心脏压塞是一种紧急情况,如不治疗会致命。

病因/危险因素

• 特发性(大量心包积液)。

• 医源性:心脏手术、电生理程序(房颤和其他消融)、经皮瓣膜修复术、经皮冠状动脉介入治疗。

• 恶性肿瘤。

• 创伤。

• 终末期肾病、尿毒症。

• 主动脉夹层。

• 药物:肼屈嗪、普鲁卡因胺、异烟肼、米诺地尔。

• 不常见的原因:胶原血管病(红斑狼疮、硬皮病)、肺结核、辐射、细菌和真菌感染、HIV 感染。

病理生理

• 心包囊由围绕心脏的脏层和壁层组成。心包通常含有 50 ml 浆液,减少对心外膜摩擦从而有助于平衡心脏表面的静水压。因此,心包有一个小的储备量,一旦达到临界量,心室充盈压增加,舒张容量减小。这会导致严重的心脏充盈障碍伴随心输出量减少。

• 为防止室壁崩溃,心室舒张、右心房和左心房的压力都上升到等于心包压力。这种均衡的压力是心脏压塞的特性。

• 奇脉是吸气时全身血压显著下降(> 10 mmHg)。随着吸气,静脉回流至右心房增加,充盈心房。增加的回流量使得心房和室间隔往左心挤压。导致左心容量减少,表现为心输出量下降、收缩压下降。

麻醉目标/指导原则

• "全面,快速,促进":避免容积减小、心动过缓、血管扩张和心肌抑制。心室腔容积减少,每搏量减少。

– 保持充盈压力,克服舒张充盈的限制。

– 此时心率是心输出量的一个关键因素,因为每搏输出量显著下降(CO＝SV×HR)。

– 增加血管张力,保持心脏和大脑灌注是必要的,因为 SV/CO 降低。

– 收缩力对于保持每搏输出量的有效输出非常重要。

• 麻醉中应该保持一个较高的交感神经张力,直到压塞缓解。

术前评估

症状

• 呼吸困难、心动过速、呼吸急促、胸痛、晕厥。

• 恶性或全身性疾病、肌肉骨骼疼痛或发热的患者,可出现体重减轻、疲劳、神经性厌食症。

• 肺结核患者可发生盗汗、发热、体重减轻。

• 濒死感。

病史

• 近期有心血管外科手术、冠状动脉介入或创伤。

• 恶性肿瘤。

• 肾衰竭(尿毒症性心包炎)。

• 药物滥用或机会感染(艾滋病病毒)。

• 最近胸部放射检查。

• 红斑狼疮、药物引起的。

• 近期的起搏器植入。

体格检查

• 颈静脉压升高(JVP):Kussmaul 征吸气时反常的 JVP 上升(正常为下降)。

• 奇脉:正常呼吸时吸气相收缩压下降 10 mmHg 或更多。

• 心音低沉、低血压、心动过速、出汗、呼吸困难。

• Ewart 征:支气管呼吸音、左肩胛骨下角叩诊浊音。

治疗史

• 可行穿刺减轻心脏压力,可利用透视成

像、CT 或超声心动图技术。心包穿刺引流术最常见的入路,常选择剑突下与左肋缘夹角处。

- 低血压患者,补充容量,可作为一种暂时性的治疗措施;然而,在进展性压塞时,扩容似乎增加了心包内压力、RA 压力和左心室舒张末期压力。
- 心包切除术(心包开窗术)适用于血流动力学不稳定的患者或复发性心脏压塞患者。
- 治疗根本病因。

■ 用药史

- 布洛芬、阿司匹林。
- 减少胃酸(H_2 受体拮抗剂、质子泵抑制剂)。

■ 诊断检查与说明

- 多普勒超声心动图能显示右心房室塌陷,该现象也可能出现在低血容量没有压塞时。右心室塌陷则是压塞一个更具特异性的表现。
- 胸部 X 线检查(CXR)。
- 全血细胞计数(CBC)评估感染或贫血的原因。
- 红细胞沉降率(ESR)评估炎症情况。
- 心肌酶。
- 心电图显示 QRS 波群低电压、PR 段下移或电交替。
- 心包穿刺,细胞学培养。
- 心导管检查。

■ 伴随的器官功能障碍

- 肾衰竭(尿毒症性心包炎)。
- 肺疾病(如肺结核)。
- 关节病(如红斑狼疮、类风湿关节炎)。
- 甲状腺功能减退症。

■ 延迟手术情况

全身麻醉诱导前胸骨前局麻下行心包穿刺术。

■ 分类

- 急性心脏压塞(立即、威胁生命的):外伤、主动脉破裂或作为创伤性诊断或治疗的一种并发症。
- 亚急性心脏压塞(慢性):恶性肿瘤、尿毒症、肺结核或特发性心包炎。

- 低压压塞:血液透析、外伤出血或过度利尿;患者可能发生严重低血容量。心脏和心包舒张压只有 6~12 mmHg。患者可能需要 1 L 生理盐水引起心脏压塞动力学变化。

治疗

■ 术前准备

术前用药

- 术前:肾上腺素或其他升压药,可能需要强心药。
- 如果使用镇静合并局部麻醉,可用小剂量氯胺酮与咪达唑仑。
- 诱导前如果患者的心脏压塞没有行心包穿刺术,做好术前准备。

知情同意的特殊情况

- 大范围慢性积液和轻度的压塞,患者往往能够自己签署知情同意书。
- 急性心脏压塞是威胁生命的,一般没有正式同意的情况下,也需继续进行治疗。

■ 术中监护

麻醉选择

- 保留自主呼吸镇静下合并局部麻醉。
- 全身麻醉保留自主呼吸。
- 全身麻醉正压通气;外科医师必须准备紧急行切口减压。

监测

- 大口径静脉通路。
- 动脉置管。
- 可行情况下,连续经食管超声心动图(TEE)以评估心室充盈和收缩。

麻醉诱导/气道管理

- 全身麻醉与自主呼吸:挥发性药物和(或)氯胺酮面罩供氧。
- 全身麻醉与正压通气:选择对心功能抑制最小的药物,使得引起的血管扩张和低血压程度减到最小,如氯胺酮、依托咪酯。尽管保持自主呼吸有好处,患者通常被麻醉诱导,气管插管,并保持正压通气。当这种情况发生时,外科医师必须立即准备行切开术。
- 清醒插管,保持自主呼吸往往可导致咳嗽或呛咳,从而增加胸内压。

维持

- 正压机械通气(增加胸内压力)将进一步

通过降低前负荷,降低心输出量以及增加右心室后负荷(减少右心室流出和前向流)。
- 容量:保持足够高的压力,克服舒张充盈受限。CVP 或 PCWP 可能需要维持在 20~30 mmHg。
- 避免血管扩张、心动过缓,保持高交感输出直到压塞缓解。可能需要强心药。

拔管/苏醒

- 患者仍存在肺静脉回流至左心房的肺静脉阻塞或肺水肿的危险。
- 既往有左心功能不全、冠状动脉疾病或瓣膜功能障碍的患者应观察。
- 拔管与否:外伤、医源性或其他原因导致的心脏压塞患者拔管与否需根据患者血流动力学情况而定。
- 适当治疗高血压。

术后监护

■ 床旁护理

患者应被送到重症监护室,在那里有足够的监测,可观察到心肌梗死,其他病理学改变也可以观察并迅速处理。

■ 药物处理/实验室处理/会诊

- 心电图、超声心动图。
- 治疗突然增高的 SVR/高血压。
- 心肌酶。
- 会诊:心脏、胸心外科。

■ 并发症

肺水肿是一种可能发生于抽液后的并发症,多见于慢性心包积液行大量心包穿刺术。

疾病编码

ICD9
- 423.3 心脏压塞。

ICD10
- I31.4 心脏压塞。

临床要点

心脏压塞须与缩窄性心包炎、肺栓塞、张力性气胸鉴别诊断。

心导管术 Cardiac Catheterization

Wanda M. Popescu, MD 袁亚伟 译 / 田婕 校

 基础知识

▪ 概述

一般情况

• 行左心导管检查来进行冠状动脉的诊断及治疗。它可以通过在 X 线引导下注射造影剂使冠状动脉循环可视化。

可以显示的包括以下几点：

- 诊断程序：压力测试后，确认和评估疑似心脏病的严重程度（心房及血液循环）。

- 治疗用途：经皮冠状动脉介入术（PCI）、瓣膜成形术和经皮瓣膜插入、房隔造口术及中隔复位术、心肌活检。

• 治疗程序：将鞘管引入血管内，通常是股动脉，将其作为一个通道，然后插入其他仪器。

- 通过将球囊导管插入主动脉，从冠状动脉口进入冠状动脉循环，进行冠状动脉造影；造影剂注入计划的解剖部位、血管和区域。

- 随后将导管插入升主动脉，推进导管通过主动脉瓣（AV），进行心室造影；造影剂被注入左心室（LV）从而评估其功能。

- 还能够测量腔室及跨瓣膜梯度之间的压力。

• 治疗。

- 经皮腔内冠状血管成形术（PTCA）是在狭窄冠状动脉内将球囊充气膨胀从而改善血流。

- 支架是由网状结构的零件组成，它被安装在血管成形术中的球囊上。它们通过钩爪固定在冠状动脉血管壁上，从而防止急性反冲。裸金属支架（BMS）在 1990 年被引进，是一种网状结构的金属。药物洗脱支架（DES）于 2003 年经 FDA 批准，与 BMS 类似，但是它可以释放药物以抑制再狭窄的发生。

- 冠状动脉上的原始表面的存在（支架）要求在术前进行负荷量的双重抗血小板治疗（DAPT），治疗需要持续进行直到支架完全内皮化；BMS 要求～2 个月，而 DES 要求 1 年甚至更久。

- 通过在瓣膜水平将球囊充气扩张，实施瓣膜成形术来扩张狭窄的瓣膜（主动脉、二尖瓣）。最近已经成功地实施了经皮主动脉瓣膜插入。

- 中隔复位术实施于肥厚型梗阻性心肌病患者。在心导管术中，向供应肥厚室间隔的间隔穿支动脉中注射酒精（诱导该区域坏死，从而减少流出通路梗阻）。

- 房隔造口术实施于需要右向左分流的先天性心脏病患者。球囊导管经皮插入静脉系统，前行经右心房进入卵圆窝，通过扩张球囊将卵圆窝扩张。

• 右心导管术允许对右心及肺循环压力进行测量，还可通过取血样来测量血氧饱和度（不在这里重点叙述）。

• 与冠状动脉搭桥术（CABG）相比，PCI 的优势有以下几点：

- 冠状动脉疾病（CAD）的微创治疗。

- 减少对主要器官功能的影响。

- 减少 ICU 或住院治疗。

- 能够很快恢复完全的活动能力，减轻术后疼痛。

- 对三支病变或左主干病变患者的转归的研究显示，当 PCI 与 DES 和 CABG 相比较时，在 1 年或 2 年内主要不良心脏事件或脑血管事件的发生率是相似的。

• 与 CABG 相比，PCI 的劣势：

- 需要长期的 DAPT 治疗，并增加了自发性或手术出血的风险。

- 可能需要反复行靶血管重塑。

- 在远期生存率方面没有优势。

体位

仰卧位。

切口

• 股动脉穿刺。

• 其他可能的穿刺部位：腋窝、肱动脉或桡动脉。

手术时间

1～2 h。

术中预计出血量

• 通常最小。

• 有大血管或心脏损伤的患者具有潜在的大出血可能。

住院时间

• 择期手术，可能当天就可以出院回家。

• 急性冠状动脉综合征（ACS）情况下，可能需要 2～3 天，甚至更长。

• 若有心源性休克，必须延长 ICU 住院治疗的时间。

特殊手术器械

• 心导管实验室。

• 透视机、静脉造影剂注射器、血管内超声。

• 理想情况下：在同一建筑内有可使用的心脏手术室。

▪ 流行病学

发病率

• 在美国每年有 100 万例 PCI。

• PCI 术中，90% 患者至少会安装一个支架。

患病率

• 冠状动脉再狭窄表现为心绞痛症状的复发。

- PTCA：30%～40%。

- BMS：20%～30%。

- DES：<10%。

• 晚期支架内血栓形成表现为死亡或心肌梗死

- BMS：比较罕见。

- DES：0.5%～3.1%，可能更高。

死亡率

• PCI 过程中：1%。

• PTCA 术后急性血管反冲：20%。

• 晚期支架内血栓形成：45%～75%。

▪ 麻醉目标/指导原则

• 有合并症或血流动力学不稳定的患者通常需要麻醉护理。

• 抗凝要求：PCI 术前给予高剂量抗血小板药物、静脉抗血小板治疗，以及术中术后全身抗凝治疗。

• 术前的 PCI 可能会增加手术时主要不良心脏事件的风险。在围手术期，应当权衡由于维持 DAPT 导致的手术出血的风险与过早停用阿司匹林及氯吡格雷造成的支架血栓形成及可能的死亡风险。

• 手术室外情况：准备好麻醉设备、推车以及可用的吸引器。与手术室楼层管理人员及麻醉医师取得联系，遇到紧急情况时以快速得到支援。

术前评估

▪ 症状

• 择期：没有症状、运动诱发的症状或者不

典型心绞痛。

- 急诊:不稳定心绞痛或 ACS±心源性休克。

病史

相关疾病:高血压、心力衰竭、心律失常、糖尿病、周围血管疾病、吸烟史、慢性阻塞性肺疾病(COPD)、慢性肾损伤。

体格检查

心脏衰竭患者会出现 S3、S4 心音及双肺湿啰音。

▪ 用药史

- β受体阻滞剂通过降低心率及血管剪应力,同时减轻交感神经输出,导致血小板活性降低,而对心脏起到助益作用。
- ACEI 类药物及 ARB 类药物(血管紧张素受体阻滞剂)可以降低后负荷并恢复 LV重构。
- 利尿剂降低预负荷。
- DAPT 预防急性支架内血栓形成。
- 他汀类药物具有多效性(降脂、稳定冠状动脉斑块)。

▪ 诊断检查与说明

- 血细胞比容/血红蛋白、钾、肌酐、凝血;血小板功能检测(如果可以)。
- 超声心动图检查结果(如果可以)。
- 应力测试结果(如果可以)。

治疗

▪ 术前准备

术前用药

- 给予高剂量的氯吡格雷(300~600 mg)和阿司匹林(口服、胃管或鼻饲管)。
- 适当的抗焦虑。

知情同意的特殊情况

- 低射血分数(EF)或者左主干高度病变患者可要求于 PCI 前放置主动脉内球囊反搏(IABP)。
- 心源性休克患者可要求于 PCI 术前放置经皮 LV 辅助装置(pVAD),如 Impella® 或TandemHeart®。
- 潜在的可能需要开胸手术的情况。
- 同意可能的输血情况。

▪ 术中监护

麻醉选择

- 大多数情况下可以由导管室护士给予轻度、中度镇静药,而无须麻醉护理。
- 需要麻醉的情况包括危重病患者、血流动力学不稳定患者、病态肥胖有显著的睡眠呼吸暂停患者、不能平躺的患者、有幽闭恐惧症或精神障碍的患者。通常需要实施全身麻醉,通常用气管内导管(ETT)。

监测

- 标准 ASA 监测。
- 可以由心脏病专家将导线置入腹股沟从而采集动脉波形。
- 为实现快速复苏而设置良好的静脉通路,以防备血管损伤及急诊心外科手术。
- Foley 导尿管。
- 经食管超声心动图和经胸超声心动图(TEE 和 TTE)在评估心脏功能、检测并发症及指导治疗方面是很有帮助的。

麻醉诱导/气道管理

- 控制诱导,以避免血流动力学不稳定。
- 紧急气道工具一应俱全(LMA、间接视频喉镜)。

维持

- 吸入性麻醉剂或静脉药物可用于维持麻醉。吸入性麻醉剂对心肌细胞缺血预处理提供了理论上的优势。并没有数据表明,吸入性麻醉剂或静脉药物导致心肌收缩力下降会对患者总体预后产生影响。
- 抗凝治疗。
  - 全身肝素化处理,使活化凝血时间(ACT)达到 300~350 s。对于肝素诱导的血小板减少症患者,应用直接凝血酶抑制剂、Ⅹa 因子抑制剂或者降纤药物。但没有测试手段可监测这些药物的效果,患者也可能服用过量(表现为全身出血)。
  - 可能需要静脉抗血小板药物(糖蛋白Ⅱb/Ⅲa 抑制剂)。
  - 显著性低血压提示大出血(心脏或血管损伤)导致的心源性休克或低血容量性休克。

拔管/苏醒

- 标准的拔管原则:如果患者血流动力学不稳定,考虑术后气管插管。
- 在应用静脉药物期间,比如 β受体阻滞剂、硝酸甘油、氯维地平、地尔硫䓬,控制血压及心率。

- 神经系统检查(潜在的脑栓塞事件)。

术后监护

▪ 床旁护理

- 择期、非复杂性病情:可以选择回家或者允许在普通病房住院治疗。
- 操作困难或血流动力学不稳定:遥测或心脏监护病房(CCU)。
- PCI 术后也需要继续应用抗血小板药物。
- 避免腹股沟屈曲。

▪ 镇痛

通常是比较轻微的疼痛,应用对乙酰氨基酚或口服阿片类药物控制。

▪ 并发症

- PTCA 术后急性血管反冲。
- 支架内血栓形成。
- 早期(在 PCI 术后 1 个月内):通常代表技术上有失误。
- 后期(在 PCI 术后 1 个月后):通常发生在DAPT 过早停止时。
- 大血管或冠状动脉损伤(切开、裂伤)。
- 心脏压塞或心源性休克造成的心脏穿孔。
- 动脉粥样斑块碎片栓塞(脑卒中、腹腔器官缺血)。
- 大出血(过度的抗凝和抗血小板治疗造成)。
- 穿刺部位血肿、假性动脉瘤形成或感染。
- 造影产生的急性肾损伤。

❓ 临床要点

- 当治疗不充分时,与冠状动脉旁路术治疗CAD 相比,PCI 是一种创伤较小的方式。
- 患者人群有多种合并症。
- 需要全身抗凝及高剂量抗血小板药物治疗。因此,患者自发性出血的风险会增加。
- 在心源性休克时,可以在术前放置 IABP或 pVAD。
- 可能需要重复干预再狭窄或支架内血栓形成。
- PCI 与 CABG 的 1 年及 2 年内预后相似。没有论据显示有远期生存率方面的优势。

心动过缓 Bradycardia

Piotr K. Janicki, MD, PhD · Marek Postula, MD, PhD　袁亚伟 译/田婕 校

🩺 基础知识

■ 概述

• 心动过缓是指心率小于 60 次/分。它可以继发于：
- 器质性病变。
- 药物。
- 迷走神经张力。
- 健康、状态良好的心脏。

• 围手术期的治疗：主要包括用于器质性病变治疗的临时或永久性起搏器，以及用于治疗其他病因的药物。只有在心率影响心输出量时才需要进行治疗。

■ 流行病学

发病率

年龄大于 70 岁的人三度房室传导阻滞程度最高（5%～10%的患者患有心脏疾病）。

患病率

• 20 岁时，0.5%～2%的健康人群的 PR 间期可能超过 0.20 s。60 岁时，5%以上的健康人群的 PR 间期超过 0.20 s。

• 大约有 5%患有心脏疾病的患者患有一度房室传导阻滞，大约 2%的患者患有二度房室传导阻滞。

发病情况

在三度或莫氏Ⅱ型房室传导阻滞中若观察到低心率，则可能发生导致重大伤病的晕厥事件（如头部外伤、髋部骨折）、充血性心力衰竭加重或因低心输出量而造成缺血心脏病的症状加重。

死亡率

患有病态窦房结综合征的患者的死亡率较高，患者并不都是由于心脏疾病而死亡。

■ 病因/危险因素

• 内在原因：
- 窦房结病变。
- 房室结疾病。
- 退行性改变（老化）。
- 梗死或缺血［冠状动脉疾病和（或）心肌梗死］。
- 高血压。
- 低氧血症。
- 阻塞性睡眠呼吸暂停。
- 黏液性水肿。

- 浸润性疾病。
- 手术创伤。
- 心脏移植。

• 外在原因：
- 自主神经介导综合征。
- 血管迷走性晕厥。
- 颈动脉窦受压或颈动脉窦敏感性增加。
- 呕吐或咳嗽。
- Bezold-Jarisch 反射。
- 体温过低。
- 颅内压增高（库欣反射）。
- 电解质紊乱（低血钾、高血钾）。

• 药物：
- 抗交感药物：β 受体阻滞剂、可乐定、新斯的明。
- 地高辛。
- 非二氢吡啶钙通道阻滞剂。
- 抗心律失常药物（胺碘酮、普罗帕酮）。
- 锂剂。
- 麻醉剂用药过量：琥珀胆碱、诱导药物、新斯的明、阿片类药物。

■ 生理/病理生理

• 窦性心动过缓是指窦性心律的速率小于 60 次/分。由迷走神经张力增加或交感神经张力降低而引起。可见于：
- 无基础心脏疾病，可发生于 25%～35%的 25 岁以下的无症状个体，身体状态良好的运动员和一些老年人。
- 睡眠：在年轻和健康的患者中，心率为 30 次/分且暂停时间高达 2 s 的情况并不罕见。

• 病态窦房结综合征是慢性窦房结（SA）功能障碍，可能由多种原因引起。它的特点是慢性、不适当的和经常性的严重心动过缓、窦性暂停、窦性停搏，以及伴或不伴适当房性和交界性逸搏心律的传出阻滞。起搏点的异常可能会导致有症状的心动过缓。此外，50%以上的病例出现房性心律失常。
- 窦房结纤维化：纤维组织替代窦房结组织的过程中可能伴随传导系统的其他部分（包括房室结）的退化和纤维化。
- 窦房结动脉疾病：动脉可能因动脉粥样硬化、炎症或栓子而狭窄。
- 快慢综合征：心房颤动（AF）是最常见的房性心动过速，而且在心房颤动终止后会出现的长时间的有症状的窦性停搏，这可能是

由于心动过速导致的窦房结重构。
- 浸润性疾病：窦房结可能受淀粉样变性、硬皮病、血色病和罕见肿瘤的影响。
- 心外膜和心包病变：窦房结靠近心外膜。其结果是，与心外膜或心包（如心包炎和肿瘤）相关的疾病可能会影响窦房结的功能。
- 炎症性疾病：风湿热、心包炎、白喉、南美锥虫病、莱姆病以及其他疾病可能会抑制窦房结功能。
- 创伤：心脏创伤可能会直接影响窦房结或其血液供应。

• 房室传导阻滞定义为因传导系统中的解剖或功能性损伤而导致心房至心室的传导出现延迟或中断。传导障碍可能是暂时性的或永久性的，传导可能出现延迟、间歇或消失。
- 一度房室传导阻滞是不伴随脱落的传导延迟，PR 间期大于 200 ms（慢心律时大于 210 ms）。
- 二度房室传导阻滞分为 2 种类型：
• 莫氏Ⅰ型：该阻滞局限于房室结内，PR 间期逐步延长，直至一个 P 波受阻不能下传至心室。通常很短暂且无症状。
• 莫氏Ⅱ型：该阻滞位于房室结下方，在希氏束-浦肯野系统内。在正常传导过程中，PR 间期在 P 波之前保持不变。但是，可能出现阵发性传导失败，无法传导到心室。此阻滞通常有症状，可能发展为完全性（三度）房室传导阻滞。
- 三度（完全性）房室传导阻滞可能出现在房室结、希氏束或束支。出现三度房室传导阻滞时，心房和心室之间无冲动传导。
- 特发性进行性心脏传导疾病（如传导系统的硬化和纤维化）约占房室传导阻滞的 50%。
- 缺血性心脏疾病约占房室传导阻滞的 40%。
- 心肌病和心肌炎可能起因于肥厚型梗阻性心肌病和浸润过程，如淀粉样变性和结节病。肌病的病因包括风湿热、莱姆病、白喉、病毒、系统性红斑狼疮、弓形虫病、细菌性心内膜炎和梅毒。
- 先天性心脏病。
- 医源性房室传导阻滞。

• 药物：洋地黄、钙通道阻滞剂（特别是维拉帕米，地尔硫草较少见）、胺碘酮、腺苷和 β 受体阻滞剂。

- 心脏手术。
- 经导管室间隔缺损封堵术。
- 酒精(乙醇)室间隔消融术。

 诊断

- 触诊患者的脉搏,评估心电图和脉搏血氧饱和度(脉搏波的强度)。
- 评估心电图以确定是否为窦性心动过缓(P波在QRS波群之前)。
- 回顾近期情况:迷走神经刺激、药物治疗、缺血性损伤、低氧血症、低体温症。
- 考虑实验室检查:
 - 电解质水平,镁、钙。
 - 血糖水平。

■ **鉴别诊断**

心电图干扰。

 治疗

- 心动过缓的耐受性良好,前提是其发展缓慢,或大于50次/分。急性发作的心动过缓更可能出现症状。
- 当心动过缓出现症状时,无论心率多少都应该治疗。在大多数情况下,治疗阈值位于30~40次/分。
- 停止迷走神经刺激。
 - 眼心反射。
 - 颈动脉窦刺激。
 - 腹腔镜下气体注入。
 - 膀胱导尿。
 - 电休克疗法(ECT)。
- 如果心动过缓持续存在并影响心输出量,则应使用药物治疗。
 - 不论病因为何,阿托品都是首选药物。
 ○ 推荐剂量:每3~5 min静脉注射0.5 mg,最大剂量为3 mg。
 ○ 如果剂量小于0.5 mg,则可出现反常的心率减缓。

- 心脏移植术后的患者,可能出现反常的房室传导阻滞。
 ○ 不应推迟对低灌注患者使用体外起搏。
 ○ 出现急性冠状动脉缺血或心肌梗死时,慎用体外起搏(增加心肌耗氧量)。
 - 格隆溴铵。
 - 麻黄素。
 - 多巴胺、肾上腺素、异丙肾上腺素。
 - 当缓慢性心律失常对阿托品治疗无反应或不适用时,或者在等待安置心脏起搏器时,可以注射儿茶酚胺,这是治疗心动过缓的替代方案。
- 经皮(TCP)或经静脉起搏:
 当静脉通路不可用时,对患有高度房室传导阻滞的不稳定患者可以考虑立刻起搏。此外,如果患者经药物或TCP治疗未见效果,则需经静脉起搏。

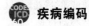 **随访**

- 发生在围手术期的缓慢性心律失常通常继发于一些其他的原因,如某些药物、电解质紊乱、低氧血症、迷走神经刺激或缺血。
- 无论相关症状如何,永久性起搏的指征都是:
 - 窦性心动过缓,症状与心动过缓有明显关系(通常出现在心率小于40次/分或频繁窦性暂停的患者身上)。
 - 有症状的变时功能不全。
 - 完全性(三度)房室传导阻滞。
 - 高度二度房室传导阻滞(≥2个连续P波的阻滞)。
 - 有症状的莫氏Ⅰ型或莫氏Ⅱ型二度房室传导阻滞。
 - 莫氏Ⅱ型二度房室传导阻滞伴随增宽的QRS波群或慢性双束支阻滞,无论有无症状。
 - 室内传导阻滞,双束支或左束支传导阻滞,伴或不伴出现晕厥的一度房室传导阻滞。

或更高度的房室传导阻滞。

疾病编码

ICD9
- 426.0 房室传导阻滞,完全性。
- 426.11 一度房室传导阻滞。
- 427.89 其他特指的心律失常。

ICD10
- 144.0 一度房室传导阻滞。
- 144.2 完全性房室传导阻滞。
- R00.1 心动过缓,未特指。

 临床要点

- 在进行非心脏手术前,有活动性缓慢性心律失常的患者应行评估和治疗,包括:
 - 高度房室传导阻滞。
 - 症状性心动过缓。
 - 三度房室传导阻滞。
 - 莫氏Ⅱ型房室传导阻滞。
- 如果未预料到高度心脏传导异常,如完全性房室传导阻滞,那么可能会增加手术风险并且可能需要使用临时或永久性经静脉起搏。
- 室内传导阻滞,如左或右束支传导阻滞,但是不存在高度心脏传导阻滞病史,很少会在围手术期发展成完全性房室传导阻滞。
- 不管心动过缓的病因是什么,都可以选择使用阿托品;麻黄碱和格隆溴铵也很常用。
- 病情不稳定的患者需要使用临时或永久性起搏。
- 严重的心动过缓可使区域阻滞麻醉变得复杂(尤其是蛛网膜下腔或硬膜外麻醉,而且并不一定是高位阻滞)。确保容量负荷充足、备好血管活性药物(早期主要使用肾上腺素)、关注气道支持和子宫左倾(对于产妇而言)。

X

心动过速 Tachycardia
Piotr K. Janicki, MD,PhD · Marek Postula, MD,PhD 卫炯琳 译 / 顾卫东 校

基础知识

■ **概述**

- 心动过速是指心率＞100次/分的心律失常。

- 心动过速可根据QRS波的宽度(宽QRS波或窄QRS波)、起搏点位置(室上性或室性)以及节律是否整齐(齐或不齐)分为不同的类型。
 - 窄QRS波(QRS波<0.12 s)室上性心动过速(SVT)起搏点位于房室结(AV)或房室结以上的位置。例如(按发生率从高到低排

列):窦性心动过速(简称窦速)、房颤、房扑、房室折返、旁路传导性心动过速、房速、多源性房速(MFAT)和交界性心动过速(成人罕见)。

• 宽 QRS 波型心动过速(QRS 波≥0.12 s)通常源于心室或心室上的异位起搏点。例如:室性心动过速(VT)、室颤(VF)、预激综合征［沃尔夫－帕金森－怀特(Wolff-Parkinson-White,WPW)综合征］、心室起搏心律和室上性心动过速伴差传(后者表示心动过速为室上性)。

• 围手术期心动过速可能是某些潜在疾病的早期标志,需进行行术前评估。对于不稳定的患者需要针对病因进行治疗,也可能需要对心率增快进行对症治疗。

■ 流行病学

发病率
• SVT 可见于各种年龄的患者。
• 与房颤相比,规律的 SVT(或阵发性 SVT)更多见于心脏无器质性病变的年轻患者,房颤在 65 岁以上老年人心动过速中占70%。

患病率
1996 年,美国心动过速的患病人数为230 万。

发病情况
• 可由自发性退行性变至恶性室性心律(如VF)等各种原因引起。
• 可加重心肌缺血。

死亡率
报道的 SVT 死亡率主要与房颤和房扑相关。

■ 病因/危险因素
• 窄 QRS 波型心动过速。
- 窦速(儿茶酚胺分泌增加)或反射性心动过速。
  ○ 缺氧。
  ○ 急性心肌缺血和心肌梗死。
  ○ 酸中毒。
  ○ 低血压和休克。
  ○ 低血容量。
  ○ 贫血。
  ○ 低血糖。
  ○ 疼痛、浅麻醉、术中知晓、焦虑。
  ○ 发热、高热。
  ○ 膀胱膨胀。
  ○ 寒战。
  ○ 脓毒血症。

- 肺栓塞。
- 药物:抗胆碱能药物、β 受体激动剂(麻黄碱、肾上腺素)、地氟烷。
- 罕见病因:嗜铬细胞瘤、甲亢、恶性高热。
• 心脏传导疾病:房室结内折返、旁路传导、多源性心动过速。
• 宽 QRS 波型心动过速。
- 心肌缺血。
- 束支传导阻滞。
- 三环类抗抑郁药过量。
- 高钾血症。

■ 病因/病理生理
• 窦速常由于交感神经系统激活而心迷走张力降低所致。窦速无须特殊药物治疗,而应找出并治疗潜在的病因。对于心肌氧耗增加或氧供减少的患者(如冠心病)可予以减慢心率的对症治疗。
• 窄 QRS 波型心动过速是围手术期最常见的心律失常,其发病机制包括:
- 折返性 SVT:心脏存在异常的传导环路,异常的去极化波在心脏环路内反复循环。
- 存在异常起搏点:单个心肌细胞或一群细胞快速反复去极化,这是 MFAT、单源性(异位)房速和交界性心动过速的基本发病机制。这类心律失常的治疗较困难,复律很少见效,通常用减慢房室结传导的药物来减慢心室率。

 术前评估
目的在于病因防治。
• 避免缺氧。
• 优化心肌氧供和氧耗。
• 维持血容量。
• 如有需要,输注红细胞。
• 维持合适的麻醉深度和镇痛。
• 发现 DVT 高危患者,进行适当的预防。
• 抗胆碱能药物与抗胆碱酯酶药物合用时,应缓慢给药。
• 改善潜在的合并疾病。
• 围手术期持续抗生素治疗。
• 如有需要,围手术期持续给予 β 受体阻滞剂。

诊断
• 排除威胁生命的引发心动过速的病因:缺氧、缺血和酸中毒。
• 查看心电图波形。
• 窄 QRS 波型心动过速的 QRS 波<0.12 s。

分析心率、节律是否整齐,有无 P 波及波形。
- 宽 QRS 波型心动过速的 QRS 波≥0.12 s。
• 窦速。
- 回顾最近的事件(气管插管、失血、手术刺激、体动和其他的生命体征)和用药情况。
• 宽 QRS 波型心动过速:辨别室性和室上性心动过速(伴差传)。
- 诊断性手法治疗(如压迫颈动脉窦和瓦尔萨尔瓦动作):对这些治疗的反应可为宽波型心动过速的诊断提供依据(做上述动作时,室上性心动过速可终止,而室性心律失常无反应)。
- 诊断性药物治疗。
  ○ SVT:维拉帕米、地尔硫草、腺苷或 β 受体阻滞剂可终止 PSVT,减慢 SVT。
  ○ VT:利多卡因、索他洛尔或胺碘酮可终止 VT,而腺苷不会终止或减慢 VT。

实验室检查
• 动脉血气分析可发现缺氧、酸中毒和贫血。
• 血钾和血镁浓度。低钾血症和低镁血症均可诱发室速。高钾血症可致宽 QRS 波心律,伴有 P 波消失,心室率常减慢(所谓的"窦室节律")。使用地高辛、奎尼丁、普鲁卡因胺时应监测血钾浓度,这有助于发现药物中毒。
• 胸部 X 线(有无心脏扩大或心脏手术史)。

■ 鉴别诊断
• 窄 QRS 波型心动过速。
- 窦速。
- 房颤、房扑。
- 房室返折。
- 旁路介导的心动过速。
• 房性心动过速。
- 多源性房速。
• 交界性心动过速(成人罕见)。
• 宽 QRS 波型心动过速。
- 室性心动过速。
- 室颤。
- 室上速伴差传。
- 预激综合征(WPW 综合征)。
- 心室起搏心律。

 治疗
• 如患者的血流动力学不稳定(低血压、精神状态急性改变、胸痛、急性心力衰竭),应立即行复律(同步电复律,对 VF 行电除颤)。

- 同步电复律能量选择：
  ◇ 窄 QRS 波心律齐：50～100 J。
  ◇ 窄 QRS 波心律不齐(如房颤)：双相 120～200 J 或单相 200 J。
  ◇ 宽 QRS 波心律齐：100 J。
  ◇ 宽 QRS 波心律不齐(除颤能量-非同步)：单相 360 J 或双相 120～200 J。
  ◇ 儿童：初始电流为 2～4 J/kg，可逐渐增加但不超过 10 J/kg。
- 复律对多源性和局灶性房性心动过速无效。
- 多形性 VT 应立即除颤，除颤方案同 VF。顽固性多形性室速可尝试使用镁剂、起搏器和(或)索他洛尔、胺碘酮或普鲁卡因胺。
- ST 段稳定：针对病因治疗。心肌缺血或血流动力学受影响的患者，可考虑用 β 受体阻滞剂控制心率。
- 稳定的、节律整齐的、窄 QRS 波型心动过速。
- 手法刺激迷走神经。
- 考虑使用 β 受体阻滞剂或钙离子通道抑制剂。
- 胺碘酮可用于充血性心力衰竭患者。
- 静脉注射腺苷 6 mg，随即快速静推生理盐水 20 ml，1～2 min 后可再次快速静推

12 mg。

 随访

- 围手术期发生持续或非持续性 VT，应请心内科医师进一步评估，包括评估心室功能和明确有无心肌缺血。
- 有研究显示，β 受体阻滞剂可降低围手术期和术后 2 年内的死亡率以及心血管疾病并发症(包括心律失常)。
- SVT 的长期治疗：可由心内科医师给予房室结阻滞药物(如维拉帕米、地尔硫草、β 受体阻滞剂、地高辛)和丙吡胺治疗。
- 射频消融术是一种安全、有效和性价比高的室上速治疗方法。

疾病编码

ICD9

- 427.1 阵发性室速。
- 427.89 其他特定的心律失常。
- 785.0 心动过速，非特指。

ICD10

- R00.0 心动过速，非特指。
- I47.1 室上性心动过速。

- I47.2 室性心动过速。

临床要点

- 心率＜150 次/分时，心动过速一般不会导致血流动力学不稳定，除非存在心脏结构和功能异常(如流出道梗阻、主动脉瓣狭窄、二尖瓣狭窄等)。
- 心功能不良时，心排血量的维持依赖快速的心率。此类代偿性窦性心动过速患者的每搏输出量有限。因此，减慢心率(如心脏压塞的患者行全麻诱导)是不利的。
- 如怀疑心动过速导致了急性神志改变、缺血性胸痛、急性心力衰竭、低血压或休克等其他表现时，宜及早行复律。
- 如无法分清血流动力学不稳定的患者是单形性或多形性 VT 时，应立即行高能量除颤，而不应浪费时间分析心脏节律。
- 非心脏手术患者有以下快速性心律失常时，应进行术前评估和处理：
  - 有症状的室性心律失常。
  - 心室率未控制(静息状态下心率＞100 bpm)的室上性心动过速(包括房颤)。
  - 新近发现的 VT。

心房 Atria

Ali Salehi，MD　张骁 译/苏殿三 校

 基础知识

概述

心房：
- 接收窦房结(SA)发出电脉冲。
- 负责在舒张期主动充盈心室。
- 在钠的神经激素调节和体液平衡中起重要作用。

生理

- 窦房结：是心脏的主要起搏点，位于上腔静脉和右心房的交界处。窦房结发出动作电位，自律性心率为 70～80 次/分。传导速度为 0.05 m/s。
- 结间束：窦房结和房室结间有 3 条传导束(Bachman 前结间束、Wenckebach 中结间束和 Thorel 后结间束)。动作电位通过这些传导束从心房同时传导至房室结。这些传

导束中传导速度为 0.8～1 m/s。
- 房室结：位于房间隔的右后部。它是心房和心室间唯一的传导通路。动作电位在房室结的传导速度比在心脏的其他部分要慢(0.02～0.05 m/s)，可以让心室的舒张充盈保持足够长的时间。房室结可作为一潜在的起搏点，自律性心率为 40～60 次/分。
- 希氏束：在室间隔上部分为左右两个束支；自律性心率为 40 次/分。左束支分出左前分支和左后分支。这些传导束走行于心内膜下，并与遍及心肌的浦肯野纤维相连接。传导速度在这个系统中很快(传导束中 1～1.5 m/s，浦肯野纤维中 3～3.5 m/s)。
- 神经支配：在胚胎学上，窦房结从心脏的右部发育而来，而房室结来源于心脏的左部。这导致了窦房结被右迷走神经支配，房

室结被左迷走神经支配。交感神经支配(T₁～T₄，心动加速纤维)也符合同样的分布特点。交感神经纤维大部分来自同侧身体的星状神经节。
- 内分泌生理：心房的心肌细胞合成和释放心房钠尿肽和脑钠肽。心房钠尿肽和脑钠肽是从心房释放出的多肽，用以应对钠潴留导致的细胞外液容量增加。它们通过扩张肾小球入球小动脉和出球小动脉来增加肾小球滤过率；减少远曲小管和集合管对钠的重吸收(造成排钠增加，容量减少)；增加毛细血管通透性，舒张小动脉和小静脉血管平滑肌以致血压降低。

解剖

- 心腔壁由 3 层组成：心内膜(心脏内层，包括内皮细胞和心内膜下结缔组织)、心肌层(心脏中层，由心肌细胞组成)和心外膜(心

脏外层,由心包脏层形成)。

• 右心房:组成心脏右上界的心腔。

- 全身静脉经上、下腔静脉回流进入右心室内壁光滑的后部:上腔静脉在第 3 肋软骨水平注入右心房;下腔静脉在第 5 肋软骨水平注入,与上腔静脉位于同一纵线。心脏的静脉汇合于冠状窦,通过位于下腔静脉口和三尖瓣之间的冠状窦口注入右心室后部。下腔静脉口被下腔静脉瓣(Eustachian 瓣)保护,冠状窦被冠状窦瓣(Thebesian 瓣)保护。

- 在右心房前部可看到梳状肌,它们粗糙、有小梁,由平行排列的肌束组成。

- 右心房前部和后部在外部由界沟分隔,在内部由界嵴分隔。

- 右心房的后中壁为房间隔。

- 右心房的基底为三尖瓣,由三叶组成(前尖、后尖、隔侧尖)。

• 左心房:内壁光滑的心腔,构成心底的大部。

- 通过右上肺静脉、右下肺静脉和左上肺静脉、左下肺静脉接收回流的肺静脉血。

- 左心耳构成了左心房左界的上部,其内壁粗糙,有小梁,由梳状肌组成。

- 左心房心壁较右心房稍厚。

- 和右心的静脉不同,肺静脉没有瓣膜。

• 房间隔:分隔左右心房并向后延伸,向右弯曲造成左心房大部分位于右心房后方。

- 胚胎学上房间隔由第一房间隔和第二房间隔形成。

- 第一房间隔从妊娠第 5 周开始发育,向心内膜垫生长。

- 第二房间隔同时在第一房间隔右侧生长。在妊娠第 7 周停止生长,遗留一后下方缺口,称为"卵圆窝"。

- 第一房间隔的下部作为"卵圆孔瓣"保留至成年。随着胎儿出生和肺部的扩张,右心房的压力下降低于左心房的压力,卵圆孔瓣被压向第二房间隔。66% 的人卵圆孔瓣与第二房间隔融合形成卵圆窝。33% 的人融合失败导致卵圆孔未闭。

■ 病因/病理生理

• 异常的肺静脉回流(先天缺陷):一根或多根运动脉血的肺静脉从肺进入了右心房而非左心房,这可能为部分肺静脉异位回流(PAPVR)或完全性肺静脉异位回流(TAPVR)。PAPVR 症状为右侧容量负荷过重、肺动脉高压和右心衰竭。TAPVR 是一种发绀性心脏病,外科急症需要在新生

儿期行房间隔造口术。因为所有的肺静脉都回流入右心房,存在房间隔缺损或动脉导管未闭对于婴儿出生后的存活是必需的。

• 房间隔缺损:左心房和右心房的一种异常连通,与左向右分流相关。患者表现为右心容量增加(颈静脉压升高、肝淤血、下肢水肿、气促、肺淤血)。过一段时间若未得到纠正,会造成右心室衰竭和右心房压力增高导致的反向分流(右向左分流,艾森门格综合征)。这将导致低氧血症和发绀。房间隔缺损主要有 4 种类型。

- 继发孔型房间隔缺损:由第二房间隔生长不足、卵圆孔增大或第一房间隔过度吸收而导致。它是最常见的房间隔缺损(80%～90%),通常在女性出生 50～60 年后发现,很少伴随其他心脏缺损。

- 除了第二房间隔外,心内膜垫也参与形成二尖瓣和三尖瓣的中间部分,以及室间隔的流入部。完全性心内膜垫缺损包括继发孔型房间隔缺损、单一房室瓣、室间隔流入道缺损,它占所有房间隔缺损的 2%～3%,可包括二尖瓣(前尖)或三尖瓣(隔侧尖)分裂。

- 静脉窦型房间隔缺损:右侧肺静脉和上下腔静脉或右心房的分离失败,占所有房间隔缺损的 2%～10%。高位缺损指缺损位于上腔静脉与右心房连接的部位,导致右肺上静脉异位回流入右心房。低位缺损指缺损位于下腔静脉与右心房连接的部位,导致右肺下静脉异位回流入右心房。

- 冠状静脉窦型房间隔缺损:由冠状窦顶部缺损所致,导致左心房下部和冠状窦连通,并伴随在左侧的室上嵴。这是最不常见的房间隔缺损类型。

• 房性心动过缓:窦性心动过缓(SB)表现为心率<60 次/分。常见于运动员,因为运动员因为长期运动而使心脏每搏输出量增加。SB 还可由其他影响房室结的因素引起,如下壁心肌梗死、药物(β 受体阻滞剂、吸入性麻醉剂、麻醉药、抗胆碱酯酶及琥珀胆碱);按摩颈动脉窦,牵拉眼外肌(眼心反射)或大网膜会刺激迷走神经。此外,反射性心动过缓可由血压忽然升高被颈动脉窦识别而引起。诱因包括颅内压增高(肿瘤引起的 Cushing 反射、颅内出血)、α 受体激动剂(去氧肾上腺素、去甲肾上腺素)和心输出量增加。

• 房性心动过速:表现为心率>100 次/分,心电图显示复杂而窄的 QRS 波群。

- 窦性心动过速:由窦房结输出(自律性)增加而引起。心电图显示心率为 100～180 次/分,P 波可见。常见诱因包括交感刺激(低氧、高碳酸血症、酸中毒、缺血)、低血压或低血容量、贫血、焦虑、发热、过敏反应、败血症、药物(多巴胺、肾上腺素)、甲状腺功能亢进和体力活动。

- 室上性心动过速(SVT):包括所有形式的起源于希氏束分叉以上的心动过速。心律规律,心率为 150～220 次/分。最常见类型为房室结内折返性心动过速(60%),30% 则是由于房室折返路径将心房与心室相连,剩下的病因包括预激综合征(如 Wolff-Parkinson-White)和阵发性房性心动过速。

- 心房扑动:心率常为 200～350 次/分。通常与右心房组织的电回路异常有关,使心电图显示锯齿状波形。心房扑动几乎总是 2∶1 传导或存在严重的房室阻滞,因为房室结传导节律不会高于 220 次/分。

- 心房颤动:心率为 300～350 次/分,心律绝对不齐,形态各异。由左右心房同时发生的多重折返性激动波引起,表现为不规律的房室结传导,心律不齐 80～160 次/分。心房颤动可以是急性、慢性,或突发性。心房颤动最常见的起搏点是肺静脉与左心房交界处的心房平滑肌。其起搏点包括二尖瓣峡部、CS 孔和 SCV。

• 传导异常:

- 一度传导阻滞:所有电信号均传导至心室,但心电图 PR 间期延长。

- 二度传导阻滞(2 种类型):二度 I 型(Wenckebach)PR 间期逐渐延长,直至脱落一个 QRS 波群。二度 II 型 PR 间期固定,QRS 波群出现脱落,有可能发展为完全心脏阻滞。

- 三度传导阻滞:心房与心室完全分离。心室率比心房率低。阻滞可发生于房室结(房室结内阻滞)或结下。房室结阻滞时,余下的房室结可引起 40～50 次/分的心室搏动。结下阻滞时,心室起搏点位于较下部位,此时心室率为 15～30 次/分,可导致严重的低血压、眩晕和发绀。完全性心脏阻滞常发生于心肌梗死、心脏手术或室间隔缺损。

- 右或左束支传导阻滞(RBBB、LBBB):激动的电信号通过完整的左右束支传递到正常部位,穿过心室肌到达阻滞部位。心电图表现心室率正常,但出现宽大 QRS 波群。

■ 围手术期相关

- 窦性心动过缓：当术中出现血流动力不稳定时，应予以药物处理。处理包括抗胆碱能药物（阿托品、格隆溴铵）、β受体激动剂（异丙肾上腺素）和容量复苏。若药物处理不能缓解，应考虑使用暂时性起搏设备，如体表起搏垫、经食管起搏电极、静脉内起搏导线、肺动脉导管起搏（PAC 或心脏手术关胸前放置心外膜起搏器）。

- LBBB：避免放置 PAC，因为存在完全性心脏阻滞的风险。围手术期发现新的 LBBB 出现，意味着存在缺血现象。

- 心房收缩（心电图上 P 波）表示心舒张期 20% 左心室充盈。当患者出现二尖瓣狭窄（30%）和主动脉瓣狭窄（40%）时，该比例增加，所以在这些患者中维持窦性心律极为重要。若发生心房颤动或心房扑动，应予以药物和心脏电复律处理。若心脏电复律有效，应控制心室率，以便心室得到足够的血液充盈。

- 围手术期发生房性心动过速，应按照适当的 ACLS 方案进行处理。

- 血清 BNP 可作为心力衰竭的监测指标。正常血清 BNP 应该 < 100 pg/dl。当 >100 pg/dl，预示着可能存在心力衰竭。诊断心力衰竭时，与 CRX 心脏扩大程度或体格检查时湿啰音比较，血清 BNP 灵敏度、特异性和预测价值更高。血清 BNP 同样作为评估治疗方案的客观指标。

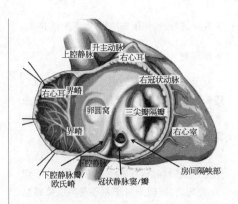

❓ 临床要点

心房的功能好比启动泵，包含窦房结，与一些先天性和节律性疾病有关。

心房颤动 Atrial Fibrillation

Andrea Vanucci, MD, DEAA · Ivan M. Kangrga, MD, PhD   张骁 译 / 苏殿三 校

🐾 基础知识

■ 概述

- 心房颤动（AF）是一种室上性心律失常，特征为心房收缩不协调，从而导致排血功能受损。

- AF 是脑卒中的危险因素，也增加了死亡率和医疗费用支出。因此，心房颤动是一项重大公共卫生问题。

■ 流行病学

发病率

- 总人口：约 1% 每年。
- 年龄<40 岁：约 0.1% 每年。
- 年龄>80 岁：约 2% 每年。
- 手术：
- 非心脏手术：高达 8%。
- 胸外科手术：高达 30%。
- 心脏手术：高达 46%。

患病率

美国约有 220 万患者，欧盟国家约有 450 万患者，患有持续性或阵发性心房颤动。

发病情况

- 脑卒中、脑血栓等并发症。
- 缺血性发作：每年 5%（是无心房颤动患者发病率的 2～7 倍）。

死亡率

- 死亡率是同龄无心房颤动者的 2 倍。

- 与潜在心脏疾病的严重程度有关。
- 充血性心力衰竭预示着死亡。
- 只有少数患者死于血栓性并发症。

■ 病因/危险因素

- 心血管：HTN、CAD、CHF、瓣膜疾病（二尖瓣狭窄）、心包疾病。
- 非心血管：DM、甲状腺功能亢进、酒精滥用、COPD、年龄。
- 医源性：手术、药物（β受体激动剂、感冒药、抗组胺药、局麻药）。
- 家族性：钠离子和钾离子通道突变。
- 围手术期：心房损伤或缺血性炎症、肾上腺素的释放、容量负荷大而引起的心房拉伸及电解质紊乱。

■ 病理生理

- 折返是心房颤动最主要的电生理机制，可能继发于结构或电活动重构。
- 心房扩张和炎症可导致间质性纤维化，是心房颤动的最常见诱发因素。
- 离子通道异常，包括钾离子和钠离子通道，是最常见的心房颤动类型的诱因。
- 诱发因素：包括酗酒、睡眠剥夺、精神压力、咖啡因和运动等。

■ 麻醉目标/指导原则

- 伴随心房颤动的患者需控制给药速度，复发性或阵发性心房颤动需维持窦性心律。
- 围手术期抗凝治疗需权衡手术类型引起的出血危险与患者血栓形成的危险。
- 控制合并症。
- 心房颤动易发手术（如胸部和心脏手术）患者实施预防方案。

🅁 术前评估

■ 症状

症状

- 心悸、气促。
- 神经系统症状。

病史

- 心房颤动类型和持续时间（见"分类"）。
- CHADS2 评分。

体格检查

- 不规则、无规律的心律。
- CHF 体征、端坐呼吸、异常心音和奔马律、啰音和哮鸣音。
- 考虑常见合并症：COPD、甲状腺功能亢进、DM、瓣膜疾病。

■ 治疗史

- 治疗时长。
- 抗心律不齐治疗：分类、疗效、副作用。
- 是否有电击复律史。
- 射频消融史。
- 左心房附件经皮闭合术。

• 规律抗凝;若使用华法林,则需测量 INR。

▪ 用药史

• 对于心律调控,宜选用低毒性的Ⅲ类抗心律失常药物(胺碘酮、索他洛尔),但 LQT 患者需谨慎使用。心率控制时,常使用 β 受体阻滞剂、钙通道阻滞剂和洋地黄。

• 胺碘酮对心率调控和心律复律都有效(大剂量口服后静滴,有 90% 的有效率)。不像 Ic 类药物,胺碘酮对于左心室功能障碍患者是安全的。急性副作用:低血压、心动过缓。

• CHADS2 评分为非瓣膜疾病引起的心房颤动的脑卒中风险评估提供了客观评分标准。个体脑卒中风险评分点分配如下:CHF、HTN、年龄>75 岁或 DM,每项 1 分;CVA、TIA 病史,2 分。CHADS2 评分:0 分为低危,1~2 分为中危,3~6 分为高危。

• 基于脑卒中风险(CHADS2 或其他评分),日常抗凝治疗需权衡出血风险。

- 若 CHADS2 评分≤1 分,用阿司匹林。

- 若 CHADS2 评分≥2 分,用华法林。

- 达比加群是一种直接选择性凝血酶抑制剂。脑卒中防治作用与华法林相似,低剂量服用时出血危险更小。口服,每天 2 次。CHADS2 评分为 1 分时,剂量为 100 mg,口服;CHADS2 ≥ 2 分时,剂量为 150 mg,口服。

- CHADS2 评分在瓣膜病引起的心房颤动并不适用,其存在较高的脑卒中风险,因此常需要抗凝治疗。

• 他汀类药物治疗。

▪ 诊断检查与说明

• 触诊或听诊:不规则心率。

• 心电图:不规律的 RR 间期,偶有 f 波出现。

• CXR:肺血管充血,心脏肥大。

• 考虑行超声心动图和压力测试,排除潜在的结构或缺血性心肌病、左心房增大、血栓,若怀疑有肺栓塞(PE)可以行右心室(RV)应变检查。

• 动态心电图监测可用于阵发性心房颤动,或评估心率控制治疗的疗效。

• 可能需要安装起搏器。

实验室检查

• 若服用华法林,要监测血清或全血(point-of-care 即时监测)INR。若使用肝素,监测血清或全血 PTT、ACF。无直接监测凝血酶抑制物的即时检测手段。

• 电解质,包括镁。

• 地高辛水平。

• 若服用碘胺酮,应检查甲状腺功能。

• 如果可行的话,行心脏电生理(EP)检查。

▪ 伴随的器官功能障碍

检查心肺功能、神经系统和内分泌系统,是否存在合并症。

▪ 延迟手术情况

• 心率控制不佳。

• 充血性心力衰竭的体征和症状。

• 不明病因的新发心房颤动(排除缺血性或结构性心脏疾病)。

• 延迟 DC 心脏电复律直到 INR 或 TEE 达到治疗水平。

▪ 分类

• 新发心房颤动:是第一次出现心房颤动,但确切时间不清。

• 阵发性和持续性心房颤动:都是周期性的,但前者有自限性,7 天内恢复正常,否则需要心脏复律治疗以恢复正常窦性心律。

• 永久性心房颤动:表示复律失败的或放弃恢复正常窦性心律。

• 病因学上,心房颤动可分为瓣膜疾病性或非瓣膜性。有二尖瓣疾病的患者脑卒中的可能性增大。

 ## 治疗

▪ 术前准备

术前用药

• 按需给予抗焦虑药物。

• 慎用有可能诱发心房颤动的药物(胃肠宁、沙丁胺醇)。

• 理想安静状态下心率为 60~80 次/分。考虑优化目前的抗心律失常治疗。

• 心脏手术中,应考虑使用糖皮质激素类药物,可降低术后心房颤动发生率。

• 考虑术前 7 天使用他汀类药物,可降低胸部和心脏手术术后心房颤动的发生。

知情同意的特殊情况

• 血栓形成或出血(若行抗凝治疗)等并发症发生的可能性大。

• 室性心律失常和充血性心力衰竭发生危险大。

• 复发性心房颤动可能需要术中 DC 心脏电复律。

• 未行抗凝治疗的患者,可能需行 TEE 清除心房凝血块。

▪ 术中监护

麻醉选择

• 由于抗凝治疗,忌用局麻或椎管麻醉。若术前使用了华法林,则应提前检查 PT、PTT、INR。使用凝血酶抑制剂(达比加群)ASRA 的患者忌行轴索麻醉。

• 对于 MAC 病例,考虑使用右美托咪定维持心率。

监测

• 无创血压监测对于大多数常规手术已足够。不规则脉搏的存在会引起无创血压袖带需要更长时间测量读数,同时测量数据可靠性下降。

• 在血流动力学稳定和常规手术中不需行动脉导管监测。然而当出现血流动力学不稳定先兆时,放置动脉导管的标准则要降低。

• 可根据手术方式和合并症选择放置中心静脉导管、肺动脉导管和 TEE 监测。TEE 是一种特殊的监测前负荷和心肌收缩性的手段,特别在无心房收缩时。TEE 监测于心房颤动危重患者液体治疗和血管升压素治疗有益。

• 经食管多普勒和基于心输出量监测动脉血压,在心房颤动患者中效果不佳。

麻醉诱导/气道管理

• 气道管理之前避免过多地刺激交感神经,保证充分的:

- 诱导麻醉药物、吸入性麻醉剂、阿片类和利多卡因的麻醉深度。

- 给予氧气和机械通气。

- 插管的肌松起效时间。

• 准备好控制心率的药物。

维持

• MAC/镇静:局麻时,慎用或禁用肾上腺素。

• 全麻应选用吸入或静脉麻醉。

• 控制心率:足够的麻醉深度,慎用加速心率的药物(如麻黄碱、沙丁胺醇、抑制迷走神经的药物等)。

• 不稳定的快速心室率(RVR)需要立即行 DC 心脏电复律。

• 血流动力学稳定的 RVR,开始时用地尔硫草或 β 受体阻滞剂控制心率。左心室功能差的患者备用胺碘酮(注意:胺碘酮可将心律转变为窦性心律,将凝血斑块射入体循环)。

• 新发心房颤动:情况稳定时,使用药物处理;情况不稳定时,采用 DC 心脏电复律(注意:成功 DC 心脏电复律后,因心房颤动,仍应行抗凝治疗)。

拔管/苏醒

• 避免过度交感神经刺激(见"麻醉诱导/气道管理")。

• 逆转剂应缓慢滴注。

• 若可以,考虑深麻醉状态拔管,应避免咳嗽、呛咳。

 术后监护

■ **床旁护理**

• 稳定的患者常规术后护理。

• 若患者心房颤动控制不佳和血流动力学不稳定,则需要进入 ICU 或行自动监测,以保证患者安全。

■ **药物处理/实验室处理/会诊**

• 尽可能快地重新建立心率控制、抗心律失

常和(或)抗凝治疗。

• 实验室检查:电解质、血糖(DM 患者)、INR、PTT。

• 若冠状动脉疾病是引起心房颤动的潜在原因,检查肌钙蛋白含量。

■ **并发症**

• RVR 伴随高血压、充血性心力衰竭。

• 室性心律失常。

• 心肌缺血。

• 出血或脑卒中,其他血栓性并发症。

• 术后认知障碍。

疾病编码

ICD9

• 427.31 心房颤动。

ICD10

• I48.0 阵发性心房颤动。

• I48.2 慢性心房颤动。

• I48.91 不明原因的心房颤动。

临床要点

• 对基础性心脏结构、瓣膜或冠状动脉缺血性疾病加以评估。

• 围手术期抗凝和心率控制治疗策略应与外科医师、麻醉医师和心内科医师协商制订。

• 瓣膜性心房颤动发生脑卒中的危险性较高。

• 心房血栓可见于 14% 的心房颤动持续时间>2 天的患者。

• 他汀类治疗可起到保护作用:术后心房颤动危险度与术前他汀类预防治疗的持续时间呈负相关。另外,他汀类药物可改善心房颤动外科消融患者的预后。

心房扑动 Atrial Flutter

Mirsad Dupanovic, MD · Svjetlana Tisma-Dupanovic, MD 张骁 译/苏殿三 校

基础知识

■ **概述**

• 心房扑动(AFL)是一种阵发性、规律性、大折返性心律失常,常发生于有心脏结构疾病的患者中。折返回路常限于右心房,心率常为 240~320 次/分。

• 心室率取决于房室结传导,因此 2:1 房室阻滞导致心室率为 120~160 次/分。快速房室结传导会引起血流动力学不稳定和心房扑动相关死亡。

• 心房扑动持续时间通常很短,与心房颤动密切相关。若心房扑动持续时间增加,常转变为心房颤动。

■ **流行病学**

发病率

• 一般人口发病率约为 1%。

• >80 岁人群的发病率>5%。

发病情况

不明确,因为心房扑动病程很少转变为慢性。

死亡率

• 与心脏传导系统、心室功能、发病时间、心

律不齐持续时间及其他并发症有关。

• 平均生存时间为 3.6 年,死亡率增加 1.7 倍。心房扑动伴有心房颤动时,危险度增大。

■ **病因/危险因素**

• 男性:发病率约为女性的 5 倍。

• 心脏手术:

- 心脏术后心包炎导致心房炎症和心房扑动。

- 心房消融后心肌瘢痕形成可引起心房扑动。

• 心血管疾病:

- 引起右心房增大的心脏结构疾病(心脏瓣膜疾病、肺栓塞或心肌病)。

- 心脏传导减慢(纤维环或抗心律失常药物作用)。

• 其他疾病:慢性阻塞性肺疾病(COPD)、甲状腺功能亢进症及慢性酒精中毒。

• 医源性:洋地黄中毒。

■ **病理生理**

• 心房扑动描述了一种心房折返性心律失常。

- 典型心房扑动(三尖瓣峡部依赖型,Ⅰ型):右心室心电折返回路环绕三尖瓣,呈顺时针方向或逆时针方向。

○ 电波回路被腔静脉、界嵴和欧氏嵴限制(慢传导的峡部)。

○ 直接回路折返决定典型锯齿状扑动波(Ta)的去极化。Ta 波代表心房复极化,逆时针折返导致正向 Ta 波,顺时针折返导致负向 Ta 波。若出现 P' 波,则其与 Ta 波方向相反。

○ 200~400 ms 的循环时间取决于心房大小和抗心律失常药物的影响。

- 非典型心房扑动(非三尖瓣峡部依赖型,Ⅱ型):右心房或左心房心电折返,环绕心房瘢痕。

○ 心房瘢痕可由心肌疾病、手术或广泛射频消融引起。

○ 治疗困难:消融、心脏电复律和药物治疗常效果不佳。

• 房室传导比(1:1、2:1、4:1、6:1)影响心房扑动结果:

- 1:1 房室传导导致心室率增快和血流动力学改变。

○ 发生于产生旁路或使用儿茶酚胺时。

○ 快速心室率会导致心肌缺血、恶性心室率异常,甚至死亡。

– 2∶1 房室传导导致固定和规律的心室率。

– 不同的房室阻滞导致不规律的心室节律。

○ 发生于房室结疾病、迷走紧张度增加及使用房室结阻滞药物时。

• 心房扑动和心房颤动有相同的病理生理学机制,在很多患者中可共存。

– 约 50% 的心房扑动 5 年后会发展为心房颤动。

– 单独的心房扑动引起的心律失常相关性重塑,可成为心房颤动的诱发因素。重塑以结构(心房增大)、电生理(心房不应期缩短)及超微结构(促进心房纤维化)等变化为特征。

小儿注意事项

• 在新生儿中常见心房扑动伴有心房率 400~600 次/分以及 2∶1 房室传导。经食管起搏或外部同步心脏电复律后,该心律失常可消失。

• Mustard、Senning 及 Fontan 心脏手术方式可增加心房扑动发生的风险。

■ 麻醉目标/指导原则

• 应充分优化潜在身体状态或刺激因素。

• 控制心室率以增加心室充盈和每搏输出量。

– 钙通道阻滞剂或 β 受体阻滞剂用于阻滞房室传导,降低心室率。

– 按摩颈动脉窦可增加房室传导比,暂时降低心室率。

• 通过心脏同步电复律转变为窦性节律:

– 按以下顺序做单相电击:100 J,200 J,300 J,360 J。

– 若心房扑动持续时间>48 h,行 TEE 以确定是否存在心房血栓,心脏电复律前必须抗凝。

• 肝素或华法林通常用于抗凝治疗。

– 心房扑动患者与心房颤动患者有相似的脑卒中风险,若心房颤动持续>48 h,应行抗凝治疗。

📖 术前评估

■ 症状

• 心房扑动时血流动力学变化取决于扑动速率、房室传导比、心室率及是否有心房功能障碍。

• 症状决定于心室率:

– 增加的心室率(1∶1 或 2∶1 房室传导)常表现为心悸、胸闷或眩晕。

– 降低的心室率(8∶1 房室传导)常表现为易疲劳和体力不支。

病史

• 危险因素评估:心脏手术史、心脏瓣膜病、心肌缺血、肺栓塞、COPD、甲状腺功能亢进症和(或)洋地黄中毒。

• 心房扑动病史:持续时间、日常管理和治疗史。

• 合并症:药物治疗取决于心脏功能。

体格检查

• 常表现为心动过速,通常为固定的心室率 140~160 次/分。脉律不齐较少发生,若房室传导比不固定,则会发生。

• 快速、震荡的扑动波常见于房室传导比为 4∶1 时的颈静脉脉冲,2∶1 时则无。

• 心脏代偿失调导致呼吸困难、低氧血症和干湿啰音。

• 之前行射频消融。

– 心房扑动消融长期成功率>90%。三尖瓣峡部依赖型心房扑动、右心房大小正常和无心房颤动病史时,效果最好。

■ 用药史

• 心率控制:胺碘酮、地尔硫䓬、维拉帕米或 β 肾上腺素能神经阻断药,可降低房室传导,控制心室率。

– 心肌功能受损时,常使用胺碘酮、地尔硫䓬和地高辛。

– 当交感紧张增加和甲状腺功能亢进时,常使用 β 受体阻滞剂。

– 用于心房扑动治疗的 I 类抗心律失常药物的迷走抑制作用,会引起心房率下降至 180 次/分,随之 1∶1 房室传导,从而增加了心室率。因此,应在使用 I 类抗心律失常药物前给予房室传导阻滞药物。

• 转换心律:伊布利特、胺碘酮、多非利特、索他洛尔、氟卡尼、普罗帕酮、普鲁卡因及丙吡胺等药物在终止心房颤动方面有着不同的成功率(50%~60%)。

• 约 15% 患者服用 I c 抗心律失常药或胺碘酮治疗心房颤动会引发心房扑动。这要求制订"混合"的治疗方案,抗心律失常药物处理心房颤动的同时,用消融法治疗心房扑动。

■ 诊断检查与说明

• 实验室检查:电解质、心肌酶、地高辛水平和甲状腺功能。

• 心电图:心房率范围 240~340 次/分,下级导联中显示锯齿状波形,规律的心室波伴随可辨别的持续扑动波和 QRS 波群比值。

– 扑动波可被 T 波掩盖。输注腺苷或迷走激动剂可有效阻止或减弱房室传导,使扑动波易于辨认。

– 由于附加传导路径的出现,ECG 模式与室性心动过速无法辨别,即使在 2∶1 传导中也不好辨别。

– 心房扑动时常见心房率>340 次/分。

• 超声心动图:测量心房大小和心室功能。

– TEE 在心房扑动持续时间超过 48 h 的患者中,用于同步化电复律前评估是否存在心房血栓。

■ 延迟手术情况

• 无法控制的心室率、心肌缺血或心脏代偿失调。

• 血流动力学不稳定的患者行同步化电复律时。

 治疗

■ 术前准备

术前用药

• 抗焦虑药物可用于降低交感神经兴奋。

• 控制心率:静脉滴注钙通道阻滞剂或 β 受体阻滞剂。

知情同意的特殊情况

• 以下事件发生风险较高:术中心室率加快、心肌缺血、心脏代偿失调、血栓栓塞危险。

• 延迟手术,并评估和处理阵发性心房扑动的利弊,应向患者解释清楚。非紧急手术在心室率充分控制后择期进行。

■ 术中监护

麻醉选择

目前无充分证据显示,对于心房扑动患者全麻和局麻哪种更优。

监测

• 标准 ASA 监测,包括 ST 段分析的心电图。

• 置动脉导管,行血压或动脉血气的密切监测。

• 中心静脉导管用于血管升压素加药及经静脉监测。

• 若存在指征,肺动脉导管用于监测心输出量或静脉混合氧含量。

若存在指征,行经食管超声心动图。

诱导麻醉/气道管理

• 血流动力学不稳定的危害。

– 诱导麻醉剂(丙泊酚和硫喷妥钠)会引起血管舒张和心肌抑制。

– 喉镜引起的交感神经刺激。

– 右美托咪定可引起低血压持续时间增加,以及房室结传导阻滞。

• 避免使用交感神经激动剂(氯胺酮)或迷走神经抑制剂(泮库溴铵)。

维持

• 手术时使用吸入性麻醉剂或静脉麻醉剂维持麻醉。

• 心肌功能异常时行液体保守性治疗。

• 若患者手术时出现血流动力学不稳定情况,可使用心率控制药物、迷走神经按摩或心脏电复律法。

拔管/苏醒

• 避免交感神经刺激。

• 保证充分镇痛。

• 神经肌肉阻滞药可能引起平衡逆转(抗胆

碱能药物使用过多可能引起心房扑动),可以减慢静滴速率来缓解心房扑动。

 术后监护

▪ **床旁护理**

血流动力学不稳定或心房扑动控制不佳的患者需入 ICU。

▪ **药物处理/实验室处理/会诊**

• 药物处理:给予心率控制药物和抗凝处理。

• 实验室检查:电解质、地高辛水平、心肌酶及甲状腺功能检查。

▪ **并发症**

• 系统血栓栓塞。

• 血液灌注不足引起的冠状动脉和(或)脑动脉缺血。

• 心动过速诱导的心肌病。

• 房室结阻滞药物引起的窦性心动过速。

疾病编码

ICD9

• 427.32 心房扑动。

ICD10

• I48.3 典型心房扑动。

• I48.4 非典型心房扑动。

• I48.92 不明确的心房扑动。

临床要点

• 心房扑动常发生于开放性手术后的患者和伴随潜在心脏病的患者。

• 心电图表现为扑动波,伴随房室传导变异。

• 常用 β 受体阻滞剂或钙通道阻滞剂控制心室率。

• 血流动力学不稳定患者需要立即行同步心脏电复律。

心肌挫伤 Myocardial Contusion

Kenneth F. Kuchta, MD 杨君君 译 / 张晓庆 校

 基础知识

▪ **概述**

• 心肌挫伤是一种由于钝性创伤导致的损伤。

• 它没有标准化的诊断标准,临床表现是可变的,可以从轻微的心脏挫伤到严重的损伤,如心脏破裂与死亡。

• 不同于麻醉科医师处理的其他心脏病,患者右心室主要受影响,因其位置在前面。因此,在心肌挫伤的病理生理学中主要发生右侧心力衰竭。

▪ **流行病学**

发病率

• 由于缺乏明确的临床诊断标准,以至于确定准确的发病率比较困难。

• 在钝性胸部创伤后的文献中报道过一个非常宽泛的范围:9.4%～76%。

发病情况

与围手术期低血压、心律失常、死亡的发生率有较高相关性。这种风险可能持续存

在到创伤后 1 个月,但风险的程度并没有被明确界定。

死亡率

• 总死亡率约为 15%。

• 一项研究发现,心肌挫伤伴有胸外伤患者与较高的手术死亡率相关(例如,4.6% 对 54%),但这似乎与更严重的伤害有关,大多数死亡是由于非心脏原因。

▪ **病因/危险因素**

• 钝性损伤可导致心肌挫伤,包括各种各样的机制:

• 对胸部的直接伤害能量传递到心脏。

• 由于心脏的减速而受伤。

• 心脏在胸腔内受压(例如,脊椎和胸骨之间)。

• 腹部或下肢创伤(没有直接胸外伤)通过向上位移使内脏受牵连。

▪ **病理生理**

• 受影响的心脏肌肉组织的组织病理学显示出血、水肿、坏死和中性粒细胞浸润。

• 动物模型表明,发病机制不同于缺血性心脏病。虽然冠状动脉血流量在初始有所下降,但恢复迅速(超过 20 min),心室功能障碍的程度似乎与直接的心肌损伤和坏死成比例。

• 最常见的并发症是心律失常。即使轻微创伤后也能发生,因此需要对许多心脏创伤患者进行监测。

• 由于右心位于前面,最常被累及。因此,单纯的左心衰竭不太常见。肺动脉高压(肺挫伤、急性呼吸窘迫综合征等)可能同时发生,并合并右心室钝挫伤。

• 导致右心衰竭。

• 心震荡是由于低能量冲击导致的心脏停搏,常在运动过程中产生心脏停搏。

– 与心肌挫伤不同,在心脏上没有发现创伤的组织学检查结果。

– 也称为心肌震荡。

– 如果在 T 波的高峰期前不久发生损伤,可以导致心室颤动。

– 如果损伤发生在 QRS 波过程可以导致完全的心脏传导阻滞。

■ **麻醉目标/指导原则**

麻醉管理应考虑心肌挫伤的表现(可能会出现在术前)。

- 心律失常可能需要治疗,通过药物或电复律、除颤。
- 辨识出很可能是右侧心力衰竭:充分的前负荷是必需的,因此经食管心脏超声可能比肺动脉导管更有用,尤其合并肺挫伤、机械通气和肺动脉高力时。

术前评估

■ **症状**

- 常被其他损伤所掩盖或在严重受伤时行气管插管。
- 胸痛和呼吸急促(可能继发于胸壁外伤或心肺复苏术)。
- 心悸。
- 证据表明高冲击伤:
  - 肋骨骨折(特别是上方的肋骨)和锁骨骨折。
  - 肺挫伤。
  - 气胸或血胸。
  - 连枷胸。
  - 大血管损伤。

病史

任何创伤史可能并发心肌损伤,都应及时进一步调查。交通事故中伴有钝性创伤(特别是胸部创伤),坠落伤、其他减速损伤及心肺复苏术后存在损伤时,应考虑心肌挫伤。

体格检查

- 不规则脉搏表明心律失常。
- 颈静脉怒张可能表明右室衰竭或心脏压塞。
- 低沉的心音、奇脉可进一步表明心脏压塞。
- 心血管恶化(血压下降、外周灌注差)。
- 呼吸衰竭可以代表进一步恶化。

■ **治疗史**

- 气管插管及机械通气。
- 氧气需求增加。
- 临时起搏:对于完全性的心脏传导阻滞。

■ **用药史**

- 抗心律失常药。
- 心力衰竭的药物支持。

■ **诊断检查与说明**

- 心电:虽然右心室最常受影响,但这种

测试可能有非常局限(低预测价值)。
- ST 断和 T 波的变化是常见的,q 波改变罕见。
- 窦性心动过速是最常见的心律失常,一般创伤后都会出现(即低特异性)。
- 心律失常、右束支传导阻滞(RBBB)、室内传导缺陷会被发现。
- 室性心动过速是非常值得关注的,但是通过 12 导联心电图难以发现(建议连续心脏监测)。

- 肌酸激酶同工酶:一般不认为有效,因在并发骨骼肌损伤时也常出现。
- 肌钙蛋白水平:肌钙蛋白 I 比肌钙蛋白 T 特异性更高。然而:
  - 损伤,尤其是小范围的,心律失常被预先处理,可不释放肌钙蛋白。
  - 出血或休克不伴有心肌挫伤亦可导致肌钙蛋白释放。
- 超声心动图。
  - 经胸方法可能在机械通气、气胸和患者摆放体位困难时受局限。
  - 经食管心脏超声在右心室成像时可能有一些困难,但有助于诊断心肌挫伤及其并发症,以及协助心血管管理。
- 心导管检查用于比较少见的病例,如怀疑有冠状动脉损伤。

■ **伴随的器官功能障碍**

- 其他钝力损伤:肋骨和锁骨骨折,连枷胸。
- 肺损伤,如肺挫伤、急性呼吸窘迫综合征、误吸、气胸和(或)血胸可能会使心肌挫伤的诊断和处理变复杂,特别是发生肺动脉高压时。
- 相关的心脏损伤包括:
  - 考虑到人口统计不断变化,心肌梗死是一个明确的且具有越来越大可能性的创伤的并发症或诱因。进一步让心肌挫伤诊断和处理复杂化。
  - 冠状动脉损伤。
  - 心肌破裂:右心室最常累及。
  - 室间隔和房间隔缺损。
  - 心脏瓣膜病变:最常影响主动脉和二尖瓣,由于较高的跨瓣压。
  - 心包积液或心包积血。
  - 心包破裂伴有潜在的心肌疝。
  - 主动脉破裂。

■ **延迟手术情况**

- 理想的心肌挫伤诊断标准应该被建立,包括明确病变范围与手术前相关的并发症。

然而,许多创伤性损害的性质和手术在时间上不允许。诊断工作可能需要在手术室进行(例如经食管心脏超声),出于对不稳定的创伤患者密切关注的需要,具有一定困难。

- 在更多的选择性后续治疗中需要进一步的检查,这往往是创伤患者护理的一部分。

■ **分类**

未建立。

治疗

■ **术前准备**

术前用药

确定或怀疑心肌挫伤,术前用药要谨慎,保证不损害患者的血流动力学状态。

知情同意的特殊情况

由于可能的或已确认的心肌挫伤风险增加,获得家属知情同意是必要的。包括术中可能需要额外的监测。

■ **术中监护**

麻醉选择

- 伴随伤害和必要的手术中通常需要麻醉。
- 在罕见情况下,如果是右心功能受损害,可以利用镇静以避免全身麻醉和正压通气。

监测

根据挫伤的程度和并发症,需要考虑额外的监测,包括:动脉压、中心静脉压和肺动脉压监测,心输出量监测,经食管心脏超声。

麻醉诱导/气道管理

出于对血流动力学变化的慎重考虑可能会选择定"慢速谨慎的诱导";然而,饱胃和潜在的不稳定的颈椎可能会使情况复杂化。

维持

- 虽然没有特定的麻醉要求,如果存在心脏功能受损的可能,目标应设为优化血流动力学。
- 增加 FiO_2 是经常实施的。
- 考虑加护病房使用呼吸机提供额外的通气模式(高频等)。

拔管/苏醒

按伤害程度和手术的过程个性化处理。

术后监护

■ **床旁护理**

- 取决于患者的总体状况和损伤程度。
- 如果怀疑有心肌挫伤,即使暂无症状,也强烈建议对存在心律失常潜在风险的患者进行监测。

■ 药物处理/实验室处理/会诊

• 继续监护以支持心肌挫伤的表现，如前文所述。

• 如果没有进行心脏病咨询，应该考虑咨询。

■ 并发症

• 心包积液和心包积血可能会导致缩窄性心包炎（具有明显的钙化），可能需要心包切除术。

• 心室动脉瘤也偶尔被视为具有可变意义的晚期并发症。

疾病编码

ICD9

• 861.01　心脏挫伤没有提及胸部开放的伤口
• 861.11　心脏挫伤伴有胸部开放的伤口。

ICD10

• S26.91XA　心脏挫伤，初始化。
• S26.91XD　心脏挫伤。
• S26.91XS　心脏挫伤后遗症。

临床要点

• 关于心脏诊断和治疗的大部分精力集中在左心室，而多数心肌挫伤的病理生理涉及右心。这与心脏在胸腔的位置有关；心脏处于旋转位置，因此右心室最接近胸骨，最容易遭受钝性损伤。

• 在至少2种情况下，创伤患者可能出现传统的心脏事件（以冠状动脉为基础的病理生理），将决定可能的支架植入术或旁路。

– 年轻创伤患者伴有心肌梗死的经典特征（心电图、心肌酶和超声心动图），应被视为具有冠状动脉损伤的可能。

– 老年患者可能遭受与动脉粥样硬化相关的心肌梗死，可能由创伤造成的，也可能引发损伤。随着人口老龄化的加剧，未来的鉴别诊断将变得更加复杂。

心肌舒张功能 Lusitropy

Teodora Orhideea Nicolescu, MD　彭成为 译/张晓庆 校

基础知识

■ 概述

• 心肌舒张功能是指心肌在收缩之后放松的能力，因此也称为心室舒张功能。

• 正常的收缩（收缩力）和舒张（舒张力）性能是维持心输出量的基础。

■ 生理

• 心肌收缩：去极化激活电压门控钠通道和肌质网快速释放钙离子（Ca^{2+}）。钙离子的暴发性释放可被雷诺定受体抑制（终止肌质网向细胞间隙释放钙离子）。钙离子是肌动蛋白-肌球蛋白相互作用的关键因子。

• 钙离子结合至肌钙蛋白 C，使其变构调节为原肌钙蛋白，导致肌动蛋白结合位点的暴露。当结合位点暴露时，肌球蛋白头端可以结合并水解 ATP（将 ATP 的化学能转换为机械能：ATP→ADP＋磷酸），驱动细丝滑动，称为一个循环。重复循环，肌球蛋白就会沿着肌动蛋白微丝滑动，从而使心肌收缩（图1）。

• 因此，心肌松弛源于细胞内钙离子的去除和隔离。钙离子浓度的降低使其与肌钙蛋白 C 的偶联减少，原肌球蛋白重新覆盖肌动蛋白的结合位点，然后肌球蛋白"解偶联"。钙离子通过以下机制去除：

– 肌质网的 Ca^{2+}－ATP 酶（钙泵）：钙泵被受

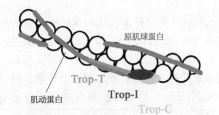

图1　原肌球蛋白覆盖肌动蛋白的结合位点。当钙离子结合肌钙蛋白 C、原肌球蛋白揭开或"暴露"结合肌球蛋白的肌动蛋白结合位点

磷蛋白和肌脂蛋白高度控制；它们也对甲状腺激素高度敏感。

– Na^+/Ca^{2+} 交换器。
– Ca^{2+}－ATP 酶（位于肌纤维膜）。

• 正性变松效应是指松弛增加。

– β 受体激动剂增加收缩性、收缩力、心率变律性，并且通过提高钙离子摄取率而增强心肌舒张。从而使后来钙离子的填充和预加载成为可能，从而提高心输出量。

– 分子水平上，β 受体激动剂通过磷酸化受磷蛋白分子，减少用于和肌钙蛋白 C 偶联的钙离子数量。

• 负性变松效应是指舒张减弱，包括：

– 细胞内钙离子增加。
– 肌质网钙泵功能减弱：随着年龄增加，减弱越来越明显（也和能引起心肌硬化的间质纤维化及胶原交联有关）。
– 肌钙蛋白 C 对钙离子亲和力增加。

• 细胞内酸中毒可抑制肌质网对钙离子的再摄取。

■ 病因/病理生理

舒张期功能障碍，或负性变松效应，导致心室顺应性降低。

– 在分子水平，与受磷蛋白和肌质网钙泵分布失衡有关。细胞内钙离子增加，减弱舒张功能。

– 左心室舒张末压力（LVEDP）升高会降低前负荷（LVEDV），导致每搏输出量和心输出量降低。

– 随着时间的推移，左心房和肺动脉压会增加（这会导致右心室超负荷）。

– 冠状动脉灌注压（CPP）随着舒张期心室压力增高而降低（CPP ＝ MAP － LVEDP，MAP 指平均动脉压）。

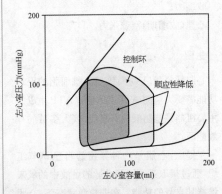

图2　左心室压力-容量环中心室顺应性降低（如肥大）引起的心室舒张功能障碍。心率、收缩力、体循环阻力没有变化

▪ 围手术期相关

• 舒张期功能障碍是心力衰竭的独立决定因素。急性心力衰竭后早期出现,预后较差。通过3点可以诊断:
- 临床(心力衰竭)。
- 正常射血分数。
- 舒张期充盈压升高。

• 超声心动图提示:
- 等容舒张期(正常70 ms)是主动脉瓣关闭至二尖瓣开放之前的时间。其延长,提示心肌舒张功能减退。
- 二尖瓣流量(E/A):E波代表心室快速充盈期的血流量(二尖瓣开放之后),表现的是左心房-左心室压力梯度;A波的大小是E波的1/3～1/2,代表的是心房收缩期的血流量。

○ 舒张功能受损时,E波变小(左心房-左心室压力梯度减小),A波变大(心房收缩贡献增加),E/A<1。

○ 心室舒张功能受损进一步发展,左心房压力随之增加,并导致E/A假正常(>1)。正常出现的E波,反映随着左心房-左心室压力梯度增加,被动充盈增加。正常出现的A波,反映心房收缩的贡献减少。

- 减速时间:指的是E波速度变为0的时间(正常<220 ms)。舒张功能受损时,超过240 ms。

▪ 公式

CPP＝MAP－LVEDP,CPP是冠状动脉灌注压,MAP是平均动脉压,LVEDP是左心室舒张末压力。

❓ 临床要点

• 心肌舒张受钙超负荷负面影响。
• 舒张期功能障碍可独立引起心力衰竭或伴随心脏收缩性心力衰竭。新证据表明,在心力衰竭的发病机制中,心肌重构和舒张期功能障碍比收缩功能障碍更加重要。

心肌需氧量 Myocardial Oxygen Demand

Emily Gordon,MD　杨君君 译 / 张晓庆 校

🫀 基础知识

▪ 概述

• 心肌氧供需平衡对维持合适的心脏功能至关重要。如果不满足心肌氧的需求,可能会导致心肌缺血、心肌梗死、心律失常,或死亡。
• 氧的需求量不等于氧的消耗量,但与之相关。消耗是单位时间实际使用氧气的量。
• 心肌主要应用氧进行有效的收缩。基础代谢的要求仅占总氧消耗量的10%～20%。电传导系统的需求甚至更少。
• 心肌氧需的主要决定因素:
- 心率。
- 收缩力。
- 心肌(收缩期)室壁张力。

▪ 生理

• 心肌耗氧量(VO_2):维持心肌细胞的正常功能需要大量的ATP。休息时ATP生成的主要机制是脂肪酸的有氧代谢(大多数的有效能源)。
• 氧提取:心肌是一种紧密的自主调节组织,通过摄取进入冠状动脉的血液中的氧来维持其自身的功能。在非应激状态下,心肌从流经冠状动脉的红细胞、血红蛋白中提取70%～75%的氧气。因此,静脉血氧饱和度等于25%～30%。

• 冠状动脉血供由冠状动脉的血流量和携氧能力组成。此外,因为冠状动脉氧提取在静息状态下接近最大,所以满足增长的氧需的主要机制是增加氧的传输。因此,它是一个动态的由多个参数调节的过程。
- 自动调节的内在机制是在灌注压力一定的范围内(60～160 mmHg)保持一个恒定的血流量;压力变化通过阻力的相互改变来实现。局部代谢和肌源性因素似乎发挥作用。肌源性因素指的是平滑肌对灌注压力剪切力的反应。代谢因素(例如,氧气和二氧化碳压力、腺苷)影响血管平滑肌张力,根据它们的浓度变化。换句话说,$PaCO_2$的增加会刺激血管扩张。
- 体液因素:包括循环剂(如血管紧张素Ⅱ、5-羟色胺、血栓素、前列环素、缓激肽),影响冠状动脉阻力。
- 神经控制:包括自主神经支配,如α受体、β受体、副交感神经活动。
- 舒张期时间:左心室收缩压力超过冠状动脉的舒张灌注压,因此额外的血管压力防止灌注在心脏收缩期。
- 血氧的运输能力是结合的血红蛋白氧和溶解在血中的氧的总和。主要取决于血红蛋白水平(每克血红蛋白可结合1.39 ml O_2);溶解氧很难溶于血,因此它的贡献极小。这是输血的生理基础。
• 氧需求:心率对心肌做功和氧需求的影响最大。
- 心率:每一次心跳,心肌进行电去极化和复极,产生收缩,抵抗室壁压将血液射出(前负荷或容量负荷,后负荷或压力负荷),然后舒张(注:心动过速会降低舒张期灌注时间,主要影响左心室的血供)。
- 心肌收缩力或正性肌力是心肌细胞本身具有的缩短静息纤维长度的能力,它不依赖于前、后负荷。收缩是由肌球蛋白和肌动蛋白丝结合并且依赖于细胞内钙离子浓度。增加的交感神经张力、儿茶酚胺状态、钙水平、心率、正性肌力药物(β受体激动剂、钙剂、胰高血糖素、磷酸二酯酶抑制剂)对收缩力有正向影响。
- 心肌壁张力:拉普拉斯定律显示心肌壁张力与室半径和压力成正比,与壁厚成反比。
○ 半径主要由前负荷决定(血容量或室大小)。
○ 压力主要是由后负荷决定,即全身血管阻力的功能、主动脉瓣膜、血液黏度。
○ 张力是动态的(除了壁厚)并可以随每次心跳变化,在整个收缩过程中(腔室的大小在射血后变小)改变。

▪ 解剖

• 冠状动脉:狭窄病变的存在导致压力下降,与半径、斑块的大小、流量的大小成比例。

• 心内膜(内 1/4～1/3 的心肌)最容易受到冠状动脉粥样硬化性心脏病的影响,导致灌注压力降低。常继发于:

- 邻近心室内压力(左心室舒张末期压力)。

- 有限的最大舒张反应。

- 血液流动只发生在舒张期;在收缩期,血管外压力(机械力、压缩冠状动脉血管)是最大的。

■ **病因/病理生理**

• 心率增加:

- 疼痛或不充分的麻醉。

- 术后寒战。

- 儿茶酚胺。

- 低血容量。

- 贫血。

- 缺氧。

- 发热。

- 甲状腺功能亢进症。

- 迷走神经阻滞药(例如,阿托品、格隆溴铵)。

• 心脏收缩力增加:

- 儿茶酚胺。

- 心率增加:阶梯现象或鲍迪奇效应阐述了一个自动调节的方法,心肌收缩力随心率增加而增加。这一机制被认为是由于心动过速时 Na^+ - K^+ - ATP 酶不能跟上 Na^+ - Ca^{2+} 的交换(移动 Na^+ 到细胞内),从而增加细胞内钙水平。

• 心肌壁张力增加:

- 增加心室直径(容积超负荷、射血分数减小、扩张型心肌病)。

- 主动脉压力增高:高血压、主动脉狭窄和血液浓缩,需要增加压力,以使血液从左心室射出。

■ **围手术期相关**

• 麻醉诱导。

- 喉镜和气管插管可导致过多的儿茶酚胺释放,可通过使用阿片类药物或抗高血压药阻止,减少喉镜插管时间,确保足够的麻醉深度(和操作时间),并准备治疗血流动力学干扰(艾司洛尔、硝酸甘油,以及额外的麻醉剂,如丙泊酚或吸入性麻醉剂)。

• 维持麻醉。

- 在麻醉下,疼痛和意识会导致心动过速;要保证足够的镇痛与麻醉深度,这可能在低血压患者具有挑战性。考虑使用氧化亚氮和减少吸入性麻醉剂、液体容量管理或输注去氧肾上腺素,以保持足够的平均动脉压。

- 围手术期可滴定 β 受体阻滞剂使心率维持在 50～80 次/分,或在儿茶酚胺分泌过多时推注。

- 地氟烷浓度的变化会导致交感神经放电和心动过速。

- 通过毛毯或升温设备(对流毯、升温液体等)维持正常体温。

- 优化容量状态:血容量不足会导致反射性心动过速,而高血容量增加心肌半径(前负荷)。

• 术后麻醉恢复室护理。

- 提供足够的镇痛:多模式镇痛可能包括抗炎药物、局部神经阻滞、阿片类药物。

- 优化容量状态:术后阶段持续出血和细胞内外体液流动可能很显著。

- 治疗术后寒战(保温、哌替啶、可乐定)。

- 保证充足的氧供:残余的镇静剂或麻醉药品可减少功能性残气量,导致低氧血症(增加交感神经状态)。如果需要,考虑鼻插管、面罩、深呼吸、咳嗽或 CPAP、BiPAP。

■ **公式**

• $MVO_2 = CBF(CaO_2 - CvO_2)$。其中,$MVO_2$ 是混合静脉血氧饱和度,CBF 是脑血流量,CaO_2 是动脉血氧含量,CvO_2 是静脉血氧含量。

• $A - VO_2 = (CaO_2 - CvO_2)$。其中,$A - VO_2$ 是动静脉氧分压差(ml/ml 血液)。

• $CO = O_2$ 消耗量/$(A - VO_2)$。

• 拉普拉斯定律:$T = Pr/2h$,其中,T 是张力,P 是压力变化,r 是半径,h 是心肌壁厚度。

🕮 **临床要点**

不能简单地只测量围手术期内的心肌氧需。在一定程度上,清晰地认识影响氧需要量和氧供的各种因素对于优化平衡、避免缺血是至关重要的。

心率变异性 Chronotropy

Ramana V. Duvvuri, MD　冯迪 译/杨中伟 校

 基础知识

■ **概述**

• 心率变异性是指心脏改变电去极率,反映相应的机械收缩的能力。

• 正性变异性表明心率增加。

- 一般在应对生理应激时发生,通过自主神经调节。

- 直接增加心输出量。

- 老年患者正常正性变异反应性降低。

• 负性变异性表明心率减慢在心肌缺血、法洛四联症、肥厚型心肌病和瓣膜狭窄临床疾病情况下可能是有益的。

■ **生理**

• 心脏起搏细胞存在于不同区域:窦房结(SA)、房室结(AV)和希氏束。每个区域都有发放动作电位的内在节律。在所有区域里,窦房结起搏细胞具有最高起搏节律,以此驱动传导系统。它们被认为是心脏的"起搏细胞"。

• 自动去极化:窦房结细胞没有真正静止状态,而是生成有节律、自发性的动作电位。

• 细胞内 Ca^{2+} 变化引起窦房结的舒张期去极化。通过传导系统诱导其他部位的去极化,从而引起心肌细胞收缩。

• 自发去极化频率:受交感神经和副交感神经以及循环中儿茶酚胺的调控。

• 窦房结内毒蕈碱样乙酰胆碱受体分布密集。当受体激动后,使窦房结细胞膜超极化,降低自发性 4 相斜率,引起负性心率变异。这也延长不应期和房室结动作电位传导。

- 激动可由副交感神经活动引起,如迷走神经紧张增强。

－拮抗可由交感神经活动引起。

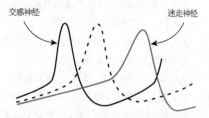

图1　交感神经活动引起低极化（正性增加）膜静息动作电位，增加自发性4相斜率。相反，迷走神经活动引起超极化（负性增加）膜静息动作电位，降低自发性4相斜率

- β受体位于窦房结内，激动后通过cAMP通路引起胞内钙离子释放，引起正性变异。
  －主要是β_1受体发挥作用，也有部分β_2受体发挥作用。
  －内源性分子包括肾上腺素、去甲肾上腺素和多巴胺可激动β受体。

■ 解剖

窦房结位于上腔静脉和右心耳交界处。
  －窦房结受交感神经和副交感（迷走）神经纤维支配。

■ 病因/病理生理

- 正性变异作用可用来：
  －提高心输出量（每搏输出量×心率），用以治疗严重的心动过缓（如眼心反射或血管迷走神经反射）。
  －降低主动脉或二尖瓣反流，通过降低收缩时间减少反流量。
- 在严重疾病状态下，负性变异作用可作为一种治疗方式：
  －冠状动脉疾病、心肌缺血。
  降低心肌氧需和氧供（增加舒张期时间和持续时间，使左心室充盈）。
  －急性主动脉夹层，心率减慢，降低主动脉剪切应力。

－肥厚/梗阻型心肌病。
当心脏有更多时间充盈时，动态流出梗阻将会降低。
  －瓣膜狭窄病变（如主动脉瓣和二尖瓣狭窄），增加心室充盈（增加每次心动周期的舒张期时间），改善心脏射血（增加每次心动周期的收缩期时间）。
- 长期静息心率升高有多种心血管副作用：
  －左心室功能受损。
  －左心室舒张受损。
  －左心室肥大。
  －内皮细胞受损、动脉粥样硬化。

儿科注意事项

新生儿左心室比成人更硬，更不能耐受容量负荷。由于每搏输出量是相对固定的，新生儿依赖心率来维持心输出量。

老年人注意事项

老年患者更倾向于变异无能，应对正常刺激不能适当地提高心率（<85%最大心率预测值）。这可能继发于心肌重构，可能和胶原蛋白增加有关。这可作为隐匿的冠状动脉疾病的一个指征，可能和死亡率增加相关。

■ 围手术期相关

负性变异作用可用以下方法达到：
- β受体拮抗剂：美托洛尔、普萘洛尔、艾司洛尔和阿替洛尔。它们发挥作用后降低窦房结细胞自发性去极化，因此减慢心率。
- 钙通道阻滞剂（Ⅳ类抗心律失常药）：地尔硫草和维拉帕米。它们通过阻断窦房结和房室结内的L型钙通道发挥作用，因此降低房室结传导的自律性。
正性变异作用可由类交感神经类药物引起：
- 拟交感神经药。
  －内源性分子（可外源性给药）。
  ◦ 去甲肾上腺素刺激α_1和β_1受体，无拮抗

的α_1受体刺激引起的血管收缩可导致反射性的心动过缓，β_1受体刺激可抵消这种变时效应。
  ◦ 肾上腺素刺激β_1、β_2和α_1受体，是强效的变时作用药，尤其是低剂量[0.01～0.05 $\mu g/(kg \cdot min)$]。
  ◦ 多巴胺刺激D1、β_1和α_1受体，在中等剂量范围内主要是变时β_1反应[2～10 $\mu g/(kg \cdot min)$]。
- 合成药。
  －异丙肾上腺素是非选择性β_1和β_2受体激动剂。
  ◦ 多巴酚丁胺是选择性β_1受体激动剂。
  ◦ 麻黄碱间接提高突触连接处储存的去甲肾上腺素释放，也可直接结合β_1受体。
  ◦ 当充血性心力衰竭突触连接处内去甲肾上腺素耗尽后，麻黄碱效果不佳。
- 毒蕈碱乙酰胆碱样拮抗剂也可通过阻断窦房结和房室结内迷走神经传递增强变时性，包括阿托品和胃长宁。

■ 公式

心输出量（CO）＝每搏输出量（SV）×心率（HR）。

🏥 临床要点

- 心率变异性受自主神经系统支配，心脏起搏细胞处有交感神经和副交感神经末梢分布。此外，循环中儿茶酚胺可激活β受体。机体介导的正性变异作用并不会导致孤立现象，它通常是对总的交感神经状态有反应，起到增加收缩力和全身血管阻力的作用。
- 了解这种生理状态，临床医师就可以在围手术期或在某种疾病状态下调整患者心率。

心室 ventricles

Ali Salehi, MD　方铮 译 / 顾卫东 校

🫀 基础知识

■ 概述

心室收缩形成射血压力，以维持肺和全身血管的血液灌注，心室肌内含有一部分心脏

传导系统（希氏束、束支和浦肯野纤维），并可合成心脏利钠肽（作用小于心房）。

■ 生理

- 心室收缩和舒张过程可分成4期。

－等容收缩期：标志心室开始收缩。心室保持心脏舒张末容积不变。4个瓣膜全部关闭时此期结束。
－心室射血期：心室继续收缩，最终右心室压力超过肺动脉压，左心室压力超过主动脉

压,随之肺动脉瓣(PV)和主动脉瓣(AV)开放。心室内血液分别射入肺血管和全身血管,导致心室容积下降。值得注意的是,电机械性松弛(心脏舒张)开始于此期末,即血液被射出时。

- 等容舒张期:始于肺动脉和主动脉瓣关闭后(心室压力降至低于肺动脉压和主动脉压)。此期心室容积保持不变。

- 心室充盈期:心室压力继续下降直至低于心房压力,继而三尖瓣和二尖瓣开放。由于心房和心室之间存在压力差,导致心室被动充盈,直到两者的压力达到平衡。随后心房收缩,导致心室进一步主动充盈。心室容积在舒张期末达到最大(约140 ml)。

• 右心室(RV):心室依次收缩,首先是右心室小梁部收缩(RV流入道),随后是漏斗部收缩(持续时间最长25～50 ms),最后是平滑肌部收缩。RV收缩包括3种运动机制:游离壁向内收缩;纵向纤维收缩伴随三尖瓣环向心尖部下移;左心室收缩牵拉连接部的游离壁。纵向缩短比径向缩短更明显。此外,与左心室(LV)相比,RV的表面积/体积比更大。因此,射出相同的每搏输出量(SV)时,RV所做的内向运动较小。

• LV:接受氧合的血液并将其泵入体循环。LV的收缩包括纵向纤维收缩、二尖瓣向心尖下移,左室壁的内向运动以及心尖部(逆时针)和基底部(顺时针)的旋转。

• RV和LV的收缩期及收缩功能的比较:
- 等容期的持续时间:LV>RV。
- 收缩开始时间:LV早于RV。
- 射血开始时间:RV早于LV(后负荷较低)。
- 射血持续时间:RV长于LV。
- 射血峰速:LV>RV。
- 射血高峰:RV晚于LV。

• RV和LV的舒张期及充盈状态的比较:
- 充盈持续时间:RV的充盈早于LV,但充盈结束晚于LV。
- 等容舒张期:LV>RV。
- RV充盈速度小于LV。
- RV心室充盈的呼吸变异率比LV更明显。
- 顺应性:RV>LV。
- 心包对RV的限制比对LV大。

• 心室的相互依赖指一个心室的大小、形状和顺应性的改变对另一个心室的影响。
- 心脏收缩期的相互依赖由室间隔(IVS)介导。
- 心脏舒张期的相互依赖。RV容积或压力

负荷增加可致RV扩张,从而将IVS推向LV。这导致左室舒张末压增加,伴随LV顺应性、左室舒张期末容积和心输出量下降。

▪ 解剖

• RV:大部分在心腔的前部,位于胸骨的后方(因此易由遭受心脏冲击伤)。构成心脏前面的大部以及整个下缘。经三尖瓣与右心房相连,经肺动脉瓣将未氧合的血液泵入肺血管(图1)。

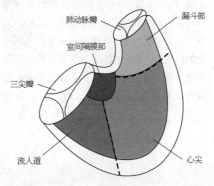

图1　右心室解剖

- 底部:由三尖瓣构成,三尖瓣是最大的心脏瓣膜(面积4～6 cm²,3个瓣叶)。这些瓣叶经腱索和3个乳头肌(前乳头肌、后乳头肌、隔侧乳头肌)相连。
- 心尖:位于室间隔中下1/3的中点。
- 室间隔:由膜部和肌部组成,分隔心室。膜部较小,位于上部。室间隔的肌部比RV的游离壁厚(2～3倍),这是由于LV收缩时的心室内压较高。室间隔在心脏收缩时向LV侧移动,而在舒张时向RV侧移动。
- 游离壁:厚6～7 mm,被肌束覆盖。
- 右心室流入道(RVIT)和右心室流出道(RVOT)有不同的组织胚胎学起源,被环形肌束隔开。RVIT位于后下方,室壁由肌小梁构成。RVOT位于前上方,室壁光滑。

• LV:构成心尖、整个心脏的左侧面(肺面)和左缘以及心脏隔面大部。经二尖瓣与左心房(LA)相连,经主动脉瓣将氧合的血液泵入体循环(图2)。
- 底部:由二尖瓣构成,有2个瓣叶(前叶和后叶)。瓣叶经腱索与2个乳头肌(前外侧和后内测)相连。腱索可防止瓣叶在心脏收缩时外翻入心房。
- 心尖:位于腋中线第5肋间水平。
- 6个壁:前壁、前外侧壁(侧部)、前间壁、下壁、下外侧壁(后部)、下间壁(室间隔)。每个壁可分成3段(基底、中间、心尖)。这

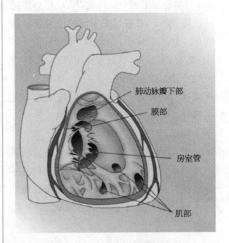

图2　左心室内部解剖

一分类有助于定位导致新发室壁活动异常的冠状动脉病变。

- 室间隔:室间隔前部为小梁结构,后部光滑。后者邻近房室瓣(三尖瓣、二尖瓣),称为流入道间隔部。室间隔的膜部位于流入部和小梁部之间。

▪ 病因/病理生理

• 室间隔缺损(ventricular septal defects,VSD):可致左向右分流,造成RV容量超负荷、RV扩张、肺动脉高压,最后导致右心衰竭。当RV压超过LV压时,可出现反向分流,造成右向左分流,导致体循环缺氧和发绀(Eisenmenger综合征)。VSD有4种类型。
- 肌部VSD:由室间隔肌小梁部缺损造成。其边缘均为肌肉,可发生于肌部室间隔任何部位。
- 膜部VSD:真正的膜部室间隔缺损的周边由纤维组织包绕,缺损不延伸至相邻的肌部室间隔。如果缺损延伸至肌部室间隔,则称为膜周型缺损或嵴下型缺损。
- 流入道VSD:室间隔后部光滑的室壁(入口)部分的缺损。在缺损和房室环之间没有肌肉,可成为房室管畸形的一部分。
- 嵴上型(也称动脉干下型、肺动脉瓣下型或圆锥隔型)VSD:漏斗部室间隔缺损,漏斗部室间隔将RVOT和LVOT分开。

• 室性期前收缩(premature ventricular contraction,PVC):电冲动源自心室异位兴奋灶,其扩布速度较慢。心电图上显示为宽大、畸形的QRS波。异位冲动不能激动希氏束,因此不会逆行传导至心房或窦房结。其后的"P"波埋于PVC波内,无法激动心室,但PVC后的第二个"P"波可传导至心

室,引起心室去极化。因此,PVC后总伴随一次停顿。PVC可以是单源的也可以是多源的。PVC频率<7/min时,常没有临床影响;然而,多源PVC或成串PVC可发展为室性心动过速和室颤。

• 室性心动过速:一连串快速、规则的心室去极化。其妨碍了心室充盈,可致血流动力学不稳定。

• 室颤:由于多个心室异位灶的快速放电和环形运动,心室肌以完全不规则和无效的方式收缩。心室无法充盈,导致心输出量和血压大幅下降。一个颤动的心室犹如"一袋蠕虫"。

▪ 围手术期相关

• 小儿术前评估时,如果听诊发现有粗糙的全收缩期杂音,则应警惕可能存在 VSD,并应做进一步检查。

• 术前应仔细评估导致患者心室功能受损的原因,明确其是否已得到了正确的治疗,心功能是否已有代偿。

– 心衰失代偿的症状和体征包括呼吸短促、肢端湿冷、低血压、心动过速、肺部听诊湿啰音、颈静脉压力增高、下肢水肿以及运动耐力下降。

– 如果可能,麻醉科医师应考虑推迟手术,以改善患者的病情。

• 对于心室功能下降的患者,应考虑行有创监测(动脉导管、中心静脉导管和肺动脉导管)。当心室功能明显下降(EF<25%)或者手术存在大出血、体液转移或血压剧烈变化的风险时,需放置动脉测压管。肺动脉导管通常用于失代偿性心衰或不稳定性心绞痛患者接受紧急/急诊手术时指导液体复苏,或心衰患者实施高风险手术时,以及患者存在右心衰和肺动脉高压。

• 如果围手术期发生室性心动过速和室颤,医师应启动高级生命支持和急救处理,同时应注意纠正潜在的诱因。

• 肥厚性心肌病或射血分数低的患者需要置入除颤装置,以预防室性心律失常和猝死。术前应对除颤装置进行检查,并关闭其除颤功能,因为手术电凝可对除颤装置造成干扰,或被除颤仪误感应为心律失常,进而诱发电除颤,给患者和外科医师造成伤害。

❓ 临床要点

心室将血液射入肺循环和体循环,易发生缺血、先天性缺损及节律紊乱。

心室颤动 Ventricular Fibrillation

Jonathan K. Ho, MD · Aman Mahajan, MD, PhD　方铮 译 / 顾卫东 校

🧠 基础知识

▪ 概述

• 心室颤动(ventricular fibrillation, VF)指在各种诱因作用下心室肌出现连续、紊乱的电活动,导致心搏停止。

• VF常发生在室性心动过速(ventricular tachycardia, VT)之后。

▪ 流行病学

发病率

• 在美国,每年心源性猝死的发生率为0.1%~0.2%,可造成40万人死亡。其中,大多数是由于发生VT/VF。

• 术中的发生率仍不清楚,但通常认为较少见。

死亡率

• VF导致的心搏停止是致命的,除非能重新建立有节律的灌注。

• 死亡率取决于能否及时和合理地治疗心律失常及其潜在诱因。

• 手术室:生存率为75%,出院后生存率为57%。

• 手术室外介入操作区:生存率为64%,出院后生存率为41%。

▪ 病因/危险因素

• 手术操作有关的风险:

– 胸内/心脏的手术操作。

– 植入式除颤器(implantable cardioverter defibrillator, ICD)测试,心导管介入操作。

• 患者的合并症:

– 心肌病。

– 缺血性心脏病。

– Brugada综合征。

• 代谢紊乱:

– 电解质紊乱。

– 酸碱平衡失调。

– 低体温。

– 缺氧。

• 心肌缺血或急性冠状动脉综合征。

• 病理性事件:

– 低血容量。

– 肺栓塞。

– 张力性气胸。

– 心脏压塞。

• 医源性因素:

– 弱电电击/强电电击。

– R on T现象(非同步起搏、碎石术)。

– 药物中毒。

▪ 病理生理

• VF的定义为多源性折返波电活动在心肌内不规则传导。由于心肌不应期离散和传导不均一,导致电活动和机械活动的持续性紊乱。

• 机械活动完全不同步和不协调(描述为"颤动"),心脏无法泵出血液。如不进行紧急干预,随即可发生心脏停搏,患者可在数分钟内死亡。

▪ 预防措施

• 室颤是许多严重病理过程的终点事件,应避免诱发因素(缺血、心脏操作、强/弱电击、电解质/酸碱平衡失调、强烈的自主神经刺激)。

• 高危人群应考虑到有可能需要除颤,给患者预先放置除颤电极或在手术室内备好除颤仪。

• 对于有VT/VF倾向的患者可放置植入式除颤器。仔细询问ICD的安装情况,了解心律失常的相关信息。

▪ 诊断

• 体格检查:

– 清醒的患者发生VF前有心悸,随后意识快速丧失。

– 脉搏消失。

– 心音消失。

– 颈静脉扩张(源于心泵的"倒灌")。

- 监护：
- 心电图（EKG）显示特征性的电活动紊乱。
- 呼气末二氧化碳（$ETCO_2$）消失；肺泡的血流停止，通气变为无效腔通气。由于 CO_2 无法呼出，$PaCO_2$ 持续升高。
- 脉搏波形/动脉管路内搏动消失。
- 低血压。
- TEE 显示心脏不规则收缩。
- 实验室检查：
- 血清电解质（包括钙和镁）。
- 动脉血气分析显示低氧血症。

■ 鉴别诊断
- 无脉性 VT（多形性 VT/尖端扭转性室速）。
- 无脉的心电活动。
- 心室停搏。
- 监护出错，EKG 干扰。

治疗
- 手术室内常可见到 VF，手术患者的气道通常有保障，静脉通路一般已开通，并有业务熟练的医护人员。

- 高级生命支持（ACLS）包括心肺复苏（cardiopulmonary resuscitation，CPR）及早期/立即除颤：
- 单相 360 J。
- 双相 120～200 J。
- 小儿 2～4 J/kg，可达 10 J/kg。
- 在给予首次电击及 CPR 后再考虑使用升压药物（肾上腺素/血管升压素），使用升压药物的目的是通过增加主动脉根部压力改善心肌灌注。
- 肾上腺素 1 mg IV 每 3～5 min 一次。
- 血管升压素 40 U 静脉注射，可用于替代首次和第二次的肾上腺素。
- 考虑给予负荷剂量胺碘酮 300 mg 静脉注射；如无反应，可再给 150 mg。
- 如果没有胺碘酮，可考虑使用利多卡因 1～1.5 mg/kg，最高可达 3 mg/kg。
- 必须诊断和治疗诱因。如果不处理 VF 的诱因（如缺血），VF 的除颤很难成功。

随访
- 如果血流动力学稳定且心律恢复迅速，可考虑继续手术操作，具体取决于诱因以及中断或延迟手术的可行性。

- 如果有长时间的低灌注，必须评估对终末器官的影响。
- 如果病因学的诊断和治疗还未完成，则需要制订进一步的治疗策略，并送 ICU。
- 如怀疑有中枢神经损害，需考虑低温治疗。
- 明确有无急性缺血并进行治疗。
- 给予呼吸支持。
- 给予血流动力学支持，以维持终末器官的灌注。
- 评估预后及恢复的可能性。

疾病编码
ICD9
- 427.41 心室颤动。

ICD10
- 149.01 心室颤动。

临床要点
- 早期除颤可能可改善预后。
- 对于高危的患者/操作，做好除颤准备。
- 应明确诱因和基础疾病并进行处理。

X

心室肥大 Ventricular Hypertrophy

Brian L. Marasigan, MD 方铮 译 / 顾卫东 校

基础知识

■ 概述
- 心室肥大是指心室肌肉过度增生和增大，右心室（右心室肥大）和左心室（左心室肥大）均可发生，左心室肥大更常见。
- 心室肥大继发于肌肉负荷的增加，心肌因代偿而出现增生。任何增加血流阻力或室壁张力的情况都可导致心肌肥大。

■ 流行病学

发病率
近 5 年的左心室肥大（left ventricular hypertrophy，LVH）总发病率和患病率的数据非常少。

患病率
- 成年男性患病率为 16%，女性为 19%。
- ＞70 岁的男性的患病率为 33%，女性为 49%。

发病情况
LVH 是以下疾病的独立危险因素：
- 脑卒中。
- 充血性心力衰竭（congestive heart failure，CHF）。
- 冠心病。
- 心源性猝死。

死亡率
急性心肌梗死和心源性猝死是左心室肥大的直接后果。患者的生存情况取决于心肌发生不可逆的损害前基础疾病能否得到良好的控制。

■ 病因/危险因素
- 高龄。
- 高血压。
- 肥胖。
- 肺（右心室肥大）或主动脉（左心室肥大）疾病。

- 肥厚型心肌病。
- 心肌梗死。
- 大量运动或妊娠。
- 法布里病。

■ 病理生理
- 心室肥大：
- 不存在遗传性心肌病时，心室肥大是心室对做功或负荷增加所做的生理反应，从而导致新肌节的形成和心肌重量增加。
- 病理性因素（神经激素作用、心肌损伤、先天性心肌病、容量负荷过多、缺氧）也可致心肌重量增加，并同时伴有胶原蛋白累积。
- 向心性肥大：
- 心室做功或负荷增加时的生理反应，导致新生肌节和肌肉质量增加。心肌质量/室壁宽度的增加导致心室松弛（舒张）功能受损和顺应性（舒张期心室腔较小）下降。

－主要由压力超负荷的疾病引起,包括慢性高血压、主动脉瓣狭窄或其他慢性流出道梗阻性疾病等;健康的运动员由于长期的运动训练也可发生左心室肥大。

－心肌质量的增加导致松弛(舒张)功能受损和顺应性(舒张期心室腔较小)下降。

－由于左心室僵硬可致舒张功能障碍。此外,心梗后功能性的向心性肥大可重构为离心性肥大。

• 离心性肥大:

－常由容量超负荷引起,可致心室腔扩张、早期心功能障碍和失代偿。

－心肌质量的增加源于胶原蛋白的累积。

• 氧供和氧需:

－氧供减少:由于心肌厚度和左心室舒张末压(left ventricular end diastolic pressure, LVEDP)增加,心肌无法获得充分的灌注。

－氧需增加:心肌去极化、收缩和舒张均需要耗能。心肌质量增加导致氧耗增加。

• 左心室和右心室:

－左心室肥大:多见于成年人。

－右心室肥大(right ventricular hypertrophy, RVH):肺动脉瓣狭窄、右心室流出道(RVOT)狭窄或分流等右心病变多发生于儿童,需早期修复。成年人右心室肥大常由肺动脉高压或肺动脉瓣狭窄引起。由于右心室属于低压系统,心肌质量较小,相对于左心室,右心室功能更容易出现失代偿,在急性病理改变时尤其如此。

• 功能障碍和失代偿:心室肥大的形成往往需要数年,且多由于病因未得到积极治疗所致。心室肥大可导致心脏舒张功能障碍(松弛功能受损和顺应性下降)和收缩功能障碍(收缩功能受损)。心室功能失代偿可表现为心肌缺血、梗死、心律失常和充血性心力衰竭(congestive heart failure, CHF)。

▪ 麻醉目标/指导原则

主要目标是维持心输出量和冠脉灌注,预防心脏功能失代偿。

• 控制高血压(后负荷),同时维持适当的灌注压。

• 维持最佳的液体平衡:患者常有前负荷下降,但液体治疗后又容易发展为容量超负荷。

• 减少心肌氧需:收缩力、变时性(可考虑使用β受体阻滞剂)。

• 需要时可使用正性心肌力药维持心输出量,增加前向血流。虽可增加氧耗,但维持灌注是最重要的。

• 处理瓣膜功能障碍。

术前评估

▪ 症状

• 左心室肥大可能数十年无症状。

• 乏力。

• 劳力性呼吸困难。

• 心绞痛。

• 心室肥大病因相关的症状(即瓣膜疾病)。

病史

• 晨起高血压(hypertension, HTN)可能是向心性肥大的重要预测因子。

• 家族史或已确诊的心肌病、HTN、心脏瓣膜疾病、先天性瓣膜病。

• 常在运动后出现症状,因舒张性CHF、收缩性CHF或心绞痛进行检查时发现。

• 胸片显示心脏扩大。

体格检查

• 晕厥。

• CHF。

▪ 用药史

• 降低后负荷:钙通道阻滞剂、血管紧张素转换酶抑制剂、β受体阻滞剂、硝基类扩血管剂。

• 心衰治疗药物包括地高辛、血管紧张素转换酶抑制剂/血管紧张素II受体阻滞剂、利尿剂。

▪ 诊断检查与说明

实验室检查

• 基础代谢:电解质和肾功能。

• 胸片:心肺情况。

• 心电图:心电诊断标准(见后)。

• 超声心动图:诊断、疾病严重程度的分级、心室收缩和舒张功能、舒张末室壁厚度。

▪ 伴随的器官功能障碍

• 高血压。

• 肺动脉高压、充血以及胸腔积液。

• 瓣膜疾病。

▪ 延迟手术情况

• 失代偿性CHF。

• 近期的心肌梗死或脑卒中。

• 未控制的HTN。

▪ 分类

• 向心性左心室肥大的左心室室壁厚度:

－正常:0.8～1.2 cm。

－轻度:1.2～1.5 cm。

－中度:1.5～2.0 cm。

－重度:2.0 cm或以上。

• 左心室肥大的EKG表现:

－Sokolow＋Lyon指数:V导联S波＋V_5或V_6导联R波>35 mm。

－Framingham标准:具有下列情况之一。

○ AVL导联R波>11 mm。

○ V_4～V_6导联R波>25 mm。

○ V_1～V_3导联S波>25 mm。

○ V_1或V_2导联S波＋V_5或V_6导联R波>35 mm。

○ Ⅰ导联R波＋Ⅲ导联S波>25 mm。

治疗

▪ 术前准备

术前用药

• 苯二氮䓬类药物:抗焦虑和降低交感张力。

• 需要时,抗高血压药物治疗。

知情同意的特殊情况

心脏风险:缺血、梗死、心律失常。

▪ 术中监护

麻醉选择

取决于手术种类、外科医师的偏好和麻醉科医师的熟练程度。

• 镇静:血流动力学变化最小。

• 全麻:麻醉诱导(低血压)、喉镜暴露和气管插管(高血压)、麻醉维持(低血压)及麻醉苏醒时(高血压)可有血流动力学波动。

• 椎管内麻醉:慢性高血压患者由于血管张力增加以及血容量不足,椎管内麻醉对交感神经的抑制作用可能较明显。

监测

• 标准ASA监测。

• 5导联EKG监测心律失常、缺血;V_5导联有助于监测左心室心尖部异常。

• 动脉置管动态监测血压。

• 中心静脉置管以便于液体管理和药物输注。

• 如果发生心脏功能失代偿的风险较高,可考虑使用肺动脉导管,以便于监测右心室和左心室功能。

• 可行经食管超声心动图,以便于诊断和管理术中事件。

麻醉诱导/气道管理

- 诱导平稳,维持生命体征在正常范围。
- 尽量减少喉镜暴露时间。

维持

- 采用平衡麻醉技术,可使用吸入麻醉药或静脉麻醉药。
- 低血压的常见原因是血容量不足及交感张力下降。可酌情给予小剂量去氧肾上腺素、输注液体或氧化亚氮(维持麻醉深度的同时降低吸入麻醉药浓度);麻醉苏醒时低血压常可得到缓解。
- 镇痛:区域阻滞麻醉或阿片类药物有助于维持血流动力学稳定。

拔管/苏醒

常发生高血压,做好处理准备。

术后监护

■ 床旁护理

取决于手术种类和患者的合并症。

■ 药物处理/实验室处理/会诊

- 如术中怀疑有缺血或心脏问题,术后行12导联 EKG 监测。
- 必要时行心肌酶检查。
- 如果血流动力学不稳定,可行术后超声心动图检查。
- 标准的术后液体和电解质管理及相关的实验室检查。

■ 并发症

- 围手术期心律失常。
- 神志改变及脑卒中。
- 心肌梗死。

疾病编码

ICD9

- 429.3 心脏肥大。

ICD10

- 151.7 心脏肥大。

临床要点

- 左心室和右心室都可能发生心室肥大,可分为向心性肥大和离心性肥大两种。
- 向心性肥大是功能性心肌质量增加,可见于健康的运动员或高血压、主动脉瓣狭窄等压力超负荷的情况。
- 离心性肥大是心肌质量及胶原蛋白病理性增多,可见于容量超负荷和心肌梗死等其他病理情况。
- 可采用超声心动图或 EKG 对左室肥大进行诊断和分类,此外,也可进行 CT、MRI 或胸片检查。
- 围手术期监护应重点关注手术方式、心室肥大的种类和严重程度。

心室舒张期 Diastole

Korrin Scott, MD · Keith E. Littlewood, MD 李佩盈 译 / 俞卫锋 校

基础知识

■ 概述

- 心脏舒张期为心室舒张和血液充盈,随后为收缩期,收缩持续一段时期。
- 心室舒张占心动周期一半以上的时间,由四部分组成:
- 等容舒张。
- 快速充盈期。
- 静止期。
- 心房收缩期。

■ 生理

- 分子水平的舒张。
- 细胞水平上,心脏舒张期始于 ATP 水解和 actin-肌球蛋白横桥分离。
- 这与胞质钙减少和肌钙蛋白中钙解离相关。
- 钙通过2种能源消耗受体进入 SR:钙泵(SERCA-2)和三磷酸腺苷/钙交换体。
- 正常情况下,肌节迅速恢复至静息长度。然而,当能源供应减少时,钙无法重吸收,肌肉收缩受损。

- 心脏舒张期的四个阶段中瓣膜、容量及血压:
- 等容收缩时间。
- 瓣膜:右侧心脏三尖瓣、肺动脉瓣和左侧心脏二尖瓣或主动脉瓣关闭。值得注意的是,电机械活动在舒张期开始(开始舒张),心室仍射血(主动脉瓣开放)时发生。当心室压力低于主动脉压力时,主动脉瓣关闭和 IVRT 开始。
- 心室容量:没有改变。
- 心室压力:指数降低。
- 快速充盈期:
- 瓣膜:起始时右侧三尖瓣和左侧二尖瓣开放。
- 心室容积:占心室充盈的大部分(占总收缩量的80%)。
- 心室压力:起初几乎没有充盈变化。患者顺应性降低(纤维化、缺血、舒张功能不全)时,容量更有可能增加(也可能损伤此被动充盈过程)。
- 休息期:心动过速时该阶段可消失。
- 瓣膜:三尖瓣、二尖瓣保持开放,主动脉瓣和肺动脉瓣关闭。

- 心室容积:快速充盈期早期结束的时候大致相等。
- 心室压力:心房和心室的血压相等。
- 心房收缩期:
- 瓣膜:三尖瓣和二尖瓣开放。
- 心室容积:"心房收缩"占收缩量的15%~25%。
- 心室压力:形成从三尖瓣至二尖瓣的正向压力梯度。
- 压力-容积环有助于评估心室的顺应性性质。如上所述,在被动充盈期,斜率相对较小,心室填充期斜率增大。

■ 解剖

心脏由血液相互流通的2个心房和2个心室组成。

- 左右心室形状和大小不同,以及收缩时压力不同(后负荷)。
- 右心室:血液泵出流经低阻的肺循环。其为新月形,流入和流出区域顺序收缩,将血液射入低压肺循环。
- 左心室:血液泵出流经体循环。其为椭圆形,心外膜下和心内膜下心肌纤维纵向排

列,并在两层之间环形连接。左心室射血为从顶端向基底的螺旋运动。室壁运动区域由冠状动脉分支供血,可以单独通过超声心动图半定量评估。

■ **病因/病理生理**

- 影响被动压力-容积性质的因素:
- 左心室体积:随压力负荷所致的前负荷(左心室舒张末体积)增加而增大,或因压力-容积曲线右移而减小。这导致容量变化小而压力变化大(曲线较陡)。
- 左心室壁组成(心内膜、心肌):心肌肥大、缺血后瘢痕、纤维化、水肿、淀粉样蛋白沉积、含铁血黄素可以"僵化"室壁,降低顺应性。
- 心室外在因素:心包疾病、对侧心室的过度扩张、气道或胸膜压力增加、肿瘤、外科压缩可降低 LV 顺应性。
- 膨胀性/弹性:急性左心室弹力为弹性残余横桥激活和肌节收缩的功能。这种潜在能量可作为恢复心肌静息状态的反作用力。

- 舒张性心力衰竭(DHF):
- 定义:
  ○ ACC/AHA 标准:心衰的典型症状和体征,LV 射血分数正常(>50%),不是瓣膜异常导致的心力衰竭。
  ○ 欧洲心脏病学会:包括通过有创测量功能障碍的附加标准(LVEDP PCWP>16 mmHg)或超声心动图参数。
- 机制是多因素疾病,尚未明确。它可以导致:
  ○ 内源性:影响心室肌的因素,包括心肌舒张和冠状动脉充盈。
  ○ 影响外界压缩左心室的内在因素,包括右心室压力或容量超载、心包疾病、胸膜、纵隔压力和心房收缩。
- 细胞机制的相关病理:
  ○ 衰老与等容舒张延长、钙稳态改变、间质纤维化和交联胶原蛋白增加导致 LV 僵硬程度增加有关。
  ○ 慢性高血压增加心肌做功/张力,通常以心肌肥大代偿。
  ○ 糖尿病与心肌肥大相关,间质纤维化与微血管疾病相关。
- 心房收缩:无心房收缩时收缩体积降低,心房颤动、心房扑动、心房低节律或交叉节律时可观察到这种现象。心室顺应性降低的患者,其被动充盈已降低,收缩体积则更依赖于心房收缩。

■ **围手术期相关**

- 超声心动图:以经二尖瓣多普勒(PWD)脉冲波来评估 LV 舒张功能。食管中段四腔心切面允许波束与血液流动平行,从而提供最理想的血流和流速图像。经二尖瓣模式包括:
- "E"波:代表快速充盈期。
- "A"波:代表心房收缩。通常为 E 波高度的 1/3~1/2。
- 减速期时间(DT):从 E 波速度到降至 0 的时间。<220 ms 代表左心室舒张良好,心室压力下降迅速。

- 舒张功能紊乱的 PWD 分类:
- 舒张受损(1 级):高血压、心肌缺血和肥厚型心肌病早期可见这种类型的功能紊乱。
  ○ "E"波小。
  ○ "A"波大。
  ○ E/A 值<1。
  ○ DT 延长(>240 ms)。
- 假性正常化(2 级):随着疾病的进展过程,LV 压力、LA-LV 梯度增加。这将导致"正常"表现。为了区分真性正常和假性正常化,降低前负荷(例如,Valsalva、硝酸甘油等)可用于显示出小"E"波、大"A"波和 DT 时间延长。
  ○ 正常"E"波表现:与 1 级相比,增加幅度反映的由 LA-LV 梯度增加所致的被动充盈增加。
  ○ 正常"A"波表现:与 1 级相比,降低幅度反映了心房收缩。
  ○ E/A 值>1。
  ○ DT 为 160~240 ms:LA 和 LV 之间压力的快速平衡导致 DT 时间缩短。
- 限制性(3 级和 4 级):失代偿性心力衰竭、严重冠状动脉疾病、缩窄性心包炎和严重的主动脉瓣及二尖瓣关闭不全中可见。其导致左心室充盈主要发生在心脏舒张早期。
  ○ "E"波很大。
  ○ "A"波小。
  ○ E/A 值>2。
- LV 舒张压的快速增加至心休息期的时间间隔缩短。

■ **公式**

拉普拉斯定律:$T = (P \times r)/(2 \times h)$
- P 是心室内压力,r 为心室半径,h 为室壁厚度。

■ **图/表**

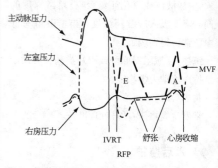

图 1 舒张期 4 个相。等容舒张期开始于主动脉瓣关闭,结束于二尖瓣开放。RFP,快速早期盈期;MVF,二尖瓣血流

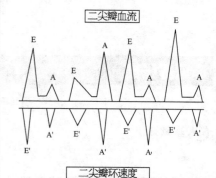

图 2 超声心动图上多普勒 E 波和 A 波叠加

🩺 **临床要点**

- Lusitropy(舒张早期松弛)是主动的 ATP 依赖过程。舒张功能不全常无症状,症状出现时往往很难与收缩期收缩相区分。超声心动图可作为对心力衰竭进行分类的一种无创方法。
- 心室容量与压力之间的关系(心室顺应性)恒定时,可用左心室舒张末压衡量前负荷。
- 患者心室顺应性降低主要受正常心房收缩时间丧失影响(心房射血丧失)。

心输出量 Cardiac Output

Rebecca L. Reeves, DO · Nanhi Mitter, MD　袁亚伟 译/田婕 校

基础知识

■ 概述

- 要想满足组织对营养摄取、废物清除、激素输送的需求,以及在所有组织中维持一种最佳的利于细胞发挥功能和生存的内环境,血液循环是必要的。
- 血液流经组织的速度依赖于组织对营养的需求。心输出量(CO)是靠心脏和血管的变化来维持的。
- CO是心脏每分钟从心脏泵入主动脉的血液量(即血流量)。
  - 成人的平均CO:男性为5.6 L/min,女性为4.9 L/min。
  - 随着年龄、体力活动、体表面积(BSA)及代谢而变化。
  - 心排血指数(CI)。因为CO与BSA按比例增加,CI可以作为一种测量指标。平均CI大约为3 L/(m² · min)。

■ 生理

- 外在因素共同控制CO:
  - Frank-Starling定律是心脏调控CO的内置机制。它阐明了增加的静脉血回流(舒张末容积,EDV)会加大心腔和心肌细胞壁的拉伸;这可以使心肌的收缩力增加从而导致SV的增加,因此CO也会增加(图1)。有一种很形象的比喻,就是弓和箭,将弓拉伸得越开,在箭上所施加的力就越大。然而经过一个EDV,更多的血液填充可能就是无效的了(这将越过肌钙蛋白和肌球蛋白的重叠界限,并导致收缩力和CO减少)。

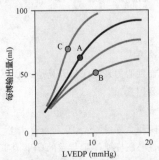

图1 后负荷改变对Frank-Starling曲线的影响。当后负荷增加时,会产生从A点到B点的转变;当后负荷减少时,产生从A点到C点的转变

- 右心房(RA)壁中窦房结的拉伸对心率

(HR)有直接影响,差不多会将HR增加10%~15%。
  - Bainbridge反射是一种神经系统反射,是由伸展的RA发起,并能增加HR。
  - 在转化过程中,心脏本身并不主要负责CO。在正常无压力的情况下,CO是由外在因素调控的,主要就是静脉血回流。
- 调控CO的内在因素:
  - HR是由舒张间期决定的。舒张间期由窦房结(SA)起搏细胞控制(依赖于钙和钾通道)。
  - EDV取决于充盈压、充盈时间和心室顺应性。
    ○ 充盈时间越长:EDV增加。
    ○ 心室顺应性增加:EDV增加。
- 收缩末期容量(ESV)取决于:
  - HR:心脏起搏细胞、心肌细胞内钙离子增加,可以继发HR增加;还可以导致收缩力增加,并能降低ESV。
  - 收缩力:心肌细胞内钙离子增加会导致收缩力增加,从而引起心脏收缩和HR增加,ESV降低。
  - 前负荷:增加的EDV可以加强伸展,并因此增加收缩力,造成ESV降低。
  - 后负荷:后负荷的增加可以防止心脏排空带来的ESV增加。
- 射血分数(EF)是用来形容心脏(就SV及EDV而言)收缩功能的术语。它是血液随着心脏跳动而被心室排出的容量占心室总容积的百分比;正常应为55%~65%。

■ 解剖

- 动脉:压力高,流量高,强韧的血管壁。功能为输送血液到组织。
- 小动脉:动脉小分支,流量和压力可变。功能为控制血管;血管壁可以收缩和扩张,以改变流向组织床的局部血流量。
- 毛细血管:小的薄壁血管。功能为营养、废物交换场所。
- 小静脉:从毛细血管中汇聚血液并逐步形成更大的血管。
- 静脉:体积小、壁薄、压力低。功能是将血液回流到心脏,可作为储血库,还可以根据循环需求进行收缩或扩张。
- 窦房结:位于SVC及RA交界处。作为心脏起搏点,在很大程度上依赖于钙通道。

- 心肌细胞:横纹肌间隙连接可以使得肌纤维作为一个单元来发挥功能。
- CO在器官中的分布:大脑15%,心脏5%,肾脏20%,肝脏25%,肌肉15%(可以通过运动增加至65%),皮肤10%,骨骼、脂肪、其他15%。

■ 病因/病理生理

- 高CO状态(通常是由于SVR降低或分流导致的):可以激活肾素-血管紧张素系统,并能增加交感神经输出,从而增加心率、血管收缩及水钠潴留,导致心室重构与心脏衰竭。
  - 脚气病:硫胺素缺乏可以导致周围血管扩张,增加CO、钠盐潴留及水肿。因为高CO状态,心肌过劳遭受损伤,可导致心动过速、水肿、高血压及胸痛。
  - AV分流(瘘管):降低SVR及动脉血压,通过增加CO来代偿。
  - 甲状腺功能亢进症:代谢增加导致了SVR的降低,由增加的CO代偿。
  - 贫血:可以通过一氧化氮合酶的增加,使血液黏度及SVR连同血管舒张降低。
  - 肥胖:血容量及CO的增加支持身体多余的质量。
  - 肝硬化:导致了内脏血管舒张,还可导致分流的进展。
  - 妊娠:增加代谢需求用来代偿循环血容量及HR增加。
  - 休克:细胞因子的释放导致了血管扩张及SVR的降低,这是为CO的增加而代偿。
- 低CO状态:
  - 低血容量:静脉血回流及EDV的降低会导致CO降低。
  - 急性静脉扩张:类似于低血容量,伴随着EDV降低。
  - 大静脉阻塞:同样,静脉回流的减少可以导致EDV降低。
  - 心律失常:心室充盈时间减少及SV降低可以导致CO降低。
  - 低代谢率。
  - 晚期脓毒症:组织氧合不足会导致多器官功能衰竭,其中包括心力衰竭。
  - 由于缺血导致的节段性室壁运动异常:收缩力下降可以导致EF降低。
  - 瓣膜病:可以导致心肌结构改变及收缩功

能(EF)下降。

- 心肌病:根据 Frank-Starling 定律,心室顺应性受损导致收缩力降低。

■ 围手术期相关

• 平均动脉压(MAP)即器官灌注压,MAP$=CO\times SVR$。

• 作为围手术期医师,我们需要了解这些生理参数之间的相互关系,从而进行适当的干预,因为 CO 过高或者过低都对患者不利。

• CO 的测量。在围手术期,通常是通过有创检查来测量的。然而,CO 测量并没有提供关于组织器官血流量和氧利用率的信息。目前,唯一可以说明这个问题的监测指标是混合静脉血氧饱和度。

- 通过 Swan-Ganz 导管使用热稀释技术。

- 超声心动图可以测量心室容积的变化,将其与 HR 相乘来预测心脏每搏量。

- 速率编码磁共振成像,是一种非常精确的根据测量质子运动相位变化来计算速度的方法。

- 动脉曲线波形分析:曲线下面积等于心输出量或心脏每搏量。

- 有创脉压监测,将压力计插入动脉,对波形进行分析及 CO 计算。

- SvO_2:通过肺动脉导管收集血液样本。它由 CO 及耗氧量决定,可以反映氧输送平衡。

- 感受器:

○ β_1:通过刺激窦房结直接增加心率变异性、收缩力及心肌自律性,进而增加 CO。

○ β_2:扩张骨骼肌血管,可以降低后负荷并增加心脏每搏量,并因此增加 CO,但比 β_1 受体增加幅度小。

○ α_1:作用原理就是血管收缩可以增加 SVR。

- 多巴胺:可以增加 HR 及血压。小剂量:舒张血管并增加肾血流量。中等剂量:可通过增加 HR 及收缩力来增加 CO。大剂量:作为升压剂可引起血管收缩。

• 药物及受体:

- 肾上腺素:激动 β 受体及 α 受体。

- 去甲肾上腺素:主要是激动 α 受体。

- 多巴酚丁胺:β_1 受体选择激动剂。

- 异丙肾上腺素:β_2 受体选择激动剂。

- 磷酸二酯酶抑制剂:可增加心肌收缩力,同时使肺和全身血管扩张。

- 钙:直接增加心肌收缩力。

- 胰高血糖素:作为积极的正性肌力药物,能增加 CO。还可以通过动脉和静脉血管扩张来降低 SVR。

• 低血压。检查应包括评估前负荷、后负荷、收缩力、HR 及心律。ASA/SCA 建议当诊断信息可能改变处理方法时(其中包括不明原因的持续性低血压)应检查经食管超声心动图。

• CO 降低有可能会导致静脉药物循环时间延长,并延缓药效作用时间。反之,吸入性药物因为肺泡中的浓度增加更迅速(较难挥发的药物会被带走),所以可以快速发挥药效。CO 的增加可以导致静脉药物起效更快,而吸入性药物起效较慢(肺泡中浓度增加较慢)。

■ 公式

• OHM 定律:$V = I/R$;或血流=压力/阻力。

• $CO = MAP/SVR$(右心为 PVR,左心为 SVR)。

• $CO = SV\times HR$。

• $SV = EDV - ESV$。

• Fick 原理:$CO = VO_2/(CaO_2 - CvO_2)$;其中 VO_2 是耗氧量,CaO_2 是动脉氧浓度,CvO_2 是静脉氧浓度。

• $CI = CO/BSA$。

• $BSA = 0.202\ 47\times$高度$(m)^{0.725}\times$重量$(kg)^{0.425}$。

👉 临床要点

• 循环休克是由于 CO 不足导致组织灌注不足。

• 低血容量性休克→有效循环血量不足。药物处理可以应用晶体、胶体或者血液制品。

• 分布性休克、血管源性休克→SVR 较低。给予有较强 α_1 活性的升压药物:肾上腺素、去甲肾上腺素、麻黄碱。

• 心源性休克→泵衰竭。给予有较强 β_1 活性的药物,如肾上腺素、多巴胺等。

• 流出道阻滞→瓣膜病变、肺动脉高压。手术纠正、吸入一氧化氮和磷酸二酯酶抑制剂。

• 心动过缓、房室传导阻滞→ACLS 方案或者应用阿托品、格隆溴铵、心脏起搏治疗。

心源性肺水肿 Cardiogenic Pulmonary Edema

Eric W. Nelson, MD 袁亚伟 译/田婕 校

🦴 基础知识

■ 概述

• 心源性肺水肿(CPE)是蛋白质含量较低的液体在肺间质及肺泡内积聚的现象。它是由于左心室输出量少于肺和左心房静脉回流造成的。

• CPE 是几种不同病理过程的最终结果,造成了流体静压的增高。或者说,渗透性增加更常见于主要的肺部疾病过程,比如急性呼吸窘迫综合征或者急性肺损伤(非心源性

肺水肿)。

• 类比:心脏就像一个大坝,肺就是沿着河流的堤岸,当大坝拦住水流不让其通过时,水位就会上涨、回流、溢出河堤。在 CPE 中,心脏泵功能的故障会造成血液回流及溢出,从而导致肺水肿。

■ 流行病学

发病率

很难估计确切的发病率,大致占总人口数的 1%～2%。

患病率

充血性心力衰竭(CHF)是造成 CPE 的一个主要因素。

死亡率

• 住院死亡率:15%～20%

• 急性心肌梗死(MI)导致的 CPE 有 40% 的死亡率。当患者合并低血压时,死亡率可达 80%。

■ 病因/危险因素

• 急性心肌梗死。

- 严重心肌缺血。
- 心肌病(低射血分数)。
- 左心室容积超负荷。
- 左心室流出道梗阻(主动脉狭窄)。
- 舒张功能障碍。
- 急性二尖瓣关闭不全。
- 左心房黏液瘤。
- 由于心室充盈不足导致的心房颤动。

■ 生理/病理生理

- 左心室的泵功能障碍增加了左心房血容量及压力,并传递到肺血管。静水压的增加最初会造成肺血管扩张与血液汇聚,接着血液外渗到组织间隙,之后进入肺泡。主要表现为:
- 肺顺应性降低。
- 肺不张及功能性残气量减少,造成 V/Q 失调及肺泡-动脉梯度(A-a 梯度)增加。
- 呼吸做功增加。

■ 预防措施

- 缺血与梗死。
- 增加心肌供氧。
- 增加 FiO_2。
- 提高血红蛋白水平。
- 增加舒张期灌注压。
- 降低心率(增加舒张期灌注时间)。
- 避免过度通气(引起冠状动脉血管痉挛)。
- 降低心肌氧需量。
- 降低心率。
- 降低收缩力。
- 减少前负荷。
- 减少后负荷。
- 维持窦性心律。
- 心导管检查及介入治疗。
- 紧急冠状动脉搭桥手术。
- 高血压急症。积极处理血压,从而降低心肌壁张力(降低耗氧量)。根据需要进行有创性监测。
- 舒张功能障碍。避免容量超负荷,增加松弛度(心肌松弛),维持窦性节律(心房驱血对于舒张末期容积来说是很重要的)。
- 收缩功能障碍。避免容量超负荷,促进后负荷降低。
- 主动脉狭窄。维持正常窦性节律、适当的慢心率、充分的舒张灌注压及容量状态(取决于后负荷)。
- 二尖瓣狭窄。维持正常窦性节律、适当的慢心率、避免容量超负荷。
- 心房颤动。如果可能,转换为窦性节律,如果不行,维持心室率。

▣ 诊断

- 在全身麻醉情况下,术中诊断是比较困难的,许多症状和体征都会被掩盖或呈非特异性表现。
- 在发病前,通常有急性心脏病或者冠状动脉事件的既往史;或者反之,在心功能不全基础病变下有容量过度负荷。
- 肺不张可以导致低氧和低氧合。听诊可以发现湿啰音、啰音、喘息和杂音。
- 动脉血气分析可以显示出 A-a 梯度增加。
- 交感神经的增加可以导致心动过速和高血压。然而,在重度左心室功能障碍情况下,可能出现低血压。
- 听诊可有第三心音奔马律或颈静脉怒张。
- 在气管内或者喉罩气道中可以观察到粉红色泡沫痰。
- 有创监测。
- PCWP 在对肺水肿原因的鉴别是十分有用的,因为 CPE 通常会有 PCWP > 18 mmHg,而其他原因造成的肺水肿,PCWP < 18 mmHg。
- 当患者处于麻醉状态下,经食管超声心动图(TEE)是很有用的,它可以帮助确定心脏原因引起肺水肿。还可以确定心室功能障碍(室壁运动、射血分数)、室性病变(狭窄、反流),以及容量状态。

■ 鉴别诊断

- 误吸。
- 肺栓塞。
- 脓毒症。
- 过敏反应。
- 急性哮喘发作。
- 慢性阻塞性肺疾病。
- 肺炎。
- 气胸。
- 急性呼吸窘迫综合征。

💉 治疗

- 在支持心脏泵功能的基础上,应针对其潜在病因进行治疗。
- 前负荷减少可以降低心脏泵血的血容量,类似于减少水流流向河坝。
- 静脉舒张。硝酸甘油起效很快并且容易滴定(可以增加循环容量,而不减少血管内容积)。
- 利尿剂。祥利尿剂比如呋塞米,可以减少血管内容积,但是要求发病不超过 20 min。在肾血流灌注不良的情况下,所需的时间会更长。
- 在肾衰竭和容量超负荷的情况下,必须要进行血液透析。
- 后负荷降低可以在收缩力不变的情况下改善血流(每搏量及心输出量),它可以降低外周血管张力和心肌耗氧量。这是通过血管扩张剂完成的。
- 硝普钠是一种强效的血管扩张剂,并且容易滴定。
- 静脉钙通道阻滞剂也是可以应用的。
- 吸入性麻醉剂:
- 在 CPE 难以降低前后负荷,或者存在低血压无法应用这些措施的情况下,可以考虑应用正性肌力药物。改善泵功能可以改善对静脉回流的处理,从而改善前向血流:
- 左室舒张末压力(LVEDP)及容积的下降;导致室壁张力降低(根据拉普拉斯定律,半径变小)。
- 在舒张期,改善了冠状动脉的灌注(CPP = MAP − LVEDP)。
- 脑和全身灌注的改善。
- 然而,这是以增强心脏收缩,继而增加心肌耗氧量为代价的。
- 正性肌力药物包括以下几种:
- 多巴酚丁胺(杜丁胺)是一种 β_1 受体激动剂,它可以轻微减少后负荷,从而增加心输出量。
- 米力农是一种磷酸二酯酶抑制剂,可以增加收缩力并降低 SVR 及 PVR。
- 根据不同剂量,多巴胺(儿茶酚乙胺)有 β 受体及 α 受体的作用。在高剂量的时候,它可以引起心动过速,并且有致心律失常作用。
- 去甲肾上腺素是强效 α_1 受体激动剂,还有一些 β 受体活性。它通常用于顽固性低血压患者,因为它增加后负荷的作用往往比其他正性肌力药物更强。
- 氧气处理。
- 增加 FiO_2。
- 如果适用,应用红细胞输注来增加血红蛋白水平。
- 应优化 PEEP,以保持 $SpO_2 > 90\%$。

随访

- 一旦患者的状态稳定,处理的首要步骤就是对根本原因进行治疗。

· 必须纠正任何心律失常。

· 如果是由于急性心脏瓣膜功能不全造成的 CPE，则需要实施急诊瓣膜手术。

· 急性 MI 带来的 CPE，通常都需要积极的医疗处理、经皮介入或旁路手术。

· 左心室辅助装置（LVAD）或者心脏移植可能是必要的。

临床要点

· CPE 具有较高的死亡率，应该在支持泵功能的基础上，将治疗的重点放在根本原因上，并适当提供支持措施。

- 通过滴定 FiO_2 及 PEEP 来优化氧气处理，从而维持 $SpO_2 > 90\%$。

- 控制心率，维持窦性心律，降低前负荷和合理使用正性肌力药物。

心脏瓣膜功能 Valvular Function

Siyavash Fooladian, MD, MPH · Ryan Crowley, MD　张细学 译／顾卫东 校

基础知识

■ 概述

· 心内瓣膜将心脏分为 4 个腔，并保证血流单向前流经心脏。在心动周期的不同时期，跨瓣压差升高至一定程度时心脏瓣膜被动打开，压差下降后瓣膜关闭。

· 瓣膜功能对维持正常的循环以及防止继发性心肌病和其他脏器淤血至关重要。

■ 生理

· 心内循环开始于血液分别经肺静脉和腔静脉回流到左右心房。

· 心室舒张可分为两个阶段：第一阶段为等容舒张期，开始于心室收缩结束后；此期四个心腔内的瓣膜均处于关闭状态。同时血液在心房内蓄积，当心房内压力超过心室内压力时，房室瓣打开（标志着心室舒张第二阶段开始）。

- 血流从心房被动流入心室，约占心室充盈总量的 75%。

- 心房收缩，也称为心房射血，约占心室充盈总量的 25%。

- 随着心室开始充盈，房室瓣环向上抬高。

- 需要注意的是，血液从主动脉瓣射出时心室电机械舒张即已开始；当左心室压力低于主动脉压力时主动脉瓣关闭。

· 心室容积和压力上升时，心室开始收缩，并导致房室瓣关闭（ECG 的 R 波）。

- 心电去极后（通过浦肯野纤维系统），心室进入等容收缩期，心室内压力不断上升。

- 一旦心室内压力超过肺动脉和主动脉压力，半月瓣（肺动脉瓣和主动脉瓣）就会打开，心室射血。

■ 解剖

· 心脏是一个四腔泵，有 2 个心房和 2 个心室。

· 心房是血液进入心室的通道，并在心室舒张期末起到"灌注泵"的作用（"心房射血"）。

· 2 个房室瓣（三尖瓣和二尖瓣）把心房和心室分开。

- 三尖瓣：隔瓣叶、前瓣叶和后瓣叶。

- 二尖瓣：前瓣叶和后瓣叶。

· 2 个半月瓣（肺动脉瓣和主动脉瓣）分别把肺动脉和主动脉与对应的心室分开。

- 肺动脉瓣：右瓣叶、左瓣叶、前瓣叶。

- 主动脉瓣：右瓣叶、左瓣叶和后瓣叶（无冠瓣）。

- 瓣下结构：腱索由胶原蛋白和弹性蛋白构成，位于心室内，连接乳头肌和三尖瓣、二尖瓣。乳头肌在心室舒张时松弛，收缩时绷紧，当心室内压力增高时可防止瓣膜脱垂入心房。

■ 病因/病理生理

· 瓣膜疾病可致心房和心室产生慢性容积应力与压应力，引发特异性的体征和心肌重构。

· 主动脉瓣狭窄（aortic stenosis, AS）：是老年患者（特别是年龄＞70 岁）最常见的瓣膜异常。正常的主动脉瓣面积（aortic valve area, AVA）介于 2～4 cm^2 之间。

· 病因：先天性病变或者与衰老相关的后天性活动性炎症反应。

○ 先天性主动脉瓣狭窄：二叶主动脉瓣是先天性主动脉瓣狭窄的首要病因，也是最常见的先天性瓣膜病损（发病率为 1%～2%，男性多见），是由于胚胎发育过程中两个瓣叶相互融合造成的。

○ 后天性主动脉瓣狭窄：钙化是成人主动脉瓣狭窄最常见的病因，它是一种衰老性疾病，目前认为与活动性炎症反应有关，其过程类似于动脉粥样硬化性心脏病，因炎症导致正常解剖的主动脉瓣进行性钙化和狭窄，多于 80～90 岁时出现临床表现。

- 严重主动脉瓣狭窄：

○ 峰值流速＞4 m/s。

○ 平均压差＞50 mmHg。

○ 主动脉瓣面积（AVA）＜1 cm^2。

○ 主动脉瓣口流速：左室流出道流速＞4：1。

- 主动脉瓣进行性狭窄使得跨瓣压差不断增加，导致心输出量相对固定。

○ 心输出量的维持依赖左心室向心性肥厚（LVH），而心腔大小相对不变，这有助于降低心室壁张力［拉普拉斯定律：张力＝（压力的变化×半径）/（室壁厚度×2）］。

○ 左心室收缩力和射血分数依靠左心室向心性肥厚来维持，直至疾病的末期。

○ 随着时间的推移，左心室顺应性逐渐下降，而左室舒张末压（LVEDP）逐渐上升。因此，"心房射血"所占的比重可能会上升到心室充盈量的 40%。

- 通常只有严重主动脉瓣狭窄的患者才会出现症状。

○ 心绞痛：心肌增厚使得需氧量增加，而 LVEDP 升高和冠状动脉灌注压下降使得氧供减少，两者共同作用导致心肌缺血。

○ 晕厥：运动导致骨骼肌血管舒张，而此时心输出量相对固定，因而导致脑供血不足。

○ 充血性心力衰竭（CHF）：主动脉瓣口面积变窄，左心室不能克服不断增加的阻力，导致 LVEDP 不断升高，最终因失代偿而发展为充血性心力衰竭。

· 主动脉瓣关闭不全（aortic insufficiency, AI）：病因包括先天性和后天性两种。

- 先天性:二叶主动脉瓣或因结缔组织疾病（马方综合征）导致主动脉根部扩张。
- 后天性:感染性心内膜炎、创伤或结缔组织疾病（马方综合征导致囊状中层坏死）引起的 A 型主动脉夹层。
- 慢性主动脉瓣关闭不全可致容量诱导的左心室进行性扩张和左室肥大。
  - 血液经关闭不全的主动脉瓣反流,导致左心室收缩期和舒张期容量超负荷。
  - 左心室容量增加使得左心室壁张力增加和舒张期 LVEDP 升高,导致左心室离心性肥大（左心室扩张但心室壁厚度正常或增大）。
  - 左心室顺应性和每搏输出量增加,但随着病程进展,收缩力最终会下降。
  - 可致继发性二尖瓣扩张/二尖瓣反流（mitral regurgitation，MR）和左心房扩张。
  - 主动脉瓣口扩张、心率减慢和外周血管阻力增加可使反流量增加。
- 症状:心肌功能障碍引起心脏显著肥大和充血性心衰后开始出现症状。
  - 呼吸困难:提示存在前向血流不足和肺血管淤血,可由进行性心衰或者心室舒张期严重反流引起。
  - 夜间阵发性呼吸困难。
  - 端坐呼吸。
  - 心绞痛:舒张期主动脉根部压力降低和 LVEDP 升高使得心肌存在缺血风险。
- 二尖瓣狭窄（mitral stenosis，MS）:正常二尖瓣瓣口面积＞4 cm²;平均压差＜5 mmHg。
- 最主要的病因是风湿性心脏病,女性好发,是男性的 2 倍。75％的二尖瓣狭窄合并其他瓣膜损害（单瓣膜或联合瓣膜损害）。二尖瓣狭窄合并二尖瓣反流占 35％～40％。其他还包括二尖瓣狭窄合并主动脉瓣疾病。
- 二尖瓣狭窄分级:
  - 轻度:二尖瓣瓣口面积 1～2 cm²。
  - 重度:二尖瓣瓣口面积＜1 cm²,平均压差＞12 mmHg。
- 二尖瓣连合、瓣尖和腱索纤维化/粘连导致二尖瓣狭窄。
  - 随着二尖瓣狭窄的加重,左心房逐渐出现压力过负荷,而左心室出现容量不足。

- 过于扩张的左心房易发生房颤。
  - 左房压的升高可传导至肺血管,导致可逆或不可逆的肺动脉高压。
- 症状和体征:30～40 岁开始出现临床症状。
  - 左心房压和肺动脉压升高。
  - 左心房扩大。
  - 左心房扩大和心房传导系统电生理的改变引发房颤。
  - 慢性房颤导致左心房血栓形成。
  - 肺源性心脏病。
  - 肺血管淤血和跨瓣压差升高引起呼吸困难。
  - 心输出量下降导致疲劳和乏力。
- 二尖瓣反流:可急性起病或慢性起病。
- 急性:感染性心内膜炎、腱索断裂或心肌梗死导致的乳头肌断裂。
- 慢性:风湿性心脏病、退行性疾病（二尖瓣脱垂综合征、马方综合征和 Ehler-Danlos 综合征）、黏液瘤退行性变、二尖瓣脱垂。
- 症状和体征:
  - 容量超负荷导致左心房和左心室扩张,易诱发房颤。
  - 左心室容量增加,LVEDP 正常,左心室射血分数在正常高限,使得二尖瓣存在反流时每搏量正常。

■ 围手术期相关

- 主动脉瓣狭窄时循环系统的维持目标:"窦、慢、足、缩"。
- 维持:
  - 正常窦性心律。主动脉瓣狭窄患者的心房射血在心室充盈中所占的比重更大。
  - 轻度心动过缓可使心脏在舒张期有足够的时间充盈心室（和冠状动脉灌注）,收缩期有足够的时间射血。
  - 充足的血容量/前负荷。
  - 维持一定的后负荷,以改善冠状动脉灌注。
  - 足够的心肌收缩力以克服跨主动脉瓣压差,促进体循环射血。
- 避免:
  - 严重心动过缓（降低心输出量）。
  - 心动过速（缩短舒张时间,减少冠状动脉灌注,导致心肌缺血）。

- 主动脉瓣关闭不全时循环系统的维持目标:"快、足、前"。
- 维持:
  - 适度心动过速,以减少心室容积,缩短反流时间。
  - 足够的血容量/前负荷,以促进血液向前流动。
  - 降低后负荷,以促进血液向前流动。
  - 足够的心肌收缩力,促进血液向前流动。
- 二尖瓣狭窄时循环系统的维持目标:"窦、慢、足、缩"。
- 维持:
  - 正常窦性心律,以便心房在心室充盈过程中有效射血。如果有新发的房颤或房扑,早期行电复律治疗。
  - 较慢的心率使心室在舒张期有足够的充盈时间。
  - 充足的血容量/前负荷。
  - 后负荷。
- 避免增加肺血管阻力（低氧血症、高碳酸血症、酸中毒）,以免加重已存在的右心衰。
- 二尖瓣反流时循环系统的维持目标:"快、足、前"。
- 维持:
  - 维持适度心动过速,以降低心室容积,缩短反流时间。
  - 足够的血容量/前负荷,以促进左心室舒张。
  - 收缩力;可能需要能降低后负荷的正性肌力药物（米力农或多巴酚丁胺）。
- 避免增加肺血管阻力（低氧血症、高碳酸血症、酸中毒）,以免加重已存在的右心衰。

⚡ 临床要点

- 主动脉瓣狭窄是最常见的瓣膜病变。
- 二尖瓣狭窄是风湿性心脏病的主要后遗症。
- 反流性瓣膜病变时循环系统维持目标:"快、足、前"。
- 狭窄性瓣膜病变时循环系统维持目标:"窦、慢、足、缩"。

心脏动作电位 Cardiac Action Potential

Jacques Prince Neelankavil, MD · Aman Mahajan, MD, PhD　袁亚伟 译 / 田婕 校

 基础知识

■ 概述

• 心脏由起搏点与可进行去极化以产生功能的心肌细胞组成。然而，这些心肌细胞去极化过程的开始、所涉及的离子通道类型及其复极化是明显不同的。

• 心肌细胞负责心脏的机械收缩。它们的动作电位不是自发的；相反，它们是由相邻的细胞(起搏点和心肌细胞)去极化所产生的，有点类似于多米诺骨牌效应。它们的动作电位持续时间根据肌细胞类型而发生变化：心房电位持续时间约为 150 ms；心室电位持续时间约为 400 ms；而浦肯野纤维持续时间约为 450 ms。每个动作电位都包括了 5 个阶段(按发生顺序)：

- 4 期：静息膜电位。
- 0 期：快速去极化。
- 1 期：快速复极初期。
- 2 期：平台期。
- 3 期：复极化。

• 起搏细胞负责细胞收缩及自发的去极化，它们可存在于窦房结(SA)、心房、房室结(AV)、房室束、浦肯野纤维网及其他异常部位。它们的动作电位包括 3 个阶段：

- 4 期：缓慢自动去极化(起搏电位)。
- 0 期：快速去极化。
- 3 期：复极化。

- 起搏细胞没有明确定义的 1 期或 2 期动作电位。

■ 生理

• 通过细胞膜内电压门控离子通道及离子泵调节膜电位，来维持跨膜离子浓度梯度。

• 肌细胞：

- 4 期：心室肌细胞的细胞内静息电位在 $-90 \sim -80$ mV。细胞膜对钾离子(K^+)有高通透性的同时关闭了大多的钠和钙通道，从而建立并维持着该静息电位。

◦ 细胞内的高 K^+ 浓度促使 K^+ 经 K^+ 通道顺浓度梯度由膜内转移至膜外。这一阶段的净正电荷损耗产生了一个更负的膜电位。

◦ 细胞外钠离子浓度较高。$Na^+ - K^+$ 泵阻碍了跨细胞膜的钠和钾的完全平衡。依赖 ATP 供能的 $Na^+ - K^+$ 泵，每次可泵入 3 个 Na^+，泵出 2 个 K^+。

◦ 细胞内钙离子浓度受钠钙交换泵调节，从而维持了细胞内较低的钙离子浓度，每次钠钙交换，可泵出 1 个 Ca^{2+}，泵入 3 个 Na^+。

- 0 期标志着细胞膜去极化。在 -60 mV 阈值，快速钠通道开放，钠离子顺其电化学梯度快速移动进入细胞。细胞迅速去极化至 $+20 \sim +30$ mV。

◦ 快速钠通道有激活和灭活的门控特性。在静息电位，激活门控是关闭的，灭活门控是打开的。当去极化的时候，激活门控迅速打开，而灭活门控关闭较慢。只有当两种门控都打开时钠离子才能进入细胞内。

◦ 正反馈的建立可以打开更多的快速钠通道，并导致膜去极化至电位为正值。当灭活门控关闭时 0 期结束。

◦ 在绝大多数去极化过程中快速钠通道被迅速激活(<1 ms)。

- 1 期是快速钠通道灭活。在此期内，膜电位会少量降低(早期复极)。氯离子渗透性增加，从而进入细胞。同时，钾离子瞬时流出细胞膜外。这两种离子电流导致早期复极。

- 2 期是平台期，它的持续时间是 AP 长度的最主要决定因素。AP 的平台期对心肌细胞来说是特有的。

◦ 钙离子电流的内向流动可以防止细胞复极。在 AP 的长阶段期间，钙离子进入细胞内并促进心肌细胞机械性收缩。

◦ 心脏内有两种类型的压力门控(依赖性)钙通道：$i_{Ca(T)}$(瞬时钙通道)及 $i_{Ca(L)}$(长效通道)。$i_{Ca(T)}$ 具有快速动力学；反之，$i_{Ca(L)}$ 有较慢的动力学，因为它们在较高的膜电位上开放较慢，并且能够保持较长的时间。所有的心肌细胞内都发现有 $i_{Ca(L)}$，而 $i_{Ca(T)}$ 主要在起搏点及浦肯野细胞中。

◦ 在平台期，较慢的延迟-整流钾通道能够允许钾离子流向膜外，从而与内流的钙离子电流保持平衡。

- 3 期标志着复极化，导致了剩余钙通道的关闭。当钙通道灭活时，缓慢的延迟-整流钾通道仍保持开放，从而使膜电位更负。钾离子通透性增加继发于快速延迟-整流(电压依赖性)钾通道(i_K)。之后细胞膜会以去极化速度的 $1/1\,000$ 复极到静息电位。

◦ 复极化过程中，快速钠通道从非活动状态转换为关闭状态，为下一个 AP 做准备。

◦ 绝对不应期就是由于快速钠通道的失活使肌纤维不能产生另一个 AP。这一期在快速去极化期间开始，大约持续到复极化中期。

◦ 从复极中点到完全复极的阶段就是相对不应期。高于阈电位的电信号可能会导致一个 AP。失活是心肌不应性的基础，对预防再触发很重要。

◦ 心室肌 AP 的持续时间体现在 QT 间期。在儿童时期，男性和女性的 QT 间期是等同的；在青春期，男性的 QT 间期相对来说要短。

• 起搏细胞：

- 一旦膜电位达到 $-40 \sim -30$ mV 之间的阈值，4 期自动去极化(起搏电位)触发 AP。与心肌细胞的快速钠通道不同，4 期取决于 I_f 缓慢钠通道(心室肌细胞起搏电流)及去极化的钙通道。由于自发的去极化反复产生，所以没有稳定的静息膜电位。

- 0 期是 AP 的去极化阶段。

- 3 期标志着复极化。一旦细胞完全复极化(大约 -60 mV)，就开始进行自发的重复循环。

■ 解剖

• 肌纤维膜是心肌细胞特有的脂质双层结构，包含浆膜和基底膜；它形成了心肌闰盘及横小管(T 管)，并包含了负责钙储存 AP 的泵和离子通道。心肌闰盘使 AP 的快速传导成为可能；T 管使 $i_{Ca(L)}$ 接近肌质网；内部储存的钙负责将 AP 转化为心肌收缩。

• 心肌细胞内线粒体约占细胞总体积的 40%，这是肌细胞需要大量 ATP 而产生的功能性改变。

■ 病因/病理生理

• 缺血。根据细胞代谢状态，ATP 敏感性钾离子通道可以改变形状。在缺血状态下，

ADP 与 ATP 比例的改变会激活这些通道,缩短 AP 时间,导致产生能量较少,从而可以保护心脏。随着 ATP 的消耗和缺血的加重,需要消耗能量的离子通道便无法保持必要的静息电位和使细胞复极。这可能会导致致命的心律失常。

• QT 间期延长可能是离子通道缺陷造成的,这会将心肌置于致死性心律失常的危险中。
- 延迟-整流钾通道的异常(负责复极)可以造成长 QT 间期。
- 钠通道可能存在失活缺陷,可以导致持续性钠电流。这会造成长 QT 综合征。
• 在 20% 的患者中,Brugada 综合征可能是由钠通道突变导致的。
• 扩张型心肌病可能是由一种未知机制造成的钠通道缺陷所导致的。
• 由于钾通道基因突变所造成的复极化异常是心律失常的主要原因。内向整流钾通道功能的获得可以造成复极显著加快和短QT 综合征。

■ 围手术期相关

• 肾上腺素受体激动剂,如肾上腺素可导致内向钙电流的增加。细胞内钙的增加可以通过增加横桥形成来导致更强的收缩。
• 静息膜电位的 $Na^+ - K^+$ 泵是洋地黄类药物的结合位点。
• 抗心律失常药物主要对位于肌细胞膜上的离子通道和受体产生影响。应用 Vaughan Williams 系统对其进行分类。
- Ⅰ 类药物主要阻断快速钠通道。

- Ⅰ$_A$ 类药物(奎尼丁、普鲁卡因胺、丙吡胺)延长复极和不应期,同时阻断快速钠通道。这也许会延长 QRS 及 QT 间期。
- Ⅰ$_B$ 类药物(利多卡因、妥卡胺、美西律)对 QRS 及 QT 间期影响最小,它们是 Ⅰ 类药物中阻断快速钠通道作用最弱的一种。
- Ⅰ$_C$ 类药物(氟卡尼、普罗帕酮)延长 QRS 间期的效果比其他 Ⅰ 类药更强,它们是最有效的钠通道阻滞剂。
- Ⅱ 类药物(普萘洛尔)是 β 受体阻滞剂,可以减慢窦房结心率及房室结心率而不引起明显的 QT 或 QRS 间期变化。
- Ⅲ 类药物(索他洛尔、胺碘酮)影响钾电流并延长复极和不应期。
- Ⅳ 类药物(维拉帕米、地尔硫草)是钙通道阻滞剂,可以延长 PR 间期。它们不会引起 QRS 和 QT 间期的明显变化。
• Vaughan Williams 分类系统非常实用,但是很多抗心律失常药却有着复杂的作用机制。
- 奎尼丁有 Ⅰ 类和 Ⅲ 类药物的作用。
- 索他洛尔具有 Ⅱ 类和 Ⅲ 类药物的作用。
- 胺碘酮的作用机制涉及全部 4 类药物作用机制。
- 约有 50% 的心脏除颤器患者接受抗心律失常药物治疗。
- Ⅰ$_C$ 类药物可以影响起搏器阈值。
- 许多抗心律失常药物增加除颤阈值。
- 大多数抗心律失常药物的生物转化都发生在肝脏。胺碘酮、普罗帕酮和维拉帕米几乎都只由肝代谢。普鲁卡因胺、溴苄胺与索他洛尔经肝代谢最少。

■ 图/表

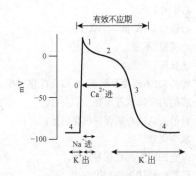

图 1　心室肌细胞动作电位

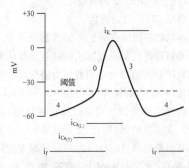

图 2　自律细胞动作电位。i$_{Ca_{(L)}}$:快速钙通道;i$_{Ca_{(T)}}$:慢速钙通道;I$_f$:目前研究不清;i$_K$:内向整流钾通道(电压依赖性)

❓ 临床要点

• 心脏 AP 异常可能导致不同的心律失常。
• 不同类别的抗心律失常药物通过改变心脏 AP 的不同阶段来发挥作用。然而大部分药物并不是完全独立地作用于 AP 的不同时相。
• 有许多种钾通道可被乙酰胆碱激活,减少了起搏细胞去极化的斜率,并且是心脏的迷走神经控制机制的一部分。

心脏降温　Cooling of the Heart

January Y. Tsai, MD　崔璀 译 / 杨瑜汀 杨立群 校

🔬 基础知识

■ 概述

• 心肌冷却是在心脏停搏或要求停止心肌血流的外科手术中用来减轻缺血损伤的。包括:
- 非体外循环冠状动脉旁路移植术(OPCABG)。
- 开瓣修复或更换。
- 心脏动脉瘤修复。
- 升主动脉或主动脉弓修复。

• 通过减少代谢速率,从而优化心肌氧气供需比,达到疗效。

■ 生理

• 心肌耗氧:
- 机械收缩过程(~80% O_2 消耗)。
- 基础 O_2 消耗量(~20% O_2 消耗)。
- 电传导过程(~0.5% O_2 消耗)。
• 心肌氧耗量随温度与收缩力变化。
- 37 ℃ 静息正常心率时:6~8 ml O_2/(100 g·min)。

- 37 ℃ 强负荷正常心率时:70 ml O_2/(100 g·min)。
- 37 ℃ 室颤:4 ml O_2/(100 g·min)。
- 37 ℃ 无效跳动:3 ml O_2/(100 g·min)。
- 37 ℃ 心跳停止:1~2 ml O_2/(100 g·min)。
- 15 ℃ 无效跳动:0.4 ml O_2/(100 g·min)。
- 15 ℃ 心跳停止:0.3 ml O_2/(100 g·min)。
• 心脏降温减少机械/收缩过程,以及细胞活动,同时保持细胞膜完整性($Na^+ - K^+$

ATP酶)。另外

- ATP消耗:减少。
- 心率:减少。
- 心输出量:降低7%/℃。
- 心搏量:不变。
- 动脉压:不变。
- 辅酶Q10:温度每降低10℃反应率减半；一般的温度降低范围在2℃左右。

• 目前公认的心肌保护机制包括:
- 减少炎症。
- 改善的细胞死亡信号途径。
- 保存线粒体蛋白基因表达。
- 降低酶EKR1/2的磷酸化。
- 降低COX-2的表达。
- 存活的心肌细胞中上调AKT转录因子。

• 心脏停搏液是通过阻止心肌电活动从而实现随后的治疗性心肌收缩力降低。冷停搏液(4℃)含有高钾(K$^+$)20～30 mmol/L,可防止细胞复极。它通过冠状静脉窦(逆行)、主动脉根部(顺行)或冠状窦口。由于心室肌细胞静息电位约为84 mV时细胞外钾浓度为5.4 mmol/L,提高钾浓度到16.2 mmol/L可以增加静息电位60 mV,这是普通的肌肉纤维对肌肉刺激失去反应的水平。理论上,冷停搏液可将氧气消耗量从6～8 ml O$_2$/(100 g · min)降低到0.3 ml O$_2$/(100 g · min)。

▪ 病因/病理生理

• 全身亚低温的生理作用包括:
- 冷利尿。
- 碱中毒。

- 低钾血症。
- 增加感染风险。
- 轻度凝血功能障碍。
- 高血糖。

• 冷却不足的影响包括:
- 心肌缺血。
- 心律失常。
- 心肌顿抑。
- 难以脱离体外循环。

• 心脏停搏液使用不足的原因包括:
- 置管的位置不当(右心房代替CS)。
- 严重主动脉瓣关闭不全。
- 严重闭塞性冠状动脉疾病阻碍心脏停搏液分布。
- 心脏停搏液添加频率不足。
- 冷却液量不足。
- 钾浓度不合适。

• 主动脉瓣关闭不全:
- 通过主动脉瓣膜逆行的血流阻止足量的顺行灌注输送到冠状动脉。
- 可能需要心脏逆行灌注。
- 在一项连续对84例行CABG的患者进行的研究中,TEE可以连续计算主动脉瓣关闭不全的严重程度,与逆行灌注停搏液密切相关。

• 心室颤动:
- 可能与深低温相关(<25℃)。
- 异常的传导可能需要起搏。

▪ 围手术期相关

• 减少代谢率实现心肌保护对基础的冠状动脉疾病是至关重要的。

• 心脏低温可以并发其他系统低温:
- 用冰块或热交换的外部冷却装置。
- 血管内复温。
- 冷静脉输液。
- 胃灌洗。
- 膀胱冲洗。

• 温度测量:
- 位置包括鼻咽部、食管、膀胱、直肠。

• 体型:
- 可能影响降温和复温时间。

• TEE:
- 双腔和食管中段四腔有助于评估心脏收缩力、室壁运动,并协助逆行置管。

• 冠状动脉疾病:
- 可能由于冷停搏液分布不足造成,是由于冠状动脉物理闭塞,需要逆行使用停搏液。

🛈 临床要点

• 低温心脏停搏液常用于心肌保护。
• 最佳温度仍未知。
• 全身亚低温具有神经保护作用。
• TEE协助逆行CS置管。
• 亚低温(32～35℃)对ST段抬高性心肌梗死或复苏后心肌保护是有益的。
- 低温的保护作用在缺血发作后20 min内开始。
- 冠状动脉闭塞的梗死面积随温度(39.5～35.4℃)逐渐减少。总体来说,低温的心肌保护作用降低代谢的需求同时使缺血损伤最小化。

心脏起搏细胞 Cardiac Pacemaker Cells

Marek Postula, MD, PhD · Piotr K. Janicki, MD, PhD　袁亚伟 译 / 田婕 校

🛈 基础知识

▪ 概述

• 哺乳动物的心脏中主要通过3个结构产生能产生心跳的节律性脉冲:窦房结(SA)、房室结(AV)及浦肯野纤维。

• 窦房结作为主要(生理)心脏起搏器,房室结(AV)及浦肯野纤维作为第二(或附属)起搏器。

• 舒张期自动去极化(4期)是基于窦房结及房室结、希氏束-浦肯野纤维、冠状静脉窦

的自律性细胞的电生理特性所形成的。

▪ 生理

• 窦房结。引发心跳,决定心脏收缩速度及节律。SA细胞的特征是没有真正的静息电位,代之生成规则的、自发的动作电位。
- 起搏点去极化的离子机制是超级化激活电流(I$_f$)的激活,这种电流对于舒张期去极化及自发电活动的产生来说是至关重要的。去极化电流主要通过相对较慢的Ca^{2+}电流被带入细胞内。

- 动作电位在节点中心发起,传播到节点外围,之后被传入界嵴。
- 与周围心房肌的动作电位相比,在节点中心的动作电位缓慢且电幅度小。
- 自主调节。节点区有丰富的副交感神经和交感神经末梢。
  ○ 乙酰胆碱增加(产生更多负电荷)跨膜静息电位,降低了4期自动去极(舒张期)斜率,从而倾向于降低发生去极化部位的速率。乙酰胆碱还倾向于延长窦房结细胞的不应期。副交感神经异常兴奋可能引起明显

的窦性心动过缓、窦性停搏及传导阻滞。

- 儿茶酚胺(去甲肾上腺素和肾上腺素)可以增加4期自动去极化的速度,因此增加心率,并且可逆转窦性停搏及SA传导阻滞。

- 在衰老过程中,窦房结结构随着胶原蛋白含量的增加而进行重塑。随着年龄的增加,副交感神经对窦房结时的影响逐渐减弱。在老年人中维持适当的心率及变时反应性,越来越依赖于交感紧张的完整性。

• 房室结。去极化波从窦房结发出,在心房内蔓延开来,传到房室结。房室结在心房和心室之间设置适当的频率依赖性传导延迟。它还在房性快速性心律失常期间限制了心室的激活,以此来维持心室率。

- 起搏细胞具有相对较低的静息电位,动作电位缓慢上升(Ca^{2+}依赖性),复极化后能保持良好的不应性(即时间依赖性不应性)。

- 静息状态下患者对变传导的反应受相对平衡的交感神经和副交感神经的影响。自主神经系统控制及房室传导特性共同维持着1:1房室传导比例,以及相对最优的房室阻隔。

  ○ 副交感神经占优势(即睡觉、非常适合休息的情况)显著增强了房室结传导性能;在终末期可能与瞬时的完全性房室传导阻滞有关。

  ○ 在交感神经阻滞或传导失败的情况下,房室结可以成为占主导地位的节点。

• 浦肯野纤维。希氏束和束支由表面积较大的细胞组成,与其他房室结细胞相比,它的静息膜电位更负,动作电位(Na^+依赖)变化更快。

- 浦肯野纤维的自律性比窦房结及房室结都要低。根据物种的不同,浦肯野纤维的起搏率在25~40次/分内变化,这对于维持适当的心输出量来说是足够的。

- 浦肯野纤维网可以调整心脏节律,以防止发生完全房室传导阻滞。

- 在周围肌细胞的激活发生之前,动作电位就从基部到顶端在细浦肯野纤维束内传播开了。

• 浦肯野纤维似乎比普通心肌纤维更能耐受缺血。

■ **解剖**

• 窦房结。横向分布于邻近右心房-上腔静脉交界界沟的心外膜槽内(距心外膜表面小于1 mm)。除了窦房结之外,也可以在界嵴、房室束的左右分支及间隔发现自发激动的起搏细胞。

- 窦房结是带有纤维组织基质的梭形结构,

是由多种形态的细胞紧密堆积构成的。只有梭形及蜘蛛形细胞可以呈现出起搏细胞典型的电生理特性。

- 10~20 mm长、2~3 mm宽、较厚、狭窄的尾部朝向下腔静脉。

- 除了起搏细胞,窦房结还包括心房细胞、成纤维细胞和脂肪细胞。

- 供应窦房结的动脉有55%~60%起源于右冠状动脉,有40%~45%起源于左回旋支,这通常被称为右侧或左侧优势。

• 房室结。一种位于右心房心内膜下,在冠状窦口前、三尖瓣隔叶插入点的正上方的浅层结构。

- 位于Koch三角的顶点,Koch三角由瓣环及Todaro腱(起源于中央纤维体,向后经过心房间隔)共同构成。

- 细胞比较小,并且分散于一个复杂的、有相对较大胞外空间的纤维组织基质中。

- 供应房室结的动脉通常80%~85%来自右冠状动脉分支。

• 浦肯野纤维。在希氏束和束支中发现了该细胞,覆盖了两心室大部分的心内膜。在人类,它们只穿过心内膜的内1/3。浦肯野纤维在心室基底部而乳头肌末端往往不太集中。

■ **病因/病理生理**

• 窦房结功能障碍(病态窦房结综合征)包括以下几点:

- 窦房结脉冲产生异常。

- 在心房出现脉冲的干扰。

- 心房内的异常冲动传导(在某些情况下从心房到心室)。

- 房性心动过速的敏感性增加(特别是心房颤动)及变时性功能不全。

- 不适当的窦性心动过速。

- 持续性或不适当的窦性心动过速,包括窦结或附近的心房区域自律性异常增高。

- 心动过缓-心动过速综合征包括缓慢性心律失常伴散在发作性心房颤动,或不常见的其他原发性房性心动过速发作。

• 房室传导障碍包括房室传导阻滞(一度、二度、三度)。

- 造成一度及二度Ⅰ型房室传导阻滞最常见的原因就是房室结的传导障碍,而且它经常是由交感神经系统的影响所导致的。

- 当存在窄QRS波群时,一度房室传导阻滞中超过85%的患者是由于房室结内延迟造成的,少于15%的患者存在束支内延迟。

- 完全传导阻滞几乎总是与结构性心脏病相关,更常与宽QRS波形态相关。

• 药物影响。

- 强心苷类:一度或二度Ⅰ型房室传导阻滞的发生是由于在房室结,强心苷类诱导迷走神经张力增强。

- β受体阻滞剂可以通过减少交感神经对房室结的影响,进而导致房室结传导减慢、阻滞,或者二者同时存在。

- 钙通道阻滞剂(尤其是维拉帕米、地尔硫草)及大多数抗心律失常药物(特别Ⅰc类药物)可以减慢房室结的传导。

- 奎尼丁、丙吡胺在迷走神经阻滞方面的作用显著,这往往会抵消其负性传导的直接影响。

■ **围手术期相关**

• 窦房结起搏点活动丧失可以导致循环衰竭,迫使需要植入电子起搏器。

• "固有"的窦房结功能障碍与特发性退行性变、衰老有关的纤维化改变有关。

• "外在"的窦房结功能障碍可以由β受体阻滞剂、钙通道阻滞剂、膜活性的抗心律失常药物与洋地黄导致。

• 药物可以直接通过其药理作用(如氟卡尼、索他洛尔、维拉帕米)或间接通过自主神经系统(如β受体阻滞剂),或二者共存(如丙吡胺、奎尼丁、胺碘酮、普罗帕酮和洋地黄),从而改变窦房结功能。

• 副交感神经优势可以导致窦性心动过缓、窦性停搏、SA传导阻滞及心房颤动等慢心室反应。

• 窦房结功能的评估:

- 对药物干预(如自主神经阻滞)的反应。

- 神经反射(如颈动脉窦按摩、Valsalva动作、直立倾斜心率反应)。

• 对诱发性低血压(如通过给予亚硝酸戊酯)的反应。

■ **图/表**

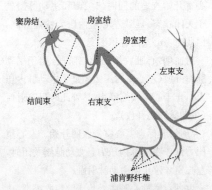

图1 心传导系统中起搏细胞组织结构示意图

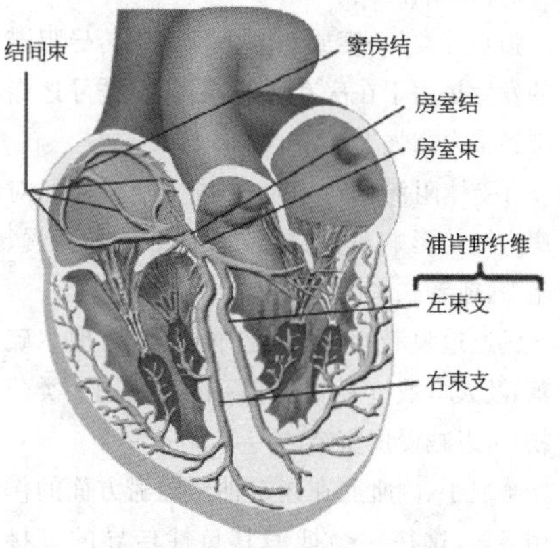

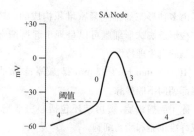

图 2　人心脏起搏细胞和传导系统局部解剖图。房室结向下倾斜进入房室束区，然后通过室间隔后分成左右束支

（图中标注：结间束、窦房结、房室结、房室束、浦肯野纤维、左束支、右束支）

图 3　窦房结动作电位分为 3 期。4 期为自动去极化（潜在起搏点），当细胞膜去极化达到阈值（－40 ～ －30 mV）就会产生动作电位。0 期为动作电位的去极相。接着是 3 期复极化。一旦细胞完全复极化使膜电位达－60 mV，下一个循环即开始

（图中标注：SA Node、mV、+30、0、－30、－60、阈值、0、3、4、4）

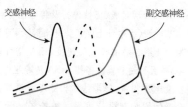

图 4　副交感神经和交感神经对于窦房结动作电位的影响。虚线代表正常的动作电位

（图中标注：交感神经、副交感神经）

• 窦房结功能障碍可能是由 β 受体阻滞剂、钙通道阻滞剂、膜活性的抗心律失常药物与洋地黄导致的。

• 完全性心脏阻滞几乎总是与结构性心脏病相关。

• 一度及二度房室传导阻滞可能是由 β 受体阻滞剂、钙通道阻滞剂、膜活性的抗心律失常药物与洋地黄导致的。

❓ 临床要点

• 心力衰竭和心房颤动可能与显著的窦房结功能障碍有关。

心脏收缩　Systole

Srikantha L. Rao, MBBS, MS · Niraja Rajan, MB, BS, FAAP　卫炯琳 译 / 顾卫东 校

🫀 基础知识

▪ 概述

• 简单说，心收缩期就是心脏收缩和射血的时间。心脏收缩之后舒张（舒张期），心房和心室的一次收缩和舒张构成一个心动周期。

－窦房结作为心脏的起搏点，自发且有节律地启动每个心动周期。窦房结发出的动作电位传导至左右心房内（心房收缩——心电图上的 P 波），并经房室结（EKG 上的 PR 间期）、房室束和浦肯野系统最终传导至左右心室（EKG 上的 QRS 波）。心室复极化形成 EKG 上的 T 波。

－等容收缩期。左心室收缩的第一阶段，左心室开始收缩的同时二尖瓣和主动脉瓣处于关闭状态，导致左心室内压力快速升高，但此时左心室内容积不变。

－射血期：心脏收缩的第二阶段，始于主动脉瓣开放（左心室内压力超过了主动脉内压力），止于心室收缩停止，尽管此时仍有射血（主动脉瓣仍开放）。

－舒张期：标志着心室舒张的开始。左心室压力低于主动脉内压力且主动脉瓣关闭时，左心室才停止向主动脉射血。

• 生理意义的心脏收缩始于等容收缩期，止于心室射血峰值时。临床意义的心脏收缩

（从心超表现上看）始于二尖瓣关闭，止于主动脉瓣关闭。

• 心脏收缩和舒张都需要耗能。钙离子与肌钙蛋白 C 分离/摄取，进入肌质网，导致心脏舒张。影响收缩功能、前负荷、后负荷、心率和收缩力的因素与钙离子对心室肌的效应之间常有重叠。

▪ 生理

• 心室每次收缩射出的血量称为每搏输出量（SV）。正常成年男性的 SV 为 70 ～ 80 ml。SV 取决于前负荷、后负荷和心肌收缩力。心脏每分钟的射血量称为心输出量（CO）。

• 前负荷。

－心室收缩前的负荷，取决于心室的容积。

－指舒张末期心肌纤维的长度，可用舒张末期容积（end-diastolic volume，EDV）表示；正常值约为 120 ml。

－心肌在接近最长拉伸长度时收缩，产生的收缩力最大。因此在一定范围内，增加前负荷（增加 EDV）可增加心肌收缩力和每搏输出量。

－影响前负荷的因素包括：回心血量（包括静脉张力）、总的血容量、胸腔内压力、体位以及心房的收缩。

－常用肺毛细血管楔压（pulmonary

capillary wedge pressure，PCWP）或中心静脉压（central venous pressure，CVP）作为反映左心室容积的替代指标，以评估 EDV。

• 后负荷。

－心脏开始收缩时心室的负荷。简单说，后负荷就是心脏射血的阻力。

－射血阻力绝大多数来自体循环血管阻力（systemic vascular resistance，SVR）。

－后负荷增加可致心室射血量减少

－心室壁应力（张力）的概念涵盖了前负荷和后负荷。动脉压、血管顺应性以及室壁厚度均可影响心室壁应力。室壁应力可通过拉普拉斯定律进行计算：室壁应力＝压力的改变×心室半径/（室壁厚度×2）。

• 心肌收缩力。

－指心肌在一定的舒张末期肌纤维长度下做功的能力（包括收缩、提升压力和产生收缩力）。

－收缩力增加指以更快的收缩速率（V_{max}）达到更高的压力峰值。这一定义对于在亚细胞水平测量游离乳头肌的收缩力具有指导意义。

－收缩力的另一种测量指标是压力变化速率（dP/dt），但此指标临床上不用。

－射血分数（ejection fraction，EF）是临床上常用的收缩力测量指标。

• 可采用心导管测绘压力-容量曲线，以评

估心脏的收缩和舒张功能。

• 冠状动脉血流。

− 舒张期的冠状动脉血流占总冠状动脉血流的 75%。心脏收缩期间，组织内压力的升高阻碍了动脉血流，血液从左心室心内膜层再分布至心外膜下层。心肌收缩对右心室(RV)冠状动脉血流的影响较小。

− 假定成人心脏的重量为 300 g，CO 为 5 L/min，则静息状态下的冠状动脉血流量约为 250 ml/min(CO 的 4%～5%)或每 100 g 75 ml/min。

− 静息状态下的心肌氧耗为每 100 g 8～10 ml/min，约为全身氧耗的 10%。

− 冠状动脉循环在静息状态时即已达到最大氧摄取(动脉血氧含量的 75%)。因此，心肌氧耗增加时必须增加冠状动脉血流量。

− 心肌氧耗取决于心率、左心室壁应力和收缩力。

▪ 解剖

• 心脏由 2 个心房和 2 个心室组成，以串联的方式进行血液循环。右心室将血液泵入低压的肺循环，左心室则将血液泵入高压的体循环。

• 左右心室有不同的大小和形状，收缩时的压力也不相同。

• 左心室呈椭圆形，心肌纤维在心内膜下层与心外膜下层呈纵向排列，在两层之间以同心圆排列。左心室的心尖部以螺旋形方式向心底部运动，以完成射血动作。心超可半定量分析由冠状动脉分支供血的心室壁局部运动情况。

• 右心室呈新月形，包含流入道和流出道结构，收缩时将血液射入低压的肺循环。三维心超是评估右心室收缩功能的有效方法。

• 心房收缩射入心室内的血液占心室充盈血量的 25%～30%，心律失常时心房收缩消失可致每搏输出量显著降低，这在心室舒张功能受损时更明显，如老年患者发生房颤时即如此。

术前评估

• EKG 可监测心脏的电活动，而心脏的机械活动可用动脉血压、肺血管压力或超声心动图进行评估。

• 肺动脉导管热稀释法是测量 CO 的经典方法。左心室收缩和舒张功能正常时，左心室舒张末期压力(LVEDP)可反映 EDV。而在左心室顺应性异常等病理状态下，LVEDP 与 CVP/PCWP 相关性较差。

• 经食管心脏超声(TEE)可直接测量 EDV 和 EF。

• 大多数静脉诱导药可扩张静脉(降低前负荷)和(或)扩张动脉(降低后负荷)，从而降低血压。

• 异氟醚、地氟醚和七氟醚维持麻醉时(1～1.5 MAC)SV 减少 15%～30%。这些吸入性麻醉剂具有加快心率作用，可减轻 CO 的降低程度。

• 正压通气(PPV)可增加胸腔内压力，导致回心血量减少，继而减少 SV，降低血压。与对左心室功能的影响相比，正压通气开始时降低右心室功能的作用更明显，而随着时间的推移，右心室输出量的降低可导致左心室输出量的下降。正压通气期间，吸气相和呼气相的 SV 存在一定差异，当变异度大于 15%时，提示容量相对不足，有容量反应性。

• 新的脉搏波形分析监测仪可通过分析体循环动脉压波形估测左心室的 SV。

• 单独测定 SV 的监测仪采用食管多普勒探头测量 SV。其探头通过测量胸部降主动脉内的血液流速(峰值和均值)，并对射血时间进行积分，得出速度时间积分(velocity time integral，VTI)。VTI 乘以主动脉的横截面积(根据患者的年龄、性别、身高和体重估算出直径)即为每次心跳的 SV。TEE 采用同样的原理计算 SV。

▪ 公式

• 中等身材的人在心率为 70～80 次/分时，心输出量(CO)为 5～6 L/min。

− $CO=SV×HR$

• 心脏指数(CI)等于 CO 除以体表面积(body surface area，BSA)。

− $CI=CO/BSA$

− $SVR=(MAP−CVP)/CO×80$

− MAP 为平均动脉压。

− CVP 为中心静脉压/右心房压。

− SVR 正常值为 900～1 500 dyn·s·cm^{-5}

• 左心室室壁应力＝(压力×半径)/(2×室壁厚度)

− $EF=(EDV−ESV)/EDV$

− EF 为射血分数。

− ESV 为心室收缩末容积。

− EDV 为心室舒张末容积。

− SV 为每搏输出量。

临床要点

• 心脏收缩和舒张均需耗能。

• 建议麻醉诱导前进行适当的扩容(尤其对于老年患者)，以减轻诱导药物和正压通气对心血管的抑制作用。

• 与其他方法相比，通过优化血管内容量提高回心血量(前负荷)是增加 CO 的最有效方法，因其不会导致心肌氧耗增加。

• 心腔扩张且室壁薄(心力衰竭)的心室室壁压大于心腔小、室壁厚的心室。心力衰竭患者补液时，降低后负荷很重要。

• 缺氧、酸中毒、缺血、钙通道阻滞剂和 β 受体阻滞剂都可降低心收缩力。

心输出量的测量方法 Cardiac Output Methods to Measure

Amrik Singh，MD　袁亚伟 译／田婕 校

基础知识

▪ 概述

• 心输出量(CO)是单位时间心脏泵出的血液体积，测量单位为 L/min。在没有任何心内分流的情况下，右心室和左心室输出量大致相等。

• 连续的 CO 监测可以提供方便在治疗中进行快速调整的动态信息。

▪ 生理

• Fick 方法。最初在 1870 年由 Adolph Fick 阐述。

− 技术：CO 是用身体耗氧量(VO$_2$)除以动

脉和混合静脉血中氧含量的差值($CaO_2 - CvO_2$)来计算的。$CO = VO_2 / (CaO_2 - CvO_2)$。动脉或静脉血的 O_2 含量是与血红蛋白(Hb)结合的 O_2 加上溶解在血液中的 O_2:(Hb $\times$ 1.36 $\times$ 氧饱和度) + ($PaO_2 \times$ 0.003)。

- 设备:可以通过肺功能或一个封闭的再循环回路来测量 VO_2。PaO_2 可从动脉血气中(理想情况下的肺静脉)及肺动脉中的 PvO_2 获得。

- 优点:

○ 所有评估的原始参考标准。

○ 低 CO 状态下的精度较高,因为动脉-静脉氧含量差的增加是可靠的。

- 缺点:

○ 技术上其实很难获得 VO_2 的数值,在某种程度上,它可以通过一个人的身高及体重,应用 125 ml $O_2 / (m^2 \cdot min)$ 估算(Fick 测定)。

○ Fick 方法在有着不同的氧气需求、肺气体交换受损、血流动力学不稳定的患者中是不可靠的,因为 O_2 含量及耗氧量的改变十分迅速。

• 肺动脉导管热稀释法(PAC TD)。

- 技术:基于改进的 Steward-Hamilton 指示扩散方程。将已知量的处于已知温度中的冷溶液注入一个端口,并在下游端口进行测量;温度的变化被计算并推算入 CO 测量法。在低 CO 状态下,较少的血液流动导致较大的温度变化(体温越高就需要越多的时间来平衡);反之,在高 CO 状态下,血液流动较快,并且温度改变所花费的时间较短。

- 设备:用热量作为指示剂,而不是用锂或者其他染料(例如,吲哚菁绿)。将已知量的冷溶液注入位于右心房的近端端口,那么血液温度的变化就可以被位于肺动脉的导管尖端热敏电阻检测到。

- 优点:

○ 因为该技术有丰富的临床经验,故将其作为临床金标准。

○ 允许快速连续测量。

○ 没有血液采样要求。

- 缺点:

○ 因为肺血流量在呼吸周期中是变化的,所以需要进行多次测量,计算平均的数值。

○ 许多因素,包括温度和注射液剂量、快速静脉输液、存在肺动脉瓣或三尖瓣反流,都可以影响准确性。

○ 右向左分流可以使某些指标绕开电热调节器,从而高估心输出量。

○ 测量中有 10%～20% 的误差。

• 肺动脉导管连续心输出量(PAC CCO)。

- 技术:从近端到远端端口连续检测温度变化。在该热稀释法中,应用的是散热而不是冷注射液。CO 值平均为 4～6 min,STAT 方式可以每 60 s 显示一次。

- 设备:右心房与心室之间的静息嵌入式热灯丝,每 30～60 s 发射一次小热脉冲。

- 优点:

○ 与热稀释法具有良好的相关性。

○ 提供了免持连续数据。

- 缺点:血流的突然变化或快速输注冷或热的液体,容易导致误差。

• 部分 CO_2 重呼吸(NiCO)。

- 技术:利用了有差别的 Fick 原理;CO_2 排除率的测量由 VO_2 替代。CO 是基于 CO_2 消除率的连续呼吸测量方法。

- 设备:NiCO 系统是无创的,并且其有一个内置的再呼吸阀和环。红外线传感器和流量计在一个短暂的部分再呼吸过程后对 CO_2 消耗量进行测量及计算。

- 优点:由于 CO_2 较高的扩散率,要准确测量 CO_2 消耗量比 O_2 更容易。

- 缺点:

○ 需要机械通气。

○ 在肺内分流作用存在的情况下测量不准确(然而这种情况发生在大多数危重患者中)。

• 经肺热稀释法(TPCO)。

- 技术:向中心静脉注射冷盐水后,在中央动脉中测量温度变化。

- 设备:将已知量的冷盐水注入中心静脉。经过右心、肺循环和左心后,最后的温度变化由放置在中央动脉(腋窝处或大腿处)的热敏电阻导管测量。

- 优点:

○ 与 PAC 相比创伤小。

○ 有效性与其他有创技术基本一致。

○ 同时注射吲哚菁绿(其血管内停留)及冷盐溶液(与血管外液平衡)可以测量全胸血管容积及血管外液量。

- 缺点:

○ 需要有创性血管内通路。

○ 快速静脉补液时可以影响准确度。

• 脉冲染料密度:

- 技术:将染料注入静脉,并测量动脉中的浓度。基于染料浓度随时间变化的曲线来计算 CO。

- 设备:吲哚菁绿染料只分布在血管内。用指尖传感器进行无创动脉浓度测量。利用了与脉搏血氧饱和度相同的原理(在双波长获得脉冲吸收信号的比值)。

- 优点:无创性(间接抽样)。

- 缺点:这种技术的准确性尚未被验证。

• 多普勒超声(食管超声探头)。

- 技术:用一段时间内血流速度乘以主动脉横截面积来计算主动脉血流量。

- 设备:食管探头被放置在降主动脉水平,距门齿约 35 cm。缓慢插入和旋转探头来选择最佳放置位置,从而可以在主动脉获得清晰的多普勒信号及血流速度。无论是基于患者统计数据,还是应用一个探头内置的 M 型超声回波换能器,都可以获得主动脉直径数据。

- 优点:速度随时间波动的形态也可以用来估计前、后负荷和收缩力。

- 缺点:

○ 清醒、不插管患者的耐受性较差。

○ 测量的精确度依赖于稳定的血流量、超声波束和主动脉的角度,以及上身部分血流量的相对分布。

• 经食管心脏回波描记术(TEE):

- 技术:基于在心脏的特定位置进行血流速度和面积的测量。因为近似圆形,左心室流出道(LVOT)是最常用的位置。可以利用中食管长轴或胃长轴来计算 LVOT 区域。可以通过在 LVOT 的相同位置放置脉搏波多频采样体积来获取流速时间积分(VTI):每搏量 = LVOT $\times$ VTI。

- 设备:心脏回波描记仪。

- 优点:

○ 避免食管超声法引起的血液分布假设。

○ 3D 超声心动图可以通过直接测量每搏量(SV)来计算 CO。

- 缺点:

○ 经食管心脏回波描记术是有创的;也可以利用经胸通路,但是这样得到的图片质量可能不太理想。

○ 在技术上要求较高,需要专业知识。

• 基于分析的脉冲轮廓方法。

- LiDCO 系统:

技术:基于脉冲功率,而不是脉冲形态分析。动脉压波形转换为体积波,从而计算净功率(与净流量、SV 成比例)。

设备:使用锂稀释法进行外部校准。将等渗氯化锂注入外周静脉,利用连接到外周动脉的电极来测量其浓度。

优点:创伤较小。对 CO 的测量不依赖采样点。

- 缺点:在血流动力学或者动脉顺应性发生显著变化后,需要重复进行外部校准。然而,较新的 LiDCO plus 系统能够自动进行校准。
- PiCCO 系统:
  ○ 技术:基于血压波形形态及通过由 Wesseling 等描述的算法计算 CO。
  ○ 设备:外周动脉插管提供血压波形。需要通过经肺热稀释法进行外部校准。
  ○ 优点:微创,并且大量的研究都验证了其精确度。
  ○ 缺点:当存在血管内体积变化或者血流动力学不稳定时,需进行频繁的校准。
- FloTrac/Vigileo 系统:
  ○ 技术:基于脉冲压力与 SV 成正比,与主动脉顺应性成反比的原理进行工作。结合患者的身高、体重、年龄、性别,使用动脉脉搏分析。系统本身也会经常重新校准。
  ○ 设备:标准外周动脉导管与一种特殊的高精度压力传感器及监测器相连。动脉部位不重要,但与脉冲追踪的质量相关。
  ○ 优点:无须外部校准。每搏变异量(SVV)已被证明是一种可靠的反映血管内容量的指标。与基于 PAC 的热稀释法有良好的相关性。
  ○ 缺点:不同于 PAC,尚不能提供右心充盈压力及混合静脉血氧饱和度。
- 生物阻抗心动描记法:
- 技术:基于在心脏的收缩和舒张期间,与

主动脉血容量的改变相关的胸腔内电阻的变化。较高的胸腔内血容量会降低电阻。可以使用内置算法来计算 SV。
- 设备:有 4 对电极提供了高频率、低幅度的交流电流,并感知与搏动血流相关的电阻改变。
- 优点:
  ○ 完全无创。
  ○ 还可以测量胸腔积液量及 LV 射血时间。
- 缺点:
  ○ 在显著的电噪声和身体运动的环境下,准确性是值得怀疑的。
  ○ 新装置(NICOM, Cheetah Medical)利用了胸腔中血容量变化引起的机体反应所产生的信号转移,不太容易受到外界噪声影响。

▪ 病因/病理生理

- CO 是由前、后负荷及收缩力确定的,因此低 CO 状态的病原学可以追溯至 3 个根本原因:
- 缺血性或非缺血性病因导致的泵衰竭。
- 低血容量。
- 较低的全身血管阻力。

▪ 围手术期相关

- 术中低血压是较常发生的事情。因为 MAP＝CO×SVR,计算 CO 将会有助于治疗对单纯经验性治疗无反应的持续性低血压。

- 了解 CO 对监测血管收缩、对有舒张活性药物的反应也是有帮助的。

▪ 公式

- Fick 方程:$CO＝VO_2/(CaO_2－CvO_2)$,其中 $VO_2＝O_2$ 消耗量,$CaO_2－CvO_2＝$ 动脉和混合静脉氧含量差异。
- $CO＝VCO_2/(CvCO_2－CaCO_2)$,其中 $VCO_2＝CO_2$ 产生量,$CaO_2－CvO_2＝$ 静脉与动脉 CO_2 浓度差。
- VTI＝多普勒超声测量的流速时间积分＝搏出距离。
- 每搏量＝搏出距离×采样点横截面积。

❓ 临床要点

- 被很多人认为是金标准的 Fick 法,在技术上是具有挑战性的。近几十年来,PAC TD 一直是实用的金标准,但是对 PAC 的使用却在逐步减少。
- 基于分析的动脉脉搏轮廓监测器,尤其是 Flo Trac 系统,逐渐被普及(比较可靠并且方便使用)。SVV 算法又向这些方法中添加了一些附加值。
- 并非所有的方法都可以用于儿科患者。比如,PAC、TP TD 及食管超声法对患者体形、大小是有限制的。
- 考虑到测量方式的易变性,CO 的趋势可能比其绝对值更有用一些。

X

心脏停搏 Cardioplegia

Ali Salehi, MD 袁亚伟 译 / 田婕 校

 基础知识

▪ 概述

心脏停搏是在体外循环(CPB)时,将特殊的液体输送到心肌,致使心肌电活动及机械活动停止。
- 使心脏处于静息状态,并为外科医师提供一个安静的操作环境。
- 通过降低电活动和机械收缩减小氧气(O_2)的需求。
- 给心肌提供 O_2 和营养物质,以保护心肌免受缺血性损伤。

▪ 生理

- 心肌需氧量较高,需要高流量、持续供应氧气和营养物质。
- 正常心肌:$8 ml O_2/(100 g \cdot min)$。
- 空搏的心脏:$5.6 ml O_2/(100 g \cdot min)$。
- K^+ 被抑制的心脏:$1.1 ml O_2/(100 g \cdot min)$。
- 心肌受到抑制和低温时,耗氧量降低至 $0.3 ml O_2/(100 g \cdot min)$。
- 氧气供给和需求不平衡可引起心肌局部缺血。氧输送取决于以下几点:
- 血红蛋白浓度。
- 动脉血氧饱和度。

- 回心血量。这依赖于冠状动脉灌注压,并且等于舒张压减去左心室舒张末压。
- 心脏收缩依赖于三磷酸腺苷(ATP)。每分子葡萄糖有氧代谢产生 36 个 ATP,无氧代谢仅产生 2 个 ATP,还导致乳酸和 H^+ 在心肌积聚(抑制糖酵解)。
- 体外循环(CPB)时心脏停搏作用:
- 提供一个安静的手术野,以方便外科手术进行(抑制电活动和心肌收缩)。
- 主动脉夹闭和心肌灌流中断期间,减少心肌对能量和 O_2 的需求,保护和维持心肌正常功能。
- 局部缺血(没有冠状动脉灌注)时为心肌

提供氧气和营养物质。

- 注意：可以通过输注额外的心脏停搏液或去除心脏停搏液，来延长或缩短心脏停搏时间。

• 心脏停搏液组成：晶体或晶体血液混合液。

- 晶体停搏液：缺乏血红蛋白，只包含溶解氧。其携氧量对低温的心肌是足够的，因此需要一个低温条件保护心肌。其组成成分可通过加入添加剂，替换存在于血液中的心脏停搏物质来改变。

○ 细胞内液的 Na^+ 与细胞内 Na^+ 浓度相近；消除细胞内外 Na^+ 浓度梯度，可抑制动作电位的产生和心肌收缩。减少胞内 Ca^{2+} 可进一步抑制心肌收缩。加入氯普鲁卡因和氯化镁可以加强膜稳定性，甘露醇可以保持溶液的渗透压。现在，主要用于心脏移植时保存器官。

○ 细胞外液中 Na^+ 浓度与细胞外相近，但其 K^+ 浓度较高，为 $8\sim30$ mmol/L，能引起心肌动作电位的舒张骤停。现在，更常用于心脏停搏期间。

- 血停搏液：是通过混合血液和晶体停搏液制成的。血液：晶体停搏液通常是 4:1，也可因医师或机构而异。因为包含血红蛋白，所以具有较高的携带 O_2 的能力，并且可以用于冷暖停搏。然而冷停搏，导致血氧饱和度曲线向左移位，因此血红蛋白与 O_2 亲和力增加，不易释放 O_2 到组织中。血停搏液的好处是包括天然缓冲液、自由基清除剂和胶体，因此降低了对添加剂的需要。血停搏液比晶体停搏液应用更为广泛。最近的文献 meta 分析表明，血停搏液与低心输出量状态和肌酸磷酸同工酶 MB（CK-MB）释放的发生率降低相关，但心肌梗死或死亡的发生率没有差异。

• 心脏停搏温度、理想的心肌温度和保护对策：最佳心肌温度取决于特定的患者和手术，它会影响冷暖停搏以及其他保护性策略的选择。

- 冷（低温）停搏：$4\sim10$ ℃通常就会使心肌冷却。温度每下降 10 ℃，心肌代谢率和氧耗减少 50%；最有益的心肌温度是 25 ℃。心脏的进一步降温将引起氧气需求量小幅减少。低温的缺点包括引起心肌水肿和受伤，可能导致体外循环后的心肌功能障碍。

- 暖停搏：形成"热诱导"或在局部缺血开始之前抑制搏动。$20\sim25$ mmol/L 的高 K^+ 浓度可抑制心肌电活动和机械搏动[减少氧气消耗量到 ~1.1 ml O_2/(100 g·min)]，同时为心肌提供氧气和养分（保持氧气供应）。如果长时间未引起局部缺血，则可以用在整个操作过程中。然而，因为不是低温，所以不能降低细胞代谢，还需要持续使用血停搏液（含有血红蛋白，有较高的携 O_2 能力）。有研究表明，暖停搏可使术后心肌功能障碍和心输出量受损的发生率降低，特别是在有显著的分流前心肌功能障碍以及低射血分数的情况下（例如，心源性休克、进展性心肌梗死和前瓣膜病）。

• 心脏停搏液的循环路径：

- 顺行血液输送是通过放置在升主动脉近端到主动脉交叉处的套管。调节血流量以达到并维持主动脉根部压力为 $70\sim100$ mmHg。心率加快或低灌注压会导致心脏停搏的不均匀分布。

- 逆行血液输送是通过放置在冠状窦（CS）的套管。右心室（RV）静脉回流进入靠近 CS 口的 CS 或直接进入右心房（RA），它可通过心脏停搏液逆行导致心肌保护作用不足。

- 此外，心脏停搏液可以直接在冠状动脉口（开口处）运输，或通过旁路途径运输到远端冠状动脉。

• 输注心脏停搏液的频率。当循环时间短并且没有冠状动脉疾病时，单剂量使用停搏液是合适的。然而大多数情况下采用多剂量，并且用来代替从非冠状动脉相关的血流中洗脱的液体。每 $10\sim20$ min，灌流 $1\sim2$ min。多剂量给药的优点如下：

- 保持心肌抑制状态。

- 保持心肌低温（冷停搏）。

- 提供作用底物。

- 清除代谢产物。

- 对抗心肌水肿。

• 添加剂。在心肌停搏和再灌注期间对抗心肌损伤和功能障碍。相较于晶体停搏液，血停搏液需要的添加剂更少。

- 钙可减少再灌注损伤的风险。

- 镁不仅能稳定心肌细胞膜而且能拮抗钙的作用（防止消除溶液中 Ca^{2+} 的需要）。已证明在无钙停搏液中加入镁并无增益。

- 缓冲液。在 CPB 期间，加入天然缓冲液（组氨酸、含有咪唑基团氨基酸的蛋白质、碳酸氢盐）和人工混合缓冲液（THAM）以抵消乳酸在心肌中的积累。血停搏液只包含天然缓冲液。

- 增加细胞外液的渗透压有助于防止心肌水肿和保留心室功能。甘露醇、白蛋白和葡萄糖用于增加溶液的渗透压。

- 能量底物。谷氨酸和天门冬氨酸有助于在心肌中补充高能磷酸盐和保护心肌功能。

■ **解剖**

• 顺行置管放置在升主动脉上拟行主动脉夹闭的位点附近。插管有 3 个端口，一个用于输送心脏停搏液，一个用于压力监测，另一个用于排气。如果患者行主动脉瘤修复或主动脉瓣手术，顺行停搏液可以直接输送到相应的冠状动脉口。

• 逆行置管在放置了静脉套管后，通过一个小切口置入右心房。外科医师会找到下腔静脉-右心房交界处，引导套管的尖端插入冠状窦口。也可以通过食管超声进行引导。在冠状窦口处大冠状动脉瓣会阻止套管进入。插管时感觉到阻力或测量的压力＞20 mmHg 时套管才能进入。因为套管是楔形的，并且位于 CS 和大冠状静脉的交界处，这时应该拉回 1 cm 并固定。

• 现有的顺行和逆行灌流技术在左心室游离壁灌注和冷却效果是一样的。心内膜肌灌注和心外膜肌灌注是一样的甚至是超过心外膜肌灌注（内膜：外膜为 1.4:1）。如果左前降支动脉被阻塞，并且顺行停搏时，心内膜肌就处于低灌注（内膜：外膜＜0.2）。逆行停搏液可以恢复选择性的心内膜下心肌高灌注。

• 因为逆行停搏液减少了左心室间隔血流，所以左心室间隔冷却的效果更好。有人认为这是由于静脉相关的血管网络较丰富。逆行灌流会经过这个网络并使隔膜冷却，而不需要营养毛细血管床。

• 顺行停搏液维持右心房毛细血管床的血流量。与顺行停搏相比，逆行停搏可使右心房的灌注降低 20%，但可以达到适度的冷却（20 ℃）。

■ **病理生理**

在冠状动脉旁路移植术中，剂量根据顺行和逆行有所改变。在二尖瓣多是逆行操作。

■ **围手术期相关**

• 顺行心脏停搏首先诱导快速抑制和限制灌注液的总量。在旁路开始后和主动脉夹闭前开始，以保证主动脉瓣的功能正常。这时可以用食管超声心动图来确定左心室扩张。

• 顺行停搏过程中应保证 $70\sim100$ mmHg

的压力。压力通过顺行停搏套管的侧口向另外一侧传导。如果顺行心脏停搏液灌注期间 CS 压力升高,则表明从冠状动脉血流中回流的静脉正进入套管末端。压力不要超过 50 mmHg,因为回流的部分血液会通过最小静脉直接进入右心房和心室。如果心脏停搏未在 1 min 内完成,需要考虑以下几个原因:

- 主动脉夹闭不完全。可能需要调整夹子或使用新的夹具。

- 主动脉瓣关闭不全(AI)。如果是轻度的 AI,增加心脏停搏液流量到 500 ml/min 即可。如果是严重的 AI,顺行停搏就应该转换为逆行停搏。

- 无冠状瓣峰由于静脉插管而失真。在这种情况下,静脉套管应重新定位。

- 静脉引流不充分。肺动脉破裂后应开始进行心脏停搏,以保证足够的引流。

- 停搏液缺乏钾。

• 逆行心脏停搏液以 200～250 ml/h 的速度输送,达到 30～50 mmHg 的压力。密切监测灌流系统和套管内的压力十分重要。插入后 CS 压力>20 mmHg,灌注时>50 mmHg,意味着该套管太远或呈楔形,需要被拉回并重新固定。套管有一个低内壁压力、流速 200～250 ml/h、1.8 cm 长的自充气气囊,以防止在输注过程中产生气压伤。

• 停搏液给药 2～5 min 后机电活动恢复,表示该停搏液已被血液替换。这可能是由于静脉引流不充分、灌流液钾浓度低或主动脉阻断不完整。

• 体外循环分离准备。将温度升高至 37 ℃,再灌注富含底物的血停搏液,从而缓冲酸中毒和限制钙负荷。暖再灌注前 5 min 开始恢复温度。暖再灌注的钾浓度较低(8～10 mmol/L),富含天冬氨酸、谷氨酸、CPD(减少钙)和缓冲液(THAM)。首次剂量通过顺行停搏给予,然后在顺行和逆行停搏之间交替;流速为 150 ml/h,时间为 3～5 min。除去主动脉夹,机电活动一般在 1～2 min 恢复。如果未恢复,则表明血清和心肌的钾离子浓度较高。通常呋塞米(0.5 mg/kg)和 1 g $CaCl_2$ 可以恢复心率和心肌收缩力。

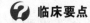 **临床要点**

血停搏液是 CPB 操作最常用的物质;冷暖溶液之间的选择取决于操作过程和患者因素;是否使用添加剂取决于外科医师和治疗中心。

心脏移植 Heart Transplant

Charles H. Brown Ⅳ, MD · Nanhi Mitter, MD　张毓文 译 / 张晓庆 校

 基础知识

■ 概述

一般情况

• 心脏移植术是治疗终末期心力衰竭的金标准。机械性心室辅助装置可用于移植前过渡。

• 心脏移植适应证包括:

- 外科手术或药物难治的严重的终末期疾病。

- 最大治疗后 NYHA 分级Ⅲ～Ⅳ级。

- 依从性好,年龄<70 岁,主动要求手术。

- 异位移植用于严重肺动脉高压或者受体与供体大小严重不符的患者。

• 心脏移植禁忌证:

- 肺血管阻力>5 Wood 单位。

- 未控制的吸烟、酗酒、药物滥用。

- 未控制的肿瘤。需肿瘤科会诊评估既往肿瘤复发风险。

- 成人代谢性疾病。

- 依从性差。

- 相对禁忌证:BMI>30 kg/m^2,伴随末梢损害的糖尿病。

• 需要全流量体外循环;常规置管(静脉回流通过 IVC 及 SVC,经主动脉导管返回)。手术有以下两种方式。

- Biatrial 技术(传统方式):接受移植患者保留左右心房及大血管,移除心室。心房断面与移植心脏进行吻合。

- Bicaval 技术:受体左心房及大血管保留,切除右心房及心室。移植 IVC 及 SVC 与受体 SVC 及 IVC 吻合。

体位

仰卧位。

切口

• 胸骨正中切口。

• 腹股沟区需准备,尤其是曾有胸骨正中切口者。

手术时间

• 6～8 h。胸部二次手术者在解剖分离过程中需更长时间。

• 供体器官切下至受体移植过程中必须严格掌控时间,推荐缺血时间<4 h。

术中预计出血量

• 术后频繁的一过性凝血障碍需要抗纤维蛋白溶解,需输注红细胞、FFP、血小板、冷沉淀。凝血功能障碍通常发生在体外循环后、术前抗凝治疗及肝功能不全的患者。

• 常见手术并发症:

- 左心室、右心室或双心室功能不全。

- 凝血功能障碍。

- 器官衰竭(肾、肺)。

- 心律失常。

- 排异。

住院时间

ICU 住院时间延长 3 天,但可能需要长期住院治疗。

特殊手术器械

• 全流量体外循环机。

• 起搏器。

• 主动脉球囊反搏。

■ 流行病学

发病率

• 美国每年约 2 000 例患者进行心脏移植术。

• 最常见的适应证是先天性或缺血性心脏病。

患病率

需心脏移植的患者约 35% 会接受心脏移植。

发病情况

• 早期:移植失败。

• 中期:急性排异反应或感染。

• 后期:同种异体移植血管病变,淋巴组织增生性疾病,慢性排异反应。

死亡率

• 1 年生存率:80%～90%。

• 死亡率增加：每年 4%。

• 20%～30% 患者在找到器官捐献者前死于心脏疾病。

■ 麻醉目标/指导原则

维持合适的心律、前负荷、心肌收缩力和后负荷。

术前评估

■ 症状

• NYHA Ⅲ～Ⅳ级。

• 左心衰竭：呼吸功能不全、发绀、低灌注、端坐呼吸、夜间阵发性呼吸困难、易疲劳。

• 右心衰竭：周围性水肿、腹水、肝大。

病史

• 通常情况下紧急手术评估受限，但全面移植评估是需要的。

• 评估目前症状、任何可能出现缺血或者心脏功能受损及禁食状态。

体格检查

• 评估容量情况及肺循环充血情况。

• 肺部听诊。

• 颈静脉怒张。

• 周围性水肿。

• 低灌注或发绀。

■ 用药史

• β 受体阻滞剂。

• 利尿剂。

• ACEI 或血管紧张素受体阻滞剂。

• 地高辛。

• 正性肌力药。

• 抗凝药。

■ 诊断检查与说明

• 由于利尿剂使用及水肿，电解质经常发生变化。

• 肝功能检查可以反映肝脏淤血情况。

• 凝血功能检查。

• 心电图：心律失常常见。

• 胸部 X 线评估肺血管充血情况。

• 超声心动图评估右心及左心功能、瓣膜情况及心包积液情况。

• 左心、右心导管检查。

• 评估肺动脉高压情况是必需的。

■ 伴随的器官功能障碍

• 需排除已存在的器官功能不全，其可导致移植后死亡。

• 常存在可逆的肝肾功能不全。

• 内分泌及电解质异常常见：水钠潴留、糖异常、利尿剂引起的低钾血症。

治疗

■ 术前准备

术前用药

• 患者通常具备高水平的儿茶酚胺，且依赖高前负荷。

• 小剂量镇静药可引起严重的循环波动。

• 患者通常焦虑但可配合。

知情同意的特殊情况

• 术后需插管机械通气。

• 血制品输注。

抗生素/常见病原体

• 患者会发生免疫抑制，因此加强无菌技术至关重要。

• 由于患者缺乏抗体，需用灭毒的血制品。

■ 术中监护

麻醉选择

• 气管插管全身麻醉。

• 配合供体心脏的有效时间。

监测

• 动脉置管（诱导前）。

• 中心静脉置管。

• 肺动脉导管：心脏扩大可能引起置管困难。供体心脏植入后才能完全置入。

• 经食管超声心动图。

• 大口径导管。

• 二次胸骨切开：胸骨切开前准备除颤仪，交叉配血。

麻醉诱导/气道管理

• 按饱胃处理，预充氧，快速诱导可采用环状软骨压迫，准备困难气道设备。

• 对血流动力学变化非常敏感。目标是维持心率、前负荷、心肌收缩力及后负荷。

• 诱导期间阿片类及苯二氮䓬类可用于维持血流动力学稳定。部分患者可耐受低流量吸入性麻醉剂。

维持

• 标准体外循环监测。

• 必要时注射胰岛素。

• 停体外循环。

- 新移植的心脏需要前负荷维持，因此需保证充分的灌注压。

- 需注意维持右心室功能，右心室功能障碍为最常见的不能脱机因素。

拔管/苏醒

• 患者镇静状态下保留气管导管。

• 并发症：

- 心肌保护不足、缺血时间延长及再灌注损伤可导致移植后衰竭。

- 右心室衰竭。

◦ 继发于肺动脉高压、右冠进气、瓣膜功能不全或缺血时间延长。

◦ 缺氧、高碳酸血症、酸中毒及容量超负荷会导致肺循环阻力增高，需要避免上述情况。

◦ 应用正性肌力药及选择性肺血管扩张剂（吸入氧化亚氮、前列腺素）。

- 凝血功能障碍，尤其是曾行胸骨切开术者。

术后监护

■ 床旁护理

• 患者需入住心外科 ICU。

• 心脏问题：

- 维持合适的氧供及通气。

- 精确控制，维持血流动力学稳定。

- 处理凝血功能障碍及低体温。

• 移植问题：

- 启动免疫抑制方案。

■ 镇痛

标准心脏术后疼痛管理。

■ 并发症

• 术后 6 个月内发生的急性排异反应——通过心肌活检监测。

• 肺循环及体循环高压。

• 心律失常。

• 呼吸及肾衰竭。

• 免疫排异反应及感染风险。长期易并发病毒及真菌感染。

■ 预后

• 以下情况死亡率增高，包括年龄、种族、移植、HLA 配型不合、呼吸机依赖及供受体心脏大小不符合。

• 受体相关死亡率增高风险，包括年龄、种族、性别及长时间缺血。

疾病编码

ICD9

• V42.1　心脏替代移植。

ICD10

- Z94.1 心脏移植状态。

 临床要点

- 心脏瘫痪发生在接受心脏移植的患者。
- 刺激不能引起正常的心率及心肌收缩力改变。
- 此类患者对心搏量增加有反应,因此非常依赖前负荷。
- 迷走神经抑制剂(如阿托品)对心率影响不大。心脏对正性肌力药(如肾上腺素)有反应。

- 脑死亡捐献者麻醉护理。
- 保持容量正常、体温正常、高前负荷、MAP 80~90 mmHg(可能需要血管升压药物)。
- 氧气供应不足需避免缺氧再灌注。
- ARDS 或神经源性肺水肿可能需要高水平 PEEP。
- 尿崩症可导致大量尿液排出。
- 右心室功能最重要。

- 术前评估需确定肺血管阻力<5 Wood 单位。
- 术后管理需保证右心室功能。
- Biatrial 及 Bicaval 技术:
- Bicaval 技术可能获得短期受益:动脉压降低、三尖瓣反流及死亡率下降,同时可快速恢复窦性心律。
- 1~3 年生存率没有显著提高。
- Bicaval 技术对技术能力要求更高,患者预后与体外循环及缺血时间有关。

心脏移植术后 Post-Heart Transplant

Kalpana Tyagaraj, MD   孙秀梅 译 / 张晓庆 校

基础知识

■ 概述

- 心脏移植已经成为心脏病晚期患者一种成熟的治疗方式。
- 日臻成熟的移植技术、审慎的患者选择、环孢素免疫抑制、完善的监测、麻醉管理和术后管理使心脏移植患者的存活率明显提高。
- 因此,很多移植后的患者可行择期或急诊手术。

■ 流行病学

发病率

- 在美国每年有 2 000~2 500 例心脏移植手术。
- 心脏移植手术的数量受制于供体。

患病率

家族特发性扩张型心肌病占 20%~40%。

发病情况

见合并性器官功能障碍。

死亡率

1 年存活率为 81%,3 年存活率为 75%,10 年存活率为 70%。

■ 病因/危险因素

缺血性心肌病和特发性扩张型心肌病为心脏移植的最常见病因,占心脏移植的 90%。

■ 病理生理

- 去神经支配的心脏:移植后的心脏保留了正常的 Frank-starling 机制、冲动形成和传导。α 和 β 受体对循环中儿茶酚胺的反应也未受影响。但它缺乏对呼吸、颈动脉窦按摩和瓦尔萨尔瓦操作的反应及变异性。去神经支配的心脏还表现为基础心率快和容易出现心律失常,心输出量较依赖于前负荷。

- 同种异体移植物排异:一般在前 3 个月内出现,高峰期在 4~6 周,与细胞(淋巴细胞浸润)和体液(抗体)免疫有关。排异的临床表现有疲乏、室性心律失常、充血性心力衰竭、无症状性心肌梗死及猝死。早期诊断通过心内膜活检。临床表现为超急性期(移植术后 24 h)、急性期(6~8 周)和慢性期(移植术后几个月甚至几年)。治疗主要通过大剂量激素。

- 感染:免疫抑制剂的持续使用使感染随时可能出现。最常见原因是与污染物接触。感染常出现在移植后早期几周,表现有纵隔炎和机会性感染(巨细胞病毒感染、肺囊虫感染、弓形体感染和军团菌属感染)。

- 免疫抑制剂对麻醉的影响:环孢素可增强肌肉松弛剂的作用,因此维库溴铵(万可松)和泮库溴铵(潘克罗宁)的作用可能延长。

- 麻醉药对免疫抑制剂的影响:环孢素和他克莫司必须维持在有效浓度。
- 大量液体输注和体外循环使药物稀释,进而降低浓度。
- 降低血药浓度的药物有巴比妥类、苯妥英钠、卡马西平和噻氯匹定。
- 升高血药浓度的药物有多种抗生素、抗真菌类药物、甲氧氯普胺和地尔硫䓬。
- 丙泊酚不影响抗排异类药物浓度。
- 目前有关全麻对环孢素的药效学影响的资料不多。

- 同种异体移植术后冠心病:5 年后发病率可达 21%,是 3~5 年的主要死亡原因。移植可使冠状动脉粥样硬化加速进展,可能受多种因素影响,包括术前冠心病、女性供体、女性受体及先天性心脏病。

- 移植后高血压:5 年后可出现在高达 67% 的患者中。环孢素治疗可能为重要原因。因血管扩张的原因患者对尼莫地平的耐受性较差,同时应避免 β 受体阻滞剂。可选择地尔硫䓬(地尔硫草可使环孢素浓度升高,应调整剂量)和血管紧张素酶抑制剂。

- 肾衰竭:5 年后高达 13% 的患者可出现肾衰竭。环孢素治疗可能为重要原因。此外,NSAID 类或磺胺类也可使肾功能恶化。红霉素和地尔硫草通过升高环孢素的浓度加重肾衰竭。

■ 麻醉目标/指导原则

- 应明确去神经支配的心脏生理,选择合适的药物处理慢心率和低血压。
- 应全面评估心血管系统。心脏移植患者可出现排异反应,表现为心力衰竭。此外,房室传导阻滞和心律失常的发生率也增加。
- 应执行严格的无菌操作。所有血管内和气道设备应戴无菌手套操作。

术前评估

■ 症状

- 心绞痛、呼吸困难、端坐呼吸、夜间阵发性呼吸困难、眩晕。

- 发热、咳嗽、感染或其他症状。

病史

- 药物治疗。
- 排异史。
- 运动耐受度。

体格检查

- 感染。
- 颈内静脉扩张。
- 高血压和心律失常。
- 气道检查:因激素类药物使淋巴组织和软组织增生而导致困难气道的产生。

▪ 治疗史

因持续心律失常,5%～10%的患者需要植入永久性起搏器。

▪ 用药史

- 免疫抑制剂:环孢素和他克莫司。
- 激素类。
- 抗高血压药物:地尔硫草和 ACE 抑制剂。

▪ 诊断检查与说明

- 血肌酐、肝功能:因环孢素治疗而引起的功能衰竭。
- 抗排异药物水平。
- 胸片:排除充血性心力衰竭和肺炎。
- 心电图:常见两个 P 波,一度房室传导阻滞。不完全和完全性房室传导阻滞可出现在 5%～10%的患者中。
- 心脏超声:评估左心室功能和心肌缺血。
- 应每年进行冠状动脉造影检查。
- 应评估体外起搏和除颤器。

▪ 伴随的器官功能障碍

- 心脏:冠心病、心律失常和高血压。
- 肾衰竭。
- 肝胆系疾病:肿瘤。
- 胰腺疾病:较常见。

▪ 延迟手术情况

出现以下情况时应推迟择期手术:急性排异、充血性心力衰竭、持续性未治疗的心律失常。

🎗 治疗

▪ 术前准备

术前用药

- 持续服用抗排异和激素类药物。

- 预防应用合适的抗生素。
- 给予合适的血管内容量,诱导前应快速输注一定容量,因移植后患者心输出量依赖于前负荷。

知情同意的特殊情况

有创监测、遥控监测和术后 ICU。

▪ 术中监护

麻醉选择

- 取决于手术。深度镇静、全麻和局部麻醉均可使用。
- 因心脏去神经支配对神经阻滞可能耐受差。为减轻低血压,可缓慢注射,减少剂量,维持前负荷,也可使用肾上腺素和麻黄碱。

监测

- 标准 ASA 监测。
- 心电图有两个 P 波,一个来自自体窦房结,另一个来自供体窦房结。
- 有创监测取决于术前心功能和手术的大小。
- 可用 TEE 代替有创监测。
- 应静脉置入大号针头以保证容量补充。

麻醉诱导/气道管理

- 优先选择口腔插管,有利于控制感染。
- 对直视喉镜的交感神经反应消失,对循环应用儿茶酚胺的交感反应出现缓慢、效应减弱。

维持

- 可很好耐受大多数吸入性麻醉剂。
- 也可使用 N_2O。
- 麻醉深度:窦性心动过速不是可靠指标。
- 呼吸机设置:应避免过度通气,因为环孢素和他克莫司能降低抽搐阈值。
- 血流动力学:
  - 心动过缓:可选用增快心率的药物,如异丙肾上腺素。因心脏的副交感神经去支配状态,抗胆碱能药物(如阿托品和格隆溴铵)效果不佳。
  - 低血压:肾上腺素和麻黄碱有效。胰高血糖素也能够促进收缩和升高心率。
  - 增加每搏量可增加心输出量,因此可通过增加前负荷恢复血压。
- 合并肾衰竭的患者,选择不依赖肾脏排泄的药物,避免有肾脏毒性的药物,肌松剂可选用顺阿曲库铵。
- 室性心律失常:慎用利多卡因,因它具有负性肌力作用。

拔管/苏醒

- 逆转药物:新斯的明对心率无影响,但可

影响其他毒蕈碱类受体。逆转药物应与抗胆碱能类药物同时使用以中和外周毒蕈碱作用。
- 移植的心脏可重新获取神经支配,对交感神经系统刺激产生反应,但这种情况个体差异较大。

🫀 术后监护

▪ 床旁护理

取决于手术、术前状况和术中是否平稳。

▪ 药物处理/实验室处理/会诊

- 继续免疫抑制治疗。
- 保证起搏器工作正常。
- 合理的血流动力学监测,包括持续有创监测。

▪ 并发症

感染、肾功能恶化、心律失常、高血压和药物相互作用。

📋 疾病编码

ICD9

- V42.1　心脏移植。

ICD10

- Z94.1　心脏移植状态。

❓ 临床要点

- 心脏移植患者行腹腔镜手术的比例增加,但术中转化为开腹手术的概率(27%)比一般人群(11%)高。优势有住院时间短、可口服免疫抑制药、合并症少和恢复快。
- 创伤:免疫抑制治疗期间,患者容易出现软组织损伤和骨折愈合延长。应首先排除移植物功能障碍。对创伤的救治与一般患者无区别。

妊娠注意事项

- 对母体的影响:对同种异体移植物存活率无影响,但先兆子痫、早产、急性排异反应的发生率可增加。免疫抑制剂可增加肝肾毒性。
- 对胎儿的影响:低体重儿,胎盘功能、肝胆和淋巴细胞功能异常。免疫抑制剂能通过胎盘。在妊娠中期和后期,免疫抑制剂可影响胎儿免疫系统,但尚未见引起胎儿异常的报道。

新鲜冰冻血浆 Fresh Frozen Plasma

Kenichi A. Tanaka, MD, MSc · Satoru Ogawa, MD　林雨轩 译 / 高浩 校

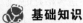 **基础知识**

■ 概述

• 新鲜冰冻血浆(FFP)主要用于治疗因多种凝血因子和抑制剂减少的复杂凝血功能障碍。一些常见的适应证包括：

－创伤大量失血、心血管手术或器官移植伴有凝血酶原时间延长和(或)部分凝血酶原时间延长。

－伴有先天性或获得性凝血因子缺陷的患者在行侵入性操作、手术之前或术中出现活动性出血，或在没有其他替代治疗(因子浓缩物)时，这种方法在临床上是可行的。

－维生素 K 拮抗剂进行紧急逆转性治疗。

－弥散性血管内凝血。

－血栓性血小板减少性紫癜。

• 不需要交叉配血，但是输血前应考虑ABO 血型兼容性(表 1)。

表 1　ABO 血型兼容性

患者血型	匹配 FFP
A	A 或 AB
B	B 或 AB
AB	AB
O	O、A、B、AB

■ 生理

• 正常人体血浆体积大约是 50 ml/kg。

• 正常凝血因子水平为 50%～150%(0.5～1.5 U/ml)。

• 血浆蛋白产生的胶体渗透压为 25～30 mmHg(60%～70%来自白蛋白)。正常的血浆白蛋白水平为 3.5～5.0 g/dl。

• 血浆制备：

－全血离心机：将供血者的全血进行离心，取上层血浆，将其与红细胞和血小板分开。

－血浆去除：允许一个单独供体以减少受体感染和 HLA 抗体的暴露。它是一种体外治疗技术，包括去除全血，通过细胞分离器分离血浆，并回输非血浆组分。

• 冻结：

－FFP 在采集后 8 h 内在－18 ℃冷冻，防止不稳定凝血因子 V 和因子Ⅷ失活。

－FP24 是采集后 24 h 内进行冷冻的血浆。它被越来越多地用作 FFP 的替代品，因为它允许选择单一男性供血者，认为这样可以

减少输血相关急性肺损伤(TRALI)的风险。它包含略低水平的因子 V 和因子Ⅷ，但是它们的替代品并不典型。

－尽管它们在技术上是不同的产品，但在治疗上它们被认为是等价的。治疗流程是存储、解冻和注入。

• 存储：

－<－18 ℃：产品可以存储长达 12 个月。

－<－65 ℃：产品可以存储长达 7 年。

• 成分：

－1 供体单位 FFP＝250 ml(约 220 ml 血浆，30 ml 凝血因子)。

－理论上，1 ml 血浆＝1 U 凝血因子，因此 1 U 血浆包含 220 U 凝血因子。实际凝血因子在不同的血浆单位发生显著变化。冰冻和解冻可能减少凝血因子水平。

－含有凝血因子、抗凝血蛋白、白蛋白和免疫球蛋白。

－缺乏红细胞、白细胞和血小板(缺乏白细胞使巨细胞病毒传播风险成为一个有争议的问题)。

• 解冻 FFP：

－解冻后，FFP 中包含接近循环正常水平的多种血浆蛋白(凝血级联反应中的促凝血和抑制凝血成分、急性时相蛋白、免疫球蛋白、白蛋白)、脂肪、碳水化合物、矿物质。

－在 1～6 ℃长达 5 天的保存过程中，解冻血浆中凝血因子基本维持正常，一些凝血因子如因子Ⅷ和因子 V 部分减少。

• ABO 血型兼容性：

－红细胞抗原是在加工过程中被除去的，然而依然有少量存在于捐献者的 FFP 中。此外，捐赠者 FFP 中可能存在 ABO 抗原。虽然 ABO 血型兼容性是首选，但在紧急情况下并不是必需的。

－AB 型被认为是通用的 FFP 供体，因为对于 A 型、B 型、AB 型或 O 型红细胞，它的血浆中没有任何抗体(表 1)。

■ 病因/病理生理

• FFP 并发症管理：

－TRALI 是由存在于供血者血浆中的抗 HLA 抗体引起的。这是血浆输血后发病和死亡的主要原因。女性供血者更有可能与 TRALI 相关。在一些国家，专门选择男性供血者，证实发病率有所下降。通常，更多

使用男性供血者的 FP24。

－过敏反应是最常见的并发症，发生率为 1%～3%。

－当输注含有 IgA 的血液制品(包括 FFP)时，IgA 缺乏症患者可能出现过敏反应。IgA 是在黏膜表面发现的血清免疫球蛋白和抗体。IgA 缺乏是由固有的 B 细胞缺陷导致的。

－液体或循环超负荷可能由输注大量液体造成，特别是心血管储备有限的患者。

• 传播感染：

－供体血核酸检测显著降低了病毒传播的风险，尤其是丙型肝炎病毒和人类免疫缺陷病毒。

－使用亚甲蓝或溶剂-清洁剂进行 FFP 处理进一步减少了病毒传播的风险。

－应该通过避免从一个地方性区域收集血浆，减少朊病毒疾病传播(克雅病)。

－大量血浆输注，由于柠檬酸超负荷可能发生低钙血症。

■ 围手术期相关

• 在成人，1 U 血浆能够使血液中大多数凝血因子增加 2.5%。4 U 血浆约增加 10%。凝血因子水平增加 10%对凝血状态改变很重要。但是，这种改变取决于患者的体质和凝血因子水平。

• 小儿剂量：10～15 ml/kg 使凝血因子水平增加 15%～20%。

• 几乎没有现存的证据表明治疗性血浆输注的最佳适应证。目前包括以下几种：

－在侵入性操作或手术前，体表出血或行凝血筛查异常。

－微血管出血的 PT 或 PTT＞正常值 1.5 倍，这表明对应因子<正常水平的 30%。然而，凝血测试、凝血障碍的程度、FFP 需求之间的关系仍不清楚。

－华法林紧急逆转，如果时间允许，考虑维生素 K、凝血酶原复合物。

－大量输血可能需要 FFP 来替代凝血因子，而不必参考实验室检查结果。PT/PTT 异常常在迅速注入>4 个单位的红细胞后出现。"损伤控制性复苏"的主要优势是按固定比例(1∶1)输注红细胞和 FFP，可以预防严重稀释，早期纠正凝血障碍。

－单一凝血因子缺乏(因子Ⅱ、V、Ⅷ、Ⅸ、

Ⅹ、Ⅺ),当单一凝血成分不可用时。

- 遗传抗凝血酶或蛋白 C 缺陷。然而,纯化冻干抗凝血酶或蛋白质 C 浓缩是可用的,比 FFP 更好。

- 弥散性血管内凝血。

- 血栓性血小板减少性紫癜进行血浆置换时。

- 蛋白丢失性肠病患儿。

- 自体血回输处理过程中会导致血浆凝血成分的消耗。在进行若干单位回输后可能需要 FFP。

• 血浆不像浓缩红细胞一样具有黏滞性,所以不需要晶体进行稀释。

🤔 临床要点

• 正常凝血因子水平在失去血容量的 2 倍后达到临界水平(20%~25%)。

• 大出血时过度输注晶体、胶体会导致凝血功能障碍,可通过早期输注 FFP 进行预防。

• 成人剂量,建议 5~8 ml/kg。然而,可能需要剂量高达 10~30 ml/kg 来保持凝血因子在正常的 50% 以上。

• 在维生素 K 拮抗剂急性逆转治疗时,血浆、病毒灭活凝血酶原复合物是 FFP 的替代品。

• 由于新鲜冰冻血浆潜在的免疫和感染风险以及供应限制,其禁用于增加血浆体积或白蛋白浓度。

胸部 X 线片 Chest X-Ray

Michael P. Hofkamp, MD · James M. Callas, MD 李悦 译 / 范逸辰 邵甲云 校

🌹 基础知识

▪ 概述

• 是一种在二维平面使胸部结构形象化的影像学方法。

• 胸部 X 线片可以用于术前心肺检查、定位起搏器以及确认导管和引流管位置。在术前,胸部 X 线片可用于评估急性肺部改变、确认新置入的导管和引流管的位置,也可用于评估有无遗留在患者体内的手术耗材。在术后,胸部 X 线片常用于确认导管放置的位置和评估心肺状况的改变。

• 重症监护医师常规使用胸部 X 线片来监测入监护室期间危重患者的肺部变化和检查导管放置的位置。

▪ 生理

• 根据不同组织对电离辐射的通透性不同,组织结构变得可视化。

- 组织结构的密度与电离辐射的穿透性呈相反关系。

- 高密度的结构,如骨骼和脂肪组织可减弱射线,在胸片中显示为白色。

- 低密度的结构,如空气在胸片上显示为黑色。

• 电离辐射的方向可以影响 X 线片的质量。

- 后前位片的质量更高,但需要患者的配合。

- 前后位方向的射线扭曲了前胸部的结构,因为这些结构离捕捉影像的 X 线板相距较远。由于存在这种差异,心肺血管在前后位上显示比后前位更大。然而,这种体位更多应用于不能动的患者(在监护病房或手术室

的患者)或不配合的患者。

- 侧位片通常在垂直位置摄片,也可进行仰卧位摄片。侧位片可以帮助医师判断是否有胸膜腔积液或包裹性积液。

▪ 解剖

• 在实施胸片检查时需考虑的技术性问题:

- 由技术人员标出辨别左右的标记。

- 吸气不充分可能会误导读片结果;肺容量降低会使其他解剖结构产生显像更大的错觉。

- 必须考虑摄片技术。技术人员用不同的设备来确定射线剂量的能量和时间,这可能影响胸片的密度和对比度。通过简单的成像参数修改可能使同一个患者呈现完全不同的胸片。

• 心血管:

- 相关解剖:心脏、上腔静脉、下腔静脉、肺动脉、肺静脉、升主动脉、降主动脉。

- 检查心脏的外形,主动脉,心房和心室应有相符的轮廓。心脏轮廓异常提示可能存在心包积液。

- 主动脉起始于左心室,经主动脉弓下行到降主动脉,其影像应该是 12 点到 6 点的位置。

- 上腔静脉是一条模糊的条索状影,在仰卧位时更为明显。

- 主动脉结和主动脉的顶端应该位于左边。若位于右边可以提示脏器逆位。

- 胸片上心脏的宽度应该≤胸廓横径的 1/3。

• 肺:

- 相关解剖:气管、主支气管、脏层胸膜、膈

肌、肋膈角。

- 气管居中:确保左右主支气管是对称的(既不高也不低)。

- 排除气胸存在时,肺部的标志应向外延伸到边缘。

- 肺动脉应该是对称的。较大的肺动脉迅速变窄时提示肺动脉高压。

- 双肺的密度应该是一样的。通气受限、黏液堵塞以及气胸都可出现肺部透亮区。

- 肋膈角锐利。胸腔积液、胸膜增厚或胸膜肿瘤可以使肋膈角变钝。

- 应注意横膈的轮廓,平坦的横膈提示可能存在肺气肿。

• 肌肉骨骼系统:

- 相关解剖:肋骨、胸骨、锁骨、肩胛骨、肩胛带。

- 评估胸骨的位置(判断有无漏斗胸)。

- 锁骨对称。

- 肋间隙在各自水平对称。

- 溶骨或增生性病变提示骨质破坏。

- 侧位片:通过椎体的高度来判断有无压缩性骨折。

• 胃肠道:

- 有关解剖:食管、胃。

- 贲门失弛缓症或肿瘤所致远端食管阻塞可导致纵隔存在气液平。

- 侧位片:心影后部有无气液积聚可以提示有无食管裂孔疝。

- 扩大的食管的边界可能向外扩张超越心脏,看似扩张的纵隔。

- 横膈下有无气体。胃泡在左侧,有一个常见的气体影;肝内有气体提示可能存在肠坏死(坏死性小肠结肠炎)。

病因/病理生理

- 慢性阻塞性肺疾病:
  - 表现:过度膨胀的"黑"肺,大的肺动脉变窄,心脏减小。
  - 肺大疱使双侧的肺血管分布减少。血管分布的相对减少形成了黑色的影像学表现。纵隔轮廓不对称提示癌症可能。因为胸内压增加,心影可能变小。
- 局限性气胸:
  - 表现:在肺外野没有肺纹理,脏层胸膜线分隔了肺组织和空气,通常见于肺尖部。
  - 在正常的胸片中,脏层胸膜和壁层胸膜连在一起。在局限性气胸中,空气进入脏层胸膜和壁层胸膜之间,使得壁层胸膜的边界可见。立位片比卧位片更能够敏感地发现局限性气胸(由于重力在顶点处聚集)。
  - 应考虑患者整体的临床表现。一般情况下,稳定的局限性气胸患者可通过观察多张胸片来确认气体的吸收情况。
- 张力性气胸:
  - 表现:患侧胸部完全透明影,纵隔偏离患侧,颈部、腋窝等软组织可能也呈透明影。
  - 单向活瓣原理使空气可以进入胸腔而不能排出。增大的压力推动气管和纵隔结构向对侧移位。
  - 治疗方法是在第 2 肋间隙或腋中线上行紧急穿刺减压术,对于不稳定的患者不需要等待胸片检查结果。
- 纵隔增宽:
  - 表现:在标准后前位片中纵隔的宽度大于 8 cm。注:由于肺过度膨胀或者影像学伪象,有些病变的纵隔宽度可以小于 8 cm。另外,仰卧位可以使上腔静脉充盈,可能影像学上类似纵隔增宽(如果可能,行直立位胸片来减少这种人为因素)。
  - 鉴别诊断包括:主动脉瘤、淋巴结肿大、外伤性主动脉剥离、纵隔肿块。纵隔肿块可以进一步分为上纵隔肿块(甲状腺癌、淋巴瘤、畸胎瘤)、前纵隔肿块(胸腺瘤、淋巴瘤)、中纵隔肿块(恶性肿瘤、淋巴瘤、食管破裂、纵隔积液、心脏压塞)和后纵隔肿块(食管癌、神经源性肿瘤、脊椎损伤)等。
- 肺癌:
  - 表现:肺结节、毛刺状肿块、多发性肿块。
  - 肺部多发的肿块提示转移癌或者败血性肺栓塞,特别是伴有空洞形成时。
  - 评估纵隔轮廓和肺门的扩大。

- 心力衰竭:
  - 表现:肺水肿、肺血管系统扩张、血流向头端集中、肺纹理增加、心影增大、肺血管扩大、心膈角变钝。
- 肺水肿:
  - 表现:Kerley B 线(垂直于胸壁的约 2 cm 的线)、间质性水肿、心影扩大、下肺野血管影改变(重力导致肺下部区域有较多的血流量)、扩张的上腔静脉。
  - 胸片难以区分心源性(流体力学的)和非心源性(渗透性)的肺水肿。
- 急性呼吸窘迫综合征:
  - 表现:广泛的双侧肺部阴影和空气支气管征。
  - 空气支气管征是由周围肺组织水肿加重导致的病理情况,胸片上表现为肺部比正常情况更"白"。这会导致空气和组织间的边界特别锐利。在正常情况下,气道中的黑色空气影和周围肺组织的白色外观有着相对小的差异。
  - 肺炎、肺水肿和急性呼吸窘迫综合征的鉴别比较困难,尤其是伴发肺部弥漫性改变者。肺炎通常呈单侧大叶性改变。
  - 治疗性正压通气可以改善急性呼吸窘迫综合征患者在胸片上的表现,但胸片结果并不能准确指导患者是否具备脱离呼吸机的条件。
- 腹部游离气体:
  - 表现:右侧膈肌下有气体往往提示腹部游离气体,在直立位平片中最易观察到。
- 贲门失弛缓症:
  - 表现:纵隔气液平。突出的食管的条纹状影外观类似于增宽的纵隔。
- 肺钙化:
  - 表现:往往提示良性结节。
  - 已愈合的肺肉芽肿病(组织胞浆菌病、感染或肿瘤治疗后)。
- 吸入性肺炎:
  - 表现:最初,胸片的表现正常;几小时后出现密度的改变,通常在右下叶出现。
- 负压性肺水肿:
  - 表现:广泛的双侧肺部阴影,提示肺泡内积液。
- 异物:
  - 气管内表现:如果出现单向阀效应可以看到肺过度膨胀,若是单纯阻塞则可以看到肺泡塌陷。
  - 食管内表现:在前后位片或后前位片很难发现异常,侧位片可能提供更多的信息。

围手术期相关

- 术前胸片:
  - 美国麻醉医师协会工作指南推荐,在吸烟患者、最近有上呼吸道感染患者、慢性阻塞性肺疾病和心脏疾病的患者,胸片异常的可能性更高。但是高龄、吸烟、稳定的慢性阻塞性肺疾病、稳定的心脏病或已治愈的近期上呼吸道感染不一定构成实施胸片检查的指征。
  - 如果胸片检查结果可能改变麻醉管理方案,可以考虑行胸片检查。
  - 可用以评估及确认起搏器或植入性除颤仪的型号和位置。此外,术前胸片可用于确认有无气胸、检查起搏导线位置是否在心腔内(右心房、右心室),也可查看装置周围有无液体积聚。
  - 导管和引流管。胸片可以显像全身的导管和引流管。若胸片内并没有引流管的显影,可能需要做其他的放射学检查。评估气胸和血胸。
- 术中胸片:
  - 指导导管和引流管的放置,判断有无急性肺部改变。
  - 确定有无留置的手术器械,因放射学检查可以覆盖整个打开的体腔。
- 术后胸片:
  - 确定导管和引流管的位置、肺的状态、气管内导管的深度(隆突上 2 cm)。
  - 明确有无肺不张。若存在肺不张,表现为肺容积减少、纵隔和支气管移位到患侧,但该变化往往比较细微,较难观察到。

妊娠注意事项

虽然胸片的辐射剂量较小,但必须权衡胸片检查的必要性与对胚胎或胎儿的电离辐射两者间的利弊。

🕘 临床要点

- 理想情况下,中心静脉导管的顶端应该置于上腔静脉与右心房的交界处。
- 侧卧位平片可以帮助外科医师鉴别是层状胸腔积液还是包裹性胸腔积液。
- 黏液堵塞可能发生于机械通气的患者,表现为受累侧一个透亮区或者完全性肺部塌陷。有经验的临床医师常常能观察到健侧肺相较于患侧肺显像偏白。
- 确认幽门或幽门后胃管的位置以便给予肠内营养;确认胃管在横膈平面以下,不会与鼻胃管或口胃管相混淆。

胸腔闭式引流 Chest Tubes

Marc A. Logarta, MD, DABA, FANZCA　李悦 译 / 范逸辰 邵甲云 校

基础知识

▪ 概述

• 胸腔闭式引流用来引流积聚在胸膜腔内的液体和气体。积聚的气体或液体挤压肺，通过引流可以达到肺复张的效果，同时改善通气/血流比。如果气体聚集并使胸腔内压力持续升高(如张力性气胸)，引流则可以挽救生命。

• 胸腔闭式引流最早出现于 1870 年。有证据证明，最初希波克拉底(公元前 400 年)曾有过引流胸腔积液的想法。

• 胸膜腔是胸壁内侧的壁层胸膜和肺外侧的脏层胸膜之间的潜在间隙。胸膜间隙中有少量浆液性液体在胸廓运动中起到润滑的作用。

• 胸膜腔有产生负压的功能。因为壁层胸膜紧贴坚硬的胸壁的内侧，胸膜腔负压向外牵拉着脏层胸膜(连同紧贴着的肺组织)，起到了防止肺萎陷的作用。

• 胸膜腔中气体和液体的聚积是病理性的，阻止了肺足够有效的扩张(V/Q 失调)，同时增加了胸膜腔内压(正压可使纵隔移位)。

▪ 生理

• 胸腔闭式引流(又称胸廓造口术)为引流胸膜腔中积聚的液体和气体提供了通道。通过连接一个引流系统(通常包括 3 个分隔的隔室)，建立胸膜腔内单向引流。

• 该系统通过以下生理学原理运行:胸腔内的正压促进液体或气体排出;重力作用有利于排出液体;在液柱中空气上升;抽吸有助于液体和气体排出胸膜腔。

• 正压。自主呼吸(SV)时，胸腔压力在呼气时是正压而吸气时是负压(膈肌下降、胸廓扩张)。因此，当患者呼气时胸膜腔内的气体和液体可被挤压出来。在正压通气期间，胸腔压力在吸气时为正压而在呼气时为负压，压力减小。因此气体和液体在吸气时被挤压出胸膜腔。

• 胸引管。将不同内径的透明塑料管(8F、12F、16F、20F、24F、28F、32F、36F)插入患者的胸膜腔并连接引流装置。插入胸膜腔内的导管有多个侧孔可以促进引流。较小直径的导管可能要通过 Seldinger 技术来

放置，但是更易被体液和血液产生的凝块堵塞，因此更适合引流气体。另外，导管上射线不能透过的标记线可使其在胸部影像学检查中被发现。

• 引流系统(积液腔、水封腔、调压腔)。

- 积液腔。连接到胸引管;空气和液体通过重力、吸力和胸壁正压直接排到积液腔内。积液腔是有刻度的，可以测量引流的液体量，液体会留在积液腔内而不会进入别的腔室，当重力梯度相当时也不会回流至胸膜腔。因为空气在液柱中会向上升，积液腔被设计成气体从一个装有液体的容器的底部进入，只可以向上收集(创建了单向引流)。

- 水封腔。位于中间的分隔室，装有部分水。积液腔中的气体从水封腔的底部进入并作为气泡上升，气体不可能再回到积液腔中(气体在水柱中不可能向下移动)，建立了单向引流。这是至关重要的，否则气体会重新进入胸膜腔。

  ○ 气体漏出:水封腔内有气泡冒出说明胸膜腔内存在气体。

  ○ 气体引流计:可以定性测量气体漏出(不定量，增加或减少)。

  ○ 校准压力计:可以测量胸膜腔内的负压。当胸膜腔内的压力变为负压，水位会上升。当胸膜内负压重新建立时，出现潮汐样效果。潮汐样是指水位的上升和下降，胸膜腔的负压和正压分别相对应(自主呼吸:吸气时上升，呼气时下降)。

  ○ 高负压浮阀和溢流室:这种安全装置可以防止咳嗽、胸管脱离或吸引断开导致的高负压的不良影响。

- 调压腔。是最远端的一个分隔室，将吸引源与水封腔连接在一起。此腔用于控制吸引力的大小从而保护胸膜腔不会受到过大的负压。分隔腔中的水作为吸引源与患者间的一个屏障或缓冲(使吸引力更为温和，而且有助于防止意外吸入过多导致的不良影响)。因此，分隔腔中水的高度决定了胸膜腔中的吸引量。

▪ 解剖

• 患者取仰卧位，头稍稍抬起(30°)。抬高和外展上臂以暴露腋窝，或将手放于头后部。

• 胸腔闭式引流管的置入点在第 3 到第 5 肋间腋中线水平。

• 用手术刀循着肋骨的方向做一个表皮切口，然后用血管钳钝性分离皮下组织。找到壁层胸膜(紧贴于肋骨内侧)，胸膜组织被刺穿并进入胸膜腔(有液体或气体的冲击感)。术者用手指扩张孔道解除粘连。用血管钳钳住胸腔引流管沿着气体和液体聚积的方向置入足够的深度使得所有的排液孔都在胸腔内。一旦到位，将胸腔引流管用褥式缝合的方式固定在皮肤上，保持密闭，与引流系统相连接并保持无菌。当放置较小的胸引管时，可以用 Seldinger 技术来指导胸引管的放置。

• 胸引管放置后应通过胸部影像学检查确定导管的位置是否正确。

• 放置胸引管的相对禁忌证:有出血倾向，胸引管置入点感染，肺大疱或全肺紧贴于整个胸部。

• 放置胸引管的并发症发生率从 3%~16% 不等，包括位置不恰当导致无法排出积聚的液体和气体，横膈、肺、脾、肝或胃裂伤，肋间动脉出血，快速引流大量胸腔积液或胸腔积气后的单侧肺水肿，脓胸，持续空气泄漏。

▪ 病因/病理生理

• 胸引管放置的适应证包括气胸、血胸、脓胸、乳糜胸和胸腔积液。

• 气胸:无论是壁层还是脏层胸膜组织的破损都可以导致胸膜腔内气体积聚。原因包括创伤、胸腔手术和肺疾病[慢性阻塞性肺疾病(COPD)、肺大疱、成人呼吸窘迫综合征(ARDS)、马方综合征、多器官功能障碍等]、放置深静脉导管或周围神经阻滞的并发症、支气管胸膜瘘。其严重程度不一，轻者表现为亚临床状态(即脏层胸膜的一小部分从胸壁分离)，严重者危及生命(张力性气胸)。

• 胸膜组织破坏以及渗透压的病理改变可以导致胸腔积液。原因包括血胸(手术或外伤性损伤)、乳糜胸(淋巴阻塞)、脓胸、胸腔积液(可因心衰、恶性肿瘤、肝硬化、肾病综合征及红斑狼疮等引起)。后果主要由肺扩张性损伤造成，严重程度取决于积液范围大小和积液的时间。除非发生胸膜组

织破损,否则不一定会干扰到胸膜腔负压(因此,不一定会导致完全肺萎陷或危及生命)。

• 奇脉是指吸气相时原本在正常范围内变化的收缩压显著减弱或消失。正常情况下吸气时收缩压下降小于 10 mmHg;在某些疾病状态下,胸腔压力增加,使收缩压下降大于 10 mmHg,这些疾病包括肺炎、血胸、胸腔积液、纵隔积血和慢性阻塞性肺疾病。

■ 围手术期相关

• 胸腔引流管的管理标准、移除方法以及胸部影像学检查方案是可变的,主要取决于外科医师和医疗制度。

• 监护病房(ICU)管理:管理的重点是每天评估胸引管是否保持在原位。临床表现、血流动力学稳定性、有无胸腔渗出、持续出血情况、有无支气管胸膜瘘以及胸部 X 线片表现有助于管理。

- 如果导管有裂缝或者导管上的孔在胸壁外,则会发生气体泄漏。支气管胸膜瘘时也可能发生,这是胸引管放置最可怕的并发症。

- 胸引管引流量:研究显示引流量小于 2 ml/(kg·d)或小于 200 ml/d 就可以拔除胸引管。

- 在吸气末或者呼气末拔除引流管。研究显示两者在气胸复发率方面没有区别。

- 在完成引流后,立即移除水密封装置可能导致复发率、住院率和胸片医嘱率增加(相较于继续予以吸引 24 h 后拔除)。

- 导管脱出:有时为了防止形成凝血块(可能导致胸部紧急情况)会人为将导管拔出一段距离,但是它有形成巨大负压进而损伤肺组织的风险。

- 引流管拔除后常规予以胸片检查,但是研究表明临床检查和判断已经足够。

- 日常胸片并不推荐。

• 监护病房外的管理:

- 操作前评估水封腔对于术中管理是至关重要的。查看是否有气泡存在,若有说明该装置漏气。如果气泡与呼吸周期相一致,这说明有支气管胸膜瘘的可能。

- 观察呼吸周期时的潮汐现象,这种呼吸的波动规律提示了一种特定征象。

- 有气泡冒出的胸腔引流管不能固定,这可能导致空气聚积而形成张力性气胸。

- 除非有特殊的临床情况,都要保持引流系统直立并置于患者下方,以便使液体可以通过重力作用顺利引流。保持水密封性以防空气进入胸膜腔。

- 只有胸膜腔内存在气体或液体积聚时才可以连接吸引。

- 做好应对各种故障甚至胸腔引流管脱落的准备。在紧急情况下需要更换胸腔引流管。

■ 图/表

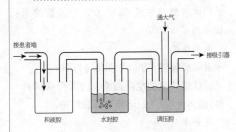

图 1 负压吸引水瓶装置

❓ 临床要点

• 患者在手术前后或者 ICU 期间可能需要麻醉科医师管理胸腔引流管。此外,区域神经阻滞或中心静脉穿刺导致的血胸、气胸可能需要紧急放置胸腔引流管。

• 对在手术室内带有胸腔引流管的患者,麻醉科医师应了解相关的病理生理、管理策略和胸腔引流管引流目标。有问题应该和主要医疗团队进行讨论。

X

 胸主动脉瘤修补术 Thoracic Aneurysm Repair　Alina M. Grigoire, MD, MHS, FASE · Ileana Gheorghiu, MD　卫炯琳 译 / 顾卫东 校

🧠 基础知识

■ 概述

一般情况

• 胸主动脉瘤(thoracic aortic aneurysm,TAA)表现为主动脉局部永久性扩张,直径达正常胸主动脉直径的 1.5 倍以上。胸主动脉瘤可按解剖部位和累及的范围进行分型(Crawford, Debakey, Stanford)。

• 瘤体位于升主动脉或主动脉弓时,胸主动脉瘤修补需在部分左心转流(left heart bypass, LHBP)或股动脉-股静脉转流下进行[结合选择性脑灌注和深低温停循环(deep hypothermic circulatory arrest, DHCA)]。瘤体可累及近端组织结构(主动脉瓣、主动脉环以及瓦尔萨尔瓦窦等),修补术的操作较复杂且需要长时间阻断主动脉。

这些操作可导致血流动力学不稳定,造成脊髓缺血/麻痹。有些胸主动脉瘤(如降主动脉瘤)的修补无须行 LHBP 或股动脉-股静脉转流。

• 开放性手术修补步骤包括手术切开暴露,部分或全量肝素化,部分左心转流或股动脉-股静脉心肺转流(cardiopulmonary bypass, CPB)。在瘤体近端和远端阻断主动脉,打开瘤体,用涤纶补片进行修补,修补结束,开放主动脉;恢复再灌注,充分止血后关闭伤口。

• 血管腔内修补术的开展已越来越广泛,它具有创伤小、恢复快和短期预后好等优点。

体位

右侧卧位,髋部旋转至接近仰卧位。

切口

• 左胸侧切口。

• 行体外循环和深低温停循环时采用胸骨正中切口。

手术时间

平均 4~5 h,取决于手术经验。

术中预计出血量

失血 500~1 500 ml,取决于手术经验。

住院时间

5~10 天。

特殊手术器械

• 部分 LHBP 和选择性器官灌注。

• 股动脉-股静脉转流联合深低温停循环和选择性器官灌注。

■ 流行病学

发病率

• 目前无临床可行的筛查技术。

• 平均每年 10.4/10 万,男女发病率相同。

- 升主动脉瘤占 51%，主动脉弓瘤占 11%，降主动脉瘤占 38%。
- 降主动脉瘤的平均增大速度为每年 0.07 cm，降主动脉瘤的增大速度为每年 0.19 cm，增大速度大于每年 1 cm 是择期修补术的手术指征。

患病率

尸体解剖结果显示，65 岁以下人群的患病率为 400/10 万。

发病情况

- 动脉瘤破裂 5 年的累积风险为 20%。
- 动脉瘤破裂的危险因素：女性、舒张压升高、瘤体大于 5 cm、阻塞性肺部疾病。

死亡率

- 急性主动脉夹层动脉瘤的院内总死亡率为 27.4%。
- A 型：手术治疗死亡率为 26%，药物治疗死亡率为 58%。B 型：手术治疗死亡率为 31%，药物治疗死亡率为 10.7%。

■ 麻醉目标/指导原则

- 主动脉夹层动脉瘤（心脏压塞、进行性出血、心肌缺血和器官灌注不良）常常导致血流动力学不稳定。
- 修补术中会发生显著的血流动力学变化，如大出血、前负荷降低、主动脉阻断导致后负荷剧烈升高、心肌抑制等。
- 神经保护技术包括脑脊液引流、神经电生理监测和 DHCA 时脑电图监测。

℞ 术前评估

■ 症状

- 瘤体增大：声嘶（喉返神经受压）、吞咽困难、红细胞增多症和水肿、充血性心力衰竭（congestive heart failure，CHF）、疼痛（颈部、下颌、心前区、肩胛间）。
- 主动脉夹层/破裂：轻度偏瘫、偏瘫、血流动力学不稳定、心脏压塞、呼吸窘迫、心源性休克。

病史

大多为偶然发现。

体格检查

高血压（hypertension，HTN）或低血压、晕厥、精神状态改变、上腔静脉综合征、心脏压塞（奇脉、颈静脉怒张、Kussmaul 征）、肢体缺血。

■ 用药史

- β 受体阻滞剂：降低主动脉壁张力，降低

心肌氧耗，降低围手术期发病率和死亡率，但会加重已有的左心室功能不全。

- 抗凝药和抗血小板药：影响脑脊液引流管的放置。
- 抗高血压药物：可选用硝普钠和硝酸甘油［均会降低脊髓灌注压（spinal cord perfusion pressure，SCPP）］、尼卡地平。

■ 诊断检查与说明

体格检查

- Hb、WBC、血小板计数/功能、PT/APTT、INR、BUN/肌酐。
- CT/MRI 造影：敏感性 100%，且可评估瘤体范围以及是否累及气管（左主支气管变形）。
- 血管造影：精确定位撕裂部位，明确是否累及根髓大动脉，夹层撕裂至其他大动脉（肾动脉、肠系膜动脉、髂总动脉）。
- 颈总动脉多普勒超声：评估夹层是否累及颈动脉，排除颈动脉内粥样斑块，以免顺行性灌注时发生脑卒中。
- 存在肺部疾病、COPD、阻塞性肺病和肺切除术后的患者行呼吸功能测定，以评估能否耐受单肺通气。
- 超声心动图和多巴酚丁胺负荷试验：评估缺血性心肌病、冠状动脉支架、肺动脉高压（pulmonary hypertension，PHTN）和右心室功能不全。

■ 伴随的器官功能障碍

脑血管、冠状动脉、肺、肾和周围血管病变。

💉 治疗

■ 术前准备

术前用药

- 必要时抗高血压药和抗心绞痛药物持续使用。
- 抗焦虑药物可减少高血压和瘤体破裂的发生。

知情同意的特殊情况

- 不稳定/精神状态改变的患者需急诊处理。
- 签署输血知情同意书。
- 术后可能需要保留气管导管。
- 可能发生脊髓损伤和瘫痪。

抗生素/常见病原体

覆盖革兰阴性菌和阳性菌的广谱抗生素；葡萄球菌最常见，其次是沙门菌。

■ 术中监护

麻醉选择

- 气管内插管（ETT）全身麻醉。
- 可选用硬膜外麻醉，但椎管内血肿的风险增加，并会影响术后神经功能测试。

监测

- ASA 标准监测，留置导尿。
- 诱导前桡动脉穿刺置管（降主动脉瘤手术行右侧置管，升主动脉和主动脉弓动脉瘤行左侧置管）；诱导后股动脉插管（左侧开胸联合 LHBP 时行右侧插管，股动脉-股静脉 CPB 联合 DHCA 时行左侧插管）。
- 外周静脉留置粗套管针，深静脉留置多腔导管。配备快速输液系统。已有左心室功能不全和肺动脉高压者可放置肺动脉导管。
- 测定鼻咽温（nasopharyngeal temperature，NPT）以监测大脑温度，测定膀胱温度（bladder temperature，BT）以监测内脏温度。
- 脑脊液引流监测 CSF 压力和保护脊髓。
- 局部脑氧饱和度：CPB 联合 DHCA 和选择性脑灌注时，评估双侧大脑的氧供是否充分。
- 可选用 BIS：尤其行 LHBP 或股动脉-股静脉转流时。
- TEE：确认动脉瘤的范围和程度，评估血容量状况、心功能、主动脉瓣功能、CPB 联合 DHCA 时左心室减压是否充分。
- 神经监测：CPB 联合 DHCA 时监测 MEP、SSEP 和 EEG。

麻醉诱导/气道管理

- 维持血容量和血流动力学稳定。
- 双腔气管导管（double lumen tubes，DLT）有助于降主动脉瘤的手术暴露，通常用左管（左支气管受压或变形时可考虑用右管）。
- 升主动脉和主动脉弓手术时用单腔 ETT。

维持

- LHBP 使上半身血液重新分布至下半身，降低后负荷和心肌氧耗，并提高 SCPP。肝素化使 ACT 达到 300 s，循环流速维持在 1 000～2 000 ml/min。
- 股动脉-股静脉 CPB 联合 DHCA。完全肝素化，体温降至 18 ℃，核心温度降至 18 ℃ 20 min 后开始 DHCA，缓慢复温（NPT - BT 温差≤2 ℃）。
- 脊髓保护。

- 类固醇可减轻脊髓缺血,甘露醇可增加自由基的清除。
- 不采用转流时,可放置腰椎脑脊液引流管,以行脊髓保护。脊髓灌注压等于平均动脉压减去颅内压。当腰部 CSF 压力高于 10 mmHg 时,间断放出 10 ml 脑脊液,引流速度不能超过 20 ml/h。
- 神经监测。
  ○ 避免吸入高浓度麻醉药,可选用 TIVA (丙泊酚、芬太尼、瑞芬太尼)。在神经监测关键时段,避免快速静注麻醉药,以免产生假阳性。
  ○ 应尽可能避免使用肌松药,或者在 MEP 监测下维持 2~3 次肌颤搐(需与外科医师和神经监测医师商量)。
- 主动脉阻断可致后负荷、前负荷(继发于容量再分布)、心肌氧耗和 ICP 急剧升高。
- 主动脉阻断开放可致低血容量性低血压、血管活性物质积聚、酸中毒和低钙血症。
- 凝血功能障碍常因血液稀释、低体温、血小板数量和功能下降、肝素化以及纤维蛋白溶解引起。建议抗纤溶药物治疗。

拔管/苏醒

如果使用 DLT,应小心更换单腔管(患者可能存在头面部和喉头水肿)。

术后监护

■ 床旁护理

- ICU。
- 维持收缩压 (systolic blood pressure, SBP)>140 mmHg 以保证 SCPP。
- 术后 48 h 内避免使用抗凝药物和抗血小板药物。

■ 镇痛

- 有重度疼痛。
- 局麻药切口浸润。
- 阿片类药物/右美托咪定静滴。

■ 并发症

- 出血、移植物感染、心脏病发作、脑卒中、肾功能衰竭、肠缺血、呼吸衰竭。
- 脊髓损伤由多因素造成:血流阻断、微血管痉挛,脑脊液过多,脊髓动脉血管重建不良。
  - 可用血管升压素使 SBP>140 mmHg 或 MAP>90 mmHg。
  - 引流 CSF,使 CSF 压力≤10 mmHg(引流速度最大不超过 20 ml/h)。

- 可使用类固醇激素和镁剂。

■ 预后

5 年生存率为 56%。

疾病编码

ICD9
- 441.2　未破裂的胸主动脉瘤。
- 747.29　其他主动脉畸形。

ICD10
- 171.2　胸主动脉瘤,未破裂的。
- Q25.4　其他先天性主动脉畸形。

临床要点

- 主动脉阻断前维持低的前负荷。
- 单肺通气期间出现严重低氧时,可要求手术者部分阻断左肺动脉,以减少血液分流至无通气的左肺。
- LHBP 期间血压下降,TEE 证实 LV 功能正常而充盈不足时,则可减少 LHBP 流量以增加 LV 前负荷。
- 主动脉阻断期间,由于侧支循环失血,可致急性血流动力学不稳定。

血管紧张素

Zhuang-Ting Fang, MD, MSPH　周姝婧 译 / 王祥瑞 校

基础知识

■ 概述

- 血管紧张素:
  - 是一种天然的激素,是肾素-血管紧张素-醛固酮系统(RAAS)的一部分。
  - 在动脉血压急性、持续性降低及交感输出增强的情况下受到反应性刺激后分泌。
  - 一种直接的、强有力的动脉收缩剂(血管紧张素 II)。
  - 可刺激肾上腺皮质释放醛固酮。
- 靶向作用于血管紧张素受体或血管紧张素转换酶(ACE)的药物已被开发用于治疗高血压,这些药物对麻醉管理有着重要的影响。

■ 生理

- 人体有 3 种控制系统调节动脉血压:

- "瞬时控制":自主神经系统反射能够控制每分钟的血压变化。
- "中间控制":肾素和血管紧张素。
- "长期控制":发生于血压下降后数小时,通过调节水钠平衡实现对血压的控制。该过程由醛固酮所介导,目标是使血压恢复至正常水平。
- 肾素:
  - 合成并储存于肾入球小动脉的球旁细胞内。
  - 使肾灌注压下降的因素可刺激其分泌,这些因素包括脱水、急性出血、肾动脉狭窄或慢性低钠血症。
  - 可使循环内的血管紧张素原转换形成血管紧张素 I。
- 血管紧张素原在肝脏合成并释放进入血浆。
- 血管紧张素 I:

- 一种十肽激素原。
- 并不是所有的血管紧张素 I 都是在肾素的作用下由血管紧张素原转换而来,它也可以产生于血管内皮。
- 血管紧张素 II:
  - 八肽。
  - 并不是所有的血管紧张素 II 都是在 ACE 的作用下由血管紧张素 I 转换而来,它也可以产生于血管内皮。
  - 血浆半衰期约为 50 s,迅速被多种酶从循环中清除,这些酶就是所谓的血管紧张素酶。
  - 在以下方面具有重要的生理学活性:
    ○ 心血管系统:血管紧张素 II 与位于血管平滑肌上的血管紧张素 AT1 受体(G 蛋白偶联受体)相结合,导致毛细血管前小动脉和毛细血管后小静脉收缩。它的作用是去甲肾上腺素的 40 倍,这使它成为最

有力的内源性血管收缩剂。此效应在皮肤、内脏血管床和肾脏尤为显著,可导致这些器官的血流量下降。冠状动脉和脑动脉血流量也有所下降(程度较轻)。这些升压反应并不会导致反射性心动过缓,因为血管紧张素Ⅱ的作用机制是中枢性地将压力感受器反射重调至较高的压力水平。血管紧张素Ⅱ对心肌细胞的直接促有丝分裂效应可影响心肌重塑,由此可降低心肌收缩性,并在慢性刺激的作用下导致心肌肥大。

○ 中枢神经系统:血管紧张素Ⅱ作用于髓质血管运动中枢可导致持续性高血压。它也可增加血管升压素和促肾上腺皮质激素(ACTH)的释放,并调节脑下垂体内催乳素的释放。

○ 外周自主神经系统:血管紧张素可刺激肾上腺髓质的嗜铬细胞释放儿茶酚胺,这是嗜铬细胞瘤相关的显著高血压的潜在机制。

○ 肾上腺皮质:血管紧张素可刺激肾上腺皮质内醛固酮的合成和分泌,导致钠潴留和肾脏分泌钾和氢。

- 它可调节排卵、卵巢内激素的生成和睾丸内激素的生成,可能对先兆子痫的症状也有部分作用。

■ **解剖**

• 肾脏:产生肾素。

• 肝脏:产生血管紧张素原。

• 血管内皮:产生血管紧张素(血管紧张素Ⅰ的90%和血管紧张素Ⅱ的64%由内皮细胞产生)。

• 肺:含有最高浓度的ACE(肽基二肽酶)。

■ **病因/病理生理**

• 高血压:肾素和血管紧张素水平升高导致血管阻力增加,这被认为是特发性高血压的机制之一。

• 冠状动脉疾病:在高血压患者,其心肌梗死的发病率与血浆肾素活性独立相关。血管紧张素Ⅱ的生长效应在冠状动脉粥样硬化和外周血管疾病的发展中可能起着重要的作用。

• 心肌肥厚:其形成不仅是因为由高血压所致的心脏工作负荷增加,血管紧张素Ⅱ对心肌细胞的促有丝分裂作用也有一定的影响(在心肌细胞重塑中起到一定的作用)。

• 肾素分泌瘤。

• 分泌血管紧张素的肿瘤。

■ **围手术期相关**

• ACE抑制剂(ACEI)或血管紧张素受体拮抗剂/抑制剂(ARB)常用于高血压、慢性心力衰竭或糖尿病肾病的治疗。

- 心率:微小效应。
- 收缩性:反射性增加。
- 心输出量:间接增加。
- 血压:降低。
- 全身和肺血管阻力:直接降低。
- 前负荷:降低。
- 肾血管阻力:降低。
- 尿钠排泄:增加。
- 副作用和不良事件:
- 显著的、长时间的低血压:RAAS系统负责维持手术期间的正常血压,尤其当低血容量和血管阻力下降时更是如此。术前服用ACEI或者ARB的患者在术中可能因为这一生理反射受到抑制而发生显著的持续性低血压。服用ACEI或者ARB的患者术前是否应该停药目前还存在争议。

- 由于激肽水平升高而导致持续性干咳和血管性水肿。ARB药物此类不良反应的发生率较低。

- 醛固酮水平降低导致高血钾。

- 加速肾动脉狭窄患者的肾衰竭,以及因收缩肾小球出球小动脉导致肾小球滤过率(GFR)增加。

- 血管紧张素"逃逸":并不是所有的血管紧张素都来源于RAAS系统,存在于心脏和血管内的ACE可产生有害的局部效应。

- 妊娠:可能导致先天性畸形和胎儿异常。

• 益处:可减轻术中手术应激引起的交感张力增高所致的血管收缩的程度,因此它可在地增加重要器官的灌注并维持其正常功能。

🐾 **临床要点**

• 血管紧张素是一种内源性激素,是肾素-血管紧张素-醛固酮系统的一部分,可利用其药理学特性治疗高血压。

• 接受ACEI和ARB治疗的患者围手术期发生难治性低血压的风险增加。但是,该说法已经受到了质疑,目前尚缺乏基于强有力证据的指南指导这些长效药物的术前管理工作。

血管顺应性 Vascular Compliance　　　　Viachaslau Barodka, MD　张细学 译 / 顾卫东 校

🐾 **基础知识**

■ **概述**

• 血管顺应性是血管随跨壁压(血管内压力－血管外压力)的增加而扩张和增加容积的能力:$C = \Delta V/\Delta P$。其中,ΔV是容量的变化值,ΔP是压力的变化值。

• 容量是指在一定压力下储存在血管内的血液量。

• 扩张性等于顺应性除以初始容量。

• 动脉顺应性是指主动脉、颈动脉等大动脉的弹性指数,常作为动脉硬化的指标。

• 血管硬度是顺应性的倒数。对于动脉血管,硬度是更常用的指标。

• 每搏量和脉压可用于评估动脉的顺应性或硬度。临床上,脉搏波传导速度是指脉搏沿动脉传播的速度,是反映动脉硬度的最佳指标。

• 导致血管顺应性下降(硬度升高)的因素有:

- 高龄。
- 糖尿病。
- 肾衰竭。
- 短期或长期吸烟。
- 基础血压高。

■ **生理**

• 静脉:

- >70%的全身血容量存储在静脉中。静脉是高容量血管,可以在低压力下存储大量血液。

- 在低静脉压下,静脉顺应性是动脉的10～20倍。在高压力时(如外周静脉用作冠状

动脉旁路移植术的桥血管时),静脉顺应性变得与动脉顺应性相似。

- 静脉顺应性通过前负荷影响心血管系统。

• 动脉血液呈搏动状,在一定的脉压变化下,动脉的半径、直径、流量或横截面积的改变可用于测定动脉顺应性。其影响因素包括:

- 弹性蛋白和胶原蛋白:弹性蛋白纤维类似"缓冲垫",可增加动脉的顺应性(降低硬度)。大动脉(主动脉和颈动脉)富含弹性蛋白,因此可被拉伸并容纳每搏输出量。胶原纤维提供结构支持,不能被拉伸。

- 扩张压:源自容量的改变。随着压力的不断变化,血管的顺应性并不是一成不变的。压力较高时,血管的容量和顺应性下降(余地更小),处于容积压力曲线的平台段。压力较低时,血管的容量和顺应性增加(余地更大),处于容积压力曲线的陡直段。

- 变化速度:血管快速扩张时比缓慢扩张时更硬。

- 血压:影响血压的因素(血管张力、循环血容量、每搏量、心率、心肌收缩力、仰卧位相对于直立位)都直接或间接地影响顺应性和硬度。

  ◦ 血管张力的影响较显著:血管平滑肌松弛则顺应性增加,收缩则顺应性降低。
  ◦ 硬化的动脉顺应性较差,容纳每搏量的能力下降。
  ◦ 昼夜变化:与血压一样,血管顺应性或硬度也存在昼夜变化,睡眠时硬度增加。

- 年龄:年轻人的弹性血管有较好的扩张性(顺应性高,硬度低)。随着年龄的增长,血管的扩张性/顺应性下降,硬度增加。原因包括:弹性纤维断裂和退化、胶原纤维增加、血管壁增厚、动脉粥样硬化形成和血管腔扩张。

• 动能:每次心搏量仅占总血流量的 5%。95% 的能量以势能储存于扩张的大动脉内。由于大动脉存在缓冲效应,血压搏动中储存的能量绝大部分消耗在大动脉中。最终,血流几乎以层流形式稳定流经外周小动脉和毛细血管。

• 脉搏波传导速度的测定:测量动脉树上两点之间的距离,常选取颈动脉和股动脉,或颈动脉和桡动脉;测量心电图上 R 波与动脉测量部位搏动波的起点或波峰之间的时间间隔,得出"传导时间"。

- 年轻人的脉搏波传导速度为 4~6 m/s;65 岁时增加到 10 m/s,并随年龄增加而继续加快。

• 市场上的测量动脉硬度的仪器:多数利用压力计测定外周动脉波形,进而演算出动脉硬度。中心动脉压力波形是通过基于转换函数的数学模型推算而来的。

■ 解剖

• 血管壁由内向外可分为 3 层。
- 内膜:最内层;由单层内皮细胞组成。
- 中层:中心层;最厚,富含血管平滑肌细胞和弹性蛋白。
- 外膜:最外层;主要由胶原蛋白构成,为血管壁提供机械支撑。

• 主动脉:主动脉近心端的弹性比远心端好,弹性蛋白的比例也较胶原蛋白高。外周动脉的平均压比升主动脉仅下降 1~2 mmHg,说明大动脉有很好的缓冲功能和管道功能。在收缩期,大动脉通过缓冲效应将泵入血所具备的能量存储起来,在舒张期释放储存的能量,将血液向前推进。

■ 病因/病理生理

• 失去顺应性或血管硬度增加的表现:
- 收缩压上升。
- 舒张压下降。
- 脉压上升。
- 平均动脉压不变。
- 脉搏波传导速度上升。
- 压力一定时血容量下降。

• 伴随的器官效应:
- 血管硬化后失去顺应性,使器官暴露于高的脉压下,导致动脉重构以及脑和肾脏微循环受损。
- 心室肥大。长期血管顺应性下降表现为左心室后负荷增加,为代偿工作负荷的增加,心脏变得肥大。这会增加氧需(更多心肌纤维)和降低氧供(增厚的心肌使毛细血管更难灌注到心内膜层),最终进展为心脏舒张功能障碍和心衰。
- 硬化血管和硬化心脏的血管-心室偶联可破坏对压力流量的调节功能(包括冠状动脉血流),导致心血管储备功能下降,更易发生心血管疾病。
- 目前普遍认为,血管硬度增加是血管疾病敏感的早期监测指标。

• 硬化:动脉硬化是指大的管道动脉失去顺应性和发生硬化;而动脉粥样硬化是指动脉内膜形成粥样斑块。

• 衰老:
- 即使没有动脉粥样硬化性疾病,动脉血管

壁也会不断增厚,这是内膜增厚以及血管中层和外膜层不断硬化的结果(弹性纤维断裂、血管平滑肌细胞数量减少、胶原蛋白积聚)。

- 20~80 岁,脉搏波传导速度升高 2 倍,主动脉的顺应性下降 4 倍。

• 细胞外基质蛋白交联:晚期糖基化终末产物和谷氨酰转氨酶 2 的活性增加,使得结构蛋白之间发生不可逆交联,导致血管顺应性下降。

• 遗传学:来自 Framingham 心脏病研究的资料显示,主动脉硬化具有遗传学特征。血管紧张素受体、金属蛋白酶、纤维蛋白-1 和内皮素旁路的基因多态性均可影响中心血管的硬度。

■ 围手术期相关

• 血管顺应性下降的指标(如脉压增宽)可作为心脏手术患者发生肾脏、神经系统和心血管事件的独立预测因子。

• 血流动力学:动脉顺应性降低时,心脏需要更高的收缩力才能射出等量的血液。心肌长期做功增加可致左室肥大、舒张功能障碍,最终形成心衰。

• 血管顺应性下降和硬度增加可致脑和肾的血管自动调节功能受损或自动调节的范围降低。在正常"可接受"的血压下,此类患者可能发生器官低灌注。因此,需要将其围术期平均动脉压维持在较高水平。

■ 公式

• $C = \dfrac{\Delta V}{\Delta P}$。

  其中 C 指顺应性;ΔV= 容量变化;ΔP= 压力变化。

• $E = \dfrac{1}{C} = \dfrac{\Delta P}{\Delta V}$。

  其中,E= 弹性;ΔV= 容量变化;ΔP= 压力变化。

❷ 临床要点

• 降低血管硬度与降低心血管风险相关。

• 有报道,规律的体育锻炼可减缓伴随年龄增长的动脉硬化,可改善动脉的顺应性。

• 相对于利尿剂和 β 受体阻滞剂而言,首选硝酸盐类、血管紧张素通路阻断剂和钙通道阻滞剂降低中心动脉硬度,这些药物可改善患者的预后。其预后的改善不依赖于血压的下降。

• 动脉硬化后,需要更大的收缩力才能使其扩张和容纳心脏射出的血液。收缩力的增加来自心脏,心脏需加强收缩才能适应动脉硬化。长期负荷的增加可致左室肥大,并可能诱发左心衰。此外,心脏收缩时间会延长,舒张期时间则缩短(舒张期才有冠状动脉灌注)。因此,肥厚的心脏在氧需增加的同时氧供减少,从而导致心肌损伤的发生率明显增加。

血管性血友病 Von Willebrand's Disease

Annie D. Lee, MD • Judith A. Turner, MD, PhD   方铮 译 / 顾卫东 校

基础知识

▪ 概述

• 血管性血友病(von Willebrand's disease,vWD)是最常见的遗传性出血性疾病,它是由 von Willebrand 因子(vWF)缺陷或水平低下造成的。
• vWF:
 - 是一种黏性糖蛋白。
 - 在初步凝血(血小板黏附)和继发(血块形成)凝血中发挥作用。
 - 充当另一凝血级联蛋白(Ⅷ因子)的稳定剂。
• 可分为 3 种主要的疾病类型,分别有不同的发病率、死亡率和治疗方法:参阅"分类"部分。

▪ 流行病学

发病率
男女的发病率相同。

患病率
• 全世界 0.57%～1.15%。
• Ⅰ型:占所有病例的 70%～80%。
• Ⅱ型:占所有病例的 15%～20%。此类型中Ⅱ A 亚型最常见。
• Ⅲ型:非常罕见。

发病情况
多变,取决于类型。

死亡率
取决于疾病的严重程度。

▪ 病因/危险因素

• vWD 源于 12 号染色体的基因突变。
• Ⅰ型:常染色体异常,有不同的外显率。
• Ⅱ型:常染色体显性或隐性遗传。
• Ⅲ型:纯合子为重症型,杂合子为亚重症型。
• O 型血:无论是否为 vWD,在普通人群中,O 型血患者的 vWF 水平常降低 25%～30%,可能与 O 型血患者的 vWF 因子清除率增加有关。

▪ 病理生理

• vWF 合成并储存于巨核细胞和内皮细胞(损伤时 vWF 暴露,从而帮助迅速启动凝血)。
• 初步凝血:vWF 结合并激活血小板表面的受体糖蛋白 lb。激活的血小板进而:
 - 黏附和聚集其他血小板。
 - 黏附于血管壁。
• 继发凝血:vWF 与凝血因子Ⅷ结合,伴随其到达血管损伤部位,同时能稳定Ⅷ因子,延长其半衰期。
• 因此,vWF 缺乏或者水平降低可影响血小板的黏附和血液凝固,继而导致出血风险增加。

▪ 麻醉目标/指导原则

• 根据手术或围产期出血的风险,判断是否需要预先治疗 vWF 和(或)输血。
• 对于近期确诊的病例或接受长时间大手术的患者,应该提前数周请血液科医师会诊。可能的话,重症患者应请血液科医师一起管理。
• 实施区域麻醉前,需要仔细评估 vWD 的严重程度。

术前评估

▪ 症状

• 轻中度:易出现瘀斑、鼻出血、牙龈出血、月经过多、黑便/便血、血尿。
• 重度:关节血肿,自发性无法控制的出血。

病史
• 出血性疾病的家族史或易自发性出血。
• 输血史、与操作不相称的出血。

体格检查
• 异常出血的证据,大片瘀斑。关节血肿(严重的关节疼痛和肿胀)。
• 严重贫血。

• 血小板减少。
• 肝病。

▪ 治疗史

冷沉淀(cryoprecipitate, CPT)可用于控制急性出血,也可使用新鲜冰冻血浆(FFP),但需要大量 FFP 才能起到止血作用。

▪ 用药史

• 去氨加压素(desmopressin, DDAVP):Ⅰ型和ⅡA 型的一线治疗药物,0.3 μg/kg 溶于 30～50 ml 生理盐水,30 min 内缓慢静注或鼻喷。刺激内皮细胞释放 vWF(可同时增加Ⅷ因子,机制不明),如需要,每隔 12～24 h 可重复给药,但可能发生快速耐药。
 - 心血管疾病可能是药物禁忌证。
 - 妊娠期可安全使用,因药物基本不通过胎盘。
 - <2 岁的小儿不能使用。
 - 由于 DDAVP 会诱导血小板减少,通常ⅡB 型禁忌使用,但也有临床获益的病例报道。术前需先给予试验剂量,并检测血小板数量。
• vWF 替代治疗:Ⅰ型和Ⅱ型的二线治疗治疗药物,可作为对 DDAVP 无反应的Ⅱ型和Ⅲ型的一线治疗药物。通常给予Ⅷ因子浓缩物和不同量的 vWF(例如,Haemate-P、Alphanate、BPL8Y)。VHP-VWF 是一种 vWF 浓缩物,仅在法国有售。
• 静脉注射免疫球蛋白:遗传性疾病的三线治疗药物(1 g/kg×2 天),也可用于获得性 vWD 的治疗。
• 可考虑使用抗纤溶药物(如氨基己酸或氨甲环酸)。
• 术野使用纤维蛋白胶也许有效。
• 月经过多的治疗:联合使用口服避孕药和左炔孕酮宫内节育器。

▪ 诊断检查与说明

• vWF 抗原(vWF 的量,"定量")。

- vWF 瑞斯托霉素辅因子的活性(vWF 的 vWF - RCo -功能)。
- PTT:延长见于Ⅷ因子显著缺乏患者。
- 血小板检测:血小板计数仅提供量化指标,无法反映血小板的质量。功能监测包括聚集率测定、流式细胞仪检测、血栓弹力图(thromboelastography, TEG)等检查方法。
- 血型鉴定和筛查/交叉配型:没有明确的指南,推荐所有外科手术均行血型鉴定和筛查(临床判断可用于浅表小手术),大手术或有大出血可能的手术需行血型鉴定和交叉配血。

▪ **延迟手术情况**

- 少量出血:止血后推迟手术 1～5 天。
- 大量出血:止血后推迟手术 7～14 天。

▪ **分类**

- Ⅰ型:vWF 水平低;病情最轻。
- Ⅱ型:vWF 水平低且有缺陷。
- ⅡA 型(最常见):介导血小板黏附的高分子量多聚体复合物异常(定性),vWF 水平下降(定量),同时合并Ⅷ因子水平降低。
- ⅡB 型:高分子量多聚体复合物减少(定性),导致血小板糖蛋白 lb 亲和力增加,伴有血小板间歇性减少。
- Ⅲ型:无 vWF,Ⅷ因子水平降低(最重,罕见)。
- 获得性:与心脏瓣膜疾病、血管发育异常、血小板增多症、甲状腺功能减退相关。

 治疗

妊娠注意事项

- 尽管 vWD 患者怀孕后 vWF 和Ⅷ因子会生理性升高,但围产期出血风险仍较高。此外,会发生血小板生理性减少。
- vWF 监测:任何有创操作前均应检测 RCo 和Ⅷ因子水平,妊娠晚期应至少检测一次。分娩前,两者水平均需>50 U/dl,并且分娩后需维持此水平 3～5 天(推荐每天检测,以预防/减少产后出血)。虽然这方面还没有共识,但有专家认为这是区域麻醉的"安全"水平。
- 权衡各自的风险和收益后,可考虑预防使用 CPT、FFP、DDAVP 以及凝血因子替代治疗。
- 由于存在迟发性出血的风险,产后至少需持续监测和(或)治疗 2 周。

▪ **术前准备**

术前用药

可根据血液科专家的建议和(或)在紧急、急诊手术中使用 DDAVP、FFP 或凝血因子替代治疗。

儿科注意事项

<2 岁的小儿不能使用 DDAVP。

老年人注意事项

- 由于会增加心梗风险,DDAVP 用药前需对心血管疾病进行评估。
- 需监测电解质。

知情同意的特殊情况

- 出血风险增加。
- 可能需输注血制品。

▪ **术中监护**

麻醉选择

必须认真考虑椎管内麻醉的出血风险。如弊大于利,应避免此类操作。

监测

对于有大出血可能的高危手术,可考虑建立中心静脉通路。采用超声引导有助于降低意外穿破动脉的风险。尽量选择颈内静脉或股静脉穿刺,因为它们比锁骨下静脉更易压迫止血。

麻醉诱导/气道管理

气管插管时应小心,避免出血。

维持

仔细进行液体管理并观察失血。需要时输注含 vWF 的浓缩物和(或)浓缩红细胞(packed red blood cells, pRBCs)。此外,DDAVP 可作用于肾集合管,具有抗利尿作用,因此需警惕"水中毒"。

拔管/苏醒

如担心气道出血,拔管时可考虑使用交换导管。

 术后监护

▪ **床旁护理**

取决于术中的液体出入量。

▪ **药物处理/实验室处理/会诊**

- 可能需要请血液科会诊,尤其对于Ⅲ型 vWD 患者。
- 仔细监测全血细胞计数、凝血功能、vWF(RCo 和Ⅷ因子);如使用 DDAVP,需监测电解质。
- 药物副作用。

▪ **并发症**

- DDAVP 可能导致低血压和低钠血症,并可增加冠心病患者发生心梗的风险。
- 过量输注Ⅷ因子可引起血栓形成。
- 输血相关风险:感染、免疫介导。

疾病编码

ICD9

- 286.4 血管性血友病。

ICD10

- D68.0 血管性血友病。

临床要点

- 早期请血液科专家会诊,以制订最合理的干预措施。
- Ⅷ因子是出血相关并发症的最佳预测因子。
- DDAVP 是Ⅰ型和ⅡA 型 vWD 的一线治疗药物;用于ⅡB 型可致 DDAVP 诱导的血小板减少症;DDAVP 对Ⅲ型无效。

血红蛋白 Hemoglobin

Michael P. Hofkamp, MD · Russell K. McAllister, MD 张毓文 译 / 张晓庆 校

基础知识

▪ **概述**

- 血红蛋白(Hb)是红细胞内负责转运氧及维持酸碱平衡的分子。
- 每克血红蛋白可结合 1.34 ml 氧气。

▪ **生理**

- 血红蛋白具有 4 个共价结合的多肽链(α-1、α-2、β-1、β-2)。每条多肽链含有一个

血红素基团,血红素中二价铁离子与氧气结合。亚铁血红素疏水端与蛋白质结合,亲水端位于表面。此结构为 4 个血红素基团形成的球状结构,可结合 4 个氧分子。

- 血红蛋白最初在肺毛细血管内与氧结合,然后释放到组织。血红蛋白有 4 种形式:氧合血红蛋白(与氧气结合)、去氧血红蛋白(未与氧气结合)、氨基甲酰血红蛋白(与二氧化碳结合,转运二氧化碳)及高铁血红蛋白(还原型血红蛋白,不能与氧气结合)。

- 氧合血红蛋白解离曲线描述氧分压及血红蛋白结合氧浓度之间的关系。正常情况下氧解离曲线指氧分压 26 mmHg 时 50% 血红蛋白与氧气结合(P_{50})。

- 协同结合。
 - 氧气与二价铁结合促使血红蛋白结构改变,更易于其他血红蛋白与氧气结合。
 - 氧离曲线为"S"形,氧分压升高血红蛋白更易于氧气结合。相反,氧分压降低血红蛋白不易与氧气结合。曲线斜率反映了此关系。

- 氧离曲线右移反映血红蛋白与氧气结合能力下降,促进氧气向组织释放。以下情况使氧离曲线右移:
 - 酸血症。
 - 2,3-二磷酸甘油酸升高(慢性低氧血症或贫血)、二氧化碳或环境温度升高。
 - 妊娠(先兆子痫减少)。
 - 镰状细胞性贫血。

- 氧离曲线左移反映血红蛋与氧气结合能力提高。这对组织低氧是有利的。下列情况氧离曲线左移:
 - 碱血症。
 - 胎儿血红蛋白及胎儿循环升高($P_{50} = 19$ mmHg),血红蛋白 F 在子宫内与氧结合,在胎儿缺氧组织释放。
 - 高铁血红蛋白血症或一氧化碳中毒(详见下文)。
 - 大量输注库存血。

- 最近有证据指出血红蛋白可将 NO、血管舒张药物转运到组织。

- 血红蛋白通过肽链组氨酸残基起到缓冲作用。

- 红细胞黏附度与血管阻力有关。血管阻力=[(黏附度×长度)/直径⁴]。由于压力=流量×阻力,因此黏附度与压力呈正相关。

- 促红细胞生成素由肾脏及肝脏产生,促进红细胞生成。

■ **解剖**

成人血红蛋白由 HbA、HbA₂ 及 HbF 组成。
- 95%～98%的成人血红蛋白为 HbA。
- 2%～3%为 HbA₂。
- 不到 2%为 HbF。

■ **病因/病理生理**

- 贫血:血红蛋白不足。
 - 主要因失血、红细胞生成减少或红细胞破坏增多所致。
 - 女性月经引起的缺铁性贫血可通过补充含铁丰富的食物纠正。
 - 恶性贫血由胃内缺少相关因子引起维生素 B₁₂ 吸收障碍造成。
 - 血液黏度下降可引起血压下降。

- 红细胞增多症:血红蛋白过量。
 - 红细胞增多症为遗传性疾病。
 - 获得性红细胞增多症多由慢性缺氧导致,包括 COPD、睡眠呼吸暂停、先天性心脏病。有报道运动员通过促红细胞生成素增加血红蛋白量。
 - 过量红细胞增多使血液黏度增加,可引起血栓形成,导致脑卒中、心脏卒中。

- 镰状细胞贫血。
 - HbS 为 HbA 编码异常产物(β-亚单位第 6 位谷氨酸以缬氨酸代替导致),造成亲水基外臂多 1 个疏水基。在缺氧环境下,去氧血红蛋白在疏水基上结合另一个去氧血红蛋白引起聚合反应。纯合子患者影响少见,而杂合子患者多携带此种变异基因。
 - 病理生理学。HbS 红细胞寿命仅为 10～20 天,而 HbA 正常红细胞寿命为 120 天,因此会导致贫血。镰形红细胞容易聚集导致器官血流减少甚至梗死。HbF 代偿性增多。
 - 管理。保持容量(避免脱水),必要时换血疗法;充分镇痛;避免形成镰形红细胞因素,如缺氧、低体温及血流停止(如止血带)。

- 珠蛋白生成障碍性贫血。
 - α 型:由 α-1 或 α-2 基因缺失导致。严重程度与受影响基因数量有关。
 - β 型:由 β-球蛋白基因缺陷导致。未成年人可表现为血红蛋白减少、小细胞贫血。HbF 升高,氧离曲线左移。"库利"贫血(严重的 β-珠蛋白生成障碍性贫血)可表现出严重的婴儿期病变,包括上颌骨过度生长、充血性心力衰竭、心包炎、室上性心动过速、肺心病及肝大。治疗包括支持治疗、输血维持 Hb 在 9 g/dl(90 g/L)以上。

- HbC:
 - β-球蛋白第 6 位谷氨酸被赖氨酸取代。
 - 常染色体隐性遗传,杂合体无症状;相反,纯合体患者存在广泛溶血。

- HbE:
 - 与 HbC 类似,谷氨酸被赖氨酸取代,但取代位置是第 26 位。
 - 与 HbC 类似,为常染色体隐性遗传,杂合体无症状,纯合体表现为广泛溶血性贫血。

- HbA1c。血红蛋白与葡萄糖结合为糖化血红蛋白。血红蛋白与葡萄糖结合越多,糖化血红蛋白越多。因此,HbA1c 是较好的监测血糖的指标,常用于糖尿病血糖控制监测。

- 高铁血红蛋白血症。
 - 二价铁被氧化为三价铁。高铁血红蛋白失去与氧气结合的能力,影响氧气到组织的转运。
 - 高铁血红蛋白吸收指脉氧两种波长的光,比值为 1。此比值正常情况下测定的饱和度为 85%。
 - 氧化剂[如丙胺卡因(乳剂)、普鲁卡因(苯佐卡因喷雾™)、氨苯砜、硝酸盐及苯胺]可导致高铁血红蛋白血症。
 - 高铁血红蛋白血症缺乏还原型辅酶(即 G-6-PD 缺乏,丙酮激酶缺乏),高铁血红蛋白转化为正常血红蛋白能力降低。
 - 高铁血红蛋白血症治疗,应用亚甲蓝 1～2 mg/kg 缓慢静注 5 min 以上(禁用于 G-6-PD 缺乏者,因可引起溶血)。

- 一氧化碳(CO)中毒。
 - 绝大多数为暴露在 CO 气体下导致(长期吸烟、火灾),也可由不恰当的汽车废气排放导致。
 - CO 与血红蛋白结合力为氧气的 300 倍。
 - 血红蛋白与 CO 结合后不能向组织供氧。
 - 指脉氧饱和度检查不能发现 CO 中毒引起的缺氧。
 - 高压氧可用于临床治疗 CO 中毒。

■ **围手术期相关**

- 组织氧供依赖于与氧气结合的血红蛋白水平。

- 输血。
 - 血红蛋白可通过输注红细胞悬液(最常见)或全血获得。
 - 输注血红蛋白的唯一指征是提高血液携氧能力。不同于晶体液及胶体液,输注红细胞悬液扩容效果差。然而,由于其能增加血液黏度,可以提高血压。

- 输血指征:

- 已存在或即将发生组织缺氧。
- 评估氧合是一个临床难点。综合判断重要体征，晶体、胶体入量，失血量，酸碱平衡，乳酸中毒情况，Hb/Hct 及氧饱和度可帮助指导。
- 基于黏度及心脏泵功能，血红蛋白发挥最大载氧能力为 10 g/dl(100 g/L)。然而，没有 Hb 输注的绝对指征。存在心脏疾病患者通常维持 Hb 在 10 g/dl 以上。此外健康患者最低可耐受 6 g/dl(60 g/L)。
- 镰状红细胞病。
- 主要的支持治疗是维持血容量、氧供及体温，避免血管阻塞。
- 存在贫血征象考虑输注红细胞悬液(如呼吸困难、高心输出量、心力衰竭及体位性低血压)。
- 缺血性神经系统疾病。
- 贫血被认为是围手术期视神经缺血失明的危险因素之一。
- 宗教信徒：
- 患者通常拒绝接受输血，即使是在生命安全受到威胁时。
- 有报道有的信徒在 Hb 3 g/dl(30 g/L)时仍存活。
- 针对此类人群需尽量减少出血。部分信徒可接受外科手术时抢救性自体血回输。血液稀释需在围术期收集患者全血，应用晶体或胶体补充容量。此方法不减少失血量(不同于控制性降压)，但是可减少红细胞丢失(丢失的血细胞压积较低)。然而，一些信徒拒绝接受应用此项技术的自体血。
- 新型指脉氧可以连续监测血红蛋白及异常血红蛋白水平。
- 寻求替代血红蛋白载氧的研究正在进行，如全氟化碳，但仍不能替代红细胞输注。

妊娠注意事项
妊娠期生理性贫血。血容量增加超过红细胞增加引起相对性贫血。妊娠期 Hb 正常值为 11 g/dl(110 g/L)。心输出量代偿性增加，同时氧离曲线右移。

儿科注意事项
出生后正常呼吸引起氧合增加，引起组织氧分压猛增；可引起促红细胞生成素负反馈抑制导致贫血。在出生后 6~8 周促红细胞生成素产生前血红蛋白正常值降低。此类贫血多不需要处理。

老年人注意事项
老年人心脏病风险增加，需保持血红蛋白在 10 g/dl(100 g/L)以上。

▪ 公式
估算动脉血氧含量：$CaO_2 = (SaO_2 \times Hb \times 1.34) + 0.003(PaO_2)$
- CaO_2 为动脉血氧含量，SaO_2 为氧饱和度，PaO_2 为氧分压。

❓ 临床要点
- 输注红细胞的目的是提高携氧能力。
- 羟基脲可增加镰状细胞病患者胎儿血红蛋白量。
- 使用重组人红细胞生成素(重组红细胞生成素针剂™、普罗克瑞™)可避免慢性贫血患者输血。应用促红细胞生成素的食物及药物(FDA)需标注黑框，避免患者血红蛋白超过 12 g/dl，防止血栓形成。FDA 推荐应用最低剂量促红细胞生成素，缓慢提升 Hb 至可避免输血的水平。

X

血浆渗透压 Plasma Osmolality

Erik Olness, MD · Stephen O. Bader, MD 孙秀梅 译 / 张晓庆 校

基础知识

▪ 概述
- "渗透压"和"渗透浓度"是相同的术语，两者可互换使用。
- 渗透压是指 1 L 溶液中溶质的摩尔数。
- 渗透浓度是指 1 kg 溶液中溶质的摩尔数，常用于以下两种情况：
  ○ 水分子量代表水分子数量比水容积更准确，因为分子量不随温度变化而变化，但水容积随温度变化而变化，但是变化很小。
  ○ 4℃时 1 kg 水为 1 L，这时渗透压和渗透浓度可互换。
- 渗透压克分子是指某一特定颗粒溶入某一溶液后的数量：
  - 1 mol 的氯化钠溶解后为 2 克分子渗透压浓度，因为它分解成为 Na^+ 和 Cl^-。
  - 1 mol 的葡萄糖溶解后为 1 克分子渗透压浓度，因为它不分解。

- 凝固点下降法渗透计用来直接测定血浆渗透浓度。
- 张力，指一种溶液对细胞体积的影响，与渗透压和渗透浓度不完全相同。

▪ 生理
- 一般成人男性体液占体重的 60%，女性占 50%。
- 细胞膜将体内水分(total body water, TBW)分为细胞外间隙(extracellular fluid, ECF)和细胞内间隙(intracellular fluid, ICF)，ECF 进一步分为：
  - 血管内液体(包含血管内皮细胞内液体)。
  - 细胞间隙液体(指细胞外的所有液体)。
- 这些间隙内的液体容量由间隙内的溶质(物质)浓度和物质组成决定，物质浓度主要由根据生理特征而存在的各种间隙屏障决定。潴留在间隙内的溶质产生渗透压决定间隙水分布和间隙容量。
- 细胞膜上的 ATP 依赖性 $Na^+ - K^+$ 泵以

3∶2 的比例转运 Na^+ 和 K^+。将 3 个 Na^+ 转运到细胞外，同时将 2 个 K^+ 转运至细胞内。
- 正常情况下细胞膜对 Na^+ 和 K^+ 不容易渗透，因此细胞外渗透压主要由 Na^+ 决定，细胞内渗透压主要由 K^+ 决定。
- 大多数蛋白质不能透过细胞，因此细胞内蛋白质浓度高；阴性蛋白质不能弥散，因此 $Na^+ - K^+$ 泵的不均衡转运对预防细胞内高渗透压起关键作用。
- 液体在各间隙间的交换首先通过细胞膜和毛细血管内皮弥散实现。物质在膜间的弥散取决于以下因素：
  - 膜对物质的渗透性。
  - 膜两侧的压力差。
  - 膜两侧的物质浓度差。
  - 膜对该物质的电位差。
- 细胞外间隙的渗透浓度是所有可溶性物质的浓度总和：
  - Na^+ 及其配对的阴离子构成 ECF 90% 的

溶解性物质。

- 血浆渗透浓度＝2×[Na$^+$]$_{血浆}$，测定的血浆渗透浓度正常范围为280～290 mOsm/L。

• TBW 和 Na$^+$ 平衡由多种神经激素互相作用严格控制，包括肾素-血管紧张素-醛固酮系统、下丘脑-垂体系统、心房和脑钠尿肽系统、交感神经系统。

• 水代谢的主要调控机制是垂体分泌抗利尿激素（ADH），又称精氨酸垂体加压素。

■ **解剖**

• 下丘脑的渗透压感受器通过控制 ADH 分泌和渴中枢严密调控血浆渗透浓度：

- 渗透压感受器可感知血浆渗透浓度低至1%～2%的变化。

- 当 ECF 渗透浓度升高时，下丘脑细胞回缩，引发垂体后叶释放 ADH。

- 下丘脑的视神经和室旁核产生 ADH。它作用于肾远曲小管和集合管，通过增加水通道-2 的表达而增加水的重吸收。

• 渗透浓度降低引起渗透压感受器肿胀，抑制 ADH 释放，增加水分泌。

- 利尿作用在 90～120 min 时达高峰。

- 完全抑制 ADH 分泌可使排水量每天增加10～20 L。

• 非渗透性机制引起的 ADH 释放有以下几种情况：

- 血容量减少 5%～10% 时可通过颈动脉窦和主动脉弓受体，也可通过心房牵张受体。

- 疼痛、情感压力和缺氧。

• 渴机制：位于下丘脑视前区旁边的渗透压感受器也参与调控细胞外渗透浓度，当渗透浓度升高时诱发渴感，当渗透浓度降低时抑制渴感。口渴是高渗透压和高钠血症的主要防御机制，也是增加饮水的唯一途径，但只适用于清醒患者。

■ **病因/病理生理**

• 血浆渗透压升高：一般由高钠血症引起。水转移到细胞外和血管内。临床主要表现为神经系统异常、昏睡、烦躁不安、高反射状态可导致昏迷、抽搐和死亡。颅静脉破裂可引起颅内和蛛网膜下腔出血，导致颅内容量降低。治疗一般采用48 h 内补充低张溶液和增加胃肠摄入。

• 糖尿病性尿崩症是指肾脏浓缩功能失常，导致低渗尿（<200 mOsm/kg）和高渗血浆（>295 mOsm/kg）。临床表现为高钠、高渗和多尿。

- 中枢性尿崩症是因为下丘脑-垂体系统不

能分泌 ADH。它可由脑部病变引起，很少由以下情况引起：脑外科手术（经蝶窦垂体切除术）、创伤或缺氧性脑损伤、脑动脉瘤破裂、肿瘤、炎性反应。给予外源性 ADH 尿渗透压增高可诊断为中枢性尿崩症或者 DDAVP。

- 肾性尿崩症是 ADH 分泌正常，但肾脏对ADH 无反应。外源性给予 ADH 后仍产生稀释尿液即可诊断。原因与以下几种情况有关：先天性、药物引起、高钙血症和低钾血症。治疗包括纠正病因、维持水平衡。用噻嗪类利尿药可通过降低体内 Na$^+$ 含量和血管内容量而减少尿量。近曲小管吸收更多的水，转运到远曲小管和集合管的水减少。限制蛋白质和钠的摄入量也可减少尿排量。

• 低渗（血浆渗透压<260 mOsm/L）代表TBW 过多或者 ECF 内高水溶质比例，一般由低钠血症引起。与高渗血症类似，临床上多表现为神经系统症状，严重程度取决于细胞外低渗的发展速度。渗透压快速降低可导致细胞内水增加，脑水肿和颅内压增高。

• 低钠血症是临床上最常见的电解质异常，多为慢性无症状。Na$^+$ 浓度>125 mOsm/L时无症状。早期表现为厌食、恶心和无力，无特异性。发展至脑水肿时可出现模糊、昏睡、抽搐和昏迷，无治疗时可死亡。Na$^+$ 浓度<125 mOsm/L 时可出现严重症状。

• ADH 分泌紊乱综合征：获得性低钠血症一般发生在住院患者，包括脑损伤、重症患者、副瘤综合征、炎症、疼痛、感染和药物（5-羟色胺再摄取抑制剂、阿片类、锂类、利尿药、抗肿瘤药、抗高血压药和离子泵抑制剂）。ADH 分泌过多时，降低血浆渗透压（<275 mOsm/L），并增高尿渗透压（>100 mOsm/L）。患者容量正常且无酸碱失衡时，一般应排除此诊断。

• 肾上腺功能不全可通过由低血压诱发的非渗透性刺激和肾上腺皮质激素增加使ADH 分泌增加。

• 高血糖可使 Na$^+$ 浓度降低。葡萄糖每升高 62 mg/dl 可降低 Na$^+$ 浓度约 1 mEq/L。

• 当测量的和计算的渗透压不一致时，表示有引起渗透压变化的物质存在，如：

- 甲醇、乙醇、异丙醇或乙二醇。

- 静脉用甘露醇疗法。

- 慢性肾衰竭。

- 酮症酸中毒。

- 患者摄取了大量甘氨酸或山梨醇。

- 高脂血症或高蛋白血症。

■ **围手术期相关**

• 高钠血症和麻醉药物：

- 如果存在低容量，可出现低血压或组织低灌注；麻醉药的扩血管作用和心肌抑制作用相对明显。低血容量时应减少静脉药量，低心输出量可使吸入药作用加快。

- 吸入药 MAC 值增加。

- 重度高钠血症时（Na$^+$ 浓度>150 mEq/L）应延迟择期手术，纠正其紊乱及潜在原因。

• 经典的神经垂体对手术或创伤的三阶段反应是早期中枢性尿崩症（<24 h），持续 3～5天；接下来出现由垂体释放 ADH 导致的低钠血症。1 周或更长时间后，垂体 ADH 耗竭，患者有可能出现永久性中枢性尿崩症。

• 低钠血症一般由严重疾病引起，需要做好术前处理。一般认为 Na$^+$ 浓度>130 mEq/L 可良好耐受全麻，择期手术的无症状患者血钠应纠正至此水平。低于此浓度时可发生脑水肿，MAC 值降低，术后表现有嗜睡、易激惹和意识模糊。

• 经尿道前列腺切除、宫腔镜或其他手术可从冲洗液中吸收大量液体（可达20 ml/min），增加急性低渗透压的可能。

• 低渗透压的处理一般采用利尿和补充钠缺失。除脑水肿和急诊情况，第一个 24 h Na$^+$ 浓度的变化应小于 10 mEq/L，48 h 内应小于 18 mEq/L。纠正过快可导致脑干髓鞘脱失，称为中枢性脑桥脱髓鞘，损伤不可逆。

■ **公式**

• TBW(L)＝0.5×体重(kg)，女性。

• TBW(L)＝0.6×体重(kg)，男性。

• 血浆渗透浓度（mOsm/kg）＝2×[Na$^+$]$_{血浆}$(mEq/L)，当葡萄糖和尿素明显升高对细胞外渗透压影响明显时，公式改变为：血浆渗透浓度（mOsm/kg）＝（2×[Na$^+$]$_{血浆}$）+[BUN/1.8]+[葡萄糖/18]。

• 盐水对低钠血症的治疗：1 L 盐水对[Na$^+$]的影响为（[Na$^+$]$_{solution}$－[Na$^+$]$_{plasma}$）/（TBW－1）。

○ 0.9%NaCl 溶液的[Na$^+$]为 154 mEq/L。

○ 3%NaCl 溶液的[Na$^+$]为 513 mEq/L。

⚡ **临床要点**

• 血浆 Na$^+$ 浓度可用于快速判断血浆渗透浓度。

• 渗透浓度和[Na$^+$]不正常可预示严重问题。

• 应避免用外源性高渗或低渗溶液快速改变渗透浓度。

血流阻力 Blood Flow Resistance

Teodora Orhideea Nicolescu, MD　袁亚伟 译／田婕 校

 基础知识

■ 概述

• 血流阻力（BFR）即由血管及血管与血流间相互作用产生的阻力。电导率是 BFR 的倒数。BFR 的基本原理服从欧姆定律：$R=V/I$，R 为电阻，V 是电压，而 I 是电流。将这些因素和概念扩展至血管系统如下：

- 电阻（R）：相当于血管阻力，单位为 dynes·s/cm^5（或者 Wood 单位）。

- 电压（V）：相当于整个区域的压力差，简称 ΔP。

- 电流（I）：相当于心输出量，用 L/min 计算。

• 血流阻力还包括其他因素，例如，当想要通过一扇"门"时，将与"门"的尺寸有关。

■ 生理

• BFR 为压力梯度（动脉和静脉压差）和血流量的比。影响血管阻力的主要因素是小动脉半径、血液黏稠度和长度。

• 小动脉半径：电阻与半径的 4 次方（r^4）成反比。半径受以下因素影响：

- 自主控制。

- 激素水平：血管紧张素 Ⅱ、去甲肾上腺素和肾上腺素。

- 代谢产物：

  - 腺苷。

  - 血清素。

  - 内皮源性舒张因子（EDRF）。

  - 一氧化氮（NO）。

- 重要器官可以自动调节，包括大脑、心脏、肝脏和肾循环，使平均动脉压在一定的范围内波动，从而维持恒定的（足够的）血流量，以保证氧气及葡萄糖输送。血流的增加可以诱发血管收缩并减少血流量，反之血流减少可以导致血管舒张，增加血流量。

• 黏稠度描述了一种流体抵抗水流的倾向。它受血细胞比容、温度和血液流动状态影响。

• 长度：在体内没有明显改变，这个因素更适用于气流。

• 血流模式和血流阻力：

- 层流，即低阻力，直线流。理想层流条件下，阻力主要取决于半径。Poiseuille 定律可以用于测量阻力：$R=(8\times L\times n)/r^4$，其中 L 是长度，n 是血液黏稠度，r 为半径。

- 湍流即高阻力，血液高速流动产生涡流（血液涡流）。与层流相比，在任何给定的灌注压下总流量都下降。

■ 解剖

动脉壁分 3 层：

- 内膜层是光滑的，本质上有助于降低 BFR（低摩擦）。

- 中间层有 2 种组分：一种是有弹性的组分，主要在大动脉，负责弹性反冲；另一种是肌肉组分，主要存在于中等及小动脉，负责改变血管直径。

- 外膜有保护和组织固定的作用，在 BFR 中不承担任何角色。

■ 病因/病理生理

• 慢性高血压：在原发性高血压中，最初心输出量增加，而体循环血管阻力（SVR）保持正常。最后，心输出量恢复正常，而 SVR 持续升高。

• 肺动脉高压：是由血管活性肽（前列环素、内皮素 1、NO）的分泌不平衡导致的，从而引发平滑肌增殖后的血管收缩和右心压力负荷。

• 温度：体温过低时，通过收缩血管（为了保持温暖）增加血液黏度并降低血管半径。

• 血细胞比容：血液浓缩及真性红细胞增多，可以增加血黏度。相反，贫血的患者血黏度和阻力会随之减少。为低血压患者输血，除了可以增加携氧能力以外，还可以增加血管阻力，改善患者的血压。

• 人工瓣膜：当瓣膜的横截面因为狭窄或人工瓣膜遮蔽而减少，BFR 增加，血流速度增加，瓣膜两侧压力差降低。这就意味着需要一个较大的收缩压来驱动血液向前流动。$A_1V_1=A_2V_2$，其中 $A=$ 横截面积，$V=$ 通过瓣膜的速度。

• 脓毒症和过敏反应：血管舒张可以降低 BFR。

■ 围手术期相关

• BFR 讨论：

- SVR：代表血液从左心室射出回到右心房的压力变化。SVR＝（MAP－CVP）/CO，其中 MAP 为平均动脉压，CVP 为中心静脉压，CO 为心输出量。正常值的范围为 $1\,200\sim1\,500$ dyn·s/cm^5。

- 肺血管阻力（PVR）：表示的是从初始（肺动脉）到结束（左心房）的肺循环的压力变化。PVR＝（PAP－LAP）/CO，其中 PAP 是肺动脉平均压，LAP 是左心房压，CO 是心输出量。正常值的范围为 $100\sim300$ dyn·s/cm^5。

- 通过心脏瓣膜：狭窄的瓣膜和人工心脏瓣膜可以增加对血流的阻力，可以通过心导管检查术测量或通过超声心动图预测，计算跨瓣压差。

• 升压药和正性肌力药物：

- 去氧肾上腺素：是一种合成的、有选择性的、单纯 α_1 受体激动剂。受体结合增加了内质网的钙释放，从而引起血管平滑肌收缩。由于静脉血管收缩导前负荷增加，由于动脉血管收缩导致后负荷增加。

- 去甲肾上腺素：是一种内源性因子，由交感神经系统的突触末梢释放。当外源给予去甲肾上腺素时，它对静脉和动脉上的 α_1 受体均有很强的激动能力，从而增加前负荷和后负荷。由于舒张压增加而导致了冠状动脉血流量增加。副作用包括 PVR 的增加、肠系膜缺血、肾衰竭、肝血流量下降及周围组织低灌注（手指或足趾坏死）。

- 多巴胺：当外源给予多巴胺且剂量较高 [>10 mcg/（kg·min）] 时，它激活 α_1 受体。初始阶段，血管收缩主要影响骨骼肌血管床；随着剂量的增加，在四肢的血液循环也可能会受到威胁。

- 肾上腺素：当外源性给予且剂量较高时，它主要激活 α_1 受体。

- 血管升压素：血管升压素激活受体可以增加毛细血管及小动脉的肌浆钙释放和血管平滑肌收缩。这一功能可以导致血流重新分布，使其从内脏、肌肉、脂肪和皮肤组织重新分布至重要器官。

- 磷酸二酯酶抑制剂阻断了酶催化 cAMP 分解成 cGMP 的过程。这可以增加心肌细胞内的钙离子，从而增强收缩力。然而，在血管平滑肌层，cAMP 的增加可以导致血管舒张。

• 血管扩张剂：

- 硝酸酯类扩血管药：硝酸甘油分解成 NO，从而导致钙离子在血管平滑肌内聚集。在低剂量时，主要是静脉和冠状动脉受到影

响;剂量较高时,就会发生动脉扩张。硝普钠同样可以分解成 NO,但其对动脉平滑肌的影响更大。

- 血管紧张素转换酶抑制剂(ACEI)阻断血管紧张素 I 转化为血管紧张素 II。血管紧张素 II 是一种有效的内源性血管收缩剂。
- 血管紧张素 II 受体阻滞剂(ARB)可以竞争性地拮抗血管紧张素 II 与受体结合。
- 钙通道阻滞剂(CCB)在内质网上为电压门控性钙通道阻滞,从而减少细胞内钙离子并降低血管张力。
- 阿普利素灵是直接扩张血管药物。它增加 cGMP 水平并能减少内质网钙离子释放,从而扩张动脉及静脉血管(舒张压降低的幅度大于收缩压)。

- 有舒张血管作用的麻醉药物:
- 丙泊酚。
- 吸入性麻醉药。
- 利多卡因。
- 血流阻力为从肺动脉导管获得的数据提供了计算基础。

■ **公式**

- 欧姆定律:$R = V/I$,R 是电阻,V 是电压,I 是电流。
- 流体动力学扩展:$R = \Delta P/CO$,R 是阻力,ΔP 是压力变化,CO 是心输出量。
- Poiseuille 定律:$R = (8 \times L \times n)/r^4$,其中 R 是阻力,L 是长度,n 是血液黏度,r 为半径。

❓ 临床要点

- 当心脏泵血时,血液循环受血管床的阻力影响。心输出量受 BFR 直接影响。
- BFR 最重要的决定因素即血管半径,这是由交感神经系统(SNS)、激素、代谢产物和自主调节共同决定的。SNS 可以通过增加心率、心肌收缩力及动静脉阻力,将血压提高至 3 倍。
- 动脉血压管理治疗方法旨在改变 BFR(改变血管半径或血液黏度)。
- 肺动脉导管数据及其计算值,以及超声心动图,都可以用来辅助临床决策和治疗指导。
- 几种麻醉药物可以引起血管舒张,使 BFR 减少。

血小板 Platelets

Yun Rose Li, BS · Nina Singh-Radcliff, MD 孙秀梅 译 / 张晓庆 校

🔬 基础知识

■ **概述**

- 血小板是细胞片状物质,在内皮细胞受损时促进止血和凝血。
- 轻度血小板缺乏表现为黏膜出血、瘀斑和鼻出血。重度缺乏可导致有生命威胁的自发性出血。
- 术前一般不做常规血小板检查,除非有凝血异常。
- 血小板数量降低预示血小板功能低下。
- 血小板弹力图可监测凝血动态和评估功能。

■ **生理**

- 血小板为小而形状不规则的无细胞核的细胞碎片。内皮细胞损伤后,内皮细胞下胶原蛋白、von Willebrand 因子(vWF)和组织因子(TF)与血小板接触激活循环中的血小板,血小板聚集,凝血过程激活强化血凝块。
- 内源性血小板:
- 正常范围为 150 000～400 000/μl。
- 每天产生 1×10^{11} 个。
- 血小板的存活时间为 9～10 天。
- 血小板捐献:
- 库存血小板:离心机将血浆和红细胞与血小板分离。一个单位全血(450 ml)经过一次硬旋转和一次软旋转可以获得一浓缩单

位的血小板(反之亦然)。库血小板代表浓缩的血小板。但是这增加了受血者的感染机会和接触 HLA 的机会[一个大包装(jumbo pack)来自 6 个供血者]。
- 血浆分离法得到的血小板:体外采血将血小板和血浆及红细胞分离,红细胞和血浆重新输回供血者,这个过程持续 90 min,产出一个或两个单位分离的血小板(相当于相应的 1 个或 2 个大包装)。但这减少了对多个供血者的暴露。在美国,80% 的血小板通过这种方式获得。
- 血小板储存:
- 室温可储存 5 天。
- 与其他血液产品不同,血小板不能通过低温降低代谢和减缓细菌生长。血小板的功能对温度敏感,温度低于 18 ℃时,血小板微管结构受损,血小板受体成簇聚集。在受血者的循环系统,巨噬细胞将很快清除这些冷的血小板。
- 持续摇晃可减少细菌生长。
- 特殊的塑料容器可提高面积-容量比例,增加内部和外部之间的气体交换(缺氧不利于血小板的生存。代谢也不因其他输入的低温的单位而降低)。
- 血小板输注:
- 血小板输注不必做交叉配血,但是不相容可使输入数量降低。血小板表面有 ABO 抗原且含有微量红细胞(<0.5 ml)。当需要

多个单位时,不相容的红细胞可引起溶血。相反,大量输入时,来自供血者血浆的 A 型和 B 型抗体可与受血者的红细胞相互排斥。因此,需要多个单位时,必须进行 ABO 血型配对。
- 血小板表面不存在 Rh 抗原,但浓缩血小板含有的红细胞(<0.5 ml)可导致 Rh 免疫反应。应避免生育期妇女的不相容。如果不能避免,应用 Rh Ig 预防异体免疫。
- 血小板输注的正常值。
- 范围:
  ○ 浓缩血小板是指从 1 个单位全血分离出的血小板。多数情况下,6 个浓缩血小板等于 1 个大包装,或者等于 3×10^{11} 个血小板。
  ○ 采用血小板分离法的供血者一次捐献 1 个或 2 个单位。1 个单位或 1 个分离单位 $= 3 \times 10^{11}$ 个血小板,这等于 1 个大包装或 6 个单位的浓缩血小板。
- 生存期:输入后可生存 1～7 天。第 5 天时,血管内可恢复 51%。

■ **解剖**

- 血小板小梁是由骨髓内的巨核细胞表面折叠而形成的。
- 失活的血小板以平滑的圆形细胞在循环系统内循环 10 天,通过吞噬细胞在脾内和通过库普弗细胞在肝内降解。

▪ 病因/病理生理

- 血小板减少症,以下因素可引起血小板减少:
  - 破坏增加。
  - 产生减少。
  - 稀释。
  - 假性血小板减少。
- 血小板增多症,血小板增多可由以下因素引起:
  - 基础原因:骨髓增殖。
  - 反应性疾病(脾功能低下、脾切除术后、急性反应后)。
  - 医源性原因。
- 感染。
  - 血小板储存温度过高,增加细菌感染。
  - 细菌一般通过针刺未消毒的皮肤引入,很少的情况下可通过患有菌血症的供血者或隐性结肠癌患者感染。
  - 感染引起的死亡率很高,尤其对免疫缺陷或患有癌症和血液疾病的患者。
  - 供血者可引起的感染有 HIV、乙肝、丙肝和巨细胞病毒。
- 输入后发热反应:由白细胞和可溶性细胞因子导致,输入去白细胞的血小板可避免。
- 急性溶血反应:大量输入 ABO 血型不相容的血小板时,供血者血浆 A 型和 B 型抗体与受血者红细胞互相排斥。
- 输血相关性移植物抗宿主病(TA-GVHD):指 T 淋巴细胞攻击宿主组织产生的异常免疫反应,有免疫缺陷的患者危险性增加。死亡率高,但尚无有效的治疗措施。可将血小板用 γ 射线照射后再输入进行预防。
- 输血导致的肺损伤:用含添加剂的溶液保存血小板取代血浆保存可减少肺损伤。

▪ 围手术期相关

- 定量:对大多数患者,50 000～100 000/μl 血小板可防止手术时出血,特殊手术和建议参见"图/表"部分。
- 质量:血小板数量正常时也可出现血小板功能障碍和微血管出血。尿毒症、再生障碍性贫血、化疗、放疗、特发性血小板减少性紫癜和 DIC 均可损伤血小板功能。功能测试可用血小板弹力图,R 时间延长、MA 降低说明血小板功能障碍。
- 输入参数:
  - 体重 70 kg 的患者,输入 $1×10^{11}$ 的血小板可增加血小板数量约 10 000/μl。
  - 1 个单位的库存血小板(5～10 个浓缩单位)含有 $3×10^{11}$ 个血小板,可增加受血者血小板数量 30 000～60 000/μl。这相当于每 10 kg 体重 1 个浓缩单位血小板。
  - 1 个分离单位血小板含有约 $3×10^{11}$ 个血小板,可增加受血者血小板数量为 30～60 000/μl。
- 输入指征:
  - 对儿童,应从血库预定特定数量的血小板以减少浪费(如 20～25 ml)。
  - 通过去除血浆减少容量以减轻儿童或容量过负荷患者(如透析和充血性心力衰竭)的容量负荷。但这可引起 15%～55% 的血小板损失,可选用小剂量(小容量)代替。
  - 住院或有慢性疾病的患者:多次小剂量输入可能减少血小板的总需要量,但大剂量输入可延长再输入时间,更方便。
  - 患者因素可引起对血小板输入无反应,如存在 HLA 抗体、脾大、DIC、服用两性霉素、发热和长时间保存。应进行 HLA 配型、交叉配血,或选用保存时间短的血小板(采集后<48 h)。

- 如果供血者血小板不相容,可进行清洗或去除血浆或用盐水重新沉淀,可减少供血者的血浆抗体和不相容的红细胞。
- 大量输入/危害控制性急救。红细胞:新鲜冰冻血浆:血小板的输入比例为 1∶1∶1 可降低血小板减少症的发生,其原因是可预防血小板早期的丢失和进一步被稀释。
- 当将血小板再混悬且放在强光下照射,如果肉眼可见漩涡状圆盘形血小板,表示血小板的质量高,通过该方法容易在病床边检查血小板质量。陈旧的血小板为圆形,不呈现漩涡形,不反射。

▪ 图/表

不同的操作和手术推荐的血小板水平:

最低水平	相关操作及手术
10 000～20 000	所有患者预防自发性出血
20 000	GI 胃镜、LP
50 000	肝病理活检,无明显出血的手术,阴道生产
20 000～50 000	DIC、骨髓移植的患者行纤维支气管镜
50 000	活动性出血,白血病时行大手术,肝硬化时有创性操作
50 000～60 000	体外循环
100 000	CNS 手术

❓ 临床要点

- 生理范围＝150 000～400 000/μl,每天约有 $1×10^{11}$ 个新血小板产生。对大多数患者,最少 50 000～100 000/μl 血小板可避免手术出血。
- 血小板的储存温度比其他血液制品的储存温度高,不能冰冻、冷藏储存或通过加温管道输入。

X

血小板减少症 Thrombocytopenia

Mona G. Sarkiss, MD, PhD　卫炯琳 译 / 顾卫东 校

 基础知识

▪ 概述

- 血小板减少症的定义为血小板计数小于 15 万/μl,可由血小板生成减少、破坏过多、血液稀释和测量错误造成。血小板计数本身不能预测血小板的功能和围手术期的出血情况。
- 血小板减少症偶尔与高凝状态和血栓形成风险增加有关。

▪ 流行病学

发病率

- 假性血小板减少:普通人群的发病率为 0.2%,住院患者的发病率为 1.9%,使用阿昔单抗患者的发病率为 2%。
- 自身免疫性血小板减少(在美国):成人小于 10/10 万,儿童为(1～4)/10 万。
- 肝素诱导性血小板减少症(heparin-induced thrombocytopenia, HIT):接受肝素治疗的患者中,多达 8% 的患者存在形成血小板抗体

的风险;仅 1%~5% 的患者会发展成 HIT,1/3 可导致动脉和(或)静脉血栓形成。

• 妊娠期血小板减少症:孕妇的发病率为 5.8%,不增加出血风险。

• 先兆子痫相关性血小板减少:见于 50% 的先兆子痫患者,但很少引起临床大出血。

▪ 病因/危险因素

• 血小板生成减少:
- 先天性。
- 急性白血病、骨髓发育不良。
- 骨质疏松症。
- 毒性物质:化疗药物、酒精。
- 感染:HIV。
- 放疗。
• 血管内破坏增加:
- 自身免疫性:
○ 原发因素:特发性血小板减少、系统性红斑狼疮。
○ 继发因素:药物性(HIT)、输血后、新生儿自身免疫性血小板减少症。
- 非自身免疫性:
○ 弥散性血管内凝血(disseminated intravascular coagulopathy, DIC)。
○ 血栓性血小板减少性紫癜(thrombotic thrombocytopenic purpura, TTP)。
○ 溶血性尿毒症综合征(hemolytic uremic syndrome, HUS)。
○ 感染。
○ 先兆子痫/HELLP 综合征。
• 血管外破坏增加:
- 脾功能亢进。
• 稀释:
- 大量输血。
• 假性血小板减少症。

▪ 病理生理

• 特发性血小板减少症:抗体或免疫复合物与血小板结合,导致血小板被网状内皮系统从循环中提早清除。

• 系统性红斑狼疮:抗血小板抗体或循环内的免疫复合物与血小板结合。

• HIT。

- 1 型 HIT:良性、非自身免疫性疾病。肝素治疗后 1~2 天出现轻度血小板减少,继续肝素治疗数天后也可自愈。

- 2 型 HIT:IgG 抗体与结合了血小板因子 4 的肝素结合,形成的 IgG 抗体-肝素-血小板因子 4 复合物结合并激活血小板受体。肝素治疗 5~10 天后开始出现,静脉血栓形

成比动脉血栓形成更常见。

• 输血后血小板减少发生于输血后 10 天,是由受血者的抗体攻击输入的血小板上的人类血小板抗原-1a(human platelet antigen 1a, HPA-1a)所致。

• 新生儿同种免疫性血小板减少症(neonatal alloimmune thrombocytopenia, NAIT):母体内的抗血小板 IgG 抗体通过胎盘进入胎儿体内,与遗传自父亲的 HPA-1a 结合(母亲体内缺乏此抗原)。严重的血小板减少常发生在妊娠中期的早期阶段,可导致颅内出血(发生率为 20%)。

• DIC 是全身性凝血级联反应被异常激活,导致纤维蛋白在微循环内沉积,血小板大量积聚和"消耗",随之出现血栓形成,引发器官缺血和坏死,导致血液不凝和严重出血。

• TTP 是由于无法清除血管性假血友病因子(von Willebrand factor, vWF)多聚体,这些多聚体与血小板结合,导致小血管血栓形成。TTP 可造成肾衰竭和神经功能受损。

• HUS 和 TTP 相似,也是由于无法清除 vWF 多聚体。HUS 的特点是微血管病性溶血性贫血的急性发作、肾损害和血细胞计数减少。HUS 可因感染(如大肠埃希菌和 HIV)、遗传易感性、药物以及导致微血管损伤的系统性疾病(如系统性红斑狼疮)引发。

• HELLP 综合征可致微血管损伤,伴有内皮细胞破坏、血小板进行性激活和消耗性血小板减少症。

• 感染:病毒感染(如 HIV、EVB 和 CMV)、立克次体感染和寄生虫感染(如疟疾)可抑制血小板生成,导致血小板减少。此外,重危患者的脓毒血症可致巨噬细胞集落刺激因子增加,从而介导巨核细胞的吞噬作用。

• 脾肿大:90% 以上的血小板被脾扣押,但脾肿大很少引起出血。

• 稀释性血小板减少常发生于大量输入全血或浓缩红细胞(packed RBC, pRBC)时。血液在 4 ℃ 下存放 24 h 后,有功能的血小板即所剩无几(4 ℃ 下存放 6 h 后,血小板活性下降 50%~70%)。

• 假性血小板减少:抗凝剂 EDTA 导致血小板在体外凝集,造成自动检测仪器测得的血小板计数结果错误。

• 妊娠相关性血小板减少症的病情轻,无临床症状。足月妊娠妇女的发生率为 5%。

▪ 麻醉目标/指导原则

• 应评估血小板减少症患者的基础病因、血

小板功能状况、其他凝血缺陷以及凝血功能障碍的症状与体征。

• 不存在脾功能亢进、输液造成血液稀释和输入浓缩红细胞的情况下,每个单位的单采血小板可提升血小板计数 1 万/µl。

• 血库应确保备有匹配的近期红细胞和血小板,以备随时取用。值得注意的是,虽然血小板无须对供血者和受血者进行配型,但血型不兼容可降低血小板输注后的数量。

术前评估

▪ 症状

呕血、咯血、便血、黑便。

病史

• 擦伤后易出血或牙龈易出血。
• 使用抑制血小板功能和数量的药物。
• 恶性肿瘤和放疗。

体格检查

• 擦伤,瘀点,皮肤、球结膜或口腔黏膜紫癜。
• 静脉穿刺部位出血不止或无创血压袖带部位有出血点。

▪ 治疗史

取决于病因和程度。

• ITP:类固醇激素、静脉注射免疫球蛋白(IV immunoglobulin, IVIg)、脾切除。
• TTP、HUS:IVIg、血浆置换术。
• HIT:停用肝素。如仍需血液抗凝,可使用替代抗凝药。
• 脾功能亢进:脾切除。

▪ 诊断检查与说明

• 对于近期发生血小板减少的患者,人工血小板计数更准确和可靠。
• 疑似假性血小板减少时,应改用柠檬酸盐或肝素抗凝的血样本。
• 血小板功能检查:
- PFA-100。
- Plateletworks 分析仪。
- 血栓弹力图(thromboelastogram, TEG)。全面评估凝血功能,包括血小板和凝血因子功能。
- 血小板聚集功能测定仪。
- 锥板分析仪。

▪ 伴随的器官功能障碍

取决于基础病因,包括:
• 肾功能衰竭。
• 肝硬化。

- 骨髓造血功能衰竭。
- 贫血和低血容量。
- 血小板减少性血栓疾病可导致深静脉血栓形成(deep venous thrombosis，DVT)、肺栓塞(pulmonary embolism，PE)、心肌梗死(myocardial infarction，MI)和脑血管意外(cerebrovascular accident，CVA)。

■ 延迟手术情况

- 对于复杂病因引起的血小板减少，应请血液科医师会诊，优化患者术前状况，并指导术中及术后治疗。
- 血小板计数<2万/μl时可发生自发性出血。
- 神经外科手术、眼科手术时少量出血也会导致严重后果，血小板计数≥10万/μl时才可实施手术。
- 血小板计数为5万/μl时可实施大手术(如心脏手术)，但血小板功能必须正常且不存在其他凝血功能障碍。
- 对有HELLP综合征的产科患者而言，阴道分娩时血小板<3万/μl或剖宫产时血小板<5万/μl，应输注血小板。
- 血小板<2万/μl时，不能行腰椎穿刺和鞘内化疗。

■ 分类

- 血小板生成障碍。
- 血小板破坏增加(血管内或血管外)。
- 血液稀释。
- 假性血小板减少。

 ## 治疗

■ 术前准备

术前用药

- 血小板<5万/μl或有活动性出血且必须

手术时，术前应输注血小板。
- 肾功能衰竭或血管性血友病患者静注DDAVP 0.3 μg/kg。
- 必要时静脉注射免疫球蛋白，行血浆置换或给予类固醇药物，以临时提升血小板数量。

知情同意的特殊情况

讨论输注血制品的可能性。

■ 术中监护

麻醉选择

腰麻要求最低血小板计数为5万/μl，硬膜外麻醉要求最低血小板计数为8万/μl。评估风险和收益时，还应考虑凝血功能。

监测

- ASA标准监测。
- 放置中心静脉导管。血小板计数<5万/μl时，穿刺部位可能会渗血。

麻醉诱导/气道管理

气道内操作应轻柔，以免引起黏膜出血。润滑喉镜和气管导管。经鼻插管为相对禁忌。

维持

- 避免放置鼻胃管。
- 由于存在出血风险，应连续监测容量状况。
- 输血：需要时输注浓缩红细胞和血小板。

拔管/苏醒

- 警惕拔管时气道出血。
- 避免置入鼻咽通气管。

 ## 术后监护

■ 床旁护理

取决于手术种类、伴随疾病和术中事件(如大量输血和进行性失血)。

■ 药物处理/实验室处理/会诊

- 必要时术后维持类固醇皮质激素治疗。
- 随访血小板计数。
- 可能需请血液科医师会诊。

■ 并发症

- 血小板减少相关：
- 术后出血。
- 穿刺部位(周围静脉、中心静脉和动脉内置管)渗血或血肿。
- 术后血栓形成：DVT、PE、MI、CVA。
- 血小板输注相关：
- 输注去白细胞的浓缩血小板或HLA匹配的血小板，以减少异体免疫反应的发生率。
- 对于免疫缺陷患者，输注前用γ射线照射浓缩血小板，可预防移植物抗宿主病。
- 血液传播疾病的风险增加。

疾病编码

ICD9
- 287.30　原发性血小板减少症，非特定。
- 287.49　其他继发性血小板减少症。
- 287.5

ICD10
- D69.49　其他原发性血小板减少症。
- D69.59　其他继发性血小板减少症。
- D69.6　血小板减少症，非特定。

临床要点

- 出血时间与术中出血风险无关。
- 脾肿大患者在脾切除前避免输注血小板。

血压 Blood Pressure

Mitesh Patel, MD · Lydia A. Conlay, MD, PhD　袁亚伟 译 / 田婕 校

基础知识

■ 概述

- 血压(BP)是循环血液对血管壁施加的压力，是重要的生命体征之一。

- 每一次心跳，血压在最大值(收缩压)和最小值(舒张压)范围内波动。
- 平均血压是心脏泵功能及对血管中血液流动的阻力的应变量，当循环血液经动脉离开心脏时其数值会减小。

■ 生理

- 平均动脉压(MAP)：是在一个心动周期的平均压力，由心输出量(CO)、全身血管阻力(SVR)和中心静脉压(CVP)共同决定。

它可以通过公式计算：$MAP = (CO \times SVR) + CVP$。

· 脉压（PP）：是收缩压与舒张压之间的差值，是由心脏输出自然搏动产生的。$PP = SBP - DBP$。

· 血压的调节是每时每刻都在发生的，由数种反射调控。

- 动脉压力感受性反射：是由位于颈动脉窦和主动脉弓的牵张敏感的感觉神经末梢所介导的。压力感受器的反射速度随着动脉血压的增加而增加，产生的实际效应为交感神经兴奋降低，从而降低动脉压并减慢心率。

- 肾素-血管紧张素-醛固酮系统，主要通过血管紧张素Ⅱ的血管收缩性能和醛固酮钠潴留的性能来调节动脉压。

- 位于颈动脉体和主动脉体的化学感受器，可以通过监测血 PO_2、PCO_2 和 pH，从而调节血压。

· 舒张压在冠状动脉灌注中起重要作用。冠状动脉灌注压（CPP）是主动脉舒张压和左心室舒张末压（LVEDP）之间的差值：$CPP = DBP - LVEDP$。

· 手动间歇测量技术：听诊器仍然是使用最广泛的设备，最初在 1905 年由 Nikolai Korotkoff 描述。血压计、袖带和听诊器，通过听诊湍流动脉血液穿过袖带闭塞部分发出的声音，来测量血压。听到的第一声为收缩压（Ⅰ期），其声音特点逐渐变化（Ⅱ期和Ⅲ期），变得低沉（Ⅳ期），并最终消失听不见（Ⅴ期）。在第Ⅳ期或第Ⅴ期听见的即为舒张压。

· 自动间歇测量技术：大多数自动无创血压装置的原理都基于振量法，在袖带放气时，可以通过感知动脉搏动产生的套囊压力变化来测量血压。动脉脉动峰值出现时的压力与 MAP 密切相关。收缩压和舒张压根据特有的公式得出，可以检测出脉压变化的速度。

· 动脉血压的直接测量技术：持续压力传导和波形显示的动脉插管是公认的标准的血压监测方法。此方法有创、价格更昂贵且要求专业的技术人员进行操作。

▪ 病因/病理生理

· 急性高血压：对心肌缺血、脑卒中及手术部位出血的患者来说是危险因素。

· 慢性高血压：可以使心血管疾病[包括冠心病（CHD）、充血性心力衰竭（CHF）、缺血性及出血性脑卒中]、肾衰竭和外周动脉疾

病的风险加倍。由于大多数有长期高血压病史的患者可能有一些冠心病和心肌肥大的危险因素，因此血压升高过多是不利的。

· 控制不佳的高血压（>180/120 mmHg）和（或）有高血压危象的临床症状和体征：应考虑取消患者择期手术，直至血压可控。患者应接受紧急治疗，而不是不予处置。高血压急症的症状和体征包括：

- 头痛。
- 意识不清。
- 视力变化。
- 癫痫发作。
- 局灶性神经系统改变。
- 恶心和呕吐。
- 视盘水肿。
- 渗出性出血。
- 呼吸急促。
- 胸痛。
- 氮质血症，少尿，蛋白尿。

▪ 围手术期相关

· 在手术中，收缩压和舒张压变化范围不应超过术前水平的 10%～30%。

· 根据 Framingham 研究可以看出，收缩压（由心肌收缩产生）有助于预测心脏病发作或脑卒中风险。在术中，收缩压与术中出血量相关。

· MAP 在心脏外科手术中通常是一个重要参数（尤其是体外循环时），并且是脑灌注压的一个决定性因素（$CPP = MAP - ICP$）。脑血流量在 MAP 处于 60～180 mmHg 范围时进行自动调控；当 MAP 低于 60 mmHg，脑血流量会随之明显减少。高血压患者自动调节曲线会右移。

· 严重的术中低血压是一种麻醉急症，为了确保足够的器官血流量，尤其大脑、心脏、肾脏和孕中胎盘，恰当的治疗措施是非常重要的。低血压的结局包括脑卒中、心肌梗死、急性肾小管坏死、胎儿缺氧、酸中毒及死亡。由于血压低是非常不利的，所以通常在低血压发生前血压就已经被纠正了。低血压可以由异常的前负荷、心肌收缩力、后负荷、心率、心律、血管内容量或 SVR 引起。低血压的常见原因包括：

- 低血容量可以降低前负荷，可能由大出血、呕吐、腹泻、烧伤或脓毒血症诱发。
- 胸内压增加，常在正压通气和张力性气胸中出现，可降低前负荷。
- 脊麻和硬膜外麻醉可以引起血管扩张，由于交感神经阻滞造成前负荷降低；如果阻滞

平面超过 T_4，也可导致心肌收缩力下降及心动过缓。

- 麻醉过量：全身麻醉（包括吸入和静脉麻醉）可通过减少 CO 和 SVR 出现低血压。

- 大血管阻塞可以增加后负荷，导致心脏泵功能衰竭。其中原因包括因肿瘤或妊娠带来的肺栓塞或主动脉压塞。

- 心肌收缩力下降：如 β 受体阻滞剂应用、心律失常、心脏压塞及心肌梗死。

- 心动过缓：多由于心脏传导阻滞或迷走神经兴奋引起。

- 休克：心源性休克、脊髓性休克、过敏性休克、脓毒血症。

· 术中对低血压的治疗往往先于对造成低血压原因的治疗：

- 纠正前负荷：静脉输液。
- 抬起腿或头向下倾斜以保证静脉回流。
- 在允许的情况下，减少麻醉药使用。
- 使用拟交感神经药物。

· 术中高血压的原因：

- 浅麻醉或疼痛。
- 高碳酸血症。
- 用药错误（意外给予升压药）。
- 先兆子痫、子痫。
- 急性颅内压增高。
- 超负荷。
- 膀胱过度充盈。
- 嗜铬细胞瘤。
- 自主神经反射亢进。
- 血管顺应性降低（动脉硬化）。
- 心输出量增加失调（主动脉瓣关闭不全、甲状腺功能亢进症）。
- 肾实质疾病。
- 主动脉收缩。
- 药物应用（如单胺氧化酶抑制剂、可卡因或甲基苯丙胺）。

· 自主神经反射亢进或反射障碍（AD）是一种危及生命的状况，大多发生在 T_6 脊髓水平以上的脊髓病变人群。在这个水平上，病变位于头侧的脊髓交感神经细胞体，被认为可以扰乱能调节交感神经的中枢神经系统的冲动。AD 是自主神经系统（无意识的）对过度刺激的反应，其特点是严重的高血压、心动过缓（反射性）、大汗、病变脊髓水平以上的血管扩张（包括皮肤潮红、鼻塞、头痛）、不安、焦虑和间断的认知功能障碍。AD 被认为是由病变以下水平的传入刺激所触发的，从而可以通过交感神经介导的肌肉、皮肤、内脏血管收缩来增加血压。能够触发

AD 的刺激往往是由黏性脏器（如膀胱或肠）的扩张所造成的。

■ **图/表**

术中治疗低血压的药物		
药物	受体	剂量
去氧肾上腺素	α_1	50～100 mcg 推注（成人） 0.15～0.75 mcg/(kg·min)
去甲肾上腺素	α_1、α_2、β_1	0.01～0.1 mcg/(kg·min)
肾上腺素	α_1、α_2、β	0.01～0.03 mcg/(kg·min)
麻黄碱	α_1、β_1、β_2	5～10 mg 推注（成人）
多巴胺	α、β、D_1	2～10 mcg/(kg·min)
多巴酚丁胺	β_1、β_2	2～30 mcg/(kg·min)

术中治疗高血压的药物			
药物	峰效应	时间	剂量
艾司洛尔	2～5 min	2～5 min	50～200 mcg/(kg·min)
拉贝洛尔	5～15 min	2～6 h	首剂 10～20 mg 2 min 以上推注
肼屈嗪	15～20 min	3～4 h	5～10 mg 每 15 min 一次，总量不超过 40 mg
硝普钠	即刻	2～5 min	0.3～1.0 mcg/(kg·min)
硝酸甘油	即刻	2～5 min	5～100 mcg/(kg·min)
尼卡地平	5～60 min	20～40 min	首剂 2.5 mg 5 min 以上推注，5～15 mg/h 持续输注
地尔硫䓬	3～30 min	3 h	10～20 mg/h

❓ 临床要点

• 足够的血压对器官灌注的维持来说是至关重要的。BP 应维持在患者基本血压的 10%～30%。

• 低血压的后果是特别严重的，在低血压的原因尚未确定时就应该立即进行适当处理。术中若出现低血压，则大多可以考虑为"深度"麻醉、血容量不足或使用特定的药物或麻醉技术。

• 不可控制的高血压与围手术期发病率、死亡率的增加密切相关。当患者出现高血压急症的迹象时，应取消择期手术。麻醉医师经常遇到血压超过 180/110 mmHg 的情况，应决定取消或继续进行手术。

• 以传统的治疗终点（如血压）为目标的治疗方法不能保证微血管床得到充分灌注。例如，某种正常血压或高血压的状态可能是由低心输出量状态时的血管收缩反应导致的。

血液回收 Cell Salvage

Alan Ashworth, MBChB, FRCA, FFICM · Andrew A. Klein, MD 杨博宇 译 / 陆秉玮 校

🏛 基础知识

■ **概述**

• 自体输血指输入患者自己的血液，而异体输血指输入他人的血液给患者。自体输血可避免许多异体输血相关的不良反应。

• 血液回收，通常指"洗涤式血液回收（cell saver）"，将手术区的血液吸引入储血器，经过滤、离心、洗涤后，收集浓缩的红细胞回输给患者，是最常见的自体输血技术。

• 一般用于心脏、神经、肝脏、血管和整形外科手术。

• 血液回收的历史：在 18 世纪，第一次被应用于管理产后出血患者。用盐水洗涤浸血的拭子，再将混合液回输给患者。毋庸置疑，当时死亡率很高。在整个 19 世纪，血液回收与自体移植的实验研究持续进行。1931 年，从血胸回收的血液被直接回输给患者。第一台自体血回输装置在 1943 年诞生，是现代血液回收机的雏形。

■ **生理**

• 血液回收过程可以分为收集、洗涤、回输。

• 收集。专用的双腔吸引装置可以收集手术区的红细胞。一腔从手术区吸血，另一腔加入一定体积的抗凝冲洗液汇入回收血。常用肝素盐水冲洗，其成分取决于说明书，通常为 1 000 ml 0.9% 盐水中 30 000 U 肝素。某些中心用柠檬酸溶液代替。抗凝后的血液通过过滤器以清除杂物，然后收集于储血器中。

• 洗涤。离心，将血液分离成红细胞和血浆。洗涤红细胞然后通过半透膜过滤去除游离血红蛋白、血浆、血小板、白细胞和肝素。

• 回输。使回收的红细胞悬浮在生理盐水中，然后经外周或中心静脉导管回输，可以即刻输注或在 6 h 内输注。根据血液回收机的不同，混合液血细胞比容为 50%～70%。然而，在临床实践中，一些肝素（高达 5%）和其他不同数量的物质（如白三烯）和补体无法被去除，也可能与红细胞混合。在洗涤过程中，含有凝血因子和血小板的血浆被清除和弃去。

■ **病因/病理生理**

• 血液回收在产科、恶性肿瘤、微生物感染病例中的使用仍存在争议。

• 产科。如果洗涤过程中，羊水不能完全清除，理论上存在形成羊水栓塞（AFE）的风险。近期证据显示，在择期剖宫产术中使用回收红细胞回输与 AFE 的发生率增加不相关。

• 恶性肿瘤。过去是绝对禁忌证，由于理论上存在播散肿瘤细胞的风险。然而，对泌尿系统肿瘤患者的研究表示血液回收与自体输血和前列腺癌的复发率增加无关，并有效减少了异体输血的需要。因此，外科医师和患者讨论风险和获益后，某些情况下对于恶性肿瘤患者可能需要手术中使用回收血液。

• 感染。回收血可能被肠内容物或脓性物污染。然而，有证据显示回收血与白细胞过滤器组合（LDF）可能是安全的。因此，感染或肠内容物不再被认为是绝对禁忌证。如果肠内容物感染，外科医师应该避免吸入受污染最严重的区域，给予广谱抗生素，增加盐水洗涤量。术前外科医师需与患者讨论血液回收风险和获益。

■ **围手术期相关**

• 血液回收的目的是减少或消除异体输血的需求。近期 meta 分析发现血液回收可有效降低成人择期手术中异体输血的需求（达 39%），平均每名患者节省 0.7 个单位血。这可能：

– 减少同种异体输血导致感染和非感染并发症的风险。

– 比自体血增加了平均红细胞活力。回收红细胞保持正常的双凹圆盘状，而异体血呈

棘状细胞形状(14 天后),这使其通过毛细血管床的能力受损。

- 比自体血增加了 2,3 - 二磷酸甘油酸(2,3 - DPG),携氧和组织摄氧能力提高。

- 提高患者生存率。研究表明食管癌术后,生存率增加,这可能是由于与异体血相比,回收血缺乏免疫调节作用。

- 有免疫刺激作用,可减少术后感染。

• 在成人出血量可能超过 1 000 ml 及小儿 10 ml/kg 的情况下需提前考虑血液回收。

• 如果不确定失血量,考虑血液回收作为备案。需准备储血库、吸入管和肝素盐水冲洗液(廉价和快速)。如果失血发生时,机器可以处理血液。如果失血量很小,回收血可被丢弃。这一措施将节省大量异体血和潜在的医疗费用。

• 血液回收并发症。文献显示使用血液回收相关并发症是罕见的。如果患者输入了大量处理的自体血红细胞,可能由于缺失凝血因子和血小板而出现凝血异常。

- 如果洗涤后血液量少于患者总血容量的30%,研究表明,不会增加围手术期出血及凝血功能障碍。

- 回收血引起的凝血功能障碍的临床相关性具有个体差异,但不超过患者血容量的 50%(成人约 3 000 ml)时不太可能发生。

- 如果患者存在活动性出血,需做血栓弹力图、凝血酶原时间、纤维蛋白原、血小板计数检查。

- 可应用冷沉淀和(或)血小板替代血浆。

• 异体输血有以下风险:

- 肿瘤复发。

- 术后感染。

- 急性肺损伤。

- 围手术期心肌梗死。

- 术后低输出性心力衰竭。

- 增加发病率和 5 年死亡率。

- 免疫调节作用是剂量依赖性的,异体输血减少移植排斥反应发生。

• 异常抗体的发展,与多个单位的异体血接触,使未来交叉配型更困难耗时。

❓ 临床要点

• 血液回收("洗涤式血液回收"),是最常见的自体输血技术。血液被分离纯化、盐水洗涤后,再回输给患者。

• 血液回收已被证明可增加红细胞活力和携氧量,减少感染,并比异体输血生存率增加。

• 血液回收理论上可以传播病原,禁忌证一般为产科、恶性肿瘤、感染。然而,并没有相关研究支持这一理论,某些情况下,血液回收可能值得应用,外科医师需和患者仔细讨论利弊。

血液替代品 Blood Substitutes

Jonathan S. Jahr,MD · Dayna Zimmerman,BS 袁亚伟 译 / 田婕 校

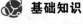

基础知识

▪ 概述

• 对于血液替代品的研究(主要是血红蛋白衍生物和过氧化碳化合物)已经超过了 50 年,它们被用来携带氧气并输送到组织。

- 血红蛋白氧载体(HBOC),以牛或者人类为来源获取。

- 氟碳基氧载体(PFBOC)。

• 未经 FDA 批准的产品不可以用于人体。有一种产品(Hemopure®,OPK Biotech,Cambridge,MA)已被南非和俄罗斯批准。另一种产品(Oxyglobin®,OPK Biotech)是美国 FDA 和欧盟共同批准的,可用于治疗犬科动物贫血。

▪ 生理

• 血液替代品可携氧至缺血组织并可作为复苏液体。

• HBOC:

- 通过将人与牛的血细胞去除红细胞膜、净化、灭活病原体(朊病毒),并重新聚合血红蛋白(通过戊二醛修饰、包裹或无连接聚合)合成。

- 液体包装为一袋 250～500 ml,或者根据血红蛋白的量包装为一个单位的浓缩红细胞。与储存血细胞相比,一些 HBOC 可能更容易输送氧,且效率更高。

- 新一代产品试图与氧分子连接并减少血管腔隙外渗,阻止 NO 清除,并作为抗炎剂以减少缺血造成的有害影响。

• "第一代"HBOC 拥有正常的血红蛋白含量(10～13 g/dl)和黏度,有较高的胶体渗透压,可使氧解离曲线右移并保持正常的希尔系数。

- 其中包括 α-α 交联血红蛋白、2,3 - 琥珀酰水杨酸交联血红蛋白(HemAssist®,Baxter,Deerfield,IL)和血红蛋白 raffimer(Hemolink™,Hemosol,Toronto,ON)。

• "第二代"HBOC 与第一代作用相同,但副作用少。它们也有正常的血红蛋白含量(10～13 g/dl)、正常的黏度、较高的胶体渗透压,使氧解离曲线右移,保持正常的希尔系数。到目前为止它们仍然是最成功的 HBOC。

- 人多聚血红蛋白(PolyHeme®,Northfield,Evanston,IL)、谷他血红蛋白(牛)200 和 250(Hemopure® 和 Oxyglobin®,OPK Biotech)已完成 FDA Ⅲ 期试验,但在美国未被批准应用。

• "第三代"HBOC 有较低的血红蛋白含量(5～6 g/dl)、正常的黏度、较低的胶体渗透压,使氧解离曲线左移,保持正常的希尔系数。

- 目前,有大量的"第三代"HBOC 正在进行临床前试验和临床试验:马来酰亚胺聚乙二醇修饰血红蛋白(MP4),Hemospan®,Sangart,San Diego,CA;无链接聚合血红蛋白物,Oxyvita®,OXYVITA,New Windsor,NY。

▪ 病因/病理生理

• "第一代"HBOC 会带来严重的并发症(包括肾衰竭)及创伤试验中死亡率的增加(HemAssist®)。

• "第二代"HBOC 可引起全身血压和肺动脉血压增高、无临床症状的脂肪酶增加或胰腺炎症状以及短暂性黄疸,通过网状内皮系统而导致继发的血红蛋白分解。

• "第三代"HBOC 可以避免高血压,仍可能存在其他新的问题。

• 一项研究显示,应用特定的血液替代品的老年患者往往预后较差,这表明患者若前期存在高血压、心脏病、肾脏和脑血管疾病,可能对部分血液替代品更敏感。

▪ 围手术期相关

• 血液替代品有以下优势,因而受人青睐:

- 室温下稳定。

- 不需要交叉配型,立即可用。
- 无携带传染病风险。
- 不依赖于有限的供者供给。
- 血液替代品可能的适应证包括:
- 惊厥。
- 器官缺血。
- 红细胞不兼容。
- 急性肺损伤。
- 移植器官的保护。
- 心脏停搏。
- 镰状细胞贫血。
- 肿瘤治疗。
- 空气栓塞。
- 难治性贫血的异体输血。
- 紧急民用或军事中的严重创伤或围手术期出血。
- 异体输血有多重风险,包括感染、免疫学反应、新陈代谢和危重疾病。
- 血液筛检降低了 HIV 和丙肝发病率。然而,新的感染的检测以及从血液供应者的血液中去除感染仍需要时间。
- 免疫调节可以导增加手术伤口感染率及癌症复发率(尤其是结肠癌),还会降低器官移植后的器官存活率。
- 输血相关急性肺损伤(TRALI)发生率在 1/5 000,且有 6%～9%的高死亡率。
- 实验室或输血错误造成的输血反应,可能会导致高发病率和死亡率。
- 代谢紊乱包括体温降低、高钾血症及 2,3-DPG 减少。
- 输血相关循环负荷(TACO)是由于大量的血液被快速输入体内,可引起呼吸困难、端坐呼吸、外周性水肿,并能够快速增加血压。其发病率为 1/10 000～1/100)。
- 然而,即使血液替代品已经在逐渐改良,并且带来的并发症较少,但献血是不能被替代的;献血者的血液可制成多种产品,包括血小板、新鲜冰冻血浆及冷沉淀。

■ 图/表

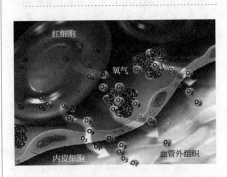

NO 清除血红蛋白的可能机制

❓ 临床要点

- 理想情况下,血液替代品可以应用在拒绝异体输血的患者、创伤(军事或民用)后血液不易获得的患者、由于免疫学原因导致无法接受异体输血的患者(溶血性贫血),并能够紧急增加等容血液稀释。
- 一些血液替代品的副作用会限制其应用:
- 血管活性。
- 肾毒性。
- 补充干扰。
- 单核吞噬系统激活。
- 组胺释放。
- 抗原性。
- 储存氧化。
- 激肽和凝血激活。
- 铁沉积。
- 缺乏血红蛋白清除一氧化氮的能力。
- 目前,没有任何一种经 FDA 批准的产品可以供人使用。

血液携氧能力 Blood Oxygen Carrying Capacity

Onyi Onuoha, MD, MPH · Nina Singh-Radcliff, MD 袁亚伟 译 / 田婕 校

 基础知识

■ 概述

- 血液携氧能力即每 100 ml 血液携带的氧的毫升数。
- 在血液中,氧以两种形式存在:溶解在血液中和附着于血红蛋白。血红蛋白是哺乳动物的主要的"氧气搬运工"。
- 在氧气供给减少的情况下,血液为缺氧状态提供了一个有限的缓冲。

■ 生理

- 氧是有氧代谢和维持细胞完整性所必需的。然而,尽管它是绝对必要的,身体却只有很小的存储容量(不像葡萄糖)。当窒息状态时,肺和血液中的氧气存储(FRC)是有限的,几分钟以后两者中的氧气存储都不能维持生命。
- 健康成年人静息状态下,耗氧量为 200～250 ml/min,氧气输送量为 950～1 150 ml/min。因此,每分钟消耗约 25% 的动脉氧,回到肺部的缺氧血液有约 75% 氧饱和度(混合静脉血氧饱和度)。
- 血红蛋白可以在血液中提供最有效的携带和运输氧气的方法。在满氧饱和度时,在 1 dl 的血液中 1 g 血红蛋白能够携带 1.34 ml 的氧气。因此,$Hb \times 1.34 \times SaO_2$ 决定了附着在 1 dl 血液中的血红蛋白的氧气量。虽然氧气附着在血红蛋白上,但不会产生分压。
- 氧在血液中的溶解性很差,溶解系数为 $0.003\ ml/(mmHg \cdot dl)$。因此,患者呼吸室内空气的氧分压近似 100 mmHg 时,有 0.3 ml 氧气溶解在 1 dl 血液里。
- 血红蛋白氧($O_2 - Hb$)解离曲线:X 轴为 PaO_2,Y 轴为 SaO_2。当 PaO_2 升高,SaO_2 也升高。曲线不是线性的,而是类似乙状结肠的形状。这表示血红蛋白与氧气或完全结合或完全分离;若处于中间状态,它是不稳定的。这一特性决定了它的生理功能:在肺部,血红蛋白将完全饱和;在组织水平,它会很容易与氧气解离并卸载氧气从而为组织供氧。
- 在血红蛋白含量及周围内环境状态均正常时,氧分压会在氧合血红蛋白及溶解氧间取得平衡。例如,动脉血氧分压为 100 mmHg 时,有 98% 的 SpO_2 和 0.3 ml/dl 的血氧饱和度。动脉血氧分压 500 mmHg 时有 100% 的 SpO_2 和 1.5 ml/dl 的血氧饱和度。

■ 解剖

- 血红蛋白是由 4 个多肽链或亚基组成的含铁蛋白。含铁的血红素单元与 4 个氧分子可逆性结合。

• 成人血红蛋白(HbA)分子由 2α 珠蛋白和 2β 珠蛋白亚基构成。

• 第一个氧分子与血红蛋白的结合诱导血红蛋白的构象变化，使其更容易结合其他氧分子。在正常的静息条件下，血红蛋白结合的氧中 25% 被组织吸收（相当于 40 mmHg 局部压力）。

• 另一方面，胎儿的血红蛋白(HbF)具有对氧亲和力很强的 α 亚基和 γ 亚基各 2 个。通过胎盘，胎儿被暴露在非常低的氧分压里，约是成人肺中氧分压水平的 21%。

■ 病因/病理生理

• 低携氧能力可能是由低 PaO_2、低血红蛋白、氧血红蛋白结合能力削减或氧需/氧耗增加造成的。

– 低 PaO_2：缺氧混合状态（吸入氧浓度过低）、肺通气不足、V/Q 失调、分流、氧弥散障碍。

– 低血红蛋白：慢性或急性贫血。

– 氧血红蛋白结合减少：畸形红细胞（胎儿、珠蛋白生成障碍性贫血、镰状细胞贫血）、碳氧血红蛋白、氰血红蛋白、高铁血红蛋白、硫化血红蛋白。

– 氧需/氧耗增加：高热、甲状腺功能亢进、脓毒血症、妊娠、剧烈运动。

• 急性贫血：最初血流动力学改变表现为体循环血管阻力(SVR)下降，SVR 的下降部分由血液黏滞度下降引起，部分由 NO 介导的血管舒张造成。SVR 下降可以降低血压，并且由此可以导致由压力感受器介导的神经内分泌激活，这与严重心力衰竭心输出量减少的患者症状相似。最终，交感神经系统及肾素-血管紧张素-醛固酮系统便会引发外周血管收缩，从而减少肾血流量及肾小球滤过率，发生水钠潴留。

• 慢性贫血对血流动力学和非血流动力学（红细胞生成）都造成了影响，从而代偿性地提高了携氧能力。

– 血流动力学反应是复杂的，其中包括血管舒张介导的神经激素激活及高输出状态。高输出状态初始阶段有助于增加氧输送。然而，长期的代偿会带来有害的后果，可能会导致贫血，成为一个独立的危险因素。

– 非血流动力学反应：2,3-二磷酸甘油酸(2,3-DPG)水平升高，会使血红蛋白氧解离曲线右移，血红蛋白与氧气的亲和力下降，从而使氧气更易于进入组织中（2,3-DPG 缺乏会显著增加心输出量）。

• 在高海拔地区时，肺通气量及心率升高，每搏量略有下降。此外，血浆容量在 24~48 h 减少，以提高血液的携氧能力。在高海拔地区长时间逗留，机体会代偿性地增加红细胞生成和加大血红蛋白的量，从而部分或完全恢复血容量及动脉血氧含量。

■ 围手术期相关

• 全身麻醉会导致患者代谢率降低 15%，从而导致氧需求量下降。人工通气还可通过去除患者的呼吸做功来进一步降低 6% 的氧气需求量。然而，麻醉药物并不能通过血红蛋白或其血中溶解度来影响氧气运输。

• 当代谢率增加时，氧气消耗就会增加（术后寒战、恶性高热等），从而导致 PaO_2 的减少，PaO_2 可以在缺氧时激活正常保护性反应（主动脉和颈动脉化学感受器，交感神经系统）来增加心输出量。然而，这些保护性反应通常会被术中应用的麻醉药物削弱，且这种削弱作用还可延至术后。

• 输血：综合衡量决定氧供和机体储备的多种因素，以确定患者是否达到输血标准的"触发点"，这一直都是临床医师的责任。这个考虑应该建立在假设氧气承载能力是增加的，以防止氧耗超过氧供的基础上。此外，还应考虑以下几方面：

– 理论上，红细胞的携氧能力有利于加快呼吸衰竭的恢复，因此输血可能会缩短机械通气的时间。然而，与其相反的证据已有报道。

– 浓缩红细胞(pRBC)存储与 2,3-DPG 的下降密切相关，从而导致 O_2-血红蛋白解离曲线左移。因此，输血时患者的血红蛋白增加，但在相同的血细胞比容条件下，与原血液中的血红蛋白相比，在氧气输送方面成效不大。2,3-DPG 水平于 12~24 h 后恢复正常。

– 在血液稀释或贫血状态下，对血液黏度恢复的需求可能先于对氧气承载能力的需求。产生剪切应力并刺激血管调节因子如 NO 和环前列腺素的释放，从而保证一定的血液黏度。

– 在亚群（肾衰竭患者、Jehovah's Witnesses、军队伤亡人员）的研究已经表明，相当多的贫血患者被认为比从前有更好的耐受性。

– 无法增加心输出量的患者（冠心病、前壁/急性心肌梗死、β 受体阻滞、SVR 降低如败血症或者透析）或氧合功能受损的患者（肺部疾病、高海拔缺氧）对缺氧状态代偿反应有限。

• 在健康的志愿者中，等容稀释血液至血红蛋白水平为 5 g/dl 时，患者耐受良好。强大的心血管反应，表现为通过增加心率和通气量来代偿缺氧状态。

• 能加强携氧能力的血液替代品正在研究中。在现阶段，还没有可用的产品供临床使用。

■ 公式

• 氧含量 = $[(Hb \times 1.39 \times SaO_2) + (PaO_2 \times 0.003)]$。单位：Hb(g/dl)；1.39(ml O_2/dl)；血氧饱和度$[\%(0.01)]$。

– 动脉氧含量(CaO_2) = $[(Hb \times 1.39 \times SaO_2) + (PaO_2 \times 0.003)]$

– 静脉氧含量(CvO_2) = $[(Hb \times 1.39 \times SvO_2) + (PvO_2 \times 0.003)]$。

如果数据来自肺动脉(PAC)，则表示实际混合静脉氧。

• 氧输送(DO_2)(ml/min) = 心输出量(CO) × 血氧含量。

■ 图/表

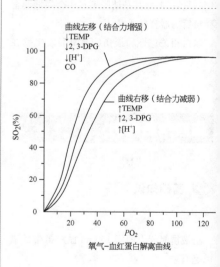

曲线左移（结合力增强）
↓TEMP
↓2,3-DPG
↓[H⁺]
CO

曲线右移（结合力减弱）
↑TEMP
↑2,3-DPG
↑[H⁺]

氧气-血红蛋白解离曲线

🍃 临床要点

• 存在"失氧结合血红蛋白"（血红蛋白无法与氧结合）时，脉搏血氧饱和度并不是一个可靠的监测方式。在临床上两个比较主要的失氧结合血红蛋白，是碳氧血红蛋白(COHb)和高铁血红蛋白(MetHb)。CO 血氧仪能够将氧气从高铁血红蛋白和氧合血红蛋白分离，从而能够更准确地定量携氧能力(量)。

• 血液替代品：包括血红蛋白氧载体(HBOC)，其在进入静脉时可以输送氧气。合成类似物，如氟碳乳剂(PFC)，也被用来作为替代品。这些化学物质能够溶解大量的气体比如氧气。不同于血液,PFC 具有线性氧解离曲线,当 PaO_2 升高时,这些分子运输的氧气增加,并且促使氧分子弥散进组织

的驱动压也增加。然而,由于其线性关系,氧气的需求量也较大,因为在这些满载氧气的分子到达氧分压低的毛细血管网之前,大部分氧气就已经被释放掉了。这也要求要

有较高的 FiO_2 以能够溶解足够量的氧。然而,理想的氧气运输仍然难以模拟,使得真正的血液与血液替代品和体积膨胀剂之间仍存在差别。

血液中二氧化碳的运输　Carbon Dioxide Transport in Blood

Melissa Flanigan, DO　袁亚伟 译 / 田婕 校

 基础知识

■ **概述**

- 二氧化碳(CO_2)是一种细胞代谢途径的副产物。尽管与分压为~64 mmHg 的氧气相比,二氧化碳分压只有 1～6 mmHg,但二氧化碳仍可以从细胞快速扩散进入毛细血管。

- CO_2 经血液输送至肺泡,并经 3 种不同的形式排泄:
  - 在血液中溶解。
  - 氨甲酰化合物。
  - 碳酸氢盐离子。

■ **生理**

- 心输出量为 5 L/min 的情况下,每 100 ml 血液流经肺部会排出 4～5 ml 的 CO_2。循环血液有消除及产生 CO_2 的功能。

- 血液中的 CO_2 运输到肺部有 3 种形式,三者之和即血 CO_2 总量。这 3 种形式如下:
  - 物理溶解于血浆中(7%)。CO_2 的溶解度是氧气的 20 倍,所以导致了其在组织、血液和肺泡之间的快速传递。CO_2 溶解量随着 $PaCO_2$ 的增加呈线性增加。
  - 氨甲酰化合物(13%)。CO_2 可以进入红细胞并与血红蛋白的非游离端氨基可逆性结合。由此产生的化合物被称为氨基甲酰血红蛋白。
  - Haldan 效应促进 CO_2 在血液中传递及通过肺泡排泄。在组织内,脱氧血红蛋白对 CO_2 亲和力增加(高达 3.5 倍)导致了 CO_2 被有效吸收。在肺毛细血管内,氧合血红蛋白与 CO_2 的亲和力降低会导致 CO_2 的"卸载",然后 CO_2 从肺毛细血管扩散入肺泡中。
  - 碳酸氢盐(80%)。
- CO_2 进入红细胞,在红细胞内与水反应生成碳酸。在有碳酸酐酶的情况下,这种反应几乎是立即就发生的:$H_2O + CO_2 \longleftrightarrow$ $H_2CO_3 \longleftrightarrow H^+ + HCO_3^-$(注:这种酶并不

存在于血浆中)。大部分氢离子会与血红蛋白这种强大的缓冲剂结合。

- 缓冲作用:碳酸氢盐被认为是细胞外液中最重要的缓冲剂。它提供了快速并有效的化学缓冲,从而抵抗代谢性酸碱失衡。如果强酸性物质被加入细胞外液中,碳酸氢盐就会与 H^+ 反应产生 CO_2。

- 氯化作用:该作用发生在静脉侧的毛细血管内。碳酸氢盐从红细胞扩散入血浆,伴随氯离子进入细胞的相对运动,从而维持了电化学中性(氯离子转移)。静脉红细胞中渗透活性离子的增加(氯和碳酸氢盐)会促进水的进入,从而增加了它们的体积。这就解释了为什么静脉红细胞比容会比动脉红细胞比容高出约 3%。

- 肾脏通过控制肾小管内 HCO_3^- 的重吸收数量,形成新的 HCO_3^-,以可滴定酸和铵离子的形式中和 H^+,来间接影响 CO_2 的动态平衡。
  - HCO_3^- 由肾小球过滤。
  - 约有 85% 的 HCO_3^- 在近曲小管被重吸收。扩散到肾小管细胞之后,CO_2 与水分子结合形成碳酸(在有碳酸酐酶存在的情况下)。碳酸迅速分解成 H^+ 和 HCO_3^-;碳酸氢盐离子进入血流中,同时 H^+ 被分泌到肾小管内。
  - 未被重吸收的 HCO_3^- 可能会在管腔内与 H^+ 结合形成碳酸。管腔刷状缘上的碳酸酐酶催化 H_2CO_3 分解成 CO_2 和 H_2O。这些 CO_2 替代了被肾小管细胞所利用的 CO_2。

- 校正这种 CO_2 的产生和消除之间的不平衡通常要花费大约 30 min。中枢化学感受器会对氢离子浓度的变化进行快速响应(受动脉血中二氧化碳含量的影响),而同时外周化学感受器会对动脉氧含量的变化进行快速响应。

- 胎儿通过胎盘进行呼吸气体交换。CO_2

可以轻松通过胎盘扩散,该过程由母亲过度通气辅助,从而增加了从胎儿到母体血液循环的转移梯度。

- 在婴儿出生时,呼吸发生在 30 s 之内,并一直持续,以纠正正在分娩过程中发生的婴儿体内缺氧及轻度酸中毒。氧气张力的增加导致化学介质的释放,从而将胎儿的循环转化为成人循环。

- 胎儿血红蛋白(HbF)对氧气有很高的亲和力,有利于氧气从胎盘转送到胎儿。然而在出生后,由于氧气释放入组织的作用被减弱,限制了 HbF 的效能。到婴儿 4～6 个月大时,它就会被成人血红蛋白所取代。新生儿体内 HgF 携带及输送 CO_2 的能力降低。

- 在 2 岁之前,婴儿的肾功能是下降的。早产儿有多发性肾功能损伤,其中包括碳酸氢盐重吸收障碍。

母亲的过度换气会造成 $PaCO_2$ 降至~30 mmHg。然而,血浆碳酸氢盐浓度的代偿性降低仅仅会造成轻微的呼吸性碱中毒。

■ **解剖**

- 肺泡中的 $PaCO_2$。
- 组织中的 $PaCO_2$。

■ **病因/病理生理**

- CO_2 动态平衡的失衡可以造成呼吸性酸中毒(pH<7.4)或者碱中毒(pH>7.4)。这种偏差会产生不利的甚至是有害的结果。

- 肺泡通气不足或代谢增加时会导致呼吸性酸中毒,导致二氧化碳积聚和碳酸形成。

- $PaCO_2$ 降低时会导致呼吸性碱中毒:最有可能的围手术期原因是医源性过度换气,可以通过调整呼吸机的设置来校正。妊娠期间碱中毒是较常发生的,因肺泡通气量增加了 50%。

- 老年患者常处于慢性疾病状态和由此产

生的代偿状态。

• 慢性肺部疾病可以改变肺泡通气量及对低氧和（或）高氧状态的正常反应。

■ **围手术期相关**

• 可以在麻醉状态下调控二氧化碳水平，尤其是在控制通气的过程中。

• 位于髓质的中枢化学感受器，对脑脊液氢离子浓度的改变非常敏感。CO_2 可以通过血脑屏障，但碳酸氢盐不能通过，因此脑脊液可以迅速反映动脉二氧化碳含量的变化。CO_2 浓度升高可以增加脑脊液的氢离子浓度并激活化学感受器。

－ 这种变化会有一个强烈的初始效应，并且该效应会在几秒内发生；而在细胞间液中，至少需要 1 min。这会刺激呼吸中枢，增加肺泡通气量。值得注意的是，缺氧会抑制中枢化学感受器的兴奋。

－ 几小时之后感受器就会发生适应，脑脊液的 pH 会通过碳酸氢盐的主动转运而恢复正常。

－ 动脉 CO_2 及每分通气量之间的关系近乎线性关系。

－ 外周化学感受器位于中枢神经系统外，其中包括了颈动脉体和主动脉体。颈动脉体通过舌咽神经将信号传递到延髓呼吸中枢。颈动脉体主要影响通气。神经阻滞剂、去神经支配与颈动脉内膜切除术，均可导致通气对动脉缺氧的反应缺失，同时通气对二氧化碳的反应会下降大约 30%。主动脉体通过迷走神经传递信号主要对心血管做出反应。

• 呼吸暂停阈值就是在无通气条件下 $PaCO_2$ 的最高值。当 $PaCO_2$ 低于这个值时，麻醉状态下的自主呼吸是不存在的。在清醒状态中，因为大脑皮质可预防呼吸暂停，这种情况是不常见的。阿片类及麻醉药品通过提高呼吸暂停阈值及缺氧驱动来显著抑制通气。

• 窒息状态下的增氧处理：当发生呼吸暂停时，前 1 min 内肺泡 CO_2 量会增加 5～10 mmHg，此后便以 3 mmHg/min 的速度增加。第 1 min 内的增加是因为肺泡气体与肺毛细血管血液之间的动态平衡。而 1 min 后，代谢产物就会稳定持续上升。在研究中，呼气末二氧化碳监测被用来评估并近似于肺泡二氧化碳。

• 体温可以直接影响气体分压。在低体温状态下，因为气体溶解度与温度成反比（低温会导致溶液中气体分压下降），$PaCO_2$ 及 PaO_2 会降低。另一方面，碳酸氢离子浓度不变，因而 pH 会增加。然而，CO_2 的运输并不受体温的影响。

• 术中、术后持续高热的患者应该考虑到新陈代谢亢进的问题。高代谢状态会增加 CO_2 的产生，并促使交感神经激活。如果不予纠正，就会发生代谢性酸中毒、电解质失衡及肌肉活动障碍。其鉴别诊断应该包括恶性高热、精神病综合征、甲状腺危象、嗜铬细胞瘤、血清素综合征。呼气末二氧化碳量可以翻成双倍甚至 3 倍数值。它是恶性高热最早、最敏感的指标。

• 乙酰唑胺是一种碳酸酐酶抑制剂，它可以削弱 CO_2 在组织及肺泡中的运输。

■ **公式**

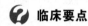

$$H_2O + CO_2 \longleftrightarrow H_2CO_3^- \longleftrightarrow H^+ + HCO_3^-$$

临床要点

CO_2 通过 3 种方式运输：

• 血浆中溶解。

• 与氨甲酰化合物结合。

• 作为碳酸氢盐离子。

血友病 Hemophilia

Neesa Patel, MD　张毓文 译 / 张晓庆 校

 基础知识

■ **概述**

• 血友病是遗传性凝血因子缺乏性疾病。

－ 血友病 A：Ⅷ因子（FⅧ）缺乏，X 连锁隐性遗传。

－ 血友病 B：Ⅸ因子（FⅨ）缺乏，X 连锁隐性遗传。

－ 血友病 C：Ⅺ因子（FⅪ）缺乏，常染色体不完全隐性遗传（罕见）。

• 血友病患者术中及术后出血风险增加，其治疗需要麻醉科医师、外科医师及血液科医师三方合作。

■ **流行病学**

发病率

• 血友病 A：男性 1/10 000。其中，70% 为严重类型。

• 血友病 B：男性 1/50 000。

• 血友病 A 与血友病 B 比例为 9：1。

• 血友病 C：非常罕见；犹太人中多见。

患病率

美国：约 20 000 人发病。

发病情况

颅内出血及输血并发症。

死亡率

死亡率为健康男性 2 倍。

■ **病因/危险因素**

• 因 FⅧ或 FⅨ基因倒置、插入、删除或位点突变造成，位于 X 染色体长臂。

• 该疾病多为遗传所致，也可能为后天获得性。

■ **病理生理**

• FⅧ及 FⅨ在血浆中无活性；被激活后，二者共同激活 FⅩ（控制纤维蛋白原转化为纤维蛋白）。

• 二者之一缺失可显著阻碍血凝块形成，引起临床出血。凝血因子活性按百分比计算：假设正常患者活性为 100%，严重血友病患者的活性<1%。

• 血友病特点是关节出血导致关节长期的炎症反应及退化。关节内人体滑膜细胞合成大量组织因子受抑制，导致 FⅩ 严重抑制，主要为中到重度。中重度疾病在轻度损伤时无大量出血。

• 后天性血友病无 FⅧ缺陷病史者，该因子被抑制（自身抗体）。相关因素包括特发性、胶原血管病、药物反应（如青霉素）及恶性淋巴瘤。

■ **麻醉目标/指导原则**

• 患者围手术期出血风险增高。围手术期

必要时请血液科会诊。

- 择期手术考虑补充特殊的凝血因子（轻度、中度、重度）或去氨加压素（DDAVP）。术前48h需检查有缺陷的凝血因子水平，使其在术前达到正常值的40%（大手术时需要更高水平）。

- 急诊手术考虑输注新鲜冰冻血浆（FFP，用于轻到中度患者）、DDAVP及FⅦa（用于难以解决的出血）。

术前评估

▪ 症状

血尿、消化道出血、易受伤。

病史

- 出血（切口及静脉穿刺处少量出血）。严重患者通常存在关节及肌肉出血。

- 多数患者可通过家族史知晓。

体格检查

关节畸形、巨大皮下软组织血肿。

▪ 治疗史

- 输血史。

- 创伤后出血住院治疗。

▪ 用药史

浓缩凝血因子。严重血友病患者为了防治关节病及出血通常开放静脉通路。

▪ 诊断检查与说明

- PTT延长，PT多数正常。

- 凝血因子Ⅷ及因子Ⅸ水平。

- 严重患者术前进行凝血因子配型，防止因子抑制（IgG抗体）（FⅧ抗体约为25%，FⅨ3%～5%）。抑制剂可导致凝血因子抑制。

▪ 伴随的器官功能障碍

- 血友病患者存在滑膜炎及关节损伤：可引起永久性畸形、对位不良、肢体活动失调、肢体长短不同。

- 由输血引起的各种感染：可通过对供血者筛查、灭毒技术及人工重组血制品输注减少。

- 多数与血管性血友病有关。女性可携带血友病基因。FⅧ及血管性假性血友病因子（vWF）在妊娠期升高，通常在分娩后迅速下降。妊娠末期需行凝血因子检查，评估硬膜外置管安全性。

▪ 延迟手术情况

择期手术术前需保证凝血因子活性水平。

▪ 分型

- 重度：活性<1%正常值（<0.01 U/ml），可能发生自发性出血、经典型血友病。

- 中度：活性1%～5%（0.01～0.05 U/ml）。

- 轻度：活性5%～40%（0.05～0.40 U/ml）。

治疗

▪ 术前准备

术前用药

- 去氨加压素（DDAVP）——可防止轻到中度血友病A患者出血。DDAVP为血管升压素（抗利尿激素），可减少血管加压，通过释放储存的内皮素提高FⅧ活性2～4倍；FⅧ因子活性为正常9%者，可升高FⅧ水平4～6倍。剂量：0.3 μg/kg静注15～30 min；静注前30 min需监测血压、心率。

- 重组FⅧ及FⅨ（中重度疾病）可用于治疗血友病。每注射1 U/kg可使活性提升1%～2%。

  - 择期手术，目标是使活性达到40%。严重疾病术中1 h初始剂量可给予20 U/kg，之后每小时给予FⅧ 1.5 U/kg或FⅨ 2 U/kg。

  - 大手术，术前活性需在60%～100%，术后维持在30%～50%，直到伤口愈合需（多数需10～14天）。

  - 骨科手术，活性需在80%～100%，术后数天需维持在30%。

- 重组FⅦa初始剂量可用90～120 μg/kg，在2～5 min给完，每2 h重复给药直到止血成功。

知情同意的特殊情况

宗教信徒：需要输注任何凝血因子均需告知。

▪ 术中监护

麻醉选择

- 根据外科手术判断需全麻还是镇静。

- 存在硬膜外血肿风险，椎管内麻醉禁忌。

- 血友病患者将FⅧ及FⅨ活性控制在合适范围，周围神经阻滞相对安全。

监测

- 外科手术、高风险或手术时间长者考虑有创监测。

- 动脉置管利于严重血友病患者连续PTT及凝血因子水平监测。

- 需开放一条大静脉用于输注凝血因子。

麻醉诱导/气道管理

输注凝血因子可减少气道出血。

维持

尽管术前优化处理，术中仍存在出血高风险。准备FFP、FⅦa或加快凝血因子输注速度。

拔管/苏醒

标准管理要参考患者的病史、气道情况及手术类型。

术后监护

▪ 床旁护理

- 依据术后出血风险、手术类型及疾病严重程度。

- 依据医院情况，病房可能无法输注凝血因子。

▪ 药物处理/实验室处理/会诊

- 与血液科医师沟通。

- 实验室检查：必要时术后查凝血因子水平、抑制剂及PTT水平。

- 术后6～10天需根据凝血因子活性进行凝血因子输注（依据手术情况），同时与血液科医师沟通。

▪ 并发症

术后早期手术区持续出血。

疾病编码

ICD9

- 286.0 先天性Ⅷ因子障碍。

- 286.1 先天性Ⅸ因子障碍。

ICD10

- D66 遗传性Ⅷ因子缺乏。

- D67 遗传性Ⅸ因子缺乏。

临床要点

- 尽早与血液科医师沟通，评估病情，制订治疗方案。

- 如患者既往存在多次凝血因子输注，其存在自身抗体的可能性大。

- 产科指南建议维持FⅧ水平超过30%，最大限度地减少产后出血可能。

- FDA推荐应用重组Ⅶa治疗血友病继发出血。当药物起效后（约为正常水平100倍），rFⅦa可加速手术部位凝血：

  - 直接激活创伤部位血小板表面FX（不与

组织因子结合），不需要 FⅧ 及 FⅨ。
- 推进组织因子途径。
• 体外循环。术前需维持凝血因子活性为 100%。体外循环期间，由于泵消除作用，不需输注凝血因子。体外循环停机后在关闭切口前重复给予凝血因子。体外循环期间应用低分子肝素抗凝是安全的，可用鱼精蛋白拮抗。

循环骤停 Circulatory Arrest

January Y. Tsai, MD　冯羽敬 译 / 潘钱玲 陈蔡旸 校

 基础知识

■ **概述**

• 系统循环停止有以下情况：
- 意外：心律不齐或心搏骤停、缺血、电解质异常或体温过低。
- 治疗（择期或急诊）：深低温停循环（deep hypothermic circulatory arrest，DHCA）为心脏及大血管手术提供没有血液的手术视野。这要求增加麻醉科医师、外科医师及灌注师间的协调。
• 在低温条件下，细胞活性明显降低，得以让患者的血液循环暂停长达 40 min 而不损害神经。
目前常使用选择性辅助的脑血管灌注（顺行或逆行），以前使用的深低温停循环仅仅依靠低温来保护神经。

■ **生理**

• 意外：在脑血流灌注受限或无血流灌注期间的高/正常脑氧代谢率（cerebral metabolic rate of oxygenation，$CMRO_2$）可能迅速导致不可逆的缺氧性脑损伤。
• 治疗：脑氧代谢率降低 7%/℃。理论上 $CMRO_2$ 在 23 ℃ 趋近于 0。脑血流灌注包括逆行和顺行两种类型。
• 逆行脑血流灌注（retrograde cerebral perfusion，RCP）。
- 通过上腔静脉（superior vena cava，SVC）插管。
- 灌注冷血。
- 理论上灌注从上腔静脉—颈内静脉（internal jugular，IJ）—乙状窦到小静脉—毛细血管到小动脉再到 Willis 环—颈内动脉（internal carotid artery，ICA）—两侧的颈总动脉（right and left common carotid arteries，RCC/LCC），然后到主动脉弓。
- 常规循环中使用最大 500 ml/min 的流速维持上腔静脉导管压力＜25 mmHg。
- 优点：

○ 使大脑各部分更均匀地冷却。
○ 清除气泡、栓子和代谢废物。
○ 预防大脑血细胞微聚集。
○ 运输 O_2 和代谢产物。
- 潜在缺点：
○ 增大过高 RCP 相关的潜在脑水肿发生率，而引起神经损伤。
○ 直接灌注低温下收缩的微血管和组织，可能引起颅内压增高和脑水肿。静脉回流受阻同样可以加重颅内压和脑水肿。
○ 底物低水平。
○ 灌注持续时间：45 min。
• 顺行脑血流灌注：
- 右腋动脉插管或者置入支架。
- 灌注冷血。
- 开始灌注后，钳夹头臂动脉，血流从右侧腋动脉进入，经右锁骨下动脉、头臂动脉（非常短的一段）、颈总动脉进入颅内。
- 通常血流平均灌注压为 40～70 mmHg。
- 脑氧饱和度可用于评估局部脑血流灌注的变化。如果左半大脑血流灌注降低，直视下行左颈动脉插管或用冷血灌注促进血液流动。
- 优点：
○ 持续供应大脑营养。
○ 循环骤停的安全范围时间比逆行脑血流灌注延长。
- 潜在缺点：
○ 由于频繁地刺激粥样硬化的大血管，空气和血小板栓子直接顺行进入脑循环。
○ 大脑动脉环的完整保证了一侧血流通过，目前仅约 30% 的人大脑动脉环完整。最常见的缺失包括大脑后动脉（posterior cerebral artery，PCA）P1 部分缺失、后交通动脉或大脑前动脉（anterior cerebral artery，ACA）A1 部分缺失。这些区域任何部位有缺血性发作，都会导致循环不稳定。
○ 腋窝插管或插入套管，增加手术的复杂性。

○ 手术区域有过多的管子。
○ 灌注持续时间：60 min。
• 争议性话题：
- 理想的最低温度未知。尽管低温可以降低脑氧代谢率（提供神经保护），但是它会影响凝血功能和微血管血流的灌注；深低温（～14 ℃）更低的温度可能造成严重后果。此外，低温与长时间体外循环（cardiopulmonary bypass，CPB）造成复温时间延长（不良预后与长时间 CPB 有关）。顺行性脑血流灌注时，可以延长循环停止的时间，可以利用这种低体温水平（25 ℃）。
- 最佳流速和压力未知。流量和灌注压应符合组织代谢的需求，同时不会造成组织损伤。目前已经有公认的数值，然而是否应该对温度相关差异下的血管张力进行调节仍然未知。
- 使用巴比妥酸盐或丙泊酚与脑电图监测联合应用，用于神经保护。等电位脑电图可以降低脑氧代谢率，改善大脑保护。然而研究表明，接受硫喷妥钠的患者需要更多肌力的支持，但并没有提供显著的神经保护。
- 类固醇激素（大剂量甲泼尼龙 30 mg/kg）通常用于神经保护，但实验结果相互矛盾。例如，一项动物研究发现，全身预处理并不能减轻长时程 DHCA 后的神经元细胞损伤，而且在海马齿状回中，类固醇会增加神经细胞的凋亡。另一项研究发现，使用类固醇会改善局部、整体的脑血流量（cerebral blood flow，CBF）和脑氧代谢率。

■ **解剖**

治疗性的循环停止用于大的或者难以手术的脑动脉瘤和主动脉修复，以提供静止、清晰的手术野。在暴露主动脉弓或脑循环期间，持续的血液循环导致手术区域变得复杂或引起大出血。

■ **病因/病理生理**

左侧头臂动脉修复中，可能发生同侧桡动

脉波形消失。

▪ 围手术期相关

- 心肌保护不足。
- 心脏停搏后管理欠佳或循环停止时不能终止电活动,可能导致心肌缺血。
- 体外循环无法停止可继发心肌顿抑。
- 复温过程中可能出现心室颤动。术后也可能出现心律失常。
- 低温。
- 低温下血液浓缩,同时血黏稠度增高,可能降低微血管灌注。
- 考虑等容稀释。
- 凝血功能障碍。
- 所需的保护性低温超出了凝血酶的正常范围。
- 体外循环停止后以及鱼精蛋白的使用导致出血增多。
- 通过临床评估或观察血小板的变化,可以考虑使用抗纤溶剂、去氨加压素、自身输血、血浆和凝血因子。
- 术后寒战。

- 代谢率增加。
- 氧耗增加。
- 脑损伤是主动脉弓术后出现并发症和死亡的主要原因之一。
- 由于神经保护不足引起的脑卒中出现在早期(临时神经功能障碍),而由于脑缺血或动脉粥样硬化血栓引起的则在晚期(永久性神经功能障碍),可能与局部缺血再灌注损伤或复温损伤有关。
- 脊髓缺血是由于椎动脉血流停止时间延长。神经监测技术可用于检测变化。
- 下半身器官缺乏保护。
- 肾功能不全。
- 肝缺血。
- 代谢率下降。
- 大多数药物在低温下代谢能力下降。
- 肌肉松弛可能导致术后镇静时间延长,尤其是多次给药。
- 对末梢器官普遍的影响。
- 血管内皮功能障碍。
- 细胞凋亡。

- 坏死。
- 应激反应和高血糖。
- 循环停止期间可能产生胰岛素抵抗,复温时胰岛素逐渐敏感。
- 通常没有必要进行密集的侵入性治疗。

❷ 临床要点

- 使用近红外光谱和(或)脑电图监控大脑活动。
- 需要将桡动脉和股动脉一起进行监视。
- 在降温和复温过程可能引起心室纤颤。可以考虑使用利多卡因、镁、艾司洛尔和胺碘酮降低发生率,准备好除颤;可能需要起搏器。
- 类固醇对脑水肿有益。
- 凝血功能障碍需要早期积极的监控和及时输血。如有必要早期使用必须药,保证足够的静脉通道。
- 术后体温再分布可能产生明显低体温,这种情况下可能需要积极复温。

X

压力 容量环 Pressure-Volume Loops

Emily K. B. Gordon，MD　周玲 译 / 张晓庆 校

🫀 基础知识

▪ 概述

• 心室压力-容量环描述的是左心室(LV)压力和容量之间的关系，它有助于评估前负荷、收缩力、后负荷和其他生理指标。

• 获得这些数据通常使用的技术包括左心导管(直接测量)和肺动脉导管(推论)。

▪ 生理

• 压力-容量关系描绘了一个心动周期，它由 4 个基本阶段组成：

- 阶段 a(4～1 点)：心室充盈期。由二尖瓣开放开始，血液从左心房开始主动进入心室。心房泵血后，随二尖瓣关闭而结束。

- 阶段 b(1～2 点)：等容收缩期。由二尖瓣和主动脉瓣关闭开始，心室收缩而无血液射出，随主动脉瓣开放而结束。

- 阶段 c(2～3 点)：射血期。由主动脉瓣开放开始，血流泵入体循环，随着主动脉瓣的关闭而结束。必须注意，心电活动的舒张期开始于主动脉射血期间，心室开始舒张，但主动脉瓣并未开始关闭，这样一直持续到 LV 压力下降至主动脉压力时。

- 阶段 d(3～4 点)：等容舒张期。由二尖瓣和主动脉瓣关闭开始，心室舒张而无容量的变化，随二尖瓣开放而结束。

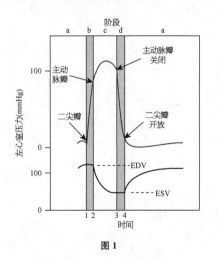

图 1

• 前负荷表示为舒张末容积(end diastolic volume，EDV，1 点)。

• 后负荷表示为等容收缩期末的压力(2 点)。

• 正性肌力可由收缩末压力-容量关系

(end-systolic pressure-volume relationship，ESPVR)来评估。ESPVR 曲线斜率增加和左移表示正性肌力(收缩力)增加。

• 每搏量表示为 EDV 和收缩末容积(end-systolic volume，ESV)的差值。

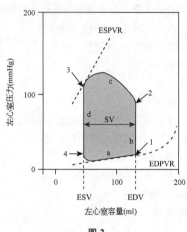

图 2

• 左心室顺应性表示为舒张末(1 点)斜率的倒数，也被称为舒张末压力-容量关系(end-diastolic pressure-volume relationship，EDPVR)。

• 每搏功(stroke work，SW)描述的是心室射出每搏量到主动脉时所做的功。可由压力-容量环的面积或压力-容量区域(pressure-volume area，PVA)(1～4 点)来评估，包括了外源性的每搏功和收缩期末的势能(potential energy，PE)。心肌氧耗可由 PVA 估计(VO$_2$ 的主要决定因素为前负荷、后负荷和收缩力)。

▪ 解剖

心室可描述为椭圆形，心室容量可用几何公式 $V = 4/3\pi r^3$ 描述，r 指直径。

▪ 病理生理

• 收缩功能不全表现为收缩力的缺失。

- 舒张末容积(前负荷)：增加。

- ESV：增加。

- 每搏量：降低。

- 正性肌力：ESPVR 斜率降低和右移。

- 顺应性：扩大的心室表现出顺应性增加，EDPVR 斜率降低和右移。

- 后负荷：对于任何已知的后负荷，纤维缩短的速度降低。

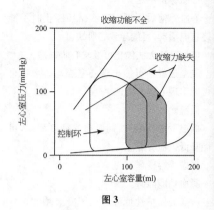

图 3

- 每搏功：降低。

- 张力：增加。

• 舒张功能不全表现为由于心室肥大或舒张受限(心肌舒张下降)导致的继发性心室充盈减少。

- 舒张末容积(前负荷)：降低。

- ESV：降低或无变化。

- 每搏量：降低。

- 正性肌力：无变化或增加。

- 顺应性：降低，EDPVR 斜率将增加。

- 后负荷：继发于心室肥大而增加。

- 每搏功：继发于每搏量的下降而降低。

- 张力：降低。

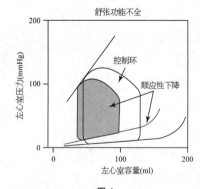

图 4

• 主动脉瓣狭窄(aortic stenosis，AS)：左心室流出道狭窄导致 LV 需要产生一个更高的压力，从而保证每次心室收缩的时候有足够的每搏量。LV 产生的压力的大小取决于狭窄的程度和跨瓣血流的大小。在较长的一段时期内，冠状动脉的血流增加与 LV 壁压力和质量成正比，但是最终心内膜将得不到足够的灌注而导致缺血。

- 舒张末容积(前负荷)：急剧增加。

- ESV：增加(程度比 EDV 更高的)。

- 每搏量:降低。
- 正性肌力:增加,ESPVR 斜率增加并左移。
- 顺应性:降低,由于左室肥大导致 EDPVR 斜率增加,通常与 AS 有关。
- 后负荷:增加。
- 每搏功:降低。
- 张力:增加。

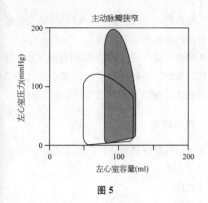

图 5

• 二尖瓣狭窄(mitral stenosis, MS)是指从左心房流向 LV 的血流病理性受阻。这种阻碍导致左心房压和肺动脉压升高。每搏输出量随着舒张末容积(前负荷)的减少而减少。前负荷的降低导致心输出量(cardiac output, CO)和主动脉压力的减少,特别是主动脉舒张压。

- 舒张末容积(前负荷):降低。
- ESV:降低或无变化。
- 每搏量:降低。
- 正性肌力:无变化。
- 顺应性:无变化。
- 后负荷:无变化。
- 每搏功:降低。

• 主动脉瓣反流(aortic regurgitation, AR),也称为主动脉瓣关闭不全(aortic insufficiency, AI),是指在收缩射血期末主动脉瓣未关闭,使血流在舒张期从主动脉内流回 LV。结果,AR 导致没有真正的 LV 等容舒张期,因为在二尖瓣开放之前血流已经回流至 LV。

- 舒张末容积(前负荷):增加。
- ESV:早期轻度增加或无变化,当衰竭时,显著增加。
- 每搏量:早期每搏量增加,如果左心室逐渐收缩乏力,则下降。
- 正性肌力:轻度降低或无变化。慢性情况下,不会产生显著变化。

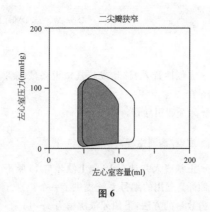

图 6

- 顺应性:增加,EDPVR 斜率降低并右移。

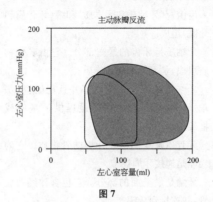

图 7

• 二尖瓣反流(mitral regurgitation, MR)是指在心室收缩期血流从 LV 进入左心房,导致心室收缩期时左心房容量和压力增加。MR 导致没有真正的等容收缩期,因为只要 LV 压力超过 LA 压力,血流就会回流跨过二尖瓣进入心房。此外,也没有真正的等容舒张期,因为主动脉瓣关闭,心室舒张时,MV 仍开放,血液回流到 LA。这导致心室容积更小。

- 舒张末容积(前负荷):增加。
- ESV:小幅度降低或无变化。
- 每搏量:"增加"。因为环里包括了血液从主动脉瓣射出和从二尖瓣射回左心房两部分。
- 正性肌力:无变化或轻度降低。
- 顺应性:增加,EDPVR 斜率降低并右移。
- 后负荷:降低。
- 每搏功:增加。
- 张力:降低。

■ 围手术期相关

• 主动脉瓣狭窄。
- 避免低血压。

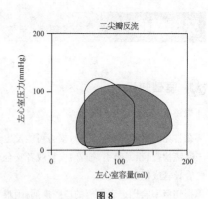

图 8

- 避免降低心输出量的情况。
- 维持正常的窦性心律。
- 避免心动过缓和心动过速。

• 二尖瓣狭窄。
- 维持心率轻度降低,以保证足够的舒张时间和血流跨过 MV。
- 避免房颤以保证心房泵血。
- 液体治疗需仔细滴定以避免容量超负荷。

• 主动脉瓣反流。
- 保持 HR>80 次/分,避免舒张时间增加及由此导致的 LV 超负荷。
- 避免全身血管阻力(systemic vascular resistance, SVR)增加。
- 用血管扩张剂治疗急性超负荷。

• 二尖瓣反流。
- 避免降低心输出量的情况。
- 维持正常至稍快的心率。
- 减少后负荷。
- 维持充足的前负荷。

■ 公式

• $T=(\Delta P \times R)/2h$。其中,T 表示张力,ΔP 指压力的改变,R 是直径,h 是血管壁厚度。
• $EF=(EDV-ESV)/EDV=SV/EDV$。
• 心脏做功=每搏功×心率。

❼ 临床要点

• 静脉输液可增加前负荷。
• 每搏量可因正性肌力治疗和优化前、后负荷而增加。
• 使用血管扩张剂(如钙通道阻滞剂、硝酸甘油等)可降低后负荷。

Y

牙齿损伤 Dental Damage

David W. Lui，DMD，MD · Nina Singh-Radcliff，MD 李佩盈 译 / 俞卫锋 校

 基础知识

概述

- 在常见的麻醉相关索赔中，损害可能发生于喉镜检查、粗暴吸引、插管、拔管或者咬合气管导管或口咽通气道。
- 损伤概率会因患者原有的口腔疾病、困难或紧急插管、喉镜使用者的技术不熟练而增加。
- 损伤类型可能为撕裂伤、牙冠和牙周损伤、脱臼、骨折。

流行病学

发病率

- 根据不同报道，损伤估计为 0.02% ～ 12.1%。
- 需要口腔科介入的麻醉口腔损伤大约为 1/4 500。
- 麻醉过程中的损伤。
- 困难气道：占所有案例的 20%。
- 超过 2 次的喉镜插管尝试：1% ～ 4%。
- 住院医师的训练水平：令人意外的是住院医师麻醉操作口腔损伤的概率要低于所谓的有经验者。
- 损伤见于：
- 插管：50% ～ 75%。
- 拔管或恢复期：9% ～ 20%。
- 上颌切牙的损伤最为常见。
- 损伤类型：
- 牙釉质脱落或者部分脱臼。
- 撕脱伤：9%。
- 牙冠损伤：7.7%。

患病率

45 ～ 65 岁患者：大约占 2/3。

发病情况

如果未关注可能导致牙齿或者碎片误吸。

病因/危险因素

- 喉镜置入过程：
- 困难插管：张口度小，上颌门牙缺如，颈部活动受限，肥颈，甲颏距小。
- 紧急插管。
- 已存在的口腔疾病；龋齿，周期性口腔溃疡。
- 义齿(假牙)修复：合成材料可能不如天然牙釉质坚硬。

- 有创性置入、移除或咬气道设备或气管导管。
- 硬质吸引导管。

生理/病理生理

- 正常成人共计有 16 颗上颌牙与 16 颗下颌牙。通用的编号系统提供了一个识别牙齿数量的方法：下颌牙依次编为 1 ～ 16 号，上颌牙依次编为 17 ～ 32 号。
- 齿由冠(牙釉质和牙本质)和根(牙骨质和牙髓)组成：
- 牙釉质是牙齿的暴露部分。它由矿化物质组成，是人体最硬的物质。
- 牙本质位于牙釉质内部并且比搪瓷(珐琅)软。然而，它的功能是提供一基础或框架。
- 牙骨质是专门覆盖牙根的骨物质。它的功能是连接牙周韧带。
- 牙髓是最里面的部分。它包含神经及血管，并连接到牙龈。
- 牙周由牙周韧带、牙龈和牙槽骨构成。
- 喉镜检查：连接到喉镜柄的喉镜片用于推动舌和会厌，以方便插入气管插管。它们由金属组成，并且不灵活和不兼容。最佳的患者定位和喉镜技术旨在对齐口咽、喉咽和喉，以便实现直接可视化的声门开放。
- 如果这三点难以连成直线，那么喉镜操作者就有可能以上颌中切牙 8 号或 9 号牙齿为支点。
- 除了在喉镜检查中易受损伤外，8 号和 9 号牙齿只拥有单牙根并且横截面积也小。
- 超过 90% 所报道的口腔损伤涉及 8 号和 9 号牙齿。
- 气道设备：气管导管、喉罩气道、牙垫、口腔、呼吸道可在插管、拔管或在留置导管期间咬合而引起损伤。
- 原有的口腔疾病增加了口腔损伤的风险。
- 包含细菌的口腔或者龋齿会导致牙根腐烂。
- 牙周疾病包括牙龈炎、牙槽骨缺失、牙垢累积。
- 进行修复和安装义齿增加了口腔损伤的风险。
- 连接：连接体熔接在两个烤瓷牙冠之间以填补丢失的牙齿的空间。
- 黏合：修复龋齿或者出于美容目的而修复

牙齿(污点、畸形、小牙缝)。利用一种合成树脂填充于牙齿前方，然后黏上一种可以塑形和调色的材料以达到目的。
- 镶牙：改善颜色、磨损、缺口或错位的牙齿。
- 镶齿冠：为了进一步减少磨损，将衰变或破损的牙齿表面覆盖。
- 肺吸入性异物：检查需要明确的事件。任何缺失的牙齿在被证实之前都应被认为是误吸物。胸部 X 线可以明确存在和定位。

预防措施

- 术前气道评分和评估应包括齿列：
- 牙齿松动。
- 破碎。
- 骨折。
- 修复或假体(牙冠、连接体及镶片)。
- 牙周疾病。
- 术前文书：如果发现牙科疾病，报告知患者，将结果与患者确认。文书应包括术前评估记录的详细描述。
- 知情同意：麻醉同意书应包括口头讨论，为患者或其指定的代理/委托人对牙齿损伤的可能性签署书面同意书。应给予既往牙科疾病或预期困难插管的患者更多时间或关注。
- 可选的气道管理。
- 预期困难插管：可审慎地先使用特殊的气道管理工具，如纤支镜、间接喉镜(GlideScope 等)、喉罩引导插管尝试等。如果行喉镜插管，考虑特殊斜镜片(Belscope McCoy)、塑料镜片或跟部软的镜片。
- 意料外的困难气道：早期考虑替代设备和支撑喉镜，以避免重复喉镜插入。
- 标准和常规喉镜检查：轻轻插入和推进，避免损伤牙齿。正确的患者体位(头部、颈部、肩部、布巾卷、坡枕)、预充氧(为去氧饱和前提供时间)和避免腕部"肢动"。
- 牙套：是否常规使用存在争议。其可能妨碍视野、插入气管导管或增加缺氧时间。一项研究表明，使用牙套使插管时间延长 7 s(存在统计学差异)。
- 应轻柔插入和拔除气道设备和咬口。喉罩较气管导管直径大，活动性小。当患者咬合时，避免暴力拉扯和拔除(向下运动)。
- 纱布做的软咬口可减少患者咬合气管导

管时的损伤。在行运动诱发电位时可考虑采用。

- 术前对齿列可能撕裂或进一步受损行牙科咨询和治疗，可预防或减少受损的发生率。如果不可行，建议在牙龈边缘缝合处多道包扎，与另一侧面颊固定。
- 研究表明，尽管对不良齿列予以关注，但不能完全消除牙齿损伤的风险。

 诊断

- 在麻醉记录中书面记录常规插管后的直视检查，可减少术后争议。
- 建议直视下行困难或创伤后插管、吸引、插入或拔除其他气道设备。
- 任何缺失的牙齿在被证实之前都应被认为是误吸物。胸部 X 线可简单排除这种可能性。

■ 鉴别诊断

术前已有的破损、骨折、牙齿缺失（仔细的术前评估可解决任何疑问或困惑）。

治疗

- 牙科咨询。
- 撕裂和补牙。可选择的介质为 Hanks 平衡盐溶液，其次为凉牛奶、唾液及冷盐水。在手术室中，冷盐水最易获得。
- 撕裂可能需要重新定位和非刚性夹板固定疗法(线)7～10 天。
- 牙齿骨折根据骨折的大小、深度及位置，治疗可从复合连接、根管治疗（牙冠修复）到拔牙。
- 齿槽骨折需要放置节段性弓板。
- 在发生任何牙科或口内损伤时，考虑用抗生素和 Peridex 口腔冲洗。如果损伤延至口腔外，检查是否合并破伤风，如有需要，注射疫苗。

随访

- 与患者和家属讨论并告知具体情况，以及将采取紧急治疗措施（牙科咨询）。
- 适当情况下，住院患者可向牙科咨询。
- 报销可以依据部门、团体或医院的政策。

■ 非公开索赔数据

- 国家医生数据库报道。
- 据估计牙齿损伤占麻醉相关索赔的比例高达 1/3。

 疾病编码

ICD9

- 525.11　外伤引起的牙齿损失。
- 525.63　骨折导致的口腔修复物损坏，无修复物丢失。
- 525.64　骨折导致口腔修复材料丢失。

ICD10

- S03.2XXA　初次出现的牙齿丢失。
- S02.5XXA　外伤性牙齿碎裂。
- S02.5XXB　外伤性牙齿碎裂伴开放性骨折。

临床要点

- 每个接受麻醉的患者应行术前牙齿检查。此外，在患者既往已有牙齿疾病时，医生与患者确认，并适当记录术前评估。
- 气道管理后进行常规检查可以减少既往已有损伤或术后意外的混淆，这种混淆可被误解或冠以术中牙齿损坏的标签。对于可能已经发生牙齿受损（困难插管，插入或拔除气道设备或口咽气道时创伤、咬合吸痰管）的患者来说，这种做法是明智的。
- 应与患者讨论鉴别牙齿损伤，确定和协调后续治疗。

牙关紧闭 Trismus

Thomas Ⅰ · Epperson Ⅲ · Joseph R. Whiteley, DO　张细学 译 / 顾卫东 校

 基础知识

■ 概述

- 牙关紧闭为多种原因导致的完全无法张口的状态，病因包括既往存在和术中出现的急性病理改变。
- 围手术期牙关紧闭可致气道管理困难，也可能是恶性高热（malignant hyperthemia, MH）的前兆。

■ 流行病学

发病率

全身麻醉病例的发生率为 1%～4%。

患病率

小儿患者多见；40%～50%病例为＜10 岁的患儿。

发病情况

与恶性高热相关。40%～50%的牙关紧闭患者氟烷收缩试验阳性。

死亡率

- ＜1%的患者死于气道失控。
- 1%～5%的患者死于恶性高热。

■ 病因/危险因素

- ＜10 岁的小儿患者：
- Duchenne 肌营养不良、中央轴空病、骨化不全症和 King-Denborough 综合征等患者易发生恶性高热。
- 斜视矫正术患者发生牙关紧闭的风险轻度增加。
- 既往存在的疾病：
- 扁桃体周围脓肿。
- 颞下颌关节紊乱（temporomandibulardisorder, TMD）。
- 磨牙症。
- 冠周炎。
- 破伤风。
- 头颈部放疗或手术。
- 药物治疗，如苯丙胺（安非他命）类。

■ 病因/病理生理

- 牙关紧闭以张口不能为共同表现。
- 恶性高热；牙关紧闭是恶性高热需要警惕的前驱征兆，已证实两者具有相关性。恶性高热是与 ryanodine 受体相关的药理遗传学疾病；其特征为突发的骨骼肌代谢亢进，伴有氧耗和二氧化碳生成增加。
- 扁桃体炎所致扁桃体周围脓肿。
- 颞下颌关节紊乱。
- 磨牙症（磨牙）常见于昏迷患者，可致牙关紧闭。注射肉毒杆菌毒素可以缓解。
- 冠周炎指感染导致牙冠周围发炎。
- 破伤风由破伤风梭状芽胞杆菌引起，可致

神经中毒,造成肌强直或"下巴紧锁"。
- 头颈部放疗或手术治疗。
- 药物治疗:
- 局麻药注射可引起颞肌和翼内肌损伤,引起牙关紧闭。
- 苯丙胺类和吩噻嗪类药物可引起三叉神经支配的肌肉发生运动功能障碍和咀嚼肌痉挛,从而引起磨牙甚或牙关紧闭。

■ 预防措施

- 有恶性高热病史或家族史的患者,避免使用诱发药物,如琥珀胆碱和含氟吸入性麻醉剂。应采用全静脉麻醉或局部麻醉。
- 仔细评估既往有牙关紧闭史的患者是否存在困难气道。
- 张口度<3 指或 20 mm 有临床意义。
- 术前治疗可包括 NSAID、肌松药、热疗、锻炼和采用活动范围训练装置。

诊断

- 使用肌松药,肌颤搐反应消失后仍然张口不能。
- 恶性高热:体征包括牙关紧闭、全身强直、心动过速、呼吸性合并代谢性酸中毒、高碳酸血症(早期征象)、体温升高(晚期征象)和肌红蛋白尿。

■ 鉴别诊断

- 咬肌强直(masseter muscle rigidity, MMR)的患者张口困难,但并非完全不能张口。
- 麻醉深度或肌松不足。
- 抗精神病药物恶性综合征。
- 依托咪酯注射后肌阵挛。

治疗

- 诱导后牙关紧闭。
- 仍可面罩通气。
- 鼻咽通气道或经口纤维支气管镜气管插管。
- 光棒。
- 逆行引导气管插管。
- 唤醒患者。
- 面罩通气困难/不能:
- 经鼻盲法气管插管。
- 唤醒患者,经鼻或经口行纤维支气管镜气管插管。
- 手术建立气道。
- 已存在牙关紧闭。
- 面罩通气无困难:
- 清醒或睡眠后,经鼻或经口行纤维支气管镜气管插管。
- 诱导后行高级气道管理技术:光棒、逆行引导气管插管。
- 可能面罩通气困难/不能:
- 经鼻或经口行纤维支气管镜清醒气管插管。
- 手术建立气道。
- 如果是因为麻醉"浅"导致无法张口,则加深麻醉。
- 如果怀疑恶性高热,停止手术和麻醉。
- 如果是突发病例,立即将麻醉药物改成非恶性高热诱发药物,密切观察有无恶性高热征象。
- 恶性高热的治疗:
- 停止使用恶性高热诱发药物(吸入性麻醉剂)。
- 大流量纯氧过度通气。
- 给予丹曲林,起始剂量为 2.5 mg/kg,每 5 min 重复 1 次直到症状缓解或达到 10 mg/kg(有些病例需要超过此最大剂量)。

- 考虑持续给予丹曲林,1 mg/kg 维持 24 h。
- 监测动脉血气,碳酸氢钠 1～2 mEq/kg 治疗代谢性酸中毒,以维持 pH。
- 监测肌酸激酶、电解质和肌红蛋白水平,直至恢复正常;检查肝功能。
- 考虑动脉和中心静脉置管。
- 用钙、葡萄糖/胰岛素和碳酸氢钠治疗高钾血症。
- 保护肾功能:大量输液和给予甘露醇,以维持足够尿量。
- 将患者核心体温降至 37～39 ℃。

随访

- 如果牙关紧闭是由既往疾病所致,将该患者列为"困难气道"患者。
- 如果怀疑为恶性高热,应住院观察 24 h。必要时做相关检查(咖啡因试验和肌肉活检)。

疾病编码

ICD9
- 771.3   新生儿破伤风。
- 781.0   异常非随意运动。

ICD10
- A33   新生儿破伤风。
- R25.2   痉挛或抽搐。

临床要点

- 如果诱导后出现牙关紧闭,根据手术性质、牙关紧闭严重程度和术后护理能力(日间病房还是住院病房)决定是否继续手术。
- 诱导前气道检查有助于发现牙关紧闭高危患者。需要提前准备气道管理所需的设备和制订应急方案。

咽后及扁桃体周围脓肿 Retropharyngeal and Peritonsillar Abscess Dam-Thuy Truong, MD · Angela truong, MD 王洁 译 / 梁超 校

基础知识

■ 概述

一般情况

颈深部感染可引起严重的临床后果。
- 早期阶段,可以用抗生素治疗蜂窝织炎的蔓延。
- 晚期阶段,如果咽后及扁桃体周围脓肿

未得到及时治疗,脓肿可迅速扩展到纵隔、颈动脉鞘和颅底,甚至导致致命性气道梗阻。

体位
- 仰卧位,头抬高 20°。
- 手术床放正或者转动 90°～180°。

切口
口腔内。

手术时间
60～120 min。

术中预计出血量
50～150 ml。

住院时间
3～5 天。

特殊手术器械
环甲膜切开术套装和气管造口术套装,以

备使用。

■ 流行病学

发病率
- 青少年和成人扁桃体周围脓肿的发病率：每10万人中有30人发病。
- 咽后脓肿常发生在6个月到6岁的儿科患者(平均年龄3～5岁)。

患病率
患病率增加见于：社会经济条件差的地区和(或)由于口腔卫生习惯不好或医疗卫生条件不足引起慢性口腔、牙齿及呼吸道感染的患者。

发病情况
与住院、外科手术、全身麻醉及潜在的并发症有关。

死亡率
总死亡率1%～2.6%，原因：
- 进行性水肿、尝试保护气道时的气道刺激导致的气道梗阻。
- 侵入或破坏邻近结构(颈动脉鞘)，感染性纵隔炎的死亡率达50%。

■ 麻醉目标/指导原则
- 麻醉科医师和耳鼻喉科医师需讨论制订好详细的计划并相互密切配合。
- 手术室内必须备好所有的气道管理工具，包括各种喉镜、不同型号的气管导管(endotracheal tubes，ETT)、喉罩(laryngeal mask airways，LMA)、纤维支气管镜、喷射呼吸机及气管切开套件。
- 尽管情况严重，但气道管理必须小心、轻柔和耐心。
- 保留自主呼吸，直到气管插管成功：避免使用镇静药、催眠药和肌松药。
- 保持气道通畅：避免气道损伤致气道完全梗阻。
- 如果失败，不要再尝试纤支镜插管(fiberoptic intubation，FOI)。在气道完全梗阻或呼吸停止之前行气管切开。

℞ 术前评估

■ 症状
发热、不适、烦躁、嗜睡、咽喉痛、吞咽困难、吞咽痛和呼吸困难。

病史
最近有上呼吸道感染史、颈部或口腔创伤史(头颈部手术、口腔科操作)、免疫功能不全。

体格检查
- 中毒面容、发热、牙关紧闭、颈部肿胀、斜颈、颈部活动受限、颈强直、咽后壁隆起。
- 气促和喘鸣提示气道即将梗阻。
- 耳、鼻或者口腔大出血提示颈动脉破裂。

■ 用药史
- 抗生素。
- 地塞米松。

■ 诊断检查与说明
- 全血细胞计数：白细胞增加(3 100～45 000/ml，平均17 000/ml)。白细胞计数正常不能排除咽后脓肿，因为有18%的患者白细胞少于8 000/ml。
- 喉部组织培养：抽吸脓液行革兰染色、细菌培养和药敏试验；行血培养。
- 颈部CT检查：咽后间隙可见低密度病变，周边有环形增强，伴软组织肿胀及占位效应。
- 颈部侧位片：发现咽后壁肿胀可诊断咽后脓肿。
- 鼻咽部表面麻醉下行鼻咽镜检查，可根据最初的表现判断气道水肿程度，并且可定期进行气道评估。

■ 伴随的器官功能障碍
感染性休克、多器官衰竭(急性肾衰竭及成人呼吸窘迫综合征)。

⚙ 治疗

■ 术前准备

术前用药
- 可能发生气道梗阻时避免使用镇静药。
- 抗胆碱能类药物帮助减少分泌物。
- 类固醇激素减轻水肿。
- 液体复苏治疗脱水。
- 开始抗生素治疗。

知情同意的特殊情况
- 儿科手术需要家长的同意。
- 可能需手术切开气道。

抗生素/常见病原体
- 需氧菌、厌氧菌、革兰阴性杆菌和(或)混合菌群。
- 静脉注射广谱抗生素：克林霉素和甲硝唑。
- 成人：克林霉素600～900 mg IV q8h＋甲硝唑负荷剂量1 g IV，随后500 mg q6h。
- 儿童：克林霉素25～40 mg/(kg·d) IV q5~6 h＋甲硝唑30 mg/(kg·d) q8h。

■ 术中监护

麻醉选择
- 穿刺吸脓采用局部麻醉。
- 切开引流采用全身麻醉。

监测
- 标准ASA监测。
- 下列情况行动脉置管：
- 预计大出血。
- 存在围手术期发生气道失控的高危因素。
- 存在严重的合并症。

麻醉诱导/气道管理
- 气道管理应因人而异，具体取决于气道管理的难度、麻醉科医师和耳鼻喉科医师的经验及掌握的技术。
- 以下情况可考虑常规诱导、喉镜暴露气管插管：
- 早期诊断。
- 颈部水肿轻。
- 无牙关紧闭。
- 正常气道，通气和气管插管没有特殊的困难。
- 对于无法配合纤支镜清醒插管和气管切开的小儿，可小心谨慎地使用氧气和七氟烷吸入诱导。
- 保留自主呼吸的同时轻轻地给予持续正压通气，以防气道塌陷和胃充气。
- 麻醉深度足够时再行气管插管，以防止喉痉挛。
- 由于可能存在气道水肿，可选用比平常细一点的气管导管。
- 对于气道可能有危险且能配合的患者，可选择纤支镜引导清醒插管，但需用局麻药充分做好气道表面麻醉。
- 必须跟患者解释清楚所有的操作步骤，以取得患者的配合。
- 由于可能产生大量的分泌液，预先应用抗胆碱能类药物可能有帮助。为了达到最佳的插管条件，需要花费一定的时间进行准备。
- 给纤支镜充高流量氧气以驱散分泌物，或者通过按压胸壁形成喉部气泡，可能有助于定位声门开口。
- 先轻置入润滑好的小号喉罩，然后经喉罩置入带Aintree导管的纤支镜，可能有助于提高气管插管的成功率。
- 如果气道解剖严重变形，应由有经验的耳鼻喉科医师行清醒气管造口术。
- 解决这些困难气道时，通常要考虑到金标准。
- 颈部严重肿胀、患者无法平卧时，需要非常有经验的耳鼻喉科医师处理这种困难气道，以确保成功。

Y

维持

标准的全麻维持方法,使用短效、可拮抗的药物。

拔管/苏醒

• 完全苏醒后拔除气管导管。

• 如果仍有气道水肿,术后保留气管导管。

术后监护

床旁护理

• 术后监护室。

• 如果需保留气管插管,患者送 ICU。

镇痛

必要时,阿片类药物滴定给药或者使用 NSAID 药物。

并发症

• 术中气道失去控制,气管导管意外滑出。

• 大出血。

• 严重的声门上及声门水肿。

预后

没有发生严重并发症的患者预后良好。

疾病编码

ICD9

• 475　扁桃体周围脓肿。

• 478.24　咽后脓肿。

ICD10

• J36　扁桃体周围脓肿。

• J39.0　咽后及咽旁脓肿。

临床要点

• 避免经鼻盲探气管插管和使用硬质直接喉镜及硬质纤支镜,这些方法的成功率低而

且可能造成严重的并发症。

• 纤支镜插管。

– 即将发展成气道完全阻塞的患者不要尝试纤支镜插管,直接行清醒气管切开。

– 分泌物和组织水肿可影响表面麻醉效果。此时,可通过纤支镜将局麻药喷入气道。

– 限制纤支镜插管尝试的次数。如果不成功,在发生呼吸道阻碍或呼吸停止之前尽快行气管造口术。

• 备选方案/安全预防措施。

– 纤支镜插管开始前,外科医师有必要先仔细检查颈部,标记好气管造口位置,以备紧急手术建立气道。可考虑先做好皮肤消毒。

– 气道操作开始前,可准备 14 G 的套管针,以备在异常紧急情况时,插入环甲膜行喷射通气。

– 准备好通气支持急救方案,以防纤支镜插管和气管造口均失败:喉罩、环甲膜切开、喷射通气。

烟雾吸入损伤　Smoke Inhalation Injury

Charles E. Cowles, Jr., MD　孙少潇 译 / 顾卫东 校

基础知识

概述

• 烟雾吸入可导致:

– 呼吸道损伤(吸入高温气体、蒸汽或颗粒物)。

– 全身性毒性反应(吸入燃烧产物)。

• 患者可能需要麻醉科医师行初步气道管理、烧伤或其他损伤手术的麻醉以及镇痛治疗。此外,烟雾吸入伤可能源自手术室或气道内着火。

流行病学

发病率

• 5%～35% 的烧伤患者。

• 美国每年有 70 万人烧伤。

死亡率

• 热灼伤(全因死亡率):25%～65%。

• 火灾中死亡的人多数死于烟雾吸入伤。

病因/危险因素

• 封闭空间火灾。

• 气体、电气、化工、蒸汽所致损伤或烫伤。

病理生理

• 烟雾吸入伤为气道热损伤、颗粒物刺激和气体相关性损伤。

– 表现为严重的气道水肿,可能为迟发性。

– 动物模型表明,降钙素基因相关肽(CGRP)参与了呼吸道充血、液体跨血管转移和呼吸功能障碍,其拮抗剂可减轻水肿和肺泡炎症。此基因可能是今后研究的靶点。

– 白细胞介素-8(IL-8)在炎症的病理过程中也发挥重要作用。动物模型中,采用抗 IL-8 预处理可降低肺的通透性,提示 IL-8 可能是另一个潜在的治疗靶点。

– 诱导型一氧化氮合酶(nitric oxide synthase, NOS)也可加重烟雾吸入性损伤。与对照组相比,抑制一氧化氮合酶可改善肺部的气体交换,减少肺内分流。

• 颗粒物刺激气道可见于气体或火焰烧伤。其发病机制涉及呼吸道纤毛运动障碍。此外,颗粒物还可溶解成有害物质。

• 气体相关性损伤。

– 一氧化碳(CO)是不完全燃烧的产物,可与血红蛋白中的铁原子结合形成碳氧血红蛋白。一氧化碳与血红蛋白的亲和力是氧

的 260～300 倍。因此,一氧化碳可取代氧气,阻止氧分子与血红蛋白结合,导致组织氧供减少。组织无氧代谢增强,造成乳酸产生增加。

– 氰化氢是高分子合成材料燃烧的产物。氰化物与线粒体电子传递链中的铁离子结合,阻止电子最终传递给氧,阻碍三磷酸腺苷(ATP)的生成。组织无氧代谢增强,造成乳酸产生增加。

– 丙烯醛由木材和石油燃烧产生,可导致气道的蛋白质变性。

– 盐酸由塑料和聚氯乙烯(polyvinylchloride, PVC)燃烧形成,可引起肺水肿和致命的心律失常。

– 甲苯二异氰酸酯由泡沫、家具和绝缘材料等燃烧产生,进入肺内可致严重的支气管痉挛。

麻醉目标/指导原则

• 询问病史和体格检查时应高度警惕烟雾吸入伤。如果怀疑或明确存在气道烧伤,应确保气道通畅。同样,如果怀疑一氧化碳或氰化物中毒,应尽快确诊并给予相应治疗。

• 手术室发生火灾或者在救援现场时,医护人员应确保自己不要成为受害者。开始救

治前,医护人员应和患者先从烟雾或有害气体的区域撤离。

术前评估

▪ 症状

咳嗽、恶心、头痛、精神错乱、嗜睡。

病史

- 火灾的类型。
- 暴露时间。
- 暴露事由。
- 判断火灾是否发生在建筑物或车辆等封闭的空间内。

体格检查

- 面部烧伤,含炭的痰液,口腔中有烟灰,面部毛发烧焦,与气道损伤一致的身体其他部位的Ⅱ度或Ⅲ度烧伤。
- 皮肤和黏膜表面呈"樱桃红色"是晚期的表现,常在死后尸检时发现。

▪ 治疗史

- 如怀疑气道水肿,应行气管插管。
- 高频振荡通气(high-frequency oscillatory ventilation, HFOV)可显著改善烧伤患者的氧供,但对烟雾吸入性损伤患者无效。
- CO中毒时,在接受高压氧舱治疗前,应先吸入高浓度氧气作为过渡性治疗。高压氧治疗是指在高于大气压的环境下给予100%氧气治疗。通过提供过多的氧气,以取代血红蛋白分子中的一氧化碳。

▪ 用药史

羟钴胺素可用于氰化物中毒的治疗。如果患者同时伴有高碳氧血红蛋白血症,应避免使用氰化物解毒试剂盒,因为其中的亚硝酸盐可以导致致命的高铁血红蛋白血症。

▪ 诊断检查与说明

- 动脉血气与碳氧血红蛋白水平。
- 心电图。
- 乳酸水平。

▪ 伴随的器官功能障碍

- 烧伤后急性呼吸衰竭。
- 横纹肌溶解引起的急性肾衰竭。
- 烧伤患者液体显著再分布。

▪ 延迟手术情况

- 由于烟雾吸入伤的病情严重,死亡率较高,因此怀疑烟雾吸入的患者只可考虑实施急诊手术。
- 碳氧血红蛋白含量>25%时,强烈推荐在手术前先行高压氧治疗。

治疗

▪ 术前准备

术前用药

苯二氮䓬类药物与阿片类药物可抑制呼吸和影响血流动力学。如果给药,应谨慎并严密监测。

知情同意的特殊情况

紧急情况下也应获取知情同意,但不能延缓抢救。

▪ 术中监护

麻醉选择

- 由于烟雾吸入多为紧急情况且需要确保气道安全,因此麻醉方法通常选择气管插管全麻。单纯区域阻滞和椎管内阻滞不合适。
- 神经阻滞和硬膜外麻醉等区域麻醉方法可用于镇痛管理,但实施时应考虑到患者能否沟通、手术的紧急性、血流动力学是否稳定等因素。

监测

- ASA标准监测。
- 动脉置管可方便行血气分析。
- 可使用一氧化碳检测仪检测一氧化碳水平。标准的脉搏血氧计和动脉血气无法区分碳氧血红蛋白和氧合血红蛋白(误判血氧水平较高)。

麻醉诱导/气道管理

- 如果预计有困难气道,应准备纤维支气管镜、间接视频喉镜、喷射呼吸机和气管切开器械。最初尝试气管插管时即可使用高级的插管方法。
- 应备好较细的气管导管。如果烧伤口唇或鼻,应使用加长的小直径气管导管,以适应肿胀的气道。
- 刚烧伤的患者应作为饱胃患者,但怀疑有困难气道的患者禁忌行快速序贯诱导,可考虑清醒纤维支气管镜插管。
- 如果烧伤已超过24 h,应避免应用琥珀胆碱。神经肌接头外受体增殖可导致严重高血钾。
- 依托咪酯能维持较平稳的血流动力学,但可引起肾上腺皮质功能不全。如果预期需要多次手术,应考虑慎用。

维持

- 吸入性麻醉剂可能会进一步刺激气道,严重

肺损伤时可影响吸入性麻醉剂的吸收和清除。
- 应按照烧伤的处理原则结合烧伤后的时间间隔进行液体管理。肺损伤的患者液体过多时更易发生肺水肿。
- 所有烧伤患者均有可能发生低体温,并可因麻醉药的扩血管作用而加重低体温。防止患者热量丢失、使用气动加热毯、提高手术室的环境温度可能有助于防止体温过低。

拔管/苏醒

气道烧伤患者的气道管理应小心,最初的24 h内气道水肿可能加剧。可考虑术后保留气管导管并给予适当的镇静。

术后监护

▪ 床旁护理

进入烧伤病房最合适。

▪ 药物处理/实验室处理/会诊

- 应该由烧伤科专家和能处理困难气道并实施支气管镜检查的重症科医师共同管理。
- 连续测定乳酸和碳氧血红蛋白,以指导一氧化碳和氰化物中毒的治疗。

▪ 并发症

- 存在外伤或多处烧伤时,烟雾吸入伤可能会被忽略。
- 进行性肺损伤和全身中毒可能引起低氧血症。
- 即使最初的水肿并不明显,烟雾暴露后24 h内有可能发生明显的气道水肿。

疾病编码

ICD9

- 987.9 非特定的气体、火焰、挥发气体的毒性作用。

ICD10

- T59.814A 烟雾的毒性作用,待定,初诊。

临床要点

- 如果怀疑有呼吸道烧伤,即使烧伤程度较轻也应早期行气管插管。
- 测定碳氧血红蛋白水平,标准脉搏血氧仪不能区分碳氧血红蛋白和氧合血红蛋白。早期高压氧治疗对一氧化碳中毒有益。
- 密闭空间或建筑物火灾时需考虑有无氰化物中毒,氰化物中毒可用羟钴胺素治疗,不要用标准的氰化物解毒试剂盒。

眼心反射 Oculocardiac Reflex

Radha Arunkumar, MD 郁庆 译 / 张晓庆 校

基础知识

▪ 概述

• 眼心反射(OCR)是一种迷走反射。1908年由 Dr. Aschner 第一次提出。他观察到对眼球施加压力可导致心跳减缓。

- 传入通路是三叉神经眼支(CN V),通过半月神经节,并结束在第四脑室底的三叉神经感觉核。

- 传出通路是通过迷走神经(CN X)到心脏。

• 围手术期,通常在眼科手术中偶然碰到(例如,小儿斜视手术),对眼球施加压力,或眼外肌牵拉。也可以发生于:

- 眶底骨折和神经外科手术累及三叉神经。

- 眼球摘除术后,眼眶血肿刺激脑神经 V。

- 球后麻醉操作期间。有趣的是,球后麻醉也能消除其反应。

▪ 流行病学

发病率

斜视手术:14%～90%取决于术前用药、麻醉剂和OCR定义。

患病率

可以发生在任何年龄组,但更常发生于儿童和年轻的成年人,由于其固有的迷走神经张力所致。

发病情况

心脏停搏的病例报道中,有复苏成功的病例。

死亡率

即使死亡是非常罕见的,少数复苏不成功的死亡病例报道,都直接归属于 OCR 和潜在心脏疾病,如隐匿性心肌炎。

▪ 危险因素

• 浅全麻。
• 刺激强度和持续时间。
• 年龄(多数为儿童)。
• 增强迷走神经张力。
• 强效麻醉剂。
• β 受体阻滞剂。
• 钙通道阻滞药。

• 缺氧。
• 高碳酸血症。
• 酸中毒。

▪ 病理生理

• 反射是一种无意识的反应或自发的刺激;它通过反射弧传导,包括传入、传出支。传入通路通常是感觉神经而传出通路是运动或自主神经(交感和副交感神经)。

• 三叉神经传入:眼球压力或眼外肌的牵引通过三叉神经传入。

- 传入途径是通过三叉神经(CN)眼支,结束在三叉神经感觉核即第四脑室基底区。

• 迷走神经传出:右侧迷走神经主要支配窦房结,左迷走神经主要支配房室结。然而,两者在解剖分布上有显著的重叠。

- 最常见的迷走神经传出反应是窦性心动过缓。交界性心律、房室传导阻滞、联律、甚至心搏骤停也有报道。

- OCR 快速发生,当刺激停止也快速消失。

• OCR 的发生增加:

- 低氧、高碳酸血症和酸中毒,心肌静息膜电位的改变,使心脏更易发生心动过缓。

- 增强迷走神经张力,尤其是儿童。

- 强效麻醉剂:通过对交感神经系统的抑制作用。

- β 受体阻滞剂:降低心脏交感神经反应,从而增加迷走神经的心脏反应。

- 钙通道阻滞剂:引起外周血管扩张,加重心动过缓和低血压。

▪ 预防措施

• 轻柔的手术操作和减少机械刺激被认为比其他技术更有效。

• 避免缺氧、高碳酸血症、酸中毒和浅麻醉。

• 用阿托品或球后麻醉预处理并没有被证明是有效的预防手段。

• 小儿斜视手术中研究不同麻醉方法对OCR的影响。

- 与丙泊酚静脉麻醉和吸入性麻醉相比,氯胺酮麻醉不复合挥发性麻醉剂被认为血流动力学最稳定。

- 与七氟烷和地氟烷麻醉相比,丙泊酚、瑞芬太尼麻醉在斜视手术中 OCR 发病率较高。

- 已经发现地氟烷和七氟烷之间没有差别。

诊断

• 心电图:突然发作的窦性心动过缓,被定义为静息心率降低 10%～20%,持续 5 s 或更长时间。

• 脉搏血氧仪:脉冲可能会降低或被抑制。

• 血压:低血压。

▪ 鉴别诊断

无意给予了抗胆碱能药。

治疗

• 严密术中监测是很重要的,因为当刺激停止时,反射停止。通知外科医师;停止刺激是治疗 OCR 的第一步。

• 持续和重复的刺激可能导致 OCR 疲劳。

• 持续性心动过缓应给予阿托品或格隆溴铵治疗;如果患者仍无反应,肾上腺素可能是必要的。

• 眼部肌肉局部注射或球周、球后局部麻醉阻滞可能需要利多卡因。

• 局部麻醉药阻断电压门控钠通道作用,干扰神经动作电位的兴奋和传导,阻断反射弧传入支。

临床要点

• OCR 是医源性的,最常见于眼外肌的牵引,常发生于小儿斜视手术中。

• 传入神经是三叉神经眼支,传出途径来源于迷走神经。

• 窦性心动过缓是最常见的,也有其他的心律失常,包括可能发生的心搏骤停。

• 处理 OCR 时停止手术刺激是关键。

• 术前用药是没有帮助的,如果心动过缓持续存在,应静脉注射阿托品或格隆溴铵治疗。

羊水栓塞 Amniotic Fluid Embolism

Kanishka Monis, MD · Poovendran Saththasivam, MD　王苑 译 / 王祥瑞 校

基础知识

■ 概述

- 羊水栓塞十分罕见,但往往是致命的产科急症,最早于 1926 年被 Meyer 博士描述。
- 羊水通过胎盘进入母体循环,栓塞发生于妊娠期间或者产程后期。
- 羊水包括:
- 胎儿皮肤的鳞状上皮细胞。
- 胎粪中的黏蛋白。
- 胎毛。
- 胎脂中的脂肪。

■ 流行病学

发病率

由于缺乏敏感性和特殊诊断性研究,很难估算发病率,但是在美国约 100 000 例分娩中有 7.7 例发生羊水栓塞。

患病率

羊水栓塞存活的患者中 61% 的妇女及 50% 的婴儿发生神经系统损伤。

死亡率

- 羊水栓塞是世界产妇第五大死因。
- 母体死亡率接近 60%。
- 胎儿死亡率约为 21%。

■ 病因/危险因素

- 高龄产妇。
- 剧烈分娩。
- 胎盘异常(前置胎盘、胎盘早剥)。
- 手术分娩(剖宫产、真空辅助分娩、产钳辅助分娩)。
- 子痫。
- 羊水过多。
- 宫颈裂伤。
- 子宫破裂。
- 医疗引产。

■ 生理/病理生理

- 羊水栓塞的 4 个主要生理学改变:
- 母体心血管衰竭。
- 凝血异常。
- 呼吸窘迫。
- 精神状态改变。
- 羊水进入。母体循环系统的薄弱口随着宫内压力的增加促使羊水进入循环。

- 物理屏障的破坏发生于宫颈静脉、胎盘附着位置或者子宫创伤部位。
- 宫内压力增高常见于羊水过多、前置胎盘、胎盘早剥、手术分娩、子宫破裂和宫颈裂伤。
- 母体心脏、呼吸系统衰竭可能由以下情况引起:
- 肺动脉机械性梗阻(无效腔,通气但无灌注)。
  ○ 羊膜碎片阻塞肺动脉导致肺动脉高压和急性右心衰竭。增加的右心室后负荷增大右心室和导致室间隔偏移,从而影响左心室充盈最终导致左心衰竭,经食管超声支持这一观点。
- 免疫反应。总体来说,肺血管收缩导致肺血流从高通气的区域分流至低通气的区域(分流,有灌注,但无充足的通气)。
  ○ 补体系统激活和随后免疫反应造成肺血管收缩。值得注意的是,一些羊水栓塞产妇体内出现低水平的补体(C3 和 C4)。
  ○ 内皮素在羊水中发现,造成肺血管收缩。
  ○ 其他体液介质,如组胺、血清素、前列腺素和白三烯,与休克的发病、心肌抑制及弥散性血管内凝血(DIC)有关。
- 凝血相关的羊水栓塞主要与消耗量有关。
- 羊水包含组织因子,通过与Ⅶ因子结合激活外源性通路。
- 羊水具有凝血活酶样作用,具有近似 X 因子的属性。

■ 预防措施

- 避免在插入压力导管或者人工破膜时伤害子宫。
- 剖宫产手术中,避免胎盘切口。
- 过分强烈或者频繁的子宫收缩,缩宫素的输注应当最小化。

℞ 诊断

- 排除性诊断,包括临床表现,或者尸检结果。
- 羊水栓塞常发生于妊娠期间或者生产即刻。
- 症状:
- 突然呼吸困难。
- 恶心、呕吐。
- 头晕。
- 胸痛。

- 惊恐发作。
- 手指针尖样痛觉。
- 出血。
- 体征:
- 低血压。
- 呼吸窘迫。
- 发绀。
- 胎儿窘迫。
- 诊断检查和影像学:
- 非特异性检查包括全血细胞计数、凝血功能、动脉血气、尿素氮和心肌酶。
- 心电图可以显示急性右心劳损。
- 胸片显示右心扩张、肺动脉突出和肺水肿。
- 经食管超声显示肺动脉高压、急性右心衰竭、室间隔和房间隔向左偏移和严重的三尖瓣关闭不全。
- 羊水栓塞的血清指标:
  ○ 特殊指标包括锌粪卟啉(胎粪的组成部分)和唾液酸 Tn 抗原(胎粪和羊水的成分)。
  ○ 非特异性血清指标包括血清类胰蛋白酶(肥大细胞脱颗粒的标志物)和补体因子。
  ○ 母体循环中发现胎儿鳞状细胞,只是线索而非诊断依据。

■ 鉴别诊断

- 肺血管栓塞。
- 气体栓塞。
- 心肌梗死、心律失常。
- 主动脉夹层。
- 麻醉引起的并发症(全脊麻或者高位阻滞)。
- 过敏性反应。
- 胎盘早剥。
- 子宫破裂。
- 脓毒血症。

💉 治疗

- 治疗主要是针对性的支持疗法。
- 纠正低氧血症,维持氧合:
  ○ 立即吸入氧气,使得 $SpO_2 > 90\%$。
  ○ 面罩吸氧、辅助呼吸袋或者气管内插管。
- 纠正低血压和维持心脏输出:
  ○ 立即开始心肺复苏(CPR)。
  ○ 预输入晶体液快速复苏。
  ○ 对于液体治疗难以恢复的低血压,使用强

心剂。

○ 维持收缩压＞90 mmHg。

- 纠正凝血功能障碍。

○ 输注浓缩红细胞以维持足够的携氧能力
和组织氧供。

○ 输注新鲜冰冻血浆、血小板和冷沉淀可以
纠正特殊的凝血功能障碍。

○ 重组活化Ⅶa因子用来治疗对输血无反应
的严重DIC。

• 肺动脉高压可以通过吸入一氧化氮、前列
环素和西地那非等治疗。

 随访

• 随后妊娠复发的风险未知。

• 母体和婴儿神经系统损伤依旧是羊水栓

塞最常见的并发症。

 疾病编码

ICD9

• 673.10　羊水栓塞,护理无特殊性或不
适用。

• 673.11　羊水栓塞、分娩,伴或不伴随产
前征兆。

• 673.12　羊水栓塞、分娩,伴随产后并
发症。

ICD10

• 088.111　妊娠期羊水栓塞,第一产程。

• 099.112　妊娠期羊水栓塞,第二产程。

• 088.119　妊娠期羊水栓塞,非特异性

产程。

临床要点

• 由于显著的发病率和死亡率,高度怀疑羊
水栓塞存在很有必要。

• 妊娠孕妇突然出现呼吸困难、低血压或者
心脏停搏应怀疑羊水栓塞。

• 高度怀疑羊水栓塞的患者应排除肺血栓
性栓塞和麻醉并发症(如高位脊麻)。

• 治疗主要是提供氧合和维持循环,防止终
末器官损伤和严重的神经系统后遗症。

• 羊水栓塞早期诊断和积极治疗可以改善
预后。

氧中毒 Oxygen Toxicity

Julie Marshall, MD　郁庆 译 / 张晓庆 校

基础知识

■ 概述

• 氧中毒可导致吸入高浓度的吸入氧,也被
称为氧中毒综合征、氧毒害或氧中毒。可由
以下任一情况可引起:

- 全身暴露在高氧浓度条件下(如高压氧舱)。

- 吸入暴露(如机械通气、早产)。

• 高血氧分压可能会导致自由基的产生,中
断细胞过程和损伤组织成分,如肺、中枢神
经系统和眼。

■ 生理

• 氧是一种"氧化剂",并接受来自其他化合
物的电子而被还原。最常见于电子传递链
中的电子转运,电子从NADH到氧气成对
转运,穿透线粒体膜时产生ATP。

• "还原"氧形成活性氧(活性氧),是氧代谢
的天然产物(即电子结合)。其他代谢途径,
导致ROS的形成包括氧化-还原过程:细胞
色素P450活性、一氧化氮合酶和炎症通路。

• 通过一个称为氧化信号的过程,活性氧在
细胞信号中起着重要的作用。例如:

- 铁的吸收通过阴离子交换蛋白2并依赖
超氧阴离子(O_2^-)。

- 过氧化氢修饰细胞的功能和应答。

- 血小板聚集。

- 凋亡。

• ROS通常是由内源性抗氧化剂,如超氧
化物歧化酶、过氧化氢酶和谷胱甘肽过氧化
物酶的缓冲。其他体外抗氧化剂包括维生
素E和尿酸。

■ 解剖

• 由于氧化还原过程的结果,线粒体中活性
氧产生最多。

• 自由基也可能在细胞的其他位置产生,如
质膜和细胞质酶系统。

■ 病理生理

• 氧还原和活性氧的形成是一种正常的生
理功能。然而,吸入高浓度的氧,可以导致
过量活性氧产生以及掩盖天然抗氧化剂
供应。

• 剩余的活性自由基可以与细胞成分反应,
造成细胞损伤或功能障碍。活性氧还可以:

- 在细胞中产生额外的自由基化合物,激活
细胞内的凋亡信号。

- 灭活一氧化氮反应的血管和支气管反
应性。

• 肺损伤。临床上出现的时间与FiO_2浓度
成反比(高浓度以更快的速度引起肺的病理
改变)。

- 急性气管支气管炎:

○ 可以常压下在95% FiO_2时4～24 h发
生,可在3个大气压下3 h发生。

○ 咳嗽时可有胸骨后疼痛或烧灼感。

○ 气管黏膜纤毛运动减少,红斑和支气管水
肿形成。

○ 终止氧治疗后几小时内症状减轻。

○ 几天内症状完全缓解。

- 肺泡损伤:

○ 通常发生于氧气疗法48 h后。

○ 类似急性呼吸窘迫综合征(ARDS)的临床
症状,包括降低肺顺应性、P(A-a)O_2增
加、肺活量下降,并二氧化碳扩散降低。

- 肺间质纤维化可在长时间通气后发生。

- 支气管肺发育不良(BPD):

○ 认为是由活性氧对肺上皮细胞的直接损
伤所致。

○ 暴露于高氧环境中的早产儿,支气管肺发
育不良的发生率增加。

○ ROS还可能进一步损害早产儿肺的发
育。这可能是因为参与肺成熟的一氧化
氮的信号减弱。

• 中枢神经系统的毒性可能发生在高于正
常的大气压力的情况下,如在水下或高
压室。

- 早期症状包括口和手的肌肉抽搐,以及膈
肌抽搐引起的间断呼吸。

- 进一步的暴露会导致眩晕、恶心、行为改
变,以及全身强直阵挛发作。

• 眼:

- 早产儿视网膜病变(ROP)。

- 在美国,是儿童失明的第二个最常见的原因。
- 早产儿<30周,体重<1 500 g风险更高。
- ROP是一种多因素造成的结果,而高氧在发展过程中起着重要的作用。
- 最初,高氧浓度通过抑制血管内皮生长因子(VEGF)使眼睛内血管停止生长。
- 随着眼睛的生长,视网膜血液供应不足,视网膜组织缺氧。血管发育异常反应发生,最终导致视力减退或失明。
- 可逆性近视:
- 直接接触晶状体(如在高压室)可引起晶状体局部毒性效应。
- 吸入高浓度氧,在较小程度上可能也会出现。
- 在反复高压氧治疗后,可能发生白内障。

■ 围手术期相关

- 动物实验数据和理论证明,术中高 FiO_2 浓度可能造成肺损伤,但没有强有力的临床证据,这与常规手术步骤有关。
- 此外,PEEP可在不增加 FiO_2 浓度的基础上改善氧合。
- ICU患者在机械通气中可能发生氧中毒后肺损伤。这可能会使术中氧浓度和通气控制更具挑战性。严重弥漫性肺泡损伤患者,使用ICU呼吸机的通气模式可能是可取的。
- 患者在ICU治疗,降低 FiO_2 浓度可降低死亡率。
- 体外循环:

- 体外循环后暴露于高氧浓度的缺血心脏,可能发生再灌注损伤。
- 暴露于高氧条件下的缺血性心脏可产生氧自由基,导致心肌损伤。
- 体外循环后正常氧供可能会降低氧化性心肌损伤。
- 博来霉素:
- 肺损伤危险因素:
○ 博来霉素带来的肺损伤。
○ 过去2个月内用过博来霉素。
- 如果患者情况允许,麻醉过程中以及在ICU可考虑给予低浓度氧(<30%)通气。
- 有报道有博来霉素暴露史的患者全麻后并发ARDS,但是这份报告里的相关证据差异大。
- 胺碘酮:
- 暴露于高水平氧和活性氧的产生可能引起胺碘酮肺损伤。
- 而使用博来霉素时,临床上应尽可能避免暴露于高氧浓度。
- 早产儿:
- 对于小于32周的早产儿,应限制氧浓度。
- 对于早产儿,考虑接受低血氧水平限制体内高氧。

■ 公式

- $P_AO_2 = PiO_2 - (PaCO_2/R)$; P_AO_2 是肺泡氧分压, PiO_2 是吸入气体的氧分压, $PaCO_2$ 是动脉二氧化碳分压,R是呼吸系数(通常为0.8)。

- 肺泡-动脉氧压差: $P_AO_2 - PaO_2$; P_AO_2 是肺泡氧分压, PaO_2 是动脉氧分压。

疾病编码

ICD9
- 987.8 其他特定气体,烟雾或蒸汽氧化作用。

ICD10
- T41.5X4A 治疗性气体中毒,非特指,初发。
- T41.5X4D 治疗性气体中毒,非特指,继发。
- T41.5X4S 治疗性气体中毒,非特指,后遗症。

❓ 临床要点

- 常规全身麻醉,肺毒性的临床体征很罕见。
- 在ICU,应尝试限制长时间高氧,以减少肺损伤的机会。变换通气模式或PEEP的应用可以帮助最大限度地减少暴露于高氧浓度。
- 如果临床情况允许,为了减少早产儿视网膜病变和支气管肺发育不良,保持低 FiO_2。
- 与高压氧治疗相关的临床征象包括中枢神经系统毒性、肺毒性、可逆性近视、白内障形成。
- 临床上尽可能避免接受博来霉素或胺碘酮治疗的患者暴露于高氧浓度下。

腰硬联合麻醉 Combined Spinal-Epidural

Benjamin Abraham, MD 崔璀 译 / 杨瑜汀 杨立群 校

🪨 基础知识

■ 概述

腰硬联合麻醉(CES)是一次性在蛛网膜下腔和硬膜外都给予局部麻醉药(±辅助用药)的技术。CES的优点如下:
- 起效快。
- 药物剂量最小。
- 持续硬膜外镇痛有灵活性。

■ 生理

- CES包:各种市售的CES包都可使用。但是由于使用单位和制造商的不同有所差

异。包括以下基本内容:
- 中空的硬膜外针:用于辨认和进入硬膜外隙,作为导引针,腰麻针插入其中。Tuohy针(16~18号)最常见。
- 无阻力注射器:用玻璃或塑料制成。
- 腰麻针:长的铅笔尖式针(≤27号)。
- 硬膜外导管。
- 穿刺技术:
- 通常,硬膜外针穿刺部位选择低位腰段(马尾水平)以最大限度地减少脊髓伤害,辨别硬膜外隙依靠针尖受到的阻力判断,注射盐水或空气时毫无阻力,即为阻力消失时的"落空感"。辨认蛛网膜下腔采用腰麻针经

过中空的硬膜外针穿透蛛网膜。
- 通过流出的脑脊液辨别蛛网膜下腔穿刺成功与否。药物注入后退出针头。
- 硬膜外导管留置。导管通过硬膜外针,通常在硬膜外隙留置4~5 cm。药物可以由此反复给予或持续输注。尤其是在导管置入后要给予含有肾上腺素的试验剂量,以检测是否进入血管。
- 蛛网膜下腔给药:
- 阿片类。舒芬太尼(5~10 μg)或芬太尼(20~35 μg)可以用来第一阶段迅速止痛(通常在5 min以内),并且可以维持90 min。长效药物如无防腐剂吗啡不能持续硬膜外

输注给药。更重要的是,鞘内给予吗啡一般用于长期慢性疼痛的镇痛,并在 6～12 h 后出现迟发型呼吸抑制,最终使得其不能用于 CSE。哌替啶有类似局麻药的效果使得其成为鞘内给药的理想药物,然而因为可能发生严重的低血压而很少被使用。

－局部麻醉药。布比卡因联合鞘内阿片药物可以延长镇痛效果,并在分娩最后阶段减少 CSE 失效率。有一小部分研究显示,相比于等比重药物,高比重药物影响镇痛效果。

－其他。加入肾上腺素 200 μg 或是可乐定 50 μg 可进一步延长镇痛的维持时间。给药失误和复合副作用的风险(包括肾上腺素引起的运动神经阻滞或可乐定引起的镇静与低血压)限制鞘内多样化给药。

• 持续硬膜外输注可以在 CSE 完成后不久开始并且可以排除直立性低血压和胎儿不利因素。如果设备允许且患者同意,患者自控的硬膜外镇痛可以在设定好参数后用于任何术后患者。

■ 解剖

• 患者可以采取坐位或侧卧位。
• 类似于只放置硬膜外导管,Tunoy 针插入皮肤并横贯。
－皮下脂肪和组织。
－棘上韧带。
－棘间韧带。
－黄韧带。
－进入硬膜外隙。
• 使用套针技术,腰麻针插入 Tunoy 针进入硬膜外。

■ 病因/病理生理

• 腰麻后头痛(PDPH)。多项研究表明使用铅笔尖式腰麻穿刺针不会增加 PDPH 的概率。

• "湿穿刺"可以通过用软的硬膜外导管穿入硬膜外代替硬膜外穿刺针的使用,以使得 PDPH 的风险最小化,导管可以用于手术中持续镇痛。需要确保导管处于蛛网膜下腔,这样可以避免药物过量。药物输注速度必须调整为鞘内,而不是硬膜外的速度。在留置导管拔除后 24～48 h,穿刺点周围的局部炎症可以帮助封闭穿刺点。

• 全脊椎麻醉。由于剂量超过数倍局麻药注入蛛网膜下腔或是硬膜外导管误入蛛网膜下腔未能及时发现而引起的异常广泛阻滞,发生较罕见。局麻药中毒。与单纯硬膜外麻醉相比,CSE 直接的局部麻醉药毒性风险并没有增加。

• 置管误入鞘内。使用 Tuohy 穿刺时,一般不可能将硬膜外导管误穿至鞘内,由于相对的脊膜穿刺针的洞更小些。

• 瘙痒。脊髓阿片类药物的使用在＞80% 的病例中与瘙痒相关。

• 血流动力学:
－高达 20% 的产妇低血压可由使用脊髓阿片类药物造成。
－胎心过缓(暂时的)可在高达 5% 的患者中出现。机制可能是突然的强效镇痛导致循环中儿茶酚胺突然降低。这导致子宫收缩增强后的胎儿心动过缓,直到达到新的平衡而缓解。

• 呼吸。母体呼吸抑制并不常见。但仍有 0.1% 的发生率。

• 镇痛不足。未被发现的置管失败或硬膜外置管异位。

• 神经损伤。除非由蛛网膜或硬膜本身引起,CSE 不增加神经损伤的风险。

• 死亡率。CSE 与单纯的腰麻或硬膜外相比,死亡率没有差异。

■ 围手术期相关

• 适应证:无痛分娩、剖宫产、腹部手术和下肢手术等需要迅速阻滞和阻滞平面范围需要仔细考虑的手术。阻滞平面可以通过增加硬膜外输注速率调节。

• 禁忌证:跟腰麻或硬膜外比,没有额外的禁忌证,包括局部感染或菌血症、穿刺位置有过脊柱手术史、凝血障碍和对 CSE 所用到的药物或器械有过敏史。有 PDPH 病史的患者在 CSE 时(或单纯硬膜外)使用铅笔尖式针头而不是切割式。

⚡ 临床要点

• CSE 镇痛相比于单纯鞘内或硬膜外镇痛,有许多优点。
• 患者对此技术很满意,因为它在分娩第一阶段可以迅速达到几乎完全镇痛的效果。
• CSE 可以用来提高阻滞平面或对不完全的蛛网膜下腔阻滞进行补救。
• 知情同意的特殊情况:告知上述包括母体和胎儿的风险。

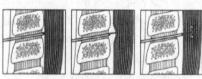
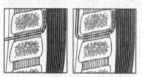

图 1 CSE 技术: 硬膜外针插入硬膜外腔(左上),腰麻穿刺针从硬膜外针中穿过。铅笔尖式的腰麻针在刺入硬脊膜之前可能会使硬脑膜变形(上中)。通过脊髓针注射后取出,插入硬膜外导管(左下),撤回硬膜外穿刺针(右下)

药物滥用和妊娠 Substance Abuse and Pregnancy

Chitra Ramasubbu, MD 孙少潇 译 / 顾卫东 校

基础知识

■ 概述

• 药物滥用的后遗症加上妊娠时的生理改变可以给母亲和胎儿造成严重后果。
• 妊娠期常见的滥用药物包括可卡因、苯丙胺、阿片类药物、大麻、酒精和烟草。阿片类药物滥用包括吗啡、哌替啶、海洛因、芬太尼、美沙酮。

• 在美国,饮酒是导致可避免的先天缺陷和发育障碍的主要原因。
• 有必要为药物滥用高危产妇建立预防机制。应对这些产妇的心理和社会疾病进行彻底评估。

■ 流行病学

发病率

• 在过去的 30 年间,孕妇药物滥用的发生

率有所增加。

- 每1万个活产婴儿中,有3.7个患有胎儿酒精综合征(fetal alcohol syndrome, FAS)。

患病率

- 在美国,产前非法药物滥用估计达5%。由于上报的数据不一定完全,因此实际的数字可能更高。
- 吸烟者估计<10%。值得注意的是,90%阿片类药物依赖的女性同时也是重度吸烟者。
- 妊娠妇女中酒精滥用者约占12%,酗酒者约占的3%。
- 每1 000名活产婴儿中,有0.5~2例FAS。

发病情况/死亡率

- 美国卫生资源和服务管理局(Health Resources and Services Administration, HRSA)的数据表明,经常暴露于二手烟的婴儿第一年的死亡风险增加40%。
- 在美国,胎儿酒精接触是导致可避免的先天缺陷和发育障碍的主要原因。
- 重度酒精摄入使新生儿总死亡率增加18%。
- 妊娠期间使用可卡因等毒品的产妇发生早产和分娩低体重儿的风险较正常产妇增加2倍多,婴儿先天缺陷的发病率增加5倍。
- 在宫内接触阿片类物质后,94%的新生儿可出现新生儿戒断综合征(neonatal abstinence syndrome, NAS)。接触母源性美沙酮后,60%~80%的新生儿可出现新生儿戒断综合征。

■ 病因/危险因素

- 药物滥用的发生率存在种族差异,非白种人产妇药物滥用的比例是白种人产妇的2倍。
- 妊娠前饮酒、吸烟是妊娠期间饮酒、吸烟的重要预测因素。
- 缺乏产前护理、早产史、烟吸史和药物滥用相关。
- 药物依赖女性是焦虑(32%)和抑郁(30%)等精神病的高发人群。
- 母亲有童年药物滥用史与其后的药物依赖有强相关性。

■ 病理生理

- 作用机制取决于滥用的物质。
- 酗酒可影响机体的所有器官。可影响GABA、谷氨酸、5-羟色胺、多巴胺等神经递

质,产生欣快感、抗焦虑和镇静等效果。长期摄入会导致谷氨酸受体增加,从而引起酒精戒断时的兴奋状态。

- 胎儿酒精综合征包括特征性面容、生长迟缓、神经毒性和心血管异常等一系列症状。酒精的摄入没有安全标准。无论在任何妊娠阶段,酒精摄入均可引起不良反应。
- 烟草暴露可导致组织破坏、细胞变性,从而引起器官损伤。由此可引起胎儿心血管病和肺部疾病的患病率显著升高,胎儿的患病率甚至高于母亲。
  - 其后果包括胎盘营养不良、胎盘血管收缩导致自然流产、胎儿生长受限和低体重儿。
  - 尼古丁可透过胎盘,胎儿体内的浓度比母亲体内高出15%。也可通过母乳分泌。
- 可卡因可阻断突触前膜对去甲肾上腺素、5-羟色胺、多巴胺等拟交感神经神经递质的重吸收,导致肾上腺素能刺激时间延长。可卡因为亲脂性,可迅速通过胎盘。
  - 胎儿并发症是由孕产妇血管收缩所致,可引起子宫胎盘功能不全、酸中毒、缺氧。可卡因还有致畸性。
  - 孕产妇并发症包括早产、胎盘早剥、子宫破裂、心律失常、心肌缺血/心肌梗死、脑卒中和死亡。
- 苯丙胺是间接拟交感神经药物,可引起兴奋、食欲抑制和警觉性增加。苯丙胺中毒难以和可卡因中毒区别。孕产妇摄入苯丙胺的并发症包括早产、胎盘早剥、子宫破裂、心律失常、心肌缺血/心肌梗死、脑卒中和死亡。
- 大麻的作用机制复杂,临床表现不可预知。目前没有大麻致畸的报道,但有低体重儿、认知发育迟滞和分娩期间并发症增多的报告。
- 阿片类药物滥用可导致新生儿戒断综合征,其典型症状包括发热、吸吮反射减弱、鼻塞、过度哭闹、打哈欠、震颤、过度兴奋、打喷嚏、呕吐和腹泻。经静脉吸毒可增加母亲发生心内膜炎、营养不良、蜂窝织炎、皮肤脓肿、肝炎和艾滋病毒感染的风险。

■ 预防措施

- 麻醉科医师在防止产妇药物滥用中的作用有限,但应了解药物滥用的治疗和预防方法对围产期护理的影响。
- 戒毒当然是理想的选择。然而,大多数阿片类药物依赖的女性在妊娠期间不能完全摆脱毒品,反而可导致吸毒和戒断的周期性

循环,从而引起胎儿窘迫。

- 美沙酮维持治疗是阿片类药物依赖孕妇处理的金标准,尽管妊娠期使用美沙酮仍未获批准。
- 有证据表明,孕妇服用美沙酮可提高随访率,改善产前护理,减少胎儿并发症的发生率和死亡率。
- 丁丙诺啡维持疗法已被证明对母亲和胎儿安全,可作为阿片类药物依赖孕妇的替代疗法。
- 社会心理干预和心理咨询可发挥重要作用,措施包括帮助建立合适的生活环境以及解决经济问题。
- 可能需要使用精神药物,药物依赖的女性发生焦虑(32%)和抑郁(30%)等精神疾病的概率较高。选择性5-羟色胺再摄取抑制剂已被广泛用于治疗这些患者的抑郁症和焦虑症,应密切监测5-羟色胺的毒性作用。
- 戒烟4~6周可使术后呼吸系统并发症的发生率降至非吸烟人群的水平。

⚕ 诊断

- 病史:大多数有药物滥用史的产妇会否认。缺乏产前护理、有早产史和吸烟的产妇应高度怀疑有药物滥用。
- 症状和体征取决于药物滥用的种类、给药途径和使用频率。
- 可卡因:心动过速、高血压、心律失常、神志不清、反射亢进、发热、瞳孔扩大、蛋白尿、水肿和癫痫发作。
- 苯丙胺:神志不清、反射亢进、发热、瞳孔扩大、蛋白尿、水肿和癫痫发作。
- 酒精戒断:震颤、高血压、神志不清、烦躁、幻觉、恶心、心动过速、心律失常。急性戒断症状可发生于戒酒后6~48 h。震颤性谵妄可发生于最后一次饮酒后2~10天。
- 快速吸食大麻:心动过速、鼻或结膜充血。
- 阿片类药物过量:呼吸抑制、瞳孔缩小、嗜睡、镇静。
- 阿片类药物戒断:瞳孔扩大、烦躁、心动过速、呼吸急促、高血压、流泪、流涕、打哈欠、毛发直立。戒断症状通常开始于最后一次服用阿片类药物后4~6 h, 48~72 h后达高峰。
- 酗酒筛查工具:
  - T-ACE:酒精耐受,对别人指责你饮酒感到厌烦,感觉有必要减少饮酒量,早上醒来第一件事就是饮酒。

- TWEAK:酒精耐受,家人对你喝酒感到担心,早上醒来第一件事就是饮酒,健忘,感觉有必要减少饮酒量。
- 对产妇尿液行毒理学筛查可发现最近是否使用过违禁物质。吸食可卡因后,其代谢产物在孕产妇尿液中可持续存在 24～60 h。
- 胎儿尿液分析同样可发现产妇是否使用过违禁药物。

■ 鉴别诊断

- 吸食多种毒品时,区分各种毒品引起的症状比较困难。
- 有认知能力下降或局灶性神经功能缺陷时,应排除头部外伤和自发性出血等脑结构性的病变。
- 高血压、蛋白尿和抽搐等可卡因或苯丙胺的中毒症状有时可被误认为是先兆子痫或子痫。先兆子痫可出现肝脏和肾脏功能障碍。尿液毒理学筛查阳性有助于区分是否滥用过可卡因或苯丙胺。
- 酒精/苯二氮䓬类药物的戒断症状类似于可卡因或苯丙胺中毒。

💉 治疗

- 静脉注射可能比较困难,因而可能需要开放中心静脉。
- 硬膜外镇痛分娩时需要行 ASA 标准监测(脉搏血氧饱和度、无创血压、心电图、体温)。
- 当孕妇存在出血风险高、高血压未控制或严重低血压时,可采用有创监测,包括动脉置管测压、中心静脉压监测和(或)放置肺动脉导管(很少)。

- 区域麻醉。
 - 当吸烟导致分泌物增加、纤毛活动减弱、气体交换障碍、支气管痉挛等肺部继发性病变时,首选区域麻醉。
 - 感染是硬膜外置管的禁忌证。
 - 硬膜外置管前应进行充分的液体复苏。
 - 治疗低血压时,应选用直接拟交感神经药物(去甲肾上腺素)。儿茶酚胺耗竭(见于慢性使用可卡因和苯丙胺)可致麻黄碱抵抗(间接作用)。
- 全身麻醉。
 - 胎儿和产妇情况不稳定时,需紧急娩出胎儿。
 - 应预防误吸。
 - 准备应对高血压、心律失常和心肌缺血。
 - 心力衰竭或肝功能障碍时,应谨慎给药和输液,可考虑行有创监测。
 - 吸食大麻者给予吸入性麻醉剂可引起严重的心脏抑制。
 - 急性中枢神经系统抑制剂中毒(苯二氮䓬类药物、酒精和阿片类药物)时,需减少麻醉剂的用量。
 - 急性中枢神经系统兴奋剂中毒(可卡因或苯丙胺)时,需增加麻醉剂的用量。
- 体内阿片受体和内啡肽水平的改变可影响疼痛感知。
- 可卡因或苯丙胺引起的高血压和胸痛可使用硝酸甘油、拉贝洛尔和(或)肼屈嗪治疗。普萘洛尔可通过阻断 β 肾上腺素能作用引起 α 肾上腺素能作用相对亢进,因而禁忌使用。
- 酒精戒断治疗包括使用苯二氮䓬类药物和 α₂ 受体激动剂(如可乐定)。
- 手术室应放置抢救车。

🔄 随访

- 产后应严密监测患者的戒断体征。可能需要给予抗高血压药、苯二氮䓬类药物和 α_2 受体激动剂治疗。
- 新生儿重症监护室内应密切监测新生儿戒断症状。

疾病编码

ICD9

- 648.30 母亲药物依赖,无特指的诊疗支付项目或不适用。
- 648.40 母亲精神疾病,无特指的诊疗支付项目或不适用。
- 649.00 吸烟合并妊娠、生产或产褥期,无特指的诊疗支付项目或不适用。

ICD10

- O99.320 药物滥用合并妊娠,非特指的妊娠期。
- O99.310 酗酒合并妊娠,非特指的妊娠期。
- O99.330 吸烟(烟草)合并妊娠,非特指的妊娠期。

❓ 临床要点

- 药物滥用的孕妇生产时风险较高。应针对每个高危患者的需要制订相应的麻醉管理方案。
- 制订麻醉前计划时不应带有偏见。
- 对于美沙酮或丁丙诺啡维持治疗的患者应鼓励母乳喂养。这有助于减轻新生儿戒断综合征的严重程度。

医务工作者传染病暴露 Infectious Disease Exposure in the Healthcare Worker

Russell K. McAllister, MD · Andrew L. Barker, MD 张凌 译 / 张晓庆 校

🧫 基础知识

■ 概述

- 在医疗环境中工作在一定程度上比非医疗相关的工作暴露于感染的危险大。
 - 胃肠外损伤、吸入暴露与体液直接接触是暴露的主要途径。
 - 最常见的胃肠外传送的疾病是人类免疫

缺陷病毒(HIV)、乙型肝炎病毒(HBV)、丙型肝炎病毒(HCV)感染。
 - 应该采取标准的通用预防措施。另外必须注意空气传播的病原体,如肺结核、甲型流感病毒(H1N1)和人乳头状瘤病毒(HPV)。
- 医疗服务提供者熟悉在生物恐怖袭击中使用的制剂已变得越来越重要。

■ 流行病学

发病率

- 在美国每年有约 80 万例皮肤损伤。大多数针刺伤发生在手术缝合时。
- 被 HIV 阳性患者针刺后 HIV 血清学转换率为 0.3%;2004 年报道有 57 名医护人员在工作场所感染 HIV。

- 未经免疫者肠胃曝光后乙型肝炎血清转化率可为2%～40%。由于引入了乙肝疫苗接种,感染已经从1983年的10 721例下降到1999年的384例(减少96%)。
- 肠外接触后丙型肝炎血清转换率估计为1.3%。
- 1994～2000年所有医务工作者中每10万人的结核感染数为3.6～5.4。
- 吸入暴露后是否感染HPV是未知的,极有可能是非常罕见的。

患病率

- 每年世界各地HIV感染约500万人。2002年美国报道了约900 000例艾滋病。通过病程早期适当的抗反转录病毒疗法,艾滋病患者可获得20～50年的预期寿命。然而如果不进行治疗,从感染开始,预期寿命的中位值估计为9～11年。死亡的主要原因是疾病晚期的机会性感染。
- 乙型肝炎感染者中无症状的占60%～65%,20%～25%发生急性肝炎,约1%发展为慢性肝炎。
- 丙型肝炎感染者中75%～80%有活动性肝病,肝硬化占10%～20%,肝硬化患者中1%～5%进展为肝癌。
- 每年在美国有1.6万人受到新的、活动性结核感染影响。其中45%发生在移民中。10%～50%发生在免疫功能不全的宿主,细菌迁移到各个器官而导致播散性疾病。死亡的重要原因是肺部疾病。
- 喉状头状瘤病不会导致恶性疾病,但常常会导致乳头状瘤反复发作,需要用多种操作进行治疗。
- 克雅病每年影响1万～100万人。它无一例外地具有致命性,平均有7个月的生存时间。

病因/危险因素

- 肠外感染。
- 已经显示戴手套可降低针刺伤的血清转换率。同样,手套可防止开放的皮肤伤口感染在手上的传播。
- 较小的针引起的经皮损伤的血清转换发生率低于大针。这很可能是由于直接组织损伤不同,以及针本身病毒载量不同造成的转移程度不同。
- 空心孔针导致的血清转化率高于实心(缝合)针。
- 感染来自病毒载量高的患者时,血清学转换的发生率大于患者病毒载量较低时。
- 吸入性感染。

- 已经证明N95口罩这样的个人防护装备,可以减少医务工作者的吸入感染。
- 负压病房防止经吸入性途径传播的细菌释放到走廊和其他房间。
- 当使用激光治疗HPV病变时,吸引装置可用于收集雾化病毒颗粒,被认为可降低病毒传播的风险。
- 朊病毒疾病。
- 朊病毒疾病传播的唯一已知的危险因素是与感染的患者直接接触。克雅病是全世界最常见的朊病毒病,并且85%～90%的病例自发产生,而不是通过感染获得。
- 生物恐怖制剂。
- 炭疽、鼠疫耶尔森菌(鼠疫)、天花和肉毒梭菌都属于在生物恐怖中常用的制剂。
- 感染这些病原的最显著危险因素是直接接触。除了标准的综合预防措施,没有经证明可降低风险的因素。

▪ 生理/病理生理

- HIV是一种反转录病毒,可以感染人类巨噬细胞和CD4$^+$T细胞。
- 乙型肝炎是一种DNA病毒,主要在肝细胞中复制。
- 丙型肝炎病毒是一种RNA病毒,优先感染肝细胞。对肝细胞的直接细胞毒性作用被认为是引起大部分丙型肝炎损害的因素,而相比之下,乙型肝炎主要是由于免疫介导的细胞毒性作用。
- 结核病是由结核杆菌引起的。结核病通常导致肺尖部的潜伏感染。然而,各式各样的因素可引起细菌重新激活或传播到血流中,从而引起粟粒性结核。器官功能障碍的主要原因是对细菌和周围结构的免疫反应造成的干酪样坏死。
- HPV可以通过感染病灶激光手术传播到医疗环境。这些病毒粒子可以被吸入呼吸道,并且可以(很少)导致喉或其他气道结构感染。感染主要引起喉乳头状瘤,从而导致声音嘶哑或气道阻塞。治疗的重点是用激光去除乳头状瘤。
- 甲型流感是由流感病毒引起的。症状包括发热、肌肉痛、咽喉痛和肺炎,可能是致命的。
- 炭疽杆菌是一种大的产芽胞厌氧菌、革兰阳性杆菌,造成炭疽。炭疽病的前驱症状包括发热、咳嗽和胸腹部疼痛。前驱症状通常持续1～6天,但病情发展迅猛,当发热则急剧恶化。紧接着发生缺氧甚至死亡。
- 天花病毒是经呼吸道气溶胶或与受感染

的体液接触传播的。感染后7～17天出现症状,首先是发热、头痛和(或)背痛。特征性的皮疹开始于口咽、脸和四肢的黏膜。其后期阶段皮疹移向躯干,变为水疱和脓疱。死亡率达30%或更高。
- 鼠疫杆菌是鼠疫的病原体。这种细菌有一系列机制来避免宿主防御,同时削弱免疫系统功能。根据感染的途径,症状包括脓疱、皮肤溃疡、出血和坏死性肺炎。暴发性菌血症的结果是产生弥散性血管内凝血、出血和血栓,是导致死亡的主要原因。
- 肉毒中毒是肉毒梭菌引起的,是在消毒不充分的罐头食品中发现的一种产芽孢厌氧菌、革兰阴性杆菌。由细菌产生的神经毒素阻止神经递质的释放,导致瘫痪。如果没有支持治疗,死亡率估计为60%。随着支持治疗的发展,死亡率估计降为5%～10%。
- 克雅病及其他海绵状脑病是由朊病毒引起的。朊病毒是在三级结构自发变构的蛋白质。这种变构会引起连锁反应,从而导致大量的神经变性。最常见的症状是痴呆,最终发展为致命性脑病。

▪ 预防措施

- 应在所有情况下采取通用预防措施。应在卫生保健人员可能会接触到感染者或其体液的任何位置提供适当的眼部护理、手套和个人防护设备。
- 无针静脉输液管会降低风险。
- 单手压针。
- 医院对于高危患者应规定适当的隔离政策。应该有适当的警告标志,提醒可能接触的所有医护人员。

▧ 诊断

- 一系列体检结果根据所涉及的特定传染病有所不同。
- 所有暴露需要适当上报员工健康部门;数小时后,当值急诊室或传染病专员通常具有根据需要启动后处理和治疗的能力。
- 暴露于各种感染性疾病的具体筛选检测由受伤的途径所决定。
- 对于经皮外伤、HIV、乙肝和丙肝,伤后应尽快测试抗体滴度。
- 继初始滴度后,应根据疾病在给定间隔进行重复筛查。
- 对于肺结核,PPD筛查应每年在所有医疗保健机构中进行。

鉴别诊断

取决于具体的感染因子。

治疗

• 接触到 HIV 的医务工作者,应考虑 4 周的疗程,用齐多夫定和拉米夫定,拉米夫定和司他夫定,或去羟肌苷和司他夫定的组合。可能产生耐药菌株。

• 未完成乙肝疫苗系列注射的暴露者应及时进行处理。除了疫苗接种,对完成疫苗接种或疫苗接种反应不足的暴露者应考虑使用乙肝免疫球蛋白。

• 丙型肝炎接触无须使用免疫球蛋白或抗病毒剂(干扰素,有或没有利巴韦林)治疗。但应该进行后续的测试。

• 炭疽应以环丙沙星或多西环素(强力霉素)进行 60 天疗程的治疗。如果细菌已知对青霉素敏感,应用青霉素或阿莫西林进行 60 天疗程的治疗。

• 天花没有明确的治疗。继发感染出现时需要基础治疗。

• 鼠疫耶尔森菌是高度传染性的,需要空气/飞沫隔离直至抗生素治疗完成后至少 3 天。治疗可以用链霉素、庆大霉素、强力霉素或环丙沙星,疗程为 10 天。

• 肉毒中毒应该用支持疗法,其中可能包括长期的机械通气治疗。此外,根据细菌血清型可用特异性抗毒素。

• 克雅病这样的朊病毒病没有已知的治疗方法。目前已知唯一有效的操作是通过限制未感染的个体防止疾病进一步扩散的风险。

随访

由疾病决定。

疾病编码

ICD9

• V01.9　接触或暴露于不明传染病。

ICD10

• Z20.9　接触或暴露于不明传染病。

临床要点

• 警惕和预防是最有效的方法,以避免疾病的传播。

• 暴露之后,某些疾病可以给予暴露后预防,以减少感染率。

• 医护人员耐甲氧西林金黄色葡萄球菌(MRSA)带菌率可高达 1/20(比一般人群高 2～3 倍)。只有约 5％的人有症状。医护人员是 MRSA 带菌者的可能性高出 2～3 倍。

• 医疗保健工作者都被认为有获得或传播乙肝、流感、麻疹、腮腺炎、风疹、水痘的较高风险。所有这些疾病都有疫苗可预防。当免疫力低下的医护人员处在高风险之中时,疾病预防控制中心应发出接种疫苗的建议书。

胰腺移植　Pancreatic Transplantation

Selma Ishag, MB, BS, MD · Catherine Ifune, MD, PhD　郁庆 译／张晓庆 校

基础知识

概述

一般情况

• 胰腺移植是对胰岛素依赖型糖尿病的手术治疗方法。见于下列情况:

- 同时与肾移植(胰肾联合移植,SPK),最常见,伴随终末期肾脏疾病(ESRD)糖尿病患者。

- 肾移植后(肾移植后胰腺移植,PAK),接受肾移植后的糖尿病患者。

- 单独移植(单独胰腺移植,PTA),很少进行。提示糖尿病严重的代谢并发症、不耐受胰岛素治疗、胰岛素治疗失败,以防止急性并发症。

• 移植物的准备包括移取脾和游离门静脉。其次是重建供体的肠系膜上动脉和脾动脉与供体髂动脉吻合形成"Y"形分叉。

• 动脉与受体的髂总动脉吻合,而静脉与受体的髂静脉(体循环引流,技术上容易)或门静脉(门静脉引流,更符合生理,因为胰岛素在肝脏经首过代谢,避免高胰岛素血症)吻合。

• 外引流通过吻合供体十二指肠段与受体的膀胱(膀胱引流,BD)或小肠(空肠引流,ED)。

• BD 更常用于 PTA 监测尿淀粉酶水平作为排斥反应的指标。ED 是更常用于 SPK。

• 排除标准包括:

- 心脏储备不足。
- 年龄>65 岁。
- 肥胖(50％理想体重)。
- 恶性肿瘤。
- 活动性感染。
- 药物或酒精(乙醇)滥用。
- 不合作史。
- 心理不稳定。

• 对胰岛素依赖型糖尿病,正在发展的一项微创治疗是经皮胰岛细胞移植到门静脉,但是免疫抑制的风险可能无法证明目前的结果受益。另一方面,胰腺炎、胰十二指肠切除术后的胰岛细胞移植能保持几年正常血糖。此外,无须进行免疫抑制治疗。

体位

• 仰卧,两臂外展<90°。

• 保护透析通路。

切口

经腹正中切口,胰肾联合移植有时有 2 个下腹切口。

手术时间

联合移植需 3～8 h。

术中预计出血量

250～500 ml。

住院时间

ICU 24～48 h。

手术特殊器械

腹部大手术器械。

流行病学

发病率

全球:每年 1 500～1 800 台。

患病率

全世界范围内 1966～2008 年有 30 000 台胰腺移植手术。

发病情况

• 13％术后立即出现并发症。

• 移植后 3 个月和 12 个月的移植排斥率为 5％～25％。

死亡率

患者 3 年生存率为 90%，10 年生存率为 67%。

■ 麻醉目标/指导原则

• 通过优化容量状态和灌注压力保持足够的移植肾灌注。

• 维持正常血糖。

℞ 术前评估

■ 症状

• 高血糖：多尿、烦渴、体重减轻、恶心、呕吐、酮症酸中毒可伴有腹痛。

• 低血糖：出汗、焦虑、震颤、中枢神经系统症状。

• 慢性糖尿病患者的癫痫发作或意识丧失，需要评估终末器官受累的症状。

病史

• 糖尿病，多数为 1 型；2 型为 6%～7%。

• 很少，全胰腺切除术。

• 肾衰竭；评估血液透析时间、进度、并发症（高钾血症、低血压）。

体格检查

• 气道检查。

• 评估容量状态、外周静脉。

• 动静脉瘘或透析通路的评估。

■ 用药史

• 胰岛素。

• 终末器官损害的治疗。

■ 诊断检查与说明

• CBC。

• 基础代谢率。

• 血型和交叉配血。

• 缺血性心脏病的检查：心电图、负荷试验，必要时冠状动脉造影。

■ 伴随的器官功能障碍

• 糖尿病大血管并发症。

– 冠状动脉疾病。

– 外周血管疾病。

– 脑卒中。

• 糖尿病微血管并发症。

– 糖尿病肾病。

– 神经病变。

– 视网膜病变。

• 自主神经病变，胃轻瘫。

• 贫血。

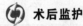 治疗

■ 术前准备

术前用药

• 抗焦虑的需要。

• 考虑预防误吸。

• 继续保护心脏的药物。

知情同意的特殊情况

• 输血。

• 有创监测。

• 术后通气支持。

抗生素/常见病原体

• 第二代头孢类抗生素。重复剂量可能是必要的。

• 抗真菌通常于术后开始。

■ 术中监护

麻醉选择

• 气管插管全麻。

• 术后全身肝素化，禁用术后硬膜外镇痛。

监测

• 标准 ASA 监测。

• 诱导前动脉置管，如果有重要的心脏疾病或自主神经功能障碍（避免动静脉瘘）。

• 大口径外周静脉。

• 中心静脉置管监测容量，抗胸腺细胞球蛋白输注，静脉输液及术后营养。

• Foley 导尿管。

• 放置鼻胃管。

• 预防 DVT。

麻醉诱导/气道管理

• 胃食管反流和胃轻瘫是常见的。考虑 RSI。在年长儿童、青少年患者会常有"饱胃"现象，静脉诱导为首选。

• 由于关节僵硬综合征影响颞下颌关节和寰枕关节，有潜在困难气道的可能。

维持

• 肌松。

• 避免氧化亚氮。考虑为松弛肌肉使用阿曲库铵、顺阿曲库铵。使用代谢产物活性有限的麻醉药品如氢吗啡酮。

• 麻醉诱导后的免疫抑制治疗。大多数移植中心使用单一高剂量糖皮质激素诱导治疗，在阿仑单抗或抗胸腺细胞球蛋白后输注。值得注意的是，该抗胸腺细胞球蛋白可引起低血压，在某些情况下，必须降低输液速度维持足够的血压。

• 血流动力学：

– 通过液体管理保持偏高的中心静脉压（12～14 mmHg）和收缩压（140 mmHg），必要时应用正性肌力药物。

– 目标是移植器官的最佳灌注。避免移植和肠水肿增加胰腺移植以及结束时腹部缝合的难度。

– 考虑在再灌注时发生低血压和酸中毒，并准备及时优化血流动力学，以维持移植物的血流量。

• 纠正酸碱状态，维持正常的电解质平衡。

• 在再灌注前考虑应用甘露醇清除自由基。

• 血糖控制。

– 每小时检查一次血糖，再灌注后每半小时检查一次。

– 胰岛素输注可用于保持血糖在 100～200 mg/dl 之间。严格的血糖控制，通过降低对胰岛细胞的代谢性需求，直到再灌注损伤得到解决，提高移植物的存活率。

– 奥曲肽是生长抑素类似物，它可以减少胃肠道、胆道和胰腺的分泌，也可用于休眠的胰岛细胞。

– 连续 D5W 输注提供细胞营养，降低游离脂肪酸的生成，避免不良心脏事件的发生。

• 维持正常体温。

♻ 术后监护

■ 床旁护理

• 外科 ICU。仔细监测容量状态、血流动力学、电解质和葡萄糖。

• 监测碳酸氢根丢失。

• 免疫抑制：术后用钙调磷酸酶抑制剂（通常为他克莫司）、霉酚酸酯和糖皮质激素维持治疗。

• 有研究表明，上述三种药物联合使用移植物存活良好，1 年存活率为 86%，10 年存活率为 53%。

■ 镇痛

中度疼痛，与腹部手术是一致的。通常使用静脉阿片类药物自控镇痛。

■ 并发症

• 术后心功能不全的评估。

• 手术。

– 胰腺血供下降。

– 6% 的病例有血栓形成，需要移植物清除。术后常规抗血栓预防可降低发病率。

– 感染。

– 胰腺炎 2%～3%。早期原因可能是缺血

再灌注损伤;而晚期原因可能是有膀胱引流的情况下尿液反流。治疗包括支持性措施。

- 出血,小于1%。

• 7天后可发生急性排斥反应。大剂量免疫抑制是必要的。

■ 预后

• 延长寿命。5年生存率:糖尿病患者透析治疗为30%～40%,肾移植为78%,胰肾联合移植后为82%。

• 提高生活质量。
• 改善移植肾功能。
• 降低动脉粥样硬化、心肌梗死和急性肺水肿。
• 防止视网膜病变。
• 两个器官同时发生排斥反应,通过肌酐水平监测。

🕐 临床要点

• 诱导麻醉后不久,检查免疫抑制方案,开始免疫抑制剂治疗。
• 术中严格控制血糖。
• 注意血流动力学变化,优化移植器官的灌注。
• 预测和治疗在再灌注时的血流动力学异常。

抑郁 Depression

Dmitri Souzdalnitski, MD, PhD · Samuel Samuel, MD 李佩盈 译 / 俞卫锋 校

🏥 基础知识

■ 概述

• 重度抑郁疾病(也称为抑郁症)在一次或多次抑郁发作的基础上诊断。抑郁给人造成巨大痛苦以及社会、职业和(或)其他重要领域的障碍。

• 症状持续超过2个月,具有明显的功能障碍,病态专注伴随无价值感、自杀意念、精神病症状或精神运动发育迟滞。

• 抑郁发作诊断标准是在2周内出现下列5个(或更多)症状,以及至少1个症状是情绪低落或失去兴趣、乐趣。

- 情绪抑郁。
- 兴趣或乐趣明显减少。
- 明显体重降低(不节食时)或体重增加,食欲减少或增加。
- 失眠或嗜睡。
- 精神活动激烈或缺陷。
- 疲劳或缺失能量。
- 无价值或过度/不恰当的负罪感。
- 思考、注意力集中能力减弱,犹豫不决。
- 频繁的死亡或自杀想法。

■ 流行病学

发病率

每年(2.0～4.5)/1 000人。

患病率

• 显著抑郁症状终身患病率是11%～21%,重度抑郁症为3%～7%。

• 女性和男性在25～44岁患病率最高。

• 青春期和成年女性中重度抑郁症的患病率比青春期和成年男性高2～3倍。

• 儿童患者中,男孩和女孩患病率一致。

发病情况

抑郁通常影响其他疾病导致残疾,而非自身造成残疾。例如,抑郁影响慢性背痛患者的治疗,导致9%的患者服用抗焦虑药物,25%的人服用抗抑郁药物。

死亡率

• 1/7重度抑郁症患者最终死于自杀。
• 抑郁症大约占自杀事件的一半,在美国为第八大死因。

■ 病因/危险因素

• 多种不同的遗传、生理或心理模型用于解释抑郁症的病因。然而,重度抑郁症的确切原因尚不清楚。

• 传统认为抑郁症为触发事件诱发,如情感创伤。在少于20%的患者观察到了这一现象,也可见以下风险因素。

- 酒精或药物滥用。
- 孤独。
- 社会支持不足。
- 长期显著情感创伤。
- 近期消极生活事件。
- 财务问题。
- 失业或不充分就业。
- 抑郁家族史。
- 医疗问题,慢性疼痛。
- 童年创伤或虐待。
- 婚姻或人际问题。
- 晚期或重症疾病儿童。
- 不安全感。

■ 病理生理

主要抑郁性疾病的明确机制并不清楚。通常研究的机制如下。

- 生物学:基因介导的神经递质失衡,包括去甲肾上腺素、血清素、多巴胺、褪黑素、甘氨酸、组胺等。

- 神经内分泌和激素机制:促肾上腺皮质激素释放激素、内啡肽、脑啡肽、血管升压素、缩胆囊素、P物质、甲状腺素、肾上腺激素和其他激素。

- 精神分析,心理分析,行为机制。

■ 麻醉目标/指导原则

• 文献建议麻醉科医师对接受手术的抑郁患者多加注意。

• 抗抑郁药对抑郁症治疗很重要,应持续用至围手术期间,但也有些例外(在"用药史"部分讨论)。

📋 术前评估

■ 症状

• 通常报道的症状:
- 情绪抑郁。
- 感觉无助和无望。
- 兴趣缺乏。
- 易怒或不安。
- 食欲变化。
- 体重变化。
• 无法解释的头痛和疼痛。
• 睡眠变化。
• 机体活动变化。
• 对日常活动兴趣缺乏。
• 缺乏能量。
• 无价值感。
• 过多或不合适的内疚感。
• 无法决断或注意力下降。

• 自杀想法。

病史

• 潜在抑郁症的线索包括患者的一般外表和交流方式。

• 回顾相关医疗记录,包括自杀史、情感创伤、家庭暴力、药物滥用等。

• 家族史同样可能有助于诊断。例如家族中抑郁病史(7%)和酗酒史(8%)的患者风险增高。

体格检查

• 体格检查发现有眼神交流不良、营养不良、外表凌乱或其他个人卫生不佳的征象。

• 进一步检查可能发现某些人格改变,可能为忧虑、内向、压力敏感、强迫及依赖。

治疗史

• 门诊咨询。

• 精神科住院。

• 电抽搐治疗。

用药史

• 选择性血清素再摄取抑制剂(SSRI)。

• 血清素/去甲肾上腺素再摄取抑制剂(SNRI)。

• 三环类抗抑郁药(TCA)。

• 单胺氧化酶抑制剂(MAOI)。

• 锂制剂。

• 抗精神病药。

诊断检查与说明

不需麻醉师。

伴随的器官功能障碍

同时发生慢性疼痛问题并不罕见。如果出现,围手术期疼痛管理应更谨慎,且应与患者商讨细节。

延迟手术情况

一般不会因抑郁症延迟。

分类

• 主要为抑郁(一次或更多次发作)。

• 抑郁亚型。

• 非典型抑郁。

• 季节影响性失调。

 治疗

术前准备

术前用药

苯二氮䓬类降低术前焦虑。

知情同意的特殊情况

无知情同意的特殊考虑。

术中监护

麻醉选择

常规情况选择全麻、区域麻醉或 MAC。

监测

标准 ASA 监测。

麻醉诱导/气道管理

• 用苯乙肼治疗的患者血清胆碱酯酶活性降低,因此琥珀胆碱的用量应减低。

• 服用 MAOI 的患者应避免使用氯胺酮,因为其可能加重交感兴奋。

维持

• 全麻维持中吸入性麻醉剂单用或合用一氧化氮均可。

• 由于正在服用药物(MAOI、SSRI、SNRI、TCA),抑郁症患者的 MAC 可能更高。

• 患者服用 MAOI 时,应限制区域麻醉中肾上腺素用量,因其可能加重交感反应。

拔管/苏醒

抑郁症患者拔管或急救时无特殊考虑。

术后监护

床旁护理

无特殊。

药物处理/实验室处理/会诊

• 简易心理学筛查。如果需要也可行复杂评估,请心理健康专业人士协助改善抑郁患者及其家属在急性手术后期的体验。

• 一些抗抑郁药的镇痛效能已被验证。TCA、度洛西汀、米那普仑和一些其他药物已可用于慢性神经病理痛和肌筋膜痛。

• 因此,这些药物可能有益于术后疼痛管理。

• SSRI 和 SNRI 应以术前剂量持续应用。

• TCAS 在围手术期间以常规量持续使用。

– 副作用常见,若患者存在镇静、谵妄征象或其他抗胆碱能副作用,尤其是老年患者,应重新评估。

– 常规剂量时心血管风险低。

并发症

• 哌替啶应避免与 SSRI(帕罗西汀、氟西汀、舍曲林、西酞普兰等)和某些其他抗抑郁药(苯乙肼、司来吉林、百乐明)同时使用,因为这些组合使用可能产生躯体、自主和精神神经病性异常(包括反射亢进、肌阵挛、共济失调、发热、颤抖、出汗、腹泻、焦虑、唾液分泌、精神混乱和其他症状,称为 5-羟色胺综合征)。

• 少于1%的服用抗精神病药物的患者可能发生神经抑制恶性综合征(表现为高热、骨骼肌高渗、意识水平波动、自主神经系统不稳定),所以建议在围手术期密切监测服用抗精神病药物的患者。

疾病编码

ICD9

• 296.20 重度抑郁情感障碍,单次发作,未分类。

• 296.30 重度抑郁情感障碍,反复发作,未分类。

• 311 抑郁障碍,非其他分类。

ICD10

• F32.9 重度抑郁,单次发作,未分类。

• F33.9 重度抑郁,反复发作,未分类。

临床要点

• 早期推荐择期手术术前 14 天停止使用 MAOI,从而允许正常酶活性恢复。目前文献推荐服用 MAOI 的患者可正常麻醉。然而,应限制过度交感激活或拟交感药物使用。

• 双向障碍的患者可用锂制剂。发现急性锂中毒征象十分重要:呕吐、严重腹泻、震颤、混乱、反射亢进、共济失调、昏迷、抽搐、癫痫发作。中毒可由降低锂排泄或增加重吸收的药物诱发,如非甾体抗炎药、血管紧张素转换酶抑制剂、噻嗪类利尿剂和甲硝唑。

• 心脏毒性可表现为窦房结功能紊乱、T 波低平、心室律异常和心肌炎。锂的强去极化作用和非去极化肌松药可能导致电抽搐治疗(ECT)的潜在危险反应。

阴道分娩 Vaginal Delivery

Edna Ma，MD　张细学 译／顾卫东 校

基础知识

■ 概述

- 阴道分娩是指婴儿通过阴道娩出，阴道娩与剖宫产不同，它始于分娩发动，止于胎盘娩出。
- 描述阴道分娩及其改良方式的术语包括：
  - 正常自然阴道分娩（normal spontaneous vaginal delivery，NSVD）。
  - 诱导阴道分娩（induced vaginal delivery，IVD）：使用药物或人工技术发动分娩。
  - 辅助阴道分娩（assisted vaginal delivery，AVD）：使用产钳或负压吸引等器械。
  - 剖宫产后阴道分娩（vaginal birth after cesarean section，VBAC）。

体位

- 子宫左倾位（left uterine displacement，LUD）预防分娩期间主动脉、腔静脉受压。
- 改良 Fowler 体位（主动用力时）。

切口
无（除非实施会阴侧切术）。

手术时间
不定。

术中预计出血量
500～800 ml。

住院时间
平均1～3 天。

特殊手术器械
- 超声、经阴道超声。
- 分娩力计／胎儿心音监测。
- 备好剖宫产器械。

■ 流行病学

发病率
- 2009 年，67.1％的新生儿经阴道分娩。
- 每10 例阴道分娩的产妇中有6 例使用硬膜外麻醉、蛛网膜下腔麻醉或腰硬联合麻醉。与助产士相比，产科医师实施分娩时更多使用椎管内麻醉。此外，宗教、年龄（年轻者更易接受）、种族（高加索人更易接受）、教育程度（教育程度高者比低者接受程度高2倍）也是影响椎管内麻醉接受度的因素。

死亡率
在美国，2006 年的产妇死亡率是 13.3/10万名活婴。主要死因是妊高症、出血和肺栓塞。

■ 麻醉目标/指导原则

椎管内麻醉的益处：
- 为清醒患者提供良好镇痛。
- 降低产妇儿茶酚胺水平。
- 改善肌松。
- 减少难产。
- 可为以下情况提供镇痛：产钳分娩、会阴侧切缝合、胎盘滞留或紧急剖宫产。
- 与静脉应用阿片类药物的产妇相比，实施椎管内麻醉产妇的新生儿 Apgar 评分较高。

术前评估

病史
一般病史、用药史、过敏史、手术和麻醉史、孕产史、胎儿情况（单胎、双胎）和妊娠并发症（高血压、妊娠期糖尿病）。

体格检查
仔细评估气道。

■ 用药史

- 产前补充维生素、铁。
- 某些产妇使用胰岛素、抗高血压药。

■ 诊断检查与说明

全血细胞计数（包括血小板计数）、生化检查、凝血全套；Rh 血型、血型。

治疗

■ 术前准备

术前用药
- 消化道预防性用药。
- 避免使用抗焦虑药物。

知情同意的特殊情况
虽然产妇有可能不选择椎管内阻滞，麻醉医师也应进行访视，并收集病史和做好体格体检（气道检查），告知产妇在分娩失败、胎儿窘迫或其他紧急情况时，需要在椎管内麻醉或全身麻醉下实施剖宫产术。

抗生素/常见病原体
B 型链球菌阳性的患者，通常使用青霉素类抗生素。

■ 术中监护

麻醉选择
- 静脉麻醉一般不需要麻醉科医师。
- 硬膜外麻醉（"硬膜外分娩"）：通常在患者宫口扩张到4 cm 时实施（但美国妇产科医师协会的共识是：如无禁忌证，产妇要求减轻分娩疼痛就是适应证）。在脊髓圆锥以下的节段（L_3、L_4、L_5）进行穿刺和放置导管，以免意外损伤；导管一般向头端置入4～5 cm。第一产程的疼痛信号来自 T_{10}～L_1 皮节，经子宫和宫颈的交感神经、腹下丛和腹主动脉腹腔神经丛传入。第二产程疼痛信号来自 T_{10}～S_4，包括阴部神经（S_2～S_4）。
- 可实施蛛网膜下腔麻醉（又称鞍区麻醉）或腰硬联合麻醉，具体取决于胎儿娩出的程度和麻醉科医师的经验。

监测
- 硬膜外置管后监测 BP、HR、SpO_2。
- 胎心监测。

麻醉诱导/气道管理
- 硬膜外试验剂量常用于发现导管或穿刺针误入静脉或蛛网膜下腔（如1.5％利多卡因3 ml 加入1∶200 000 肾上腺素）。如果导管在静脉内，阳性试验结果为1 min 内心率增加20 次。但也有人认为，产妇心率的变化缺乏敏感性，因为心率增加也可继于分娩和宫缩痛。如果导管在蛛网膜下腔，阳性试验结果为3～5 min 内引发运动阻滞。
- 据估计，穿刺针意外穿破硬脊膜的发生率约1.5％；这些病例中硬膜穿破后头痛（postdural puncture headache，PDPH）的发生率为52.1％。发现硬脊膜被穿破后，有些麻醉科医师为避免再次穿刺，会将导管置入蛛网膜下腔，并实施镇痛（小剂量），利用其机械封堵减少脑脊液漏（认为此方法可诱发硬脊膜炎性纤维化反应，从而促进导管拔除后硬脊膜孔的关闭）。
- 结缔组织或硬膜外腔血管丛损伤、患者凝血功能异常可致硬膜外置管损伤（穿刺针或导管内有血）。麻醉科医师需对各个方面进行权衡，包括实验室检查结果（如血小板、INR、肝功能）、合并疾病（如 HELLP 综合征、肥胖、脊柱侧弯）和患者体位（如端坐位或侧卧位）等，以决定是否在其他节段尝试硬膜外穿刺。
- 硬膜外给予试验剂量、单次注射或输注局麻药后可致交感神经阻断，引发低血压。硬膜外麻醉起效前，应给予快速液体输注或缩血管药物，以尽可能减少低血压的发生，并

应备好急救药品。其他引起低血压的原因有:主动脉腔静脉压迫、高位/全脊麻、过敏和催产素过量。

• 高位/全脊麻可能的原因:将硬膜外剂量的局麻药注入误置在蛛网膜下腔或硬膜下腔的导管(置入或移位)或硬膜外腔局麻药过量(阻滞平面过高)。

■ 维持

• 子宫左倾位能减少主动脉、腔静脉受压。

• 硬膜外分娩镇痛可输注不同浓度的麻醉药。常用的药物有稀释的局麻药(布比卡因、罗哌卡因)和阿片类药物(芬太尼、舒芬太尼;如果出现严重的瘙痒或恶心,可不用)。

• 患者自控硬膜外镇痛(patient-controlled epidural anesthesia, PCEA)。利用连续硬膜外技术,产妇通过按压按钮获得需要的药量。麻醉科医师设定好基础速率、冲击量和锁定时间,以避免药物过量。与固定速率连续输注相比,PCEA分娩镇痛的给药方式更灵活,并可减少局麻药用量,减轻运动神经阻滞程度,提高患者的满意度。

• 硬膜外导管移位或意外置入血管内,可致局麻药中毒。早期发现并积极治疗对改善预后很重要。如果患者出现中枢神经系统(central nervous system, CNS)兴奋的征象,可给予硫喷妥钠,地西泮或咪达唑仑预防惊厥。如果已经发生惊厥,应立即行气管插管并启动高级生命支持(advanced cardiac life support, ACLS)。为恢复母体循环,有必要立即行剖宫产娩出胎儿。脂肪乳剂可用于布比卡因所致的顽固性心搏骤停。

• 单侧阻滞或"片状"麻醉:使用单孔导管时多见;多孔导管可使局部麻醉药分布更均匀。放置导管时,空气进入硬膜外腔(阻力消失法)可影响局麻药的扩散。硬膜外腔结缔组织间隔可形成阻碍局麻药扩散的解剖屏障。长时间侧卧位可使镇痛范围仅限于一侧。导管移位偏离中线可通过向外稍退

导管得以解决。

• 尿潴留是椎管内麻醉的常见副作用,原因是骶神经被阻滞。阿片类药物可呈剂量依赖性地抑制膀胱逼尿肌收缩,并通过抑制骶部副交感神经冲动信号的传出减少尿急感。因此,椎管内麻醉起效后常常放置导尿管(如Foley导尿管)。如果不放置导尿管,应经常检查产妇膀胱膨胀情况。尤其产妇在宫缩时主诉耻骨上疼痛要特别留意。此外,暴发性疼痛的鉴别诊断应包括膀胱过度膨胀。

• "可行走"硬膜外镇痛是指保留运动功能、患者可安全活动的椎管内麻醉技术,常采用阿片类药物。小剂量局麻药仍可能影响本体感受和降低下肢肌力,因此产妇应在辅助下下地活动。

• 当宫口开大到10 cm时需要产妇主动用力。此时会请麻醉科医师硬膜外推药。使用的药物要求起效迅速但又不会导致深度运动阻滞。药物的选择取决于药物的起效速度、药物是否可得、医师的经验和对药物的熟悉程度。快速起效的药物有:3%氯普鲁卡因、添加肾上腺素的甲哌卡因、碳酸利多卡因[通常为10 ml利多卡因加入1 ml 8.4%的碳酸氢钠(1 mmol/ml)]。此外,局麻药可用无菌注射用水或生理盐水稀释,以促进药物扩散,降低运动阻滞程度。胎儿即将娩出时应避免使用阿片类药物,以减少新生儿呼吸抑制的发生。

■ 拔管/苏醒

分娩后确认无出血,即可拔除硬膜外导管;在会阴侧切术、撕裂伤修补术、胎盘滞留或双侧输卵管结扎术时,可保留硬膜外导管。拔管应小心,确保导管连带头端完整拔除。以往有报道,拔管导致导管尖端滞留于硬膜外腔,并被影像学检查证实。处理的方案取决于滞留导管的长度、体格检查的结果(是否突出皮肤或者完全在皮下)、患者的症状(神经根病理表现)和患者是否存在危险

因素(糖尿病患者体内异物)。通常需请神经外科会诊。让无菌异物留在体内可能是合理的选择。

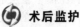 **术后监护**

■ 床旁护理

• 卧床休息,直至运动功能完全恢复。

• 术后应检查是否有麻醉药残余作用、神经感觉缺失或减退、尿潴留、穿刺点疼痛或头痛。

■ 镇痛

对于经阴道自然分娩产妇的镇痛,NSAID或对乙酰氨基酚一般已足够。

■ 并发症

• 硬膜穿破后头痛。

• 硬膜外血肿。

• 短暂神经症状。

• 腰硬联合麻醉。

• 胎心音。

• 硬膜穿破后头痛。

疾病编码

ICD9

• 650　正常分娩。

ICD10

• 080　无并发症的足月分娩。

临床要点

• 血管充血所致气道水肿可造成气管插管困难。有研究报道,产科患者气管插管的失败率高达1:280,而非孕患者仅为1:2 280。

• 鉴于产妇可能存在困难气道,且分娩时希望产妇保持清醒、警觉与合作,因而分娩镇痛首选椎管内镇痛。

 阴离子间隙 Anion Gap　　　　　J. Andrew Dziewit, MD　·　Nina Singh-Radcliff, MD　张骁 译／宣伟 校

基础知识

■ 概述

• 阴离子间隙(AG)=$[(Na^+ + K^+)-(Cl^-$

$+HCO_3^-)]$;正常范围为7~14 mEq/L。

• 代谢性酸中毒时,常用AG辅助鉴别诊断,根据AG的变化,可以将酸中毒分为以下两种:

- 全身酸性离子增加(HCO_3^- 被 H^+ 中和)。

- 全身 HCO_3^- 减少(体内 HCO_3^- 异常缺失)。

以上两种情况下,HCO_3^- 均有所降低,AG

的计算有助于判断酸中毒由以上何种机制引起。

- "间隙"的概念并不意味着阴离子的缺失，而是因为阴离子不能直接被测量。血浆始终保持电中性，测量血浆中可以测出的主要的阳离子和阴离子，可间接计算出不可测量的阴离子。
- 不可直接测量的阴离子包括磷酸根（PO_4^-）和硫酸根（SO_4^-），还有一些乳酸离子、酮酸离子和毒素类离子等。它们相应的阳离子（H^+）游离于血浆，被 HCO_3^- 或其他缓冲系统中和，或提高酸度和酸碱比（从而导致代谢性酸中毒）。

▪ **生理**

- 体内有机酸和无机酸的阴离子不易进行常规测量。但可以通过测量血浆 Na^+、K^+（阳离子）和 Cl^-、HCO_3^-（阴离子）计算 AG：$AG = [(Na^+ + K^+) - (Cl^- + HCO_3^-)]$，或者 AG＝（检测的阳离子浓度）—（检测的阴离子浓度），钾可以不计算入内。
- 正常情况下，血浆 AG 由血浆蛋白（尤其是白蛋白）的负电荷决定。
- 代谢产物产生挥发性酸、有机酸以及无机酸。
- 挥发性酸：二氧化碳（CO_2）是各种糖类、脂类以及氨基酸的代谢副产物。基础代谢 CO_2 产生量接近于 12 000 mmol/d，由肺呼气时排出，同时一部分被体内碳酸盐缓冲系统缓冲。
- 无机酸：硫酸盐和磷酸盐是氨基酸代谢的副产物；基础代谢为 50～100 mEq/d。通过肾脏排出体外。
- 有机酸：包括乳酸和酮类。乳酸通过无氧代谢产生。酮体由脂肪酸分解产生，胰岛素分泌不足时，通过 β 氧化过程产生。两者均通过肝脏及肾脏排出。
- HCO_3^- 广泛存在于体内，在血管内和细胞外的间隙中保持动态平衡。可通过粪便排出，同时被肾小管精细调节。

▪ **病因/病理生理**

- AG 升高的代谢性酸中毒：
- 酸根离子对应的阴离子增加，从而全身 H^+ 增加。
- 酸类包括阳离子（H^+）和阴离子（A^-）。
- 当酸溶解于水时，酸分子（HA）解离为阳离子（H^+）和对应的酸根阴离子（$HA \longleftrightarrow H^+ + A^-$）。
- 其中 H^+ 被体内包括碳酸氢盐系统的缓冲系统缓冲（$H^+ + HCO_3^- \longleftrightarrow H_2CO_3 \longleftrightarrow$

$H_2O + CO_2$），以降低因酸负荷增加而导致的不良反应。
- 然而，该缓冲反应导致 HCO_3^- 减少，当酸负荷的增加超过缓冲系统的缓冲能力时，便会引起酸中毒。
- 在整个中和反应（H^+ 阳离子与 HCO_3^- 阴离子反应）发生的过程中，电荷始终保持中性。没有多余的带正电荷或负电荷的分子增加或减少。
- 酸性物质的增加可来源于无氧代谢（乳酸血症）、酮体代谢（糖尿病酮症酸中毒）、毒性物质代谢（亚甲基、乙醇、水杨酸类）和高血糖高渗状态。
- 肾功能受损（如尿毒症）可导致酸性物质排出减少。
- AG 正常的代谢性酸中毒：
- 体内 HCO_3^-（或其前体）的降低，导致（酸：碱）比例的增加。
- 体内的酸性物质并没有增加，因此阴离子并没有增加。
- 为了保证体内总电荷量为零，HCO_3^- 的减少伴随 Cl^- 代偿性增加，因此可引起高氯血症。
- HCO_3^- 的丢失可由腹泻、肾小管酸中毒、碳酸酐酶抑制剂、输尿管损伤及肠道损失等引起。此外，高氯晶体溶液[生理盐水（Cl^-）154 mEq/L]的应用可稀释碳酸氢盐浓度以增加氯离子的浓度（导致肾脏排泄碳酸氢盐）。
- 低 AG 是一个不常用的术语，代表低白蛋白的状态。白蛋白是一种带负电荷的蛋白，血浆白蛋白的减少导致其他负电荷，如氯离子和碳酸氢盐的保留。由于其在 AG 的计算中被利用，因此 AG 有所减少。血浆白蛋白浓度每减少 1 g/dl，AG 减少 2.3～2.5 mEq/L。

▪ **围手术期相关**

- 在围手术期，剩余碱概念的应用比 AG 的应用更加常见。因为引起代谢性酸中毒的原因主要是无氧代谢导致的乳酸酸中毒。
- 乳酸酸中毒意味着有组织存在因血容量不足、血灌注量不足或者低血压所导致的缺氧环境。
- 手术前后，乳酸酸中毒产生的原因有：手术出血量过多；体表水分蒸发/隐性失水；缺氧在麻醉诱导、手术期间或紧急情况下发作；贫血和低血压。
- 剩余碱在判断酸负荷增加的程度上起到很大的作用，可帮助做出鉴别诊断。
- AG 在围手术期常被用于判断代谢性酸中毒是否继发于高氯非 AG 酸中毒（少到

2 L 的生理盐水即可引起）。154 mmol/L 的 Na^+ 需被 154 mmol/L Cl^- 平衡。上述 Cl^- 并非生理性产生，可引起 HCO_3^- 稀释。最终为保证电荷中性，HCO_3^- 阴离子由肾脏排出（增加了氯离子的浓度）。临床上代谢性酸中毒的后果并不明确，但是为了纠正酸中毒会引起更多的问题，如医源性地使用更多的高氯晶体液。
- 在 ICU 以及床旁，AG 可作为临床上一个有用的工具，用来判断造成重症代谢性酸中毒的原因，尤其是考虑低蛋白血症及乳酸过多时。此外，AG 可用于败血症的监测、评估及治疗指导。
- 酮症酸中毒：检测的 AG 经常比预期血浆碳酸氢盐减少的程度偏小。这是由于肾脏将酮体阴离子（β羟基丁酸）伴随 Na^+ 和 K^+ 的排泄而排出。
- 多发性骨髓瘤可导致病理性的阳离子不断增多，血 IgG 病理蛋白升高导致 AG 降低。
- 酸浓度过度升高，以及相对较少出现的乳酸酸中毒是引起心脏术后代谢性酸中毒的典型原因。
- 体外循环（CPB）回路常用 1.4～2 L 高氯溶液作为预充液。
- 转流前检测动脉血气证明是非 AG 型代谢性酸中毒。
- 在儿童中，此类酸中毒更容易产生，因为 CPB 预充液与较小的血容量相比比值增大（即使用量较少）。
- 该类酸中毒是暂时的，持续时间＜24 h。

▪ **公式**

- $AG = [(Na^+ + K^+) - (Cl^- + HCO_3^-)]$。
- AG 校正（对于白蛋白）＝计算的 AG＋2.5×[正常白蛋白浓度（g/dl）—测量的白蛋白浓度（g/dl）]。

❓ **临床要点**

- AG 代表使测量的阳离子和阴离子间电荷差距"消失"的负电荷，主要包含弱酸离子（A^-）如白蛋白和磷酸根离子，还有一些未被测量的阴离子，如乳酸根离子。
- 常见的引起 AG 升高的代谢性酸中毒的原因，可简单记忆为 MUDPILES：
- 甲醇（Methanol）。
- 尿毒症（Uremia）。
- 糖尿病酮症酸中毒（Diabetic ketoacidosis）。
- 三聚乙醛（Paraldehyde）。

- 铁离子(Iron)，异烟肼(Isoniazid，INH)。
- 乳酸(Lactic acid)。
- 乙醇(Ethanol)，乙二醇(Ethylene glycol)。
- 水杨酸盐(Salicylates)。
• 常见的引起 AG 正常的代谢性酸中毒的

原因,可简单记忆为 USEDCARP:
- 输尿管造瘘术(Ureterostomy)。
- 小肠瘘(Small bowel fistula)。
- 额外氯的摄入(Extra chloride)。
- 腹泻(Diarrhea)。

- 碳酸酐酶抑制剂(Carbonic anhydrase inhibitors, acetazolamide)。
- 肾上腺功能不全(Adrenal insufficiency)。
- 肾小管酸中毒(renal tubular acidosis, RTA)。
- 胰腺瘘(Pancreatic fistula)。

隐性液体丢失 Insensible Fluid Losses

Ashley Greene, DO　张凌 译 / 张晓庆 校

 基础知识

概述

• 隐性液体丢失是指液体蒸发到环境中。
- 难以计量和察觉。
- 涉及从临床经验计算和估计。
- 无论补充晶体或胶体,都存在争议。最终目标应该是优化心输出量。
• 隐性液体丢失的通常原因:
- 开放性损伤,尤其是腹部切口和暴露。
- 凝结在呼吸回路中。
- 出汗。
- 发热。
- 过度换气。
• 隐性液体丢失不同于"第三间隙"(液体的跨细胞转运)或暂时封存(液体转运至无功能空间)。后者可见于感染、肿瘤或血管屏障完整性破坏。

生理

• 目前管理隐性液体丢失的做法是估测;有趣的是,目前没有研究表明这有显著意义,需要大量补液。
• 围手术期对不敏感液体丢失的液体疗法是由以下假设引导的。
- 患者液体丢失是由于禁食、持续生理性隐性液体丢失,以及排尿。
- 术中蒸发至环境中的隐性液体丢失随手术切口增大、暴露组织增多、暴露时间延长而增加。
- 隐性液体丢失需要补充。
• 基础隐性液体丢失。主要经皮丢失估计为至多 0.5 ml/(kg·h),腹部大手术可能增加至 10 ml/(kg·h)。
• 切口大小。隐性液体丢失随暴露在环境中的面积增加而增加。
• 未经湿化的气体。患者呼吸未经湿化的气体可增加隐性液体丢失,尤其是当过度

通气时。

解剖

• 腹部。
• 肌肉。
• 胸部。

病因/病理生理

• 容量过高或过低都有害。围手术期麻醉医师根据症状、体征监测和实验室检查来判断容量状况和指导补液。
• 低血容量。降低心室前负荷及每搏输出量(Frank-Starling)。最初,机体可能通过增加心率和全身血管阻力来代偿。低血容量进一步加重时,心脏输出量受损,器官低灌注,最终功能衰竭。结果研究表明住院天数因此延长。
- 病史:禁食状态、发热、腹泻、呕吐;围手术期失血;切口大小。
- 体格检查:黏膜干燥,皮肤欠饱满,毛细血管再充盈减少,新生儿囟门凹陷,心率减慢,血压下降,尿量减少,精神状态改变(清醒患者)。
- 实验室检查:血液浓缩,高钠血症,BUN：Cr 值增加(>20∶1)。
- 有创监测:动脉置管、深静脉监测、肺动脉导管、经食管超声心动图综合考虑判断。
• 高血容量:可导致肺水肿和增加心肌耗氧量(增加前负荷和壁张力)。
- 病史:出入量。
- 体格检查:水肿(可能有压凹)、喘息、肺爆裂音、尿量增多、颈静脉怒张。清醒患者咳嗽或呼吸困难。
- 实验室检查:低钠血症、HCT 降低(血液稀释)、A-a 梯度增加或 a/A 值下降。

围手术期相关

• 目前患者液体管理的基础方法是补充量。
- 术前损失量(禁食、肠道准备)。
- 持续需要量。

- 术中损失量。
- 隐性液体丢失量以及第三间隙丢失量。
• 围手术期液体丢失可以被分解成连续丢失(尿量和隐性液体丢失)和创伤损失(主要是失血)。清醒的患者,连续损失可经由胃肠道吸收胶体和电解质进行。然而,在"禁食"患者,这一机制可能会失败,只能由麻醉医师提供晶体液进行补充。
• 液体管理的主要目标应该是优化心脏前负荷。
• 争论与思考:
- 结果。液体管理对恶心、呕吐、组织灌注、疼痛、手术调整、住院天数、肠蠕动以及其他诸多方面有影响。
- 腹腔镜手术中大量液体复苏既可降低术后疼痛,又可减少易发生 PONV 的患者恶心、呕吐的发病率。
- 测量错误。隐性损失难以准确计算,不像失血那样明确。在临床实践中经常在很大程度上被高估,许多人认为其微不足道的,不应该包括在持续丢失量中。
- 容量状态。临床印象常基于几个变量。此时,麻醉科医师无法直接测量血容量。
- 胶体与晶体。许多支持者仍然主张继续丢失量和术前累积丢失量应补充晶体液而失血应补充胶体液。
- 液体限制。"优化并不意味着最大化"。较新的研究正在挑战现行"标准"的液体疗法。事实上,一些专家主张不补充围手术期术前的累积丢失量,而采取"限流"策略(尤其是在主要的择期胃肠道手术中)。这个理论基于越来越多的报道,血容量过多可增加发病率和死亡率。水分过多可导致肺水肿、ICU 住院时间增加、肠梗阻,以及腹腔室隔综合征。
- 麻醉药物通常导致全身血管阻力和血管舒张降低,可以揭露血容量不足或相对低血容量(如慢性高血压患者血管弹性增加,但血管内体积减小)。

■ 图/表

表 1 不同程度组织损伤的液体补充量

组织损伤程度	液体补充量
轻度创伤(疝修补术、腹腔镜手术)	2～4 ml/(kg·h)
中度创伤(胆囊切除术)	4～6 ml/(kg·h)
重度创伤(肠切除、Whipple 术)	6～8 ml/(kg·h)

🔆 临床要点

• 如何最好地管理隐性液体丢失仍存在争议。

- 如何准确测量?

- 补充胶体还是晶体液?

- 是否采取"限制性"策略?有研究表明,它可以改善预后。然而,这些研究中患者的健康状况、手术类型和结果被测量,尚未标准化。

• 这个时候,目标仍然是维持血容量状态,不足或过量都可能非常危险。

• 围手术期目标导向扩容可能改善预后:

- 减少住院时间。

- 早期恢复胃肠道功能。

- 减少术后并发症。

硬脊膜穿刺后头痛 Post-Dural Puncture Headache

Rajeshwary Swamidurai, MD 孙秀梅 译 / 张晓庆 校

🐾 基础知识

■ 概述

• 硬脊膜穿刺后头痛(PDPH)多表现为前额和枕部疼痛,一般认为这与腰椎穿刺针或硬膜外穿刺针穿破硬膜后导致的脑脊液(CSF)流失有关。

• 头痛一般发生在诊断性腰椎穿刺、脊麻、硬膜外和蛛网膜下腔联合麻醉或者硬膜外麻醉。

■ 流行病学

发病率

• 硬膜外麻醉:0.19%～4.4%。

• 无意识穿破硬膜:0.04%～6%。

• 不小心穿破硬膜且硬膜外置管后:50%～85%。

• 蛛网膜下腔穿刺:用 20GA 穿刺针发生率为 40%,25GA 为 25%,26GA 为 2%～10%,29GA<2%。

• 诊断性腰椎穿刺后:12%～38%。

发病情况

• 症状轻重不一,常见表现有畏光、恶心、呕吐、颈部僵硬、耳鸣、复视和头晕。一般情况下通过保守治疗可在 1 周内缓解。

• 分娩时硬膜外置管有可能影响产妇护理婴儿及与其他家庭成员的互动。

• 症状严重时可导致延迟出院及医疗费用增加。

• 研究表明,17.8% 的 PDPH 患者术后 2～7 年仍有头痛,46.7% 的患者术后 1 年仍感觉背部不适。

• 硬膜穿刺后其他见诸报道的并发症有脑神经瘫痪、穿刺前脑部病理改变的显现、抽搐、持续性硬膜外脑脊液瘘管形成、硬脑膜下血肿、颅内出血及血管瘤破裂。

死亡率

不常见,偶尔有致死性硬膜下血肿的报道。

■ 病因/危险因素

• 女性:发病率是男性的 2 倍。

• 年轻患者:很少发生于 60 岁以上的患者,多发生于 20～30 岁年龄段的患者。

• 孕妇。

• BMI 低(瘦)的患者。

• 穿刺针粗。

• 穿刺针平口针尖比铅笔状针尖多发。

• 反复穿刺。

• 反复硬膜穿刺。

• 相对于硬膜,垂直穿刺比平行穿刺头痛发生率高。

• 有既往 PDPH 史。

• 初学穿刺者。

• 穿刺者劳累、睡眠不足及初学者夜间操作时。

• 空气阻力消失。

■ 生理/病理生理

• 有几种假说。广为接受的理论是鞘内脑脊液流失导致腔内体积和压力降低,进而引起对脑膜和颅内痛觉结构的牵拉。代偿性颅内静脉扩张进一步恶化 PDPH 症状。

• CSF 的流失也可能激活腺苷受体,引起动静脉扩张。

■ 预防措施

• 尽量选用细的非平口穿刺针。

• 如果不小心硬膜外穿刺针穿破硬膜,可采取以下几项措施降低 PDPH:

- 可向鞘内置入导管并留置至少 24 h,这样可将鞘膜孔堵塞,并刺激炎性反应,有助于封闭穿刺孔。

- 5 步法:将 CSF 注入回鞘内,在鞘内放置导管,通过导管注入 2～5 ml 不含防腐剂的盐水,利用导管进行分娩镇痛,先给单次药物注射,再持续注入,留置导管 12～20 h。

- 预防性硬膜外血液补丁(EBP):向硬膜外注入 15～20 ml 无菌静脉血不能降低 PDPH 的发生率,但能降低其症状及缩短恢复时间。

- 硬膜外使用吗啡:可降低 PDPH 的发生率及对 EBP 的需求,也可能延迟 PDPH 的出现。

• 促皮质激素:合成 ACTH 能明显降低 PDPH 的发生及对 EBP 的需求,也能够明显延长硬膜穿破后 PDPH 的发生时间。

🅁 诊断

• 硬膜穿刺史。

• 临床症状:生活不能自理,前额麻木或跳痛,向枕部放射。

• 体位影响:直立(一般在 20 s 内)使症状加重,平卧使症状减轻(20 s 内)。

• 发作和持续时间:一般操作后 7 天(大多数 48 h 内)内出现,2 周内缓解。

■ 鉴别诊断

• 偏头痛。

• 咖啡因戒断后头痛。

• 脑膜炎。

• 窦性炎症性头痛。

• 先兆子痫。

• 药物导致的头痛:苯丙胺(安非他明)和可卡因。

- 脑瘤。
- 脑静脉血栓。
- 颈椎小关节综合征。
- 颅腔积气导致的头痛。
- 哺乳性头痛。
- 脑白质病变性头痛。
- 脑梗死(缺血或出血性)。
- 蛛网膜下腔或硬膜下血肿性头痛。

💉 治疗

- 保守治疗:可减轻症状,但不能治愈 PDPH。
- 平卧位:可减轻症状,不一定有疗效。
- 补液:可缓冲颅内压的降低,但无疗效。
- 咖啡因:为中枢神经刺激剂,引起脑血管收缩,减轻症状,但作用时间短暂。少见的副作用有头晕、眼花、面部潮红和心悸。咖啡因使约 1/3 的患者出现失眠,可降低癫痫发作的阈值,诱发癫痫。
- 茶碱类:有潜在的脑血管收缩作用,可替代咖啡因。
- 舒马曲坦:5-羟色胺激动剂可引起脑血管收缩。必须皮下注射,价格很高。
- 促皮质激素:腰麻后多次使用可能有效。症状的缓解依赖于体内 β-内啡肽水平的升高和血管内容量的增加。
- 氢化可的松:可减轻女性患者或产妇腰麻后 PDPH 的程度。
- 加巴喷丁:可用于预防和治疗。

- 腹带:可通过升高腹部压力而使颅内压升高,从而减轻症状,因导致患者不适,很少使用。
- 硬膜外使用多聚葡萄糖:理论上因黏稠度和分子量增加,多聚葡萄糖在硬膜外间隙停留时间长,但目前尚无研究证实它能够促进 PDPH 恢复。多聚葡萄糖有致敏性。
- 以上保守措施为支持疗法,为减轻患者痛苦、降低住院天数和减少看急诊医师次数从而降低费用,可采取 EBP。
- EBP 仍然为治疗 PDPH 的金标准,其即时作用主要是通过硬膜外注射血液,压迫硬膜,使颅内压升高,降低对疼痛结构的牵拉。其延迟作用是通过形成凝块封闭穿破的硬膜孔,减少 CSF 的外漏。有研究报道,第一次 EBP 可使症状减轻 93%,第二次可使症状减轻 97%。如果第二次 EBP 后症状仍无缓解,应考虑影像学检查探讨其他病因的可能性。晚期性 EBP 治疗的效果优于早期性 EBP 治疗,原因不清。
  - 穿刺位置:应选择硬膜破裂的相同水平或低于硬膜破裂的位置,因为血液向头部扩散。
  - 注射容量:有效容量不明,一般注射无菌血液 15～20 ml,如果患者出现背部疼痛应及时停止。
  - 禁忌证:感染、凝血功能障碍或患者拒绝。

- 并发症:背部不适、颈部疼痛、腿痛、瘫痪、轻度发热、窦缓、颅内积气、血液进入鞘内、脑膜炎、蛛网膜炎、硬膜外阻滞。

🔄 随访

- 腰麻后或硬膜外穿刺误穿硬膜应常规随访是否出现 PDPH。
- 因症状有时延迟出现,患者出院时应嘱咐患者出现症状时应及时看急诊医师。
- EBP 后:应常规随访患者,观察治疗效果和可能出现的并发症。

疾病编码

ICD9
- 349.0 脊柱或腰椎穿刺反应。

ICD10
- G97.1 其他脊柱或腰椎穿刺反应。

❓ 临床要点

- 腰麻或硬膜外穿刺时尽量选用细的非平口穿刺针。
- 用硬膜外穿刺针不小心穿破硬膜后,应采取上述措施以尽量预防 PDPH 的发生。
- 出现 PDPH 后,如果症状明显且不缓解,考虑采取 EBP 治疗。

硬膜外(椎管内)血肿 Epidural Hematoma

Caroline Fosnot, DO, MS · Nina Singh-Radcliff, MD 林雨轩 译 / 程鑫宇 邵甲云 校

基础知识

▪ 概述

- 血液积聚在硬膜外隙,导致脊髓受压缺血,会给神经系统带来难以恢复的破坏性后果。
- 血肿仍然是椎管内麻醉的潜在风险,包括:
- 硬膜外或蛛网膜下腔麻醉。
- 腰椎引流。
- 诊断性腰椎穿刺。
- 脊髓刺激器置入。
- 硬膜外或椎间孔内类固醇注射。
- 硬膜外血肿也可能自发或继发于手术创伤。

▪ 流行病学

发病率

- 自发性硬膜外血肿的发生率尚不清楚。
- 进行纤溶或溶栓治疗的患者,硬膜外血肿的发生率估计小于 1%。
- 与椎管内麻醉相关的硬膜外血肿罕见。鉴于其偶然性,发生率估计为:
- 硬膜外麻醉:约 1/150 000。
- 无痛分娩:约 1/175 000。
- 脊麻:<1/220 000。

死亡率

脊髓压迫和(或)缺血如果不及时治疗可以导致永久性的神经损伤、马尾综合征和(或)截瘫。

▪ 病因/危险因素

- 药物:
- 抗凝药:华法林、肝素、依诺肝素、达肝素钠。
- 纤溶药物:组织纤溶酶原激活物、链激酶、尿激酶。
- 抗血小板药物:氯吡格雷、噻氯匹定。
- 出血性疾病:
- 遗传性:Von Willebrand 病、血友病 A、血友病 B。
- 获得性:尿毒症、子痫前期、肝衰竭、白血病、淋巴瘤、特发性血小板减少性紫癜、低体温、弥散性血管内凝血。
- 创伤性椎管内操作。
- 海绵状血管瘤或动静脉畸形(AVM)。

▪ 生理/病理生理

• 脊髓的解剖：成人脊髓延伸到第 1 腰椎（L_1）（儿童 L_3）。脊髓外面有三层被膜：软脊膜、蛛网膜和硬脊膜（从内到外）。脑脊液积聚在软脊膜和蛛网膜之间。

• 硬膜外隙：硬膜外隙是一个潜在的腔隙，前方是硬脑膜，后方是黄韧带。硬膜外隙通常包含组织、脂肪和硬膜外静脉丛。

– 硬膜外隙扩张可能导致局部麻醉药、血液或脓液进入硬膜外隙。

• 硬膜外静脉丛的损伤会导致硬膜外隙内的血液聚积。

• 创伤性椎管内操作，尤其是在凝血功能异常的患者，可能会导致脊髓受压和（或）缺血。

• 典型的神经功能障碍通常在椎管内操作后 4~6 h 发生；在罕见的情况下，可能在操作后 4~7 天出现症状。

▪ 预防措施

• 避免对有出血倾向的患者行椎管内麻醉：

– 血小板减少。

– 凝血功能障碍。

• 避免对服用抗凝药的患者行椎管内麻醉。ASRA 指南：

– 普通肝素（UFH）：

SQ：若每日总剂量 <100 000 U 则没有禁忌证；如果 SQ 剂量 >3 天则需检查血小板和 PTT。

IV：停药 4 h，检查 PTT。

– 华法林：停药 4~5 天，INR<1.5。

– 低分子肝素（LMWH）（伊诺肝素和达肝素钠）：

预防性剂量［伊诺肝素 0.5 mg/（kg·d）；达肝素钠 2 500~5 000 U/d］：停药 12 h。

治疗剂量［伊诺肝素 1 mg/kg，每日 2 次，或 1.5 mg/（kg·d）；达肝素钠 120 U/（kg·d）］：停药 24 h。

给 LMWH 前 2 h 移除导管。

– 氯吡格雷：停药 7 天。

– 噻氯吡啶：停药 14 天。

– 非甾体抗炎药/阿司匹林：没有禁忌证。

– 草药/OTC 药物：没有禁忌证。

诊断

• 椎管内麻醉穿刺部位严重背痛。

• 皮肤分布区域神经根疼痛。

• 感觉或运动障碍。

• 抑制反射。

• 膀胱或大便失禁。

• 肛门括约肌功能降低。

• 凝血功能检查：PT、PTT、INR。

• CBC：明确有无感染（白细胞）、血小板减少症。

• CT 扫描：高密度液体聚积在脊髓。

• MRI 扫描：液体聚积压迫脊髓。

• 脊髓造影术：提示占位损伤；不是急性发病时的首选检查。

▪ 鉴别诊断

• 硬膜外脓肿。

• 椎间盘突出。

• 局部神经炎。

治疗

• 整形外科或神经外科会诊。

– 在 8~12 h 减压可改善神经系统的预后。

• 通过仔细连续的神经病学检查可以发现神经损害较轻的病例。

随访

• 康复治疗和（或）神经康复。

• 对即将进行椎管内操作的患者进行硬膜外血肿风险教育。

▪ 非公开索赔数据

• 截至 1992 年，有 16 例硬膜外血肿相关的脊髓损伤：

– 全身抗凝：13/16。

术前肝素：3/16。

术中肝素：13/16。

术后肝素：5/16。

– 椎管内麻醉：13/16。

硬膜外：13/16。

蛛网膜下腔：2/16。

– 延误诊断：10/16。

不恰当地将感觉和运动障碍归咎于局部麻醉。

– 赔偿：9/16。

赔偿金额中位数：447 381 美元。

疾病编码

ICD9

• 432.0 非创伤性硬膜外出血。

ICD10

• S06.4X9A 硬膜外出血伴有意识消失，未指明持续时间，首次发病。

• S06.4X9D 硬膜外出血伴有意识消失，未指明持续时间，再次发病。

• S06.4X9S 硬膜外出血伴有意识消失，未指明持续时间，后遗症。

临床要点

• 手术患者通常并存栓塞性疾病（心、脑、周围血管）和（或）采取围手术期血栓预防性治疗而导致凝血功能减弱。

• 椎管内麻醉和导管移除应该在抗凝作用最弱时进行。

• ASRA 建立了针对抗凝剂使用患者行椎管内操作的指南。

• 硬膜外血肿形成风险增加的患者应接受连续的神经病学检查。

• 严重的背部疼痛和神经症状恶化意味着硬膜外血肿可能扩大。

• 及时诊断和治疗能改善神经系统的预后。

硬膜外类固醇注射 Epidural Steroid Injection
Eric S. Hsu, MD 林雨轩 译 / 程鑫宇 邵甲云 校

基础知识

▪ 概述

• 硬膜外类固醇注射（ESI）是通过向硬膜外隙注入长效糖皮质激素、不含防腐剂的局麻药和生理盐水来缓解疼痛症状。它的优点包括：

– 药物直接作用于炎症神经附近。

– 类固醇的全身副作用最小化。

• ESI 缓解疼痛是炎症减轻的效果，通常作为多模式镇痛方法的一部分，也包含功能恢复。

■ 生理

- 前列腺素（特别是前列腺素 E_2）和白三烯促进炎症反应、致敏和脊髓神经根疼痛。
- 磷脂酶 A_2（PLA_2）是花生四烯酸转变为前列腺素和白三烯等的限速酶。
- 类固醇在硬膜外隙通过抑制 PLA_2 的作用减轻炎症反应。此外，类固醇也可能发挥如下作用：
  - 预防和（或）减少神经瘤的异位神经放电。
  - 通过阻断无髓鞘的 C 纤维而非 A-β 纤维来干扰痛觉神经放电。
  - 降低毛细血管通透性。
- 常用的类固醇包括：
  - 乙酸甲泼尼龙（MPA，Depo-Medrol）：80～120 mg。
  - 曲安奈德：80 mg。
- 稀释的局部麻醉药也可能提供短暂镇痛而没有任何特定水平的感觉或运动阻滞。
  - 利多卡因具有起效快的优势。
  - 布比卡因的优势是作用时间长。
- 用生理盐水稀释局部麻醉药或许同时提供了可以稀释炎症及疼痛介质的"冲洗剂"。
- ESI 没有标准的体积或组分。典型药物溶液的体积是椎板间 ESI 3～9 ml，尾端 ESI 10 ml 或更多。

■ 解剖

- 硬膜外注射可以在颈、胸、腰椎或尾椎水平进行。
- 可以利用椎板内和经椎间孔入路，取决于医师的偏好。
- 经椎板内 ESI（ILESI），也称为经椎板间隙 ESI，使药液分散并覆盖后硬膜外隙。
  - 使用硬膜外穿刺针。
  - 操作类似于围手术期的硬膜外置管，通过触诊体表标志，经正中（或旁正中）入路，从皮肤穿刺开始，依次通过皮下组织、椎旁肌肉、棘上韧带、棘间韧带，最后通过黄韧带时阻力消失。
  - 利用前后位和侧位 X 线检查来帮助确认硬膜外对比剂的扩散情况，提高作用效果。
- 经椎间孔 ESI（TFESI）在周围神经根周围注射药物，并且进入硬膜外隙。
  - 当发病机制源自一个特定的神经根时，这种方法可能更精确、更有效。
  - 目标是识别特定的受累神经根并向相应水平的椎间孔内注射药物。
  - 用腰椎穿刺针在 C 臂透视机斜视图引导下到达峡部下侧的边缘。

- 在侧视图引导下穿刺针穿过椎间孔，避免触及传出神经根。
  - 如果在进针时患者有异感，应轻轻退针，并通过影像学检查确认前后和侧位位置。
- 尾端 ESI（CESI）是一种 ILESI 方法，利用骶管裂孔作为体表标志，通过骶尾韧带进入骶管和硬膜外隙。
  - 在透视指导下优化定位。证实测试剂量的造影剂液体沿着目标神经流动，排除误入蛛网膜下腔和血管内的可能。
  - 没有接受放射学检查的 ILESI 病例中有 17％的患者可能注入了硬膜下或黄韧带表面。
  - 没有接受放射学检查的 CESI 病例中有 35％的患者误入血管内（尽管呼吸并没有受影响）或未达到硬膜外隙。
  - 即使 ESI 注射准确进针到硬膜外隙，也存在达不到目标水平或平面的可能。
  - 可以从尾椎向更高的腰椎水平置管，以确保药物达到合适的平面。

■ 病因/病理生理

- 神经根疼痛是尖锐的、刺痛的放射性痛，经常从腰部向下肢皮区放射。它是机械和炎症性刺激的结果。
  - 可在影像学检查、手术和组织学检查中发现炎症和神经根水肿。
  - 神经根炎症的临床表现包括以下几种或多种：神经根疼痛、皮区感觉减退、神经根支配的肌肉肌力减弱、深部反射减弱、直腿抬高及加强试验阳性。
  - 机械压迫通常只会导致运动障碍和感觉改变，但不一定引起疼痛。
  - 慢性炎症可以导致水肿、沃勒变性和神经组织的纤维化改变。
- 椎间盘突出的动物模型研究发现，在突出的椎间盘组织含有多种炎症介质，如 PLA_2、白细胞介素、肿瘤坏死因子-α 和一氧化氮。此外，模型动物有如下表现：
  - 运动能力减弱，神经根脱髓鞘现象，在腰椎神经根注射 PLA_2 后动物的缩爪阈值降低。
  - 脊神经根结扎动物表现为热痛觉过敏和运动能力减弱。
  - ESI 治疗后，热痛觉过敏减弱，可持续 3～4 周。
- ESI 的并发症包括药物副作用和针刺损伤。
  - 硬膜外隙单次注射甲泼尼龙 80 mg 以后，类固醇对下丘脑-垂体-肾上腺轴（HPA）和

血浆皮质醇水平的抑制时间长达 3 周。糖尿病患者会出现短暂的血糖水平增高的现象。此外，硬膜外类固醇注射与骨质疏松症和蛛网膜炎（蛛网膜下腔注射时）的疾病进展有关；某些类固醇制剂中含有苯甲醇，对神经组织有潜在毒性（可引起蛛网膜炎、脑膜炎）。

  - 局部麻醉药：有研究报道，在接受颈椎 ESI 的病例中高达 2.5％的患者存在交感传出神经阻滞导致的低血压现象。过敏反应罕见。
  - 显影剂过敏反应常发生在注射显影剂后的几分钟内。有相应病史的人应考虑给予抗组胺药、糖皮质激素预处理。
  - 脊髓压迫所致的神经损伤（血肿或脓肿引起）、直接注入脊髓。
  - 穿刺针损伤血管导致出血。
  - Adamkiewicz 动脉发生血管痉挛见于 TFESI。
  - 硬脊膜损伤：可导致穿刺后头痛。
  - 感染性并发症：硬膜外脓肿和脑膜炎。
  - 辐射：X 线透视检查导致的随机辐射。

■ 围手术期相关

- 关于 ESI 的特定适应证尚缺乏令人信服的研究报道。
- ESI 的潜在适应证包括：
  - 椎间盘突出：椎间盘内的胶状物质（髓核）从周围壁的薄弱区域（纤维环）膨出或突出。当突出物接触到脊神经时表现出刺激、疼痛和肿胀。
  - 退行性椎间盘病变：椎间盘的破坏或老化导致椎间盘间隙瓦解、纤维环积水和骨刺增长。
  - 坐骨神经痛：表现为沿坐骨神经的走行、从臀部到下肢的疼痛。通常是由 L_5 或 S_1 脊神经压迫引起。
  - 椎管狭窄：椎管和神经根管狭窄会导致背部和腿部疼痛，行走时加重，是神经根的血供受损的典型症状，伴有神经刺激症状、水肿和功能障碍。
  - 峡部裂：椎骨（椎骨前移）上下关节面的峡部不稳定或断裂，可以压迫神经根引起疼痛。
  - 压缩性骨折导致的神经根疼痛。
  - 退行性脊柱侧凸。
  - 关节面或神经根囊肿导致的神经根疼痛。
  - 带状疱疹神经痛。
  - 糖尿病性神经病变。
- 效果和预后：
  - 有可信的证据表明 ESI 对于缓解坐骨神

经痛或腰椎间盘突出伴神经根病变的短期（而非长期）症状是中度有效的。

- 大多数研究报道，经椎板间、尾椎或腰椎入路连续接受1~3次ESI治疗的患者预后最佳。
- 症状<3个月的患者，有阳性结果的概率为90%；症状<6个月者下降到70%；症状>1年者进一步下降到50%。
- 研究建议，对于临床治疗效果欠佳的患者进行ESI的次数不宜超过3次。

• 禁忌证：
- 局部和全身性感染。
- 妊娠。
- 出血性疾病。
- 并发症控制较差，如糖尿病、充血性心力衰竭、肾脏疾病。
- 急性脊髓受压。

- 对显影剂、皮质类固醇、局麻药过敏者。
• 操作过程：
- 在无菌手术室操作。
- 在颈椎操作之前通常先开放静脉通路，腰椎操作前通常不需要。
- 不给或给少量镇静药物；患者能够与医师沟通。
- 通常采取俯卧位，也可以是坐位或侧卧位。
- 术后适当的恢复室监测，评估血流动力学变化和镇静情况。

• 疼痛缓解分为如下几个阶段：
- 给予局部麻醉药后的即刻缓解疼痛。
- 最大程度的缓解可能在ESI后7天。
- ESI的作用可持续数周甚至数月，取决于原发病和治疗情况。

❓ 临床要点

• ESI的适应证包括急性椎间盘突出、退行性椎间盘疾病、椎管狭窄、椎骨滑脱、压缩性骨折和带状疱疹后神经痛相关的炎症反应和神经根疾病。

• 已有研究证明ESI对于缓解坐骨神经痛或腰椎间盘突出症和神经根病变的短期（但不是长期）症状中度有效。

• ESI通常只是退行性椎间盘疾病和椎管狭窄综合治疗中的一部分。推荐一个疗程包括多达3次的连续ESI治疗，所以其临床疗效可能超过局麻药或类固醇类药物的半衰期和预测的药效持续时间。

• 透视指导和局部麻醉药的试验剂量对于经椎间孔ESI都是至关重要的。

硬膜外麻醉

Sharon L. Lin，MD · Jane C. Ahn，MD　林雨轩 译／程鑫宇 邵甲云 校

基础知识

▪ 概述

• 这是一种通过穿刺到达硬膜外隙并注入药物的技术。围手术期放置硬膜外导管可用于镇痛、手术麻醉和分娩患者。疼痛医师也可通过这项技术来达到诊断和治疗的目的。

• 硬膜外注射的药物会扩散到预期的作用部位，而非通过静脉途径。麻醉科医师可以减少药物剂量，有助于减少副作用。此外，硬膜外隙内给药有"缓释"效果。

▪ 生理

• 硬膜外麻醉的耗材：到达硬膜外隙需要使用中空针（不同长度、直径和锋利的边缘）。单次注射可以使用19G的Crawford硬膜外针；硬膜外导管通过16~18G的硬膜外穿刺针置入，长8~10 cm。玻璃或塑料注射器均可。

• 确认是否到达硬膜外隙依赖于触觉。静脉注射可以通过血液回流或蛛网膜下腔阻滞（脊麻）有脑脊液流出来确认位置正确，硬膜外阻滞则依赖于注射阻力的轻微变化。

- 利用液体或空气判断阻力消失；疼痛医师常利用X线成像技术来协助确认导管放置。

空气法和生理盐水法确定硬膜外隙穿刺是否成功的效果没有差异。空气法可能与阻滞不全或者罕见的颅腔积气或皮下气肿有关。

• 留置导管允许重复给药或连续注入药物。硬的塑料导管容易置管，但是感觉异常和导管误入血管内可能更常见。软的导管可能稍微难以置管，但可以减少穿入血管内或蛛网膜下腔的可能性。患者自控硬膜外镇痛（PCEA）允许连续输注患者控制的剂量，整体药物使用量降低且患者满意度高。

• 置管深度<4 cm会增加导管移位的风险；而置管深度>6 cm会增加移位到硬膜下、蛛网膜下或打结的风险。

• 常用药物包括局部麻醉药、阿片类药物、血管加压药（肾上腺素、去甲肾上腺素）和可乐定。所有的药物都不能含防腐剂，避免不良反应（即短暂神经症状）。

• 局部麻醉药产生差别阻滞。神经纤维因其在脊髓的位置、纤维直径不同以及髓鞘存在与否而对药物的敏感性不同。交感神经纤维最先被阻滞，随后是疼痛、触觉和运动纤维阻滞。大的有髓鞘的神经纤维相较小于的无髓鞘的纤维对局部麻醉药更敏感。

- 浓度：影响药物比重。
- 体积：影响扩散和阻滞节段数（较高的患者需要更大的药物体积）。

- 皮区分布：阻滞每个解剖节段需要1~2 ml的局部麻醉药。一般一半药物向头端扩散，另一半向尾端扩散，但是向头端扩散可能更多。

• 阿片类药物：进行硬膜外麻醉时，阿片类药物可单独用药或辅助镇痛药。它一般不引起低血压。此类药物的选择往往是基于有效性、相关制度和药代动力学特点（脂溶性、持续时间、起效和安全性）。

- 脂溶性：亲脂性的阿片类药物（芬太尼、苏芬太尼）作用于脊髓和全身（血管吸收后）。亲水性的阿片类药物（吗啡）主要作用在脊髓。

- 起效和持续时间：亲脂性的阿片类药物可以快速镇痛，减少呼吸抑制，因为其可迅速从脑脊液清除。亲水性阿片类药物由于向头部或脊髓的扩散，起效延迟但镇痛时间延长，副作用的发生率更高。

• 血管收缩药：肾上腺素通过减少血管对局部麻醉药的吸收提高麻醉深度和持续时间；也可作为误入血管内的指示。去氧肾上腺素的效果弱于肾上腺素。

• 碳酸氢盐可以增加局部麻醉药的pH和药物非解离形式（神经元内扩散到达其作用位置的能力）的比例，因此可缩短起效时间。

常用剂量是每 10 ml 局部麻醉药内加入 1 ml 碳酸氢盐。

- 可乐定：通过激动脊髓背角的初级传入纤维、中间神经元及下行通路的 α_2 受体来延长和强化硬膜外麻醉效果。副作用包括镇静、口干、剂量依赖性低血压和心动过缓。

- 右美托咪定：通过激动脊髓的 α_2 受体发挥作用。可快速扩散到 CSF，5～20 min 内起效。

- 氯胺酮：用于硬膜外麻醉的安全性不确定。外消旋混合物可能具有神经毒性，但不含防腐剂的右旋异构体可能是安全的。

- 类固醇：最佳剂量、注射部位以及配伍用局部麻醉药尚未在随机对照试验中确认。硬膜外类固醇注射似乎对患者神经根疼痛和椎间盘突出有益，但只在短期内有效。

- 硬膜外镇痛麻醉：硬膜外镇痛具有镇痛效果确切、发病率降低和副作用小（如下肢运动阻滞和尿潴留）的优点。

- 胸膜腔压力变化可传播到椎旁间隙，然后到达硬膜外隙。深吸气会增加硬膜外的负压，而咳嗽会产生正压。

■ 解剖

- 硬膜外隙前缘由后纵韧带覆盖的椎体后部组成。后缘由黄韧带形成。

- 硬膜外隙与椎间隙和神经根直接相通，包含血管、脊神经前根、后根、淋巴管、脂肪和终丝。硬膜外脂肪松散，允许注入液体并通过它扩散。单侧阻滞可能是组织阻断的结果。

- 经腰椎行硬膜外麻醉时，穿刺针穿过皮肤、皮下脂肪、棘上韧带、棘间韧带、黄韧带。胸段硬膜外麻醉通过正中旁入路绕过棘上韧带和棘间韧带。

■ 病因/病理生理

- 硬膜外血肿可能继发于创伤性椎管内阻滞、抗凝药物的使用或脊髓动静脉畸形导致的自发出血。表现为突发的剧烈根性背痛。神经功能受损症状可能在几小时到数天内发生。

- 硬膜外脓肿是硬膜外腔炎性颗粒状组织或脓液引起的感染；脊髓受压可能导致快速的神经损伤。

- 神经损伤：永久性神经损伤罕见。避免神经损伤的措施包括置管期间使用小剂量镇静药物，如果遇到感觉异常立即停止进针，尽可能在脊髓终止节段（成人在 L_1，婴儿和儿童在 L_3）进针。

- 腰麻穿刺后头痛可能是脑脊液渗漏所致，站立位加重，仰卧位可以缓解。在硬膜外穿刺针意外穿破硬脑膜的患者中发生率为 50%～70%。坐位会增加脑脊液静水压，可能增加意外穿破硬脊膜的风险。

- 药物问题：局部麻醉药可以导致低血压和心动过缓、运动阻滞、恶心、呕吐、中毒和尿潴留。阿片类药物可引起恶心、呕吐、瘙痒、便秘、机体吸收以及延迟发生的呼吸抑制，需要密切观察或连续脉搏血氧监测；此外，可能因尿潴留而导致出院延迟。

- 全脊麻：局部麻醉药意外进入蛛网膜下腔，可能是操作时无意穿破硬脊膜、导管移动或硬膜下扩散造成的。

- 蛛网膜炎性粘连与 2-氯普鲁卡因有关。

- 硬膜外导管破裂可能发生蛛网膜下腔、血管内或皮下注射。

- 硬膜外穿刺失败或无功能的硬膜外置管的发生率为 6%～25%。单侧阻滞更常见于硬膜外腔置管深度>5 cm 或硬膜外针穿刺时进入单侧神经根区域。

■ 围手术期相关

- 适应证：下肢、骨盆、下/上腹部、胸科手术术中及术后疼痛缓解和非手术疼痛缓解。

- 绝对禁忌证：患者拒绝、有出血倾向、凝血障碍、穿刺部位感染、局部麻醉药过敏。

- 相对禁忌证：菌血症、颅内压增加、低血容量性休克、术前存在神经损伤或疾病、严重瓣膜心脏病、阻滞部位的背部手术史和接受抗凝治疗者。

- 手术麻醉：硬膜外麻醉可以在有或没有 MAC 的情况下作为主要的麻醉方式。由于存在潜在的并发症如硬膜外麻醉失败、平面过高、全脊麻或局麻药中毒，因此硬膜外麻醉时有必要做好气道管理和困难气道的准备。中段胸部水平阻滞不会明显改变肺功能正常患者的潮气量、肺活量、每分通气量。依赖辅助肌肉功能的严重慢性肺部疾病患者可能存在呼吸窘迫的风险。

- 与脊麻相比，硬膜外麻醉起效时间较长、单次大剂量注射后持续时间长且药物剂量较大。合适的穿刺部位比麻醉药物更重要，麻醉平面可以通过重力的作用大幅调整。

- 术后镇痛：可在术前或术后放置导管。术前放置更容易定位，改善苏醒时的疼痛状态。硬膜外镇痛的好处包括减少术后肺部并发症、深静脉血栓形成的发生率较低、减

少手术应激反应、减少术中失血、降低死亡率以及因抑制胃肠道蠕动的脊反射减弱而促进胃肠道功能恢复。

- T_4～T_8 导管插入：适用于开胸、胸腔镜手术（VATS）、根治性乳房切除术、胸腺切除术、创伤后肋骨骨折。通过改善通气减少术后肺部并发症（缺氧/肺不张、感染）。

- T_6～T_8 导管插入：适用于胰十二指肠手术、胃切除术、十二指肠切除术、食管切除术、肝切除术。

- T_7～T_{10} 导管插入：适用于一般腹部手术、膀胱和前列腺手术、肾切除术。

- T_8～T_{11} 导管插入：适用于腹主动脉瘤修复、结直肠手术、根治性前列腺切除术、经腹全子宫切除术。

- L_1～L_4 导管插入：适用于股-腘动脉旁路术、膝关节手术，其他下肢手术。

- 硬膜外血补丁对 50%～70% 的穿刺后头痛患者有效。使用无菌技术获得大约 20 ml 的新鲜血液，向硬膜外腔缓慢注入。

- 胸段硬膜外麻醉所致心脏交感神经纤维阻滞可扩张正常和狭窄的冠状动脉。

分娩注意事项

- 用于分娩的硬膜外麻醉的优点有避免过度通气，减少循环内儿茶酚胺量、松弛子宫以及患者感觉舒适等。椎管内阻滞是产妇首选的麻醉方式，因为它避免了潜在的困难气道风险，并允许产妇在婴儿出生时保持清醒。对高风险患者早期行硬膜外置管更有好处，可用于紧急剖宫产麻醉。

- 由于硬膜外静脉充血导致导管误入静脉的发生率较高。

老年患者注意事项

随着年龄的增加，椎间孔间隙减小，硬膜外给予同样剂量的局部麻醉药可导致更高的阻滞平面。此外，硬膜外隙脂肪组织减少可能会减少对药物剂量的需求。

小儿患者注意事项

6 个月和 10 岁之间儿童从皮肤到硬膜外间隙的距离大约是 1 mm/kg。通常注射药物的量为 0.5～1 ml/kg（最多 20 ml）。

❓ 临床要点

- 辅助药物如阿片类药物添加到局麻药中可改善感觉阻滞，改善疼痛评分，并降低局麻药浓度。

- 已有案例报告，空气法判断阻力消失的并发症包括颅腔积气、静脉空气栓塞、皮下气肿、脊髓和神经根受压。有文献报道，不充

分的麻醉("分离阻滞")与空气有关。使用生理盐水可以降低这些并发症的发生率,但是尚未达到明确的共识。

• 连续硬膜外镇痛可能大大造福于患者,但前提是有一个急性疼痛管理系统或有解决紧急问题能力的医师。此外,需要可注射药物的硬膜外导管。

• 如果 PCEA 不可用,静脉 PCA 应作为硬膜外镇痛的补充手段来提高患者的满意度。

• 大多数人(约 80%)从皮肤到硬膜外间隙的距离是 4~6 cm。一般建议硬膜外导管插入硬膜外隙 5 cm。

硬膜外脓肿 Epidural Abscess

Sharon L. Lin, MD • Jane C. Ahn, MD　林雨轩 译 / 程鑫宇 邵甲云 校

 基础知识

■ 概述

• 硬膜外脓肿是脓液或炎性颗粒状组织在硬膜外隙积聚。与潜在的快速、不可逆的神经损伤和死亡有关,需要及时诊断和干预。

• 幸运的是,与硬膜外导管置管相关的硬膜外脓肿很少见。然而,由于缺乏足够的信息,在麻醉学中尚未建立明确的关于诊断、治疗和预防措施的指南。从其他方面(手术部位感染)和个案报道的数量来推断感染率下降,可以更好地理解和描述这种并发症。

• 潜在的感染途径包括医源性接种或污染,血行传播或由附近感染组织扩散。

• 在产科,感染是神经损伤最常见的原因。

■ 流行病学

发病率

• 由于报告率低、操作者的技能差异和其他流行病学问题而变异较大。

• 椎管内硬膜外脓肿:10 000 人中有 0.2~2 人需要住院治疗。

• 产科硬膜外麻醉后罕见。

死亡率

• 诊断延迟(存在神经功能缺陷)可能会导致永久性的神经损伤、败血症和死亡。

• 死亡率为 6%~32%,通常由于败血症而死亡。

■ 病因/危险因素

• 已有证据证明,高达 80% 的病例报告中存在共同的危险因素。

• 最常见的危险因素:静脉药物使用、身体其他部位的感染、退行性关节疾病、创伤、酗酒、刺激器或导管的放置和神经外科手术。

• 短暂菌血症和感染的血行播散。

• 糖尿病。

• 椎管内诊断和治疗性操作(硬膜外类固醇注射)。

• 免疫功能不全的患者。

• 恶性肿瘤。

• 长期硬膜外置管(4 天之后可能增加感染的风险;然而,研究表明导管平均放置 6 天没有提示感染风险增加)。

• 30 岁及以上(发病高峰在 60~70 岁和 70~80 岁)。

• 病态肥胖。

• 男性。

• 穿刺损伤脊柱或骨髓炎。

• 皮肤感染或脓肿。

• 骶管麻醉。

• 无菌技术欠佳,没有戴口罩和帽子进行椎管内麻醉或有创性穿刺。

■ 生理/病理生理

• 脓液或炎性颗粒状组织聚集可能会导致继发炎症、静脉血栓形成、血栓性静脉炎、水肿及脊髓血管压迫缺血的脊髓功能障碍。

• 大多数硬膜外脓肿位于脊柱后方,因为硬脊膜附着到脊柱前方。脓肿容易扩散到邻近几个椎体节段,因为硬膜外隙没有解剖结构阻碍。

• 可能的接种机制包括外源和内源性因素:医源性污染、血液或附近组织的感染播散。

• 麻醉科医师放置硬膜外导管时使皮肤菌群或其他污染物有机会进入。金黄色葡萄球菌是最常见的病原体。其他细菌,尤其是存在于大多深部毛囊的表皮葡萄球菌,通常很难通过消毒皮肤清除。

- 不适当的无菌技术或无菌操作中断。

- 导管置入时间延长。

- 创伤性导管置入可能与无菌操作中断和随后的操作有关。

- 硬膜外隙的血液提供一个感染病灶。

- 免疫功能低下的患者(糖尿病、长期类固醇治疗、恶性肿瘤)。

- 其他部位感染:当别处有一个感染伤口时,硬膜外穿刺点炎症发生率更高。然而,这并不是硬膜外穿刺的禁忌证。

- 硬膜外穿刺点缺乏无菌敷料。

• 无痛分娩:在手术室(产房)外放置硬膜外导管,麻醉科医师未佩戴外科口罩及没有预防性使用抗生素与产妇感染风险增加有关。

• 血行传播:明显的或无症状的菌血症。在 30%~40% 的病例中没有明确的感染源,无症状的菌血症被认为是罪魁祸首。

• 直接扩散:椎体骨髓炎或腰大肌脓肿。

• 注射:消旋布比卡因是抑菌的。

• 常见细菌。

- 革兰阳性球菌:金黄色葡萄球菌占所有病例的 50%~66%,其中,15%~40% 由耐甲氧西林金黄色葡萄球菌引起(尤其是患者植入脊髓或血管内的设备);其次为表皮葡萄球菌。

- 革兰阴性杆菌:大肠杆菌、流感嗜血杆菌。

- 非典型生物和真菌:假单胞菌和结核分枝杆菌通常于静脉吸毒者和结核性脊椎炎患者中分离出来。

• 严重的未经处理的患者会发生昏迷和脑水肿。

■ 预防措施

• 无菌技术:戴口罩,去除首饰后用乙醇或外科洗手液刷手。氯己定(洗必泰)广泛消毒 2 次,手术巾覆盖患者背部,用无粉无菌手套,不能触碰任何未经消毒区域。

• 在硬膜外导管置入前使用氯己定优于聚维酮碘,可减少细菌菌群数量。

• 在连续硬膜外输注时使用滤菌器。

• 减少断开和重新连接椎管内给药装置的次数。

• 导管意外断开应移除。

• 限制硬膜外导管置入时间。

• 每日评价留置导管是否有感染的迹象和

症状(发热、白细胞升高、局部红斑或硬膜外穿刺点疼痛)。

- 监测神经功能。
- 预防硬膜外脓肿的证据很少。可利用其他领域表现、间接证据、逻辑和常识来判断,案例报告可能是唯一的"证据"。

诊断

- 由于非特异性的体征以及神经症状或体征并没有显现,初始诊断较为困难。
- 叩击或触诊脊柱时背痛,随病情进展会导致瘫痪。
- 红斑、硬结或硬膜外穿刺点疼痛。
- 神经病学改变包括脑膜刺激征、头痛、感觉异常、站立困难和括约肌失禁。
- 实验室分析显示白细胞(WBC)增多、核左移、红细胞沉降率升高、C反应蛋白升高。
- 血培养可能是阳性的。
- 硬膜外导管尖端或 CSF 培养分析来确定病毒、细菌或真菌病原体。
- 影像学检查:如果硬膜外脓肿继发于脊柱骨髓炎,X 线可能显示异常,但是 X 线平片的灵敏度及特异度均不高。CT 平扫对椎管内的软组织密度不敏感。
- 增强 MRI 是最敏感和特异性的影像学检查。图片显示线性增强环绕非增强的脓性或坏死物质。
- 如果有 MRI 禁忌,可以进行 CT 指导下脊髓造影;考虑送 CSF 进行革兰染色和培养。
- 神经外科会诊。
- 传染病科专家会诊。

鉴别诊断

- 椎间盘突出。

- 椎间盘骨髓炎或椎间盘炎。
- 脑膜炎。
- 转移瘤。
- 脊髓损伤。
- 腰痛。
- 短暂神经症状。
- 硬膜外血肿。
- 肾周脓肿。
- 腰麻后头痛。

治疗

- 一些病例报告表明荧光镜引导下经皮脓肿引流或 CT 引导下脓肿吸除可能有效。
- 手术治疗:在发病 24 h 内行椎板切除术、偏侧椎板切除术或层间开窗术减压可改善预后。
- 使用抗生素:经验性抗菌治疗应包括一线抗葡萄球菌药物(万古霉素)加上覆盖需氧革兰阴性杆菌的抗菌谱药物(头孢菌素和氟喹诺酮类)。一旦得到培养结果,应及时调整抗生素使用。
- 如果怀疑硬膜外脓肿,应尽早移除导管。
- 不推荐进行腰椎穿刺,因为穿刺针如果穿过硬膜外脓肿可能诱发脑膜炎。

随访

- 通常需要 4～6 周的长期抗菌治疗,邻近部位有骨髓炎的患者需持续 6～8 周。
- 如果在出现神经症状 24 h 内开始治疗,神经功能是有可能完全恢复的。
- 最终的神经功能的预后评估应至少持续到治疗后 1 年,因为有些患者会继续进行神经功能的恢复。

非公开索赔数据

- 硬膜外脓肿在产科麻醉索赔中占椎管内麻醉的 4.5%(4/89)(所有索赔,n=368)。
- 硬膜外脓肿占与类固醇注射相关的椎管内麻醉索赔的 4%(4/93)(所有索赔,n=93)。
  - 索赔导致付款的概率:43%。
  - 支付范围:2 000～1 812 500 美元。

疾病编码

ICD9
- 324.9 不明位置的颅内和椎管内脓肿。

ICD10
- G06.2 未详细说明的硬膜外和硬膜下脓肿。

临床要点

- 防止细菌污染:严格的无菌操作,戴无菌手套、口罩和帽子。
- 硬膜外脓肿最初的临床表现可能是非特异性的。发热和硬膜外穿刺点疼痛可能是唯一的症状。
- 一项大型 meta 分析(n=915)把临床表现分为 4 个阶段。但是出现症状的时间的个体差异较大(数小时到数天)。
  - 第一阶段:背部疼痛(71%)和发热(66%)。
  - 第二阶段:神经根疼痛(20%)。
  - 第三阶段:肌无力(26%)、括约肌失禁(24%)和感觉缺失(13%)。
  - 第四阶段:瘫痪(31%)和低于感染水平的四肢瘫痪(3%)。

硬皮病 Scleroderma

Andrea Parsons, MD 孙少潇 译 / 顾卫东 校

基础知识

概述

- 硬皮病是一种以血管硬化和皮肤、内脏纤维化为特征的炎性结缔组织疾病。
- 此病患者可能患有需手术治疗的心包积液和上消化道疾病,也可能出现心律失常、肾功能不全或者其他非相关性的疾病。

流行病学

发病率
- 由于存在各种蛋白表型,疾病发病率很难确定。
- 弥漫性硬皮病:20/10 万人。

患病率
- 女性的患病率是男性的 4 倍。
- 发病年龄多为 30～50 岁。

- 相比白种人,非洲裔美国人的患病率更高,更易出现弥漫性皮肤累及和肺纤维化,总体预后较差。

发病情况
- 预后取决于内脏受累程度而非皮肤受累情况。
- 心脏、肾脏和胃肠道受累可致生活质量显著下降。

死亡率
- 自限性疾病:可有正常的预期寿命。

• 10%的患者可发生严重的弥漫性疾病,其5年生存率为50%。

• 主要死因:肺动脉高压、肺纤维化。

• 结缔组织疾病中死亡率最高,无法治愈。

▪ 病因/危险因素

硬皮病的确切病因尚不清楚,推测与遗传因素、环境因素和感染有关。

▪ 病理生理

• 硬皮病是一种可累及多个系统的结缔组织疾病,有多种临床表现。其特点为炎症反应导致的小血管结构和功能的异常。

• 成纤维细胞活化和细胞外基质(胶原沉积)生成过多导致组织纤维化是此病的标志性特征。

• 平滑肌增殖伴松弛功能受损。

• 血管损伤。

• 血小板聚集与血管腔闭塞。

• 这些变化可累及心肌、肾和肠道的血管床。

▪ 麻醉目标/指导原则

• 麻醉术前评估应关注器官和系统受累的严重程度。

• 应仔细检查气道,患者可能存在张口受限、口腔和鼻腔毛细管扩张,血管一旦受损可引起大出血。

• 应评估肺功能,肺纤维化可致限制性肺病。

• 心脏评估需关注是否存在传导系统纤维化和肺动脉高压。

术前评估

▪ 症状

手足肿胀,关节挛缩,面部皮肤紧绷,灼热,乏力,气短。

病史

• 累及的器官以及疾病的严重程度:皮肤、心脏、肺、肾、胃肠道、甲状腺。

• 抗炎药物的应用情况(糖皮质激素、免疫调制剂)。

• 胃食管反流疾病的症状和用药情况。

体格检查

手足水肿,皮肤硬化,钙质沉着,雷诺现象,毛细血管扩张,呼吸困难,吞咽困难,乏力,消瘦。

▪ 用药史

• 二氢吡啶类钙通道阻滞剂(氨氯地平)、硝酸盐和α受体阻滞剂可用于改善血流。

• 环磷酰胺可减缓肺纤维化的进展。

• 前列腺素可用于治疗严重的肺动脉高压。

• 免疫调制剂和糖皮质激素有助于治疗某些患者的肌炎和牙槽炎。

• 抗血小板治疗和抗凝治疗可用于有严重雷诺现象的患者。

▪ 诊断检查与说明

• 全血细胞计数评估贫血情况。

• 全套代谢检查,以评估有无肾功能损害。

• 如果患者存在吸收不良(维生素K-依赖性凝血因子减少)或肝病,行凝血功能检查。

• 心电图评估有无心脏传导异常。

• 如果存在明显的肺损伤,行胸片检查和血气分析。

• 血型鉴定。如患者有贫血,行血型鉴定和交叉配血。

• 如患者有严重的肺部疾病,行肺功能检查(限制性肺部疾病的典型表现包括FVC降低、FEV_1降低和FEV_1/FVC升高)。

• 如果累及心脏,行应激试验和超声心动图。

• 如有甲状腺疾病,测定甲状腺功能。

▪ 伴随的脏器功能障碍

• 硬皮病可累及多个系统。

• 神经系统:神经髓鞘结缔组织增厚导致神经病变(腕管综合征、三叉神经痛)。

• 心脏:心脏传导异常;高血压和肺高压导致心功能障碍(充血性心力衰竭);心包炎、心包积液;冠状动脉痉挛。

• 呼吸系统:弥漫性间质性肺纤维化导致的肺顺应性降低;吸入性肺炎;胸壁受损;乏力。

• 肾脏:急进型高血压导致的肾功能不全。

• 消化道:食管和小肠运动迟缓,伴有细菌过度生长导致的吸收功能不良;口腔干燥(口干或Sjögren综合征);食管炎;食管反流疾病和Barrett食管炎;食管狭窄;食管腺癌。

• 肌肉骨骼:关节炎、肌病、肌炎。

• 内分泌:甲状腺功能减退。

• 血液:铁、维生素B_{12}和叶酸代谢异常导致的贫血。

• 血管:雷诺现象、肢端缺血、溃疡。

• 皮肤:皮肤硬化、手足水肿、皮肤增厚、钙质沉着症、毛细血管扩张、挛缩。

▪ 延迟手术情况

严重的心律失常、急性充血性心力衰竭、心包积液、急性肾功能不全、饱食患者误吸风险增加。

▪ 分型

• 局限性硬皮病:仅累及皮肤。

• 局灶性系统性硬皮病:皮肤症状主要累及手、上肢和脸部;CREST综合征——钙质沉着症(calcinosis)、雷诺现象(Raynaud's phenomenon)、食管功能障碍(esophageal dysfunction)、肢端硬化(sclerodactyly)、毛细血管扩张。

• 弥漫性系统性硬皮病:进展快速,广泛累及全身皮肤和至少一个内脏器官。

 治疗

▪ 术前准备

术前用药

• 预防性应用止酸剂、H_2受体拮抗剂和(或)甲氧氯普胺。

• 如果准备行纤支镜引导插管,可应用抗涎剂。

• 抗焦虑药物。

• 在过去的6~12个月内应用类固醇激素超过2周的患者应给予应激剂量的类固醇激素,应给予具有糖皮质激素活性和盐皮质激素活性的类固醇激素。

▪ 术中监护

麻醉选择

• 皮肤和关节病变可致区域麻醉操作困难。此外,如果患者正行抗血小板治疗或抗凝治疗以及存在凝血功能异常,应慎行区域麻醉。

• 如果患者有肾功能不全,应避免或减量应用经肾脏清除的药物。

监测

• ASA标准术中监测。

• 食管狭窄时避免置入胃管和食管听诊器。

• 毛细血管扩张的患者避免鼻腔或口腔的操作。

• 留置导尿观察尿量,尤其对于肾功能受损的患者。

• 对血管舒缩功能失调(雷诺现象)的患者慎用外周动脉有创测压。

• 由于皮肤病变,外周静脉和中心静脉置管会有困难。

麻醉诱导/气道管理

• 由于血管舒缩功能失调和血容量不足,诱导后可出现严重低血压。

• 口周皮肤收缩可引起下颌运动范围和张口度减小,必要时可考虑纤支镜清醒插管。

• 气道评估正常的患者:如果患者因下食管

括约肌舒张或活动障碍存在误吸风险,可行快速序贯诱导。喉镜置入应轻柔,以免损伤毛细血管。

维持
- 由于皮肤敏感,体位放置、静脉穿刺部位贴敷料、气管插管时应小心,应注意保护眼睛。
- 避免引起肺血管阻力增加(低氧血症、高二氧化碳血症、酸中毒)。
- 由于多伴有限制性肺部疾病,常需行正压通气。
- 由于存在肺弥散功能障碍,常需提高吸入氧浓度及应用 PEEP。
- 避免低体温,必要时应用加热毯、输液加温装置和提高手术室温度,以防外周血管收缩。
- 难治性低血压可能是由于肾上腺功能不全引起,可给予应激剂量的类固醇激素。

拔管/苏醒
- 肺部疾病严重者术后可能需要机械通气支持。

- 可考虑拮抗非去极化肌松药,以防术后肌无力。
- 注意阿片类药物和其他镇静药引起的呼吸抑制。

术后监护

■ 床旁护理
- 严重累及心脏时应行远程心电监测。
- 如术后需机械通气支持,送 ICU 治疗。

■ 药物处理/辅助处理/会诊
- 术后心电图。
- 如有充血性心力衰竭征象,行胸片检查。
- 全血细胞计数。

■ 并发症
吸入性肺炎、术后需机械通气支持、肌无力、心律失常。

疾病编码

ICD9
- 710.1 系统性硬皮病。

ICD10
- M34.9 系统性硬皮病,非特指。

临床要点

- 可能存在困难气道,应准备纤支镜清醒插管。
- 判断系统脏器的受累程度,通过实验室和辅助检查评估疾病的严重程度,进行相应的治疗。
- 由于皮肤水肿和收缩,静脉穿刺可能比较困难。
- 如果存在明显的肺部疾病,术后常需机械通气支持。

 用药错误 Medication Errors   Ronnie J. Glavin, MB, ChB, MPhil, FRCA, FRCP(Glas) 彭成为 译 / 张晓庆 校

基础知识

■ 概述
- 美国国家用药错误报告与预防协调委员会把用药错误定义为:在医疗保健专业人员、患者或消费者的控制之下发生,导致不恰当用药和患者伤害的可预防事件。这些事件与医疗保健操作、保健产品、程序和系统有关,包括医嘱沟通、产品标签、包装、命名、合成、调剂、分发、使用、教育。
- 这个定义强调药物准备和应用的复杂性,在不同的阶段会出现不同的错误。
- 美国药物研究所给出了一个更加可行的定义——不良药物事件是药物治疗引起的损害,而不是患者自身的原因。
- 药物不良反应是在正常剂量范围内使用药物预防、诊断和治疗疾病或修正生理功能,出现的毒性反应或非用药目的的反应。

■ 流行病学

发病率
- 每 133 名接受麻醉的患者差错或未遂差错发生率为 0.5~1。
- 在美国的医院中,住院患者药物不良反应

发生率从 2%~6%。

患病率
FDA 估计每年有 300 万例出现不良作用的处方用药,导致 400 万的医院就诊人次和117 000 的住院人次。

发病情况
麻醉中的用药错误会导致术中知晓、麻醉时间延长和机械通气时间延长。

死亡率
英国的一篇基于国家志愿者报告系统数据的回顾性研究报道,在 1 120 例用药错误中有 15 例是致命的或严重的(1.3%),但没有定义什么是严重伤害。

■ 病因/危险因素
常见错误包括:
- 错误剂量。
- 用错药物(拿错注射器或抽错药物)。
- 遗漏用药(计划给药时没有给药)。
- 重复给药。

■ 生理/病理生理
- 用药错误常被分为两种主要类型:激活失效和潜在状况。

- 激活失效。
- 走神(注意力不集中)。例如,拿错注射器。
- 疏忽(记忆错误)。例如,在设计一个注射泵时被打断,忘记完成泵的程序,导致预期的输注没有进行或输注了错误的剂量。
- 基于原则的错误:使用了错误的原则。例如,急诊护理时心脏病急性发作,使用胺碘酮或镁剂发生药物稀释错误或输注速度错误。包装上的文字材料在紧急情况下总是不容易阅读。
- 基于知识的错误:开具或使用了错误的药物,但当事人认为使用得当。
- 违规:知道开具或应用的是错误的药物,但当事人选择忽略。例如,使用超过推荐中毒剂量的局麻药。
- 潜在状况是指正常情况下不会造成伤害的系统组成元件,在特定条件下会出现伤害。例如,医院里的电子配药系统故障,医师不能得到进一步的急诊用药支持,就会给患者造成不良后果,从而导致差错或错误发生。幸运的是,由于有一些预防机制的存在,许多错误不会造成威胁生命的严重后果。
- 下列的自行破坏突出了有效认知过程的重要性:注意力、记忆力和知识的回忆。环

境的这些干扰可导致走神、失误、犯错和判断出错,从而影响表现:注射器抽药的过程被打断可能会抽错药物。疲劳、饥饿、口渴、寒冷或炎热会导致注意力或工作记忆力降低。麻醉科医师任务过多导致异常繁忙或出现不期望的急诊且没有明显的解决方案,也会增加认知力的负担,增加差错和错误的发生可能性。

▪ 预防措施

• 总体措施:

– 在疲劳或压力状态下,避免不必要的分心,鼓励特别注意提高警觉(例如,交叉检查复杂输注泵的输注程序或输注算式)。识别饥饿、口渴的存在并提前做好准备,以防情况变得更糟。识别某人的健康状况,包括使用什么药物。

– 航空业常使用一种"我很安全"的自我检查列表,也可用于医护人员在接诊患者时自我检查。

  ○ 生病。

  ○ 用药。

  ○ 压力。

  ○ 酒精(乙醇)。

  ○ 疲劳。

  ○ 情绪。

• 特殊措施: Jensen 报道了一个根据证据强度划分的 12 项行动列表,具体如下:

– 强烈推荐:

  ○ 在抽药或注射之前,必须仔细看清药物、药瓶和注射器的标签。

  ○ 药瓶和注射器的标签内容和易辨认性要按照一定的标准达到最佳效果。

  ○ 注射器应贴标签(完全做到或几乎完全做到)。

  ○ 应使用药物抽屉和工作区。

– 推荐:

  ○ 抽药之前或用药前,应有第二人或设备再次特别检查标签。

○ 麻醉期间静脉用药错误应报告和回顾。

○ 药物库存管理应注意将用药错误的风险最小化。

○ 药物的外观和包装应尽可能避免相似。

– 一般推荐:

○ 药物应放在预装注射器内而不是安瓿瓶内。

○ 所有药物应由麻醉科医师自己管理自己使用。

○ 应使用国家或国际一定的药物分级标准来进行颜色编码。

– 不明确的推荐:

○ 使用注射器位置编码或注射器的针头编码。

诊断

• 诊断取决于药物的效果。一种有用的分类系统把药物反应分成了 6 类:

– 增强(剂量相关的)。

– 异乎寻常的(非剂量相关的)。

– 缓慢的(剂量相关的)。

– 延迟的(时间相关的)。

– 使用结束(撤回)。

– 失败(不期望的治疗失败)。

– 麻醉提供者可见的大部分用药错误是上面列表中的前两个。

• 非常重要的是要记得,不仅限于麻醉提供者的用药错误影响患者,其他医护人员甚至是患者自己也会用药错误。例如,患者被建议在麻醉手术之前不要服用规律使用的抗高血压药。更严重的例子是,一个在紧急医疗状态下的患者,需要用一种紧急药物但实际上没有给患者用。麻醉科医师期望一些治疗是利大于弊的,例如一个患者没有应用本该使用的质子泵抑制剂或 H_2 受体阻滞剂,一个巨大的副作用风险就是要做胃内容物吸引。

• 许多不良后果的前瞻性研究与麻醉药物的作用相关:麻醉时间延长或机械通气时间延长。如果一个患者表现出对常用麻醉药物过度敏感或抵抗,应保持高度的怀疑。

▪ 鉴别诊断

用药错误会有许多不同的表现,但与麻醉学相关的内容大部分表现为急性的,而且药物反应多为 A 类剂量增大或 B 类异乎寻常的。

治疗

• 治疗需要特异性治疗和支持治疗相结合。最重要的部分是麻醉科医师要意识到患者的异常反应可能是由于用药错误引起。

• 例如,如果一个自主呼吸的患者表现出呼吸抑制的迹象,应立即给予适当的支持治疗——转换为正压通气等。快速检查已使用的药物空瓶,确认是否使用了高剂量的阿片类药物。特异性治疗考虑使用纳洛酮等拮抗剂。

随访

使用通用的错误报告系统其重要性在于它为麻醉科医师提供了一个构建危机事件报告的框架。任何潜在状态的内容尤其重要,可帮助鉴别和分析并减少未来潜在的负面结果。

疾病编码

ICD9

• 960—979 药物、药用物质或生物物质。

• 968.0—968.9 中枢神经抑制药和麻醉药的毒性。

临床要点

• 用药错误很常见,虽然大部分给患者造成的伤害较小,但也存在致死或严重伤害的潜在可能。

• 如果麻醉状态下患者出现药物的异常反应,应想到:"这是发生用药错误了么?"

• 在压力环境下麻醉科医师更容易发生用药错误。

幽门狭窄 Pyloric Stenosis   Jinlei Li, MD, PhD 奚丰 译 / 张晓庆 校

基础知识

▪ 概述

• 幽门狭窄,也称为婴儿肥厚性幽门狭窄

(IHPS),是小儿肠梗阻的最常见原因。它通常发生于出生 5 天到 5 个月的婴儿,平均年龄为 3 个月。

• 该病难以治疗,不含胆汁的喷射性呕吐物

是其特征。

• 经典/传统的治疗方法是经右上腹横切口的开腹手术。最近,围绕脐的腹腔镜方法已经取代了开腹手术,其更美观且伤口感染率

更低。

■ **流行病学**

发病率

在美国1000个婴儿中有3个发病。

患病率

北欧血统的人种比较常见,非洲人种较少,亚洲人种罕见。

发病情况

- 脱水。
- 代谢紊乱。
- 吸入性肺炎。

死亡率

罕见。

■ **病因/危险因素**

- 婴儿男女比例为4:1。
- 第一胎。
- 白种人。
- 大环内酯类抗生素(红霉素)。
- 病因不明,可能是多方面的。

■ **病理生理**

- 新生儿体内肥厚的幽门括约肌会导致功能性梗阻,并堵塞胃内容物进入小肠的通道。
- 小肠内容物不能回流到胃里,因此不同于其他发生在幽门以下的胃肠道梗阻,其呕吐物里没有胆汁。
- 胃酸是由0.5%的盐酸(HCl)、大量的氯化钾(KCl)和氯化钠(NaCl)组成的。因此呕吐会消耗钠离子、钾离子、氯离子及氢离子。这样就导致低氯、低钾代谢性碱中毒。
- 最初,氯离子的减少抑制了碳酸氢盐经肾脏排泄(以维持电中性),因而导致代谢性碱中毒。脱水严重时,肾素-血管紧张素-醛固酮系统因为血容量不足而被激活。醛固酮增多导致钠滞留以及钾离子和氢离子的反常排泄,引起酸性尿。当机体致力于维持生理性pH时,会发生代偿性呼吸性酸中毒和肺通气不足。

■ **麻醉目标/指导原则**

- 幽门狭窄是内科而非外科的一种紧急情况。在术前要优化血液指标,纠正酸碱平衡失调和电解质紊乱。
- 假定患儿是"饱胃"状态;在仰卧位、侧卧位和俯卧位时行胃肠减压后,应快速麻醉诱导或清醒气管插管。

术前评估

■ **症状**

- 喷射性不含胆汁的胃内容物、嗳气、腹痛。
- 持续饥饿、生长障碍。
- 脱水、囟门凹陷明显、黏膜干燥或皮肤松弛。

病史

年龄:3周到6个月之间确诊过的。

体格检查

- 右上腹触诊到一橄榄大小的肿块。
- 一小部分患儿可能存在间接高胆红素血症和黄疸,可能是由于饥饿造成的。这些体征通常在术后消失。

■ **治疗史**

- 患儿应当保持禁食状态。
- 静脉输液:脱水患儿的初始复苏应按20 ml/kg的0.9%氯化钠开始给予输液。实验室指标正常的患儿应该有1.5~2次的输液维持比率,如使用5%葡萄糖水溶液(D5W)或者0.25%~0.45%的氯化钠溶液。
- 由于乳酸会代谢为碳酸氢根,应避免使用乳酸林格液。
- 电解质补充:见尿补钾。
- 术前可放置鼻胃管用来抽吸胃内容物防止(或减少)胃的吸收。

■ **用药史**

- 传统上不使用H_2受体阻滞剂和抗酸剂,因为患儿常规禁食,以及术前和气管拔管前会进行口腔和鼻腔的抽吸。
- 一般情况下,代谢性酸中毒的患儿中不会显示碳酸氢根。严重脱水和低灌注会直接导致酸碱平衡失调,因此应努力纠正潜在的异常状态。
- 有限的数据可用于非外科治疗。有证据表明,静脉注射或口服阿托品会恢复症状或降低梗阻的严重程度。然而,虽然外科手术纠正是标准的方法,但如果患儿身体状态不适于外科手术或者其父母反对手术时,只能考虑药物治疗。

■ **诊断检查与说明**

- 对外科手术普遍接受的指标:
- 血清[Cl⁻]<100 mmol/L。
- 血清[HCO_3^-]<28 mmol/L。
- 尿量达0.5~1 ml/(kg·h)。

- 超声检查具有95%的敏感性和100%的特异性,它已在很大程度上取代了传统的口服钡剂造影检查,成为标准的诊断方法。

■ **伴随的器官功能障碍**

罕见。

■ **延迟手术情况**

必须在术前准备前进行静脉输液以纠正容量不足和电解质紊乱。这通常可以在24~48 h完成。

治疗

■ **术前准备**

术前用药

- 通常避免使用麻醉药和苯二氮䓬类药物的术前用药,以预防代谢性碱中毒继发肺通气不足(呼吸性酸中毒)。
- 在胃引流管放置和注射琥珀胆碱之前常规给予阿托品以预防心动过缓。婴儿的心室顺应性较小,依靠其心率来维持足够的心输出量,因此对心动过缓的耐受性差。

知情同意的特殊情况

肺部误吸的风险。

■ **术中监护**

麻醉选择

气管插管全身麻醉。

监测

- 标准ASA监测。
- 一路静脉导管输液就足够(22G)。
- 对于通过输液复苏无其他并发症的患儿不常规推荐使用有创监测(如穿动脉监测)。

麻醉诱导/气道管理

- 患儿入手术室时可能带着鼻胃管。若没有,在诱导之前应当用胃管排空胃内容物。必要时可采取不同的体位。
- 传统上进行环状软骨压迫下快速静脉诱导,以减少误吸的风险。
- 如果注意到有困难气道或高风险误吸可能时,可进行清醒气管插管。在口咽部可以使用利多卡因溶液局麻。
- 虽然一般来说琥珀胆碱对小儿是禁用的,但行幽门狭窄手术时可考虑使用;阿托品可用于预防心动过缓。当琥珀胆碱禁用时,可以进行无肌松药或使用罗库溴铵诱导麻醉。
- 已成功应用丙泊酚和硫喷妥钠。依托咪酯会导致肾上腺抑制。
- 根据患儿的年龄和体重选择气管导管

（ETT）大小。在患儿群体中，3.5～4.5 号带套囊或无套囊的 ETT 一般是合适的。通常使用 3.5 号有套囊或无套囊的气管导管。虽然常规使用无套囊的气管导管来避开声门下狭窄，但是在临床工作中，有套囊的导管也是合适的。

■ 维持
• 使用吸入麻醉药物或静脉麻醉药物维持麻醉。
• 应当慎重使用麻醉药，如果继发有代谢性碱中毒和伴随的呼吸抑制。外科医师通常在手术结束时使用局麻药浸润伤口。对乙酰氨基酚通常就足以控制术后疼痛。
• 应根据耐受程度尽量减小氧流量以避免氧中毒和早产儿视网膜病变，尤其是早产儿患者。一般在腹腔镜手术中避免使用氧化亚氮（笑气），至少在气腹期间不用。
• 在腹腔镜手术中，CO_2 吸收后可能继发高碳酸血症。应避免过度通气以防止呼吸暂停。腹部气腹可导致静脉回流减少和气道压力增高，应提前预计并做相应处理。
• 应维持患儿正常体温。婴儿有一个相对较大的体表面积，热量通过体表散发到周围

较冷的环境。此外，其温度调节机制还没有发育完全。严重的低温症可导致代谢性酸中毒、凝血功能障碍。

■ 拔管/苏醒
• 推荐清醒后拔管，以避免误吸、通气不足和呼吸暂停的风险。
• 如果已经使用了非去极化肌松药，进行抽动监测检查，并适当给予足量的拮抗剂。
• 拔管前应彻底清除胃和口腔内的分泌物。

术后监护

■ 床旁护理
常规的病房床位；需要观察 12 h 来评估术后呼吸暂停和通气不足。

■ 药物处理/实验室处理/会诊
这一年龄段容易出现低血糖，尤其是当停止含葡萄糖营养液时应当检测血糖水平。

■ 并发症
• 十二指肠穿孔。
• 不完全肌切开伴随反复呕吐。

• 伤口裂开。
• 疝气。

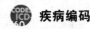
疾病编码

ICD9
• 537.0 获得性肥厚性幽门狭窄。
• 750.5 先天性幽门肥厚性狭窄。

ICD10
• K31.1 成人肥厚性幽门狭窄。
• Q40.0 先天性幽门肥厚狭窄。

临床要点

• 幽门狭窄是内科而非外科的一种紧急情况。术前应当改善体液和电解质紊乱。
• 应考虑到患儿处于"饱胃"状态，需要先行胃肠减压继而快速诱导或清醒气管插管。
• 谨慎使用呼吸抑制剂如麻醉药和苯二氮䓬类药物。
• 术中若有过度通气或脑脊液（CSF）碱中毒发生，则术后可能出现通气不足或呼吸暂停。

右束支传导阻滞 Right Bundle Branch Block（RBBB）
Tyken C. Hsieh, MD · Aman Mahajan, MD, PhD 王嘉兴 译 / 梁超 校

基础知识

■ 概述
右束支传导损伤导致心室传导系统的一半发生障碍。

■ 流行病学

发病率
• 年龄：随着年龄越大，发病率逐渐升高。50 岁时的发病率 <1%；80 岁时发病率高达 17%。
• 性别：男性更为常见。

发病情况
通常无临床症状。

死亡率
与单纯性左束支传导阻滞（isolated left bundle branch block，LBBB）不同，单纯性右束支传导阻滞（right bundle branch block，RBBB）患者的预后良好。但对确诊或疑似有冠心病（coronary artery disease，CAD）的

患者（尤其是急性心肌梗死的患者），RBBB 是心血管并发症和致死率独立预测因子。

■ 病因/危险因素

病因
• 器质性（慢性肺高压致右心肥大、肺栓塞致急性肺高压、心肌缺血或心肌梗死、特发性疾病）。
• 功能性：一过性的心率相关性束支传导阻滞，伴有心动过速。具体指后续的电脉冲在心室完全去极化之前到达，导致功能性的传导延迟。
• 医源性：继发于放置中心静脉导管、肺动脉导管等右心置管操作。此外，这也是室间隔酒精消融治疗肥厚型梗阻性心肌病时的常见并发症（50%）。
• 假性 RBBB：Brugada 综合征。
• 正常变异。

危险因素
高龄；RBBB 是累及心肌的进行性退行性

疾病的标志。

■ 生理/病理生理
• 右束支是希氏束以下的两大分支之一。它是由浦肯野细胞组成的细长纤维束，传导速度快，走行于室间隔。在右前乳头肌水平，右束支发出分支分布到整个右心室（right ventricle，RV）。
• 生理情况下，脉冲沿左右束支传导，引起左右心室快速、协调、同步的去极化。右束支传导受损称为 RBBB。
• 发生 RBBB 后，脉冲可沿左束支正常下传，引起室间隔和左心室去极化，所以 QRS 的起始部分是正常的（室间隔的 Q 波之后有起始的 R 波）。然而，右心室去极化因束支的损伤而阻断，右心室去极化只能依靠左心室心肌电冲动的扩散，因而被延缓。这种左心室到右心室的去极化导致心前导联（V_1、V_2）出现继发性的正向偏移（继发性的 R 波，以 R′ 或 r′ 表示），侧导

联（Ⅰ、V_6）出现负向偏移（深、宽、粗钝的终末期 S 波）。QRS 波宽＞120 ms（正常＜100 ms）。

■ 麻醉目标/指导原则

单纯性 RBBB 对于麻醉管理没有特殊要求，但要尽量排除冠心病、肺高压和心律失常等可能病因或合并症，这些疾病需要调整麻醉方案。

术前评估

■ 症状

询问有无心悸、心律失常、晕厥、心绞痛、呼吸短促和运动耐量下降等病史。

• 病史：老年相关性疾病。

• 冠心病、急性或慢性肺高压。

体格检查

如果体格检查发现合并疾病，应行心电图检查。

■ 治疗史

RBBB 无需特殊治疗。

■ 用药史

Ⅰ类和Ⅲ类抗心律失常药物可减慢束支传导速度。

■ 诊断检查与说明

RBBB 的心电图诊断标准：

• 完全性 RBBB。

- 成人 QRS 波时间≥120 ms，并且：

- V_1 或 V_2 导联的 QRS 波呈 rsr′、rsR′或 rsR′型（通俗称为"兔耳朵"型或者"M"型）。R′或 r′波的宽度常超过起始的 R 波。少数患者在 V_1 和（或）V_2 导联可见宽而有切迹的 R 波。V_1 导联出现以 R 波为主的 QRS 波时（无论有无切迹），R 波波宽＞50 ms，并且：

- 成人的Ⅰ导联和 V_6 导联的 S 波波宽超过 R 波或者＞40 ms。

• 不完全性 RBBB。

- 除了 QRS 波的时间介于 110～120 ms，其余与完全性 RBBB 的诊断标准相同。

• 应记录 RBBB 患者的基础心电图，以排除

高度传导阻滞、心律失常、心肌缺血/梗死、右心室肥大。

■ 伴随的器官功能障碍

如果 RBBB 患者同时有肺高压，则可继发右心室肥厚、右心室扩大或右心室功能障碍。若患者合并有心肌缺血，则可导致左右心室功能受损。

■ 延迟手术情况

急性心肌缺血、近期心肌梗死或者新的高度房室传导阻滞。

■ 鉴别诊断

RBBB 时心肌缺血。由于左心室的激活一般不受影响，因而仍可发现缺血改变（ST 段抬高或压低）。相反在 LBBB，由于左心室去极化异常，因而可影响 ST 段分析（进而影响心肌缺血的诊断）。

治疗

■ 术前准备

如果患者有 LBBB，置入肺动脉导管时，可碰触室间隔导致一过性 RBBB，进而引起完全性（三度）房室传导阻滞或者心脏停搏。此时应立即行心脏起搏，可经以下方式起搏：临时心内起搏导线、经皮起搏电极或者心外膜起搏导线。

术前用药

单纯性 RBBB 不需要特别的术前用药。

■ 术中监测

麻醉选择

单纯性 RBBB 不影响麻醉方式的选择，不影响麻醉监测、麻醉诱导、气道管理、术中维持以及气管拔管和苏醒。

监测

• 标准 ASA 监测。

• 如有合并疾病，需行其他血流动力学监测（如有创动脉血压）。

麻醉诱导/气道管理

如不合并严重心脏疾病，RBBB 不影响麻醉诱导和气道管理。

维持

吸入麻醉或者静脉维持均可。

拔管/苏醒

RBBB 不影响气管拔管和苏醒。

术后监护

■ 床旁护理

术后监测取决于患者的合并疾病或手术种类。

■ 药物处理/实验室处理/会诊

如果担心可能有新的心律失常或者传导阻滞，术后需行 12 导联心电图。

■ 并发症

中心静脉置管、肺动脉导管置管或者室间隔酒精消融时可能诱发 RBBB。

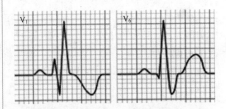

图 1 右束支传导阻滞。V_1 导联上出现第二个正向波或第二个 R 波（R′或 r′）。V_6 导联出现深而宽的负向波，呈"粗钝"波。QRS 波群宽度超过 120 ms，反映左心室至右心室的除极延迟

疾病编码

ICD9

• 426.4

ICD10

• I45.10 非特指右束支传导阻滞。

临床要点

• RBBB 在老年人中高发。

• 单纯性 RBBB 通常无明显症状，不影响麻醉管理。

• RBBB 患者需要排除是否合并冠心病、肺高压、高度房室传导阻滞。

• LBBB 患者如果放置肺动脉导管可诱发 RBBB，操作时应做好起搏准备。

Y

预激综合征 Wolff-Parkinson-White Syndrome

Marc A. Logarta, MD, DABA, FANZCA 方铮 译 / 顾卫东 校

基础知识

▪ 概述

- Wolff-Parkinson-White 综合征（WPW）是指经房室结传导系统之外的旁路引起心室肌异常早期去极化。
- 又称为预激综合征，患者有发生阵发性室上性心动过速（paroxysmal supraventricular tachycardia, PSVT）和房颤（atrial fibrillation, AF）的风险。
- 围手术期应避免使用β受体阻滞剂和钙通道阻滞剂。这些药物可阻断正常的顺行房室结传导，将电冲动"转移"至旁路。

▪ 流行病学

发病率

美国人：0.15%～0.5%。

发病情况/死亡率

- 频发和致残性 SVT：40%～80%。
- 猝死：每年 0～0.4%。

▪ 病因/危险因素

- 男性（60%～70%的患者）。
- 三尖瓣下移畸形（Ebstein 畸形）。
- 房间隔缺损和室间隔缺损。
- 三尖瓣闭锁。
- 纠正的大血管转位。

▪ 病理生理

- 窦房（sinoatrial, SA）结到房室（atrioventricular, AV）结的传导：心脏动作电位起自窦房结；信号由前、中、后房间束/节间束经左右心房传导至房室结。临近的心肌细胞以多米诺骨牌的方式发生去极化，之后心房开始机械收缩，将血液泵入心室。
- 起搏细胞和传导束的组织学特征不同于心肌细胞。它们能够自发去极化，并能迅速传递电信号。
- 房室结：当电信号到达房室结时，会有一个生理性的停顿，以便让心房将血液排入心室。在一般情况下，房室结-希氏束是心房和心室之间唯一的电信号连接；所有的电信号需经房室结-希氏束传入心室。其周围的纤维结构的传导相对迟缓，这有助于防止心室发生广泛杂乱的去极化。

- 房室结至浦肯野纤维：房室结停顿后（类似一种速度泵），电信号传导至希氏束；去极化被加速并传导至左右束支。临近的心肌细胞以多米诺骨牌的方式发生去极化，之后心室收缩，开始射血。
- Wolff-Parkinson-White 综合征和其他预激综合征存在异常的旁路（高速捷径）连接心房和心室。
  - 这些电活动通路是胚胎时期残留下来的异常传导束，它们跨过传导速度较慢的心脏骨架纤维，绕过经典的窦房结-房室结通路引发房室去极化。
  - Wolff-Parkinson-White 综合征中的这些纤维称为肯特束。
  - 窦房结发出冲动后，电信号传递至房室结的同时也传递至旁路。在房室结，冲动被"速度泵"减缓，但在旁路却不受阻碍。因此，小部分心室肌通过旁路首先发生去极化，在时间上早于经房室结-希氏束-浦肯野纤维通路去极化的大部分心室肌。
- EKG：两个传导波融合在一起，改变了心室去极化的方式。EKG 上表现为δ波，QRS 波增宽（＞0.1 s），P-R 间期缩短（＜0.12 s），这是由于部分心室肌经由旁路"捷径"激动。
  - 右侧通路：表现类似于左束支传导阻滞。
  - 左侧通路：表现类似于右束支传导阻滞。
  - 有些情况下，其可能是"隐匿的"。
- 节律异常：尽管大多数 Wolff-Parkinson-White 综合征患者为窦性心律，但也可能出现心动过速反复发作（70% PSVT，30% AF），PSVT 既可由顺传引发，也可由逆传引发。
- PSVT-顺传型心动过速（95%）：心室通常以顺行传导的方式经房室结通路发生去极化。发生顺传型心动过速时，随后的心房去极化不是起自窦房结，而是来自旁路的逆行传导（心室到心房）。
  - 如果发生一个期前的心房冲动，冲动经房室结正常向下传导，而此时肯特束还处于不应期，则形成心室"正常"的去极化。
  - 然而，当冲动通过经典的房室结-希氏束-浦肯野纤维通路，再次到达肯特束（在心室），此时肯特束已离开不应期。
  - 冲动即逆向传回心房，并再次传至房室结。

- 如果这种自我维持的"循环节律"一旦建立，即会导致 PSVT。由于心室去极化起源于房室结，因此 QRS 波变窄。由于顺行传导完全通过房室结，因此δ波消失。
- PSVT-逆传型心动过速（5%）：心房的冲动经旁路传递至心室。随后的心房去极化来自心室经房室结的逆行传导。
  - 如果发生一个期前的心房冲动，此时房室结处于不应期，而肯特束可发生去极化，则电信号通过旁路传至心室。
  - 冲动将沿浦肯野纤维-希氏束-房室结通路逆行传导回心房，并再次激动肯特束。
  - 这种自我维持的"循环节律"一旦建立，则将导致宽 QRS 波的 PSVT。
- 房颤：虽然不一定由 Wolff-Parkinson-White 综合征引起，但如果 Wolff-Parkinson-White 综合征患者发生 AF，则可严重影响血流动力学。没有房室结扮演心房和心室之间"看门人"的角色，心室率可快达 300 次/分。有报道这种房颤可恶化为室颤。

▪ 麻醉目标/指导原则

- 导管射频消融是可选的治疗方法。对于不做消融的患者，多数可行药物治疗。
- 术前准备包括复习心脏检查的结果，可能的话，请心脏病专家会诊。
- 避免焦虑和其他刺激因素，同时做好处理快速心律失常的准备。

术前评估

▪ 症状

患者多数没有症状；50%患者在某些情况下可有症状，如心悸、胸部不适、晕厥、心衰，甚至可能发生心搏骤停。

病史

- 发病时间。
- 治疗方式。
- 有些患者可能在做术前心电图时首次发现 Wolff-Parkinson-White 综合征。

体格检查

- 心动过速（250～300 次/分）。
- 如果发生心律失常，患者可能会出冷汗。
- 如果患者出现肺水肿，可闻及双肺湿啰音。

■ 用药史

- 消融失败或不做消融治疗的患者常选择药物治疗。
- 顺传房室结折返型心动过速的治疗包括奎尼丁、丙吡胺、普鲁卡因胺和普罗帕酮。二线药物特异性抑制房室结活性（钙通道阻滞剂、β受体阻滞剂、地高辛）。
- 逆传房室结折返型心动过速的治疗包括氟卡尼和普罗帕酮。
- 胺碘酮可同时用于治疗顺传和逆传房室结折返型心动过速，但由于长期用药有副作用（肺、甲状腺），因此可能不合适长期治疗。
- 对于非消融手术，围手术期应继续使用抗心律失常药物（消融术需停用，以防术中诱发心律失常）。

■ 诊断检查与说明

实验室检查

- 需行电解质检查，异常时易发生快速心律失常。
- 使用胺碘酮的患者需检查甲状腺功能。
- EKG：波形与肯特束的位置有关。可能由于术前行心电图检查首次发现异常。
- 电生理检查可定位旁路的位置。仍没有可靠的方法可在术前发现易于发生室颤的患者。

■ 伴随的器官功能障碍

约10%的患者有其他心脏疾病（房间隔缺损、Ebstein畸形、三尖瓣闭锁、大血管转位、室间隔缺损）。

■ 延迟手术情况

- 有症状的心律失常。
- 充血性心力衰竭。

■ 分型

- 顺传型心动过速（95%）。
- 逆传型心动过速（5%）。

治疗

■ 术前准备

术前用药

必要时给予抗焦虑药物，以免儿茶酚胺水平升高。

■ 术中监护

麻醉选择

- 全身麻醉和区域麻醉均可用于 Wolff-Parkinson-White 综合征患者。麻醉管理的重点在于减少导致交感兴奋的因素（缩短旁路的不应期）。
- 备好同步电复律和除颤仪。

监测

- 心电监护最适合诊断室上性心律失常（Ⅱ导联和 V_1 导联）
- 放置胸外电极并连接心脏电复律/除颤仪，尤其在电生理治疗时。
- 高危患者考虑动脉导管。
- 如果患者因手术或医疗原因需置入中心静脉导管，放置时需特别小心（有报道导丝置入心房引发 SVT）。

麻醉诱导/气道管理

- 采用丙泊酚或依托咪酯等静脉麻醉药物麻醉诱导需滴定剂量，以减轻喉镜置入和气管插管的交感神经反应。硫喷妥钠对不应期的影响仍存在争议。
- 只有当气管反射和血流动力学反射被充分抑制后才可行气管插管。
- 芬太尼对于旁路传导无影响。
- 琥珀胆碱和大多数非去极化肌松剂可安全用于 Wolff-Parkinson-White 综合征。
- 避免使用氯胺酮和泮库溴铵等增加交感神经活性的药物。

维持

- 维持充分的麻醉深度。
- 所有现在的吸入麻醉药都可用于 Wolff-Parkinson-White 综合征，但也有文献不推荐使用地氟烷。

拔管/苏醒

- 考虑"深"拔管。
- 避免使用抗胆碱酯酶药物。

🔄 术后监护

■ 床旁护理

- 警惕心律失常。
- 如患者发生过快速心律失常或经历大手术，应考虑床旁监护。
- 加强疼痛控制。

■ 并发症

- 心搏骤停和血流动力学不稳的患者应根据高级心脏生命支持（advanced cardiac life support, ACLS）指南进行治疗。
- 室上性心动过速（supraventricular tachycardia, SVT）：
  - 术中刺激迷走神经可能无效并可能耽误关键性的治疗。
  - 如果是规律的窄波心动过速且血流动力学平稳，可考虑快速静脉推注 6 mg 腺苷，并备好心脏电复律/除颤仪。
  - 如果是规律的宽波心动过速且血流动力学平稳，可 10 min 内缓慢给予普鲁卡因胺（17 mg/kg）或胺碘酮 150 mg。对于已确诊的逆传房室结折返型心动过速，可选择普鲁卡因胺快速终止心动过速。即使普鲁卡因胺没有立刻终止心动过速，也可改善血流动力学。
- 房颤（atrial fibrillation, AF）：
  - 禁忌使用房室结特异的抗心律失常药物（β受体阻滞剂、维拉帕米、地高辛、腺苷），这些药物通常用于非预激性 AF。对于 Wolff-Parkinson-White 综合征伴有经肯特传导的 AF，维拉帕米可导致心搏骤停。
  - 在美国，急性治疗通常选择普鲁卡因胺。

🔲 疾病编码

ICD9
- 426.7 异常的房室激动。

ICD10
- 145.6 预激综合征。

❓ 临床要点

- 围手术期 Wolff-Parkinson-White 综合征患者可能因为需行消融手术，也可能因为实施与 Wolff-Parkinson-White 综合征无关的手术而就诊。麻醉科医师需优化药物治疗方案，避免交感神经刺激。对已确诊 Wolff-Parkinson-White 综合征的患者，应做好治疗预激综合征的准备。此外，麻醉科医师可根据 12 导联 EKG 对 Wolff-Parkinson-White 综合征做出初诊。
- 胺碘酮可安全用于顺传型 SVT、逆传型 SVT 以及伴有房颤的 Wolff-Parkinson-White 综合征的急性处理。

暂时性神经症状 Transient Neurologic Symptoms

Haron L. Lin，MD · Jane C. Ahn，MD 张细学 译／顾卫东 校

基础知识

■ 概述

• 暂时性神经症状（transient neurologic symptoms，TNS）表现为蛛网膜下腔麻醉作用消退后出现的下腰痛、下肢感觉迟钝，可放射到臀部、大腿和下肢远端。

• 症状可轻可重，一般在 5 天内消退。

• 其病理生理尚不明确；神经系统体检、MRI 和电生理测试均无异常。

• 尽管其发生通常与鞘内注射利多卡因有关，但布比卡因、丁卡因、罗哌卡因等局麻药也可引起 TNS。

■ 流行病学

发病率

• 暂时性神经根刺激症状：0.4%。

• 蛛网膜下腔麻醉后 TNS：10%～37%。

• 利多卡因致 TNS 的风险是布比卡因的 6～7 倍，是丙胺卡因的 5 倍。

– 2% 和 5% 的利多卡因浓度，TNS 发生率可达 33%。

– 布比卡因：1%～2%。

– 甲哌卡因：7%。

– 丁卡因：1%～3%。

– 普鲁卡因：1%。

– 罗哌卡因：0～1%。

– 丙胺卡因：0～1%。

发病情况/死亡率

由于症状持续时间较短，没有长期发病率和死亡率的报道。患者不适是其主要的副作用。

■ 病因/危险因素

• 病因未完全阐明。

• 危险因素

– 鞘内注射局麻药（尤其是利多卡因）。

– 膀胱截石位。

– 长时间手术。

– 局麻药液中添加缩血管药物，如肾上腺素。

– 门诊患者。

– 与葡萄糖浓度、局麻药液的渗透压以及注入的利多卡因浓度无关。

– 与年龄、身高、体重、性别、穿刺针型号和粗细、穿刺困难和异感无关。

■ 生理/病理生理

• 鞘内注射局麻药可引起脊髓可逆性的神经传导阻滞。

• 然而，所有局麻药都有潜在的神经毒性及其他副作用，如马尾综合征和 TNS。

• TNS 出现在蛛网膜下腔麻醉作用消退后，表现为自限性的下腰痛，可放射到臀部、大腿和下肢远端。手术后 12～36 h 开始出现，持续 6 h 到 5 天。

• TNS 的机制仍不明确，可能为局麻药毒性所致。大多数资料来源于回顾性研究和荟萃分析，这些资料有助于找到相关的病因和描述各种症状的临床过程。

• 曾经提出又被摒弃的学说包括脊髓缺血学说、局麻药分布范围学说、脊髓感染学说或出血学说。

• TNS 似乎没有神经性病变，缺乏可被识别的神经病理学改变。神经系统体检、放射影像学、肌电图（electromyelography，EMG）和神经传导测试结果通常都显示正常。具体而言，TNS 似乎并无急性神经根刺激常有的感觉-运动缺失和肌腱反射异常。

• 局麻药：

– 所有局麻药均有致 TNS 的报道。

– 鞘内注射利多卡因后感觉运动阻滞完善且作用时间短，因而为门诊手术所青睐，但利多卡因却有高达 30% 的 TNS 发生率（即使浓度低至 0.5%）。

– 鞘内注射甲哌卡因的药代谢动力学同样适合门诊手术，但其 TNS 的发生率却不高。

– 无防腐剂的 2-氯普鲁卡因用于蛛网膜下腔麻醉时，具有作用时间短和 TNS 发生率低的优点，因而近年来颇受欢迎。值得注意的是，20 世纪 80 年代发现，大剂量的 2-氯普鲁卡因可导致永久性的神经功能缺失，其原因被认为与溶液中的防腐剂有关。

• 体位：膀胱截石位与高 TNS 发生率相关。可能的原因有：牵拉马尾神经和减少神经滋养血管的灌注，两者使神经纤维更易受损。

• 预后：TNS 的特点为病程具有自限性。90% 以上的病例在 1 周内可完全恢复，这与局麻药所致的马尾综合征等其他神经毒性作用不同。

• 马尾综合征：可导致永久性神经损伤，其特征为肠道和膀胱功能障碍，下肢疼痛和轻瘫以及片状感觉障碍。与下述因素有关：微导管连续蛛网膜下腔麻醉、5% 利多卡因蛛网膜下腔麻醉、2-氯普鲁卡因（由于 20 世纪 80 年代的配方中含有焦亚硫酸钠）。

■ 预防措施

• 蛛网膜下腔麻醉时避免使用利多卡因，尽可能使用低浓度的局麻药。如果希望作用时间短，可考虑使用无防腐剂的 2-氯普鲁卡因。

• 蛛网膜下腔麻醉时避免使用含缩血管药物的局麻药。

• 膀胱截石位和长时间手术时，注意避免牵拉损伤。

诊断

• 症状、体征、体格检查：

– 感觉和运动阻滞消退后，新出现的下腰部疼痛。

– 臀部痛放射至下肢。大腿痛（特别是大腿后侧）重于下肢痛，通常为双侧疼痛，但也可为单侧。

– 疼痛程度可从轻度到重度不等。

– 感觉迟钝。

– 感觉缺失。

– 疼痛。

– 感觉减退。

– 常见的是大腿痛（特别是大腿后侧）而非下肢痛。

• 诊断流程及检查：

– 排除性诊断。

– 实验室检查：凝血检查和白细胞计数应正常，分别有助于排除硬膜外血肿和硬膜外脓肿。

– 可考虑 CT 扫描和 MRI，以除外其他神经性疾病。

– 急性期或后期随访时，TNS 患者的神经传导速度、肌电图或体感诱发电位均无异常。

■ 鉴别诊断

• 脊髓血肿。

• 硬膜外脓肿。

• 永久性神经损害。

• 既往存在的下腰部疼痛。

治疗

• NSAIDs。

• 阿片类药物。

- 触发点注射。
- 疼痛通常在 2～5 天后缓解。

 随访

- 第 5 天时症状通常自发缓解。
- 通常不需行肌电图、神经传导测试和影像学检查。
- 如果神经功能超过 10 天未恢复,请神经内科会诊。

▪ **非公开的索赔数据**

因症状短暂,无相关数据。

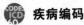 **疾病编码**

ICD9

- 724.2　腰痛。
- 781.99　累及神经和肌肉骨骼系统的其他症状。
- 782.0　皮肤感觉异常。

ICD10

- M54.5　下腰痛。
- R20.9　非特指的皮肤感觉异常。
- R29.818　累及神经系统的其他症状和体征。

❓ 临床要点

- TNS 的特点为短暂的下腰部疼痛,向臀部和大腿放射,疾病的病理生理不清楚。
- 神经系统体检、放射影像学检查和肌电图测试结果正常,需进行排除性诊断。需排除其他潜在的灾难性并发症,如硬膜外血肿和硬膜外脓肿。
- 降低风险的措施:蛛网膜下腔麻醉时避免使用利多卡因,避免使用大剂量局麻药和添加缩血管药物。

早产 Preterm Labor

Shetal H. Patel, MD · Sivam Ramanathan, MD · Mark Zakowski, MD　周玲 译 / 张晓庆 校

 基础知识

▪ **概述**

早产是指妊娠 20～37 周时子宫开始出现具有一定强度和频率的收缩,导致进行性的宫颈扩张和宫颈管消失。

▪ **流行病学**

发病率

- 近 20 年早产发生率增加 40%。
- 早产发生率最高的是非洲(12%)和北美(11%),最低的是欧洲(约 6%)。
- 在美国,3.5% 的新生儿出生在 <34 孕周时。
- 30% 早产为自发产生。
- 50% 的早产女性都可以到期分娩。

发病情况

- 新生儿:
- 长期结果:智力迟钝、发育迟缓、脑性瘫痪、癫痫、失明、耳聋、肺透明膜病、慢性肺病和早产儿视网膜病变综合征。
- <32 孕周出生的婴儿(约占所有的 2%)在新生儿阶段需要在健康照料上花费大量的钱财。
- 母亲死亡率与抗分娩治疗有关:
- 硫酸镁:呼吸暂停、心搏骤停。
- β 受体激动剂:低钾血症、高血糖、心律失常、低血压、肺水肿。
- 钙通道阻滞剂:低血压、头痛、恶心。

死亡率

继胎儿异常之后,早产是围生期第二大死亡原因。

▪ **病因/危险因素**

- 50% 的早产发生在没有明显危险因素的女性身上。
- 先前有过早产史是最强的风险预测因子。
- 有过 1 次早产史的女性下次有 14% 的早产概率。
- 有过 2 次早产史的女性下次有 28% 的早产概率。
- 母亲特征:
- 非洲裔美国人 > 高加索人。
- <18 岁或 >35 岁。
- 生活经济水平低。
- 吸烟史。
- 可卡因或苯丙胺服用史。
- 母亲解剖学特征:
- 子宫过度拉伸:多次妊娠史、羊水过多、巨大儿和(或)纤维瘤。
- 妊娠 32 周时宫颈扩张 >2 cm。
- 短宫颈。
- 妊娠 12 周后有出血。
- 手术危险因素:
- 妊娠期前 3 个月之后有过腹部手术。
- 宫颈部位手术史。
- 妊娠期前 3 个月或中间 3 个月有过流产史。
- 感染影响:
- 细菌性阴道炎。
- 肾盂肾炎。
- 严重的牙周病。

▪ **生理/病理生理**

- 炎症损伤例如感染、缺血、创伤或过敏反应刺激产生细胞因子和前列腺素。这些炎症因子介导了最初的子宫收缩,随后释放的蛋白酶破坏胎膜和蜕膜。
- 这些事件可导致宫颈成熟、扩张,并可能破膜。

▪ **预防措施**

通常用抗分娩方法来延长妊娠期,使胎儿继续生长和发育,同样也使用皮质激素,有益于胎肺成熟,但并不推荐在妊娠 34 周后使用。

- 钙通道阻滞剂(例如硝苯地平)。
- 通过阻滞细胞膜上的门控依赖钙通道,减少心肌内游离钙浓度。
- 剂量:负荷剂量每 20 min 口服 10 mg 直至宫缩停止,最大剂量为 30 mg,然后每 6 h 给 10 mg,口服。
- 母亲副作用:血管收缩、头痛、恶心。
- 胎儿副作用:无直接作用。
- 前列腺素合成酶抑制剂(吲哚美辛)。
- 抑制可强烈刺激子宫的前列腺素 F_{2a} 和 E_{2a} 的产生。
- 剂量:负荷剂量 50 mg 口服,随后 48 h 内每 6 h 口服 25 mg。
- 母亲副作用:胃激惹、凝血功能异常(少见)。
- 胎儿副作用:
  ◦ 提前关闭胎儿的动脉导管,但是如果吲哚美辛在妊娠 32 周之前给予则很少出现这种情况。
  ◦ 减少胎儿尿液分泌,导致羊水过少,极少情况下可发生新生儿肾衰竭。
  ◦ 增加坏死性小肠结肠炎、颅内出血和支气

管肺发育异常的发生率。

• 硫酸镁：

- 通过降低细胞内钙浓度和与钙离子受体的竞争性结合来降低子宫活性。

- 剂量：负荷剂量 4 g 静脉注射大于 30 min，随后以 2 g/h(肾功能正常时)的速度输注以达到 $5\sim8$ mg/dl($4\sim7$ mEq/L)。

- 母亲的副作用取决于血浆镁浓度。

○ 深腱反射消失：$10\sim12$ mg/dl(>7 mEq/L)。

○ 呼吸无力：$12\sim18$ mg/dl(>10 mEq/L)。

○ 心搏骤停：$>25\sim30$ mg/dl(>25 mEq/L)。

- 胎儿副作用：降低胎儿心率变异性，反射减退，张力降低，呼吸抑制。

• β_2 受体激动剂(特布他林和利托君)。

- 结合到心肌内的 β_2 受体激活腺苷环化酶，增加 cAMP。cAMP 的增加可降低细胞内钙离子和收缩力。

- 利托君剂量：初始剂量每分钟 $0.05\sim0.1$ mg 静脉注射，每 15 min 增加剂量至每分钟 0.35 mg。

- 特布他林剂量：每 $1\sim6$ h 0.25 mg 皮下注射。

- 母亲副作用：低钾血症、高血糖、胸痛、呼吸急促、心律失常、低血压、肺水肿。

- 胎儿副作用：无直接作用。

• 缩宫素拮抗剂(阿托西班)：目前在欧洲未上市。

• 筛查细菌性阴道炎(bacterial vaginosis, BV)。

- 增加 2 倍的早产风险。

- 有氧菌群取代正常乳酸杆菌。

- 25% 的孕妇表现出 BV。

诊断

• 症状：

- 盆腔压力。

- 腹痛。

- 阴道分泌物增多。

- 背痛。

- 50% 病例不痛。

• 体格检查：

- 子宫收缩≥30 s 并且至少每 10 min 发生一次。

- 宫颈扩张≥2 cm。

- 宫颈消失≥80%。

• 胎儿纤连蛋白(fetal fibronectin, FFN)：

- 由胎膜产生的一种基底膜蛋白，起粘连剂的作用。

- 妊娠 22 周后分泌物中出现 FFN，提示绒毛膜羊膜和下面的蜕膜之间的正常粘连已撕裂。

- 宫颈长度在 $16\sim30$ mm 时检测最有用。

- 早产的阴性预测值：最大达到 99.5%(7 天内)和 99.2%(14 天内)。

• 宫颈超声：

- 宫颈缩短是宫颈功能不全或分娩开始的早期指征。

- 妊娠 $16\sim24$ 周时宫颈长度<25 mm 可增加早产风险。

治疗

• 用皮质激素增加胎肺成熟度(倍他米松)。

- 最多可降低 45% 的脑性瘫痪风险。

- 推荐在妊娠 $24\sim34$ 周之间应用。

- 剂量：12 mg 肌内注射，$12\sim24$ h 之内重复。

- 分娩的最佳时机为激素使用后 48 h 至 7 天内。

- 禁忌证：绒毛膜羊膜炎伴有菌血症，未控制的糖尿病。

• 硫酸镁用于胎儿的神经保护。

- 最多可降低 45% 的脑性瘫痪风险。

- 剂量：负荷量 6 g 静脉注射超过 30 min，随后静脉输注 2 g/h，分娩前至少应用 12 h。

- 推荐用于孕周小于 32 周的新生儿。

• 分娩处理：

- 臀先露和低体重儿(相对)是剖宫产的指征。这是考虑到经阴道分娩对预计体重<1 500 g 的新生儿可能产生头部创伤和随之

而来的颅内血肿。小于 32 周是行经典或 T 形会阴切开的指征。区域麻醉优于全身麻醉。

- 经阴道分娩：目标是避免急促的分娩对胎儿头部的压力增加。神经轴麻醉对可控的分娩提供了较好的会阴松弛。应考虑到抗分娩治疗可能带来的影响，特别是当使用 β 受体激动剂和钙通道阻滞剂时。

• 分娩后子宫收缩剂：

- 因为<28 孕周时子宫肌层没有足够数量和反应性的缩宫素受体，因此对缩宫素无反应。

- 直接作用的子宫收缩剂，包括甲基麦角新碱和卡波前列素，在达到子宫最大收缩力的时候最有效。

疾病编码

ICD9

• 644.20 提前分娩，未明确是因为处于监护阶段或不适用于定义。

ICD10

• O60.00 未到分娩期的早产，未特别指定的 3 个月。

❓ 临床要点

• 早产发生于 12% 的孕妇中，而且是新生儿致病致死的主要原因。

• 抗分娩措施包括：硫酸镁、钙通道阻滞剂、前列腺素合成酶抑制剂、β 受体激动剂可以用来延迟早产。

• 应用皮质激素可减少新生儿早产相关的死亡率。

• 对早期分娩优先使用硫酸镁可以减少脑性瘫痪的发生率。

• 清楚早产的治疗与麻醉技术之间的相互影响(例如过度低血压)。

• 臀先露的早产新生儿是剖宫产指征。

早产儿 Preterm Infant

John T. Chalabi, MD · Samuel H. Wald, MD　周玲 译 / 张晓庆 校

基础知识

▪ 概述

早产儿定义为妊娠 37 周之前出生的新生儿。

▪ 流行病学

发病率

• 每年占美国新生儿的 12.3%。

• 发生率最高的是非西班牙裔美国人、非洲

裔美国人，发生率最低的是亚洲人或太平洋岛国人。

患病率

大于 500 000 个新生儿。

发病情况

- CNS:脑室内出血(intraventricular hemorrhage, IVH)、早产儿视网膜病(retinopathy of prematurity, ROP)。
- 心脏:动脉导管未闭(patent ductus arteriosus, PDA)。
- 肺:呼吸窘迫综合征(respiratory distress syndrome, RDS)、胎粪吸入综合征、支气管肺发育异常(bronchopulmonary dysplasia, BPD)、早产儿呼吸暂停(apnea of prematurity, AOP)、持续肺动脉高压。
- GI:坏死性肠炎(necrotizing enterocolitis, NEC)、胃食管反流病(gastroesophageal reflux disease, GERD)。黄疸/高胆红素血症。
- 感染:细菌性脓毒血症。
- 代谢:低血糖、低钙血症。

死亡率

在美国,2/3的婴儿死亡发生于未成熟的婴儿,但只有17%婴儿死亡归咎于早产。

■ 病因/危险因素

- 出生缺陷。
- 母亲的危险因素:
- 早产史。
- 双胞胎、三胞胎或多胎妊娠。
- 子宫或宫颈异常。
- 产前照顾不佳。
- 吸烟。
- 饮酒。
- 药物滥用。
- 选择性药物暴露。
- 生理、性或情感滥用。
- 感染。
- 高血压和子痫前期。
- 糖尿病。
- 肥胖或营养不良。
- 两次妊娠间隔时间短。
- 体外受精。
- 阴道出血。
- 非西班牙裔,非洲裔美国人。
- 母亲年龄的极限(<17岁,>35岁)。
- 社会经济水平低。

■ 病理生理

- 神经系统:
- IVH在小于31孕周和体重<1 500 g的新生儿中发生率达20%~30%。
- 在妊娠后期较早阶段的婴儿身上,ROP有较高的发生率。低氧导致异常的新生血

管化。然后,正常的光感受器发育需要高浓度的氧,未发育视网膜血管不能满足需求,低氧诱导的因子和血管内皮生长因子最后被释放,这些因素导致新生血管化,异常增生从视网膜发展到玻璃体。新生血管化可导致液体漏出、出血、视网膜瘢痕形成并牵拉视网膜。严重时可造成视网膜剥脱。

- 很可能有先天性损伤。
- 心血管系统:
- 心室顺应性较小,心输出量取决于心率。
- 对儿茶酚胺敏感性降低。
- 绝对血容量小。
- 压力反射未成熟。
- PDA发生率增加。
- 呼吸:
- 表面活性物质浓度低造成RDS,通气/血流失调和低氧。
- 小气道易于梗阻(声门下狭窄、喉气管软化)。
- 长时间插管易发生氧中毒和气压伤,导致BPD。
- 早产儿呼吸暂停(AOP)反映了呼吸中枢未发育成熟,表现为不规则的呼吸节律。新生儿的神经递质传导通路未发育完全,中枢和外周化学受体均受损。早产新生儿表现为对高碳酸血症的反应性通气降低,对低氧呈双相反应(最初1 min通气增加,随后一个阶段内通气减少,严重的早产儿并不表现为一段时间内的过度通气)。继发于各种刺激可使上下气道传入神经的抑制性反应增强(例如负压和正向气流)。
- 通过卵圆孔、PDA或兼有两者,持续的右向左分流可形成持续的肺动脉高压。
- 免疫系统:细胞免疫和体液免疫均未成熟,增加对感染的易感性。
- 肾功能取决于孕周:28~30孕周的婴儿GFR差不多是足月儿的一半。最初的肌酐值反映的是母亲肌酐的情况,3~4周之内会下降。
- 胃肠道:早产儿通常呕吐反射并未发育成熟,不能配合吞咽、吸引和呼吸,这种情况将一直持续到34~36孕周,因此可能导致喂养困难。
- 代谢:
- 由于缺乏棕色脂肪组织、高体表面积对质量比、缺乏足够的隔热以及高蒸发率,导致体温调节紊乱。
- 低血糖发生率增加是由于未成熟的肝糖原分解作用和脂肪组织分解,体液调节紊乱,缺乏肝糖异生和生酮作用造成。

- 贫血是由于反复抽血、红细胞寿命缩短、快速生长和从胎儿到新生儿的过渡造成。

■ 麻醉目标/指导原则

麻醉目标必须围绕着维持基础通气和循环状态,同时提供充分的镇痛、遗忘和制动。

℞ 术前评估

■ 症状

- 毛发(细毛)。
- 异常呼吸形态(浅且不规则的呼吸暂停)。
- 大阴蒂(女婴)。
- 小阴囊,光滑无皱纹和睾丸未下降(男婴)。
- 肌张力低。
- 喂养问题。
- 耳软骨软、短。
- 皮肤薄,光滑,发亮。

病史

- 生命体征。
- 当前体重和出生体重。
- 孕期和孕周数。
- 分娩方式。
- 肺部疾病。
- 心血管病史:结构异常、呼吸暂停史和(或)心动过缓史。
- 有先天性异常或其他综合征的表现。
- 感染。

体格检查

- Ballard评分是由Dr. Ballard发展起来的一系列的步骤,通过新生儿的神经肌肉和生理活动来确定孕期年龄。它由新生儿不同姿势的图谱和多张图表组成,组合起来的分数就是孕龄。
- 以下情况必须注意:肌张力低、呼吸窘迫、生长受限、体温调节紊乱、小于孕龄、黄疸和贫血。

■ 治疗史

特殊情况的治疗史必须要分类和调查,注意是否已被完全治疗或者是否有后续的影响,以及疾病是否已经造成生理性改变。例如:

- 插管延长。
- 心功能不全、心搏骤停、心脏手术。
- 呼吸暂停。
- 抽搐。
- 脑室内出血(IVH)。

▪ 用药史

处方药可以提示麻醉科医师一些现存的情况：

- 前列腺素：PDA、肺动脉高压。
- 咖啡因：呼吸暂停。
- 抗利尿激素：心力衰竭、菌血症。
- ACE 抑制剂：高血压、心力衰竭。
- 地高辛：右心衰竭、肥厚型梗阻性心肌病。
- 利尿剂：心力衰竭、急性肾衰竭。
- β受体阻滞剂：肥厚型梗阻性心肌病。

▪ 诊断检查与说明

- 生化检查。
- 胆红素水平。
- 动脉或静脉血气。
- 胸片。
- 心脏超声。

▪ 伴随的器官功能障碍

见"病理生理"这部分。

▪ 延迟手术情况

- 只要患者的情况在允许范围内，可以进行急诊手术。
- 择期手术需延后，直至麻醉的最大风险即呼吸暂停的情况减少。这可以持续到产后60周。

▪ 分类

- 低出生体重儿：1 500～2 500 g。
- 极低出生体重儿：1 000～1 500 g。
- 超低出生体重儿：<1 000 g。

 治疗

▪ 术前准备

术前用药

抗迷走药物用来减少唾液和增加心率（阿

托品、东莨菪碱、格隆溴铵）。

知情同意的特殊情况

知情同意必须具体到围手术期麻醉风险和术后通气的可能性、麻醉后复苏计划和疾病的特殊考量。

▪ 术中监护

麻醉选择

- 通常选择全身麻醉。
- 区域麻醉技术（骶管阻滞、脊髓麻醉）可以作为独立应用的技术用于下腹部或下肢手术，特别针对有 BPD 或者有呼吸暂停风险的婴儿。

监测

- 标准 ASA 监测。
- 取决于外科操作和合并症，可能需要动脉导管和中心静脉导管。
- 神经监测：TOF 可能并不可靠。

麻醉诱导/气道管理

- 诱导包括充分的预充氧，使用抗迷走药物，使用丙泊酚、巴比妥类、阿片类、氯胺酮、苯二氮䓬类和（或）右美托咪定。
- 相比于大龄婴儿和成人，早产儿全身含水量增加，所以肌松药分布容积增加。
- 气道考虑：通常，儿科患者口咽部空间相对较小，喉的位置在 C_3 水平，会厌向前，头大，舌大，会厌下垂。
- 气道设备。
  - 经口气道尺寸：000、00、0、40 mm。
  - 气管内插管（endotracheal tube, ETT）尺寸内径为 2.0～3.5 mm。
  - 带 Miller 镜片的儿科咽喉镜为 00 或 0。
  - ETT 距门齿 6～9 cm。

维持

- 相比足月儿，早产儿最小肺泡浓度更低。
- 尽可能降低氧浓度以减少发生 ROP 的可能性。

- 手术中主动实施保温措施，但是要注意早产儿的皮肤更脆弱，更容易烧伤。

拔管/苏醒

- 患儿必须完全清醒，肌松完全恢复。
- 呼吸好。
- 血流动力学稳定。
- 适当的体温。
- 准备好再插管的设备。

 术后监护

▪ 床旁护理

几乎所有的早产儿要进入新生儿监护室、儿科监护室，或者带有监护的床位行持续监测、恢复和检查是否有呼吸抑制的情况，直到孕后60周。

▪ 药物处理/实验室处理/会诊

下医嘱时必须考虑到过度的抽血会造成贫血和恢复延迟。

疾病编码

ICD9

- 765.10　其他早产婴儿，无明确的（体重）。

ICD10

- P07.30　早产新生儿，无明确的孕周数。

临床要点

- 早产儿麻醉的主要关注点为各个器官系统仍未成熟。
- 必须考虑到围手术期呼吸暂停的风险增加。
- 早产儿通常会影响麻醉药物的药代动力学和药效学。

早产儿贫血 Anemia of Prematurity

Alberto J. De Armendi, MD, AM, MBA · Nina Singh-Radcliff, MD　周姝婧 译 / 王祥瑞 校

基础知识

▪ 病因/危险因素

- 可能与早产相关的红细胞生成减少。
  - 缺氧相关的反应性红细胞生成素产生不

足，导致红细胞生成未达标。
  - 营养物质缺乏：铁、叶酸、蛋白质、维生素 B_{12}。
- 可能与早产相关的红细胞寿命缩短（破坏增加）。
  - 免疫性溶血性贫血：Rh 或 ABO 不相容、

母体自身免疫性疾病、药物源性。
  - 酶异常：葡萄糖 - 6 - 磷酸脱氢酶缺陷、丙酮酸激酶缺陷。
  - 红细胞膜缺陷：球形红细胞增多症、口形红细胞增多症。

- 血红蛋白病:珠蛋白生成障碍性贫血。
- 可能与早产相关的失血过多。
- 危重婴儿行频繁实验室检查(医源性)可加剧 AOP,并增加输血的需求。
- 母胎输血或胎儿-胎盘输血。
- 前置胎盘、胎盘早剥。
- 内源性出血:颅内出血、腹腔内出血、肺出血。

▪ 病理生理

- 胎儿环境可通过几项改变以适应缺氧的程度,并使输送至脑和心脏的氧达到最大化。
- 氧化亚氮的产生减少,维持低氧性肺血管收缩(在胎盘水平具有氧供和通气作用的肺血流达到最小化)。
- 较高的肺动脉压导致右心系统压力增高,以维持卵圆孔(FO)水平的右向左分流。
- 循环系统内前列腺素的水平增高,维持动脉导管(DA)和静脉导管(DV)的开放。
- 胎儿血红蛋白对氧的高亲和力可促进胎盘对氧的有效提取。与成人血红蛋白(P_{50} 约为 27 mmHg)相比,胎儿血红蛋白的 P_{50} 约为 19 mmHg。
- 当胎儿过渡到子宫外环境时,由于氧张力增加以及左右心系统压力的快速改变,其分流量下降。随着新生儿的前几次啼哭,循环张力快速上升,导致缓激肽和氧化亚氮水平升高以及肺血管阻力下降,流经肺血管床的血流量增加。此外,循环前列腺素水平迅速下降导致动脉导管关闭。环境含氧量相对偏高可抑制促红细胞生成素的产生。
- 促红细胞生成素:在宫内,它是由肝脏和肾脏合成的,是转录因子缺氧诱导因子-1(HIF-1)引起的。而在早产儿,通常认为由于 HIF-1 的合成不足,其肝脏对缺氧和缺血相对不敏感。

▪ 麻醉目标/指导原则

- 如果可能的话,需延迟手术。如果手术必须进行,那么需要考虑在患儿到达手术室之前或者边手术边输血。应给予经血型和交叉配型过的、白细胞减灭的以及巨细胞病毒阴性的血液。
- 除了绝对需要的检查,应尽量减少血液相关的实验室检查,此外减少抽血的量。
- 维持常温环境。低温和缺氧共同作用可导致未闭动脉导管(PDA)分流。

▪ 术前评估

症状

- 窒息。

- 体重增长迟缓。
- 喂养困难。
- 活动减少。

病史

- 窒息史。
- 喂养史。
- 体重增长史。
- 新生儿视网膜病(ROP)。

体格检查

- 呼吸急促。
- 心动过速。
- 苍白。
- 活动减少。
- 心脏杂音。
- 腹胀。

治疗史

- 输血:适应证和指南为非特异性,包括血红蛋白水平、窒息、心动过速、需要呼吸机支持。应给予巨细胞病毒阴性及白细胞减灭的浓缩红细胞。
- 胎盘红细胞输注:脐带血可减少对非自体输血的需求。然而,研究列举了这种方法的一些局限性,如收集到的容量不足、血块、溶血、污染及花费巨大。
- 减少抽血,采血时使用标有刻度的试管(以获取试验所需的血量的最近似值)。
- 观察。

用药史

- 补充维生素。
- 铁。
- 维生素 E。
- 维生素 B_{12}。
- 叶酸。
- 重组促红细胞生成素:AOP 最基本的病理生理改变是增加促红细胞生成素生成的能力受损,因此外源性给药是一种有效的治疗方法。研究表明,早期应用可减少输注红细胞。但是,越来越多的研究关注到这可增加 ROP 的发生率。

▪ 诊断检查与说明

血红蛋白水平、血细胞比容。

▪ 并发的器官功能障碍

与早产相关的问题,包括:

- 神经系统:脑室内出血、脑积水。
- 早产儿视网膜病变。
- 心脏血管系统:PDA。
- 呼吸系统:支气管肺发育不良、呼吸窘迫需要通气支持、早产儿呼吸暂停。

- 消化系统:坏死性小肠结肠炎、穿孔、腹股沟疝(嵌顿性)、重新吻合或胃底折叠术史。
- 脓毒血症。

延迟手术情况

到达手术室前需使血红蛋白水平、血细胞比容达到最优化。

分类

胎龄和出生体重与 AOP 的发生间接相关。

- 低出生体重儿(LBW):< 2 500 g,胎龄 36～37 周。
- 非常低出生体重儿(VLBW):< 1 500 g,胎龄 31～36 周。
- 极低出生体重儿(ELBW):< 1 000 g,胎龄 24～30 周。

💉 治疗

▪ 术前准备

术前用药

- 适当输血。
- 可以给予阿托品(20 μg/kg)预防心动过缓。

知情同意的特殊情况

- 家长咨询术后通气支持。
- 低体温、ROP 和输血的风险。

▪ 术中监护

麻醉选择

取决于手术操作。

监测

- 标准 ASA 监测,需对导管前水平和导管后水平分别进行脉搏氧饱和度监测。
- 心前区听诊。
- 当预计输血时可以置入导尿管。

麻醉诱导/气道管理

绝大多数病例的患儿到达手术室时已插入气管导管。

维持

- 避免缺氧、低体温,以及气道压增高,它们可增加肺血管阻力,并有利于右向左分流。
- 避免应用高 FiO_2(早产儿视网膜疾病)。

拔管/苏醒

带管进入手术室的患儿通常需带气管导管回新生儿重症监护室(NICU)。

⚡ 术后监护

▪ 床旁护理

NICU。

Z

■ **药物处理、实验室处理/会诊**

• 铁剂。

• 咖啡因 10 mg/kg。

• 除了监测血红蛋白水平应尽量减少实验室检查。

■ **并发症**

• 输血相关：

- 容量过负荷。

- 电解质紊乱。

- 低体温。

- 感染。

- 免疫相关。

 疾病编码

ICD9

• 776.6 早产儿贫血。

ICD10

• P61.2 早产儿贫血。

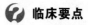 **临床要点**

早产儿贫血是促红细胞生成素对贫血和组织缺氧的增生反应异常所致。此外，在早产儿，其并发的红细胞破坏增加以及寿命缩短可使贫血进一步恶化。

早产儿视网膜病变 Retinopathy of Prematurity（ROP）

Amitabh Goswami, DO, MPH 王洁 译 / 梁超 校

 基础知识

■ **概述**

• 早产儿视网膜病变（retinopathy of prematurity，ROP）是指早产儿氧治疗造成的视网膜血管异常发育，原来称为晶状体后纤维增生症。

• 在美国 ROP 仍是导致儿童失明的常见原因。

• 麻醉科医师经常参与眼科手术患者的治疗。此外，早产儿接受非眼科手术时，了解 ROP 的发病机制及正确的预防措施有助于减少这种不幸疾病的发生率。

■ **流行病学**

发病率

ROP 确诊患者中，36% 的患者为严重型。

患病率

• 孕期大于 32 周的婴儿患病率是 8%。

• 孕期 27～31 周的婴儿患病率是 19%。

• 孕期小于 27 周的婴儿患病率是 43%。

■ **病因/危险因素**

• 早产儿：体重<1 000 g，孕周<29 周。

• 婴儿的合并疾病和治疗：

- 低氧血症、高氧血症。

- 呼吸暂停、心动过缓。

- 高碳酸血症、低碳酸血症。

- 窒息、酸中毒、休克。

- 需输血的贫血。

- 脓毒血症。

- 脑出血和癫痫发作。

- 营养不良。

- 需要光疗的高胆红素血症。

- 呼吸机支持。

- 表面活性物质治疗。

• 易导致早产的妊娠并发症：

- 高血压。

- 糖尿病。

- 出血。

- 吸烟。

■ **生理/病理生理**

• ROP 的发展有两个阶段：高氧阶段和视网膜血管低氧阶段。

• 高氧阶段，影响正常的血管形成，血管生长停止。由于高流速血液流经脉络膜循环，视网膜也可部分受累。

• 紧接着是低氧期。感光器的正常发育需要高浓度氧。然而，发育不良的异常视网膜血管（继发于高氧）无法满足其氧需。结果导致缺氧诱导因子和血管内皮生长因子的释放，进而刺激"新血管形成"，导致视网膜到玻璃体异常增生。新血管形成引起液体渗漏、出血、视网膜瘢痕形成，并牵拉视网膜。严重时，视网膜牵拉可导致视网膜脱落和失明。

• 进展：85% 的病例可自愈，轻度 ROP 的预后最好（通常在 2～3 周后恢复）。中度 ROP 可在 6 个月左右缓解，然而严重 ROP 可导致失明或视力受限。

• 胎儿早产还与肺透明膜病相关（60%～80%）。

• 由于有血红蛋白 F，胎儿在子宫内暴露于高 FiO_2 而不会引起 ROP。

• 根据视网膜的血管和无血管交界区的检眼镜检查结果，可进行如下分期：

- 一期：存在划界线。

- 二期：形成嵴。

- 三期：嵴伴有视网膜外纤维血管增殖。

- 四期：亚全视网膜脱离。

- 五期：全视网膜脱离。

- Rush 病变：快速进展（数天）为严重 ROP 和视网膜脱离。

- Plus 病变：后极的小动脉和小静脉扩张、扭曲。

■ **预防措施**

• 早产儿的择期或门诊手术应至少推迟到孕后 50 周。

• 无创光谱视网膜血氧仪有助于氧分压的调节。以往缺乏无创监测视网膜氧分压或视网膜血管氧饱和度的技术时，临床决策就只能依赖动脉氧饱和度。

• 围手术期预防措施包括降低氧浓度的同时避免发生低氧血症。

- 动脉氧分压维持在 60～80 mmHg。

- 动脉氧饱和度维持在 92%～96%。

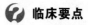 **诊断**

• 体重在 1 200～1 700 g 及以下的早产儿在 4～6 周时均应接受筛查。

• 体重大一点的早产儿如果氧疗时间超过 50 天也应接受筛查。

• 早期请小儿眼科医师会诊。

• 病史：关注眼科病史的同时关注生产史、出生体重、有无产伤、有无窒息、产妇用药史、心血管及呼吸系统情况。

- 体格检查可发现浅前房、角膜水肿、虹膜萎缩、乳头扩张性差、白瞳症（白色瞳孔）、玻璃体出血、眼球震颤、斜视、晶状体后纤维组

织增生以及视网膜脱落。

 治疗

周边视网膜消融可采用以下方法完成：

• 激光疗法（首选治疗方法）可以穿透到深层组织，创伤小，疼痛比其他治疗方法轻。

• 冷冻疗法能够冷冻异常的视网膜组织，但要在全麻下完成，较疼痛，费用较高。

• 视网膜脱落时可能需行巩膜扣压术和玻璃体切割术。

• 其他治疗方法包括：

- 外源性 rHuEPO（促红细胞生成素）。

- 有报道，玻璃体内注射贝伐单抗可作为进展性 ROP 的支持治疗。

- 母乳中提取的血浆 IGF-1 或者外源性 IGF-1。

- 维持血糖<120 mg/dl（6.67 mmol/L）。

- 采用宽松输血策略治疗贫血。

- 通过调整光照强度形成光适应，以减少视网膜氧耗。

- 补充维生素 E。

- 补充 ω-3 深海鱼油。

随访

• 孕后 31～32 周时开始检查。

• 随后每 1～2 周检查一次，外周血管形成后改为每月 1 次。

• 教父母如何护理失明或者视力减弱的孩子。

• 推荐患儿到能够进行物理治疗、作业治疗的康复中心及盲人机构进一步治疗，以防止延误患儿的发育。

疾病编码

ICD9

• 362.20

ICD10

• H35.101　早产儿视网膜病变,非特指,右眼。

• H35.102　早产儿视网膜病变,非特指,左眼。

• H25.109　早产儿视网膜病变,非特指,非特定眼。

临床要点

• ROP 的发病率和严重程度随胎龄和出生体重的降低而上升。

• 胎儿血红蛋白（HbF）可预防 ROP。

• 预防 ROP 最终取决于预防早产。

• 麻醉科医师应避免给 ROP 高危患者高浓度氧。此外,这类患者也给麻醉科医师带来了挑战,因为相关合并疾病的治疗（可能需增加氧供）和 ROP 之间可能存在冲突。

早产儿窒息　Apnea of Prematurity

Joel Stockman · Samuel H. Wald, MD　张骁 译 / 宣伟 校

 基础知识

▪ 概述

• 早产儿窒息（AOP）定义：早产儿呼吸停止,持续时间：

- >20 s。

- >10 s 并伴有心动过缓（<80 次/分）或氧饱和度下降（氧饱和度在 80%～85% 及以下）。

• 分类：通常包括中枢性、阻塞性及混合性,其中混合性窒息占病例的大多数。

▪ 流行病学

发病率

• >50% 的早产儿临床上有显著的窒息、心动过缓或氧饱和度下降,峰值在出生后第 5 天和第 7 天。

- 尤其影响几乎所有出生体重<1 000 g 的新生儿。

• 发生概率与孕周和后孕周数呈负相关。

- 孕周 35 周和后孕周数 48 周时,手术后危险度<5%。

- 后孕周数 56 周且孕周 32 周时,或后孕周数 56 周且孕周 32 周时,手术后危险度<1%。

患病率

• 大部分有窒息危险的新生儿通常在后孕周数 40 周时解除显著的 AOP 症状。

• 大部分严重早产儿（孕周 24～28 周）可能在后孕周数 40 周后出现持续性呼吸暂停。

发病情况

在大部分高危险度的新生儿可观察到 AOP,一次很难将 AOP 症状与早产结果加以区分。然而普遍认为 AOP 增加了婴儿 1 岁后脑室内出血（IVH）、脑积水、长时间机械通气、异常神经系统发育等发生率。

死亡率

无直接关联。

▪ 病因/危险因素

• 院外出现一次窒息为术后呼吸暂停相关危险因素。

• 贫血（血红蛋白<10 g/dl）是一个重要的危险因素,尤其是对后孕周数>43 周的新生儿。

▪ 病理生理

• AOP 反映呼吸控制系统未成熟,其表现主要是不稳定的呼吸节律。新生儿神经传导通路发育未成熟,中枢和外周化学感受器均受损。

- 高碳酸血症反应性呼吸增强在新生儿中显著下降。

- 早产儿对缺氧反应呈现双向性,初始 1 min 通气量增加,接着出现低通气量阶段。严重早产儿一般不出现过度换气阶段。

- 刺激引起的上、下呼吸道传入神经支配加强了呼吸抑制反应（如负压、正向气流）。

▪ 麻醉目标/指导原则

• 镇静剂、麻醉剂是呼吸暂停发展的一个重大危险因素。

• 处于危险状态的婴儿必须马上收住入观察室。

术前准备

▪ 症状

• 呼吸停止超过 20 s。

• 呼吸停止超过 1 s,并伴随以下症状：

- 心动过缓（静息心率>30 次/分）。

- 氧饱和度<85%,时间>5 s。

病史

• 向婴儿监护人询问呼吸暂停情况,以便做严重程度评估。

- 评定早产儿其他相关并发症。
- 关注当前呼吸支持状况。

体格检查

- 观察呼吸时胸廓运动。
- 评估上呼吸道是否异常。
- 评估是否有影响呼吸的状况(如神经紊乱、肺功能紊乱、充血性心力衰竭)。

▪ 治疗史

- 机械通气/辅助支持史。
- 使用甲基黄嘌呤(如咖啡因、茶碱等)。

▪ 用药史

- 甲基黄嘌呤为主要治疗药物。
- 甲基黄嘌呤类药物被认为可以刺激有效呼吸,但机制未明(可能由于增加了化学受体敏感度,加强呼吸肌收缩,并激动了全身神经系统)。
- 不良反应包括喂食不耐受和心动过速。
- 咖啡因产生的副作用较小,可作为一种理想的药物。

▪ 诊断检查与说明

- CBC:
- 血红蛋白<10 g/dl(100 g/L)时会增加呼吸暂停的危险,不管婴儿后孕周数多久。
- 电解质。

▪ 伴随的器官功能障碍

- 呼吸窘迫综合征。
- 感染。
- 低血糖。
- 神经功能障碍(如IVH、脑积水、脑卒中等)。

▪ 延迟手术情况

- AOP婴儿应处于可以连续进行术后心肺功能监测的环境中。
- 临床实践可能各不相同,但择期手术建议推迟至婴儿后孕周数60周。临床医师必须

权衡有可能出现的窒息情况,还要考虑避免增加治疗费用。

▪ 分类

- 自发性:
- 生理变化最小。
- 持续时间较短,有一定的自愈性。
- 呼吸暂停,24 h 1~2次。
- 中度:
- 中等时间呼吸暂停、心动过缓和(或)氧饱和度下降。
- 重度:
- 临床症状明显的持续性心动过缓和氧饱和度降低。
- 需要有效的呼吸刺激、吸氧治疗和(或)辅助通气。

 ## 治疗

▪ 术前准备

术前用药

- 可以考虑使用以下药物:
- 阿托品:10 μg/kg。
- 咖啡因:10 mg/kg。

知情同意的特殊情况

- 需告知术后可能需长期气管插管及辅助通气。
- 需告知术后要长期行呼吸监测。
- 对危险度增加的婴儿,最少观察时间为12~24 h。

▪ 术中监护

麻醉选择

- 氧饱和度下降轻微或心动过缓轻微者,手术全程在区域麻醉(脊椎/骶椎)下进行,无须使用镇静剂。
- 使用短效麻醉剂。
- 尽量少使用长效静脉和口服麻醉剂。

监测

- 标准ASA监测。

- 适当的静脉通道。

麻醉诱导/气道管理

根据患者并发症等具体情况具体分析。

维持

任何方式的镇静和局部麻醉均可增加术后呼吸暂停的危险性。

拔管/苏醒

- 确保拮抗肌松作用。
- 拔管前,早产儿应完全清醒并具有活力。

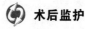 ## 术后监护

▪ 床旁护理

住院监护12~24 h。

▪ 药物处理/实验室处理/会诊

必要时术后可予以呼吸支持,依手术方式决定。

▪ 并发症

早产儿可存在气管插管史,因此增加了声门下狭窄的危险。

疾病编码

ICD9
- 770.81 新生儿原发呼吸暂停。

ICD10
- P28.3 新生儿原发睡眠呼吸暂停。

临床要点

- AOP危险度与后孕周数呈负相关。
- 麻醉药物的使用应本着对呼吸抑制作用最小的原则。
- 必要时对高危险度患儿行术后气管插管。
- 强烈建议高危险度患儿住院治疗和(或)行呼吸监测。

支气管镜检、软镜和硬镜 Bronchoscopy, Flexible and Rigid

Joshua A. Atkins, MD, PhD 袁亚伟 译 / 田婕 校

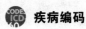 ## 基础知识

▪ 概述

一般情况

- 在手术室里,支气管镜检通常由肺科或胸

外科医师(重症医师在ICU)进行操作,其众多指征如下:
- 目视检查气道,以评估动态气流阻塞、肿瘤、出血位置、声门功能障碍或水肿,或者支气管破裂。

- 活检诊断支气管或支气管旁病变(通过支气管超声进行)。
- 为麻痹声带注射胶原蛋白。
- 安置或者修补用于气道肿块或塌陷的支架。

- 切除气道病损。
- 取出异物。
- 评估气道出血。
- 急性梗阻中紧急安装气道支架（如纵隔肿块）。
- 作为内镜检查的一部分，它与食管镜协同扩张狭窄，可作为头颈部肿瘤的手术评估。
- 激光消融气道乳头状瘤。
- 可使用纤维支气管道的操作日益增加。硬质支气管道则更具有侵袭性，被用于更具挑战性的介入操作，如支架植入等。

切口

没有。

手术时间

15 min 到 2 h。

预计出血量

非常少，除非用于出血的肿块、咯血或者需要切除。

住院要求

一般为门诊患者，除非有共存疾病或基础疾病需要。

特殊手术器械

- 某些操作需要使用激光。
- 超声支气管镜设备。
- 病理/细胞学检测。
- 高频喷射呼吸机。
- 气管导管交换器，如安特利插管。
- 小和大内径气管导管（4 mm、5 mm、6 mm、9 mm 和 MTL），具体使用依据外科医师习惯。
- 喷雾器。

■ 流行病学

患病率

大多数发生于患有肺部疾病的人群，尤其是肺癌。

发病情况

- 咽喉痛。
- 出血或血肿。
- 气道肿胀。
- 严重咳嗽。
- 阻塞。
- 误吸。
- 气管、支气管黏膜撕裂损伤。

死亡率

极少。

■ 麻醉目标/指导原则

- 麻醉方式选择范围比较广泛。为了符合手术类型、患者并存疾病，以及保证呼吸道

通畅的危险程度，麻醉计划应在咨询外科手术团队之后制订。
- 应当假定气道管理具有挑战性并且肺储备非常有限。
- 在单个手术中，可能使用多个不同的气道设备和通气方式。对另外的通气设备及策略必须有所准备。

术前评估

■ 症状

- 吞咽困难。
- 声音沙哑。
- 呼吸困难，有位置效应。
- 咯血。
- 胃食管反流。
- 哮喘。
- 咳嗽。

病史

潜在疾病和之前的治疗情况。

体格检查

- 检查气道有无梗阻。
- 杵状指。
- 空气下脉搏血氧<92%。
- 呼吸急促或喘鸣。
- 咳嗽微弱。
- 不能平躺。
- 发热（伴随肺炎）。

■ 用药史

- 家庭氧疗。
- 严重肺炎可使用抗生素。
- 吸入药物（如β受体激动剂、类固醇、抗胆碱能类）。
- 全身性类固醇。
- 外科医师可能会根据危险因素终止非甾体抗炎药的使用。

■ 诊断检查与说明

- 全血细胞计数（血红蛋白和白细胞计数）。
- 电解质检测［检测（HCO_3^-）］。
- 如果担心动态梗阻，检测流速-容量环。
- 拍摄胸片（检查活跃感染、胸膜或心包积液、肺水肿）。
- CT 扫描，有利于评估病变的解剖关系、潜在的通气困难或保证气道安全。

■ 伴随的器官功能障碍

- 如果患者存在慢性阻塞性肺病或内在肺部疾病，那么很可能由于慢性低氧而导致肺

动脉高压和心功能不全。
- 肺容积和肺活量的下降可能继发于先前的肺手术或内在肺病。

治疗

■ 术前准备

术前用药

- 考虑咪达唑仑（警惕到达手术室之前的慢性低氧血症或气道损伤）。
- 胃长宁可以减少分泌物（注意心动过速）。
- 操作区域使用利多卡因喷雾剂（8 ml 2% 溶液作用 15～20 min）。

知情同意的特殊情况

- 患者患有重大疾病、功能不全或者手术操作广泛，术后需要插管，并应告知患者。
- 如果该病例使用镇静麻醉，必须告诉患者可能存在术中知晓。

■ 术中监护

麻醉选择

- 纤维支气管镜检查：通常在最初检查时可以使用或者不使用镇静剂，必要情况也可以考虑全身麻醉。保持自主呼吸有益于功能评估，对于那些严重阻梗的患者更是必要的。
- 硬质支气管镜检查常常需要全身麻醉，肌肉松弛药不是必需的，但是必须保持制动，以免引起牙齿、声门、气管、支气管的创伤性损伤。

监测

- 标准 ASA 监测。
- 基础情况较差且将行较长时间手术的患者，应考虑行有创动脉监测法，进行多次动脉血气分析。
- 对高危患者应进行脑电记录（刺激强度的快速变化）。不使用肌肉松弛药可进一步促进对麻醉深度不足的识别。
- 镇静期间，应进行连续的二氧化碳监测。

麻醉诱导/气道管理

- 强烈推荐在清醒或睡着的操作中，利用雾化吸入利多卡因和（或）特定神经阻滞。利多卡因的总剂量应监控（有肝脏疾病的患者可能需要降低剂量）。需要检测局麻药的全身毒性反应。
- 大多数操作都是将手术台进行旋转，与麻醉医师成 90°角，这个位置将有利于术者即刻的操作。
- 镇静过程中，应根据患者自身情况选择相

应镇静剂。许多方法都可以产生合适的效果，关键在于达到平稳的状态，而避免在不合适的时候给予额外剂量。

－瑞芬太尼[0.25～0.5 μg/(kg·min)负荷量，并以 0.05 μg/(kg·min)维持]，以每3～5 min 0.02 μg/kg 体重的增量进行滴注，以达到期望的效果。关键是缓慢增加瑞芬太尼的剂量，使机体逐渐适应二氧化碳水平，由二氧化碳引起的呼吸暂停阈值增大，同时保证制动和无咳嗽反射。高剂量时可引起胸壁强直或声门痉挛。使用苯二氮䓬类药物对这一方法将产生不可预测的影响，并会加深镇静水平。

－右美托咪定输注对保持患者呼吸和听从命令是非常有效的。0.5～1.0 μg/kg 负荷量缓慢输注 10 min 后，给予 0.3～1.0 μg/(kg·h)的维持剂量。上呼吸道梗阻仍可能存在，患者应保持清醒。遗忘效应并不可靠。

－氯胺酮[0.5 μg/kg 负荷量，继以 3～10 μg/(kg·min)维持]与右美托咪啶联合用药，可增加催眠和镇痛作用且能限制呼吸道对操作刺激的反应。注意同时给予抗胆碱能药物以减少分泌物。

• 全身麻醉通常经由静脉给药，除非操作需要维持自主通气(如异物去除、气管狭窄、气管软化、前纵隔肿块)。

• 气道。

－纤维支气管镜检查：传统的一次性喉罩足以保护气道。必须有支气管镜适配器，以使通气和支气管镜检查可以同时进行；如果带有抗压杆，应该切掉。另一个选择是细的非套囊式的(或未充气的)气管插管。

－硬质支气管镜检查：小的非套囊式的气管插管放置在气管内，硬质支气管镜沿着气管插管旁进入。经由硬质支气管镜侧开口的空气吹入或喷射换气都可以保持呼吸通畅。

• 在部分开放回路中，喷射通气比标准通过气管导管正压通气更可靠。强烈推荐带有压力警报装置的自动化喷射换气，可降低引起气压伤的风险。

维持

• 操作需要经常断开呼吸回路，重新放置气道装置和使用气道装置。如果使用吸入麻醉药，输送将变得不可控，房间严重污染是不可避免的。在这个意义上，全静脉麻醉是首选，除非需要自主呼吸。

• 避免长效阿片类药物，因为术后呼吸抑制是可以预料的。

• 大多数情况下呼吸道内使用局部麻醉可提供充足的镇痛效果。

• 地塞米松既可预防术后恶心、呕吐，又可预防水肿。

• 如果全静脉麻醉同时使用肌肉松弛药，可考虑记录脑电图。

拔管/苏醒

• 全身麻醉中，确认呼吸功能充分恢复之后，再进行拔除喉罩。

• 呼吸道吸引清理所有积蓄的血液应在拔管前完成。

• 基础情况较差或者进行大手术的患者，术后一定要气管插管。向外科医师了解临床效果和手术的范围。

术后监护

■ 床旁护理

• 对慢性缺氧患者进行连续脉搏血氧饱和度监测。

■ 镇痛

• 对乙酰氨基酚。

• 需要时可用短效阿片类药物。

■ 并发症

• 呼吸衰竭伴随高碳酸血症、低氧血症、误吸。

• 呼吸道出血。

• 气管或支气管撕裂伴纵隔气肿或捻发音。

• 声门损伤或水肿，尤其是硬质镜。

• 呼吸道支架脱落。

• 牙齿损伤。

临床要点

• 支气管镜检查有非常宽泛的指征和条件，麻醉开始之前，要明确操作目的和术者要求。

• 在镇静或保持自主呼吸全身麻醉下行支气管镜检查时，呼吸道表面麻醉是不可替代的。

• 时刻准备改变原先麻醉计划，因为内镜操作总是根据诊断结果而改变(如纤维支气管镜检查后使用硬质支气管镜扩张和支架置入)。

支气管扩张症 Bronchiectasis

Gregory E. R. Weller, MD, PhD　袁亚伟 译／田婕 校

基础知识

■ 概述

• "支气管扩张"一词源于古希腊词汇中的bronchus(气管)和 ektasis(伸长)。

• 它是支气管分支的异常和不可逆的扩张，病因是先天性呼吸道综合征(如囊性纤维化)或获得性因素(如反复支气管感染)。

• 支气管扩张症的特征是慢性中性粒细胞炎症和腺体分泌反应，产生大量黏液，导致梗阻性疾病。

• 疾病恶化可导致呼吸衰竭。

■ 流行病学

发病率

• 每 100 000 人中有 1～10 例。

• 在抗生素发明之前，儿童发病居多，而在现代社会，通常为成年人发病。

患病率

• 美国：100 000～200 000 人患病。

• 在抗生素使用后其患病率有所下降，但是随着高分辨率 CT 的使用，它被更多地诊断出来(允许改进检测)。

• 女性稍高于男性。

发病情况

• 症状严重程度及发病频率的个体化差异非常大。

• 一项大型研究表明，每位患者平均每年急性发作 1.5 次。

死亡率

• 在美国，每年大约有 1 000 人病死于该疾病。

• 其死亡率与哮喘、慢性阻塞性肺疾病(COPD)相似。

■ 病因/危险因素

- 感染（反复或者持续呼吸道感染）。
- 细菌。
- 病毒。
- 真菌。
- 支气管阻塞。
- 先天性疾病：
- 囊性纤维化（CF，最为常见）。
- 卡塔格内综合征（也称为原发性纤毛运动障碍），表现为支气管扩张、内脏转位或慢性鼻窦炎。
- 其他黏液纤毛缺陷。
- α_1-抗胰蛋白酶缺乏症。
- 免疫缺陷。
- 慢性误吸或胃食管反流。
- 特发性。
- 可能是以下某种疾病的症状：
- 慢性阻塞性肺疾病（COPD）。
- 哮喘。
- 结节病或其他自身免疫性疾病。
- 闭塞性细支气管炎。

■ 病理生理

- 尽管存在很多病因，但是最常见的是慢性支气管炎和反复呼吸道感染。
- 持续肌层和气管软骨的炎症浸润导致纤维组织替代弹性组织，从而引起支气管分支不可逆扩张。本病可为局限性，也可为弥散性。
- 慢性炎症导致：
- 黏液腺肥大。
- 淋巴增生。
- 纤毛功能受损。
- 大量脓性分泌物。
- 肺黏膜血管增加，伴随大量侧支循环。
- 肺功能测试显示：
- 阻塞性通气功能障碍（由分泌物或淋巴结病引起）：FEV_1、FEV_1/FVC 下降，残气量增加。进行性肺功能下降显示：FEV_1 每年平均下降 1%～3%（成人每年约 50 ml）。
- 在进展期可以发现限制性通气功能障碍。
- 通常导致肺储备匮乏。

■ 麻醉目标/指导原则

- 评估疾病严重程度及当前发病状况。
- 改善肺功能。
- 如果肺储备不足：
- 预测术中患者气道分泌物增加、气道梗阻、咯血或气胸的可能性和进行性呼吸功能恶化。
- 预测术后产生肺部并发症的可能性。

术前评估

■ 症状

- 长期湿咳。
- 呼气困难。
- 全身症状：
- 疲劳。
- 体重下降。
- 咯血。

病史

- 发病年龄。
- 潜在病因。
- 咳嗽频率。
- 每日痰量。
- 发作频率。
- 住院情况。
- 咯血。

体格检查

- 湿咳。
- 产生痰量。
- 呼吸音特征（喘鸣、啰音）。
- 发绀。
- 杵状指。

■ 治疗史

- 个人病因及具体病程，明确慢性病程及加剧时的治疗史。
- 去除肺部黏液并开放气道：
- 胸部物理治疗。
- 体位引流。
- 咳嗽辅助。
- 手术选择：
- 支气管肺泡灌洗。
- 对药物治疗无效或持续咯血的行手术切除。
- 肺移植。

■ 用药史

- 根据痰微生物学指导使用抗生素。
- 抗炎：
- 吸入型糖皮质激素。
- 口服糖皮质激素。
- 口服大环内酯类抗生素。
- 吸入型非甾体抗炎药。
- 支气管扩张药：
- β受体激动剂。
- 抗胆碱能类。
- 茶碱。
- 白三烯拮抗剂。
- 吸入型黏液溶解剂。

■ 诊断检查与说明

- 高分辨率的胸部 CT（金标准）检查显示支气管扩张、支气管壁增厚、双轨征或环形阴影。
- 胸部 X 线显示支气管扩张、肺不张、支气管壁增厚、肺气肿及囊肿。
- 纤维支气管镜检查。
- 肺功能测试。
- 分析动脉血气（氧气分压、二氧化碳分压）。
- 痰培养。
- 白细胞计数（发现目前感染）。
- 体温（发现目前感染）。
- 免疫球蛋白水平（发现免疫缺陷）。
- 使用超声心电图评估右心功能。

■ 伴随的器官功能障碍

慢性低氧血症可能会引起肺血管收缩、肺动脉高血压、右心功能障碍，如肺心病。

■ 延迟手术情况

如果情况急性恶化，择期手术应推迟，如重症感染、咯血、排痰性咳嗽恶化等。

■ 分类

通常与囊性纤维化有关，所以通常分为囊性纤维变性和非囊性纤维变性。

治疗

■ 术前准备

术前用药

- 由于肺存储有限，因此患者病情为中重度时，应避免使用镇静剂。
- 考虑使用支气管扩张剂。
- 如果患者最近有类固醇治疗，可以使用冲击剂量类固醇。

■ 术中监护

麻醉选择

- 如果合适，可以单独使用区域阻滞麻醉，这可以避免使用气道设备和正压通气。
- 区域阻滞麻醉与全身麻醉相结合，可以减少系统性阿片类药物的使用。神经阻滞技术可以提高患者术后的深呼吸和肺功能。
- 主要目标是维持患者肺功能，改善肺储备降低情况。

监测

- 考虑为动脉血气分析预留动脉通路。

Z

• 注意二氧化碳分析仪变化,平台部分倾斜表明出现梗阻。

麻醉诱导/气道管理

• 可能存在慢性鼻窦炎,需谨慎使用鼻插管。

• 为了把咳嗽和气道反应降到最低,可以在气道操作和手术刺激之前达到深度麻醉。

• 尽管氯胺酮是一种有效的静脉支气管扩张剂,但是它会增加分泌物的产生,因此最好不使用。

• 在气道操作之前,使用挥发性麻醉剂面罩通气可以让支气管得到扩张。

• 确保神经肌肉阻滞剂的剂量及足够起效时间。

• 进行肺部手术时,肺隔离可尽量减少支气管扩张区域的感染物流到健康肺部组织。

维持

• 由于气道分泌物增加或变得黏稠,需要仔细而频繁的吸引。

• 湿化吸入气体可以软化分泌物。

• 警惕支气管痉挛、阻塞,因此要密切监测二氧化碳分析仪。

• 支气管痉挛治疗:
- 增加吸入麻醉药,使麻醉加深(强有力的支气管扩张剂)。
- 使用静脉麻醉药,增加麻醉深度(如丙泊酚)。
- 吸入 β 受体激动剂。

• 应注意支气管扩张肺组织血流增加引发

咯血的可能;此外还应注意气胸和支气管扩张区域的脓性分泌物流到健康肺组织的可能性。

拔管/苏醒

• 常规拔管标准:注意分泌物情况并意识到术后呼吸窘迫的可能性增加。

• 抗胆碱药可使分泌物更加黏稠,应适当减少使用剂量。

术后监护

床旁护理

• 要依据患者术前、手术、术中情况及气道情况选择床位。

• 频繁仔细地吸引。

• 进行肺功能测定。

• 吸氧。

• 监测呼吸窘迫。

药物处理/实验室处理/会诊

• 如果需要,利用动脉血气分析(ABG)监测氧分压和二氧化碳分压。

• 胸片。

• 担心右心衰竭可以使用超声心动图。

并发症

• 发热(如脓性分泌物溢出到之前健康的肺部组织,或者气道操作引起的菌血症)。

• 呼吸窘迫、衰竭。

- 低氧血症。
- 二氧化碳蓄积。
- 呼吸性酸中毒。
• 分泌物阻塞。

疾病编码

ICD9

• 494.0 支气管扩张症,无急性发作。
• 494.1 支气管扩张症伴急性发作。
• 748.61 先天性支气管扩张症。

ICD10

• J47.1 支气管扩张症伴(急性)发作。
• J47.9 支气管扩张症。
• Q33.4 先天性支气管扩张症。

临床要点

• 该疾病临床表现变化多端,高分辨率 CT 是诊断的金标准。

• 潜在病因多种多样,意味着不存在普遍的治疗方法。部分高质量、随机的对照试验数据显示,有一些特定的治疗对支气管扩张有效,特别是对那些儿童患者。

• 发病期间,避免择期手术。

• 气道分泌物增加和黏稠会使整个围手术期管理复杂。

• 类似哮喘和慢性阻塞性肺疾病,支气管扩张症会增加呼吸道损害的风险。

Z

肢端肥大症 Acromegaly

Adam Thaler, DO 王苑 译 / 王祥瑞 校

基础知识

概述

• 肢端肥大症来源于希腊语,意为"四肢"和"增大"。

• 肢端肥大症的主要成因是生长激素(GH)分泌异常,其是由垂体前叶产生的,通常为垂体瘤。结果表现为骨骼、软组织和结缔组织的过大生长。增长还可以表现为:
- 主要的器官包括:心脏、肺、肝脏和肾脏。
- 手、足、下颌和舌。
- 气道解剖包括舌、会厌、上颌和大面积软组织(造成困难气道的可能性)。

流行病学

发病率

• 每年新患者发病率:(3~4)/100 万。
• 美国:1/20 000。

患病率

• 诊断的年龄为 40~45 岁。
• 各个人种和性别患病率平均。

发病情况

• 心血管相关危险因素增加。

• 患者中 10%~43% 有困难气道的可能性(和全部人群相比有 3.6% 的可能性)。大于 20% 的患者有 Mallampati Ⅰ级和Ⅱ级的困难气道。

死亡率

• 当 GH 浓度 >10 ng/ml 时早产儿死亡率是 2 倍以上。

• 未治疗的肢端肥大症的心血管事件是死亡的常见因素,主要在 50 岁以前死亡。

• 和年龄对照组相比,控制不良的患者死亡年龄减少 10 岁左右。

病因/危险因素

• 无主要致病因素。

• 可能致病因素有:
- 多发性内分泌腺瘤病(MEN)Ⅰ型综合征。
- McCune-Albright 综合征。

- 独立的家族性肢端肥大症。
- Carney 综合征。
- 芳香烃受体相互作用蛋白（AIP）变异的家族史。

■ 病理生理

- 下丘脑：生长激素释放激素（GHRH）是由下丘脑产生和分泌的，通过垂体束至腺垂体远侧部（同生长抑素）。
- 腺垂体：GHRH 刺激腺垂体远侧部产生和释放 GH 到血流中去。与此同时，生长抑素抑制 GH 的产生和分泌。
- 组织：GH 游走至肝脏并刺激肝脏产生其他激素，如胰岛素样生长因子 1（IGF-1）。IGF-1 促进骨骼和其他组织的生长。
- "反馈回路"：通常 GHRH、GH、生长抑素和 IGF-1 紧密联系，互相调控。其他控制因素包括：睡眠、运动、压力、摄取食物和血糖水平。
- ＞95％的患者中垂体瘤产生的 GH 增多。垂体肿瘤分泌过多的 GH 而不被反馈回路所调控，这造成 IGF-1 的产生增多，组织生长异常。
- 碳水化合物和脂肪造成糖尿病和高血脂，最终形成动脉粥样硬化和心脏疾病。
- 心肌的增长造成传导干扰。
- 肝大。
- 肾脏：正性流量平衡造成慢性高血压、血管收缩、术前低血容量、低心输出量、容量自主调节失衡和（或）肾衰竭。
- 肺：低的动脉血 pH。
- 肿瘤生长的体积可能会对周围组织造成压迫，甚至是侵犯。
- 青少年发生肢端肥大症表现为巨人症。

■ 麻醉目标/指导原则

- 肢端肥大症的患者可能有声门或者声门下狭窄、鼻甲增大、声带增厚、迷走神经应激。警觉潜在的困难气道的可能性，充分的检查和准备气道方案很有必要。
- 处理合并症包括糖尿病、高血压和心脏疾病。

🅡 诊断

■ 症状

- 分为 2 组：肿瘤压迫周围组织和血中 GH 和 IGF-1 增多引起的反应。组织压迫能造成头痛，单眼或者双眼部分视野缺失。颞侧偏盲为视交叉受到压迫。

- 垂体肿瘤可以破坏腺垂体自身，干扰激素的产生。激素失调的表现可以为阳痿、性欲低、月经周期变化。
- GH 和 IGF-1 增高的症状为戒指尺码增大或者变紧（"香肠样"手指）、鞋码增大、下巴突出、皮肤粗糙或者增厚（特别是鼻）、巨舌、皮肤松弛。

■ 病史

- 发病：从发病到诊断需要 12 年。
- 75％的患者打鼾被诊断为阻塞性睡眠暂停。使用 CPAP 模式。
- 25％的患者有糖尿病，控制血糖。

体格检查

- 骨骼肌：
- 面部前突。
- 骨关节炎。
- 骨质疏松症。
- 脊柱后凸畸形。
- 骨骼肌减弱。
- 气道：
- 巨舌症。
- 声带增厚，声音嘶哑。
- 喉或者会厌软组织增厚：导致声门下狭窄。
- 扩大的会厌。
- 会厌旁褶皱肥厚。
- 喉部钙化。
- 喉返神经损伤。
- 内分泌：
- 周围神经损伤。
- 甲状腺结节，甲状腺肿（25％）；会压迫气道。
- 心血管：
- 增加心血管的患病率。
  ◦ AI 显著（30％）。
  ◦ MR 显著（5％）。
  ◦ 高血压（46％）：容量超负荷。
  ◦ 心脏肥大。
  ◦ 心律失常（40％）。
  ◦ 左心室功能不全：心脏射血分数（EF 值）～42％。
  ◦ CHF（3％～10％）。

■ 用药史

- 类生长抑素模拟生长抑素用于抑制 GH 的分泌。它能造成 30％的患者发生胃肠道不良反应，如恶心、腹胀、气腹。
- 多巴胺激动剂，溴隐亭和卡麦角林，作用于垂体水平减少 GH 的分泌，最后减少

IGF-1 的分泌。

- Pegvisomant 是新型的 GH 受体阻断剂。研究表明在＞90％的受试者中，其可以归一化 IGF-1 的水平。不良反应包括注射部位反应、出汗、头痛和疲劳。

■ 诊断检查与说明

- GH 和 IGF-1 水平。
- GH 抑制试验通过测服用 75 g 葡萄糖前后 GH 水平来验证。无法充分抑制血清 GH 水平可以证明这个诊断。
- 心电图改变，如 ST 段压低、T 波异常和传导缺陷，在＞50％的患者中出现。
- 胸片提示骨质增厚。
- 头部 CT 或者 MRI 确定腺瘤是在垂体。
- 腹部、骨盆和胸部 CT 扫描：胰腺、肾上腺、卵巢或者肺部肿瘤可能会分泌 GH 或者 GHRH。

■ 伴随的器官功能障碍

- 高血压。
- 糖尿病。
- 关节炎。
- 结肠息肉。
- 冠状动脉疾病。
- 传导异常。

■ 延迟手术情况

- 严重的症状，如 CHF 或者主动脉狭窄。
- GH 恢复到正常水平可以降低上呼吸道并发症的发病率。黏膜增厚与增生可以在术前恢复。

■ 分级

- 生化标准：
- 年龄的增长和性别与血浆 IGF-1 相匹配，随机血浆 GH＞0.4 μg/L，葡萄糖负荷试验 GH 缺乏，＜1 μg/L。
- 根据 GH 水平来判断严重程度，以及肿瘤大小。
- 影像学标准：垂体瘤的严重程度根据以下判断：
- 垂体肿瘤的体积。
- 鞍上的扩展和神经结构的压迫。
- 蝶骨和海绵窦的侵袭。
- 病理标准：GH 免疫组化的阳性指标证明垂体分泌 GH 腺瘤的诊断。根据细胞质内颗粒的数量，生长激素腺瘤可以分为 2 种类型：
- 密致型颗粒。

－疏松型颗粒(更具有攻击性)。

 治疗

■ 术前准备

术前用药
· 降压药,如需要。
· 胰岛素,如需要。

■ 术中监护

麻醉选择
区域阻滞被视为可以避免呼吸道阻塞,但是出现并发症或者阻滞失败等不理想的情况下需要紧急气道开放设备。

监测
· 标准 ASA 监测。
· 有创动脉监测用于患者合并控制差的高血压或者糖尿病,或者合并冠状动脉疾病。
· 导尿管用于仔细监测液体管理。患者尿量可能会超过 1 200~1 500 ml。

麻醉诱导/气道管理
· 为潜在的困难气道做准备。
－因为面骨突出需要准备大点的面罩。
－因为声门下变窄和变形需要小一号的 ETT。

－如果直视喉镜暴露困难,可以考虑使用纤支镜。

维持
· 麻醉的平衡需要使用吸入和静脉麻醉药物。
· 术中可见高血压,特别是消毒鼻中隔的时候使用可卡因、肾上腺素和去氧肾上腺素。
· 主动脉瓣关闭不全的患者出现"快而松"现象,表现为后负荷降低和心率增快。心动过速和增加的 SVR 使得主动脉瓣关闭不全的患者动脉反流量增加。
· 对于长手术时间和血糖控制不佳的糖尿病患者,血糖监测显得很重要。
· 体液调节发生改变:肢端肥大症的患者尿量明显降低造成正液平衡。

拔管/苏醒
患者有呼吸道阻塞和困难气道的风险增加。确保患者完全清醒,能够听从指令后再拔管。

术后监护

■ 床旁护理

· 充分供氧(鼻导管,面罩)。

· 拔管后为潜在的巨大舌体后移做准备,这样可以减少并发症的可能。

■ 并发症

· 困难气道。
· 术中血糖和体液不平衡引起的轻度代谢问题。

疾病编码

ICD9
· 253.0 肢端肥大症和巨人症。
ICD10
· E22.0 肢端肥大症和垂体性巨人症。

临床要点

· 超过 50% 的患者发生心脏并发症:心肌病伴心律失常、左心室肥厚、舒张功能减弱、高血压。
· 超过 60% 的患者发生呼吸道并发症:上呼吸道阻塞伴睡眠呼吸暂停、喉部相关软组织阻塞和中枢性睡眠障碍。

脂肪栓塞综合征 Fat Embolus Syndrome

Andrea Parsons, MD 林雨轩 译 / 高浩 校

 基础知识

■ 概述

· 脂肪栓子是在外周和肺微循环存在脂肪滴。它最常发生于长骨(股骨、胫骨、桡骨、尺骨、肋骨)或骨盆骨折,但也见于关节成形术、抽脂手术和骨髓移植中。
· 脂肪栓塞综合征(FES)罕见且致命,脂肪栓塞后的典型临床表现为血氧不足、精神错乱、瘀斑,多发生于骨折或手术后 24~72 h。
· 早期诊断和心肺支持可能改善预后。

■ 流行病学

发病率
· 因为缺乏具体的实验室检测或诊断研究,流行病学标准可能低估了真实的数据。
· 任何单独的长骨骨折(股骨、胫骨、桡骨、

肋骨等):0.1% 或 0.01%。
· 多发单侧股骨骨折:1.2%。
· 双侧股骨骨折:高达 33%。
· 抽脂手术:19/10 万。

发病情况
· 机械阻塞引起远端机体缺血。
· 反常性动脉栓子会导致脑或心肌缺血事件。
· 炎症反应可能导致缺氧、心力衰竭、脑血管意外。

死亡率
· 尽管进行适当的复苏,大的栓子仍可能使患者快速死亡。
· 暴发性 FES:高达 10%~45%。
· 抽脂手术:8.5%。

■ 病因/危险因素

· 脂肪栓塞通常发生在管状骨(长轴)或

骨盆骨折后内源性脂肪释放进入循环。外源性脂肪乳剂注入循环也会引起脂肪栓塞。
· 危险因素包括:
－长骨(股骨、胫骨、桡骨、尺骨、肋骨)骨折:闭合性骨折的发病率高于开放性骨折。
－骨盆骨折:闭合性骨折的发病率高于开放性骨折。
－整形手术(联合关节成形术)。
－软组织损伤。
－抽脂手术。
－骨髓采集、移植。
－骨肿瘤细胞溶解。
－脂质注入。

■ 生理/病理生理

· 脂肪栓子明显不同于脂肪栓塞综合征。脂肪栓子是指存在于全身和肺循环的脂

小球,通常无临床症状。但另一方面,FES是一个脂肪栓子所引起的临床结果,表现:

- 肺脏变化(呼吸短促、低氧血症)。
- 脑功能障碍(躁动、谵妄、昏迷)。
- 瘀斑、皮疹(仅出现在 20%～50% 的病例中)。

• 促使患者发展到罕见且危及生命的脂肪栓塞综合征的因素仍不清楚。虽然脂肪栓子存在于一些长骨骨折患者,但是只有 1%～3% 发展为 FES。多处骨折和双侧损伤后 FES 的发生率增加,显示骨折的数量可能起到作用。

• 病理生理学涉及炎症和机械表现:

- 炎症:在发展为 FES 的患者,栓塞的脂肪分解成游离脂肪酸,与急性呼吸窘迫综合征(ARDS)的发展和心功能障碍相关。血管内皮损伤可通过内皮素-1、纤维蛋白、中性粒细胞等炎症途径激活。这条通路的激活可导致肺血管收缩(肺动脉高压)、血管通透性增加(肺水肿)、血小板聚集(血小板减少症)和 V/Q 不匹配(血氧不足)。

- 机械性:脂肪栓子移动到右心从而导致肺动脉和右心压力上升。这可能导致右心压力增加(中央静脉压增加、颈静脉扩张、T 波高尖)和心输出量减少(增加楔压力、MVO_2 减少、低血压)。显著的右心室流出道阻塞会导致右心衰竭、心血管功能衰竭和(或)死亡。

• 机械、创伤病因:发生创伤性损伤时(骨折、吸脂等),骨髓或脂肪组织被迫进入小静脉。骨折时,附着的小静脉保持开放,脂肪得以进入静脉内。

• 髓内高压力:骨轴钻孔、骨水泥的使用或假体放置会导致脂肪从骨髓进入血液循环。

• 非创伤性:接受营养脂肪乳剂治疗的危重患者发生脂质凝集反应。

• 反常栓塞:脂肪也可以通过卵圆孔未闭从右心到左心,并可能导致脑梗死和心肌梗死。卵圆孔未闭可以出现在 20%～30% 的普通人群。

■ 预防措施

• 骨折早期固定降低了 FES 风险。手术复位进一步有效降低风险,但不是保护措施(如牵引)。

• 尽管仍有争议,但一些证据表明,在急诊预防性给类固醇可降低脂肪栓塞的发病率。

• 在使用骨水泥时采用能减少骨内压力增加的外科技术:清洗骨、清除残片和骨髓骨水泥充填之前,创造一个骨中的排气孔和(或)允许骨水泥在应用之前变得黏稠。

💊 诊断

• 临床诊断:诊断脂肪栓塞综合征指南包括 1 个主要标准和 4 个次要标准。

- 主要标准:
  ○ 背部瘀点。
  ○ 血氧不足,$PaO_2 < 60$ mmHg,$FiO_2 \geqslant 0.4$。
  ○ 中枢神经系统抑制。
  ○ 不成比例的血氧不足。
  ○ 肺水肿。
- 次要标准:
  ○ 心动过速(心率 >110 次/分)。
  ○ 发热(体温 >38.5℃)。
  ○ 视网膜可见栓子。
  ○ 尿液中存在脂肪。
  ○ 痰中存在脂肪。
  ○ 原因不明的血细胞比容或血小板下降。
  ○ 红细胞沉降率增加。
• V/Q 不匹配(通气血流比值)。
  - 低 V/Q(分流)表明相对于灌注,通气受损;如果肺水肿或 ARDS 存在(炎症)可能发生 FES。
  - 高 V/Q(无效腔)表明相对于通气,灌注受损;脂肪栓子流经肺部时可能发生 FES(机械)。
• 心电图:出现右束支传导阻滞或非特异性 T 波改变。
• 血小板消耗会发生血小板减少。可能存在贫血和纤维蛋白原的降低。
• 经食管超声心动图能显示右心室的栓子,如果发生循环衰竭,它是评估容量状态和心功能的有效方法。
• FES 后期实验室标志物是血清脂肪酶,在栓塞后 3～5 天升高,高峰在 5～8 天。
• 组织学:随着时间推移,胸部 X 线摄影可以显示 ARDS 浸润的进展。

■ 鉴别诊断

• 急性冠状动脉综合征。
• 心源性休克。
• 血栓栓子。
• 血栓性血小板减少性紫癜。
• 骨水泥植入综合征:低血压与聚甲基丙烯酸甲酯或骨水泥的使用有关。

💉 治疗

• 应立即进行骨科和软组织损伤修复。在高危患者(如长轴骨折)考虑进行连续监测脉搏血氧饱和度。
• 支持疗法是最主要的治疗方法。必要时使用高级心脏生命支持(ACLS)的指导方法。
• 维持氧饱和度 >90% 以优化组织氧合。吸氧、气管插管、机械通气和呼气末正压通气(PEEP)对增加供氧是必要的。
• 密切监测血流动力学优化组织灌注。根据需要使用液体和升压药。麻黄素、肾上腺素、去甲肾上腺素,多巴酚丁胺可以在右心衰竭时提供心肌收缩力支持。
• 适当纠正贫血和凝血功能障碍。

⟳ 随访

• 术后密切监测,脉搏血氧测量。
• 患者可能需要机械通气或其他支持,即持续气道正压(CPAP)、双向正压通气(BiPAP)。

■ 非公开索赔数据

• 骨科医师被诉讼的最常见原因是股骨骨折相关并发症。在成人中,最常见的并发症包括手法不佳、感染、手术部位、脂肪和(或)肺栓子、延误诊断或治疗。

- 在所有索赔案件中涉及股骨骨折的约占 32%($n=820$)。
- 支付平均:113 000 美元。

疾病编码

ICD9

• 958.1 脂肪栓塞。

ICD10

• T79.1XXA 脂肪栓塞(创伤)。初始。
• T79.1XXD 脂肪栓塞(创伤)。随后。
• T79.1XXS 脂肪栓塞(创伤)。后遗症。

❓ 临床要点

• 脂肪栓子明显不同于脂肪栓塞综合征。FES 是由机械梗阻的病理生理学、受伤与游离脂肪酸和内皮损伤导致炎症通路的激活。
• 典型三种体征,肺部改变、脑功能障碍、瘀点,提示 FES。然而,在创伤患者应怀疑 V/Q 不匹配,尤其是没有其他肺损伤(如肺挫伤)时。
• 支持治疗包括 ACLS 指南。

治疗颅内出血的开颅手术 Craniotomy for Intracranial Hemorrhage

Carsten Nadjat-Haiem · Keren Ziv，MD　崔璀 译 / 杨瑜汀 杨立群 校

 基础知识

■ 概述

一般情况

- 颅内出血的原因包括脑血管动脉瘤或动静脉畸形（AVM）破裂、恶性高血压、外伤、抗凝治疗和肿瘤。
- 颅内出血的发病率和死亡率风险都很高，因此及时诊断并给予药物和（或）手术处理是治疗的基础。
- 药物治疗通常用于最小的伤口的小出血，身体可以吸收血凝块；也可以用于手术动脉瘤夹闭前后以取得最好的结果，包括癫痫的预防与治疗、颅内血压的管理和血管痉挛的预防。然而，尽管研究正在进行中，近年来还没有重大的发现与提高。
- 动脉瘤夹闭手术治疗时，第一次出血（本章重点）、AVM 或是伴随着神经功能恶化、脑干受压或脑积水的大脑表面附近大出血，14 天以内再次出血的风险高达 35%。

体位

- 决定因素包括动脉瘤位置（80% 位于前循环）、AVM、血肿、手术选择、患者因素（如颅内压）。可能的体位包括俯卧位、半侧卧位、侧卧位、仰卧位和坐位。在一次手术中可以应用多种体位。
- 通常适当抬高头部以帮助静脉回流与大脑放松，尽管头部的升高程度很小，空气栓塞仍是一种威胁。
- 需要非常谨慎地选择坐位，只在颅内压高而无法放松的患者或由于手术方式需要才选择坐位，临床手术中的静脉空气栓塞的风险很高，所以必须采取措施以降低这种风险或是保证早期检测（容积负荷、胸多普勒、中心静脉置管用于抽取上腔静脉的空气）。
- 这些过程往往时间很长，因此密切关注合适的体位，患者身下饱满的填充物和患者的安全是非常重要的。

切口

取决于损伤的部位和术者的选择。

手术时间

变化很大，从 90 min 到 16 h。

术中预计出血量

- 在未破裂的动脉瘤通常只有几百毫升。
- 如果动脉瘤破裂，出血量将会变大，患者

将大量失血。
- 建议立即准备至少两个单位浓缩红细胞，更多血制品和扩容液体容易获取。

手术特殊器械

操作显微镜、可能三维引导设备和电生理监测设备。

■ 流行病学

发病率

蛛网膜下腔出血（SAH）：每年 9/10 万，原因如下：

- 动脉瘤破裂：85%。
- AVM：10%。
- 脑出血：10%。
- 其他（肿瘤）。

风险随年龄增长而增加。

患病率

1%～2% 的人有至少一个动脉瘤。

发病情况

- 在动脉瘤破裂后早期存活的患者中，25% 的患者的生活方式将受到明显限制，只有 20% 的患者无残留症状。
- 其他问题包括长期认知功能损伤、抑郁、疲劳、头痛、创伤后应激障碍（PTSD）和垂体功能减退症。

死亡率

总的来说，生存率很低，SAH 后的死亡率接近 50%。

■ 麻醉目标/指导原则

- 预防诱导期和术中操作时的再出血。
- 预防脑血管痉挛（3H 疗法：高血压，血液稀释，血容量）。
- 管理升高的颅内压。
- 大脑"放松"状态。

 术前评估

■ 症状

- 颅内压增高可表现为头痛、恶心和呕吐、抽搐或感觉改变。
- 与出血相关的局灶性神经症状。

病史

大多数颅内动脉瘤是无症状的，并且一直未被发现，直到破裂。

体格检查

需要彻底的神经系统检查以评估患者的基础情况，以便能对患者进行评估并与术后检查结果进行对比。通过这样的方式可以发现新的微小的变化，可以及时更正进一步的诊断和治疗。

■ 用药史

- 甘露醇。
- 呋塞米。
- 3% 盐水。
- 钙通道阻滞剂等血管活性药物抑制血管痉挛，其他控制血压的药物。
- 类固醇激素用来治疗脑水肿。

■ 诊断检查与说明

- 在 3H 疗法中用全血细胞计数评估血液稀释程度。
- Chem7 评估由于释放的脑、心房利钠肽或不恰当的抗利尿激素分泌（SIADH）症状引起的脑性盐耗（低钠血症和低钾血症）。
- 心电图：蛛网膜下腔出血往往导致与急性缺血一致的变化（QT 间期延长、Q 波、心律失常）。
- 超声心动图：只需要知道心脏是否缺血或怀疑衰竭。
- 胸片通常不使用，除非怀疑神经源性肺水肿。
- 影像学检查包括 CT 血管造影、血管造影、磁共振成像。

■ 伴随的器官功能障碍

- 心律失常将发生在 90% SAH 患者。
- 缺血性心脏病可能发生在小部分患者身上，这是由于血管痉挛和高儿茶酚胺状态。治疗方案类似于治疗继发于动脉粥样硬化的冠状动脉缺血。如果处理得当，这种缺血通常是可逆的，患者恢复良好。
- 神经源性肺水肿（NPE）可能在伤后几分钟到几小时发展。它体现为肺间质和肺泡液体显著增加，导致呼吸困难、呼吸急促、心动过速、肺底湿啰音、大量泡沫痰，可能的咯血与低氧血症。

治疗

■ 术前准备

术前用药

有感觉器官改变或颅内压增高的患者应

谨慎使用,如果真的有,术前给药;微小的二氧化碳分压变化可导致颅内压巨大变化和缓和。

知情同意的特殊情况

延长插管时间和药物诱导的昏迷的患者。

抗生素

头孢唑林预防性用于皮肤感染,每 4 h 一次。

▪ 术中监护

麻醉选择

全身插管麻醉。

监测

标准 ASA 监测。

- 弗利导尿管。
- 动脉置管用于严密的血压监测并在动脉瘤或动静脉畸形再破裂时帮助容量复苏。
- 在有静脉空气栓塞和大量的失血风险,以及可能需要使用血管活性和巴比妥酸盐药物的时候,一定要考虑中心静脉置管。
- 脑电图监测和诱发电位并不是标准监护,但以下情况中应慎重考虑:在巨大和宽颈动脉瘤的病例中,接近于其他血管的动脉瘤、高 ICP、蛛网膜下腔大出血,或在其他有脑缺血风险的情况中。没有任何试验显示对结果有益。调查结果可用于进一步直接治疗与干预。

麻醉诱导/气道管理

- 没有单一推荐的诱导选择,目标如下:
  - 保持动脉瘤壁压力梯度稳定。
  - 保持足够的脑灌注和氧合。
  - 避免颅内压的快速变化。
- 诱导时动脉瘤破裂的危险性约为 1%(重新破裂的数据难以获得)。良好诱导的选择是丙泊酚,静脉给予利多卡因、艾司洛尔和短效阿片类药物(如瑞芬太尼),其他等效药物也可使用。
- 通常,使用中效非去极化肌松药。琥珀胆碱将短暂提高 ICP,但相比于不顺利的诱导,提高 ICP 的程度较低。

维持

- 体位和头部固定都是刺激性事件,并可能需要更多剂量的诱导药物。局部麻醉药的头皮浸润对于减轻应激反应是有作用的。由于低血压的风险,避免使用长时程的药物。
- 大脑放松。减少颅腔内容物以方便手术野暴露是很重要的。
  - 甘露醇 0.5～1 mg/kg 持续 20～30 min,但其使用可能会导致严重低血压,尤其是在低血容量的患者。
  - 呋塞米。
  - 脑脊液引流。
  - 头部高度。限制头部旋转(有助于大脑放松)以避免静脉流出道梗阻。
  - 如果大脑放松不够,从挥发性药物(通常维持在一个 MAC 值以下)改用丙泊酚输注将明显地改善放松程度。
- 在这种情况下保持血压接近于正常水平。不过如果外科医师使用临时动脉夹或动脉瘤是稳定的,血压升高是为了提高侧支循环血流。
- 脑保护。在这个时候,研究显示没有大脑保护措施可以减少缺血风险。
  - 亚低温会降低脑氧代谢率($CMRO_2$),但不会影响发病率或死亡率。然而,它会帮助大脑放松,如果温度不降至 34.5 ℃ 以下,对感染率、出血、伤口愈合没有负面影响。
  - 在一些中心,巴比妥在暴发性抑制中滴定使用以保护大脑缺血,并使大脑放松。同样,没有结果证据支持这一实践。

拔管/苏醒

- 预先用多种方式治疗恶心。
- 拔管应平稳。术后大量出血患者可考虑术后气管插管,或对于保护气道能力有怀疑的时候也可以考虑插管。
- 术后早期高血压很常见。轻度高血压(20%)无需处理,因为它将有助于侧支循环

的血流并且是避免血管痉挛 3H 疗法一部分。超出这个范围的高血压需要钙通道阻滞剂或 β 受体阻滞剂治疗。

- 治疗疼痛的药物应谨慎给予,避免感觉中枢混乱和呼吸抑制。
- 早期神经科检查最重要的是可以指导是否需要扫描、血管造影,还是开始 3H 疗法治疗。

术后监护

▪ 镇痛

手术疼痛通常是容易用小剂量长效阿片类药物治疗。它们的使用可以由术中长效局麻药区域阻滞替代。

▪ 并发症

- 术后出血。
- 血管痉挛。
- 脑积水。

▪ 预后

变化很大,直接与出血程度有关。

疾病编码

ICD9

- 432.9　未明原因的颅内出血。

ICD10

- I62.9　非外伤性颅内出血,非特异。

❓ 临床要点

- 大脑良好的松弛至关重要。
- 准备好输血,降血压和巴比妥药物用于动脉瘤再破裂。
- 术后护理(即 3H 治疗,避免恶心,控制血压)对于良好的预后是很重要的。

滞留胎盘剥离　Retained Placenta Removal

Swarup S Varaday　郝光伟 译/梁超 校

基础知识

▪ 概述

- 第三产程是指从胎儿娩出至胎盘剥离的

时间。正常情况下,胎盘在 10 min 内剥离和娩出。如果胎盘在 30 min 内还没有剥离则称为第三产程延长。

- 正常胎盘附着可能与持续存在的胎盘抑

制因子(氧化亚氮或孕酮)有关。分娩开始前,抑制因子的水平下降,导致胎盘剥离。胎盘的剥脱、分离以及娩出均依赖于胎盘后子宫肌层的收缩。

- 滞留或黏附的胎盘组织可抑制子宫收缩功能,导致产后出血。
- 滞留的部分通常是副胎盘。它是小的副叶,通过一根血管与主胎盘相连。
- 分离的胎盘也可被扣留在紧闭的宫颈内,但这不常见。
- 胎盘植入(胎盘组织深入子宫壁)可导致严重的胎盘滞留,并引起大出血。
- 手工剥离胎盘是将手伸入阴道,将胎盘从子宫壁分离。
- 剥离胎盘前和(或)后,给予促宫缩药物(缩宫素、甲基麦角新碱),以刺激子宫收缩,帮助出血;按摩子宫也可促进宫缩。
- 分离的胎盘被扣留在紧闭的宫颈内时,可应用促子宫松弛药物(硝酸甘油、吸入麻醉剂),但在胎盘剥离后需给予促宫缩药物。
- 如果滞留的胎盘难以剥离并以片状排出,可行刮除术,以刮除子宫内的胎盘碎片。
- 在胎盘植入的情况下,有时残留的胎盘片段可能难以去除甚至完全不能去除,则需要急症行子宫切除术和(或)双侧髂血管结扎术。
- 危险因素。
- 既往有胎盘滞留史。
- 既往有子宫损伤/瘢痕。
- 早产。
- 引产或促产。
- 多胎妊娠。
- 既往曾行扩张和刮除术。

体位
截石位,双腿置于架子上。

手术时间
手工剥离胎盘和刮宫术约需 20 min 至 1 h。

预计出血量
少量(100 ml)至大量(≥2 000 ml)。

住院时间
取决于出血的严重程度、合并的脏器功能障碍以及去除的方法(如子宫切除术、手工剥离术等)。

特殊手术设备
- 扩张和刮除器械。
- 行子宫切除术的条件。
- 有创监测套装。
- 血液加温器。
- 快速输液装置。

■流行病学

发病率
胎儿娩出后 30 min,发达国家和发展中国家的胎盘滞留发生率中位数分别为 2.67% 及 1.46%。

患病率
占产后大出血的 5%~10%。和妊娠期大于 37 周的产妇相比,妊娠期小于 26 周的产妇更易发生。

发病情况
与失血的直接影响、止血和复苏过程中的并发症有关。

死亡率
产后出血可能致命,仍缺乏胎盘滞留引起大出血致死的数据。但在发达国家,由于干预及复苏较早,死亡率很低。

■麻醉目标/指导原则

- 评估出血严重程度,优化容量状态,可能需要紧急输血。
- 应提供良好的镇痛,是否需子宫松弛视情况而定。
- 很少需行急诊子宫切除或双侧髂血管结扎,但也不是完全没有可能。

术前评估

■症状

- 呼吸短促。
- 眩晕。

病史
- 胎儿娩出后,胎盘无法娩出或部分娩出。
- 估计出血量。
- 输注的晶体液及输血量。
- 是否行硬膜外分娩镇痛。

体格检查
- 苍白。
- 皮肤湿冷。
- 黏膜干燥以及皮肤张力降低。
- 呼吸急促。
- 心动过速。
- 脉压减小。
- 毛细血管充盈差。
- 尿量减少。
- 感觉改变。

■用药史

- 缩宫素。
- 甲基麦角新碱。
- 前列腺素。
- 硫酸镁。

■诊断检查与说明

- 全血细胞计数;血小板。

- PT、PTT、纤维蛋白原。
- 血型鉴定及交叉配血。
- 产科医师行腹部超声检查,判断滞留胎盘组织的位置。

■伴随的器官功能障碍

- 凝血功能障碍可由大出血和凝血因子耗竭引起,也可继发于严重先兆子痫。
- 严重出血可引起少尿和肾衰竭。
- 希恩综合征(垂体功能低下):妊娠期间,垂体扩大但血供没有随之增加。此外,垂体前叶的血液由低压的门脉系统供应。产程中大出血或低血压可导致受累的垂体区缺血,甚至坏死。首发症状为无乳汁。治疗采用激素替代疗法。垂体后叶由动脉直接供血,故一般不受影响。

💉 治疗

■术前准备

术前用药
- 需考虑到有误吸的可能,但不能因此耽误急诊手术的诱导。抗酸剂常来不及使用。
- 液体复苏。
- 必要时输血。

知情同意的特殊情况
- 可能需输血。
- 可能需进一步行子宫切除术。
- 术后可能需保留气管插管。

■术中监护

麻醉选择
- 区域麻醉术可避免气管插管,容量已补充及血流动力学稳定的患者可选择区域麻醉。
- 没有硬膜外导管的患者可选择腰麻,腰麻的优点是起效快,阻滞完善,有判断穿刺成功的明确指标(脑脊液)。
- 如果患者已置入硬膜外导管且效果好,可优先选择硬膜外阻滞麻醉。
- 如果胎盘已剥离但被扣留在紧闭的宫颈内,可给予小量镇静药和镇痛药。
- 存在下列情况建议行全身麻醉:大量出血、低血容量患者、没有置入有效的硬膜外导管,需行宫内操作、确诊胎盘植入,子宫切除术的可能性较大。

监测
- 标准麻醉监测。
- 放置导尿管,监测并评估尿量。
- 如伴有大出血或生命体征不平稳,可考虑行动脉血压或 CVP 等有创监测。

麻醉诱导/气道管理

- 腰麻麻醉平面应达 T_{10} 水平。
- 采用局麻药硬膜外"填充",可选择氯普鲁卡因、甲哌卡因、利多卡因(加入碳酸氢盐)等快速起效的局麻药,目标是感觉平面达 T_{10} 水平。
- 镇静药和镇痛药可导致一过性低血压,剂量需小心滴定。
- 全身麻醉应采用快速序贯诱导。
  - 准备好吸引设备并按压环状软骨。
  - 如患者血流动力学不稳定,优先选择氯胺酮。
  - 孕妇困难气道可能性大,需准备好特殊的插管器械。

麻醉维持

- 子宫收缩药物的给药,注意药物相关的副作用。
- 缩宫素:低血压(快速静注时发生率增加)、水中毒、子宫破裂。
  - 麦角新碱:恶心、呕吐、腹痛、高血压、心律失常。
  - 前列腺素类:气管痉挛,增加肺血管阻力。
- 如胎盘扣留在紧闭的宫颈内,可应用子宫松弛药物。
  - 常用硝酸甘油。
  - 静脉注射起效迅速(60 s 内)、作用时间短(60 s);50 μg 对血流动力学的影响小。
  - 舌下含服起效也很快(35～65 s),0.8 mg 分两次给药。可导致低血压,尤其是低血容量患者。
  - 吸入麻醉药浓度大于 1 MAC 时,可提供良好的子宫松弛作用,但也可能导致低血压。

拔管/苏醒

- 在患者清醒、完全复苏、呼吸功能良好、保护性气道反射恢复时拔除气管导管。
- 患者血流动力学不稳定或伴有 DIC 时,可考虑保留气管导管。

术后监护

▪ 床旁护理

- 警惕出血。
- 必要时给予面罩或鼻导管辅助供氧。

▪ 镇痛

- 通常为中度疼痛,口服阿片类药物常已足够。
- 如患者行子宫切除术,可选择椎管内给予阿片类药物或行患者自控镇痛。
- 大出血的患者应在凝血功能正常后拔除硬膜外导管。

▪ 并发症

- 人工剥离滞留胎盘或刮宫术可导致子宫穿孔。
- 其他方法不成功或有胎盘植入时,可考虑行剖腹探查,必要时行子宫切除术。
- 出血可导致低血压,可能需要输血;紧急情况下可输未交叉配血的 O 型血。
- 输血(输血相关性急性肺损伤)和液体复苏过量(肺水肿)相关的并发症。
- 感染。

疾病编码

ICD9
- 666.02　第三产程出血,分娩及产后并发症。
- 666.04

ICD10
- O72.0　第三产程出血。
- O73.0　不伴出血的胎盘滞留。

临床要点

- 胎盘滞留的处理应积极。
- 首选缩宫药,但当胎盘被扣留在紧闭的宫颈内时,可给予子宫松弛药物。
- 关注容量状态并评估出血量,必要时可给予液体复苏或输血。
- 严重低血压或容量复苏不足时避免行硬膜外麻醉。

中心静脉导管　Central Lines

Edna Ma, MD　杨博宇 译 / 陆秉玮 校

基础知识

▪ 概述

一般情况

- 放置中心静脉导管(CVC)包括大静脉[如颈部(颈内或颈外静脉)、胸部(锁骨下静脉)或腹股沟(股静脉)]插管。
- CVC 可用于:
  - 注入血管活性药物、高渗性药物、化疗药物,以及长期使用抗生素。
  - 心血管(CV)测量:中心静脉压。
  - 反复的血液检查:包括混合静脉血氧饱和度。
  - 心脏起搏。
  - 血液透析。
  - 营养:全胃肠外营养(TPN)。
- 外科放置中心静脉导管通常在手术室进行,需要放置较粗管径,提供长期通路,并可根据需要选择开放性通路。
- 通过开放性通路或"捷径"在手术室从颈内静脉或锁骨下静脉插入隧道式导管。导管远端通过皮下,从远离插入点的地方穿出;与皮下接口或供直接利用的皮肤上接口相连。静脉注射对比剂可以确认血管置入。
  - 放置隧道式导管的优点包括患者舒适度、稳定性和预防感染。植入式接口完全在皮肤下,患者可以正常游泳和洗澡。
  - 植入式接口是一个储药池,可以被填充并释放药物到患者血液。它与一种特殊的无芯针(Huber 针)相连,不会损伤橡胶隔垫。
  - "PORT-A-CATH"是一种隧道式导管与植入式接口的例子,可用于化疗或 TPN。
- 非隧道式导管。典型地经皮置入导管,并将接口固定于插入点。
  - 常在床边进行。
  - 例子包括置于颈内静脉或锁骨下静脉的三腔或双腔导管,以及用于临时透析的 Quinton 导管。
- PICC 管:经外周静脉置入中心静脉导管。通常通过上肢静脉插入(如头静脉、贵要静脉和肱静脉)。通过外周静脉插入导管并穿过,尖端留在上腔静脉远端或上腔静脉与右心房交界处。
  - 由医师、医师助理或有资质的护士在超声辅助下在手术室外置入。

体位

• 垂头仰卧位,改善静脉"充血",防止空气进入血管内。

• 将患者头部外旋有助于导管进入锁骨下静脉或颈内静脉。

切口

• 持续负压的空心针从皮肤插入,至血液回吸。

• 为了置入导管,可使用扩张器或做小型皮肤切口以扩大插入位置。

• 导管可在皮肤下通过并与皮下接口相连。

手术时间

10~30 min。

术中预计出血量

<10 ml。

住院时间

• 取决于 CVC 适应证。

• 长期抗生素治疗或化疗可在门诊进行。

特殊手术器械

• 超声引导装置。

• 透视和静脉造影剂。

• 术后 X 线胸片。

■ 流行病学

发病率

美国每年>500 万。

发病情况

• >15%人的有并发症,包括:

– 气胸。

– 血管损伤。

– 感染。

– 血栓。

– 静脉空气栓塞。

– 心脏压塞。

– 出血。

– 血肿。

– 心律失常。

– 导丝丢失。

– 心脏瓣膜穿孔。

死亡率

• 与以下相关:

– 心脏压塞。

– 导管或导丝栓塞。

– 血管损伤;血胸、胸腔积液、颈动脉损伤、锁骨下动脉损伤、肺动脉破裂。

■ 麻醉目标/指导原则

• 麻醉师可尽可能不使用镇静剂、喉面罩气道(LMA)或气管插管(ETT)全身麻醉。可根据患者的合并症和能否保持垂头仰卧位

以及手术者的偏好决定。

• 静脉空气栓塞(VAE)的两个要素是空气与血液直接相通及使空气进入血液的压力梯度。CVC 装置可使空气与静脉相通,并且当患者自主通气或通气阻碍,负压呼吸可以提供空气进入的驱动力。

术前评估

■ 症状

• 化疗患者可包括乳腺癌或结肠癌或淋巴瘤患者。

• 血液透析患者可包括尿毒症症状、贫血、酸中毒和容量超负荷。

• PICC 导管接入患者可包括需要长期抗生素治疗或化疗的。

病史

需要评估适应证及潜在疾病。

体格检查

多样化。

■ 用药史

可继续外周营养输入。

■ 诊断检查与说明

• 凝血试验。

• 可测血钾值,但通常用于透析和恢复电解质平衡。

■ 伴随的器官功能障碍

多样化。

治疗

■ 术前准备

术前用药

适当使用抗焦虑药物。

知情同意的特殊情况

应该与患者和家属讨论手术可以实现的目标以及可能发生的情况。此外,应该告知患者,插管时可能会要求他们"屏气"。

抗生素/常见病原体

皮肤细菌;第三代头孢菌素等(如头孢唑林)。

■ 术中监护

麻醉选择

• 仅能使用利多卡因局部皮下麻醉。

• 镇静。

• 全身麻醉通常针对儿科患者或者不合作

的、躁狂的、焦虑的患者,以及那些由于合并症(有误吸风险、功能残气量较低和肺水肿)而不能让头部处于向下位置的患者。

• 当不可能发生误吸时,可考虑 LMA。

• 如有误吸风险或困难气道(既往行颈部放疗或肥胖),可考虑 ETT。

监测

标准 ASA 监测。

诱导麻醉/气道管理

• 镇静:麻醉的目标应该包括患者位置舒适(如垂头仰卧位、导管隧道和手臂)以及局部麻醉皮下浸润。

• 全身麻醉:肌松状态下方便 ETT 插入。如果需要,考虑短暂应用琥珀胆碱。但是,有合并症(因高钾血症接受透析治疗的患者)时不能应用。如果使用非去极化剂,逆转其作用的时间可能超过作用时间。

维持

• 镇静剂量滴定应谨慎。过度镇静可能会导致阻塞,并可能在穿刺和置管过程中增加 VAE 的风险。

• 全麻维持可用吸入性或静脉药物。

拔管/苏醒

• 镇静:过程完成,调整体位。

• 全麻:应用拔管标准。

术后监护

■ 床旁护理

术后胸部 X 线确认放置位置及排除并发症。

■ 镇痛

尽可能不用。疼痛可用对乙酰氨基酚治疗。

■ 并发症

• VAE:

– 清醒的患者可能会出现急性呼吸困难、持续咳嗽、喘息反射、头晕、眩晕。心脏表现(在清醒和睡眠的患者)包括:心律失常、P波高尖、ST 段改变、颈静脉怒张、右心衰竭、血压偏低和 CV 塌陷。

– 预防措施包括垂头仰卧、放置和拆除时堵塞针、当患者处于支持通气(SV)时避免深吸气(避免负压/吸引效应),并在正压通气(PPV)时应用 PEEP。

– 当垂头仰卧位为禁忌证时(ICP 增加),考虑在导丝或导管插入时暂时摆放该体位,或提高腿以增加静脉回流和右心房压力。

• 经体格检查(一侧胸腔呼吸音消失±低血压)和(或)胸部 X 线可诊断气胸。使用超声引导,发病率可被最小化。治疗通常包括胸腔置管,以排出空气,重新扩大肺容积。

• 血胸。诊断和治疗与气胸相似。

🔔 临床要点

• 可呼叫麻醉师在手术室中在不镇静、镇静或全身麻醉下为患者做中心静脉导管置管。

• 此外,麻醉师通常以经皮通路放置中心静脉导管,便于术中和术后护理。

• VAE、气胸、血胸是放置 CVC 的严重且可能致命的潜在并发症。应采取措施降低发生率,并积极治疗。

终末期肝病 End Stage Liver Disease

Vadim Gudzenko, MD · Anahat Dhillon, MD 林雨轩 译 / 程鑫宇 邵甲云 校

🧬 基础知识

▪ 概述

终末期肝病(ESLD)通常表现为肝硬化(结节性增生和纤维化)。在功能上,ESLD 主要表现为合成功能受损、胆汁淤积和门静脉高压。

▪ 流行病学

患病率

确切的患病率尚不清楚,据估计约 0.15% 的人患有肝硬化。

死亡率

肝硬化患者围手术期死亡率为 8.3%～25%,主要取决于疾病的严重程度和手术类型。

▪ 病因/危险因素

病毒性肝炎(主要是乙型和丙型肝炎)、酗酒、自身免疫性疾病、药物反应、胆汁淤积、遗传代谢病和胆管炎性疾病。

▪ 病理生理

• 合成功能受损。纤维组织结节性增生和桥接纤维化引起肝细胞损伤,因此肝糖原分解、糖原合成、蛋白质合成和中间产物/药物代谢随之受损。临床表现为白蛋白生成减少、营养不良、肌肉萎缩、凝血功能障碍、胆汁淤积和胆红素血症。

• 门静脉高压。纤维组织结节性增生和纤维化导致肝窦静脉闭塞,有效的门静脉血流受阻。进而导致脾静脉充血(血小板被消耗)、小肠、结肠和食管静脉曲张以及膈肌、纵隔和食管的侧支循环形成导致的门静脉高压性胃病。门静脉高压合并低白蛋白血症可引起腹水和胸腔积液。

• 凝血功能障碍。全身性营养不良、维生素 K 吸收障碍(继发于严重的胆汁淤积)、凝血因子合成受损导致凝血功能障碍。

▪ 麻醉目标/指导原则

评估伴随的器官功能障碍并优化麻醉策略。此外,该类患者的发病率和死亡率增加。

💊 术前评估

▪ 症状

精神萎靡和疲劳、黄疸、食欲不振、瘙痒和皮肤瘀斑。

病史

• 危险因素:酗酒、使用违禁药物、输血史。

• 黄疸、贫血或遗传性肝脏疾病家族史。

• 对确诊的肝硬化患者,应评估是否有腹水及水肿、肝性脑病的严重程度以及有无静脉曲张破裂出血。

体格检查

消瘦、黄疸、蜘蛛痣、男性乳房发育、睾丸萎缩、腹水、肝大、肝掌、扑翼样震颤。

▪ 治疗史

• 经颈静脉肝内门体分流术(TIPS)、食管静脉曲张结扎、穿刺抽液术。

▪ 用药史

• 乳果糖、利福昔明和新霉素用于治疗肝性脑病。

• 呋塞米和螺内酯用于治疗腹水。

• 非选择性 β 受体阻滞剂(普萘洛尔和纳多洛尔)用于控制门静脉高压和预防曲张静脉破裂出血。

• 奥曲肽是一种内脏血管收缩剂,用于急性静脉曲张破裂出血。

▪ 诊断检查与说明

实验室检查

• 有危险因素及相关病史,或怀疑有肝脏疾病的患者,不推荐常规筛查试验。

• 已经确诊 ESLD 或肝硬化的患者:
- 行血常规(含血小板计数)、肌酐、凝血功能(PT/INR、PTT)、肝功能(ALT、AST 和胆红素)和白蛋白检查。
- 经胸超声心动图评估肺动脉高压和心肌病变。

▪ 伴随的器官功能障碍

• 肝性脑病:是从轻微意识错乱到深度昏迷的一系列神经精神症状。其发病机制尚不明确,可能的诱发因素包括感染、胃肠道出血、缺氧、氮质血症和应激等。血氨浓度升高与神经精神症状有关,然而氮含量与其严重程度并没有直接相关性。

• 肺功能障碍(肝肺综合征):主要因肺内动静脉分流导致缺氧引起。直立位低氧血症和仰卧呼吸(仰卧位时氧合降低和呼吸困难)是其特征性临床表现。

• 肾功能障碍(肝肾综合征):疾病晚期,门静脉高压的表现呈进行性发展,内脏血管舒张导致肾脏灌注减少和肾功能不全。肝移植后肝肾综合征通常是可逆的。

▪ 延迟手术情况

• Child-Turcotte-Pugh(CTP)评分:A 类患者对择期手术耐受良好,B 类患者在病情改善后可以接受择期手术,C 类患者由于围手术期死亡率过高不推荐考虑择期手术。

• 腹水增加了围手术期肺部并发症及术后伤口感染和裂开的风险。中重度腹水可采用穿刺引流和静脉注射白蛋白治疗。

• 持续恶化的肝性脑病应在择期手术前行药物治疗(乳果糖、利福昔明或新霉素)改善病情。

• 在大手术前应纠正凝血功能和血小板以降低术中大出血的风险,但大量输注 FFP

继发产生的容量超负荷可能对患者有害。

▪ 分类

- CTP 分级（Child-Turcotte-Pugh 肝功能分级）指标包括 2 个临床症状（腹水和肝性脑病）和 3 个实验室指标（白蛋白、胆红素和 PT/INR）。通过综合评分进行分级：A 级，轻度；B 级，中度；C 级，重度。
- MELD 评分（终末期肝病模型）将肌酐、胆红素和 INR 值作为分级指标，设计初衷是预测肝硬化患者接受 TIPS 手术的短期死亡率。现已验证 MELD 评分可作为多种手术围手术期发病率和死亡率的预测指标。高分（>14 分）与围手术期高死亡率相关。2002 年，美国器官共享联合网络（UNOS）采用 MELD 评分进行供肝分配。

治疗

▪ 术前评估

术前用药

- 考虑胃肠道外给予维生素 K。
- 使用 FFP、血小板、冷沉淀纠正凝血功能障碍和血小板减少。
- 苯二氮䓬类与阿片类药物应慎用，因为咪达唑仑、地西泮和吗啡的代谢明显受抑，会加重肝性脑病。

▪ 术中监护

麻醉选择

- 如果没有凝血障碍可以考虑区域麻醉。
- 有误吸风险者通常首选气管内插管全身麻醉。
- 无论手术时机如何，均应考虑麻醉监护。

监测

- 可能需要有创动脉血压监测、血糖监测以及评估有无酸中毒。
- 已有证据证明凝血功能障碍者行中心静脉穿刺置管是安全的，预计需要大量液体复苏的患者有必要行中心静脉穿刺（指导补液和避免容量超负荷导致的远期肝损伤）。超声引导下定位可以降低损伤动脉的风险。
- 应谨慎使用经食管超声，因为存在导致食管断裂和胃由张静脉破裂的风险。

麻醉诱导/气道管理

- 使用琥珀胆碱进行快速顺序诱导最常用。

假性胆碱酯酶水平降低可能导致长时间呼吸麻痹。

- 由于药代动力学、药效学改变的影响（分布容积增加，蛋白质结合减少，清除率降低，血流动力学影响因素增加和中枢神经系统敏化），应缓慢给予诱导药物。
- 经鼻气管插管或经鼻通气操作应谨慎进行。

维持

- 维持药物的选择：典型的挥发性药物氧化亚氮用于维持血流动力学和平均动脉压在基线水平。肝硬化患者的肝脏对缺血性损伤甚至轻度低血压（低灌注）极为敏感。现代挥发性吸入麻醉剂（地氟烷和七氟烷）对肝脏灌注无直接影响（不像氟烷显著减少肝动脉血流）。
- 虽然单次剂量的诱导药物（如依托咪酯、丙泊酚）和美索比妥对终末期肝病患者药代动力学的影响相似，但丙泊酚输注后复苏时间可能会延长。
- 吗啡、哌替啶（主要经肝脏代谢）可能会加重肝性脑病。芬太尼及其衍生物（阿芬太尼和舒芬太尼）对药代动力学影响较小。
- 甾体类肌松药（维库溴铵、罗库溴铵、泮库溴铵）分布容积增加，需要更大的诱导剂量。如果主要经肝脏代谢，药物作用时间可能会延长。阿曲库铵和顺阿曲库铵由血浆酯酶代谢，在 ESLD 患者的代谢不受影响。

拔管/苏醒

取决于患者术前的肝功能、手术类型及给药剂量和时间。ESLD 患者苏醒延迟的风险增加。

术后监护

▪ 床旁护理

CTP 分级 B 级和 C 级或将接受大手术的患者应考虑术后床旁护理或 ICU 管理。

▪ 药物处理/实验室处理/会诊

- 主要经肝脏代谢的镇静剂和止痛药应避免使用，因为这些药物可能诱发或加重肝性脑病。
- 维持血流动力学稳定对维持肝脏灌注是至关重要的。
- 保持静脉压力在较低水平，避免肝静脉充

血。如果使用 CVP 监测，保持 CVP＜10 mmHg。

- 早期营养支持对于肠道和肝脏功能恢复非常重要。可考虑肠内营养。
- 围手术期发生肾衰竭的可能性增加，因此维持肾脏灌注稳定是关键。具有肾保护性的药物，如多巴胺、脑利钠肽、非诺多泮或乙酰半胱氨酸，在临床试验中并没有发现可以改善预后。
- 应放宽 ESLD 患者使用抗生素的指征，因为这类患者容易感染且围手术期发生脓毒血症和伤口感染的风险增加。
- 应该积极纠正凝血功能障碍和血小板减少。

▪ 并发症

- 出血、脓毒血症、肝功能衰竭、体液超负荷和肝肾综合征最常见。
- 手术伤口的并发症包括感染、伤口裂开、瘘、脓肿、手术部位出血。
- 全身并发症包括肺炎或 ARDS，需要呼吸支持、慢性心力衰竭、心律失常、心肌梗死、尿路感染、麻痹性肠梗阻、肺栓塞和死亡等。

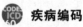

疾病编码

ICD9

- 571.5　非酒精性肝硬化。
- 573.9　未指明的肝功能障碍。

ICD10

- K74.60　未指明的肝硬化。
- K76.9　未指明的肝脏疾病。

临床要点

- CTP 分级 C 级患者接受腹部手术后围手术期死亡率为 70%～80%。急诊手术是围手术期死亡的一个独立危险因素。
- 稳定性肝脏疾病的患者在术后 2 天或 3 天有发生围手术期肝灌注不足导致的急性肝衰竭的风险。
- 围手术期容量超负荷可增加静脉压力和静脉充血，导致肝灌注不足，这种情况是有害的。

重症肌无力 Myasthenia Gravis

Fabrizio Racca · Elena C. Capello · Federica Manfroi · V. Marco Ranieri, MD 杨君君 译 / 张晓庆 校

 基础知识

概述

• 重症肌无力（MG）是一种自身免疫性疾病，表现为突触后神经肌肉接头（NMJ）传递障碍。在大多数情况下（85%），MG 与乙酰胆碱（ACh）受体抗体有关。

• 该障碍的特点是眼、延髓、肢体以及呼吸肌肉软弱和疲劳。

流行病学

发病率

在美国，每年每 100 万人中有 10～20 例 MG 新发病例。

患病率

• 在美国，每年每 100 万人中有 150～200 例 MG。

• MG 的双峰分布趋向于影响：

- 年轻女人：20～40 岁。

- 老年人：50～70 岁。

发病情况

• 肌肉力量的间歇性受损可引起误吸、肺炎和跌倒的发生率增高。

• 用于控制疾病的药物可能产生不良影响。

死亡率

• 在过去，未经处理的 MG 的死亡率为 30%～70%，现在大多数患者有一个接近正常的生活预期。

• 重症肌无力危象：即使及时诊断和治疗，重症肌无力危象的病死率<5%。

病因/危险因素

• 原因仍不明。它是一种自身免疫紊乱，似乎没有遗传倾向。在某些情况下，它可能与胸腺瘤或其他自身免疫性疾病相关。

• 重症肌无力危象：

- 感染。

- 亚低温。

- 低钾血症、低磷血症。

- 外科干预。

- 妊娠、分娩。

- 免疫抑制药物的减量化。

- 会加重肌肉无力的药物：氨基糖苷类、氟喹诺酮类、大环内酯类、β受体阻滞剂、利尿剂、普鲁卡因胺、镁盐、钙通道阻滞剂、静脉注射碘对比剂、糖皮质激素。

病理生理

• 正常肌肉收缩是由于在神经肌肉接头中，突触前膜释放乙酰胆碱，乙酰胆碱在突触后膜与乙酰胆碱受体（AChR）结合；当 α 亚乙酰胆碱受体结合，它经历了一个构象改变，允许钠和钙入细胞内和提高电压（使变成正压）。静息膜电位是～-90 mV，当膜阈值达到-30 mV 时（10%～20% AChR 打开），电压门控离子通道的开放和充分去极化，产生一个动作电位。

• MG 是抗体介导的对神经肌肉接头乙酰胆碱突触后受体抵抗，导致乙酰胆碱受体的数量减少，因此减少乙酰胆碱在突触后神经肌接头的激动作用。因此，膜的阈值不容易达到。

• 这会导致一个特征性的模式，重复使用肌肉会导致进展性的肌力下降，休息后会恢复。

• 重症肌无力危象是一种发作可导致危及生命的情况，其特点是神经肌肉呼吸衰竭。严重的延髓肌无力常伴随呼吸肌无力或可能是主要的特点。重症肌无力危象可由各种因素（见风险因素）促成。此外，它会自主发生作为 MG 自然病史的一部分。

• 胆碱能危象是由于过量使用抗胆碱酯酶药物。过多的乙酰胆碱刺激产生弛缓性肌肉麻痹和瞳孔收缩。

麻醉目标/指导原则

• 评估疾病的严重程度，评估肺功能，优化药物。

• 在术前期间继续使用抗胆碱酯酶药物。在术后期间，抗胆碱酯酶药物应该慢慢地、谨慎地给予。患者可能在术后 48 h 有一个对这些药物需求减少的阶段。

• 如果可能的话，避免对 MG 患者使用肌肉松弛剂。MG 患者对去极化（即相对抵抗）和非去极化（即更长的作用时间）肌松药有异常反应。

• 麻醉方案应考虑使用超短效麻醉药以避免术后呼吸抑制和通气不足。

• 只要有可能，避免术后机械通气（MV）。大多数患者可以在手术结束时安全地拔管，但对严重的 MG 使用一段时间的机械通气可能是有益的。

 术前评估

症状

• 疲劳乏力，运动后加重，休息后改善。

• 慢性、固定的肌无力也可能存在。

病史

• 发病年龄。

• 临床过程。

- 在 MG 早期，在清醒状态下，症状可能是不存在的。

- 通常随着病情进展，无症状期消失，症状从轻微到严重不断出现。

• 治疗史。

• 住院史。

• 插管和 ICU 接诊。

体格检查

• 上睑下垂和复视（>50%的 MG 患者）。

• 延髓症状包括构音障碍、吞咽困难、咀嚼无力（约 15%的 MG 患者）。

• 肢体近端肌无力。

• 面部肌肉经常被累及并使患者表现为无表情。

• 在体格检查方面，发现仅局限于运动系统，没有反射消失或感觉及协调的改变。

• 仔细评估呼吸功能、咳嗽能力和延髓功能。

用药史

评估药物治疗的充分性。

• 抗胆碱酯酶。

• 免疫抑制剂（类固醇、硫唑嘌呤、环孢素）。

• 胸腺切除术（有胸腺瘤进展性 MG 患者或者没有胸腺瘤小于 60 岁的患者）。

• 血浆置换和静脉注射免疫球蛋白。

诊断检查与说明

• 肺功能试验（吸气负压和用力肺活量）。

• 动脉血气分析（ABG）：$PaCO_2$ 和 PaO_2 可以帮助预测术后是否需要机械通气。

• X 线可提示排除误吸或其他肺炎。

■ **伴随的器官功能障碍**

• 胸腺瘤:大多数有 AChR 抗体阳性的 MG 患者有胸腺异常;60%～70%为异常增生,10%～15%为胸腺瘤。

• 可能存在的其他自身免疫性疾病包括系统性红斑狼疮、类风湿关节炎、恶性贫血、甲状腺功能亢进症。

■ **需要延迟手术情况**

如果患者控制不佳,术前血浆置换有好处。血浆置换后 24 h 恢复足够的凝血因子方可手术。

■ **分类**

• 等级

－Ⅰ级:只有眼睛受影响。

－Ⅱa级:轻度全身型 MG,对治疗反应非常好。

－Ⅱb级:中度全身型 MG,对治疗反应一般好。

－Ⅲ级:严重的全身性疾病。

－Ⅳ级:重症肌无力危象需要机械通气 MV。

• 术前相关因素需要延长术后机械通气 MV 时间:包括肺活量小于 2.9 L、MG 病史大于 6 年、大手术、共同存在肺疾病、Ⅲ级和Ⅳ级的 MG。

 治疗

■ **术前准备**

术前用药

• 术前继续所有的药物剂量,避免症状和肌无力的加重。

• 类固醇依赖患者将需要大剂量类固醇(诱导前静脉注射 100 mg 氢化可的松,然后 100 mg q8h×24 h)。

• 避免镇静剂,因为可引起呼吸抑制。

知情同意的特殊情况

告知患者存在延长的机械通气的潜在可能。

■ **术中监护**

麻醉选择

• 如果可能的话,考虑使用局部麻醉。

• 因为局部麻醉药物可能会阻碍神经肌肉传递,最好使用涉及少量局麻药物的技术,因此蛛网膜下腔阻滞优于使用硬膜外或骶管麻醉。

监测

• 标准 ASA 监测。

• 在高危患者中考虑有创动脉监测,包括胸腺瘤切除术(动脉血气、电解质分析、有创动脉压监测),监测神经肌肉传导(神经刺激仪)。

麻醉诱导/气道管理

• 在非麻醉技术下选择适当尺寸的气管导管。七氟烷在气管插管中经常可以提供充分的放松。

• 如果使用肌肉松弛剂,最好用小剂量(通常剂量的 1/10),非去极化优于去极化肌松药。

• 胸腺瘤的存在(前纵隔)可导致胸内气道或血管堵塞,诱导后可能发生。

维持

• 几种常规麻醉技术被提出(平衡麻醉技术或 TIVA),但是没有证据证实哪种最优。

• 避免肌肉松弛剂,如果可能的话。挥发性麻醉药可以在手术过程中提供充分的放松;然而,中效和短效的非去极化剂可以使用。最好是使用小剂量并仔细监测神经肌肉传递。

• 优先应用超短效麻醉剂(丙泊酚、七氟烷、瑞芬太尼)。

• 避免增强神经肌肉阻滞的因素(低温、低钾血症、低磷血症和某些药物)。

拔管/苏醒

• 拔管的标准包括:

－抬头(5 s)。

－吸气负压＞25 cm 的水柱。

－潮气量＞5 ml/kg。

－通过神经刺激器充分证明肌肉力量。

• 充分的术后疼痛控制、肺冲洗和避免干扰神经肌肉传导的药物,从而促进气管拔管。

• 抗胆碱酯酶治疗应在术后即刻重新启动。剂量基于术前溴吡斯的明的剂量(2 mg 静脉注射新斯的明相当于 60 mg 口服溴吡斯的明)和测定的影响。

 术后监护

■ **床旁护理**

• 术后护理应发生在加护病房包括呼吸功能监测及胸理疗 12 h。

• 需要注意的是肺冲洗,特别是注意呼吸道分泌物可能增加,因为使用抗胆碱酯酶药物。

• 良好的疼痛控制,特别是胸腺切除术后。

• 避免可能加剧 MG 的药物。

■ **并发症**

• 在 MG 患者,肌无力是手术后存在的一个特殊问题。鉴别诊断包括重症肌无力危象、麻醉药物的残余影响、干扰神经肌肉传递的非麻醉药物、胆碱能危象。因为这些原因,许多医师常避免使用肌松剂,或如果他们使用肌松剂,会选择让神经肌肉阻滞自发地恢复。腾喜龙(依酚氯铵)挑战试验对鉴别重症肌无力危象和胆碱能危象是有用的。

• 误吸、肺炎、咳嗽无力、肺不张。

• 因为呼吸衰竭需要在术后辅助通气。

• 在胸腺切除术中排除气胸、膈神经损伤。

疾病编码

ICD9

• 358　重症肌无力无(急性)加重。

• 358.01　重症肌无力(急性)发作。

ICD10

• G70.00　重症肌无力没有(急性)加重。

• G70.01　重症肌无力加重(急性)。

临床要点

• 评估疾病的严重程度。

• 评价药物治疗的充分性,优化患者的一般状况。

• 如果可能,使用区域或局部麻醉。

• 避免使用肌肉松弛剂和超短效麻醉药。

• 尽可能避免术后机械通气。

• 允许术后入监护病房进行监护。

• 在妊娠期间可能会加重 MG。头 3 个月和产后 1 个月是风险恶化最严重的时期。

珠蛋白生成障碍性贫血 Thalassemias

Jeremy Wong, MD　卫炯琳 译 / 顾卫东 校

 基础知识

■ **概述**

• 珠蛋白生成障碍性贫血(地中海贫血)是一种常染色体隐性遗传性溶血性疾病,由珠蛋白链的合成减少或缺失所致。根据受影响的珠蛋白链的不同,可分为α型和β型。其临床表现多继发于贫血、铁过载、螯合疗法的不良反应以及血栓形成。

• 与之不同的是,镰状细胞性贫血等血红蛋白病的特点是功能异常珠蛋白的合成。

■ **流行病学**

发病率

世界上每年约5.6万个新生儿出生时患有重型地中海贫血。

患病率

• 属于最常见的遗传性疾病,影响全球1 500万人。珠蛋白生成障碍性贫血在防止疟疾方面具有一定的保护作用,这解释了为什么地中海贫血在热带和亚热带人群的基因中较多见。

• β-珠蛋白生成障碍性贫血:在地中海地区、印度、东南亚、北非和印度尼西亚等地域人群中的患病率>1%。

• α-珠蛋白生成障碍性贫血:地中海地区为5%～10%,西非为20%～30%,南太平洋地区约为68%。

发病情况

• 通常与其贫血程度和相关治疗有关:脾大、脾切除或输血。

• 病情严重程度还与肝脏疾病、慢性感染、铁过载所致器官损伤以及螯合治疗的并发症(白内障、耳聋、感染)有关。

死亡率

全球范围内:小于5岁的儿童死亡率为3.4%。

■ **病因/危险因素**

常染色体隐性遗传。

■ **病理生理**

• 所有珠蛋白生成障碍性贫血均由珠蛋白链合成异常所致,表现为α链和非α链1:1的正常比例被打破。这些有缺陷的红细胞(red blood cell, RBC)及其前体细胞被免疫系统破坏/溶血。

- β-珠蛋白生成障碍性贫血(β链合成障碍)时,多余的α链嵌入红细胞前体,造成细胞膜损伤从而使细胞结构破坏(阻碍红细胞生成)。红细胞即使能存活和释放入血,也会遭遇溶血。为了代偿贫血,机体会增加胎儿血红蛋白(fetal hemoglobin, HbF)的生成,因为游离的α链可与γ链结合(提示:有较高的O_2亲和力)。

- α-珠蛋白生成障碍性贫血(α链合成障碍)时,多余的γ链(早期)或β链(晚期)形成可存活、可溶解的同源四聚体。Hb Bart由4个γ链组成,HbH由4个β链组成。

• 严重的贫血可刺激促红细胞生成素的合成,并使胸部、头部和椎旁区域的髓外骨质增生,导致脸部和颅骨畸形以及骨质减少。较大的髓外造血的包块可压迫神经,造成神经疾病。

• 铁过载与出血增加、易感染、器官功能障碍[包括左心室(left ventricular, LV)功能障碍和心肌炎]以及内分泌疾病(糖尿病、甲状腺疾病和肾上腺功能紊乱)等的发生有关。输血患者可出现铁的更新率增加。未输血的患者为了代偿红细胞生成的不足,胃肠道吸收铁增加,因而可造成铁过载。

• 脾清理大量异常红细胞可致脾大。

• 一氧化氮(nitric oxide, NO)生物利用度下降可导致内皮功能紊乱,造成血栓形成倾向、肺动脉高压、下肢溃疡、阴茎持续勃起和脑卒中。

■ **麻醉目标/指导原则**

• 常见手术包括脾切除、胆囊切除、放置导管、因骨畸形行截骨术、骨折复位术等。

• 颌面部畸形的患者应特别注意有无困难气道。

• 术前贫血的患者应关注出血量。

• 由于存在血栓形成的风险,术前可予以预防性治疗,并及时发现可能的并发症,按需治疗。

妊娠注意事项

• 珠蛋白生成障碍性贫血的孕妇应维持血红蛋白高于10 g/dl(100 g/L),以减少自发性流产、宫内发育迟缓、胎儿早熟和抑制母体红细胞生成过度活跃。

• 去铁胺有致畸作用,应停用。值得注意的是,由于血液稀释和胎儿对游离铁的吸收,怀孕本身具有铁螯合的作用。

• 常采用剖宫产,以减少分娩带来的心血管压力(尤其是合并左心室功能不全的患者),且珠蛋白生成障碍性贫血患者的体型常较矮小,剖宫产可避免头盆不称等并发症。

 术前评估

■ **症状**

疲乏、虚弱、发热、食欲减退/体重减轻、气促。

病史

• α-珠蛋白生成障碍性贫血:轻度或中度贫血患儿出生时可有血液学异常。

• 重型β-珠蛋白生成障碍性贫血患者通常在接近1岁时得到确诊(也可晚至3～5岁)。此时,机体从合成HbF转为合成HbA(由于γ链合成停止)。

体格检查

苍白、黄疸、肝脾大、发育迟缓、骨骼畸形[包括额部隆起、面部骨骼凸起、牙齿咬合不齐("金花鼠面容")]、神经疾病、心脏杂音和充血性心力衰竭症状。

■ **治疗史**

• 严重珠蛋白生成障碍性贫血的患者需要定期输血,并在监测下行螯合治疗。治疗目标是Hb至少维持在9～9.5 g/dl(90～95 g/L)。应使用去白细胞的血制品。

• 脾切除术的适应证为脾功能亢进患者输血过多或因血小板减少导致持续出血。

• 部分患者可行干细胞移植治疗,这是唯一可治愈珠蛋白生成障碍性贫血的方法。如果成功,患者无须再输血,但仍需行螯合治疗。

■ **用药史**

• 去铁胺(螯合剂):延迟或预防心脏病的发生。30～40 mg/(kg·d)皮下注射,每8～12 h注射一次,每周治疗5天,必要时静脉内追加。常在输血1～2年后开始用药。

• 维生素E(铁过载时抗氧化治疗)。

• 叶酸用于补充大量细胞更新的需要。

• 阿司匹林预防血栓形成。

■ **诊断检查与说明**

• 全血细胞计数。严重珠蛋白生成障碍性

Z

贫血患者的血红蛋白常在 2～8 g/dl（20～80 g/L），红细胞平均容量（MCV）和红细胞平均血红蛋白含量（MCH）通常很低。β-珠蛋白生成障碍性贫血的白细胞计数常升高。除非存在明显的脾大，血小板计数通常正常。外周血涂片可见血红蛋白过少和小红细胞症。

• 血清铁水平升高，饱和度高达 80%。血清铁蛋白水平升高。

• 骨 X 线摄片可见典型的骨变化、骨质减少和骨折。

• MRI 和 CT 可发现巨大的瘤样包块或肝脏、心脏铁过载（监测对螯合治疗的反应）。也可行肝脏活检。

• ECG 和超声心动图可用于评估心功能和铁过载。

■ **伴随的器官功能障碍**

• 心肺：心律失常、心包炎、慢性心力衰竭、肺动脉高压。

• 胃肠道：肝大、肝硬化。

• 血液：感染、脾大、血栓形成。

• 内分泌：糖尿病、甲状腺功能不全、肾上腺功能不全。

• 骨骼：骨质疏松症、骨折、骨坏死、上颌骨增生、眼距过宽。

• 神经疾病：感觉异常、脑卒中、听力丧失、视力丧失。

■ **延迟手术情况**

存在心肺功能明显受损的证据或严重内分泌功能障碍者应推迟择期手术，以便进一步调整和优化。

■ **分类**

• α-珠蛋白生成障碍性贫血，由一个或多个 α 基因（父母各遗传 2 个 α 基因）的缺陷或缺失引起。

－临床静止型基因携带者：无症状，但有轻度的小细胞低色素性贫血。

－轻型 α-珠蛋白生成障碍性贫血：2 个 α 基因缺失，导致轻度的低色素性贫血。

－中间型 α-珠蛋白生成障碍性贫血（血红蛋白 H 病）：3 个 α 基因缺失，导致中重度溶血性贫血、肝脾大、黄疸及血管病变。根据病情程度，患者偶尔或经常需要进行输血治疗。

－重型 α-珠蛋白生成障碍性贫血：所有 4 个 α 基因缺失，导致 HbF Bart 病（巴氏胎儿水肿综合征，除非给予宫内输血）。

• β-珠蛋白生成障碍性贫血，由一个或多个 β 基因（每条染色体上 2 个 α 基因）缺陷或缺失引起。

－临床静止型基因携带者：无症状，但有轻度的小细胞低色素性贫血。

－轻型 β-珠蛋白生成障碍性贫血：2 个 β 基因缺失，导致贫血、血红蛋白减少和小红细胞症；Hb A2 和（或）HbF 升高。

－中间型 β-珠蛋白生成障碍性贫血：3 个 β 基因缺失，导致严重贫血。由于是复合杂合子状态，患者通常不需要依赖输血。

－重型 β-珠蛋白生成障碍性贫血：所有 4 个 β 基因缺失，导致 Cooley 贫血（输血依赖性贫血、巨脾、颅面畸形和发育迟缓）。

• β 链结构变异相关的 β-珠蛋白生成障碍性贫血：共同遗传 HbE，导致 HbE/β-珠蛋白生成障碍性贫血，可引起中间型或重型等不同程度的临床贫血。

🔬 治疗

■ **术前准备**

术前用药

• 预防性使用抗生素，尤其对于脾切除患者。

• 必要时输注红细胞。

• 必要时预防血栓形成。

知情同意的特殊情况

患者很可能有贫血，因此术中可能需要输血，术前应签署输血知情同意书。

■ **术中监护**

麻醉选择

• 麻醉方面的文献较少。只要不存在血小板减少，区域麻醉和全身麻醉都可能是安全的。

• 骨质疏松症患者存在脊柱异常，可增加椎管内麻醉的难度。

监测

• ASA 标准监测。

• 手术需要或存在心功能障碍时，可行有创监测。

麻醉诱导/气道管理

颌面部骨骼异常可致气管插管困难，应备好困难气道设备。

维持

• 平衡麻醉技术可减少对心血管的抑制作用，是非常重要的。维持严重贫血患者的心排血量，以确保周围组织氧供。

• 应输入去白细胞的红细胞。

• 自体血回输已成功用于失血管理。有报道血红蛋白 H 的患者已成功开展心肺转流。

拔管/苏醒

除了困难气道无其他特殊注意事项。

⚡ 术后监护

■ **床旁监护**

取决于器官功能障碍程度以及手术类型，必要时可考虑入 ICU 治疗。

■ **药物处理/实验室处理/会诊**

• 如术前已停用去铁胺，应尽快恢复去铁胺治疗。

• 输血依赖的患者应反复监测血细胞计数，必要时继续输血治疗以维持目标值。

• 血清铁蛋白水平可作为反映肝脏和巨噬细胞铁储备的指标，常用于指导螯合治疗。

• 重症患者建议请血液科医师会诊，以协助围手术期管理。

■ **并发症**

主要有气道并发症、充血性心力衰竭、输血反应和血栓形成。

🔖 疾病编码

ICD9

• 282.40

• 282.43　α-珠蛋白生成障碍性贫血。

• 282.44　β-珠蛋白生成障碍性贫血。

ICD10

• D56.0　α-珠蛋白生成障碍性贫血。

• D56.1　β-珠蛋白生成障碍性贫血。

• D56.9　珠蛋白生成障碍性贫血，非特指。

❓ 临床要点

• 珠蛋白生成障碍性贫血患者常伴有器官功能障碍（心力衰竭、心律失常、肺动脉高压和脾大等），使麻醉管理较为复杂。

• 髓外骨质增生可致气道解剖结构改变，造成气管插管困难。

• 珠蛋白生成障碍性贫血患者（尤其是脾切除患者）可增加血栓形成的风险。

• 螯合治疗和输血是治疗严重珠蛋白生成障碍性贫血的重要手段。

主动脉瓣狭窄 Aortic Stenosis

Brian L. Marasigan，MD 张骁 译 / 宣伟 校

 基础知识

概述

- 主动脉瓣通常由 3 个小叶组成，心室收缩时打开一个面积＞2.5 cm² 的区域，心脏舒张时关闭。由于主动脉瓣是血液离开心脏经过的最小区域，所以它的直径决定了最大血流量。
- 主动脉瓣狭窄(AS)是指瓣膜开口本身变狭窄，最新的分类建议：当瓣口面积＜1.0 cm² 且跨主动脉瓣平均压力阶差＞40 mmHg，定义为严重主动脉瓣狭窄，但是症状可在更早期出现。它是美国最常见的瓣膜病变。

流行病学

发病率

- 先天性主动脉瓣狭窄的发生率：每 1 000 名新生儿中有 4～8 例。
- 先天性二叶型主动脉狭窄占美国人口的 1%～2%，后天性占主动脉瓣狭窄的 30%～40%。
- 后天的主动脉瓣狭窄发生率＞50%。

患病率

- 目前 65 岁及以上的发病率为 2%～4%。

发病情况

- 有急性心肌梗死、晕厥、充血性心力衰竭和心内膜炎风险。
- 低等级重度狭窄，心脏射血分数尚可时，其预后和中度狭窄差不多。
- 无症状的重度 AS(瓣口面积＜0.75 cm²)诊断困难，恶化迅速，应当考虑手术。

死亡率

- 每年死亡率为 90%。
- 有症状的 AS 猝死风险为 15%～20%，3 年死亡率为 75%。
- 当有心绞痛、晕厥或充血性心力衰竭症状时，分别在第 2 年、第 3 年和第 5 年死亡率达 50%。

病因/危险因素

- 年龄＜70 岁：比较常见的 AS 病因是风湿性或二叶型瓣膜疾病。
- 年龄＞70 岁：比较常见的 AS 病因是钙化。
- 危险因素和其他血管疾病相似，包括高血脂、高血压和糖尿病。

病理生理

- AS 的病理生理学基础是由于瓣膜的开启明显受阻而阻碍心脏射血。随着狭窄加重，左心室代偿性向心性肥大，克服后负荷，维持每搏输出量。此外，心输出量是一定的，而且很大程度上依赖于心率和充盈(舒张期功能障碍)。
- 心肌氧的供求。
  - 供给减少：增厚的心肌(冠状动脉血流灌注和渗透)增加了左心室的舒张压(降低了冠状动脉舒张灌注压)，并且限制了心输出量。
  - 需求增加：增厚的心肌(更多的肌肉意味着会消耗更多的能量)以及增加的心脏后负荷。
- 一段时间后，收缩功能会随着左心室失代偿和肥大或者缺血而下降。心室收缩和舒张功能障碍会导致肺淤血和充血性心力衰竭。此外，交感神经张力增加会加重症状。
- 减慢心率是为了有足够的时间获得充足的左心室压力。维持窦性心律是很有必要的，随着肥大的左心室充盈受损，就需要心房的强力收缩维持左心室的充盈量(前负荷)。
- 正常和先天性的由瘢痕、钙化和硬化引起的二尖瓣退化，都是后天 AS 的主要原因。

麻醉目标/指导原则

- 维持心输出量、冠状动脉灌注(舒张压灌注压力)、正常窦性心律、正常容量状态并且预防心脏的失代偿是主要目标。
- 强心剂对于防止心血管负荷超载或者功能丧失很有必要。

术前评估

症状

- 症状的严重程度可以分为 NYHA Ⅰ～Ⅳ。早期症状包括劳力性呼吸困难。
  - 心绞痛也许是早期症状，而且在没有心肌梗死的情况下就出现。
  - 有可能因为心输出量下降和劳累型系统性血管舒张而出现昏厥。
  - CHF 经常是严重血管狭窄或心肌疾病的最后标志。

病史

- 通常在运动后，或者在工作时出现舒张期或收缩期 CHF 后得出诊断。
- 早期可能在详细的体检或心脏听诊后发现。

体格检查

- 渐强渐弱的收缩期杂音和第二心音减弱。
- 脉压下降的细迟脉。
- CHF 征兆或者交感神经紧张。

治疗史

有经皮球囊主动脉瓣成形术或者心脏瓣膜置换手术史。

用药史

- β受体阻滞剂或者钙通道阻滞剂等降压药的使用。
- 抗心绞痛的血管扩张剂。
- 治疗心脏病的地高辛、ACEI、ARB 和利尿药。
- 他汀类药物治疗。

诊断检查与说明

- 检测基础代谢，监测电解质及肾功能，以助围手术期管理。
- CBC：白细胞判断有无感染；血细胞比容和血小板计数应达到手术要求。
- CXR：评估心肺状态。
- 超声心动图：用于诊断，对严重程度进行分级(瓣膜面积，经瓣膜压力阶差)和心室功能。
- 常规凝血检查：评估肝脏功能。

伴随的器官功能障碍

- 心脏：左心室肥大、舒张期功能障碍、高血压、主动脉回流(源于瓣膜关闭不全)、二尖瓣狭窄和风湿性心脏病反流。
- 肺脏：高血压、充血和胸腔积液。
- 肾衰竭。

延迟手术情况

- 失代偿性的充血性心力衰竭。
- 脓毒血症或者感染。
- 无关的终末器官衰竭。
- 近期心肌梗死或脑卒中。

分级

- 根据瓣口面积分级：

– >2.5 cm²：正常。

– 1.5～2.0 cm²：轻度狭窄。

– 1.0～1.5 cm²：中度狭窄。

– <1.0 cm²：重度狭窄。

• 根据平均压差分级：

– <25 mmHg：轻度狭窄。

– 25～40 mmHg：中度狭窄。

– >40 mmHg：重度狭窄。

 治疗

■ **术前准备**

术前用药

苯二氮䓬类药物用来预防焦虑和心动过速，但需要严格控制剂量预防副作用。

知情同意的特殊情况

• 术中脑卒中、心肌梗死和死亡的风险必须告知。

• 必要时行动脉置管术。

■ **术中监护**

麻醉选择

• 由过程决定：使用镇静、全麻（气管内置管或者喉罩通气）及周围神经阻滞。

• 神经轴索麻醉可导致交感神经切断和体循环阻力（SVR）降低，这样可以减少冠状动脉灌注。可考虑用于轻度或中度 AS。硬膜外麻醉可以允许较慢的负荷量、液体负荷时间和使用血管收缩药治疗低血压（肾上腺素）。

■ **监测**

• 标准 ASA 监测。

• 5 导联心电图监测心律失常和局部缺血。

• 动脉导管监测每搏血压。

• 根据 AS 的严重程度和手术治疗使用有创监测。

麻醉诱导/气道管理

诱导平稳可控，以维持生命体征（心率和 SVR）在正常范围内，争取时间以进行治疗。

维持

• 使用吸入性麻醉药、静脉麻醉或者联合使用。目标就是维持窦性心律和 SVR。

– 使用丙泊酚静脉麻醉和高剂量的麻醉药可以引起心动过缓和低血压，考虑联合使用肾上腺素、麻黄碱或者抗胆碱能药物。

– 吸入麻醉药可降低 SVR 和心肌收缩力，考虑联合使用去氧肾上腺素。

• 前负荷。因为每搏输出量是固定的，足够的灌注量对维持稳定的心输出量至关重要。对有缺血危险的患者来说，还需考虑血细胞比容。

• 心律、心率和血压：

– 通过最小化心脏负荷维持正常的窦性心律，避免可引起药物性心律失常的药物。

– 轻微的心动过缓可能会增加冠状动脉灌注时间以及 LV 容积，但是会降低总心输出量（每搏输出量是固定的）。相反的，心动过速会增加心肌缺血和氧耗，并降低 LV 充盈时间和冠状动脉灌注时间。所以当使用大剂量的正性肌力和抗胆碱能药物时要谨慎。

– 低血压和高血压时需记住控制心率和心律，需谨慎使用正性肌力和缩血管药物。

• 缺血通常伴有心律不齐、心动过速或低血压，治疗以改善这些情况。

■ **拔管/苏醒**

• 避免心律不齐和心动过速。

• 应用标准的拔管规范。

 术后监护

■ **床旁护理**

由手术情况、基础疾病的严重程度和术中情况决定。

■ **药物处理/实验室处理/会诊**

有严重疾病时，如果在术中出现心脏缺血应考虑心脏科会诊。

■ **并发症**

• 围手术期心律不齐。

• 精神状态改变和脑卒中。

• 心肌缺血坏死。

 疾病编码

ICD9

• 395.0　风湿性主动脉瓣狭窄。

• 424.1　主动脉瓣疾病。

• 746.3　先天性主动脉瓣狭窄。

ICD10

• 135.0　主动脉瓣狭窄。

• Q23.0　先天性主动脉瓣下狭窄。

• 106.0　风湿性主动脉瓣狭窄。

 临床要点

• 根据瓣口面积或瓣膜压力阶差分类，面积 <1.0 cm²，平均压力阶差为 40 mmHg 的为重度 AS。

• 全身麻醉的维持包含支持心脏收缩功能、优化液体管理、维持正常窦性心律和对缺血进行监测。

主动脉瓣置换术　Aortic Valve Replacement

Sascha Beutler, MD, PhD · Daniel Castillo, MD　张骁 译/宣伟 校

 基础知识

■ **概述**

一般情况

• 主动脉瓣置换术是一类开放性的心脏外科手术，用健康的瓣膜置换狭窄的或反流的主动脉瓣膜。基础人工心脏瓣膜有机械瓣和生物合成瓣。

• 在胸骨切开，打开心包，常规动静脉置管后，建立体外循环（CPB）。心跳停止，体外循环开始后，打开主动脉，暴露主动脉瓣，切除瓣膜，清扫主动脉瓣环上钙化斑块等。测量主动脉瓣环大小，选择合适的人工瓣膜。从上向下间断褥式缝合，所有缝线都穿过人工瓣膜缝合环后，将人工瓣膜推送到主动脉瓣环上，将缝线打结。将假体固定于其本来位置。

• 全身复温开始于瓣膜移植的最后阶段，主动脉关闭时左心室开始进行血液灌注充盈。患者取头低体位，排出左心室内和主动脉的空气。移除十字钳闭夹。

• 放置追踪导管和胸管，关闭体外循环。患者情况稳定后，常规行拔管和肝素抗凝。

• 若患者出现二尖瓣病理性改变诱发的主

动脉瓣狭窄、主动脉根部扩张等现象,主动脉瓣置换同时行根部置换。

・肺动脉瓣自体移植术(Ross术)是用自体移植肺动脉瓣替换主动脉瓣,同时行同种移植物右心室流出道重建,常用于儿童和青少年。

・目前正在普及通过小切口用专业器械行微创主动脉瓣手术,瓣膜部位本身的手术还是应用传统器械和技术。

－只有通过筛选的患者可用微创手术方法。

－目前就临床结果、围手术期并发症和花费来看,效果较好。

－目前无针对微创和开放性手术的随机对照试验。

・经导管主动脉瓣置换术是一种新型的无需开放心脏的经导管进行的手术。目前欧洲及其他部分国家在使用,但只在美国进行过临床试验。高危重度主动脉瓣狭窄的患者,不符合开放性手术指征,可用此方法。

体位

・患者取仰卧位,双臂收拢。

・左心室排气时,体外循环关闭前,暂时行Trendelenburg体位。

切口

・标准:正中胸骨切开术。

・备选的切口位置(如右侧第二肋间隙胸廓切开术),常用于微创主动脉瓣手术。

手术时间

4～8 h,取决于手术团队经验和技术难度。

术中预计出血量

・CPB仪器使血液稀释。

・一般出血量为1 000～2 000 ml。

住院时间

一般在外科ICU住1～3天,转至外科普通病房3～7天。

特殊手术器械

・瓣膜(机械瓣或生物瓣)。

・CPB仪器(由专门体外循环师操控)。

・微创方法另需要特殊设备。

・经食管超声心动图探测(术中检查由经过超声培训的麻醉科医师或心脏病科医师进行)。

■ 流行病学

发病率

2009年,在美国约70 000例患者行主动脉瓣置换术。

发病情况

・2008年ACC/AHA瓣膜病指南中提出,

用危险分层模型预计使用或不使用冠状动脉分流术的瓣膜手术患者的院内死亡率和患病率。所有的模型均有不足之处,如仅评估一种特定手术的危险度,或未将患者特异性纳入考虑(如营养状况)。它有三种主要模型。

－基于美国胸部手术协会的数据,包括近90%美国心脏手术提供的数据,可能为主动脉瓣置换术提供最精确的危险分级。

－欧洲系统心脏手术危险评估(EuroScore)。

－由大不列颠及北爱尔兰联合王国数据库发展而来的评分系统。

死亡率

・与年龄、合并症、瓣膜损害程度、心室功能、其他瓣膜手术和(或)体外循环手术伴随的并发症有关。

・用危险分层模型为患者预测死亡风险。例如:一位65岁、有症状的重度主动脉瓣狭窄、左心室及其他功能正常的患者,死亡率<1%;若患者同时有高血压和糖尿病时,死亡率>1%。

■ 麻醉目标/指导原则

・从麻醉诱导直到开始体外循环,保证血流动力学稳定。处理取决于病变类型(狭窄还是反流)、右心室和左心室功能、肺动脉压力和其他临床因素。

・成功瓣膜置换和体外循环完成后,需要维持足够的心输出量和血压;若左心室功能低,可能需要强心剂。

术前评估

■ 症状

随病变类型(狭窄、反流)和病程(急性、慢性)不同而不同。

病史

判断是否存在影响术中行经食管超声心动图的因素,如食管或其他部位异常。

体格检查

见主动脉瓣狭窄和主动脉反流一章。

■ 用药史

・药物治疗取决于病变类型及合并症。

・他汀类药物的使用可降低心房颤动的发生率和患者死亡率。

■ 诊断检查与说明

・术前行经胸壁超声心动图或经食管超声心动图。

・由于冠状动脉疾病是常见合并症,可能需要同时行冠状动脉旁路移植术,术前常规行冠状动脉造影。

■ 伴随的器官功能障碍

・肾功能:有可能远期发生肾功能减退,可能因为导管插入时使用造影剂(瓣膜置换前)和长时间的体外循环。

・由于体外循环,以及体外循环结束后引发的血氧不足,可能出现慢性呼吸系统疾病急性发作。

・先前存在的神经疾病会增加术后精神状态退化的危险。

💉 治疗

■ 术前准备

术前用药

考虑服用苯二氮䓬类药物抗焦虑。

知情同意的特殊情况

发生率和死亡率风险与手术过程(如除瓣膜置换术外,同时行冠状动脉旁路手术)及先前存在的合并症有关。

抗生素/常见病原体

常见表皮菌群异位感染。头孢唑林常用于非多重耐药性细菌的感染,且患者不过敏时。切口前60 min静脉滴注,接着q3～4 h,直到胸廓关闭。

■ 术中监护

麻醉选择

・在美国:行全身麻醉。

・其他国家:有报道在硬膜外麻醉联合镇静方式下进行开放性心脏手术。

监测

・ASA标准监测,测量核心和表面温度。

・麻醉诱导前放置动脉导管;体外循环时无搏动血流,应用无创血压监测。

・麻醉诱导后常开放中心静脉通路,考虑放置肺动脉导管。

・经食管超声心动图常用于手术进行时引导和评估主动脉瓣置换过程。

麻醉诱导/气道管理

・目标为麻醉诱导过程中维持血流动力学稳定。联合使用小剂量丙泊酚(需加血管加压药和强心剂)或依托咪酯与芬太尼。

・血流动力学不稳定时,应立即建立CPB。

维持

・通常使用氧气/挥发性麻醉药进行维持,间断使用阿片类药物和非去极化肌肉松弛剂。

- 体外循环师通过体外循环机将挥发性药物加入血液。
- 体外循环时患者的处理:根据不同医院规定和不同医师经验而有所不同。
- 体外循环时目标动脉血压:常在 50～80 mmHg。
- 体外循环时,若患者体温下降,在循环结束前应开始升高体温处理,至恢复正常温度。

拔管/苏醒

- 术后维持插管状态,并移入 ICU。
- 常用丙泊酚或右美托咪定镇静。后者术后谵妄发生风险较低。

术后监护

■ 床旁护理

- 外科 ICU。
- 拔管时间不定,可为几小时到 24 h,甚至几天,取决于患者的血流动力学状况和呼吸状态。

■ 镇痛

- 常静脉给予阿片类药物,或大剂量间断给药,也可持续给药,直至拔管。
- 患者拔管后,若消化道功能恢复,即可予以口服阿片类药物。

■ 并发症

- 出血、再次手术、心传导阻滞(需安装永久性心脏起搏器)、脑卒中、肾衰竭、机械通气延长、感染。并发症持续时间取决于术前状态、手术时间和手术类型。
- 心房颤动。
- 异常心脏瓣膜被人工瓣膜代替,原发疾病得到缓解,但会产生人工瓣膜相关并发症。
  - 结构失效,常见于生物瓣膜,机械性瓣膜少见。
  - 抗凝处理引起的重度和复发性出血。机械性瓣膜需要长期抗凝治疗,常用华法林。但生物材料瓣膜术后用华法林抗凝仅需 6 周到 3 个月,终身使用阿司匹林抗凝。
  - 瓣膜血栓形成和血栓栓塞性事件常发生于机械性瓣膜和不充分抗凝治疗的患者。
  - 重度溶血现象常见于机械性瓣膜置换患者。
  - 心内膜炎。
- 与开放性心脏手术和 CPB 有关的并发症。

■ 预后

随着瓣膜置换术后生存率提高,多数患者需要再次行瓣膜置换术(第一个 10 年内为 2%～3%)。

疾病编码

ICD9

- V42.2 心脏瓣膜移植置换。
- V43.3 心脏瓣膜其他方式置换。

ICD10

- Z95.2 存在人工心脏瓣膜。
- Z95.3 存在异种人工心脏瓣膜。
- Z95.4 存在其他心脏瓣膜置换。

临床要点

- 主动脉瓣置换术是一种开放的心脏外科手术,同时需要 CPB。标准手术路径是正中胸骨切开术。新的微创技术正在兴起。
- 危险分层模型有助于预测患者死亡率和发病率。
- 生物合成瓣膜置换术后,在第一个 10～15 年瓣膜结构失效并不少见,需要再次手术。

主动脉反流 Aortic Regurgitation

Brian L. Marasigan, MD 张骁 译 / 宣伟 校

基础知识

■ 概述

- 正常情况下,主动脉瓣由 3 个瓣叶组成,当左心室收缩时,主动脉瓣开放;舒张时,主动脉瓣关闭。瓣膜的关闭阻止了血液由主动脉向左心室反流,维持主动脉舒张压和冠状动脉的灌注压。
- 主动脉反流(AR)是指心舒张期一部分血流由主动脉瓣处反流至心室。
  - 严重程度分为微量、轻度、中度和重度。通过超声心动图测得反流量、反流面积、压力平衡半衰期的不同进行分类。
  - 反流可与任何影响主动脉瓣关闭的因素有关。主动脉扩张、动脉瘤、主动脉夹层和脓肿等引起主动脉瓣功能障碍的外在原因,占了所有引起 AR 原因的一半左右。风湿性瓣膜疾病、胶原血管病、结缔组织病(尤

其是马方综合征)、先天畸形、老年退化,以及感染性心内膜炎等主动脉瓣因素是引起 AR 的另一类主要原因。
  - 急性 AR 为突然出现的血液反流,通常由急性事件引起,如主动脉夹层、瓣膜损伤等。
  - 慢性 AR 为缓慢起病,可能已持续数年。
  - 可能同时存在主动脉瓣狭窄——瓣膜开放区域的狭窄。

■ 流行病学

发病率

- 世界范围内,风湿性心脏病是引起 AR 的最常见原因。
- 在美国,先天性和退化性瓣膜疾病,以及主动脉疾病是引起 AR 的最常见原因。
- 在美国,先天性二叶式主动脉瓣发生率为 1%～2%,可能是引起 AR 的原因之一。

患病率

- 在 Framingham 的一项研究中,AR 的男性发病率为 13%,女性发病率为 8.5%。
- 在美国,重度 AR<1%。
- 慢性 AR 比急性 AR 更为常见。

发病情况

- 急性 AR 有较高的发病率和死亡率发生率,主要由于其潜在的病理变化,可以引起舒张期、收缩期心功能障碍,最终导致代偿失调(充血性心力衰竭)。
- 慢性 AR 死亡率与最终左心室失代偿有关,在重度 AR 中较为常见。即使行修复术后,射血分数降低和左心室功能障碍预示了预后较差。
- 手术治疗成为急性、慢性 AR 的常见治疗。

死亡率

- 急性 AR 有较高的死亡率,由于其突然发

生的心血管变化无法得到代偿,通常需要尽快行手术治疗。

- 慢性 AR 的死亡率主要与最终的左心室功能失代偿有关,可以发生于重度 AR 的任意年龄段。射血分数的降低和左心室功能下降提示预后较差,包括修复手术的预后也较差。
- 年死亡风险与慢性重度 AR 的 NYHA 分级有关:
  - 无症状:2.8%。
  - NYHA Ⅰ级:3.0%。
  - NYHA Ⅱ级:6.3%。
  - NYHA Ⅲ~Ⅳ级:24.6%。

■ 病因/危险因素

- 男性 AR 的发病率较高,主要与男性高血压、结缔组织病和胶原血管病的发病率较高有关,而以上疾病可能会导致患者在较年轻时发病。
- 重度 AR 常见于 60 岁及以上的患者。

■ 病理生理

- 急性 AR 导致左心室舒张期血量急剧增加,主动脉舒张压降低(前进血流),冠状动脉灌注压降低,容量负荷过重,以及左心室舒张功能降低。这导致心肌缺血、急性暴发性充血性心力衰竭及心源性休克。常见的引起急性 AR 的原因包括主动脉夹层,需要尽快行手术治疗。
- 慢性 AR 往往起病隐匿,常需要数年的发展才出现症状。随着反流血量增加,AR 加重,左心室逐渐重塑导致异常肥大和扩张。心舒张期左心室容量的增加量,被增大的左心室、增加的心率及降低的体循环血管阻力(SVR)所代偿。射血分数由于以上代偿维持不变,因此在没有劳累和体位变动的情况下不会出现症状。久而久之,心室在上述作用下变得“过大”,心室壁压力增加,心肌血液灌注减少(导致射血分数下降、充血性心力衰竭和外周器官灌注不足)。如 Laplace 法则:张力=(压力×压力半径)/壁厚度,若压力半径增加,张力也有所增加(增加心肌需求量)。交感神经刺激使 SVR 增加,从而维持正常血压,但使 AR 更加严重,阻碍前进的血流。若不及时行手术治疗,无法得到有效缓解。

■ 麻醉目标/指导原则

- 维持心输出量、冠状动脉灌注及防止心脏失代偿,是主要目标。

- 维持正常窦性心律及避免心动过缓以减少反流时间。
- SVR 可能轻微降低,临床上应权衡利弊,既要有利于血液向前流动(降低反流),也要维持冠状动脉及全身充足的灌注量。
- 细心的液体管理和强心治疗,以防止心血管负荷过重或衰竭。

℞ 术前评估

■ 症状

- 慢性 AR 可数年内无明显症状。
- 心悸和心动过速。
- 疲劳感。
- 劳力性呼吸困难。
- 端坐呼吸。
- 阵发性夜间呼吸困难。
- 心绞痛。

病史

- 心瓣膜病、胶原或结缔组织病、先天畸形的家族史。
- 风湿性疾病病史,或存在心内膜炎危险因素。
- 通常运动或工作时出现舒张期或收缩期充血性心力衰竭的症状后才被诊断。
- 可通过早期仔细的体格检查及心脏杂音的听诊发现。
- 通常通过超声心动图(彩色多普勒)测量通过瓣膜的血流进行分类。

体格检查

- 晕厥。
- 发绀。
- 递减型舒张期心脏杂音。
- Watson 锤击脉(强脉搏)。
- 颈动脉水冲脉。
- 充血性心力衰竭症状。

■ 治疗史

- 药物治疗的心绞痛、充血性心力衰竭、糖尿病、高血压及高血脂。
- 有主动脉瓣膜球囊扩张术或瓣膜置换术既往史。
- 感染性心内膜炎治疗史。
- 用经食管超声心动图行诊断和危险度分级。

■ 用药史

- 因为可能引起心动过缓,钙通道阻滞药和 β 受体拮抗剂类抗高血压药物往往不予使用。

- 抗心绞痛药物,包括硝基类扩血管剂。
- 心力衰竭治疗,如地高辛、ACEI、ARB 及利尿剂。
- 若存在指征,可使用他汀类药物。

■ 诊断检查与说明

- 基础代谢检查:电解质及肾功能监测。
- CBC:监测术前感染及血细胞比容,保证血小板达到手术指标。
- CXR:心肺状态监测。
- CT 评估主动脉状况。
- 超声心动图:疾病诊断、疾病严重等级分类及心室功能评估。
- 血凝:评估是否达到手术指标和肝功能。

■ 伴随的器官功能障碍

- 扩张型心肌病和舒张期功能障碍。
- 风湿性心脏病伴随的二尖瓣狭窄或反流。
- 肺动脉高血压、充血及胸腔积液。
- 肾功能不全。
- 高血压。

■ 延迟手术情况

- 其他器官功能衰竭。
- 近期心肌梗死或脑卒中。

■ 分类

  重度 AR 标准:

- >60 ml 反流量。
- >50% 反流量。
- 有效反流孔径面积>0.3 cm²。
- 彩色多普勒过反流口宽度>0.6 cm。
- 反流>左心室流出道直径的 60%。
- 主动脉瓣压力半衰期<250 ms。
- 二尖瓣过早关闭及左心室扩张。

💣 治疗

■ 术前准备

术前用药

  酌情使用咪达唑仑缓解焦虑和交感神经张力增加。

知情同意的特别情况

  术中有发生脑卒中、心肌梗死及死亡的危险,应告知。

■ 术中监护

麻醉选择

- 取决于手术过程:使用镇静,全身(气管内插管或喉罩)麻醉和局部麻醉。

Z

• 椎管内技术会阻断交感神经,增加前向血流(减少反流),但可能会降低冠状动脉灌注压。

监测
• 标准 ASA 监测。
• 有创监测的使用取决于 AR 的严重程度和手术。

气道管理
• 平稳诱导,维持生命体征的正常范围。
• 使用抗胆碱能药维持 NSR 和轻度增加心率。

维持
• 使用吸入和(或)静脉麻醉。降低 SVR 控制血流方向,同时应保证大脑及冠状动脉灌注充足。全静脉麻醉技术的使用可能与心动过缓有关,尤其是使用了大剂量的瑞芬太尼后。
• 维持体液平衡,包括正常的预先补液及保证血细胞比容>24~30 g/dl,使血流正常流向最优化,保证心肌氧需求平衡。过多的前负荷可能增加反流量,引起左心室衰竭。

拔管/苏醒
无须额外考虑。

术后监护

▪ 床旁护理
取决于手术过程和基础疾病的严重程度。

▪ 药物处理/实验室处理/会诊
标准术后补液及补充电解质,行相关实验室检查。

▪ 并发症
围手术期心律失常。

疾病编码

ICD9
• 395.1 风湿性主动脉瓣关闭不全。
• 424.1 主动脉瓣功能失调。
• 746.4 先天性主动脉瓣关闭不全。

ICD10
• I35.1 非风湿性主动脉(瓣膜)功能不全。
• I06.1 风湿性主动脉瓣关闭不全。
• Q23.1 先天性主动脉瓣关闭不全。

❓ 临床要点

• 主动脉反流(AR)通常为后天获得性疾病,但可与先天性畸形及一些系统状况相关,如马方综合征。
• 显著症状和体征,包括气促、心绞痛、晕厥、收缩期和舒张期充血性心力衰竭、左心室离心性肥大和扩张。
• 严重程度通过超声心动图判断:60 ml 或者 50% 的反流量即可被诊断为重度 AR。
• 急性 AR 常威胁生命,需要立即手术。
• 慢性 AR 需要药物及手术治疗,患者可能无症状,直到末期才出现症状。有症状的重度 AR,同时伴有低于正常的左心室射血分数时,需要紧急治疗,并且预后较差。

主动脉夹层 Aortic Dissection

Michael L. Boisen, MD · David G. Metro, MD 张骁 译 / 宣伟 校

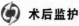 基础知识

▪ 概述
• 主动脉夹层特征是指主动脉内膜逐渐被撕裂,血液流入假腔,导致血管壁的分离。
• 主动脉夹层是最常见的主动脉严重病变,最终结局常见为腹主动脉瘤破裂。
• 多数(80%)急性夹层的发生发展前并没有动脉瘤的存在,因此需要鉴别夹层和动脉瘤。
• 有近 40% 的主动脉夹层被漏诊,因为这些患者体格检查常常为阴性,或者存在一些非特异性症状,或出现一些与主动脉夹层治疗完全不同的其他疾病相似的症状,如心肌缺血等。

▪ 流行病学

发病率
• 发病率高峰通常在 60~70 岁,平均年龄为 63 岁。
• 男性患者占 65%。
• 有昼夜规律和高发季节,通常在早晨 8:00~9:00,冬季多发。
• 每年发病率为 3.5/10 万(美国数据)。

患病率
因为很多患者(20%)在医院救治前就已经死亡,难以获得真正的患病率情况。在进行尸检中,128~745 次尸检可检出 1 例急性主动脉夹层。

发病情况
神经系统并发症是幸存者致残的主要原因。

死亡率
• 急性升主动脉夹层患者,手术治疗后 30 天死亡率为 20%,仅接受药物治疗的 30 天死亡率为 50%。
• 死亡原因多为主动脉破裂、心包压塞、脑卒中和内脏缺血。

▪ 病因/危险因素
• 高血压(72%)。
• 动脉粥样硬化(31%)。
• 吸烟。
• 二叶式主动脉瓣畸形。
• 主动脉狭窄。
• 减速性损伤。
• 可卡因等毒品。
• 妊娠。
• 医源性(经皮心脏和主动脉或瓣膜的手术)。
• 家族性遗传病(马方综合征、Ehlers-Danlos综合征、主动脉环扩张和家族性主动脉夹层)。
• 血管炎症(白塞综合征、梅毒性主动脉炎、多发性大动脉炎和巨细胞性动脉炎)。

▪ 病理生理
• 内膜逐渐被撕裂、剥离,中间层暴露于血流冲击下。血流从正向或者反向两个方向纵向地分开了内膜和中膜,形成了一个新的腔或假腔,从真血管腔中分离。
• 主动脉夹层的发展与平均动脉压、最高动脉压、舒张期反冲动脉压及动脉压上升率(动脉 dP/dt)有关。
• 常发生侧支循环灌注不足,由于内膜管腔的闭塞或假性管腔压迫了真性管腔。

- 主动脉夹层最常发生于升主动脉(65%)，接着为降主动脉(20%)、主动脉弓(10%)和腹主动脉(5%)。

■ 麻醉目标/指导原则

- 初始治疗最先考虑的应该为血流动力学稳定、镇痛和控制血压。通常收缩压应维持在100～120 mmHg，或最低收缩压，维持有效的终末器官灌注。
- 过去，简单的主动脉夹层(Stanford B型和DeBakey Ⅲ型)常采取药物保守治疗，而现在越来越多地实施血管内操作。

术前评估

■ 症状

- 最常见症状为突发剧烈胸痛、背痛和腹部疼痛(90%)。
- 晕厥(20%)伴随或不伴随疼痛。
- 神经系统症状(脑卒中、脊髓局部缺血、周围神经缺血)。
- 由心肌缺血或急性主动脉瓣关闭不全引起的急性心力衰竭(7%)。
- 肢体缺血。
- 声嘶(由喉返神经缺血引起)。

病史

- 96%急性主动脉夹层的患者可根据以下指标进行鉴别：
  - 急性发作的典型大动脉疼痛、撕裂样或刀割样疼痛，或两者均存在。
  - 胸部平片显示纵隔变宽或主动脉变宽。
  - 存在脉压(末梢脉搏或心脏脉搏缺失)和(或)血压差(双臂收缩压相差＞20 mmHg)。

体格检查

- 高血压(69%远端和36%为近端夹层)。
- 低血压、脑卒中或心包压塞(27%为近端夹层)。
- 脉压或血压差增大(20%)。
- 局灶性神经功能缺陷(12%)。
- 主动脉关闭不全杂音(32%)。
- 胸腔积液(左＞右)。
- 霍纳综合征。
- 上腔静脉综合征。

■ 诊断检查与说明

- 如果条件允许，测量基础和连续心脏标志物、BUN/Cr，全血细胞计数，包括含血小板、凝血功能和TEG。
- ECG可以正常(约30%)，或显示非特异性ST-T段改变(40%)，左心室肥大

(26%)，局部缺血(15%)或梗死形成(10%)。

- 胸部平片改变：纵隔变宽(61%)，主动脉异常显影(49%)，胸腔积液(19%)，主动脉移位/钙化(14%)。有12%的患者胸部平片正常。
- CT血管造影可较快速、高度敏感性和特异性地辅助诊断，64排CT的心窗可以同时进行胸部和冠状动脉的评估。
- TEE对升主动脉夹层的诊断具有高度敏感度，可迅速评估血流动力学不稳定性(心包压塞、冠状动脉夹层、瓣膜反流、血胸等)。
- MRI和MRA有高度敏感性和特异性，避免辐射，注射含碘造影剂，但检查时间较长且体内不能含有金属植入物。
- 主动脉造影：曾经是诊断标准，现在较少使用。

■ 伴随的器官功能障碍

- 主动脉侧支循环的危害和随后的灌注不良可影响其他系统：
  - 心血管：主动脉根扩张或主动脉瓣膜被破坏引起急性主动脉瓣膜功能不全；局部缺血或梗死(夹层常发生于右主动脉窦，从而引起下壁心肌梗死)；由锁骨下动脉或髂动脉引起肢体缺血。
  - 神经系统：晕厥、脑卒中(无名或颈总动脉)、脊髓缺血(神经根动脉)、周围缺血性神经病。
  - 呼吸系统：左侧胸腔积液、血胸。
  - 肾脏：局部缺血、梗死、急性肾衰竭。
  - 胃肠道：腹部器官缺血(腹腔、肠系膜动脉)。

■ 延迟手术情况

- 延期治疗直接导致死亡率的上升，应根据现有的可获得的诊断资料及时评估，并正确评估可以影响手术指征或改变围手术期治疗策略的具体情况。
- 心包穿刺术作为治疗心包压塞的一种暂时性措施，与立即行胸骨切开和主动脉手术相比，有较高无脉性电活动心搏骤停风险和更高死亡率。

■ 分类

- 急性(＜2周)和慢性(＞2周)。
- Stanford分类：
  - A型：累及升主动脉。
  - B型：升主动脉未被累及(在左锁骨下动

脉发出的远端)。

- DeBakey分类：
  - Ⅰ型：累及升主动脉、主动脉弓、降主动脉。
  - Ⅱ型：仅累及升主动脉。
  - Ⅲa型：仅累及降主动脉。
  - Ⅲb型：累及降主动脉和腹主动脉。

治疗

■ 术前准备

术前用药

- 短效药物可迅速终止药效，若需要可以考虑。
- 用吗啡、β受体阻滞剂和血管舒张药镇痛和控制血压。艾司洛尔是一类超短效药物，非器官依赖性消除(通过红细胞代谢)。
- 硝普钠可增加主动脉dP/dt；通常在已经使用负性肌力药物后再使用。
- 尼卡地平通常用于对β受体阻滞剂不耐受的患者，且可不引起反射性心动过速。
- 依那普利对于肾动脉性难治性高血压有效。
- 优先选择去氧肾上腺素和去甲肾上腺素，因其较少引起主动脉dP/dt升高。

■ 术中监护

麻醉选择

- 没有证据表明任何麻醉方法的优越性。
- 对于开放性修复手术，通常用GETA，单独使用或联合硬膜外麻醉；若出现血流动力学不稳定，则禁止行硬膜外操作。
- 诱发电位监测可能会影响麻醉(如挥发性麻醉剂的浓度、肌松药的使用)。
- 对于血管内修复手术，可使用局麻、区域阻滞和全麻技术。

监测

- ECG的ST段分析。
- 体温(若进行体外循环，则需监测中心及外周温度)。
- 导尿管。
- 动脉导管：如通往左锁骨下动脉的血流由于切开或被夹闭而中断，则右侧桡动脉为最佳选择。股动脉置管来监测远端的灌注压。
- 中心静脉通路适用于静脉注射，用于给血管活性药物。
- 肺动脉导管置入可监测SvO$_2$、SVR、CO、PAP。

• TEE 可辅助诊断、解剖定位、鉴别并发症、描述瓣膜及心室功能。

• 腰部脑脊液引流和诱发电位一般用于可能存在脊髓缺血的患者。

• 存在致命性的大出血可能时,应确保开放静脉路,保证足够的备血,准备快速输血系统和自体红细胞抢救。

麻醉诱导/气道管理

• 缓慢控制药物输注至预期效果,可维持血流动力学稳定。高血压和心动过速会增加主动脉夹层剪切应力和破裂的危险性。

• 单腔气管插管通常用在正中胸骨切开术中。

• 使用双腔管或支气管封堵器可以使肺部隔离,便于暴露降主动脉,是侧卧位开胸手术时优先选择的方法。

维持

• 体温调节:开放性手术过程中散热较多,因此有必要进行气体保温和液体加热系统。

• 输液治疗:由于大量失血和液体蒸发,液体治疗具有挑战性。目前还没有哪种胶体和晶体液体输注方案优于另外一种的研究。

• 凝血:手术过程中凝血因子和血小板被消耗和稀释作用明显;若条件允许,需要进行血栓弹力图或者在常规凝血指南指导下补充凝血因子。

• 肾脏保护:维持肾脏血流和尿液排出是很有必要的,静脉输入甘露醇和非诺多泮可有效预防肾损伤。

拔管/苏醒

• 持续的心脏或肺功能不稳定、出血、体温过低或神经系统损伤时,需继续维持机械通气,否则应该在手术结束时拔管。

• 疼痛、高血压和心动过速是术后常见的问题,应该及时处理。

🌀 术后监护

▪ 床旁护理

需入重症监护室。

▪ 并发症

• 主动脉破裂。

• 心力衰竭(局部缺血、主动脉瓣关闭不全、心包压塞)。

• 术后肺功能衰竭。

• 神经系统供血不足(脑卒中、截瘫)。

• 肾衰竭。

📋 诊断编码

ICD9

• 441.00　主动脉夹层,部位不明确。

• 441.01　主动脉夹层,胸部。

• 441.02　主动脉夹层,腹部。

ICD10

• I71.00　主动脉未知部位夹层。

• I71.01　胸主动脉夹层。

• I71.02　腹主动脉夹层。

❓ 临床要点

• 急性主动脉近侧夹层为紧急手术指征,需紧急进行术前评估。

• 术前处理应着手于降低动脉血压和主动脉 dP/dt。

• 监测对于麻醉管理至关重要,而且强调个体化,对于手术患者,因夹层部位和性质、手术过程不同,而存在特异性。

主动脉压力曲线　Aortic Pressure Curve

Ryan Crowley, MD　张骁 译 / 宣伟 校

基础知识

▪ 概述

• 主动脉压力曲线是在开胸时通过留置针或导管直接测量得到的结果。主动脉压力还可以通过导管经皮、经外周血管置入中心血管测量。

• 导管连接传感器,并通过生理监测器监测动脉血压。

• 通常利用较易获取的中心动脉(股动脉)或外周动脉(桡动脉)置管,利用各种技术,将导管置入主动脉。

▪ 生理

• 动脉血压曲线的直接监测,测量心脏每一次跳动的血压。

• 同时监测左心室和主动脉的血压,可以显示在心脏收缩早期左心室压力迅速上升(见图 1)。

• 等容收缩是介于二尖瓣关闭和主动脉瓣开放之间的一个状态。当左心室压力超过动脉舒张期的压力时,主动脉瓣开放,主动脉血压监测出现上升支。

• 主动脉压力曲线图的峰值是收缩压,在没有主动脉瓣疾病情况下就是左心室收缩期末压力。

• 当心室停止收缩,开始舒张,主动脉和左心室压力降低。当主动脉根部压力超过左心室压力时,主动脉瓣关闭。这样产生了第二心音(S2)。

• 动脉压力曲线下降段的切迹代表了主动脉瓣的关闭。主动脉瓣瞬间突然关闭可引起主动脉根部压力的短暂增加。

• 切迹后,压力持续下降,因为没有血液流向外周。下一次射血前为最低压力,即舒张压。

• 平均动脉压可以通过以下公式计算: MAP=(2DBP+SBP)/3。DBP 为舒张压,

SBP 为收缩压。

▪ 解剖

• 主动脉由三层组成。从腔内向外,依次为内膜、中膜和外膜。

• 所有动脉均有相似的解剖结构,但动脉向外周延伸,中膜的厚度会下降。因此,周围动脉比中央动脉的顺应性差。由于通过较外周的末梢动脉测量动脉压力,所以压力测量值偏高(收缩压升高,舒张压降低),MAP下降则比较微弱。

• 因为压力波是由中心向外周传递,所以周围动脉压力曲线的开端比主动脉压力曲线的开端稍有延迟。

▪ 病因/病理生理

• 动脉压力曲线可以预测一些病理状态。

• 压力曲线上升幅度变小(dP/dt 降低),可预示以下问题:

－左心室收缩压降低。

－主动脉瓣狭窄或动脉狭窄（如主动脉狭窄），但前提是测量由远端朝向狭窄处。

－过度抑制也可以出现压力曲线上升幅度变小的情况，需要排除。

• 在主动脉压力曲线图中，可以看到额外的波、升支切迹，通常在收缩压峰值前出现。这种现象通常在主动脉瓣疾病时可以观测到，反映了高速的血流。

• "溢出"描述了主动脉压力曲线重搏切迹后的斜率，相当于心脏收缩对抗的后负荷。

－慢速"溢出"表明机体处于高体循环血管阻力（SVR）状态，如血管收缩剂的使用或末梢障碍（如主动脉狭窄）。

－快速"溢出"表明机体动脉顺应性差、主动脉瓣关闭不全或低 SVR 状态（如败血症、过敏反应）。

• 宽的脉压表明动脉顺应性很低（如动脉粥样硬化）或者主动脉瓣关闭不全（左心室功能良好时出现明显的心脏舒张期"溢出"现象，可能是由于主动脉瓣功能不全）。

• 主动脉和动脉压力若出现随呼吸产生明显的波动现象（>15%）时，表明心室充盈不足，可以通过补液解决。

• 动脉压力曲线下面积（AUC）与心搏出量相似。

• 若压力一致时，狭窄的曲线及小的 AUC 代表了心搏出量较小，反之宽的曲线及大的 AUC 表明心搏出量较大。这一原理为各种心输出量测量仪器的工作原理，即通过分析动脉曲线波形来估计心输出量。

• 主动脉瓣狭窄时，左心室压力测量峰值明显比主动脉压力峰值高。

－两曲线之间的区域表示平均梯度。

－两收缩期峰值之间的差异为峰-峰梯度。通过超声心动图发现其比峰值瞬时梯度（PIG）低。

■ 围手术期相关

• 预期术中可能出现显著的快速的血压变化，是应用动脉直接测压的指征（通常为外周动脉）。

• 当使用静态刻度显示在监视器上时，临床医师可通过观测动脉曲线追踪的变化，随时监测系统血压变化。

• 生理监控器上显示的血压值是几秒前血压的平均值，而动脉波形的改变会立刻显示在监控器上。

• 连续的 MAP 测定可以用来确保低储备患者终末器官（如大脑和肾脏）的灌注压。

• 连续的舒张压测量可以用来确保有缺血风险患者的左心室有充足的灌注量，尤其是结合肺毛细血管楔压（PCWP）的监测、左心房压的监测（LAP）和肺动脉舒张期压力的监测（PADP）。

• 连续血压监测可使有严重主动脉疾病的患者的动脉管壁紧张最小化（如动脉瘤或动脉夹层）。

■ 公式

• $MAP = 2/3\ DBP + 1/3\ SBP$。MAP 为平均动脉压，DBP 为舒张压，SBP 为收缩压。

• $MAP = [2(DBP + SBP)]/3$。

• $CO = (MAP - CVP) \times SVR$。CO 为心输出量，MAP 为平均动脉压，CVP 为中心静脉压，SVR 为体循环血管阻力。

■ 图/表

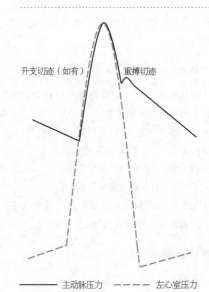

升支切迹（如有）　重搏切迹

——— 主动脉压力　----- 左心室压力

图1　主动脉压力曲线（实线）与左心室压力曲线（虚线）叠加图

❼ 临床要点

• 血液从左心室射向主动脉这一过程在主动脉压力曲线上显示为上行曲线遇到左心室压力曲线，一直到降支切迹处。

• 主动脉压力监测随呼吸发生变化，表明血容量不足。

• 直接测量动脉压可以连续监测终末器官的灌注压。

• 当从近端到末梢逐一监测动脉血压时：

－收缩压升高。

－舒张压降低。

－脉压升高。

－MAP 稍微降低。

椎间关节注射，腰椎　Facet Joint Injections, Lumbar　Zachary M. Zumbar, MD, MPF · Beth H. Minzter, MD, MS, FIPP　林雨轩 译 / 高浩 校

🔧 基础知识

■ 概述

• 椎间关节疾病，也称为椎骨关节突关节病，是背部疼痛的常见原因。

• 腰椎平面关节病占慢性腰背痛病例的15%～40%。确切的患病率不确定，因为大多数研究没有纳入有神经根症状或背部手术史的患者。

■ 生理

关节面是脊柱之间的连接点或支点，活动（和限制活动）是关节周围旋转的结果（类似于铁轨）。

• 颈椎：上颈椎关节向后、向上和内侧，而下颈椎关节向前、向下和横向。寰枕关节负责弯曲伸缩；寰枢关节负责旋转；$C_2 \sim C_7$ 关节负责小幅度的弯曲伸缩、旋转和横向弯曲。

• 胸椎：向后、向上和横向。转动轴位于椎体和椎间盘的中心。因此，椎间盘承受旋转力和最小切力。因此，上胸椎（$T_1 \sim T_{10}$）提供大的旋转运动范围（～35°向左或右），主要受制于韧带附件和肋骨。

• 腰椎：向后和内侧；它们面对面。由于其定位、旋转运动的轴在棘突。椎间盘承受更大的切力（椎间盘和椎体必须在相反的方向滑动），相比于上胸椎更严重限制旋转。它

们旋转～5°到左边或者右边，而它们能向前和向后弯曲。上腰椎关节平面与矢状面平行，而下腰椎关节面更多地与冠状平面平行。

▪ 解剖

• 相邻的两个关节面沿着脊柱后外侧由两个相邻椎骨的椎弓连接。

• 它们属于滑膜关节，由滑膜、透明软骨、关节囊包含 1～1.5 ml 的滑膜液构成。

• 在后方，关节囊与骶棘肌相连。

• 在前方，关节囊与黄韧带相连。

• 每个椎间关节的神经支配来自相应关节平面或高一个平面的背侧支。

▪ 病因/病理生理

• 椎间关节疼痛的原因包括：

- 长期损伤和轻度创伤（是大多数椎间关节疼痛的原因）。

- 横向弯曲引起 $L_1 \sim L_2$、$L_2 \sim L_3$、$L_3 \sim L_4$ 关节囊的最大张力。

- 前向弯曲引起 $L_4 \sim L_5$ 和 $L_5 \sim S_1$ 关节囊的最大张力。

- 急性损伤。

- 快速减速损伤会导致关节错位。

• 关节疼痛的诱发因素：

- 骨关节炎。

- 关节炎。

- 滑膜侵犯。

- 滑膜炎。

- 滑膜囊肿。

- 半月板样结构形成。

- 软骨软化。

- 假性痛风。

- 绒毛结节状滑膜炎。

- 感染。

• 既往发现：

- 任何水平的腰椎关节疼痛均可以放射到腹股沟。

- 高位腰段疼痛可以放射到腹侧、臀部和大腿上外侧。

- 低位腰段疼痛放射深入到大腿，通常是侧面或后方。

- 椎间关节疼痛很少放射到膝以下，尽管关节的病理变化会引起椎间孔狭窄而导致神经根症状，但这种疼痛本身与关节疼痛性质不同。

• 体检发现：

- 个体研究显示关节疼痛患者在体格检查时出现椎旁肌压痛，或在向前弯曲、伸展、旋转时产生疼痛。

- 然而，其他研究发现，诊断结果阳性的患者不伴有向前弯曲或伸展旋转时的疼痛。

• 诊断：

- 诊断性阻滞后阳性反应是疾病诊断的标准。内侧分支阻滞和关节内注射对于诊断被认为是同样有效的，没有证据证明哪种方法更有优势。

- 没有传统方法和体格检查用于诊断关节痛。

- 退行性改变可以通过放射成像看到，但其与关节疼痛的相关性并非一致。CT 和 MRI 结果与诊断性阻滞的结果并不始终一致。

• 椎骨滑脱是连接上下关节的峡部无力或应力性骨折的结果。常见于 L_4 和 L_5 水平。

• 腰椎滑脱指脊椎由原有位置滑脱到它下面的骨头。它可以由峡部裂、先天性原因或退化导致。退行性脊椎滑脱是因老化导致椎间盘失水，使得它们不能抵抗脊椎的运动。如果神经受到压迫，则表现为疼痛。

▪ 围手术期相关

• 椎间关节疾病保守治疗：

- 物理治疗。

- 整骨推拿。

- 针灸。

- 非甾体抗炎药和对乙酰氨基酚。

- 去甲肾上腺素重摄取抑制剂和三环类抗抑郁药。

- 心理咨询的应对技能。

• 侵入性疗法包括关节内类固醇注射、射频消融、冷冻消融去神经和神经松解术。

• 关节腔内类固醇激素注射的效果并不一致。一些研究结论表明，类固醇注射后没有明显的益处，但另一些研究显示注射后疾病会出现短期的缓解（3～6 个月）。并发症的发生率较低，包括感染、脊髓麻醉和硬膜外穿刺头痛。

• 去神经/射频消融术（RFA）的效果参差不齐。那些未能使患者获益的治疗是穿刺针的位置不佳和未选择通过诊断性阻滞的患者。方法论上做得较好的研究表明这种方法可以显著地缓解疼痛 6 个月，甚至到 1 年以上。并发症包括短暂的麻木、感觉异常、神经炎。

• 针定位和射频消融的技术是相似的。

- 必须坚持利用 X 线引导和无菌技术。患者俯卧位，前后位投影获得目标关节成像。

- L_5 背支可以从视野中直接观察到，目标点是骶骨翼和上关节突的连接点。

- 腰椎水平向头侧到骶骨翼，C 臂机旋转 15°～20°直到一个清晰可见的关节。这有时被称为"Scottie-dog"的视野。针的目标位置是上关节突和横突。25 号针先进到关节，直到接触骨。通过前后和侧面视图确认针的位置。

- 注入少量的造影剂以确认关节内蔓延。然后关节内注射 0.5～1 ml 类固醇，加入或不加入局麻药。在注射造影剂或类固醇混合物时，应注意确保关节囊的完整性不被破坏。

- 对于射频消融术（RFA），在每个平面使用带有 10 mm 套管的 18～22 G 射频消融针。RFA 的目标点也是上关节突和横突或骶骨翼的连接点。然而，由于射频损伤从电极扩散，套管应该沿上关节突侧面倾斜，略高于其与横突和骶骨翼的连接点。在开始之前可以用 C 臂机略微向尾侧倾斜促进定位。前后和侧面视图确认定位适当和刺激测试之后，才能开始消融。

• 已经使用的其他治疗方法包括脉冲射频去神经、冷冻消融去神经和神经松解术。

• 手术治疗：几乎没有证据支持外科干预慢性腰椎关节病。此外，诊断性神经阻滞不改善手术结果。

▪ 图/表

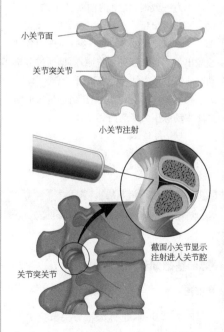

小关节面

关节突关节

小关节注射

关节突关节

截面小关节显示注射进入关节腔

疾病编码

ICD9

• 716.98　关节病，不明，其他指定地点。

ICD10

• M12.08　慢性风湿性关节病（Jaccoud arthritis），椎骨。

 临床要点

• 腰椎关节平面病变是腰痛的常见原因。

• 局部麻醉阻滞是唯一可靠的诊治椎间关节痛的方法。

• 保守和侵入性疗法可用于治疗关节疼痛。

椎体成形术和椎体后凸成形术　Vertebroplasty and Kyphoplasty

Elizabeth A. M. Frost, MD　方铮 译 / 顾卫东 校

基础知识

▪ 概述

• 微创椎体强化术是治疗骨质疏松或恶性肿瘤所致椎体压缩性骨折的姑息性方法，常用于保守治疗无效或有持续性剧烈疼痛的患者。

• 经皮将填充物或骨水泥注入塌陷或脆弱的椎体，以稳定和加强骨折的骨质，通过机械性支撑起到缓解疼痛的作用。

- 椎体成形术：填充物直接注入骨内。

- 椎体后凸成形术：填充物注入球囊扩张形成的空间。球囊可控制骨水泥的扩散，并可能有助于恢复被压缩椎体的一部分高度。

• 手术操作需要特殊的影像设备，通常在介入放射科完成，也可在手术室进行。

• 穿刺部位局部麻醉，透视引导下将活检穿刺针（10~13 G，通常为双侧）导入塌陷或断裂的椎体（经椎弓根途径）。

• 行椎体成形术时，穿刺针到达正确的位置后，将填充物缓慢注入椎体。填充物扩散至骨小梁间的骨髓腔，形成内部加固，以稳定骨骼。可根据病变节段注射一个或多个椎体。

• 行椎体后凸成形术时，穿刺针到达正确的位置后，将球囊置入椎体，扩张球囊，在松质骨内形成一个空间，并将松质骨压缩至椎体外缘。取出球囊，经活检穿刺针注入丙烯酸水泥，骨水泥在注射部位迅速变硬。

• 拔出穿刺针后，立即用小绷带包扎穿刺部位。

• 相对于保守治疗和外科手术的优点：

- 避免长时间住院。

- 快速缓解疼痛，可停用阿片类药物。

- 增加身高，改善肺活量和 FEV_1。

• 缺点：

- 填充物泄漏可导致短暂的局部疼痛。

- 低血压、低氧血症、肺栓塞（均非常罕见）。

- 疗效有争议；最近的研究显示，与安慰剂相比无明显改善。

体位

完全俯卧，中立位。

切口

椎体两侧穿刺小伤口。

手术时间

45 min。

术中预计失血量

少。

住院时间

日间手术或过夜，取决于患者有无合并症。

特殊手术器械

• 影像设备，通常在介入放射科。

• 填充物。

▪ 流行病学

发病率

• 美国的骨质疏松症患者：100 万人。

• 美国的低骨量患者：3 400 万人。

• 诊断为骨质疏松的患者中骨折发病率为女性 1 : 2，男性 1 : 4。

• 椎体压缩性骨折：＞70 万/年。

患病率

随年龄增加而增加，女性患病率较高。

发病情况

• 骨质疏松症的费用：国家财政直接支出 140 亿美元。

• 手术操作相关的并发症：

- 神经根性疼痛。

- 填充物栓塞所致的低血压、低氧血症以及肺栓塞，较罕见。

死亡率

有心室肌穿孔的单个病例报道。

麻醉目标/指导原则

• 有严重合并症的患者人群。

• 由于疼痛，定位放置较困难。此外，俯卧位时难以接近气道，使气道管理相对困难。

• 尽管是微创手术，但麻醉和镇静仍必不可少。患者必须能保持卧床不动，并能和操作者沟通，遵循操作者的指令（如屏气、配合神经系统检查）。

术前评估

▪ 症状

• 严重疼痛。

• 神经功能缺损导致的运动及感觉障碍。

病史

• 慢性疼痛，接受过多种治疗。

• 仔细评估合并症。

• 病理性骨折多由于原发肿瘤的转移。明确原发部位以及使用的化疗药物。

体格检查

感觉或运动功能障碍。

▪ 用药史

• 阿片类药物贴剂、抗焦虑药、抗抑郁药。

• 心脏治疗药物。

• 呼吸道吸入剂。

• 中草药制剂（常见于中国人群）。

• 病理性骨折的化疗药物（多柔比星使用的评估）。

▪ 诊断检查与说明

• PT/PTT、INR。

• CBC。

• 生化检查（Na^+、K^+、Cr）。

• 必要时考虑行胸片、EKG 检查。

▪ 伴随的器官功能障碍

• 冠脉疾病。

• 限制性肺疾病。

• 尿路感染。

• 抑郁。

• 癌转移。

治疗

▪ 术前准备

术前用药

• 吸氧

• 可能需要抗焦虑药、镇痛药和（或）镇静药，以帮助患者保持俯卧位。

- 抗焦虑（短效，如咪达唑仑）。
- 镇痛（芬太尼、阿芬太尼、氯胺酮、舒芬太尼、右美托咪定、瑞芬太尼）。
- 镇静（丙泊酚、苯二氮䓬类、镇痛药）。

知情同意的特殊情况

• 术前和患者交流手术步骤和体位。
• 合理的镇静目标（需要能够交流，由于术中较难接近气道，镇静深度不能过深）。
• 注射局麻药和填充物时往往会有不适，疼痛或不适时应和医护人员沟通。
• 足部或腿部感觉异常时需立即告诉医护人员。
• 可能需要配合屏气。
• 少数情况下，可能会发生短暂的氧合下降，与注射填充物有关。

■ 术中监护

麻醉选择

• 麻醉监护（monitored anesthesia care, MAC）/首选深度镇静。
- 清醒下的神经功能监测。
- 避免全身麻醉引起的血流动力学波动。
- 不需要使用气道设备。
- 降低了老年患者发生术后认知功能障碍的可能性。
• 某些情况下可能需要行气管插管全身麻醉。
- 由于疼痛不能安置体位。
- 由于痴呆或其他疾病不能静躺不动。
- 困难气道患者，如发生缺氧或梗阻，气道管理困难。

监测

• 标准 ASA 监护，包括呼气末 CO_2 监测。
• 由于手术台移动，可能需要长的电器线路。

麻醉诱导/气道管理

• 麻醉监护：
- 吸氧，经鼻导管、面罩。
- 备好声门上通气装置。
- 缓慢滴定镇静药、抗焦虑药和镇痛药，避免因镇静过度而无法沟通。
- 用药时，应根据起效时间、持续时间、作用时间、有无合并症、气道情况、年龄和不良反应进行滴定。可供选择的药物有咪达唑仑、芬太尼、丙泊酚、右美托咪定、瑞芬太尼以及氯胺酮。建议小心滴定，以免呼吸抑制，尤其在俯卧位的情况下。
• 全身麻醉：
- 常规诱导，气管插管。
- 根据心脏情况选择诱导药物（丙泊酚和依托咪酯）。
- 使用肌松药有助于改善插管条件和放置俯卧位（咳嗽和呛咳）。插管剂量的非去极化药在手术结束时肌松可能仍没恢复。如需要，可考虑使用小剂量非去极化药或使用琥珀胆碱。

维持

• 麻醉监护：
- 滴定镇静药和镇痛药至患者舒适，但又能交流。
- 治疗高血压（可考虑拉贝洛尔、肼屈嗪、美托洛尔）。
- 治疗低血压（去氧肾上腺素、麻黄碱）。
- 注意药物对呼吸和心脏的累积效应、药物作用的持续时间。
- 不断观察和评估呼吸情况。
• 全身麻醉：
- 吸入麻醉药或静脉麻醉药维持。
- 合理使用镇痛药，患者唤醒时应没有手术引起的疼痛。

拔管/苏醒

• 麻醉监护：
- 通常可下床，相对无痛。
• 全身麻醉：
- 常规，仰卧位，肌松药恢复充分/拮抗（如果使用），听从指令。

⚡ 术后监护

■ 床旁护理

• 患者需要短时间平躺，以便骨水泥硬化。
• $2\sim3\,h$ 或过夜观察，以评估有无神经功能改变。
• 如果神经未受损，有些患者可于 $2\sim3\,h$ 后出院。

■ 镇痛

NSAIDs 足以治疗穿刺引起的疼痛。

■ 并发症

• 穿刺部位血肿。
• 邻近椎体的新发骨折。

❓ 临床要点

• 尽管是微创手术，但患者多为老年人，常伴有多种合并症，如心脏疾病、驼背、反复误吸造成的呼吸系统损害、尿路感染、肿瘤转移、包括阿片类药物在内的多种药物依赖、营养不良及活动受限等，越来越需要麻醉医师的介入。
• 麻醉监护有助于进行神经功能检查。某些情况下，需行全身麻醉。
• 安置俯卧位可能较困难，且妨碍接近气道。
• 患者能否因手术而长期获益的研究正在开展。
• 可能需要筛选手术患者。

子宫破裂 Uterine Rupture

Sara C. Nelson, MD · Mark Zakowski, MD 张细学 译 / 顾卫东 校

🌑 基础知识

■ 概述

• 子宫破裂是指子宫壁的完全撕裂，可导致胎儿窘迫和产妇出血。
- 不完全破裂：浆膜层完整。
- 完全破裂：子宫内容物进入腹腔或阔韧带。
- 裂开：亚临床期，陈旧性瘢痕子宫的内膜撕裂或子宫出现撕裂"窗"，但浆膜完整。
• 通常发生在剖宫产后尝试经阴道分娩（vaginal birth after cesarean section, VBAC）的女性。

■ 流行病学

发病率

• 既往无子宫瘢痕：0.05%。
• 既往有子宫破裂：约 6%。
- 低位横切口剖宫产约 0.7%。
- 经典切口或 T 形切口约 7%。

- 剖宫产后阴道试产（trial of labor after cesarean delivery，TOLAC）采用自然分娩：约 0.5%。
  - TOLAC 采用非前列腺素引产（如催产素）：约 0.8%。
  - TOLAC 采用前列腺素引产（如米索前列醇）：约 2.5%。

发病情况

- TOLAC 中 VBAC 的成功率大约为 70%。
- 一次剖宫产（cesarean delivery，CD）后成功 VBAC 的产妇，与择期再次剖宫产产妇相比，其发病率相当或较低。
- 大多数 TOLAC 产妇的子宫破裂发生在 TOLAC 失败时，从而不得不再次选择剖宫产。
- 为了预防 VBAC 和子宫破裂所致的新生儿不良预后，估计每年需要实施 1 591 例剖宫产，费用为 240 万美元。

死亡率

- 10%～25% 的子宫破裂可致严重的产妇和胎儿并发症，甚至死亡。
- 新生儿死亡的风险增加 10 倍。

■ 病因/危险因素

- 子宫手术史：剖宫产、子宫肌瘤切除术。
- 子宫外伤：
  - 间接外伤：钝挫伤（安全带损伤）、宫底加压过大、宫颈裂伤延长。
  - 直接外伤：贯通伤、外倒转术、宫内节育、产后刮宫。
- 子宫扩张：多产、胎儿异常先露、巨大胎儿。
- 子宫过度活动：催产素、前列腺素引产。
- 子宫畸形：双角子宫。

■ 预防措施

- 一般措施：
  - 连续胎心（fetal heart rate，FHR）监护有助于早期发现子宫破裂。
  - 产科和麻醉团队之间的有效沟通有助于加速子宫破裂的早期治疗。
- TOLAC 分娩期的管理：
  - 连续 FHR 监护。
  - 可考虑使用宫内压导管（intrauterine pressure catheter，IUPC）和外部分娩力计。收缩力消失可能是子宫破裂的征象。
  - 血型鉴定。
  - 麻醉科会诊：TOLAC 不是椎管内分娩镇痛的禁忌证。相反，椎管内镇痛可以为紧急剖宫产提供快速麻醉。
  - 美国妇产科医师学会（American College of Obstetricians and Gynecologists，ACOG）推荐应在具备实施剖宫产能力的医院完成 TOLAC。如果不具备实施剖宫产的条件，应告知患者风险会增加。

** 诊断**

- FHR 的变化：胎儿心动过缓（70% 的病例）变异减速和（或）晚期减速。
- 腹痛（7%～10%）。
  - TOLAC 时疼痛性质的改变可能预示子宫破裂。
  - 硬膜外药物需求量增加可能是子宫即将破裂的另一项指标。
  - 硬膜外麻醉不会掩盖子宫破裂的疼痛，因此可安全用于 TOLAC。
- 血流动力学不稳定（5%～10%）。
- 阴道出血（3%～5%）。
- 胎先露后缩（<5%）。

■ 鉴别诊断

- 不安全型 FHR：
  - 胎儿心动过缓（HR<100 次/分）：胎儿窒息和酸中毒；产妇自身免疫性疾病（少见）。
  - 变异减速：脐带受压（如脐带脱垂）。
  - 晚期减速：子宫胎盘功能不全（如胎盘早剥）。
  - 变异减少，可由以下因素导致：胎儿睡眠、窒息/酸中毒、产妇用药（β 受体阻滞剂、阿片类药物、抗焦虑药、镁、锂）、产妇实施全身麻醉。
- 分娩期腹痛：
  - 胎盘早剥。
  - 肝包膜下血肿或破裂（与 HELLP 综合征有关）。
  - 阔韧带血肿或撕裂。
  - 分娩或镇痛不足。
- 分娩期阴道出血：
  - 胎盘早剥。
  - 前置胎盘。

💉 治疗

- 急诊剖宫产。
- 如果未放置硬膜外导管，可行全身麻醉。
- 新生儿复苏人员应就位。
- 控制子宫出血：缝合子宫、子宫动脉结扎和（或）子宫切除。
- 输注晶体液、胶体液和（或）血制品（如果有指征），积极进行容量复苏。子宫没有陈旧性瘢痕的患者更可能需要输血（纤维化瘢痕边缘的血管比新破裂的子宫肌层少）。
- 如果患者血流动力学不稳定，考虑行有创监测。

🔄 随访

应告知曾有子宫破裂的孕妇再次怀孕时子宫破裂的风险较高（6%～32%，具体取决于瘢痕的位置），分娩前应安排择期剖宫产。

■ 非公开的索赔数据

- 1990 年以来，美国麻醉医师协会结案索赔数据库中有 426 例产科麻醉相关的索赔案例。
- 71% 的新生儿死亡/脑损伤案例与不安全型 FHR 模式和急诊/紧急剖宫产相关。
  - 9% 的新生儿死亡/脑损伤病例发生了子宫破裂。
  - 在麻醉科医师被卷入的案例中，引发因素有麻醉延误、沟通不良和不标准的治疗。
- 产妇死亡/脑损伤的常见麻醉相关原因有全身麻醉时困难气管插管和产妇出血。
  - 此类案例中，产妇出血占 16%，其中有 1 例是因为子宫破裂。

🔵 疾病编码

ICD9

- 665.00 分娩开始前子宫破裂，非特指的治疗过程或不适用。
- 665.10 分娩期子宫破裂，非特指的治疗过程或不适用。

ICD10

- O71.00 分娩开始前子宫破裂，非特指的妊娠期。
- O71.1 分娩期间子宫破裂。

⚡ 临床要点

- 与择期再次剖宫产相比，VBAC 相关的产妇子宫破裂发病率和死亡率较低。有 1 次剖宫产史的患者尝试 TOLAC 时子宫破裂的发生率<1%。
- 尝试 VBAC 的产妇，硬膜外镇痛无禁忌，而且如果需要改成剖宫产时，可缩短麻醉准备的时间。
- 对于尝试 VBAC 的产妇，应密切监护胎儿，让实施紧急剖宫产的人员随时待命，这有助于降低子宫破裂的发病率和死亡率。
  - 子宫破裂的最常见征象是胎儿心动过缓。
- 既往子宫破裂或子宫切开的患者应考虑到子宫破裂的风险较高，应避免 TOLAC。

Z

子宫切除术 Hysterectomy

Natesan Manimekalai，MD　张凌 译／张晓庆 校

 基础知识

■ 概述

一般情况

- 子宫切除术是手术切除子宫，在美国手术量仅次于剖宫产。
- 急诊子宫切除术于产后出血难以控制时立即进行，原因有子宫破裂、胎盘粘连、子宫收缩乏力。
- 择期子宫切除术的指征有：
  - 子宫肌瘤(30%)。
  - 功能失调性子宫出血(20%)。
  - 子宫内膜异位症和子宫腺肌病(20%)。
  - 生殖器脱垂(15%)。
  - 盆腔炎。
  - 子宫内膜增生。
  - 子宫颈上皮内瘤，侵袭性子宫癌和卵巢癌。
- 子宫切除术的术式。
  - 全子宫切除术。手术切除子宫，包括子宫颈。这是最常见的类型。
  - 部分或次全子宫切除术。子宫的上部被除去，留下子宫颈完好无损。
  - 全子宫双侧输卵管卵巢切除术。除了整个子宫及子宫颈切除，卵巢和输卵管也将被去除。
  - 根治性子宫切除术。去除子宫颈、子宫、阴道的上部，并清扫骨盆淋巴组织。通常是宫颈癌或子宫内膜癌。
  - 经腹子宫切除术：
    - 适应证：多发性肌瘤和(或)以前腹部手术后存在腹部粘连。
    - 因为腹部瘢痕可能增加术后疼痛和伤口愈合不良。
  - 经阴道子宫切除术：
    - 适应证：子宫脱垂、功能失调性子宫出血和(或)肥胖患者腹部伤口愈合可能会受到影响。
  - 相比经腹子宫切除术，其优势在于：住院时间短，成本低，恢复快。减少术后总体发病率和康复期。
  - 腹腔镜辅助阴式子宫切除术(LAVH)：通过在腹部的小切口插入腹腔镜器械援助通过阴道去除子宫方法。
    - 相比经腹全子宫切除术，其优势在于：减少术后疼痛，术后更快的愈合，住院时间短。
    - 缺点在于：手术持续时间较长及严重并发症的风险增加。
  - 全腹腔镜子宫切除术。经腹腔镜切除完整子宫。用一个粉碎器将子宫切割成小块，并且可以用工具经由腹腔镜端口移除。
  - 达芬奇机器人子宫切除术。由外科医师远程操作，使用腹腔镜器械切除子宫。

体位

- 经腹子宫切除术：仰卧位。
- 全腹腔镜子宫切除术和机器人：仰卧头低足高位。
- 经阴道子宫切除术和 LAVH：截石位。

切口

- 腹部：下腹部垂直或横向(Pfannenstiel)。
- 阴道：阴道小切口。
- LAVH：腹部套管针小切口，小切口阴道。
- 全腹腔镜子宫切除术和机器人：腹部套管针小切口。

手术时间

- 经腹子宫切除术：1~3 h。
- 经阴道子宫切除术：1~3 h。
- 腹腔镜子宫切除术，LAVH 和机器人子宫切除术：2~6 h。

■ 术中预计出血量

- 择期子宫切除术：200~600 ml。
- 围生期子宫切除术：2 000~4 000 ml。失血增加可能是由于子宫较大，组织更易碎，以及子宫和骨盆的血管扩张。

住院时间

- 经腹子宫切除术：3~5 天。
- 经阴道、LAVH、腹腔镜和机器人：2~3 天。

特殊手术器械

- 腹腔镜设备。
- 粉碎器。
- 机器人设备。

■ 流行病学

发病率

- 在美国每年有 59 万台手术。
  - 经腹：66%。
  - 经阴道：22%。
  - 腹腔镜手术：12%。
- 围生期子宫切除术：每 1 万例分娩中发生 4.1 例。

发病情况

- 全子宫切除术相关的患病率是 6.1%。
- 腹腔镜子宫切除术的患病率更高。

死亡率

- 对于良性案例：(1~6)/万。
- 癌症相关：29.2/万。
- 围生期：37.8/万，主要是由于出血。

■ 麻醉目标/指导原则

- 监控术中出血和保持血流动力学稳定。
- 防止神经损伤：
  - 过度的外展和髋关节的外旋可导致神经损伤。
  - 截石位时下肢悬停在托腿架上可导致腓总神经损伤。
- 良好的术后疼痛控制，早期下床活动，防止深静脉血栓和肺栓塞(PE)。

术前评估

■ 症状

贫血，面色苍白或虚弱。

病史

- 指征。
- 子宫切除术的类型。
- 持续或大量出血。
- 如高血压、糖尿病、肺和肾脏疾病的合并症的评估。
- 癌症化疗或放疗。

体格检查

- 常规。
- 药物治疗。
- 铁剂。

■ 诊断检查与说明

- 全血细胞计数(CBC)。
- PT/PTT。
- 心电图。
- 育龄妇女的妊娠试验。
- 血型鉴定和抗体筛选；如果患者贫血，做红细胞交叉配型。
- 如果提示有合并症，考虑生化和胸部 X 线检查。

■ 伴随的器官功能障碍

- 肌瘤导致贫血。
- 肿瘤。

- 产后出血。

 治疗

■ **术前准备**

术前用药
- 适当应用抗焦虑药。
- 如果患者出现脱水,开放静脉(禁食状态,肠道准备)。

知情同意的特殊情况
- 潜在输血。
- 经腹和经阴道子宫切除术的麻醉选择(全身麻醉与椎管内麻醉配合镇静)。
- 经腹子宫切除术后硬膜外镇痛。

抗生素/常见病原体
第三代头孢菌素;皮肤微生物。

■ **术中护理**

麻醉选择
- 取决于子宫切除术的类型、患者情况、手术时间,以及患者的请求。
- 全身麻醉是 LAVH、全腹腔镜子宫切除术、机器人达芬奇子宫切除术、根治性和经腹子宫切除术的首选麻醉方式。
- 椎管内麻醉。患者可因肠道准备、NPO状态或出血导致低血容量。
- 脊髓麻醉可以满足经阴道和腹部的简单子宫切除术。它提供了极好的肌肉松弛。
- 通常放置硬膜外导管做术后镇痛,与全身麻醉相结合。也可为全腹和阴道子宫提供外科麻醉,硬膜外可以用于术后疼痛。
- 腰硬联合技术结合了两种方式的优点。

监测
- 标准 ASA 监测。

- 导尿管用于监测尿量并检测是否损伤尿道(血红素)。
- 动脉置管可以根据合并症考虑:终末器官损害,实时监测血压以及频繁抽血(测血红蛋白、血糖)。
- 中心静脉置管和测压,可以根据合并症或是否广泛切除术来考虑。

麻醉诱导/气道管理
- 全身麻醉需行气管插管。麻醉诱导可暴露出因肠道准备和禁食导致的低血容量。
- 脊髓麻醉。使用细小的针,以尽量减少脊髓性头痛的发病率。通常情况下,布比卡因与具短效(芬太尼)和(或)长效(吗啡)阿片类药物合用。

维持
- 经口放置胃管以减少腔镜手术时的胃内压;经腹手术也可潜在减少术后恶心、呕吐的风险。
- 温度:液体加热器、加热毯和呼吸道加湿器可用于预防体温过低。
- 液体:管理是基于禁食、肠道准备和失血。出入量都应仔细监测。腹部切口可以隐性失水更多,应适当补充。
- 亚甲蓝染色:外科医师可以请求静脉施用,以检测尿路损伤。通常情况下,它仍然在血管内,并从尿中排出。在受伤的情况下,蓝色将会外渗至手术区域。可能会导致短暂的脉搏血氧饱和度下降。
- 体位:应特别注意四肢与托腿架和手术台之间的填充,以防止神经损伤。

拔管/苏醒
- 适用标准拔管指征。
- 预防性使用止吐药;患者风险增加,应考虑多模式治疗。

 术后监护

■ **床旁护理**
硬板床通常是合适的。

■ **镇痛**
- 全身麻醉之后通常使用 PCA。
- 用腹横肌平面置管用于术后长期局部麻醉镇痛。
- 硬膜外导管。低剂量局部麻醉与阿片类药物提供了极好的疼痛缓解;减少了阿片类药物用量和手术后肠梗阻。

■ **并发症**
- 手术过程中出血过多。
- 术后出血。
- 感染。
- 输尿管、膀胱或其他盆腔结构损伤。
- 肠管损伤,罕见。
- 静脉血块导致深静脉血栓形成或 PE。早期下床活动可减少血栓,减少术后并发症,缩短住院时间和降低住院费用。

临床要点
- 产科出血及产后子宫切除术可由于动脉栓塞而下降。在胎盘植入,预防性血管内介入临时球囊阻断或髂内动脉栓塞可以最大限度地减少术后出血。
- 研究显示经腹子宫切除时向子宫注射血管加压素可减少出血 40%。加压素使子宫血管痉挛和子宫肌肉收缩,从而降低了手术期间的失血。
- 子宫动脉栓塞术可以代替子宫切除术治疗有症状的子宫肌瘤。

子宫血流 Uterine Blood Flow

Andrea Parsons, MD　张细学 译 / 顾卫东 校

基础知识

■ **概述**
- 母体和胎儿循环之间通过胎盘交换氧、二氧化碳、代谢产物和药物。血液流经绒毛膜绒毛时,母体和胎儿进行物质交换。
- 子宫血流(uterine blood flow, UBF)供应胎盘和子宫肌层,怀孕期间子宫血流急剧升高,以满足胎盘和胎儿的需要。
- 足月时,子宫胎盘血流约为 600 ml/min。此时,子宫动脉已达最大扩张,因而子宫血流主要取决于母体的血压。

■ **生理**
- 子宫血流＝子宫灌注压/子宫血管阻力(uterine vascular resistance, UVR)。子宫灌注压 = 子宫动脉压(uterine arterial pressure, UAP)－子宫静脉压(uterine venous pressure, UVP)。
- 妊娠时,子宫和胎盘之间建立起复杂的血流关系,子宫螺旋动脉伸入胎盘,形成低阻力的血管系统。

Z

▪ 解剖

子宫和胎盘:血流经左右子宫动脉流至子宫,而后到达子宫内膜动脉。90%的血液经胎盘绒毛膜间隙流至绒毛膜,胎儿和母体的血液在此进行物质交换。

- 胎盘至胎儿:富含营养的氧合血通过一条脐静脉从胎盘流向胎儿。
- 胎儿至母体:去氧合的血液通过两条脐动脉从胎儿返回胎盘。母体的血液从胎盘流向母体子宫内膜静脉,最后汇入子宫静脉。

▪ 病因/病理生理

- 围产期出现以下情况应考虑是否存在子宫血流受损:
  - 子宫动脉压(uterine arterial pressure, UAP)下降。
  - 子宫静脉压(uterine venous pressure, UVP)上升。
  - 子宫血管阻力(uterine vascular resistance, UVR)增加。
- 子宫动脉压下降可由于全身血压下降:
  - 仰卧位低血压综合征是由于主动脉-腔静脉受压所致。妊娠子宫压迫下腔静脉导致回心血量减少、心输出量和全身血压降低。腹主动脉受压会直接降低子宫灌注压。
  - 椎管内麻醉(蛛网膜下腔麻醉和硬膜外麻醉):交感神经阻断导致血管扩张、心输出量减少和血压下降。
  - 全身麻醉:诱导药物可引起全身血管阻力下降和低血压。
- 子宫静脉压升高可降低驱动血流通过子宫的压力差:
  - 腔静脉受压。
  - Valsava动作。
  - 子宫收缩。
  - 药物引起的子宫张力过高(催产素或可卡因)。
- 子宫静脉阻力升高:
  - 使用缩血管药物(特别是 α_1 受体激动剂)。但其缩血管效应可被子宫动脉内局部内皮细胞的作用抵消。
  - 内皮功能障碍(如先兆子痫)。
  - 妊娠高血压。
- 子宫胎盘功能不全是指妊娠期和(或)分娩时胎盘血供不足,可致妊娠期胎儿宫内生长受限和分娩期间胎儿窘迫征(如胎心减速)。
  - 胎儿异常:胎盘发育异常、子宫胎盘脉管异常、后天性梗阻(如脐带脱垂)。

- 母体疾病:慢性高血压、妊娠高血压、先兆子痫、自身免疫性疾病、肾或血管疾病。此外,慢性低氧血症和药物滥用也可导致子宫胎盘功能不全。
- 胎盘早剥是指蜕膜出血导致胎盘在胎儿娩出前提早分离,从而引起子宫胎盘功能不全。原因包括:
  - 急性创伤。
  - 高血压。
  - 早产胎膜早破。
  - 子宫收缩过频(高张力性宫缩)。
  - 缺血性胎盘疾病。
  - 血栓形成倾向。
  - 子宫壁异常(如纤维化)。
  - 使用可卡因、吸烟。

▪ 围手术期相关

- 胎心率(fetal heart rate, FHR)监护是一项评估胎儿健康的无创检查方法。子宫胎盘功能不全时 FHR 监护常表现为不安全型模式。FHR 监护可分为安全型(reassuring)模式、不安全型(non-reassuring)模式和凶险型(ominous)模式。
- 安全型模式包括:
  - 基础 FHR 110~160 次/分。
  - 变异性良好 6~25 次/分。
  - 与胎龄相适的 FHR 加速。
  - 晚期或变异减速消失。
- 不安全型模式包括:
  - 变异缺失、微小变异或显著变异。
  - 反复晚期减速,反映了中枢神经系统对低氧血症的反射。
  - 反复变异减速,通常发生于脐带受压时。
  - 长时间心动过缓。
  - 正弦波型心率模式。
- 胎儿头皮刺激或胎儿 pH 测定(较少使用)可用于评估胎心模式的严重程度。对酸血症(pH<7.2)无反应与 Apgar 评分低及预后差相关(缺血缺氧性脑病、脑室内出血和脑性瘫痪)。
- 持续不安全型 FHR 模式或凶险型心率模式(持续心动过缓)时,产科医师将不得不选择剖宫产。
- 采用面罩、部分重复吸入面罩或无重复吸入面罩供氧。
- 子宫左倾位:避免仰卧位低血压综合征和主动脉腔静脉受压的方法。可在患者右侧简单地放置一个楔形物(枕头、卷形物、毯子),改变子宫的位置。剖宫产时,可将手术床右倾,以代替放置楔形物,起到降低子宫

静脉压力和子宫血管阻力的作用。

- 椎管内麻醉时,给予 1~2 L 的晶体液或 0.5~1 L 的胶体液冲击治疗,可抵消交感神经阻断导致的低血压,维持子宫动脉压。
- 麻黄碱(静注 5~10 mg)和去氧肾上腺素(静注 50~100 μg)等缩血管药物有助于维持围手术期母体血压,增加子宫动脉压。
- 过去由于担心去氧肾上腺素的 α 肾上腺素能作用可引起子宫血管收缩(增加子宫血管阻力),因而不用去氧肾上腺素治疗母体低血压。近年的研究显示,临床剂量的去氧肾上腺素降低子宫血流的作用不明显。
- 高张力性子宫功能不全或子宫收缩过频是指 10 min 内子宫收缩>5 次,平均每次超过 30 min。多发生于引产过程中,可致子宫胎盘功能不全、胎盘早剥和子宫破裂。治疗措施包括停止使用引产药物(如催产素),给予 β_2 受体激动剂。选择性 β_2 受体激动剂:
  - 与 β_2 受体结合,使细胞内 cAMP 增加,钙离子浓度下降,导致平滑肌舒张(子宫肌层舒张)。
  - 抑制子宫收缩的作用可维持约 48 h。可因受体下调导致脱敏,因此不适合长期使用。
  - 采用特布他林抑制子宫收缩是说明书外用药方法。
  - 母体副作用:
    ○ 心动过速、心悸、潮红(与 β_1 受体的交叉作用)。
    ○ 高血糖(作用于 β_2 受体,刺激胰高血糖素释放)。
    ○ 低钾血症(钾转移至细胞内)。
    ○ 肺水肿。
    ○ 痉挛。
  - 胎儿副作用:心动过速(通过胎盘)。
  - 利托君由于存在严重副作用(低血压、母体和胎儿心动过速、寒战、焦虑等),已经在美国退市。

▪ 公式

UBF=(UAP−UVP)/UVR。

UBF 为子宫血流,UVP 为子宫静脉压,UVR 为子宫血管阻力。

🕹 临床要点

- 椎管内麻醉和全身麻醉药物可影响子宫血流。有必要维持母体血压在正常水平,维持子宫血流。
- 椎管内麻醉前给予负荷量的液体,以避免

发生低血压。一旦发生低血压,立即给予缩血管药物治疗。

• 不安全型 FHR 模式通常由于子宫功能不全所致,是剖宫产的常见指征。

• 如果患者呈高张力性子宫收缩,使用特布他林有助于增加子宫血流。

子痫 eclampsia

Daniel Mulcrone,MD · Andrew Herlich,DMD,MD,FAAP 李佩盈 译 / 俞卫锋 校

🍩 基础知识

■ 概述

子痫为妊娠期新发抽搐或昏迷,它是:

• 急症,发病率和死亡率风险高。公认治疗是终止妊娠。

• 通常并发症为严重子痫前期,但是它也可以发生于没有高血压和蛋白尿的患者。

• 可以发生在产前、产中或产后。

■ 流行病学

发病率

发生于5/10 000 活产儿,发展中国家可能更高[(5~10)/10 000 活产儿]。

患病率

• 产前:40%~50%。

• 产时:20%~40%。

• 产后:10%~40%。

发病情况

• 早产(~50%)。

• HELLP综合征(溶血、肝酶升高,血小板低,10%~15%)。

• 胎盘早剥(7%~10%)。

• 急性肾功能衰竭(5%~10%)。

• 弥散性血管内凝血(约5%)。

• 心搏呼吸骤停(约5%)。

• 肺水肿(3%~5%)。

• 吸入性肺炎(约2%)。

• 肝血肿(约1%)。

• 脑卒中(缺血性或出血性,约0.02%)。

死亡率

• 孕产妇死亡率:约10%(每年63 000 例孕产妇死亡)。

• 新生儿死亡率:约10%。

■ 病因/危险因素

• 病因清楚。

• 产妇危险因素:

- 人口学:年龄>40岁、非洲裔美国人。

- 妊娠相关:未产妇、多个妊娠、葡萄胎妊娠。

- 并发症:高血压、肾病、糖尿病、因子Ⅴ缺乏。

- 吸烟(注:令人惊讶的一点是,其与子痫前期的风险降低有关)。

• 胎儿危险因素:

- 胎龄<28 周。

• 父系危险因素:

- 由子痫前期的母亲娩出。

- 其母亲妊娠时处于子痫前期。

■ 病理生理

• 惊厥发作的病因仍不清楚。理论上包括全身高血压导致:

- 脑过度调节(血管收缩、血管痉挛)导致的大脑灌注不足和局部缺血。

- 脑自动调节丧失导致高灌注和水肿后遗症致内皮损伤。

- 氧化应激。

■ 麻醉目标/指导原则

• 控制癫痫发作和监测神经障碍,这可能代表颅内出血。

• 确保孕产妇氧合,防止误吸,控制高血压(目标 SBP<160 mmHg,DBP<110 mmHg)。

• 准备紧急娩出胎儿。

🔬 术前评估

■ 症状

• 发作前可能无症状。

• 子痫前期症状:视觉障碍(畏光、视力模糊)、头痛、右上象限疼痛、上腹疼痛、精神状态改变。

病史

• 子痫危险因素。

• 神经病性或癫痫发作。

体格检查

• 癫痫:广义阵挛发作持续约60 s。

• 昏迷。

■ 用药史

• 抗癫痫药、镁剂。

• 降压药。

■ 诊断检查与说明

• 实验室检查:

- 对蛋白尿者行尿检。

- CBC,尤其是血小板和 HCT。

- CMP,包括 Mg^{2+}。

- 凝血功能,包括 PT、INT、PTT 和纤维蛋白原。

- 血型和交叉配型。

• 影像学研究:

- 头颅 CT:有助于识别脑水肿、脑沟减少和(或)脑出血。

■ 伴随的器官功能障碍

• 中枢神经系统(CNS):脑水肿、脑出血和(或)改变脑自动调节功能改变。

• 心血管:中心静脉压(CVP)减少、外周血管阻力(PVR)增加、冠状血管痉挛、左心室肥大和(或)对儿茶酚胺的敏感性增加。

• 肺:气道水肿、肺水肿和(或)胃反流误吸风险增高。

• 肾:急性肾衰竭、肾小球滤过率下降和(或)尿酸减少。

• 血液:血液浓缩、血液黏度增加、血小板减少和(或)凝血障碍。

• 肝:肝血肿、肝细胞损害和(或)门静脉周边肝坏死。

• 胎盘:子宫胎盘功能不全可能会导致胎儿缺氧和(或)宫内生长受限。胎盘早剥和(或)早产的风险增加。

■ 延迟手术情况

如果产妇稳定,确定胎心音存在,可暂不终止妊娠。

治疗

■ 术前准备

术前用药

• 硫酸镁(癫痫一线药物):

- 剂量:15 min 静脉输注 4～6 g,继之 1～2 g/h用量预防癫痫。
- 治疗水平:6～8 mEq/ml。
- 禁忌证:心肌梗死、Addison病、肝炎、重症肌无力、肾功能明显降低。
- 妊娠等级 A。
- 可能相互作用的药物:硝苯地平(低血压)和非去极化型肌松药(时间延长)。
- 毒性表现为反射减退和(或)呼吸抑制。葡萄糖酸钙(1 g,静注)可拮抗镁的影响。
• 苯妥英钠(癫痫二线药物):
- 剂量:大于 1 h输注 10 mg/kg。
- 禁忌证:二度或三度房室传导阻滞、心动过缓、阿-斯综合征。
- 妊娠等级 D。
- 不良反应:血液恶病质、水疱、紫癜、QRS波群延长、心搏骤停(快速输注时)、高血糖、肝脏功能障碍。
• 地西泮(癫痫二线治疗):
- 剂量:5～10 mg 输注 15 min 以上,可每15 min 重复,最大剂量为 30 mg。
- 禁忌证:闭角型青光眼、肝功能衰竭、肾衰竭。
- 妊娠等级 D:可自由穿过胎盘,在胎儿血液循环积累。
- 不良反应:心搏骤停(快速输注时)、新生儿张力减退、婴儿低肌张力综合征、小儿胆红素脑病(核黄疸)。
• 劳拉西泮(癫痫二线药物):
- 剂量:4 mg 静脉输注 5 min 以上;在 12 h内,间隔 10 min 的最大重复剂量为 8 mg。
- 禁忌证:闭角型青光眼、肝衰竭、肾衰竭。
- 妊娠等级 D:可自由穿过胎盘,并在胎儿循环中积累。
- 不良反应:心搏骤停(快速输注)、新生儿肌张力低下、婴儿猝死综合征、婴儿黄疸。
• 肼屈嗪(控制血压一线药物):
- 剂量:每 15 min 给 5～10 mg。
- 妊娠等级 C。
- 可能的相互作用:如果服用单胺氧化酶抑制剂和(或)β受体阻滞剂可发生严重的低血压。
- 不良反应:子宫低灌注、反射性心动过速。
• 拉贝洛尔(血压控制一线药物):
- 剂量:每 10 min 给 20 mg,最大剂量为300 mg。
- 禁忌证:心源性休克、心动过缓、肺水肿、房室结阻滞、反应性气道疾病、充血性心力衰竭。
- 妊娠等级 C。

- 不良反应:新生儿心动过缓。
• 硝苯地平(控制血压二线药物):
- 剂量:10 mg(每日 3 次)滴定,最大剂量为120 mg/d。
- 妊娠等级 C。
- 可能的相互作用:使用硫酸镁可能导致严重低血压。

知情同意的特殊情况

如果患者是在发作后状态或是昏迷的情况下,代理同意可能是必要的。

■ 术中监护

麻醉选择

• 椎管内麻醉(腰麻或硬膜外),如果血小板和凝血正常,可选此麻醉。硬膜外导管已到位,并正常使用,麻醉师可以考虑采用快速局部麻醉剂(盐酸氯普鲁卡因、利多卡因、碳酸氢盐等),以避免全身麻醉。
- 随着初始或快速椎管内麻醉,血压降低。子痫前期患者往往血管内容量耗尽(全身血管阻力增加)。
• 紧急时,全身麻醉可能是必要的,或患者有凝血异常。
- 严重的高血压,导致颅内出血,可插喉镜。
- 气道水肿可增加喉镜检查困难。
- 使用硫酸镁产妇延长非去极化神经肌肉阻滞。

监测

• 脉搏血氧测定法:血氧饱和度在肺水肿、呼吸抑制和(或)肺吸引时下降。
• 血压监测:在难治性高血压中(血压>120/180 mmHg)考虑有创血压监测。
• CVP:可能在确定容量状态和输注血管扩张剂时是有用的。
• 心电图。
• 胎儿心脏追踪。

麻醉诱导/气道管理

• 急诊分娩的全身麻醉
- 快速顺序插管时压迫环状软骨以尽量减少误吸风险。
- 静脉或气体麻醉时避免喉镜检查时高血压反应、阿片类药物(如瑞芬太尼)、β受体阻滞剂(艾司洛尔作用时间短)或血管扩张剂(例如,硝酸甘油、钙通道阻断剂)。

维持

• 维持全身麻醉时用吸入性麻醉药和氧化亚氮的结合。
- 胎儿分娩以后,减少吸入性麻醉至 0.5 个MAC,以最小化子宫收缩降低的程度。
- 阿片类药物可在脐部结扎后给予。

术后监护

■ 床旁护理

终末器官损伤和(或)机械通气需要的患者考虑进入 ICU。

■ 药物处理/实验室处理/会诊

• 继续降压治疗直至血压恢复正常。
• 最后一次发作后 24 h继续预防癫痫发作。
• 实验室检查:监测肌酐/尿素氮、血小板、INR/PT 值直到恢复正常。
• 考虑咨询神经学、儿科和(或)母体、胎儿医学。

■ 并发症

• 复发性发作。
• 脑功能障碍。
• 肺水肿。
• 急性肾衰竭。
• 肝功能异常。
• 弥散性血管内凝血。
• 胎盘早剥。
• 母亲死亡。
• 胎儿死亡。

疾病编码

ICD9

• 642.60 子痫未分类。
• 642.61 子痫,已生产,有或无产前情况。
• 642.62 子痫,已生产,有产后并发症。

ICD10

• O15.00 妊娠期子痫,未分类,妊娠后期。
• O15.02 妊娠期子痫,未分类,妊娠中期。
• O15.9 妊娠期子痫,未分类。

临床要点

• 子痫出现在妊娠前 3 个月应怀疑葡萄胎妊娠或抗磷脂综合征。
• 子痫不一定是一个连续的惊厥症状,可无体征或症状直到子痫暴发。
• 明确的子痫治疗是分娩胎儿。然而,子痫暴发仍可能发生在产后期。
• 主要麻醉目标是停止癫痫发作,避免产妇缺氧,预防吸入性肺炎、肺炎,控制高血压,并及时准备紧急生产。

子痫前期 Preeclampsia

Henry Ra, MD · Judith A. Turner, MD, PhD 周玲 译 / 张晓庆 校

 基础知识

■ **概述**

- 子痫前期是以高血压、蛋白尿为特征，仅发生于妊娠期间的多器官系统疾病，它从妊娠20周开始，到产后6～12周恢复正常。
- 可为轻度、重度，或者作为一个更大疾病范围中的一部分，包括妊娠期高血压综合征、子痫及溶血、肝酶升高和低血小板计数（HELLP）综合征。

■ **流行病学**

发病率

在所有妊娠孕妇中占5%～8%。在美国，其发病率正在上升中。

发病情况

母亲致病因素：抽搐（子痫）、HELLP综合征、肾病、肺水肿、出血、弥散性血管内凝血（disseminated intravascular coagulation, DIC）、脑血管意外事件。

- 胎儿致病因素：胎盘破裂、胎儿生长受限、早产。
- 重度病例时剖宫产的概率增加。
- 早期发病的子痫前期（妊娠34周之前）增加晚期心血管疾病的风险。

死亡率

- 全世界范围内造成10%～15%的母亲死亡。
- 在美国，是母亲死亡的第三大主要原因（列于肺栓塞和出血之后）。
- 相比于早期发病，晚期发病的子痫前期（妊娠34周之后）的母亲和胎儿，其致病率、致死率较低。

■ **病因/危险因素**

- 母亲因素：
- 初产妇。
- 既往妊娠过程中有子痫前期病史。
- 子痫前期家族史。
- 妊娠前诊断为慢性高血压、糖尿病、血管或肾脏疾病。
- 肥胖（BMI>35 kg/m²）。
- 存在抗磷脂抗体。
- 美籍非洲人或菲律宾人。
- 年龄>40岁。
- 父亲因素：有过子痫前期妊娠史的男性，子痫前期的孕妇出生的男孩。

■ **病理生理**

两种可能的假设：

- 母体对胚胎滋养细胞产生非典型免疫反应，可阻碍滋养细胞进入子宫壁，使子宫肌层螺旋动脉营养不足，导致子宫胎盘血流阻力增加，血流减少。异常的胎盘灌注导致胎盘缺氧，释放炎症因子至母体的血液循环，随后导致内皮功能异常。
- 胎盘产生的前列环素和血栓素之间的不平衡，可导致全身性的血管收缩和胎盘缺血。

■ **麻醉目标/指导原则**

- 评估疾病的严重程度和终末器官损伤。
- 避免血流动力学的极端情况，特别是尝试全身麻醉的时候（插管和拔管）。
- 适当地进行液体复苏，注意液体过多。
- 娩出胎儿、胎盘是治愈的唯一方法。

术前评估

■ **症状**

- 抽搐，视觉异常，头痛。
- 肺水肿和外周水肿。
- 呼吸急促。
- 腹痛。
- 恶心、呕吐。
- 阴道流血。
- 尿量减少。

病史

- 产前病史和监测，包括妊娠前高血压和肾病诊断。
- 胎儿异常、宫内生长受限（intrauterine growth restriction, IUGR）。
- 家族史。
- 既往妊娠过程中有子痫前期病史。
- 胎儿活动减少。

体格检查

- 高血压。
- 蛋白尿。
- 低血容量。
- 轻度子痫前期约10%的液体缺乏。
- 重度子痫前期约35%的液体缺乏。
- 咽喉部水肿。
- 呼吸急促，肺底部水泡音。
- 右上腹部疼痛。

- IUGR。

■ **用药史**

- 预防：高风险孕妇（妊娠16周时B超发现子宫动脉异常）可给予阿司匹林。低风险孕妇不推荐预防性用药。
- 抗高血压药：
- 肼屈嗪（一线）：每15 min静脉注射5～10 mg。
- 拉贝洛尔（一线）：每10 min静脉注射20 mg直至最大剂量300 mg。
- 硝苯地平（二线）：每天3次10 mg口服，根据效果调整剂量，每天最大剂量为120 mg。避免用于有CAD、DM 15年以上病史及大于45岁的孕妇。
- 持续硬膜外输注可阻滞交感神经纤维，辅助控制血压。
- 硫酸镁（一线）：对抽搐、预防性用药而言，4～6 g静脉注射负荷量，大于15 min。随后1～2 g/h静脉输注。治疗剂量为6～8 mEq/L。
- 麦角碱（如马来酸甲基麦角新碱）可导致高血压危象，因此需避免使用。

■ **诊断检查与说明**

- 24 h尿蛋白测定。
- 尿蛋白：尿肌酐。
- Hgb/Hct/血小板计数。
- 肝酶，用于评估HELLP综合征。
- 在适当时机查血型、行筛查和交叉配型。
- 胎儿超声检查。
- 如怀疑心肌病，行心脏超声检查。

■ **伴随的器官功能障碍**

- CNS：视觉异常、头痛、子痫性抽搐或脑水肿导致皮质盲。
- CV：内皮功能异常使血管收缩，最终导致高血压。
- 呼吸：由于低胶体渗透压和毛细血管通透性增加导致肺水肿风险增加。
- 肾：由于对白蛋白和其他血浆蛋白的通透性增加产生蛋白尿。
- 血液：微量消耗所致凝血异常和（或）血小板减少。
- GI：肝区水肿导致RUQ疼痛，严重病例时Glisson囊破裂导致肝出血，HELLP综合征时肝酶升高。

Z

■ 延期手术情况

• 在全身麻醉诱导前,需适当地进行血压控制,即使是在紧急的情况下。

• 凝血异常时首先排除神经轴麻醉。

■ 分类

• 轻度子痫前期:收缩压>140 mmHg 或舒张压>90 mmHg,伴有蛋白尿(>300 mg/24 h)。

• 重度子痫前期:收缩压>160 mmHg 或舒张压>110 mmHg 和(或)终末器官损伤。

– 累及肾,定义为蛋白尿>3 g/24 h(＋＋＋),或突发的少尿。

– 累及 CNS。

– 肺水肿。

– 肝功能异常。

– RUQ、上腹部疼痛。

– 血小板减少。

– HELLP 综合征。

– 有胎儿受限的证据。

• 子痫:在没有其他明确病因的情况下,在妊娠期或分娩后新发的癫痫大发作。

💉 治疗

■ 术前准备

术前用药

• 避免苯二氮䓬类和限制使用麻醉药。

• 非颗粒型抗酸剂(例如,双枸橼酸)。

• 静脉输注 MgSO₄ 预防抽搐。

知情同意的特殊情况

• 区域麻醉和凝血异常。

• 可能需要输血。

• 可能需要行创伤性监测。

■ 术中监护

麻醉选择

• ACOG 和 ASA 推荐在无凝血异常的情况下行区域麻醉。

• 早期放置硬膜外导管可避免全身麻醉。

• 重度子痫期行剖宫产时,除硬膜外麻醉外,脊髓麻醉是一个较好的替代方法。

监测

• 标准 ASA 监测。

• 为了更好地监测血流动力学,考虑动脉穿刺。

• 极少需要 CVP 和 PAP 监测。

麻醉诱导/气道管理

• 神经轴技术:使用神经轴麻醉、镇痛的孕妇考虑使用面罩或鼻导管吸氧。

• 全身气管插管麻醉(general endotracheal anesthesia, GETA)。

– 快速序贯诱导,注意反流的风险。

– 困难气道:咽喉部水肿增加插管失败的风险,对困难气道要有所准备,包括使用喉上设备。

– 诱导和插管时注意血压控制。对于子痫前期孕妇来说,颅内出血是仅次于严重高血压的主要致病致残原因。可以考虑使用艾司洛尔和硝酸甘油。

– 诱导时低血压可导致胎儿受抑制或胎儿窘迫。

维持

• 神经轴。在手术室,可间歇性给予高浓度局麻药(尽可能不含有肾上腺素)进行手术麻醉、镇痛。

• GETA。在胎儿娩出后,给予小于 0.5 MAC 的吸入麻醉药并辅以氧化亚氮(笑气)。所有的吸入麻醉药均可使子宫松弛,导致产后出血。

– MgSO₄ 可造成非去极化阻滞剂的作用延长。

• 适当的液体复苏治疗,避免液体过负荷。

拔管/苏醒

• 患者为饱胃状态。

• 避免严重高血压。

⚡ 术后监护

■ 床旁护理

• 如有严重终末器官损伤的证据,则是进入 ICU 的指征。包括肾衰竭、脑出血、肝破裂

和(或)肺水肿。

• 对于没有肺水肿或血流动力学不稳定的孕妇,可以常规回到产后病房。

• 子痫前期及其所有并发症均可在分娩后再次发生。

• 产后 24 h 仍要继续静脉注射 MgSO₄。

■ 并发症

• HELLP、DIC、子痫、肺水肿、脑出血、胎盘破裂。

• MgSO₄。

– 毒性:腱深反射减弱,心电图改变,呼吸抑制(10～15 mEq/L),心搏骤停(25 mEq/L)。

– 胎儿抑制。

🔖 疾病编码

ICD9

• 642.40 轻度或未明确的子痫前期,未明确是因为处于监护阶段或不适用于定义。

• 642.50 重度子痫前期,未明确是因为处于监护阶段或不适用于定义。

ICD10

• O14.00 轻到中度子痫前期,未特别指定的 3 个月。

• O14.10 重度子痫前期,未特别指定的 3 个月。

• O14.90 未明确的子痫前期,未特别指定的 3 个月。

❓ 临床要点

• 子痫前期是在妊娠 20 周以后出现、相对少见且暂时性的多器官累及的系统性疾病。

• 早期放置硬膜外导管可以辅助控制血压,也可作为全身麻醉的替代方案。在尝试行神经轴麻醉之前,先排除凝血异常和血小板减少。

• 当有 GETA 指征时,对困难气道插管要做好充分准备,并且要有后备方案,包括触手可及的声门上设备。

 自体血回输 Autologous Blood Transfusion

Andrew A. Klein, MD 张晓 译 / 苏殿三 校

⚙ 基础知识

■ 概述

• 患者自身血液或血液成分回输入患者自

身体内,有如下理论上的优点:

– 无输血感染危险。

– 无输血反应。

– 无移植物抗宿主疾病。

– 无需备库存血[除了术前自身输血(PABD)]。

• 有 4 种自身输血类型:

– 术前自身血液捐献。

- 术中稀释自身输血。
- 血液回收或采集。
- 术后血液收集再输血。

• 同种异体输血与自身输血相反,异体输血的患者血液是采自其他人的血,储存于血库。

• "你所知道的在你身体里面的东西,最终成为你得到的"。

■ 生理

• 载氧能力:正常人室内呼吸,动脉血携氧约 20 ml O_2/100 ml,其中 19.7 ml 与血红蛋白(Hb)结合,只有 0.3 ml 溶于血浆。红细胞中的血红蛋白分子含铁原子,可逆地与氧分子结合,形成氧合血红蛋白。正常血红蛋白范围:男性 13～16 g/dl,女性 12～16 g/dl。

• 黏度是液体阻碍流动性的一种性质。血液黏度很大程度上取决于血细胞比容(随血细胞比容的增加而指数上升)、红细胞特征及血液蛋白浓度。黏度增大(来自输血)导致血流减慢,尤其在直径<0.3 mm 的血管中。这会导致血流阻力增加,从而使血压升高(血压=心排血量×阻力,BP=CO×R)。

• 输血,即使是自身血液,也应该在需要时才进行,并签署协议。ACC/AHA 指南建议,Hb<6 g/dl 时再予输血,可起到拯救生命的作用。其同样声明,大部分术后 Hb<7 g/dl 患者可考虑输血,在某些有严重末端器官缺血的患者,Hb 为 10 g/dl 时即有必要输血。

• 术前自身献血(PABD):术前 2～4 周从患者身体采集 1～2 U 血液。

- 目的是采集红细胞和血浆,进行处理,储存到手术当天。该血液不进行成分分离,按全血重新输注。因此该血液有患者需要的一些或全部血液成分。

- 假定患者体内储存了充足的铁,术前献血应给予患者时间恢复,至红细胞再生。因此,必要时应予铁剂补充以及血细胞水平检查。

- 指南建议患者应处于较健康状态,抽出 450 ml 血液患者可以耐受。自身血液采集只能提供给那种临床预测需要输血的患者。

- 对于那些不需要交叉配血如只需检测血型和备血,不考虑进行 PABD,除非有特殊的临床原因。若患者直接要求,则需充分劝说使其放弃。

- 自身输血禁忌证包括贫血(Hb<11 g/dl)、近期感染、手术日期不定、严重心

血管及呼吸系统或脑血管疾病、妊娠等。

- 自身血液应储存于冰箱,温度控制在 2～8 ℃,警报设在 3～7 ℃。在储存方法上将自身血液和交叉配型血分开。此处冰箱与其他储存血液的冰箱一样,应配备记录器和报警器。

- 每个单位血的自体标签应包括所有必要信息,以保证正确识别患者,并粘贴到合适的地方,储存于冰箱。

• 术中血液稀释包括术前立即采血(通常在麻醉诱导后),静脉输注液体以防血容量过低。血液将在手术末或结束后再输入体内。血液应在手术室保持温暖(可无须放置冰箱,在血液采集袋中储存 8 h)。

- 普遍在心脏手术心肺转流术之前或刚开始时进行。

- 如果患者与血液保持持续接触,对于耶和华见证人信徒,术中血液稀释技术通常是可以接受的。

- 储存时间越短,代谢紊乱越轻;<24 h 不会出现高血钾,但若抽血管道太细会出现溶血。

- 抽血前血细胞比容应>30%,一般>36%。抽血结束,血细胞比容应>24%。

• 血细胞回收:是最常见的自身输血方式。术中或术后失血被吸引和收集到一种特定的容器。加肝素防止凝血,处理后重新注入患者体内。

- 常用于心脏、血管和矫形手术。

- 术后血细胞收集(最常见于矫形手术),并给患者重新输注未处理的血液。在心脏和矫形手术、外伤血胸手术中使用。行全膝关节置换术时常用止血带压迫合适的部位,手术结束后,当引流管放置入膝关节腔后,撤掉止血带。引流管保持 30～60 min 开放,血液负压吸引收集入一个特殊设计的收集容器(与壁式引流相反)。收集的血液在立即回输至患者体内前进行过滤,一般需要数小时。该系统花费低,易操作,副作用小。血液被去纤维蛋白原化,因此输血前无须抗凝,另外该血液无菌。

• 自身富血小板血浆:在患者手术时通过血浆分离器采集得到。当用于心脏手术患者时,在肝素使用前和心肺转流术开始后收集。当逆转肝素作用后,可回输入患者体内。研究表明自身富血小板血浆输血可有利于止血和(或)减少输血。

■ 病因/病理生理

• PABD 存在以下缺点、问题及挑战:

- 一旦手术取消血液即浪费了。

- 当血液没有输给采血患者时,血液不能被另外的患者利用。小部分自身献血可给予其他患者,然而由于献血人本身的合并症,血液常不能被同种异体者使用。

- 储存需求。

- 代谢紊乱仍存在,如高钾血症和 2,3-二磷酸·甘油酸损失(与储存时间有关)。

- 潜在的管理错误。

- 血液在输注时必须是温暖的,避免降低体温。

- 献血可能会使身体状况变差(如重度缺血性疾病)。

- 贫血患者禁用。

- 因为运作问题,尤其是手术安排、采集和储存血液(不同地区)等问题,该方法不常使用。

- 不能保证进行了自身输血后就不会进行异体输血。

- 采集血液时血管迷走神经反应,如低血压和心动过缓。

- 较同种异体血液,费用较高。

• 手术中稀释血液式自身输血存在以下缺点:

- 血流动力学不稳定:最多可以采血 500 ml,然而血液的丢失可引起低血压,除非立即输液。

- 急性缺血可引起心肌缺血或组织氧结合恶化。

- 需要大管径血管通路,当手臂静脉通路不足或不可靠时,则需开放中心静脉通路。

- 血液储存时间限定在数小时内。可储藏于冰箱,但放置在患者可紧急提取使用的地方,8 h 内输血。

• 细胞回收存在以下缺点:

- 血浆包含凝血因子和血小板的减少,导致凝血障碍和出血。这种情况只出现于至少 50% 患者血容量被处理后。

- 为了准备一个单位血液,需要"足够的"血液。

• 术后血细胞收集自身输血存在以下缺点:

- 快速回输血存在液体过剩的危险。

- 若血液过滤后不能及时回输患者,回输血袋中会出现凝血块。

• 不建议将术后患者胸管引流的纵隔血液直接进行血液回输作为一种血液保存方法,会导致危害(B级证据)。

■ 围手术期相关

• 自身输血可优化或增加 Hb,同时降低异

体输血危险性及输血量。

• 异体血与死亡风险有较强关联，且存在并发症包括术后感染、肿瘤复发、急性肺损伤（TRLI）和延长在 ICU 和医院的治疗时间。危险度与异体血输血量和血液储存时间有关。自身输血不存在这些危险。

• 术前需要预先计划和准备。

• 与手术医师和患者讨论。

 临床要点

• 在冠状动脉分流术、大血管手术、基础和修正髋关节或全膝关节置换术、肝切除术、前列腺切除术和需要植入器械的脊柱外科

大手术需行自身输血。

• 定向献血是指患者的朋友或家庭成员为其献血。当患者的健康状况或血红蛋白含量不适合自身输血时可使用该方法。但它的缺点是不如患者自身血液安全，操作方法与自身献血相同。

自主神经反射亢进 Autonomic Hyperreflexia

John F. Bebawy, MD · Antoun Koht, MD　张骁 译 / 苏殿三 校

 基础知识

▪ 概述

• 自主神经反射亢进（AH）是一类综合征，特征为在 T_6 及以上水平脊髓外伤（SCI）患者中出现的显著的不平衡的交感神经放电反射。

- 刺激范围从无害到有害。

- 对于受伤水平以下的刺激，在受伤水平以下可产生不受抑制的交感神经放电。

- 血流动力学代偿出现在损伤水平之上。

- 又叫自主神经反射异常。

• SCI 患者通常进手术室行泌尿系统和其他下肢手术（如压疮性溃疡），从而引起 AH。

▪ 流行病学

发病率

• AH 与 T_6 及以上水平 SCI 发病率有关。在美国，每年约有 12 000 例新发 SCI 病例。

• 妊娠患者伴有 T_6 及以上水平 SCI：2/3 的患者在生产时出现 AH。

患病率

• $48\% \sim 90\%$ 的患者存在 T_6 及以上水平 SCI。

• 男性与女性之比为 $4:1$。

发病情况

主要由于失控的高血压引起心肌梗死、大脑出血及癫痫等。

死亡率

AH 直接引起的死亡率很低。

▪ 病因/危险因素

任何低于 SCI 水平的刺激均为危险因素。最常见：

• 膀胱膨胀。

• 肠胀气。

• 手术。

• 压疮。

• 尿路感染（UTI）。

• 胆结石。

• 性交。

▪ 生理/病理生理

• AH 可出现于 SCI 开始的脊髓休克时段，此时自主神经反射恢复。

• T_6 水平及以上损伤高于主要内脏神经交感束（$T_6 \sim L_2$）。

• 损伤水平以下的感觉通过周围神经传入至脊髓丘脑束和脊髓后支，并激活交感神经元。

• 但正常情况下，下行抑制神经束在损伤水平被阻断，导致无抑制的和异常交感神经放电，血压升高（由于无抑制的血管收缩引起）。

• 高于损伤水平的脑干和颈动脉压力感受性反射，对抗血压的升高（低于损伤水平通过迷走神经增加心脏交感神经发放，导致心动过缓和高于损伤水平的血管舒张）。

▪ 麻醉目标/指导原则

• 尽管有感觉丧失的可能，低于 SCI 水平手术的麻醉可有效预防 AH。

- 宜选用全麻和腰麻。

- 硬膜外麻醉同样可能带来益处，但由于降低阻断密度和骶神经阻断，带来的益处程度不如全麻和腰麻。

• 做好处理 AH 的临床症状的准备（如使用短效或直接降压药）。

 术前评估

▪ 症状

头痛、视力模糊、鼻塞、胸痛、焦虑等。

▪ 病史

• 明确 SCI 的水平、年龄、完整性和稳定性。

• 颈椎受伤时，评估是否做过脊柱固定。

• AH 的频率和刺激（如导尿管插入、肠胀气等）。

体格检查

• AH 发作间期无症状。

• AH 发作时：

- 低于 SCI 水平：血压升高、触摸冷觉、立毛肌收缩。

- 高于 SCI 水平：潮红及出汗、心动过缓、心律失常（心房颤动、心室期前收缩、AV 传导异常）。

▪ 治疗史

• 预防干预，包括消除刺激：

- 导尿管插入、粪便嵌塞解除法等。

• 从仰卧位转为坐位，放低腿部。

▪ 用药史

无常规用药。

▪ 诊断检查与说明

取决于手术过程和患者其他共存疾病。

▪ 伴随的器官功能障碍

• 压疮。

• 心血管挛缩和失调。

• 频繁的尿路感染。

• 呼吸系统损伤。

▪ 延迟手术情况

• AH 急性发作时应及时寻找并去除刺激和（或）延迟非紧急手术处理。

• AH 发作时紧急手术治疗，应在脊柱麻醉或全麻下进行。

▪ **分类**

无。

 治疗

▪ **术前准备**

术前用药

- 视情况使用镇静剂。
- 若有急性高血压,使用血管舒张药。

知情同意的特殊情况

- 对于使用镇静剂的患者,应告知可能会行脊麻或全身麻醉处理急性 AH 发作。
- 需告知患者急性 AH 发病率,尤其是将行下肢手术时。

▪ **术中监护**

麻醉选择

- 脊髓麻醉因为直接阻断脊髓下行反射,可作为首选。
- 全麻可抑制反射性脊髓交感神经放电。
- 硬膜外麻醉可以使用,但在严重的 AH 病例中效果不大。

监测

- 标准 ASA 监测。
- 若患者处于 AH 发作的高危状态,或已经确定有 AH 发作,则需考虑放置动脉导管。

麻醉诱导/气道管理

- 术前若有颈椎融合和颈部活动受限的情况,或者颈椎不稳定情况的患者,宜行清醒状态下纤支镜插管或使用其他气道设备。
- 麻醉诱导药物不能加重先前存在的高血压,也不能升高血压,因为 SCI 水平以下部位血管紧张度处于基线(但当急性 AH 发作时升高)。

- 禁止使用琥珀胆碱,如错误使用去极化肌松药,过多交联受体的增殖可引起肌肉中大量钾离子的流出。

维持

- 全麻应维持在适当水平,以抑制反射性交感神经放电。
- 通过硬膜外导管追加合适麻醉剂量,或持续输注以维持足够的阻断浓度。
- 一旦出现 AH 急性发作,需做以下处理:
- 直接作用的血管舒张药:钙通道阻滞剂、硝酸盐类、肼酞嗪。
- β 受体阻滞剂由于可引起潜在的 α 受体相关的血管收缩,备做二线药物。
- 中枢作用血管舒张药(如可乐定)作用不佳。

拔管/苏醒

- 一旦出现紧急高血压,应立即使用短效降压药。
- 颈椎融合患者拔管时,应处于吸氧状态,接下来进行自主呼吸。

 术后监护

▪ **床旁护理**

AH 发作后,应及时监测血压和心率,持续至少 2 h。

▪ **药物处理/实验室处理/会诊**

- 若患者发生术中 AH 发作,术后应继续予合适剂量的降压药。
- 若怀疑出现心肌缺血:
- 心电图。
- 肌钙蛋白含量。
- 按需给以阿片类药物、硝酸盐类药物、吸

氧、血管加压药。
- 心内科会诊。

▪ **并发症**

- 深交感神经发放可引起:
- 心肌缺血。
- 脑水肿。
- 脑出血。
- 肾衰竭。
- 眼部/视网膜疾病。
- 肺水肿。

疾病编码

ICD9

- 337.3　自主神经反射异常。

ICD10

- G90.4　自主神经反射异常。

临床要点

- 自主神经反射亢进(AH)是一种综合征,表现为在 T_6 及以上水平脊髓损伤(SCI)患者出现的反射性交感神经放电不平衡或过度的现象。
- AH 发作可表现为以下任意症状:头痛、视力模糊、鼻塞、胸痛、焦虑、血压升高、心动过缓、脊髓损伤(SCI)水平以上潮红和流汗、立毛肌收缩或心律失常。
- AH 发作处理包括降压药,消除刺激(插导尿管,粪便嵌塞解除法等),由卧位改为坐位,腿部放低,将所有紧绷的衣服解开。
- 对于所有下肢手术,即使无感觉,应考虑给予麻醉。

 自主神经系统 Autonomic Nervous System

Anthony H. Guarino, MD　张骁 译／苏殿三 校

基础知识

▪ **概述**

- 自主神经系统(ANS)调节体内器官功能和内稳态,不同于运动神经系统,不受意愿控制。由以下成分组成:
- 交感神经系统。
- 副交感神经系统。

- 肠道神经系统:不常讨论,是一个神经纤维网,分布并支配消化道、胰腺和胆囊。
- 交感神经系统可通过神经阻滞技术(脊髓和硬膜外)治疗性地阻断、定位椎旁阻滞的神经节,局部静脉给予交感神经阻滞剂。

▪ **生理**

- 交感神经系统(SNS):通过不断调节来维

持内稳态。当遇到压力时,SNS 激活,儿茶酚胺释放增加("战斗或逃跑")。
- 初级节前神经元起源于脊髓胸腰部。其神经轴突汇聚成椎旁交感干,由 C_2 发出伸向尾椎。大部分节前神经元与节后神经元形成的突触,就在此交感干中。另外一些节前神经元从交感干外延伸至其他神经节,并在此处形成突触。

- 交感干(还有一部分不在交感干)发出节后神经元,延伸至靶器官。

- 神经递质:
  ◦ 节前神经元与节后神经元之间的突触:乙酰胆碱。
  ◦ 节后神经元与靶器官之间的突触:去甲肾上腺素。汗腺例外,为乙酰胆碱。

- 靶器官效应:
  ◦ 眼睛:瞳孔散大。
  ◦ 心脏:心动过速,收缩力增强(升高收缩压)。
  ◦ 血管:增加血管张力(血管收缩),升高舒张压。
  ◦ 呼吸系统:小支气管舒张。
  ◦ 消化系统:降低蠕动。
  ◦ 肾脏:增加肾素分泌,保持水钠平衡。
  ◦ 男性生殖器:促进射精。

• 副交感神经系统(PNS):与 ANS 共同维持机体内稳态。PNS 作用为植物性作用("休息和消化")。

- 节前神经元起源于延髓(脑神经Ⅲ、Ⅶ、Ⅸ和Ⅹ),以及颈髓和骶髓。其轴突至靶器官附近的神经节交换神经元,发出节后神经元;相对于交感神经元,PNS 发出的神经元更长。约 75%的副交感神经与迷走神经走向一致。

- 节后神经元发出后距靶器官距离较短。

- 神经递质:
  ◦ 节前神经元与节后神经元之间的突触:乙酰胆碱。
  ◦ 节后神经元与靶器官之间的突触:乙酰胆碱。

- 靶器官效应:
  ◦ 眼睛:瞳孔收缩。
  ◦ 心脏:降低心率。
  ◦ 血管:降低血管张力(血管舒张)。
  ◦ 呼吸系统:小支气管收缩。
  ◦ 消化系统:增加蠕动。
  ◦ 男性生殖器:促进勃起。

• 肾上腺髓质:胎儿在母体中中枢神经系统发育后紧接着肾上腺髓质发育,作用相当于"交感神经神经节"。肾上腺髓质中节前神经元和节后神经元在此形成突触,但节后神经元不离开髓质;直接释放去甲肾上腺素和肾上腺素进入血液。

▪ 病因/病理生理

• 复杂性局部痛综合征Ⅰ和Ⅱ是一种慢性神经痛。尽管具体病理生理机制不明,但临床症状继发于 ANS 紊乱。CRPS Ⅰ和Ⅱ表现为神经性疼痛。神经性疼痛的体征和症状包括烧灼痛、痛觉过敏、触摸痛、局部水肿、出汗、皮肤颜色变化和疼痛末端温度异常。

• 周围血管疾病与心脏外动脉阻塞有关,可引起缺血,并被认为与 ANS 功能异常有关。

• 雷诺综合征由于寒冷或情绪激动引起可逆的发作性的手指(足趾)苍白、发紫,然后变为潮红的一组综合征。认为与 ANS 异常有关。

▪ 围手术期相关

• 使用临床镇静浓度的丙泊酚时,不改变脊髓水平中枢交感神经的传出活动。然而使用深度镇静和麻醉诱导剂量时,可抑制中枢交感神经活性,会引起低血压(降低前负荷、后负荷和心肌收缩力)。

• 氯胺酮引起直接的剂量依赖 CNS 刺激,引起 SNS 传递增加。结果心血管效应类似 SNS 刺激时效应:增加全身和肺血压、心率、心输出量、心肌收缩和心肌氧需求。体循环血管阻力和左心室(LV)舒张期末压力常不变。严重情况下,存在负性肌力作用。

• 依托咪酯通过保存交感神经和自主神经作用,维持血流动力学稳定。

• 阿片类药物常存在剂量依赖的阻滞交感神经作用。

• 苯二氮䓬类药物影响自主神经心脏调节,可能通过作用于 γ 氨基丁酸 A 受体(GABA$_A$)氯离子通道复合体有关。其作用存在双向性:最初引起中枢迷走神经紧张,接着直接降低心脏起搏。麻醉诱导剂量可降低低血压,但比丙泊酚程度低。

• 抗胆碱酯酶促进 PNS 活性,会引起心动过缓、低血压、分泌亢进、支气管收缩、消化道蠕动亢进及眼内压降低。

• 抗胆碱药通过有选择性地阻滞神经接头的胆碱受体,抑制副交感神经冲动。

• 吸入性麻醉药一般以剂量依赖方式抑制 ANS。

• 神经阻滞:局部麻醉剂注入硬膜外或蛛网膜下隙产生特异的阻滞。神经纤维由于脊髓节段、直径、有无髓鞘的不同,敏感性也不同。交感神经纤维先被阻断,接下来依次为痛觉、感觉和运动神经。

• 交感神经阻滞:为了阻断疼痛通路,以及血管舒缩、汗腺调节和内脏运动神经。低浓度的局麻药阻断细小有髓鞘的 A-δ 和无髓鞘 C 神经纤维,对其他外周神经作用较小。其可用作一种诊断工具,确定交感神经冲动传入是否为引起疼痛的原因。因此,可帮助判断是否需要更长久的干预治疗(如神经松解术或手术)。

• 霍纳综合征见于斜角肌压迫毗邻的臂丛神经。表现为上睑下垂、瞳孔缩小、眼球内陷、结膜充血、鼻塞以及面部无汗症。

▪ 图/表

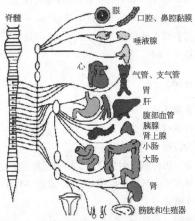

图 1　交感神经系统。节前神经元起源于胸段和腰段脊髓,在椎旁交感干换元,与节后神经元形成突触

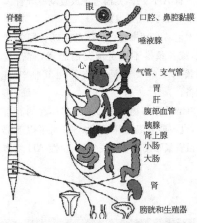

图 2　副交感神经系统。节前神经元来源于延髓和颈段、骶段脊髓,在靶器官附近换元,与节后神经元形成突触

✐ 临床要点

• 交感神经阻滞有助于麻醉和缓解术后疼痛。

• 自主神经系统对所有的器官、组织均存在不同方式的作用。

纵隔镜检查术 Mediastinoscopy

Teresa L. Moon，MD　彭成为 译／张晓庆 校

基础知识

▪ 概述

一般情况

- 纵隔镜检查术使得纵隔探查变得容易,创伤比开胸术或胸骨切开术小。
- 肺拥有丰富的淋巴系统,引流至颈下、气管旁和颈上淋巴结。
- 手术的主要目的是纵隔活组织淋巴结检查,评估支气管癌的转移情况,被视为纵隔淋巴结分期的金标准。
  - 颈部入路用于气管前筋膜、气管旁和前侧隆突下淋巴结。
  - 胸廓入路或前入路常用于主动脉、肺动脉淋巴结。
- 手术需要在气管和气管前筋膜之间解剖。插入一个气管镜(发光设备),进一步沿着此平面到达隆突水平,在主动脉弓、无名动脉、无名静脉后面。
  - 可完成针吸活组织检查。
  - 可放置架子,以利于 X 线显影。
  - 可插入引流管,以利于引流血、液体或空气收集。
  - 常常和支气管镜联合进行。
- 纵隔镜的其他适应证包括:
  - 类肉瘤病、霍奇金病或可疑结核病时活组织检查。
  - 纵隔肿块的切除。

体位

- 仰卧位。
- 反 Trendelenburg 卧位。
- 肩部缠绕,进一步伸展。

切口

- 颈部纵隔镜行胸骨上横切口,在胸骨上 1～2 cm,切口长 4 cm。
- 经胸廓胸腔镜采用胸骨旁切口,通常在第 2 肋间(张伯伦术式或前纵隔切开术)。

手术时间

少于 1 h。

预计出血量

- 少量。
- 如果损伤血管有大量出血的风险。

住院时间

门诊患者观察 23 h。

特殊手术器械

纵隔镜:镜柄连着一个外观像喉镜(Miller 镜)的镜片。设备是可发光的,并且有一个镜头可以直接可视或可以与光缆连接至辅助视频显示器屏幕。活检设备沿着视野通过一个大的通道进入。

▪ 流行病学

发病率

最常用于肺癌评估。

患病率

- 出血(0.73%)。
- 气胸(0.66%)。
- 喉返神经损伤(0.34%)。
- 脑缺血。
- 食管穿孔。
- 胸膜撕裂。
- 气管撕裂。
- 急性气管塌陷。
- 张力性纵隔气肿。

死亡率

总死亡率:0.09%。

▪ 麻醉目标/指导原则

- 气道塌陷可继发于纵隔肿块。通过病史、症状及影像资料或肺动脉流速容量环评估患者气道塌陷可能。如果气道塌陷可能伴有肌肉麻痹,最好保持患者自主呼吸。
- 麻醉科医师应该对手术解剖有一个清晰的认识。有许多大血管在纵隔内,潜在的血管损伤可能是灾难性的。

术前评估

▪ 症状

- 体位性呼吸困难表明前面的纵隔肿瘤压迫气道结构。
- 咳嗽。

病史

- 经常因为肺癌伴结节增大或由于淋巴瘤、胸腺瘤、胸骨后甲状腺肿导致的纵隔淋巴结增大而进行纵隔镜检查。
- 通常因为结节病、肺结核或纵隔肿块治疗性切除而行纵隔镜检查。
- 治疗:化疗和(或)放疗。

体格检查

- 气管偏斜。
- 静脉怒张。

▪ 用药史

可变的。

诊断检查与说明

- 胸部 CT:寻找任何气道梗阻或变形或任何血管受压(上腔静脉)。
- 颈动脉检查:确定外科手术期间脑灌注不足风险是否增加。
- 血型和交叉配血试验:确保血管损伤时有血可用。

▪ 伴随的器官功能障碍

- 肺癌:呼吸功能储备可能降低。
- Eaton-Lambert 征可出现在燕麦细胞癌,会对去极化肌松药敏感性降低,而对非去极化肌松药敏感性升高。
- 肿瘤对血管结构的压迫:包括心脏、肺动脉或上腔静脉(SVC)。SVC 梗阻可导致颅内压(ICP)增加。

治疗

▪ 术前准备

术前用药

如果没有气道梗阻,可考虑使用抗焦虑药物。

知情同意的特殊情况

- 有气道梗阻(肿瘤侵入气管内)风险或前纵隔肿瘤塌陷可能时,应准备好清醒光纤插管。讨论适应证和合适的镇静目标。
- 大量失血者需要输注血制品。

抗生素/常见病原体

对皮肤微生物应用第三代头孢菌素。

▪ 术中监护

麻醉选择

使用神经肌肉阻滞剂的气管插管全麻可提供一个更好的可控性环境,尤其是有利于外科操作。

监测

- 标准监测。
- 有创动脉置管。
- 大口径外周静脉(14 G～16 G)。
- 动脉置管和(或)脉搏氧饱和度仪应放置在右上肢,以便及时观察外科操作是否压迫无名动脉。

麻醉诱导/气道管理

如果预计有困难气道或诱导和使用肌松药后的气道梗阻风险,应用清醒光纤插管。此技术可保持气道开放和自主呼吸,从而确保气道安全。

• 没有气道压迫或梗阻症状和体征的患者可使用肌松药(短效)诱导。

• 如果没有使用肌松药后气道梗阻的顾虑和没有诸如胃食管反流(GERD)等禁忌证的患者,可用保持自主呼吸的面罩诱导。

维持

• 全吸入麻醉或全静脉麻醉都可选择。当要求保留自主呼吸可选择挥发性全麻药,对有气道高反应性疾病的患者(强效支气管扩张药使用者)应特别注意。

• 外科操作和可视化时追加肌松药,防止咳嗽和胸部静脉怒张。但在试图保持患者自主呼吸时应避免使用。

• 避免使用氧化亚氮,因为有潜在的气胸和纵隔气肿危险。

拔管/苏醒

• 计划在手术室内拔管。

• 如果外科医师判断有潜在喉返神经损伤的可能,拔管后让患者发字母"e"的音来判断评估。

术后监护

▪ 床旁护理

• 从恢复室出院回家或转至普通病房。

• 如果大血管损伤进行了修补或重建,转入 ICU。

• 所有患者应摄胸片,评估是否有气胸。

▪ 镇痛

• 非肠道应用阿片类药物。

• 酮咯酸氨丁三醇。

• 外科医师可在皮肤切口注射局麻药。

▪ 并发症

• 血管损伤最常见于低位右气管旁淋巴结(4R)活检部位。

• 气胸。

• 喉返神经损伤。

• 无名动脉压迫导致脑缺血(尤其是那些已有脑供血不足的患者)。

临床要点

• 为并发症做好准备,包括出血、气胸、气道塌陷。

• 有创动脉置管和(或)脉搏氧饱和度仪应放置在右上肢,以便及时识别无名动脉受压。

• 视频辅助纵隔镜淋巴结活检比直视下并发症少。此外,前者与传统的纵隔镜相比,可以检查和切除更多的淋巴结。

最低肺泡气有效浓度 Minimum Alveolar Concentration

Jeffrey W. Lim, MD, PhD · Nina Singh-Radcliff, MD　彭成为 译 / 张晓庆 校

基础知识

▪ 概述

• 最低肺泡气有效浓度(minimum alveolar concentration, MAC),是使 50% 患者对外科手术刺激丧失逃避性运动反应时,肺泡气内吸入麻醉药的占比或浓度。

• MAC 的概念在术中作为以下指数应用:

- 麻醉深度。

- 诱导。

- 苏醒。

- 还作为研究不同药物标准剂量和测评效价使用。

▪ 生理

• 挥发性麻醉药是:

- 疏水的卤代碳氢化合物。

- 围手术期全身麻醉诱导和维持使用。其他应用包括哮喘持续状态扩张支气管。

- 室温下液态储存,挥发后通过吸入回路麻醉应用。

- 可使患者意识消失、记忆消失、运动消失。

- 药效学:机制不明,但普遍认为其作用于多区域(不像静脉麻药作用于单一受体)并在低浓度时就可阻断电传导(通过蛋白、膜受体和细胞内系统)和树突而不是轴突。

• 药物代谢动力学:

- 气体浓度用分压来检测,表示为 $P_{部位}$(P_{brain}、P_A、P_a 等,单位是 mmHg)。例如,七氟烷 2% 的浓度表明药物占总吸入气体的 2%。

- 组织器官:血管丰富的器官(脑、心脏、肝脏、肾脏、内分泌器官)血流丰富,药物浓度升高快,但它们的总体容量也小。肌肉、脂肪和血管较少的器官(骨骼、韧带、牙齿、头发、软骨)血流较少(所以,吸入麻药运输较少),药物浓度上升较慢,但它们的容量很大,发挥"仓库"的作用,本质上是从脑(药物作用部位)转移过来的,降低诱导和起效速度。这种效应随着血液增加而加重:气体溶解度增加或用药持续时间增加(MAC-hr)。

- 分配系数:指一定温度下,处于平衡状态时,组分在一种相中的浓度和另一种相中的浓度之比(假定两相容积相同)。可用于评估血与气、脑、肌肉、脂肪之间的相对溶解度(提供了一种评估和比较某组织摄取、饱和时药量与时间的方法)。例如,氟烷血气分配系数是 2.4,因此达到平衡时,血液中的浓度是与其接触气体中浓度的 2.4 倍(例如,肺泡)。

- F_i 是挥发性麻醉药吸入气浓度。它受新鲜气流量、药物输出浓度、分钟通气量(频率、潮气量)、吸收量(回路、机械)影响。F_i 随新鲜气流量、输入浓度、通气量增加而增加,随呼吸回路容量和吸收量减少而增加。

- F_A 是肺泡气挥发性麻醉药浓度。F_A 受 F_i(输入)和影响从肺摄取(输出)的因素影响。摄取受血液影响:气体溶解度、心输出量以及动静脉压力差。从 F_A 可以推测 $F_{ETagent}$—F_A—F_{blood}—F_{brain} 之间的平衡,以及评估麻醉深度(麻醉诱导、维持、复苏)。在低溶解度气体、心输出量降低、肺泡血流量降低、动-静脉压差减少的患者 F_A(以及诱导速度)增加。要注意的是,F_A 是通过呼气末间接监测肺泡浓度($F_{ETagent}$)。

- F_A/F_i:按惯例,比值<1 是由于麻醉药被肺循环摄取,如果没有摄取,比值应等于 1,但在诱导和维持时比率不会大于 1。F_A/F_i 提供了一个评估药物起效的速度。

- 消除:苏醒取决于吸入麻醉药较低的大脑浓度,F_A 用作 F_{brain} 的替代指标($F_{ETagent}$—F_A—F_{blood}—F_{brain})。吸入麻醉药通过呼气、

生物转化及经皮丢失而消除。加快诱导速度的因素同样也加快苏醒：增加新鲜气流量、降低麻醉机回路容量与吸收、降低溶解度、增加脑血流量以及增加通气量。

- 1MAC 是指在 1 个大气压下，使 50%患者对切皮无体动反应的肺泡吸入麻醉药的浓度。
- 测定方法：药物达到平衡后，给予患者单一的切皮刺激，有目的地观察伤害性刺激的体动反应。
- 达到平衡后，测量呼出气气体浓度可以推测肺泡气 MAC，以及血液和脑组织浓度。围手术期没有精确的方法测量脑组织浓度和肺泡浓度。
- 但是，1MAC 不能反映单个个体的反应，而且不能保证患者无记忆。

■ 病因/病理生理

- 增加 MAC 的因素：
- 婴儿：通常较高，新生儿例外，其 MAC 较低。MAC 峰值出现在 6 个月左右。
- 高热。
- 慢性酒精中毒。
- 遗传因素：遗传有红头发的患者 MAC 相比其他人需要增加 19%。
- 拟交感神经药物：
○ 单胺氧化酶抑制剂（monoamine oxidase inhibitors，MAOIs）
○ 三环类抗抑郁药（tricyclic antidepressants，TCAs）
○ 急性可卡因中毒。
○ 急性苯丙胺中毒。
○ 麻黄碱。
○ 左旋多巴。
- 对 MAC 没有影响的因素：
- 麻醉持续时间。

- 性别。
- 低碳酸血症和轻度高碳酸血症。
- 降低 MAC 的因素：
- 年龄增加：年龄每增加 10 岁，MAC 大约降低 6%。
- 静脉麻药诸如右旋美托咪定、丙泊酚、氯胺酮、巴比妥类、可乐定。
- 抗焦虑药。
- 静脉应用局麻药，如利多卡因。
- 低体温：温度每降低 10 ℃，MAC 降低 50%。
- 急性酒精中毒。
- 妊娠：妊娠 8 周后可见降低。妊娠期间可降低 30%，产后 3 天恢复正常。
- 低血压（MAP<40 mmHg）。
- 代谢性酸中毒。
- 贫血（血细胞比容<10%）。
- 高碳酸血症（$PaCO_2$>95 mmHg）
- 低氧血症（PaO_2<38 mmHg）。

■ 围手术期相关

- MAC 是一种附加值，提供了麻醉不同阶段的一个参考点。需要注意的是，MAC 是独立的可被考虑或不被考虑的各种因素，并且是基于人群中个体的平均值。和大部分极端值相似，存在极端值。
- MAC-95 是 95%的患者对外科刺激（切皮）无体动反应的药物浓度。测量的结果在异氟烷、七氟烷、地氟烷是 1.2～1.3 倍的 MAC 值。
- MAC BAR 是 50%的患者对外科刺激无交感神经反应（心率、血压、去甲肾上腺素水平）的药物浓度。测量的结果在异氟烷、七氟烷、地氟烷是大约 1.6 倍的 MAC 值。
- MAC BAR 95 是 95%的患者对外科刺激

无交感神经反应的药物浓度。

- MAC EI 是防止气管内插管时喉头反应的肺泡气浓度。在异氟烷、七氟烷、地氟烷是大约 1.3 倍的 MAC 值。
- MAC-hour 是暴露在吸入麻药下的 MAC 时间，MAC 与增加的时间相乘，例如 1.25MAC 使用 2 h，表示为 2.5MAC-hour。常常用于计算副作用和设定剂量限制时测量暴露的相对方法。它不能反映代谢差异、不同浓度的效果和新鲜气流量。
- MAC-awake 是 50%患者对指令有反应（睁开眼睛）时的肺泡气药物浓度。它"不等于"MAC-aware/recall。测量的结果在异氟烷、七氟烷、地氟烷是 0.3～0.4 倍的 MAC 值，以及 0.5 MAC 值的氧化亚氮和氟烷。
- MAC-aware 是 50%患者尽管使用了麻醉药，仍然对外科事件有意识时的肺泡气药物浓度。MAC-aware 通常是 0.4～0.5。但是，有 95%的把握，有意识时的 MAC 值会上升 25%。

■ 图/表

药物	MAC 值(%)
地氟烷	6
七氟烷	2
异氟烷	1.15
氧化亚氮	104

💡 临床要点

- MAC 是平均 50%的患者对外科刺激无体动反应时的最小气体浓度。
- MAC 受许多因素影响，包括年龄和同时使用的药物。

Z

左心室舒张期末压 Left Ventricular end Diastolic Pressure Sumit Singh, MD · Aman Mahajan, MD, PhD 彭生 译 / 张晓庆 校

 基础知识

■ 概述

- 左心室舒张期末压（LVEDP）定义为舒张期末心室的压力。意义接近于左心室舒张期末容量或前负荷（LVEDP - LVEDV）。
- LVEDP 可以理想化的，在实验室内通过

心室内插管测得。在 Z 点开始测量，Z 点是左心室压力曲线上升的起点，大约在心电图 Q 波后的 50 ms，时间上通常和 R 波相吻合（图 1）。

- 在大多数临床情况下通过 Swan Ganz 导管使其带有漂浮球囊的导管进入肺动脉来测定 LVEDP。因为有膨胀的球囊阻挡（楔入），不能进入左心室，但是独立的导管尖端

可以通过持续的血流在舒张期末进入左心房和左心室。

- 测量：肺动脉楔压（PAWP）等同于 LVEDP。前提是没有二尖瓣病变，肺动脉导管位于肺的 West 3 区（这里肺动脉压>肺静脉压>肺毛细血管压）。
- 波形：左心房曲线"a""c"及"v"波和右心房测出的中心静脉压（CVP）波形相似。

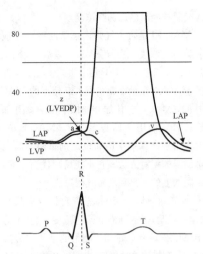

图 1 LVEDP 在 Z 点测量。它是心室压力曲线上升的起点。Q 波发生后约 50 ms 出现，通常对应于 R 波

■ **生理**

• 理想状态下，心室舒张期末各室腔压力均衡：CVP＝RVEDP＝PADP＝PAWP＝LAP＝LVEDP；CVP：中心静脉压；RVEDP：右心室舒张期末压；PADP：肺动脉舒张压；PAWP：肺动脉楔压；LAP：左心房压。

- Frank-Starling 定律显示，心脏收缩力与在任何给定的内在收缩或收缩力水平舒张期末肌肉纤维的长度成正比。

- 左心室静脉回流的增加，导致容量和前负荷，即 LVEDP 的增加（搏出量增加）。

- 舒张期充盈平台期：充盈量或前负荷的显著增加导致充盈压的稍微增加。

- 快速充盈期：相比较而言，同等容量血流可以导致充盈压显著增加，这种情况持续到舒张期末。

- 曲线左移顺应性异常降低（如脓毒血症、休克、心肌梗死、室壁纤维化）。另外，此时随着充盈量的降低，充盈压反而有一个异常的下降。

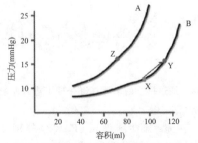

图 2 心室舒张压容积关系成一条曲线，斜率反映室壁顺应性。顺应性是动态的，随着腔的容积发生变化，从而影响着使 LVEDP 接近 LVEDV 的能力。曲线 A 表示正常的顺应性。曲线 B 表示右移或顺应性增加，如发生扩张型心肌病，其中体积的变化（X→Y）导致压力增加较小

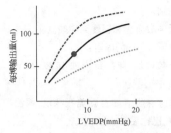

图 3 Frank-Starling 曲线。通过改变静脉回流来改变 LVEDP/LVEDV 从而影响每搏输出量(SV)的变化。在一个给定的前负荷上正性肌力状态影响每搏输出量(虚线：高收缩力，点线：低收缩力)

■ **解剖**

• PAWP 是随漂浮球囊嵌在肺动脉分支测出的肺动脉压力（肺动脉导管的远端）。

• 近端压力（CVP、PAWP 等）反映 LVEDP 的精确能力依赖于舒张期顺畅连续的血流。任何解剖及生理异常均可导致下游压力监测不精确。

■ **病因/病理生理**

• PAWP 低于 LVEDP 的情况：

- 左心室顺应性降低（如 MI、LVH）。平均左心房压低于 LVEDP，且此时伴有舒张期末 a 波的抬高。

- 主动脉反流（AR）：二尖瓣在舒张期末之前关闭，因为血从主动脉流出（LAP＞LVEDP）。

- 肺动脉反流：肺动脉血液双向分流（PADA＜LVEDP）。

- 肺动脉血管减少。

• 以下情况 PAWP 较 LVEDP 高估：

- 呼气末正压（PEEP）：肺动脉导管嵌入肺 1 区或 2 区。肺动脉压读值实际低于气道压，导致 PAWP 抬高的误读。

- 肺动脉高压：肺动脉血管阻力增加可以记录到一个不能正确反映左心室压力的较高 PADP（PADP＞mPAWP）。

- 二尖瓣狭窄：阻止血流通过二尖瓣的阻力，出现较 LVEDP 高估的 LAP 值。

- 二尖瓣反流：反向的收缩期"V"波或反向血流抬高了 MAP。

• 顺应性增加。扩张型心肌病患者，左心室极度扩张，由于室壁厚度原因，没有任何适度的舒张能力。这将导致顺应性增加，即使 LVEDV 较高时，相对应的 LVEDP 或许没有相应增加。

■ **围手术期相关**

• 升高的 LVEDP 是心脏手术死亡率的独立危险因素，与左心室射血分数无关。

• 心房强力收缩：在正常情况下 LVEDV 中有 20% 的压力由心房强力收缩提供。在左心室肥厚患者，可能会增加至 50%，"a"波能对 LVEDP 比 PAWP 做更好的估计。

• 二尖瓣：狭窄和关闭都可高估 LVEDP。

• 围手术期心源性与低血容量性休克可以通过使用 LVEDP（CVP/PAWP）作为前负荷的替代标记进行区分。临床上这对决定何时给予输液与其他干预措施很重要。

- 所有液体复苏的目标都是增加前负荷，依照 Starling 定律，"补充"搏出量增加末端器官灌注。

- 左心室舒张期末压（CVP/PAWP）可随着时间作为心输出量改善或恶化的指标。

- 在临床上，心输出量增加的变化涉及尿量增加、毛细血管再充盈时间减少、精神状态和血压的改善。

- 其他更精确的监测可监测心输出量随前负荷的变化，如经食管多普勒监测、超声心动图和收缩压变异。

• 心肌顺应性：PAWP 测量依赖于心肌顺应性。多项对在 ICU 患者研究显示与 LVEDV 对应的 PAWP 监测失败。

• 临床使用：CVP 或 PAWP 很少单独用于指导治疗。休克状态下，患者经静脉给予液体提升 CVP 到大约 12 mmHg 后，血压或心输出量没有改善，应采用其他评估方法如床边超声心动图。

- ASA 仅推荐对高危手术患者行 PAC。

- 建议对严重脓毒血症、创伤、高风险心脏手术、肺动脉高压、腹部肌筋膜室综合征，以及用 PEEP 治疗患者监测 LVEDV 和 LVEDP。

❷ **临床要点**

• LVEDP（压力）是一个对 LVEDV（体积）的替代测量。

• 当肺动脉导管位于肺的 West 3 区时，唯有肺动脉导管可以连续监测左心室舒张期压力（如该区域肺静脉压大于气道压力）。

• 在使用 CVP 和 PAWP 作为 LVEDP 的指标时，很重要的一点是要知道如何解释读数，任何解剖学或心脏舒张期血流的持续性中断的生理变化都会改变 CVP 或 PAWP 读数。如二尖瓣狭窄或关闭不全、肺动脉瓣反流和主动脉瓣关闭不全，都会导致 CVP 和 PAWP 对 LVEDP 的高估或低估。

• 心脏的压力容积曲线在左心室顺应性增加时右移，顺应性降低时左移。

左束支传导阻滞 Left Bundle Branch Block
Davinder Singh, MD • Jennifer Scovotti, MA • Aman Mahajan, MD, PhD　彭生 译 / 张晓庆 校

基础知识

■ 概述

• 当心脏的电脉冲在经过左束支或左前分支和左后分支发生延迟时，出现左束支传导阻滞（LBBB）。

• 左束支起源于室间隔嵴，沿左室间隔下方下降。分叉成 3 个主要分支：
- 前支。
- 后支。
- 中隔支（进入中隔区）。

■ 流行病学

发病率

• LBBB 影响总人口的 1％人群。

• 发生在心力衰竭患者的多达 30％。

• 主动脉瓣置换术后患者中有 20％。

患病率

随着年龄增大而增加。

• 50 岁：影响 0.4％的人群。

• 75 岁：影响 2.3％的人群。

• 80 岁：影响 5.7％的人群。

发病情况

• 年轻患者结果很好，而年龄较大的患者（平均为 62 岁）显示出冠状动脉疾病及心力衰竭发病风险增加（都是 20％～30％的发生率）。

• 患者进展为房室传导阻滞的风险也增加（每年增加 1％）。

死亡率

• 是已知或怀疑有冠状动脉疾病患者死亡率增加的独立预测因子。

• 累积心血管疾病死亡率是一般人群的 3～4 倍。

■ 病因/危险因素

• 左束支阻滞可源于：
- 冠状动脉疾病。
- 左心室肥厚。
- 心肌病。
- 高血压。
- 心肌梗死。
- 室间隔缺损修补。
- 室间隔肌切除术。
- 主动脉瓣手术。

- 神经肌肉和神经退行性疾病。
- 良性病变。

■ 病理生理

• 左束支电脉冲的传输障碍与下列因素有关：
- 与左心室活动不同步，左心室收缩效率降低。
- 先后激活左右心室（而不是同时），导致室壁运动异常。
- 舒张期血流的持续时间缩短，可以扰乱冠状动脉灌注。

■ 麻醉目标/指导原则

• 如有心脏内操作，关注完全性心脏传导阻滞（如右心脏导管插入术、PA 置管）。PA 导管的放置增加完全性心脏传导阻滞的发生率为 2％～5％。

• 一项回顾性研究表明，进行非心脏手术的无症状的左束支阻滞患者，接受非心脏手术并发症的发生率没有增高，但也明确表示此类患者更难以承受非心脏并发症（如脓毒血症）的危害。

• 对扩张型心肌病和束支传导阻滞造成的心力衰竭患者，再同步化起搏已成为治疗的重要组成部分。

℞ 术前评估

■ 症状

• 常无临床症状。

• 有些患者出现运动不耐受、晕厥前期和晕厥。

病史

• 单纯左束支阻滞患者通常无症状；然而，晕厥史关乎隐匿性冠心病、心室功能受损或更高级别的传导干扰，应该彻底检查。

• 评估并发的心脏疾病。

体格检查

听诊可发现第一心音缺乏或减弱，和第二心音（S_2）逆分裂（S_2 分裂在呼气明显和吸气末不明显）。

■ 治疗史

对有扩张型心肌病、晕厥史或其他潜在的

心脏疾病，或许应该实行心脏再同步化治疗。

■ 用药史

• 无药物用于通常治疗。

• Ⅰ类（含利多卡因）和Ⅲ类抗心律失常药物（包括胺碘酮和索他洛尔）能延缓希氏束-浦肯野系统传导，应避免使用。

■ 诊断检查与说明

• LBBB 可以在心电图上观察到，阻滞的性质可以在阻滞部位显示。

• 心电图诊断标准：
- QRS 时限≥120 ms。
- Ⅰ、AVL、V_5、V_6 导联出现宽大、有切迹的 R 波。
- P 和 T 波通常与 QRS 波群相反。

• LBBB 患者常因宽大的 QRS 波群，室上性心动过速（SVT）易被误认为是室性心动过速。

■ 伴随的器官功能障碍

• 左束支阻滞往往是以下 4 条中其中的一个指标：
- 冠状动脉疾病。
- 高血压性心脏病。
- 主动脉瓣病。
- 心肌病。

■ 延迟手术情况

• 麻醉期间新发作的 LBBB（常发生于高血压或心动过速期间）已被证明是心肌缺血的标志。

• 电解质异常：低钾血症、低镁血症、低钙血症和延迟复极，应予以纠正。

■ 分类

• 当Ⅰ、V_5、V_6 分别出现正向或负向 T 波时，LBBB 被定义为同相（协调：cLBBB）或多相（不协调：dLBBB）。

• 在收缩性心力衰竭，dLBBB 与临床情况差、神经内分泌和预后差相关。

• 也有左束支的部分阻滞：左前分支传导阻滞（LAFB）和左后分支传导阻滞（LPFB）。

Z

治疗

■ 术前准备

术前用药

考虑适当的术前镇静。控制焦虑和限制交感神经兴奋是至关重要的,因为心动过速可诱发 LBBB。

知情同意的特殊情况

无。

■ 术中监护

麻醉选择

- 无论是选择全身或局部麻醉,手术的管理应重点预防交感神经过度活动,避免造成心动过速。
- 没有证据表明,全身或局部麻醉比另外一种更安全。
- 氯胺酮应慎重使用,因为它会导致心动过速。

监测

- LBBB 干扰了心电图对缺血的诊断,因为 ST 和 T 波改变已经存在,因此根据手术的风险因素,可能需要更多有创监测。
- 应安装临时起搏器,任何心脏相关操作均应备好起搏仪。

麻醉诱导/气道管理

- 喉镜、气管插管、吸痰和冷吸入气体造成的交感神经兴奋,应通过短效阿片类药物和(或)艾司洛尔减轻。
- 利多卡因是经典的Ⅰb类抗心律失常药,尽管使用时没有并发症,但是理论上可以恶化传导和左心室不同步收缩。

维持

- 避免会增加交感神经活性的因素,保持 PCO_2 正常、体温正常、血糖正常、血容量正常及含氧量正常。
- 患者也应保持足够的麻醉深度,防止恶性刺激导致的交感神经兴奋。

拔管/苏醒

考虑"深"麻醉状态拔管,在患者仍处于手术状态的麻醉深度进行,以降低交感神经兴奋。

术后监护

■ 床旁护理

LBBB 患者耐受应激状态能力较差,应确保密切的临床和实验室监测。

■ 药物处理/实验室处理/会诊

维持发生心肌缺血的低阈值,心电图不可靠。

■ 并发症

- 完整的心脏传导阻滞。
- 检测心肌缺血失败。
- 心源性猝死。

图/表

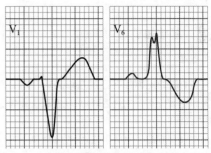

图1 左束支传导阻滞(LBBB)。左侧是同相 LBBB,因其正向 T 波命名(又称协调 LBBB)。右侧是多相 LBBB,因为伴有的负向 T 波命名(又称不协调 LBBB)

疾病编码

ICD9
- 426.3 其他左束支传导阻滞。

ICD10
- I44.7 其他左束支传导阻滞,未指定。

临床要点

- LBBB 患者往往有显著合并症,它与老年患者心血管疾病相关。此外,患者或许不能应对心血管应激状态。
- LBBB 妨碍心电图对缺血的诊断。
- 如果操作时,包括心内操作,要当心完全心脏阻滞。

坐骨神经阻滞 Sciatic Nerve Block

Jane C. Ahn, MD · Sharon L. Lin, MD 张雪 译 / 梁超 校

基础知识

■ 概述

- 坐骨神经是人体最大的周围神经,它支配下肢的运动和感觉。
- 坐骨神经阻滞可与腰丛阻滞、股神经阻滞及隐神经阻滞联合,为下肢手术提供良好的麻醉和镇痛。此外:
  - 可提供特定部位的麻醉,减少门诊手术时全麻药的用量,从而缩短住院时间和降低费用。
  - 可提供术后镇痛,减少阿片类药物的药量和副作用。
  - 可放置导管,以持续输注局麻药,满足长时间麻醉的需要。
- 可采用多种技术实施坐骨神经阻滞,如神经刺激仪(peripheral nerve stimulation, PNS)和(或)超声引导(ultrasound guidance, US)。

■ 生理

- 坐骨神经发出感觉神经纤维,支配大腿后侧、膝、膝关节的一部分,以及除小腿内侧(由隐神经支配)以外的膝以下部分。
- 它支配大腿后肌群以及踝关节和足部的屈肌和伸肌的运动。
- 远端坐骨神经阻滞(腘神经阻滞)可阻滞大腿后侧和膝的感觉以及大腿后肌群的运动。

■ 解剖

- 坐骨神经起自腰骶丛,由 $L_4 \sim S_3$ 神经根组成。
- 它从坐骨大孔穿出,沿梨状肌后缘下行至股骨。
- 它在腘窝的腘横纹上 7～8 cm 分成 2 支:胫神经(内侧)和腓总神经(外侧)。
- 胫神经和腓总神经共同包裹在同一个神经鞘内。

■ 病因/病理生理

- 与其他周围神经阻滞(如臂丛阻滞和眼神

经阻滞),下肢神经阻滞的并发症较少。

• 神经损伤常见于下列情况:

- 穿刺针损伤。
- 局麻药的神经毒性。
- 局麻药的中毒。
- 局麻药的压力和容量不当造成的缺血性损伤。
- 添加血管收缩药物。
- 血肿形成或血管损伤。
- 手术损伤和手术部位的影响。
- 止血带造成的损伤。
- 术后肿胀及体位放置不当。
- 原有的病变。

• 在 ASA 结案的医疗索赔数据库中,坐骨神经损伤占周围神经阻滞损伤的 3%。

■ 围手术期相关

• 坐骨神经阻滞联合腰丛阻滞、股神经阻滞、隐神经阻滞,可代替硬膜外麻醉和腰麻用于下肢手术。当患者拒绝椎管内麻醉或者凝血功能异常不适合椎管内麻醉时,可选择坐骨神经阻滞。

• 从骶骨旁到腘窝,有多个坐骨神经行经位点可被阻滞。

- 近端坐骨神经阻滞联合腰丛阻滞或者股神经阻滞,可用于大腿和膝部的手术及大腿使用止血带的手术。
- 远端坐骨神经阻滞(腘窝阻滞)联合隐神经阻滞可用于小腿、踝部及足部的手术。由于不影响腘绳肌的运动功能,患者可借助拐杖下床活动。

• 神经刺激仪和超声的比较。有数据表明,超声引导下坐骨神经阻滞可缩短感觉阻滞的起效时间,提高成功率,并减少局麻药的需要量及神经阻滞的操作时间(1B 级证据 A 级推荐)。然而,神经刺激仪和超声引导的临床效果最终还是取决于临床医师的经验和熟练程度。

• 骶骨旁入路阻滞(Mansour):在骶丛从坐骨大孔穿出形成坐骨神经前阻滞整个骶丛,是最近端的阻滞入路(图 1)。

- 体位:仰卧位(Sim 体位)。
- 标志:髂后上棘(posterior superior iliac spine, PSIS)和坐骨结节之间的连线。
- 进针点:连线上,髂后上棘下 6 cm。
- 深度:5~8 cm。
- 改变方向:进针碰到骶骨后,调整进针方向,针尖下移 1 cm,继续进针不超过 2.5 cm。
- 其他:操作时与盆腔血管和脏器靠得很近。

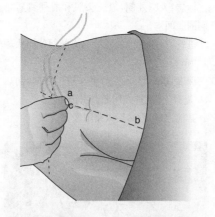

图 1 骶骨旁入路(Mansour)。a=髂后上棘,b=坐骨结节。进针点在 a 点下方约 6 cm 处

• 经典入路(Labat-Winnie):在坐骨神经出坐骨大孔后,在梨状肌远端阻滞坐骨神经。

- 体位:侧卧位(Sim 体位)。
- 标志:大转子(greater trochanter, GT)、髂后上棘、骶裂孔。从大转子到髂后上棘画一连线,从大转子到骶裂孔画第二条连线。在第一条的中点画一垂线,标记垂线与第二条线的交点。
- 进针点:垂线与第二条线(大转子至骶裂孔的连线)的交点。
- 深度:6~7 cm。
- 其他:穿刺针需穿破多层肌肉,可引起明显的不适感。

• 前路坐骨神经阻滞:在小转子上方水平,坐骨神经沿股骨后方下行(图 2)。

- 体位:仰卧位。
- 标志:腹股沟韧带(髂前上棘和耻骨结节的连线),在腹股沟连线中点画一垂线,向侧延伸 8 cm。

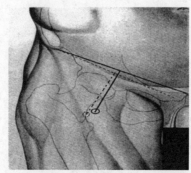

图 2 前路坐骨神经阻滞。髂前上棘和耻骨结节之间做一连线,以标出腹股沟韧带,在连线中点做一垂线,进针点在垂线向下 8 cm 处

- 进针点:在髂前上棘和耻骨结节连线中点做一垂线,在垂线远端 8 cm 处进针,穿刺针

与皮肤垂直。
- 深度:10~11 cm。
- 其他:可能需要多次调整进针方向,以使针尖"滑过"小转子。联合股后皮神经阻滞,可阻断止血带引起的疼痛。操作时可能会误碰股神经,因此应观察有无髌骨活动。

• 臀下入路(di Benedetto):在臀肌的尾侧,是最远端的坐骨神经阻滞点,位于股二头肌和半腱肌之间的沟内(又称坐骨神经线)。

- 体位:侧卧位(Sim 体位)。
- 标志:股骨大转子和坐骨结节的连线,在连线的中点画一垂线,向尾侧延伸 4 cm。
- 进针点:股骨大转子和坐骨结节连线的中点画一垂线,在垂线向尾侧延伸 4 cm 处与皮肤垂直进针。在该水平可触及一凹陷,为股二头肌和半腱肌之间的肌间沟。
- 深度:4~5 cm。
- 其他:臀下入路和与经典入路的穿刺失败率无明显差别。

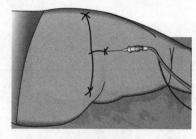

图 3 臀下坐骨神经阻滞

• 腘窝后入路:在腘横纹上方、坐骨神经分为胫神经和腓总神经之前阻滞坐骨神经。

- 体位:俯卧位。
- 标志:在腘横纹水平,触及股二头肌肌腱(外侧)、半膜肌和半腱肌肌腱(内侧)。嘱患者用力绷紧肌肉,以显露肌腱。沿着股二头肌肌腱触及腘窝顶部(股二头肌、半膜肌、半腱肌的交点)。
- 进针点:腘窝顶部下方 0.5 cm。
- 深度:4~5 cm。
- 其他:神经刺激仪刺激时,出现足内翻时的阻滞成功率较出现足外翻的成功率高。刺激胫神经引起足和足趾跖屈。刺激腓总神经引起足和足趾背伸(图 4)。

• 腘窝外侧入路:在腘横纹上方、坐骨神经分叉前阻滞坐骨神经,该方法适用于肥胖患者,以及由于疼痛或者使用矫形器具不能俯卧的患者(图 5)。

- 体位:仰卧位。

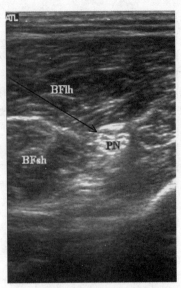

图4　超声引导下腘窝后入路坐骨神经阻滞。BFlh 指股二头肌长头腱。BFsh 指股二头肌短头腱

- 标志：大腿外侧，股二头肌和股外侧肌之间的肌间沟。
- 进针点：股骨外侧髁最突出的部位向头侧 11 cm 处。
- 深度：进针触及股骨，调整进针方向，向后 30°进针，直到神经刺激器引出跖屈。
- 其他：参见腘窝后入路阻滞。

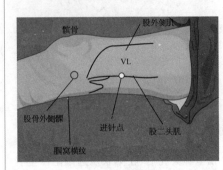

图5　腘窝外侧入路

🔖 临床要点

• 坐骨神经从腰骶丛发出后下行，沿坐骨神经的行走路径有多种坐骨神经阻滞入路。

• 行坐骨神经阻滞时避免使用肾上腺素，因为肾上腺素的缩血管效应、术中神经牵拉、止血带压迫等可导致坐骨神经缺血。

• 提醒患者预防摔倒，因为阻滞后可出现腘绳肌无力（近端坐骨神经阻滞）及足下垂（腘窝阻滞）。

• 腘外侧入路坐骨神经阻滞适用于肥胖或不能耐受俯卧位的患者。

Z

附录 药物

2 型糖尿病的口服用药 Oral Agents for Type 2 DM

Alan J. Kovcr, MD, PharmD 高蕾 译 / 顾卫东 校

治疗

■ **药物**

二甲双胍(格华止)

- 口服:每天 1 500～2 550 mg,分次给药。
- 10～16 岁:口服每次 500 mg,一天 2 次;最大剂量为每天 2 000 mg,分次给药。
- 妊娠风险分级:B。
- 哺乳:经乳汁分泌,不推荐。

作用机制

- 降低肝脏葡萄糖产出。
- 增加外周组织对葡萄糖的利用。

应用

- 2 型糖尿病。
- 多囊卵巢综合征的治疗(说明书外的用法)。
- 2 型糖尿病进行性发展的预防性治疗(说明书外的用法)。

起效时间

数天,达峰效应在 2 周内。

维持时间

半衰期为 4～9 h。

代谢

不代谢;90% 经尿液原型排出(主动分泌)。

不良反应

- 口中金属味,恶心,腹泻,腹痛,虚弱,乳酸血症(罕见)。
- 单独用药时较少出现低血糖。

临床要点

- 2 型糖尿病起始治疗的药物选择。
- 可引起体重下降。
- 以下患者乳酸血症的风险增加。
- 肾功能受损(血清肌酐男性＞1.5 mg/dl 或女性＞1.4 mg/dl)。
- 肝衰竭。
- 失代偿性 CHF。
- 酒精滥用。
- 高龄(＞80 岁)。
- 至少在术前 24～48 h 前给药(尤其是大手术,预计出血量大,或潜在影响肾功能的手术),并在术后恢复饮食,肾功能确保正常的

情况下恢复服药。
- 注射对比剂前应停用此药,并在检查完成 48 h 以后恢复服药。
- 与其他降糖药有很多复合制剂。

治疗

■ **药物**

磺酰脲类药物

- 妊娠风险分级:B/C。
- 格列吡嗪和格列本脲不经乳汁分泌。
- 哺乳:不推荐。

作用机制

- 通过与 ATP 敏感型钾通道的相互作用,增加胰腺 β 细胞分泌胰岛素。
- 降低肝脏葡萄糖产出。
- 增加外周组织对于胰岛素的敏感性。

应用

2 型糖尿病的降糖药。

不良反应

低血糖(老年及肝肾疾病患者更常见),体重增加,头晕,头痛,虚弱,合并酒精摄入可引起双硫仑样反应。

临床要点

- 本品被认为与其他常用降糖药具有同等效应。
- 随着糖尿病病程的发展,β 细胞功能损耗,本品的作用会减弱。
- 与磺胺类药物存在小概率的交叉过敏。
- 与其他降糖药有很多复合制剂。

治疗

■ **药物**

吡格列酮

- 口服 15～45 mg,一天 1 次,CHF 患者减少剂量。
- 妊娠风险分级:C。
- 哺乳:不推荐。

作用机制

- 增加脂肪组织、骨骼肌、肝脏对胰岛素的敏感性。
- 需要有活性的胰岛素存在,但不增加胰腺

胰岛素产出。

应用

2 型糖尿病的降糖药。

起效时间

最大效应在用药后的第 6～14 周。

维持时间

原型和代谢产物半衰期都为 16～24 h。

代谢

经肝脏 CYP2C8 和 3A4 转化为有活性和无活性代谢产物,主要经粪便排出,少量经尿液排出。

不良反应

增加 CHF 风险,周围性水肿,体重增加,黄斑水肿,增加上呼吸道感染,头痛,乏力,转氨酶升高。

临床要点

- 与其他降糖药有很多复合制剂。
- 长时间/大剂量使用可能增加膀胱癌风险。
- 警惕出现肝脏疾病。
- 存在较多的药物相互作用。

治疗

■ **药物**

艾塞那肽(百泌达),利拉鲁肽

- 艾塞那肽:皮下:5～10 mg,一天 2 次,餐前 1 h 给药。肾衰竭时需要减量或停药。
- 利拉鲁肽:皮下:每天 0.6～1.8 mg,肝肾疾病患者无需调整剂量,但建议慎用。
- 妊娠风险分级:C。
- 哺乳:艾塞那肽慎用,利拉鲁肽不推荐。

作用机制

- 肠促胰岛素——胰高血糖素样肽-1 (glucagon like peptide-1, CLP-1)类似物。
- 增加葡萄糖依赖的胰岛素的产生。
- 降低葡萄糖产生。
- 减缓胃排空。

应用

2 型糖尿病的降糖药。

起效时间

- 艾塞那肽:达峰时间 1.2 h。

- 利拉鲁肽:达峰时间 8~12 h。

维持时间

- 艾塞那肽:半衰期为 2.4 h。
- 利拉鲁肽:半衰期为 13 h。

代谢

- 艾塞那肽:经尿液排泄,代谢产物极少。
- 利拉鲁肽:经肽链内切酶和二肽基肽酶代谢,部分经尿液/粪便排泄。

不良反应

- 恶心呕吐,胃排空减缓,消化不良,胰腺炎,头痛。
- 利拉鲁肽与甲状腺 C 细胞增生/肿瘤形成有关。

临床要点

- 引起体重下降,可能与其消化道不良反应有关。
- 胃轻瘫患者不宜服用。
- 降低某些口服药物的吸收率。
- 与磺脲类/胰岛素促泌剂合用可增加低血糖发生的风险。

治疗

■ 药物

二肽酶抑制剂

- 妊娠风险分级:B。
- 哺乳:不清楚,建议慎用。

作用机制

抑制二肽酶对于肠促胰岛素 GLP-1 类似物和肠抑胃肽(葡萄糖依赖性促胰岛素多肽,glucose dependent insulinotropic polypeptide, GIP)的灭活/降解作用,后两者都由 β 细胞分泌,可增加胰岛素的合成,降低葡萄糖产生。

应用

2 型糖尿病的降糖药。

不良反应

外周性水肿,头痛,鼻咽炎,低血糖,腹泻,恶心,便秘,胰腺炎,超敏反应。

临床要点

- 除非与磺脲类或胰岛素合用,一般不引起低血糖。
- 有其他药物可制成很多种复合制剂。
- 与血管紧张素转化酶抑制剂(ACEI)合用增加血管性水肿发生的风险。

表 1 2 型糖尿病的口服药物

药物	剂量	起效时间	维持时间	代谢/排除	注释
格列美脲(亚莫利,Amaryl®)	PO 1~4 mg, qd	达峰效应 2~3 h	24 h	通过肝脏 CYP2C9 代谢为一有活性代谢产物,经尿液和粪便排出	严重肾衰患者减量
格列吡嗪(Glucotrol®)	PO, qd 5~20 mg, qd/bid	达峰 1~3 h	12~24 h	通过肝脏 CYP2C9 代谢为无活性代谢物,主要经尿液排出	严重肝脏疾病患者减量
格列本脲(优降糖,DiaBeta®)	PO 1.5~2 mg, qd/bid	15~60 min	≤24 h	通过肝脏 CYP2C9 代谢为弱活性代谢产物,经尿液和粪便排出	肌酐清除率<50 患者不推荐,慎用于肝脏疾病患者

表 2 2 型糖尿病的新型口服药物(二肽酶抑制剂)

药物	剂量	起效时间	维持时间	代谢/排除	注释
西他列汀(捷诺维,Januvia®)	PO, qd 100 mg	达峰时间 1~4 小时	半衰期 12 h	原形经尿液排出(80%),少量经肝脏 CYP3A4 和 2C8 代谢	肾衰患者减量
沙格列汀(Onglyza®)	PO, qd 2.5~5 mg	达峰时间 2 h	24 h	经肝脏 CYP3A4 代谢为有活性代谢产物;经尿液排出(75%)	肾衰患者用量为 2.5 mg。服用 CYP3A4 抑制剂患者慎用
利拉利汀(Tradjenta®)	PO, qd 5 mg	达峰时间 1.5 h	半衰期 12 h	80%原型经粪便排出	可能引起高尿酸血症和血脂升高

H₂ 受体阻滞剂和非颗粒性抗酸剂 H₂ Blockers and Non-Particulate Antacids

Alan J. Kover, MD, PharmD 解轶声 译 / 顾卫东 校

治疗

■ 药物

法莫替丁(Pepcid®)

- 口服 10 mg 每天 1 次,极量 40 mg 每天 2 次。
- 静脉注射 20 mg 每天 2 次。
- 儿童:剂量根据年龄、体重以及指征进行相应调整。
- 妊娠风险分级:B,哺乳期不推荐使用。

作用机制

- 与组胺竞争胃壁细胞的 H₂ 受体。降低壁细胞分泌液基础的酸度和分泌量,减弱对正常刺激的反应。
- 减低胃内酸度和胃液量,灭活胃蛋白酶(无活性形式为胆汁螯合剂),并刺激胃泌素释放(增加食管下段括约肌压力及胃动力)。

应用

- 消化性溃疡,胃食管反流症,食管炎,应激性溃疡的预防,消化道出血的治疗和预防,NSAID 引起的胃病。
- 荨麻疹。
- 术前消化道准备。
- 过敏反应的预处理及预防(与 H₁ 阻滞剂及皮质激素合用)。

起效时间

80~90 min 口服或静脉注射。

持续时间

7~12 h。

代谢

- 口服广泛首过代谢;无活性代谢产物。主要经肾脏消除。

- 肾功能不全患者减量 50%。肝病患者无需减量。

不良反应

腹泻,便秘,头晕,头痛,乏力,肌痛,胆汁郁积性肝炎,心动过缓。停药后可有反跳性胃酸分泌过多。

临床要点

- 作为手术患者消化道的预防性用药,可在手术前一天晚上或手术日晨使用。
- 可用于服氯吡格雷的患者,作为替代性药物。
- 易感患者可增加肺炎风险。
- 可能影响某些在酸性条件下吸收的药物的吸收。
- 最有效的 H_2 受体阻滞剂。

治疗

■ **药物**

雷尼替丁(Zantac®)

- 口服 150 mg 每天 1 次或 2 次,可有口服液剂型。
- 每 6~8 h 静脉注射 50 mg,或 6.25 mg/h 持续注射。
- 儿童:剂量根据指征变化。
- 妊娠风险分级:B,哺乳期谨慎使用。

作用机制

- 与组胺竞争胃壁细胞的 H_2 受体。降低壁细胞分泌液的基础酸度和量,减弱对正常刺激的反应。
- 减低胃内酸度和胃液量,灭活胃蛋白酶(无活性形式为胆汁螯合剂)并刺激胃泌素释放(增加食管下段括约肌压力及胃动力)。

应用

- 消化性溃疡,胃食管反流症,食管炎,应激性溃疡的预防,NSAIDs 引起的胃病,消化道出血的治疗和预防,术前消化道准备。
- 过敏反应的预处理及预防(与 H_1 受体阻滞剂及皮质激素合用)。
- 荨麻疹。

起效时间

1 h。

持续时间

4~12 h。

代谢

- 主要经肾脏排出;经肾小管滤过和分泌,肌酐清除率<30 ml/min 的患者减量 50%。
- 经肝脏通过次要通路代谢,无活性代谢

产物。

不良反应

头痛,乏力,头晕,恶心,腹痛,腹泻,便秘;停药后反跳性胃酸分泌过多,胆汁淤积性肝炎;心动过缓罕见。

临床要点

- 作为手术患者消化道的预防性用药,可在手术前一天晚上或手术日晨使用。
- 可用于服氯吡格雷的患者,作为替代性药物。
- 易感患者可增加肺炎风险。
- 可能影响某些在酸性条件吸收的药物的吸收,如某些含苯丙氨酸的药品。

治疗

■ **药物**

尼扎替丁(Axid®)

- 口服 150 mg 每天 2 次,或 300 mg 每天 1 次。
- 儿童 12 岁以下:10 mg/(kg·d),分 2 次服用。
- 没有静脉剂型。
- 妊娠风险分级:B,进入母乳。

作用机制

- 与组胺竞争胃壁细胞的 H_2 受体。降低壁细胞分泌液的基础酸度和量,减弱对正常刺激的反应。
- 减低胃内酸度和胃液量,灭活胃蛋白酶(无活性为胆汁螯合剂),并刺激胃泌素释放(增加食管下段括约肌压力及胃动力)。

应用

消化性溃疡,胃灼烧感,胃食管反流症。

起效时间

迅速。

持续时间

最多 12 h。

代谢

- 90%经肾脏清除(滤过和分泌),10%经肝脏代谢为活性代谢产物,后经肾脏排出。
- 肾功能不全患者应减量(50%)和(或)降低服药频率(2 天或 3 天一次),肝病患者无需减量。

不良反应

腹泻,呕吐,肝毒性,发热,头痛,易激,胸痛,心动过缓,咳嗽,鼻塞,鼻炎。

临床要点

- 头痛发病率相对较高,儿童常有上呼吸道

主诉和发热。

- 相较于其他 H_2 受体阻滞剂,其肝毒性较高。
- 可能影响某些在酸性条件下吸收的药物的吸收,易感患者可增加肺炎风险。

治疗

■ **药物**

西咪替丁(Tagamet®)

- 口服每天 1 200~1 600 mg,分 3~4 次服用。
- 可有口服液剂型及肠外剂型,可静脉注射或肌内注射。
- 儿童 20~40 mg/(kg·d)分 4 次服用。

作用机制

- 与组胺竞争胃壁细胞的 H_2 受体。降低壁细胞分泌液的基础酸度和量,减弱对正常刺激的反应。
- 减低胃内酸度和胃液量,灭活胃蛋白酶(无活性形式为胆汁螯合剂),并刺激胃泌素释放(增加食管下段括约肌压力及胃动力)。

应用

- 消化性溃疡,胃食管反流症,上消化道出血的治疗和预防,应激性溃疡的预防。
- 过敏反应的预处理及预防(与 H_1 受体阻滞剂及皮质激素合用)。

起效时间

15~60 min。

持续时间

4~8 h。

代谢

- 经肝脏的多种细胞色素代谢为无活性代谢产物后,经肾脏排泄。
- 肾脏的滤过及分泌功能亦与药物的清除有关。

不良反应

腹泻,味觉异常,心动过缓,男性乳腺发育,阳痿,头痛,头晕,嗜睡。

临床要点

- 老年患者大剂量使用或肝肾疾病患者,长期使用可有可逆性神志不清的风险。
- 易感患者可增加肺炎风险。
- 西咪替丁是 CYP1A2、CYP2A19、CYP3A4 抑制剂,可改变多种药物的代谢,包括苯二氮草类、氯吡格雷、β 受体阻滞剂、钙通道阻滞剂、抗抑郁药、哌替啶、吗啡以及华法林。
- 西咪替丁禁与多非利特合用。

治疗

▪ 药物

柠檬酸钠、柠檬酸钠伴柠檬酸,以及柠檬酸钠伴柠檬酸钾和柠檬酸

- 预防误吸:30 ml 口服。
- 妊娠风险分级不清楚,哺乳期可以使用。

作用机制

作为无机盐,在胃中迅速与氢离子结合,以升高 pH。

应用

- 预防误吸的术前用药,特别是在需要立即提高胃内 pH 的情况下(急诊手术或剖宫产)。
- 也可用于诱导碱性利尿、全身碱化以及肾脏疾病所致的高磷酸盐血症。

起效时间

几乎立即起效,取决于胃容量、胃动力、胃内容物的混合程度。

持续时间

取决于胃排空时间。

代谢

吸收的电解质由肾脏排泄,柠檬酸在肝脏内转化为碳酸氢盐。

不良反应

- 慢性胃液碱化(增加对酸敏感细菌的易感性),尿液碱化(诱发尿道感染,尿路结石),胃酸反跳,乳碱综合征(摄入钙大于 2 g 可致肾实质钙盐沉积伴功能不全;表现为 BUN/Cr 升高、系统性碱中毒、碳酸氢盐尿,继以血容量不足),长期使用可致磷耗竭(单次剂量用以消化道保护一般不会发生)。胃内容量增加(胃扩张)以及盐水味可使某些患者发生呕吐。

临床要点

抗酸剂可分为颗粒型和非颗粒型。若吸入颗粒型(铝、镁、钙),可致化学性肺炎。非颗粒型(如上述)较纯净,若吸入,较少发生异体反应,混合比颗粒型抗酸剂更快速和完全。

治疗

▪ 药物

硫糖铝(Carafate®)

- 常规剂量:1 g 片剂口服或药液经胃管注入,每天 2～4 次。
- 儿童 40～80 mg/(kg·d),分 4 次服用。
- 妊娠风险分级:B,哺乳期谨慎使用。

作用机制

在胃内与溃疡表面黏性渗出物及正常黏膜结合,形成一道保护性屏障,以抵抗胃酸和胃蛋白酶的侵袭。

应用

消化性溃疡,应激性溃疡的预防,上消化道出血的治疗和预防,易感患者肺炎的预防。

起效时间

1 h。

持续时间

6 h。

代谢

- 经粪便排出,少量经肾脏排出。
- 几乎不吸收。
- 肝肾疾病患者无需调整剂量。

不良反应

慢性肾功能不全患者可发生铝中毒,便秘。

临床要点

- 若发生肺炎的风险较高,本品可作为应激性溃疡预防的替代用药。
- 硫糖铝使用 30 min 内避免使用其他抗酸剂。
- 经消化道同时使用氟喹诺酮类抗生素和硫糖铝可致抗生素吸收不全;若必须使用,应在硫糖铝使用 2 h 以前或 6 h 以后使用氟喹诺酮类抗生素。
- 本品降低地高辛和华法林的吸收。

HMG-CoA 还原酶抑制剂 HMG CoA Reductase Inhibitors

Alan J. Kover, MD, PharmD 解轶声 译 / 顾卫东 校

治疗

▪ 药物

- 妊娠风险分级:X。
- 哺乳期不推荐使用。

作用机制

- 竞争性抑制 HMG-CoA 还原酶,HMG-CoA 还原酶是胆固醇合成的限速酶。此外,还加快 LDL 和 VLDL 的清除。
- 对血管的作用仍不清楚,但其具有抗炎作用,包括改善血管内皮功能、稳定粥样斑块、免疫调节以及减少血栓形成。

应用

- 高脂血症的治疗。
- 冠心病患者或冠心病高危患者心血管事件的一级预防和二级预防用药。
- 降低急性冠状动脉综合征的死亡率。

不良反应

肌痛,肌病,肌痉挛,消化道不适,乏力,肝毒性,转氨酶升高,横纹肌溶解,皮疹。

临床要点

- 与贝特类降脂药合用或与其他 CYP3A4 抑制剂(如胺碘酮、维拉帕米、大环内酯类、蛋白酶抑制剂、环孢素)合用时,易发生横纹肌溶解症。
- 长期使用他汀类药物的患者围手术期应继续使用。行心血管手术的患者应开始使用他汀类药物。心血管疾病的发生率/死亡率与围手术期停药有相关性。
- 其他类型手术围手术期是否应使用本类药物进行预防仍不确定。
- 深静脉血栓的预防性使用以及脓毒血症中的使用还存在争议/效果待定。
- 活动性肝病患者以及酗酒患者慎用。
- 需监测肝酶及 CPK。

表 1 HMG-CoA 还原酶抑制剂

药物	剂量	起效时间	持续时间	代谢/排泄	注释
阿托伐他汀 (Lipitor®)	口服 10～80 mg/d; 儿童 10 mg/d	3～5 天	母体药物 14 h,活性代谢产物 20～30 h	经肝脏的 CYP3A4 转化为有活性及无活性的代谢产物,经胆汁排出	当给予其他 CYP3A4 底物时,发生问题较少。肝脏疾病患者禁用
氟伐他汀 (Lescol®)	口服 20～80 mg/d; 儿童 10～20 mg/d	4 周内达峰效应	半衰期 3～9 h	经肝脏的 CYP2C9 以及其他细胞色素转化为有活性及无活性的代谢产物,90% 经粪便排出	肾脏疾病患者减量
洛伐他汀 (Mevacor®)	口服 20～80 mg/d	3 天	1.1～1.7 h	经肝脏的 CYP3A4 转化为活性代谢产物,经粪便排出	红曲米的活性成分
普伐他汀 (Pravachol®)	口服 40～80 mg/d; 儿童 20～40 mg/d	数日,4 周内达峰效应	半衰期 77 h	经肝脏/非细胞色素转化为活性代谢产物,主要经粪便排出,≤20%经肾脏排出	肝肾疾病患者初始剂量 10 mg/d
瑞舒伐他汀 (Crestor®)	口服 10～40 mg/d; 儿童 5～20 mg/d	直至 1 周	半衰期 19 h	90% 以原型经粪便排出,10% 通过 CYP2C9 代谢	肝脏疾病患者禁用。严重肾脏疾病患者减量。亚洲人群需减量
辛伐他汀 (Zocor®)	口服 20～40 mg/d; 儿童 10 mg/d	3 天,2 周内达峰效应	不详	经肝脏的 CYP3A4 代谢,主要经粪便排出,部分经尿液	因肌病风险需降低最大剂量。严重肾功能不全患者剂量为 5 mg/d

治疗

▪ 药物

静脉用脂肪乳剂(Intralipid®)

- 局麻药中毒:静脉注射:根据体重 1.5 ml/kg,注射时间大于 1 min,随后以 0.25 ml/(kg·min)速度持续输注,同时按高级生命支持流程进行胸外按压。若心脏持续无搏动或室颤,可再次注射 1～2 次,输注剂量可加至 0.5 ml/(kg·min)。
- 妊娠风险分级:C。
- 哺乳期使用风险仍不清楚。

作用机制

从心肌中萃取出亲脂性局麻药,或为心肌提供能量,以绕过局麻药引起的线粒体能量产生障碍。

应用

- 局麻药全身中毒所致心搏停止。
- 肠外营养。

起效时间

迅速。

持续时间

半衰期为 0.5～1 h。

代谢

脂解为游离脂肪酸,为代谢所用。

不良反应

过敏反应,脂肪栓塞,胰腺炎,高甘油三酯血症。

临床要点

- 可经外周静脉或中心静脉使用。
- 有报道用于亲脂类药物(如抗抑郁药)致命性过量的复苏。
- 可在 www.lipidrescue.org 网站获得更多信息。

β 受体阻滞剂 Beta Blockers

Alan J. Kover, MD, PharmD 解轶声 译 / 顾卫东 校

治疗

作用机制

- 选择性竞争性拮抗 β 肾上腺素能受体。它们可分类为:
  - 非选择性 β 受体阻滞剂(同时阻滞 β1 受体及 β2 受体)。
  - 相对选择性 β1 受体阻滞剂。
  - 有 α1 受体阻滞剂活性者。
- β 受体阻滞剂产生负性变时、变力、变传导作用。它们降低心肌氧耗,同时增加心肌氧供(增加心脏舒张时间并增加左室射血)。有 α1 受体阻滞剂活性者也使血管舒张,降低 SVR(后负荷)。

应用

- 高血压。
- 心绞痛。
- 充血性心力衰竭。
- 快速性心律失常。
- 急性冠脉综合征/心肌缺血的治疗。
- 围手术期 β 受体阻滞剂。
- 甲亢患者术前准备。
- 偏头痛的预防。

不良反应

心动过缓,心脏传导阻滞,低血压,支气管痉挛,CHF/恶化,外周血管疾病症状加重,乏力,嗜睡,加重低血糖症状,撤药后高敏。联合使用 β/α 受体阻滞剂的患者可发生体位性低血压及水肿。

临床要点

- 受体的敏感度随剂量的上升而下降。
- 对反应性气道疾病/支气管痉挛患者,或是有外周血管疾病患者应优先使用选择性 β1 受体阻滞剂。
- 低血容量患者、严重左心功能障碍患者、病窦综合征患者,或者二度、三度心脏传导阻滞(未装起搏器)患者慎用。
- 慢性心衰患者使用应予低剂量。
- 可能增加吸入性麻醉药和钙离子通道阻滞剂的心肌抑制效果。
- 若患者长期使用 β 受体阻滞剂,围手术期应继续使用。
- 围手术期开始预防性使用 β 受体阻滞剂仍存有争议。

表 1 β受体阻滞剂

药物	剂量	起效时间	持续时间	代谢/排泄	注释
非选择性					
普萘洛尔 (Inderal®)	iv 1～3 mg，PO 40～320 mg，分次服用，儿童：iv 0.01～0.1 mg/kg一剂	iv，数分钟，PO，1～2 h	PO，24～27 h（缓释），6～12 h（速效）	经肝脏的 2D6 及 1A3 转化为活性及无活性代谢产物，经尿液排出	老年/严重肝病患者应从低剂量开始。妊娠风险分级：C，哺乳期慎用
选择性 β₁＞β₂					
美托洛尔 (Lopressor®，Toprol®)	iv 1～15 mg，PO 50～200 mg，儿童：1～2 mg/(kg·d)	iv，20 min 达峰效应，PO 1.5～4 h	iv，5～8 h，PO 10～20 h（速效），24 h（缓释）	经肝脏广泛通过 2D6 转化为无活性代谢产物，经尿液排出	老年/肝病患者减量。妊娠风险分级：C，哺乳期慎用
阿替洛尔 (Tenormin®)	iv 5～10 mg，PO 50～200 mg，儿童：0.5～1.5 mg/(kg·d)	PO，2～4 h 达峰效应	PO，12～24 h	有限经肝脏代谢，经粪便及尿液排出（40%原型）	肾脏疾病患者减量。妊娠风险分级：D，哺乳期慎用
艾司洛尔 (Brevibloc®)	iv 10～80 mg，继以 50～150 μg/(kg·min)维持，儿童：100～500 μg/kg，继以 50～250 μg/(kg·min)维持	iv，2～10 min	iv，10～30 min，大剂量或长时间使用可延长	迅速通过 RBC 酯酶转化为无活性代谢产物，经尿液排出	逐步增加剂量至起效，用于术中高血压/心动过速。妊娠风险分级：C，哺乳期使用风险仍不清楚
非选择性，有 α₁ 受体阻滞作用					
拉贝洛尔 (Trandate®)	iv 20 mg，每 10 min 可达 40～80 mg，极量 300 mg，儿童：0.3～1 mg/kg一剂	iv，2～5 min，PO，20 min 至 2 h	iv，2～18 h（剂量依赖），PO，8～12 h（剂量依赖）	肝脏结合，主要经尿液排出	肝病患者可能需减量。妊娠风险分级：C，哺乳期慎用
卡维他洛 (Coreg®)	口服 3.125～6.25 mg，bid，极量 25 mg/d	PO，1～2 h	半衰期 7～10 h	广泛通过肝脏细胞色素转化为 3 种活性代谢产物，经粪便排出	慢性 CHF 及老年患者应小剂量使用。严重肝病患者禁用。妊娠风险分级：C，哺乳期使用风险仍不清楚

阿片类药物和镇痛药 Opioids and Analgesics

Alan J. Kover, MD, PharmD　高蕾 译 / 顾卫东 校

治疗

■ 药物

可待因

- 口服：每 4～6 h 15～60 mg。
- 妊娠风险分级：C。
- 哺乳：对婴儿风险小。

作用机制

阿片受体激动剂。

应用

轻中度疼痛，抑制咳嗽。

起效时间

镇痛效应 30～60 min 起效。

维持时间

4～8 h。

代谢

经肝脏（CYP2D6）转换为吗啡。

不良反应

欣快，恶心，呕吐，镇静，便秘，轻度心动过缓，低血压，呼吸抑制，头晕，眼花，体位性低血压。

临床要点

- 避免饮酒，因酒精会增加可待因的中枢神经系统抑制作用。
- CYP2D6 酶基因缺陷的患者镇痛会无效。

治疗

■ 药物

吗啡

- 静脉注射：1～5 mg，注药时间至少大于 1 min；治疗中重度疼痛，每隔 5 min 滴定法给药。
- 静脉滴注：0.5～4 mg/h，最大剂量不设限。
- 妊娠风险分级：C。
- 哺乳：对婴儿风险小。

作用机制

阿片受体激动剂。

应用

镇痛。

起效时间

- 静脉注射：1 min 起效，达峰效应 5～20 min。
- 硬膜外或蛛网膜下腔：15～60 min 起效。

维持时间

- 静脉注射：2～7 h。
- 硬膜外或蛛网膜下腔：6～24 h。

代谢

肝脏，葡糖醛酸化反应大于 CYP450 系统的作用。

不良反应

呼吸抑制，瘙痒，镇静，恶心，呕吐，便秘，尿潴留，低血压，心动过缓，心律失常，胸壁僵直，视物模糊，欣快，烦躁，胆道痉挛，瞳孔缩小。

临床要点

- 吗啡可引起组胺释放（引起支气管痉挛和瘙痒症）。
- 吗啡拮抗药纳洛酮可有效减少绝大多数的不良反应（除恶心、呕吐和尿潴留）。

治疗

■ 药物

氢吗啡酮

- 静脉注射：0.2～1 mg 间隔 12～15 min 给药；根据患者疼痛分级和呼吸/神经状态滴定法给药。
- 妊娠风险分级：C。

- 哺乳:对婴儿风险小。

作用机制

合成类阿片受体激动剂。

应用

- 镇痛。
- 麻醉。
- 术前用药。
- 镇咳。

起效时间

静脉注射 15 min;口服 15～30 min;硬膜外5 min。

维持时间

静脉注射 2～4 h;口服 4～6 h;硬膜外10～16 h。

代谢

肝脏。

不良反应

低血压,心动过缓,心律失常,支气管痉挛,喉痉挛,恶心呕吐,便秘,呼吸抑制,中枢神经系统抑制,瘙痒,尿潴留,瞳孔缩小,胸壁僵直。

临床要点

- 药效为吗啡的 5～10 倍。
- 对于中重度疼痛非常有效。
- 老年患者,尤其合并使用其他中枢神经系统抑制剂时,需考虑减量使用。

治疗

▪ **药物**

羟考酮

- 对于初次接触阿片类药物的患者,每 4～6 h 口服 5～15 mg。
- 妊娠风险分级:B。
- 哺乳:对婴儿的风险已被证实。

作用机制

阿片受体激动剂。

应用

治疗中重度慢性或急性疼痛。

起效时间

1 h。

维持时间

3～4 h。

代谢

主要在肝脏 CYP450 系统代谢成具有活性的代谢产物,它对 μ 受体的亲和力弱于母体化合物。

不良反应

心搏停止,心力衰竭,低血压,呼吸抑制,

便秘,恶心呕吐,瘙痒,镇静,癫痫,大剂量滥用潜在依赖性,瞳孔缩小。

临床要点

- 控释片必须完整吞服,不能改变服用方式,否则会出现用药过量。
- 使用数周后,需逐渐减量至停药。突然停药可引起阿片类戒断症状。

治疗

▪ **药物**

氢考酮

- 口服:10 mg。
- 妊娠风险分级:C。
- 哺乳:对婴儿的风险尚不能排除。

作用机制

阿片受体激动剂,典型用法是与 NSAIDs 类联合使用。

应用

急性疼痛。

起效时间

1 h。

维持时间

4～6 h。

代谢

主要在肝脏经 CYP2D6 酶转化为氢吗啡酮(镇痛效应更强)。

不良反应

心肌梗死,CHF,呼吸衰竭,支气管痉挛,急性肾衰,镇静,脑血管意外,胃出血,胃溃疡,恶心,呕吐,便秘,肝衰竭,黄疸,瘙痒。

临床要点

是维柯丁、耐而可和 Lortab® 的主要成分。

治疗

▪ **药物**

哌替啶

- 术后寒战:静脉注射:5～10 mg。
- 镇痛:静脉注射 10 mg,并根据患者反应滴定法给药,至少间隔 5 min。
- 妊娠风险分级:C。
- 哺乳:对婴儿的风险尚不能排除。

作用机制

合成类阿片受体激动剂。

应用

镇痛,术后寒战。

起效时间

静脉注射<1 min,口服 30～45 min。

维持时间

静脉注射和口服:2～4 h。

代谢

肝脏,生成有活性代谢产物——去甲哌替啶。

不良反应

低血压,呼吸抑制,惊厥,镇静,烦躁,便秘,胸壁僵直,瘙痒,重复剂量出现谵妄。

临床要点

- 作用效能约为吗啡的 1%,持续时间比吗啡短。
- 服用单胺氧化酶抑制剂的患者可引起严重的致命性反应(体温过高,高血压,惊厥),故该类患者禁用本品。
- 纳洛酮可拮抗哌替啶效应,可慢性治疗阶段的患者,使用纳洛酮可能会促发惊厥。

治疗

▪ **药物**

芬太尼

- 镇痛剂量范围:静脉注射 2～50 $\mu g/kg$。
- 妊娠风险分级:C。
- 哺乳:对婴儿风险小。

作用机制

合成类阿片受体激动剂。

应用

镇痛,镇静。

起效时间

静脉注射:30 s。

蛛网膜下腔注射:10 min。

经皮给药:12～24 h。

经口腔黏膜给药:5～15 min。

维持时间

静脉注射:30～60 min。

蛛网膜下腔注射:1～2 h。

经皮给药:3 天。

经口腔黏膜给药:1～2 h。

代谢

肝脏 CYP450 系统。

不良反应

低血压,心动过缓,呼吸抑制,镇静,便秘,瘙痒,头晕,视物模糊,惊厥,恶心,呕吐,瞳孔缩小,胸壁僵直,潜在药物滥用成瘾,尿潴留。

临床要点

- 芬太尼作用效能为吗啡的 75～125 倍。
- 与吗啡相比,本品的高脂溶性决定其具有快速起效,持续时间短的特点。芬太尼快速起效,用于抑制麻醉诱导后置入喉镜及插管时引起的疼痛是理想选择。

- 纳洛酮可拮抗芬太尼效应。

治疗

▪ 药物

舒芬太尼

- 镇痛:静脉注射 1～8 μg/kg。
- 妊娠风险分级:C。
- 哺乳:对婴儿的风险尚不能排除。

作用机制

合成类阿片受体激动剂。

应用

镇痛,镇静。

起效时间

静脉注射:1～3 min。

蛛网膜下腔注射:4～10 min。

维持时间

静脉注射:20～45 min。

蛛网膜下腔注射:2～4 h。

代谢

肝脏代谢。

不良反应

呼吸抑制,低血压,恶心呕吐,便秘,镇静,瘙痒,烦躁,欣快,瞳孔缩小,胸壁僵直,剂量依赖性心动过缓,尿潴留。

临床要点

- 舒芬太尼的作用效能为芬太尼的 5～7 倍。
- 快速起效,是抑制麻醉诱导后置入喉镜及插管引起的交感反应的优先选择,并可减少所需诱导药物的剂量。
- 纳洛酮可拮抗其效应。

治疗

▪ 药物

阿芬太尼

- 麻醉诱导:静脉注射 20～50 μg/kg,维持剂量:每 15 min 给予 5～15 μg/kg。
- 妊娠风险分级:C。
- 哺乳:对婴儿的风险尚不能排除。

作用机制

合成类阿片受体激动剂。

应用

镇痛。

起效时间

静脉注射:1～2 min。

维持时间

静脉注射:10～15 min。

代谢

肝脏消除。

不良反应

心动过缓,低血压,心律失常,呼吸抑制,镇静,瘙痒,恶心,呕吐,便秘,尿潴留,瞳孔缩小,欣快,烦躁,潜在药物滥用成瘾,胸壁僵直。

临床要点

- 可产生深水平的镇痛作用,比芬太尼和舒芬太尼更易出现低血压和心动过缓。
- 重复给药或连续输注不引起严重的体内蓄积;因此当停止输注时,可出现快速反转效应。

治疗

▪ 药物

瑞芬太尼

- 诱导时静脉注射 1 μg/kg,持续输注:0.1～2 μg/(kg·min)。
- 妊娠风险分级:C。
- 哺乳:对婴儿的风险尚不能排除。

作用机制

合成类阿片受体激动剂。

应用

镇痛,镇静。

起效时间

快速起效。

维持时间

3～10 min。

代谢

血浆酯酶。

不良反应

窒息,呼吸抑制,镇静,瘙痒,恶心,呕吐,便秘,尿潴留,低血压,心动过缓,室性心律失常,胸壁僵直,潜在药物滥用成瘾,惊厥,支气管痉挛。

临床要点

- 维持深水平镇痛的同时实现快速苏醒的佳选(例如颈内动脉内膜切除术或需要实行快速神经学评估的开颅术)。
- 即使极高剂量或持续输注也不会蓄积。

治疗

▪ 药物

纳布啡

- 中重度疼痛:每 4～6 h 静脉注射 10 mg,总剂量每天不超过 160 mg。

- 妊娠风险分级:B。
- 哺乳:对婴儿风险小。

作用机制

阿片受体激动-拮抗剂。

应用

中重度镇痛,阿片类药物引起的瘙痒症。

起效时间

静脉注射 2～3 min。

维持时间

5 h。

代谢

肝脏 CYP450。

不良反应

呼吸抑制,心动过缓,低血压,潜在药物滥用成瘾,镇静,恶心,呕吐,瘙痒,烦躁。

临床要点

- 处于慢性阿片类药物治疗阶段的患者使用纳布啡时需注意,可能会诱发戒断综合征。
- 与吗啡具有等效镇痛效应,但还具有 1/4 纳洛酮的拮抗效应。
- 在呼吸抑制和镇痛方面具有天花板效应,因此可在维持镇痛的同时逆转阿片类药物的副作用。

治疗

▪ 药物

丁丙诺啡

- 镇痛:静脉注射每 6 h 0.3～0.6 mg。
- 妊娠风险分级:C。
- 哺乳:对婴儿的风险已被证实。

作用机制

半合成阿片受体激动-拮抗剂。

应用

中重度镇痛,吸毒者的解毒药物。

起效时间

具有脂溶性的特点,快速起效(静脉注射 5～15 min)。

维持时间

6～8 h。

代谢

肝脏。

不良反应

呼吸抑制,支气管痉挛,低血压,心动过缓,惊厥,肝毒性,镇静,恶心,呕吐,瞳孔缩小。

临床要点

- 在呼吸抑制方面有天花板效应,但在镇痛方面则没有。

- 丁丙诺啡的大多数性能都可以把它解释成其与 μ 受体的高度亲和力,且与阿片受体解离缓慢。

治疗

▪ 药物

纳洛酮

- 拮抗阿片类药物:静脉注射 0.04～0.4 mg,可能需要重复给药直至产生预期效应。
- 妊娠风险分级:C。
- 哺乳:对婴儿的风险尚不能排除。

作用机制

纯阿片类受体拮抗剂。

应用

逆转阿片类药物过量引起的不良反应。

起效时间

1～2 min。

维持时间

60 min。

代谢

肝脏 CYP450 系统。

不良反应

心搏骤停,室颤,惊厥,心动过速,高血压,恶心,呕吐,肺水肿,大量出汗,戒断症状。

临床要点

- 不含有任何阿片受体激动剂成分,因此不引起呼吸抑制和镇静效应。
- 宜采用滴定法,不宜一次性大剂量给药。大剂量可诱发心律失常和肺水肿。

治疗

▪ 药物

纳曲酮

- 阿片类成瘾:口服每天 50 mg。
- 妊娠风险分级:C。
- 哺乳:对婴儿的风险尚不能排除。

作用机制

阿片类受体拮抗剂。

应用

治疗阿片类药物成瘾,治疗酒精依赖症。

起效时间

1 h。

维持时间

4 h。

代谢

肝脏 CYP450 系统代谢,形成活性产物(6-β-纳曲醇)。

不良反应

戒断症状,抑郁,自杀意念,肝毒性,失眠,恶心,呕吐,头晕,乏力,便秘。

临床要点

- 可促发肝功能损伤,需监测肝功能。

治疗

▪ 药物

曲马多

- 镇痛:口服 50～100 mg 每隔 4～6 h,最大剂量每天 400 mg。
- 妊娠风险分级:C。
- 哺乳:对婴儿的风险尚不能排除。

作用机制

- 中枢性阿片类受体激动剂。
- 弱 5-羟色胺/去甲肾上腺素再摄取抑制剂。

应用

中重度镇痛。

起效时间

30 min。

维持时间

3～7 h。

代谢

经肝脏 CYP450 系统和细胞色素 2D6 代谢,生成活性代谢产物。

不良反应

嗜睡,出汗,恶心,呕吐,轻度镇静,轻度呼吸抑制,5-羟色胺综合征,幻觉,心动过速,体温过高,反射亢进,肌肉共济失调,昏迷,血管神经性水肿,支气管痉挛,体位性低血压,自杀意念,潜在药物滥用成瘾。

临床要点

- 曲马多具有阿片受体激动及 5-羟色胺/去甲肾上腺素再摄取抑制的双重作用,故日益受到重视。近期有一些研究证实本品具有与其他阿片类药物相似的效应,而较少出现嗜睡和呼吸抑制。

治疗

▪ 药物

他喷他多

- 中重度镇痛:口服每 4～6 h 50～100 mg。最大剂量每天 700 mg。
- 妊娠风险分级:C。
- 哺乳:对婴儿的风险尚不能排除。

作用机制

- 中枢性阿片类受体激动剂。
- 抑制去甲肾上腺素再摄取。

应用

中重度急性疼痛。

起效时间

达到最大血清浓度的时间为 1.25 h。

维持时间

口服:4 h。

代谢

肝脏 CYP450 系统。

不良反应

呼吸抑制,镇静,低血压,惊厥,潜在药物滥用成瘾,5-羟色胺综合征,恶心呕吐,出汗,食欲减退。

临床要点

- 本品已被证实在发生呼吸抑制、成瘾、消化道不良反应等方面的风险比纯阿片类激动剂小。
- 使用三环类抗抑郁药、选择性 5-羟色胺再摄取抑制剂以及 5-羟色胺/去甲肾上腺素再摄取抑制剂的患者,服用本品可能诱发5-羟色胺综合征。
- 本品对 μ 受体的作用效能仅为吗啡的 1/18。

治疗

▪ 药物

美沙酮

- 中重度疼痛:2.5 mg 每 8 h 静脉注射。
- 妊娠风险分级:C。
- 哺乳:对婴儿风险小。

作用机制

合成类阿片受体激动剂。

应用

- 中重度疼痛。
- 阿片类药物滥用者的解毒药。
- 阿片类药物滥用者的维持治疗。
- 神经性疼痛(非 FDA 批准用法)。

起效时间

静脉注射<1 min;口服 30～60 min。

维持时间

静脉注射 4～6 h;口服 22～48 h。

代谢

肝脏。

不良反应

QT 间期延长,致命性心律失常(尖端扭转型),心动过缓,低血压,便秘,恶心,呕吐,头晕,镇静,呼吸抑制。

临床要点

美沙酮出现呼吸抑制比镇痛效应来得晚,有潜在药物过量的可能。

Alan J. Kover, MD, PharmD 解轶声 译 / 顾卫东 校

电解质类 Electrolytes

治疗

■ 药物

硫酸镁

- 剂量转换:1 g硫酸镁＝98.6 mg镁元素＝8.12 mEq。
- 先兆子痫静脉注射4～6 g,注射时间大于15～20 min,随后1～4 g/h静脉推注。
- 严重或有症状的低镁血症静脉注射1～2 g,注射时间为5～60 min,随后0.5～1 g/h静脉推注。
- 尖端扭转型室速/多形性室速,或无脉性室速/室颤伴尖端扭转型室速,1～2 g静脉推注(2010年高级心脏生命支持流程)。
- 镁离子亦可肌注,但注射部位可有严重疼痛。
- 儿童高级生命支持(pediatric advanced life support, PALS)时的剂量:静脉注射/骨髓内给药25～50 mg/kg一剂。
- 妊娠风险分级:A/C。
- 哺乳期可以使用。

作用机制

- 减少神经末梢的乙酰胆碱释放。
- 阻断钙离子进入平滑肌,以抑制其收缩。
- 抑制中枢神经系统内兴奋性谷氨酸介导的信号传导。
- 减慢心肌细胞的钙离子内流。

应用

- 先兆子痫/预防癫痫发作。
- 治疗低镁血症。
- 心律失常:尖端扭转型室速/多形性室速,无脉性室速/室颤。

起效时间

静脉注射治疗抗惊厥或心律失常时即刻起效。

持续时间

单次静脉注射:30 min。

代谢

经肾小球滤过排泄,大多在近端肾小管被重吸收。

不良反应

面部潮红,血管扩张,低血压,出汗,电解质紊乱,恶心,腹泻,呼吸抑制,心搏骤停(在血浆浓度过高时)。心脏传导阻滞患者慎用/禁用。

临床要点

- 通过测量血镁来衡量细胞内镁离子浓度以及作为指标指导补镁是不准确的。
- 对肾功能不全、神经肌肉疾病或重症肌无力患者慎用。
- 低钾血症常伴低镁血症,应同时纠正(注意:以血钾浓度来衡量细胞内钾浓度也是不准确的)。
- 可增加对非去极化肌松剂及钙通道阻滞剂的敏感性(如治疗先兆子痫后进行全麻下剖宫产术)。
- 可增加中枢抑制药物的效果。
- 镁离子的使用:
  - 镁离子的治疗血浆浓度通常为4～7 mEq/L(正常血浆浓度:1.4～2.2 mEq/L,根据实验室不同而变化),需监测其血浆浓度。
  - 深腱反射减弱较呼吸抑制和心搏骤停先出现,可无创且快速引出。
  - 需监测心电图、血压、氧饱和度、肾功能以及子宫活动(治疗先兆子痫时)。
  - 静脉注射钙盐可治疗镁中毒。

治疗

■ 药物

碳酸氢钠

- 成人及儿童心脏停搏:静脉注射1 mEq/kg一剂。
- 高血钾(成人):静脉注射50 mEq,注射时间大于5 min。
- 代谢性酸中毒:根据以下公式计算剂量。
  - 碳酸氢钠(以mEq计算)＝0.2×体重(kg)×碱缺失量(mEq/L)。
  - 立即给予计算结果的半量,剩余量根据实验室结果于24 h内给予。
- 妊娠风险分级:C。
- 哺乳期可以使用。

作用机制

- 解离生成碳酸氢根离子,以中和血液和尿液中的氢离子。
- 提高血浆pH,使钾离子进入细胞内。

应用

- 严重代谢性酸中毒(有争议)。
- 高钾血症(立即将钾离子转移至细胞内,并不降低全身钾总量)。
- 碱化尿液,以治疗阿司匹林或三环类抗抑郁药过量。
- 若心搏骤停与上述情况相关,可在高级生命支持中应用。
- 可在造影剂介导的肾病以及横纹肌溶解所致肌红蛋白相关肾损害中用于肾保护。
- 用作制酸剂。
- 用来碱化局麻药,以加快局麻药起效速度。

起效时间

静脉注射:15 min。

持续时间

静脉注射:1～2 h。

代谢

- 产生二氧化碳,通过呼吸排出。
- 肾脏通过滤过/分泌碳酸氢根离子来调节代谢性酸碱平衡。

不良反应

反常性细胞内/中枢神经系统酸中毒,静脉外渗可致严重组织损伤,水肿,肺水肿,CHF,高钠血症,低钾血症,低钙血症,代谢性碱中毒。

临床要点

- 高级生命支持指南并不推荐在心脏停搏中常规使用。应以动脉血气结果指导使用,可考虑在有足够通气以及实施胸外按压的情况下,用于心脏停搏较长时间的患者。
- 只有在已明确原因且pH<7.1(有争议)的情况下对代谢性酸中毒的患者使用。
- 无法耐受高钠负荷(肺水肿、CHF、肝功能不全等)的患者慎用。
- 血液及尿液pH的改变(碱化)会影响许多药物的药代动力学;这种现象有时被用于治疗(如毒素经尿液排泄)。
- 因为氧离曲线左移,运送至细胞的氧将减少。
- 局麻药的碱化根据药物不同而变化;本品不应与罗哌卡因共用。一般1 ml 8.4%的碳酸氢钠可与10 ml利多卡因一同使用。

治疗

■ 药物

钙离子(氯化钙和葡萄糖酸钙)

- 常规剂量:静脉注射500～1 000 mg,需要时可重复使用(5～10 ml 10%氯化钙溶液)。

- 儿童静脉注射 20 mg/kg 一剂。
- 妊娠风险分级:C。

作用机制

通过调整动作电位阈值来调节神经肌肉电传导。

应用

- 急性/有症状低钙血症。
- 高钾血症(>6.5 mEq)。
- 高镁血症,包括合并心律失常。

起效时间

静脉注射,血浆浓度几乎立即上升。

持续时间

每次静脉注射可维持 30 min 至 2 h。

代谢

- 基本通过胆汁和胰液进入粪便排泄。
- 肾功能不全患者减量(CrCl<25 ml/min)。

不良反应

低血压,血管扩张,心脏停搏,高钙血症,感觉异常,晕厥。

临床要点

- 1 g 氯化钙含钙 270 mg(13.6 mEq)。
- 1 g 葡萄糖酸钙含钙 90 mg(4.65 mEq)。
- 避免渗出血管外进入周围组织。
- 不推荐在心脏停搏(除非合并严重高钾血症、高镁血症、低钙血症)或地高辛中毒中常

规使用。

- 低钙血症可表现为心电图 QT 间期延长伴骨骼肌痉挛/抽搐。
- 钙补充
  - 血浆白蛋白较低时,应使用校正的血浆钙浓度,可按以下公式计算:校正血浆钙=总钙+0.8(4.0一血浆白蛋白)。
  - 钙离子浓度、总钙水平以及血清磷浓度(可降低血清钙水平)均需测定。
  - 氯化钙常用于心脏停搏的抢救。
  - 可用于钙离子通道阻滞剂或 β 受体阻滞剂过量(说明书外使用)。
  - 存在许多静脉注射禁忌。

治疗

▪ 药物

磷

- 严重症状性低磷血症:静脉注射 0.08～0.16 mmol/kg,注射时间大于 6 h,可使用磷酸钠或磷酸钾(15 mmol/250 ml 5% 葡萄糖溶液),首次使用后应测定血浆磷水平,若血浆磷浓度仍低于 1.5 mg/dl,则重复使用。
- 轻度无症状的低磷血症可以口服补磷:Neutra-Phos(每粒胶囊有 250 mg 磷元素、7 mEq 钠、7 mEq 钾)或 Neutra-Phos K(每粒

胶囊有 250 mg 磷、14 mEq 钾)。

作用机制

- 在体内,磷元素:
  - 通过高能键储存与释放能量(如 ATP 与磷酸肌酸)。
  - 作为第二信使系统(如 cAMP)必要成分。
  - 作为核酸、细胞膜、磷脂的主要成分。
  - 作为 2,3-二磷酸甘油酸的组成成分,促进血红蛋白释放氧气。

应用

- 治疗低磷血症(血浆浓度<2.7 mg/dl)。胃肠吸收减少、肾排泄增加、转运进入细胞内皆可造成低磷血症。在围手术期,急性呼吸性碱中毒,吸收不良、营养不良以及酗酒是常见原因。

起效时间

静脉注射,血浆浓度几乎立即上升。

代谢

通过胃肠道和尿液排泄。一旦进入肾脏,磷便被肾小球滤过,并在近端小管通过被动协同转运与钠一起被重吸收。

临床要点

- 体内大约 90% 的磷储存于骨骼中。
- 正常血清磷浓度为 2.7～4.5 mg/dl。

非甾体抗炎药 NSAIDs

Alan J. Kover, MD, PharmD 高蕾 译／顾卫东 校

治疗

▪ 药物

非特异性非甾体抗炎药

作用机制

- 可逆(阿司匹林为非可逆),非特异性环氧酶抑制剂,同时针对环氧酶-1(cyclooxygenase-1,COX-1;固有酶,位于胃黏膜,血小板和肾脏)和环氧酶-2(cyclooxygenase-2,COX-2;损伤/炎症部位的诱导酶)。
- 同时降低前列腺素水平,前列腺素参与正常生理过程(保护胃黏膜,聚集血小板,维持肾灌注)和早期炎症反应(发热、疼痛、炎症反应)。

应用

- 镇痛;也可作为多模式镇痛治疗的辅助

药物。

- 退热。
- 抗感染。
- 关节炎。
- 痛经。
- 阿司匹林可作为抗血小板类抗凝药。

不良反应

- 胃溃疡和出血,消化不良,恶心,降低肾脏灌注,液体潴留/水肿,高血压,出血,肝细胞损伤,哮喘发作,荨麻疹,过敏反应,耳鸣。
- 阿司匹林延长出血时间。

临床要点

- 与阿片类药物具有协同作用,可减少阿片类药物用量且无累加的呼吸抑制。
- NSAIDs 药物具有天花板效应(药效不随

剂量增加)。

- 老年患者的使用情况和并发症发生率不成比例。
- COX-2 抑制剂对肿瘤形成有一定作用。
- NSAIDs 与增加血栓事件发生率有关(在心肌梗死和卒中事件中均有),尤其在冠脉搭桥术后。
- 肾功能不全或严重肝脏疾病需减量或杜绝使用。
- NSAIDs 药物需与食物同服。
- 布洛芬可在术前 24 h 停用,其他 NSAIDs 药物需术前 3 天停用(如无禁忌,全量阿司匹林需停药 7 天),来减少出血并发症的可能。
- 与哮喘,鼻炎/鼻息肉,阿司匹林过敏有关。

表 1　非特异性非甾体抗炎药

药物	剂量	起效时间	维持时间	代谢/排除	注释
阿司匹林	心脏保护剂量:PO,每天 81 mg;其他用途:PO/PR 650 mg,q4~6 h;儿童 PO/PR 每次 10~15 mg/kg,q4~6 h	达峰时间 1~2 h	4~6 h	在消化道/血液中被水解为有活性的药物。肝脏代谢为共轭物,经尿液排出	最大剂量每天 4 g。可穿过胎盘,也可经乳汁分泌
布洛芬(Motrin,Advil)静注布洛芬(Caldolor)	PO 200~400 mg,q4~6 h;儿童每次 4~10 mg/kg;iv:400~800 mg,q4~6 h	镇痛作用 30~60 min 起效,抗炎作用 7 天内起效	口服 4~6 h	肝脏,CYP2C9 的强抑制剂	最大剂量每天 2 400 mg。静注最大剂量为每天 3 200 mg。妊娠风险分级:C/D≥30 孕周,哺乳不推荐
萘普生(Naprosyn,Aleve)	PO,首剂 500 mg,之后 250 mg,q6~8 h;儿童 2~12 岁:每天 10 mg/kg,bid	镇痛作用 1 h 起效,抗炎作用 14 天起效	镇痛作用维持 7 h,抗炎作用维持 12 h	肝脏代谢为无活性代谢产物,经尿液排出	最大剂量成人第一天以后为每天 1 000 mg。妊娠风险分级:C,哺乳不推荐
酮咯酸(Toradol)	iv/im 30 mg,q6h	10 min 起效,达峰效应 1~2 h	6~8 h	肝脏,60% 原型经尿液排出	最大剂量每天 120 mg*,疗程不超过 5 天。首次肌注剂量可达 60 mg。也有口服剂型。妊娠风险分级:C,哺乳不推荐
双氯芬酸钠(扶他林 Voltaren,凯扶兰 Cataflam)	PO 50 mg,q8~12 h	取决于剂型,缓释剂型为 0.5~5 h	消除半衰期 2 h	肝脏,代谢为弱活性代谢产物,经尿液排出	最大剂量每天 150 mg。妊娠风险分级 C/D≥30 孕周,哺乳不推荐

* 该剂量适用于年龄<65 岁或体重>50 kg 患者,对于年龄>65 岁或体重<50 kg 患者需给予静脉或肌内注射 15 mg(首剂可达 30 mg),最大剂量为 60 mg/d。

治疗

▪ 药物

塞来昔布

- 口服:200 mg,一天 1 次,或者 100 mg,一天 2 次,可加量至 400 mg,一天 2 次。
- 儿童:≥2~10 岁,体重小于 25 kg 者,50 mg 口服,一天 2 次。
- 儿童:>25 kg,100 mg 口服,一天 2 次。
- 妊娠风险分级:C<30 孕周;D>30 孕周。
- 哺乳:慎用/经乳汁分泌。

作用机制
- 选择性 COX-2 抑制剂(介导炎症反应)。
- 不抑制 COX-1,除非大剂量使用。

应用
- 镇痛。
- 抗炎。
- 关节炎。
- 痛经。
- 不适用于冠脉搭桥术后镇痛。

起效时间
- 达峰时间 3 h。

维持时间
- 半衰期 11 h。

代谢
通过肝脏 CYP2CP 酶代谢,形成无活性代谢产物;大多数经粪便排出,<30%经尿液排出。

不良反应
- 与非特异性 NSAIDs 类药物相同。
- 磺胺类过敏患者会产生高敏反应。

临床要点

- 与非特异性 COX 抑制剂相比,本品的消化道不良反应与血小板反应减少。
- 镇痛作用堪比其他 NSAIDs 药物。
- 与非特异性 COX 抑制剂相比,可能会增加心肌梗死或咳嗽变异型哮喘的风险。

治疗

▪ 药物

对乙酰氨基酚

- 口服或直肠给药:每 4~6 h 325~650 mg,或每 6~8 h 1 000 mg,每天不超过 4 g。
- 年龄<12 岁:口服或直肠给药:每 4~6 h 10~15 mg/kg,每天不超过 2.6 mg。
- 静脉注射:体重≥50 kg 的患者,每 4 h 给予 650 mg,或每 6 h 1 000 mg,体重<50 kg 的患者,每 6 h 给予 15 mg/kg,或每 4 h 12.5 mg/kg,每天不超过 75 mg/kg。
- 严重肾功能不全患者需要调整剂量,酗酒或营养不良患者每天不超过 2 g。
- 妊娠风险分级:静脉剂型:C 级;推荐的口服剂量尚未有增加致畸风险的报道。
- 哺乳:经乳汁分泌,慎用。

作用机制
- 被认为通过抑制非特异性 COX,来抑制中枢神经系统在疼痛通路上产生前列腺素(中枢神经系统>外周)。
- 抑制下丘脑体温调节中枢产生退热作用。

应用
- 轻中度疼痛的镇痛。
- 退热。
- 痛经。
- 弱抗炎。

起效时间
- 30 min,达峰 2~3 h。

维持时间
- 4 h。

代谢
经肝脏代谢为无活性代谢产物。<5%通过 CYP2E1 代谢为有毒性代谢产物。该产物和谷胱甘肽共轭结合为无毒性复合物,超量使用时会耗竭谷胱甘肽。

不良反应
- 恶心,呕吐(静注时明显),高血压/低血压,水肿,心动过速,肾毒性,皮疹,荨麻疹,过敏性反应,恶病质,肝酶升高,大量/超量时引起急性肝衰竭。
- 酗酒者或有肝脏疾病史的患者肝损现象更常见。

临床要点

- 可作为 NSAIDs 药物的替代用药,来避免消化道、血小板及肾脏不良反应。
- 乙酰半胱氨酸(美可舒)是对乙酰氨基酚过量的解毒药;每次给药必须参照血清水平的计算图表,来预防急性吸收引起的肝衰竭。不用于慢性吸收引起的中毒。
- 常与抗组胺药和解充血药制成 OTC 类的复合药来治疗感冒、过敏、流行性感冒等。
- 存在很多对乙酰氨基酚-阿片类复合制剂(扑热息痛、维柯丁、泰诺#3 等)。
- 每天总剂量不应超过 4 g;包括复合制剂中的剂量。
- 注意与细胞色素酶诱导物类药物合用(可能会增加毒性)。

钙通道阻滞剂 Calcium Channel Blockers

Alan J. Kover, MD, PharmD 解轶声 译 / 顾卫东 校

治疗

■ 药物

二氢吡啶类

作用机制

• 抑制钙离子从细胞外室或肌质网通过门控钙离子通道的流入,从而使冠状血管及外周血管的血管平滑肌舒张,导致:

- 降低全身血管阻力(后负荷,血压)。
- 扩张冠状血管,改善心肌氧供。
- 同时也降低心肌收缩性和传导(效果较非二氢吡啶类药物小)。

应用

高血压。

心绞痛(稳定型和变异型)。

血管痉挛。

雷诺病。

硝苯地平可用于肺动脉高压。

不良反应

头晕,低血压,晕厥,头痛,液体潴留,水肿,反射性心动过速,心悸,面部潮红,牙龈增生,乏力,抑郁,失眠,阳痿。

临床要点

• 由于突然停药可有血管痉挛风险,故围手术期应继续使用。

• 可增强神经肌肉阻滞剂以及挥发性麻醉剂的心脏抑制作用。

• 左室流出道梗阻/主动脉狭窄患者慎用。

• 与利尿药及其他降压药可有多种组合方式。

• 与很多通过 CYP3A4 和其他细胞色素代谢的药物有相互作用。3A4 诱导剂可降低二氢吡啶类的效果(氯维地平除外)。

• 由于增加低血压及心肌缺血/梗死的发病率,急性高血压或心绞痛不推荐使用舌下含服或速效硝苯地平。

• 尼莫地平对脑血管的作用比其他二氢吡啶类更强,因此只用于治疗蛛网膜下腔出血所致血管痉挛。

• 尼卡地平和氯维地平(使用脂质载体乳化类似丙泊酚)只有静脉注射制剂。

• 对鸡蛋/大豆过敏的患者禁用氯维地平。

表1 二氢吡啶类钙通道阻滞剂

药物	剂量	起效时间	持续时间	代谢/排泄	注释
氨氯地平 (Norvasc®)	口服 2.5～10 mg, qd; 6 岁以上儿童:2.5～5 mg, qd	6～12 h 达峰效应	24 h	经肝脏,90%转化为无活性代谢产物。为 CYP3A4 的主要底物	肝病/老年患者应用低剂量。肾脏疾病患者无需减量。妊娠风险分级:C,哺乳期不推荐使用
非洛地平 (Plendil®)	口服 2.5～10 mg, qd,极量 20 mg, qd;儿童:2.5 mg, qd	2～5 h	24 h	经肝脏,70%转化为无活性代谢产物,经尿液排出。为 CYP3A4 的主要底物	肝病/老年患者应用低剂量。肾脏疾病患者无需减量。妊娠风险分级:C,哺乳期不推荐使用
硝苯地平 (Procardia®, Adalat®)	口服速效 10～20 mg, tid,缓释 30～60 mg, qd,极量 120～180 mg/d;儿童 0.25～0.5 mg/(kg·d)	速效 20 min	消除半衰期 2～5 小时(老年或肝硬化患者 7 h)	经肝脏转化为无活性代谢产物,经尿液排出。为 CYP3A4 的主要底物	肝病/老年患者应用低剂量。肾脏疾病患者无需减量。妊娠风险分级:C,哺乳期不推荐使用
尼卡地平 (Cardene®)	静脉输注 5 mg/h,每 5～15 min 增加 2.5 mg/h,直至 15 mg/h,口服 30～60 mg, bid	静脉注射 10 min,口服 30 min～2 h	静脉注射≤8 h,口服持续释放 8～12 h	经肝脏的数种 CYP 同工酶转化为无活性代谢产物,经尿液及粪便排出。为 CYP3A4 的主要底物	在达到疗效后可减量至 3 mg/h。肝肾疾病/老年患者应降低初始剂量。妊娠风险分级:C,随乳汁分泌
尼莫地平 (Nimotop®)	口服 60 mg q4h 持续 21 天,蛛网膜下腔出血 96 h 内开始使用	1 h 达峰效应	血浆半衰期 1～2 h	广泛经肝脏代谢,代谢产物经尿液及粪便排出。为 CYP3A4 的主要底物	肝病患者应降低剂量至 30 mg, q4h。不可静脉使用。妊娠风险分级:C,哺乳期不推荐使用
氯维地平 (Cleviprex®)	高血压静脉输注起始 1～2 mg/h,逐渐加量至 4～6 mg/h	2～4 min	5～15 min	经血浆及组织酯酶快速水解为无活性代谢产物,经尿液及粪便排出	因其使用脂质载体,每天治疗量应限于 1 000 ml,老年患者应降低初始剂量。肝/肾疾病患者无需减量。反跳性高血压风险。妊娠风险分级:C,进入母乳

治疗

■ 药物

非二氢吡啶类钙通道阻滞剂

作用机制

• 与二氢吡啶类相似。

- 维拉帕米对抑制心肌更具选择性。

- 地尔硫草对心肌的抑制和血管的扩张具有等同的作用,反射性心动过速也较轻。

应用

• 高血压。

• 心绞痛。

• 室上性心律失常。

• 偏头痛或集丛性头痛。

不良反应

低血压,心动过缓,心功能不全,晕厥,水肿,头痛,乏力,头晕,便秘,牙龈增生。

临床要点

• 禁忌证

- 二度或三度房室传导阻滞(已安装起搏器者除外)。

- 预激综合征。

- 严重的左心功能不全。

- 低血压。

- 心源性休克。

• 已接受 β 受体阻滞剂和地高辛治疗的患

者或有左室流出道梗阻/主动脉狭窄的患者应特别谨慎使用。

• 对心功能不全的患者应避免使用。

• 由于其抑制苯二氮䓬类药物的代谢,因此

使用时需减量。

• 可增强神经肌肉阻滞剂以及挥发性麻醉剂的心脏抑制作用。

• 这些药物有局麻药效果,可增加局麻药中

毒风险。

• 与丹曲林合用可导致严重的高血钾。

• 与许多影响 CYP3A4 及其他细胞色素的药物有相互作用。

表2 非二氢吡啶类钙通道阻滞剂

药物	剂量	起效时间	持续时间	代谢/排泄	注释
维拉帕米 (Calan®, Isoptin®)	室上速静脉注射初始剂量 2.5~5 mg,后 15~30 min 注射 5~10 mg;儿童:0.1~0.3 mg/kg 一剂,口服 80 mg(速效)TID 或 120~480 mg/d(缓释),分 1~2 次服用	静脉注射 1~5 min,口服 1~2 h(速效)	静脉注射10~20 min,口服 6~8 h(速效)	经肝脏的数种 CYP 酶转化为有活性可蓄积代谢产物	活性代谢产物具有维拉帕米 20%的活性。肝肾功能不全患者减量。妊娠风险分级:C,哺乳期不推荐使用
地尔硫草 (Cardizem®)	室上性心律失常静脉推注 2.5 mg/kg,后 10 mg/h 静脉维持(极量 15 mg/h);口服 180~240 mg(缓释),qd,极量 480 mg/d	静脉注射 3 min,口服 30~60 min(速效)	静脉注射:1~3 h,DC 后输注:0.5~10 h	经肝脏的数种 CYP 酶转化为有活性可蓄积代谢产物,经尿液及粪便排出	老年患者减量。肝肾疾病患者无需改变剂量,但仍需密切监护。妊娠风险分级:C,哺乳期不推荐使用

华法林/低分子肝素/活化凝血因子Ⅹ(FⅩa)抑制剂

Warfarin/Low Molecular Weight Heparins/FⅩa Inhibitors

Alan J. Kover, MD, PharmD 高蕾 译 / 顾卫东 校

治疗

▪ 药物

华法林(香豆素)

• 起始每天口服 5~10 mg,连服 2 天,维持剂量根据每次 PT/INR 检测调整(一般每天 1 次,5~10 mg)。

• 剂量变化范围大。

- 肝损害,CHF,营养不良,老年,衰弱或代谢酶变化时考虑降低初始剂量。

- 服用代谢酶诱导剂患者需考虑加大剂量。

- 儿童(说明书外的使用)负荷剂量口服 0.2 mg/kg,之后每天给予 0.09~0.33 mg/kg,根据 INR 调整。剂量调整情况同成人。

- 妊娠风险分级:X。

- 哺乳:可以,不进入乳汁。

作用机制

通过抑制维生素 K 环氧化物还原酶复合物(vitamin K epoxide reductase complex,VKORC-1)介导的维生素 K 再活化,抑制肝脏合成维生素 K 依赖的凝血因子(Ⅱ、Ⅶ、Ⅸ、Ⅹ)以及蛋白 C、S。

应用

预防和治疗血栓和(或)栓塞。

起效时间

口服 24~72 h;充分起效 5~7 天。

维持时间

半衰期为 2~5 天;平均为 40 h(变异度大)。

代谢

肝脏代谢,主要通过 CYP2C9,也有其他微粒体酶参与。代谢产物经尿液排出。

不良反应

出血,消化道出血,出血性休克,高敏反应,皮肤坏死/坏疽,紫趾综合征,关节痛,骨质疏松症。

临床要点

• 如遇出血或需行手术,维生素 K 和(或)新鲜冰冻血浆(fresh frozen plasma,FFP)可用于拮抗华法林效应。

• 围手术期停用华法林需在术前 3~4 天停药,并复查 PT/INR。

• 根据抗凝的适应证、出血风险及干预时机,可考虑采用肝素类药物可作为"桥接"药物。当开始或重新开始抗凝治疗时,建议抗凝治疗方案需与类肝素重叠至少 5~7 天,直到达到治疗性的 INR(抗凝蛋白 C 和 S 的早期损耗可能诱发血栓形成)。

• 目标 PR/INR 的设定需根据适应证。

• 为指导用药,可进行 CYP2C9 和 VKORC-1 变异度的基因检测。

• 大量摄入含维生素 K 的食物,以及感染/抗生素使用均可改变维生素 K 的吸收,从而改变药效。与多种药物/草药存在相互作用。急性酒精摄入减少华法林代谢(延长

PT/INR),而慢性酒精摄入则加快华法林代谢(缩短 PT/INR)。

治疗

▪ 药物

低分子肝素(依诺肝素-Lovenox®,达肝素钠-Fragmin®)

• 儿童服用依诺肝素的剂量根据年龄/体重变化。

• 妊娠风险分级:B。

• 哺乳:建议慎用。

作用机制

• 与抗凝血酶Ⅲ结合,加快抑制凝血因子Ⅹa。

• 与普通肝素相比,抗Ⅱa 因子活性的作用弱。

应用

• 预防和治疗深静脉血栓。

• 治疗肺栓塞。

• 急性冠脉综合征患者抗凝治疗。

• 围手术期预防性用药。

• 长期制动患者预防性治疗。

起效时间

• 皮下注射依诺肝素达峰效应在 3~4 h。

• 皮下注射达肝素钠达峰效应在 1~2 h。

维持时间

剂量依赖,抗Ⅹa 活性维持 12 h 左右(40 mg 依诺肝素)。

代谢

• 经肝脏代谢成小片段低活性代谢产物,经肾脏排泄;部分原型排出。

• 肾功能不全患者剂量需调整(CrCl≤30 ml/min),肥胖患者也可能需要调整。

不良反应

出血,血小板减少——免疫复合物介导和非免疫介导的因素都有(比普通肝素发生率低),发热,挫伤,局部注射区域反应,高敏反应,高钾血症。

临床要点

• 服用或即将服用此类药物的患者在进行神经阻滞或区域阻滞时需参考 ASRA 指南。

• 对曾有肝素诱导、免疫复合物介导的血小板减少症病史的患者不宜使用该类药物。同样禁用于对猪肉过敏或存在急性大出血患者。

• 不必监测 PT、APTT、INR。但需监测血小板计数和肾功能。

• 某些患者需监测抗 Xa 的活性水平。

• 皮下注射;某些患者出现急性心梗或PCI 术时需给予静脉给药。不可肌内注射。

• 对依诺肝素来说,1 mg=100 单位的抗 Xa 活性。

治疗

■ **药物**

维生素 K

• 逆转抗凝药物的作用,口服/静脉注射 0.25~10 mg,需快速逆转时可加大剂量。

• 妊娠风险分级:C。

• 哺乳:对婴儿风险小。

作用机制

• 维生素 K 是凝血因子 Ⅱ、Ⅶ、Ⅸ、Ⅹ和蛋白 C、S 合成的必需元素。

• 华法林通过抑制维生素 K 环氧化物还原酶复合物(vitamin K epoxide reductase complex, VKORC-1)介导的维生素 K 再活化,抑制肝脏合成维生素 K 依赖的凝血因子。

应用

• 逆转抗凝药。

• 保护骨骼。

• 骨髓增生异常综合征。

起效时间

1~2 h,达峰时间为 3~6 h。

维持

半衰期为 24 h。

代谢

肝脏代谢。

不良反应

溶血性贫血,早产儿高胆红素血症。

临床要点

• 维生素 K 可有效逆转华法林效应;但如需速效逆转,需考虑 FFP。

• 维生素 K 对骨骼形成的作用在近期文献中已证实是有希望的,但仍有待进一步研究。

药物	适应证	剂量	疗程
依诺肝素	全髋/膝置换术	40 mg, qd,或 30 mg, bid,术后 12~24 h 起用	至少 10 天
	腹部手术 多发伤		至少 10 天
	疾病引起的活动障碍	40 mg, qd,手术当天起用 40 mg, qd 40 mg, qd	通常 6~11 天
达肝素	全髋/膝置换术	2 500 U,术后 4~8 h 起用,然后 qd 5 000 U	5~10 天 5~10 天
	腹部手术 多发伤	2 500 U,术后	
	疾病引起的活动障碍	1~2 h 起用(如属低风险),然后 qd 2 500 单位; 如属高风险可给予 5 000 U qd 5 000 U qd 5 000 U	

如果患者改用华法林或者深静脉血栓的风险已排除,则疗程需改变。

化疗药 Chemotherapeutic Agents

Alan J. Kover, MD, PharmD 解轶声 译 / 顾卫东 校

治疗

■ **药物**

环磷酰胺(Cytoxan®)

• 肝肾功能不全患者可能需要调整剂量。

• 妊娠风险分级:D。

• 哺乳期不推荐使用。

作用机制

烷化剂:与 DNA 交叉联结,阻止细胞分裂。

应用

抗肿瘤药,用于白血病、淋巴瘤、乳腺及卵巢癌、骨髓移植的准备、系统性红斑狼疮。

起效时间

口服 1 h 达峰效应。

持续时间

半衰期为 3~12 h。

代谢

• 是一种前体药物,在肝脏中被转化为 4 种活性代谢产物。

• 经尿液排出。

不良反应

心脏毒性(特别是大剂量时),心功能不全,心肌炎,心包炎,心包积液,免疫抑制,肺炎,肺纤维化,出血性膀胱炎,抗利尿激素分泌不当综合征,全血细胞减少症,黏膜炎,口腔炎,脱发,恶心、呕吐。

临床要点

• 若外渗,可造成组织损伤。

• 可抑制假性胆碱酯酶,持续至给药后 3~4 周,可造成琥珀胆碱作用延长。

• 可增加蒽环类抗生素引起的心脏毒性。

• 需持续补液以减少出血性膀胱炎风险。

治疗

■ **药物**

甲氨蝶呤(MTX)

• 类风湿关节炎:初始口服剂量 15 mg/周,后每月增加 5 mg 直至 25~30 mg/周。

• 若出现肝肾功能不全,则需调整剂量。

• 妊娠风险分级:X。

• 哺乳期禁止使用。

作用机制

• 叶酸抗代谢药物,抑制 DNA 合成。

• 具有免疫调节及抗炎作用。

应用

抗肿瘤药,用于乳腺癌、头颈部癌肿、白血病、淋巴瘤、类风湿关节炎、严重银屑病及其他自身免疫疾病。

起效时间

用于抗风湿:3~6 周。

持续时间

半衰期与剂量相关,3~15 h。

代谢

在肝脏内转化为一种活性代谢产物 7-羟基-氨甲蝶呤。在细胞内转化为多聚谷氨酸,其具有与母体药物相同的活性。经尿液及粪便排出。

不良反应

急性中毒性肾损害,骨髓抑制,免疫抑制,黏膜炎,口腔炎,超敏反应,肺炎,肺水肿/纤维化,胸膜炎,脑膜刺激征,脑病,肝毒性,严重皮肤毒性,恶心,呕吐,腹泻。

临床要点

• 非甾体类抗炎药(non-steroidal anti-inflammatory drugs, NSAIDs)降低 MTX 的排泄,并增加其肾毒性。

• 其化疗剂量常佐以甲酰四氢叶酸,以避免 MTX 的抗叶酸作用,减少对正常细胞的毒性作用。

• 亦可鞘内使用治疗脑膜白血病。

治疗

▪ **药物**

5-氟尿嘧啶(5-FU)

• 对肝肾疾病患者无需改变剂量。

• 妊娠风险分级:D。

• 哺乳期不推荐使用。

作用机制

嘧啶抗代谢药,通过抑制胸苷酸合成酶起到干扰 DNA 合成的作用。

应用

• 抗肿瘤药,用于结直肠癌、胃癌、食管癌、胰腺癌、头颈部癌、乳腺癌、卵巢癌及肾细胞癌。

起效时间

双相半衰期。

持续时间

3 周。

代谢

• 是一种前体药,需要活化。

• 90%经肝脏代谢。

• 以 CO_2 形式经肺排出。

不良反应

小脑功能失调,多灶脑白质病,冠状血管痉挛/心绞痛,骨髓抑制,黏膜炎,手-足综合征,皮疹,恶心,呕吐,腹泻,脱发,超敏反应。

临床要点

• 是一种强 CYP2C9 抑制剂,可增强华法林作用。

• 手-足综合征是因掌骨/跖骨骨膜小血管闭塞所致的手足掌红肿疼痛,可致手足疼痛、起疱、溃烂。

• 卡培他滨是一种作用与 5-FU 相似的口服药物。

治疗

▪ **药物**

博来霉素(Blenoxane®)

• 肾功能不全者应调整剂量。

• 妊娠风险分级:D。

• 哺乳期不推荐使用。

作用机制

可致 DNA 单链和双链断裂,以抑制 DNA 合成。

应用

抗肿瘤药,用于淋巴瘤、霍奇金病、睾丸和卵巢癌,胸膜内使用治疗恶性胸腔积液。

起效时间

不详。

持续时间

半衰期为 9 h,肾功能不全者可达 30 h。

代谢

在肺、肝脏、皮肤、肾脏等数个器官中代谢,以原型经尿液排出。

不良反应

肺炎,肺间质纤维化,急性心包炎,急性胸痛综合征,肺血管阻塞性疾病,急性超敏反应,皮肤反应,色素沉着,黏膜炎。

临床要点

• 肺毒性随用药累积剂量、使用其他肺毒性药物、年龄以及 FiO_2 的增加而增高(>400 单位)。其表现为一种限制性的肺疾病。类固醇激素可能对肺毒性有一定治疗效果。麻醉中,应在保持氧饱和度≥90%的前提下,尽可能限制 FiO_2 至最低水平,谨慎使用 PEEP,选择精细、保守的液体管理策略。

• 因有急性超敏反应风险,在正式治疗之前,应给予一剂小的测试剂量。

• 本药骨髓抑制及呕吐反应罕见。

治疗

▪ **药物**

长春花生物碱类(长春新碱,长春碱,长春瑞滨)

• 肝功能不全患者应根据血浆胆红素浓度调整用药剂量。

• 妊娠风险分级:D。

• 哺乳期不推荐使用。

作用机制

与微管蛋白结合,抑制微管聚合而阻滞有丝分裂而使其停止于分裂中期。

应用

抗肿瘤药,用于淋巴瘤、急性淋巴细胞性白血病、脑癌、乳腺癌、睾丸癌和肺癌。

起效时间

不详。

持续时间

长春新碱半衰期为 85 h,长春碱半衰期为 25 h,长春瑞滨半衰期为 28~44 h。

代谢

• 经肝脏的 CYP3A4 代谢,主要经粪便排出。

• 长春碱及长春瑞滨的代谢产物有活性。

不良反应

周围神经病变,抗利尿激素分泌不当综合征,支气管痉挛,精神状态改变,共济失调,神经病理性疼痛,脑神经累及,肝静脉闭塞性疾病,严重便秘。长春碱及长春瑞滨更多见骨髓抑制,长春新碱多见神经毒性。

临床要点

• 周围神经病变或自主神经病变的患者应避免行区域麻醉。表现为周围感觉异常伴深腱反射抑制,亦可伴运动乏力,其深腱反射抑制可随治疗进程而改善。

• 鞘内误用可致死亡。

• 静脉药物外渗可致组织糜烂。

• 药物相互作用风险大。

治疗

▪ **药物**

紫杉烷类(紫杉醇,多西他赛)

• 肝酶升高患者需调整剂量。

• 妊娠风险分级:D。

• 哺乳期不推荐使用。

作用机制

通过稳定微管蛋白二聚体,抑制其分解,影响有丝分裂过程,抑制细胞分裂。

应用

抗肿瘤药,用于乳腺癌、卵巢癌、肺癌及膀胱癌。

起效时间

不详。

持续时间

• 紫杉醇:半衰期为 6~52 h,随输注时间延长而延长。

• 多西他赛:半衰期为 11 h。

代谢

经肝脏的 CYP2C8(紫杉醇)和 CYP3A4 代谢,主要经粪便排出。

不良反应

无症状心动过缓,严重缓慢性/快速性心律失常,心脏停搏,心肌缺血/梗死,低血压,外周水肿,周围性神经病变,自主神经病变,骨髓抑制,超敏反应,脱发,黏膜炎,恶心,呕吐(较其他药物少见)。

临床要点

• 使用紫杉烷类前应给予肾上腺皮质激素及抗组胺药(抗 H_1 及抗 H_2)以防发生超敏反应。

• 骨髓抑制为剂量限制性毒性反应。

• 多西他赛更易发生心脏毒性反应。

• 与顺铂合用可增加外周水肿风险。

• 周围性神经病变多见,应避免实施区域麻醉。

治疗

■ **药物**

铂类(顺铂,卡铂,奥沙利铂)

• 肾功能不全患者减量。

• 妊娠风险分级:D。

• 哺乳期不推荐使用。

作用机制

使 DNA 螺旋交叉联结/变性,妨碍 DNA 合成及其功能。

应用

抗肿瘤药,用于卵巢癌、睾丸癌、膀胱癌、头颈部癌症及其他恶性肿瘤。奥沙利铂用于胃肠道恶性肿瘤。

持续时间

顺铂终末半衰期为 24 h,二相半衰期为 44~73 h,卡铂半衰期为 2.6~5.9 h,奥沙利铂终末半衰期为 391 h。

代谢

• 顺铂:在血浆及细胞中与巯基结合进行非酶灭活。

• 卡铂:微量肝代谢。

• 奥沙利铂:非酶代谢为有活性及无活性的代谢产物。

• 经尿液排出。

不良反应

周围神经病变,骨髓抑制,肾毒性(剂量限制),低镁血症,低钾血症,超敏反应,耳毒性,恶心,呕吐,黏膜炎。冰、寒冷、低体温可使神经病变恶化(尤其在使用奥沙利铂时)。

临床要点

• 使用顺铂应进行静脉输液进行预处理(生理盐水具有肾保护作用),并严密监测电解质。

• 使用卡铂及奥沙利铂可降低肾及神经毒性。

• 与氨基糖苷类抗生素或其他肾毒性药物合用将增加肾毒性风险。

• 周围神经病变与剂量及用药时间有关,表现为感觉异常、深腱反射及振动感缺失以及共济失调,应避免实施区域麻醉。

• 静脉药物外渗可致组织损伤。

治疗

■ **药物**

蒽环类药物(多柔比星,柔红霉素,伊达比星,表柔比星)

• 肝脏疾病、中性粒细胞减少症及血小板减少症患者需调整剂量。

• 妊娠风险分级:D。

• 哺乳期不推荐使用。

作用机制

嵌入 DNA,抑制复制,抑制 DNA/RNA 聚合酶,造成细胞死亡。

应用

抗肿瘤药,用于白血病、淋巴瘤/霍奇金病、乳腺癌、肺癌、胃癌以及甲状腺癌。

起效时间

不详。

持续时间

随药物不同而不同。

代谢

经肝脏的 CYP2D6 以及 CYP3A4 转化为无活性及有活性的代谢产物,经尿液及粪便排出。

不良反应

急性/慢性心脏毒性(剂量相关)——心律失常,QT 间期延长,心脏传导异常,心肌病,CHF,心包炎,骨髓抑制,黏膜炎,脱发,恶心,呕吐,尿液变色。

临床要点

• 可增强麻醉药物的心脏抑制作用,静息时心功能正常的患者也可发生。心脏毒性可在用药一年(或以上)后出现。若终身总剂量接近 $450\sim500\ mg/m^2$,多柔比星的心脏毒性将无法逆转。心脏毒性的危险因素包括高龄、既往心脏病史、合并使用纵隔放疗、与环磷酰胺联合治疗。

• 静脉药物外渗可致组织损伤。

• 多种药物相互作用。

肌松药　Muscle Relaxants

Alan J. Kover, MD, PharmD　高蕾 译 / 顾卫东 校

治疗

■ **药物**

琥珀胆碱

• 插管剂量:静脉注射 0.6~1.1 mg/kg。

• 快速顺序诱导插管剂量:成人静脉注射 1.5 mg/kg。

• 儿童(婴儿或低龄幼儿)静脉注射 2 mg/kg 或肌内注射 3~4 mg/kg。

• 妊娠风险分级:C。

• 哺乳:对婴儿的风险尚不能排除。

作用机制

• 去极化型神经肌肉阻滞剂:与 N 胆碱受体,结合引起去极化(与乙酰胆碱相似)。

• 但是,琥珀胆碱的水解作用比乙酰胆碱慢很多,且琥珀胆碱分子占据位点,防止进一步去极化。

应用

- 插管或手术肌松药。
- 快速顺序诱导。

起效时间

起效快速,30～60 s 达到插管条件。

维持时间

短,维持时间为 3～5 min。

代谢

可被假性胆碱酯酶水解。

不良反应

增加颅内压,血清钾,眼内压,胃内压,触发恶性高热,重复剂量可引起窦性心动过缓或交界性心律,术后肌痛,肌红蛋白尿,下颌松弛不完全,下颌咬肌僵硬。

临床要点

- 尽管副作用多,但由于其具有快速达到插管条件,并不延长肌麻痹效应的时间,琥珀胆碱仍在使用。
- 本品可引起恶性高血钾,必须避免用于肌萎缩症,失神经支配损伤,大面积烧伤,长时间不动,脊髓横断损伤的患者。

治疗

▪ **药物**

泮库溴铵

- 插管剂量(成人/儿童)静注 0.04～0.1 mg/kg。
- 妊娠风险分级:C。
- 哺乳:对婴儿的风险尚不能排除。

作用机制

与突触后 N 胆碱受体在神经肌肉位点竞争性结合。

应用

插管和手术肌松药。

起效时间

起效速度慢,2～4 min。

维持时间

作用维持时间长,60～120 min。

代谢

经肝肾代谢。

不良反应

抑制迷走,兴奋交感,引起心率增快,血压升高,心输出量增加。

临床要点

- 本品与中效非去极化肌松药相比,肌松效应更难拮抗。
- 本品配方无专利,较新型中效非去极化肌松药便宜。

治疗

▪ **药物**

维库溴铵

- 插管(成人/儿童)静脉注射 0.1 mg/kg。
- 妊娠风险分级:C。
- 哺乳:对婴儿的风险尚不能排除。

作用机制

与突触后 N 胆碱受体在神经肌肉位点竞争性结合。

应用

插管和手术肌松药。

起效时间

中等起效时间,3～4 min。

维持时间

维持时间中等,30～45 min,但呈剂量依赖性。

代谢

肝脏代谢,肾脏排出。维库溴铵可进入肝细胞,具有自发脱乙酰作用。

不良反应

通常不引起血流动力学改变。

临床要点

- 已发现肝肾疾病患者较大剂量使用本品,其作用维持时间延长。
- 与硫喷妥钠一起给药会出现沉淀。

治疗

▪ **药物**

罗库溴铵

- 插管剂量(成人/儿童)静脉注射 0.6 mg/kg。
- 快速顺序诱导插管剂量(成人/儿童):静脉注射 0.6～1.2 mg/kg。
- 妊娠风险分级:C。
- 哺乳:对婴儿的风险尚不能排除。

作用机制

与突触后 N 胆碱受体在神经肌肉位点竞争性结合。

应用

插管和手术肌松药。

起效时间

起效时间短,1～2.5 min。

维持时间

维持时间中等,30～40 min。

代谢

多数药物经尿液、粪便、胆汁原型排出。

不良反应

不出现血流动力学改变。不释放组胺,通常不发生过敏反应。

临床要点

3～4 倍 ED95 的罗库溴铵起效时间与琥珀胆碱相似,但该剂量的持续效应接近长效肌松药。

治疗

▪ **药物**

哌库溴铵

- 插管剂量:0.1 mg/kg。
- 妊娠风险分级:C。

作用机制

与突触后 N 胆碱受体在神经肌肉位点竞争性结合。

应用

插管和手术肌松药。

起效时间

起效时间慢,3～5 min。

维持时间

维持时间长,持续 90～130 min。

代谢

大量经肾脏清除。

不良反应

不像泮库溴铵那样出现心血管反应,不释放组胺,很少发生过敏反应。

临床要点

- 与泮库溴铵维持时间和药性类似,但无心血管反应的改进型药物。不如起效快且作用时间中等的肌松药受欢迎。
- 肾衰竭患者作用时间延长,肝脏疾病患者无影响。

治疗

▪ **药物**

阿曲库铵

- 插管剂量:静脉注射 0.4～0.5 mg/kg。
- 妊娠风险分级:C。
- 哺乳:对婴儿的风险尚不能排除。

作用机制

与突触后 N 胆碱受体在神经肌肉位点竞争性结合。

应用

插管和手术肌松药。

起效时间

中等起效时间,3～4 min。

维持时间

维持时间中等,持续 35~45 min。

代谢

- 在生理性 pH 和温度条件下自行降解。
- 非特异性血浆酯酶参与其代谢。

不良反应

可能释放组胺,引起低血压、心动过速、皮肤潮红和支气管痉挛。

临床要点

劳丹素是阿曲库铵的代谢产物之一。该药与动物惊厥发作有关,但从未在人体使用正常剂量时发现。

治疗

▪ 药物

顺阿曲库铵

- 插管剂量:静脉注射 0.15~0.2 mg/kg。
- 妊娠风险分级:B。
- 哺乳:对婴儿的风险尚不能排除。

作用机制

与突触后 N 胆碱受体在神经肌肉位点竞争性结合。

应用

插管和手术肌松药。

起效时间

起效时间慢,需 5~7 min。

维持时间

维持时间中等,持续 35~45 min。

代谢

通过霍夫曼清除自行降解,肾脏清除率较低。

不良反应

- 本品不引起组胺释放
- 顺阿曲库铵会产生劳丹素代谢产物,但比阿曲库铵产生的量少得多。

临床要点

- 顺阿曲库铵比阿曲库铵更有效,起效更慢。
- 没有与阿曲库铵那样的组胺释放。
- 顺阿曲库铵自行代谢的特性使其成为肝肾疾病患者理想的选择。

治疗

▪ 药物

多库氯铵

- 插管剂量:静脉注射 0.07 mg/kg。

- 妊娠风险分级:C。
- 哺乳:对婴儿的风险尚不能排除。

作用机制

与突触后 N 胆碱受体在神经肌肉位点竞争性结合。

应用

插管和手术肌松药。

起效时间

起效时间慢,5~10 min。

维持时间

维持时间长,40~120 min。

代谢

肝肾代谢。

不良反应

- 不产生组胺释放。
- 持续时间长。

临床要点

- 本品维持时间长,起效慢,难用于短小或中等时间的手术。
- 肝肾衰竭患者作用时间延长。

激素类/激素类似物/甲基麦角新碱 Hormones/Hormone Analogs/Methergine

Alan J. Kover, MD, PharmD 解轶声 译 / 顾卫东 校

治疗

▪ 药物

加压素(Pitressin®)与去氨加压素

- 加压素
- 高级生命支持时静脉注射 40 U 以代替第一或第二剂肾上腺素。
- 休克时静脉注射 0.01~0.04 U/min。
- 中枢性尿崩症静脉注射初始剂量为 2.5 U/h[儿童 0.000 5 U/(kg·h)],随后滴定至尿液排出。或者亦可肌内注射或皮下注射,每天 2~3 次。
- 静脉曲张破裂出血时静脉注射 0.2~ 0.4 U/min,随后可滴定至 0.8 U/min,可考虑与硝酸甘油一同静脉使用,以防止心肌缺血。
- 去氨加压素 0.3 μg/kg 术前 30 min 静脉注射,或 150~300 μg 术前 2 h 滴鼻。

作用机制

- 抗利尿激素类似物。

- 直接缩血管药,作用于非儿茶酚胺结合位点(比生理量更高)。
- 通过增加细胞内 cAMP 量,增加肾小管对水的重吸收。
- 刺激内皮细胞释放 von Willebrand 因子。

应用

心脏停搏/高级生命支持,感染性休克或血管扩张性休克,中枢性尿崩症,静脉曲张破裂出血,血友病 A 及血管性血友病。

起效时间

滴鼻:1 h。

持续时间

滴鼻:3~8 h,肌内注射或皮下注射:2~ 8 h。

代谢

- 肝脏,肾脏(5%~15%原型形式)。肝硬化患者考虑减低剂量。
- 半衰期:滴鼻:15 min,非消化道给药: 10~20 min。

不良反应

心律失常,心绞痛,心肌梗死,心输出量减低,高血压,支气管收缩,腹痛,肠系膜缺血,恶心,呕吐,出汗,水中毒,头痛。

临床要点

- 可提高体内Ⅷ因子水平。
- 可在严重酸中毒情况下保持血管收缩活性。
- 外周血管注射渗漏可致皮肤坏死。
- 紧急情况下,若无可用静脉通路,可经气管插管(根据高级生命支持流程)给予常规剂量 2 次(溶于 10~15 ml 生理盐水)。亦可骨髓内给药。
- 可静脉输注 0.5~4 U/h,用于器官捐献者脑死亡后的管理。
- 需监测尿量以及血浆电解质情况。
- 去氨加压素属于精氨酸加压素,可经鼻用于血管性血友病及血友病 A 患者,也可术前

使用以减少出血量。

治疗

▪ 药物

缩宫素(Pitocin®)

- 引产初始剂量为静脉注射 0.5～1 mU/min,随后每 30～60 min 增加 1～2 mU/min,直至形成期望的收缩模式。宫口开至 5～6 cm 后,可以相同的速度递减剂量。
- 产后出血:胎盘娩出后肌内注射 10 U,或 10～40 U 加入 1 L 补液中,滴定至出现持续性的宫缩。
- 妊娠风险分级:X,哺乳期可以使用。

作用机制

- 刺激 G 蛋白介导的子宫肌细胞内钙离子释放,引起肌纤维收缩。
- 同时在宫内局部增加前列腺素的产生,增强子宫收缩。

应用

引产/产程延长,产后出血,药物流产的辅助用药。

起效时间

静脉注射:1 min;肌内注射:3～5 min。

持续时间

静脉注射:1 h;肌内注射:2～3 h。

代谢

迅速,经肝脏、胎盘、子宫以及血浆缩宫素酶(妊娠期产生)代谢,部分在乳腺内代谢,随尿液以无活性代谢产物的形式排出。

不良反应

胎心缓慢,新生儿高胆红素血症,子宫张力过高或破裂,低钠血症,水中毒,产妇低或高血压,血管痉挛,恶心,呕吐,过敏反应,头痛。

临床要点

- 不能用于择期流产(FDA 黑框警告)。
- 存在以下情况不能使用:因明显头盆不称或胎先露异常所致的产程延长、有子宫破裂危险、部分前置胎盘、子宫张力过高、不能获得足够的产力加强、有胎儿窘迫的危险、分娩未启动。
- 使用时必须有胎心监护。

治疗

▪ 药物

胰高血糖素

- 心肌抑制:静脉注射 3～10 mg(儿童 30～150 μg/kg),继以 3～5 mg/h 静脉维持[儿童 70 μg/(kg·h)],直至血流动力学产生反应。
- 低血糖:静脉注射/肌内注射/皮下注射 1 mg(儿童体重小于 20 kg:0.5 mg),20 min 后可再次使用(与葡萄糖溶液合用)。
- 十二指肠/胆囊运动功能:静脉注射 0.25～0.5 mg。
- 妊娠风险分级:B,哺乳期可以使用。

作用机制

不依赖 β 受体,通过增加腺苷酸环化酶活性,增加细胞内 cAMP。

应用

- 心肌抑制:特别适用于 β 受体阻滞剂或钙通道阻滞剂过量造成的心肌抑制或严重心动过缓。
- 其他措施(阿托品,多巴酚丁胺)无效的患者。
- 低血糖。
- 抑制 ERCP 过程中十二指肠/胆囊的活动。

起效时间

静脉注射:5～20 min;肌内注射:30 min;皮下注射:30～45 min(升血糖)。

持续时间

静脉注射:30 min;皮下注射:60～90 min(升血糖)。

代谢

- 主要经肝脏转化为无活性的代谢产物。
- 部分经肾脏/血浆灭活。

不良反应

高血压,心动过速,恶心,呕吐。

临床要点

- 治疗心肌抑制时,静脉推注时间应大于 3～5 min;可引起恶心、呕吐。
- 嗜铬细胞瘤患者禁用(可增加儿茶酚胺释放)。
- 需要体内有足够的糖原/葡萄糖储备以提升血糖浓度。可用于胰岛素或磺脲类药物所致的低血糖。对于无静脉通路的低血糖患者可肌内注射或皮下注射。
- 1 mg 胰高血糖素等于 1 单位胰高血糖素。

治疗

▪ 药物

氢化可的松(Solu-Cortef®)

- 用量变化范围较大。预防围手术期应激反应时,静脉注射 50～100 mg[儿童 0.5～0.75 mg/(kg·d)],每天分 3～4 次使用。减量时每天减少 50%,直至到达术前服用的生理等效剂量。
- 妊娠风险分级:C,哺乳期谨慎使用/进入母乳。

作用机制

- 抗炎:逆转炎症中升高的毛细血管通透性,抑制多形核中性粒细胞的移行。
- 有盐皮质激素作用。

应用

- 肾上腺功能减退,围手术期存在肾上腺功能抑制或者有该风险的患者给予应激剂量。
- 感染性休克。

起效时间

- 迅速。

持续时间

- 生物半衰期为 8～12 h。

代谢

经肝脏,为 CYP3A4 的底物/弱诱导剂,代谢为无活性的代谢产物,随尿液排泄。肝功能不全患者减量(肾功能不全患者无需减量)。

不良反应

免疫抑制,肾上腺抑制,医源性库欣综合征,低钾血症,高血糖,体重增加,液体潴留,高脂血症,高血压,白细胞增多,肌病,影响伤口愈合,白内障,骨质疏松。

临床要点

- 使用中需监测电解质及血糖水平。
- 较泼尼松、甲泼尼龙或地塞米松有更强的盐皮质激素作用。
- 与严重疾病或重症患者肌病的发生有相关性。
- 长期使用后,需根据治疗时间、剂量以及治疗情况逐渐减量停药。
- 皮质激素类生理等效剂量:氢化可的松 20 mg=甲泼尼龙 4 mg=泼尼松 5 mg=地塞米松 0.75 mg。

治疗

▪ 药物

甲泼尼龙(Solu-Medrol®,Medrol®)

- 用量取决于适应证。静脉注射 10～40 mg/剂,可每 4～6 h 重复使用;儿童 0.5～1.7 mg/(kg·d),根据反应,分 2～4 次使用。
- 其他可用剂型:肌内注射,口服,双室瓶注射剂/硬膜外使用。

• 妊娠风险分级:可通过胎盘,哺乳期慎用/进入母乳。

作用机制

调节基因表达,影响中性粒细胞功能,逆转炎症中的毛细血管渗漏,调节代谢。

应用

器官移植时用作免疫抑制剂,哮喘加重,抗炎,急性脊髓损伤,脑水肿,静脉造影时预防过敏,感染性休克。

起效时间

静脉注射或肌内注射起效迅速。

持续时间

取决于产品种类/给药途径;从数小时至数周不等。

代谢

经肝脏的 CYP3A4 代谢为无活性的代谢产物。

不良反应

免疫抑制,肌病,高血糖,低钾血症,伤口愈合困难,液体潴留,精神状态改变,一过性白细胞增多,消化道穿孔/出血,体重增加。

临床要点

• 皮质类固醇激素可增强神经肌肉阻滞剂的作用。

• 有较多药物相互作用。

• 应缓慢减量,以防肾上腺功能减退。

• 围手术期可进行补充,以应对手术应激。

治疗

■ 药物

胰岛素

• 1 型糖尿病皮下使用,每天数次,取决于血糖测定频率。根据年龄、饮食、血糖期望值、病情、计算公式、时间安排以及低血糖的预防调整剂量。美国糖尿病协会和美国内科医师协会已制定了数个临床指南。

• 中到重度高钾血症时,10 U 常规胰岛素加入 50% 葡萄糖溶液 50 ml(儿童:0.1 U/kg 常规胰岛素加入 0.5～1 g/kg 葡萄糖溶液)中静脉注射,注射时间大于 15～30 min。若心脏已停搏或即将停搏,则可于 5 min 内完成注射。

• 糖尿病酮症酸中毒或糖尿病高渗综合征(hyperglycemic-hyperosmolar syndrome,HHO),可静脉注射 0.1 U/kg 常规胰岛素,继以 0.1 U/(kg·h)静脉维持,直至起效/根据血糖变化调整(有多种操作流程)。

• CrCl 在 10～50 的患者减量 25%,CrCl< 10 的患者减量 50%,并密切监护。

• 妊娠风险分级:胰岛素无法通过胎盘,哺乳期可以使用。

作用机制

• 促进葡萄糖进入骨骼、心肌细胞及脂肪组织;促进肝脏糖原生成,以刺激葡萄糖代谢;刺激蛋白质、脂肪的合成,抑制脂肪分解。

• 使钾离子和镁离子从细胞外转移入细胞内。

应用

• 治疗 1 型糖尿病、2 型糖尿病以及妊娠期糖尿病。

• 围手术期控制高血糖。

• 糖尿病酮症酸中毒及糖尿病高渗综合征的预防和治疗。

• 严重高血钾的紧急治疗(与葡萄糖合用)。

表 1 胰岛素药代动力学

胰岛素制剂	商品名	起效时间 (h)	高峰 (h)	持续时间(剂量依赖) (h)
超速效/速效				
赖脯胰岛素	Humalog®	0.25～0.5	0.5～1.5	4～6
门冬胰岛素	Novalog®		1.6～2.8	3～4
谷赖胰岛素	Apidra®			
常规胰岛素	Humulin R®	0.5～1		6～8
中效胰岛素	Novolin R®			
NPH	Humulin N®, Novolin N	1	4～8	10～14
长效				
甘精胰岛素	Lantus®	1.5	None	24～30
地特胰岛素	Levemir®	3～4	3～9	20～23

来源:Table adapted from Stoelting, Hillier, Pharmacology and Physiology in Anesthetic Practice, 4th Ed.

代谢

• 经肝肾代谢。

• 在健康患者中血浆半衰期很短,而糖尿病及肾功能不全患者的半衰期延长。

• 由于不同剂型的药物释放特性不同,皮下注射后的代谢也各不相同。

不良反应

低血糖(可致心动过速、心悸、出汗、颤抖、易激)、神志不清/精神混乱,癫痫发作,低钾血症,低磷血症,低镁血症。

临床要点

• 不同胰岛素之间只有剂型和药代动力学的区别,其单位是等效的。

• 自从人工合成胰岛素投入使用以来,过敏反应已相对罕见;过敏多与添加剂有关。

• 常规胰岛素、中效胰岛素(中性鱼精蛋白锌胰岛素,neutral protamine hagedorn insulin,NPH)以及长效制剂均与人类胰岛素相同,不同的胰岛素混以不同的添加剂以调整释放特性。

• 赖脯胰岛素、门冬胰岛素、谷赖胰岛素、甘精胰岛素以及地特胰岛素均为不同氨基取代的人工合成胰岛素,均有独特的释放/药代动力学特性。

• 超短效或短效胰岛素混以中效胰岛素的混合制剂(70/30 或 50/50),改变了释放特性,但不影响生物利用度,可长期使用。

• 甘精胰岛素和地特胰岛素不能与其他胰岛素混合。

• 常规胰岛素可静脉使用,其他短效胰岛素(赖脯胰岛素、门冬胰岛素、赖谷胰岛素)亦可静脉使用,但与常规胰岛素相比无优势。

• 良好的围手术期血糖控制可改善伤口愈合及降低感染率,也可降低围手术期并发症率和死亡率。围手术期最佳血糖值仍存在争议,应密切监测以避免高血糖或低血糖的发生。

• 中-重度患者在监测血糖的同时,还应监测血浆电解质、肾功能以及酸碱平衡状态。糖化血红蛋白、电解质以及肾功能均应长期监测。

治疗

■ 药物

甲基麦角新碱(Methergine®)

• 胎盘娩出或前肩娩出后肌内注射 0.2 mg(首选)或静脉注射(少见),若有需要,可每 2～4 h 重复使用。

• 产后口服 0.2 mg,每天 3～4 次,持续 2～7 天。

• 妊娠风险分级:C,哺乳期慎用/随乳汁分泌。

作用机制

产生迅速而持久的子宫平滑肌收缩,从而减少子宫失血。

应用

治疗或预防因子宫收缩乏力或子宫复旧不全造成的产后出血。

起效时间

静脉注射几乎立即起效,肌内注射:2～5 min,口服:5～10 min。

持续时间

肌内注射或口服:3 h,静脉注射:45 min。

代谢

经肝脏的 CYP3A4 代谢。

不良反应

潜在的剧烈血管收缩,缺血坏疽,心肌梗死,心动过速,高血压或低血压,胸痛,呼吸困难,出汗,头痛,头晕,耳鸣,癫痫发作,恶心,呕吐,腿部肌肉痉挛。

临床要点

• 静脉使用时给药须缓慢(注射时间大于 1 min),以避免突发高血压或心血管意外,并逆转可能危及生命的情况。

• 必须冷藏保存。

• 甲基麦角新碱是一种麦角生物碱,禁用于先兆子痫、子痫惊厥、未控制的高血压以及妊娠分娩前,亦不能用于正在使用强效 CYP3A4 抑制剂(如某些大环内酯类抗生素、蛋白酶抑制剂以及唑类抗真菌剂)的患者。

治疗

■ **药物**

氯丁三醇(Hemabate®)

• 深部肌内注射 250 μg,可每 15～90 min 重复注射,直至 8 次(2 mg)。

• 妊娠风险分级:C,哺乳期使用风险仍不清楚。

作用机制

刺激子宫肌层收缩,减少因胎盘所致出

血,并使子宫排出内容物。

应用

顽固性产后出血,堕胎。

起效时间

产后出血,45 min 后开始减少出血量,用于人工流产 16 h 起效。

持续时间

每 15～90 min 重复注射一次,具体取决于临床反应。

代谢

氧化为多种代谢产物,经尿液排出。

不良反应

发热,面部潮红,高血压,支气管痉挛,肺水肿,呕吐,肌肉痉挛,腹泻,白细胞增多。

临床要点

• 应不断改变肌内注射部位。

• 不可静脉使用(可增加支气管痉挛、高血压、呕吐的风险)。

• 需冷藏储存。

• 禁用于急性盆腔炎或者活动性心肺、肝、肾疾病的患者。

• 只可用于对缩宫素、子宫按摩以及甲基麦角新碱无反应的产后出血患者。

治疗

■ **药物**

左甲状腺素(Synthroid®)

• 口服 100～200 μg 每天一次。

• 静脉注射/肌内注射剂量常为口服剂量的 50%。

• 老年患者应减少初始剂量。

• 儿童 25～150 μg/d,根据年龄/体重调整

剂量。

• 黏液性水肿昏迷:初始静脉注射/肌内注射剂量为 200～500 μg。

• 妊娠风险分级:A,哺乳期谨慎使用/进入母乳。

作用机制

• 甲状腺激素(T_4)转化为有生物活性的三碘甲状腺原氨酸(T_3)。

• 与细胞核内特殊受体结合,调节与代谢相关的 DNA 转录。

应用

甲状腺切除、放射性碘治疗、甲状腺功能减退时的甲状腺激素替代治疗,甲状腺结节或甲状腺癌时抑制 TSH 释放。

起效时间

口服:3～5 天,静脉注射:6～8 h。

持续时间

半衰期为 7 天,6～8 周达到稳态。

代谢

• 主要经肾排出,经肠肝循环。

不良反应

心悸,颤抖,焦虑,体重减轻,心动过速,肠蠕动增加,房颤,心肌缺血,月经不调,骨质疏松,这些症状常因药物过量所致。

临床要点

• 心脏病患者或有心脏病风险的患者应选择较小的初始剂量。

• 应每 4～6 周检查 T_4 与 TSH 水平,根据测定结果调整剂量。

• 甲巯咪唑、β 受体阻滞剂和碘剂(包括静脉造影剂)可影响 T_4 在外周转化为 T_3。

• 使用甲状腺激素可暴露/加重未发现的肾上腺功能不足。

拮抗药 Reversal Agents

Alan J. Kover, MD, PharmD 高蕾 译 / 顾卫东 校

治疗

■ **药物**

腾喜龙(依酚氯铵)

• 常规剂量:

- 拮抗肌松药:静脉注射 10 mg,成人可重复给药,最大剂量为 40 mg。

- 儿童拮抗肌松药:静脉注射 0.15～

0.2 mg/kg。

- 妊娠风险分级:C。

- 哺乳:对婴儿的风险尚不能排除。

作用机制

• 与乙酰胆碱酯酶(acetylcholinesterase,AChE)可逆性结合,防止乙酰胆碱(acetylcholine,ACh)降解。

• 乙酰胆碱的神经传递功能作用在 N 烟碱受体和 M 毒蕈碱受体。乙酰胆碱酯酶位于

神经肌肉接点(neuromuscular junction,NMJ),交感神经和副交感神经神经节,以及中枢神经系统,它可将乙酰胆碱分解为胆碱和乙酸。

• 神经肌肉阻断药(neuromuscular blocking drugs,NMBD)与 ACh 竞争 N 烟碱受体,阻止神经传递/肌肉收缩。待其从 NMJ 扩散开,或经肝脏、肾脏、胆汁、假性胆碱酯酶代谢后作用消失。快速拮抗时,抗胆碱酯酶药

可以阻止 ACh 降解,增加 ACh 水平,与 NMBD 竞争 N 烟碱受体,重新建立神经传递与肌肉收缩之间的关联。

- 重症肌无力(MG)是一种自身免疫性疾病,异常产生的抗体阻断并破坏 N 烟碱受体(阻碍受体与正常 ACh 神经递质结合并产生肌肉收缩)。抗胆碱酯酶药增加 ACh 水平,与抗体竞争 ACh 受体,抵偿有功能 ACh 受体的缺失。

应用
- 非去极化肌松药的肌松拮抗剂。
- 用于 MG 的诊断和治疗。

起效时间
1～2 min。

维持时间
1～2 h。

代谢
肾脏排泄。

不良反应
副交感神经系统在节前纤维(M 受体和 N 受体)和节后纤维(M 受体)均释放 ACh 神经递质。因此,在外周神经系统,抗胆碱酯酶药可引起心动过缓,增加呼吸道分泌物,收缩支气管,促进消化道蠕动和腺体分泌(需与 M 受体阻断药合用来抵消这些副作用)。

临床要点

- 腾喜龙是起效最快的拮抗药(1～2 min)。可用以鉴别重症肌无力患者肌无力现象是否属于胆碱能危象(因为其起效和失效时间短)。当用于拮抗 NMBD 时,需与阿托品联合使用(起效时间相似),或格隆溴铵提前给药。
- 毒蕈碱样效应比新斯的明弱。
- 本品含季胺基,为非脂溶性,不能透过血脑屏障;故对于谵妄或阿尔兹海默病无效。

治疗

■ **药物**

毒扁豆碱
- 常规剂量:
- 静脉注射 2 mg,逆转中枢抗胆碱能综合征。
- 妊娠风险分级:C。
- 哺乳:对婴儿的风险尚不能排除。

作用机制
- 与 AChE 可逆性结合,防止 ACh 降解。
- 无季胺基,具有脂溶性,可透过血脑屏障。
- 抗胆碱能综合征:抗组胺,抗帕金森,抗精

神病,解痉。某些植物、三环类抗抑郁药和眼内用药可以与乙酰胆碱竞争 M 型乙酰胆碱受体。"干得像骨头,红得像甜菜,热得像兔子,盲得像蝙蝠,疯得像帽匠,塞得像管子"就用来形容毒扁豆碱抑制排汗、潮红、散瞳、谵妄、引发肠梗阻的作用。如果诊断不正确,会造成胆碱能中毒。

- 术后谵妄:谵妄患者血清抗胆碱活性的增强提示抗胆碱类药物(或抗胆碱酯酶药)可能对治疗有效。

应用
- 治疗中枢抗胆碱能综合征。
- 术后谵妄。
- 预防术后寒战。

起效时间
3～8 min。

维持时间
30～60 min。

代谢
经血浆酯酶水解和 CYP450 代谢。

不良反应
唾液分泌,流泪,增加胃肠道蠕动,支气管收缩,瞳孔缩小,心动过缓。

临床要点

毒扁豆碱可以通过血脑屏障,逆转中枢抗胆碱能综合征;但同时,限制其作为拮抗药的使用。而其他三种拮抗药不能通过血脑屏障,也没有毒扁豆碱在中枢系统方面的副作用。

治疗

■ **药物**

吡啶斯的明(溴吡斯的明)
- 常规剂量变化范围:
- 口服 60 mg,一天 3 次,最大剂量可达每 3 h 给药 120 mg。
- 妊娠风险分级:C。
- 哺乳:对婴儿的风险小。

作用机制
- 与 AChE 可逆性结合,防止 ACh 降解。
- 重症肌无力(MG)是一种自身免疫性疾病,异常产生的抗体阻断并破坏 N 烟碱受体(阻碍受体与正常 ACh 神经递质结合并产生肌肉收缩)。抗胆碱酯酶药作为对症治疗,通过增加 ACh 水平,与抗体竞争 ACh 受体,抵偿有功能 ACh 受体的缺失。

应用
- 用于 MG 的诊断和治疗。

起效时间
15～20 min。

维持时间
1～2 h。

代谢
肾脏排泄。

不良反应
唾液分泌,流泪,增加胃肠道蠕动,支气管收缩,瞳孔缩小,心动过缓。

临床要点

吡啶斯的明起效时间比新斯的明和腾喜龙慢,不再作为肌松拮抗药的常规药物。对于轻微肌松残余的患者,是否使用吡啶斯的明对于肌肉恢复正常功能的影响极小。

治疗

■ **药物**

新斯的明
- 常规剂量:
- 拮抗肌松药:静脉注射 40 μg/kg,除非特殊案例,一般总量不宜超过 5 mg。
- 妊娠风险分级:C。
- 哺乳:对婴儿的风险尚不能排除。

作用机制
- 与 AChE 可逆性结合,防止 ACh 降解。
- 具有季胺基,为非脂溶性,不能透过血脑屏障。
- 乙酰胆碱的神经传递功能作用在 N 烟碱受体和 M 毒蕈碱受体。AChE 位于 NMJ、交感神经和副交感神经神经节,以及中枢神经系统,它可将 ACh 分解为胆碱和乙酸。
- NMBD 与 ACh 竞争 N 烟碱受体,阻止神经传递/肌肉收缩。其作用的终止需待其从 NMJ 扩散开,或经肝脏、肾脏、胆汁、假性胆碱酯酶代谢后作用消失。快速拮抗时,抗胆碱酯酶药可以阻止 ACh 降解。增加 ACh 水平,与 NMBD 竞争 N 烟碱受体,重新建立神经传递与肌肉收缩之间的关联。

应用
- 最常用的非去极化肌松药的拮抗剂。
- 用于 MG 的诊断和治疗。

起效时间
7～11 min。

维持时间
1～2 h。

代谢
肾脏排泄。

不良反应

• 唾液分泌,流泪,增加胃肠道蠕动,支气管收缩,瞳孔缩小,心动过缓。

• 延长琥珀胆碱作用时间。AChE 抑制剂(AChEs)对于假性胆碱酯酶(参与代谢琥珀胆碱的血浆酯酶)有不同程度的抑制作用,并增加神经肌肉接头的 ACh,增加运动终板电位(防止后续动作电位和肌肉收缩)。

临床要点

• 新斯的明起效时间比腾喜龙慢,但对于强效肌松作用的拮抗效果更好。该药具有天花板效应,最大剂量不超过 0.07 mg/kg。

• 推荐联合使用的抗胆碱药物:格隆溴铵。

解痉药/丹曲林 Antispasmodic Agents/Dantrolene

Alan J. Kover, MD, PharmD 解轶声 译 / 顾卫东 校

治疗

▪ 药物

替扎尼定(Zanaflex®)

• 初始剂量口服 4 mg,q6～8 h 增加 2～4 mg 直至达到足以缓解肌张力的效果。

• 无老年患者使用的指南,谨慎使用。

• 肝脏疾病患者应避免使用,肾功能损害患者可能需要减量。

• 妊娠风险分级:C。

• 不推荐哺乳期使用。

作用机制

• α_2 受体激动剂(与可乐定相似)减少对 α 神经元的兴奋性刺激;作用于突出前的 α_2 受体发挥抗伤害性感受的作用。

应用

• 痉挛状态。

• 肌肉松弛。

• 背痛(说明书外使用)。

• 偏头痛。

• 三叉神经痛。

• 急性疼痛。

起效时间

1～2 h 可缓解痉挛状态。需 8 周达峰效应。

持续时间

3～6 h。

代谢

主要经肝脏的 CYP1A2 首过代谢;无活性代谢产物经尿液(60%)及粪便排出。

不良反应

低血压,心动过缓,嗜睡,头晕,幻视,口干,乏力。

临床要点

• 其降压作用是可乐定效能的 1/50～1/10,与降压药物或麻醉药合用可增强其降压作用。

• 与其他中枢抑制药物合用,可增加其中枢抑制作用。

• 若患者服用其他 CYP1A2 底物药物(如环丙沙星、氟哌啶醇、奥氮平),会增加本药血药浓度。

• 用药前及用药期间应监测肝酶。

• 警惕突然停药所致张力亢进的情况(与可乐定类似)。

治疗

▪ 药物

巴氯芬(力奥来素)

• 妊娠风险分级:B。

• 哺乳期可使用。

作用机制

• 在脊髓水平通过突触前抑制性 GABA 受体,抑制单、多突触反射。通过超极化传入端抑制肌肉痉挛。

应用

治疗多发性硬化及脊髓损害患者的痉挛状态。

起效时间

• 口服 3～4 天起效,5～10 天达峰效应。

• 鞘内推注 30～60 min 起效,4 h 达峰效应。

• 静脉推注 6～8 h 起效,24～48 h 达峰效应。

持续时间

鞘内单次用药可持续 6～8 h。长期用药药效会逐渐下降。

代谢

85% 以原型经尿液及粪便排出,约 15% 经人体代谢,肾功能不全患者可能需减量。

不良反应

嗜睡,眩晕,肌无力,共济失调,口齿不清,肌张力低下,精神障碍,神志不清,癫痫发作,低血压,多尿。鞘内使用常常会有便秘症状。

临床要点

• 不可突然停药,应逐渐减量。FDA 对本药给出了黑框警告,因其可有反跳性痉挛,肌肉强直,横纹肌溶解,感觉迟钝,以及高热。鞘内使用症状更严重。其反跳症状常在停药后 48 h 发生。

• 鞘内应使用无防腐剂制剂。

• 与其他中枢抑制药物合用,可增加其中枢抑制作用。

治疗

▪ 药物

卡立普多(Soma®)

• 老年患者不建议使用。

• 肝肾疾病患者慎用。

• 妊娠风险分级:C。

• 哺乳期慎用。

作用机制

• 轻度解痉作用,减少脊髓及网状结构的多突触神经元传导。

• 其代谢产物甲丙氨酯具有镇静及抗焦虑作用。

应用

在肌痛及肌痉挛治疗中可短期使用(2～3 周),不常用于痉挛性疾病。

起效时间

30 min。

持续时间

4～6 h。

代谢

经肝脏的 CYP2C19 代谢为甲丙氨酯(一种活性代谢产物),并经尿液排泄。

不良反应

嗜睡,头晕,癫痫发作,抗胆碱能作用。可发生反常的中枢系统模拟。

临床要点

- 与其他中枢抑制药物合用,可增加其中枢抑制作用。
- 药物滥用可能,可能在有药物滥用史及酗酒的患者中发生。可能发生生理心理依赖、药物耐受以及停药后的戒断反应。
- 与其他通过 CYP2C19 的药物合用可有药物相互作用(如氯吡格雷和质子泵抑制剂)。

治疗

- **药物**

环苯扎林(Flexeril®)

- 妊娠风险分级:B。
- 哺乳期慎用。

作用机制

减少中枢神经系统 α 以及 γ 运动神经元紧张性躯体信号的输出。

应用

因肌肉骨骼系统损伤所致的骨骼肌痉挛。

起效时间

口服 1 h 内起效,持续使用 1～2 周达峰效应。

持续时间

单次使用持续 12～24 h。

代谢

经肝脏的多种 CYP 同工酶转化为无活性代谢产物,并经尿液排出。少量以原型经粪便排出。

不良反应

嗜睡,头晕,口干,抗胆碱能作用,心动过速,心律失常,心脏传导阻滞,高血压,肌无力。

临床要点

- 化学结构与三环类抗抑郁药相似,因此可能有相似的不良反应,亦有延迟的峰效应。
- 与其他类似药物合用,可增加其中枢抑制作用,抗胆碱能作用及延长 QT 间期作用。
- 合用单胺氧化酶抑制剂可有潜在的高血压危象风险,合用三环类抗抑郁药及特异性 5-羟色胺再摄取抑制剂,可发生 5-羟色胺综合征。
- 对痉挛状态无效。

治疗

- **药物**

丹曲林(Dantrium®,Revonto®)

- 常规剂量(成人/儿童):恶性高热(malignant hyperthermia, MH)危象(根据 mhaus. org 的剂量)2.5 mg/kg 静脉注射,每 10 min 重复使用直至症状缓解或总剂量达到 10 mg/kg。有时其药量可能需要达到 30 mg/kg 来终止 MH 危象。
- 急性期过后,q4～6 h 1 mg/kg 静脉注射或 0.25 mg/(kg•h)维持至少 24 h,可能需要 1～3 天(由患者的反应决定是否需要进一步用药)。如果患者可以口服片剂,可予 4～8 mg/(kg•d)分 4 次服用。

作用机制

抑制骨骼肌组织肌浆网的钙离子释放,减少调节肌肉收缩的钙离子量。

应用

- MH 的治疗和预防。
- 上运动神经元损伤所致痉挛状态。
- 神经阻滞剂恶性综合征。

起效时间

治疗 MH 危象起效快速/取决于剂量。

持续时间

MH 预防剂量持续 6～18 h,半衰期为 8 h。

代谢

经肝脏的 CYP3A4 代谢。

不良反应

肝毒性/肝炎以及光过敏(长期使用),处理 MH 危象时无禁忌证。心动过速,心包炎,胸腔积液,痛性痉挛,腹泻,乏力,肌痛,嗜睡,头晕,瞌睡,呼吸抑制。

临床要点

- 配制困难,每瓶丹曲林都必须使用 60 ml 灭菌水(无防腐剂)重新溶解。
- 每瓶含 3 g 甘露醇,平均每次 MH 危象需 30 瓶。
- 处理 MH 危象时,可直接静脉推注,后续剂量静脉使用时,注射时间应大于 2～3 min。
- 重新溶解配制后,药液 pH 为 9.5;应避免药液外渗造成严重组织损伤。
- MH 危象治疗应包括其他支持措施,如立即停止触发 MH 的药物、吸入纯氧、足够的通气、酸碱及电解质平衡管理以及降温。
- 可有额外的中枢抑制效应。使用丹曲林时,禁用钙离子通道阻滞剂,因其可造成心律失常或高钾血症。

经肺给药的气体 Pulmonary Gases

治疗

- **药物**

一氧化氮

常规剂量:20 ppm 持续 14 天,或在缺氧好转后停用。

- 妊娠风险分级:C。
- 哺乳:对婴儿的风险尚不能排除。

作用机制

一氧化氮是一种平滑肌松弛剂,通过激活鸟苷合酶,促进环鸟苷酸(cGMP)的合成。

应用

FDA 批准:新生儿呼吸衰竭-围生期缺氧-肺动脉高压。

非 FDA 批准:ARDS,肺动脉高压——心血管手术,CHF,原发性肺动脉高压,高原肺水肿,右心衰竭。

起效时间

即刻。

维持时间

半衰期为 2～6 s。

代谢

吸入。

不良反应

低血压,急性肺损伤,肺不张,肺水肿,肺出血,肺毒性,喘鸣,颅内出血,高铁血红蛋白血症,血尿,高血糖。

临床要点

使用一氧化氮,尤其是大剂量时,可能会出现高铁血红蛋白血症。一氧化氮需要滴定法逐步减量,不宜突然停药,否则会造成氧合情况恶化并增加肺动脉压力。

治疗

▪ 药物

氙气

常规剂量、妊娠风险分级及哺乳:尚未总结归类。

作用机制

氙气是元素周期表第54号元素,抑制血浆细胞膜钙泵,是一种麻醉剂。已发现氙气可以抑制脊髓后角神经元的疼痛反应。

应用

全身麻醉,激光,镁光灯,灯具。

起效时间

快速。

维持时间

快速。

代谢

吸入。

不良反应

呼吸抑制,可造成扩散性缺氧,增加脑血流量,增加颅内压,成本高。

临床要点

氙气对血流动力学影响小,快速诱导和苏醒,无刺激性,同时具有意识消失和镇痛作用,因而被誉为"理想的麻醉气体"。其MAC为60%~70%,因此吸入浓度在可接受水平。

治疗

▪ 药物

氦氧混合气

常规剂量:70%氦气+30%氧气。

妊娠风险分级及哺乳:尚未总结归类。

作用机制

30%氧气和70%氦气的混合气体。氦气密度比空气低,引起层流的可能性比湍流高,所以阻力小。

应用

急性哮喘,肿瘤引起的上呼吸道梗阻,声带功能异常,(假膜性)喉头炎,慢性阻塞性肺疾病。

起效时间

快速。

维持时间

快速。

代谢

吸入。

不良反应

不熟悉给药装置的人会造成给药不正确,缺氧,气压伤,低碳酸血症,低体温症。

临床要点

氦氧混合气似乎是改变患者上、中气道湍流气体为层流气体的最理想选择。而在小气道,湍流起主导地位,层流不太可能形成,故不适用于降低小气道阻力。

静脉降压药 Ⅳ Antihypertensives

Alan J. Kover, MD, PharmD 高蕾 译 / 顾卫东 校

治疗

▪ 药物

硝普钠(Nipride®)

- 静脉注射0.5 μg/(kg·min)。
- 肝肾功能衰竭患者中毒风险增加,需减量。
- 儿童最大静注剂量为5 μg/(kg·min)。
- 妊娠风险分级:C;哺乳:不清楚。

作用机制

- 在内皮细胞内生成一氧化氮并减少细胞内钙的释放,从而松弛血管平滑肌。
- 血管扩张作用:动脉>静脉/容量血管;主要降低后负荷。

应用

高血压急症,控制性降压,主动脉夹层动脉瘤,降低后负荷,外周血管痉挛。

起效时间

- 1~2 min。

维持时间

- 1~10 min。
- 硫氰酸盐半衰期为2~7天。

代谢

- 除生成一氧化氮外,本品还释放氰离子,其与硫代硫酸盐结合,在肝脏和肾脏内的硫氰酸酶作用下,形成硫氰酸盐。
- 硫氰酸盐经肾脏排泄。
- 部分氰化物与高铁血红蛋白结合。

不良反应

- 反射性心动过速,低血压,头痛,颅内压增加,定向障碍,躁动,脑自动调节功能受损,破坏缺氧性肺血管收缩,心绞痛/心肌缺血,氰化物或硫氰酸盐中毒(瞳孔缩小、耳鸣、腱反射亢进、躁动和乏力)。
- 停药后出现反跳性高血压。

临床要点

- 溶于5%葡萄糖溶液,避光保存。
- 可考虑与β受体阻滞剂合用(因本品可诱发反射性心动过速)。
- 长期使用可引起快速耐药、营养不良和氰化物中毒。
- 大于24 h持续大剂量使用硝普钠患者需监测血清硫氰酸盐水平(不一定能发现中毒,但对有症状的患者可帮助确诊)。

- 颅内高压患者使用时需特别小心。

治疗

▪ 药物

硝酸甘油

- 静脉注射:0.5 μg/(kg·min)。
- 舌下含服:0.15~0.6 mg。舌下喷雾:0.4 mg/喷,每5 min喷一次,15 min最多喷3次。
- 软膏:每4~8 h 0.5~2 in(1 in 0.15 μg),用提供的纸张测量。
- 透皮贴剂:初始剂量每天每小时0.2~0.4 mg,最多至每天每小时0.4~0.8 mg。
- 控释片:每24 h 5~10 mg。
- 长期使用硝酸甘油患者推荐的无硝酸酯期为每天10~12 h。
- 妊娠风险分级:C。
- 哺乳:不清楚。

作用机制

- 在内皮细胞生成一氧化氮,并减少细胞内钙的释放,从而松弛血管平滑肌。
- 静脉扩张>动脉扩张;主要降低前负荷。

应用

心绞痛/急性冠脉综合征,血管痉挛,慢性心衰(chronic heart failure, CHF),高血压,子宫松弛,术中低血压,食管痉挛。

起效时间

静脉注射几乎即刻起效;舌下含片或喷雾 1~3 min 起效;黏膜表面或经皮给药 15~30 min 起效;控释片 1 h 起效。

维持时间

静脉注射持续 3~5 min;舌下含片或喷雾持续 25 min;黏膜表面涂抹软膏持续 7 h;经皮贴剂持续 10~12 h;控释片持续 4~8 h。

代谢

肝脏;通过血液中的还原酶,形成的无活性代谢产物经尿液排出。

不良反应

头痛,头晕,脸红,反射性心动过速,低血压,颅内压升高,脑自动调节功能受损,破坏缺氧性肺血管收缩,恶心,耐药(24~48 h 内发生),戒断效应(头痛,心绞痛),高铁血红蛋白血症。

临床要点

• 可能需合用 β 受体阻滞剂,以预防反射性心动过速。

• 长期或大剂量使用可出现血流动力学和抗心绞痛效应的耐药现象。

• 血容量不足或正在服用治疗勃起功能障碍药物的患者使用本品时可引起严重的低血压。

• 无硝酸酯期为每天 10~12 h,以恢复对药物的反应。

治疗

▪ 药物

肼屈嗪

• 静脉注射 5~20 mg,每次间隔 15~20 min;或 0.5~10 mg/h。

• 肾功能衰竭患者延长给药间隔。

• 儿童每次静脉注射 0.1~0.2 mg/kg(总量不超过 20 mg),每次间隔 4~6 h。

• 妊娠风险分级:C。

• 可经乳汁分泌,哺乳期慎用。

作用机制

• 减少细胞内钙的释放,通过松弛平滑肌直接扩张动脉血管。

• 对静脉或容量血管床的作用小。

应用

高血压,妊高症,先兆子痫,降低后负荷,CHF。

起效时间

静脉注射 10~15 min 起效;口服 20~30 min 起效。

维持时间

静脉注射持续 1~4 h;口服持续 8 h 以上;肾功能衰竭患者半衰期延长。

代谢

经肝脏乙酰化形成无活性代谢产物,经肾脏排出;少量以原型排出。

不良反应

反射性心动过速,低血压,心绞痛,耐药,液体潴留,头痛,颅内压升高,脑自动调节功能受损,恶心、呕吐,腹泻,周围神经炎,狼疮样综合征。

临床要点

• 合用 β 受体阻滞剂以预防反射性心动过速;出现液体潴留/耐受时使用利尿剂。

• 药物基因组学的变异性造成药物代谢和作用时间的个体差异较大(毒性的增加和作用时间的延长与乙酰化的快慢有关)。

• 在与硝酸酯类药物合用,采用多模式治疗可降低 CHF 黑人患者的死亡率。

治疗

▪ 药物

非诺多泮

• 静脉注射 0.03~0.1 μg/(kg·min)。

• 儿童 0.2 μg/(kg·min),每 15 min 可增加 0.05~0.1 μg/(kg·min),直至血压达到控制目标。最大剂量 1.6 μg/(kg·min)。

• 说明书上限用 48 h。

• 妊娠风险分级:C。

• 哺乳:不清楚。

作用机制

• 选择性多巴胺-1 受体激动剂,扩张肾动脉,维持/增加肾血流,利尿/排钠。

应用

高血压危象,术后高血压,心脏手术时肾保护。

起效时间

5~15 min。

维持时间

1 h。

代谢

肝脏,大部分为无活性代谢产物(其中一种具有微弱活性),经肾脏排出。

不良反应

反射性心动过速,房性心律失常,心绞痛,

低血压,低钾血症,头痛,颅内压升高,水肿,恶心,腹泻,腹痛。

临床要点

• 药效可预测,快速可逆,具有维持肾血流/利尿的优点。

• 肾功能衰竭、肝功能衰竭及心功能衰竭的患者无需剂量调整。

• 不需要建立动脉有创监测。

• 青光眼/眼内压增高患者慎用。

• 肝硬化患者可出现门静脉压升高。

• 价格较同类药物高。

治疗

▪ 药物

酚妥拉明(Regitine®, Oraverse®)

• 高血压危象:静脉注射 5~20 mg。

• 儿童:每次 0.05~0.1 mg/kg。

• 妊娠风险分级:C。

• 哺乳:不清楚。

作用机制

• 通过直接竞争性阻断 α₁ 受体和 α₂ 受体,以及直接舒张血管平滑肌,起到扩张血管的作用。

• 促进神经释放去甲肾上腺素递质,增加心输出量和心率。

• 减轻前列腺增生患者膀胱颈部 α₁ 受体介导的尿道狭窄。

应用

• 高血压危象,嗜铬细胞瘤,治疗 α 受体激动剂或血管收缩剂使用过程中出现的静脉渗漏/皮肤坏死。

• 局麻药与血管收缩剂合用于牙科麻醉时,Oraverse® 用于逆转局麻药引起的软组织/嘴唇麻木。

起效时间

静脉注射 2 min 内起效。

维持时间

静脉注射持续 10~15 min。

代谢

肝脏,10% 以原型经肾脏排出。

不良反应

反射性心动过速,心绞痛,低血压,体位性低血压,晕厥,液体潴留,肠蠕动亢进,腹痛,腹泻。口服 α 受体拮抗剂引起的虹膜松弛综合征。

临床要点

• 药物渗漏:发生渗漏 12 h 内受累皮肤组织

给予 5～10 mg(生理盐水稀释至 10 ml)(使用细针,一般 1 h 内见效)。

• 嗜铬细胞瘤,需在 β 受体阻滞剂前使用。酚苄明可作为嗜铬细胞瘤患者阻滞 α 受体的口服替代药物。它产生不可逆的 α 受体阻断作用(直至新受体产生),半衰期长,具有累积作用。

治疗

▪ 药物

可乐定

• 口服:0.1～0.8 mg/d,分 2 次口服。
• 急性高血压:0.1 mg/h 直至血压控制,最多 0.7 mg/h。
• 经皮贴剂:0.1 mg/d。每周可加量 0.1 mg,最多 0.6 mg/d。
• 硬膜外给药:30 μg/h。
• 高龄或肾衰竭患者减量。
• 妊娠风险分级:C。
• 哺乳:不推荐。

作用机制

• 选择性中枢性 α₂ 受体激动剂,降低脑干交感信号的传出。
• 作用于脊髓,降低疼痛信号的传递,起到镇痛作用。

应用

高血压,椎管内/区域阻滞辅助用药,术前镇静,治疗寒战,阿片类/酒精戒断用药,注意缺陷多动障碍。

起效时间

口服 30～60 min 起效,贴剂 48～72 h(初次用药)。

维持时间

口服持续 6～10 h。

代谢

肝脏代谢成无活性代谢产物,经尿液排出

(40%～60%以原型排出)。

不良反应

心动过缓,低血压,体位性低血压,镇静,乏力,口干,皮疹,阳痿。贴剂可引起局部皮肤刺激。

临床要点

• 降低 MAC 值。
• 围手术期应用需注意平衡术中低血压和停药后反跳性高血压。联合用 β 受体阻滞剂时,由于 α 受体的血管收缩作用不受牵制,反跳性高血压可增强。
• 呼吸抑制较轻/不增加阿片类药物的呼吸抑制作用。
• 长期使用可产生耐药,致使降压效果减弱。
• 产科患者不建议硬膜外给药。

治疗

▪ 药物

甲基多巴

• 口服:250～1 000 mg(儿童每天 10～65 mg/kg)。
• 静脉注射:250 mg(儿童每次 5～10 mg/kg),每 6～8 h 给药一次,注药时间大于 30 min,最大剂量每 6 h 1 g。
• 肾功能障碍患者需调整剂量。
• 妊娠风险分级:B。
• 哺乳:慎用。

作用机制

作为中枢神经系统假性神经递质,抑制交感信号的传出。

应用

• 中重度妊高症。
• 高血压。

起效时间

达峰效应时间 3～6 h;口服/静脉注射的

维持时间为 12～24 h。

维持时间

12～24 h。

代谢

肝脏和肠道代谢,代谢产物经尿液排出。

不良反应

液体潴留,水肿,心动过缓,体位性低血压,镇静,抑郁,口干,肝功能异常,溶血性贫血。

临床要点

• 常用于产科中重度妊高症的治疗。维持子宫的血流量。与利尿剂合用效果更佳。
• 麻醉药物可增加其低血压效应。
• 严重肝脏疾病及使用单胺氧化酶抑制剂的患者禁用。

表 1 口服类 α 受体激动剂

药物	商品名	剂量	应用
哌唑嗪	Minipres®	0.5～40 mg, bid	高血压,前列腺增生(说明书外使用)
特拉唑嗪	高特灵	1～20 mg, qd	前列腺增生(最常用),高血压
多沙唑嗪	可多华	1～16 mg, qd	前列腺增生(最常用),高血压
坦索罗辛	坦洛新	0.4～0.8 mg, qd	前列腺增生,不适用于高血压/对血压无影响
阿夫唑嗪	Uroxatral®	10 mg, qd	前列腺增生,对高血压无效,对血压影响小

抗胆碱能药物 Anticholinergics

Alan J. Kover • PharmD   Lori Gilbert, MD   方铮 译 / 顾卫东 校

治疗

▪ 药物

格隆溴铵

• 逆转神经肌肉阻滞的辅助药物:每 1 mg 新斯的明或 5 mg 吡啶斯的明中加入 0.2 mg,静脉注射。

• 妊娠风险分级:C。
• 哺乳:不能排除对婴儿有风险。

作用机制

毒蕈碱受体和神经节受体的乙酰胆碱竞争性抑制剂。

应用

• 逆转心动过缓。

• 抑制呼吸道分泌物。
• 呼吸道高反应性疾病(松弛支气管平滑肌)。
• 预防乙酰胆碱酯酶抑制剂的拟副交感神经作用。

起效时间

2～3 min。

持续时间

30～60 min。

代谢

经肾脏排泄,约 80% 以原型经尿液排泄。

不良反应

心动过速,口干。

临床要点

• 脂溶性差,不能通过血脑屏障,因此没有中枢效应。

治疗

▪ **药物**

阿托品

• 0.5～1 mg 静脉注射,用于抗迷走神经作用。3 mg 通常可完全消除迷走神经作用。

• 妊娠风险分级:C。

• 哺乳:不能排除对婴儿有风险。

作用机制

毒蕈碱和神经节受体的竞争性乙酰胆碱抑制剂。

应用

• 逆转心动过缓。

• 抑制呼吸道分泌物。

• 预防乙酰胆碱酯酶抑制剂的拟副交感神经作用。

• 第二次剂量的琥珀胆碱使用前可预先使用。

起效时间

1 min。

持续时间

30～60 min。

代谢

阿托品可被水解,部分药物以原型经尿液排泄。

不良反应

心动过速,镇静,口干,瞳孔散大,睫状肌麻痹。

临床要点

• 由于阿托品分子有非脂溶性结构,因而不能通过血脑屏障,没有中枢性副作用。

• 小剂量阿托品可激活毒蕈碱受体,因此如果阿托品用药剂量太小,反而可引起心动过缓。

治疗

▪ **药物**

东莨菪碱

• 术后恶心呕吐(postoperative nausea and vomiting,PONV)的预防/治疗:0.3～0.6 mg 肌内注射/静脉注射/皮下注射,儿童:0.006 mg/kg 皮下注射。

• 术前镇静:0.4～0.6 mg 肌内注射/静脉注射/皮下注射,儿童:6 个月～3 岁:0.1～0.15 mg,3～6 岁:0.2～0.3 mg 肌内注射/静脉注射/皮下注射。

• 经皮给药:2.5 cm² 贴片,贴于耳后皮肤。

• 妊娠风险分级 C,哺乳期慎用,进入母乳。

作用机制

• 脂溶性,其基团在中枢和外周的节后毒蕈碱样受体竞争性地拮抗乙酰胆碱。

• 具有解迷走神经/抗胆碱能的作用,减少分泌物,减少消化道运动,松弛平滑肌。

• 拮抗组胺及 5-羟色胺的作用。

• 抑制网状激活系统及大脑皮质。

应用

• 预防晕动病及 PONV。

• 镇静与遗忘。

• 减少分泌物。

起效时间

• 口服、肌内注射:0.5～1 h。

• 静脉注射:10 min;达峰效应时间:20～60 min;完全恢复可能需要 3～7 天。

• 经皮给药:4 h 内可测出血浆浓度,峰值在 24 h 内出现。

持续时间

• 口服,肌内注射:4～6 h。

• 静脉注射:2.0 h。

• 经皮给药:$T_{1/2}$=9.5 h;3 天内 1.0 mg 东莨菪碱以持续性的速率进入体循环。

代谢

主要经肝脏代谢和结合,<5% 以原型经尿液排出。

不良反应

• 口干,可能引起心动过速(较阿托品及格隆溴铵轻),面部潮红,体位性低血压,头晕,嗜睡,瞳孔散大,视物模糊,遗忘,兴奋,幻觉,高热,皮肤温暖/干燥,便秘,尿潴留,可能引起抗胆碱能综合征(罕见),特异质反应/急性精神病(罕见)。

• 禁忌证:

-闭角型青光眼。

-重症肌无力。

-麻痹性肠梗阻。

-继发于心功能不全的心动过速。

-对颠茄生物碱的超敏反应。

-慎用于肾功能损害、冠心病、心功能不全、肝功能损害、食管裂孔疝/反流性食管炎、前列腺肥大/膀胱出口梗阻的患者。

临床要点

• 与阿托品不同,本药不刺激脑内延髓中枢,不会造成呼吸增强或血压升高。

• 止涎作用比阿托品更强,可作为镇静及止涎作用的麻醉药物的理想选择。

• 可增强苯二氮䓬类药物的遗忘效应。

• 可增加其他抗胆碱能药物的毒性作用,包括一些眼科用的药物。

• 可增强挥发性麻醉等其他中枢抑制药物的作用。

• 术前 4 h 经皮给予东莨菪碱可起到良好的止吐效果。患者在放置和移除经皮贴剂后应洗手,以免误入眼睛造成瞳孔散大。

• 磁共振检查前应去除经皮贴剂,以免灼伤皮肤。

• 毒扁豆碱是可逆的抗胆碱酯酶抑制剂,可用来对抗本品的中枢抗胆碱能综合征等毒性作用,常规剂量为 0.5～2 mg,静脉或肌内注射。

• 疾病相关问题:

-无法耐受心动过速的患者慎用。

-胃肠道/泌尿系统梗阻的患者慎用。

-肝肾功能损害的患者慎用,可能使中枢毒性作用增强。

-可能使精神病和癫痫加重。

-老年患者慎用。

抗凝药及其逆转药物 Anticoagulants and Reversals

Alan J. Kover, MD, PharmD 解轶声 译 / 顾卫东 校

治疗

■ 药物

抑肽酶

- 常规剂量:100 万～200 万激肽释放酶单位(kallikrein units),胸骨切开前 20～30 min 给药。
- 妊娠风险分级:B。
- 哺乳:无法排除婴儿风险。

作用机制

蛋白酶抑制剂。

应用

- 体外循环时抗纤溶药物。
- 预防围手术期大量失血。

持续时间

7～10 h。

代谢

肾脏。

不良反应

心肌梗死风险增加,心功能不全,过敏,大脑动脉闭塞,肾功能不全,休克,血小板减少症,血栓形成,脑病。

临床要点

本品已于 2008 年 5 月从市场下架,原因是其相较其他抗纤溶药物有较高的致死性风险。

治疗

■ 药物

肝素

- 体外循环开始时:150～400 U/kg,静脉注射。
- 深静脉血栓/肺栓塞治疗:80 U/kg 静脉注射后以 18 U/kg 剂量维持,维持部分凝血活酶时间(partial thromboplastin time,PTT)1.5～2.5 倍于正常值。
- 心绞痛:60 U/kg 静脉注射,维持 PTT 1.5～2.5 倍于正常值。

作用机制

增强抗凝血酶 III(antithrombin III,AT III)的活性(>1 000 倍),从而抑制凝血酶原向凝血酶的转化,同时也抑制 Xa、IXa、XIa 和 XIIa 凝血因子的活性。

应用

心绞痛,急性心肌梗死,深静脉血栓,肺栓塞,外周动脉闭塞。

起效时间

静脉注射立即起效,皮下注射 20～30 min 起效。

持续时间

- 静脉注射 2 min 达峰效应。
- 皮下注射 2～4 h 达峰效应。
- 静脉注射抗凝作用的半衰期为 1.5 h。

代谢

肝脏。

不良反应

- 低血压,瘀斑,脱发,湿疹,红斑,全身炎症反应综合征(systemic inflammatory response syndrome,SIRS),组织坏死,高血钾,弥散性血管内凝血(disseminated intravascular coagulation,DIC),血肿,出血,肝脏毒性,超敏反应。
- 肝素使用后可因非免疫机制(Ⅰ型)或者自身免疫并发症(Ⅱ型),导致肝素诱发的血小板减少症。机制 I 引起轻度血小板聚集,并使血小板扣押在脾脏,导致血小板减少症。与其他药物引起的血小板减少症不同,机制 II 不引起出血,而是引起血栓形成,并导致血栓栓塞相关并发症的风险。

临床要点

肝素的抗凝特性使其成为体外循环时预防血栓形成的理想药物。它也是能够预防所有血管内血块形成的药物。

治疗

■ 药物

鱼精蛋白

- 常规剂量:静脉注射 1 mg 鱼精蛋白拮抗 100 U 肝素。如果肝素给药已超过 30 min,则需减量。
- 妊娠风险分级:C。
- 哺乳:无法排除婴儿风险。

作用机制

作为一种强阴离子,鱼精蛋白以离子键与肝素结合,使肝素失活。鱼精蛋白本身也是弱抗凝药。

应用

逆转肝素作用。

起效时间

30 s～1 min。

持续时间

2 h。

代谢

- 肝脏。
- 鱼精蛋白-肝素复合物被网状内皮系统所清除。

不良反应

潮红,恶心呕吐,呼吸困难,心动过缓,低血压,肺动脉高压,过敏反应。

临床要点

- 其剂量取决于最后一次肝素使用的时间和剂量。如果相对于肝素的剂量过量使用,会有弱抗凝药的作用。
- 对鱼类或者含鱼精蛋白的胰岛素制剂过敏的患者会发生严重的过敏反应。

治疗

■ 药物

α-氨基己酸

- 治疗出血的常规剂量:4～5 g 静脉注射(注射时间>1 h),然后以 1 g/h 的速率持续维持 8 h。
- 妊娠风险分级:C。
- 哺乳:无法排除婴儿风险。

作用机制

可逆性地抑制纤溶酶原与纤维蛋白分子表面带电荷的赖氨酸位点的结合,从而抑制纤溶酶原转化为纤溶酶。

应用

预防手术大出血。可减少心脏体外循环手术、原位肝移植和骨科大手术的围手术期出血。

起效时间

即刻。

持续时间

3～5 h。

代谢

肾脏。

不良反应

心动过缓,低血压,恶心,呕吐,头晕,皮疹,横纹肌溶解,肾功能不全。

临床要点

DIC 患者禁用 α-氨基己酸。DIC 时使用 α-氨基己酸会导致血栓形成增加。

抗生素 Antibiotics

Alan J. Kover, MD, PharmD 方铮 译 / 顾卫东 校

治疗

▪ 药物

万古霉素(Vancocin®)

- 通常根据实际体重确定给药剂量(12～15 mg/kg):50～65 kg:750 mg 静脉注射,66～82 kg:1 000 mg 静脉注射,83～99 kg:1 250 mg 静脉注射,＞100 kg:1 500 mg 静脉注射,超过 1～2 h。每 12～24 h 给药一次;肾功能受损需调整给药的间隔时间。
- 小儿剂量:20 mg/kg 静脉注射,随后每 6 h 一次。
- 妊娠风险分级:C。
- 哺乳期不推荐使用/进入母乳。

作用机制

糖蛋白抗生素,杀菌,通过阻断糖肽聚合抑制革兰阳性菌细胞壁的合成。

应用

- 神经外科和骨科手术围手术期抗生素预防性应用。
- 用于敏感细菌的感染——葡萄球菌[包括耐甲氧西林金黄色葡萄球菌(methicillin-resistant S. aureus,MRSA)、链球菌、肠球菌]。

起效时间

静脉:输注完即刻达峰值。

持续时间

半衰期为 5～12 h,高度依赖于肾功能。

代谢

80%～90%以原型经肾脏排出。

不良反应

肾毒性,耳毒性,"红人综合征"——潮红,低血压,心动过速,短暂的皮疹/荨麻疹,瘙痒,寒战。

临床要点

- 红人综合征并非真正的过敏,是源于非免疫源性的组胺释放,与快速输注有关;缓慢输注和(或)使用抗组胺药物可减轻。
- 青霉素或头孢菌素过敏患者可作为术前抗生素预防性用药。
- 最低药物浓度应达到 15～20 μg/ml。
- 与氨基糖苷类/其他肾毒性药物合用可增加肾毒性。
- 给药时渗出可致严重的组织损伤。

治疗

▪ 药物

利奈唑酮(Zyvox®)

- 常规剂量:静脉注射/口服 600 mg/12 h。
- 小儿(年龄＜12 岁):10 mg/kg,最大剂量可达静脉注射/口服 600 mg,每 8 h 一次。肾/肝功能障碍无需调整剂量。
- 妊娠风险分级:C。
- 哺乳:不清楚。

作用机制

- 通过与 50S 核糖体亚基结合,抑制细菌蛋白质的合成。
- 对肠球菌和金黄色葡萄球菌有抑菌作用,对链球菌为杀菌作用。

应用

抗万古霉素肠球菌、金黄色葡萄球菌感染,肺炎,皮肤及附件感染,敏感微生物引起的骨髓炎。

起效时间

达峰值时间:口服给药:1～2 h,静脉:输液结束时。

持续时间

半衰期为 4～5 h。

代谢

主要经肝脏氧化为无活性的代谢产物(65%),30%药物以原型经肾脏排泄。

不良反应

头痛,腹泻,恶心,肝酶、脂肪酶和淀粉酶升高,血小板减少症。

临床要点

- 抑制单胺氧化酶活性,与诱发 5-羟色胺综合征的药物合用可增加发生 5-羟色胺综合征的风险。与单胺氧化酶抑制剂相似,需注意饮食和药物的相互作用。
- 呈时间依赖性的杀菌特性。
- 可能发生骨髓抑制,尤其在长期用药后。

治疗

▪ 药物

甲硝唑(Flagyl®)

- 常规剂量:500 mg 静脉注射,每 8 h 一次,可给静脉给予 1 000 mg 的负荷剂量;应在切皮 1 h 内给予。切皮 6 h 及 12 h 后,可静脉重复给予 500 mg。
- 小儿给药:30 mg/(kg·d),每隔 8 h 给药。
- 严重的肝脏或肾脏疾病需减量 50%。
- 妊娠风险分级:B。
- 哺乳期不推荐使用/进入母乳。

作用机制

杀菌,造成 DNA 螺旋结构的丧失及氢键断裂,导致敏感细菌蛋白质合成减少。

应用

- 结直肠手术的预防性使用,或有厌氧/肠道病原菌感染时考虑使用。
- 治疗某些厌氧菌或原虫感染。

起效时间

达峰值时间:口服给药 1～2 h 后。

持续时间

半衰期为 6～8 h,肾衰竭＞20 h。

代谢

30%～60%经肝脏的 CYP3A4、2C6 代谢为有部分活性的代谢产物;代谢产物大部分经尿液排泄,少部分经胆汁/粪便排泄。

不良反应

头晕,外周神经或视神经病变,恶心,流感样症状,双硫仑样反应,皮疹,超敏反应。

临床要点

因其是 CYP3A4 的中度抑制剂,所以不常作为手术的预防性用药。

治疗

▪ 药物

磷酸克林霉素(Cleocin®)

- 常用剂量:900 mg 静脉注射,时间需超过 10～20 min,术前 30～60 min 使用;q8h 可重复使用一次。肝病患者需调整剂量,但肾病患者不需要。
- 小儿给药:20 mg/kg,静脉注射。

作用机制

抑菌或杀菌(取决于靶器官、感染部位和药物浓度),与 50S 核糖体亚基结合,可逆性抑制细菌蛋白合成。

应用

- 厌氧菌感染风险的患者手术预防性使用,多作为青霉素或头孢菌素真正过敏患者的替代药物。
- 对链球菌、金黄色葡萄球菌和肺炎球菌有效。

起效时间

达峰值时间:1 h(口服或肌内注射给药)。

持续时间

半衰期 2～3 h。

代谢

经肝脏代谢为活性不定的产物。

不良反应

皮肤瘙痒,皮疹,嗜酸粒细胞增多,粒细胞缺乏症,中性粒细胞减少,黄疸,肝功能检查异常,罕见的心搏骤停/低血压,腹痛,腹泻,假膜性肠炎。

临床要点

• 预防性治疗时,通常会联合使用氟喹诺酮类或氨基糖苷类药物。

• 可增强/延长非去极化肌松药的神经肌肉阻滞作用。

• 克林霉素可产生诱导性耐药。

治疗

▪ 药物

氨基糖苷类:庆大霉素(Garamycin®),妥布霉素(Nebcin®)

• 常用剂量:1.5～2.0 mg/kg,静脉注射(可肌内注射给药),根据理想体重计算给药剂量;输注时间一般要超过 30 min。q8h 可重复给药一次。肾功能不全患者需根据峰/谷血药浓度调节给药剂量和间隔时间。

• 妊娠风险分级:D。

• 哺乳期不推荐使用/进入母乳。

作用机制

杀菌,不可逆的与敏感细菌的 30S 和 50S核糖体亚基结合,导致蛋白合成抑制及细菌细胞膜的缺陷。

应用

• 胃肠道或泌尿生殖系统手术的预防性使用。

• 需氧革兰阴性菌引起的感染,包括假单胞菌、部分的革兰阳性菌。

• 对厌氧菌无效。

起效时间

输注 30 min 后达峰值。

持续时间

半衰期为 1.5～3 h,随肾功能下降逐渐延长。

代谢

以原型经肾脏排出。

不良反应

肾毒性,耳毒性(前庭/听觉),肌无力。

临床要点

• 可延长/增强非去极化肌松药的神经肌肉阻滞作用。

• 呈浓度依赖性的微生物杀灭作用。

• 通常与 β-内酰胺类抗生素联合使用,以提高疗效。

• 利尿剂可加重耳毒性。使用时间超出围手术期,需监测波峰和波谷血药浓度水平,尤其是对于肾功能已明显恶化的患者。怀孕期间使用可导致胎儿/新生儿的听力丧失。

• 铜绿假单胞菌感染的囊性纤维化患者可雾化吸入妥布霉素气雾剂。

治疗

▪ 药物

喹诺酮类:环丙沙星(Cipro®),左氧氟沙星(Levaquin®)

• 环丙沙星:400 mg,静脉注射,也可口服给药;q8～12 h 可重复给药。

• 左氧氟沙星:500 mg,静脉注射,q24 h 一次。肾功能障碍患者需调整剂量。

• 妊娠风险分级:C。

• 哺乳:不推荐使用/进入母乳。

作用机制

杀菌,抑制细菌 DNA 促旋酶,并影响随后的 DNA 解螺旋,促使双链 DNA 断裂。

应用

• 作为泌尿生殖系统/前列腺手术的预防性用药。

• 对于 β-内酰胺类过敏的患者,可与克林霉素合用于头部、颈部、胃部或胆道手术。

• 肠道革兰阴性菌感染;对部分革兰阳性球菌有作用。

起效时间

输注后即达峰值。

持续时间

环丙沙星半衰期为 3～5 h,左氧氟沙星半衰期为 6～8 h。

代谢

• 环丙沙星经肝脏代谢为 4 种有部分活性的产物。30%～50%以原型经尿液排泄,是强效的 CYP1A2 抑制剂。

• 左氧氟沙星经尿液原型(87%)排泄,代谢较少。

不良反应

多发性神经病,肌腱断裂,QT 延长/尖端扭转性室速,抽搐,眩晕,神志不清,低血糖,肌无力。

临床要点

• 与其他延长 QT 间期药物合用时需谨慎。

• 肌腱断裂常见于合用糖皮质激素、抗排异药物以及 60 岁以上的老年人。

• 重症肌无力患者应避免使用(加重肌无力)。

• 儿童不宜使用,除非是对喹诺酮类敏感的多重耐药菌。

治疗

▪ 药物

氨曲南(Azactam®)

• 常用剂量:1～2 g,静脉注射,q6～12 h 2次。

• 手术预防剂量:2 g,静脉注射。

• 肾功能不全患者需调整用量。

• 可肌内注射用药。

• 小儿剂量:30 mg/kg,q8h 一次。

• 妊娠风险分级:B。

• 哺乳:不推荐使用/进入母乳。

作用机制

杀菌,与 β-内酰胺类抗生素作用相似,抑制细胞壁交联。

应用

• 作为青霉素过敏、经鼻/鼻窦神经外科手术患者预防性治疗的替代药物。

• 限用于革兰阴性菌感染。

起效时间

达峰值时间:60 min,静脉注射或肌内注射。

持续时间

半衰期 2～3 h,肾衰竭患者持续时间延长。

代谢

60%～70%以原型经肾脏排泄,部分经肝脏代谢。

不良反应

皮疹,恶心,呕吐,腹泻。

临床要点

• 是一种与青霉素或头孢菌素没有交叉过敏的单菌霉素类药物。

• 长期使用增加肠球菌双重感染以及艰难梭菌相关性腹泻/感染的风险。

治疗

▪ 药物

厄他培南(Invanz®)

• 常规剂量:1 g,静脉注射,输注时间需超过 30 min(如 CrCl<30 ml/min 剂量需减少至 500 mg)。

- 可肌内注射给药。
- 小儿剂量:(年龄<12 岁)15 mg/kg。
- 妊娠风险分级:B。
- 哺乳:慎用/进入母乳。

作用机制

杀菌,与其他 β-内酰胺类抗生素作用相似,抑制细菌细胞壁的合成,可有效对抗革兰阳性菌、革兰阴性杆菌和厌氧细菌。

应用

大肠癌手术或内脏破裂/腹膜污染手术的预防性用药。

起效时间

达峰值时间:(肌内注射)2~3 h。

持续时间

半衰期为 4 h。

代谢

80%药物以原型和非活性代谢产物的形式经肾脏排泄,为非 CYP 介导的水解。

不良反应

神志不清,抽搐,头痛,恶心,腹泻,肝酶升高,血小板增多症。

临床要点

可与青霉素和(或)头孢菌素交叉过敏。有发生艰难梭菌性假膜性肠炎的可能。

治疗

▪ **药物**

青霉素:青霉素 G,氨苄西林/舒巴坦钠(Unasyn®)

- 青霉素 G:200 万单位静脉注射,需要时 q4~6 h 重复一次。小儿剂量:每天 10 万~40 万单位/kg,q4~6 h 给药一次。
- 氨苄西林/舒巴坦钠:3 g,静脉注射,输注时间需超过 15~30 min;可 q6h 重复给药一次。终末期肾脏疾病的患者可能需调整首剂后的用药剂量和给药间隔。小儿剂量:每天 100~400 mg/kg,q6h 一次。
- 妊娠风险分级:B。
- 哺乳:慎用/进入母乳。

作用机制

- 杀菌,β-内酰胺类药物,可抑制肽聚糖细胞壁成分的交联。
- 青霉素 G:天然的青霉素,主要对链球菌、肺炎双球菌、脑膜炎球菌和口腔内的厌氧菌有效。
- 氨苄西林是半合成的氨基青霉烷,能有效

对抗革兰阴性需氧菌。舒巴坦钠是 β-内酰胺酶抑制剂。

应用

- 青霉素 G 仍作为某些口腔内操作的预防性用药。
- 氨苄西林/舒巴坦钠作为头、颈、胃-胆道或泌尿生殖系统手术的预防性用药。

起效时间

达峰值时间:1 h。

持续时间

青霉素半衰期为 30~50 min,氨苄西林为 1~1.3 h。

代谢

药物原型经肾脏滤过及经肾小管分泌,经肝脏代谢为无活性产物(30%)。

不良反应

发热,皮疹,过敏反应,大剂量使用有神经毒性/抽搐,高钾血症或高钠血症(尤其对于肾衰竭患者),肾炎,腹泻。

临床要点

- 真正的过敏反应发生率低,与头孢菌素发生交叉过敏的风险<6%。迟发性皮疹(首剂给药 48 h 后)不是禁忌证。
- 大多采用头孢菌素代替青霉素作为手术的预防性用药。
- 优力新(Unasyn)3 g 相当于 2 g 氨苄西林加 1 g 舒巴坦钠。
- 由于制剂中含钠或钾,因而可能造成电解质紊乱。

治疗

▪ **药物**

头孢菌素:头孢唑林(Ancef®),头孢西丁(Mefoxin®),头孢替坦

- 常规剂量:1~2 g 静脉输注时间 5~30 min 以上。手术预防性用药在术前 30~60 min 给药。肾衰患者需调节药物剂量和间隔时间。
- 儿童剂量:头孢唑林 50 mg/kg,头孢西丁 30~40 mg/kg,头孢替坦 40 mg/kg。
- 妊娠风险分级:B。
- 哺乳:慎用/进入母乳。

作用机制

- 杀菌,β-内酰胺类药物,通过破坏肽聚糖的交联抑制敏感细菌细胞壁的合成。
- 头孢唑林是第一代药物,对革兰阳性菌和革兰阴性菌有效,对革兰阴性菌的抗菌谱比青霉素广。

- 头孢西丁和头孢替坦是第二代药物,对厌氧菌(如脆弱杆菌)有效。

应用

- 骨科、神经外科和普外科手术的预防性用药。
- 如果担心厌氧菌感染,首选头孢西丁或头孢替坦。

起效时间

输注后即达峰值,如肌内注射给药 0.5~2 h。

持续时间

半衰期为 90~150 min,肾衰患者持续时间延长。

代谢

80%~100%以原型经尿液排泄,少部分经肝脏代谢。

不良反应

发热,惊厥,恶心,腹泻,皮疹,超敏反应,肾毒性,INR 升高。

临床要点

- 头孢唑林是针对常见皮肤微生物的首选手术预防用抗生素。
- 头孢西丁和头孢替坦有较强的抗厌氧菌作用。
- INR 升高可能是由于维生素 K 吸收减少所致(改变胃肠道菌群);也可出现对华法林的反应增强。
- 新一代的头孢菌素增加了对革兰阴性菌的抗菌活性,但同时损失了一部分对革兰阳性菌的抗菌活性。

治疗

▪ **药物**

多西环素(Vibramycin®)

- 常规剂量:每天 100 mg,静脉注射或口服,一天 1 次或分 2 次给药。
- 儿童剂量:(年龄>8 岁)每天 2~5 mg/kg,一天 1 次或分 2 次给药。
- 妊娠风险分级:D。
- 哺乳:不推荐使用/进入母乳。

作用机制

作用于 30S 核糖体亚基,抑制细菌蛋白质的合成,抑菌。

应用

- 金黄色葡萄球菌、抗万古霉素肠球菌、蜂窝织炎、盆腔炎、性传播疾病,非常见微生物所致感染的替代治疗药物。
- 抗菌谱广。

起效时间

达峰值时间:(口服)1.5~4 h。

持续时间

半衰期 12~15 h,多次使用后持续时间会增加到 22~24 h,终末期肾病可达 25 h。

代谢

不经肝脏代谢,经粪便和尿液排泄。

不良反应

假性脑瘤,肝毒性(罕见),色素沉着,光敏性,腹泻,尿素氮升高,双重感染风险。

临床要点

• 可增强非去极化肌松药的神经肌肉阻滞作用。

• 如果可能,首选口服给药。

• 尿素氮升高并非由于药物的肾毒性引起,而是药物抗合成代谢的作用效应。

治疗

▪ **药物**

莫匹罗星(Bactroban®)

• 常规剂量(年龄≥12 岁):一次性使用的外用软膏,每个部位半量,bid 使用 5 天(用于消除金黄色葡萄球菌定植)。

• 妊娠风险分级:B。

• 哺乳:风险不清楚。

作用机制

• 抑制细菌 RNA 合成酶,破坏蛋白质合成。

应用

消除高危者或医务人员金黄色葡萄球菌的定植,脓疱疮,皮肤感染。

起效时间

少量全身吸收。

持续时间

使用 72 h 后,仍可存在于角质层。

代谢

经尿液排泄,代谢极少一部分。

不良反应

头痛,头晕,局部刺激/刺痛/烧灼感,味觉改变,口干,咳嗽,鼻炎。

临床要点

• 手术预防性用药属于说明书外使用/有争议。

• 可能发生真菌/细菌双重感染。

• 不可能永久根除,30%~100% 的患者最终可发生细菌再定植。

▪ **药物**

甲氧苄啶/磺胺甲噁唑(TMP/SMX, Bactrim®, Septra®, co-trimoxazole)

• 80 mg 甲氧苄啶和 400 mg 磺胺甲噁唑的固定剂量组合(1:5),作为单倍浓度(single strength, SS)的片剂。

• 口服剂量为 q6h 给予 1 片 SS 片剂或 q12h 给予 1 片双倍浓度(double strength, DS)的片剂。

• 静脉给药剂量:4~5 mg/kg(小儿每日 8~12 mg/kg),根据甲氧苄啶的浓度,q6~12 h 一次。口服或静脉注射每日最大剂量:甲氧苄啶为 1 200 mg,磺胺甲噁唑为 6 000 mg。肾功能不全患者需减量。

• 妊娠风险分级:C。

• 哺乳:不推荐使用。

作用机制

两种药物都是细菌的胞内叶酸拮抗剂,合用具有杀菌作用。

应用

• 对革兰阳性菌及革兰阴性菌都有效,但无抗厌氧菌效力。

• 用于治疗泌尿道感染、部分呼吸道感染及某些消化道感染。

• 金黄色葡萄球菌、某些非常见的感染、作为免疫抑制剂使用患者的预防性抗感染药物(如肺孢子菌病)。

起效时间

达峰值时间:口服后 1~4 h。

持续时间

甲氧苄啶(TMP)的半衰期:8~11 h,磺胺甲噁唑(SMX)半衰期:10~13 h。

代谢

药物以原型经肾小球滤过和肾小管分泌。

不良反应

皮疹,发热,过敏反应,恶心,呕吐,黄疸,关节痛,G-6-PD 缺乏患者发生溶血,血肌酐升高,肾功能不全,高钾血症,巨幼红细胞性贫血,血小板减少症,粒细胞减少症。

❓ 临床要点

• 保证充分的水化和尿量对预防尿结晶很重要。

• 高龄患者、存在叶酸缺乏或有叶酸缺乏危险的患者(酗酒、营养不良)更易发生骨髓抑制。

• 常见的消化道不良反应。

抗心律失常药物 Antiarrhythmic Agents

Alan J. Kover, MD, PharmD 方铮 译 / 顾卫东 校

治疗

▪ **药物**

腺苷(Adenocard®)

• 静脉:室上性心动过速:6 mg 快速推注,每 1~2 min 可重复给予 12 mg。

• 小儿(儿童高级生命支持剂量):0.1 mg/kg 至 6 mg,可重复给予 0.2 mg/kg,直至 12 mg。

• 妊娠风险分级:C。

• 哺乳:不清楚。

作用机制

通过抑制钙离子通道,减慢房室结的传

导;松弛血管平滑肌。

应用

• 阵发性室上性心动过速。

• 高级生命支持中心动过速的处理。

• 药物应激试验。

起效时间

快速/数秒。

持续时间

半衰期为 10 s。

代谢

在血液和组织中快速代谢为 AMP 和次黄嘌呤;以尿酸形式经肾脏排泄。

不良反应

短暂的传导阻滞——一度、二度、三度,新出现一过性心律失常,潮红、心悸、胸痛、低血压、呼吸困难、支气管收缩、头痛、头晕、出汗。

临床要点

• 禁用于二度或三度心脏传导阻滞、病态窦房结综合征、有症状的心动过缓(除非患者安装起搏器)。

• 预激综合征患者可发生室性心动过速。

• 茶碱和咖啡因可拮抗腺苷的作用。

- 使用卡马西平、双嘧达莫以及心脏移植/心脏失神经支配的患者作用时间延长。

治疗

▪ 药物

地高辛（Lanoxin®）

- 静脉给药，用以控制心室率：洋地黄化总量 0.5~1.0 mg，先半量给药，而后每 6 h 给 1/4 量
- 口服，用以控制心室率：初始剂量 0.75~1.5 mg，维持量 0.125~0.5 mg，口服，qd。
- 口服，用于治疗慢性心衰：0.125~0.25 mg，qd。
- 肾功能不全患者需调整剂量。
- 小儿剂量根据年龄、体重以及适应证而定。
- 妊娠风险分级：C。
- 可进入母乳，哺乳期建议慎用。

作用机制

- 直接抑制房室结的传导，并降低迷走神经张力。
- 通过阻滞 Na^+/K^+ 交换泵，促进 Ca^{2+} 内流而增加心肌收缩力。

应用

- 控制房颤以及房扑伴快速心室率患者的心率。

- 轻中度的慢性心衰。

起效时间

静脉给药：5~60 min，口服：1~2 h。

持续时间

3~4 天。

代谢

- 口服制剂部分在肠道代谢。
- 一经吸收，即开始代谢（50%~70% 以原型经尿液排泄）；部分代谢产物有生物活性，并与洋地黄的毒性作用有关。

不良反应

致心律失常（尤其在中毒时），伴或不伴有心脏传导阻滞的心律失常、头晕、无力、神志不清、谵妄、恶心、呕吐、视力障碍。

临床要点

- 特异性的拮抗剂可逆转其毒性作用。
- 低钾血症和低镁血症增加洋地黄中毒的风险，应在治疗前或治疗期间予以纠正。
- 存在预激综合征/旁路传导束时可加快心室率。
- 与许多药物有相互作用。
- 需密切监测血浆药物浓度，尤其当患者存在肾功能改变、电解质紊乱或改变药物治疗方案时。

治疗

▪ 药物

I_A 类抗心律失常药物——奎尼丁、普鲁卡因胺、丙吡胺

作用机制

- 阻断快钠通道，减慢 0 相去极化，降低传导速度，增加动作电位时程/有效不应期。
- 有抗胆碱能作用。

应用

- 房颤/房扑。
- 室上性心动过速。
- 抑制室性心律失常。
- 普鲁卡因胺静脉给药，治疗危及生命的室速/室颤，治疗预激综合征。
- 奎尼丁可治疗严重的疟疾。

不良反应

- 致心律失常，延长 QT 间期/增加尖端扭转性室速的风险，心动过速、口干、尿潴留、便秘、增加挥发性麻醉药的心脏抑制作用。奎尼丁——低血压、血小板减少、金鸡纳中毒、腹泻、发热、皮疹、肝炎。普鲁卡因胺——降低心肌收缩力、低血压、恶病质、药源性红斑狼疮、发热、皮疹。丙吡胺——降低心肌收缩力、低血糖。

临床要点

- 由于毒性反应常见，仅偶尔使用。

表 1　I_A 类抗心律失常药物

药物	剂量	起效时间	持续时间	代谢	注释
奎尼丁	PO 硫酸盐制剂 100~600 mg，q4~6 h，葡萄糖酸盐制剂 324~972 mg，q8~12 h	硫酸盐制剂达峰值时间 2 h 葡萄糖酸盐制剂 3~5 h	半衰期 6~8 h（高龄、肝硬化、慢性心衰患者半衰期延长）	经肝脏的细胞色素氧化酶代谢为无活性的产物，部分以原型经尿液排泄	增加地高辛中毒的风险，增强神经肌肉阻断剂的作用
普鲁卡因胺（Pronestyl®）	iv 负荷剂量 20~50 mg/min 最大可达17 mg/kg*，而后以 1~4 mg/min 的速度输注。可 im 给药 小儿：负荷剂量为 3~6 mg/kg，总量最大可达 15 mg/kg，而后 20~80 μg/(kg·min) 维持	10~30 min，im	母体半衰期 2.5~4.7 h，NAPA 6~8 h	经肝脏乙酰化为活性代谢产物（NAPA），80% 经尿液排出。50% 的母体药物以原型经尿液排出	*快速或大剂量给予时可发生低血压；代谢产物（NAPA）有活性。乙酰化速率存在基因变异
丙吡胺（Norpace®）	体重<50 kg：PO 100 mg，q6h 或 200 mg q12h；体重>50 kg：PO 150 mg q6h 或 300 mg q12h。小儿根据年龄调整剂量	0.5~3.5 h	半衰期 1.5~8.5 h	经肝脏 CYP3A4 代谢为非活性产物，40%~60% 以原型经尿液排泄	显著降低心排血量（10%），可能加重慢性心衰；抗胆碱能作用明显

*除非继发低血压或 QRS 增宽达 50%。

治疗

▪ 药物

I_B 类抗心律失常药物（美西律）

- 口服，q8h 200~300 mg，肝功能异常或慢性心衰患者减量。
- 妊娠风险分级：C。

- 可进入母乳，哺乳期可以使用。

作用机制

阻断快钠通道，减少动作电位时程/有效不应期。

应用

- 危及生命的室性心律失常。
- 顽固或慢性神经病理性疼痛综合征。

起效时间

达峰值时间为 2~3 h。

持续时间

半衰期为 10~14 h。

代谢

经肝脏 CYP1A2 代谢为非活性代谢产物；小部分以原型经尿液排出。

不良反应

致心律失常、低血压、心动过速/心动过缓、左室功能障碍/加重慢性心衰、头晕、震颤、胃肠道副作用、共济失调、轻度头痛、超敏反应综合征。与口服利多卡因相似。

临床要点

- 吸入麻醉剂可加重其心脏抑制作用。
- 强效的 CYP1A2 抑制剂,与其他药物(茶碱,SSRIs)存在药物相互作用。

治疗

- **药物**

I$_C$ 类抗心律失常药物(普罗帕酮,氟卡尼)

作用机制

- 阻断钠离子通道,降低 0 相去极化速度,但不影响动作电位时程或有效不应期,可减慢传导速度。
- 普罗帕酮有一定的 β 受体阻滞活性,大剂量时有钙通道阻滞作用。

应用

- 房颤和室上速,包括预激综合征。
- 危及生命的室性心律失常。

不良反应

- 致心律失常作用(多见于缺血性/结构性心脏病患者)、延长 QT 间期、低血压、降低收缩力、加重慢性心衰、心动过缓、恶心、呕吐、厌食、头痛、眩晕、视力障碍。
- 氟卡尼——心悸、胸痛、呼吸困难。
- 普罗帕酮——狼疮样综合征、恶病质、支气管痉挛、味觉改变。

临床要点

- 麻醉药物可增强其心脏抑制作用。
- 以"口袋药片"的方式控制某些患者的阵发性房颤——说明书外的使用。
- 应避免低钾血症和低镁血症。
- 与许多药物有相互作用——均为 CYP2D6 的作用底物。

治疗

- **药物**

III 类抗心律失常药物

胺碘酮(Cordarone®)

- 基础生命支持时静脉给药用于治疗室速/室颤:300 mg,如无效或心律失常复发,可再给予 150 mg。
- 治疗室性心律失常的口服维持剂量:每日 400 mg。治疗房性心律失常时使用小剂量。严重肝病患者可能需要减量。
- 小儿(儿童高级生命支持)5 mg/kg 静脉推注,最大剂量可达每天 15 mg/kg。
- 妊娠风险分级:D。
- 哺乳:不推荐使用。

作用机制

- 抑制钠离子通道的电导,抑制窦房结和房室结,阻断外向钾离子通道/延长动作电位时程及有效不应期,抑制钙离子的流动,降低心肌收缩力。
- 扩张部分外周血管。

应用

危及生命的室速、室颤、基础生命支持、房颤/房扑、室上速。

起效时间

口服 2 日到 3 周,静脉给药起效更加迅速。峰值效应 1 周到 5 个月。

持续时间

停药后可持续 7～50 天。

代谢

经肝脏,由 CYP2C8 和 3A4 代谢为非活性产物,经粪便排泄。

不良反应

致心律失常、QT 间期延长及尖端扭转性室速、心动过缓、心肌收缩力降低、低血压、肺纤维化、慢性间质性肺炎、呼吸窘迫综合征、肺部肿块、胸膜炎性胸痛、共济失调、头晕、甲状腺功能亢进或减退、视神经病变/失明、角膜沉积、光敏、静脉炎、肝毒性。

临床要点

- 致心律失常作用较其他抗心律失常药物少。
- 麻醉药可增强其心脏抑制作用。对心肌收缩力的影响较其他抗心律失常药物小,故适用于左室功能不全的患者。
- 代谢产物可致过量碘负荷。

治疗

- **药物**

索他洛尔(Betapace®)

- 静脉给药:1.5 mg/kg 缓慢推注 5 min 以上(基础生命支持)。
- 口服用药开始时 80 mg,bid,最大剂量可达每日 320 mg。肾功能不全或 QT 间期显著延长患者需调整剂量。
- 小儿(年龄＞2 岁):每天 90 mg/m²,分 3 次给药,最大剂量可达每天 180 mg/m²。
- 妊娠风险分级:B。
- 可进入乳汁。

作用机制

- 抑制钾离子通道的电导,延长动作电位时程和复极。
- 具有非特异性的 β 受体阻滞活性。

应用

- 治疗/预防室速和室颤,房颤/房扑。
- 静注:控制血流动力学稳定的单形性室速。

起效时间

1～2 h。

持续时间

8～16 h。

代谢

以原型经肾脏排泄。

不良反应

致心律失常、QT 延长及尖端扭转性室速、心动过缓、加重慢性心衰、支气管痉挛、乏力、呼吸困难、头晕。

临床要点

与 β 受体阻滞剂相似的顾虑/不良反应,如撤药现象。应避免突然停药。与麻醉药物合用增加心脏抑制。

表 2　I$_C$ 类抗心律失常药物

药物	剂量	起效时间	持续时间	代谢	注释
氟卡尼 (Tambocor®)	PO 50～150 mg, q12h 儿童:每天 3～6 mg/kg,分 3 次	峰值时间 1.5～3 h	半衰期 7～22 h,慢性心衰/肾衰时延长	经肝 2D6 代谢为非活性产物,经尿液排泄,10%～50% 为原型	肾病患者需调整剂量。肝病患者作用时间延长。妊娠风险分级 C,可进入母乳

（续表）

药物	剂量	起效时间	持续时间	代谢	注释
普罗帕酮（Rythmol®）	PO-IR 方式：150 mg，q8 h，可达 300 mg，q8 h ER 方式：225～425 mg，q12 h。妊娠 C，哺乳期慎用	峰值时间 3.5 h	高代谢者半衰期 2～12 h 低代谢者半衰期 10～32 h	经肝 CYP2D6（主要）和 3A4 代谢，存在药物基因组变异，需调整剂量	肝脏疾病，患者有Ⅱ度、Ⅲ度传导阻滞或 QRS 波增宽时需调整剂量。妊娠风险分级 C，哺乳期慎用

IR＝即释（immediate release）；ER＝缓释（extended release）。

抗抑郁药 Antidepressants

Alan J. Kover, MD, PharmD 解轶声 译／顾卫东 校

治疗

■ 药物

选择性 5-羟色胺再摄取抑制剂（selective serotonin reuptake inhibitors, SSRIs）

作用机制

选择性抑制突触前神经元的 5-羟色胺再摄取，但对去甲肾上腺素或多巴胺几乎不起作用。

应用

- 抗抑郁药。
- 焦虑症。
- 某些慢性疼痛疾病的辅助用药。

不良反应

嗜睡或失眠，颤抖，恶心，腹泻，头痛，头晕，性功能障碍，体重增长，血小板抑制，5-羟色胺综合征，抗利尿激素分泌不当综合征（特别是老年人），戒断综合征，神经质，焦虑，感觉异常，易激惹，神志不清，烦躁，癫痫发作，增加青少年自杀风险。

临床要点

- SSRIs，5-羟色胺去甲肾上腺素再摄取抑制剂（serotonin norepinephrine reuptake inhibitors, SNRIs）以及安非他酮是抑郁症

的常用药物，而且它们也有相似的效果。
- 突然停药可致戒断综合征，若无高出血风险或高手术风险，建议围手术期继续服用日常剂量。
- 高出血风险是由于患者服用其他影响凝血功能的药物所造成的。
- 不应与单胺氧化酶抑制剂合用，以免增加 5-羟色胺综合征风险。
- 对双相情感障碍的患者可能引起躁狂。
- 特别在那些使用其他延长 QT 间期药物的患者中可延长 QT 间期。
- 可降低癫痫发作的阈值。

表 1 选择性 5-羟色胺再摄取抑制剂

药物	剂量	起效时间	持续时间	代谢/排泄	注释
西酞普兰（Celexa®）	口服 20～40 mg，qd，儿童 10～20 mg/d	1 周内，8～12 周达到最佳效果	半衰期 24～48 h	经肝脏的 CYP3A4 以及 CYP2C19 转化为具有微量活性的代谢产物，一部分经尿液排出	严重肾功能不全患者减量。少量潜在药物相互作用。妊娠风险分级：C，进入母乳
艾司西酞普兰（Lexapro®）	12 岁以上的患者，口服 10～20 mg，qd	同上	半衰期 27～32 h	与西酞普兰类似	同上
氟西汀（Prozac®）	口服 10～20 mg，qd，儿童 5～20 mg/d	同上	半衰期母体药可达 6 天，代谢产物 9～12 天	经肝脏的 CYP2D6 以及 CYP2C19 转化为活性代谢产物	较少发生撤药综合征。许多药物相互反应。老年/肝病患者减量。妊娠风险分级：C，哺乳期使用风险仍不清楚
帕罗西汀（Paxil®）	口服 20 mg，qd，儿童 10～20 mg/d	同上	半衰期 21 h	经肝脏的 CYP2D6 转化为具有微量活性的代谢产物，2/3 经尿液排出，1/3 经粪便排出	老年/肝/肾疾病患者减量。较多药物相互作用。抗胆碱能药物副作用。妊娠风险分级：D，进入母乳，谨慎使用
舍曲林（Zoloft®）	口服 50～200 mg，qd，大于 6 岁：25～50 mg/d	同上	半衰期母体药 26 h，代谢产物 66 h	经肝脏的 CYP2C19 以及 CYP2D6 转化为活性代谢产物，经尿液及粪便排出	少量潜在药物相互作用。老年/肝病患者减量。妊娠风险分级：C，进入母乳，谨慎使用

治疗

■ 药物

5-羟色胺去甲肾上腺素再摄取抑制剂（serotonin norepinephrine reuptake inhibitors, SNRIs）

作用机制

抑制突触的 5-羟色胺及去甲肾上腺素再摄取，对多巴胺再摄取影响很弱，对毒蕈碱受体、α受体以及单氧化酶没有显著作用。

应用

- 抑郁症。
- 焦虑/应激障碍。
- 慢性疼痛综合征。
- 使用度洛西丁治疗纤维肌痛，糖尿病神经病变。

不良反应

与 SSRIs 相似，也可出现出汗，心动过速，尿潴留，血压升高，高胆固醇血症。文拉法辛可造成体重减轻，度洛西汀可产生严重的肝脏毒性。与 SSRIs 相似，可发生戒断综合征。

临床要点

- 治疗抑郁症的疗效与 SSRIs 相同。
- 增加青少年自杀风险。

- 除非患者有高出血风险，进行高风险手术，或者患者正在服用其他影响凝血功能的药物，否则围手术期应继续治疗。
- 会降低癫痫发作的阈值。

- 不应与单胺氧化酶抑制剂合用（增加 5-羟色胺综合征的风险）。
- 双相情感障碍的患者可能引起躁狂。
- 存在许多药物相互作用。

表 2　5-羟色胺去甲肾上腺素再摄取抑制剂

药物	剂量	起效时间	持续时间	代谢/排泄	注释
文拉法辛（Effexor®）	口服 25～75 mg，tid，或缓释 37.5～225 mg，qd	1 周内，8～12 周达到最佳效果	半衰期母体 3～7 h，代谢产物 9～13 h	经肝脏的 CYP2D6 转化为活性代谢产物，经尿液排出（90%）	老年/肝/肾疾病患者减量。活性代谢产物为去甲文拉法辛（Pristiq®）。妊娠风险分级:C;哺乳期不推荐使用
度洛西汀（Cymbatta®）	口服 20～60 mg，qd，分 2 次服用	同上	半衰期 12 h	经肝脏的 CYP2D6 以及 CYP1A2 转化为无活性的代谢产物，70%经尿液排出，20%经粪便排出	老年/肝/肾疾病患者减量。妊娠风险分级:C,哺乳期不推荐使用

治疗

▪ 药物

三环类抗抑郁药

作用机制

- 减少突触的 5-羟色胺及去甲肾上腺素再摄取，下调 5-羟色胺和 β 肾上腺素受体。
- 有抗胆碱能及抗 α_1 受体活性。

应用

- 抑郁症。
- 焦虑症。

- 慢性/神经病理性疼痛。
- 肌筋膜疼痛。
- 周围神经病。
- 阿米替林可用来预防偏头痛。

不良反应

尿潴留，便秘，口干，视物模糊，神志不清，镇静，体重增加，体位性低血压，性功能障碍，心律失常，QT 间期延长，癫痫发作阈值降低。

临床要点

- 与 SSRI/SNRI 有相同的疗效，但不良反应更多也更严重。
- 围手术期应停药（除非患者长期大剂量服用）；这类药有相对较长的半衰期，因此戒断综合征较少见。
- 有比较明显的镇静作用和抗胆碱能作用，同时也有 α_1 受体阻滞活性。有延长 QT 间期的作用，也可能造成尖端扭转型室速。
- 避免与单胺氧化酶抑制剂合用。
- 能与许多药物相互作用。
- 小剂量常用于慢性疼痛综合征的治疗。

表 3　三环类抗抑郁药

药物	剂量	起效时间	持续时间	代谢/排泄	注释
阿米替林（Elavil®）	口服 25～150 mg/d，一次或分次服用。儿童 0.1～2 mg/(kg·d)	抑郁 4～6 周，镇痛 1～3 周，偏头痛 6 周	半衰期 9～27 h	经肝脏的 CYP2D6 等转化为活性代谢产物（去甲替林），经尿液/粪便排出	肝病患者减量。老年患者避免使用。妊娠风险分级:C;哺乳期不推荐使用
地昔帕明（Norpramine®）	口服 75～150 mg/d，一次或分次服用。6 岁以上:1～3 mg/(kg·d)	1～3 周	半衰期 7～60 h	经肝脏的 CYP2D6 转化为代谢产物，70%经尿液排出	老年患者减量。妊娠风险分级仍不清楚，随乳汁分泌
去甲替林（Pamelor®）	口服 50～150 mg/d，一次或分次服用。儿童 1～3 mg/(kg·d)	1～3 周	半衰期 28～31 h	经肝脏的 CYP2D6 等转化为无活性代谢产物，大多经尿液排出	老年/肝病患者减量。老年患者耐受度较其他药物好。妊娠风险分级仍不清楚，随乳汁分泌

治疗

▪ 药物

安非他酮（Wellbutrin®）

- 肝肾功能不全或老年患者减量。
- 妊娠风险分级:C。
- 哺乳期不建议使用。

作用机制

- 对脑内多巴胺能以及去甲肾上腺素受体产生影响。
- 代谢产物减少去甲肾上腺素的再摄取。
- 不影响 5-羟色胺的再摄取。

应用

- 抗抑郁药。

- 戒烟。
- 多动症（attention deficit hyperactivity disorder，ADHD）。

起效时间

2～5 h 达峰效应，代谢时间为 3～7 h，因产品种类而异。

持续时间

半衰期原药为 12～30 h，代谢产物为 20～37 h。

代谢

主要通过肝脏 CYP2B6 代谢，活性代谢产物经尿液排出，少量经粪便排出。

不良反应

焦虑，头痛，低血压，心动过速，口干，失眠，恶心，食欲减退，癫痫发作（大剂量），过敏反应。

临床要点

- 若患者无法耐受其他抗抑郁药所致的体重增加、镇静或者性方面的副作用，可使用本药。
- 不应与单胺氧化酶抑制剂合用，因其增加 5-羟色胺综合征风险。
- 严重的药物相互作用（本药是 CYP2D6 的强抑制剂）。

治疗

▪ 药物

单胺氧化酶（monoamine oxidase, MAO）抑制剂

- 妊娠风险分级:C(所有本类药物)。
- 哺乳期不推荐使用。

作用机制

- 抑制单胺氧化酶对内源性去甲肾上腺素、5-羟色胺以及多巴胺的代谢,增加它们在中枢神经系统以及外周神经系统中的浓度。
- 存在两种同工酶:MAO-A 与 MAO-B,MAO-B 是主要负责多巴胺代谢的同工酶。

应用

- 非典型或严重的抑郁症。
- MAO-B 抑制剂用于治疗帕金森病。

不良反应

睡眠障碍,体位性低血压,水肿,性功能障碍,体重增加,抗胆碱能作用。

临床要点

- 因有食物-药物相互作用以及不良反应,故不常使用。
- 最好于术前 2 周停药,但若医疗/精神状况不允许,则不停药。
- 用药期间实施全身麻醉或者椎管内麻醉可造成低血压,应小剂量给予直接作用于肾上腺素能受体的激动剂进行治疗。

- 若合并使用以下药物会有 5-羟色胺综合征风险:SSRIs、SNRIs、安非他酮、哌替啶、利奈唑胺、间接作用的拟交感神经药、右美沙芬、曲坦类药物、抗偏头痛药、曲马多,以及圣约翰草。
- 若食用含酪氨酸的食物可致高血压危象。
- 优先抑制 MAO-B 的药物在常用剂量下发生不良反应的风险较小,可不停药。
- 阿片类药物,如芬太尼、舒芬太尼、阿芬太尼(化学结构与哌替啶相似),可能会增加 5-羟色胺综合征的风险(罕见)。

表4 MAO 抑制剂

药物	剂量	起效时间	持续时间	代谢/排泄	注释
异卡波肼	口服 30~40 mg, bid	不详	3~6 周达峰效应	不详	非特异性 MAO 抑制剂
苯乙肼	口服 30 mg, bid	起效 2~4 周	半衰期 12 h	为 MAO 氧化,代谢产物经尿液排出	非特异性 MAO 抑制剂
反苯环丙胺	口服 20~30 mg, bid	起效 2 周至 3 周	抑制 MAO 可达 10 天	经尿液排出	非特异性 MAO 抑制剂
司来吉兰	口服 5 mg, bid;皮肤贴剂 6~12 mg/24 h	口服 1 h	口服 24~72 h	经肝脏的 CYP2B6 转化为活性及无活性代谢产物,大多经尿液排出	选择性抑制 MAO-B,用于帕金森病
雷沙吉兰(Azilect®)	口服 1 mg, qd	口服 1 h	1 周	经肝脏的 CYP1A2 转化为无活性代谢产物,大多经尿液排出	选择性抑制 MAO-B,用于帕金森病

抗组胺药 Antihistamines

Alan J. Kover 解轶声 译 / 顾卫东 校

治疗

▪ 药物

苯海拉明(Benadryl®)

- 常规剂量:过敏/严重变态反应,肌张力失常,预防造影剂过敏,静脉注射 50 mg;止吐,轻度过敏,25~50 mg 静脉注射。
- 肌内注射及口服与静脉注射剂量相似,提前 30~60 min 使用。
- 儿童急性反应 0.5~1.0 mg/kg。
- 妊娠风险分级:B。
- 不推荐哺乳期使用。

作用机制

- 在呼吸道、消化道及脉管系统是组胺 H_1 受体的竞争性拮抗剂。
- 同时也具有一定的抗胆碱能(支气管扩张,止涎以及治疗肌张力失常)和抗 5-羟色胺能(止吐)活性。

应用

- 变态反应。

- 轻度过敏。
- 镇静(因其抗胆碱能作用,可用于帕金森病)。
- 肌张力失常。
- 止痒药。
- 止吐药。
- 晕动病。
- 预防造影剂的组胺释放作用。

起效时间

15~30 min,2~4 h 达峰效应。

持续时间

4~6 h。

代谢

经肝脏的 CYP2D6 转化为活性代谢产物,少量通过其他细胞色素代谢;少量以原型经尿液排出。

不良反应

镇静,口干,头晕,中枢抑制,尿潴留,便秘,心动过速,肠梗阻。

临床要点

无法耐受抗胆碱能不良反应的患者慎用。

老年患者可致镇静过度及神志不清。

治疗

▪ 药物

羟嗪(安泰乐)

- 常规剂量:肌内注射 25~100 mg,口服 50~100 mg。
- 儿童 0.6~1.1 mg/kg。
- 老年患者不推荐使用。
- 孕妇不推荐使用。
- 哺乳期不推荐使用。

作用机制

- 在呼吸道、消化道及脉管系统是组胺 H_1 受体的竞争性拮抗剂。
- 同时也具有一定的抗胆碱能活性。

应用

- 变态反应。
- 抗焦虑。
- 止吐/晕动病。
- 术前镇静。

• 止痒药。

起效时间

口服 30 min,肌内注射起效迅速。

持续时间

抗组胺效果 2～36 h,止痒效果 1～12 h。

代谢

经肝脏转化为活性代谢产物,包括西替利嗪,经尿液排出。

不良反应

镇静,神志不清,头晕,中枢抑制,口干,尿潴留,视物模糊。

临床要点

• 不能静脉注射或皮下注射。

• 因其会产生包括神志不清在内的抗胆碱能作用,故不应用于老年患者。

可卡因 Cocaine

Nabil Elkassabany, MD 解轶声 译 / 顾卫东 校

药物

■ 治疗

• 常规剂量

- 局部使用 1%～10% 溶液,用于所需黏膜区域,不超过 1 mg/kg。

• 儿童及老年患者减量。

• 妊娠风险分级:C,非医疗性使用则为 X。

• 哺乳期禁止使用,进入母乳。

作用机制

• 酯类局麻药。

• 阻断电压门控钠离子通道,抑制除极化,抑制神经冲动的产生和传导。

• 阻断神经元对去甲肾上腺素的再摄取,导致中枢神经系统兴奋,心动过速,高血压以及血管收缩。

• 阻断中脑神经元对去多巴胺及 5 - 羟色胺的再摄取,导致欣快感和觉醒。

应用

• 具有血管收缩作用的局麻药,在耳鼻喉科操作及支气管镜检查中可用于呼吸道表面黏膜麻醉。

• 与其他药物组合使用(丁卡因-肾上腺素-可卡因),用以处理小型头颈部撕裂伤。

• 在美国常被以中枢神经系统兴奋剂滥用(国家药物滥用研究所)。

起效时间

用于黏膜 1 min 起效,5 min 达峰效应。

持续时间

可卡因血浆半衰期为 30～90 min。

代谢

• 非酶水解为苯甲酰芽子碱,再经肝脏酯酶或血浆假性胆碱酯酶转化为甲酯芽子碱,少量通过 CYP3A4 转化为去甲可卡因,所有产物均有活性且经尿液排出。

• 苯甲酰芽子碱在尿液中浓度最高,并可在用药后 2～3 天被检测出。

不良反应

高血压,心动过速,心律失常,心肌缺血,中枢兴奋,欣快,幻觉,偏执,癫痫发作,发热,激越,多动,震颤,卒中,瞳孔散大,鼻炎,呼吸急促,血管炎,雷诺病。

临床要点

• 不可用于炎症或破损的黏膜。

• 可卡因使用后 2 h 内不应使用其他血管收缩药物。

• 避免与其他可导致心动过速及高血压的药物合用,如泮库溴铵和氯胺酮。

• 可卡因中毒治疗时应慎用 β 受体阻滞剂,因可造成失去对抗的 α 受体介导的血管收缩/缺血。

• 与可卡因合用会延长琥珀胆碱作用时间的警示已被临床研究所否定。

• 母亲滥用可卡因后哺乳可造成婴儿中毒。

• 由于可卡因的不良反应、滥用倾向以及替代药物出现,其临床使用已逐渐减少。

利尿药/胶体 Diuretics/Colloids

Alan J. Kover, MD, PharmD 解轶声 译 / 顾卫东 校

治疗

■ 药物

呋塞米(Lasix®)

• 成人静脉注射(或者肌内注射)初始剂量 20～40 mg,2 h 后可重复使用或加量 20 mg。静脉注射速度不超过每分钟 4 mg。若必要,单次剂量可用至 200 mg。

• 儿童静脉注射/肌内注射:1 mg/kg 一剂。

• 妊娠风险分级:C,哺乳期慎用。

作用机制

• 在髓襻升支及远端肾小管抑制氯离子参与钠氯协同转运。

• 导致钠、氯、钾、钙和镁离子经尿液排出。

• 增加静脉容量,降低心输出量。

应用

急性肺水肿,CHF,水肿。也用于高钙血症(合用氯化钠)、高钾血症、腹水、肾移植期间利尿。

起效时间

静脉注射:5 min,肌内注射:30 min,口服:30～60 min。

持续时间

静脉注射:2 h,口服:6～8 h。

代谢

少量经肝脏代谢。肠外使用时 80% 以原型经肾脏排出,口服 50% 经肾脏,50% 经粪便排出。

不良反应

低钾血症,低镁血症,低血压,高血糖,高尿酸血症,血容量不足,代谢性碱中毒,耳毒性(特别是静脉注射速度大于每分钟 4 mg 时)。

临床要点

- 其他襻利尿剂(等同于呋塞米 40 mg)包括布美他尼 1 mg、托拉塞米 10 mg 以及依他尼酸 50 mg。
- 需密切监测肾功能和电解质情况。
- 磺胺类过敏患者慎用。
- 若为肝硬化腹水患者使用,应慎重选择剂量并密切监测,以防严重低血钾及低血容量。

治疗

▪ 药物

氢氯噻嗪(HCTZ)

- 成人口服 12.5～100 mg/d。
- 儿童口服 1～3 mg/(kg•d)。
- 妊娠风险分级:B;哺乳期不推荐使用。

作用机制

- 抑制钠离子在肾远端小管的重吸收,导致水钠排泄增加,同时也增加氢离子和钾离子的排泄。

应用

利尿,高血压,水肿。

起效时间

2 h,4～6 h 达峰效应。

持续时间

6～12 h。

代谢

以原型经尿液排出。

不良反应

脱水,低血容量,低血压,低钠血症,低氯性碱中毒,低钾血症,低镁血症,高尿酸血症,高血糖,高钙血症。

临床要点

- 为多种复方降压药的成分,用来对抗其他药所致的水钠潴留。
- 在内生肌酐清除率小于 30 ml/min 时无效,除非同时使用襻利尿剂。
- 磺胺类过敏患者慎用,可有罕见的交叉过敏现象。
- 由于其有降低血容量和干扰电解质平衡的特性,手术当天通常停药。

治疗

▪ 药物

保钾利尿剂

作用机制

- 螺内酯/伊普利酮作为醛固酮拮抗剂作用于远端肾小管,因此排钠排水利尿,保存钾离子和氢离子。
- 氨苯蝶啶和阿米洛利:在远端肾小管抑制钠-钾-ATP 酶,导致排钠保钾。

应用

高血压,水肿。醛固酮拮抗是慢性心功能不全治疗的辅助药物。螺内酯也被用作妇女痤疮/多毛症的治疗。

不良反应

高钾血症,低钠血症,低血容量,头晕,乏力,恶心,代谢性酸中毒。螺内酯(也偶见伊普利酮)有抗雄激素作用,可造成男性乳房发育及阴茎勃起功能障碍,女性月经不调。

临床要点

- 高钾血症更常见于合用 ACEI 类药物、ARB 类药物以及正在补钾的患者。
- 保钾药在肌酐清除率<30 ml/min 或血浆肌酐≥2 mg/dl 或血清钾>5 mmol/L 的患者中应避免使用。
- 手术当日应停药;氨苯蝶啶若突然停药可导致反跳性排钾利尿。
- 肝病患者慎用。
- 本类药物均属相对较弱的利尿剂。

表 1　保钾利尿剂

药物	剂量	起效时间	持续时间	代谢/排泄	注释
螺内酯 (Aldactone®)	口服 12.5～25 mg, qd 或 bid, 儿童 1～3 mg/(kg•d)	3～4 h 达峰效应	2～3 天	经肝脏转化为活性代谢产物,经尿液及粪便排出	可与氢氯噻嗪组成复方制剂。妊娠风险分级:C;哺乳期不推荐使用
伊普利酮 (Inspra®)	口服 25～50 mg, qd	1.5 h 达峰效应	半衰期 4～6 h	经肝脏的 CYP3A4 转化为无活性代谢产物,经尿液及粪便排出	较多药物相互作用。妊娠风险分级:B;哺乳期使用风险仍不清楚
氨苯蝶啶 (Dyrenium®)	口服 100～300 mg/d, 儿童 1～4 mg/(kg•d)	2～4 h	7～9 h	转化为硫酸盐,经尿液排出	与氢氯噻嗪配成复方制剂: Dyazide®, Maxzide®。妊娠风险分级:C;哺乳期使用风险仍不清楚
阿米洛利 (Midamor®)	口服 5～20 mg/d, 儿童 0.4～0.625 mg/(kg•d)	2 h	24 h	以原型经尿液及粪便排出	与氢氯噻嗪配成复方制剂 (Moduretic®)。妊娠风险分级:B,哺乳期使用风险仍不清楚

治疗

▪ 药物

甘露醇(Osmitrol)

- 颅内压升高(成人/儿童):静脉注射 0.25 g/kg 一剂,直到 1 g/kg 一剂,注射时间应大于 20～30 min,可每 6～8 h 重复使用以达到 300～320 mOsm/L 的目标血浆渗透压。
- 眼内压升高(成人/儿童):静脉注射 1～2 g/kg 一剂,注射时间应大于 30 min。
- 妊娠风险分级:C,哺乳期使用风险不清楚。

作用机制

- 在血管内和脑/眼组织间产生渗透压差,使水转移至血管内以降低颅内压/眼内压。
- 降低血黏度,增加脑血流,以产生自主调节使脑血管反射性收缩(进一步降低颅内压)。

应用

颅内压升高和眼内压升高的治疗,严重脑外伤的初始治疗,肾移植时的肾保护,为色素性肾病持续产生尿液。

起效时间

为降低颅内压:15～30 min,为利尿:1～3 h。

持续时间

降低颅内压 1.5～6 h。

代谢

少量经肝脏代谢为糖原,主要以原型经尿液排出。

不良反应

低钠血症,低钾血症,过度利尿,恶心,头痛,头晕,一过性低血压;若容量增加过快可致肺水肿/CHF,继发性容量不足。

临床要点

- 严重肾功能不全患者禁用。

- 由于高渗透压,血管外渗可致组织糜烂。
- 密切监测电解质,尿量以及容量状态。
- 对血脑屏障受损的患者可造成脑水肿/颅内压升高。也可用来有意破坏血脑屏障以允许某些药物(如化疗药)进入脑实质。

治疗

▪ 药物

羟乙基淀粉(Hextend®,Hespan®)

- 静脉注射 500～1 000 ml/d。最多不应超过 1 500 ml/d 或 25% 血容量。
- 肾功能不全患者减量 20%～50%。
- 妊娠风险分级:C,哺乳期使用风险不清楚。

作用机制

胶体维持了渗透压,并将水分保留在血管中。

应用

血容量不足时的容量填充,白细胞分离术。

起效时间

用于扩容:30 min。

持续时间

20～48 h。

代谢

以原型经肾小球滤过排出。

不良反应

可有容量超负荷/肺水肿/CHF,凝血功能障碍,瘙痒,荨麻疹,过敏反应;长期使用可有肝毒性。

临床要点

- Hextend® 为 6% 羟乙基淀粉的乳酸林格液溶液;Hespan® 为 6% 羟乙基淀粉的 0.9% 生理盐水溶液。
- 对玉米过敏的患者可有过敏反应风险。
- 用量超过 1 500 ml 或 25% 血容量时,可增加凝血功能障碍风险。原因在于其抑制了

Ⅷ因子/von Willebrand 因子,损害了血小板功能以及血液稀释(PT 和 PTT 延长)。不应用于已存在凝血功能障碍的患者。

治疗

▪ 药物

右旋糖酐(右旋糖酐 40,右旋糖酐 70)

- 扩容:静脉注射 500～1 000 ml,注射速度 20～40 ml/min,极量 20 ml/(kg·d)。
- 深静脉血栓/肺栓塞预防:静脉注射 20～100 g/d。
- 右旋糖酐 40 儿童剂量:静脉注射 10 ml/d。
- 妊娠风险分级:C;哺乳期使用风险不清楚。

作用机制

扩充血容量,增加血管内渗透压。

应用

扩容,体外循环泵的填充静脉预防深静脉血栓/肺栓塞,宫腔镜检查时扩张子宫(Hyskon®)。

起效时间

数分钟至 1 h,由分子量决定。

持续时间

24 h。

代谢

以原型经肾小球滤过排出,少量被机体代谢。

不良反应

过敏反应(右旋糖酐 70 更常见),容量超负荷,肺水肿/CHF,凝血功能障碍,血小板减少症。

临床要点

- 肝肾功能不全患者慎用。
- 右旋糖酐 40 也被称作低分子右旋糖酐。
- 根据产品不同,本品可溶于 5% 葡萄糖或生理盐水中。
- 对玉米及衍生物过敏的患者慎用。严重

肾功能不全患者禁用。
- 可能干扰交叉配血试验。

治疗

▪ 药物

白蛋白

- 扩容:静脉注射 25 g,若效果不佳,可 15～30 min 后再次使用,但在 48 h 内用量不应超过 250 g。
- 穿刺抽液术后扩容:每升液体抽出应静脉注射 5～8 g 25% 白蛋白。
- 儿童静脉注射 0.5～1 g/kg 一剂。
- 妊娠风险分级:C,可哺乳期使用。

作用机制

增加血管内液渗透压,扩张血容量。

应用

扩容/低血容量及休克的治疗,急性烧伤的处理,低蛋白血症的治疗,穿刺抽液术后扩容。

持续时间

扩容 16～24 h。半衰期约为 20 天。

代谢

多途径代谢。

不良反应

容量超负荷,氮质血症,肺水肿/CHF。

临床要点

- 置备为 5%(与血浆等渗)或 25%(5 倍于血浆渗透压)的溶液,或等渗液。
- 为血制品,应考虑宗教方面的问题。
- 在肝功能不全患者可突发脑病,肾功能不全患者可有氮质血症。
- 与淀粉衍生产品不同,本品对出/凝血功能无影响。
- 与其他扩容剂相比价格较贵。
- 若毛细血管受损(如脓毒血症),可外渗至血管外间隙。

噻吩并吡啶/ADP 抑制剂　Thienopyridines/ADP Inhibitors

Alan J. Kover, MD, PharmD　高蕾 译 / 顾卫东 校

治疗

▪ 药物

- 妊娠风险分级:B。

- 哺乳:不清楚。

作用机制

- 不可逆抑制血小板膜上的 ADP 受体(长达血小板整个生命周期 7～10 天)。该受体

负责激活糖蛋白Ⅱb-Ⅲa受体复合物。因此本品可防止纤维蛋白交联和血小板凝聚。
- 所有这三种药物均为药物前体,需要原位细胞色素进行激活。

应用

- 急性冠脉综合征/PCI(经皮冠状动脉介入治疗)放置。
- 预防支架内血栓形成。
- 脑血管意外和心肌梗死之后。
- 预防外周血管疾病的血栓形成。

不良反应

出血,挫伤,血肿,皮疹,瘙痒,中性粒细胞减少,血小板减少,恶心,腹泻。

临床要点

- 禁用于急性消化道出血或颅内出血患者。

- 常与阿司匹林合用(双联抗血小板治疗)。
- 合用其他抗凝药物的患者,出血风险增加。
- 血栓性血小板减少性紫癜(thrombotic thrombocytopenic purpura, TTP)是一种罕见并发症;常发生在用药后的前两周。
- 药物基因组学的变异发生在细胞色素酶2C19,抑制 2C19 的药物(如质子泵抑制剂)可能会通过抑制药物前体转换,增加血栓形成的风险。
- H₂ 阻滞剂可作为有消化道出血风险患者的预防性药物。

- 当冠脉支架置入术后的患者为行择期手术而考虑停用该类药物时,建议进行心脏病学咨询。ACC/AHA 建议:对于置入金属裸支架的患者,继续服用4~6周;而置入药物洗脱支架的患者,需至少服用 12 个月。一般来说阿司匹林需持续使用,除非出血风险或后果大于支架内血栓形成的风险。氯吡格雷需在术前 5 天停药;普拉格雷在术前 7 天停药;如条件允许,术后第一天即恢复用药。
- ASRA 指南建议,区域麻醉前 7 天停用氯吡格雷,14 天前停用噻氯匹定。

表 1　噻吩并吡啶/ADP 抑制剂

药物	剂量	起效时间	维持时间	代谢/排除	注释
氯吡格雷(波立维,Plavix®)	PCI 患者口服负荷量 300~600 mg,维持量 75 mg/d	2~5 h	血小板寿命:7~10 天	通过肝脏 2C19 酶转化为有活性的形式,其他经细胞色素酶/酯类水解为无活性代谢产物经尿液和粪便排出	严重肝脏疾病患者慎用
噻氯匹定(抵克力得,Ticlis®)	口服负荷量 500 mg,维持量 250 mg,bid	6 h	血小板寿命:7~10 天	主要经肝脏 CYP3A4 代谢为有活性代谢产物;经尿液(60%)和粪便排出	血液系统毒性比氯吡格雷常见
普拉格雷(Effient®)	口服负荷量 60 mg,维持量 10 mg/d	负荷量 30 min起效	血小板寿命:7~10 天	经肠道/血浆转化为无活性代谢产物,再通过 3A4 和 2B6 转化为有活性的形式;经尿液(68%)和粪便排出	>75 岁患者不推荐。有发生高血压和房颤的风险(<10%)

升压药　Pressor Agents

Alan J. Kover, MD, PharmD　高蕾译　顾卫东 校

治疗

▪ 药物

肾上腺素

- 心搏骤停/心动过缓:静脉注射(或骨内注射)1 mg(儿童 0.01 mg/kg),每 3~5 min 重复一次。
- 过敏性反应:0.3 mg 静脉注射,维持输注 1~4 μg/min。
- 低血压/心动过缓/支气管扩张:单次静脉注射 2~10 μg,维持输注 2~20 μg/(kg·min),儿童 0.01~0.1 μg/(kg·min);皮下 0.3 mg,儿童 0.01 mg/kg。
- 气管内给药一般是静脉注射剂量的 2~2.5 倍(用生理盐水或蒸馏水稀释到 10 ml)。
- 妊娠风险分级:C。
- 哺乳:不清楚。

作用机制

α₁、β₁、β₂ 肾上腺素受体直接激动剂,刺激心肌细胞,松弛各级支气管平滑肌,舒张 β₂ 支配的血管床,收缩 α₁ 受体支配的血管床。

应用

治疗无脉停搏/心脏停搏,无脉室性心动过速或室颤,有症状的/严重的心动过缓,过敏反应,支气管扩张剂,低血压/休克治疗,局麻药液中的辅助缩血管药物,治疗气道水肿,神经阻滞/区域麻醉时的试验用药。

起效时间

- 静脉注射:即刻。
- 皮下注射:5~10 min。
- 吸入:1 min。

维持时间

- 静脉注射:数分钟。
- 皮下注射:作为支气管扩张剂时,可维持 4 h。

代谢

- 吸收进神经元。
- 经肝脏、突触间隙、组织中的邻甲基儿茶酚胺转移酶和单胺氧化酶快速代谢,形成无活性代谢产物经尿液排出。

不良反应

心动过速,心悸,心律紊乱,心绞痛,肺水肿,脑出血,肠系膜缺血,震颤,焦虑,躁动。

临床要点

- 单纯的心血管效应受容量状态和压力感受器介导的反应的调节。
- 代谢效应导致能量物质增加并改变胰岛素相关反应(可诱发低血钾);增加糖原分解、糖酵解、胰高血糖素分泌和脂类分解。
- 持续输注需建立中心静脉通路,如果渗漏可出现严重的组织缺血坏死。
- 使用单胺氧化酶抑制剂患者可能引起严重的高血压。

治疗

▪ 药物

去甲肾上腺素

- 静脉注射 0.01~3 μg/(kg·min),个体差异大。
- 妊娠风险分级:C。

• 哺乳:不清楚。

作用机制

• α_1、β_1 受体直接激动剂,引起血管收缩,增强收缩力,反射性心率减慢(α 效应起主导作用)。

• 净效应受压力感受器反应的调节。

应用

低血压,休克状态(血管扩张,败血症,心源性)。

起效时间

快速。

维持时间

$1\sim2$ min。

代谢

肝脏和神经元经过单胺氧化酶和邻甲基儿茶酚胺转移酶,转化为无活性代谢产物由尿液排出。

不良反应

心律失常,心动过缓,心脏、肾脏和肠系膜缺血,外周组织低灌注,焦虑,呼吸困难。

临床要点

• 作为内源性儿茶酚胺,不但在中枢和外周神经系统具有神经递质的作用,还具有激素的作用(糖原分解、糖异生)。

• 当需要避免发生心动过速时可考虑使用本品。

• 后负荷的增加会导致心肌耗氧增加。

• 用药之前及用药过程中需纠正容量不足。

• 如有必要可建立中心静脉通路,因为如果渗漏可能出现严重的组织缺血坏死(一旦发生需使用酚妥拉明局部浸润)。

• 含偏亚硫酸氢盐防腐剂。

• 使用单胺氧化酶抑制剂患者可引起严重的高血压。

治疗

▪ 药物

去氧肾上腺素

• 静脉注射:单次 $50\sim100~\mu g$(儿童每次 $5\sim20~\mu g/kg$)。

• 静脉滴注:起始 $20\sim50~\mu g/min$[或成人及儿童 $0.1\sim0.5~\mu g/(kg \cdot min)$],然后滴定法给药。

• 妊娠风险分级:C。

• 哺乳:慎用。

作用机制

• α_1 肾上腺素受体直接激动剂,增加静脉回心血量,增加全身和肺血管阻力。

• 受压力感受器反应的调节可降低心率。

应用

• 低血压,休克,败血症性休克。

• 经鼻气管插管时可作为鼻血管收缩药。

起效时间

静脉注射即刻起效。

维持时间

静脉注射单次剂量可持续 $15\sim20$ min。

代谢

肝脏代谢成无活性代谢产物,经尿液排出。

不良反应

反射性心动过缓,高血压,焦虑,躁动。

临床要点

• 收缩静脉的效应大于动脉。

• 一般不引起心动过速/心律失常,可能会限制其他升压药物的使用。

• 经鼻喷雾可用于插管时收缩鼻黏膜以预防出血。

• 渗漏可出现组织损伤。

治疗

▪ 药物

麻黄碱

• 单次静脉注射 $5\sim25$ mg。

• 儿童单次静脉注射 $0.2\sim0.3$ mg/kg。

• 妊娠风险分级:C。

• 哺乳:不清楚。

作用机制

直接和间接(引起神经末梢释放内源性去甲肾上腺素)的 α_1、β_1 受体激动剂;弱 β_2 活性。

应用

低血压,全身或区域麻醉诱导。

起效时间

• 静脉注射:几乎即刻起效。

• 肌内注射:$10\sim20$ min。

维持时间

超过 1 h。

代谢

大多数原型经尿液排出。

不良反应

心动过速,高血压,心律失常,心绞痛/胸痛,焦虑,躁动,震颤,中枢神经系统刺激。

临床要点

• 本品可维持产科患者的子宫血流量。

• 可肌内注射。

• 大多数心血管效应与肾上腺素相似,但麻黄素效应较弱,持续时间较长。

• 具有快速耐受性,后续给药比首次给药的药效减弱。

治疗

▪ 药物

多巴胺

• 成人/儿童首次静脉注射:$1\sim5~\mu g/(kg \cdot min)$,滴定法给药,每隔 $10\sim30$ min 可加量 $1\sim5~\mu g/(kg \cdot min)$,直至 $50~\mu g/(kg \cdot min)$。

• 妊娠风险分级:C。

• 哺乳:不清楚。

作用机制

• 多巴胺受体和肾上腺素受体的剂量依赖型激动剂。

• 同时通过释放储存在神经元内的去甲肾上腺素起到间接作用。

应用

升压药/血流动力学支持,休克,体外循环后低心输出量。

起效时间

5 min。

维持时间

<10 min。

代谢

经肝脏、肾脏、血浆中的单胺氧化酶代谢;75%生成无活性代谢产物;25%生成去甲肾上腺素。

不良反应

心动过速,心律失常,心悸,心绞痛,高血压,焦虑。

临床要点

• 用药之前及用药过程中需纠正容量不足。

• 血流动力学反应呈剂量依赖型;小剂量增加肾血管流量和尿量[$1\sim5~\mu g/(kg \cdot min)$];并续存在于 β_1 效应占主导作用时[$5\sim15~\mu g/(kg \cdot min)$]。剂量大于 $15~\mu g/(kg \cdot min)$ 时,α_1 受体激动作用占主导,升高血压。

• 若 $20\sim30~\mu g/(kg \cdot min)$ 的剂量仍未达到所需作用效果,考虑更换效应更强的药物(肾上腺素或去甲肾上腺素)。

• 含偏亚硫酸氢盐。

• 渗漏可出现组织损伤。

• 无明确证据显示小剂量多巴胺对肾脏有任何益处。

治疗

▪ 药物

多巴酚丁胺

- 成人/儿童静脉注射:$2\sim20\ \mu g/(kg\cdot min)$,滴定法给药[最大剂量 $40\ \mu g/(kg\cdot min)$]。
- 妊娠风险分级:B。
- 哺乳:不清楚。

作用机制

- β_1 受体直接激动剂,增加心肌收缩力,加快心率。
- 弱 β_2 激动剂,因此不增加外周血管阻力,维持肾血流。

应用

正性肌力药用于低心输出状态,心源性休克,慢性心力衰竭,体外循环后脱机。

起效时间

数分钟。

维持时间

达峰效应在 $10\sim20\ min$,快速代谢,需持续输注。

代谢

肝脏/组织代谢为无活性代谢产物经尿液排出。

不良反应

心动过速,心律失常,心绞痛或非特异性胸痛。

临床要点

- 含偏亚硫酸氢盐。
- 无效/禁忌用于主动脉瓣狭窄或特发性肥厚型主动脉瓣下狭窄患者。
- 之前就存在心律失常的患者症状可能加重。
- 负荷超声心动图试验的诊断性药物。
- 用于血压正常的败血症患者的心脏失代偿治疗。

治疗

▪ 药物

米力农

- 静脉注射:$0.375\sim0.75\ \mu g/(kg\cdot min)$,滴定法给药至血流动力学起反应。血压正常的患者可给予单次负荷剂量($50\ \mu g/kg$,大于 $10\ min$)。
- 妊娠风险分级:C。
- 哺乳:不清楚。

作用机制

- 磷酸二酯酶抑制剂,提高细胞内 cAMP 水平,增加心肌收缩性和血管舒张,而变时性作用小。
- 选择性作用于心脏和血管组织,提高细胞内 cAMP 水平,增加心肌收缩性和血管舒张,而变时性作用小。

应用

急性或难治性慢性心率衰竭的短期血流动力学支持,肺心病,心脏手术时降低心输出状态。

起效时间

$5\sim15\ min$。

维持时间

半衰期为 $2.5\ h$。肾衰患者半衰期显著延长。

代谢

- 85%经肾脏排出/分泌成有活性的代谢产物;肾功能不全患者需调整剂量(肌酐清除率<50 ml/min)。
- 肝脏代谢(12%)。

不良反应

心律失常(包括室性心动过速和室颤),心脏缺血,低血压,肝毒性;血小板减少(少见)。

临床要点

- 缺乏针对肾上腺素受体的作用,因此对于

CHF 患者 β 受体下调或使用 β 受体阻滞剂的患者仍有效。
- 不存在快速耐受性。
- 需维持血钾和血镁浓度在正常水平。

治疗

▪ 药物

异丙肾上腺素

- 单次静脉注射 $20\sim60\ \mu g$,静脉滴注 $2\sim10\ \mu g/min$,滴定法给药。
- 儿童静脉滴注:$0.05\sim2\ \mu g/(kg\cdot min)$。
- 妊娠风险分级:C。
- 哺乳:不清楚。

作用机制

- β_1 受体和 β_2 受体直接激动剂,增加变时性、收缩性、传导性,扩张血管和支气管。

应用

缓慢性心律失常,房室结传导阻滞,难治性尖端扭转,心脏移植患者变律性心率。

起效时间

即刻。

维持时间

$10\sim15\ min$。

代谢

在肝脏和肺组织内快速结合,经尿液排出。

不良反应

心动过速,快速性心律失常,低血压,由于需氧量增加引起心肌缺血,躁动,震颤,低血钾。

临床要点

- 在高级生命支持中的应用多被其他儿茶酚胺类药物和电复律所取代。
- 不常用作支气管扩张药物。
- 可终止 QT 间期延长和心动过缓引起的尖端扭转型室速,或药物引起的 QT 间期延长。

吸入性麻醉药 Volatile Anesthetics

Alan J. Kover, MD, PharmD 高蕾 译 / 顾卫东 校

治疗

▪ 药物

地氟烷

- MAC 值:6%。

- 妊娠风险分级:B。

作用机制

仍不清楚,氟化的甲基异丙基醚。

应用

- 可用于麻醉诱导,但不推荐用于儿童麻醉诱导(可选择其他刺激性较小的药

物)。
- 麻醉维持。
- 镇静。
- 哮喘持续状态。

起效时间

起效快速。

维持时间

血气溶解度低(血/气分配系数 0.45),故停用吸入性麻醉药以后,作用维持时间短,即使长时间使用也是如此。

代谢

- 通过肺通气排出。
- 0.02％经 CYP450 氧化代谢。

不良反应

- 加快心率,低血压。
- 通过水合二氧化碳吸收剂降解为一氧化碳(是吸入性麻醉药中产生一氧化碳最多的药物)。
- 降低脑代谢活性;增加脑血流量,颅内压;可产生等电位脑电图。
- 气道刺激性。
- 增加呼吸频率;降低潮气量,分钟通气量。

临床要点

- 效能最低的吸入性麻醉药;溶解度低,可快速滴定。
- 地氟烷可在手术室室温下沸腾,使用时需要加温加压挥发罐。
- 当浓度迅速提升大于 1 MAC 时,可能会刺激交感神经系统。

治疗

▪ 药物

七氟烷

- MAC 值:2.2％。
- 妊娠风险分级:B。

作用机制

仍不清楚,氟化的甲基异丙基醚。

应用

- 诱导,比地氟烷刺激性小。
- 麻醉维持。
- 镇静。
- 哮喘持续状态。

起效时间

起效快速。

维持时间

血气溶解度低(血/气分配系数 0.69)。因此即使长时间使用,停用后作用维持时间仍很短。

代谢

- 通过肺通气排出。
- 生物降解作用占 3％~5％。
- 不形成一氧化碳。

不良反应

- 低血压,心率变化极小,心输出量轻微减少。
- 在温湿的碱石灰内可形成有肾毒性的复合物 A。
- 降低脑代谢率;增加脑血流量,颅内压;可产生等电位脑电图。
- 增加呼吸频率;降低潮气量,分钟通气量。

临床要点

- 与地氟烷不同,其化学特性允许采用传统挥发罐给药。
- 无刺激性,对气道刺激程度最轻,适用于吸入性诱导。
- 降解不产生乙酰基卤化代谢物,因此不会产生像其他吸入性麻醉药所引起的免疫介导的肝毒性。

治疗

▪ 药物

异氟烷

- MAC 值:1.2％。
- 妊娠风险分级:C。

作用机制

不清楚,卤化的甲基异丙基醚。

应用

- 诱导,比地氟烷刺激性小。
- 麻醉维持。
- 镇静。
- 哮喘持续状态。

起效时间

起效速度中等,比七氟烷和地氟烷慢。

维持时间

维持时间中等。血/气分配系数为 1.4,可溶性更高,因此比七氟烷和地氟烷的维持时间长。

代谢

- 通过肺通气排出。
- 0.2％通过肝脏 CYP450 氧化代谢,产生乙酰化肝蛋白质。
- 肝毒性发生率比氟烷低,但比地氟烷高。

不良反应

- 低血压,增加心率,对心输出量整体影响小,对心肌有直接抑制作用。
- 可产生等电位脑电图;降低脑代谢率;增加脑血流量,颅内压。
- 增加呼吸频率;降低潮气量,分钟通气量。

临床要点

- 与其他吸入性麻醉药一样,可引起冠脉扩张,故认为可能会造成冠状动脉窃血,但目前未发现这一作用的临床相关性。

治疗

▪ 药物

氟烷

- MAC 值:0.76％。
- 妊娠风险分级:C。

作用机制

作用机制仍不清楚,卤化性烷烃衍生物。

应用

- 诱导。
- 麻醉维持。
- 镇静。
- 哮喘持续状态。

起效时间

与七氟烷和地氟烷相比,起效速度中等。

维持时间

与七氟烷和地氟烷相比,维持时间中等。血/气分配系数为 2.5。

代谢

- 15％~20％参与代谢。当氧含量充足时,氟烷经 CYP450 氧化,但当氧分压低时,则产生还原代谢。
- 氟烷性肝炎发生机制有两个——免疫介导;改变肝血流,损害肝氧化反应。

不良反应

- 低血压,心动过缓,对心肌有直接抑制作用,心输出量整体减少。当与肾上腺素合用时有潜在致心律失常作用。
- 增加脑血流量,在氟烷麻醉起始阶段需高通气量,增加颅内压;降低脑需氧量;当浓度>4MAC 时才出现爆发抑制。

临床要点

氟烷为刺激性小的吸入性麻醉药,可用于吸入性诱导。但由于新的吸入性药物的出现,本品已不常规使用。

治疗

▪ 药物

氧化亚氮(笑气)

- MAC 值:>100％,故在大气压状态下无法使用氧化亚氮进行全身麻醉。
- 妊娠风险分级:C。

作用机制

作用机制仍不清楚。

应用

- 面罩诱导的辅助用药(无刺激性,无味)。
- 麻醉维持和镇静的辅助麻醉技术。

• 镇痛。

起效时间

快速。

维持时间

由于血/气分配系数仅为 0.46,持续时间短。

代谢

仅 0.004% 经还原代谢为氮。

不良反应

• 对心率、血压影响小,本品对心输出量的影响次于增加交感神经系统活性的影响。

• 增加颅内压和脑血流量;降低脑代谢活性。

• 增加呼吸频率;降低潮气量和降低分钟通气量。

临床要点

• 无味

• 由于在大气压下无法达到 1 MAC 的浓度,本品常作为麻醉辅助用药。

• 使维生素 B_{12} 失活。

• 加用本药可引起阵挛和强直。

酰胺类局麻药 Amide Local Anesthetics

Joseph Koveleskie, MD 方铮 译 / 顾卫东 校

治疗

▪ 药物

阿替卡因（Septocaine ®，Zorcaine ®，Articadent ®）

• 常规剂量

- 成人/年龄＞4 岁的小儿:最大推荐剂量为 7 mg/kg。

• 妊娠风险分级:C。

• 哺乳:不清楚,慎用。

作用机制

可逆性阻滞钠通道,抑制神经纤维动作电位的产生和传导。

应用

• 简单或复杂的牙齿及牙周操作采用局部浸润或传导组织麻醉。

• 可用于周围神经阻滞、硬膜外阻滞、蛛网膜下腔阻滞和静脉区域麻醉（intravenous regional anesthesia，IVRA）（Bier 阻滞）。

起效时间

快速。

持续时间

60 min。

代谢

经血浆/肝脏内的羧酸酯酶代谢为无活性产物,随尿液排出。

不良反应

• 血管内注射或大量吸收致血药浓度过高可出现局麻药中毒的典型表现:中枢神经兴奋/抑制、抽搐、呼吸暂停、心律失常、低血压、死亡。药物的吸收率及毒性与组织的血流有关:静脉内＞气管内＞肋间＞鞍部＞颈椎旁＞硬膜外腔＞臂丛＞坐骨神经＞皮下。

• 酰胺类局麻药有可能发生过敏反应（皮肤或过敏反应）,但极其罕见。大多数反应与防腐添加剂或肾上腺素相关。

• 可能导致高铁血红蛋白血症。

临床要点

• 欧洲和其他地区使用较普遍,2000 年在美国获得批准,多数与肾上腺素合用于牙科。

• 由于快速水解为无活性的代谢产物,毒性低于利多卡因。

• 所有局麻药如发生静脉内注射,均可考虑使用脂肪乳剂解救治疗。

治疗

▪ 药物

布比卡因（Marcaine ®，Sensorcaine ®，Vivacaine ®）

• 中毒剂量:2.5 mg/kg。

• 妊娠风险分级:C。

• 不推荐哺乳期使用,可进入母乳。

作用机制

• 可逆性阻断中枢和外周神经以及心脏起搏细胞上的快速电压门控钠离子通道,从而干扰动作电位的传导,但不改变膜静息电位。

• 弱碱性。以固体粉末存在,空气中不稳定,水溶性差。需与盐酸结合形成水溶性的离子。

• 作用部位在细胞内;需以非质子和非离子化的形式穿过脂质双分子层,进而与受体结合（起效速度取决于 pKa）。当 pH＝pKa,50% 的药物不带电荷,50% 带电荷。

• 效能大小主要取决于脂溶性;烃链越长越容易穿过脂质双层。

• 作用持续时间决定于蛋白结合率（α_1 糖蛋白）;只有处于游离、非结合状态的局麻药才有活性。某些病理状态（营养不良、肝脏疾病）可使游离药物增加（剂量应减少）。

应用

已广泛用于局部麻醉/区域麻醉。使用时需非常小心,以免血管内注射或剂量超过最大推荐剂量。

起效时间

浸润麻醉和蛛网膜下腔麻醉——快;硬膜外麻醉——中;外周神经阻滞——慢。

持续时间

蛛网膜下腔麻醉:60～240 min;浸润麻醉:120～480 min;硬膜外麻醉:120～300 min;外周神经阻滞:240～960 min。

代谢

经肝微粒体酶代谢时,代谢产物经尿液排出。相对于脂类局部麻醉药的快速代谢,酰胺类局麻药的代谢更加缓慢和复杂。与酯类局麻药相比,酰胺类局麻药血药浓度升高的持续时间更长,更可能发生全身毒性反应。

不良反应

• 全身毒性反应,如"阿替卡因"中所述。

• 高血药浓度时可致心律失常和心搏停止,仅靠传统的高级生命支持或支持治疗难以复苏。

• 可能发生酰胺类局麻药过敏,但极其罕见。大多数"过敏"的真正原因是防腐添加剂的反应。关节腔内注射可发生软骨溶解。

临床要点

• 与心脏钠离子通道结合牢固且解离非常缓慢,致使复苏时间长而困难。一句关于局麻药使用的格言尤其适合布比卡因:"把每次给药都视为试验剂量"。β受体阻滞剂、洋地黄、钙通道阻滞剂、肾上腺素、去氧肾上腺素、低氧血症、高钾血症、酸中毒和高碳酸血症均可加重布比卡因的心脏毒性。尽早考

虑使用脂肪乳剂。

- 不推荐用于静脉区域麻醉。

治疗

▪ 药物

地布卡因阿卡卡因辛可卡因(Nupercainal®, Nupercaine®, Rectacaine®)

作用机制

可逆性阻断钠离子通道,见"阿替卡因"。

应用

外用乳膏和栓剂用于治疗疼痛、瘙痒和轻微皮肤疾病的炎症,尤其可作为非处方药用于痔疮治疗,也可用于假性胆碱酯酶活性抑制的实验室检测。

起效时间

快速。

持续时间

3~4 h。

代谢

经肝脏代谢,是消除最慢的酰胺类局麻药。在其他国家可用于蛛网膜下腔麻醉,但由于其存在毒性,在美国禁用于蛛网膜下腔麻醉。

不良反应

与其他酰胺类局麻药类似。此外还包括接触性皮炎、免疫过敏反应及光敏反应。

临床要点

所有局麻药如发生静脉内注射,均可考虑使用脂肪乳剂解救治疗。

治疗

▪ 药物

依替卡因(Duranest®)

用量:最大剂量 300 mg,加肾上腺素时 400 mg。

作用机制

可逆性阻断钠离子通道,见"阿替卡因"。

应用

- 硬膜外麻醉、牙科及眼科的浸润麻醉。
- 也可用于气管插管时表面麻醉、输卵管结扎术后镇痛以及外周神经阻滞。

起效时间

快速。

持续时间

浸润麻醉与硬膜外麻醉:120~480 min,外周神经阻滞:180~720 min。

代谢

与其他酰胺类局麻药类似,但速度更慢。

<1%以原型经尿液排泄。

不良反应

与其他酰胺类局麻药类似。

临床要点

- 2001 年退出美国市场。
- 注射时比其他局麻药更痛。
- 硬膜外麻醉时,运动阻滞作用较强,但感觉阻滞可能不够充分。
- 动物使用可引起卟啉症。

治疗

▪ 药物

利多卡因(Xylocaine®,EMLA®)

- 中毒剂量:5 mg/kg,添加肾上腺素时 7 mg/kg。
- 妊娠风险分级:B。
- 哺乳期慎用。

作用机制

可逆性阻断钠离子通道,见"布比卡因"。

应用

- 表面麻醉、浸润麻醉或区域麻醉,包括骶管阻滞、硬膜外阻滞和蛛网膜下腔阻滞。
- 室性心律失常,用于高级生命支持/儿童高级生命支持。
- 抑制气道操作时的交感神经反应和喉部反射(喉镜操作、气管插管、吸痰)。
- 降低全麻药 MAC(降低 MAC 和丙泊酚需要量)。
- 减少丙泊酚注射相关的疼痛/不适。
- 和丙胺卡因合用(EMLA 乳膏),一种表面麻醉制剂。

起效时间

快速。

持续时间

表面麻醉、静脉区域麻醉及蛛网膜下腔麻醉:30~60 min;硬膜外麻醉:60~120 min;周围神经阻滞:60~180 min;浸润麻醉:60~240 min。

代谢

经肝脏代谢为有活性的代谢产物(可累积并产生毒性反应),经尿液排出。

不良反应

与其他酰胺类局麻药类似。可致高铁血红蛋白血症,但非常罕见。

临床要点

- 静脉局部麻醉(Bier block)最常用的局麻药。

- 有报道,用于蛛网膜下腔麻醉时(浓度低至 0.5%)可引起短暂性神经综合征(transient neurologic symptoms,TNS)。马尾综合征的发生与药液分布不当或不均匀有关(微导管<28 g)。
- 可添加碳酸氢钠(18~19 ml 利多卡因加入 1~2 ml 8.4% NaHCO₃)可增加非解离药物的百分比,有助于药物通过细胞膜脂质双分子层,缩短阻滞的起效时间,增强感觉和运动阻滞,增加硬膜外阻滞的范围。

治疗

▪ 药物

甲哌卡因(Carbocaine®,Isocaine®,Polocaine®,Scandonest®)

- 中毒剂量:5 mg/kg,添加肾上腺素时 7 mg/kg。
- 妊娠风险分级:C。
- 哺乳:不清楚,慎用。

作用机制

可逆性阻断钠离子通道,见"布比卡因"。

应用

硬膜外阻滞、外周神经阻滞、浸润麻醉。

起效时间

快速。

持续时间

蛛网膜下腔麻醉:60~120 min;硬膜外麻醉:60~180 min;浸润麻醉:60~240 min;周围神经阻滞:120~240 min。

代谢

经肝脏,大部分代谢产物经肾脏排泄。新生儿由于清除减少导致消除半衰期延长。

不良反应

与其他酰胺类局麻药类似。

临床要点

- 血管扩张作用较小,不添加肾上腺素也可取得相似效果。
- 可用于静脉局部麻醉(Bier block)。

治疗

▪ 药物

丙胺卡因(Citanest®,EMLA®)

- 中毒剂量:8 mg/kg。
- 妊娠风险分级:B。
- 无已知的哺乳期用药顾虑。

作用机制

可逆性阻断钠离子通道,见"布比卡因"。

应用

浸润麻醉、外周神经阻滞、静脉区域阻滞、表面麻醉(与利多卡因合用)。

起效时间

快速。

持续时间

静脉区域麻醉:30~60 min;浸润麻醉:60~120 min;硬膜外麻醉:60~180 min;周围神经阻滞:90~180 min。

代谢

经肝脏和肾脏代谢,是代谢最快的酰胺类局麻药。代谢产物经肾脏排泄。代谢产物邻甲苯胺可引起高铁血红蛋白血症。

不良反应

代谢产物邻甲苯胺使血红蛋白转变为高铁血红蛋白(不能结合 O_2 或 CO_2),导致血红蛋白的运载功能丧失。

临床要点

• 相比其他药物,较少引起血管扩张(使用时不用添加肾上腺素)。

• 可替代利多卡因用于静脉区域阻滞。

• 与利多卡因混合,合成共晶混合物乳膏(EMLA®),用于表面麻醉。

• 服药(磺胺类、对乙酰氨基酚、乙酰苯胺、苯胺染料、苯佐卡因、氯喹、氨苯砜、萘、硝酸盐和亚硝酸盐、呋喃妥因、硝酸甘油、硝普钠、扑疟喹、氨基水杨酸、非那西丁、苯巴比妥、苯妥英钠、伯氨喹及奎宁)后发生药物诱导性高铁血红蛋白血症的患者,使用丙胺卡因后发生高铁血红蛋白血症的风险也较大。

治疗

▪药物

罗哌卡因(Naropin®)

• 中毒剂量:3 mg/kg。

• 妊娠风险分级:B。

• 哺乳:不清楚,建议慎用。

作用机制

可逆性阻断钠离子通道,见"布比卡因"。

应用

硬膜外阻滞、外周神经阻滞、蛛网膜下腔阻滞。

起效时间

浸润麻醉——快;硬膜外麻醉——中;外周神经阻滞——慢。

持续时间

浸润及硬膜外麻醉:120~360 min;外周神经阻滞:300~480 min。

代谢

肝脏/主要由 CYP1A2 代谢,代谢产物经尿液排泄。尿毒症患者可发生毒性代谢物蓄积。

不良反应

与其他酰胺类局麻药类似。

临床要点

• 由于有较明显的分离阻滞作用(感觉>运动)且心脏毒性小于布比卡因,因而临床使用越来越普及。

• 曾用于静脉区域阻滞,但是不推荐。

• 本身具有血管收缩作用,因而不需要添加肾上腺素。

哮喘/COPD 药物 Asthma COPD Drugs

Alan J. Kover, MD, PharmD 解轶声 译 / 顾卫东 校

治疗

▪药物

沙丁胺醇(舒喘宁,万托林,Pro-Air®)

• 定量吸入器2喷,q4~6 h使用(急性加重可予每 20 min 4~8喷,直至 4 h)。

• 正压通气时可在气管导管内使用,使用专用连接器或接入 $ETCO_2$ 检测口。

• 可雾化吸入。

• 儿童根据年龄调整剂量。

• 妊娠风险分级:C。

• 哺乳期使用风险未明。

作用机制

相对特异性的 β_2 激动剂,增加细胞内cAMP,使细胞内钙离子浓度下降,从而舒张支气管平滑肌,扩张支气管。

应用

• 扩张支气管。

• 高血钾。

起效时间

• 吸入/喷雾:10 min起效;0.5~2 h达峰

效应。

• 口服:2~3 h起效。

持续时间

吸入:3~4 h;口服:4~6 h。

代谢

经肝脏转化为无活性硫酸盐,30%以原型经尿液排出。肾功能不全患者无需调整剂量。

不良反应

心动过速,胸痛,心悸,心律失常,高/低血压,面部潮红,焦虑,颤抖/中枢兴奋,低血钾(再分布),高血糖(多次用药),反常支气管痉挛,过敏反应。

临床要点

• 使用前应充分摇晃吸入器。

• 心脏病、心律失常、癫痫、甲亢以及低血钾(可进一步降低血浆钾浓度)患者慎用。

• β受体阻滞剂拮抗作用。

治疗

▪药物

沙丁胺醇/异丙托溴铵(可必特),异丙托溴铵(爱全乐)

• 定量吸入器2喷,每天4次。

• 雾化吸入 500 μg,每天4次。

• 异丙托溴铵:妊娠风险分级:B,哺乳期使用风险未明。

作用机制

• 同"沙丁胺醇"。

• 异丙托溴铵作为一种局部作用的抗胆碱能药物,可降低细胞内 GMP 水平,因此增强沙丁胺醇的扩张支气管作用,同时减少支气管分泌物。

应用

COPD,哮喘。

起效时间

3~15 min,1~2 h达峰效应。

持续时间

4~6 h。

代谢

酯水解,转化为数种无活性的代谢产物。

不良反应

口苦,口干,眼内压上升,尿潴留,支气管炎,反常支气管痉挛,上呼吸道感染,过敏反应。

临床要点

- 使用前应充分摇晃吸入器。
- 青光眼、膀胱出口梗阻前列腺肥大的患者慎用。
- 避免接触眼睛。
- 沙丁胺醇中加入异丙托溴铵以增加其疗效。对 COPD 患者,抗胆碱能药物可能更有效。

治疗

▪ 药物

特布他林(Brethine®)

- 哮喘/支气管痉挛,皮下注射 0.25 mg,15～30 min 后可重复使用(4 h 内不超过 0.5 mg)
- 儿童根据年龄和体重调整剂量。
- 作为宫缩抑制剂使用,皮下注射 0.25 mg,20 min 后重复给药。
- 妊娠风险分级:B。
- 进入母乳,哺乳期可使用。

作用机制

特异性的 β_2 激动剂,增加细胞内 cAMP 量。因此可减少子宫及支气管细胞钙离子的流入,产生肌肉松弛作用。

应用

- 哮喘。
- 支气管痉挛。
- 子宫收缩抑制剂(说明书外使用,一般使用不超过 48 h)。

起效时间

皮下注射:6～15 min;口服:30～45 min。

持续时间

半衰期为 2～5 h。

代谢

- 口服:经肝脏转化为无活性硫酸盐代谢产物。
- 皮下注射:90% 经肾脏排出,60% 为药物原型。肌酐清除率<50 的患者剂量减半,肌酐清除率<10 的患者应避免使用。

不良反应

心动过速,心悸,面部潮红,高血压,焦虑,颤抖,多动,低血钾,高血糖(多次用药);增加肺水肿,胎心过速,反常支气管痉挛,过敏反应风险。

临床要点

- 近期(2011 年 2 月)FDA 黑框警示,早产>48 h,用药产妇可发生心动过速、心律失常、低血钾、高血糖、肺水肿以及心肌缺血。胎盘早剥以及先兆子痫患者禁用本药作为子宫收缩抑制剂。
- 可被非特异性 β 受体阻滞剂拮抗,选择性 β_1 受体阻滞剂的作用较轻。心脏病、癫痫、甲亢、糖尿病及低血钾患者慎用。

治疗

▪ 药物

长效 β 激动剂(福莫特罗,沙美特罗)混以吸入性肾上腺皮质激素制剂

- 妊娠风险分级:C。
- 哺乳期慎用,进入母乳。

作用机制

通过激动 β_2 受体舒张支气管平滑肌。

应用

- 哮喘的长期控制。
- COPD。
- 运动性哮喘。

不良反应

头痛,颤抖,低血钾,心动过速,高血压,高血糖,鼻塞,咽炎,咳嗽。肾上腺皮质激素混合制剂可造成上呼吸道念珠菌感染、发声困难以及全身效应。

临床要点

- 不适合控制急性支气管痉挛或者哮喘/COPD 急性加重的情况。
- 可减少 COPD 急性加重的发病率并改善肺功能。
- 控制效果不理想时,常混以吸入性肾上腺皮质激素制剂治疗。
- 随使用时间的增加,可出现对长效 β 激动剂的耐受。
- 可增加哮喘相关死亡风险。

表 1 长效 β 受体激动剂

药物	剂量	起效时间	持续时间	代谢/排泄	与皮质激素的复方制剂/剂量
沙美特罗(Serevent®)	50 μg, bid 吸入(成人及 4 岁以上的儿童)	哮喘 30 min,COPD 2 h	12 h	经肝脏的 CYP3A4 代谢,经尿液及粪便排出	氟替卡松(Advair)1～2 吸/日
福莫特罗(Foradil®)	12 μg, bid 吸入;20 μg, bid 雾化(成人及 5 岁以上的儿童)	12 min 内达 80% 峰效应,雾化 2 h	10～12 h	经肝脏的数种 CYP 同工酶代谢,经尿液及粪便排出	布地奈德(Symbicort)莫米松(Dulera)均为 2 吸, bid
阿福特罗(Brovana®)-福莫特罗的右旋体	15 μg, bid 雾化	1～3 h 达峰效应	半衰期 26 h	经肝脏的 CYP2D6 以及 CYP2C19 代谢	仅用于 COPD 患者,无皮质激素复方制剂

治疗

▪ 药物

噻托溴铵(Spiriva)

- 吸入 18 μg,每天一次。
- 妊娠风险分级:C。
- 哺乳期使用风险未明。

作用机制

- 吸入性抗胆碱能药,拮抗支气管平滑肌的毒蕈碱受体,从而产生扩张支气管作用。

应用

COPD 的长期控制。

起效时间

5 min 到达峰效应。

持续时间

半衰期为 5～6 日。

代谢

极少量经肝脏的 CYP2D6 及 CYP3A4 代谢,经尿液及粪便排出。

不良反应

口干,上呼吸道感染,咽炎,鼻窦炎,便秘,尿潴留。

临床要点

- 不适合急性支气管痉挛,COPD 急性加重或者哮喘急性发作的情况。
- 没有药物耐受的证据。
- 降低 COPD 急性加重的发病率。
- 与其他抗胆碱能药物合用,可增强效果。

治疗

■ 药物

茶碱

- 长期使用可口服缓释片剂：300～600 mg，每日一次。
- 静脉注射剂型（氨茶碱）负荷剂量 4.6 mg/kg，后以 0.4 mg/(kg·h)维持(取决于茶碱的种类)。
- 儿童根据年龄及体重调整剂量。
- 老年患者、肝病患者、心功能不全(cardiac heart failure, CHF)患者由于清除率下降，均需减量。
- 妊娠风险分级：C。
- 哺乳期使用：母乳中药物浓度与母亲血浆中药物浓度相似。

作用机制

- 由于抑制磷酸二酯酶，从而增加细胞内 cAMP 浓度，产生扩张支气管作用。
- 也造成对中枢神经系统和心脏的刺激，利尿。

应用

- COPD。
- 哮喘。
- 很少采用静脉注射制剂控制急性加重。

起效时间

- 静脉注射：30 min。
- 口服：1 h。

持续时间

半衰期 3～8 h，变化大，随年龄、肝脏/心脏功能、吸烟史而变化。

代谢

- 经肝脏的多种 CYP 同工酶转化为代谢产物，50%以原型经尿液排出。

不良反应

恶心，呕吐，神经质，颤抖，头痛，失眠，心动过速/心律失常，癫痫发作。

临床要点

- 因其治疗指数狭窄，不良反应多见以及需要检测血浆药物浓度，故不常用。当血浆浓度超过 12～15 μg/ml 时，其不良反应增加(通常成年人治疗浓度为 5～15 μg/ml)。
- 存在许多药物相互作用。
- 氨茶碱是茶碱的乙二胺盐(茶碱占氨茶碱总量的 80%)。

血管紧张素转换酶抑制剂和血管紧张素受体拮抗剂 Angiotensin Converting Enzyme Inhibitors and Angiotensin Receptor Blockers

Alan J. Kover, MD, PharmD 方铮 译 / 顾卫东 校

治疗

■ 药物

血管紧张素转换酶抑制剂(angiotensin converting enzyme inhibitors, ACEI)

- 肾功能不全患者需减量，老年患者的剂量需缓慢滴定/减量。
- 妊娠风险分级：孕早期 C，孕中期和孕晚期 D。
- 哺乳期不推荐使用。

作用机制

- 抑制血管紧张素 I 转换为血管紧张素 II，后者可促进肾上腺皮质释放醛固酮，并有收缩肾小动脉的作用。
- 此外，还可抑制缓激肽的分解，缓激肽具有舒张血管作用。

应用

- 慢性或急性高血压。
- 高血压危象。
- 充血性心力衰竭。
- 心肌梗死后。
- 用于糖尿病或既往有肾脏疾病的患者，起到肾保护作用。

不良反应

咳嗽，味觉改变，低血压，头痛，头晕，乏力，加重肾动脉狭窄或低血容量患者的肾衰竭，增加血清肌酐水平，高钾血症，血管性水肿(多见于黑人人群及女性)，皮疹。

临床要点

- 围手术期使用存在争议；全麻患者术前给

药后术中易发生低血压。但如果术前停用，术后更易发生高血压和房颤。术前使用 ACEI 的患者可能需加压素治疗术中顽固性低血压。
- 有胎儿死亡/畸形的风险，妊娠妇女禁忌使用。
- NSAIDs 类药物对抗 ACEI 的降压作用，并且增加肾功能障碍的风险。如同时使用需密切监控血压。
- ACEI 诱发咳嗽或血管性水肿的患者，可以用血管紧张素受体拮抗剂替代。
- 常与利尿剂合用。
- 高血钾常见于补钾或服用导致高钾血症药物的患者。

表 1 血管紧张素转换酶抑制剂

药物	剂量	起效时间	持续时间	代谢	注释
依那普利 (Vasotec®)	iv 0.625～5 mg，q6h；小儿每次 5～10 μg/kg PO 2.5～5 mg，bid/d（最大剂量可至 20 mg ACEI）；小儿每次 0.08～0.1 mg/kg	iv 5～15 min PO 1 h	iv 6 h PO 12～24 h	酯酶转化为活性药物，60%～80%经肾排泄，部分经粪便排出	唯一的 ACEI 静脉制剂。肾病患者需调整剂量
卡托普利 (Capoten®)	PO 2.5～5 mg，bid（最大剂量可至 20 mg，bid）；小儿每次 0.5 mg/kg，2～4 次/天	1～1.5 h	半衰期 1～2 h	50%经肝脏代谢，50%以原型经肾排泄	T₁/₂最短的 ACEIs。最易诱发咳嗽
雷米普利 (Altace®)	PO 1.25～20 mg/d（最大剂量）	1～2 h	24 h	经酯酶转化为活性药物，60%经尿液排泄	部分经粪便排泄
喹那普利 (Accupril®)	PO 5～40 mg/d；小儿 5～10 mg/d	1 h	24 h	经酯酶转化为活性药物，50%～60%经尿液排泄	

（续表）

药物	剂量	起效时间	持续时间	代谢	注释
赖诺普利（Prinivil®, Zestril®）	PO 5～40 mg/d；小儿 0.07 mg/(kg·d)	1 h	24 h	无代谢，以原型经尿液排泄	非前体药物
贝那普利（Lotensin®）	PO 10～80 mg/d；小儿 0.2 mg/(kg·d)	1～2 h	24 h	经酯酶转化为活性药物。大部分经肝脏代谢/不经肾排泄	每天总量可 bid 给予
福辛普利（Monopril®）	PO 10～40 mg/d；小儿 5～10 mg/d（肝功能障碍减量）	1 h	24 h	经酯酶转化为活性药物。经肝脏排泄。部分代谢产物经尿液排出	唯一的肾功能障碍不需调整剂量的 ACEI

治疗

■ 药物

血管紧张素受体拮抗剂（angiotensin receptor blockers, ARB）

- 妊娠风险分级：孕早期 C，孕中期和孕晚期 D。
- 哺乳：不推荐使用。

作用机制

- 在血管紧张素受体水平拮抗血管紧张素 Ⅱ 的效应。
- 抑制血管收缩和醛固酮分泌。
- 不影响缓激肽的降解。

应用

- 慢性高血压。
- 充血性心力衰竭。
- 用于糖尿病或存在肾病风险的患者，起到肾保护作用。

不良反应

- 低血压、头痛、头晕、味觉改变、腹泻、性功能障碍、高钾血症、血清肌酐增加、肾功能不全。

临床要点

- 术中关注同 ACEI。

- 可作为患者不能耐受 ACEI 时的替代药物。可能发生咳嗽和血管性水肿，但较 ACEI 少见。
- 由于有死胎/畸形的风险，妊娠妇女应避免使用。
- 常与利尿剂联合使用。
- 高血钾常见于补钾或使用其他导致高钾血症药物的患者。
- 没有静脉剂型。
- 作用时间比 ACEI 长。
- NSAID 类药物可减弱 ARB 的疗效，并增加发生肾功能障碍的风险。

表 2　血管紧张素受体拮抗剂

药物	剂量	起效时间	持续时间	代谢	注释
坎地沙坦（Atacand®）	PO 4～32 mg/d	2～3 h	超过 24 h	经由小肠激活。大多数肾脏清除	中重度肝病需减少剂量
依普沙坦（Teveten®）	PO 600 mg/d 或 400～800 mg/d 或 bid	1～2 h	超过 24 h	极少量肝脏代谢，＞90% 粪便排泄	肝/肾疾病无需减量
厄贝沙坦（Avapro®）	PO 150～300 mg/d（如容量不足 75 mg/d）；小儿 75～150 mg/d	1～2 h	超过 24 h	经肝脏由 CYP 2C9 代谢，80%经粪便排泄	肾病无需调整剂量
替米沙坦（Micardis®）	PO 40 mg/d（最大可至 80 mg/d）	1～2 h	多达 24 h	经肝脏结合，97%经粪便排泄	高龄或肝病起始剂量 20 mg/d
缬沙坦（Diovan®）	PO HTN：80～160 mg/d 最多可至 320 mg/d CHF：20～40 mg，bid 滴定至 320 mg/d；小儿 1.3 mg/(kg·d)	2 h	24 h	经肝脏形成非活性代谢产物，83%经粪便排泄	注意严重的肝病。高龄/肾病无需调整剂量
氯沙坦（Cozaar®）	PO 50～100 mg/d，同时使用利尿剂的初始计量 25 mg/d；小儿 0.7 mg/(kg·d)	6 h	24 h	经肝脏，更倾向于经 CYP 2C9 和 3A4 代谢	肝病起始剂量 25 mg，高龄或肾病不变
奥美沙坦（Benicar®）	PO 20 mg/d 最多可至 40 mg/d；小儿 10～20 mg/d	1～2 h	24 h	在消化道水解为活性代谢产物，经肾脏和粪便排泄	肝病、肾病、高龄患者无需调整剂量

有抗癫痫作用的镇痛辅助药物　Anticonvulsant Pain Adjuncts

Alan J. Kover, MD, PharmD　解轶声 译 / 顾卫东 校

治疗

■ 药物

加巴喷丁（诺立汀）

- 口服每天 300～3 600 mg，分 3 次服用，老年或肾功能损害患者减量。
- 3～12 岁的儿童：口服每天 25～50 mg/kg，分 3 次服用。
- 妊娠风险分级：C。
- 哺乳期慎用，进入母乳。

作用机制

- 调节位于突触前的电压门控钙离子受体，减少兴奋性神经递质的释放。
- 结构与 γ-氨基丁酸（gamma-aminobutyric acid, GABA）相似，但不与 GABA 受体

结合。
- 产生抗癫痫及镇痛作用。

应用

部分性癫痫发作和继发的全面性癫痫发作,神经病理性疼痛,疱疹后神经痛,糖尿病神经病变,纤维肌痛症,偏头痛的预防。

起效时间

可能需要2~3周达到最佳效果。

持续时间

半衰期为5~7 h,肾功能不全患者显著延长。

代谢

以原型经尿液排出。

不良反应

嗜睡,头晕,共济失调,疲乏,眼球震颤,视物模糊,神志不清,水肿,体重增加。

临床要点

- 不诱导肝微粒体酶。
- 可用于围手术期疼痛控制,术前1~2 h给药。
- 围手术期不可突然停药,可致癫痫发作频率增加。
- 与其他中枢抑制/镇静剂合用时,可增加中枢抑制作用。
- 可致儿童以及有潜在行为异常或发育异常者发生行为学改变。

治疗

▪ 药物

普瑞巴林(Lyrica®)

- 常规剂量
- 口服150~600 mg/d,分2~3次服用。肾功能不全患者减量。
- 妊娠风险分级:C。
- 不推荐哺乳期使用,进入母乳。

作用机制

与加巴喷丁相似,调节位于突出前的电压门控钙离子受体,减少兴奋性神经递质的释放。

应用

- 部分性癫痫发作及继发的全面性癫痫发作。
- 神经病理性疼痛。
- 纤维肌痛。
- 糖尿病神经病变。
- 疱疹后神经痛。
- 焦虑症。

起效时间

疼痛控制:大约1周。

持续时间

半衰期为6 h。

代谢

90%以原型及少量无活性代谢产物经尿液排出。

不良反应

嗜睡,头晕,共济失调,震颤,体重增加,口干,视物模糊,血管性水肿,外周性水肿,头痛,神志不清。

临床要点

- 除了中枢抑制外,无其他明显的药物相互作用。
- 不诱导肝微粒体酶。
- 会引起欣快感,因而是美国禁毒署(Drug Enforcement Administration, DEA)V级管制药品。
- 不可突然停药,会增加癫痫发作风险。

治疗

▪ 药品

托吡酯(妥泰)

- 常规剂量
- 口服200~400 mg/d,单次或分2次服用,老年及肾功能不全患者减量。
- 10岁以下儿童:口服50~400 mg/d,单次或分2次服用。
- 妊娠风险分级:D。
- 哺乳期慎用,进入母乳。

作用机制

- 阻断电位依赖性钠离子通道。
- 增强GABA介导的活动。
- 拮抗兴奋性受体。

应用

- 部分性或全面性癫痫发作。
- 预防偏头痛或丛集性头痛。
- 糖尿病神经病变。
- 神经病理性疼痛。

起效时间

1~4 h达峰效应。

持续时间

半衰期为21 h。

代谢

70%~80%以原型经尿液排出,少量通过肝脏CYP微粒体酶代谢。

不良反应

瞌睡,头晕,头痛,共济失调,神经过敏,神志不清,感觉异常,体重减轻,复视,急性青光眼,专注力/记忆力受损,肾结石,少汗,高

热,高氨血症(与丙戊酸盐同时给药会产生额外风险)。

临床要点

- 反跳作用:突然停药会导致癫痫发作频率增加,应在数周内逐渐减量。
- 与其他中枢抑制/镇静剂合用时,可增加中枢抑制作用。
- 有碳酸酐酶抑制作用,可致高氯性代谢性酸中毒。

治疗

▪ 药物

丙戊酸钠(丙戊酸:Depakene®,二丙戊酸钠:Depakote®)

- 常规剂量
- 成人/儿童:口服250~3 000 mg/d,分次服用。肾功能或肝功能受损者减量。
- 两种药品释出相同量的丙戊酸离子。
- 有缓释制剂。
- 妊娠风险分级:D。
- 哺乳期慎用,进入母乳。

作用机制

在抑制性神经元上增加GABA的利用率及活性度。

应用

- 癫痫。
- 预防偏头痛。
- 双相情感障碍。
- 躁狂症。
- 糖尿病神经病变。

起效时间

4~17 h达峰效应(与药物种类相关)。

持续时间

半衰期为9~16 h。

代谢

- 主要以非线性药代动力学通过肝脏代谢。
- 30%~50%经尿液以葡萄糖醛酸盐的形式排出。

不良反应

瞌睡,头痛,视觉障碍,恶心,体重增加,雄激素样作用,震颤,血小板减少症,脱发,肝功能不全,高氨血症,胰腺炎。

临床要点

- 有静脉注射制剂(Depacon®)。
- 与其他中枢抑制/镇静剂合用时,可增加中枢抑制作用。
- 用药时应监测肝酶、血小板计数、血氨以

及血丙戊酸水平。

• 除非发生严重的血小板减少症,一般凝血功能正常。

治疗

▪ 药物

拉莫三嗪(利必通)

• 常规剂量

- 口服 100～500 mg/d,有肝肾疾病的患者减量。

- 13 岁以下儿童:4.5～7.5 mg/(kg·d)。

• 妊娠风险分级:C。

• 哺乳期不推荐使用,进入母乳。

作用机制

• 通过抑制钠离子门控通道达到细胞膜稳定作用。

• 抑制兴奋性神经递质释放(谷氨酸)。

应用

• 部分性癫痫发作及继发的全面性癫痫发作。

• 双向情感障碍。

起效时间

1～11 h 达峰效应(与药物种类相关)。

持续时间

半衰期为 25～33 h,老年患者延长。

代谢

由肝肾转化为无活性的葡萄糖醛酸盐,随后经尿液排出。

不良反应

头晕,共济失调,嗜睡,头痛,复视,恶心,皮疹,失眠,Stevens-Johnson 综合征,肝炎,认知功能障碍。

临床要点

• 不良反应比卡马西平及苯妥英钠少。

• 最近 FDA 警示,可有偶发的无菌性脑膜炎病例。

• 当治疗包含其他抗癫痫药或含雌激素制剂时用药应谨慎,考虑到药物相互作用,应改变用药剂量。

• 如需停药,应在 2 周中逐渐减量,突然停药会导致癫痫活动增加。

• 与其他中枢抑制/镇静剂合用时,可增加中枢抑制作用。

治疗

▪ 药物

氯硝西泮(Klonopin®)

• 常规剂量

- 口服 1.5～8 mg/d,分 2～3 次服用;老年患者或肝病患者减量。

- 儿童:口服 0.1～0.2 mg/(kg·d),分 2～3 次服用。

• 妊娠风险分级:D。

• 哺乳期不推荐使用,进入母乳。

作用机制

与其他苯二氮䓬类药物相似,增强 GABA 介导的神经元活性抑制效应。

应用

• 其他治疗药物无效的癫痫发作。

• 灼口综合征。

• 神经痛。

• 不宁腿综合征。

起效时间

20～60 min。

持续时间

≤12 h。

代谢

主要由肝脏代谢,通过 CYP3A4 转化为无活性的葡萄糖醛酸盐或硫酸盐后经尿液排出。

不良反应

嗜睡,共济失调,行为失常,健忘,反常反应,中枢抑制。

临床要点

• 类似其他苯二氮䓬类药物,在突然停药后会发生戒断综合征。

• 与其他中枢抑制/镇静剂合用时,可增加中枢抑制作用。

• 注意与其他药物的相互作用。

• 本品为美国禁毒署Ⅳ级管制药品。

• 氟马西尼能有效逆转其中枢抑制作用。

治疗

▪ 药物

卡马西平(得理多,Cabatrol®)

• 常规剂量

- 口服 800～1 600 mg/d。肝肾功能损害患者减量。

- 儿童口服 400～800 mg/d。

• 妊娠风险分级:D。

• 哺乳期不推荐使用,进入母乳。

作用机制

减少细胞膜的钠离子回流,同时减少丘脑的神经突触传递,故可作为抗惊厥药、神经止痛药、抗心律失常药、抗胆碱能药以及抗抑郁药(其结构与三环类抗抑郁药相关)。

应用

• 部分性癫痫发作或继发的全面性癫痫发作。

• 双相情感障碍。

• 三叉/舌咽神经痛。

起效时间

达峰效应时间不明。

持续时间

原型药半衰期 25～65 h,其环氧化物 25～43 h,由于自身诱导其代谢时间在 3～5 周。

代谢

主要由肝脏代谢,通过 CYP3A4 转化为有活性的环氧化代谢产物后主要经尿液排出。

不良反应

嗜睡,视物模糊,复视,头痛,头晕,共济失调,恶心,认知变化,白细胞减少,低钠血症/抗利尿激素分泌不当综合征(syndrome of inappropriate antidiuretic hormone secretion, SIADH),血液病,皮疹,Stevens-Johnson 综合征,轻度抗胆碱能活性,心律失常,心脏传导阻滞。

临床要点

• 用药数周后,可因自身代谢引起药物血浆浓度下降。

• Stevens-Johnson 综合征发生率在亚洲人群中更高。

• 与其他中枢抑制/镇静剂合用时,可增加中枢抑制作用。

• 易发生药物相互作用,由于其诱导 CYP 微粒体酶,导致代谢加快,非去极化肌松药用量及使用次数需增加。

治疗

▪ 药物

苯妥英(狄兰汀)

• 静脉注射负荷剂量 15～20 mg/kg,成年人最高不超过 50 mg/min,100 mg/6～8 h,对肥胖患者应根据其校正体重计算剂量,肝肾功能不全或低蛋白血症患者应根据血浆游离苯妥英浓度调整剂量,老年患者减量。

• 儿童:口服 300～600 mg/d,1 次或至多分 3 次服用(根据剂型)。儿童根据年龄、体重调整维持剂量。

• 妊娠风险分级:D。

• 哺乳期不推荐使用,进入母乳。

作用机制

通过调节钠离子的转运稳定神经元细胞膜。缩短心脏组织动作电位并延长有效不应期。

应用

• 癫痫发作,包括癫痫大发作,癫痫持续状态,在神经外科手术中预防癫痫。
- 三叉神经痛。

起效时间
- 静脉注射:0.5~1 h 达峰效应。
- 口服:速释剂型 2~3 h 达峰效应。

持续时间
平均半衰期为 22 h。

代谢
- 肝脏代谢,个体差异大,米氏动力学。

- 代谢产物进入肠肝再循环。
- 代谢复合物经尿液排出。

不良反应
眼球震颤,嗜睡,共济失调,复视,牙龈增生,言语模糊,小脑萎缩,面部轮廓增粗,多毛症,皮疹,超敏反应,认知损害,血液病。

临床要点
- 磷苯妥英是一种水溶性的注射剂,可作为

使用丙二醇溶剂的常规苯妥英注射剂的替代用药。
- 注射太快会导致低血压。
- 本品治疗指数狭窄,符合非线性、饱和药代动力学模型。
- 可有多种药物相互作用,本品也是肝酶诱导剂。在长期使用者中,非去极化肌松药的用量及给药频率需增加。
- 突然停药会导致癫痫发作次数增加。

诱导药物、镇静剂、遗忘剂 Induction Agents，Sedatives，Amnestics   Alan J. Kover, MD, PharmD   高蕾 译 / 顾卫东 校

治疗

■ 药物

丙泊酚
- 仅有静脉制剂。
- 诱导:1~2.5 mg/kg。
- 全麻维持:100~200 $\mu g/(kg \cdot min)$,滴定给药。
- 麻醉监护:起始剂量 100~150 $\mu g/(kg \cdot min)$,维持剂量 25~75 $\mu g/(kg \cdot min)$。
- 机械通气镇静:5~50 $\mu g/(kg \cdot min)$。
- 妊娠风险分级:B。
- 哺乳:不推荐。

作用机制
- 通过作用于 $GABA_A$ 受体,增强 GABA 神经递质与受体的结合。GABA 是一种抑制性的神经递质,可使细胞膜超极化(增加氯离子电导),抑制去极化/神经传递。
- 参与抑制海马和前额皮质乙酰胆碱的释放;抑制中枢神经系统的 NMDA(N-甲基-D-天门冬氨酸);直接抑制脊髓神经元;通过降低后极区 5-羟色胺的水平起到止吐作用;增加伏隔核多巴胺浓度(药物滥用和欣快感现象)。

应用
- 常用于全麻诱导。
- 麻醉维持(有助于神经功能监测,避免术后恶心、呕吐,非恶性高热触发麻醉药,降低颅内压)。
- 镇静。
- 消除恶心、呕吐。
- 急性谵妄。
- 抗惊厥。

- 瘙痒。

起效时间
由于药物脂溶性高,起效迅速。

维持时间
药物从大脑再分布到外周组织,因而苏醒时间短。

代谢
- 快速经肝脏代谢。
- 0.3% 以原型经肾脏排出。

不良反应
- 中枢神经系统:降低脑代谢、颅内压和脑血流量。
- 心脏:降低血压(与硫喷妥钠相似);对心率的影响不定(通常在诱导后减慢)。
- 呼吸:剂量依赖性抑制。

临床要点
- 肝肾功能衰竭不影响药物的清除。
- 可长期持续输注,蓄积效应较小。
- 制剂适合细菌繁殖,故抽药和给药时需严格无菌操作。
- 可引起注射痛(联合或提前给予利多卡因可减轻疼痛)。

治疗

■ 药物

硫喷妥钠
- 仅有静脉制剂。
- 诱导:3~4 mg/kg。
- 癫痫治疗:75~125 mg。
- 妊娠风险分级:C。
- 哺乳:母体给药通常不影响哺乳。

作用机制
- 通过作用于 $GABA_A$ 受体,增强 GABA

神经递质与受体的结合。GABA 是一种抑制性的神经递质,可使细胞膜超极化(增加氯离子电导),抑制去极化/神经传递。

用途
- 全麻诱导。
- 抗惊厥。
- 神经保护。

起效时间
由于药物脂溶性高,故起效迅速。

维持时间
给予单次诱导剂量后,药物由大脑再分布至外周组织,因而苏醒迅速。剂量增加或长时间输注后给药,外周组织出现药物饱和,导致苏醒时间延长。

代谢
仅 1% 以原型经肾脏排出,大部分需经代谢后排出。肝脏每小时代谢 10%~24%。

不良反应
- 心脏:轻度血压下降;心率代偿性轻度加快;对心脏几无抑制作用。
- 呼吸:剂量依赖性抑制,可致呼吸暂停。
- 诱导剂量可致组胺释放。

临床要点
- 蛋白结合率高,低白蛋白血症或蛋白水平低下的患者对本品更敏感。
- 可能有神经保护作用(可产生爆发抑制/等电位脑电图和血管收缩/降低颅内压)。
- 误注入动脉可引起血管收缩和严重疼痛,最终可致永久性神经损伤和肢体坏疽。

治疗

■ 药物

美索比妥

- 静脉诱导:1～1.5 mg/kg。
- 静脉镇静:0.75～1 mg/kg。
- 妊娠风险分级:B。
- 哺乳:母体给药通常不影响哺乳。

作用机制

激活抑制性神经递质 GABA。

应用

- 麻醉诱导:不常用,仅用于电休克治疗。
- 镇静。
- 术前镇静用药(可经直肠给药)。

起效时间

快速。

维持时间

由于从大脑再分布到外周组织时间短,苏醒较快。

代谢

比硫喷妥钠快。

不良反应

- 心脏:轻微血压下降;心率轻度代偿性加快;对心脏几无抑制作用。
- 呼吸:剂量依赖性抑制。

临床要点

- 精神运动恢复的速度较硫喷妥钠更快。
- 本品可诱发癫痫样脑电图活动,使其成为电休克治疗时颇具吸引力的选择。

治疗

■ 药物

氯胺酮

- 成人静脉诱导:1～5 mg/kg;肌内注射:6.5～13 mg/kg。
- 儿童静脉诱导:1～2 mg/kg;肌内注射:5～10 mg/kg。
- 妊娠风险分级:A。
- 哺乳:母体给药通常不影响哺乳。

作用机制

- NMDA 受体拮抗剂。
- 与阿片类 μ 受体、毒蕈碱受体和电压门控钙离子通道结合。

应用

- 麻醉诱导。
- 麻醉维持期辅助用药。

- 镇痛。

起效时间

快速,注射后 30～60 s 意识丧失。

维持时间

与其他诱导药物相比持续时间中等。给药 10～20 min 后意识恢复,完全清醒需 1～2 h。

代谢

经肝脏微粒体酶代谢。代谢产物为去甲氯胺酮,是有代谢活性的化合物。

不良反应

- 中枢神经系统:由于扩张脑血管,增加颅内压。
- 心脏:诱导剂量有交感神经刺激作用(加快心率、升高血压、增加心输出量),但药物本身对心肌有直接抑制作用。
- 呼吸:不引起显著的呼吸抑制。
- 其他:增加唾液和气管支气管分泌物。

临床要点

- 有苏醒期谵妄,故不作为常规诱导药物。给予诱导剂量后做梦和幻觉可持续24 h。与苯二氮䓬类药物合用可减轻谵妄。
- 适用于严重哮喘、血流动力学不稳定以及需要保留自主呼吸的患者。

治疗

■ 药物

右美托咪定

- 静脉镇静负荷剂量:1 μg/kg,持续10 min,维持剂量 0.2～0.7 μg/(kg·h)。
- 妊娠风险分级:C。
- 哺乳:对婴儿的风险尚不能排除。

作用机制

选择性 α_2 受体激动剂(激动 α_2：α_1 的比为 1 600：1)。

应用

- 镇静。
- 抗焦虑。

起效时间

5 min。

维持时间

清除半衰期:2 h。

代谢

几乎全部在肝脏进行生物转化。

不良反应

反跳性高血压,反跳性兴奋过度,心律失

常,低血压,心动过缓。

临床要点

- 镇静且不引起呼吸抑制;机械通气撤机阶段的理想选择。
- 具有镇痛作用。
- 能降低吸入性麻醉药的 MAC 值。

治疗

■ 药物

依托咪酯

- 静脉诱导:0.2～0.6 mg/kg。
- 妊娠风险分级:C。
- 哺乳:对婴儿的风险尚不能排除。

作用机制

- 与 GABA 受体结合,促进 GABA 神经递质与受体结合,增加氯离子的电导(细胞膜超极化),抑制神经信号的传递。
- 有一个咪唑环。

应用

麻醉诱导。

起效时间

脂溶性高,因此起效快速。

维持时间

维持时间比硫喷妥钠短,但比丙泊酚长。

代谢

在肝脏水解成不溶性代谢产物。

不良反应

诱导剂量对血压、心率、心输出量的影响较小。

引起呼吸抑制,但程度比丙泊酚和硫喷妥钠轻。

临床要点

- 注射痛。
- 适合血流动力学不稳定患者的诱导。
- 诱导剂量可出现肌阵挛。
- 诱导剂量可引起肾上腺皮质功能抑制。

治疗

■ 药物

咪达唑仑

- 术前抗焦虑:静脉注射:0.02～0.08 mg/kg。
- 全麻诱导:静脉注射:0.1～0.3 mg/kg。
- 妊娠风险分级:D。
- 哺乳:对婴儿的风险尚不能排除。

作用机制

与 GABA~A~ 受体结合,增强 GABA 的神经传递功能,导致氯离子通道开放频率增加,细胞膜超极化,抑制神经元放电。

应用

- 镇静。
- 抗焦虑。
- 顺行性遗忘。

起效时间

与丙泊酚相比,起效较慢(1～5 min)。

维持时间

由于从脑部再分布至外周组织,维持时间较短。

代谢

由肝脏细胞色素 P450 酶(cytochrome P450 enzyme, CYP450)代谢,代谢产物为 1-羟基咪达唑仑,具有药理活性。

不良反应

- 中枢神经系统:降低脑代谢、颅内压和脑血流量。
- 心脏:诱导剂量降低血压,加快心率(程度与硫喷妥钠相似)。
- 呼吸:呈剂量依赖性抑制分钟通气量。

临床要点

- 不会产生等电位脑电图。
- 常用于术前镇静。
- 肝脏清除率是劳拉西泮的 5 倍,地西泮的 10 倍。
- 注射痛比地西泮轻。

治疗

■ 药物

劳拉西泮

- 抗焦虑:静脉注射每天 2～6 mg。
- 镇静:静脉注射每 2～6 h 0.02～0.06 mg/kg。
- 癫痫持续状态:静脉注射 4 mg,静脉注射时间大于 2 min。
- 妊娠风险分级:D。
- 哺乳:对婴儿影响小。

作用机制

与 GABA~A~ 受体结合,增强 GABA 的神经传递功能,导致氯离子通道开放频率增加,细胞膜超极化,抑制神经元放电。

应用

- 镇静。
- 抗焦虑。
- 顺行性遗忘。

起效时间

比咪达唑仑起效慢。

维持时间

- 作用维持时间长。
- 遗忘作用可持续 6 h。

代谢

在肝脏中经结合形成无活性代谢产物。

不良反应

- 心脏:降低血压,加快心率(与硫喷妥钠相比)。
- 中枢神经系统:降低颅内压、脑血流和脑代谢。
- 呼吸:呈剂量依赖性抑制呼吸。

临床要点

- 遗忘作用大于咪达唑仑和地西泮。
- 注射痛比地西泮轻。
- 起效慢且持续时间长,因此在抗癫痫、术前镇静及全麻诱导中的使用受到限制。

治疗

■ 药物

地西泮

- 抗焦虑:静脉注射 2～10 mg,每天 2～4 次。
- 镇静:静脉注射 10 mg。
- 抗癫痫:静脉注射 5～10 mg,每 10～15 min。
- 妊娠风险分级:D。
- 哺乳:对婴儿的风险已被证实。

作用机制

与 GABA~A~ 受体结合,增强 GABA 的神经传递功能,导致氯离子通道开放频率增加,细胞膜超极化,抑制神经元放电。

应用

- 镇静。
- 抗焦虑。
- 抗惊厥。
- 顺行性遗忘。

起效时间

起效速度中等,与咪达唑仑相似。

维持时间

维持时间比咪达唑仑长。

代谢

在肝脏内氧化代谢成去甲地西泮、奥沙西泮和替马西泮。

不良反应

- 心脏:降低血压,轻度加快心率。
- 呼吸:呈剂量依赖性呼吸抑制。
- 中枢神经系统:降低脑代谢、颅内压和脑血流量。

临床要点

- 注射痛。
- 术前镇静可口服给药。

治疗

■ 药物

氟马西尼

苯二氮䓬类药物过量:静脉注射 0.2 mg,大于 30 s,若意识仍未恢复,可继续给予 0.3 mg,大于 30 s。最大剂量为 3 mg。

作用机制

作用于 GABA 受体,苯二氮䓬类药物的竞争性抑制剂。

应用

逆转苯二氮䓬类药物过量。

起效时间

1 min。

维持时间

1～4 h。

代谢

经肝脏生成无活性代谢产物。

不良反应

心律失常,胸痛,低血压,高血压,出汗,恶心呕吐,神志不清,头晕,寒战,嗜睡,惊厥,焦虑,口齿不清,戒断症状。

临床要点

意识恢复和精神改善后,患者仍需进行神经功能监护;苯二氮䓬类药物的作用时间可明显长于氟马西尼。

着色剂 Dyes

Alan J. Kover, MD, PharmD 解轶声 译 / 顾卫东 校

治疗

▪ 药物

亚甲蓝

- 成人/儿童高铁血红蛋白症:静脉注射1～2 mg/kg 或 25～50 mg/m²,注射时间大于5～10 min;不稀释。
- 妊娠风险分级:C。
- 哺乳期使用风险不清楚。

作用机制

- 促进高铁血红蛋白转化为血红蛋白。
- 氰化物中毒时形成氰化正铁血红蛋白,以避免氰化物作用于线粒体中的细胞色素。
- 将尿液及粪便着色为蓝绿色,以便发现外漏。

应用

- 高铁血红蛋白症的治疗。
- 氰化物中毒的解毒剂。
- 指示剂/诊断性着色剂。

起效时间

30～60 min。

持续时间

不定。

代谢

降解为无色亚甲蓝,经尿液,胆汁及粪便排出。严重肾功能不全者慎用。

不良反应

溶血性贫血,头晕,头痛,神志不清,出汗,高/低血压,大剂量使用可致反常性高铁血红蛋白症。

临床要点

- 正在使用选择性5-羟色胺再摄取抑制剂、5-羟色胺-去甲肾上腺素再摄取抑制剂以及单胺氧化酶抑制剂的患者,使用亚甲蓝可致5-羟色胺综合征(亚甲蓝的化学结构与单胺氧化酶抑制剂相似)。
- 用于葡萄糖-6-磷酸脱氢酶(glucose-6-phosphate dehydrogenase, G-6-PDH)缺乏的患者可致反常性高铁血红蛋白症。
- 高铁血红蛋白症浓度大于35%的情况下,脉搏血氧测定法不能准确测定氧合,应使用碳氧血氧测定仪进行精确测定。
- 禁用于鞘内。

治疗

▪ 药物

靛胭脂

- 安瓿瓶包含8 mg 靛胭脂/5 ml。
- 常规剂量:静脉注射5 ml(首选),也可肌内注射。

- 儿童剂量最好<5 ml。
- 妊娠风险分级:C。
- 哺乳期使用风险不清楚。

作用机制

- 经尿液排出的指示着色剂。
- 有 α 受体激动作用。

应用

在膀胱镜检查或输尿管导管置入术时定位输尿管管口,诊断用药。

起效时间

静脉注射后10 min 可出现蓝染的尿液。

持续时间

半衰期为5～10 min。

代谢

随尿液排泄。

不良反应

窦性心动过缓,房室传导阻滞,低/高血压,支气管痉挛,特异反应/超敏反应,荨麻疹。

临床要点

- 使用前检查安瓿瓶内药液有无褪色或沉淀。若有,弃去不用。
- 不能稀释或混以其他溶液,可造成沉淀。
- 高血压患者慎用。

止吐药 Antiemetic Agents

Alan J. Kover, MD, PharmD 解轶声 译 / 顾卫东 校

治疗

▪ 药物

昂丹司琼(枢复宁)

- 预防性使用,静脉注射或者肌内注射4 mg,手术结束前30 min 使用。
- 预防性使用,口服16 mg,手术前1 h使用。
- 儿童:
  - ≤40 kg:0.1 mg/kg。
  - >40 kg:4 mg 顿服。
- 妊娠风险分级:C。
- 哺乳期使用风险仍不清楚。

作用机制

选择性拮抗中枢催吐化学感受区及内脏迷走神经末梢的5-HT3受体。

应用

- 预防术后恶心、呕吐。
- 化疗引起的恶心、呕吐(32 mg)。
- 辐射诱发的恶心、呕吐。
- 瘙痒症。

起效时间

30 min。

持续时间

4～6 h。

代谢

- 经肝脏主要通过CYP3A4 代谢(可诱导),

也可通过1A2 和2D6 代谢。
- 肾功能不全或老年患者无需调整剂量。
- 严重肝脏疾病患者不应超过8 mg/d。

不良反应

头痛,头晕,镇静,便秘,腹泻,肝酶升高,与其他延长QT间期的药物合用可延长QT间期,甚至诱发尖端扭转型室速,可掩盖肠梗阻症状,用药过快可发生运动障碍。

临床要点

- 也可用于瘙痒症(8 mg)。
- 如果恶心呕吐持续,可4～6 h 后再次使用。4 mg 剂量静脉注射时间应大于2 min。8 mg 静脉注射剂量对PONV效果优于4 mg

剂量。

• 联合使用地塞米松效果更好。

治疗

▪ 药物

多拉司琼(Anzemet)

• 预防性使用,静脉注射 12.5 mg,手术结束前使用。

• 口服 100 mg,手术前 30 min 使用。

• 儿童:

－<2 岁:静脉注射 0.35 mg/kg,最大剂量 12.5 mg。

－>2 岁:静脉注射 1.2 mg/kg,最大剂量 100 mg。

• 妊娠风险分级:B。

• 哺乳期使用风险仍不清楚。

作用机制

选择性拮抗中枢催吐化学感受区及内脏迷走神经末梢的 5 - HT3 受体。

应用

• 预防和治疗术后恶心呕吐。

• 静脉剂型禁用于化疗引起的恶心呕吐。

起效时间

15～30 min。

持续时间

6～8 h。

代谢

• 快速代谢为有活性的代谢产物,主要经尿液排出,也可经 CYP3A4 及 2D6 代谢。

• 肝肾功能不全及老年患者无需调整剂量。

不良反应

头痛,头晕,镇静,心动过缓,腹泻,QT 间期延长,尖端扭转型室速的风险增加。

临床要点

• 多拉司琼是一种前体药物,氢化多拉司琼是其活性形式。

• 联合使用地塞米松效果更好。

• 对易诱发 QT 间期延长或者使用延长 QT 间期的其他药物的患者慎用,对低钾血症及低镁血症的患者慎用。

• 与其他 5 - HT3 拮抗剂的药效相同。

治疗

▪ 药物

格拉司琼(凯特瑞)

• 预防性使用,静脉注射 1 mg,注射时间大于 30 s,手术结束前使用。

• 有口服和贴剂剂型。

• 妊娠风险分级:B。

• 哺乳期使用风险未明确。

作用机制

选择性拮抗中枢催吐化学感受区及内脏迷走神经末梢的 5 - HT3 受体。

应用

• 术后恶心与呕吐的预防和治疗。

• 化疗引起的恶心与呕吐。

• 辐射诱发的恶心与呕吐。

起效时间

快速。

持续时间

24 h。

代谢

• 肝脏代谢,某些代谢产物具有活性。

• 肝肾功能不全及老年患者无需调整剂量。

不良反应

头痛,便秘,腹泻,腹痛,乏力,头晕,QT 间期延长,尖端扭转型室速的风险增加。

临床要点

• 持续时间比其他 5 - HT3 抑制剂持久(除了帕拉诺司琼)。

• 联合使用地塞米松效果更好。

• 与其他延长 QT 间期的药物/情况合用时需谨慎。

治疗

▪ 药物

帕拉诺司琼(Aloxi®)

• 静脉注射 0.075 mg,注射时间大于 10 s。

• 没有口服剂型。

• 妊娠风险分级:B。

• 哺乳期使用风险仍不清楚。

作用机制

选择性拮抗中枢催吐化学感受区及内脏迷走神经末梢的 5 - HT3 受体。

应用

• 术后恶心呕吐的预防和治疗。

• 化疗引起的恶心呕吐。

起效时间

30 min。

持续时间

至少 24 h。

代谢

• 在肝脏通过多种 CYP 酶转化为无活性代谢产物,经肾脏排出。

• 半衰期很长(>40 h)。

• 肝肾功能不全及老年患者无需调整剂量。

不良反应

头痛,乏力,便秘,心动过缓,QT 间期延长,尖端扭转型室速风险增加。

临床要点

• 价格贵。

• 对迟发的术后恶心与呕吐较其他 5 - HT3 抑制剂更优。

• 对化疗患者,其效果可长达 120 h。

治疗

▪ 药物

阿瑞匹坦(Emend®)

• 口服 40 mg,麻醉诱导前 3 h 服用。

• 妊娠风险分级:B。

• 哺乳期使用风险仍不清楚。

作用机制

• 神经激肽 1/P 物质抑制剂。

• 增加 5 - HT3 抑制剂以及地塞米松对恶心与呕吐的效果。

应用

• 术后恶心与呕吐的预防。

• 化疗引起的恶心与呕吐。

起效时间

口服后 3 h 达到血浆浓度高峰。

持续时间

至少 24 h,可能长达 48 h。

代谢

• 肝脏 CYP3A4 及其他 CYP 同工酶。

• 与 3A4 的底物发生药物相互作用的可能性较大。

• 轻到中度的肝功能不全患者无需调整剂量,重度肝功能不全患者是否需调整剂量仍不清楚。

• 肾功能不全及老年患者无需调整剂量。

不良反应

乏力,头晕,低血压,心动过速,心动过缓,恶心,便秘,乏力,呃逆。

临床要点

• 到目前为止,静脉注射制剂福沙匹坦(阿瑞匹坦的前体药物)仍未被 FDA 批准治疗术后恶心与呕吐。

• 其效果持续时间很长,对术后恶心与呕吐的作用可达 24 h。

• 价格高。

治疗

▪ 药物

地塞米松(地卡特隆)

- 术后恶心与呕吐,静脉注射 4～8 mg。
- 气道水肿(成人/儿童):0.5～2 mg/(kg·d),分 4 次,q6h 使用。
- 脑水肿,即刻静脉注射 10 mg(儿童 1～2 mg/kg),后 q6h 注射 4 mg[儿童 1～1.5 mg/(kg·d)],直到最大效果后逐渐减量。
- Addison 病所致休克,一次静脉注射 4～10 mg,若无效,最高可用到 40 mg。
- 妊娠风险分级:C。
- 哺乳期使用风险仍不清楚。
- 有口服剂型。

作用机制

- 其止吐机制不明。
- 影响中性粒细胞功能,减少炎症介质产生,抑制免疫应答。

应用

- 术后恶心与呕吐的预防。
- 抗炎,免疫抑制剂。
- 脑水肿治疗。
- 气道水肿治疗。
- 休克治疗(Addison 病或其他甾体类药物无效)。

起效时间

很长,术前给予或麻醉诱导后立即给予。

持续时间

- 单剂量对术后恶心与呕吐效果可达 48 h。
- 对代谢的影响可能持续 72 h。

代谢

- 经肝脏,大多通过 CYP3A4 代谢,其他同工酶也参与代谢。
- 肾功能不全患者无需调整剂量。
- 老年患者给予最小剂量。

不良反应

- 肠胃不适,液体潴留,高血糖,肾上腺抑制,伤口愈合差,失眠,神经质,精神障碍,肌病,免疫抑制。
- 给药过快可造成会阴不适。

临床要点

- 长期使用易出现不良反应。
- 与 5-HT3 抑制剂,氟哌利多及其他止吐药合用,可增强其预防术后恶心与呕吐效果。
- 其药效可持续很长时间(可达 48 h);糖尿病患者慎用。

- 可有较多的药物相互作用。
- 微弱的盐皮质激素作用。
- 侵袭性真菌感染患者禁用。
- 长期使用应逐渐减量。

治疗

▪ 药物

氟哌利多(Inapsine®)

- 术后恶心与呕吐,静脉缓注 0.625～1.25 mg,可 q6h 重复使用。
- 术后恶心与呕吐,肌内注射 2.5 mg。
- 没有口服剂型。
- 儿童静脉注射 0.01～0.015 mg/kg,极量 1.25 mg(与指南一致)。
- 妊娠风险分级:C。
- 哺乳期使用风险仍不清楚。

作用机制

为催吐化学感受区中多巴胺受体拮抗剂。

应用

- 术后恶心与呕吐的预防和治疗。
- 化疗引起的恶心与呕吐。
- 抗精神病药物。

起效时间

3～10 min。

持续时间

2～4 h,可延长至 12 h。

代谢

- 在肝脏转化为无活性的代谢产物,经肾脏排出。
- 肝肾功能不全及老年患者无需特别调整剂量,但有时应考虑减量使用。

不良反应

- 对 QT 间期延长的患者禁用,因其可有尖端扭转型室速的风险。
- FDA 黑框警告剂量勿超过 2.5 mg。
- 锥体外系症状,体位性低血压,心动过速,神经阻滞剂恶性综合征,镇静,多动。

临床要点

- 患者本身有 QT 间期延长或使用其他药物后 QT 间期延长时慎用。使用前需检查 12 导联心电图,使用后需有 2～3 h 心电监护。
- 具有外周 α 受体阻滞活性及轻度的抗胆碱能活性。
- FDA 黑框警告的超量使用情况多发生在治疗术后恶心与呕吐的情形下,若需增强效果,可联合使用地塞米松。
- 几乎没有呼吸抑制作用。

治疗

▪ 药物

氟哌啶醇(安度利可)

- 术后恶心与呕吐,静脉注射/肌内注射 0.5～2 mg。
- 安定治疗,静脉注射 2～10 mg。
- 有口服及口服液剂型。
- 妊娠风险分级:C。
- 哺乳期不推荐使用。

作用机制

为催吐化学感受区中多巴胺受体拮抗剂。

应用

- 术后恶心与呕吐(说明书外使用)。
- 精神分裂症。
- 谵妄。
- 躁动。

起效时间

30～60 min 出现镇静作用。

持续时间

静脉注射半衰期为 14 h。

代谢

- 在肝脏通过 CYP3A4 及葡萄糖醛酸化,转化为多种代谢产物,其中之一有活性。
- 老年患者应缓慢调整剂量,肝肾功能不全患者无需调整剂量。

不良反应

锥体外系反应,QT 间期延长及潜在心律失常,低血压,中枢抑制,神经阻滞剂恶性综合征,镇静。

临床要点

- 警惕点及观察点同氟哌利多。
- 用于术后恶心与呕吐,无黑框警示,但应警惕老年痴呆患者的死亡风险升高。
- 几乎没有呼吸抑制作用。

治疗

▪ 药物

甲氧氯普胺(胃复安,天吐灵)

- 预防术后恶心与呕吐,临手术结束前静脉注射/肌内注射 10 mg。
- 有口服液剂型。
- 妊娠风险分级:B。
- 哺乳期慎用/进入母乳。

作用机制

- 阻断催吐化学感受区中的多巴胺受体。
- 增强上消化道胆碱能活性以增加其运动性,并增加食管下段括约肌张力。

应用

- 胃瘫。
- 术后恶心与呕吐的预防。
- 化疗引起的恶心与呕吐的预防。
- 胃食管反流性疾病。

起效时间

静脉注射后 1～3 min。

持续时间

1～2 h。

代谢

- 85% 经肾脏排出,肌酐清除率 < 40 ml/min者减量 50%。
- 极少经肝脏代谢,肝功能不全患者无需调整剂量。
- 老年患者减量 50%。

不良反应

肠梗阻、消化道出血、穿孔或嗜铬细胞瘤患者禁用,锥体外系反应,迟发性运动障碍,神经阻滞剂恶性综合征,可发生躁动。

临床要点

- 10 mg 对术后恶心与呕吐无效,20 mg 可能更有效,但不良反应更多。
- 突然停药可致头晕,头痛,神经质。

治疗

▪ **药物**

异丙嗪

- 术后恶心与呕吐,静脉注射 6.25～25 mg,可 q4～6 h 重复使用。
- 术后恶心与呕吐,肌内注射 12.5～25 mg。
- 儿童(口服,纳肛,肌内注射,静脉注射): 0.25～1 mg/kg,极量 25 mg,q4～6 h 给药。
- 妊娠风险分级:C。

- 不推荐哺乳期使用。

作用机制

- 催吐化学感受区中产生抗胆碱能及抗组胺效果。
- 微弱的多巴胺受体阻滞作用。

应用

- 术后恶心呕吐。
- 晕动病。
- 镇静。
- 阿片类药物镇痛辅助。

起效时间

静脉注射:5 min;肌内注射/口服:20 min。

持续时间

4～6 h。

代谢

- 经肝脏氧化,产生活性代谢产物。
- 肾功能不全患者无需调整剂量。
- 老年患者应小剂量使用。

不良反应

镇静,锥体外系反应,因其 α_1 受体阻滞作用产生体位性低血压,中枢及呼吸抑制,抗胆碱能药物副作用。

临床要点

- 警惕误入血管外,可造成血管坏死,组织脱落。
- 治疗术后恶心与呕吐,静脉注射 6.25 mg 已足够,镇静作用也较轻。静脉注射剂量超过 6.25 mg,若与阿片类药物或其他中枢/呼吸抑制药物合用,本药应减量 25%～50%。

治疗

▪ **药物**

丙氯拉嗪(甲哌氯丙嗪)

- 术后恶心与呕吐治疗,2.5～10 mg 静脉

缓注,>5 mg/min。预防,5～10 mg,诱导前 15～30 min 静脉注射。

- 深部肌内注射 5～10 mg,q3～4 h 重复使用,极量 40 mg/d。
- 有直肠栓剂。
- 儿童(2 岁以上)肌内注射 0.13 mg/kg。
- 妊娠:对新生儿有黄疸、反射异常以及锥体外系反应的风险。
- 不清楚是否随乳汁分泌。

作用机制

- 阻滞催吐化学感受区的多巴胺受体。
- 抗胆碱能作用。
- α_1 受体阻滞作用。
- 具有弱抗精神病药物活性的吩噻嗪类药物。

应用

- 术后恶心与呕吐的治疗和预防。
- 偏头痛或严重头痛。

起效时间

静脉注射:30～60 min 达峰效应。

持续时间

4～6 h。

代谢

经肝脏转化为活性代谢产物,老年患者应小剂量使用。

不良反应

锥体外系反应,体位性低血压,镇静,嗜睡,中枢抑制,抗胆碱能副作用;吩噻嗪类药物可延长 QT 间期,易诱发尖端扭转型室速。

临床要点

- 老年患者肌张力失常、迟发性运动障碍、锥体外系反应的发生率较高,神经阻滞剂恶性综合征。
- 镇静作用比异丙嗪小。

酯类局麻药 Esteratic Local Anesthetics

Alan J. Kover, MD, PharmD 解轶声 译 / 顾卫东 校

治疗

▪ **药物**

普鲁卡因(Novacaine®)

- 有肝损或老年患者减量。
- 妊娠风险分级:C。
- 哺乳期使用风险不清楚(谨慎使用)。

作用机制

- 快速可逆性地阻断电压门控钠离子通道,

从而影响神经动作电位的传导。不改变细胞膜的静息电位。

- 产生局部血管舒张作用。

应用

蛛网膜下腔麻醉或浸润麻醉。

起效时间

迅速(数分钟)。

持续时间

30～60 min。

代谢

- 快速,经血浆胆碱酯酶(假性胆碱酯酶)代谢后,经尿液排出。
- 假性胆碱酯酶抑制剂降低局麻药代谢。
- 因其清除快速,比酰胺类局麻药更少造成全身中毒(酰胺类代谢的限速因素为肝血流量)。

不良反应

- 过敏反应罕见,主要由于对氨基苯甲酸甲

酯过敏。

- 神经毒性:焦虑,多动,定向障碍,抽搐,神志不清,视觉障碍,口唇麻木/感觉异常,癫痫发作,金属味觉,呼吸停止。
- 心血管毒性:心肌抑制,心输出量降低,低血压,心脏传导阻滞,心动过缓,室性心律失常,心搏骤停。
- 连续关节腔内注射可致软骨溶解。

临床要点

- 对氨基苯甲酸甲酯的代谢物是过敏反应的过敏原。若有过敏,患者可对其他酯类局麻药发生交叉过敏。大多数过敏反应的真正过敏原是防腐剂,或可以归因于加入的肾上腺素。
- 可在药液中加入肾上腺素来对抗其局部扩血管作用,以降低局麻药的吸收速度、血浆浓度以及局麻药中毒的风险。
- 不良反应通常与局麻药的血浆浓度相关,其原因可为血管内注射或吸收过快;而酯类局麻药的快速代谢可减少不良反应的发生。一般发生神经毒性反应时的血浆浓度比发生心脏毒性反应时的浓度更低。严重心血管毒性复苏时可静脉使用脂肪乳剂(Intralipid®)——可参考 www. lipidrescue. org 以及高级生命支持流程。
- 椎管内麻醉应使用无防腐剂的制剂。

治疗

▪ 药物

氯普鲁卡因(Nesacaine®)
- 毒性:11 mg/kg,与肾上腺素合用时为 14 mg/kg。
- 肝损患者或老年患者使用应减量。
- 妊娠风险分级:C。
- 哺乳期使用风险不清楚;谨慎使用。

作用机制
见"普鲁卡因"。

应用
- 浸润麻醉。
- 外周神经阻滞。
- 蛛网膜下腔麻醉及硬膜外麻醉。

起效时间
迅速(数分钟)。

持续时间
30～60 min。

代谢
见"普鲁卡因"。

不良反应
见"普鲁卡因"。

临床要点

- 与吗啡一起鞘内使用时,可能影响其镇痛作用。
- 虽然本品的 pKa 较高,但由于氯普鲁卡因的浓度高,因而起效迅速(尽管其离子化比例高,但总的药物分子较多)。
- 经计算,本品为酸性溶液(pH 3.1),因此,30 ml 氯普鲁卡因内加入 1 ml NaHCO₃ 可加快其起效时间。

治疗

▪ 药物

丁卡因
常规剂量:单次极量 20 mg。妊娠风险分级:C,哺乳期使用风险不清楚/谨慎使用。

作用机制
见"普鲁卡因"。

应用
蛛网膜下腔麻醉。

起效时间
迅速。

持续时间
蛛网膜下腔麻醉:120～360 min。

代谢
见"普鲁卡因",代谢比普鲁卡因慢。

不良反应
见"普鲁卡因"。

临床要点

见"普鲁卡因"。

治疗

▪ 药物

苯佐卡因
常规剂量:200～300 mg。
- 2 岁以下儿童不应使用。
- 妊娠风险分级:C。
- 哺乳期使用风险不清楚;谨慎使用。

作用机制
见"普鲁卡因"。

应用
局部/黏膜麻醉,用于内镜/纤支镜插管的气道准备。

起效时间
迅速(数分钟)。

持续时间
30～60 min。

代谢
- 见"普鲁卡因"。
- 部分经肝脏清除。

不良反应
- 剂量超过 300 mg 可有高铁血红蛋白症的风险。
- 局部刺激,烧灼感,皮疹,瘙痒,水肿,红斑。

临床要点

- 亚甲蓝可用于治疗高铁血红蛋白症。初始计量为 1～2 mg/kg 静脉注射,极量 7～8 mg/kg。
- 几种非处方表面麻醉药含有本品成分,特别是口腔黏膜用药。

质子泵抑制剂 Proton Pump Inhibitors

Alan J. Kover, MD, PharmD 著 高蕾 译 / 顾卫东 校

治疗

▪ 药物

埃索美拉唑镁和埃索美拉唑钠(耐信)
- 口服 20～40 mg,一天 1 次。可从胶囊中取出药物直接注入胃管。
- 静脉注射(钠盐)20～40 mg,一天 1 次。
- 儿童:根据年龄、体重、适应证调整剂量。
- 妊娠风险分级:B。
- 哺乳:不推荐。

作用机制
与壁细胞内 Na⁺ - K⁺ - ATP 酶不可逆结合并抑制其功能;抑制"质子泵",减少胃酸。这是胃酸产生的终极步骤,且不可逆转;故抑制胃酸分泌可接近 100%。

应用

- 消化性溃疡。
- 围手术期减少胃酸产生。
- 预防应激性溃疡。
- 糜烂性食管炎和胃食管反流病。
- 非甾体抗炎药引起的胃病。
- 预防消化道出血。
- 胃酸分泌过多综合征。

起效时间

1～2 h。

维持时间

维持胃 pH 在 4 以上,大于 17 h。

代谢

经肝脏 CYP450(2C19)代谢,部分为 3A4。产生无活性代谢产物经尿液排出。严重肝脏疾病患者需减量,肾衰竭患者无须减量。

不良反应

头痛,腹泻,胀气,恶心,肌病,危重患者增加肺炎风险,长期应用引起骨折。

临床要点

- 可在手术日晨或术前一晚使用。
- 抑制经 2C19 酶参与的其他药物的代谢。可降低氯吡格雷的药效;延长使用华法林患者的 INR。
- 可能影响钙和维生素 B_{12} 的吸收。
- 制成的钠盐溶液可静脉注射。
- 埃索美拉唑是奥美拉唑的左旋对映异构体。

治疗

▪ **药物**

奥美拉唑(洛赛克)

- 口服 20～40 mg,一天 1 次。液体形式可以服用(悬浊液)。
- 无胃肠道外的给药形式。
- 儿童:根据体重而异。体重 ≥ 20 kg:20 mg,一天 1 次。
- 妊娠风险分级:C。
- 哺乳:不推荐。

作用机制

与壁细胞内 H^+, K^+ - ATP 酶不可逆结合并抑制其功能;抑制"质子泵",减少胃酸。这是胃酸产生的终极步骤,且不可逆转;故抑制胃酸分泌可接近 100%。

应用

- 消化性溃疡。
- 围手术期减少胃酸产生。

- 预防应激性溃疡。
- 糜烂性食管炎和胃食管反流病。
- 非甾体抗炎药引起的胃病。
- 预防消化道出血。
- 胃酸分泌过多综合征。

起效时间

1～2 h。

维持时间

在一个 24 h 周期内 50%～60% 的时间维持胃内 pH 值在 3 或 3 以上。

代谢

经肝脏 CYP450(2C19)代谢。部分无活性代谢产物经尿液排出。严重肝脏疾病患者需减量,肾衰竭患者无需减量,亚裔人也需减量。

不良反应

头痛,腹泻,胀气,恶心,肌病,危重患者增加肺炎风险,长期应用引起骨折。

临床要点

- 可在手术日晨或术前一晚使用。
- 抑制经 2C19 酶参与的其他药物的代谢。可降低氯吡格雷的药效;延长使用华法林患者的 INR。
- 可能影响钙和维生素 B_{12} 的吸收。

治疗

▪ **药物**

泮托拉唑

- 成人:口服 40～80 mg,一天 1 次。液体悬浊液可以服用。
- 儿童(年龄 ≥ 5 岁):口服 20～40 mg,一天 1 次。
- 成人:静脉注射 40～80 mg,一天 1 次。
- 妊娠风险分级:B。
- 哺乳:不推荐。

作用机制

与壁细胞内 H^+, K^+ - ATP 酶不可逆结合并抑制其功能;抑制"质子泵",减少胃酸。这是胃酸产生的终极步骤,且不可逆转;故抑制胃酸分泌可接近 100%。

应用

- 消化性溃疡。
- 围手术期减少胃酸产生。
- 预防应激性溃疡。
- 糜烂性食管炎和胃食管反流病。
- 非甾体抗炎药引起的胃病。
- 预防消化道出血。
- 胃酸分泌过多综合征。

起效时间

静脉注射:15～30 min。

口服:2.5 h。

维持时间

静脉注射:24 h。

口服:持续服用 7 天后,产生的抑酸作用可继续维持 7 天。

代谢

经肝脏细胞色素酶 2C19 代谢,其次为 3A4。生成无活性代谢产物。肝肾功能不全患者无须调整剂量。

不良反应

头痛,腹泻,胀气,恶心,肌病,危重患者增加肺炎风险,长期应用引起骨折。可能会升高肝脏转氨酶。

临床要点

- 尿检可能出现大麻(THC:四氢大麻酚)假阳性的情况。
- 可能影响氯吡格雷和其他经 2C19 酶代谢的药物的活性;可能升高使用华法林患者的 INR。
- 长期服用可能降低钙和维生素 B_{12} 的吸收。
- 可在手术日晨或术前一晚使用。

治疗

▪ **药物**

兰索拉唑和右兰索拉唑

- 口服 15～30 mg,一天 1 次。胶囊中的颗粒状物直接注入胃管(右兰索拉唑口服剂量为 30～60 mg,一天 1 次)。
- 无静脉注射剂型。
- 儿童:根据年龄/体重调整剂量。
- 妊娠风险分级:B。
- 哺乳:不清楚/不推荐。

作用机制

与壁细胞内 H^+, K^+ - ATP 酶不可逆结合并抑制其功能;抑制"质子泵",减少胃酸。这是胃酸产生的终极步骤,且不可逆转;故抑制胃酸分泌可接近 100%。

应用

- 消化性溃疡。
- 围手术期减少胃酸产生。
- 预防应激性溃疡。
- 糜烂性食管炎和胃食管反流病。
- 非甾体类抗炎药引起的胃病。
- 预防消化道出血。
- 胃酸分泌过多综合征。

起效时间

2 h。

维持时间

24 h。

代谢

• 在胃内转化为有活性的形式。

• 经肝脏 CYP2C19 转化为无活性代谢产物,2/3 经胆汁排泄。

• 右兰索拉唑的无活性代谢产物经肾脏和粪便的排泄比例为 50:50。

• 严重肝脏疾病患者需减量,肾功能不全患者无需减量。

不良反应

腹痛,便秘,腹泻,恶心,胰腺炎,头痛,肌病,长期应用引起骨折。

临床要点

• 可能影响氯吡格雷和其他经 2C19 酶代谢的药物的活性;可能升高使用华法林患者的 INR。

• 长期服用可能降低钙和维生素 B_{12} 的吸收。可在手术日晨或术前一晚使用。

• 因口服剂型内含苯丙氨酸,故需注意苯丙酮尿的现象。

• 右兰索拉唑是兰索拉唑的右旋异构体。

治疗

■ 药物

雷贝拉唑(波利特)

• 成人、>12 岁儿童:口服 ≥12～20 mg,一天 1 次。

• 无悬浊液剂型,片剂不可碾碎服用。

• 无静脉注射剂型。

• 妊娠风险分级:B。

• 哺乳:不清楚。

作用机制

与壁细胞内 H^+,K^+-ATP 酶不可逆结合并抑制其功能;抑制"质子泵",减少胃酸。这是胃酸产生的终极步骤,且不可逆转;故抑制胃酸分泌可接近 100%。

起效时间

1 h。

维持时间

24 h。

代谢

经肝脏 CYP2C19 和 3A 代谢,生成无活性代谢产物经尿液排出(90%)。严重肝脏疾病患者可能需减量,肾衰竭患者无需减量。

不良反应

腹痛,便秘,腹泻,胀气,恶心,味觉改变,头痛,肌病,长期应用引起骨折,高血氨症。

临床要点

• 可能影响氯吡格雷和其他经 2C19 酶代谢的药物的活性;监测使用华法林患者的 INR。

• 长期服用可能降低钙和维生素 B_{12} 的吸收。

• 可在手术日晨或术前一晚使用。

中枢神经系统药物 CNS Acting Drugs

Alan J. Kover, MD, PharmD 解轶声 译 / 顾卫东 校

药物

■ 治疗

碳酸锂(碳酸锂 SR 是缓释制剂)

• 口服 900～1 800 mg/d,分 3 次服用,或者每日 2 次使用缓释制剂。

• 肾功能不全患者需减量。

• 6 岁以上儿童:15～60 mg/(kg·d)。

• 妊娠风险分级:D。

• 哺乳期禁止使用。

作用机制

• 确切机制不详。

• 改变神经及肌肉跨细胞膜的阳离子转运。

• 改变神经细胞对 5-羟色胺及去甲肾上腺素的再摄取。

• 降低某些中枢神经系统多巴胺受体的敏感性。

应用

• 双向情感障碍急性躁狂的治疗;心境稳定剂。

• 慢性疼痛辅助治疗。

起效时间

缓释剂型 4～12 h 达峰效应。

持续时间

半衰期为 18～24 h。

代谢

• 主要经尿液排出。

• 增加钠摄取,渗透性利尿增加肾排泄(可能需增加用药剂量)。

不良反应

急性中毒(血浆浓度 >1.5 mEq/L 有关),通常表现为呕吐、大量腹泻、神志不清、反射亢进、昏迷以及癫痫发作。轻度中毒可予以支持治疗(补充钠离子及补液),然而严重中毒可能需要血液透析治疗。与 NSAIDs、ACEI、噻嗪类利尿剂以及甲硝唑等可增加肾重吸收或减少排泄的药物合用,可增加本药毒性。

• 恶心,乏力,头晕,震颤,口渴,多尿,水肿,体重增加,神志不清,共济失调,癫痫发作,肾毒性,肾性尿崩症甲状腺功能减退,白细胞增多。

• 与地西泮合用可造成低体温。

• 延长神经肌肉阻断药的作用时间。

• 若与其他调整中枢神经系统 5-羟色胺水平的药物合用可增加 5-羟色胺综合征风险。

临床要点

• 本药是对双向情感障碍最有效的治疗药物。

• 对急性躁狂的治疗血浆浓度为 0.6～1.2 mEq/L,长期维持治疗浓度为 0.8～1.0 mEq/L。

• 围手术期患者若需持续使用此药,需仔细监测体液状态、电解质及锂离子浓度。

治疗

■ 药物

非典型抗精神病药物

肝肾功能不全患者需要调整某些药物的使用剂量。通常老年患者需降低剂量。

作用机制

• 大脑内多巴胺-2 受体拮抗剂。

• 调节 5-羟色胺受体。

应用

• 精神病。

• 精神分裂症。

• 躁动。

• 急性躁狂。

• 双向情感障碍。

• 抑郁症的辅助治疗。

不良反应

• 迟发性运动障碍,锥体外系肌肉运动,高

血糖,糖尿病,体重增加,高血脂,体温调节受损,QT 间期延长/尖端扭转型室速风险,催乳素水平升高,嗜睡,体位性低血压。

- 发生抗胆碱能副作用的风险比老药低。

临床要点

- 通常来说,较新的抗精神病药与老药有相同的药效,但迟发性运动障碍、锥体外系肌肉运动以及神经阻滞剂恶性综合征的发病率更低。

- 最有效的药物是氯氮平,但因其有造成粒细胞缺乏症、癫痫发作以及心肌炎的特性,故并不常用。

- 阿立哌唑、奥氮平以及齐拉西酮有非口服剂型(仅肌内注射剂型)。

- 术中应关注患者体温调节受损的情况。
- 除非有较高的精神疾病恶化风险,一般围手术期应停药(半衰期长)。
- 有许多潜在药物相互作用。
- 对高龄痴呆患者存在致死风险。
- 若在妊娠晚期用药,新生儿会出现锥体外系症状以及戒断症状。

表 1 非典型抗精神病药物

药物	剂量	起效时间	持续时间	代谢/排泄	注释
阿立哌唑 (Abilify®)	口服 10～30 mg, qd;儿童:2～10 mg/d	口服 3～5 h,肌内注射 1～3 h 达峰效应	半衰期母体药物 75 h,代谢产物 94 h	经肝脏的 CYP2D6 以及 CYP3A4 转化为一种活性代谢产物,经尿液及粪便排出	可发生高血糖、糖尿病、体重增加(罕见)。妊娠风险分级:C,哺乳期不推荐使用
奥氮平 (Zyprexa®)	口服 5～20 mg, qd;13 岁以上:2.5～5 mg/d	口服 6 h,肌内注射 15～45 min 达峰效应	半衰期 25～54 h	经肝脏的 CYP1A2 以及 CYP2D6 代谢,经尿液及粪便排出	常有糖尿病、体重增加。妊娠风险分级:C,哺乳期不推荐使用
喹硫平 (Seroquel®)	口服 400～800 mg, qd(缓释);儿童:100～400 mg/d	6 h 达峰效应	半衰期母体药物 6～7 h,代谢产物 9～12 h	经肝脏的 CYP3A4 以及 CYP2D6 转化为一种活性代谢产物	常有糖尿病、体重增加。妊娠风险分级:C,哺乳期不推荐使用
利培酮 (Risperdal®)	口服 4 mg, qd,儿童剂量根据年龄/体重/诊断而定	1～3 h 达峰效应,因其代谢的不同,变化范围很大	半衰期 20 h(平均),因其代谢的不同,变化范围很大	经肝脏的 CYP2D6 转化为一种活性代谢产物	常有糖尿病、体重增加,锥体外系症状发生率高。妊娠风险分级:C,哺乳期不推荐使用
齐拉西酮 (Geodon®)	口服 40～80 mg, bid	口服 6～8 h,肌内注射 60 min 达峰效应	半衰期 2～7 h	经肝脏的乙醛氧化酶代谢,小于 1/3 通过 CYP 同工酶代谢,经尿液及粪便排出	高血糖、糖尿病、体重增加少见。妊娠风险分级:C,哺乳期不推荐使用